中国药膳大辞典

2015 年版

长春中医药大学养生研究所　编纂

王者悦　主编

中医古籍出版社
Publishing House of Ancient Chinese Medical Books

图书在版编目（CIP）数据

中国药膳大辞典/王者悦主编．—北京：中医古籍出版社，2017.10（2025.3 重印）
ISBN 978 -7 -5152 -1539 -6

Ⅰ.①中…　Ⅱ.①王…　Ⅲ.①食物疗法 - 中国 - 词典
Ⅳ.①R247.1 -61

中国版本图书馆 CIP 数据核字（2017）第 225466 号

中国药膳大辞典
王者悦　主编

责任编辑　于　峥　刘从明
封面设计　陈　娟
出版发行　中医古籍出版社
社　　址　北京市东城区东直门内南小街 16 号（100700）
电　　话　010-64089446（总编室）010-64002949（发行部）
网　　址　www.zhongyiguji.com.cn
印　　刷　北京中献拓方科技发展有限公司
开　　本　787mm×1092mm　1/16
印　　张　65.5
字　　数　1200 千字
版　　次　2017 年 10 月第 1 版　2025 年 3 月第 3 次印刷
书　　号　ISBN 978-7-5152-1539-6
定　　价　298.00 元

《中国药膳大辞典》

2015 年版

顾问委员会名单

《中国药膳大辞典》

2015 年版

编委会名单

王　序

生命科学与药膳养生

一、生命科学的概念

生命科学是研究生命的发生、发展、衰亡全过程的一门科学。这里说的生命专指人的生命，其研究目的是科学地揭示出人的生命过程的自然规律，以便采取有效的、相应的措施保护和完善人的生命。

二、养生一词的来历及其涵意

在中国，我们的祖先很早就为此指明了方向，《周易》首先提出“避险保生”的概念，老子在《道德经》中首先提出“摄生”一词，继而庄子又进一步把保护和完善人的生命的措施定名为“养生”。简单说“养生”就是养护生命之意。

三、生命路线图

老子在《道德经》第五十章第一句就说“出生入死”。两千多年来，众多学者对此纷杂解读，我认为无非是人的一生生长壮老已五个阶段的过程。这就明确了养生工作者的工作任务，即让其服务对象“人”的时间愈长愈好，“人”的路程愈远愈好。换句话说，就是让人们的生存期达到自然法则的极限，即天年寿命。

四、养生三段论

人的生命是怎样运行的呢？人一出生就按着个体发育的方式进化演进的。这就有如牛顿看见的苹果，只能向一个方向行进，没有回头路。在这条路上，如果不出意外，即没有外部害命现象发生，也没有疾病出现，人是可以活到生命的极限的。但这种情况，现实中较少。一般说来，许多人在生命的旅途上，某一阶段或多或少会遇到危害生命的现象发生，如意外的灾祸和疾病的出现。在未出现这些情况之前，可称为保生阶段，既保护生命阶段。有了伤害和疾病就必须到医疗机构救治，这一阶段，可称为救生阶段，即救护生命的阶段。多数人治愈后，还要在人生的旅途上继续前行，这一阶段，可称为维生阶段，既维护生命阶段。保生、救生、维生合起来统称养生，即养护生命之意。上述观点，可称为“养生三段论”。

五、对药膳的解读

在这里，我不敢班门弄斧，但是“药食同源”的古训，会让我们相信“药食同理”、“药食同功”。在五千年的中华辉煌史中，食治、食疗、食补、食养是一脉相承的，如果把这四个称谓中的最后一个字拿出来，重新组合，即成为“治疗补养”一词，这大概就是药膳的功能吧。我不相信这是巧合，而是先人们给我们传递下来的古代“科研”信息。“民以食为天”，更使我们激动不已，因为我们据此知道了药膳在“养生”的大家族中，是任何兄弟姐妹所代替不了的！我们看到在养生三段论中，药膳根据人的不同时期的不同需求，在每一段中都发挥着独特的作用。药膳是中国养生学中一株骄人的奇葩。而中国养生学，又是生命科学的研究成果。

六、试论中国养生学的定义

中国养生学是在中国古代独特的哲学思想指导下，研究人类生命规律，探讨如何增进人体健康，对抗过早衰亡，达到人的寿命的自然极限的一门科学。它的基本任务是：正确揭示人类生命规律、宇宙自然规律、自然界与人的关系，找出危害人类健康与生命的各种内外因素，为人类从事健康与长寿的活动提供正确的理论与方法。

七、药膳养生与文化的关系

我们说药膳属于养生学的范畴，而养生学属于文化的范畴，那么文化的定义又是什么呢？我想应该这样的概括：文化是人类为了自身生存，所从事的一切活动精神升华的总和。

八、浅谈保健品的功能

人体是由各种组织构成的，每种组织都由特定的营养物质支持着，如果某些营养物质短缺，某些组织如细胞、血液、器官、骨骼等就会功能减弱，久而久之，就会出现病状。如提供这些营养的物质充足，人就不会衰弱和生病。所以，保健品的任务是不断的补充人所必须的各种营养物质。因此，生产保健品的企业不必跟在药企的后头跑，应该走自己的路。保健品企业的任务是使人强壮，避免疾病发生，而不是治病。保健品企业坚持正确的研发方向，未来就会拥有巨大的市场。

九、《黄帝内经》在养生学中的地位

中国第一部生命科学的巨著当属《黄帝内经》，中国第一部养生学巨著也是《黄帝内经》。《黄帝内经》开篇就是黄帝和岐伯讨论养生。众多的极有智慧的《黄帝内经》的作者们，早就预见了人的生命旅程中所必经的保生、救生和维生的过程。因此，他们用大量的篇章给我们留下了救生阶段必备的多种招数，这些招数就是养生大家族中的重要成员——救生的主力军“中医药学”。而《黄帝内经》犹如浩瀚的大海中矗立的一座灯塔一样，放射着“治未病”的巨光，这巨光穿透几千年的历史，照亮人类幸福的康庄未来。而药膳和它的同胞姐妹——中国保健品，也必将在生命科学的领域里、在养生的乐园中，闪烁她们独特的光辉！

十、结束语

中华民族“药膳”的意识，可以上溯到神农尝百草的远古时代。我们说药和食都具有同一的天性，即都具有四气五味归经之妙，只不过药性强烈食性温和而已。我们的先人很早就在长期的实践中掌握了这种知识。所以在夏商周时代药食结合就很时尚，周朝竟确立为政府化序列。周朝的医事制度，竟把食医列为群医之首，足见其重视程度之高。当今世界，有的国家有医疗食品为法定品种，难道这和我国周朝的食医没有血源关系吗？为什么中华民族的精神血液流向他方，而自己却得不到滋养，这不是值得人深思吗？有幸的是在二十世纪八十年代，几位学者，几乎在同一段时间里提出了“药膳”的概念，这一独具中国特色的称谓，不胫而走，刹时间传遍大江南北，被当代中国，甚至海外多国所欢迎。因此我们坚信，2015 年版的《中国药膳大辞典》必将得到海内外广大读者的殷切期待。

长春中医药大学养生研究所所长　王者悦

2015 年 7 月 1 日于长春

姚　序

生命不息　代代相传

中国药膳是中医药学的重要内容之一，是中医食疗在现代继承发展的产物，并且同中国烹饪技艺、营养学相结合，形成一个相对独立的体系。中国药膳是在中医药理论指导下，对食物的功能阐释评价，运用食物本身的特性，治疗、辅助治疗、预防疾病、治未病、养生保健的重要方法。中国药膳在世界以食养生领域中显示出的独特方法、独特模式，为世界各国重视、学习和引进，有广泛深远的历史影响。

回首编纂《中国药膳大辞典》的过程，拜读经典，披阅典籍，查询群书，集锦经典药膳方，深深感触到神农先贤们运用食物对生命的呵护，倍感温馨。神农先贤们以身实验、遍尝百草对食物功能的分析，至今仍然真实可信，令人惊叹。神农先贤们在没有任何先进仪器的情况下，竟然对食物性能做出如此精辟评价，深感震撼。中医对食和药没有明确的界限，认为凡食皆有药性。食治、食疗、食养直至药膳，从历史的层面看，它是千千万万先民以生命为代价切身体验的总结，从国家层面看，它是整个华夏民族对身体健康素质的构建，从个体层面看，它是民众自我在日常生活中一饭一饮的预防和治未病的方法，并且已经成为中国人代代积累沉淀的生活习惯、生活信念和生活的方式，充分体现出人和自然一体（天人合一）、天地自然界中的生命气息皆为人用、以人为贵、生生不息的达观思想。

我们从“药膳”文字学的意义考究，药有两种含义：其一指药品、药物，《说文解字》曰“药，治病百草”。《急就篇》唐代颜师古注曰：“堪愈疾者总名为药”。其二指疾病的治疗，《素问·藏气法时论》“毒药攻邪”句，王冰注释为“药，谓金、玉、土、石、草、木、菜、果、虫、鱼、鸟、兽之类，皆可以祛邪，养正者也。”“祛邪”即治疗疾病，“养正”即滋补保健身体。“膳”字也有两种意义，其一指各类食物，《大广益会玉篇》“膳，食也。”其二指美好的食物，《周礼·天官·序官》“膳夫”一词，郑玄注释“膳之言善也，今时美物曰珍膳。”可以这样通俗的说药膳即是有治疗疾病、保养身体、美好珍贵的食物。

在邓小平为代表的改革开放时代，1981 年翁维健首先启用药膳一词，继而彭铭泉出版《中国药膳学》，成都同仁堂推出保健药膳菜肴，药膳的大众化、商品化普及神州大地，餐饮业将保健药膳列为一枝独秀的新菜品，食疗药膳书刊成为出版界的一大类图书，电视中食疗养生节目成为观众收视率最高的节目。更喜 2013 年甘肃省卫生厅率先规定全省二级以上医院要设立药膳科，全国其它地区也开始设立，真是功德无量，从此，药膳不仅仅是在专家的医著中，在民间的日常生活中，药膳登入了正规的医疗机构，医生可以使用食疗，民众可以在医院中寻求药膳，药膳回归了它在中医药中的本来位置，这是全面、完整的继承中医药传统的体现，可喜可贺。

《中国药膳大辞典》在中国药膳研究会、世界中医药学会联合会药膳食疗研究专业委员会领导的鼎力支持下，在各地专家学者的努力协作下圆满完稿，它全景体现了古代、现代中国药膳的风貌，内容充实，于理论处显深要，于经典处显典范，于科普处显实用，为中国药膳在今后的继承发展，为中国药膳向世界传播和交流，提供了一个完整的具有科学性、实用性、系统性、文献性、权威性的版本。

树滋堂山东药膳研究中心　　姚海扬

2015 年 5 月 8 日

总　目

凡 例

一、本辞典是一部专门解释中国药膳范畴内各类词语的大型工具书。共收词目 8300 条。其中文献类 168 条，人物类 97 条，名词术语类 106 条，药膳原料类 830 条，药膳方类 7000 条。约 120 万言。

二、收词原则。上起先秦，下迄当代（2014 年），凡与中国药膳有关的词语、文献、组织、人物、药膳方均在所收之列。其中药膳方类所收词目，原则上精选各类文献和民间验方。

三、人物和文献，均以其本名立目，人物的字、号、别号、自号，文献的又名、异名或简称，一般不再立目，个别的另立参见条。

四、一词多义的，以①②③……分项叙述，例："黄精酒①黄精（去皮）3000 克……②黄精 2400 克……③黄精、苍术各 2400 克……④黄精、苍术各 2000 克……"

五、本辞典以公制克和毫升为计量单位。历代文献中的计量单位斤、两、钱、分、石斗升合等，均依据"古今度量衡对照标准"换算成克或毫升。由于古代药膳方中各种药膳原料的用量和现代习惯用量有较大差异，所以读者在使用古代药膳方时，应以现代习惯用量为主要依据，以古方中各成分的用量比例为参考。所用中药剂量以《中华人民共和国药典》为标准。所收古代药膳有之酒方，由于古今酒的浓度差异较大，所以在服量上做了适当调整。

六、本辞典按内容分类编排。其中药膳方按功能主治分为益气健脾、补血养营等 18 类。正文前列有词目表。

七、本辞书所用简化字，以中国文字改革委员会《简化字总表》为依据，并重点参考《辞海》等工具书。

分类词目类目

分类词目目录

人　物

名词术语

药膳原料

药膳方

9. 理气止痛类

药膳文献

【黄帝内经】中医著作。18卷。简称《内经》。本书约成于秦汉时期，奠定了中医学的理论基础。书中对饮食的配伍、饮食对五脏的影响及其治疗等方面都有很多论述，记载着“谷肉果菜，食养尽之”，“毒药攻邪，五谷以养，五果为助，五畜为益，五菜为充，气味合而服之，以补精益气”等有关食疗的论述。书中有方13首，药膳方剂占6首之多。典型的药膳方如乌鲗骨丸等为后世沿用。

【金匮要略方论】中医著作。简称《金匮要略》。3卷。东汉·张仲景撰。约成书于三世纪初。本书总结了东汉以前中医丰富的临床经验，论述了辨证论治和方药配伍的一些基本原则，介绍了很多实用有效的方剂，为后世临床医学的发展奠定了基础，被列为中医经典著作之一。书中“禽兽鱼虫禁忌并治第二十四”“果实菜谷禁忌并治第二十五”，介绍了肉类、谷类、蔬菜、水果等饮食禁忌，以及食物中毒的救治方法。书中所载“当归生姜羊肉汤”为治疗血虚有寒的著名药膳处方。上述内容对后世养生学和药膳学有深远的影响。有元刻本、明万历二十七年（1599）海虞赵开美校刻本等。

【外台秘要】中医著作。40卷。唐·王焘撰。成书于天宝十一年（752）。系将初唐及唐以前医学著作汇集编选而成。食疗、食禁内容多有记载，如在治疗咳嗽的方剂中，提出忌生葱、生蒜或海藻、松菜、咸物；治疗咳嗽用“杏仁煎”等。本书在北宋熙宁二年（1069），曾由校正医书局校刻，明崇祯十三年（1640）又经程衍道校勘。本书在我国历史上及国外均有一定影响，日本丹波康赖的《医心方》和朝鲜金礼蒙的《医方类聚》都引用了本书的许多内容。

【太平圣惠方】方书。100卷。宋·王怀隐等编。成书于北宋淳化三年（992）。全书分1 670门，载方16 834首，其中对28种疾病论述了食物疗法。如与老年病食疗有关的第94卷，列神仙服饵共40法，所选药食，多为抗衰药物。主张病时治病，平时养身。书中“食治论”注重以食品主治多种老年病证，分软食类、硬食类、饮料类、菜蔬类、点心类等。还介绍了用粥治病的方法，如水肿病人吃“黑鱼粥”或“黑豆粥”，咳嗽病人吃杏仁粥等。书中也介绍了产妇宜进的饮食，如蛋或鸡、鱼等。此外还记载了相当多的虚劳症的食疗方法，如“枸杞粥”。用于补肾益血、养阴明目。本书为宋初国家编辑出版的重要医药文献，收载内容丰富，有一定的研究价值。人民卫生出版社1959年据现存宋代4种抄本互校，增补排印出版，是目前最完整的版本。

【圣济总录】方书。又名《政和圣济总录》。200卷。宋廷编撰。成书于政和年间（1111～1117）。本书是当时民间及医家所献医方，结合“内府”所藏秘方整理汇编而成。载医方近2万个。分诸风、诸痹、伤寒等66门。其中“杂疗门”，收藏一些解食物中毒、药物中毒方剂；“食治门”，载有治疗诸风、伤寒后诸病、腹痛、妊娠诸病、耳病、眼病等食疗方剂285首。在药膳的制法和剂型上种类较多，不仅有药粥、药羹、药饼，而且还有酒、散、饮、汁、煎等。书中杂有宿命论、符禁等糟粕。本书有理论、有经验，堪称宋代的医学全书。有元大德四年（1300）江浙等处行中书省刻本、1962年人民卫生出版社铅印本等。

【儒门事亲】中医著作。15卷。金·张从正撰。成书于正大五年（1228）。本书对食疗很有贡献。作者对饮食忌宜的掌握比较灵活，反对忌口太过，但对病情必须忌口时又有严格要求。张氏主张食养补虚，主张“养生为论食补”“精血不足当补之以食”。书中载有许多食疗方，如海藻、昆布、海带久服消瘿，冰浸甜瓜治疗热痢，冰蜜水止脏毒下血，煮肝散治雀目，猪脏丸治消渴等。因此，本书不仅对研究金元四大家学术及临床应用有一定参考价值，而且对食疗也是一本重要参考书。有明嘉靖二十年（1541）刊本、1959年上海科学技术出版社铅印本等。

【脾胃论】中医著作。3卷。金·李杲撰。约成书于1249年。作者认为：“饮食自倍，则脾胃之气既伤，而元气亦不能充，而诸病之所由生也。”将饮食不节看作是脾胃消化功能受损及引起不少疾病的主要原因，因此强调营养疗法的重要。该书在中医学和食疗学的发展中，起了一定的作用。有《东垣十书》本等。

【吕氏春秋】杂家代表著作。又名《吕览》。26卷。战国末秦相吕不韦及其门客编集。分十二纪，八览，六论，共160篇。汇集了儒、道、名、法、墨、农及阴阳家思想。其中“尽数”“重己”“贵生”“情欲”等章节含有养生内容。在饮食方面，指出“大甘、大酸、大苦、大辛、大咸，五者充形则生害矣”，强调“食勿强厚味，无以烈味重酒”，告诫人们要注重饮食调理，“食能以时，身必无疾”。本书中的一些养生主张，至今仍有一定的参考价值。有《四部丛刊》本、近人蒋维乔等合撰《吕氏春秋汇校》民国二十六年（1937）中华书局排印本、陈奇猷《吕氏春秋校释》1984年学林出版社铅印本等。

【神农黄帝食经】食疗著作。7卷。见《汉书·艺文志》。

【太清神仙服食经】食疗著作。5卷。晋·葛洪撰。见光绪二十年（1894）《续纂句容县志》。又，民间《江苏通志稿》作“梁·陶弘景撰。”

【神仙服食药方】食疗著作。10卷。晋·葛洪撰。见光绪三十年（1904）《续纂句容县志》。又作《神仙服食要方》，梁·陶弘景撰，10卷。

【服食方】食疗著作。南朝宋·王叔微撰。见《宋书·本传》、宣统三年（1911）《上江两县志》。

【刘氏食方】食疗著作。即《食方》。1卷。南齐·刘休撰。见《中国医籍考》。

【神仙药食经】食疗著作。1卷。梁·陶弘景撰。见光绪三十年（1904）《续纂句容县志》。

【诸葛氏淮南王食经并目】食疗著作。《隋书·经籍志》作165卷。隋大业中·诸葛颖撰。《旧唐志》作130卷，目10卷。《新唐志》作230卷，目13卷，食目10卷。

【崔氏食经】食疗著作。4卷。崔禹锡撰。见《隋志》。

【马氏食经】食疗著作。3卷。隋·马琬撰。见《隋书·经籍志》。

【膳馐养疗】食疗著作。20卷。佚名撰。见《隋书·经籍志》。

【养生服食禁忌】食疗著作。1卷。见《隋书·经籍志》。

【四时御食经】食疗著作。10卷。见《隋书·经籍志》。

【千金·食治】食疗著作。又名《千金食治篇》。唐·孙思邈撰。1卷。我国现存最早一部食疗专著，实为《备急千金要方》第26卷。本书是作者感于时人不知食物对人之利害而作，认为食物用之得当则养生，用之不当则伤人。序论中概言食疗之理，阐述五脏所宜忌等内容。所载食物分为果实、菜蔬、谷米、鸟兽诸部，每品融诸家本草之言结合自己的经验加以阐述，对日常生活中所服食的果品、菜蔬、谷物、肉类的性味和药理作用作了论述，并且论及了服食禁忌和食疗效果等。内容简要，论述精辟，对后世食疗学的发展有一定影响。有中国商业出版社1985年《中国烹饪古籍丛刊》铅印单行本。

【食疗本草】食疗著作。3卷。唐·孟诜撰，唐·张鼎增补。原书早佚，仅有残卷及佚文散见于《医心方》《证类本草》等书中。原书有条目138条，张鼎增89条，合计227条，共收载食物药241种。除收有许多卓有疗效的药物和单方外，还记载了某些药物禁忌。所载食疗方下均注明药性，其次分记功效、禁忌，其间或夹有形态、产地等。另有动物脏器的食疗方法和藻菌类食品的医疗应用，产妇、小儿等饮食宜忌等记述。一些论述有较高的研究价值。此书集唐以前药膳之大成，是一部研究食疗和营养学的重要文献。有1925年东方医学会铅印敦煌碎金本（《食疗本草》残卷）、1981年人民卫生出版社铅印辑佚本。

【食性本草】食疗著作。10卷。南唐·陈士良撰。本书系从《神农本草经》《本草经集注》《新修本草》《食疗本草》《本草拾遗》等诸家本草书中，采其有关饮食之药分类编辑而成。其间亦附有已说。原书已佚，部分佚文散见于《证类本草》和《本草纲目》中。见《宋史·艺文志》《医学入门》《本草纲目》。

【食医心鉴】食疗著作。1卷。唐·昝殷撰。成书于大中七年（853）。主要介绍以食物药品为主组成的药方。内容分为16类，211方。介绍的食疗方法有羹、煎、粥、馄饨、饼、茶酒等。一些食疗方在临床上应用较为广泛。本书是一部比较重要、系统、完备的食疗著作，对后世研究食疗法及营养学有一定参考价值，对日本、朝鲜也有一定影响。原书宋代尚存，后失传。现传本系日人从《医方类聚》中辑出。现有1924年东方学会排印本。

【服食精义论】食疗著作。3卷。唐·白云撰。见《宋史·艺文志》《通志·艺文略》。《道藏》本作《服食精义》，1卷。光绪《台志》载：旧称天台白云先生撰。

【服气口食诀】食疗著作。1卷。唐·樊宗师撰。见光绪三十年（1904）《南阳县志》。

【四时食法】食疗著作。1卷。唐·赵武撰。已佚。见《旧唐书·经籍表》《新唐书·艺文志》。

【蔬食谱】食疗著作。宋·郭长孺撰。见清同治十二年（1873）《重修成都县志》。

【黄帝杂饮食忌】食疗著作。1卷。见《宋志》。

【调膳调生图】食疗著作。4卷。宋·赵自化撰。原名《四时养颐录》，见乾隆十三年（1748）《平原县志》。

【神农食忌】食疗著作。1卷。无著撰人。见《宋史·艺文志》。

【养身食法】食疗著作。3卷。撰人佚名。见《宋史·艺文志》。

【食治通说】食疗著作。1卷。宋·娄居中撰。书凡六篇。大要以食治则身治，此上工医未病之本也。《宋史·艺文志》称“东虢娄居中撰”。

【食鉴】食疗著作。4卷。宋·郑樵撰。已佚。见《宋史·艺文志》、民国十一年（1922）《福建通志》、民国三十年《莆田县志》。

【本心斋蔬食谱】食疗著作。1卷。又名《蔬食谱》。南宋·陈达叟撰。成书于景炎元年（1276）。作者以歌诀形式介绍山家待客菜蔬，共载啜菽、羹菜、粉糍（原书瓷）、雪藕、紫芝等蔬馔20品，每品下有十六字赞语，言其味道、色泽、功用。有1936年商务印书馆《丛书集成初编》本。

【食疗方】食疗著作，元·忽思慧撰。原隶《饮膳正要》第2卷“食疗诸病”一节中。分作植物类食疗方和动物类食疗方两个体系，共61方，大都简便易行。有中国商业出版社1985年《中国烹饪古籍丛刊》铅印本（与《千金·食治》合订）。

【饮膳正要】食疗著作。3卷。元·忽思慧撰。初刊于天历三年（1330）。卷1载有聚珍异馔，选录了累朝所进用以山珍海馐所做的羹、粉、汤、面、粥、饼、馒头等，多为延年益寿之品。卷2载有食疗诸病，记载了方、药、主治及功用，还有四时所宜、五味宜忌、服药食忌等内容。卷3载可供食疗的营养物品，分为米、谷、果、菜、兽、禽、鱼品及料物性味等类，详述其性味、毒性、功用、过食危害及烹调方法等，有较高的实用价值。此外，还论述了50余种不可食或有所犯忌食物，食物中毒和解毒方法以及不可食禽兽等。本书注重民族食疗及方法，收存了一些较为罕见的少数民族药性品味。膳食配方，多以羊品为主料，推重羊肉的补益作用。主张重食疗，慎禁忌，说明食疗品味须酌情服用。坚持不用矿物药或毒性药制方。另外，书中有关“蒸馏酒”的内容，是最早的蒸馏酒——烧酒用于医疗保健的记载。本书不仅是中国第一部营养学专著，而且是元代以前饮食疗法之集大成者，对后世饮食疗法及药膳学的形成和发展有较深的影响。有明经厂刊大字本（残存卷2）、1935年上海商务印书馆铅印本、1986年人民卫生出版社铅印本等。

【饮食须知】食疗著作。（1）8卷。元·贾铭撰。约成书于至正二十七年（1397）。记载食物300多种，分为8类。卷1为水火，专论各种水及燃料不同的煮食用火；卷2为谷类，33种；卷3为菜类，74种；卷4为果类，51种；卷5为味类，32种；卷6为鱼类，64种；卷7为禽类，32种；卷8为兽类，39种。重点介绍了食物的性能和宜忌。有民国间商务印书馆《丛书集成》本等。（2）1卷。清·朱本中撰。成书于康熙十五年（1676）。主要论述饮食禁忌。将饮食类分为水火、谷、菜、禽、兽、果、鱼、味8门，详列品味和功用、主治、禁忌。现有清康熙贻善堂刻本。

【日用本草】食疗著作。3卷。元·吴瑞撰。约成于天历二年（1329）。本书将食物分为米、谷、菜、果、禽、兽、鱼、虫8门，收录540种食物及若干食疗方。分别引证诸书，论述其性味、功能及食用方法等。如“山楂”：化食积，行结气，健脾宽膈，消血痞气块；“赤小豆粥”：利水消肿，健脾益胃。为我国现存较早且颇为全面的食疗学与营养学专著。《医藏目录》普醍函与《医籍考》第15卷著录此书均为8卷，而传世的明万历四十八年钱允治刊本题《食疗文献本草》为10卷，实前7卷为卢和的《食物本草》，后3卷是此书。

【新刻养生食忌】食疗著作。明·胡文焕撰。成书于嘉靖四十五年（1566）。本书主要阐述食疗禁忌，辑有五谷食忌、五味食忌、五果食忌、五菜食忌、六畜食忌、诸禽食忌、虫鱼食忌、孕妇食忌、乳母食忌、小儿食忌、逐月食忌。并附永当戒食、诸果有毒、诸鱼有毒、饮食害人、饮食相反等内容。现存明万历余氏种德堂刊本。

【野菜博录】食疗著作。3卷。明·鲍山撰。初刊于天启二年（1622）。共载草部和木部可食之品计435种，多为植物的茎、叶、根、花、实等。每品均附以插图，记其形态、性味、食用法。虽未涉及主治疾病，但由于所载植物品种多为一般本草书所未收载的药食两用的地方草药，故在研究药物及食疗方面有一定参考价值。有上海涵芬楼借北平图书馆明刊本影印本及

1936年商务印书馆《四部丛刊》本。

【野菜谱】食疗著作。又名《救荒野谱》。1卷。明·王磐撰。成书于正德十六年（1521）。本书收载野菜60种。详其别名、采集时间，及食用方法，以三言歌诀形式叙述。是一本比较通俗的实用救荒本草著作。明末时姚可成又续补60种，共120种。全书虽然缺乏治疗内容，但所收集的多为一些地方本草名称，在一定程度上丰富了药物学的内容。有清咸丰四年（1854）任树森序刊农政全书本等。

【养生食忌】食疗著作。1卷。又名《新刻养生食忌》。明·胡文焕辑。本书首论五味、五谷、五果、五菜、五畜、诸禽、虫鱼；孕妇、乳母、小儿及十二月食忌等诸食忌。次论有毒的果、禽、鱼及饮食害人、饮食相反等诸禁忌，凡16门。所载偶用药物七情合和理论，多为日常生活之饮食禁忌，亦有合理可行者。末附急救良方14首，均为民间偏方、验方。所载均为简短条文，惜未注明出处。有清刻《寿养丛书》本。

【食物辨真总释】食疗著作。明·岳甫嘉撰。见《医学正印》。

【食物辑要】食疗著作。8卷。明·穆世锡撰。见《医书藏目》。

【食物本草】食疗著作。4卷。明·卢和撰。成书于正德十六年（1521）。书中将药用食物分为水、谷、菜、果、禽、兽、鱼、虫8类。主张多食蔬菜，可为疏通肠胃，对身体有益，而对于肉食则宜有制。认为“诸菜皆地产阴物，所以养阴，固宜食之”；“蔬有疏通之义焉，食之，则肠胃宜畅，无壅滞之患”。这些论述是古代素食养生思想的发展。万历年间，胡文焕曾对此书进行校勘，并将原4卷本改为2卷刊行。此外，明嘉靖二十九年（1550）薛己所撰《本草约言》（共4卷）中的第3、4卷内容，与卢氏所撰内容相同。有明隆庆四年（1570）重刻本，万历间钱塘胡文焕校刻本（2卷），清初黄子进刊本等。

【食品集】食疗著作。2卷。明·吴禄辑。成书于嘉靖年间。上卷分列谷部、果部、菜部、兽部，下卷列有禽部、虫鱼以及水部，共7部。还有“附录”部分，专述饮食宜忌，如五脏所补，五脏所伤、五脏所禁、五味所宜以及食物相反、妊娠忌食等内容。

【食史】食疗著作。1卷。明·许令典撰。道光二十七年（1847）《海昌备志》载：《食史》1卷。《花溪志》作《食谱》。

【茹草编】食疗著作。4卷。明·周履靖撰。刊于明万历十年（1582）。本书是作者在多年实践的基础上所编成的一部野菜食谱。卷1～2共收载野菜101种，均绘图并以诗赋的形式介绍其采集时间及食用法。卷3～4引录古书中有关服食草木的资料，并绘图。本书在食疗方面有较大的参考价值。有万历二十年（1592）金陵荆山书林刊本。

【饮馔服食谱】食疗著作。明·锺惺辑。成书于万历十九年（1591）。主要介绍食疗方法及常用食谱。认为饮食进则谷气充，谷气充则血气盛，血气盛则筋力强。脾胃者，五脏元宗，四脏之气皆禀于脾，四时以胃气为本，因而用食疗调理脾胃。并主张饮食清淡，提倡节俭。认为养生务尚淡薄，勿令生我者害我，俾五味得为五内贼。现有上海千顷堂书局石印本等。

【饮馔服食笺】食疗著作。明·高濂辑。成书于万历十九年（1591）。为《遵生八笺》之一。所录常用健身食品，约200种。分为茶泉、粥糜、果实粉面、哺鲊、酿造、甜食等类。每味均详述其性味、功用及制作方法。其中论茶尤详，如采茶、择水、试茶、泉水等，颇多经验之谈。本书可供研究药膳学及营养学参考。有清光绪十年（1884）重刊弦雪居重订本等。

【饮食集】食疗著作。10集。明·于彰撰。见民国十一年（1922）《杭州府志》。未见刊行。

【新食经】食疗著作。清·张竞生撰。见1949年铅印《民国潮州志》。

【粥谱】食疗著作。清·黄云鹤撰。作者认为药粥“一省费，二味全，三津润，四利隔，五易消化。”将粥分为谷、蔬、木果、植药、卉药、动物等类，收方247个；其中有补气的“落花生粥”，补血的“桑仁粥”，补阴的“山萸肉粥”，补阳的“菟丝子粥”，健胃的“山楂粥”，润肠的“柏子仁粥”，清热的“决明子粥”，散寒的“桂浆粥”，利水的“冬瓜粥”。本书是一部很有实用价值的药粥专著。

【释氏施食心法】食疗著作。1卷。清·郑思肖撰。见民国十六年（1927）《连江县志·明清艺文》。

【随息居饮食谱】食疗著作。1卷。清·王士雄撰。成于咸丰十一年（1861）。共收载食疗药物331种，分为水饮、谷食、调和、蔬食、果实、毛羽、鳞介等7门，述其药性、功用、适用症、处方、禁忌等。书中对食疗的作用甚为重视，认为行之简易，性最平和，味不恶劣，易办易服。各药之后所列单方、验方，多简便易行，随手可取。此书对养生与食疗均有参考价值。有同治二年（1863）刊本等。

【调疾饮食辨】食疗著作。又名《饮食辨录》。6卷。清·章穆撰。成书于道光三年（1823）。举世间食物分为总类、谷类、菜类、果类、鸟兽类、鱼虫类等六大类，约600余种。总类中分为水、火、油、代茶四部分，其中代茶收集了39种植物的根茎叶花或果实的汁；详述了其性味和食疗作用；谷类部分中记载了不同的饭23种，叙述了它们的食疗作用和禁忌，并记载了许多药粥方。本书后附有《诸方针线》1卷，是仿照《本草万方针线》一书体例，按照不同病证编写的药方索引。本书是饮食治疗和养生论述较为详尽的专书。有道光三年经国堂梓本、清刻本及坊刻本。

【养生食鉴】食疗著作。清·何克谏著。刊于光绪二十年（1894）。共收载药粥32方，分别列入风、寒、暑、湿、燥、火、脾、胃、气、血、痰、热、阴虚诸门类，所载脊肉粥、柏子仁粥、荜拨粥等方多为后人采用。对药膳研究有一定参考价值。

【脉药联珠食物考】食疗著作。1卷。清·龙柏撰。本书曾同《药性考》《古方考》合刻于嘉庆元年（1796）。载药千余种，按诸水、诸火、五谷、造食、油、造酿、蔬菜、百果、茶、禽、畜、兽、鳞、介、盐分为15部，后附补益。每品功效、主治、宜忌等均概括为四言歌诀，以注解说明食法、产生、形状等。所载药物，大多可以用于食疗。有嘉庆十三年（1808）合刻本。

【食物本草会纂】食疗著作。12卷（又有8卷本，内容同）。清·沈李龙纂辑。刊于康熙三十年（1691）。卷首为本草图。书中共集药用食物220种，按水、火、谷、菜、果、鳞、介、禽、兽等分为10部，分别记其性味、主张、附方及禁忌。书后附有《日月家钞》，集有救荒方、食物宜忌、有毒及解毒、食物调摄、病机赋、药物赋等内容，另附《脉诀秘传》。有康熙三十年（1691）刊本（8卷）、乾隆四十八年（1783）金阊书业堂刊本等。

【食宪鸿秘】食疗著作。2卷。清·朱彝尊撰。雍正九年（1731）撰成。本书在饮食宜忌、四时调配、科学膳食等方面提供了非常实用的经验和方法。书中将食品分为饮属、饭属、煮粥、馅料、酱属、蔬属、伏姜、餐方谱、果属、鱼属、蟹、禽属、卵属、肉属、香属等，详细介绍了各种饭、粉、粥、酱、蔬及多种食谱的制作方法。每一类均有总论略加说明，论述了注意饮食有节，切忌暴饮暴食；注意清淡，切忌厚味；注意饮食调和，切忌五味偏嗜等。对药膳学研究有较高参考价值。有雍正九年广宁年希尧序刊本。

【食物秘书】食疗著作。1卷。清·佚名撰。约成书于道光三十年（1850）。书中收录具有药用价值的食物300余种，大致按米、豆、菜、果、禽、兽、鱼分类，每品记述性味、功效、应用、食法忌宜、优劣等项。条目清晰，论述简要。本书后收入陈修园医书诸种刊本中，有光绪三十一年上海商务印书馆《陈修园医书五十种》排印本等。

【食物小录】食疗著作。2卷。清·李文培辑。成书年代未详。上卷为水、谷菜、果诸部；下卷为鳞、鱼、介、禽、兽、造酿诸部。所载取诸家之长，择录其宜于养生之品，每品分述性味、有毒无毒、主治、功效、应用、服法、解法等，简明实用。所论多从李时珍《本草纲目》。现有清抄本（据乾隆四十三年资生堂版刻本抄录）。

【食忌撮要】食疗著作。清·郑济宽撰。见民国十三年（1924）《昌化县志》。

【食物辨】食疗著作。清·章穆撰。见同治十年（1871）《鄱阳县志》。

【食物考】食疗著作。4卷。清·龙柏撰。见民国二十二年（1933）《吴县志》。

【食单】食疗著作。清·左墉撰。见民国十九年（1930）《续丹徒县志》。

【费氏食养三种】食疗著作，费子彬辑刊。包括清·费伯雄撰《食鉴本草》，清·文晟辑、费氏鉴定的《本草饮食谱》和费子彬撰《食养疗法》。书中按谷、菜、瓜果、味、鸟、兽、鳞、甲、虫的传统分类，分别论述药用食物的功用、主治及宜忌等。列有药粥、药粉、药饼、药酒、药茶、药膳等多种制剂，治疗风、寒、暑、湿、燥、气、血、痰、虚、实等病证。有民国二十七年（1938）上海费子彬铅印费氏丛书第一集单行本等。

【居常饮馔录】食疗著作。1卷。清·曹寅编。刊行年代未详。《四库全书总目·谱录存目》载："是编以前代所传饮膳之法汇成一编。"

【服食撮要】食疗著作。清·徐士勋撰。见民国《江苏通志稿》。

【饮食考】食疗著作。清·徐养源撰。见民国二十一年（1932）《新德县新志》。未见刊行。

【饮食书】食疗著作。6卷。清·宋公玉撰。见《中国医籍考》。

【老人食谱】食疗著作。清·欧阳荣赐撰。见民国十八年（1929）《资州志》。

【随园食单】食疗著作。1卷。清·袁枚撰。此书是袁氏经品食之后，遍访厨者，问其方略，记录而成。此书专记饮食烹调之宜，实为烹调与食品制作专著。首先论述烹调原理，继而分别对海味、肉类、禽蛋、蔬菜、点心、饮粥、茶酒的制作，提出具体的方法。提倡饮食既要甘美，又要营养丰富。所论多有独到之处。有清刊大字本。

【本草医旨食物类】食疗著作。5卷。清·施永图撰。本书国内未见，今日本尚存。见《嘉兴府志》。

【本草饮食谱】食疗著作。1卷。清·文晟撰，费伯雄鉴定。成书年代未详，全书载食物药200余种，分为谷、豆、菜、瓜、果、味、禽、兽、鱼、虫等10部。每种药物按照性味、采用、主治、宜忌等项论述，间附易简之方。内容简要，通俗易懂，可供药膳学研究参考。有道光三十年

(1850) 文成堂刊本。

【勿药单方】食疗著作。1卷。清·江涛辑。初刊于乾隆四十二年(1777)。全书以“与其误药,不如勿药”为主旨,从《证治汇补》《本草纲目》《寿世保元》等15种医籍中选辑出治病单方,均为不含药物,而只含食物及寻常之品,故以此名书。分为元、亨、利、贞4部,每部又按证分为补益、虚劳、吐血、疟痢、霍乱、痢泄、心胃、血崩、妊娠、痈疽、急救、小儿等60门。每门之下详列病症及食疗单方。本书为食疗专著。在同类著作中,具有一定特色。方中所用之品,随时可取,方便安全,对研究非药物疗法有一定参考价值。有乾隆四十二年刊本。

【食法杂酒食要方白酒并作物法】食疗文献著作。12卷。撰者未详。见《七录》。

【食鉴本草】食疗著作。①2卷。明·宁原撰。李时珍认为本书“取可食之物,略载数语,无所发明。”②4卷。清·柴裔编。成书于乾隆六年(1741)。全书分14部,收药453种,有许多食疗方面的记载。每药均注明性味、别名、有毒否、功用、主治及产地。③1卷。清·费伯雄撰,董志仁校。约成书于光绪九年(1883)。全书收载食物10类,95种;按风、寒、暑、湿、燥、气、虚、痰、血等病因,介绍适宜的粥、茶、膏、酒等制品。每类下详列品种名称、性味、功用、宜忌等。有《珍本医本集成》本。

【食法】食疗著作。①10卷。又名《严龟食法》。唐·严龟撰。已佚。见《新唐书·艺文志》《盐亭县志》。②宋·王易简撰。见《艺文略》。《宋史·艺文志》作5卷。

【食经】食疗著作。①9卷。南北朝北魏·崔浩撰。已佚。见《旧唐书·经籍志》《新唐书·艺文志》。②50卷。唐·段文昌撰。段氏曾被封为邹平郡公,是书时称《邹平公食经》。已佚。见《新唐书·段文昌传》《济南府志》。③4卷。唐·竺喧撰。已佚。见《旧唐书·经籍志》《新唐书·艺文志》。④3卷。唐·卢仁宗撰。已佚。见《旧唐书·经籍志》《新唐书·艺文志》。

【夷白堂主人食物本草】食疗著作。3卷。见《中国医籍考》。

【太官食法】食疗著作。20卷。见《七录》。

【太官食经】食疗著作。5卷。见《七录》。

【山家清供】食疗著作。2卷。宋·林洪撰。书中以笔记形式列104种药膳,多数由作者亲自品尝和经验过。种类有菜肴、羹、煎粥、饭、馄饨、面、糕饼点心等,取材容易,价格低廉,制作简单,食用方便。既可防病疗疾,又能健体强身。本书重视食物的治疗作用,这与宋以前的食疗著作相比有明显不同。过去的食方大部分是以食配药,食药相混,本书则是以食为主,重视食物的保健养生、治病疗疾的作用,是名实相符的食疗。书中对一些食物的性能还有新的阐发,补充了过去的本草和食疗文献,对后世食疗学发展有一定影响,对养生学和营养学也有一定参考价值。现有民国十六年(1927)商务印书馆据明万历二十五年(1597)荆山书林刊《夷门广牍》本影印本。

【神农本草经】本草著作。简称《本草经》或《本经》。是我国现存最早的药物学专著。成书年代约在秦汉时期,原书早佚,现存最早的辑本是明·卢复辑本。全书3卷。总结了古代劳动人民在长期的医疗实践中药物学的成就。共收载药物365种。其中上品药中的大枣、人参、枸杞、五味子、地黄、薏苡仁、茯苓、沙参,中品药中的生姜、葱白、当归、贝母、杏仁、乌梅、鹿茸，下品药中的附子等，均常用于制作药膳。

【名医别录】本草著作。简称《别录》。辑者佚名。约成书于汉末。是秦汉医家在《神农本草经》一书基础上补记药性功用及新增药物品种而成，故名。书中有许多食疗方面的内容。原书早佚。其佚文主要见于《证类本草》、《本草纲目》等书。

【本草经集注】本草著作。7卷。梁·陶弘景撰。成书于南齐建武元年（494）。共收集药物730种，主要内容辑录在《新修本草》《证类本草》等书中。在食疗方面载有葱白、生姜、海藻、昆布、苦瓜、大豆、小豆、鲍鱼等，对中国药膳的发展有一定的影响。

【新修本草】本草著作。简称《唐本草》。54卷。唐·苏敬等撰。成书于唐高宗显庆四年（659）。世界上第一部由国家颁布的药典。全书分为正文、图、图经3部分。共收药物850种。分为玉石、草、木、兽、禽、虫、鱼、果、菜、米谷9类。本书虽非食疗专著，但其中也有很多关于食疗方面的记载，对后世饮食法的发展具有很大的影响。在版本方面，较古（13、14世纪）的主要有日本仁和寺藏的（残卷10卷，补辑1卷）卷子本，以及敦煌出土的两种残卷断片；还有清光绪十五年（1889）德清傅氏影刻本等。

【日华子诸家本草】本草著作。又名《日华子本草》《大明本草》。唐·日华子撰。12卷。卷1为序例。卷2～12将药物分为玉石、草、木、兽、禽、鱼、虫、果、菜、米等部。每种介绍性味、药效、主治、用法等，简明实用，反映了五代以前江南一带民间用药的实际情况，受到后世本草学家的重视，亦可供药膳学研究的参考。原书已佚，部分佚文见于《证类本草》等书中。有1983年尚志钧校辑复写本。

【开宝新详定本草】本草著作。20卷。宋·刘翰等编。成书于北宋开宝六年（973）。本书是在《新修本草》等书基础上增补、加注而成。次年李昉等又据此书重新修订，改名文献《开宝重定本草》，二者统称《开宝本草》。书中记述了许多药用食物，尤其是阐述了许多鱼的药用价值，如“青鱼甘平。无毒，主脚气湿痹”。全书收新旧药物983种。原书已佚，佚文见于《证类本草》等书中。

【本草图经】本草著作。20卷。宋·苏颂撰。成书于嘉祐六年（1061）。共载药图933幅，新增药103种，收载单方1000余首。本书全面继承了宋以前的医药学成就，引述医经、本草、医方及经史文献200余种，所载药物按所出州土、生态药性、鉴别方法、采收时月、炮炙方法、主治配方等加以叙述，不但摘述古人的主要成就，而且根据当时的用药实践和个人见解对所载各项加以论述，为古代药物学发展做出了多方面贡献。书中引述了《食疗本草》《食性本草》《千金·食治》《南唐食医方》等诸多食疗文献，收载菜蔬、果实、谷米70余种，记述了大量的民间饮食习俗、服食方法及食疗方剂，详述50余种药酒的制作工艺，记载药粥方10余种，为食疗学的发展做出了重要贡献，是后人研究食疗、药膳的主要参考书之一。原书已佚，主要内容辑录在《经史证类备急本草》《本草纲目》等书中。现有辑本。

【经史证类备急本草】本草著作。简称《证类本草》。31卷。宋·唐慎微撰。约成书于11世纪。共收载药物1746种，分为13类。反映了宋以前本草学的成就与精华。成为重要的本草著作之一。书中保存的《食疗本草》《食性本草》《食医心鉴》《孙真人食忌》等多种食疗佚文，是后世研究食疗、药膳的重要参考文献。本书主要刊本有：宋代大观、政和、绍兴时校订刊行的《经史证类大观本草》《重修政和经史证类备用本草》《绍兴校订经史证类备急本草》等；解放后有人民卫生出版社《重修政和经史证类备急本草》影印本等。

【汤液本草】本草著作。3卷。元·王好古撰。刊于至元二十六年（1289）。全书收载药物共238种，分为草、木、果、菜、米谷、玉石、禽、兽、虫等9部，每药各有气味、性能、主治等项。书中记载了许多药用食物。现有《东垣十书》本。

【救荒本草】本草著作。4卷（又2卷本和14卷本）。明·朱橚（周定王）等撰，初刊于永乐四年（1406）。本书将民间可食用的各种救荒本草（包括根、苗、花、实等）逐一绘图，记明性味及食用方法。原书共收集138种植物，大多为前人未载。初刊已佚，现存最早刊本为嘉靖四年（1525）本，收载本草414种。明末徐光启撰《农政全书》时，将本书收入其中，改为14卷。万历二十一年（1593）刊本，载药112种。本书不仅从营养学的角度论述了食物的食用价值，更重要的是它扩大了营养价值较高的野菜的食用范围，是营养学的一个发展。本书虽非专论食治之作，却是研究食疗学必要的参考书。

【本草纲目】本草著作。52卷。明·李时珍著。成书于万历六年（1578）。分16纲，62目。收载药物1892种，附方10000余首，插图1000余幅。全书约190万字。本书对食疗的贡献巨大，在新增的药物中，有许多是以前所没有记载过的，或虽有记载而不详的食物，大大扩充了食治食物中药的品种。同时也提出了疾病和服药时的饮食禁忌，丰富和发展了食疗学的内容和经验。此外对本草学、矿物学、化学、动植物学都有较大的贡献。本书自明代刊行后，在国内翻印几十次，并译为日、英、法、德、拉丁等多种文字流传于世界。

【本草约言】本草著作。4卷。明·薛己撰。成书于嘉靖二十九年（1550）。第1~2卷为药性本草。按草、木、金、石等分类；第3~4卷为食物本草，按水、谷、菜、果、禽、兽、鱼、虫等分类。论述简明扼要，并且附有薛氏用药经验，颇为实用。其中食物本草部分，可供药膳学研究参考。有《薛氏医案二十四种》本等。

【上医本草】本草著作。明·赵南星撰。4卷。刊于万历四十八年（1620）。书中选辑《本草纲目》中可食药物约200种，分为水、谷、果、菜、禽、鳞、介、虫部。取古人“上医不治已病治未病”之意，专论可供食用的药物，对于药膳学研究有一定参考价值。有1620年赵悦学重刊本等。

【二如亭群芳谱·药谱】本草著作。又文献名《群芳谱·药谱》。明·王象晋撰。刊于1617年。本书实为《二如亭群芳谱》“利”部第3至第5册的内容。原本共分元、亨、利、贞4部，列有天、岁、谷、菜、茶、竹、药、木、花诸谱。共载药物54种，另附15种。每种除记其别名、产地、形态、功用外，还有种植、修治、服食、疗治等项。其疗治项所载多为单方，尤其善于从饮食调理论治。其中收载药粥18方，如清热生津、凉血止血的“生地黄粥”。有《二如亭群芳谱》晚明刻本、清内村草堂刻本等。

【本草述钩元】本草著作。32卷。清·杨时泰辑。刊于道光二十二年（1842）。本书是《本草述》的摘要改编本。收载药物500余种，分为水、火、土、金、石、卤石、山草、芳草等32部。本书从药性与脏腑经络的关系方面作了比较详细的剖析。书中也讲述了许多药用食物。

【本草逢原】 本草著作。4卷。清·张璐撰述。成书于康熙四年（1665）。本书以《神农本草经》为基础，参考《本草纲目》，分为水、火、土、谷、菜、果等32部，收药700余种，先明性味、功能、主治、炮制、产地，次则广引诸家之说，并参以自己的见解，加以发挥。书中有许多关于食疗方面的记载，可供参考。如“藕粉，治虚损失血，吐利下血，又血痢口噤不能食，频服则结粪自下，胃气自开，便能进食。”

【玉楸药解】 本草著作。8卷。清·黄元御撰，刊于乾隆十九年（1754）。本书分草、木、金石、果、禽、兽及鳞介鱼虫6部，共载药290种。论述简要，颇多个人见解。书中食疗内容较多，如“栗子，补中助气，充虚益馁，培土实脾，诸物莫逮。但多食则气滞难消。”“杨梅，甜酸性温，无毒，主去痰，止呕哕，消食下酒。”等。

【养老奉亲书】 养生著作。1卷。宋·陈直撰。刊行年代未详。书中主要介绍饮食调治、形证脉候、医药扶持、性气好嗜、宴处起居、戒忌保护等老年人养生护持等内容。在食治养老益气方中，收藏治疗眼目、耳聋、五劳七伤、虚损羸瘦、脾胃气弱、泻痢、诸痔、诸风等病证的实用饮食配方，所论老年人饮食起居、性情嗜好等，颇为精当，并且尤以食治疗法为突出。该书对后世影响颇大，流传较广。明代高濂《遵生八笺》“四时调摄笺”中，所录诸方药，大致出于此书。元代由邹铉收入《寿亲养老新书》中，并续增3卷。现有明万历虎林胡氏格致丛书本（题作《新刻寿亲养老书》）、寿养丛书选钞三种本等。

【养生月览】 养生著作。2卷。宋·周守中编辑。撰年未详。本书收集了古代名家之说，按月令顺序排列，逐月说明各种生活宜忌。所载饮食、药粥等内容，对研究饮食疗法有参考价值。

【保生要录】 养生著作。不分卷。宋·蒲虔贯注。撰年未详。分为养神气门、调肢体门、论衣服门、论饮食门、论居处门、论药食门6部分。大多选辑前人有关导引及饮食起居的论述，主要反映了饮食起居的日常摄养，导引按摩的自我锻炼，以及药物使用的综合调理等养生思想。对于老年人的养生保健和药食疗法等很有参考价值。现存上海涵芬楼影印正统道藏本等。

【寿亲养老新书】 养生著作。4卷。宋·陈直原撰，元·邹铉增补。元大德十一年（1307）刊行，专论老年人养生保健之事。食养、食疗内容也较为丰，收载食治方90余首，制作方法简单，便于执行施用，有些药膳方如猪蹄粥、滑石粥等在民间广为流传，疗效甚佳。对后世食疗学研究有重要参考价值。

【东坡养生集】 养生著作。6卷。宋·苏轼撰。王如锡、武工父汇集。本书卷1饮食95篇，卷2方药78篇，卷3居止82篇，卷4游览93篇，卷5服御106篇，卷6翰墨102篇。主张蔬食、淡食、效游、怡情，提倡用诗词书画陶冶心神，以合理地安排饮食起居达到祛病延年的目的，反映了儒家的养生思想。书中有关饮食、方药的内容，可供食疗参考。现存清康熙三年刊本等。

【多能鄙事】 养生著作。12卷。元·刘基撰。最早刊于明嘉靖十五年（1536）。分为春、夏、秋、冬4部，凡饮食、器用、方药、农圃、牧养之法无不备载。书中比较系统地介绍了文献饮食卫生保健知识，其中“卷之四，饮食类”，记载了老人疾病食疗方及老人养生术。书中还收载药粥30方，如后人常用的“曲末粥”“桃仁粥”等即出自该书。对药膳研究有参考价值。

【山居四要】 养生著作。元·汪汝懋编撰。4卷（一作5卷）。于至正二十年（1360）编成。卷1摄生之要，卷2养生之要，卷3卫生之要，卷4治生之要。主要叙述起居饮食之节，疾病药饵之宜，治农、治圃、治疱之法，为居家养生之大全。书中以较多的篇幅论述了服药忌食，饮食杂忌与养生的关系，并附以辟谷救荒良方。简要介绍了诸风、伤寒、中暑等数十种病症的诊治，而论治以饮食疗法居多。书中所论及的饮食禁忌、饮食疗法及治疱之法，亦可供药膳学研究参考。现有《格致丛书》虎林胡氏会文堂刊本。

【遵生八笺】养生著作。21卷。明·高濂编撰。刊于明万历十九年（1591）。包括《清修妙论笺》《四时调摄笺》《起居安乐笺》《延年祛病笺》《饮馔服食笺》《燕闲清赏笺》《尖外遐举笺》《灵秘丹药笺》等八笺。其中《饮馔服食笺》专门论述食养、食疗内容，详见“饮馔服食笺”条。

【厚生训纂】养生著作。又名《新刻厚生训纂》。6卷。明·周臣辑。摘录《颜氏家训》《袁氏世范》、《三元延寿》《养生杂纂》《便民图纂通书》诸书中养生之道，铨次成帙。主要提倡养心节欲，安神蓄志，身体休养和道德修养，生活常识性内容较多。其中第2卷专论饮食，可供研究食疗参考。

【居家宜忌】养生著作。明·瞿佑撰。成书于洪熙元年（1425）。分正文、附录、续录、又续录、三续录、四续录。正篇叙述1年12个月中的生活起居、饮食宜忌等应注意的事项。附录和续录中，均详述起居饮食之宜避。现有清黄秩模辑逊敏堂丛书32种本等。

【养生四要】养生著作。5卷。明·万全著。提出寡欲、慎动、法时、却疾为养生四要。书中收载了大量的治病和强身方剂。其中也有药食两用的补益方剂，有《万密斋医学全书》丛书本等。

【枕中秘】养生著作。明·卫泳编。本书是采掇明人杂说辑成，不分卷。凡25种。其中有关茶、酒、食谱等内容，可作为饮食资料参考。《四库全书总目）评曰：“皆隆万以来纤巧轻佻之词”。

【扶寿精方】养生著作。3卷。明·吴旻辑，王来贤续编。成书于万历十五年（1587）。上卷重点介绍食疗和补益诸品。中、下卷分28门介绍各科证治。全书精选前代名方350余首，包括具有延年益寿、养生防病作用的丸散膏丹和食疗药膳。其中有莲子粥、八仙糕、鲫鱼汤、长寿丸等传统食疗方。有明万历十五年（1587）刊本、明天启二年（1622）陶氏刊本（2卷）、珍本医书集成、1986年中医古籍出版社据万历十五年刊本影印本等。

【安老怀幼书】养生著作。4卷。明·刘宇合刻。成书于弘治十一年（1498）。其中《安老书》3卷，卷1系南宋咸淳年间兴化令尹陈直所编集，详细记载了老人饮食调摄之宜，原名《养老奉亲书》；卷2～3为元大德年间敬直老人邹铉所撰，增补了膳馐药石、服食用具等内容。名为《寿亲养老新书》。现存明弘治十一年刻本等。

【全生四要】养生著作。明·欧阳植撰。不分卷。所言四要，以节饮食为第一，其余为寡色欲、调精血、慎方术，皆言儒家之理。见清康熙七年（1668）《景陵县志》。

【老老余编】养生著作。明·徐春甫撰。成书于嘉靖三十五年（1556）。主要论述老年人的保养及疾病的防治等。其中对老年人的饮食用药颇为重视，论述了老年人饮食益忌、四时食养原则等。本书实为《古今医统大全》卷86与卷87。

【引年录】养生著作。2卷。旧题靖江朱应鼎撰。前有自叙，不著年代。因书中引用李时珍《本草纲目》，知作者系明万历以后人。主要讲养生之术，故以“引年”为名。下卷分饮馔、谷、菜、果、草、木、鳞、介、禽、兽、虫、服饵、病忌13类，主要论述食用本草，可供研究食疗参考。

【太上玉轴气诀】养生著作。明·佚梗编。成书年代未详。书中论述食后将息、饮食调摄、宴处起居、四季调摄等内容。其中饮食调摄以疗疾延寿为目的，并主张按季节选用药方。所录均为精选良方，有一定参考价值。现存明嘉靖辑刊本。

【援生四书】养生著作。4卷。清·田绵淮撰。成书于清咸丰三年（1853）。全书以天人合一的观点阐述养生之理和具体方法。其中卷3“本草省常”，主论食疗养生，记载水性类19种，谷性类47种，气味类26种，菜性类92种，瓜性类15种，果性类80种，禽兽类26种，鱼虫类45种，共350种。颇有参考价值。现有余庆堂藏版刊本。

【格物须知】养生著作。清·朱本中撰。全书分为格言、格物、格情3门，每门若干类。其中果品、瓜蓲蓏、饮馔、药饵、居处等类，介绍养生常识，对于饮食论述较多。通俗易懂，简便实用。有《贻善堂四种须知》本。

【洗心篇】养生著作。4卷。清·徐文弼编。是较有代表性的养生著作。书成于乾隆三十九年（1774）。书中涉及食养、食疗内容，提倡饮食调理，按照谷、兽、菜、禽等7类，分述了172种食物的疗效，强调养生须以保养脾肾为主。书成后未见刊行。现有清乾隆三十九年（1774）超庐居士编辑抄本。

【养生揽要】养生著作。13卷。清·孟曰寅辑。成书于嘉庆十三年（1808）。书中提及食养、食疗的内容，收载历代食治良方145条。现存清辛未刊本。

【养生至论】养生著作。清·佚名撰。是将古籍中有关养生的论述汇编而成，无序无目。涉及食养、食疗内容。有清海宁蒋氏别下斋《汇刻经验方》刻本等。

【服食须知】养生著作。清·沈懋发著。成书于乾隆四十年（1775）。本书主要介绍了饮食的宜忌及注意事项。主张饮食必求其得当。对于老年人的饮食，与强调素食者相反，认为“老人气血衰，非血肉之物不足以补血肉之躯”。现有清乾隆四十年（1775）刊本。

【陆地仙经】养生著作。1卷。清·马齐撰。成书于雍正四年（1726）。提倡节饮食，主张饮食应清淡，勿过醉、过饱、多食生冷，要饥时勿忍，饱时勿强，勿贪肥浓。现有光绪二十四年（1898）不夜山房校刊本等。

【寿世秘典】养生著作。9卷。清·丁其誉著。约成书于顺治十七年（1660）。第1卷为月览。第2卷为调摄。第3～4卷为类物。包括水、谷、菜、果、鳞、介、禽、兽等部，介绍五谷、菜蔬、禽肉等日常饮食物的医药价值。第5～9卷为集方。书中所载日用食物可供药膳学参考。现有顺治十八年（16 61）颐古堂刊本。

【寿世青编】养生著作。2卷。清·尤乘辑。刊于康熙六年（1667）。本书对饮食、居处、四时调摄、睡眠、活动、劳逸、情绪，以及呼吸锻炼、气功、按摩等均有详细的阐发，并按果、菜、禽兽等7类，详细论述了近170种食物性药物，并附风门、寒门、暑门等13门疾病的食治方，宜于老人、小儿及久病厌药者，如干姜粥、茴香粥等均为后世采用。还载有食物中毒的解毒法，五脏可宜食物和病者应禁忌的食物等。现有清刊本及《珍本医书集成》丛书本等。

【寿世传真】养生著作。又名《新编寿世传真》。8卷。清·徐尽山编，王世芳定。此书成于乾隆三十六年（1771）。卷6专辑饮食调理内容，按谷、兽、禽、水族、菜、瓜、果、杂食等分类，介绍日用食物，共215种，每种简述药性、功用及宜忌。全书以摄生修养为中心，分门别类地叙述饮食起居、日用习行等事宜。文图并茂、简明易懂。其中记载药用食物较为丰富。并有许多经验之谈，可供药膳学研究参考。有《洗心辑要·寿世传真》合刻本。

【寿世编】养生著作。22卷。清·青浦诸君子辑。书中辑存了丰富的有关养生、保健、食疗、美容及种子等内容。所录阳春白雪糕、八仙藕粉、天仙面、观音茶等，可谓药膳佳品；保齿法、美容颜法等，可供研究美容参考；所载延龄酒、二仙酒、地黄醴、三妙种子丸、补肾种子方、保真广嗣丹等方都具特色，参考价值较大。有清嘉庆十一年（1806）湖南玉麟堂本、清道光十七年（1837）贵州永安协镇赵炳惠爱日堂境补本、1986年中医古籍出版社珍本医籍丛刊本等。

【延年各术】养生著作。又名《百寿图》。清·李宗源辑。本书辑录历代医家有关养肾延年、养生延年、食养延年等内容。其中“食养延年”记载了前人所论有关食疗养生的要点。本书附于《医药提要》卷末。现存清道光十一年（1831）敬畏堂刻本等。

【老老恒言】养生著作。又名《养生随笔》。5卷。清·曹庭栋撰。成书于乾隆三十八年（1773）。本书摘取历代文献中有关养生的论述，并结合自己的经验，对养生的理论及方法进行了详细的阐述。末附1卷粥谱，详细介绍了食粥的忌宜及粥方100种，其中有曹氏自创的14种。粥方按药物气味分上中下三品。轻清香美者为上品，共36方；次为中品，共27方；重浊者为下品，共37方。所选粥方多为后人引用，如“枳椇粥”“枇杷叶粥”。现存清同治九年（1870）重刻本等。

【节饮集说】养生著作。清·建邦撰。见民国二十二年（1933）《吴县志》。

【勿药须知】养生著作。1卷。清·尤乘辑。成于康熙六年（1667）。全书以“圣人不治已病治未病”为主旨，强调不用药物亦可养生。引录数十种典籍中有关养生的内容，专论安神气，养心元。所载饮食宜忌、饮食调理，食物疗法等内容颇为实用。有同治十三年（1874）虞山顾氏刊《小石山房丛书》本。

【修真秘录】养生著作。作者未详。本书选录了历代文献所载养生理论及方法，提出了“食之各归其时”则“延益无限”等观点。其次阐述“食之相宜，则可补脏”的观点，还介绍了“长生服饵大法”等内容。现存上海涵芬楼影印明正统道藏本。

【四气摄生图】养生著作。1卷。无著撰人。本书论述了四时季节的变化与脏腑、五官、五味、饮食、睡眠、情志等的密切关系，提出了摄生的方法和禁忌，其中也论述了饮食与摄生的关系，四季饮食变化以及饮食禁忌等。有上海涵芬楼影印正统道藏本等。

【仁寿录】养生著作。撰者与成书年代不详。全书分为礼、乐、射、御、书、数6部，主要收录各种丸、散、膏、丹的主治、用法，以及各科疾病的治疗方剂，其中有一些方剂如补益方、药制食物方等，对食疗保健有参考价值。现存抄本。

【瘟疫论】中医著作。2卷。明·吴有性撰。成书于明崇祯十五年（1642）。书中详论瘟疫病因、初起、转变诸症及治法等内容，并从这几方面论瘟疫与伤寒的区别。本书重视热性病的食疗，载有“论食”一节。有清初刻本及康熙二十四年（1685）

葆真堂刻本等。

【普济方】 方书。426 卷。明・朱橚等编。刊于明永乐四年（1406）。原作 168 卷，据《四库全书》本改卷。书中广泛辑录明以前的医籍及其他传记杂说、道藏佛书等有关记载，分类编辑而成，集明以前医方之大成。书中凡 1960 论，2175 类，778 法，61739 方，239 图。其中卷 257 ~ 259 卷为食治门，共载食疗方 441 首，所论食治内容较详，有食治中风、风热烦闷、伤寒诸病、霍乱、反胃呕吐、虚损羸瘦、心腹痛、腰部疼痛等。有明永乐间刻本（168 卷），1960 年人民卫生出版社铅印本等。

【景岳全书】 中医著作。64 卷。明・张介宾撰。成书于天启四年（1624）。作者择取诸家精要，对辨证论治作了较系统的分析，治法偏重温补，所以后人把本书视为温补派的代表作。书中也记载了一些药膳方，滋补肾阴药膳“法制黑豆”出自此书。

【济阳纲目】 中医著作。108 卷。明・武之望撰。成书于天启六年（1626），论述了养生以食为本，要做到法于阴阳，恬淡安和，饮食有节，起居有常，劳逸适宜。武氏主张除注重摄生之外，还要善佐以食疗，用食品疗疾延年。有清咸丰六年（1856）泾阳姚氏刻本等。

【潜斋医话】 中医著作。1 卷。清・王士雄撰。共载医话 20 余篇。在“劳病说”“寡欲说”“药酒方”等篇中，阐述王氏养生学观点较详。在饮食调摄方面，提出“饥饱劳逸，皆能致病”的观点，主张节饮食、禁肥甘过度、防病从口入等预防为主的思想，对养生、防病有着积极意义。有 1936 年《中国医学大成》本。

【中国传统老年医学文献精华】 中医著作。陈可冀主编。科学技术文献出版社 1987 年出版。本书从历代医药著述及有关文献中，精选 300 余种，汇集成书。全书分为专著类、养生类、医理证治类、医案类、医话类、方剂药物类、食疗类等 10 大类。其中食疗类主要选择常见老年疾病、老年保健的食疗方。每类以书目为纲，朝代为序。

【中国药酒】 方书。梁颂名等编著。科学普及出版社广州分社 1988 年出版。本书介绍了药酒的基本知识，从近千种医籍和资料中，筛选出 380 方。分内服、外用、中成药 3 大类。每方均以适应症、功能、处方、炮制法、用法、处方来源为序编写。部分药酒还有按语和服用禁忌。所选之方安全、有效、简便、价廉。

【实用食物疗法】 叶锦先编著，作者为中医师，介绍 118 种食物和 685 个食疗方，全书计 18 万字，1978 年以福建古田县卫生局医科组编印，该书为我国较早系统介绍传统食疗的专著，虽未由正式出版社出版，只印了三千册，但社会影响较大。

【食物疗法】 马文飞著。介绍 100 多种食物的别名、产地、历史、药用部分、成分、功用、用途及方剂。计 16 万字。1979 年河南人民出版社出版。

【食物中药与便方】 叶橘泉编著。该书在 1973 年初版，1975 年增订，增加食物中药 127 种，便方 512 条，1979 年修订，又增加食物中药 30 种，便方 80 条。全书计 28 万字。1980 年江苏科学技术出版社出版。

【饮食治疗指南】 窦国祥编著。该书列八章：第一章合理营养的生理学基础，第二章各类食物的营养价值，第三章合理营养和膳食，第四章祖国医学谈膳食营养卫生，第五章常用食物的性能和功能，第六章病员饮食的分烊，第七章常见病症状饮食宜忌，第八章饮食知识问答。全书计 48

万字，1981 年江苏科学技术出版社出版。

【妇女保健食谱】张然、郭卉编。1981 年黑龙江科学技术出版社出版。

【古今饮食疗法】梁剑辉著。本书是从汉代至清代的 33 种古籍中，选辑 60 首行之有效的食疗方汇编而成。其中包括药粥、汤、蜜糖、馄饨、酒等各种不同剂型的食疗食品。1982 年广东科技出版社出版。1986 年增订本在内容上有所增加，从历代 42 种古籍中，选出 121 种饮食疗法汇编而成。

【家庭食疗手册】胡珍珠、李荣惠、袁洪业编著。内容为：常用食物的营养特点和食疗方剂，常见疾病的饮食治疗，传统滋补美食及药膳推荐。计 35 万字。1982 年天津科学技术出版社出版。

【长寿药粥谱】王水、陆钟灵、储农编著。介绍药粥的选用集录 60 个历代中医典籍中的药粥方，计 7 万字，1982 年天津科学技术出版社出版。

【健康与食物】马文飞编著。介绍蔬菜 22 种、肉类 19 种、佐料 9 种、粮油 12 种、水果 18 种及其掌故趣谈、营养价值、食疗、药用功效，计 21 万字，1982 年科学普及出版社出版。

【药用果品】戴荫芳编著。1982 年广西人民出版社出版。

【药膳食谱集锦】翁维健编著。作者为中医教授，该书主食取材于历代有关“食疗”专著及民间经验，共分十三类，包括：饮、鲜汁、汤液、速溶饮料、酒醴醪、蜜膏、粥食、羹、蜜饯糖渍小食品、菜肴，共计 280 种。全书 9 万字，1982 年人民卫生出版社出版。该书是中国第一部使用“药膳”名词和介绍药膳的出版物，有开启药膳新风的时代意义。

【滋补中药保健菜谱】黄德燧编著。该书收载中药保健花 140 道、65 种中药和食物的保健功效。计 11 万字。1984 年科学技术出版社出版。

【药酒验方选】孙文奇、朱君波编著。筛选 360 余个药酒验方，全书 13 万字。1985 年山西科学技术出版社出版。

【食疗粥谱】张德生编著。以食物名称列 14 类，集 200 余种粥方，体例为：原料、制作、功用、主治、说明。全书计 17 万字。1985 年福建科学技术出版社出版。

【实用中医营养学】姜超主编。从中医药角度介绍中医营养学的概论、理论及 307 种常用食品的营养治疗作用。附有 303 单方。计 35 万字。1985 年解放军出版社出版。

【食疗药物一至四集】钟庸著。1985 年香港得利书局出版。

【中国药粥谱】乐依士、王献华编著。收录 180 款粥方，分矿物、动物、植物三类，体例为：概论、适应症、煎煮和服法、论治解说、现代研究、注意事项。全书计 19 万字，1985 年辽宁科学技术出版社出版。

【饮食疗法汇集】胡海天、梁剑辉编著。该书是 1981 年至 1983 年出版的“饮食疗法”“饮食疗法续一”“饮食疗法续二”“饮食疗法续三”“饮食疗法续四”的合集，收录食疗方 406 种，该书集中汇集中国南方地区民间的食疗方，从物产、原料、用法、功效体现出浓郁的南方特色，全书计 22 万字，1985 年广东科技出版社出版。

【食物疗法精粹】王祯编著。集录食物 320 种，按谷、菜、肉、果、调味品分类，阐述药性、效用、主治、单方验方及病例。全书 33 万字，1985 年山西人民出版社出版。

【日常食物药用】晓纪、仰之编著。介绍 134 种食物的营养价值，中医疗效，药用验方，计 12 万字，1985 年中国食品出版社出版。

【神经衰弱疗养食谱】 陈存仁著。引进香港宏业书局版。1986 年广西民族出版社出版。

【食疗】 上海食疗研究会编。介绍常见病食疗法。21 万字。1986 年浙江人民出版社出版。

【食物补疗大典】 台湾程熙、田敦理编著。介绍 100 食物和中药的药效和食用方法，文体如美食随笔、通俗易懂。全书 20 万字。1986 年福建科学技术出版社出版。

【鸡蛋食疗方】 王纯义、晋怀玉编著。收录鸡蛋食疗方 304 首，涉及 70 余种病症的治疗。计 8 万字。1986 年中医古籍出版社出版。

【动物脏器食疗验方】 周克振编著。笔者为中医世家，该书第一部以动物脏器为主料的食疗验方，集录验方 260 余种，涉及内外科、儿科、妇科、皮肤科、五官科等疾病 10 种。计 9 万字，1986 年山东科学技术出版社出版。

【中医谈食物保健】 柴松岩、张世杰等编著。介绍十大类 100 多种食品的性味、功能、禁忌、验方。计 13 万字。1987 年北京出版社出版。

【食物药用手册】 贾丹兵编著。介绍 135 种食物成分、性味、功效、1500 例配方。计 18 万字。1987 年黑龙江科学技术出版社出版。

【禽蛋疗法】 蔡金波编著。整理 80 种禽蛋疗法的蛋方，并附有解说和案例举隅。全书 12 万字。1987 年科学普及出版社出版。

【北京饭店营养菜谱】 高望久编著。作为全国十佳厨师之一，有 30 多年的从厨经验，该书介绍 120 道营养菜谱的制作、功能、特点。全书计 10 万字。1987 年中国旅游出版社出版。

【中国食疗学丛书（百病饮食治疗、实用食疗方精选、中医营养学、养生食疗菜谱）】 谢永新、雷载权主编。1987 年中医古籍出版社出版。

【滋补保健药膳食谱】 俞长芳编著。1987 年中国轻工业出版社出版。

【食疗本草学】 刘继林编著。为中医药大学教授。介绍 274 种食物，体例按：性能、参考、主治、用法、注意、方例。全书计 29 万字。1987 年四川科学技术出版社出版。

【滋补药酒精粹】 朱君波编著。1987 年山西科学教育出版社出版。

【宫廷颐养与食疗粥谱】 时振声、陈树权等著。收录粥方 516 种。计 15 万字。1988 年北京燕山出版社出版。

【儿童食疗】 朱瑞群编著。作者为中医师。该书系统的介绍了 40 种儿童常见病和多发病的食物疗法和 233 种食物和性味功效。全书计 9 万字。1988 年由浙江少年儿童出版社出版。

【治疗与保健药酒】 许青峰编著。全书分药酒常识、药酒配方选析二章，辑药酒配方 146 个、分治疗性和补益性药酒，每一药酒配方以原文献为依据介绍了药物组成、制备法、适用范围、使用方法、方药释义、效果观察及现代药理资料。全书计 14 万字。1988 年中国食品出版社出版。

【食疗百味】 赵素仲编著。1988 年香港得利书局出版。

【家庭药膳手册】 王文新、陈玉洁编。内容有：药膳基本知识、保健篇、益寿篇、食疗篇、药膳本草篇。计 27 万字。1989 年天津科学技术出版社出版。

【滋补菜谱】 秦永诏、段仕洪编著。作者为特级厨师和烹饪教师。全书 21 万字。1989 年广西师范大学出版社出版。

【家庭保健菜谱】 董天恩、刘键英、何边编。17万字。1989年江西科学技术出版社出版。

【滋补保健药膳食谱】 俞长芳编著。介绍保健药膳307种。计22万字。1987年中国轻工业出版社出版。

【食物与性保健】 林孟良、张瑞琴编著。介绍了对性功能有益的食物212种，对性功能不利的食物16种，治疗性功能障碍的便方300多种，药膳127种，药酒45酒，商品药酒31种。计23万字。1989年人民卫生出版社出版。

【食治本草——家庭饮食疗法1700方】 姜卿云编著。1989年地质出版社出版。

【蔬菜的食疗】 顾智章、陈瑛编著。该书介绍90种蔬菜和果品的特征、营养价值、食用特点、药用效能、药用验方。全书计30万字。1989年中国农业科技出版社出版。

【常见病食疗食补大全】 进生主编。以疾病排列14类，每病内下列食疗方、配方、制法、用法。计44万字。1989年中医古籍出版社出版。

【百草滋补养生食谱、六畜滋补养生食谱、海鲜滋补养生食谱】【百病中医药酒疗法】 陈贵廷编著。该书分上下两篇，上篇介绍药酒流源、制作、特点、功效；下篇按补益、内科、外科、妇科、儿科、皮肤科、五官科、肛肠科、美容序列介绍1346个药酒方、涉及140多种疾病。全书计54万字。1990年学苑出版社出版。

【茶的保健功能与药用便方】 刘强编著。1990年金盾出版社出版。

【中医保健食谱】 徐岩春、刘振远、严康维编著。该书搜集唐宋元明清的50多种古籍，分海鲜、家禽、猪肉、牛羊肉、蛋、素菜、果品、腌腊制品、药粥，收录460例食谱，体例为名称、功效、用料、制作、解说。全书计19万字。1990年学术书刊出版社出版。

【华夏药膳保健顾问】 王仙舟等编著。作者为黑龙江中医学院教师。内容有：药膳常识、品名及制作，设七类药膳、818个品名、1281年处方。计22万字。1990年华夏出版社出版。

【素食药膳】 蔡元海编著。介绍160道素食药膳菜肴的制作方法和药效。计15万字。1990年福建科学技术出版社出版。

【中华食物疗法大全】 窦国祥主编。由国内各省20多位食疗专家教授协作编写。荟萃历代食疗理论、经验、方法、验方。介绍1700余种食疗食品、400种病症的食疗方法和营养菜肴。主食、粥、膏、酒、茶、露等食疗验方2500道。全书共12章。计110万字。1990年江苏科学技术出版社出版社。

【中国药膳】 张恩勤主编。中英文对照版。全书分总论、食疗中药、常见病的药膳治疗、滋补与延年益寿药膳。计60万字。1990年上海中医药大学出版社出版。该书荣获2006年中国食疗药膳优秀著作特别奖。

【中草药保健饮料】 李保真、赵玉玲、王建华编著。集录保健饮料方438种。计19万字。1991年广西科学技术出版社出版。

【中国食疗药粥谱集锦】 俞长芳、孟庆妍编著。收集食疗药粥谱375个。计23万字。1991年中国轻工业出版社出版。

【抗癌饮食】 窦国祥著。1991江苏科学技术出版社出版。

【养生治病茶疗方】 金国梁等著。1991年上海科学技术出版社出版。

【食物相克与饮食宜忌】 董三白、周琳坤编著。该书分上下两篇，共九章。上篇叙述食物相克，列举66种食物、160条相克现象以及食物与金属器皿相克；下篇叙述内外、妇、儿、皮肤、五官科 94 种常见疾病的饮食禁忌、对服药忌口、素质忌口、发物忌口也予以介绍。全书计 26 万字。1991 年中国轻工业出版社出版。

【中华美容药膳】赵菲编著。1991 年长春出版社出版。

【中草药保健饮料】李保真等编著。1991 年广西科学技术出版社出版。

【中医饮食疗法——220 种药膳食谱】杨连生、林德堂、阎可及主编。计 23 万字。1991 年吉林人民出版社出版。

【中国药酒大全】陈熠主编。丛众副主编。内容分概论、保健、治疗及附四篇，收录药酒验方 1106 首。概论篇介绍药酒的起源、发展、功效特点、使用方法、命名与分类、生产工艺、质量标准；保健篇收录补益调养、美容、防病群疫的酒方 176 个；治疗篇按内、外、妇、儿、骨伤、五官七科分类 80 余种病证，收录酒方 930 个。附篇列有解酒方，古今度量衡对照及我国部分药酒产品介绍。计 38 万字。1991 年上海科学技术出版社出版。

【中国药膳大观】蔡武承、张芳、方舟主编。集列药膳方 800 余则。计 36 万字。1991 年华艺出版社出版。

【中国家庭药膳】侯书良、原永贵主编。该书以药膳食方名的笔画为次序，收录 1500 款药膳。计 40 万字。1991 年山东文艺出版社出版。

【中华药膳宝典】连汝安、刘正才、赵枫、高文才著。内容包括六篇，第一篇为配制药膳常用食物与药物，第二篇为保健增寿药膳，第三篇为常见症药膳疗法，第四篇为常见病药膳疗法，第五篇为妇女保健药膳及妇女病药膳方法，第六篇为儿科常见病药膳疗法。全书计 30 万字。1991 年北京工业大学出版社出版。

【饮食补疗大全】蒋家述编著。1991 年陕西人民教育出版社出版。

【千家食疗妙方】刘玉兰、王德润编著。1992 年北京科学技术出版社出版。

【四季食补与药补】陈玲娣等著。本书根据男女老幼在一年四季中都可能出现虚证，都需要进补的特点，系统而全面地介绍了经过临床验证确有效果的食补方 400 余种；粥谱 123 种，并且介绍了具有补益作用的花、果、瓜、菜 55 种，以及具有补益作用的中成药。全书不仅科学地论述了人们四季都需要进补的基本知识，还详细地记载了方剂的组成、制作工艺、服用方法、适应禁忌及注意事项。书后附有“历代养生资料精选”和“方剂索引”。1992 年上海翻译出版社出版。

【家庭药酒】郝爱真等著。全书本着简、便、廉、验的选方原则，精选古今药酒配方及市售成品方 600 多种，以供家庭配制和购买时选用。全书共分概论、自配、药酒、市售药酒三部分。“概论”部分主要介绍了怎么选用药酒、如何配制药酒及药酒的服法和禁忌等内容；“自配药酒”部分，按疾病证候分咳嗽喘息、脾胃疾患、心悸失眠等 26 类，共介绍自配药酒方 420 首，每类疾病前面简述疾病的特点，每种药酒均详细说明、来源、配方、制法、功效、服法。有的还说明注意事项；“市售药酒”部分，分调治疾病和补养强身两大类，共介绍市售药酒方 180 首，书后附有药酒笔画索引，以便读者查阅。1992 年金盾出版社出版。

【男科药食方萃】李兴广、连增林主编。以男科疾病分类列出药疗方和食疗配方。全书计 40 万字。1992 年北京科学技术出版社出版。

【药膳与健康】孟仲法、顾燕敏主编。介绍药膳知识和常见病的药膳食疗。计 27

万字。1992年上海医科大学出版社出版。

【中医饮食保健学】路新国、鞠兴荣编著。全书分上中下三章；上章中医饮食保健学的基本概念、发展简史，中篇食物保健，下篇食疗食养基本法则及常见病的饮食治疗。全书35万字。1992年上海科学技术出版社出版。

【养生药膳】王智华等编著。1992年上海科学技术文献出版社出版。

【百病中医药膳疗法】刘寿永、蒋丽丽编著。全书共分上下篇。上篇概述了药膳历史源流、药膳食疗食养、药膳食物气味、药膳配伍治疗、药膳四时宜忌等内容，下篇各论，按补益，传染病，消化系统疾病，呼吸系统疾病，心血管疾病，泌尿、生殖系统疾病，外科疾病，血液、内分泌、代谢系统疾病，神经、精神系统疾病，肛肠疾病，皮肤科疾病，妇科疾病，产科疾病，小儿科常见病，小儿传染病及其它病证，眼科疾病，耳鼻喉科疾病，共分17大类。以病统方，共涉及临床各科249种疾病，收载药膳1299首，从上至数千年的名方、古方，下至可供家庭配制的单方验方、偏方和秘方，均从主料、原料、制法、用法、功效及注意事项等方面作了详细介绍。计54万字。1992年学苑出版社出版。

【食疗百味】李振琼编著。1992年中山大学出版社出版。

【家庭营养粥谱】路新国、季鸿昆编著。介绍了389款粥的制作、效用。全书计13万字。1992年上海科学技术出版社出版。

【中华养生药膳大典】张树生、傅景华主编。收录4316首药膳方，每方列组成、效用、制作、服法。全书计80万字。1992年中国国际广播出版社出版。

【家庭药茶】王发渭等著。1993年金盾出版社出版。

【保健药膳集萃】俞慎初编。本书是作者累积数十年应用药膳的经验，采撷历代文献的精华编撰而成，全书共分七编，包括保健药膳、保健饮料、食疗粥谱、食疗面点、素食良方、药用食物功用表、《纲目》食治，共介绍药膳方230多首，每种药膳方重点介绍操作要点、药理及功用，另外，还载有原料、佐料、治疗范围和服用季节等项内容。1993年中国国际广播出版社出版。

【益补粥品大全】关梦编著。10万字。1993年广东旅游出版社出版。

【家庭保健药膳制作400法】蔡武承、陈吉雄编著。计17万字。1993年华文出版社出版。

【中医食疗文论】罗蛟春、曹正柳主编。列中医食疗理论与探讨、中国食疗临床探讨、中医食疗研究、中医食疗验案验方。计160篇，32万字。1993年科学技术文献出版社出版。

【临床食疗手册】周小寒主编。作者为中医教授，该书中西医结合介绍了内科疾病的食疗、神经科疾病的食疗、儿科疾病的食疗、妇产科食疗、外科疾病的食疗、皮肤科疾病的食疗、眼科疾病的食疗、耳鼻喉科疾病的食疗、口腔科疾病的食疗、肿瘤食疗。全书计56万字。1993年上海科学普及出版社出版。

【食疗精选】江一苇著。作者为医师，以疾病列九章，以医案的形式介绍了食疗方。1993年台湾星岛出版社出版。

【常见病食疗丛书】（内科病饮食疗法、妇科病饮食疗法、儿科病饮食疗法、老年病饮食疗法）刘国普、曾德环编著。1993年上海科学普及出版社、香港上海书局出版社出版。

【中华临床药膳食疗学】冷方南、王凤岐、王洪图主编。为全国中医理论研究和国家中医药管理局办公室联合组织编写，结合临床实际，具有中医辨证论特点，内容分导论篇、治疗篇、保健篇、附录篇。导论篇从理论上阐述了药膳与食疗的概念、发展源流、特点、分类及其应用范围；治疗篇分内科、外科、妇科、儿科、皮肤科、肛肠科、眼科、耳鼻喉科、口腔科、骨伤科、肿瘤科等病症治疗膳食，专论病症208种，每一病证均按膳食原则编制配餐两项内容和食疗处方；保健篇分健美减肥、美发乌发、延年益寿、益智健脑、润肤美颜、增力耐劳、明目增视、聪耳助听等8个专题，论述了保健药膳食疗方；附录篇介绍了药膳食品的加工工艺、药膳地方特色和流派、药膳食疗专家系统（电脑）等，附有各种营养素功能、缺乏症与供给量简表，常用食物成分表、常用食物衡量元素表。计137万字。1993年人民卫生出版社出版。该书荣获2006年中国食疗药膳优秀著作特别奖。

【延年益寿附子药膳】罗绪和、李德芳编著。内容为附子概论、附子药膳食谱。体例为配方、烹制方法、特点、功能。计18万字。1993年中国医药科技出版社出版。

【实用抗衰老药膳学】李赛编著。1993年中国科学技术出版社出版。

【家庭中医食疗法】黄全芳、彭光泽、毛源清、徐德明、李成云、潘晓渝编著。内容设八章。第一章家庭主妇的中医常识课，第二章中药入门，第三章美容疗法，第四章饮食疗法，第五章药膳疗法，第六章药浴疗法，第七章香草疗法，第八章民间疗法。全书计21万字。1993年四川科学技术出版社出版。

【四季饮食疗法】李振琼等编著。该书按时令选择了适合四季服用的食疗方788条，按功能：解表类、清热类、祛风类、补益类、温里类介绍食疗方。全书计32万字。1993年广东科技出版社出版。

【药膳主食谱】顾奎琴主编。15万字。1994年广东人民出版社出版。

【中国民族药食大全】张力群、关祥祖主编。该书对流行民间的食疗方进行了广泛的收集整理，以病统方，按病种分344类编排，经全国20多个省市自治区210位民族医药专家筛选汇集51个民族食疗方4598首。计140万字。1994年山西科学技术出版社出版。

【保健食疗经典】何新波主编。收录词目2500余条，分主食、菜肴、糕饼、粥品、蜜果、汤羹、饮料七大类。计40万字。1994年湖南出版社出版。

【中国分科食疗大全】韩冰编著。该书收录食疗方2000余首，按病类分列。全书计55万字。1995年天津大学出版社出版。

【中医食疗】庄礼兴编著。内容上篇论述中医食疗基础知识；中篇列举食物、药物、性味、应用；下篇介绍常见病食疗方。全书30万字。1995年广东旅游出版社出版。

【抗癌食疗】谭支绍主编。1992年广西科学技术出版社出版。

【家庭药膳制作】李志刚编著。介绍300多道适于家庭制作的药膳，按季节和病证分类。1995年山东科学技术出版社出版。

【中国药膳良方】韦大文、吴明轩主编。内容列七章：第一章药膳的魅力，第二章药膳的烹制工艺，第三章菜肴类药膳方，第四章主食类药膳方，第五章粥类药膳方，第六章汤饮羹茶类药膳方，第七章药膳的常用药物与食物。计29万字。1995年中国中医药出版社出版。

【中医脏器食疗学】赵映前、胡爱萍、胡献国著。内容分上中下三篇，上篇部论，中医脏器食疗学的历史沿革、动物脏器的性能特点，脏器食疗的基本原则，动物脏器的运用，脏器食疗补法概要，脏器食疗学的现代研究与展望。中篇各论介绍了动物脏器的功能。下篇常见病证的脏器食疗，介绍了内科病证、男科病证、妇科病证、癌症的脏器食疗方。计23万字。1995年湖北科学技术出版社出版。是中国第一部系统整理动物脏器食疗的编著。

【养生丛书系列（葱姜蒜治病养生700方、豆制品养生治病850方、药茶治病养生888方、药酒治病养生999方、药粥治病养生777方、药蛋治病养生555方、食醋治病养生668方、羹汤治病养生600方、蔬果美容养生750方、蜂蜜治病养生680方）】瑶卿、敏涛、时文、林华编著。1995年江西科学技术出版社出版。

【中国食疗大全】施杞、夏翔主编。全书分食疗文化篇、食疗原料篇、食疗制作篇、食疗应用篇。计160万字。1995年上海科学技术出版社出版。

【四季滋补与药膳】徐秀芝编著。30万字。1996年湖北人民出版社出版。

【百病食疗奇验大观】张树生、王芝兰编著。每症均设医案食疗方，极有说服力。计34万字。1996年中医古籍出版社出版。

【虚弱的药补和食补】沈丕安编著。作者为中医师。该书阐述了人体虚弱的概念和阴虚、阳虚、气虚、血虚等的基本知识，详细介绍了40个虚弱的症状，40个虚弱的疾病及使用食物和中药进行调理的方法。全书计18万字。1996年人民卫生出版社出版。该书荣获2006年中国食疗药膳优秀著作特别奖。

【养生密膳宝典】台湾沈松茂编著。1996年由中国餐饮学会出版。该书荣获2006年中国食疗药膳优秀著作特别奖。

【家庭食疗效方大全】李明河著。书分食疗渊源、药食理论、药膳学说、食疗效方。全书计49万字。1996年中国农业科技出版社出版。

【中华肉食疗法】陈四传、刘宏禧、陈正天编著。以肉食进行补益和治疗方法，在中国医药古籍中早有记载，民间也广为流传，该书集录1000余则肉类补疗方，涉及内科、外科、五官科、妇产科、儿科、肿瘤等200多种常见病，是第一部以肉类疗法为主的专著。全书计16万字。1996上海科学技术文献出版社出版。

【抗衰益寿食谱】金洪霞编著。1997年山东画报出版社出版。

【药膳精华】台湾吴爱薇著。台湾禾马文化事业有限公司版。1997年气象出版社出版。

【家庭食疗效方】谢英彪、王天宇主编。收录200多种食物，1700多个食疗验方，以病症分类。计40万字。1997年上海科学技术出版社出版。

【中国食疗方全录】项平主编。全面搜集中国古代中医文献、现代文献中的食疗方剂7445首，每方评载方源、组成、制法、服法、功用、主治、按语。全书计133万字。1997年人民卫生出版社出版。

【中国食疗大全】顾奎琴主编。内容有三篇：保健篇、滋补篇、食疗篇。保健篇列美容养颜类、健脑益智类、养心安神类、保健防病类、抗衰延寿类；滋补篇列补气、补脾、补肝肾、滋阴、壮阳；食疗篇列常见病证、妇科病、儿科病、男性病。全书计47万字。1997年科学普及出版社出版。

【蔬菜养疗148例】孟仲法主编。该书介绍148种蔬菜的性味、成分、功用、应用方法举例。全书计17万字。1997年由21世纪出版社出版。

【古方饮食疗法】梁剑辉编著。1982年由广东省科技出版社出版。本书从汉至清代的33种古医籍中，选出60种行之有效的食疗方汇编而成。包括药粥、汤、蜜糖、馄饨、酒等各种食疗食品。1986 年增订本在内容上有所增加，即从历代 42 种古医籍中选出 121 种饮食疗法汇编而成。

【中国食疗学】钱伯文、孟仲法等主编。上海科学技术出版社 1987 年出版。本书分总论、单味食物、疾病食疗、证候食疗、正常人食养 5 部分。着重介绍治疗各种疾病的食物及其应用方法。不但介绍了中国传统食疗的理论和经验，而且尽可能地给以现代科学的阐明和通俗合理的解释。本书尚有参考文献表及附录。附录中介绍了香港、闽、粤及安徽民间食疗等。本书内容丰富，文字通俗易懂，制作方法容易掌握，可供医务人员及广大群众食疗参考。

【中医食疗营养学】施奠邦主编。人民卫生出版社 1988 年出版。本书继承我国历代食疗理论和宝贵经验，并结合编著者的体会整理而成。全书分为中医食疗营养学发展概况，中医食疗营养学特点，食物性味、功能及其主治，医院治疗膳食，食疗方剂，老年保健食疗 6 章。食疗方剂主要参考和采纳古今食疗的经验方，但其名称及具体内容，或作更改，或作补充，力求易懂、实用。书后附“常用食物成分表”。

【中医谈食物保健】柴松岩等编著。北京出版社 1987 年出版。本书对人们经常食用的 100 多种食物和饮料，按粮、油、肉、蛋、菜、果、蜜糖、茶、酒、调味品 10 大类，逐一从性味、功能、禁忌诸方面进行阐述，并附有部分临床常用的单方、验方。还介绍了一些现代医学有关食物营养方面的科学知识，包括各种常用食品的营养成分分析和防病治病的具体运用。本书突出了中医辨证施治对选择食物的指导作用，并兼及中医饮食宜忌、食物禁忌、服药禁忌、妊娠禁忌、老年人饮食等知识。书后附有“常用食物营养成分表”。

【食补与食疗】翁维健编著。科学普及出版社 1988 年出版。本书论述了食物补益与食物疗法的基础理论，说明食物疗法对人体健康的重要性。共收各类药膳方 200 余种。

【传统膳食宜忌】翁维健著。中国商业出版社 1989 年出版。该书把传统的药物配伍理论应用于膳食调配，总结古今用膳经验，提出系统饮食宜忌原则，使药膳食品既能起到治病强身的作用，又减少了不良反应。

【食事疗法（日文版）】翁维健著。日本京都雄浑出版社 1983 年出版。该书主要是向日本人民介绍中国传统食疗、食养的理论和方法。附大众食谱 200 余个。

【中国药膳食谱（第一辑）】翁维健著。国际翻译出版社 1990 年出版。该书系统总结了历代食疗、食养理论和基本常识，介绍了常用膳食烹调技法和食用原则。后附 140 个菜食图谱。

【药膳】彭铭泉著。人民卫生出版社 1987 年出版。本书介绍了什么是药膳、药膳的源流、特点、功效。介绍健脾益气等十二类药膳的概念、配方、功效、应用、制法及药膳治疗、预防几种常见病的方法。对药膳与锻炼身体的关系，药膳发展前景均有论述。

【中国药膳】彭铭泉编。上海文化出版社 1986 年出版。本书介绍了中国药膳的起源和发展，药膳的理论及其特点，药材的选购和保管，并详细介绍了 500 种药膳的制作方法和适应症、疗效及注意事项，知识性与实用性并重。本书药膳按其防治疾病的病名或病证分类编排，便于查阅。书末附有主要参考文献。

【中国药膳学】彭铭泉主编。人民卫生出版社 1985 年出版。该书内容主要取材于历代“食疗”“食治”及其他有关书籍，收集了各地民间流传的一些食疗古验方和祖传方，并运用中医药理论、烹调技术和现代科学，在其理论和制作上进行了探讨和改进，使这些散在的历史资料系统化、理论化和科学化，更趋于完善。全书分为概论、药膳配药、药膳炮制、药膳烹调、药膳药物和食物、药膳企业管理6章。书中对药膳的发展历史、研究药膳的目的进行了阐述，指出了药膳今后的发展方向；对药膳的处方调配，施膳法则，以及几种特殊的保健药膳等进行了理论探讨；对制作工艺和效用作了较详细的介绍。书中收载了300个药膳常用药物和食物，对其来源品质、成分、性味归经、效用作了介绍，每味后附有3～5个简易药膳方。对药膳企业经营管理也进行了讨论。全书收载928个药膳方，其中有885个处方是经过走访11个省市，查阅87本历代有关食疗专著和专篇，在近4000个药膳方的基础上整理而成。其余63方是根据中医药理论，按药膳的配方原则拟定的。

【中国药膳大全】彭铭泉编著。四川科学技术出版社1987年出版。上卷“药膳总论”，分为药膳学概论、药膳用药物、药膳炮制、药膳烹调、药膳用药材的识别和保管、药膳管理等7章；中卷“药膳方剂”，分为菜肴类药膳，饭粥类药膳，饼、面、糕类药膳，药膳饮料，药膳酒、药膳糖6章；下卷“药膳治疗、预防与保健”分为常见疾病的药膳治疗、常见疾病的预防、保健药膳3章。本书重点突出，通俗易懂。

【大众药膳】彭铭泉等编。四川科学技术出版社1984年出版。作者精研古籍，博采众方，兼访名师，参考新说而编著。内容分三部分：第一，药膳基本知识，包括药膳源流、药膳特点、药膳宜忌及药膳分类。第二，常用药膳方剂，按功能分健脾益气药膳、开胃健脾药膳、健脾利尿药膳等15类，载方134种。第三，介绍感冒、慢性气管炎、冠心病等10种常见病的药膳疗法。文字浅明，形象生动，是一部较好的普及读物。

【药粥疗法】乐依士等编著。人民卫生出版社1983年出版。本书结合古今名老中医经验，从古代药粥方中筛选出简单、方便、安全、有效的药粥方80个，按功用分为16类，并对每一粥方的组成、用量、功效、煮制方法、方义、注意事项等作了详细介绍。每方均注明出处，书后附“常见病证药粥治疗索引”。

【药茶与药露】胡龙才编著。中医古籍出版社1986年出版。药茶与药露，是我国中药处方中一种特有的、也是临床常用的药物剂型。具有疗效快，使用方便，价格低廉等优点。本书从历代方书中选出药茶与药露方剂，整理汇编成册。每方列有功用、药物、制法、服法和选按，特殊者列禁忌一项。对于药茶与药露的源流、作用原理等作了初步探讨，介绍了具体的制备方法。附有常用曲剂、冲剂和糖浆剂的有效验方。

【中医药膳学】何清湖、潘远根主编。该书是一部理论与实践相结合的药膳学专著，全书分概论、药膳基本理论和技能、药膳配料、药膳配方、药膳的临床应用、药膳企业的经营管理。全书计37万字。1997年中国中医药出版社出版。

【家庭药膳全书】赵映前主编。搜集整理历代养生食疗方4000余首，分别按病证论述选用药膳。全书计56万字。1997年湖北科学技术出版社出版。

【现代家庭滋补药膳】谢春生、杨柳竹编著。该书精选滋补药膳配方238例，体例为配方、功效、适应症、药理成分、制作、食法、注意事项。计22万字。1997年科学技术文献出版社出版。

【实用回春药膳】刘强主编。介绍了回春壮阳药品、食品、药膳、药粥、药酒共计378种。计10万字。1998年青海人民出版社出版。

【药膳食疗理论与实践】赵建民、刘昭纯主编。首届国际药膳食疗学术研讨会论文集。计60万字。1998年山东文化音像出版社出版。

【家庭常用保健食谱集成】李瑶卿主编。该书精选2500方常用保健食谱，内容列：防老抗衰、嫩肤护肤、减肥苗条、美发护发、健脑益智、固齿洁齿、聪耳明目、滋阴补益、壮骨强筋、补心养血、防癌抗癌。全书计72万字。1998年江西科学技术出版社出版。

【实用食疗方精选】雷载权、张廷模主编。介绍体现中医治疗法则的常用食疗方剂544首。依据中医方剂学分类法，共分列15章，体例为组成、用法、功效、适应症、方义解说。计24万字。1998年中医古籍出版社出版。

【实用药膳学】刘昭纯、鲁明源、张令德主编。全书列7章：第一章药膳的概念及发展沿革，第二章药膳的特点分类和食治原则，第三章药膳的中医学基础和技能，第四章药膳原料，第五章药膳食品的加工技艺，第六章保健药膳菜谱，第七章常见病的食疗药膳。计90万字。1998山东文化音像出版社出版。该书荣获2006年中国食疗药膳优秀著作特别奖。

【药用膳食精粹】杨景海主编。收录食物药物100味，配方590首。29万字。1999年广西科学技术出版社出版。

【家庭食养、食补、食疗全书】夏翔、吴德才主编。内容列四篇，第一篇总论，第二篇单位食物食养食补，第三篇正常人食养食补，第四篇病人食疗。全书计94万字。2000年辽宁科学技术出版社出版。

【中医食疗丛书（儿科分册、妇产科分册、肿瘤分册、男科与性病分册）】高汉森主编。为广州中医药大学教授，该书以中医为主，用中西医结合的观点对各病证的病机和饮食疗法分别做了介绍。1999年世界图书出版公司出版。

【潮汕食疗药膳】谢国材、谢裕辉主编。作者为中医专家，介绍90种食物的性味功效、临床应用、常见病的食疗和药膳、四季药膳、美容养生长寿药膳。全书计20万字。1999年汕头大学出版社出版。

【中华药膳秘方】张子平编著。20万字。2000年岭南美术出版社出版。

【中医食疗学】沈庆法主编。内容列：食疗知识篇，名家名著篇、食物营养篇、药食烹制篇、疾病食疗篇、保健预防篇。全书计60万字。2000年上海科学技术文献出版社出版。

【防癌抗癌食品指南】张宏才主编。介绍237种防癌食品的名称、形状、化学成分、古代和现代研究状况、防癌抗癌功能、食用方法。该书计33万字。2000年人民卫生出版社出版。

【五脏养生食谱】李戎编著。内容为三章：第一章必须了解的重要基本知识，第二章五脏养生食谱，第三章美容健身食谱。全书计32万字，2000年四川人民出版社出版。

【家厨大师丛书（男性养精食谱、男性固气食谱、女性滋补食谱、女性调养食谱、坐月子食谱、婴幼儿食谱、减肥瘦身食谱、养颜润肤食谱、清凉开胃食谱、补益强身食谱、滋养调理食谱、健康花草茶）】蒋金龙编著。引进台湾唐代文化事业有限公司版，2000福建科学技术出版社出版。百类中药保健类食谱、百类中药防老类食谱、百类中药补疗类食谱中英图文版。2000年香港海滨图书公司出版。

【家常食物药用大全】 黄芝蓉主编。介绍各类病证6000条，食物药用方2万余首。2000年中国中医药出版社出版。85万字。

【四季食物补养法】 伦新、荣莉主编。内容分上中下及附篇，上篇从中医学“天人相应”理论出发，简要概述了中医饮食补养基本原则，介绍了四季食补的基本知识；中篇根据中医顺四时寒暑的养生观，按春夏秋冬季节变化，从粥品、汤品、水果、蔬菜、家常菜肴、酒品、中草药等方面，介绍了各种进补品种的进补方法；下篇以中西医结合的观点，按概述、辨证分型的体例，介绍了62种常见疾病的饮食疗法；附篇介绍了饮食禁忌、营养平衡的食物选择。计39万字。2001年人民卫生出版社出版。

【补益食谱系列：补阳类食谱、补精血类食谱、补气类食谱、补阴类食谱】 颜春连、张华编著。维护身体健康最经常、最有效、最重要的方法就是饮食调养。补阳类食谱内容分七篇：第一篇阳与食补，列食补阴阳原则，阳虚及其表现，补阳类补品及其补法；第二篇温补心肾类食谱；第三篇温补肺肾类食谱；第四篇温补肝肾类食谱；第五篇温补脾肾类食谱；第六篇温补脾胃类食谱。计21万字。2001年广东经济出版社出版。

【山药治百病】 施仁潮、陆文彬、叶新苗、卢良威、陈予舟、周丽娟编著。全书分四部分，第一部分介绍了山药的种植、栽培、加工、贮藏；第二部分介绍了山药的成分和补虚抗衰、润养脾胃、补气养血、滋阴补阳、扶正祛邪、强壮养颜的药力作用，配伍应用；第三部分介绍了山药的食用方法，作面、作馅、作丸、浸酒等示例；第四部分介绍了涉及70余种常见病证的祛病健身配方。全书计25万字。2001年农村读物出版社出版。

【中医进补全书】 项平、王旭东主编。介绍了中医补益机理的方法，进补的药膳、食物、中药、方剂。全书计77万字。2001年上海中医药大学出版社出版。

【中国药膳食谱】 潘朝曦著。针对16种常见病介绍80道药膳的制作，图文版，引进台湾汉光文化网路股份有限公司版，2001年上海科学普及出版社出版。

【中华药膳与美食】 张文彦主编。该书是2001年中国药膳研究会主办的首届中国药膳“林源杯”精品交流赛的获奖菜品图集。收录123道药膳精品菜肴，是中国药膳界第一次保健药膳制作的交流活动。2002年农村读物出版社出版。5万字。

【家庭药膳】 日本秋东由纪子著。苑嗣文译。图文版。2002年山东科学技术出版社出版。

【中医饮食调补学】 广州中医药大学（中药饮食调补学）编委会主编李任先。该书分为总论和各论。总论分别介绍了饮食调补学基础，食物和调补方；各论按内科、儿科、妇科、外科、骨伤科、皮肤科、耳科、鼻科、咽喉科、口齿科、眼科、肿瘤科，阐述各证的饮食调补。107万字，2002年广东科技出版社出版。

【中国药膳辨证治疗学】 中国药膳研究会组编，主编周文泉、沙凤桐、高普、李宝华；副主编张文高、姚海扬、刘正才、高思华、李建生、接传红、冯俊。是一本基础理论到临床实践应用的药膳学专著。内容分为总论篇、各论篇、药物与食物篇。总论篇列中国药膳发展简史、药膳概念分类与特点、药膳基础理论、药膳原料炮制、药膳烹调、药膳的作用和注意事项、药膳的现代研究、药膳的管理及发展科学；各论篇分列了十四科疾病的病证及药膳的治疗方。药物和食物篇介绍药膳治疗常用中药、食物的性味功能。该书为中国药膳研究会第一次组织全国药膳食疗专家集体编纂的大型药膳专著。该书荣获 2006 年中国食疗药膳特别奖。2002 年人民卫生出版社出版。120 万字。

【家庭小儿食养与常见病防治】孟仲法编著。作者为食疗药膳专家和儿科专家。本书是专职儿科 50 余年的经验，内容列小儿食养卫生、小儿食疗和药膳应用及各类疾病的防治。计 25 万字，2002 年上海科学普及出版社出版。

【常见慢性病营养配餐与食疗丛书（列高血压、冠心病、糖尿病、骨质疏松症、肝胆疾病、胃病、肾病、性功能障碍、便秘、癌症十册）】刘正才、姚呈虹主编。按营养配餐、四季配餐、体质配餐分列食物疗法，内容有配方、做法、吃法、功效、主治、禁忌、道理各项。2002 年人民卫生出版社出版。

【中华保健竹膳】夏金法编著。全书分两大部分。第一部分介绍保健竹膳的源流、特点、类别；药用竹类动植物主治病证、保健竹膳的组方原则和配伍方法、原料初加工、烹调制作；第二部分收录 1000 多个保健竹膳方，选用竹笋、竹荪、竹叶、竹茹、竹沥、天竺黄、竹鸡、竹鼠、竹峰、竹花、竹实、竹黄、竹根等，按荤素菜肴、羹、茶汤饮料、酒、散丸进行逐一介绍。全书计 62 万字。2002 年广西科学技术出版社出版。

【中华药膳进补大全（共八册）】唐林主编。书分八篇：第一编中华食疗养生，第二编药膳与食疗方法，第三编补酒与茶疗，第四编粥与药粥，第五编药膳汤羹，第六编葱姜蒜药酒醋奇药妙方，第七编老年常见病辨病食疗，第八编保健食品。全书计 144 万字。2002 年南海出版公司出版。

【中国药酒大典】朱君波编著。该书收藏历代方剂、近代方剂、民间验方、秘方共 1622 首，按补益虚损、美容、内科、外科、伤骨科、妇科、儿科、皮肤科、五官科、肛肠病共十章，每方体例按药物组成、功效主治、配制工艺、服用方法、应用阐述。并附介绍解酒和它型药酒产品。全书计 115 万字。2002 年太原书海出版社出版。

【道家药膳】刘正才、姚呈虹主编。收载道家药膳方 300 个。计 12 万字。2002 上海科学技术文献出版社出版。

【食疗本草考异本】由尚志钧辑校。并附有"食性本草考异本""食医心镜重辑本""食医心镜续集"，是目前对"食疗本草"最全的校辑本。2003 年安徽科学技术出版社出版。62 万字。

【肥胖症的食疗与药膳】李秀才编著。内容列九章，第一章肥胖症的基本知识，第二章生活方式与肥胖症，第三章肥胖症的饮食疗法，第四章肥胖症的天然食物疗法，第五章减肥药膳中的降脂中草药，第六章肥胖症并发症的食疗与药膳，第七章特殊类型肥胖症的食疗与药膳，第八章肥胖症的饮茶疗法。计 18 万字。2003 年人民军医出版社出版。

【百病饮食指南】赵章忠主编。内容以传染性疾病开篇，按系统论述常见疾病和症状 160 种，每种病证介绍临床表现、治疗方法、宜忌要点、禁忌原则、食疗选方。作者为上海中医药大学教授。计 25 万字。2003 年上海科学技术出版社出版。

【中华现代食疗药膳手册】孟仲法主编。该书集全国 36 位中医、药膳专家撰写，全书分十二章。第一章中华现代药膳食疗概论，第二章药膳食疗的原材料，第三章药膳食疗的烹调制作及其开发管理，第四章家庭保健休闲自娱药膳食疗，第五、六七章保健养生健体长寿的养生食疗配方，

第八章常见内科疾病的药膳食疗，第九章外科及皮肤科常见疾病的药膳食疗，第十章妇科常见疾病的药膳食疗，第十一章儿童常见疾病的药膳食疗，第十二章眼耳鼻咽喉常见疾病的药膳食疗。全书计53万字。2003年上海科学普及出版社出版。

【皮亚内西食疗养生链】李国庆译。该书介绍意大利养生专家皮亚内西食疗养生法，他的指导理论取自东方五行，辨证施治理论，效果显著，其方法风靡欧美等国。全书10万字。2003年经济日报出版社出版。该书荣获2006年中国食疗药膳优秀著作特别奖。

【汉方药膳食疗】张婷婷编著。介绍38款药膳制作，图文版。2003香港嘉出版有限公司出版。该书荣获2006年中国食疗药膳优秀著作特别奖。

【食物的药理和疗效】高宣亮、秦洁贞编著。作者夫妇从事医药研究多年，内容列七章，第一章营养和食疗的核心问题，第二章概论，第三章人为什么会生病，第四章吃出来的疾病，第五章可以用吃来治好的疾病，第六章疾病的治疗，第七章疗效食物。全书计26万字。2003年中国医药科技出版社出版。

【药膳食疗与癌症康复】方晋平、张春华、万建茹、杨峻厚主编。该书精选对肿瘤患者有辅助治疗作用的1000余种药膳方，遵循中医药辨证施膳原则，按疾病的证型逐一介绍药膳方的组成、制法、吃法、功效。全书计25万字。2004年内蒙古远方出版社出版。

【中华精品药膳（中国药膳烹饪大赛获奖作品集）】中国药膳研究会编著。是2002年应大杯第二届中国药膳烹饪大赛获奖作品图集，收录132道保健药膳。2004年由农村读物出版社出版。15万字。

【中华养生药膳大全】黄兆胜主编，万幸、向群、肖珊副主编。内容分六章，第一章药膳概述，列药膳渊源、药膳特点、药膳应用原则、药膳分类、药膳应烹调方法；第二章药膳原料；第三章四季养生药膳；第四章五脏调养药膳；第五章滋补养生药膳；第六章常见病理药膳。计50万字，图文版。2004年广东旅游出版社出版。该书荣获2006年中国食疗药膳优秀著作特别奖。

【食疗养生药膳百科】汤振清主编。内容列上中下篇。上篇食疗养生药膳的钥匙；中篇食疗养生药膳概览；下篇食疗养生药膳选粹。计37万字。2004羊城晚报出版社出版。

【健康餐桌丛书（蔬菜的美容保健药用、瓜果的美容保健药用、花卉的美容保健药用、食用菌藻的美容保健药用、肉品的美容保健药用、水产品的美容保健药用、豆谷的美容保健药用、茶酒的美容保健药用）】姚海扬主编。从八个方面阐述了食物的保健作用，体例为：别名、性味、功效、营养成分、禁忌、美容食谱、保健食谱、药膳验方。丛书计90万字。2004年广西科学技术出版社出版。

【药在食中——食物药用大众宝典】王德顺主编。全书分上下两篇，上篇为食物药用篇，按谷类、豆类、蔬菜类、果品类、肉类、蛋类、奶类、水产类、花卉类，介绍了营养特点、药用性能，及简便食疗方例；下篇为保健食谱、食疗药膳食谱、药酒药茶。计77万字。2004年清华大学出版社出版。

【食物性能歌括400味】王抒编著。作者采用四言歌诀的形式将400余味食物和中药的性味功能予以表达，押韵顺口，易诵易记，便于掌握。全书30万字。2004吉林科学技术出版社出版。该书荣获2006年中国食疗药膳优秀著作特别奖。

【常见病药膳丛书（高血脂症食疗食疗食谱、糖尿病食疗食治食谱、慢性胃病食疗食治食谱、肥胖症食疗食治食谱、冠心病食疗食治食谱、高血压食疗食治食谱、肾脏疾病食疗食治食谱、老年呼吸系统疾病食疗食治食谱）】赵建民主编。2004 年山东友谊出版社出版。该书荣获 2006 年中国食疗药膳优秀著作奖。

【肥胖症保健药膳】叶锦先、杨兰钦主编。叶锦先为福建省药膳协会会长。介绍了肥胖症药膳调理疾病知识及药膳主食、菜肴药茶、药酒、药粥、药汤的对症食治。全书计 15 万字。2004 年海天出版社出版。该书荣获 2006 年中国食疗药膳优秀著作奖。

【中医食疗忌口点津】叶进主编。作者为上海中医药大学教授。内容列：溯源篇、药食功用篇、食疗方法篇、忌口概论、疾病忌口篇。全书计 30 万字。2005 年同济大学出版社出版。

【阴阳二十五人的饮食调理】高也陶、江浩、黄世辉著。该书根据“黄帝内经”将人群分成不同体质的 25 种人，论题较独特。内容分列四个部分：第一部分治未病之病与饮食调理；第二部分阴阳二十五人饮食调理的中医经典理论；第三部分阴阳二十五人的饮食调理；第四部分临床应用方案。全书 19 万字。2005 年中医古籍出版社出版。

【中老年人养生保健食疗药膳手册】吴鼎坤编著。为中老年人应用食疗药膳自我保健养生和防治常见病的保健读物。系统的介绍了食疗药膳的理论，中老年人的营养要求、饮食原则、防治常见病的食疗药膳方、食疗药膳中常用中药和食物的性味、功能及四季养生保健滋补药膳。计 27 万字。2005 年上海科学普及出版社出版。该书荣获 2006 年中国食疗药膳优秀著作奖。

【岭南家庭药膳必读】李恩庆、沈英森、敖杰男、陈孝银编著。作者为暨南大学医学院教授，本书为学院《中医食疗学》教材，后增补订出版。全书计 44 万字。2005 年暨南大学出版社出版。

【饮食本草】良石主编，图文版。收录 270 种食物，体例为中医评述、营养成份、保健功效、食物提示、食疗禁忌。全书计 48 万字。2005 年延边大学出版社出版。

【本草养生美食丛书（降脂、降压、降糖、免疫、滋补、减肥）】王其胜主编。图文版，每册推荐 90 多道菜肴。2005 年北京出版社出版。该书荣获 2006 年中国食疗药膳优秀著作奖。

【精品药膳丛书（强身滋补篇、养生防病篇）】中国药膳研究会编著。每册精选 125 道药膳菜品，图文版。2005 年北京出版社出版。该书荣获 2006 年中国食疗药膳优秀著作奖。

【药膳养生全书】国际东方营养药膳协会，山东营养学会，青岛药膳研究会组编，主编胡敏、于青云、陈同华、张宝平。荟萃古今各种胶东的药膳丛书，2363 条药膳方，内容分为药膳概论、婴幼儿药膳、青少年成长保健药膳、内科常见病药膳、中老年养生保健药膳、养生概论、四季养生药膳、药茶药酒、药膳常用药物。2006 年青岛出版社出版。该书荣获 2006 年中国食疗药膳优秀著作奖。

【饮膳本草经——民间膳食养生本草速查手册】温信子编著。内容分列总论、米谷类、杂粮部、蔬菜部、水产部、禽蛋部、禽兽部、果品部、调味部、膳饮部、食经部。2006 年军事医学科学出版社出版。41 万字。

【中国食疗本草】高升平主编。收录 1200 余种药物、食物。体例分列别名、形态特征、性味功能、主治应用、药用部位、用法用量、方剂、药食源通。计 83 万字。

2006年化学工业出版社出版。

【中国保健药膳烹调制作】树滋堂养生丛书之一。姚海扬编著。介绍保健药膳的基础理论、应用原则、烹调制作技法、保健药膳菜肴、粥、面点、茶、酒的制作方法和范例。计25万字。2006年海天出版社出版。作者为百年中医树滋堂第三代承袭人，1983年组建山东第一家滋补养生药膳餐厅齐鲁药膳楼，并有多部食疗药膳专著出版。

【中国经典保健药膳】树滋堂养生丛书之二。姚海扬编著。该书按水产、禽蛋、畜肉、蔬菜、果品、面点、汤羹、药酒分类，介绍了五百五十余道经典保健药膳的制作方法，滋补养生功效。计24万字。2006年海天出版社出版。

【中国性保健药膳】树滋堂养生丛书之三。姚海扬编著。该书从性养生的角度，详细介绍了对性有保健作用的食物、中药和调理男女性功能的保健药膳。计23万字。2006年海天出版社出版。

【保健菌膳】中国保健美食丛书之一。姚海扬、姚之歌编著。中国保健美食丛书由中国药膳研究会和山东齐鲁肴撰餐饮工作室联合组编，中医养生专家、烹饪名师、营养师，从中医食疗养生观、现代营养分析、烹调制作方法三个方面，详细介绍了中国传统保健美食，丛书分八个分册。该书介绍了53种食用菌菇的保健性能、功用主治，560余个制作实例，以及常见病的菌菇药用选方600个。计35万字。2006年海天出版社出版。

【保健果膳】中国保健美食丛书之二。姚海扬、姚之歌编著。该书介绍49种果品的保健性能、功用主治、530个制作实例、8个保健果膳宴席以及常见病的果品药用选方480个。计25万字。2006年海天出版社出版。

【保健荤膳】中国保健美食丛书之三。王冰、周峰编著。该书介绍了77种肉类的保健性能、功用主治、530个制作实例，以及常见病的肉品药用选方460个。计30万字。2006年海天出版社出版。

【保健谷膳】中国保健美食丛书之四。侯昕、鲍丛荫编著。该书介绍了23种谷类的保健性能、功用主治、按语、630种制作实例，以及常见病的谷类药用选方86个。计30万字。2006年海天出版社出版。

【保健鱼膳】中国保健美食丛书之五。彭波、邢文杰、彭治国编著。鱼味道鲜美，营养丰富，是一种高蛋白、低脂肪、易于被人体消化吸收的食物，对减肥、防治心脑血管疾病十分有益。所以多食鱼已成为饮食趋向。保健鱼膳向读者详细推荐了200多种鱼类、贝类、软体类的营养价值、保健功效和烹制方法。2006年深圳海天出版社出版。

【保健素膳】中国保健美食丛书之六。姚海扬、姚之歌编著。“素食之美者，曰清，曰洁，曰芳馥，曰松脆而已足。不知其至美所在，能居肉食之上者，只在一字之鲜”（清李笠翁）。素食以其时鲜、清淡、独具风味，赢得人们的青睐。更重要的原因在于他含有丰富的植物蛋白。多种维生素、碳水化合物、纤维素，对人身体有很高的营养价值和医疗效用。因他保健养生和防病抗病的功能，以致出现了“食物抗癌，佳蔬坐台”。该书向读者推荐了200多种蔬菜、食用野菜、竹笋、豆制品和面制品，详细介绍了他们的保健功能、营养素和食用方法。2006年海天出版社出版。

【保健花膳】中国保健美食丛书之七。姚海扬、周峰编著。艳姿万千的花卉不仅以娇媚的姿色取悦人类，秀色可餐、可作菜肴、可作糕点、可作主料、可作香料，采花入馔，又以一种新颖独特、味道鲜美、保健祛病、益寿延年的美食呈现给人们，本书向读者推荐介绍80多种可食用的花卉，它的保健功效，以及花膳的制作方法，使读者在赏花悦目之后，又可秀色可餐，大快朵颐。2006年海天出版社出版。

【保健汤膳】中国保健美食丛书之八。彭波、彭志国、范涛编著。详细介绍了保健汤膳600多道的制作和保健功效。2006年海天出版社出版。

【美味药食谱】药食两用保健中药，中国药膳研究会组编，赵国新、陈佐学、焦明跃主编。根据“卫生部关于进一步规范保健食品原料管理的通知”（卫法监发2002-51号），对药食两用中药87种，可用于保健食品的114种中药阐述了功能、成分、适用人群、注意事项、应用、药膳举例，罗列药膳配方700余种。计24万字，上下两册图文本。2006年人民卫生出版社出版。

【慢性疾病营养美味配餐图谱丛书（高血压、冠心病、糖尿病、肾病、便秘、妇科疾病、风湿病、贫血、胃肠疾病、骨质疏松症、肝胆疾病、性功能障碍、肿瘤、痛风、高血脂症、更年期综合征、前列腺疾病、神经衰弱与失眠）】姚呈虹、刘正才主编。图文版，每种疾病推荐100道食谱。2006年人民卫生出版社出版。该书荣获2006年中国食疗药膳优秀著作特别奖。

【养生保健集】养生著作。1卷。樊润泉著。1985年湖北科学技术出版社出版。全书共分14章，收载了338首养生、保健、延寿方，其中包括食疗、药膳、药粥、药酒等内容。

【养生与长寿】养生著作。翟昌礼等编著。科学普及出版社1985年出版。全书8章。书中有饮食疗法专节，其他章节也有饮食疗法的记载。可供食疗参考。

【中医长寿之道】养生著作。刘正才编著。中国广播电视出版社1984年出版。作者在整理古典医籍和实际调查百岁老人的长寿经验基础上编写而成。书中运用现代科学知识论证中医养生理论和方法，论述常见老年病的自我防治，并介绍了饮食保健方法，选用疗效确切的补益强身之药品及食品，合理调配成膳食长期服用，以达到延年益寿的目的。所收药膳方简便价廉，多有效验。

【中华养生大辞典】养生学工具书。王者悦主编。大连出版社1990年3月出版。本书是我国第一部养生学辞书。全书分7类，以中医中药、药膳、气功为主要内容，兼及文献、人物、流派方法、名词术语；全书收词7000余条，上起先秦，下迄当代，内容丰富，资料翔实，编排得当，便于查检。前有词目笔画目录，后附词目分类索引。本书是医务工作者和广大医学爱好者从事养生科研活动和指导养生实践的重要工具书，对药膳研究亦有参考价值。

【中国古代延年益寿术】养生著作。李士信编著。黑龙江人民出版社1986年出版。本书在介绍中国古代体育医疗知识的同时，还在“饮食与健康”部分介绍了利用肉、鱼、蔬菜、果品、粮食进行食疗的内容。

【中国古代养生长寿秘法】养生著作。竹剑平等主编。浙江科学技术出版社1987年出版。全书共10章，主要介绍气功健身法、按摩文献保健法、饮食养生法、精神调养法、房室益身法、药物抗老法、针灸益寿法、四时养生法、起居养生法、环境卫生与养生等。其中“饮食养生法”与“药物抗老法”2章，可供药膳学研究参考。

【气功药饵疗法与救治偏差手册】养生著作。周潜川撰。1959年8月由山西人民出版社出版。全书7章，主要介绍气功疗法及气功与药饵合一的辨证理论。其中第3章详细介绍五脏病、胃病、风湿性关节炎、失眠、高血压等病的治疗方剂、药饵食谱和治疗方法，所载的养生食饵处方和药饵疗法，对药膳研究有参考价值。

【中国食材考】柴可夫、马纲主编。2013年中国中医药出版社出版。76万字，介绍250味食材，分列品名异名，性状采收加工，制法，性味，归经，功用，服食方法，服食宜忌，食疗方，储藏，食论等，并配有彩色图片。

【国医大师陈存仁食疗食补全书】陈存仁著，2010年广西师范大学出版社出版。68万字，分列素食卷、荤食卷、食疗卷。

【东坡养生集】明王如锡编，张志斌点校。2013年福建科学技术出版社出版。计40万字。

【家庭调理食谱一本通】周范林主编。2008年浙江科学技术出版社出版。计61万字，分列抗衰益寿、润肤悦色、降脂减肥、健脾养胃、滋阴强精、防癌抗癌6个部分。介绍3800例食用方法。

【男科疾病患者宜吃食物】姚海扬等主编。2011年金盾出版社出版。计23万字，推介101种对男科疾病有疗效的食物，480个食疗验方。

【鱼类药用与美食制作】姚海扬、彭波主编。2013年金盾出版社出版。计26万字，介绍了3147种鱼类，分类别名，营养与性味归经，功效，食用方法，宜忌，药用验方，制作方法。

【昆虫药用与食用】姚海扬主编。计22万字。2012年金盾出版社出版。介绍100多种昆虫，分列别名，药用炮制，性味归经，功用主治，用法用量，宜忌，验方制作。

【药膳专家的1001养生典】金版文化主编。2007年吉林美术出版社出版。

【中医食疗学】倪世美主编。2009年中国中医药出版社出版。计69万字，为新世纪全国高等中医药院校创新教材。

【功能性食品与中国药膳】卢卫红主编。2009年哈尔滨工业大学出版社出版。计40万字。为高等学校“十一五规划教材。”

【东医宝鉴体质饮食】韩国申载镛编著。崔冬梅译。2010年湖南美术出版社出版，介绍韩国世界文化遗产《东医宝鉴》对饮食调理的方法。

【药膳食疗学】徐江普主编。2006年中国轻工业出版社出版。计32万字，是四川烹饪高等专科学校烹饪旅游类专业教材。

【舌尖上的黑营养——黑芝麻】陈卫卫、王勤主编。2013年中国中医药出版社出版。计12万字。

【东方药膳】创刊于1995年，是中国第一份药膳刊物，至2014年已在国内外公开发行185期。主编谭兴贵。

【东方食疗与保健】创刊于2003年，是中国第一份既专业又通俗的食疗保健刊物，已在国内外公开发行133期。主编廖清泉，执行主编谭楣。

【中国食疗网】创办于2001年，是中国第一个专业食疗网站，创办人顾奎琴。

人　　物

【伊尹】（生卒年不详）　商代贤相。名挚。佐汤灭桀，汤尊之为阿衡。相传精于烹调，创煎剂，为食疗药膳之鼻祖。皇甫谧《甲乙经·序》说："伊尹以亚圣之才，撰用《神农本草》，以为《汤液》。"一般认为汤液疗法源于伊尹。

【孔子】（前551～前479）　春秋时期的思想家和教育家，儒家学派的创始人。名丘，字仲尼，鲁国昌平乡陬邑（今山东曲阜）人。孔子养生主张主要为注意饮食卫生。《论语·乡党》记录孔子"食不厌精，脍不厌细；食饐而餲，鱼馁而肉败不食，色恶不食，臭恶不食，失饪不食，不时不食，割不正不食，不得其酱不食；肉虽多，不使胜食气，惟酒无量，不及乱；沽酒市脯不食，不撤姜食，不多食。"孔子的饮食观点对后世食养颇具影响。

【张仲景】（生卒年不详）　东汉末年医学家。名机，南阳（今河南省南阳市）人。工于医方，贯通经方，博览经典医籍，致力于内科杂证之研究，疗效卓著，被后世医家奉为医圣。著有《伤寒杂病论》10卷，对中医学理论的形成、发展贡献卓著。在临床上对药粥的应用亦有发明，并有丰富经验。如《伤寒论》中的"桃花汤""桂枝汤""白虎汤"，均为米药合用方，后人多用。

【王熙】（约生活于公元3世纪）　西晋医家。字叔相，高平（今山东金乡县）人。曾做过太医令。博通经方，深究病源，洞识修养之道，所著《养生论》一书，对药膳学的发展有一定贡献。

【葛洪】（281～341）　东晋医药学家。字稚川，号抱朴子，丹阳句容（今江苏省句容县）人。自幼好学，收集民间医药，著有《肘后备急方》一书，内载部分食疗药方，如用豆豉浸酒治疗脚气等。另著《神仙服食方》，是一部食疗著作。

【虞悰】（435～499）　南北朝医家。字景豫，会稽余姚（今浙江余姚县）人。曾任高官，家产饶富。精于调味配膳之法，著有《饮食方》《食珍录》等书，为食疗专著。相传武帝求其《饮食方》，悰竟秘而不出，武帝酒醉体不快，悰只献"醒酒鲭鲊"一方。

【刘休】（生卒年不详）　南北朝宋齐官吏。字弘明，沛郡相（今安徽濉溪）人。多才艺，知医，尤善食疗之术。撰有《刘休食方》1卷，已佚。

【陶弘景】（456～536）　南北朝齐、梁时代道家、医药学家。字通明，号华阳隐居，又名贞白先生，丹阳秣陵（今江苏江宁县）人。对本草颇有研究，总结南北朝以前药物学成果，编撰成《本草经集注》7卷。该书在食疗方面载有葱白、生姜、海藻、昆布、苦瓜、大豆、小豆、鲍鱼等食物的食治内容，对中国药膳的发展有一定影响。所著《养生延命录》也有食疗方面的论述。

【崔浩】（生卒年不详）　南北朝医家。字伯渊，清河郡东武城（今山东武城）人。好学博览，修服食养性之术。著有《食经》9卷，已佚。

【诸葛颖】（536～612）　隋代医家。字汉丹，建康（今江苏南京）人。著有《淮南王食经》120卷、《淮南王食经音》13卷、《淮南王食目》10卷，均佚。

【马琬】（生卒年不详）　隋代人。著有《食经》3卷，已佚。内容散见于日人丹波康赖《医心方》中。

【孙思邈】（581～682）　唐代医学家。京兆华原（今陕西耀县）人。少时因病学医，多年潜心研习，造诣精深。孙氏总结唐以前的医疗经验，结合个人临床实践，著有《备急千金要方》30卷、《千金翼方》30卷存世。在学术思想上重视"养性”。尤其重视食养、食疗，认为“安身之本必资于食”“食能排邪而安脏腑”。在《备急千金要方》第26卷中专论食治，是我国现存最早的食疗文献，其中列药膳方剂17首，如“茯苓酥”，“杏仁酥”等。

【韦巨源】（631～710）　唐代医家。京兆万年（今陕西西安）人。著有《食谱》一书，为食物专著，已佚。

【崔禹锡】（生卒年不详）　唐代人。著有《食经》4卷，已佚。

【昝殷】（生卒年不详）　唐代医学家。四川成都人。曾为官医博士。擅妇幼科，广收妇科医方，著《经效产宝》3卷。另著《食医心鉴》3卷，详述以食物药品为主治疗各种疾病，为我国早期食疗专著，共载药粥57方。原书已佚，今有《医方类聚》辑出本，1卷，记有药膳方剂，多有效验，对后世食疗学较有影响。

【孟诜】（生卒年不详）　唐代医家。汝州梁果（今河南临汝县）人。早年奉进士，曾任台州司马、同州刺史等职。淡于仕途，后归隐于伊阳之山隐居，以药饵为事，专门研究药膳养生之法。好学方术，集唐以前药膳之大成，收集了当时有营养价值可供药膳用的药物241种，编成《补养方》，对我国药膳学的发展具有一定影响。著有《食疗本草》3卷。

【陈士良】（生卒年不详）　唐代医学家。汴州（今河南省开封市）人。曾任剑州医学助教、药局奉御等职。他据古代食养可治百病说，选录《神农本草经》《本草经集注》《新修本草》《食疗本草》《本草拾遗》等书中的食疗药物，分类编成《食性本草》10卷。

【卢仁宗】（生卒年不详）　唐代医家。著有《食经》3卷，已佚。

【日华子】（生卒年不详）　唐代药学家。姓大名明。四明（今浙江宁波）人。对药物颇有研究，著有《大明本草》20卷，内含食治内容，已佚。

【李珣】（约855～930）　唐末五代药学家。字德润，梓州（今四川三台县）人。好医药之学，著有《海药本草》6卷，其间载有食疗方剂与药物。原书已佚，内容散见于《政类本草》与《本草纲目》。

【苏颂】（1020～1101）　北宋科学家。字子容，泉州同安（今属福建厦门）人。官至右仆射兼中书侍郎，后拜相。一生致力于科学研究工作，在天文学、药物学和机械制造等方面均有贡献。所撰《本草图经》，收载有多种动、植物性药膳原料和食疗方剂，是研究我国食疗药膳学发展的一部重要著作。

【刘元宾】（生卒年不详）　北宋医家。字子仪，自号通真子，庐陵安福（今江西省安福县）人，著有《通真子补注王叔和脉诀》等书。所著《神巧万全方》载有食治方剂，如“薯蓣拨粥”等。

【唐慎微】（约1056～1136）　北宋医药学家。字审元，蜀州晋原（今四川崇庆县）人。精于医药，时为名医，且有高尚医德。著有《经史证类备急本草》32卷，收药1746种。书中保存了《食疗本草》《食性本草》《食医心鉴》《孙真人食忌》等多种有关食疗的佚文，是后世研究食疗、药膳养生治病方法的重要参考文献。

【陈直】（生卒年不详）　宋代医家。元丰年间曾任泰州兴化县令。对老年养生学颇有研究。根据多年经脸，提出老年食治的重要性，并将食疗法列于治疗老年病的首位。著有《奉亲养老书》1卷。该书分别从饮食调治、起居禁戒、四时摄养、食治等15个方面加以论述。食疗之学发展至此，从食治到食补，已成为防治老年病及抗老益寿的专门学科。

【郑樵】（1104～1162）　南宋史学家。

字渔仲，兴化莆田（今属福建省莆田）人。对天文、草木、鱼虫、医方之学等皆有研究，主要著作有《通志》。著有《食鉴》4卷。已佚。

【黄克明】（生卒年不详）　宋代医家。著《江餐馔要》1卷，已佚。

【郭晏封】（生卒年不详）　宋代医家。著有《草食论》6卷，已佚。

【娄居中】（生卒年不详）　宋代医家。东虢（今河南荥泽县虢亭）人。设药肆于临安，世称“金药臼”。著有《食治通说》1卷，阐述“食治则身治”之论。治疗老年人肾虚、阳痿的“麻雀粥”即出自本书。书中云：“麻雀粥治老人羸瘦，阳气乏弱，麻雀炒熟，酒略煮加葱和米做粥。”对后世有一定影响。

【林洪】（生卒年不详）　宋代人。著有食谱《山家清供》2卷，收载在元·陶宗仪编纂的《说郛》及明·周履靖纂辑的《夷门广牍》中。

【陈达叟】（生卒年不详）　宋代人。生平不详。著有《蔬食谱》《中朝食谱》2卷，今存。

【王怀隐】（生卒年不详）　宋代医家，睢阳（今河南省商丘县）人。精通医药，以医术知名。非常重视“食治”，在其编著的《太平圣惠方》一书中，对28种疾病论述了食物疗法，在第94卷列神仙服饵共40法，其中所选食药，多方抗衰老食药；在第96、97卷末专列“食治门”。书中介绍了将各种营养丰富的食物调制成粥用以治病的方法，如：水肿病人吃“黑鱼粥”或“黑豆粥”，咳嗽病人吃“杏仁粥”等。本书所载食养、食疗方药，多为后世医家所引用。

【刘完素】（约1110～1200）金代医学家，金元四大家之一。字守真，号通玄处士，又号河间居士，河间（今河北省河间县）人。著有《素问玄机原病式》等多部医书。其书对饮食疗法亦有论述，并记有食疗方剂。

【张从正】（约1156～1228）　金代医学家。字子和，号戴人，睢州考城（今河南省兰考县）人。金元四大家之一。平生勤奋好学，博览群书，对祛邪说的发展有重要贡献。对滋补亦有主张，认为用药应促进病人进食，称之为“真补之道”，特别提出了“养生当论食补，治病当论药攻”的论点。久病体衰，营养不足，应用“食补”的方法，也是由张从正开始提倡的，对后世食疗学的发展起到一定的推动作用。

【王好古】（1200～1264）　元代医学家，字进之，号海藏，赵州（今河北省赵县）人。博通经史，潜心医术，对阴阳辨证论治有独到建树。所著《汤液本草》记载了许多药用食物，如大枣、木瓜、粳米、赤小豆、黑大豆等。

【朱震亨】（1281～1358）　元代医学家。字彦修，婺洲义乌人。金元四大家之一。兼融诸家之长，结合临床独创一家，医术名扬乡里。著有《格致余论》等书，大行于世。在食疗方面也有很大贡献，认为“谷蔬菜果自然冲和之味，有食人补阴之功”，主张通过脾胃以养阴气。

【忽思慧】（生卒年不详）　元代营养学家。蒙古族。曾任元代饮膳太医，主管宫内饮食、药物补益工作。以十余年饮膳经验，参照诸家本草、名医方术，广取各类药物与食物的滋补和治疗内容，于天历三年（1330）编著成《饮膳正要》3卷，是我国现存最早的营养学专著。书中介绍食疗菜肴94种；汤类35种；抗衰老食疗方剂29首；记载了肉、果、菜、香料的性味和功能，集元代以前饮食疗法之大成，对食疗学的发展，有较大贡献。

【邹铉】（生卒年不详）　元代医家。

字冰壑，晚号敬直老人，福建泰宁县人。一生注重养生，对食疗颇多研究。编写《寿亲养老新书》4卷。主要论述了保养、服药食疗等内容，收载药粥34个。他认为"若有疾患，宜先详食医之法，审其疾状，以食疗之。食疗未愈，然后命药，贵不伤其脏腑也"。他在"食治养老序"中阐发食疗胜于用药的观点，为后人推崇。

【吴瑞】（生卒年不详）　元代药学家。字瑞卿，又字之卿，浙江海宁县人。精通医药之学。尤其重视食疗，尝选日用饮食之药540余种，考据《神农本草》、名贤著述及《道藏》之中有关医书，一一详解，撰成《日用本草》8卷，是一部食疗著作。

【陶宗仪】（生卒年不详）　元末明初文学家。字九成，号南村，浙江黄岩县人。撰有《南村辍耕录》30卷、《蔬食谱》1卷、《药谱》1卷。

【刘基】（1311～1375）　明初政治家。字伯温，浙江青田人。足智多谋，博通经史，是朱元璋的重要谋臣。平生注重科技、养生之研究。著有《多能鄙事》12卷，收载有饮食、器用、方药等内容，较系统地介绍了饮食卫生保健知识。书中收录药粥30方。书中卷4为饮食类，记载了老人疾病食疗方及老人养生术，多为后人引用。

【朱橚】（？～1425）　明代药学家。安徽凤阳人。明太祖朱元璋第五子。曾于自己王府所在地开封建植物园，实验代食植物（野菜）20余年，总结出400余种植物可代食品。著有《袖珍方》4卷刊行于世。又辑《普济方》168卷，其中"食治门"共载药粥180方，并对食治重要意义多有论述，如认为"饮膳可代药一半"等。所著《救荒本草》记载了多种前人未记载的可食植物，以备荒年之用。该书不仅从营养学的角度论述了食物的食用价值，更重要的是它扩大了营养价值较高的野菜的食用范围，是营养学上的一个发展，为后人研究食疗学提供了必要的参考。

【李时珍】（1518～1593）　明代医药学家。又名可观，字东璧，号濒湖，蕲州（今湖北蕲春）人。因幼羸疾，而攻习医，终以医术有名四方。一生注重药物研究及实践，著《本草纲目》52卷，收药1892种，为明以前药学总结性著作之集大成者。这部书为食疗学的发展作出了巨大贡献。不仅大量收录了前人著作中的食疗方剂，而且新增了许多前人未记载过的食物，如水果、谷物、蔬菜300余种，大大扩充了食治食物中药的品种；提出了服药时的饮食禁忌，丰富和发展了食疗学的内容和经验；记录了历代食疗佚文，其中有孟诜著的《食疗本草》，陈士良著的《食性本草》，吴瑞著的《日用本草》等。

【宁原】（1522～1566）　明嘉靖间人。"原"又作"源"，江苏丹徒县人。取食物中有治病作用之品，辑成《食鉴本草》，书后附有"养生食忌。"

【陈继儒】（1558～1639）　明代文学家、养生家。字仲醇，号眉公麋公，华亭（今上海市松江）人。自幼习读经书，才华出众。善书法、绘画、文学。著有《陈眉公全集》、《宝颜堂秘笈》、《国朝名公诗选》、《养生肤语》等书。陈氏主张养生之要为慎饮食，不但注重品味之厚薄，还强调进食应以淡为主，认为咸味太过伤肾折寿，而淡食可延年益寿。

【王象晋】（1561～1653）　明代学者。字康候、荩臣、三晋、子进，号康宇、名农居士，桓台新城县（今山东桓台县）人。精通文、医、佛诸学。著《二如亭群芳谱·药谱》，收载药粥18方，如清热生津、凉血止血的"生地黄粥"。收载药粥方多为后世医家引用。

【徐光启】(1562～1633)　明代天文学家、药学家。字子先，号玄扈，江苏上海县人。曾结识意大利传教士利玛窦，学天文、历算、火器诸学，并精其术。曾增订朱橚《救荒本草》一书，并重刊于世。另著《甘暮疏》一书。对药膳学的发展有一定贡献。

【高濂】(生卒年不详)　明代养生家。字深甫，号瑞南道人，钱塘（今浙江杭州）人。万历名士。工文学，精气功及养生之术。对食养、食膳亦有研究，在所著《遵生八笺》中列有“饮馔服食笺”，把饮馔服食作为养生的一个主要内容。以“日常养生，务尚淡薄”为宗旨，对饮茶各方面的知识，作了详尽的叙述；对汤、粥、粉面、蔬菜、酢脯、酿造、甜食等类400余种饮膳的制法，作了简明的介绍，便于仿制。还录入了“考有成据，或得自经验”的服食类方剂40余种，是食疗学上很有研究价值的资料。

【鲍山】(生卒年不详)　明代医家。字元则，又字尼齐，江西婺源人。尝入黄山修道，筑室居白龙潭，7年余，备尝野蔬诸味。后选可食者，别其性味，详其调制，辑《野菜博录》。

【穆世锡】(生卒年不详)　明代医家。著有《食物辑要》8卷。

【赵南星】(1550～1627)　明代医家。字梦白，号侪鹤，河北高邑县人。辑有食疗著作《上医本草》4卷，选录《本草纲目》中可供食用的药物约200种，是一部食疗著作。

【陈恩】(生卒年不详)　明代医家。字上宠，江苏清江县安乡人。精医术，治病多效验。著有《海棠谱》一书，为食物专书。

【吴禄】(生卒年不详)　明代医家。字子学，号宾竹，松陵（今江苏吴江县）人。著有《食品集》2卷，是一部食疗专著。“附录”部分专述饮食之宜忌，如五脏所补、五脏所伤、五脏所禁、五味所宜、五谷以养五脏，以及食物相反，妊娠忌食等各项，用以指导对食物的选用。内容较为丰富，有一定参考价值。

【卢和】(生卒年不详)　明代医家。字廉夫，浙江东阳人。通晓医术，尤其重视食疗学研究，尝取本草中可食之品编著《食物本草》2卷，主张多吃素食蔬菜，少吃肉食，这样可疏通肠胃，于身体有宜。并认为“五谷乃天生养人之物”，“诸菜皆地产阴物，所以养阴，固宜食之”。“蔬有疏通之义焉，食之，则肠胃宣畅无壅滞之患”。这些论述是古代食养生思想的发展，对后世食疗学有一定贡献。

【曹庭栋】(1700～1785)　清代养生学家。字楷人，号六圃，又号慈山居士，浙江嘉盖魏塘镇人。由于“幼有羸疾，俗所谓童子痨”，乃潜心研究养生学，得以长寿。杜门著述40余年，博览群书，成书10余种。著有《老老恒言》5卷，刊于世。第5卷为粥谱，所列之粥对老年人调养治疾大有裨益。阐述米谷性质、水的选择、煎煮时间火候和服食宜忌等。对食疗的发展有一定贡献。

【费伯雄】(1800～1879)　晚清医学家。字晋卿，号砚云子，江苏武进县孟河镇人。博览经典医著，医术高明，誉为晚清孟河四家之一。尤潜心食疗，认为“食物之疗养，与药物疗养并重，用药亦必以食物互助”。所著《食鉴本草》共载药粥30方，颇适于临床应用。亦非常重视食养补虚，在“虚”的一章中提出补虚食品方25种，多为后人所用。

【章穆】(1743～1813)　清代医家。字深远，晚号杏云老人，江西鄱阳县人。潜读博学，藏书甚富，精研医学，善治奇疾。对食疗学亦有研究，在《调疾饮食辨》（又名《饮食辨录》）中，记载有“人参粥”“黄芪粥”“海参粥”等。

【石成金】（生卒年不详）　清代医家。字天基，号惺庵愚人，江苏扬州人。精研养生之道。著有《养生镜》《长生秘诀》《长寿谱》《穆传延寿单方》《食鉴本草》《食愈方》等。尤其注重饮食调摄，主张饮食早些、少些、暖些、淡些、软些，认为“早餐宜早，午餐宜饱，晚餐宜少”。石氏饮食调摄观点有一定的实用价值。

【宋公玉】（生卒年不详）　清代医家。著有《饮食书》6卷。国内未见，日本尚存。

【沈李龙】（生卒年不详）　清代医家。字云将，浙江嘉兴县楱李人。通医学。因抱病年余，深知病由口入，故于日用饮食之外，殊切戒严。尝广辑群书，摘其精要，益以见闻，著《食物本草会纂》12卷，刊行于世。

【何克谏】（生卒年不详）　清代医家，号其言，古番人。注重养生与食疗，著有《养生食鉴》，收载药粥32方，多为后人引用，如“脊肉粥”等。

【朱本中】（生卒年不详）　清代气功养生家。字泰来，号凝阳子，l古歙（今属安徽）人。对食疗也有研究，著有《饮食须知》一书，主要论述饮食禁忌。将饮食类分为水火、谷、菜、兽、禽、果、鱼、味8门，详列品味、功用、主治和禁忌。

【叶盛】（生卒年不详）　清代医家。字公于，浙江慈溪县人。著有《古今治验食物单方》一书，记载许多药膳方剂，详论其功效、应用及制作方法，对后世食疗学的发展有一定贡献。

【文晟】（生卒年不详）　清代医家。字叔来，江西萍乡县人。精岐黄之术，尤致力于医学普及与医书校刊。对食疗、食治有一定研究。著有《本草饮食谱》一书，为食疗专著。共载食药200余种，分为谷、豆、菜、瓜、果、味、禽、兽、鱼、虫等10部，每种药物按照性味、采用、主治、宜忌等项论述，间附易简之方，可供食疗学参考。

【尤乘】（生卒年不详）　清代医家。字生洲，江苏吴门（今苏州）人。尤氏在临床实践中，对食治极为重视，认为“五谷得五行之气，人赖以养者也”。反对暴饮暴食。编辑《寿世新编》2卷，为养生专著。书中详细论述了近170种食物性药物，并附风门、寒门、暑门等13门疾病的食治方，对老人、小儿及久病厌药者较合适。还载有食物中毒的解毒法，五脏可宜食物和病者应禁忌的食物等。所著《食治秘方》中收载药粥47方，多为后人引用。

【王士雄】（1808～1868）　晚清医学家。字孟英、号梦隐，又号潜斋、半痴山人。浙江盐官县（今海宁县）人。一生医名卓著，尤擅医温病，主要著作有《温热经纬》。王氏深知饮食对人生之重要，擅长于饮食调养，认为“人以食为养，而饮食失宜，或以害身命”。“人莫不饮食也，鲜能知味也”，遂编著《随息居饮食谱》一书，列食物331种，分水饮、谷食、调和、蔬食、果食、毛羽、鳞介等7类叙述。所列单方，如白扁豆治赤白带下；菠菜润肠通便；冬瓜行水消肿；丝瓜止嗽化痰；胡桃治淋排石等，临床都用之有效。

【黄云鹄】（1819～1898）　清代医家。光绪年间蕲州人。曾任官于成都。著《粥谱》一书，共收247个粥方。云鹄对食粥养生颇有研究，认为糜粥对于养老最为相宜，“一省费，二味全，三津润，四利膈，五消化”。此书中粥方多被后世医家采用。

【叶橘泉】（1896～1989）　医学家。浙江吴兴人。历任江苏省卫生厅副厅长、江苏省中医研究所所长、江苏中医学院院长、南京药学院副院长等职。对食物中药有一定的研究，认为“中药与食物同出一源。所谓食物中药就是既可食用，又可防病治病的动植物”。结合多年临床实践经验，编著成《食物中药与便方》一书，共收载食物中药 183 种，便方 901 条。介绍了食物中药的来源、性味、功用、便方、用法等，书后附有学名和科属，有的还加写了成分和药理，以及抑菌试验和临床实例的报道等，是研究食物中药比较系统的参考书。

【翁维健】（1933～）　中国第一部冠名药膳、正式出版的药膳专著的作者，北京中医药大学教授。中医养生康复学教研室主任，硕士学位研究生导师。兼任《中医杂志》《中国医药学报》等多种医药杂志的编委。主要著述有《药膳食谱集锦》《食疗本草》（辑注本）、《家庭食事疗法》（日文本）、《实用中药学》《老年生活百科知识全书》《食补与食疗》《常用中药的应用》等。

【彭铭泉】（1933～）　中国药膳学家。四川重庆市人，在 1981 年提出使用药膳一词。曾任四川省成都市药材公司经理，兼药膳科研组组长。著有《中国药膳学》《中国药膳大全》《大众药膳》《药膳》《中国药膳》《大众四季饮膳》等多部药膳专著。《中国药膳菜谱》在日本出版。

【孟仲法】（1925～）主任医师，创建上海药膳协会任会长。举办中国食疗培训班，1985 年建立中国第一家食疗研究室—上海中医院食疗研究室，著有《中国食疗学》《药膳与健康》《食疗药膳》《食疗药膳简明教材》《中华现代药膳宝典》《中国食经食养篇》等多部食疗药膳专著。

【谭兴贵】（1946～）湖南安仁县人，教授，博士导师，中国食疗药膳领军人物，1990 年创办中国第一份药食结合饮食文化科普杂志《药膳食疗研究》，后改名《东方药膳》，2000 年创办亚洲第一份食疗保健杂志《东方食疗与保健》，主编食疗药膳著作 40 余部，合著 6 部。在省级国家级刊物发表论文 50 余篇，为世界药膳养生产业联盟主席，世界中医药学会联合会药膳食疗研究专业委员会会长，国际药膳食疗学会执行会长，中国药膳研究会常务理事，湖南药膳食疗研究会会长。多次组织食疗药膳国际交流活动。

【沙凤桐】（1924～）中国药膳研究会第二届会长，参编《中国药膳辨证治疗学》等。

【施杞】（1937 年～），江苏省东台市人。上海中医药大学教授，主任医师，博士生导师。曾任上海中医药大学附属龙华医院骨伤科主任，教研室主任，上海市卫生局副局长，上海中医药大学校长。主编《病案学全书》《实用中国养生全书》《上海历代名医方技集成》《临床中医脑病学》《中国中医骨伤科百家方技精华》《历代中医学术论语通解》《现代中医药应用与研究大系》《骨伤科学》《家庭实用中医全书》《中国食疗大全》《中国中医秘方大全》《中国骨伤科学》《中医骨伤科学》《古医籍选读》等学术著作。

【施奠邦】（1924～2005）中国中医研究院院长，从医 60 载，主编有多部中医药著作。

【俞慎初】（1915～2002），福建福清人。福建中医学院教授，当代中医学家，中医医史学家，教育家，国家级中医药专家，全国首批“继承老中医药专家学术经验指导”老师。曾发表学术论文 160 余篇，撰写专著 20 余部，其中《中国医学简史》获卫生部科技成果乙级奖，《中国药学史纲》获国家教委科技成果三等奖，《俞慎初论医集》获国家中医药管理局基础研究二等奖；医著亦有《虫类药物临床应用》《闽台医林人物志》等书。

【冷方南】（1936～）教授。著有《中华临床药膳食疗学》等多部中医药学著作。

【沈庆法】（1943～），浙江人。上海中医药大学教授，《中国农村医学》杂志编委。著有《中医临床肾脏治疗学》、《中医保健养生法》、《中医外感热病学》、《温病名著通俗讲话》、《实用中医大全》、《中药的临床选用》、《温病名著选读》、《温病条辨百题解》、《实用中医肾病学》、《实用中医肝病学》、《古代养生术》、《中医男科百问》、《忌口百问》、《红楼医事》等书；发表有《晋唐医学评估》等194篇论文。

【李任先】（1933～）。广州中医药大学校长，博士生导师，中国中医药学会副会长，《新中医》杂志编辑部总编辑，《广州中医药大学报》编辑委员会主任，《中药新药与临床药理》杂志编辑委员会主任。著有《中国饮食调补学》。

【叶锦先】主任医师，教授。先后任福建中医药大学中医食养学、中医心理学、医学气功研究室主任，康复教研室主任，中西医结合临床硕士研究生导师，福建省老科技工作者协会卫生分会顾问，国家中医药管理局中医重大科技成果评选委员会委员。中国药膳研究会专家委员会委员，组建福建药膳研究会任会长。新西兰皇家科学院天然药物研究所高级研究员；福建省老科技工作者协会医卫生分会顾问、教授、星光文化社名誉社长；中华传统武医杂志名誉主编。2006年被评为中国先进老科学技术工作者荣誉称号。2010年出席中国科学第六次高端论坛。2012年荣获第七届“福州十大书香人家”称号。2013年第八届国际东方营养药膳养生延缓衰老高层论坛会任副主席。共发表300余篇学术论文，专著33部。

【周文泉】（～2014）主任医师，中国中医科学院西苑医院老年医学及清宫医案研究室研究员，博士研究生导师。中央保健委员会中央保健会诊专家。1995年创建中国药膳研究会任会长，主编《中国药膳辨证治疗学》等中医药著作。

【马继兴】（1925～）中国中医科学院荣誉首席研究员。著《中医药膳学》等多部中医文献著作。

【马烈光】（1952～）教授。主编《养生杂志》。著有《黄帝内经饮食养生宝典》、《黄帝内经补法治疗宝典》、《黄帝内经读本》等10余部著作。

【刘继林】（1936～），四川省安县人。从事中药学、本草学及中医食疗的教学、科研工作并参与部分临床工作。为本专科、西学中班、全国中药师资进修班、四川省中医进修班及外籍学生讲授《中药学》、《中药与方剂学》、《中医食疗学》、《食疗与营养》等课程，为硕、博士研究生讲授的“中药学专论”等课程。主编中医药学丛书《中药学》。编著《食疗本草学》获四川省中医药科技进步三等奖。编著《食疗宝典》《大脑保健与食谱》。主编《家庭饮食疗养》《家庭食疗保健大全》。

【王者悦】（1938～2016）道家学者，曾任长春中医学院图书馆馆长，吉林炎黄国学书院研究员，吉林省养生保健协会会长，长春中医药大学养生研究所所长，世界养生保健联合会主席，澳大利亚悉尼老子学院院长。主编、《中华养生大辞典》《中国古代军事大辞典》《中国药膳大辞典》等30多部专著。

【姚海扬】（1947～）祖籍高唐，中医世家。树滋堂第三代承袭人。1985年在济南主持创建山东省第一家滋补药膳饭店——齐鲁药膳楼。中国餐饮文化大师，中国药膳大师，中国药膳研究会第一届理事会常务理事，树滋堂山东药膳研究中心主任，山东齐鲁肴馔餐饮工作室主任，先后成功策划组织了“济南家庭美食烹调大赛”“首届中国鲁菜饮食文化节”“2006 济南 · 首届中国药膳美食文化节”“2011 长沙 · 中国药膳美食烹调大赛”等活动，被业内誉称为食疗药膳的传承、普及、创新者。编著的《中国食疗大典》被誉称为第一部现代新型食疗本草专著，编著树滋堂养生丛书《中国保健药膳烹调制作》、《中国经典保健药膳》、《中国性保健药膳》、《齐鲁养生美食》、《家庭药膳制作500 例》。主编《健康餐桌丛书》八册，《饮食保健速查宝典》八册，《中国鲁菜大系丛书》三册，《中国孔府菜》等 30 多部餐饮、养生、食疗、药膳专著。

【姚呈虹】（1943～）永乐食疗养生研究所所长，著有《常见病营养配餐与食疗丛书》《道家药膳》《中国食疗养生》《道家医方》等著作。创办《食疗天地》网为网主。

【黄兆胜】（1953～），医学博士，广州中医药大学教授，博士生导师。先后在国内外医药学术刊物发表学术论文 60 多篇，多篇被国际学术刊物所收载。参加编写出版《汉方诊疗手册》（日文版）、《中国中草药图典》、《抗衰老药物学》、《灵芝的开发利用》、《中药药理学》、《中华临床中药学》、《中华养生靓汤 1000 款》、《家常食物养生宜忌大全》等学术专著 19 部。主编全国中医药院校 21 世纪课程教材《中药学》，获首届全国高等学校医药教材优秀奖。主编《中华养生药膳大全》，获中国药膳食疗优秀著作特别奖。

【路新国】（1955～），河南安阳人，1983 年 1 月就职于原江苏商业专科学校中国烹饪系，参与了我国第一个烹饪高等教育专业的创办工作。为扬州大学旅游烹饪/食品科学与工程学院院长。任扬州大学旅游烹饪学院（食品科学与工程学院）院长，教授，硕士生导师，《扬州大学烹饪学报》主编。主要社会兼职有：中国烹饪协会副会长，中华中医药学会营养药膳专家分会副会长。长期从事中医营养保健学的教学和研究工作，是最早从事中医营养保健学教学和研究的人员之一。先后在国内外发表论文 30 余篇，出版著作 18 部，被中华中医药学会授予“全国首届百名中医药科普专家”等荣誉称号等。

【赵国新】教授。中国药膳研究会副秘书长，著有《中国药膳理论与实践》《精品药膳》《美味药膳食谱》，参编《中国药膳辨证治疗学》等。

【赵建民】（1957～）山东旅游职业学院教授，饮食文化专家，有多部饮食文化专著。主编《药膳食疗理论与实践》、《常见病药膳丛书》八册。

【顾奎琴】中国食疗网创办人，著有《现代营养全书》、《中华家庭药膳》、《食疗美容手册》、《吃出生命的美丽》等多部著作。

【刘正才】（1947～）重庆潼南人，中医教授。单独或与人合作出版了《内经新识》、《中医免疫》、《养生寿老集》、《中医长寿之道》、《中华药膳宝典》等 38 部著作。其中《养生寿老集》、《中医免疫》、《大众药膳》、《中华药膳宝典》被日本学者译成日文出版，《叶天士临证指南医学发挥》等 3 部著作在香港出版，《健美长寿妙方》等 6 部书在台湾流出版社出版。另外著《亚健康药膳》、《亚健康》、《高血压》（含中风后遗症、偏瘫）、《冠心病》、《高脂血症》、《糖尿病》、《痛风》、《保健益寿药膳》、《番茄新煮张》等。

【刘昭纯】（1954～）山东中医药大学教授，著有《实用药膳学》等多部中医养生著作。任山东中医药大学教授，博士生导师，国际教育学院院长。出版学术专著和专业图书 12 部。主编普通高等教育“十一五”国家级规划教材《中医基础理论》1 部，该教材于 2008 年度被教育部评选为国家级精品教材。主编新世纪高等中医药院校规划教材《中医康复学》。

【吴鼎坤】（1928～）国际高级药膳食疗师。1989年离休后，一直从事药膳食疗的研究和教育工作并在多所老年大学授课，著有《老年人自我保护指南·食治篇》，参与撰写出版的有《食疗药膳学》《中华现代药膳食疗手册》等，已发表的药膳食疗科普文章30余篇。任上海药膳协会秘书长，国际东方药膳食疗学会常务理事，国际东方药膳食疗学会上海分会副会长，《东方食疗与保健》杂志编委及上海东方食疗营养研究所副所长等职。

【张文高】山东中医药大学教授，中西医结合临床专业博士生导师，《中国动脉硬化杂志》、《中国中西医结合急救杂志》、《中西医结合心脑血管病杂志》等期刊的编委，著有中英文版《中国药膳》。

【张文彦】世界中华美食药膳研究会会长。著有《中华食补食养食疗妙方》《对症药膳》《养生须知的药膳食疗方大全》等多部著作。

【王彭龄】（1954～）湘南学院中医教授主任医师，世界养生保健联合会药膳委员会主任，湖南省养生协会副会长，湖南省药膳食疗研究会副会长，湖南省蜂协蜂疗委员会主任，郴州市养生保健协会会长。主编了《中医食疗养生学》（复旦大学出版社）、《胃肠病用药与配餐》（吉林科学技术出版社）、《中医养生实用手册》（中医古籍出版社）《中西医结合防治老年泌尿生殖系统疾病》（吉林科学技术出版社）、《古今功法集碎》（吉林科学技术出版社）；合著有《高血压病非药物疗法》、《水果与医疗》；参编有《中华养生大辞典》《中国药膳大辞典》等十六部医学书籍。

【中国药膳研究会】创办于1995年，第一届会长周文泉，是中国第一个药膳研究民间组织，自成立以来多次举办国际性的药膳学术、技术交流活动，编著药膳学术专著。

【世界中医药学会联合会药膳食疗研究专业委员会】为世界中医药学会联合会下属药膳食疗专业组织，成立于2010年，会长谭兴贵。该会每年组织国际性的药膳食疗交流活动。

【长春中医药大学养生研究所】原名春湖养生研究所。1987年由时任长春中医学院图书馆馆长王者悦提出，吉林省中医药管理局批准成立，所长王者悦。1995年，原长春中医学院院长邓明鲁建议，春湖养生研究所更名为长春中医学院春湖养生研究所。2006年，长春中医学院更名为长春中医药大学，长春中医学院春湖养生研究所更名为长春中医药大学养生研究所。所长仍由王者悦担任。组编《中华养生大辞典》《中国药膳辞典》等专著。

【上海药膳协会】成立于1991年，是中国第一个药膳民间组织，孟仲法为第一任会长，多次组织药膳学术交流活动和组织编写食疗药膳著作，现任会长沈丕安。

【树滋堂山东药膳研究中心】树滋堂为姚定汉于1893年在山东高唐设立的中药铺堂号，是姚氏家族在高唐较有规模的药铺。姚定汉常骑驴到周边地区行医诊病，医术高超，以医至兴，成高唐富首之一，其子姚公廷继业，曾任高唐商会会长，其孙姚海扬研习食疗药膳，2001年重新启用树滋堂堂号，为研究食疗药膳专业机构，编写三十多部食疗药膳著作。

【福建药膳研究会】成立于1998年，会长叶锦先，在山东、天津、广西成都等地讲授食疗药膳，举办药膳菜品品尝会，组织编著十多部食疗药膳著作，组织和参与食疗药膳学术交流活动。

名 词 术 语

【中医】中医：即中医学，是发祥于中国古代的研究人体生命、健康、疾病的科学。它具有独特的理论体系、丰富的临床经验和科学的思维方法，是以自然科学知识为主体、与人文社会科学知识相交融的科学知识体系。中医学属于自然科学的范畴，但亦具有浓厚的社会科学的特点，同时还受到中国古代哲学思想的深刻影响，是一门以自然科学为主体、多学科知识相交融的医学科学。特别提到中医学在其形成与发展过程中，不断吸取了当时的哲学成就，用当时盛行的哲学思想如精气、阴阳、五行等，阐述关于生命、健康、疾病等一系列医学问题，构建了自己独特的医学理论体系。

【中药】中药是我国传统药物的总称，中药的认识和使用是以中医理论为基础，具有独特的理论体系和应用形式，充分反映了我国历史、文化、自然资源等方面的特点。我国幅员辽阔，中药种类繁多，目前包括动物药、植物药、矿物药达8000种之多。传统的中药学理论包括药物的四气五味、升降浮沉、君臣佐使、七情和合、引经报使等内容。

【阴阳学说】阴阳学说是中国古代的朴素的对立统一理论，属于中国古代唯物论和辩证法范畴，体现出中华民族辩证思维的特殊精神。其哲理玄奥，影响远大，成为各行各业及人们行为义理的准则。阴阳学说认为：世界是物质性的整体，宇宙间一切事物不仅其内部存在着阴阳的对立统一，而且其发生、发展和变化都是阴阳二气对立统一的结果。中医学把阴阳学说应用于医学，形成了中医学的阴阳学说，促进了中医学理论体系的形成和发展，中医学的阴阳学说是中医学理论体系的基础之一和重要组成部分，是理解和掌握中医学理论体系的一把钥匙。中医典籍《内经》这样描述阴阳的重要性：“明于阴阳，如惑之解，如醉之醒”。再如当今博得世界赞叹的《孙子兵法》是中国古代兵家理论和实战经验的总结，其将阴阳义理在军事行为中运用至极，已达到出神入化的境界。

【阳】凡属于运动的、外向的、上升的、温热的、明亮的、功能的……属于阳的范畴，如中医将人体之气按阴阳特性可分为阴阳两类，把对人体具有温煦推动作用的气称之为阳气；再如脏腑理论中，传化水谷的腑属阳。

【阴】凡属于静止的、内在的、下降的、寒凉的、晦暗的、物质的……属于阴的范畴。同上，把具有滋润营养的气称为阴气，藏精气的脏属阴。

【五行学说】五行学说认为：宇宙间的一切事物，都是由木、火、土、金、水五种物质元素所组成，自然界各种事物和现象的发展变化，都是这五种物质不断运动和相互作用的结果。自然界的一切事物和现象都可按照木、火、土、金、水的性质和特点归纳为五个系统。五个系统乃至每个系统之中的事物和现象都存在一定的内在关系，从而形成了一种复杂的网络状态，是中国古代用以认识宇宙，解释宇宙事物在发生发展过程中相互联系法则的一种学说。中医学把五行学说应用于医学领域，以系统结构观点来观察人体，阐述人体局部与局部、局部与整体之间的有机联系，以及人体与外界环境的统一，形成了中医的五行系统，或者称为“五脏系统”。

【五行在人体中的标示】即凡具有生发、柔和特性者统属于木；具有阳热、上炎特性者统属于火；具有长养、化育特性者统属于土；具有清静、收杀特性者统属于金；具有寒冷、滋润、就下、闭藏特性者统属于水。从而将人体的生命活动与自然界的事物和现象联系起来，形成了联系人体内外环境的五行结构系统，用以说明人体以及人与自然环境的统一性。在五脏，则为肝、心、脾、肺、肾；在五（六）腑，则为胆、小肠、胃、大肠、膀胱；在五官，则为目、舌、口、鼻、耳；在五形，则为筋、脉、肉、皮、骨；在五志，则为怒、喜、思、悲、恐；在五声，则为呼、笑、歌、哭、呻等。

【五行之间的相生相克】 五行之间互相滋生和促进的关系称作五行相生。五行相生的次序是：木生火，火生土，土生金，金生水，水生木。在相生关系中，任何一行都有“生我”“我生”两方面的关系，《难经》把它比喻为“母”与“子”的关系。“生我”者为母，“我生”者为“子”。所以五行相生关系又称“母子关系”。以火为例，生“我”者木，木能生火，则木为火之母；“我”生者土，火能生土，则土为火之子。余可类推。五行之间相互制约的关系称之为五行相克。五行相克的次序是：木克土，土克水，水克火，火克金，金克木，木克土。这种克制关系也是往复无穷的。木得金敛，则木不过散；水得火伏，则火不过炎；土得木疏，则土不过湿；金得火温，则金不过收；水得土渗，则水不过润。皆气化自然之妙用。

【藏象学说】 藏象，也作“脏象”，是人体内在脏腑机能活动表现于外的征象。中医学考察人体的生命活动时，以功能活动的动态形象为本，而形体器官和物质构成为从，当涉及“器”与“象”的关系时，着重的不是器，而是其“象”，并且以功能之象来界定其器。所以，脏象则以象为本，据象定脏。就这个意义讲，脏象主要指人体内脏机能活动表现的征象。脏象学说是研究脏腑形体官窍的形态结构、生理活动规律及其相互关系的学说。它认为人体是以心、肝、脾、肺、肾五脏为中心，以胆、胃、大肠、小肠、膀胱、三焦等六腑相配合，以气血精津液为物质基础，通过经络内而五脏六腑，外而形体官窍所构成五个功能活动系统。这五个系统不仅都受天地四时阴阳的影响，同时互相之间也紧密联系，从而使人体整体与局部、局部与局部，以及人体与外界环境成为一个复杂的网络结构。

【脏的范围】 脏，即五脏。心、肝、脾、肺、肾合称五脏。从形象上看，五脏属于实体性器官；从功能上看，五脏是主“藏精气”，即生化和贮藏气血、津液、精气等精微物质，主持复杂的生命活动。所以说：“五脏者，藏精气而不泻也，故满而不能实”，满，指精气盈满；实，指水谷充实。满而不能实，就是说五脏贮藏的都是精气，而不是水谷或废料。

【腑的范围】 腑，即六腑。胆、胃、小肠、大肠、膀胱、三焦合称六腑。腑通“府”，有府库之意。从形象上看，六腑属于管腔性器官；从功能上看，六腑是主“传化物”，即受纳和腐熟水谷，传化和排泄糟粕，主要是对饮食物起消化、吸收、输送、排泄的作用。所以说：“六腑，传化物而不藏，故实而不能满也”（《素问·五脏别论》）。六腑传导、消化饮食物，经常充盈水谷，而不贮藏精气。因传化不藏，故虽有积实而不能充满。

【心】 心位于胸腔偏左，膈膜之上，肺之下，圆而下尖，形如莲蕊，外有心包卫护。心与小肠、脉、面、舌等构成心系统。心，在五行属火，为阳中之阳脏，主血脉，藏神志，为五脏六腑之大主、生命之主宰。心与四时之夏相通应。

【肝】 肝位于腹部，横膈之下，右胁下而偏左。与胆、目、筋、爪等构成肝系统。主疏泄、喜条达而恶抑郁，体阴用阳。在五行属木，为阴中之阳。肝与四时之春相应。

【脾】脾位于腹腔上部，膈膜之下，与胃以膜相连，“形如犬舌，状如鸡冠”，与胃、肉、唇、口等构成脾系统。主运化、统血，输布水谷精微，为气血生化之源，人体脏腑百骸皆赖脾以濡养，故有后天之本之称。在五行属土，为阴中之至阴。脾与四时之长夏相应。

【肺】肺位居胸中，左右各一，呈分叶状，质疏松。与心同居膈上，上连气管，通窍于鼻，与自然界之大气直接相通。与大肠、皮、毛、鼻等构成肺系统。在五行属金，为阳中之阴脏。主气司呼吸，助心行血，通调水道。在五脏六腑中，位居最高，为五脏之长。肺与四时之秋相应。

【肾】肾位于腰部脊柱两侧，左右各一，右微下，左微上，外形椭圆弯曲，状如豇豆。与膀胱、骨髓、脑、发、耳等构成肾系统。主藏精，主水液，主纳气，为人体脏腑阴阳之本，生命之源，故称为先天之本；在五行属水，为阴中之阳。在四时与冬季相应。

【胆】胆居六腑之首，又隶属于奇恒之府，其形呈囊状，若悬瓠，附于肝之短叶间。胆属阳属木，与肝相表里，肝为脏属阴木，胆为腑属阳木。胆贮藏排泄胆汁，主决断，调节脏腑气血。

【胃】胃是腹腔中容纳食物的器官。其外形屈曲，上连食道，下通小肠。主受纳腐熟水谷，为水谷精微之仓、气血之海，胃以通降为顺，与脾相表里，脾胃常合称为后天之本。胃与脾同居中土，但胃为燥土属阳，脾为湿土属阴。

【小肠大肠】小肠居腹中，上接幽门，与胃相通，下连大肠，包括回肠、空肠、十二指肠。主受盛化物和泌别清浊。与心相表里，属火属阳。大肠居腹中，其上口在阑门处接小肠，其下端紧接肛门，包括结肠和直肠。主传化糟粕和吸收津液。属金、属阳。

【三焦】三焦，是脏象学说中的一个特有名称。三焦是上焦、中焦、下焦的合称，为六腑之一，属脏腑中最大的腑，又称外腑、孤脏。主升降诸气和通行水液，在五行属火，其阴阳属性为阳。

【膀胱】膀胱又称净腑、水府、玉海、脬、尿胞。位于下腹部，在脏腑中，居最下处。主贮存尿液及排泄尿液，与肾相表里，在五行属水，其阴阳属性为阳。

【奇恒之府】脑、髓、骨、脉、胆、女子胞六者合称奇恒之府。奇者异也，恒者常也。奇恒之府，形多中空，与腑相近，内藏精气，又类于脏，似脏非脏，似腑非腑，故称之为“奇恒之府”。所以说：“脑、髓、骨、脉、胆、女子胞，此六者，地气之所生也，皆藏于阴而象于地，故藏而不泻，名曰奇恒之府” （《素问 · 五脏别论》）。

【脑】脑，又名髓海、头髓。在气功学上，脑又称泥丸、昆仑、天谷。脑深藏于头部，位于人体最上部，其外为头面，内为脑髓，是精髓和神明高度汇集之处，为元神之府。

【髓】髓是骨腔中的一种膏样物质，髓由先天之精所化生，由后天之精所充养，有养脑、充骨、化血之功。

【骨】骨的功能可概括为两个方面：一是贮藏骨髓。由于骨为髓之府，髓对骨有滋养作用，所以，骨的生长、发育和骨质的坚脆等都与髓的盈亏有关。二是支持形体，保护内脏。骨具有坚刚之性，能支持形体，为人体之支架，使人保持一定的体态。如骨有病变，将影响到人体的活动和体态，可见不能久立、行走振掉等症。骨骼有坚韧性，能防止外力对脏腑的伤害，对内脏有保护作用。

【脉】脉，即血脉、脉管。它密布全身，无处不在。脉与心、肺两脏的关系较为密切。心与血脉相通，构成一个相对独立的系统。而肺主气，朝百脉，助心行血，故心肺两脏的生理、病理都和血脉的功能有密切关系。

【女子胞】女子胞，又称胞宫、子宫、子脏、胞脏、子处、血脏，位于小腹正中部，是女性的内生殖器官，有主持月经和孕育胎儿的作用。

【气】气在中国哲学史上是一个非常重要的范畴，在中国传统哲学中，气通常是指一种极细微的物质，是构成世界万物的本原。中医学引入这个概念，认为气是构成人体的最基本物质，也是维持人体生命活动的最基本物质。人体是一个不断发生着形气转化的升降出入气化作用的运动着的有机体，并以此阐述了人体内部气化运动的规律。人体之气由先天之精气、自然界之清气、水谷精气构成。气具有推动、温煦、防御、固摄、营养、气化等作用。

【元气】据元、原的本始之意，元气、原气为生命本始之气。在胚胎中已经形成，秘藏于肾中，与命门有密切联系，为先天之气。所以，元气是人体最根本，最原始，源于先天而根于肾的气，是人体生命活动的原动力，包括元阴、元阳之气。故曰："元气是生来便有，此气渐长渐消，为一生盛衰之本"。因元气来源于先天，故又称先天之气。

【血】即血液，是循行于脉中的富有营养的红色的液态物质，是构成人体和维持人体生命活动的基本物质之一。血主于心，藏于肝，统于脾，布于肺，根于肾，有规律地循行脉管之中，在脉内营运不息，充分发挥灌溉一身的生理效应。脉是血液循行的管道，又称"血府"。在某些因素的作用下，血液不能在脉内循行而溢出脉外时，称为出血，即"离经之血"。由于离经之血离开了脉道，失去了其发挥作用的条件，所以，就丧失了血的生理功能。

【津液】津液是人体一切正常水液的总称。津液包括各脏腑组织的正常体液和正常的分泌物，胃液、肠液、唾液、关节液等。习惯上也包括代谢产物中的尿、汗、泪等。故曰："汗与小便，皆可谓之津液，其实皆水也"。津液以水分为主体，含有大量营养物质，是构成人体和维持人体生命活动的基本物质。"人禀阴阳二气以生，有清有浊。阳之清者为元气。阳之浊者为火；阴之清者为津液，阴之浊者即为痰"，在体内，除血液之外，其他所有正常的水液均属于津液范畴。

【病因】导致人体发生疾病的原因，称之为病因，又称作"致病因素""病原"（古作"病源"）、"病邪"。疾病是人体在一定条件下，由致病因素所引起的有一定表现形式的病理，包括发病形式、病机、发展规律和转归的一种完整的过程。疾病病因作用于人体之后，导致机体的生理状态被破坏，产生了形态、功能、代谢的某些失调、障碍或损害。换言之，病因是指能破坏人体生理动态平衡而引起疾病的特定因素。病因包括六淫、疫疠、七情、饮食、劳倦、外伤，以及痰饮、瘀血、结石等。

【六淫】所谓六淫，是风、寒、暑、湿、燥、火六种外感病邪的统称。阴阳相移，寒暑更作，气候变化都有一定的规律和限度。如果气候变化异常，六气发生太过或不及，或非其时而有其气（如春天当温而反寒，冬季当凉而反热），以及气候变化过于急骤（如暴寒暴暖），超过了一定的限度，使机体不能与之相适应的时候，就会导致疾病的发生。

【疠气】疠气是一类具有强烈传染性的

病邪。又名戾气、疫疠之气、毒气、异气、杂气、乖戾之气等。疠气通过空气和接触传染。疠气与六淫不同，不是由气候变化所形成的致病因素，而是一种人们的感官不能直接观察到的微小的物质（病原微生物），即“毒”邪。疠气经过口鼻等途径，由外入内，故属于外感病因。由疠气而致的具有剧烈流行性传染性的一类疾病，称之为疫、疫疠、瘟疫（或温疫）等。

【七情】七情是指喜、怒、忧、思、悲、恐、惊等七种正常的情志活动，是人的精神意识对外界事物的反应。七情与人体脏腑功能活动有密切的关系。七情分属于五脏，以喜、怒、思、悲、恐为代表，就称为五志。

【饮食】饮食是健康的基本条件。饮食所化生的水谷精微是化生气血，维持人体生长、发育，完成各种生理功能，保证生命生存和健康的基本条件。正常饮食，是人体维持生命活动之气血阴阳的主要来源之一，但饮食失宜，常是导致许多疾病的原因。饮食物主要依靠脾胃消化吸收，如饮食失宜，首先可以损伤脾胃，导致脾胃的腐熟、运化功能失常，引起消化机能障碍；其次，还能生热、生痰、生湿，产生种种病变，成为疾病发生的一个重要原因。饮食失宜包括饥饱无度、饮食不洁、饮食偏嗜等。饮食失宜能导致疾病的发生，为内伤病的主要致病因素之一。

【劳逸适度】劳逸，包括过度劳累和过度安逸两个方面。正常的劳动和体育锻炼，有助于气血流通，增强体质。必要的休息，可以消除疲劳，恢复体力和脑力，不会使人致病。只有比较长时间的过度劳累，或体力劳动，或脑力劳动或房劳过度，过度安逸，完全不劳动、不运动，才能成为致病因素而使人发病。

【外伤】外伤指因受外力如扑击、跌仆、利器等击撞，以及虫兽咬伤、烫伤、烧伤、冻伤等而致皮肤、肌肉、筋骨损伤的因素。

【病机】病机，即发病机理，是指人体疾病发生的机制和原理，它是研究人体疾病发生的一般规律的学说。尽管疾病的种类繁多，临床征象错综复杂，千变万化，各种疾病、各个症状都有其各自的机理，但从整体来说，总不外乎邪正盛衰、阴阳失调、气血失常、气机紊乱等病机变化的一般规律。疾病在其发生、发展过程中，无论是外感还是内伤，都势必导致生理功能紊乱而脏腑阴阳气血失调。因此，脏腑失调的病机，在病机理论中占有重要的地位，是辨证论治的主要理论依据，如我们常说的“肝火犯肺”“肾虚水泛”“风寒犯肺”等。

【辨证施治】辨证施治又称辨证论治。辨证论治是中医认识疾病和治疗疾病的基本原则，是中医学对疾病的一种特殊的研究和处理方法。包括辨证和论治两个过程。辨证即是认证识证的过程。证是对机体在疾病发展过程中某一阶段病理反映的概括，包括病变的部位、原因、性质以及邪正关系，反映这一阶段病理变化的本质。因而，证比症状更全面、更深刻、更正确地揭示疾病的本质。所谓辨证，就是将四诊（望、闻、问、切）所收集的资料、症状和体征（如脉象、舌象），通过分析、综合、辨清疾病的原因、性质、部位、以及邪正之间的关系，加以概括、判断为某种性质的证。论治又称施治，是根据辨证的结果，确定相应的治疗方法。辨证和论治是诊治疾病过程中相互联系不可分离的两部分。辨证是决定治疗的前提和依据，论治是治疗的手段和方法。通过论治的效果可以检验辨证的正确与否。辨证论治是认识疾病和解决疾病的过程，是理论与实践相结合的体现，是理法方药在临床上的具体运用，是指导中医临床工作的基本原则。

【防治原则】防治原则是预防疾病发生和治疗疾病以阻断其发展并使之好转或痊愈所遵循的基本原则，是在整体观念和辨证论治精神指导下制定的反映中医预防和治疗学的规律和特色的理论知识，是中医学理论体系的重要组成部分。

【治未病】所谓“治未病”，可以概括为“未病先防”与“既病防变”两方面的内容。未病先防，又称无病防病，无病先防。是指在人体未发生疾病之前，充分调动人的主观能动性增强体质，颐养正气，提高机体抗病能力，同时能动地适应客观环境，采取各种有效措施，做好预防工作，避免致病因素的侵害，以防止疾病的发生。古书《丹溪心法》曾称，“是故已病而后治，所以为医家之法；未病而先治，所以明摄生之理。”未病先防，是研究传统的养生方法，如针刺、气功、药物法等；二是研究综合的预防措施，如环境卫生管理、除灭疾病等；三是研究常见疾病的预防措施，如食疗、敷帖、中药等；四是运用现代科学手段整理中医预防措施，即通过开展中医药临床和实验研究，观察中医药预防措施的实际效果。未病先防应该做到以下几个方面：增强正气、调养精神、健身锻炼、调节生活、营养调配、忌食或少食不利于治疗与康复的饮食，还可以采取药物预防的方法，并从各方面注意防止病邪的侵入。既病防变，又可以说是有病早治，防止病变。古称“差后防复”，是指疾病刚痊愈，正处于恢复期，但正气尚未得元，因调养不当，旧病复发或滋生其他病者，事先采取的防治措施。或指疾病症状虽已消失，因治疗不彻底，病根未除，潜伏于体内，受某种因素诱发，使旧病复发所采取的防治措施。总之，是指人体在早期诊断、早期治疗，截断疾病的发展、传变或复发，同时注意疾病痊愈后预防复发，巩固疗效。尤其是对传染性疾病，更应防止恶性或不良性变化，以防止传播条件的产生。

【扶正祛邪】“扶正祛邪”是中医学重要的临床治疗方法，对于很多病情复杂的患者，还有具有不同体质特征的患者都有很好的疗效。所谓“扶正”，就是扶助人体对疾病的抵抗力和对体内体外环境的适应力。“祛邪”，就是祛逐致病因素。中医学认为，疾病的过程是正气与邪气斗争的过程。正气增长，疾病就向好的方面发展；邪气增长，疾病就向坏的方面发展，所以治疗的实际意义，或者祛邪，或者扶正，或者扶正与祛邪同时进行，目的都是为促使正气战胜邪气，使疾病向好的方面转化。凡是邪气是疾病的主要矛盾的时候，就适宜于祛邪。比如通常见到的感冒、大便秘结、肿瘤包块等病证，它们的发病大多是以邪气为主，都适宜于祛邪。怎样祛邪呢？比如感冒属于中医学的表证，邪在体表，就用发汗的办法；大便秘结，邪在肠道，就用泻下通便的办法。肿瘤包块，就用促进软化、帮助消散、解毒抗癌的方法。所有的祛邪办法，都是因势利导，排除致病因素。

凡是正气虚弱是疾病的主要矛盾的时候，就适宜于扶正。比如气虚、血虚、阴虚、阳虚等病证。怎样扶正呢？使用滋补强壮性的药物，或者加强营养、进行体育锻炼等，都能扶正。需要注意的是，使用补益药必须有针对性，气虚补气，血虚补血，阴虚补阴，阳虚补阳。中药人参常用来补气，当归常用来补血，地黄常用来补阴，鹿茸常用来补阳。还有，虚在脏腑器官的某一部分，也必须有针对性地补，常常可以见到的中成药“补心丹”“补肾丸”

“健脾丸”，就是专门用来补心、补肾、补脾的。扶正总的原则是补充正气之不足，调整功能，调动和发挥人体抗病的积极因素。

如果邪正双方在病变中的地位差不多，那就扶正与祛邪同时进行。比如体质不好的病人患了感冒，就应该在治疗感冒的发汗药中加一些补益药，中医学叫“扶正解表”。体质不好的病人发生大便秘结，就要在泻下通便的药中加一些补益药，这种方法，中医叫“攻补兼施”。中医学认为，邪气是通过正气内虚而发生疾病的，因此，正气的增长是战胜邪气、恢复健康的保证。根据这个认识，中医学说通过扶正能够祛邪。大家知道，冠心病和癌症是两个威胁人的生命的疾病，怎样提高疗效是个迫切需要解决的问题。实践证明，在一定的阶段突出扶正能够提高疗效。尤其是晚期癌症病人，在治疗时一方面用大量益气、养阴、补肾的中药扶正；一方面用大量抗癌解毒的中草药如白花蛇舌草、半枝莲等祛邪。这种治疗的方法取得的效果远比单用祛邪的方法好得多，而且还能避免祛邪时易于损伤正气的某些副作用。可见中医学在治疗中强调正气的重要是很有道理的。

【三因制宜】三因制宜是指因时、因地、因人制宜。具体而言，是指中医学治疗疾病，必须从实际出发，即是必须从当时的季节、环境、人的体质、性别、年龄等实际情况，制定和确定适当的治疗方法。

所谓因时制宜，是指根据时令气候节律特点，来制订适宜的治疗原则，称为“因时制宜”。因时之“时”一是指自然界的时令气候特点，二是指年、月、日的时间变化规律。《素问·六元正纪大论》说：“用温运温，用热运热，用凉运凉，用寒运寒”。即谓夏暑之季用药应避免过用于温热药，严寒之时用药应避免过用寒凉药，因酷暑炎炎，腠理开泄，用温热药要防开泄太过，损伤气津；严寒凛冽，腠理致密，阳气内藏，用寒凉药要折伤阳气，故皆曰“远”之。

所谓因地制宜，即根据不同地区的地理环境来考虑不同的治疗用药。如我国西北地高气寒，病多寒证，寒凉剂必须慎用，而温热剂则为常用；东南地区天气炎热，雨湿绵绵，病多温热、湿热，温热剂必须慎用，寒凉剂、化湿剂则为常用。

所谓因人制宜，指治疗用药应根据病人的年龄、性别、体质、生活习惯等不同而不同。一般来说，成人药量宜大，儿童则宜小；形体魁梧者药量宜大，形体弱小者宜少；素体阳虚者用药宜偏温，阳盛者用药宜偏凉；妇人有经、带、胎、产之特点，用药与男子则更有异。

以上三者是密切相关而不可分割的。它既反映了人与自然界的统一整体关系，又反映了人与人之间的不同特点。在治疗疾病的过程中，必须将三者有机地结合起来，才能有效地治疗疾病。

【食物】通俗认为，供人类食用的可消化的物质称为食物。对人体而言，能够满足人的正常生活活动需求并利于寿命延长的物质称为食物。唐朝时期的《黄帝内经太素》一书中写道：“空腹食之为食物，患者食之为药物”，反映出“药食同源”的思想。

中医学自古以来就有“药食同源”理论。这一理论认为：许多食物既是食物也是药物，食物和药物一样同样能够防治疾病。在古代原始社会中，人们在寻找食物的过程中发现了各种食物和药物的性味和功效，认识到许多食物可以药用，许多药物也可以食用，两者之间很难严格区分。这就是“药食同源”理论的基础，也是食物疗法的基础。

【四性】四性与五味是中药学的基础理

论知识，也称为四气五味，是指中药的药性和味道。其中，“四性”是指中药的寒、凉、温、热四种药性。

【五味】 是指中药的酸、苦、甘、辛、咸五种味。其中辛、甘、淡三味属阳，酸、苦、咸三味属阴。

【升降沉浮】 中药学术语。指药物作用的趋向而言。升是上升，降是下降，浮是发散上行，沉是泻利下行。升浮药上行而向外，有升阳、发表、散寒等作用。凡气温热，味辛甘的药物大多有升浮的作用；凡气寒凉，味苦酸的药物，大多有沉降作用，花、叶及质轻的药物大多升浮，种子、果实及质重的药物，大多沉降。每种中药作用于人体后对病位和病势所产生的趋向，是中药药性理论的基本内容之一，也四气五味是理论的补充和发展。升指升提举陷，降指下降平逆，浮指上行发散，沉指下行泄利。

【归经】 归，即归属，指药物作用的归属；经，即人体的脏腑经络。归经，即药物作用的定位。就是把药物的作用与人体的脏腑经络密切联系起来，以说明药物作用对机体某部分的选择性，从而为临床辨证用药提供依据。

【中药禁忌】 又名中药配伍禁忌，指某些药物在复方中禁止或不宜配合运用。早在《本经·序例》的“七情”中就有：“勿用相恶、相反者”的论述，这也是后世配伍禁忌的基本依据。目前医药界共同认可的配伍禁忌，主要有“十八反”和“十九畏”。

十八反：甘草反甘遂、大戟、海藻、芫花；乌头反贝母、瓜蒌、半夏、白蔹、白及；藜芦反人参、沙参、丹参、玄参、苦参、细辛、芍药。

附：十八反歌诀：

本草明言十八反，半蒌贝蔹及攻乌。

藻戟遂芫俱战草，五参辛芍叛藜芦。

十九畏：硫黄畏朴硝，水银畏砒霜，狼毒畏密陀僧，巴豆畏牵牛，丁香畏郁金，川乌、草乌畏犀角，牙硝畏三棱，官桂畏石脂，人参畏五灵脂。

附：十九畏歌诀：

硫黄原是火中精，朴硝一见便相争。

水银莫与砒霜见，狼毒最怕密陀僧。

巴豆性烈最为上，偏与牵牛不顺情。

丁香莫与郁金见，牙硝难合荆三棱。

川乌草乌不顺犀，人参最怕五灵脂。

官桂善能调逆气，若逢石脂便相欺。

太凡修合看顺逆，炮监炙煿莫相依。

总的说来，在临床上，对于十八反、十九畏的药物还有待进一步观察研究，若无充分的根据和应用经验，一般不应配伍使用。

【中药配伍】 中药配伍是根椐患者病情需要和中药的药性特点，有目的地、有选择性地将两味以上药物配合同在一起使用。古人把单味药的应用同药与药之间的配伍关系称之为药物的“七情”。“七情”包括“单行”“相须”“相使”“相畏”“相杀”“相恶”“相反”等七个方面。其具体内容如下：

“单行”：单行指的是用单味药治病。病情如果比较单纯，能选用一味针对性较强的药物即能获得较好的疗效，如单用一味黄连治疗痢疾，或单用一味黄芩治疗轻度的肺热咳血，或单用鹤草芽、苦楝根皮驱除绦虫、蛔虫，以及许多行之有效的“单方”等，都属于“单行”。它符合简便廉验的要求，便于使用和推广，应大力提倡，对特别有效的还应进一步研究。但是，若病情较重，或病情比较复杂，单味药不能解决问题，就要根椐患者病情需要和中药的药性特点，有日的地、有选择性地将两味以上药物配合同在一起使用。这是因为单味药难于全面兼顾治疗需要，有的药物还具有毒副作用，单味应用难以避免毒副作用和不良反应，因此往往需要同时使用两种以上的药物。药物配合使用，药与药之间会发生某些相互作用，如有的能增强或降低原有药效，有的能抑制或消除药物的毒副作用，有的则能产生或增强毒副反应。因此，在使用两味以上药物时，必须有所选择。这就提出了药物的配伍关系问题。

“相须”：即性能功效相类似的药物配合应用，可以增强原有疗效。如石膏与知母配合，能明显增强清热泻火的治疗效果，大黄与芒硝配合，能明显增强攻下泻热的治疗效果，麻黄、桂枝同用，能明显增强发汗解表的作用，荆芥与防风配合能明显增强祛风的效果。这样的例子还有很多，是临床上经常选用的药物组合。

“相使”：即在性能功效方面有某些共性，或性能功效虽不相同，但是治疗目的一致的药物配合应用，而以一种药为主，另一种药为辅，能提高主药的疗效。如补气利水的黄芪与利水健脾的茯苓配合时，茯苓能提高黄芪补气利水的治疗效果，黄连配木香治湿热泄痢，腹痛里急，以黄连清热燥湿、解毒止痢为主，木香调中宣滞、行气止痛，可增强黄连治疗湿热泻痢的效果，雷丸驱虫，配伍泻下通便的大黄，可增强雷丸的驱虫效果。这样的例子也还有很多，也是临床上经常选用的药物组合。

“相畏”：即一种药物的毒性反应或副作用，能被另一种药物减轻或消除。如生半夏和生南星的毒性能被生姜减轻或消除，所以说生半夏和生南星畏生姜。这是利用配伍抑制或消除药物毒副作用的典型实例。

“相杀”：即一种药物能减轻或消除另一种药物的毒性或副作用。由此可知，相畏与相杀实际上是同一配伍关系的两种提法，是药物间相互对待而言的。

如上所述，生姜能减轻或消除生半夏和南星的毒性或副作用，所以说生姜杀生半夏和生南星的毒。

“相恶”：即两药合用，一种药物能使另一种药物原有功效降低，甚至丧失。如人参恶莱菔子，因莱菔子能削弱人参的补气作用。必须指出，“相恶”只是两药的某个方面或某几个方面的功效减弱或丧失，并非二药的各种功效全部受到影响，使原有功效全都降低。如生姜恶黄芩，只是生姜的温肺、温胃功效与黄芩的清肺、清胃功效互相牵制而疗效降低，这是因为生姜的温热之性与黄芩的寒凉之性发生了冲突，但两者的功效与归经还不完全一样，生姜还能和中开胃治不欲饮食并喜呕之证，黄芩尚可清泄少阳以除热邪，在这些方面，两药并不一定相恶。两药是否相恶，还与所治证候有关。如用人参治元气虚脱或脾肺纯虚无实之证，而伍以消积导滞的莱菔子，则人参补气效果降低。但对脾虚食积气滞之证，如单用人参益气，则不利于积滞胀满之证，单用莱菔子消积导滞，又会加重气虚。两者合用相制而相成，莱菔子行气反而有利于人参补气。故《本草新编》说：“人参得莱菔子，其功更神。”故相恶配伍原则上应当避免，但也有可利用的一面，应具体问题具体分析，不可一概而论。

“相反”：即两种药物合用，能产生或增强药物的毒性反应或副作用。如“十八反”“十九畏”中的若干药。

【妊娠用药宜忌】妊娠用药宜忌，包括妊娠用药适宜和妊娠用药禁忌两方面。妊娠用药适宜是指遵循妊娠妇女的生理特点可以采用的一些对妊娠有利的药物。多是在医师的指导下进行的选择性用药。

而妊娠用药禁忌就是指在妇女妊娠期间，应该禁忌使用的药物。

药物对妊娠影响，古代医药学家早有所认识，如在《神农本草经》中即已载有6种具有堕胎作用的药，梁代《本草经集注·诸病通用药》专记了堕胎药一项，主要还是从妊娠禁忌药的角度来认识、对待，而不是在寻求堕胎的有效药。

妊娠禁忌药物，主要是根据其能引起堕胎或中止妊娠而提出来的。随着对妊娠禁忌药的认识逐渐深入，对妊娠禁忌机制的认识也在逐步加深。归纳起来，主要包括对孕妇和胎儿两方面的影响：即对母体不利和产程不利；对胎儿发育影响及小儿生长不利。因此，无论从用药安全的角度，还是从优生优育的角度来看，都是应当给予高度重视的。

妊娠禁忌药，根据其对妊娠危害程度的不同，临床上应区别对待。一般分为禁用与慎用两类。属禁用的多系毒剧烈、药性峻猛及堕胎作用较强的药物；慎用药则主要是活血祛瘀、行气、攻下、温里等类药中的部分药物。

禁用药：水银、砒霜、雄黄、轻粉、斑蝥、马钱子、蟾酥、川乌、草乌、藜芦、胆矾、瓜蒂、巴豆、甘遂、大戟、芫花、牵牛子、商陆、麝香、干漆、水蛭、虻虫、三棱、莪术等。

慎用药：牛膝、川芎、红花、桃仁、姜黄、牡丹皮、枳实、枳壳、大黄、番泻叶、芦荟、芒硝、附子、肉桂等。

在临床上对于妊娠禁忌药，尤其是禁用药类，如无特殊必要，应尽量避免使用，以免医疗事故发生。就是慎用类的药物，孕妇患病非用不可，也应注意辨证准确，掌握好剂量与疗程，并通过恰当的炮制和配伍，尽量减轻药物对妊娠的危害，做到临床用药的安全有效。

【四时施膳】四时施膳是根据四季的不同而采取饮食调节达到保持人体健康的饮食原则。自然界四季变化的特点是春生、夏长、秋收、冬藏。根据中医的理论，四时养生的基本法则是“春夏养阳，秋冬养阴”。因此，四时饮食调节也应遵循这一原则。

春天饮食原则是减酸宜甘、选用辛温之品。饮食宜清淡可口，忌酸涩和油腻生冷之物，适当多摄入黄、绿色菜蔬。

夏天饮食多具有酸味的、辛香之品，少寒凉，节冷饮。选用清淡爽口，少油腻易消化的食物。“夏令进补”要温阳调阴。

秋天的饮食原则是少辛增酸、防燥防阴。如少食葱、姜、蒜、韭、椒等辛味之品、多一点酸味果蔬。适当多食芝麻、核桃、蜂蜜、糯米、乳品等食物。

冬天的饮食原则是减咸增苦、保阴潜阳。适当摄入龟、鳖、藕、胡麻、木耳等。冬季进补要以养阴护阳为主。

【阴虚】阴虚，为中医名词术语。是指由于阴液不足，不能滋润，不能制阳引起的一系列病理变化及证候。临床可见低热、手足心热、午后潮热、盗汗、口燥咽干、心烦失眠、头晕耳鸣、舌红少苔，脉细数等症，治以滋阴为主。若阴虚火旺者，宜养阴清热。阴虚可见于多个脏器系统组织的病变，常见者有肺阴虚证、心阴虚证、胃阴虚证、脾阴虚证、肝阴虚证、肾阴虚证等，以并见各脏器的病状为诊断依据。

【阳虚】阳虚，为中医名词术语。是指阳气不足或功能衰退的证候。阳气有温暖肢体、脏腑的作用，如阳虚则机体功能减退，容易出现虚寒的征象。常见的有胃阳虚、脾阳虚、肾阳虚等。阳虚主症为畏寒肢冷、面色苔白、大便溏薄、小便清长、脉沉微无力等。

【上火】“上火”为民间俗语，又称“热气”，可以从中医理论解释，属于中医热证范畴。中医认为人体阴阳失衡，内火旺盛，即会上火。因此所谓的“火”是形容身体内某些热性的症状，而上火也就是人体阴阳失衡后出现的内热证候，具体症状如眼睛红肿、口角糜烂、尿黄、牙痛、咽喉痛等。“上火”在干燥气候及连绵湿热天气时更易发生。

一般认为“火”可以分为“实火”和“虚火”两大类，临床常见的“上火”类型有“心火”和“肝火”。解决方法是“去火”，即中医的清热泻火法，可服用滋阴、清热、解毒消肿药物，也可用中医针灸、拔罐、推拿、按摩等疗法。平时要注意劳逸结合，少吃辛辣煎炸等热性食品。

【阳痿】阳痿是指男性在性生活时，阴茎不能勃起或勃起不坚或坚而不久，不能完成正常性生活，或阴茎根本无法插入阴道进行性交。阳痿又称“阳事不举”等，是最常见的男子性功能障碍性疾病。偶尔1~2次性交失败，不能认为就是患了阳痿。只有在性交失败率超过25%时才能诊断为阳痿。

阳痿的原因很多，但其基本病机为肝、肾、心、脾受损，气血阴阳亏虚，阴络失荣；或肝郁湿阻，经络失畅导致宗筋不用而成。肝主筋，足厥阴肝经绕阴器而行；肾藏精，主生殖，开窍于二阴；脾之经筋皆聚于阴器。宗筋作强有赖于肝、肾、脾精血之濡养。心乃君主之官，情欲萌动，阳事之举，必赖心火之先动。肾虚精亏，真阳衰微，则宗筋无以作强。肝失疏泄，气机阻滞，血不达宗筋，则宗筋不聚。脾失运化，气血生化乏源，宗筋失养。忧虑伤心，心血暗耗，则心难行君主之令，从而阴茎痿软而不举。故阳痿之病位在宗筋，病变脏腑主要在于肝、肾、心、脾。

【肾虚】肾虚指肾脏精气阴阳不足。肾虚的种类有很多，其中最常见的是肾阴虚、肾阳虚。肾虚的症状：肾阳虚的症状为腰酸、四肢发冷、畏寒，甚至还有水肿，为“寒”的症状，性功能不好也会导致肾阳虚；肾阴虚的症状为“热”，主要有腰酸、燥热、盗汗、虚汗、头晕、耳鸣等。

【气虚】气虚，为中医名词术语。是指由于元气不足引起的一系列病理变化及证候。

所谓气，是人体最基本的物质，由肾中的精气、脾胃吸收运化水谷之气和肺吸入的清气共同结合而成。

气虚，泛指身体虚弱、面色苍白、呼吸短促、四肢乏力、头晕、动则汗出、语声低微等。包括元气、宗气、卫气的虚损，以及气的推动、温煦、防御、固摄和气化功能的减退，从而导致机体的某些功能活动低下或衰退，抗病能力下降等衰弱的现象。人的生命活动从根本上讲就是元气升降出入的运动。

气虚是一种多发证，多因先天不足、营养不良、年老虚弱、久病未愈、大手术后及疲劳过度。在临床上，气虚还包括肺气虚、心气虚、脾气虚、肾气虚诸证。

【肺虚】肺虚包括肺气虚和肺阴虚两个证候。肺气虚证，又称肺气不足。即肺的生理功能减弱。多由寒温不适，久咳伤气，悲伤不已，劳逸不当所致。症见咳喘无力，气短，动则益甚，痰液清稀，声音低怯，神疲体倦，面色㿠白，畏风自汗，舌淡苔白，脉虚。

肺阴虚证，是指肺阴亏损所引起，临床以干咳、痰少而黏、潮热、盗汗、颧红为主要表现的证候。常见于咳嗽、失音、咳血、肺痨、肺痿、热病后期。

【湿热】湿热，为中医名词术语，为致病因素，属于六淫风、寒、暑、湿、燥、火（热）中的两邪。亦为中医证候名，如湿热证，是指湿热蕴结体内，脏腑经络运行受阻，可见全身湿热症状的病理变化。

所谓湿，即通常所说的水湿，它有外湿和内湿的区分。外湿属于外邪，称为湿邪，多由于气候潮湿或涉水淋雨或居室潮湿，使外来水湿入侵人体而引起，其致病具有重浊、黏滞、趋下特性。内湿是一种病理产物，与脏腑功能失调有关。

热，也是一种邪气，致病具有炎热升腾等特性，称为火热之邪。热也可以因机体脏腑功能失调产生，称内热。火热之邪侵犯人体或机体脏腑功能失调产生内热时可导致热证，热证是感受外邪，或人体机能活动亢进，阳盛阴衰的证候。热证的临床表现：发热，口渴喜冷饮，面红目赤，小便短赤，大便燥结，舌红苔黄干，脉数。

湿热，是热与湿同时侵犯人体，或同时存在体内的病理变化，或因夏秋季节天热湿重，湿与热合并入侵人体，或可因湿久留不除而化热。湿热证的常见临床表现：发热，身热不扬，头痛而重，身重而痛，口苦，胸痞，尿黄而短，舌质红，舌苔黄腻，脉濡数。湿热流注关节则谓湿热痹证，侵犯脏腑时，可出现脾胃湿热（湿热蕴脾）、肝胆湿热、膀胱湿热、肠道湿热等证。

【痰湿】痰湿，症名。指人的体质的一种症状。亦称为迟冷质，多由饮食不当或疾病困扰而导致。这里的“痰”并非只指一般概念中的痰，而是指人体津液的异常积留，是病理性的产物；“湿”分为内湿和外湿，外湿指空气潮湿、环境潮湿，如淋雨、居处潮湿等，外在湿气会侵犯人体而致病；内湿是指消化系统运作失宜，对水在体内的流动失控以致津液停聚，或因饮食水分过多，或因饮酒、乳酪、生冷饮料，而使体内津液聚停而形成内湿。此种体质者多伴有脾胃功能失调、内分泌失调等。

【实证】指人体受外邪侵袭，或因痰火、瘀血、虫积、食积、水湿等阻滞所引起的实性证候。与虚证相对而言。主要症状有面赤、气粗、痰多、喘、满、痞块癥瘕、肿胀、腹痛、拒按、便秘溲赤、舌苔厚腻、脉实大有力等。

【热证】主要是指人体感受温邪、暑气或寒邪化热而引起的热性证候。如身热汗多，发热喜冷，面赤烦躁，口渴喜冷饮，神昏谵语，便秘或泄泻热臭，小便短赤，舌红苔黄燥及脉洪、大、滑、数等。

【血亏】又名血虚，指体内阴血亏损的病理现象。可由失血过多，或久病阴血虚耗，或脾胃功能失常，水谷精微不能化生血液等所致。由于气与血有密切关系，故血虚每易引起气虚，而气虚不能化生血液，又为形成血虚的一个因素。血虚主症为面色萎黄、眩晕、心悸、失眠、脉虚细等。《素问·举痛论》曰：“脉涩则血虚，血虚则痛”。

【表邪】即在表的邪气。外感六淫之邪，多从口鼻或皮毛侵入，其停留于浅表部位时称表邪。常见发热、恶寒、头痛、鼻塞、咳嗽等症状。

【实邪】实邪，是病因病理学名词。主要含义有二：⑴盛满的邪气。《素问·通评虚实论》：“邪气盛则实。”⑵五邪之一。指从子脏传来且伤及母脏的邪气。《难经·五十难》：“从前来者为实邪。”吕广注：“今心王未必，是脾来逆夺其王，故言从前来也。脾者，心之子，子之乘母，是为实邪。”

【脾虚】脾虚，泛指因脾气虚损引起的一系列脾脏生理功能失常的病理现象及病证。包括脾气虚、脾阳虚、中气下陷、脾不统血等证型。多因饮食失调、劳逸失度，或久病体虚所引起。脾有运化食物中的营养物质和输布水液以及统摄血液等作用。脾虚则运化失常，并可出现营养障碍，水液失于布散而生湿酿痰，或发生失血等症。

脾虚证是指脾脏虚弱而引起的病证，其病情比较繁杂，主要有呕吐、泄泻、水肿、出血、经闭、带下、四肢逆冷、小儿多涎等临床表现。详细内容如下：

⑴脾气虚：腹胀纳少，食后胀甚，肢体倦怠，神疲乏力，少气懒言，形体消瘦，或肥胖浮肿，舌苔淡白。

⑵脾阳虚：大便溏稀，纳少腹胀，腹痛绵绵，喜温喜节按，形寒气怯，四肢不温，面目无华或浮肿，小便短少或白带多而清晰色白，舌苔白滑。

⑶中气下陷：在脾气虚见症基础上，有气陷临床表现，如久泻、脱肛、子宫脱垂等。

⑷脾不统血：在脾气虚见症基础上，有慢性出血临床表现，如月经过多、崩漏、便血、衄血、皮下出血等。除出血外，必兼见脾气虚弱的一些症状。

【泄泻】 泄泻是指因感受外邪，或被饮食所伤，或情志失调，或脾胃虚弱，或脾肾阳虚等原因引起的以排便次数增多，粪便稀溏，甚至泄如水样为主症的病证。

【脾胃虚寒】 是指脾胃阳气虚衰，阴寒内盛所表现的证候。包括脾阳虚和胃阳虚(亦有认为单指脾阳虚)，多因饮食失调、过食生冷、劳倦过度、或久病或忧思伤脾等所致。脾阳虚证可见纳呆腹胀、脘腹痛而喜温喜按、口淡不渴、四肢不温、大便稀溏、或四肢浮肿、畏寒喜暖、小便清长或不利、妇女白带清稀而多，舌淡胖嫩，舌苔白润，脉沉迟等。胃阳虚常因天气变冷、感寒食冷品而引发疼痛，疼痛时伴有胃部寒凉感，得温症状减轻。胃痛隐隐，绵绵不休，冷痛不适，喜温喜按，空腹痛甚，得食则缓，劳累或食冷或受凉后疼痛发作或加重，泛吐清水，食少，神疲乏力，手足不温，大便溏薄，舌淡苔白，脉虚弱。胃阳虚证以胃失和降症状及阳虚证表现为辨证要点，脾阳虚证则以脾虚失运见症和虚寒证表现为辨证要点。

【补中益气】 补中：中医治疗气虚证的方法。又称补气。属补法。气虚证常因饮食失调，年老体弱，久病所致，临床表现出脏腑功能衰退的证候。根据不同脏腑的气虚证临床表现的特点，可采用不同的补气法，如补肺气、补脾气、补心气、补肾气等。常用人参、党参、黄芪、白术、山药等药物组成方剂，代表方剂有补肺汤、四君子汤、补中益气汤、肾气丸等。临床上具体使用补气法时应注意以下两点：①肝火、肝阳上亢、痰阻引起的头晕目眩，饮食积滞或湿浊中阻引起的胃脘胀满等实邪致病，不宜使用本法。②气虚兼有实邪的病证，补气法宜与祛邪法配合使用。

益气：指有补气药物治疗气虚证的方法。肺主气，主一身五脏六腑之气；中焦脾胃受纳水谷，脾气健运，气血得以化生，故气虚多与肺、脾二脏相关。益气指补益气的一种治法。适用于肺气虚以少气懒言，动辄喘促，面色苍白，怕风自汗为主症；脾气虚以脘腹虚胀，神疲倦怠食欲不振，大便泄泻为主症。常用药物如党参、黄芪、白术、甘草等补中益气调理脾胃的食物。调理脾虚具体表现一般有两种，一是脾胃虚弱，面色萎黄无华，体倦乏力，形体偏瘦，厌食或拒食，或稍微多食大便中即有不消化残渣，大便多不成形，易出汗，平时易反复感冒。二是脾阴虚，气血失调，脘腹胀，有食后胀更甚者，无苔或少苔而脉弦。可用玉屏风散补卫气，固表敛汗；用四君子汤、补中益气汤补中气，助健运。

【药膳】 是在中医药理论的指导下，将中药与食物相配伍，运用传统的饮食烹调技术和现代加工方法，制成的色香味形俱佳、具有保健和治疗作用的食品。其内容广泛，按功能分类，可分为益气健脾、补血养营、气血双补、滋阴生津、助阳健身、安神益智、开胃消食、温里散寒、理气止痛、活血化瘀、平肝息风、解表散邪、祛痰止咳、清热解毒、祛风除湿、利水退肿、润肠通便等药膳；按工艺特点分类，可分为鲜汁、茶饮、汤液、药酒、药露、蜜膏、药粥、药羹、药糖、米面食品、菜肴等。

【药膳学】 是系统阐述药膳的基本知识和实际应用的一门学科。是在传统食疗的基础上，进一步将食物与药物相结合，而发展起来的中医学的新分科，在防病健身、治病康复、益寿延年方面具有重要的意义。其内容可分为基本知识和实际应用两部分。基本知识部分阐述药膳的概念、意义、发展源流、特点、分类、应用范围和配制方法；实际应用部分分类介绍各种药膳的处方来源、配方、功效、主治和制作工艺，各种药膳原料的来源、性味、功效、配方举例和识别保管，以及药膳的经营管理知识。现刊印有彭铭泉编著的《中国药膳学》《中国药膳大全》，全国中医理论研究会组编的《中华临床药膳食疗学》等。

【食疗】 又称“食治”，即饮食疗法。是在中医理论的指导下，应用食物的性味和所含成分，作用于一定的脏腑，达到调和气血、平衡阴阳、防治疾病、健身延年的目的。其内容广泛，凡米面果菜、禽畜虫鱼等，皆可用作食疗。如进食羊肝可养血补肝明目，治疗肝虚目暗和雀盲；进食菠菜拌海蜇可滋阴潜阳，治疗肝阳上亢，眩晕等。

【食疗学】 是系统阐述食疗的基本知识和实际应用的一门学科。是中医学的重要内容之一，具有悠久的历史，历代医家积累和总结了丰富的经验，在防治疾病、健身延年方面起着重要的作用。其内容主要是系统论述水、谷、菜、果、鱼、介、禽、兽、造酿食品等的性味、功效、主治、服法、宜忌和食疗处方等。代表著作有唐代孙思邈撰的《备急千金要方·食治篇》，孟诜撰的《食疗本草》，元代贾铭撰的《饮食须知》，清代李文培辑的《食物小考》等。

【益气健脾药膳】 指应用具有益气健脾作用的药物和食物为原料经烹调制成的药膳食品。功能益气补虚，健脾和胃。适用于脾胃气虚，证见面色萎黄、消瘦乏力、食少纳呆、腹胀便溏、舌淡脉虚的病人。无病者食之，亦有强身健体之效。常用的本类药膳有参枣米饭、理脾糕、黄芪膏等。

【补血养营药膳】 指应用具有补血养营作用的药物和食物经烹调制成的药膳食品。功能补血和血，益气养营。适用于营血亏虚，证见面白无华、唇甲色淡、头晕目眩、心悸失眠、手足发麻、月经量少色淡、舌淡苔白、脉细弱的病人。无病者服之，亦有强身健体之效。常用的本类药膳有当归烧羊肉、何首乌烧鸡、菊花肝膏等。

【气血双补药膳】 指应用具有气血双补作用的药物和食物为原料经烹调制成的药膳食品。功能益气健脾，补血和血。适用于气血两虚，证见面白神疲、头晕眼花、少气乏力、心悸失眠、舌淡脉虚的病人。无病者服之，亦有强身健体之效。常用的本类药膳有八宝鸡汤、十全大补汤、红杞田七鸡等。

【滋阴生津药膳】 指应用具有滋阴生津作用的药物和食物为原料经烹调制成的药膳食品。功能滋阴清热，生津止渴。适用于阴虚津亏，证见消瘦颧红、口燥咽干、潮热盗汗、五心烦热、失眠多梦、舌红少苔、脉细数的病人。无病者服之，亦有强身健体之效。常用的本类药膳有冬虫草米粥、银耳羹、蛤蟆鲍鱼等。

【助阳健身药膳】指应用具有助阳健身作用的药物和食物为原料经烹调制成的药膳食品。功能补肾壮阳，强身健体。适用于阳衰体虚，证见面色皖白、精神萎靡、倦怠乏力、畏寒肢冷、阳痿早泄、不育不孕、舌淡苔白、脉沉弱的病人。无病者服之，亦有补益强壮之功效。常用的本类药膳有壮阳狗肉汤、双鞭壮阳汤、杜仲猪腰等。

【安神益智药膳】指应用具有安神益智作用的药物和食物为原料经烹调制成的药膳食品。功能镇静安神，养心益智。适用于心气不足、心血亏虚，证见眩晕健忘、心悸怔忡、失眠多梦、舌淡苔白、脉细弱的病人。无病者服之，亦有益智健脑之效。常用的本类药膳有玫瑰花烤羊心、刺仁粥、冰糖莲子、柏子仁炖猪心等。

【开胃消食药膳】指应用具有开胃消食作用的药物和食物为原料经烹调制成的药膳食品。功能开胃进食，消导化滞。适用于胃虚伤食，证见食少纳呆、脘腹胀闷、嗳气吞酸、恶心呕吐、苔腻、脉弱或滑的病人。无病者服之，亦有促进消化、增强体质之效。常用的本类药膳有五香槟榔、萝卜饼、山楂肉干、消食茶膏糖等。

【温里散寒药膳】指应用具有温里散寒作用的药物和食物为原料经烹调制成的药膳食品。功能温中散寒，止痛止泻。适用于脾胃阳虚、寒邪内侵，证见脘腹冷痛、呕吐清水、腹胀腹泻、畏寒肢冷、舌淡苔白、脉沉迟的病人。常用的本类药膳有丁香鸭子、砂仁猪腰、姜椒煨鸡块等。

【理气止痛药膳】指应用具有理气止痛作用的药物和食物为原料经烹调制成的药膳食物。功能疏肝解郁，理气止痛。适用肝气郁结、气滞作痛，证见抑郁易怒、善太息、胸胁脘腹胀闷疼痛、苔薄白、脉弦数的病人。常用的本类药膳有佛手酒、糖渍橘皮、香附川芎茶等。

【活血化瘀药膳】指应用具有活血化瘀作用的药物和食物为原料经烹调制成的药膳食品。功能活血通经、化瘀止痛。适用于瘀血内阻，证见局部刺痛、固定不移、或阵发性心胸憋闷疼痛、痛引肩背内臂、舌质紫黯或有青紫色斑点、脉涩的病人。常用的本类药膳有丹参酒、红花酒、清蒸蒜头甲鱼等。

【平肝息风药膳】指应用具有平肝息风作用的药物和食物为原料制成的药膳食品。功能平肝潜阳、息风止痉。适用于肝阳偏亢、肝风内动，证见头痛头胀、眩晕耳鸣、肢体麻木、手足震颤、语言謇涩、头重足飘、舌质红、脉弦数的病人。常用的本类药膳有天麻鱼头、罗布麻速溶液、菊楂决明饮等。

【解表散邪药膳】指应用具有解表散邪作用的药物和食物为原料经烹调制成的药膳食品。功能疏风解表。适用于感受外邪、客于肌表，证见恶寒发热、头身疼痛、咽痛咳嗽、鼻塞流涕、苔薄白、脉浮的病人。常用的本类药膳有姜糖苏叶饮、桑叶薄竹饮、麻黄醇酒等。

【祛痰止咳药膳】指应用具有祛痰止咳作用的药物和食物为原料经烹调制成的药膳食品。功能祛痰止咳平喘。适用于痰阻气道、肺气不宣，证见咳嗽气喘、胸闷痰多，或痰黏难咯、痰中带血的病人。常见的本类药膳有蜜饯百合、贝母酿梨、糖橘饼、糖溜白果膏等。

【清热解毒药膳】指应用具有清热解毒作用的药物和食物为原料烹调制成的药膳

食品。功能清热凉血，解毒消肿。适用于里热偏盛，痈肿疮疡。证见身热面赤，心烦口渴，便秘尿赤，或身发痈肿疮疡，舌红苔黄，脉数的病人。常用的本类药膳有银花菜、西瓜饮、苦菜姜汁等。

【祛风除湿药膳】指应用具有祛风除湿作用的药物和食物为原料经烹调制成的药膳食品。功能祛风除湿，通经活络。适用于外感风寒湿邪，客于关节经络。证见关节疼痛，屈伸不利，肿胀发凉，或头身困重，腹胀便溏，苔白腻，脉沉弦或沉迟无力的病人。常用的本类药膳有虎骨酒、五加皮酒、三蛇酒等。

【利水退肿药膳】指应用具有利水退肿作用的药物和食物为原料烹调制成的药膳食品。功能健脾益肾，利水退肿。适用于肺脾肾三脏功能失调，水湿内停。证见周身浮肿，小便不利，肢体困重，脘闷腹胀，腰膝酸软，舌淡苔白，脉沉细或沉弦的病人。常用的本类药膳有赤豆鲤鱼、车前子茶、赤小豆鱼粥等。

【润肠通便药膳】指应用具有润肠通便作用的药物和食物为原料经烹调制成的药膳食品。功能养阴生津，润肠通便。适用于气阴不足，肠道津亏。证见大便秘结，难于排出，数日一行，腹胀腹痛，头晕咽干，倦怠乏力，脉虚或沉涩的病人。常用的本类药膳有三仁丸、杏仁芝麻糖、苏麻粥等。

【见药药膳】指药物与食物共烹，制做出可以见到药物的药膳食品。特点是药物与食物直接结合，体现药物本体。如“虫草鸭子”。

【不见药药膳】指以食物与药物的提取液共同烹制，看不见药物本体，却有其疗效的药膳食品。如“八宝鸡汤”。

【药食共烹】指将药物和食物共同烹饪的方法。能使药物和食物的有效成分相互发生作用，达到“食借药力，药助食威”目的。并可以使一些脂溶性的有效成分煎出。

【药食分制】指先将药物和食物分别采用不同的方式进行提取和烹调，然后再按一定的要求进行组合的方法。其操作方法是：首先将药材用渗滤、蒸馏、蒸煮或回流等不同方法提取，制成预备液；然后将食物初加工，依照食物需要的方法进行烹调，制成半成品，最后将提取的药液和半成品食物按一定程序组合烹调成药膳成品。本法适用于药膳中含有不适气味，难看色泽和形态的药物；药膳中含有的药物太多；药膳中的药物和食物不宜采用同一方法进行烹调。

【平和体质类型与特征】

总体特征：阴阳气血调和，以体态适中、面色红润、精力充沛等为主要特征。

形体特征：体形匀称健壮。

常见表现：面色、肤色润泽，头发稠密有光泽，目光有神，鼻色明润，嗅觉通利，唇色舌色淡红红润，不易疲劳，精力充沛，耐受寒热，睡眠良好，胃纳佳，二便正常，苔薄白，脉和缓有力。

心理特征：性格随和开朗。

发病倾向：平素患病较少。

【气虚体质类型与特征】

总体特征：元气不足，以疲乏、气短、自汗等气虚表现为主要特征。

形体特征：肌肉松软不实。

常见表现：平素语音低弱，气短懒言，容易疲乏，精神不振，易出汗，舌淡红，舌边有齿痕，脉弱。

心理特征：性格内向，不喜冒险。

发病倾向：易患感冒、内脏下垂等疾病；病后康复缓慢。

对外界环境适应能力：不耐受风、寒、暑、湿邪。

【阳虚体质类型与特征】

总体特征：阳气不足，以畏寒怕冷、手足不温等虚寒表现为主要特征。

形体特征：肌肉松软不实。

常见表现：平素畏冷，手足不温，喜热饮食，精神不振，舌淡胖嫩，脉沉迟。

心理特征：性格多沉静、内向。

发病倾向：易患痰饮、肿胀、泄泻等病；感邪易从寒化。

对外界环境适应能力：耐夏不耐冬；易感风、寒、湿邪。

【阴虚体质类型与特征】

总体特征：阴液亏少，以口燥咽干、手足心热等虚热表现为主要特征。

形体特征：体形偏瘦。

常见表现：手足心热，口燥咽干，鼻微干，喜冷饮，大便干燥，舌红少津，脉细数。

心理特征：性情急躁，外向好动，活泼。

发病倾向：易患疲劳、失精、不寐等病；感邪易从热化。

对外界环境适应能力：耐冬不耐夏；不耐受暑、热、燥邪。

【痰湿体质类型与特征】

总体特征：痰湿凝聚，以体形肥胖、腹部肥满、口黏苔腻等痰湿表现为主要特征。

外形特征：体形肥胖，腹部肥满松软。

常见表现：面部皮肤油脂较多，多汗且黏，胸闷，痰多，口黏腻或甜，喜食肥甘甜腻，苔腻，脉滑。

心理特征：性格偏温和、稳重，多善于忍耐。

发病倾向：易患消渴、中风、胸痹等病。

对外界环境适应能力：对梅雨季节及湿重环境适应能力差。

【湿热体质类型与特征】

总体特征：湿热内蕴，以面垢油光、口苦、苔黄腻等湿热表现为主要特征。

形体特征：形体中等或偏瘦。

常见表现：面垢油光，易生痤疮，口苦口干，身重困倦，大便黏滞不畅或燥结，小便短黄，男性易阴囊潮湿，女性易带下增多，舌质偏红，苔黄腻，脉滑数。

心理特征：容易心烦急躁。

发病倾向：易患疮疖、黄疸、热淋等病。

对外界环境的适应能力：对夏末秋初湿热气候，湿重或气温偏高环境较难适应。

【血瘀体质类型与特征】

总体特征：血行不畅，以肤色晦暗、舌质紫黯等血瘀表现为主要特征。

形体特征：胖瘦均见。

常见表现：肤色晦黯，色素沉着，容易出现瘀斑，口唇黯淡，舌黯或有瘀点，舌下脉络紫黯或增粗，脉涩。

心理特征：易烦，健忘。

发病倾向：易患癥瘕及痛症、血症等。

对外界环境适应能力：不耐受寒邪。

【气郁体质类型与特征】

总体特征：气机郁滞，以神情抑郁、忧虑脆弱等气郁表现为主要特征。

形体特征：形体瘦者为多。

常见表现：神情抑郁，情感脆弱，烦闷不乐，舌淡红，苔薄白，脉弦。

心理特征：性格内向不稳定、敏感多虑。

对外界环境的使用能力：对精神刺激适应能力较差；不适应阴雨天气。

【特禀体质类型与特征】

总体特征：体质者一般无特殊；先天禀赋异常者或有畸形，或有生理缺陷。先天失常，以生理缺陷、过敏反应等为主要特征。

形体特征：过敏。

常见表现：过敏体质者常见哮喘、风团、咽痒、鼻塞、喷嚏等；患遗传性疾病者有垂直遗传、先天性、家族性特征；患胎传性疾病者具有母体影响胎儿个体生长发育及相关疾病特征。

心理特征：随禀质不同情况各异。

发病倾向：过敏体质者易患哮喘、荨麻疹、花粉症及药物过敏等；遗传性疾病如血友病、先天愚型等；胎传性疾病如五迟（立迟、行迟、发迟、齿迟和语迟）、五软（头软、项软、手足软、肌肉软、口软）、解颅、胎惊、胎痫等。

对外界环境适应能力：适应能力差，如过敏体质者对易致过敏季节适应能力差，易引发宿疾。

药膳原料

【一枝黄花】中药。见《闽东本草》。又名黄花细辛、土泽兰等。菊科植物一枝黄花的全草或带根全草。原植物全国大部分地区都有分布。味辛、苦。功能疏风清热，消肿解毒。主治感冒头痛，咽喉肿痛，黄疸，百日咳，小儿惊风，跌打损伤，痈肿发背，鹅掌风。用量10～15克，内服煎汤。外用捣敷或煎水洗。也可用来调制茶饮膳食，如“一枝花冲剂”。本植物含酚性成分、鞣质、挥发油、皂甙、黄酮类等。药理实验证明，有抗菌作用，能够缓解支气管哮喘，祛痰利尿，对急性肾炎有止血作用。

【十大功劳叶】中药。见《本草再新》。又名功劳叶。小檗科植物阔叶十大功劳、细叶十大功劳或华南十大功劳的叶。前者原植物分布于我国南部、中部及华东，细叶十大功劳分布于四川、湖北、浙江，后者原植物分布于南部及西南各地。味苦，性凉，入肺经。功能清热，补虚，止咳，化痰。主治潮热，腰酚膝软，头晕，耳鸣。对肾结核引起的尿痛、尿急、口苦，肺结核虚热患者都有效。用量5～10克，煎汤服。也可配制药茶饮，如“十大功劳茶”。华南十大功劳叶含异汉防己碱、小檗碱、掌叶防己碱、药根碱。细叶十大功劳、阔叶十大功劳均含小檗碱。

【丁香】中药。见《药性论》。又名公丁香、丁子香、雄丁香。桃金娘科植物丁香的花蕾。原植物海南有栽培。味辛，性温，入胃、脾、肾经。功能温中祛寒，降逆止呕。主治胃寒所致的呃逆，呕吐，反胃，心腹冷痛及寒疝，泻利等症。用量1～3克，煎汤内服，或入丸散，或研末调敷。也作药膳调料或配成膳食食用，如“丁香粥”。花蕾中含挥发油15%～20%，油中主要成分为丁香油酚、丁香烯，乙酰丁香油酚等。有抗菌、驱虫、健胃、镇痛等作用。

【人参】中药。见《神农本草经》。又名土精、神草、黄参、血参、鬼盖。五加科植物人参的根。原植物分布于黑龙江、吉林、辽宁和河北北部。味甘、微苦，性温，入脾、肺经。功能大补元气，固脱生津，安神。主治劳伤虚损，食少，倦怠，虚咳喘促，自汗暴脱，惊悸，健忘，阳痿，尿频，消渴，及久虚不复，一切气血津液不足之症。用量1.5～10克。可浸酒、做汤圆，或炒菜食用，如“爆人参鸡片”“人参汤圆”“人参莲肉汤”等。本品含人参皂甙、Ⅰ～Ⅵ人参倍半萜烯、人参醇、人参酸、植物甾醇、胆碱、各种氨基酸、肽类和糖类及维生素 B_1、维生素 B_2、烟酸等，本品对神经系统及机体反应性有双向调节作用，还可增强机体的免疫功能，提高人体的抗病能力。

【八月札】又名燕苗子、桴梭子、木通子、羊开口、玉支子。木通科植物木通三叶木通、白木通的果实。原植物分布见“木通”条。可入药（见《饮片新参》）。味甘，性寒。功能疏肝理气，活血，止痛，利尿，除烦，止渴，增进食欲。主治肝胃气痛，胃热纳呆，口渴，腰痛，疝气，痛经，二便不利等。用量15～30克。煎汤服、浸酒饮，与蜜水煮食。

【八目鳗】又名七鳃鳗、七星子鱼。七鳃鳗科动物七鳃鳗的全体。原动物分布于黑龙江、乌苏里江、图们江、松花江等流域。可入药（见《吉林中草药》）。有滋补强壮作用，用于夜盲症、角膜干燥等。将鱼捣烂涂敷地仓穴处，治口眼歪斜，向左歪敷右面，向右歪敷左面。肉药膳原料中维生素A的含量较其他鱼类高，每克约含99—980国际单位，在睾丸和小肠中含量更高。皮中维生素 B_1 和维生素 B_{12} 的含量也较一般鱼类高得多。

【八角枫花】中药。见《四川中药

志》。又名牛尾巴花。八角枫植物八角枫或瓜木的花。原植物分布见“八角枫根”条。主治头风，胸腹胀满。研末，蒸鸡蛋服。

【八角枫根】 中药。见《简易草药》。又名白龙须、白金条、白筋条。八角枫科植物八角枫或瓜木的根、须根或根皮。前者原植物分布于长江流域及南方各地，后者原植物分布于辽宁、河北、山西、河南、福建、台湾及长江流域各地。味辛，性温，功能祛风，活络，散瘀，止痛。主治风湿疼痛，麻木不仁，四肢瘫痪，心力衰竭，腰部劳伤，跌打损伤。用量须根 1.5～3 克，根 3～6 克。煎汤、浸酒、配制药膳，如“白金条猪肉”“白金条蒸鸡”等。须根及根皮含生物碱、酚类、氨基酸、有机酸、树脂，须根主要含生物碱及糖甙，又含强心甙。药理实验证明，有麻醉、镇痛及松弛肌肉作用。本品有毒，必须严格控制剂量。

【八角茴香】 中药。见《品汇精要》。又名大茴香、八角香、大八角等。木兰科植物八角茴香的果实。原植物分布于广西、广东、云南、贵州及台湾。味辛、甘，性温，入脾、肾经。功能温阳散寒，理气和胃。主治胃寒呕逆，脘腹胀痛，寒疝，腰痛，干、湿脚气。用量 3～6 克。煎汤内服或入丸散。也作药膳的调味品。

【九香虫】 中药。见《本草纲目》。又名黑兜虫、瓜黑蝽、屁板虫、蜣螂虫。蝽科动物九香虫的干燥全虫。除东北、西北外，均有分布。味咸，性温，入脾、肝、肾经。功能行气止痛，温中助阳。主治胸膈气滞，脘腹痞闷，肝胃气痛，腰膝酸软，阳痿等症。用量 5～10 克。煎汤内服或入丸散。如用本品 10 克、肉苁蓉 15 克、菟丝子 15 克、阳起石 15 克，研末，入猪肾中煎服，可治肝肾虚弱，阳痿遗精。主含脂肪、蛋白质及甲壳质等。脂肪中的饱和脂肪酸为硬脂酸和软脂酸；不饱和脂肪酸为油酸，其特殊臭味来于醛和酮。

【刁海龙】 中药。见《本草拾遗》。又名海龙，钱串子。海龙科动物刁海龙除去皮肤及内脏的全体。原动物分布我国沿海地带。味甘、咸，性温，入肾、肝经。功能补肾壮阳，舒筋活络，止血，催产。主治肾虚阳痿，腰脊酸痛，跌打损伤，瘿瘤瘰病，难产，外伤出血等症，也试用于乳腺癌。用量 3～9 克。煎服或制成散剂。本品与猪瘦肉煮汤服食，治颈淋巴结结核。现代研究，其浸出液对实验动物离体子宫有兴奋作用，且持续时间长。

【刀豆】 中药。见《救荒本草》。又名挟剑豆，刀豆子、大弋豆、大刀豆、关刀豆、豆科植物刀豆的种子。我国长江流域及南方各省均有栽培。味甘，性温，入胃、大肠经。功能温中下气，益肾补元。主治虚寒呃逆，呕吐，腹胀，肾虚腰痛，痰喘等症。用量 10～15 克。煎服，可制成药膳菜肴。如“干煸刀豆”“刀豆腰子”“刀豆炒腰片”等。刀豆内含尿素酶、血球凝集素、刀豆氨酸，嫩豆中尚能分离出刀豆赤霉素 I 和 II。其他成分为淀粉、蛋白质、脂肪等。

【刀豆壳】 中药。见《医林纂要》。豆科植物刀豆的果壳。原植物分布见“刀豆”条。味甘，性平。功能和中下气，散瘀活血。主治反胃，呃逆，久痢，经闭，喉痹，喉癣。用量 10～15 克。煎汤服或制成药膳，如“刀豆荚饭”上屉蒸熟，醮糖食，可治久痢。

【刀豆根】 中药。见《本草纲目拾遗》。豆科植物刀豆根。原植物分布见“刀豆”条。味苦，性温。主治头风，风湿腰脊痛，疝气，久痢，经闭，跌打损伤。用量 10～15 克。内服煎汤，外用捣敷，也可制成茶饮，如“刀豆根茶”。

【三七】中药。见《本草纲目》。又名山漆、金不换、血参、田七、田漆。五加科植物参三七的根。原植物分布于广西、云南等地。味甘、微苦，性温，入肝、胃、大肠经。功能止血，散瘀，消肿，定痛。主治吐血，咳血，衄血，便血，血痢，崩漏，癥瘕，产后血晕，恶露不下，跌扑瘀血，外伤出血，痈肿疼痛。用量5～10克。煎服、浸酒饮用或做菜食用，如“三七酒”“三七蒸鸡”等，本品含皂甙、五加皂甙A、五加皂甙B和葡萄糖。有止血、抑菌等作用。

【三索锦蛇】又名三索线、广蛇。游蛇科动物三索锦蛇的肉。原动物分布于广东、广西、云南、福建等地。可入药（见《中国药用动物志》）。功能祛风胜湿，舒筋活络。主治风湿痹症，四肢麻木。用量3～6克，水煎服。也可浸酒饮用，如“五蛇酒”“三蛇酒”等。是著名的食用蛇种。肉中含蛋白质、肽类、氨基酸、脂肪。

【三线闭壳龟】又名红肚龟、金头龟、金线龟、三棱闭壳龟。龟科动物三线闭壳龟的肉。原动物分布于广东、广西、福建、海南等地。可入药（见《经济两栖爬行动物》）。功能滋补强身，祛风除湿。主治身体虚弱，气短乏力，风湿痹痛。煮食或配制药膳，如“虫草炖金线龟”。肉中含蛋白质、脂肪、钙、磷、铁及维生素A、维生素B_1、维生素B_2等。

【干姜】中药。见《神农本草经》。又名干生姜、均姜、白姜。姜科植物姜的干燥根茎。原植物分布见“生姜”条。味辛、性热，入脾、胃、肾经。功能温中，回阳，温肺化痰。主治心腹冷痛，吐泻，肢冷脉微，寒饮喘咳，风寒湿痹等症。用量1.5～5克，内服煎汤。制成药膳食用，如“干姜粥”。本品含有挥发油，其中有姜烯、水芹烯、姜烯酮、姜辣素、姜酮、龙脑、姜醇、柠檬醛等成分。

【土瓜】中药。见《滇南本草》。又名土蛋、滇土瓜、山土瓜。旋花科植物土瓜的块根。原植物分布于云南、贵州等地。味甘，性平，入脾、胃经。功能清肝利胆，润肺止咳。主治黄疸，慢性肝炎，肺热咳嗽，下血，乳少，带下，小儿疳积。用量12～15克，煎汤服。也可生食或浸酒饮用，如“土瓜根酒”。

【土附】又名土部、蒲鱼、鲋鱼、菜花鱼、土鲋等。塘鳢科动物塘鲤鱼的全体。原动物分布于江苏、福建、浙江、安徽、湖北等地。可入药（见《本草纲目拾遗》）。味甘，性温。功能暖胃消食，补虚扶弱。主治胃寒呕吐，噎膈，水肿湿气，疮疡疖肿等症。肉中含蛋白质、脂肪、碳水化合物、钙、磷、铁等。

【土附子】塘鳢科动物塘鳢鱼的卵子。原动物分布见“土附”条。可入药（见《本草纲目拾遗》）。功能助相火，暖腰肾。主治腰膝冷痛，大便溏泄等症。用烧酒醉食。

【土茯苓】中药。见《滇南本草》。又名草禹余粮、山猪粪、土苓、刺猪苓。百合科植物土茯苓（Smdaa glabra Roxb.）的根茎。原植物分布于安徽、江苏、浙江、福建、广东、广西、江西等地。味甘、淡，性平，入肝、胃经。功能解毒，祛湿，利关节。主治梅毒，淋浊，筋骨拘挛疼痛，脚气，疔疮，瘰疬，妇女白带过多等症。用量15～30克，煎汤服，也可配制药膳，如“土茯苓猪骨汤”“鲫鱼解毒汤”等。

【大麦】又名倮麦、麦、牟麦、饭麦、赤膊麦等。禾本科植物大麦的果实。全国各地均有栽培，可入药。味甘、咸，性凉，入脾、胃经。功能和胃，宽肠，利水。主治食滞泄泻，小便淋痛，水肿，烫火伤等症。用量30～60克，煎服，也可制成药膳如“大麦粥”“大麦汤”“大麦片粉”。药理研究证明，果实含尿囊素，可用于慢性骨髓炎的治疗。

【大枣】中药。见《神农本草经》。又名干枣、良枣、红枣、美枣、刺枣等。鼠李科植物枣的干燥成熟果实。原植物分布于河北、河南、山东、四川、贵州等地。味甘，性温，入脾、胃经。功能补中益气，养血安神。主治脾虚食少，乏力便溏，妇人脏躁等症。用量10～15克。水煎内服或制成药膳食用，如“大枣粥”。本品含有丰富的蛋白质、脂肪、粗纤维、糖类、有机酸、黏液质、维生素A、维生素B、维生素C、以及钙、磷、铁等成分。

【大蒜】中药。见《本草经集注》。又名胡蒜、葫、独蒜、独头蒜。百合科植物大蒜的鳞茎。全国各地均有栽培。味辛，性温，入脾、胃、肺经。功能健胃，消滞积，解毒，杀虫。主治饮食积滞，脘腹冷痛，泻痢，百日咳，痈疽肿毒，癣疮及蛇咬伤等症。用量6～15克。内服煎汤。也可生食或制成药膳食用，如“大蒜粥”。本品含有蛋白质、脂肪、碳水化合物、粗纤维、灰分、钙、磷、铁、维生素B_1、维生素B_2、尼克酸、维生素C等成分。其所含的挥发性物质、大蒜汁、大蒜浸出液及蒜素在试管内对多种致病菌有明显的抑菌或杀菌作用，对青霉素、链霉素、氯霉素及金霉素耐药的细菌仍敏感。对多种致病真菌也有抑制或杀灭作用。

【大飞扬】又名马鞍叶羊蹄甲、羊蹄藤、夜合叶，豆科植物马鞍叶羊蹄甲的枝叶或根。原植物分布于四川、湖北、广西、云南、贵州、陕西等地。可入药（见《广西中药志》）。味苦、涩，性平。功能清热，润肺，敛阴，安神，祛湿。主治百日咳，心悸，失眠，盗汗，遗精，瘰疬，湿疹等。用量15～30克。煎汤服、浸酒饮、炖肉食。

【大沙叶】茜草科植物大沙叶的茎叶。原植物分布于广西、广东等地。可入药（见《生草药性备要》）。味苦、辛，性寒。功能清热，解毒，活血，祛瘀。主治感冒发热，肝炎，跌打损伤，防治中暑。用量15～25克。水煎服、代茶饮。叶含黄酮甙、氨基酸、糖类、γ－谷甾醇等。

【大驳骨】又名大还魂、龙头草、大骨风、接骨木。爵床科植物鸭嘴花的枝叶。原植物分布于广东、广西等地。可入药（见《广西中药志》）。味辛，性温。功能活血散瘀，祛风除湿。主治风湿痹痛，损伤瘀血，月经不调等。用量10～30克。煎汤服、浸酒饮。

【大明虾】对虾科动物墨吉对虾的肉。原动物分布于广东、福建沿海。可入药（见《中国药用动物志》）。功能温补肾阳，补气健胃。主治肾虚腰疼，阳痿，遗精，脾胃虚弱，疮疡久不收口等症。用量25～50克。煎汤或煮食，亦可浸酒饮，如“对虾酒”。肉中含蛋白质、脂肪、胺类、钙、磷、铁、维生素A、维生素B_1、维生素B_2、药膳原料烟酸、维生素B_{12}、磷酸酯等。

【大乌泡根】又名乌泡。蔷薇科植物川莓的根叶。原植物分布于四川、贵州、湖北、西藏等地。可入药（见《分类草药性》）。味酸、咸，性平。功能凉血，活血。主治劳伤吐血，咳血，月经不调，骨折等。用量15～30克。煎汤服、浸酒饮、炖肉食。

【大母猪藤】又名野葡萄、绿叶扁担藤。葡萄科植物大叶乌蔹莓的根叶。原植物分布于四川、湖北、贵州、湖南、江西等地。可入药（见《四川常用中草药》）。味微苦，性平。功能祛风湿，通经络。主治牙痛，风湿性关节炎，无名肿毒。用量30～60克。煎汤服、浸酒饮、配制药膳，如“大母猪藤炖肉”。

【**大豆黄卷**】又名大豆卷、大豆蘖、黄卷、卷蘖、黄卷皮、豆蘖、黄豆卷。豆科植物大豆的种子（黑大豆）发芽后晒干而成。原植物分布见“黑大豆”条。全国各地均产。可入药（见《神农本草经》）。味甘，性平，入脾、胃经。功能清解表邪，分利湿热。主治湿温初起，湿热不化，汗少，胸痞，水肿胀满，小便不利，湿痹、筋挛，骨节烦痛等症。用量10～15克，煎服，也可制成药膳菜肴，如“大豆妙方”等。

【**大透骨消**】又名透骨消。杜鹃花科植物地檀香的根及叶。原植物分布于四川、云南、湖南等地。可入药（见《四川常用中草药》）。味苦、辛，性温，功能祛风湿。主治风湿瘫痪，冻疮。用量10～30克。煎汤服、浸酒饮。

【**大麻哈鱼**】又名大马哈、大发哈、孤东鱼、秋鲑。鲑科动物大麻哈鱼的肉。原动物分布于黑龙江、乌苏里江、松花江、图们江。可入药（见《中国经济动物志·淡水鱼类》）。味甘，性温，入脾、胃经。功能补虚，温胃，和中。主治形体羸瘦，水肿，消化不良，脘腹胀满，呕吐等症。煮食或配制药膳。鱼体大而肥，肉味鲜美，除鲜食外，盐渍、熏制更具有风味。鱼卵营养价值更高，为名贵食品。

【**大毛桐干根**】大戟科植物毛桐的根。原植物分布于云南等地。可入药（见《四川中药志》）。味微苦、甘，性平，无毒。治肺热吐血，五劳七伤及肺痨咳血。用量30～60克。煎汤服、与子公鸡炖服。

【**大叶千斤拔根**】又名天根不倒、千斤红。豆科植物大叶千斤拔的根。原植物分布于云南、四川、广东、广西、江西、福建等地。可入药（见《贵州民间药物》）。味甘，性温。功能祛风湿，舒筋活络，强腰壮骨。主治风湿骨痛，腰肌劳损，偏瘫，阳痿。用量30～60克。煎汤服，浸酒饮，配制药膳。

【**山药**】中药。见《侯宁极药谱》。又名薯芋、薯预、薯蓣、山芋、诸薯。薯蓣科植物薯蓣的块茎，原植物分布于河南、湖南、湖北、山西、江苏、浙江、贵州、四川等地。味甘，性平，入肺、脾、肾经。功能健脾、补肺、固肾、益精。主治脾虚泄泻，久痢、虚劳咳嗽、消渴、遗精、带下、小便频数。用量30～60克。煮汤饮用或清炖，如“滋粹饮”“归参山药猪腰”等。本品含皂甙、黏液质、胆碱、淀粉、糖蛋白、维生素C、止权素、多酚氧化酶与植酸。

【**山韭**】中药。见《本草拾遗》。又名藿、藿菜。百合科植物山韭的全草。原植物全国各地均有分布。味咸涩，性寒，无毒。功能益肾，去烦热。与鲫鱼煮作羹食用。

【**山楂**】中药。见《本草衍义补遗》。又名酸梅子、映山红果、赤瓜实、棠球子、山里果子。蔷薇科植物山里红或山里红的干燥成熟果实。原植物分布于东北、华北、陕西、山东、江苏等地。味酸、甘，性微温，入脾、胃、肝经。功能消食健胃，行气散瘀。主治肉食积滞，胃脘胀痛，泻痢腹痛，瘀血经闭，产后瘀阻，心腹刺痛，疝气疼痛，高血脂症。焦山楂消食导滞作用增强。用于肉食积滞，泻痢不爽。用量9～12克。煎汤服，生食，也可浸酒饮用，或制成药膳食用，如“山楂粥”。本品含有山楂酸、酒石酸、胡萝卜素、维生素B_1、维生素B_2、维生素C、黄酮类、内脂、糖类及甙类、菸酸、鞣质、蛋白质、脂肪、钙、铁、磷等。

【山羊肉】又名青羊肉、野羊肉、斑羚肉。牛科动物青羊的肉。原动物分布东北及内蒙古、河北、陕西、湖北、浙江、广东、广西、西藏、四川、云南等地。可入药（见《日用本草》）。味甘，性热。功能补虚助阳。主治虚劳内伤，筋骨痹弱，腰脊酸软，阳痿，带下，不孕等症，煮食或配制成药膳，如“羊肉猪蹄膏”“当归烧羊肉”等。

【山羊血】牛科动物青羊的血液。原动物分布见“山羊肉”条。可入药（见《本草汇言》）。味咸，性热。入心、肝经。功能活血，散瘀，通络，解毒。主治跌打损伤，筋骨疼痛，吐血，衄血，便血，尿血，痈肿等症。用量1～3克。研末酒化服用。阴虚血热者慎服。

【山羊角】中药。见《本草新编》。牛科动物青羊的角。味甘、性寒。功能镇静，退热，明目，止血。主治小儿惊痫，产后腹痛，痛经，头痛等症。用量3～6克。磨粉或烧焦研末冲服或配制药腊。

【山茱萸】中药。见《神农本草经》。又名鼠矢、山萸肉、实枣儿、阁枣、萸肉。山茱萸科植物山茱萸的果肉。原植物分布于陕西、河南、四川、山东、山西、安徽、浙江等地。味酸，性微湿，入肝、肾经。功能补肝肾，涩精气，固精，兴阳。主治腰膝酸痛，头晕目眩，耳鸣，遗精，阳痿，小便频数，自汗。用量5～10克。煎汤服。也可配制药膳，如“山萸肉粥”。果实含山茱萸甙、皂甙、鞣质、熊果酸、没食子酸、苹果酸及维生素A。果实煎剂在体外能抑制金黄色葡萄球菌的生长。

【山稔子】中药。见《生草药性备要》。又名豆稔干。桃金娘科植物桃金娘的果实。原植物分布于广东、广西、台湾、福建、云南、贵州、湖南等地。味甘，体涩，性平。功能养血，止血，涩肠，固精。主治血虚，吐血，久痢，脱肛，遗精，血崩，带下等症。用量5～15克，鲜品30～60克。煎服、浸酒、配制药膳，如“山稔子煲塘虱鱼”、“桃金娘煎鸡蛋”等。果实含黄酮甙、酚类、氨基酸、有机酸、糖类。

【山稔根】中药。见《生草药性备要》。又名豆稔根。桃金娘科植刎桃金娘的根。原植物分布见“山稔子”条。味甘、微酸，性平。功能祛风湿，止血，止痛。主治肝炎，血崩，胃脘痛，风湿性关节炎，疝气，烫伤。用量30～60克。煎服、炖肉服食，如“山稔根煲猪肉”“山稔根煲猪大肠”等。

【千斤拔】又名土黄鸡、老鼠尾、千斤吊、大力黄。豆科植物蔓性千斤拔的根。原植物分布于福建、台湾、广西、广东、湖北、贵州等地。可入药（见《植物名实图考》）。味甘、辛，性温。功能祛风，除湿，消瘀，解毒。主治风湿痹痛，慢性肾炎、跌打损伤，痈疮肿毒、黄疸等。用量15～30克。煎汤服、配制药膳食用，如“千斤拔煲猪脚”。

【川芎】中药。见《汤液本草》。又名鞠穷、芎藭、香果、胡劳、京芎。伞形科植物川芎的根茎。原植物分布于四川、贵州、云南等地。味辛，性温。入肝、胆经。功能行气开郁，祛风燥湿，活血止痛。主治风冷头痛眩晕，胁痛腹疼，寒痹筋挛，经闭，难产，产后瘀阻块痛。用量3～6克。煎服也可配于药膳之中，如“十全大补汤”“八宝鸡汤”。本品含挥发油，生物碱，酚性成分，内脂类。有镇静、降压、抗菌的作用。

【川贝母】中药。见《滇南本草》。又名虻、黄虻、苘、贝母、药实。百合科植物卷叶贝母、乌花贝母或棱砂贝母的鳞茎。原植物分布于青海、四川和云南交界处。味苦、甘，性凉，入肺经。功能润肺散结，止咳化痰。主治虚劳咳嗽，吐痰咯血，心胸郁结，肺痿，瘿瘤，瘰疬，喉痹，乳痛。用量3～10克。煎服或蒸熟服用，如“川贝蒸雪梨”。本品含川贝母碱、西贝母碱等。现代药理研究有降压作用。

【川黄柏】中药。见《配得本草》。又名灰皮柏、华黄柏。芸香科植物黄皮树及其变型变种的干燥树皮。原植物分布于四川、湖北、贵州、云南、江西、浙江等地。味苦，体滑，性寒，入肾、膀胱经。功能清热，燥湿。主治消渴，黄疸，带下，口舌生疮，疮疡肿毒等症。用量5～10克。煎汤或入丸散，也可配成药酒，如固春酒。树皮含小檗碱、木兰花碱、黄柏碱、掌叶防己碱等多种生物碱及甾醇、内脂等。药理实验证明，有抗菌、降压等作用。

【川楝子】中药。见《本草正》。又名金铃子、楝实、苦楝子。楝科植物川楝的果实。原植物分布于四川、湖南、湖北、河南、贵州等地。味苦，性寒，入肝、胃、小肠经。功能清泻肝火，除湿止痛，杀虫。主治胁肋胀痛，疝痛，虫积腹痛，头部疥癣等。用量5～10克。水煎服或入丸散。《饮膳正要》“茴香汤”含有本品。果实有毒，不可过量。本品含川楝素，是驱除蛔虫的有效成分；果实对金黄色葡萄球菌有抑菌作用。

【女贞子】中药。见《本草正》。又名女贞实、冬青子、白蜡树子、鼠梓子。木犀科植物女贞的果实。原植物华东、华南、西南、华中等地均有分布。味苦、甘，性平，入肝、肾经。功能补肝肾，强腰膝，养血明目。主治腰膝酸软，头晕耳鸣，目花，须发早白，便血，尿血，老人大便虚秘。用量5～10克。内服煎汤或配制药膳，如“女贞子桑椹煎”。果实含齐墩果酸、甘露醇、硬脂酸、亚油酸。齐墩果酸有一定的强心、利尿作用，甘露醇有缓下作用。

【女贞皮】中药。见《本草图经》。又名女贞树皮。木犀科植物女贞的树皮。原植物分布见“女贞子”条。功能补肝肾，强筋壮骨。主治肾虚腰膝酸软等症。适量浸酒饮用，如“女贞皮酒。”

【女贞根】中药。见《重新草药》。木犀科植物女贞的根。原植物分布见“女贞子”条。味苦，性平，无毒。功能散气血，止气痛。主治齁病，咳嗽，白带。适量浸酒饮或炖服，如本品与五花肉炖早晚分服治盐齁、乳齁。

【小麦】又名赫。禾本科植物小麦的种子或其面粉。原植物全国各地均有栽培。可入药（见《本草经集注》）。味甘，性凉，入脾、心、肾经。功能养心，益肾，除热，止渴。主治脏躁，泄利，痈肿，外伤出血，烫伤等症。用量30～60克，煎服或煮粥，如“甘麦大枣汤”“小麦粥”“小麦饭”等。现代研究，种子主要含淀粉、蛋白质、糖类、糊精、脂肪、粗纤维及少量的谷甾醇、卵磷脂、尿囊素、精氨酸、淀粉酶、麦芽糖酶、蛋白酶、维生素B等。

【小蒜】中药。见《本草经集注》。又名卵蒜、茆蒜、蒜、夏蒜。百合科植物小蒜的鳞茎。原植物我国各地都有分布。味辛，性温，入脾、胃经。功能温中下气，消谷，杀虫。主治吐泻，心腹胀痛，疔疮肿毒，毒虫咬伤等症。用量5～10克，内服煎汤。亦可生食，或用酽醋煮服。本品含有大蒜糖，主要由果糖组成；另含烯丙基硫化合物等成分。

【小蓟】中药。见《本草经集注》。又名猫蓟，青刺蓟、刺蓟茶、刺儿菜，枪刀菜。菊科植物小蓟的全草或根。味甘，性凉，入肝、脾经。功能凉血，祛瘀，止血。主治吐血，衄血，尿血，血淋，便血，血崩，急性传染性肝炎，创伤出血，疔疮，痈毒。用量5～10克，内服煎汤。或捣汁，研末，也可泡茶饮用，如“小蓟根茶”。本品含生物碱、皂甙等。具有止血、抗菌等临床药理作用。

【小麦麸】又名麸皮。禾本科植物小麦磨取面粉后筛下的种皮。原植物分布见“小麦”条。可入药（见《本草拾遗》)。味甘，性凉。主治虚汗，盗汗，泄利，糖尿病，口腔炎，热疮，折伤，风湿痹痛，脚气等症。可制成药膳食如“麦麸汤圆”“麦麸拌红糖”等。

【马心】马科动物马的心脏。原动物分布见“马肉”条。可入药（见《名医别录》)。主治头昏多忘，癫痫等症。每服5～10克。泻痢者不得服。

【马兰】中药。见《本草拾遗》。又名紫菊、阶前菊，鸡儿肠，马兰头，竹节草。菊科植物马兰的全草及根。原植物分布于全国大部分地区。味辛，性凉，入阳明血分、肺、肝经。功能凉血，清热，利湿，解毒。主治吐血，血痢，创伤出血，疟疾，黄疸，水肿，淋浊，咽痛，喉痹，痔疮，痈肿，丹毒，蛇咬伤。用量10～20克（鲜用30～60克）煎服或配制药膳，如“长寿马兰头”“马兰炖猪心肺”等。

【马肉】马科动物马的肉。原动物全国各地均有饲养。可入药（见《名医别录》)。味甘、酸，性寒。功能除热下气，长筋骨，强腰膝，补肝肾。主治筋骨虚弱，腰腿沉重，寒热痿痹等症。本品肉质较粗，宜煮烂熟食。脾胃虚寒下利者慎食，忌苍耳、生姜。

【马乳】马科动物马的乳汁。原动物分布见“马肉”条。可入药（见《本草经集注》)。味甘，性凉。功能补血润燥，清热止渴。主治血虚烦热，虚劳骨蒸，消渴，牙疳等症。煮沸后饮。现代研究：马乳主要含蛋白质、脂肪、碳水化合物、灰分等。

【马刀肉】竹蛏科动物长竹蛏的肉。原动物分布于渤海、黄海、南海的浅海地带。可入药（见《本草纲药膳原料目》)。味甘，性寒。功能明目，解热，止渴，解酒毒。主治目赤，烦热，口渴，痔瘘，妇女劳损下血等症。适量煮食。

【马齿苋】中药。见《本草经集注》。又名马齿菜、五行草、长命菜、安乐茶、酱瓣豆草。马齿苋科植物马齿苋的全草。原植物分布于全国各地。味酸，性寒，入大肠、肝、脾经。功能清热利湿，散血消肿，凉血解毒。主治热痢脓血，热淋，痈肿恶疮，丹毒，瘰疬。用量9～15克。可与粳米或大米同煮为粥，如“马齿苋粥”。本品含大量去甲基肾上腺素和多量钾盐，还含蛋白质、维生素和糖类等。药理实验证明，对痢疾杆菌有杀灭作用，对实验动物子宫呈兴奋作用，抑制离体小肠运动。

【马面鲀】又名橡皮鱼、马面鱼、剥皮鱼、羊鱼、面包鱼。单棘鲀科动物马面鲀的肉或全体。原动物分布于渤海、黄海、东海及南海。可入药（见《杏林春满集》)。味甘，性平，入脾胃经。功能健脾消食，清热止血。主治脾胃虚弱，食不易消，乳痈及消化道出血。用量100～200克。煮食或配制药膳食用。鱼肉细嫩，含蛋白质、脂肪、磷、铁、钙、肌动球蛋白；可食部分蛋白质含量高于黄鳝、带鱼、黄鱼。

【马鞭草】中药。见《名医别录》。又名风颈草，紫顶龙芽，铁马鞭，狗牙草。马鞭草科植物马鞭草的全草或带根全草。原植物分布于全国各地。味苦，性凉，入肝、脾经。功能清热解毒，活血散瘀，利水消肿。主治外感发热，湿热黄疸，水肿，痢疾，疟疾，白喉，喉痹，淋病，经闭，癥瘕，痈肿疮毒，牙疳。用量5～30克。煎汤内服，或入丸、散剂，也可泡茶饮用，如“马鞭草茶”。全草含马鞭草甙、鞣质、挥发油，根和茎中含水苏糖，叶中含腺甙和β－胡萝卜素。具有消炎止痛、止血、抗菌等临床药理作用。孕妇慎服。

【王瓜】中药。见《神农本草经》。又名土瓜、马雹儿、刀剥儿、刀爬儿、公公须。葫芦科植物王瓜的果实。原植物分布于江苏、浙江、湖北、四川、台湾等地。味甘，性寒。入心、肾经。功能清热，生津，消瘀，通乳。主治消渴，黄疸，噎膈反胃，经闭，乳汁滞少，痈肿，慢性咽喉炎。内服烧存性研末入丸、散，也可泡酒饮用，如“王瓜酒”。本品含β－胡萝卜素、番茄烃、豆甾烯－7－醇和α－菠菜甾醇。叶中还含有山柰甙。

【王不留行】中药。见《神农本草经》。又名不留行、王不流行、禁宫花、剪金花，金盏银台。石竹科植物麦蓝菜的种子。除华南以外，原植物全国各地均有分布。味苦，性平，入肝、胃经。功能行血通经，催产下乳，消肿敛疮。主治妇女经闭，乳汁不通，难产，血淋，痈肿，金疮出血。用量5～10克。内服煎汤，或入丸、散，也可制成药膳食用，如“王不留行炖猪蹄”。种子中含有多种皂甙、脂肪、蛋白质、淀粉等。

【天麻】中药。见《雷公炮炙论》。又名鬼督邮、明天麻、水洋芋、冬彭。兰科植物天麻的根茎。原植物分布于吉林、辽宁、河北、河南、安徽、湖北、四川、云南、陕西、西藏等地。味甘，性平，入肝经。功能息风，定惊，祛风湿，止痹痛。主治眩晕眼黑，头风头痛，肢体麻木，半身不遂，小儿惊痫动风，风湿痹痛。用量5～10克。可烧菜或浸酒饮用，如“天麻炖甲鱼”“天麻炖猪脑”“天麻酒”等。本品含香英兰醇、香英兰醛、维生素A、甙、生物碱、黏液质等。有镇痛、抗惊厥的作用。

【天门冬】中药。见《神农本草经》。又名大当门根、天冬。百合科植物天门冬的根。原植物分布于贵州、四川、广西、浙江、云南、陕西、甘肃、安徽、湖北、湖南、江西等地。味甘、苦，性寒，入肺、肾经。功能滋阴，润燥，清肺，降火。主治阴虚发热，咳嗽吐血，肺痿，肺痈，咽喉肿痛，消渴，便秘。用量6～25克。浸酒饮用或煮粥、炖肉食用，如“天门冬酒”“天门冬粥”“天冬炖肉”。本品含天门冬素、黏液质，α－谷甾醇及5－甲氧基甲基糠醛，甾体皂甙。有抗菌、抗肿瘤及杀灭蚊、蝇的作用。

【天仙藤】中药。见《本草图经》。又名都淋藤、马兜铃藤、兜铃苗、长痧藤、香藤。马兜铃科植物马兜铃的茎叶。原植物分布于浙江、江苏、湖北、河北、陕西、江西、河南等地。味苦，性温，入肝、脾、肾经。功能行气活血，化湿止痛。主治胃痛，疝气痛，妊娠水肿，产后血气腹痛，风湿疼痛。用量5～10克。内服煎汤，或入散剂，外用煎水洗或捣烂敷。也可配制药酒饮用，如“二藤酒”。

【天花粉】中药。见《雷公炮炙论》。又名栝蒌根、蒌根、白药、花粉。葫芦科植物栝楼的根。原植物全国大部分地区均产。味甘、苦、酸，性凉，入肺、胃经。功能生津，止渴，降火润燥，排脓，消肿。主治热病口渴，消渴，黄疸，肺燥，咳血，痈肿，痔瘘等症。用量10～12克。与粳米煮粥食用。如“天花粉粥”。本品含多量淀粉及皂甙，并含一种蛋白质名“天花粉蛋白”，又含多种氨基酸，如丝氨酸、精氨酸、谷氨酸、天冬氨酸等。有中程引产、降血糖等药理作用。

【无灰酒】药膳原料。指不含石灰的酒。古代酿酒时为了防腐，往往加入石灰；酿造时不加石灰的酒则称为“无灰酒”。现可用白酒代替。

【无花果】中药。见《救荒本草》。又名天生子、蜜果、文仙果。桑科植物无花果的花托。原植物各地均有栽培。味甘，性平，入肺、脾、胃、大肠经。功能健胃，清肠，消肿，解毒。主治肠炎，痢疾，便秘，痔疮，咽喉肿痛，食欲不振，咳嗽痰多等。用量30~60克。煎汤服。鲜食、配制药膳，如“无花果炖猪蹄”“无花果炖猪肠”“蜜饯无花果”等。无花果含丰富的营养成分，可供食用。干果的水提取物经活性炭、丙酮处理后有抗艾氏肉瘤作用，其石油醚、乙醚提取物对实验动物有降压作用。

【无患树蔃】无患子科植物无患树的根。原植物分布见“无患子中仁”条。可入药（见《岭南采药录》）。主治外感发热，咳嗽，吐血，白浊，白带。用量15~30克。煎汤服，与鸡煮食或与猪骨煮汤。

【无患子中仁】无患子科植物无患树的种仁。原植物分布安徽、江苏、浙江、江西、湖北、湖南等地。可入药，（见《本草拾遗》）。味辛，性平。功能消积，辟恶气。主治腑积，蛔虫病，腹中胀气，口臭等。煨食、与猪肝蒸食。

【木瓜】中药。见《雷公炮炙论》。又名木瓜实、铁脚梨、贴梗海棠、皱皮木瓜、宣木瓜等。蔷薇科植物贴梗海棠的果实。原植物分布于安徽、浙江、湖北、四川等地，湖南、福建、河南、陕西、江苏亦有分布。味酸，性温，入肝、脾经。功能平肝舒筋，和胃化湿。主治湿痹拘挛，腰膝关节酸重疼痛，吐泻转筋，脚气水肿等症。用量6~9克。水煎内服或制成药膳菜肴食用，如“木瓜烧带鱼”。本品含有皂甙、黄酮甙、苹果酸、酒石酸、柠檬酸、维生素C、苹果胶等成分。

【木耳】又名檽、树鸡、黑木耳、木蛾。木耳科植物木耳的子实体。原植物分布于四川、福建、江苏等地。可入药（见《神农本草经》）。味甘，性平，入胃、大肠经。功能凉血，止血，补气耐饥。主治肠风下血，血痢，血淋，崩漏，高血压病。用量10~30克。煎汤服或配制药膳。如“木耳粥”“木耳红枣羹”等。木耳每500克含蛋白质53克，糖325克，钙1385毫克，磷1005毫克，铁925毫克，胡萝卜素0.15毫克，维生素$B_1$17.35毫克，维生素$B_2$72.75毫克，尼克酸13.5毫克。干木耳所含磷脂为卵磷脂，脑磷脂、鞘磷脂。

【木香】中药。见《神农本草经》。又名蜜香、青木香、五木香、南木香、广木香。菊科植物云木香、越西木香或川木香的根。云木香云南、广西、四川等地有栽培，越西木香分布于四川西部，川木香分布于四川两部和西藏。味辛、苦，性温。功能行气止痛，温中和胃。主治胸胁胀痛，胃寒呕吐，泄泻，痢疾，里急后重，疝气等，用量1.5~5克。可与黄连装入猪大肠内共炖，如“木香黄连炖大肠”。本品含挥发油、豆醇、树脂、菊糖、木香碱等，具有解痉、降压、抗菌作用。

【木贼】中药。见《嘉祐本草》。又名木贼草、锉草、节节草、节骨草、无心草。木贼科植物木贼的全草。原植物分布于黑龙江、吉林、辽宁、河北、四川、贵州、云南、陕西、甘肃、内蒙古、新疆等地。味甘、苦，性平，入肺、肝、胆经。功能疏风散热，解肌退翳。主治目生云翳，迎风流泪，肠风下血，血痢，疟疾，喉痛，痈肿。用量3~10克。可与羊肝蒸食，如“木贼蒸羊肝”。本品含大间荆碱、二甲砜，胸腺嘧啶，阿魏酸，咖啡酸、香荚兰醛、对~羟基苯甲醛、磷酸盐、二氧化硅、硅酸盐、树脂、葡萄糖、果糖。

【木通】中药。见《食疗本草》。又名通草、王翁、万年藤、乌覆。木通科植物白木通或三叶木通、木通的木质茎。前者原植物分布于江苏、浙江、江西、广西、广东、湖南、湖北、山西、陕西、四川、云南等地，后两者原植物河南、安徽、湖北、陕西、山东等地有分布。味苦、性凉，入心、小肠、膀胱经。功能利水，通淋，泻火、下乳。主治小便涩赤，淋浊，水肿，乳汁不通等症。用量3～6克。煎服、入丸散、配制药膳，如“木通粥”。药理实验证明，木通酊剂有显著利尿作用，煎剂对多种致病真菌有不同程度的抑制作用。

【木天蓼】中药。见《新修本草》。又名天蓼、天蓼木、葛枣、马枣子。猕猴桃科植物木天蓼的枝叶。原植物分布东北、山东、陕西、湖南、湖北、四川等地。味辛、苦，性温。功能祛风，消积。主治麻风，癥瘕积聚，中风半身不遂，久痢等症。用量20～30克。煎汤服、酿酒饮或煮粥服食，如“天蓼粥”。叶含猕猴桃碱、木天蓼内脂、木天蓼醇等。本品有小毒，用量不宜过大。

【木棉花】木棉科植物木棉的花。原植物分布于广东、广西、福建、台湾、云南等地。可入药（见《生草药性备要》）。味甘，性凉，入胃、大肠经。功能清热、利湿、解毒，止血。主治泄泻，痢疾，血崩，外伤出血。用量5～10克。煎汤服或配制糖水饮用，如“木棉花糖水”。

【木槿花】中药。见《日华子本草》。又名朝开暮落花、喇叭花、白玉花、白面花、灯盏花。锦葵科植物木槿的花。原植物分布于江苏、湖北、四川、河南、河北、陕西等地。味甘、苦，性凉，入脾、肺经。功能清热，利湿，凉血。主治肠风，赤白痢疾，白带等。用量3～10克。以面饼蘸花末食，或与山鸦雀煮食。

【木槿根】中药。见《本草纲目》。又名藩篱草根。锦葵科植物木槿的根。原植物分布见“木槿花”条。味甘，性平，体滑。功能清热解毒，消肿，利湿。主治肺痈，肠痈，肠风下血，痔疮肿痛，白带，消渴等症。用量30～60克（鲜品）。煎汤代茶饮或装入公鸡腹内炖2小时，吃肉饮汁。

【木馒头】中药。见《本草纲目》。又名鬼馒头、木莲、凉粉果、文头果、糖馒头。桑科植物薜荔的干燥花序托。原植物分布于江苏、四川、广东、广西等。味甘，性平，入膀胱、胃经。功能通乳，利湿，活血，消肿，固精，壮阳。主治乳汁不下，遗精，阳痿，淋浊，久痢，肠风下血，痈肿。用量5～15克。煎汤、入丸散服，配制药膳，如“木馒头煲猪蹄”。

【木蝴蝶】中药。见《本草纲目拾遗》。又名玉蝴蝶、云故纸、千张纸、海船皮、白玉纸。紫葳科植物木蝴蝶的种子。原植物分布于福建、广东、广西、云南、四川、贵州等地。味苦，性寒，入肺、肝经。功能止咳，疏肝，和胃，生肌。主治咳，喉痹，失音，肝胃气痛，疮口不敛等症。用量5～10克。内服煎汤或制成药茶，如“木蝴蝶茶”。种子含脂肪油、黄芩甙元、特土甙、木蝴蝶甙A、木蝴蝶甙B等成分。

【木芙蓉叶】中药。见《本草纲目》。又名拒霜叶、芙蓉花叶、铁箍散。锦葵科植物木芙蓉的叶。原植物分布见“木芙蓉花”条。味辛，性平，入肺、肝经。功能凉血，解毒，止痛，消肿。主治痈疽焮肿，烫伤，目赤肿痛，跌打损伤，肺热咳嗽，缠身蛇丹等症。研末调敷或捣敷；以鱼鲊蘸叶末食治久咳。叶含黄酮甙、酚类、氨基酸、鞣质、还原糖等成分。

【木芙蓉花】中药。见《本草纲目》。又名芙蓉花、地芙蓉花、七星花、霜降花、锦葵科植物木芙蓉的花。原植物全国大部分地区均有分布。味辛，性平，入肺经。功能清热，解毒，凉血，消肿。主治肺热咳嗽，吐血，痈肿疔疮，崩漏，白带等。用量6~12克（鲜用30~60克）。煎服或与食物共煮服食，如加鹿衔草、猪心肺炖服治虚痨咳嗽。

【五加叶】中药。见《日华子本草》。又名五加蕻。五加科植物无梗五加或刺五加等的叶。原植物分布见“五加皮”条。功能祛风，活血，消肿。主治风疹，跌打损伤。适量作蔬菜食。无梗五加的叶含强心甙、挥发油、皂甙；刺五加的叶含多种刺木骨甙。

【五加皮】中药。见《神农本草经》。五加科植物五加、无梗五加、刺五加、糙叶五加及轮伞五加的根皮。五加又称五花、白刺、老虎獠，分布陕西、河南、山东、江苏、江西、湖南、湖北、浙江、四川；无梗五加分布东北、华北、刺五加分布东北、河北、陕西；糙叶五加分布河北、河南、陕西、甘肃、四川、湖南、湖北；轮伞五加分布于西藏等地。味辛，性温，入肝、肾经。功能祛风湿，强筋骨，散瘀血。主治风湿痹痛，筋脉拘挛，腰膝酸痛，阳痿，水肿，跌打损伤，疮疽肿毒等症。用量5~10克。水煎服或浸酒饮，如“五加皮酒”。药理实验表明，刺五加能增强机体抗病能力；对放射性损伤有保护作用，尚可降低血糖，用于糖尿病患者；可减轻考的松引起的肾上腺皮质萎缩，降低基础代谢；应激作用强于人参甙。无梗五加有抗关节炎、镇痛、解热等作用。

【五加芽】中药。见《宫廷颐养与食疗粥谱》。五加科植物五加的嫩芽。原植物分布见“五加皮”条。功能疏散风热，明目止渴。主治风热上攻所引起的头昏眼花，口渴咽干等，煎服或配制药膳，如“五加芽粥”。

【五味子】中药。见《神农本草经》。又名藻、玄及、会及、五梅子。木兰科植物五味子的果实。原植物分布于辽宁、吉林、黑龙江、河北等地。味酸，性温，入肺、肾经。功能敛肺，滋肾，生津，敛汗，涩精。主治肺虚喘咳，口干作渴，药膳原料自汗，盗汗，劳伤羸瘦，梦遗滑精，久泻久痢。用量3~10克。可浸酒饮用或与蜜糖共炖，如“五味子酒”“五味子炖蜜糖”。本品含挥发油、柠檬酸、苹果酸及酒石酸、单糖、树脂等。有调整降压与适应原样的药理作用。此外，对中枢神经系统及呼吸系统均有兴奋作用，能改善人的智力活动，提高工作效率。

【五倍子】中药。见《本草拾遗》。又名百虫仓、木附子。倍蚜科昆虫角倍蚜或倍蛋蚜在其寄主盐肤木、青麸杨或红麸杨等树上的虫瘿。原植物分布于四川、贵州、云南、陕西、湖北、广西等地。味酸，性平，入肺、胃、大肠经。功能敛肺，涩肠，止汗，止遗。主治肺虚久咳，久泻，久痢，自汗，盗汗，遗精等症。用量1.5~5克。入丸散，如“五倍子散”。

【太子参】中药。见《本草从新》。又名孩儿参、童参。石竹科植物异叶假繁缕块根。原植物分布于江苏、山东及安徽等地。味甘、苦，性微温，入心、脾、肺经。功能补肺，健脾。主治肺虚咳嗽，脾虚食少，心悸自汗，精神疲乏等症。用量6~12克。煎汤服，可与鸡或鸭肉共炖，如“太子鸡”。

【太白花】中药。见《陕西中草药》。石蕊科植物雀儿石蕊的枝状体。原植物分布于黑龙江、吉林、辽宁、四川、云南、新疆、内蒙古、陕西等地。性平，味淡。功能平肝，健胃，调经，止血。主治高血压症，头晕目眩，偏头痛，目疾，虚劳，鼻衄，白带，月经不调。用量10~15克。内服煎汤，也可泡茶饮用，如“太白花茶”。本品含无羁萜、珠光酸、岩衣酸、松萝酸。药理实验证明，松萝酸有抗菌作用，特别是抗结核杆菌作用。

【车前】中药。见《四声本草》。又名当道、牛舌草、丰轮莱、七星草等。车前科植物车前及平车前全株。原植物分布于全国各地。味甘，性寒，入肺、脾、肝经。功能利水，清热，明目，祛痰。主治小便不通，淋浊，带下，尿血，黄疸，水肿，热痢，泄泻，鼻衄，目赤肿痛，喉痹乳蛾，咳嗽，皮肤溃疡。用量10~15克。可与粳米煮粥食用，如“车前叶粥”。车前全草含桃汁珊瑚甙、车前甙、熊果酸及甾醇酯、维生素B_1、维生素C等成分。有祛痰、抗菌等作用。

【车前子】中药。见《神农本草经》。又名车前实、虾蟆衣子、猪耳朵穗子、凤眼前仁。车前草科植物车前或平车前的种子。原植物分布见“车前”条。味甘，性寒，入肾、膀胱经。功能利水，清热，明目，祛痰。主治小便不通，淋浊，带下，尿血，暑湿泻痢，咳嗽多痰，湿痹，目赤障翳。用量5~10克。可煎汤内服，或入丸、散，也可制成药茶、药酒或膳食，如“车前子茶”“车前子酒”“车前子粥”等。种子含多量黏液，琥珀酸、腺嘌呤、胆碱等。有利尿作用。

【牙鲆】又名比目鱼、偏口、左口，鞋底鱼。鲆科动物牙鲆的肉。原动物分布于沿海地带。可入药（见《食疗本草》）。味甘、咸，性平。功能补虚，解毒。主治体虚乏力，食鲀鱼中毒，腹痛吐泻。煮食或配成药膳服食。肉味鲜美，富含蛋白质、脂肪、糖类、钙、磷、维生素B_1、维生素B_2、烟酸等。

【瓦松】中药。见《新修本草》。又名昨叶荷草、厘上无根草、瓦塔、天蓬草等。景天科植物瓦松或晚红瓦松的全草。原植物分布于辽药膳原料宁、江苏、浙江等地。味酸、苦，性凉，入肝、肺经。功能清热解毒，止血，利湿，消肿。主治吐血，鼻衄，血痢，疟疾，痔疮，湿疹，痈毒，疔疮等症。用量15~30克。煎服或配制药膳食用，如“瓦松炖猪大肠”。

【瓦楞子】中药。见《本草拾遗》。又名蚶壳、瓦垄子、蚶子等、瓦垄哈皮。蚶科动物魁蚶、泥蚶或毛蚶的贝壳。原动物分布见“蚶”条。味甘、咸，性平，入肝、脾经。功能化痰，软坚，消积，散瘀，制酸，止痛。主治痰积，胃脘痛，吐酸，癥瘕，瘰疬，牙疳。现用于小儿佝偻病，肺结核，淋巴结核，胃及十二指肠溃疡等。用量10~15克。煎汤服、入丸散或配制药膳，如“瓦楞子蒸鸡肝”。

【牛肉】牛科动物黄牛或水牛的肉。原动物全国各地均有饲养。可入药（见《饮膳正要》）。味甘，性平，入脾、胃经。功能补脾胃，益气血，强筋骨。主治虚损羸瘦，消渴，脾弱不运，痞积，水肿，腰膝酸软等症。煮食或配制药膳。如“牛肉脯”“陈皮牛肉”“姜汁牛肉饭”等。现代研究，主要含蛋白质、脂肪、维生素B_1及维生素B_2、钙、磷、铁及少量胆甾醇。牛肉蛋白质所含必需氨基酸甚多，故其营养价值甚高。

【牛血】牛科动物黄牛或水牛的血。原动物分布见“牛肉”条。可入药（见《本草蒙筌》）。味咸，性平。功能理血，补中。主治便血，血痢，经闭，血虚羸瘦等症。煮食或配制成药膳。如“桃仁牛血羹”等。

【牛肝】牛科动物黄牛或水牛的肝脏。原动物分布见“牛肉”条。可入药（见《名医别录》）。味甘，性平。功能养血，补肝，明目。主治血虚萎黄，虚劳羸瘦，青盲，雀目等症。煮食或配制药膳，如“宁杞牛肝汤”“苍术牛肝汤”等。本品主要含蛋白质、碳水化合物、脂肪、钙、磷、铁、维生素 B_1、维生素 B_2、维生素 C、维生素 A 及尼克酸等。

【牛肚】牛科动物黄牛或水牛的胃。原动物分布见“牛肉”条。可入药（见《食疗本草》。味甘，性平。功能补虚，益脾胃。主治病后虚羸，气血不足，消渴，风眩等症。煮食或配制药膳。如“牛肚大米粥”“牛肚薏米汤”“生姜炖牛肚”等。牛肚含蛋白质、脂肪、灰分、钙、磷、铁、硫胺素、核黄素、尼克酸等。

【牛肾】牛科动物黄牛或水牛的肾。原动物分布见“牛肉”条。可入药（见《名医别录》）。味甘，性温。功能补肾气，益精。主治五劳七伤，阳痿气乏。《太平圣惠方》牛肾粥即以本品配阳起石、粳米煮作粥，空腹食。现代研究含蛋白质、碳水化合物，脂肪、灰分、钙、磷、铁、硫胺素、尼克酸、核黄素、维生素 C 及维生素 A 等。

【牛乳】牛科动物黄牛或水牛的乳汁。原动物分布见“牛肉”条。可入药（见《千金·食治》）。味甘，性平，入心、肺经。功能补虚损，益肺肾，生津润肠。主治虚弱劳损，反胃噎膈，消渴，便秘等。煮沸饮或配制药膳，“如韭菜牛乳饮”“姜汁牛奶”“姜韭牛奶羹”等。其化学成分主要是蛋白质、脂肪、碳水化合物、灰分、钙、磷、铁、硫胺素、核黄素、尼克酸、维生素 A 及维生素 C 等。

【牛筋】又名牛蹄筋。牛科动物黄牛水牛的蹄筋。原动物分布见“牛肉”条。可入药（见《饮膳正要》）。味甘，性平。功能补肝强筋，补血。主治筋骨痿弱乏力，血虚体弱等症。本品含有大量蛋白质，是上等药膳材料之一。可制成药膳。如“牛膝蹄筋”“血藤牛筋汤”“红枣牛筋汤”等。

【牛脾】牛科动物黄牛或水牛的脾脏。原动物分布见“牛肉”条。可入药（见《本草拾遗》）。味甘，微酸，性温。功能健脾消积。主治脾胃失健，消化不良，食积痞满及痔瘘。煮食。

【牛鼻】又名牛鼻肉。牛科动物黄牛或水牛的鼻肉。原动物分布见“牛肉”条。可入药（见《食疗本草》）。味甘，性温。功能滋阴，通乳。主治妇人无乳汁及消渴等症。煮食或作羹。

【牛膝】中药。见《神农本草经》。又名百倍、怀牛膝、鸡胶骨。苋科植物牛膝的根。原植物分布于山西、山东、江苏、安徽、江西、湖南、湖北、四川、云南、贵州等地。味甘、苦、酸，性平，入肝，肾经。功能散瘀血，消痈肿。主治淋证，尿血，经闭，难产，胞衣不下，产后瘀血腹痛，喉痹，痈肿，跌打损伤，腰膝骨痛、四肢拘挛，痿痹。熟用补肝肾，强筋骨。用量 10～15 克。煎服，浸酒与高粱米煮粥食。本品含三萜皂甙、钾盐、蜕皮甾酮和牛膝甾酮。有降压、止痛的药理作用。

【牛髓】牛科动物黄牛或水牛的骨髓。原动物分布见“牛肉”条。可入药（见《饮膳正要》）。味甘，性温，无毒，入心、脾经。功能润肺，补肾，填髓。主治虚痨羸瘦，精血亏损，泻痢，消渴，跌打损伤，手足皴裂等症。煎汤、熬膏或配制药膳如：“牛髓汤”“牛髓膏子”“虫草山药烧牛髓”。牛髓主要含蛋白质、脂肪、灰分、硫胺素、尼克酸等。近年来也用于风湿疼痛的治疗。

【牛蒡子】中药。见《本草图经》。又名恶实，鼠黏子、黍粘子、大力子、蝙蝠刺。菊科植物牛蒡的果实。原植物全国各地均有分布。味辛、苦，性凉，入肺、胃经。功能疏散风热，宣肺透疹，消肿解毒。

主治风热咳嗽，咽喉肿痛，斑疹不透，风疹作痒，痈肿疮毒。用量 5～10 克。煎汤肉服，或入丸散，或煎水含漱。也可制做成药膳食用，如“牛蒡子粥”。

【牛蒡根】中药。见《药性论》。又名恶实根、鼠黏根，牛菜。菊科植物牛蒡的根。味苦，性寒，入肺经。功能祛风热，消肿毒。主治风毒面肿，头晕，咽喉热肿，齿痛，咳嗽，消渴，痈疽疮疥。用量 5～15 克。煎汤服或配制药膳服用，如“牛蒡猪大肠汤”。本品含咖啡酸、绿原酸、异绿原酸、牛蒡酸及挥发酸、多种醛类物质。

【毛笋】又名茅竹笋、竹笋。禾本科植物毛竹的苗。原植物分布于长江流域及南方各地。可入药（见《本草纲目拾遗》）。味甘，性寒。功能舒郁，升清，降浊，消痰，透毒。主治痰热咳嗽，小儿痘疹不出等。煎汤服、配制药膳，如“竹笋米粥”。每 100 克可食部分中，含蛋白质 2.6 克，碳水化合物 7.0 克，磷 76 毫克，钙 10 毫克，铁 0.5 毫克。此外含有抗小白鼠艾氏癌和肉瘤 -180 作用的多糖类。

【毛冬青】中药。见《广西中草药》。又名乌尾丁、痈树、六目霜、细叶冬青、若用螺。冬青科植物毛冬青的根。原植物分布于广东、广西、安徽、福建、浙江、江西、台湾等地。味微苦甘，性平。功能清热解毒，活血通脉。主治风热感冒，肺热喘咳，喉头水肿，扁桃体炎，痢疾，冠心病，脑血管意外所致的偏瘫，血栓闭塞性脉管炎，丹毒，烫伤，中心性视网膜炎，葡萄膜炎，以及皮肤急性化脓性炎症。用量 30～60 克。煎汤内服，也可泡茶饮用，如“毛冬青茶”。根、皮含多黄酮类、酚性成分、甾醇、氨基酸、三萜。药理实验证明，有增加冠脉流量、降压、抗菌、镇咳、祛痰作用。

【升麻】中药。见《神农本草经》。又名周升麻、周麻、鸡骨升麻、鬼照升麻、绿升麻。毛茛科植物升麻、兴安升麻、三叶升麻的根茎。升麻分布于云南、贵州、四川、湖北、青海、甘肃、陕西、河北、河南、内蒙古、江苏等地；三叶升麻分布于黑龙江、吉林、辽宁等地。味甘、辛、微苦，性凉，入肺、脾、胃经。功能升阳，发表，透疹，解毒。主治时气疫疠，头痛寒热，喉痛，口疮，斑疹不透，中气下陷，久泻久痢，脱肛，妇女崩带，子宫下坠，痈肿疮毒。用量 15～30 克。煎汤服或配制药膳服食，如“升麻芝麻煲猪大肠”。本品含升麻碱、水扬酸、鞣质、树脂、咖啡酸、阿魏酸、生物碱、糖类等物质。有抗菌、降压、镇静等作用。

【长蛇鲻】又名大丁仔、沙棱、神仙棱、细鳞丁。狗母鱼科动物长蛇鲻的肉。原动物分布于沿海地带。肉可入药（见《中国有毒鱼类和药用鱼类》）。功能健脾益气，缩尿固精。主治小儿麻痹后遗症，遗尿，夜尿，遗精。用量 100～200 克。煮饭、煮粥食用或煮汤饮用。

【分心木】中药。见《山西中药志》。又名胡桃衣、胡桃夹、胡桃隔。胡桃科植物胡桃果核内的木质隔膜。原植物分布见“胡桃仁”条。味苦、涩，性平，无毒，入脾、肾经。功能固肾涩精。主治遗精滑泄，淋症，尿血，遗尿，崩中，带下，泻痢。用量 5～10 克。水煎服或配制药茶饮用，如“皇上一味秘精茶”。

【公鱼】又名工鱼、弓鱼。鲤科动物云南裂腹鱼的肉。原动物分布云南的洱海和澜沧江水系。可入药（见姚可成《食物本草》）。味甘，无毒。主治妇女劳损，崩漏，小儿痰热。用量 100～200 克。煮食或配制药膳。肉质肥嫩，味鲜美，含蛋白质、脂肪、磷脂及多种氨基酸。鱼卵含有毒素，不可食用。

【月见草】中药。见《贵州草药》。又名夜来香。柳叶菜科植物红萼月见草的根。原植物分布于全国各地。味甘，性温。功能强筋壮骨，祛风除湿。主治风湿痹痛。用量5～15克。可浸酒饮用。

【月季花】中药。见《本草纲目》。又名月月红、胜春、斗雪红、长春花。蔷薇科植物月季花半开放的花。原植物各地普遍栽培。味甘，性温，入肝经。功能活血，调经，消肿，解毒。主治月经不调，痛经，跌打损伤，痈疮肿毒等。用量3～6克。煎汤服、配制药酒，如"月季花酒"。

【月季花叶】蔷薇科植物月季花的叶。原植物分布见"月季花"条。可入药（见《湖南药物志》）。功能活血消肿。主治瘰疬，跌打损伤，血瘀肿痛。以本品配沉香等入大鲫鱼腹中，加酒、水煮熟食，治疗瘰疬未破溃。

【月季花根】又名月月开根、月月红根。蔷薇科植物月季花的根。原植物分布见"月季花"条。可入药，（见《闽东本草》）。味甘，性温。功能调经，涩精，止带。主治月经不调，遗精，带下。用量10～15克。煎汤服，配制药膳，如"月季花根炖猪肉"。

【丹参】中药。见《神农本草经》。又名赤参、木羊乳、逐马、山参、紫丹参。唇形科植物丹参的根。原植物分布于辽宁、河北、河南、山东、江苏、安徽、江西、湖北、四川、贵州、广西等地。味苦，性微温，入心、肝经。功能活血祛瘀，安神宁心，排脓，止痛。主治心绞痛，月经不调，痛经，血崩带下，癥瘕、积聚，瘀血腹痛，骨节疼痛，惊悸不眠、恶疮肿毒。用量5～10克。煎汤、浸酒或配制药膳食用，如"丹参田鸡汤""丹参酒"。本品含丹参酮、维生素E。有降压、降血脂、镇静、抗菌等药理作用。

【凤尾草】中药。见《植物名实图考》。又名井口边草、小金星凤尾、铁脚鸡、山鸡尾、井茜、井阑草、石长生。凤尾蕨科植物凤尾草的全草或根。原植物分布于云南、四川、广东、广西、湖南、江西、浙江、安徽、江苏、福建、台湾等地。味淡、微苦，性寒，入肾、胃、心、肝经。功能清热利湿，凉血药膳原料止血，消肿解毒。主治黄疸型肝炎，肠炎，菌痢，淋浊，带下，吐血，衄血，便血，尿血，扁桃体炎，腮腺炎，痈肿疮毒，湿疹。用量10～20克。煎汤内服，或研末捣汁饮，或捣敷煎水洗。也可泡茶饮用。如"小凤尾草茶"。全草含黄酮类、甾醇、氨基酸、内酯或酯类、酚类成分。

【凤凰衣】中药。见《名医别录》。又名凤凰退。鸡科动物鸡的卵壳内膜。原动物分布于全国各地。味淡，性平，入肺经。功能养阴，清肺。主治肺虚久咳，咽痛失音，瘰疬结核，溃疡不敛等症。用量5～15克。内服煎汤或入散剂。

【乌龟】又名水龟、草龟、元绪、金龟。龟科动物乌龟的肉。原动物分布于河北、河南、山东、江苏、安徽、广东、四川、云南等地。可入药（见《名医别录》）。味咸、甘，性平，入肺、大肠经。功能益阴，补血。主治虚劳发热，久嗽咯血，肠风痔血，四肢拘挛，老人多尿等。适量煎汤、煮食或配制药膳服食，如"清炖乌龟"。本品含蛋白质、脂肪、糖类、烟酸、维生素B_1、维生素B_2等成分。肉味鲜美，营养价值高，滋补作用强，常用于肺结核病的治疗。

【乌药】中药。见《本草拾遗》。又名旁其、矮樟、香味子树。樟科植物乌药的根。原植物分布于安徽、江苏、浙江、福建、广东、广西、湖南、湖北、台湾等地。味辛，性温，入脾、肺、肾、膀胱经。功能理气开郁，散寒，止痛。主治胸腹胀痛，宿食不消，寒疝，小便频数，白浊等症。用量5～10克。煎服、入丸散或配制药茶。如“甘露茶”。

【乌贼】 又名墨鱼、墨斗鱼、乌鲗。乌鲗科动物无针乌鲗或金乌鲗的肉。原动物沿海地带均有分布。可入药（见《名医别录》）。味咸，性平，无毒。功能益气，养血。主治血虚经闭，崩漏，为治血症要品。适量煮食或配制药膳服食，如“墨鱼炖鸡”。

【乌梅】 中药。见《本草经集注》。又名橘梅肉、梅实、春梅、熏梅。蔷薇科植物的干燥近成熟的果实。原植物分布于四川、浙江、福建、湖南、贵州、广东、湖北、云南、陕西、安徽、江苏、广，西、江西、河南等地。味酸、涩，性平，入肝、脾、肺、大肠经。功能敛肺，涩肠，生津，安蛔。主治肺虚久咳，久痢滑汤，虚热消渴，蛔厥呕吐腹痛，胆道蛔虫症等症。用量6～12克。水煎内服，或制成药膳食用，如“乌梅粥”。本品含有苹果酸、柠檬酸、琥珀酸等多样酸类物质以及谷甾醇、碳水化合物等成分。

【乌蛇】 中药。见《药性论》。又名黑花蛇、青蛇、乌龙蛇、剑脊蛇。游蛇科动物乌梢蛇除去内脏的全体。原动物分布于浙江、江苏、湖南、湖北、山西、河北等地。味甘、咸，性平，入肺、脾经。功能祛风胜湿，通经活络。主治风湿痹症，骨、关节结核，麻风，破伤风，小儿麻痹等。用量5～12克。煎服，入丸散或配制药膳，如“清炖乌蛇”。

【乌饭子】 又名乌饭果、米饭果、纯阳子、冷饮果。杜鹃花科植物乌鸦果的果实。原植物分布于云南、贵州等地。可入药（见《滇南本草》）。味甘、酸。功能强筋骨，益气力，固精，驻颜。主治肾虚，遗精，久泻，久痢，赤白带下，心悸，失眠，久咳。用量10～15克。煎汤服、浸酒饮，如“乌饭果酒”。果实含糖类、维生素C、游离酸等，可以食用。

【乌鱼蛋】 又名乌贼鱼卵。乌鲗科动物无针乌鲗或金乌鲗等的产卵腺。原动物分布见“乌贼”条。可入药（见《药性考》）。味咸，性平。功能补肾填精，开胃，利水。熟食补肾气，养精血。主治肾虚遗精，滑精。

【乌骨鸡】 又名乌鸡、药鸡、武山鸡、黑脚鸡、竹丝鸡。雉科动物乌骨鸡的肉或除去内脏的全体。原产江西，现其他地区亦有饲养。可入药（见《本草纲目》）。味甘，性平，入肝、肾经。功能补肝益肾，养阴退热。主治遗精，滑精，久泻，久痢，消渴，赤白带下，阴虚发热等症。内服适量。煮食或烧存性研末入丸散。亦可配制药膳，如“乌鸡酒”。

【乌贼鱼腹中墨】 乌鲗科动物无针乌鲗或金乌鲗等墨囊中的墨液。原动物分布见“乌贼”条。可入药（见《本草拾遗》）。主治血刺心痛。用量1～1.5克。研粉服或醋磨服。现用于功能性子宫出血及其他出血。

【火麻仁】 中药。见《日用本草》。又名麻子、麻子仁、大麻子、大麻仁。桑科植物大麻的种仁。原植物全国各地均有栽培。味甘，性平，入脾、胃、大肠经。功能润燥，滑肠，通淋，活血。主治肠燥便秘，消渴，通淋，内痹，痢疾，月经不调，疥疮，癣癞。用量10～12克。内服煎汤，也可配成膳食或泡酒饮用，如“大麻子酒”。大麻种子含脂肪油约30%，种仁中含植酸、钙、铁、镁。有降低血压作用。

【巴戟天】 中药。见《神农本草经》。又名巴戟、鸡肠风、兔子肠。茜草科植物巴戟天的根。分布于广东、广西、福建等地。味辛、甘，性温，入肝、肾经。功能补肾阳，壮筋骨，祛风湿。主治阳痿，小腹冷痛，小便不禁，子宫虚冷，风寒湿痹，腰膝酸痛。用量5～10克。煎服或浸酒饮用，如“巴戟酒”。本品含维生素C、糖类。

【水芹】 中药。见《千金翼本草》。又名水芹菜、野芹草、水英、楚葵。伞形科植物水芹的全草。原植物分布于河南、江苏、浙江、安徽、江西、湖北、湖南、四川、广东、广西等地。味甘、辛，性凉。功能清热，利水，止血，降压。主治暴热烦渴，水肿，黄疸，淋病，白带，乳糜尿，尿血，便血，高血压病等。用量30～60克，内服煎汤，生食或捣汁服。本品含挥发油，其中有α－蒎烯、蒎烯、月桂烯、异松油烯、苄醇等成分。

【水蛇】 中药。见《本草纲目》。又名公蛎蛇、泥蛇。游蛇科动物中国水蛇的肉。原动物分布于广东、广西、浙江、江西、江苏、湖北、福建、台湾等地。味咸，性寒，无毒。功能止渴，除烦，止痒。主治消渴，烦热，皮肤瘙痒等症。用量5～10克。可配制丸药，如“水蛇粟饭丸”。

【水晶鱼】 又名鳢鱼、小银鱼。银鱼科动物太湖短吻银鱼的全体。原动物分布于江苏太湖及长江中、下游的湖泊中。可入药（见姚可成《食物本草》）。味甘，性平。功能疏利肠胃，润肺止咳。主治腹胀肠鸣，呕吐，泄泻，干咳无痰。

【玉米须】 中药。见《四川中药志》。又名玉麦须、玉蜀黍蕊、棒子毛。禾本科植物玉蜀黍的花柱。原植物分布见“玉蜀黍”条。味甘，性平。功能利尿，泄热，平肝，利胆。主治肾炎水肿，脚气，黄疸型肝炎，高血压，胆囊炎，胆结石，糖尿病，吐血，衄血，鼻渊，乳痈等症。用量30～60克，煎汤或配制成药膳食用，如：“玉米须肉汤”“玉米须炖蚌肉”“玉米须茵陈汤”。现代研究，本品含脂肪油、挥发油、树胶样物质、树脂、苦味糖甙、皂甙、生物碱、隐黄素、维生素C、维生素K、泛酸、肌醇、谷甾醇、豆甾醇、苹果酸、柠檬酸，酒石酸、草酸等。有利尿、降压、扩张末稍血管、降血糖、利胆、止血等作用。

【玉蜀黍】 又名玉高粱、玉米、玉麦、玉蜀秫、包谷、玉黍、苞米等。禾本科植物玉蜀黍的种子。原植物全国各地均有栽培。可入药（见《本草纲目》）。味甘，性平，入胃、大肠经。功能调中开胃，益肺宁心，利尿。煮食、煎服或磨粉做饼食用。本品含淀粉、脂肪油、生物碱、维生素B_1、维生素B_2、维生素B_6、烟酸、泛酸、生物素等B族维生素、玉蜀黍黄素等类胡萝卜素、槲皮素、异槲皮甙、果胶等。近年来用于高血压、消渴、咯血、鼻衄，肝炎等症。

【玉叶金花藤】 中药。见《闽南民间草药》。茜草科植物玉叶金花的茎藤。原植物分布于四川、广东、广西、福建、台湾等地。味苦、性寒。治疗疟疾。用量5～10克。煎汤服或配制成药茶，如“玉叶金花茶”。

【甘蔗】 见《名医别录》。又名薯蔗、干蔗、接肠草、竿蔗、糖梗。禾本科植物甘蔗的茎秆。原植物分布于广东、广西、福建、台湾、安徽、江西、浙江、湖南、湖北、四川、云南等地。味甘，性寒，入肺、胃经。功能清热生津，下气和中，润燥通便，消痰止渴，解酒毒。主治热病津伤，心烦口渴，食滞不化，反胃呕吐，肺燥咳嗽，大便燥结等症。内服甘蔗汁60～120克，或制成药膳食用，如“甘蔗粥”。本品含有丰富的水分、糖分以及蛋白质、脂肪、碳水化合物、多种维生素、多种氨基酸等成分。

【石斛】中药。见《神农本草经》。又名金钗花、千年润、黄草、吊兰花。兰科植物金钗石斛或其多种同属植物的茎。金钗石斛主要分布于四川、贵州、云南、湖北、广西、台湾等地。味甘、淡、微咸，性寒，入胃、肺、肾经。功能生津益胃，清热养阴。主治热病伤津，口干烦渴，病后虚热，阴伤目暗。用量10～20克。可煎汤内服，熬膏或入丸散。也可制做成药膳食用，如“石斛粥”。

【石膏】中药。见《神农本草经》。又名细石、细理石、软石膏。硫酸盐类矿物石膏的矿石。原矿物分布于湖北、安徽、河南、山东、四川、湖南、广西、广东、云南、新疆等地。味辛、甘，性寒，入肺、胃经。功能清热泻火，除烦止渴。主治热性病高热不退，心烦神昏，谵语发狂，口渴咽干，肺热喘急，中暑自汗，胃火牙痛，热毒盛，发斑发疹，口舌生疮等症。用量15～60克。煎汤内服或配制药膳，如“石膏粥”。主要成分有水硫酸钙。有退热作用，收效快但不持久。

【石鲫】又名花石鲫、山鲤子、山鲫鱼、老母猪鱼。鲤科动物华鲮的肉。原动物分布于全国大部分平原地区的河流。可入药（见姚可成《食物本草》）。味甘，性平，无毒。功能安胃和中，利水，解毒，清热。主治呕吐，水肿，湿热黄疸，疮毒等症。用量100～200克，煮食，腌食更佳。全鱼含蛋白质、肽类、脂肪和氨基酸。

【石决明】中药。见《名医别录》。又名鳆鱼甲、九孔螺、千里光、鲍鱼皮。鲍科动物九孔鲍或盘大鲍等的贝壳。前者原动物分布于广东、福建沿海，后者原动物分布我国北部沿海。味咸，性平，入肝、肾经。功能平肝潜阳，除热，明目。主治风阳上扰所引起的头痛、头晕、目眩，骨蒸劳热，青盲内障。用量10～30克。煎汤、配制药膳服食，如“石决明粥”。

【石南叶】中药。见《名医别录》。又名石楠叶、栾茶、红树叶、石岩树叶。蔷薇科植物石楠的叶。原植物分布于河南、江苏、安徽、浙江、福建、江西、广东、广西、云南、湖北、四川、湖南等地。味辛、苦，性平，入肝、肾经。功能祛风，通络，益肾。主治风痹，风疹，偏头痛，阳痿，滑精等症。用量5～10克。煎汤、入丸散或制成茶饮，如“石楠牙茶”。

【石首鱼】又名黄花鱼、黄鱼、石头鱼、黄瓜鱼。石首鱼科动物大黄鱼或小黄鱼的肉。前者原动物分布于东海、南海，后者原动物分布于黄海、渤海。可入药。（见《食性本草》）。味甘，性平，入胃、肾经。功能明目，填精，开胃，益气。主治食少体虚，两目昏花等症。煮食或配制药膳，如“石首鱼粥”。本品含蛋白质、脂肪、钙、铁、磷、维生素 B_1、维生素 B_2。及尼克酸、碘等成分。

【石菖蒲】中药。见《本草图经》。又名菖蒲、九节菖蒲、水剑草、苦菖蒲、剑叶菖蒲、山菖蒲。天南星科植物石菖蒲的根茎。原植物分布于长江流域及其以南各地。味辛，性微温，入心、肝、脾经。功能开窍，豁痰，理气，活血，散风，去湿。主治癫痫，痰厥，热病神昏，健忘，气闭耳聋，心胸烦闷，胃痛腹痛，风寒湿痹，痈疽肿毒，跌打损伤。用量3～6克。煎汤内服，或研末调敷。也可制作成各种膳食，如“菖蒲粥”。

【石鳅鱼】又名桃花鱼、双尾鱼、宽鳍鱲鱼、鳃鱼。鲤科动物宽鳍鱲鱼的全体。原动物分布于黑龙江、长江及珠江流域。可入药（见《本草拾遗》）。味甘，性平。功能解毒，杀虫。主治疥癣。用量100～200克。煮食或配制药膳服食。可食部分含

维生素 B_6、22 种脂肪酸、蛋白质、氨基酸等成分。

【石榴皮】中药。见《雷公炮炙论》。又名酸石榴皮、石榴壳、酸榴皮、西榴皮、安石榴酸实壳等。石榴科植物石榴的果皮。原植物我国大部分地区有分布。味酸、涩，性温，有毒，入大肠、肾经。功能退肠，止血、驱虫。主治久泻，久痢，便血，脱肛，滑精，崩漏，带下，虫积腹痛，疥癣等症。用量2.4~5 克。煎汤服或制成药膳食用，如“石榴皮蜜膏”。本品含有鞣质、树脂、甘露醇、苹果酸、果胶和草酸钙、异槲皮甙等。

【石榴根】中药。见《本草经集注》。又名石榴根皮、酸榴根。蔷薇科植物石榴的根皮。原植物分布见“石榴皮”条。味苦、涩，性温。功能杀虫，涩肠，止带。主治蛔虫，绦虫，久泻，久痢，赤白带下。用量6~12 克。煎服或制成药膳食用，如“石榴根皮米粥”。本品含异石榴皮碱、甲基异石榴皮碱等生物碱。

【石首鱼鲞】又名白鲞、鲞鱼。石首鱼科动物大黄鱼或小黄鱼的干制品。原动物分布见“石首鱼”条。可入药（见《食疗本草》）。味甘，性平，入肺、脾经。功能开胃消食，健脾补虚。主治食积腹胀，泻痢。适量煮食或炙食；外用贴伤患处。

【龙虱】中药。见《本草纲目拾遗》。又名水鳖虫、射尿龟、尿缸贼、水龟子。龙虱科动物三星龙虱及萤边大龙虱的干燥成虫。原动物我国大部地区均有分部。味甘，性平。功能滋补强壮，活血祛瘀，固肾缩尿。主治肾虚小便频数，小儿疳积，跌打肿痛等症。用量 5~15 克。盐渍，蒸熟作菜食，治老人夜溺症。

【龙骨】中药。见《神农本草经》。古代哺乳动物象类、犀牛类、三趾马等的骨骼的化石。河南、河北、山西、山东、陕西、内蒙古、广西、四川、青海等地均产。味甘，性平，体涩，入心、肝、肾、大肠经。功能镇惊安神，平肝潜阳，敛汗固精，生肌敛疮。主治癫狂惊痫，健忘怔忡，盗汗、自汗，遗精，崩漏带下，疮疡久不收口。用量 10~15 克。煎汤、入丸散、外用；配制药膳服食，如“龙骨粥”。本品主要含碳酸钙，磷酸钙、铁、钾、钠、硫酸根等。

【龙胆】中药。见《神农本草经》。又名陵游，草龙胆，龙胆草，苦龙胆草，地胆草。龙胆科植物龙胆或三花龙胆的根及根茎。前者原植物分布于黑龙江、吉林、辽宁、内蒙古、河北、山东、江苏、安徽、浙江、福建、江西、湖南、湖北、贵州、四川、广东、广西等地；后者原植物分布于东北三省。味苦，性寒，入肝、胆经。功能泻肝胆实火，除下焦湿热。主治肝经热盛，惊痫狂躁，乙型脑炎，头痛，目赤，咽痛，黄疸，热痢，痈肿疮疡，阴囊肿痛，阴部湿痒。用量 3~10 克。煎汤内服，或入丸散，也可制做成药膳食用，如“胆草粥”。

【龙葵】中药。见《药性论》。又名龙鸦眼睛草、天茄子、救儿草、天泡草、老鸦酸浆草、天泡果、黑大大。茄科植物龙葵的全草。味苦，性寒。功能清热，解毒，活血，消肿。主治疔疮，痈肿，丹毒，跌打损伤，慢性气管炎，急性肾炎。用量 15~30 克。煎汤内服或泡酒饮用，如“龙葵酒”。全草含龙葵碱、澳洲茄碱、澳洲茄边碱、皂甙及维生素 C、维生素 A。对实验动物有抗炎、升高血糖作用；果实有镇咳、祛痰、降低血液凝固作用。

【龙须菜】中药。见《本草纲目》。又名海菜、线菜、发菜、竹筒菜。江蓠科植物江蓠的藻体。原植物分布于我国沿海各地。味甘，性寒，无毒。功能除热，消炎，软坚，利尿。主治瘿瘤结气，小便不利。用量9～15克。内服煎汤，亦可用醋浸食，或与肉蒸食。本品含有藻红朊，并含胆甾醇等成分。

【龙眼叶】中药。见《滇南本草图说》。无患子科植物龙眼的叶或嫩芽。原植物分布见“龙眼肉”条。味甘、淡，性平。主治感冒，疟疾，疔肿，痔疮等症。与生米、食盐少许煎汤内服。本品含有谷甾醇、豆甾醇、豆甾醇葡萄糖甙等成分。

【龙眼肉】中药。见《开宝本草》。又名龙眼干、益智、蜜脾、荔枝奴、桂圆等。无患子科植物龙眼的种皮。原植物分布福建、台湾、广东、广西、云南、贵州、四川等地。味甘，性温，入心、脾经。功能补益心脾，养血安神。主治气血不足，心悸怔忡，健忘失眠，血虚萎黄等症。用量9～15克，内服煎汤，亦可鲜食，浸酒或制成药膳食用，如“龙眼肉粥”。本品既是有份值的中药，也是一味名贵食品。含有葡萄糖、酒石酸、蔗糖、维生素 B_1、维生素 B_2、维生素P、维生素C，此外还含有蛋白质、脂肪等成分。

【龙眼花】中药。见《泉州本草》。无患子科植物龙眼的花。原植物分布见“龙眼肉”条。主治诸种淋症。煎汤内服，或与猪肉炖食。

【龙眼根】中药。见《泉州本草》。无患子科植物龙眼的根或根皮的韧皮部。原植物分布见“龙眼肉”条。味苦、涩。主治丝虫病，白带。用量60～90克（鲜者）。水煎内服，或熬膏，或与猪肉炖服。

【平胸龟】又名鹰嘴龟、英嘴龟、大头龟。龟科动物平胸龟的肉。原动物分布于广东、广西、福建、浙江等地。可入药（见《经济两栖爬行动物》）。功能滋阴补肾。主治肾阴不足，耳鸣耳聋，牙齿松动，头晕等。用量6～10克。煮食或配制药膳。其味鲜美，营养价值高，是著名的食用龟。

【田螺】中药。见《药性论》。又名田中螺、黄螺。田螺科动物中国圆田螺或同属动物的全体。原动物分布于全国大部分地区。味甘、咸，性寒，入膀胱、脾、胃、肝经。功能清热，利水。主治热结小便不利，黄疸，消渴，水肿，目赤肿痛，痔疮下血等症。煮食，生浸取汁饮或配制药膳服食，如“田螺汤”。可食部分含蛋白质、脂肪、钙、磷、维生素 B_1、维生素 B_2、维生素A、尼克酸等成分。

【叩头虫】中药。见《本草纲目》。又名跳百丈、跳搏虫、跳米虫。叩头虫科动物有沟叩头虫的全虫。味辛，性微温，无毒。功能除疟，强筋健胃。主治疟疾，痹证，痿症，筋骨酸痛等症。用量5～10只。如用本品10只，醋浸，涧蛙1只，同炖服，治小儿行迟。

【叫姑姑】中药。见《民间常用草药汇编》。又名莎鸡、纺织娘、叫哥哥、大蟋蟀。螽斯科动物纺织娘的干燥全虫。原动物分布江苏、浙江、山东、福建、四川、广西等地。功能止痉定惊。主治小儿惊风抽搐，破伤风等症。用量1～4个。研末内服。如用本品4个，冰糖50克，大枣5枚，可治小儿惊风夜啼。

【生姜】见《本草经集注》。姜科植物姜的鲜根茎。原植物分布于四川、广东、山东、陕西等地。味辛，性温，入肺、胃、脾经。功能发汗解表，温中止呕，温肺止咳。主治感冒风寒，呕吐痰饮，咳喘，胀满，泄泻。解半夏、南星及鱼蟹、禽肉之毒。用量3～10克。内服蒸汤，或捣汁，或制成药膳食用，如“生姜粥”。本品含有挥发油，主要成分为姜醇、姜烯、水芹烯、莰烯、柠檬醛等。

【仙人杖】中药。见《本草拾遗》。又名退秧竹，瘪竹。禾本科植物淡竹及苦竹等枯死的幼竹茎杆。原植物分布见“苦竹叶”条。味咸，性平。主治反胃，吐乳，水肿，脚气，疟疾，痔疮。可煎汤内服，或烧灰研末服，也可浸泡制成药酒饮用，如“仙人杖根酒”。

【白芨】中药。见《神农本草经》。又名甘根，白根，自给，白芨。兰科植物白芨的块茎。原植物分布于河南、陕西、甘肃、山东、安徽、江苏、浙江、福建、广东、广西、江西、湖南、湖北、四川、贵州、云南等地。味苦、甘，性凉，入肺经。功能补肺，止血，消肿，生肌，敛疮。主治肺伤咳血，衄血，金疮出血，痈疽肿毒，溃疡疼痛，烫火灼伤，手足皲裂。用量3～10克。煎汤内服，或入丸、散剂，也可浸酒饮用，如“白芨酒”。新鲜块茎含水分14.6%、淀粉30.48%、葡萄糖1.5%。又含挥发油、黏液质。根含白芨甘露聚糖。实验证明，具有止血作用。忌与乌头配伍。

【白术】中药。见《神农本草经》。又名术、天蓟、山姜、乏力伽、冬白术。菊科植物白术的根茎。原植物分布于安徽、江苏、浙江、福建、江西、湖南、湖北、四川、贵州等地，以浙江栽培的数量最大。味苦、甘，性温，入脾、胃经。功能补脾，益胃，燥湿，和中。主治脾胃气弱，不思饮食，倦怠少气，虚胀，泄泻，痰饮，水肿，黄疸，湿痹，小便不利，头晕，自汗，胎气不安。用量5～10克，煎汤内服，配制药膳或浸泡药酒，如“白术酒”。本品含挥发油1.4%，主要成分为苍术醇、苍术酮等，并含有维生素A。实验证明，有利尿、降血糖、抗凝血、抗菌、强壮机体等药理作用。

【白芷】中药。见《神农本草经》。又名芳香，苻蓠，泽芬，莀，白茝，香白芷。伞形科植物兴安白芷、川白芷、杭白芷、云南牛防风的根。兴安白芷和川白芷分布于黑龙江、吉林、辽宁；杭白芷分布于浙江、台湾、云南；牛防风分布于云南、四川。味辛，性温，入肺、脾、胃经。功能祛风，燥湿，消肿，止痛。主治头痛，眉棱骨痛，齿痛，鼻渊，寒湿腹痛，肠风痔漏，赤白带下，痈疽疮疡，皮肤燥痒，疥癣。用量2.5～6克。煎汤内服或入丸，散，也可泡茶饮用，如“白芷菊花茶”。兴安白芷含白当归素、白当归脑、氧化前胡素、欧芹属素乙、异欧芹属素乙、珊瑚菜素等成分；川白芷根含白芷灵、川白芷素、佛手柑内酯和伞形花内酯等成分；杭白芷含6种呋喃香豆精。实验证明，有抑制大肠杆菌、痢疾杆菌、伤寒杆菌、副伤寒杆菌、绿脓杆菌及变形杆菌、霍乱弧菌的作用。

【白芥】见《新修本草》。又名胡芥、蜀芥。十字花科植物白芥的嫩茎叶。原植物全国各地多有栽培。味辛，性温，入肺经。功能温中散寒。主治咳嗽气急，胃腹冷痛。内服煮食。

【白豆】又名饭豆、眉豆、白目豆、甘豆。豆科植物饭豇豆的种子。原植物全国各地均有栽培。可入药（见《孔真人食忌》）。味甘、咸，性平。功能调中益气，健脾益肾。

【白果】中药。见《日用本草》。又名银杏、灵眼、佛指甲、佛指柑、鸭脚子。银杏科植物银杏的种子。原植物分布于广西、四川、河南、山东、湖北、辽宁等地。味甘、苦涩，性平，入肺、肾经。功能敛肺气，定喘嗽，止带浊，缩小便。主治哮喘，痰嗽，白带，白浊，遗精，淋症，小便频数等症。用量4.5～6克，内服煎汤，或制成药膳食用。如“白果烧鸡”。本品含蛋白质、脂肪、碳水化合物、钙、磷、铁、胡萝卜素、维生素B_2以及多种氨基酸等成分。

【白鱼】又名翘嘴巴、鳇鱼、跻鱼、翘嘴鳇、翘壳。鲤科动物翘嘴红鳇的肉。原动物分布于黑龙江、黄河、辽河、长江的干、支流及其附属湖泊中，可入药（见《开宝本草》）。味甘，性平，入肺、胃、肝经。功能健脾，利水，消食。主治脾虚泄泻，水肿。用量 100～200 克。煮食或配制药膳服食，如“白鱼首乌汤”。可食部分含蛋白质、脂肪、钙、磷、铁、维生素 B_2、尼克酸。

【白木耳】中药。见《本草再新》。又名白耳子。银耳科植物银耳子实体。原植物分布于四川、贵州、云南、江苏、浙江、广西等地。味甘、淡，性平。功能滋阴，润肺，养胃，生津。主治虚劳咳嗽，虚热口渴。用量 3～9 克，内服煎汤，或制成药膳食用，如“白木耳粥”。本品含有大量蛋白质、碳水化合物、脂肪、无机盐及维生素 B 等成分。

【白兰花】中药。见《四川中药志》。又名白兰、白玉兰。木兰科植物白兰花的叶。原植物分布于福建、广东、广西、四川、江苏、江西等地。味辛，性温。功能止咳化浊。主治慢性支气管炎，前列腺炎，妇女白带过多。煎服或制成药露饮用，如“玉兰露”。

【白芍药】中药。见《本草经集注》。又名金芍药，白芍。毛茛科植物芍药的根。原植物分布于黑龙江、吉林、辽宁、河北、河南、山东、山西、陕西、内蒙古等地。味苦、酸，性凉，入肝、脾经。功能养血柔肝，缓中止痛，敛阴收汗。主治胸腹胁肋疼痛，泻痢腹痛，自汗盗汗，阴虚发热，月经不调。崩漏，带下。用量 5～10 克。煎汤内服，或入丸散，也可调制成药膳食用。根中含有芍药甙、牡丹酚、芍药花甙等成分，具有抗炎抗菌等药理作用。

【白花菜】中药。见《食物本草》。又名羊角菜，屡析草。白花菜科植物白花菜的全草。原植物分布于河北、河南、安徽、江苏、广西、台湾、云南等地。味甘、咸，性温。功能祛风，活血，止痛。主治风湿痹痛，跌打损伤，疟疾，痢疾、白带、痔疮等症。用量 9～15 克。煎汤内服，也可与猪小肠或白糖炖服。

【白花蛇】中药。见《开宝本草》。蝮蛇科动物五步蛇或眼镜蛇科动物银环蛇幼蛇等除去内脏的全体。前者又名蕲蛇、百步蛇，后者也称寸白蛇、白节蛇、手巾蛇、多条金甲蛇等。原动物分布于浙江、福建、湖南、湖北、江西、广东、广西、台湾等地。味甘、咸，性温。功能活络祛风，止痉定搐。主治中风半身不遂，风湿瘫痪，四肢麻木，关节疼痛，麻风，破伤风，瘰疬，恶疮，杨梅疮等。用量 2.5～5 克。煎服，熬膏，浸酒等。如“三蛇酒”。本品含蛋白质、脂肪、皂甙、蛇毒。

【白豆蔻】中药。见《本草拾遗》。又名多骨、壳蔻、白蔻。姜科植物白豆蔻的果实。原植物分布于国外，我国广东、广西、云南有栽培。味辛，性温。功能暖胃，消食，行气，宽中。主治气滞，食滞，胸闷腹胀，噎膈呕逆，疟疾。用量 1.5～5 克。煎服入丸散或制成药膳食用。如“白蔻散”。

【白饭豆】又名云藊豆、四季豆、龙爪豆、唐豇、隐元豆。豆科植物杂豆的种子。原植物全国各地都有栽培。分布于河北、湖北、江苏、四川、云南等地。可入药（见《陆川本草》）。味甘、淡，性平。功能滋养，解热，利尿，消肿。主治水肿，脚气病等症。

【白砂糖】见《本草纲目》。又名石蜜、白霜糖、白糖、糖霜。禾本科植物甘蔗的茎汁，经精制而成的乳白色结晶体。

原植物分布见“甘蔗”条。味甘，性平，入脾经。功能润肺，生津。主治肺燥咳嗽，口干燥渴，中虚脘痛等症。用量9～15克，白汤或药汁冲服。本品含糖99%以上，此外还含有蛋白质、钙、铁、维生素B_2等成分。

【白茅根】中药。见《本草经集注》。又名茅根、兰根、菇根、白花茅根、丝毛草根、寒草根。禾本科植物白茅的根茎。原植物全国各地均有分布。味甘，性寒，入肺、胃、小肠经。功能凉血，止血，清热，利尿。主治热病烦渴，吐血，衄血，肺热喘急，胃热哕逆，淋症，小便不利，水肿，黄疸。用量10～15克。煎汤内服，配制成药膳食用，如“白茅根炖猪皮”。本品根茎含甘露醇、葡萄糖、果糖、蔗糖、柠檬酸、苹果酸、薏苡素及芦竹素、印白茅素等多种成分。实验证明，有利尿、抗菌等药理作用。

【白线蛇】中药。见《东北动物药》。又名白脊蛇、黄脊蛇。游蛇科动物黄脊游蛇的全体。原动物分布东北、华北各地。功能祛风除湿。主治风湿性关节疼痛，麻木不仁。浸酒饮用。

【白背叶】又名白帽顶、白膜叶。大戟科植物白楸的叶。原植物分布于广东、广西、湖南、福建、浙江、安徽、河南等地。可入药（见《岭南草药志》）。性寒，无毒。功能清热，利湿，止痛，解毒。主治淋浊，胃脘痛，口疮，跌打损伤，蛇咬伤。用量5～10克。煎汤服或经炮炙后炖雄鸡服食。

【白鸭肉】又名鹜肉。鸭科动物家鸭的肉。原动物我国大部分地区均有分布。可入药（见《名医别录》）。味甘、咸，性平，入胃、大肠经。功能滋阴养胃，利水消肿。主治阴虚发热，虚劳骨蒸，咳嗽，水肿等症。内服适量，煮食。如“丁香鸭”。

【白脂麻】又名白芝麻、白油麻、白胡麻等。胡麻科植物脂麻的白色种子。原植物分布见“黑脂麻”条。可入药（见《本草衍》）。味甘，性平。功能补虚，润燥，滑肠，通血脉，去头风。主治羸弱虚损，脾寒便难，小儿头疮等症。

【白粱米】禾本科植物粟的一种，即白粱的种仁。原植物分布见“粟米”条。可入药（见《名医别录》）。味甘，性微寒。功能和中，益气，除热。主治胃虚呕吐，烦渴等症。炊饮食。

【白梅花】中药。见《本草纲目》。又名绿萼梅、绿梅花。蔷薇科植物梅的花蕾。原植物分布见“乌梅”条。味酸、涩，性平，入肝、肺经。功能疏肝，和胃，化痰。主治梅核气，肝胃气痛，食欲不振，头晕，瘰疬等症。用量2.4～4.5克，内服煎汤，或制成药膳食用，如“梅花粥”。本品含有挥发油，主要为苯甲醛、异丁香油酚、苯甲酸等成分。

【白短鲫】又名鲫鱼。鲫科动物白短鲫全体。原动物分布于东海、南海。可入药（见《中国药用动物志》）。功能滋补强壮。主治肺结核病及其他慢性消耗性疾病的体弱，乏力，消瘦等。用量100～200克。煮食或配制药膳。

【冬瓜】见《本草经集注》。又名白瓜、白冬瓜、枕瓜、东瓜、水芝等。葫芦科植物冬瓜的果实。原植物全国各地均有栽培。味甘、淡，性凉，入肺、大小肠、膀胱经。功能利水，消痰，清热，解毒。主治水肿，胀满、脚气，咳喘，暑热，烦闷，泻痢等症。用量60～120克。内服煎汤、煨熟或捣汁，或制成药膳食用，如“冬瓜粥”。本品含有蛋白质、糖、粗纤维、钙、磷、铁、多种维生素等成分。

【冬瓜子】见《新修本草》。又名白瓜子、冬瓜仁、瓜子、瓜瓣。葫芦科植物冬瓜的种子。原植物分布见“冬瓜”条。味甘，性凉。功能润肺，化痰，消痈，利水。主治痰热咳嗽，肺痈，淋病，水肿，脚气，痔疮，鼻面酒皶等症。用量3～12克。内服煎汤，或制成药膳食用，如“冬瓜苡仁粥”。本品含皂甙、脂肪、瓜氨酸等成分。

【冬瓜叶】见《日华子本草》。葫芦科植物冬瓜的叶。原植物分布见“冬瓜”条。功能清暑，解毒。主治消渴，疟疾，泻痢，蜂蜇，肿毒等症。内服煎汤，或和面煎饼食之。

【冬瓜皮】见《开宝本草》。葫芦科植物冬瓜的外层果皮。原植物分布见“冬瓜”条。味甘，性凉，入脾、肺经。功能利尿消肿。主治水肿，腹泻，痈肿等症。用量9～30克。内服煎汤，或制成药膳食用，如“冬瓜皮蚕豆汤”。

【冬葵叶】中药。见《名医别录》。又名冬葵苗叶，芪菜巴巴叶，冬苋菜。锦葵科植物冬葵的嫩苗或叶。原植物全国各地均有分布。味甘，性寒。功能清热，行水，清肠。主治肺热咳嗽，热毒下痢，黄疸，二便不通，丹毒，金疮。用量30～60克。煎汤内服，也可制做成药膳食用，如“冬葵肉汤”。脾虚肠滑者忌服，孕妇慎用。

【冬虫夏草】中药。见《本草从新》。又名夏草冬虫、虫草。麦角菌科植物冬虫夏草菌的子座及其寄生蝙蝠蛾科昆虫虫草蝙蝠蛾的动虫尸体的复合体。原动物分布于四川、青海、西藏、甘肃及云南等地。味甘，性温，入肾、肺经。功能益肾补肺，止血化痰。主治痰饮咳嗽，肺虚作喘，阳痿遗精，腰膝酸痛，自汗盗汗，久病体虚等症。用药膳原料量5～15克。煎汤内服或入丸散。如用本品30克，老雄鸭1只，将本品置鸭腹内，煮熟食之，可治各种虚喘。复合体含粗蛋白，水解产物为蛋氨酸、苯丙氨酸、脯氨酸、丙氨酸等。有平喘、抗肿瘤、扩张支气管平滑肌等作用。

【玄参】中药。见《神农本草经》。又名重台、玄台、黑参、野脂麻、元参。玄参科植物玄参的根。原植物分布于安徽、江苏、浙江、福建、江西、湖南、湖北、贵州、陕西等地。味苦、咸，性凉。入肺、肾经。功能滋阴，降火，除烦，解毒。主治热病烦渴，发斑，胃蒸劳热，夜寐不宁，自汗盗汗，津伤便秘，吐血，衄血，咽喉肿痛，痈肿，瘰疬。用量10～12克。煎汤内服，或入丸、散，也可浸制药酒饮用，如“玄参酒”。本品含生物碱、糖类、甾醇、氨基酸、脂肪酸、微量挥发油、胡萝卜素等成分。有降血压作用。

【半夏】中药。见《神农本草经》。又名和姑蝎子草、水玉、守田、羊眼半夏。天南星科植物半夏的块茎。原植物我国大部分地区均有分布。味辛，性温，入脾、胃经。功能燥湿化痰，降逆止呕，反胃，咳嗽痰多，胸膈胀满，痰厥头痛，头晕不眠，外消痈肿。用量5～10克。内服煎汤，或入丸、散，也可制成药膳食用，如“半夏人参汤”。块茎含挥发油，淀粉、烟碱、黏液质、天门冬氨酸、谷氨酸等多种成分。药理实验证明，有镇咳，祛痰，止吐，解毒等作用。

【母丁香】中药。见《雷公炮炙论》。又名鹃舌香、雌丁香。桃金娘科植物丁香的果实。原植物分布见“丁香”条。味辛，性温。功能温中散寒。主治胃寒呕逆，口臭，牙宣，妇人阴冷，小儿疝气。用量1～3克。煎汤内服，或入散剂，也可含口中，以除口臭，如“口香方”。

【丝瓜】见《滇南本草》。又名天丝瓜、天罗瓜、天吊瓜、纯阳瓜、水瓜、洗锅罗瓜等。葫芦科植物丝瓜的鲜嫩果实或霜后干枯的成熟果实。原植物全国各地均有栽培。味甘，性凉，入肝、胃经。功能清热、化痰、凉血、解毒。主治热病身热烦渴，痰喘咳嗽，肠风痔漏，崩带，血淋，疔疮，乳汁不通，痈肿等。用量9～15克（鲜者60～120克），内服煎汤，或制成药膳菜肴食用。如“丝瓜猪瘦肉汤”。本品含有皂甙、丝瓜苦味质，多量黏液和瓜氨酸、木聚糖、脂肪、蛋白质、维生素C、维生素B等。

【丝瓜花】见《滇南本草》。葫芦科植物丝瓜的花。原植物分布见“丝瓜”条。味甘、微苦，性寒。功能清热解毒。主治肺热咳嗽，咽痛，鼻窦炎，疔疮等。用量6～9克。内服煎汤，或制成药膳食用，知“丝瓜花蜜饮”。

【地瓜】中药。见《中国药植志》。又名土瓜、凉瓜、凉薯、葛瓜、葛薯。豆科植物豆薯的块根。原植物分布台湾、福建、广东、广西、云南、四川、贵州、湖南、湖北等地。味甘，性凉。功能生津止渴，主治口渴症。生食煮食或配制药膳，如“地瓜拌白糖”等。

【地榆】中药。见《神农本草经》。又名白地榆、鼠尾地榆、赤地榆、紫地榆、红地榆。蔷薇科植物地榆的根及根茎。味苦、酸，性温，入肝、大肠经。功能凉血止血，清热解毒。主治吐血，衄血，血痢，崩漏，肠风，痔漏，痈肿，湿疹，金疮，烧伤。用量5～10克。煎汤内服，可浸泡药酒饮用，如“地榆菖蒲酒”。根含鞣质约17%，三萜皂甙2.5%～4.0%；茎叶中含槲皮素和山柰酚的甙、熊果酸等三萜类物质。实验证明，有止血、止吐、抗菌等药理作用。

【地茄子】中药。见《分类草药性》。桔梗科植物铜玉带草的果实。原植物分布于西南、华南、湖北、湖南、江西、浙江、福建、台湾等地。味涩，性微温。功能固精，顺气，消积，散瘀。主治遗精，白带，疝气，痞积，痈肿，金疮出血等症。用量30～60克。内服煎汤，也可制成药膳食用，如“地茄子炖肉”。

【地骨皮】中药。见《神农本草经》。又名杞根、枸杞根皮、山杞子根。茄科植物枸杞等的根皮。原植物分布见“枸杞子”条。味甘，性寒，入肝、肾经。功能清热凉血，退虚热。主治肺热喘咳，痰中带血，虚劳发热，盗汗，吐血，衄血，血淋，消渴等。用量10～15克。煎服、入丸散或配制药膳服食，如“地骨爆两羊”。药理实验表明，能降低血糖、降低血压、扩张血管，对葡萄球菌有抑制作用。其解热作用与一般解热药相等。

【地黄花】中药。见《本草图经》。又名蜜罐。玄参科植物地黄的花。原植物分布见“鲜地黄”条。主治消渴，肾虚腰痛。为末服食或煮粥食，如“地黄花粥”。

【芋头】中药。见《本草衍义》。又名芋魁、芋根、土芝、芋奶、芋艿。天南星科植物芋的块茎。原植物我国南方及华北各地均有栽培。味甘、辛，性平，入肠、胃经。功能消瘰散结。主治瘰疬，肿毒，腹中痞块，牛皮癣，烫火伤等症。用量6～120克；内服煎汤，或制成药膳食用，如“芋粥”。本品含淀粉、蛋白质、脂类、维生素A、维生素C以及钙、磷、铁等成分，并且含维生素B_1、维生素B_2较多。

【芋梗】中药。见《本草衍义》。又名芋茎、芋荷杆。天南星科植物芋的叶柄。原植物分布见“芋头”条。味辛，性凉。主治泻痢，肿毒。用量鲜品15～60克。煎汤服，也可配制药膳，如“芋梗萝卜大蒜汤”。

【芋头花】中药。见《民间常用草药汇编》。又名芋苗花。天南星科植物芋的花。原植物分布见“芋头”条。味麻，性平，有毒。功能益气升提，行气止血。主治胃痛，吐血，子宫脱垂，痔疮，脱肛等症。用量15～30克，内服煎汤，也可炖腊肉或猪肉服。

【西瓜】中药。见《日用本草》。又名寒瓜。葫芦科植物西瓜的果瓤。原植物全国各地均有栽培。味甘，性寒，入心、胃、膀胱经。功能清热解暑，除烦止渴，利小便，解酒，止痢。主治暑热烦渴，热盛津伤，小便不利，喉痹，口疮，酒醉等症。取汁饮用。也可制成药膳或代茶饮用。如"西瓜番茄汁"等。本品含有瓜氨酸、丙酸、丙氨酸、谷氨酸、精氨酸、苹果酸、果糖、葡萄糖、蔗糖、蔗糖酶、无机盐类（主要为钾盐）、维生素C、β－胡萝卜素、γ－胡萝卜素等成分。

【西瓜皮】中药。见《本草纲目》。又名西瓜青、西瓜翠衣、西瓜翠、碎秋等。葫芦科植物药膳原料西瓜的果皮。原植物分布见"西瓜"条。味甘，性凉，入脾、胃经。功能清暑解热，生津止渴，利小便。主治暑热烦渴，小便短少，水肿，闪腰岔气，口舌生疮等症。用量9～30克，内服煎汤，也可制成药膳或饮料代茶饮用。如"西瓜翠衣汤"。本品含有蜡质、糖分等。

【西瓜霜】中药。见《疡医大全》。又名西瓜硝。葫芦科植物西瓜的果皮和皮硝混合制成的白色结晶。原植物分布见"西瓜"条。味咸，性寒。主治喉风，喉痹，口疮，牙疳，久嗽咽痛等症。研末吹喉，或冲入汤剂内服。

【西施舌】又名车蛤、沙哈。蛤蜊科动物西施舌的肉。原动物我国沿海均有分布。可入药（见《本草从新》）。味甘、咸，性平。功能滋阴，清热，凉肝。主治两目干涩、口干。用量30～50克。煮食。

【西洋参】中药。见《本草纲目拾遗》。又名西洋人参、洋参、西参、花旗参、广东人参。五加科植物西洋参的根。原植物原产北美，我国部分地区有栽培。味微苦，性凉，入心、肺、肾经。功能益肺阴，清虚火，生津止渴。主治肺虚久咳，失血，咽干口渴，虚热烦倦。用量2.5～5克。煎汤内服，也可泡菜、浸酒或调制成膳食，如"西洋参茶""西洋参酒""西洋参汤"等。本品主要含有人参皂甙。动物实验表明，对大脑有镇静作用，对生命中枢有中度的兴奋作用。

【西瓜子仁】中药。见《本草纲目》。葫芦科植物西瓜的种仁。原植物分布见"西瓜"条。味甘，性平。功能清肺润肠，和中止渴。主治吐血，久嗽。用量9～15克。煎汤服，生食或炒熟食。本品含有脂肪油、蛋白质、维生素B_2、戊聚糖、淀粉、粗纤维等。

【百合】中药。见《神农本草经》。又名白百合、蒜脑薯。百合科植物百合、麝香百合及其同属多种植物鳞茎的鳞叶。百合全国各地均有分布：细叶百合分布于黑龙江、吉林、辽宁、河北、山东等地；麝香百合分布于贵州、广东等地。味微苦，性平，入心、肝经。功能润肺止咳，清心安神。主治肺痨久嗽，咳唾痰血，热病后余热未清，虚烦惊悸，神志恍惚，脚气浮肿。用量10～30克，煎汤肉服，或蒸食、煮粥食，如"百合粥""百合面"。药理实验证明，百合煎剂对氨水引起的小鼠咳嗽有止咳作用。

【百部】中药。见《本草经集注》。又名嗽药、百条根、野天门冬、百奶、九丛根、九虫根。百部科植物蔓生百部、直立百部或对叶百部的块根。蔓生百部分布于山东、安徽、江苏等地；直立百部分布于山东、河南、安徽等地；对叶百部分布台湾、福建、广东等地。味甘、苦，性微温，入肺经。功能温润肺气，止咳，杀虫。主治风寒咳嗽，百日咳，肺结核，老年咳喘，蛔虫，蛲虫病，皮肤疥癣，湿疹。用量 3 ~ 10 克。煎汤内服，或煎水洗，或研末调敷。也可浸酒饮用，如“百部根浸酒”。块根中含有多种生物碱，有抗菌、杀虫等药理作用。

【百花锦蛇】又名百花蛇、花蛇、菊花蛇。游蛇科动物百花锦蛇除去内脏的干燥全体。原动物分布于广东、广西。可入药（见《经济两栖爬行动物》）。功能通经活络，镇惊息风。主治风湿痹痛，半身不遂，破伤风，小儿惊风等症。适量浸酒饮。

【灰鼠蛇】又名索蛇、过树龙、过树榕、黄梢蛇、黄肚龙。游蛇科动物灰鼠蛇的肉。原动物分布于浙江、江西、广东、广西、海南、湖南、云南、贵州等地。可入药（见《中国药用动物志》）。功能祛风活络。主治风湿痹症。用量 10 ~ 15 克。浸酒饮用，如“三蛇酒”。肉中含蛋白质、脂肪、多种氨基酸，脑含促卵泡激素、促黄体生成激素。是南方著名的食用蛇种之一。

【当归】中药。见《神农本草经》。又名干归。伞形科植物当归的根。原植物分布于甘肃、四川、云南、陕西、贵州、湖北等地。味甘、辛，性温，入心、肝、脾经。功能补血和血，调经止痛，润燥滑肠。主治月经不调，经闭腹痛，癥瘕结聚，崩漏，血虚头痛，眩晕，痿痹，肠燥便难，赤痢后重，痈疽疮疡，跌打损伤。用量 5 ~ 10 克。煎汤内服、浸酒、熬膏或入丸、散。也可制成药膳食用，如“当归甲鱼”。根中含有多种挥发油，维生素 B_{12}，维生素 A 等。药理实验证明，有兴奋子宫肌和抑制子宫肌二种作用，对中枢神经系统有轻度抑制作用，尚有抗维生素 E 缺乏、抗炎、抗菌等作用。

【吐铁】又名泥螺、麦螺、梅螺、土螺。泊螺科动物泥螺的肉。原动物分布于沿海一带。可入药（见姚可成《食物本草》）。味甘、咸，性寒。功能滋补肝肾，益精填髓，明目，润燥。主治肝肾阴虚，头眩，目赤，口渴，咽喉干燥等症。腌食或葱酒醉食。

【肉桂】中药。见《新修本草》。又名牡桂、大桂、桂皮、玉桂、紫桂。樟科植物肉桂的干皮和枝皮。原植物分布于福建、广西、广东、云南等地。味辛、甘，性热，入肾、脾、膀胱经。功能补肾阳，暖中焦，除积冷，通血脉。主治命门火衰，肢冷畏寒，阳痿，尿频，阴疽，流注，冲任虚寒所致的经闭，经行腹痛等。用量 1.5 ~ 5 克。煎汤、入丸散，配制药膳贪用，如“肉桂甘草牛肉”“桂心粥”等。药理实验证明，本品所含的桂皮醛有镇静、解热作用，桂皮油有强大的杀菌作用。

【肉苁蓉】中药。见《神农本草经》。又名肉松蓉、纵蓉、地精、金笋、大芸。列当科植物肉苁蓉或苁蓉、迷肉苁蓉等的肉质茎。原植物分布于内蒙古。味甘、酸、咸，性温，入肾、大肠经。功能补肾，益精，润燥，滑肠。主治男子阳痿，女子不孕，带下，血崩，腰膝冷痛，血枯便秘。用量 5 ~ 10 克。煎汤内服，或入丸剂。也可制成膳食，如“肉苁蓉粥”。肉苁蓉含有微量生物碱及结晶性中性物质，迷肉苁蓉含有生物碱。药理实验证明有降压作用，又能促进唾液分泌。

【朱砂根】中药。见《本草纲目》。又名老鼠尾、平地木、地杨梅、珍珠伞。紫金牛科植物朱砂根的根。原植物分布于浙江、安徽、江西、湖南、湖北、四川、福建、广东、广西等地。味苦、辛，性凉。功能清热，解毒，散瘀，止痛。主治上呼吸道感染，扁桃体炎，急性咽喉炎，白喉，丹毒，淋巴结炎，劳伤吐血，心胃气痛，风湿骨痛，跌打损伤。用量 10 ~ 15 克。煎汤服、浸酒饮、配制药膳，如“朱砂根炖猪心”。

【竹叶】中药。见《名医别录》。又名淡竹叶。禾本科植物淡竹的叶。原植物分布见“竹茹”条。味甘，性寒，入心、肺、胆、胃经。功能清热，除烦，生津，利水。主治热病烦渴，痰热惊痫，小便短赤，口糜舌疮，吐血，衄血等症。用量5～12克。水煎服或配制药膳用，如“竹叶酒”“竹叶粥”等。

【竹沥】中药。见《本草经集注》。又名竹汁、淡竹沥、竹油。为禾本科植物淡竹的茎以火烤灼而流出的液汁。原植物分布见“竹茹”条。味甘、苦，性寒。入心、胃经。功能清热，化痰，镇惊，利窍。主治中风痰迷，肺热痰壅，惊风，癫痫，心烦口渴及虚烦、破伤风等症。用量30～60克，冲服或入丸剂。也配制药膳食用，如“竹沥粥”“竹沥饮”等。

【竹鸡】又名山菌子、泥滑滑。雉科动物竹鸡的肉。原动物分布于长江以南各地。可入药（见《本草拾遗》）。味甘，性平，入脾、胃经。功能益气，杀虫。主治体虚无力，脾胃虚弱，食欲不振，消化不良等症。内服适量，煎汤或煮食。如用本品1只，山楂5克，麦芽5克，莱菔子5克，煮食，食肉饮汁，治食后腹胀，恶心呕吐。

【竹实】中药。见《神农本草经》。又名竹米。禾本科竹类植物的颖果。功能轻身益气，下积。《太平圣惠方》七精散，以本品配地肤子、车前子、桑寄生等而成，可除百病，明耳目，延年却老。

【竹茹】中药，见《本草经集注》。又名竹皮、青竹茹、淡竹茹、竹二青。禾本科植物淡竹的茎杆除去外皮后刮下的中间层。原植物分布于长江流域。味甘，性凉，入胃、胆经。功能清热，化痰，凉血，止呕。主治虚烦，呕吐，呃逆，噎膈，痰热喘咳，惊痫，吐血，衄血，妊娠恶阻，胎动不安，崩漏等。用量5～10克。煎汤服，也可配制药膳，如“竹茹蜜”。

【竹蜂】中药名。见《本草拾遗》。又名笛师、留师、竹蜜蜂、乌蜂、熊蜂。蜜蜂科昆虫竹蜂的全虫。原动物分布于我国南方各地。味甘、酸，性寒，入肝经。功能清热化痰，祛风定惊。主治小儿惊风，口疮，咽痛等症。用量2～4个，内服为散剂。如用本品4个，钩藤10克，烘干研末，每服3克，每日3次，可治小儿惊风抽搐。

【伏龙肝】中药。见《雷公炮炙论》。又名灶中黄土、釜下土、釜月土、灶心土。为久经柴草熏烧的灶底中心的土块。味辛，性温，入脾、胃经。功能温中燥湿，止呕止血。主治呕吐反胃，腹痛泄泻，吐血，衄血，便血，尿血，妇女妊娠恶阻，崩漏带下，痈肿溃疡。用量30～60克。布包煎汤内服或煎汤代水煎药服，也可泡茶饮用。如“灶心土竹叶茶”。本品主要含硅酸、氧化铝，尚含氧化钠、氧化镁、氧化钙等。实验证明有止吐作用。

【全蝎】中药。见《蜀本草》。又名虿尾虫、主簿虫、蛜蝌、全虫、茯背虫。钳蝎科动物的钳蝎的干燥全虫。原动物全国各地均有分布，以长江以北地区为多。味辛、咸，性平，入肝经。功能祛风，止痉，通络，解毒。主治惊风抽搐，癫痫，中风，半身不遂，口眼㖞斜，偏头痛，风湿痹痛，破伤风，淋巴结结核，风疹疮肿。用量2.4～4.5克。煎汤内服。也可浸酒饮用，如“全蝎酒”等。全虫含蝎毒、三甲胺、铵盐等。有抗惊厥、降低血压作用。

【合欢皮】中药。见《本草拾遗》。又名合昏皮、夜合皮、合欢木皮。豆科植物合欢的树皮。原植物分布见“合欢花”条。味甘，性平，入心、肝经。功能解郁，和血，安神，消肿。主治烦躁不安，忧郁失眠，肺痈，瘰疬，筋骨损伤。用量 5 ~ 15 克。煎汤服、浸酒饮，如“合欢酒”。

【合欢花】中药。见《本草衍义》。又名夜合花、乌绒。豆科植物合欢的花或花蕾。原植物分布于华南、西南、华东、东北及河北、河南等地。味甘，性平，入心、脾经。功能解郁，安神，活络。主治情志抑郁，胸闷，失眠，记忆力减退，风火目疾，咽痛，跌打损伤等。用量 3 ~ 9 克。煎汤服、浸酒饮、配制药膳食用，如“合欢花蒸猪肝”。

【凫肉】中药。见《食疗本草》。鸭科动物绿头鸭的肉。原动物全国大部地区均有分布。味甘，性凉，入胃经。功能补中益气，消食和胃，利水，解毒。主治病后体虚，食欲不振，热毒疮疖，水肿等症。内服适量，煮食。

【灯心草】中药。见《开宝本草》。又名赤须、灯心、灯草、碧玉草、水灯心。灯心草科植物灯心草的茎髓或全草。原植物全国各地均有分布。味甘、淡，性寒，入心、肺、小肠经。功能清心降火，利尿通淋。主治淋病，水肿，小便不利，湿热黄疸，心烦不寐，小儿夜啼，喉痹，创伤。用量 1.5 ~2.5 克。煎汤内服，也可泡茶饮用，如“灯心草茶”。茎髓含纤维、脂肪油、蛋白质等。茎含多糖类。

【羊心】牛科动物山羊或绵羊的心脏。原动物分布见“羊肉”条。可入药（见《名医别录》）。味甘，性温。功能解郁，补心。主治劳心思虑，郁闷不乐，惊悸不宁等症。《饮膳正要》炙羊心即以本品配咱夫兰、玫瑰水，火上炙制而成。治惊悸不宁，郁结不乐。现代研究，主要含蛋白质、脂肪、钙、磷、铁、维生素 B_1、维生素 B_2、维生素 A、维生素 C、尼克酸等。

【羊头】又名羊头肉。牛科动物山羊或绵羊的头肉。原动物分布见“羊肉”条。可入药（见《千金·食治》）。味甘，性平。功能祛风，补虚，清虚热。主治骨蒸，脑热，头眩，中风，虚劳羸瘦，小儿惊痫等症。煮食。《饮膳正要》羊头脍即以本品蒸熟而成，治中风，头眩，羸瘦，手足无力。可制成药膳菜肴如“参杞羊头”“带花羊头”“蒸羊头肉方”等。

【羊皮】牛科动物山羊或绵羊的皮。原动物分布见“羊肉”条。可入药（见《食疗本草》）。功能补虚祛风。主治虚劳乏力，肺中虚风。常煮作羹服食。《饮膳正要》羊皮面即以本品配羊舌、羊腰子、蘑菇、槽姜而成，有补中益气之效。

【羊肉】牛科动物山羊或绵羊的肉。原动物分布于全国各地，以西北和北部为多。可入药（见《本草经集注》）。味甘，性温。功能益气补虚，温中暖上。主治虚劳羸瘦，腰膝酸软，产后虚冷，腹痛，寒疝，中虚反胃等症。《饮膳正要》羊肉羹即以本品为主，配萝卜、草果、陈皮、良姜、荜茇、胡椒、葱白等而成，治肾虚衰弱，腰脚无力。适量煮食、煎汤或配制药膳，如“二仙烧羊肉”“干姜羊肉汤”“山药羊肉粥”。现代研究，主要含蛋白质、脂肪、碳水化合物、灰分、钙、磷、铁、维生素 B_1、维生素 B_2、尼克酸、胆甾醇等。

【羊血】牛科动物山羊或绵羊的血液。原动物分布见“羊肉”条。可入药（见《新修本草》）。味咸，性平，无毒。功能止血，祛瘀。主治吐血，衄血，肠风痔血，妇女崩漏，产后血晕，外伤出血，跌打损伤。常煮食，也可生饮。《便民食疗》记载，羊血煮熟，拌醋食之，治大便下血。现代研究，羊血豆腐（羊血凝块）主要含蛋白质、脂肪、碳水化合物等。

【羊肝】牛科动物山羊或绵羊的肝脏。原动物分布见“羊肉”条。可入药（见

《药性论》)。味甘、苦，性凉。功能益血，补肝，明目。主治血虚萎黄羸瘦，肝虚目暗昏花，雀目，青盲，障翳等症。煮食或配制药膳，如“羊肝粥”“羊肝汤”“羊肝羹”“韭菜炒羊肝”等。本品含蛋白质、脂肪、碳水化物、灰分、钙、磷、铁、尼克酸、维生素 B_1、维生素 C 及大量的维生素 A。故近来常用于维生素 A 缺乏的夜盲及各种眼疾。

【羊肚】 又名羊胃、羊肶胵。牛科动物山羊或绵羊的胃。原动物分布见“羊肉”条。可入药（见《千金·食治》)。味甘，性温。功能补虚，健脾胃。主治虚劳羸瘦，不思饮食，反胃，消渴，盗汗，尿频等。煮食、煎汤或配制药膳，如“白术羊肚汤”“羊肚羹”“健脾羊肚汤”。现代研究，主要含蛋白质、脂肪、碳水化合物、钙、磷、铁、维生素 B_1、维生素 B_2、尼克酸等。

【羊肾】 又名羊肾子、羊腰子。牛科动物山羊或绵羊的肾脏。原动物分布见“羊肉”条。可入药（见《名医别录》)。味甘，性温。功能补肾气，益精髓。主治肾虚劳损，腰脊疼痛，足膝痿弱，耳聋，消渴，阳痿，尿频，遗溺等症。煮食或配制药膳，如“肉苁蓉炖羊肾”“羊肾粥”“羊肾苁蓉羹”等。现代研究，含蛋白质、脂肪、灰分、钙、磷、铁、维生素 A、维生素 B_1、维生素 B_2、维生素 C、尼克酸等。

【羊肺】 牛科动物山羊或绵羊的肺脏。原动物分布见“羊肉”条。可入药（见《名医别录》)。味甘，性平。功能补肺气，调水道。主治肺痿咳嗽，消渴，小便不利或频数。煮食或配制药膳，如“杏柿羊脯”“豆叶羊肺汤”“羊肺汤”等。现代研究，主要含蛋白质、脂肪、钙、磷、铁、维生素 B_1、维生素 B_2、维生素 C、尼克酸等。

【羊乳】 牛科动物山羊或绵羊的乳。原动物分布见“羊肉”条。可入药（见《本草经集注》)。味甘，性温。功能温润补虚。主治虚劳羸弱，消渴，反胃，哕逆，口疮等症。煮食或配制药膳，如“羊乳饮”“羊乳羹”等。现代研究，含蛋白质、脂肪、碳水化合物、灰分、钙、磷、铁、维生素 A、维生素 B_1、维生素 B_2、维生素 C、尼克酸等。与牛乳比较，山羊乳较富于脂肪及蛋白质，而绵羊乳更高。

【羊骨】 牛科动物山羊或绵羊的骨。原动物分布见“羊肉”条。可入药（见《名医别录》)。味甘，性温。功能补肾，强筋骨。主治虚劳羸瘦，腰膝无力，筋骨挛痛，白浊，淋痛，久泻，久痢等症。煎汤或配制药膳，如“大枣羊骨粥”“羊骨羹”“羊骨粟米粥”等。现代研究，主要含磷酸钙，另外含少量碳酸钙、磷酸镁及微量的氟、氯、钠、钾、铁、铝等。

【羊脑】 牛科动物山羊或绵羊的脑。原动物分布见“羊肉”条。可入药（见《千金·食治》)。味甘，性温。功能祛风止痛。主治风寒头痛，头晕目眩等症。煮食或配制药膳，如“杞子炖羊脑”等。现代研究，主要含蛋白质、脂肪、钙、磷、铁、维生素 B_1、维生素 B_2、尼克酸等。并以含大量维生素 C 及卵磷脂、脑甙为其特点。

【羊脂】 牛科动物山羊或绵羊的脂肪油。原动物分布见“羊肉”条。可入药（见《千金·食治》)。味甘，性温。功能补虚，润燥，祛风，化毒。主治虚劳羸瘦，肌肤枯憔，久痢，丹毒，疮癣等症。煮食或配制药膳，如“羊脂蜜膏”“羊脂粳米粥”等。现代研究，本品含饱和脂肪酸，主要是棕榈酸、硬脂酸及少量的肉豆蔻酸；不饱和酸，主要是油酸及少量的亚油酸等。

【羊脬】 又名羊胞。牛科动物山羊或绵羊的膀胱。原动物分布见“羊肉”条。可入药（见《本草纲目》）。味甘，性温。功能补肾纳气。主治下虚或产后遗尿。

【羊髓】牛科动物山羊或绵羊的脊髓或骨髓。原动物分布见“羊肉”条。可入药（见《名医别录》）。味甘，性温。功能益阴补髓，润肺泽肌。主治虚劳羸瘦，肺痿，骨蒸，咳嗽，消渴，皮毛憔悴，痈疽，疮疡，目赤，目翳等症。熬膏或煮食。《饮膳正要》羊蜜膏即以本品加羊脂等而成。尚可制成药膳菜肴食用，如“羊髓粥方”等。

【羊蹄肉】牛科动物山羊或绵羊的蹄肉。原动物分布见“羊肉”条。可入药（见《千金·食治》）。味甘，性平。功能补肾益精。主治肾虚劳损，五劳七伤等症。煮食。

【米油】又名粥油。煮米粥时，浮于锅面上的浓稠液体。可入药（见《本草纲目拾遗》）。味甘，性平。功能滋阴，填精，利水。主治羸瘦，老弱，诸淋等症。

【米露】新米或稻谷的蒸溜液。可入药（见《本草纲目拾遗》）。功能和中纳食，清肺开胃。

【米皮糠】又名舂杵头细糠、谷白皮、细糠、杵头糠、米秕、米糖等。禾本科植物稻的种皮。原植物分布见“粳米”条。可入药（见《本草纲目》）。味甘、辛，性平。功能通畅，开胃，下气。主治噎膈，脚气等症。米皮糠中所含谷维醇可改善植物神经的功能障碍，增加肝脏中糖元的含量。并从糠麸、稻梗、壳中提得一种抗癌物质，对移植的小鼠艾氏腹水癌及肉瘤－180有效。

【米麦麸】又名糗、麨。米或麦蒸炒后磨成之粉面。可入药（见《新修本草》）。味甘、苦，性寒。主寒中，除热渴，解烦热，止泄痢，消石气。

【江珧柱】又名马甲柱、角带子、簸箕蛤蜊。江珧科动物栉江珧的后闭壳肌。其干制品为干贝。原动物分布于渤海、黄海、东海及南海。可入药（见《本草从新》）。味甘、咸，性平。功能补肾，养血，填精，调中。主治肾虚腰痛，消渴，小便频数，消化不良等症。《随息居饮食谱》载其“为海味冠。干者咀食，味美不腥，娇嫩异常”，是一种名贵海味和营养佳品。常配制成药膳食，如“江珧柱猪肉汤”。

【决明子】中药。见《神农本草经》。又名草决明、还瞳子、狗屎豆、假绿豆、马蹄子。豆科植物决明的成熟种子。原植物全国大部分地区均有分布。味苦、甘，性凉，入肝、肾经。功能清肝，明目，利水，通便。主治风热赤眼，青盲，雀目，高血压，肝炎，肝硬化腹水，习惯性便秘。用量5～10克。煎汤内服，或制成药膳食用，如“决明子粥”。新鲜种子含大黄酚、大黄素、芦荟大黄素等多种成分，药理实验证明，具有降压、抗菌作用。

【冰糖】白砂糖煎炼而成的冰块状结晶。参见“白砂糖”条。可入药（见《本草纲目》）。味甘，性平。功能补中益气，和胃润肺。主治咳嗽，痰涎增多，小儿未能食谷、久疟不瘳等症。药膳调料用冰糖能增加甜味，增加色泽，增进食欲。可制成药膳菜肴如“冰糖梅苏饮”“冰糖炖海参”“冰糖甲鱼”等。

【阳桃】又名杨桃，三棱子、风鼓、鬼桃。酢浆草科植物阳桃的果实。原植物分布于我国东南部及云南。可入药（见《本草纲目》）。味酸、甘，性寒。功能清热，生津，利水，解毒。主治风热咳嗽，口渴，口腔糜烂，牙痛，尿路结石。鲜食、煎汤或和蜜煎汤服。

【阳桃叶】酢浆草科植物阳桃的叶。原植物分布见“阳桃”条。可入药（见《生草药性备要》）。味苦、涩，性寒。功能利小便，散热毒。主治小便不利，血热瘙痒，痈肿，疥癣。用量 10 ~ 12 克。煎汤代茶饮，外用捣敷。

【防风】中药。见《神农本草经》。又名铜芸、茴芸、茴草、百枝、风肉。伞形科植物防风的根。原植物分布于东北、内蒙古、河北、山东、河南、陕西、山西、湖南等地。味辛、甘，性温，入膀胱、肺、脾经。功能发表祛风，生湿，止痛。主治外感风寒，头痛，目眩，项强，风寒湿痹，骨节酸痛，四肢挛急，破伤风。用量 5 ~ 10 克。煎汤内服，或入丸、散，也可制成药粥，如“防风粥”。防风含挥发油，甘露醇，苦味甙等。药理实验证明具有解热、镇痛、抗菌作用。

【红花】中药。见《本草图经》。又名红蓝花、刺红花、草红花。菊科植物红花的花。原植物全国各地均有栽培。味辛，性温，入心，肝经。功能活血化瘀，通经止痛。主治经闭，癥瘕，难产，死胎，产后恶露不行，瘀血作痛，痈肿，跌打损伤。用量 3 ~ 5 克。煎汤内服，或入丸、散，也可浸泡成药酒，如“红花酒”。本品含红花黄色素及红花甙、脂肪油等。药理实验证明，其煎剂对动物在位子宫及离体子宫均有显著兴奋作用，对肠管、血管、支气管平滑肌也有兴奋作用，还有降低血压及血脂的作用。孕妇忌服。

【红木子】大风子科植物山羊角树的种子。原植物分布于四川、湖北等地。可入药（见《四川中药志》）。味苦，性凉。功能除风补脑。主治头闷目眩。用量 10 ~ 15 克。煎汤服或与猪脑髓、猪肝等蒸食。

【麦芽】又名大麦蘖、麦蘖、大麦毛、大麦芽等。发芽的大麦颖果。原植物及分布见“大麦”条。可入药（见《本草纲目》）。味甘，性微温，入脾、胃经。功能消食，和中，下气。主治食积不消，脘腹胀满，食欲不振，呕吐泄泻，乳胀不消等症。用量 10 ~ 15 克。煎服或配制药膳，如“麦芽山楂”“麦芽消食粉”“麦芽赤豆粥”。现代研究：本品主要含淀粉酶、转化糖酶、维生素 B、脂肪、磷脂、糊精、麦芽糖、葡萄糖等。有较好的助消化作用。

【麦门冬】中药。见《神农本草经》。又名麦冬。百合科植物治阶草的根。原植物全国大部分地区有分布。味甘、微苦，性寒，入肺、胃、心经。功能养阴润肺，清心除烦，益胃生津。主治肺燥干咳，吐血，咯血肺痿，肺痈，虚劳烦热，消渴，热病津伤，咽干口燥，便秘。用量 5 ~ 15 克。煎汤服或与梨、菊花等共煮食之。如“雪梨羹”。本品含多种甾体皂甙，其甙元为罗斯考皂甙元，谷甾醇、豆甾醇、葡萄糖甙。

【远志】中药。见《神农本草经》。又名葽绕、蕀蒬、棘菀、苦远志。远志科植物细叶远志的根。原植物分布于东北、华北、西北及山东、安徽、江西、江苏等地。味苦、辛，性温，入心、肾经。功能安神益智、祛痰、解郁。主治惊悸，健忘，梦遗，失眠，咳嗽多痰，痈疽疮肿。用量 3 ~ 10 克。煎汤内服，或入丸散。也可浸酒饮用，如“远志酒”。根中含有皂甙。药理实验证明，有祛痰，溶血等作用。

【赤小豆】又名赤豆、红豆、红小豆、金红小豆、朱小豆。豆科植物赤小豆或赤豆的种子。前者原植物分布于广东、广西、江西及上海郊区等地，后者原植物全国各地均有栽培。可入药（见《神农本草经》）。味甘、酸，性平。功能利水除湿，和血排脓，消肿解毒。主治水肿，脚气，黄疸，泻痢，便血，痹肿，乳汁缺少等症。用量 10 ~ 30 克。煎汤或配制药膳，如“瓜蒌赤豆散”“赤小豆粥”“赤小豆煨鲤鱼”等。现代研究，本品主要含蛋白质、碳水化合物，另外含人体必需的脂肪，粗纤维、钙、磷、铁、维生素 B_1、维生素 B_2、尼克酸等，故对低蛋白所致的水肿或体弱之人有较好的治疗作用。

【赤砂糖】见《随息居饮食谱》。又名砂糖、紫砂糖、黑砂糖、红糖等。禾本科植物甘蔗的茎汁经炼制而成的赤色结晶体。原植物分布见“甘蔗”条。味甘，性温，入肝、脾、胃经。功能补气缓肝，活血祛瘀。主治产后恶露不行，产后腹痛，痛经，经行不畅，脘腹冷痛，口干呕哕，虚羸血痢等症。用量 9～15 克，开水、酒或药汁冲服。

【赤茯苓】中药。见《本草经集注》。又名赤苓、赤茯。多孔菌科植物茯苓的干燥菌核近皮部的淡红色部分。原植物分布见“茯苓”条。味甘、淡，性平，入心、脾、膀胱经。功能行水利湿。主治淋浊，腹泻，心悸等症。用量 5～12 克。煎汤、入丸散或配制药膳，如《太平圣惠方》“茯苓粥”。

【赤小豆芽】豆科植物赤小豆或赤豆的种子经水罨发芽而成的豆芽。原植物分布见“赤小豆”条。可入药（见《本草纲目》）。主治便血，胎漏。

【芫花】中药。见《神农本草经》。又名芫、去水、杜芫、头痛花、闹鱼花。瑞香科植物芫花的花蕾。原植物分布于福建、浙江、江苏、安徽、湖北、湖南、四川、山东、河南、河北、陕西等地。味辛、苦，性温，入肺、脾经。功能逐水、涤痰。主治痰饮癖积，喘咳，水肿，胁痛，心腹癥结胀满，食物中毒，疟疾，痈肿。用量 1.5～3 克。煎汤内服，或入丸、散，也可浸酒，如“芫花酒”。本品含芫花素、羟基芫花素、芹菜素、谷甾醇等成分。

【芜菁】见《名医别录》。又名九英菘、九英蔓菁、鸡毛菜、大头菜、狗头菜等。十字花科植物芜菁的块根及叶。原植物全国各地均有栽培。味辛、甘，性平。功能下气开胃，利湿清热。主治食积不化，消渴，黄疸，热毒风肿，疔疮，乳痈。煮食或捣汁饮。

【芜荑】中药。见《神农本草经》。又名芜荑仁、山榆子、山榆仁、白芜荑。榆科植物大果榆的果实的加工品。原植物分布于东北、华北各地。味苦、辛，性温，入脾、胃经。功能消积，杀虫，利水。主治心腹疼痛，虫积，小儿疳积，小便不利，久淋等症。用量 5～10 克。煎汤、入丸散或配制药膳，如“粳酥粥”。药理实验证明，其醇浸提取在体外对猪蛔虫、蚯蚓、蚂蝗皆有显著治虫效力；水浸液对 12 种真菌有不同程度的抑制作用。

【芸薹】见《新修本草》。又名寒菜、青菜、红油菜、芸薹菜、台菜。十字花科植物油菜的嫩茎叶。原植物全国大部分地区均有栽培。味辛，性凉。功能散血消肿。主治劳伤吐血，血痢，丹毒，乳痈等。内服煮熟或捣汁服。本品含有少量槲皮甙和维生素 K、蛋白质和多糖等成分。

【花鱼】又名青脖、鲈鲤、江鲤。鲤科动物秉氏鲈鲤的肉。原动物分布于长江宜昌以上的干支流中。可入药（见《滇南本草》）。味甘，性平。功能祛痰，镇静，止血。主治急、慢性支气管炎，癫痫，失眠症，胃溃疡呕血，衄血，咯血，月经过多。用量 100～200 克。煮食或配制药膳食用。该鱼含蛋白质、脂肪、钙、铁、磷、烟酸、维生素 A、维生素 B_1、维生素 B_2 等成分。

【芥菜】见《千金·食治》。又名芥、大芥、皱叶芥、黄芥等。十字花科植物芥菜的嫩茎叶。原植物全国各地均有栽培。味辛，性温，入肺，胃经。功能利气豁痰，温中散寒。主治寒饮内盛，咳嗽痰滞，胸膈胀满。内服煎汤或捣汁，或制成药膳食用，如“芥菜粥”。

【苍术】中药。见《证类本草》。又名赤术、青术、仙术。菊科植物南苍术或北苍术根茎。前者原植物分布于浙江、江苏、安徽、江西、湖北等地，后者原植物分布于吉林、辽宁、河北、山东、内蒙古等地。味辛、苦，性温，入脾、胃经。功能健脾，燥湿，解郁，辟秽。主治湿邪困脾，倦怠嗜卧，胸腹胀满，呕吐，泄泻，水肿，流感，风湿痹痛，足痿，夜盲。用量5～10克。煎服或配制药膳，如“苍术粥”“苍术牛肝汤”“苍术羊肝汤”等。

【芡实】中药。见《本草纲目》。又名刺莲蓬实、鸡头实、雁喙实、水鸡头、刺莲藕。睡莲科植物芡的成熟种仁。原植物分布于东北、河北、河南、山东、江苏、安徽、浙江、湖南、四川、广东、云南及贵州等地。味甘、涩，性平。功能固肾涩精，补脾止泄。主治遗精，淋浊，带下，小便不禁，大便泄泻等症。用量9～15克。内服煎汤，或制成药膳食用，如“芡实粥”。本品含有多量的淀粉、磷、铁、维生素 B_2、维生素C等。

【芡实茎】中药。见《本草纲目》。又名鸡头菜、花菆。睡莲科植物芡的花茎。原植物见“芡实”条。味咸、甘，性平。无毒。止烦渴，除虚热。用量30～60克。内服煎汤，或煮食。

【苎麻根】中药。见《药性论》。荨麻科植物苎麻的根及根茎。原植物分布浙江、山东、陕西等地。味甘，性寒，入肝、脾经。功能清热利尿，止血安胎，解毒消肿。主治尿路感染，水肿，小便不利，尿血，便血，崩漏，赤白带下，妊娠胎动，痔疮肿毒，跌打损伤。用量5～15克。水煎服，可以用来制作药膳，如“苎麻粥”。本品含绿原酸、酚类、三萜类等成分，药理实验证明有缩短凝血时间，并有局部止血的作用。

【芦根】中药。见《本草经集注》。又名芦茅根、苇根、芦菇根、顺江龙、芦芽根。禾本科植物芦苇的根茎。原植物全国大部地区均有分布。味甘，性寒，入肺、胃经。功能清热生津，除烦，止呕。主治热病烦渴，胃热呕吐，噎膈，反胃，肺痿，肺痈。用量15～30克。煎汤或配制粥食服用，如“芦根粥”。本品含薏苡素、蛋白质、脂肪、天门冬酰胺、纤维素。

【苏木】中药。见《医学启源》。又名苏枋、苏方木、赤木、红紫、棕木。豆科植物苏木的干燥心材。原植物分布于广东、广西、云南、贵州、台湾、四川等地。味甘、咸，性平，入心、肝经。功能破瘀，消肿，止痛。主治血滞经闭，产后瘀血胀痛，痢疾、跌打损伤疼痛等。用量3～10克。煎服，或制成药膳服食，如“祛风骨痛露”“苏木煲鸭蛋”等。

【苏木蓝】又名木蓝叉。豆科植物苏木蓝的根。原植物分布于江苏、安徽、河南、山西、贵州等地。可入药（见《贵州草药》）。味微苦，性平。功能清热，补虚。主治喉痒咳嗽，虚汗。水煎服或炖肉食。

【杜仲】中药。见《神农本草经》。又名丝连皮、思仙、思仲、扯丝皮、丝棉皮。杜仲科植物杜仲的树皮。原植物分布于长江中游及南部各省，河南、陕西、甘肃等地也有栽培。味甘，性温，入肝、肾经。功能补肝肾，强筋骨，安胎，降血压。主治腰酸膝软，小便余沥，阴下湿痒，胎漏，胎动不安，高血压病等。用量10～15克。煎汤、浸酒、入丸散或配制药膳，如“杜仲腰花”“杜仲煲猪肚”等。本品含杜仲胶、生物碱、树脂、有机酸、维生素C等成分。药理实验证明，有降压、利尿、使子宫松弛的作用。炒后的降压作用优于生杜仲；醇浸液不如水煎液作用强。

【杜父鱼】又名四鳃鲈、渡父鱼、伏会鱼、船碇鱼、松江鲈。杜父鱼科动物松江鲈鱼的肉。原动物分布于渤海、黄海、东海。可入药（见《本草拾遗》）。味甘，性温。功能健脾益气，滋补肝肾，安胎。主治胃脘作痛，脾虚泄泻，消化不良，小儿疳积，胎动不安，小儿睾丸发育不良等。用量50克。煮食或配制药膳，如与莲子、扁豆煮食，治慢性腹泻。肉含蛋白质、脂肪、维生素A、维生素B_1、维生素B_2等。

【杏子】中药。见《本草图经》。又名杏实。蔷薇科植物山杏、西伯利亚杏、东北杏或杏的果实。原植物分布见“杏仁”条。味酸、甘，性温。功能润肺定喘，生津止渴。可食用。

【杏仁】中药。见《本草经集注》。又名杏核仁、杏子、木落子、苦杏仁、杏梅仁。蔷薇科植物山杏、西伯利亚杏、东北杏或杏的干燥成熟种子。原植物分布于黑龙江、辽宁、吉林、内蒙古、河北、河南、山东、江苏、山西、陕西、甘肃、宁夏、新疆、四川、贵州等地。味甘，性温，有小毒，入肺、大肠经。功能降气，止咳，平喘，润肠通便。主治咳嗽气喘，胸满痰多，血虚津枯，肠燥便秘等症。用量4.5～9克，煎汤服或制成药膳食用，如“杏仁粥”。本品含有苦杏仁甙、脂肪油（杏仁油）、蛋白质和各种游离氨基酸。

【芒果】中药。见《岭南采药录》。又名阉罗果、沙果梨。漆树科植物杧果的果实。原植物分布于广东、广西、云南、福建、台湾等地。味甘、酸，性凉。功能益胃，止呕，解渴，利尿。生食，或泡茶饮用，如“芒果茶”。果实含芒果酮酸、异芒果醇酸、阿波酮酸、阿波醇酸等三萜酸，以及多酚类化合物、各种胡萝卜素等多种成分。药理实验证明，未成熟的果实及树皮、茎能抑制化脓球菌、大肠杆菌。

【李子】见《滇南本草》。又名李实、嘉庆子。蔷薇科植物李的果实。原植物全国大部分地区有分布。味甘、酸，性平，入肝、肾经。功能清肝涤热，生津，利水。主治虚劳骨蒸，消渴，腹水。鲜食或捣汁。本品含天门冬素0.1%，尚含谷酰胺、丝氨酸、甘氨酸、脯氨酸、苏氨酸、丙氨酸等氨基酸。

【豆油】豆科植物大豆的种子所榨取之脂肪油。原植物分布见“黑大豆”条。可入药（见《本草纲目》）。味辛、甘，性热。功能驱虫，润肠。主治肠道梗阻，大便秘结不通等症。药膳调料之一，起传热、增香、保持色泽及不易放凉等作用。

【豆腐】豆科植物大豆种子的加工制成品。原植物分布见“黑大豆”条。可入药（见《本草图经》）。味甘，性凉。功能益气和中，生津润燥，清热解毒。主治赤眼，消渴，休息痢，解硫黄、烧酒毒。可制成药膳菜肴，如“豆腐石膏汤”“河蚌豆腐羹”“泥鳅炖豆腐”等。

【豆腐皮】又名豆腐衣。制作豆腐过程中，豆腐浆煮沸后，浆面所凝结之薄膜。可入药（见《本草纲目》）。味甘、淡，性平。功能清肺，止咳，养胃，解毒，亦治自汗。可制成药膳菜肴，如“豆腐皮包辣椒”等。

【豆腐浆】又名豆浆。豆科植物大豆种子制成的浆汁。原植物分布见“黑大豆”条。可入药（见《本草纲目拾遗》）。味甘，性平。功能补虚润燥，清肺化痰。主治虚劳咳嗽，痰火哮喘，便秘，淋浊等症。可制成药膳菜肴，如“豆浆鸡蛋”“豆浆粥”“荸荠豆浆汁”等。

【豆腐渣】又名雪花菜。制作豆腐时，滤去浆汁后所剩下的渣滓。可入药（见《本草纲目拾遗》）。主治疮疡肿毒，大便下血。

【扶桑花】又名花上花、土红花、大红牡丹花、吊钟花。锦葵科植物朱槿的花朵。原植物全国各地均有分布。可入药（见《本草纲目》）。味甘、性寒。功能清肺，化痰，凉血，解毒。主治痰火咳嗽，鼻衄，痢疾，咳血，痈肿疮毒。用量 3 ~ 10 克。煎汤服，浸酒饮，配制药膳，如“扶桑花，煲猪肺”。花含矢车菊素 - 二葡萄糖甙。动物实验证明，上述甙类物质，可降低血压，并拮抗 5 - 羟色胺、乙酰胆碱、组织胺、氯化钡引起的小肠肌痉挛。

【吴茱萸】中药。见《神农本草经》。又名吴萸、左力、漆辣子、伏辣子、臭泡子。芸香科植物吴茱萸、石虎或疏毛吴茱萸的干燥将近成熟果实。原植物分布于贵州、广西、湖南、云南、陕西、浙江、四川等地。味辛、苦，性热，有小毒，入肝、脾、胃、肾经。功能散寒止痛，降逆止呕，助阳止泻。主治厥明头痛，寒疝腹痛，寒湿脚气，经行腹痛，脘腹胀痛，呕吐吞酸，五更泄泻，外治口疮，高血压症。用量1.5 ~ 4.5 克，内服煎汤，或制成药膳食用，如“吴茱萸粥”。本品含有挥发油、生物碱、吴萸啶酮、吴茱萸苦素等成分。

【旱芹】见《履巉岩本草》。又名芹菜、香芹、药芹、兰鸭芹、蒲芹。伞形科植物旱芹的全草。原植物全国各地均有栽培。味甘、苦，性凉。功能平肝清热，祛风利湿。主治高血压病，眩晕头痛，风湿痹痛，神经痛，尿血，痈肿等症。用量 9 ~ 15 克（鲜者 30 ~ 60 克）。内服煎汤，或捣汁服。奉品含有芹菜甙、佛手柑内酯、挥发油、有机酸、胡萝卜素、维生素、糖类等成分。

【牡蛎肉】又名蛎黄。牡蛎科动物近江牡蛎等的肉。原动物产地见“牡蛎”条。可入药（见《本草拾遗》）。味甘、咸，性平。功能补五脏，调中，滋养阴血。主治虚烦失眠，心神不安，虚损不足等症。煮食、炙食，或配制药膳食用，如“牡蛎发菜粥”。《随息居饮食谱》载其“味极鲜腴，海珍馐品”，炙食甚美，使人肌肤细腻，面色华润。肉中含糖元、牛磺酸、10 种必需氨基酸、维生素 A、维生素 B_1、维生素 B_2、维生素 D、维生素 E 及甾醇等成分。

【何首乌】中药。见《日华子本草》。又名地精、赤敛、首乌、陈知白、红内消、马肝石。蓼科植物何首乌的块根。原植物分布于河南、湖北、贵州、四川、江苏、广西等地。味苦、甘、涩，性微温，入肝、肾经。功能补肝益肾，养血，祛风。主治肝肾阴亏，发须早白，血虚头晕，腰膝软弱，筋骨酸痛，慢性肝炎，痈肿，肠风等。用量 10 ~ 15 克。煎汤、熬膏、浸酒或配制药膳食用，如“何首乌煨鸡”。本品含大黄酚、大黄素、大黄酸、大黄素甲醚、大黄酚蒽酮、淀粉、粗脂肪、卵磷脂等。有降血脂、降血糖、抗菌的作用。

【伸筋草】中药。见《分类草药性》。又名石松，过山龙，宽筋藤，火炭葛，全毛狮子草，药膳原料金腰带，狮子草，狮子毛草。石松科植物石松的带根全草。原植物分布于华北、华东、华南、西南等地。味苦、辛，性温，入肝、脾、肾三经。功能祛风散寒，除湿消肿、舒筋活血。主治风寒痹，关节酸痛，皮肤麻木，四肢软弱，水肿，跌打损伤。用量 10 ~ 15 克。煎汤内服，或浸酒饮，如“伸筋草酒”。

【佛手柑】中药。见《滇南本草》。又名佛手、佛手香橼、蜜筒柑、蜜罗柑、福寿柑、五指柑。芸香科植物佛手的果实。原植物栽培于广东、广西、福建、云南、四川、浙江、安徽等地。味苦、甘、辛，性温，入肝、胃经。功能理气，化痰。主治胃痛，胁胀，呕吐，噎膈，痰饮咳喘，并能解酒。用量 2. 5 ~ 10 克。煎汤内服，也可泡茶饮用，如“佛手茶”。

【皂角刺】中药。（见《本草衍义补遗》。又名皂荚刺、皂刺、天丁、皂角针、皂针。豆科植物皂荚的棘刺。原植物分布见“皂荚叶”条。味辛，性温。功能排脓，消肿，搜风。主治痈肿，疠风，胎衣不下，小儿惊风抽搐，乳汁不通等。用量3～10克。煎汤服、入丸散、配制药膳，如“朱砂根炖猪心”。

【皂荚叶】中药。见《本草纲目》。又名皂角叶。豆科植物皂荚的叶。原植物全国大部分地区有分布。治风疮、肠风。单用或制成药茶，如“皂荚芽茶”。

【谷芽】又名蘖米、谷蘖、稻蘖、稻芽。禾本科植物稻的种子经加工而发芽者。原植物分布见“粳米”条。味甘，性温，入脾、胃经。功能健脾开胃，和中消食。主治宿食不化，胀满，泄泻，不思饮食等症。用量10～15克。煎服或配制药膳，如“谷芽饼”“谷芽草煲羊肝”等。现代研究主要含淀粉、蛋白质、脂肪、淀粉酶、维生素B等。

【谷精草】中药。见《开宝本草》。又名戴星草、文星草、流星草、移星草、珍珠草。谷精草科植物谷精草带花茎的花序。原植物分布于安徽、江苏、浙江、台湾、广东、江西、湖南、湖北、云南、陕西等地。味辛、甘，性凉，入肝、胃经。功能祛风散热，明目退翳。主治目翳，雀盲，头痛，齿痛，喉痹，鼻衄等症。用量10～12克。煎服或配制药膳，如“谷精草炖鸭肝”“谷精草炖羊肝”。

【龟板胶】中药。见《临证指南医案》。又名龟板膏、龟甲胶、龟胶。龟科动物乌龟的甲壳熬的固体胶块。原动物分布见“乌龟”条。味甘、咸，性平。功能滋阴，止血，补血，养肝。主治阴虚血亏，骨蒸劳热，肾虚腰痛，肺虚久咳，吐血，衄血，崩漏，带下等。用量3～10克。开水或黄酒化服，如“龟胶桂术煎”。

【辛夷】中药。见《神农本草经》。又召房木、迎春、木笔花、姜朴花。木兰科植物辛夷或玉兰的花蕾。原植物分布于河南、四川、浙江、陕西、安徽、湖北、云南、山东等地。味辛，性温，入肺、胃经。功能祛风，通窍。主治鼻渊头痛，鼻塞，牙齿疼痛等。用量3～10克。煎汤内服，或入丸散服，也可配制药茶、药膳，如“辛夷花茶”“辛夷花煲鸡蛋”。

【羌活】中药。见《神农本草经》。又名羌青、护羌使者、胡王使者、羌滑、退风使者。伞形科植物羌活、宽叶羌活或川羌活的根及根茎。羌活分布于四川、青海、云南、甘肃等地；宽叶羌活分布于四川、青海、陕西、甘肃等地；川羌活主要分布于四川、湖北、陕西、甘肃等地。味辛、甘，性温，入膀胱、肾经。功能散表寒，祛风湿，利关节。主治感冒风寒，头痛无汗，风寒湿痹，项强筋急，骨节酸疼，风水浮肿，痈疽疮毒。用量5～15克。煎汤内服，或入丸、散，也可配成药膳食用。

【沙枣】又名红豆、银柳。胡颓子科植物沙枣的果实。原植物分布于东北、华北及西北。可入药（见《新疆中草药手册》）。味甘、酸，性平。功能健脾，养胃，强体，宁心，固精，止泻，调经，利尿。主治胃痛，腹泻，身体虚弱，肺热咳嗽。用量15～30克。煎汤服。本品含糖类、蛋白质、黏液质、黄酮类、鞣质、钙、铁、磷、维生素C等。

【沙苑子】中药。见《临床指南医案》。又名沙苑蒺藜、同州白蒺藜、沙苑白蒺藜。豆科植物扁茎黄芪或华黄芪的种子。原植物分布于辽宁、吉林、河北、陕西、甘肃、山西、内蒙古等地。味甘，性温，入肝，肾经。功能补肝益肾，固精。主治肝肾不足，腰膝酸痛，目昏，遗精早泄，小便频数，遗尿，尿血，白带。用量5～10克。煎服或配制药膳，如"沙苑子茶""沙苑子炖猪腰"。

【诃子】中药。见《本草图经》。又名诃黎、诃黎勒、随风子。使君子科植物诃子的果实。原植物分布于西藏、云南、广东、广西等地。味苦、酸、涩，性温，入肺、胃、大肠经。功能敛肺，涩肠，固崩，止带。主治久咳失音，久泻，脱肛，便血，崩漏，带下，遗尿、遗精等。用量3～10克。煎汤、入丸散或配制药膳服食，如"诃黎勒粥"。本品含鞣质、奎宁酸、果糖、葡萄糖、蔗糖、氨基酸、诃子素、过氧化物酶、抗坏血酸酶等成分。体外实验证明，对多种痢疾杆菌都有效，对绿脓杆菌、白喉杆菌作用较强，对金葡菌、大肠杆菌、肺炎球菌、溶血性球菌亦有作用。诃子素对平滑肌有罂粟碱样的解痉作用。

【补骨脂】中药。见《雷公炮炙论》。又名胡韭子、婆固脂、破故纸。豆科植物补骨脂的果实。原植物分布于河南、安徽、广东、陕西、山西、江西、四川、云南、贵州等地。味辛，性温，入肝经。功能补肾助阳。主治肾虚冷泻，遗尿，滑精，小便频数，阳痿，腰膝冷痛，虚寒喘嗽，外用治白癜风。用量5～10克。煎服，配制药膳食用，如"补骨脂炖猪腰""补骨脂小茴香煨猪肾"等。本品含挥发油、有机酸、碱溶性树脂。

【张公鱼】又名七星鱼、花财鱼、花鲤鱼。鳢科动物月鳢的肉。原动物分布于长江以南各淡水河中。味甘，性平。功能滋阴，强筋壮骨。主治阴虚，四肢无力，水肿。用量60～120克。煮食或配制药膳，如"黄土封煨七星鱼"。该方是治疗腹水浮肿著名的食疗方，对肝硬化腹水也有显著消水效果。肉中含蛋白质、脂肪、糖类、多种无机盐、尼克酸及维生素A、维生素B_1、维生素B_2等成分。

【灵芝草】中药。见《滇南本草》。又名三秀茵、茵、芝。为多孔菌植物紫芝或赤芝的全株。前者原植物分布于浙江、江西、湖南、广西、福建、广东等地；后者原植物分布于河北、山东、山西、四川、安徽、江苏、浙江、江西、贵州、云南、广西、福建、广东等地。味甘，性平。功能益精气，坚筋骨。主治虚劳，咳嗽，气喘，失眠，消化不良。用量1.5～3克。可研末内服，或浸酒饮用，也可制做成药膳食用，如"灵芝炖鹿尾""黄芪灵芝猪肉汤"等。本品含麦角甾醇、有机酸、氨基葡萄糖、树脂、甘露醇等，有镇静、祛痰、降压、保肝等作用。

【阿胶】中药。见《神农本草经》。又名傅致胶、盆覆胶、驴皮胶。马科动物驴的皮去毛后熬制而成的胶块。主产山东。味甘，性平，入肺、肝、肾经。功能滋阴补血，安胎。主治血虚，虚劳咳嗽，吐血，衄血，便血，妇女月经不调，崩中，胎漏。用量5～10克。可用黄酒或开水烊化服，或入丸散。也可调制成药膳食用，如"阿胶奶"。药理实验证明，阿胶可使失血动物的红细胞和血红蛋白生成速度增加；能改善动物体内钙平衡；防治进行性肌营养障碍症。

【阿魏】中药。见《新修本草》。又名熏魏、魏去疾、五彩魏、臭阿魏。伞形科植物新疆阿魏、宽叶阿魏的树脂。原植物分布于新疆。味苦、辛，性温，入肝、脾、胃经。功能消积，杀虫，截疟。主治肉积，虫积，癥瘕痞块，痢疾，疟疾，神经衰弱，慢性支气管炎。用量1～1.5克。入丸散内服，也可配制药膳食用，如"黄鸡粥"。本品含挥发油、树脂及树胶等。水煎剂对人型结核杆菌有抑制作用。可作为支气管炎、百日咳、哮喘患者的刺激性祛痰剂。

【陈仓米】又名陈廪米、陈米、大米、老米、红粟。储存年久的粳米。原植物分布见“粳米”条，可入药（见《食性本草》）。味甘、淡，性平。功能养胃，渗湿，除烦。主治病后脾胃虚弱，烦渴，泄泻，反胃，噤口痢等症。

【陈粟米】禾本科植物粟的储存陈久的种仁。原植物分布见“粟米”条。可入药（见《千金·食治》）。味苦，性寒。功能除烦，止渴，利尿，止痢。主治胃中烦热，消渴，水肿，泻痢等症。

【附子】中药。见《神农本草经》。毛茛科植物乌头的旁生块根。原植物分布于四川、陕西等地。味辛、甘，性热，有毒，入心，脾、肾经。功能回阳补火，散寒除湿。主治阴盛格阳，大汗亡阳，吐利厥逆，心腹冷痛，脾泄冷痢，脚气水肿，小儿慢惊，风寒湿痹，阴疽疮瘘及一切沉寒痼冷之疾。用量3~5克。煎服或配制药膳，如“姜附烧狗肉”。本品含有次乌头碱、乌头碱、新乌头药膳原料碱、塔拉胺、川乌碱甲和川乌碱乙。药理实验证明有强心、降压、消炎和镇静的作用。

【忍冬藤】中药。见《本草经集注》。又名千金藤、金钗股、通灵草、金银花藤、银花秧。忍冬科植物忍冬的茎叶。原植物分布见“金银花”条。味甘，性寒，入心、肺经。功能清热，解毒，通络。主治温病发热，热毒血痢，传染性肝炎，痈肿疮毒，筋骨疼痛。用量10~30克。煎汤服、浸酒饮。叶含忍冬甙，茎含鞣质、生物碱。对动物离体小肠有解痉作用，并有轻度利尿作用。

【鸡】雉科动物鸡的肉。原动物分布于全国各地。可入药（见《神农本草经》）。味甘，性平，入脾、胃、肾经。功能益气，填精，补髓，温中。主治久病体虚，消瘦无力，食欲不振，腹泻下痢，小便频数，崩漏带下，产后乳少等症。内服适量，煮食，或配制药膳，如“桃仁鸡花”。肉含蛋白质、脂肪、钙、磷、铁、硫胺素、核黄素等多种维生素。

【鸡纵】中药。见《本草纲目》，又名鸡菌、鸡塅、鸡纵蕈、蚁纵、鸡纵菜。白蘑科植物鸡纵的子实体。原植物分布于江苏、贵州、云南、福建、海南等地。味甘，性平，入肺、脾经。功能益胃，清神。主治痔疮。用量6~10克。内服煎汤。可配制成膳食食用，如“生煎鸡纵”。

【鸡内金】中药。见《神农本草经》。又名鸡肶胵、鸡肫皮、鸡黄皮、鸡食皮、鸡中金。雉科动物家鸡的干燥沙囊内膜。原动物分布于全国各地。味甘，性平，入脾、胃、小肠、膀胱经。功能消食积，化结石，止遗溺。主治饮食积滞，食后胀，呕吐反胃，小儿疳积，遗精，遗尿，消渴等症。用量3~9克。煎汤内服或入丸散。如“内金车前散”。含蛋白质、胃激素等。口服给药可使胃液分泌量、酸度、消化力均增加；胃的运动期延长，蠕动波增强，胃排空加速。

【鸡血藤】中药。见《本草纲目拾遗》。又名血风藤。豆科植物密花豆等的藤茎。原植物分布于广东、广西、云南等地。味苦、甘，性温，入心、脾经。功能活血，舒筋。主治腰腿疼痛，麻木瘫痪，月经不调等症，用量10~30克。煎汤或浸酒，亦配制药膳，如“鸡血藤蛋”“鸡血藤酒”等。

【鸡冠花】中药。见《滇南本草》。又名鸡髻花、鸡公花、鸡角根。苋科植物鸡冠花的花序。原植物全国大部分地区均产。味甘，性凉。功能凉血，止血。主治痔漏下血，赤白下痢，吐血，咳血，血淋，妇女带下，崩中。用量3~10克。煎服或配制药膳食。如“鸡冠花炖猪肺”。

【鸡蛋清】又名鸡子白、鸡卵白。雉科动物家鸡的蛋白。原动物全国各地均有分布。可入药（见《本草经集注》）。味甘，性凉，入肺、脾经。功能润肺利咽，清热解毒。主治咽痛，目赤，咳嗽，痈肿热痛等症。生服、煮食，或与药汁调服。如用本品适量，枸杞子10克，桂圆肉10克，山萸肉10克，煮食，饮汁，治阴虚燥咳。

【驴头】马科动物驴的头肉。原动物分布见“驴肉”条。可入药（见《千金·食治》）。主治中风头眩，手足无力，筋骨烦痛，言语蹇涩，消渴，黄疸等症。煮食。可制成药膳“驴头酒”“驴头羹”等。

【驴肉】马科动物驴的肉。原动物全国大部分地区有饲养。可入药（见《千金·食治》）。味甘、酸，性平。功能补血，益气。主治劳损，风眩，心烦等症。煮食，或制成药膳如“驴肉汤”“驴肉大枣怀药汤”等。

【驴乳】马科动物驴的乳汁。原动物分布见“驴肉”条。可入药（见《千金·食治》）。味甘，性寒。主治消渴，黄疸，小儿惊痫。现代研究，主要含酪蛋白、清蛋白、脂肪、乳糖、灰分等。

【驴脂】又名驴膏。马科动物驴的脂肪。原动物分布见“驴肉”条。可入药（见《食疗本草》）。主治咳嗽，疟疾，耳聋，疮疥等症。

【驴阴茎】又名驴鞭、驴三件、驴肾。马科动物驴的雄性外生殖器。原动物分布见“驴肉”条。可入药（见《本草纲目》）。味甘、咸，性温。功能益肾强筋。主治阳痿，筋骨酸软，骨结核，骨髓炎，气血虚亏，妇女乳汁不足等症。用量10～12克。煎汤服或配制药膳。

【玫瑰花】中药。见姚可成《食物本草》。又名徘徊花、笔头花、湖花、刺玫花。蔷薇科植物玫瑰初放的花。原植物分布于我国中部及北部。味甘、微苦，性温，入肝、脾经。功能疏肝理气，和血散瘀。主治肝胃气痛，腹中冷痛，月经不调，赤白带下，乳痈，痢疾。用量3～6克。煎汤服、浸酒、熬膏食用，或配制药茶、药膳，如“玫瑰花露”“玫瑰枣糕”“玫瑰花茶”等。《随息居饮食谱》载：“浸油泽发，焙粉悦颜”。

【青鱼】又名乌鲭，青鲩、黑鲩、铜青、青棒。鲤科动物青鱼的肉。原动物分布于长江以南的江河、湖泊中。可入药（见《本草经集注》）。味甘，性平，入肝、胃经。功能益气，化湿，和中，养肝明目。主治气虚体弱，湿痹，两目干涩、昏花。用量100～200克。煮食、配制药膳服食，如“糖醋青鱼块”“青鱼粥”等。本鱼肉鲜而嫩，易于消化吸收，是高蛋白营养品。

【青虾】又名日本沼虾、河虾。长臂虾科动物青虾等多种淡水虾的全体。原动物全国各地均有分布。可入药（见《本草纲目》）。味甘，性温。功能补肾壮阳，通乳，解毒。主治阳痿，乳汁不足，丹毒，痈疽等。用量25～50克。煎汤服或煮食，也可配药膳食用，如“虾米韭菜”。本品含蛋白质、脂肪、糖类、磷、钙、铁、维生素A、维生素B_1、维生素B_2、尼克酸，并含细胞色素C及肌酸酐等。

【青蒿】中药。见《神农本草经》。又名蒿、草蒿、方溃。菊科植物青蒿或黄花蒿的全草。原植物分布于辽宁、河北、山东、山西、陕西、江苏、安徽、江西、湖北、浙江、福建、广东等地。味苦、微辛，性寒，入肝、胆经。功能清热，解暑，除蒸。主治温病，暑热，骨蒸劳热疟疾，痢疾，黄疸，疥疮，瘙痒。用量5～10克。可与甘草共煎代茶饮，如“青蒿饮”。本品含有苦味质、挥发油和青蒿碱维生素A等。

有抑制皮肤真菌等作用。

【青稞】又名青稞麦、油麦、莜麦。禾本科植物青稞的种仁。原植物西北、华北、内蒙古、西藏等地均有栽培。可入药（见《本草拾遗》）。味咸，性平凉。功能下气宽中，壮筋益力，除湿发汗，止泄。

【青刺尖】中药。见《滇南本草》。蔷薇科植物扁核木的叶。原植物分布于云南、贵州、四川、台湾等地。味苦，性微寒。功能攻毒，祛瘀，接骨，补虚。主治痈疽疮毒，跌打损伤，贫血等。用量10～15克。煎汤服或配制药膳，如"青刺尖炖猪肺"。

【青粱米】又名青粱粟米。禾本科植物粟的一种青粱的种仁。原植物分布见"粟米"条。可入药（见《名医别录》）。味甘，性微寒。功能补中益气，除热止泻。主治烦热，消渴，泻痢等症。煮食或制成药膳如"青粱子米粥"等。

【青葙子】中药。见《神农本草经》。又名草决明、牛尾花子、狗尾巴子。苋科植物青葙的种子。原植物分布于全国各地。味苦，性凉，入肝经。功能祛风热，清肝火。主治目赤肿痛，障翳，高血压，鼻衄，皮肤风热瘙痒，疥癞。用量10～15克。煎汤或配制药膳，如"青葙子炖鸡肝"。本品含脂肪油和丰富的硝酸钾，尚含烟酸。

【青环海蛇】又名海蛇、斑海蛇。海蛇科动物青环海蛇除去内脏的全体。原动物分布于沿海各地。可入药（见《中国药用动物志》）。功能滋补强壮，祛风除湿，活络，止痒。主治小儿营养不良，风湿痹痛，肌肤麻木，皮肤瘙痒等症。用量10～30克。煮食或浸酒饮用。该蛇营养丰富，为东南沿海居民喜食的蛇类。

【苦瓜】见《滇南本草》。又名癞葡萄、锦荔枝、红姑娘、凉瓜、癞瓜。葫芦科植物苦瓜的果实。原植物全国各地均有栽培。味苦，性寒，入心、脾、胃经。功能清暑解热，明目，解毒。主治热病烦渴引饮，中暑，痢疾，火眼疼痛，丹毒，恶疮等症。用量6～10克。内服煎汤，或制成药膳食用，如药膳原料"苦瓜炒肉片"。

【苦参】中药。见《神农本草经》。又名苦骨、川参、凤凰瓜、牛参。豆科植物苦参的根。原植物全国各地均产。味苦，性寒，入肝、肾、大肠、小肠经。功能清热燥湿，杀虫。主治热毒血痢，肠风下血，黄疸，赤白带下，小儿肺炎，疳积，急性扁桃体炎，痔漏，脱肛，皮肤瘙痒，疥癞恶疮，阴囊湿痒，瘰疬，烫伤等症。用量5～10克。煎汤或制药膳，如"苦参鸡蛋"。

【苦菜】见《神农本草经》。又名荼草、紫苦菜、野苦马、苣菜、老鸦苦菜。菊科植物苦苣荬的全草。原植物我国大部分地区有分布。味苦，性寒，入心、脾、胃经。功能清热，凉血，解毒。主治痢疾，黄疸，血淋，痔瘘，疔肿，蛇咬等。内服煎汤，或与猪肉、猪肝炖服。本品含有抗肿瘤成分。

【苦竹叶】中药。见《本草经集注》。禾本科植物苦竹嫩叶。原植物分布于江苏、江西、浙江及西南各地。味苦，性凉。功能清热，解毒，明目，利窍，杀虫。主治消渴，烦热不眠，目痛，口疮，烫火伤。用量5～12克。煎服或配制药粥服食，如"苦竹叶粥"。

【苦竹茹】中药。见《食疗本草》。禾本科植物苦竹的茎杆除去外皮刮下的中间层。原植物分布见"苦竹叶"条。止尿血，治下焦热壅。用量5～10克。煎汤内服。

【苦竹笋】中药。见《本草拾遗》。又名苦笋。禾本科植物苦竹的苗。原植物分布见"苦竹叶"条。味甘，性寒。功能清热，祛湿，利水，明目。主治消渴，黄疸，脚气。用量60~90克。煎汤或煮食。

【苦荬菜】中药。见《嘉佑本草》。又名盘儿草。菊科植物苦荬菜的全草。原植物全国大部分地区均有分布。味苦，性凉。功能清热解毒，主治肺痈，乳痈，血淋，疖肿，跌打损伤等症。用量5~10克。可与红藤水煎取汁，代茶频饮，如“苦荬菜饮”。

【苦楝皮】中药。见《证类本草》。又名楝皮、楝树根皮。楝科植物苦楝或川楝的根皮或干皮。前者原植物分布于河北以南大部地区；后者原植物分布于四川、湖南、湖北、河南、贵州等地。味苦，性寒。功能清热，燥湿，杀虫。主治蛔虫，蛲虫，疥癣，风疹。用量5~10克。煎汤、入丸散服，亦可配制药粥，如“楝根粥”。本品主要含苦楝素，有驱蛔作用。

【苹果】见《滇南本草》。又名柰子、平波、超凡子、天然子、频婆等。蔷薇科植物苹果的果实。原植物分布于东北、华北、华东等地。味甘，性凉。功能补心益气，润肺除烦，生津止渴，解暑醒酒，开胃通便。对消化不良，气壅不通者，挤汁服之，可消食顺气。生食、捣汁或熬膏服，亦可制成药膳菜肴食用，如“苹果汤”。本品含有碳水化合物，其中大部分是糖，如蔗糖、还原糖，还含有苹果酸、奎宁酸、柠檬酸等成分。

【苜蓿】中药。见《名医别录》。又名荍蓿、木粟、光风草、怀风。豆科植物紫苜蓿或南苜蓿的全草。原植物分布于我国中部、南部，长江下游有栽培。味苦，性平。功能清脾胃，利大小肠，下膀胱结石。用量15~30克。煎汤或配制药膳，如“苜蓿水炖蛋”。本药膳原料品含皂甙、卢瑟醇、苜蓿酚、考迈斯托醇、大豆黄酮、苜蓿素、瓜氨酸、刀豆酸、蛋白质、糖、果胶酸、飞燕草素、葡萄糖甙、矮牵牛素、锦葵花素、芬樟醇、丹桂烯、柠檬烯、唾液酸、胡萝卜素。有使肠管松弛及雌激素样作用。

【茄子】见《本草拾遗》。又名昆仑瓜、吊菜子、落苏、矮瓜、草鳖甲。茄科植物的果实。原植物全国大部分地区有栽培。味甘，性凉，入脾、胃、大肠经。功能清热，止血，消肿，止痛。主治肠风下血，热毒疮痈，皮肤溃疡等症。内服入丸散、泡酒、或制成药膳食用，如“茄粥”。本品含有胡芦巴碱、水茄碱、胆碱、龙葵碱等多种生物碱。种子中龙葵碱的含量最高。果皮含色素茄色甙、紫苏甙、飞燕草素-3-葡萄糖甙等。

【林檎】又名文林果、五色林檎、联珠果、花红果、五色柰。蔷薇科植物林檎的果实。原植物分布长江及黄河流域。味酸、甘，性平，入心、肝、肺经。功能止渴，化滞，涩精。主治消渴，泻痢，遗精等症。内服煎汤，鲜食或捣汁服，如“林檎汁”。

【枇杷】又名卢橘。蔷薇科植物枇杷的果实。原植物分布于陕西、甘肃、河南、江苏、浙江、安徽、福建、台湾、广东、广西、江西、湖南、湖北、四川、贵州、云南等地。味甘、酸，性凉，入脾、肺，兼入肝经。功能润燥清肺，宁嗽，止渴，和胃下气。主治肺痿咳嗽，吐血，衄血，烦渴，呕逆等症。成熟可食用。本品含有脂肪、糖、蛋白质、纤维素、果胶、鞣质、钠、钾、铁、钙、磷及维生素 B_1、维生素C、β-胡萝卜色素。果酱含葡萄糖、果糖、蔗糖、革果酸等。

【枇杷叶】中药。见《名医别录》。又名巴叶。蔷薇科植物枇杷的叶。原植物分布见“枇杷”条。味苦，性凉，入肺、胃经。功能清肺，和胃，降气，化痰，清暑，利尿。主治肺热痰嗽，咳血，衄血，胃热呕哕等症。亦可作夏季的清暑剂。用量5~

9克（鲜者15～30克），煎汤服或制成药膳食用，如“枇杷叶粥”。本品含有挥发油、苦杏仁甙、枸橼酸盐、熊果酸、酒石酸、柠檬酸、苹果酸、维生素B、维生素C、鞣质和山梨糖醇等成分。

【枇杷花】中药。见《本草纲目》。又名土冬花。蔷薇科植物枇杷的干燥花。原植物分布见“枇杷”条。味淡，性微温。主治伤风感冒，咳嗽痰血。用量6～9克。煎汤服或制成药膳食用，如“枇杷花蒸蜂蜜”。本品含挥发油、低聚糖等成分。

【板蓝根】中药。见《本草纲目》。又名靛青根、蓝靛根、靛根。十字花科植物菘蓝和草大青的根，或爵床科植物马蓝根及根茎。味苦，性寒，入心、胃经。功能清热、解毒，凉血。主治流感，流脑，乙脑，肺炎，丹毒，热毒发斑，神昏吐衄，咽肿，痄腮，火眼，疮疹等症。用量15～30克。煎汤或与金银花、连翘共煎代茶饮，如“银翘二根饮”。本品含靛甙、靛红及各种氨基酸、糖类植物性蛋白。有抗病原微生物及解毒的作用。

【松叶】中药。见《本草经集注》。又名松毛、松针。松科植物油松、马尾松或云南松等的叶。原植物分布见“松节”条。味苦，性温，入心、脾经。功能祛风，燥湿，止痒，杀虫。主治风湿痹证，跌打损伤，湿疮，疥癣，浮肿等，并能防治流脑，流感，钩虫病。用量10～15克（鲜叶30～60克）。煎汤服、浸酒饮用，如“延寿酒”“松针茶”等。

【松花粉】中药。见《新修本草》。又名松花、松黄。松科植物马尾松或同属植物的花粉。原植物分布见“松节”条。味甘，性温，入肝、脾经。功能除风，收湿，益气，止血。主治头目眩晕，胃痛，湿疮，久痢，创伤出血等症。用量3～5克。浸酒、调服、做成糕饵食，如“松花酒”。

【枫荷梨】又名鸭脚木、梨荷枫、半荷枫、白山鸡骨、金鸡趾。五加科植物树参的根、茎。原植物分布江南各地。可入药（见《江西草药》）。味苦，性温。功能祛风湿，活血脉。治风湿痹痛，半身不遂，偏头痛，月经不调。用量15～60克。煎汤服、浸酒饮、与鸡蛋煮食。

【刺李】虎耳草科植物大刺茶的果实。原植物分布于四川、云南、西藏等地。可入药（见《高原中草药治疗手册》）。味酸，性平，入肝经。治萎缩性胃炎，胆汁缺乏病，用量5～10克，煎汤服，作茶点吃。

【崖花子】又名海金子、接骨丹、野黄栀、山海桐。海桐科植物台湾圆果海桐的根、叶及种子。原植物分布于四川、贵州、湖南、江西、福建、浙江、安徽、湖北等地。可入药（见《浙江天目山药植志》）。味苦，性微温。功能解毒，利湿，活血，消肿。主治毒蛇咬伤，关节疼痛，脱力黄肿，跌打伤折，湿疹，骨髓炎，蜂窝组织炎。用量15～30克。煎汤服或塞鸡腹内，加黄酒炖熟服食。

【郁金】中药。见《药性论》。又名马蒁、黄郁。姜科植物姜黄、郁金的块根。原植物分布于四川。味辛、苦，性凉，入心、肺、肝经。功能行气解郁，凉血破瘀。主治胸腹胁肋诸痛，癫狂，热病神昏，吐血，衄血便血，血淋，黄疸。用量5～10克。可与陈皮煎煮加红糖代茶饮。本品含挥发油、姜黄素、姜黄酮、水芹烯、葛缕酮及淀粉、脂肪油等。有抗动脉硬化、抑菌等作用。孕妇慎服。

【郁李仁】中药。见《神农本草经》。又名郁子、郁里仁、李仁肉。蔷薇科植物郁李、欧李或长梗郁的种子。前者原植物分布于辽宁、华北、华东等地；后两者原植物分布东北及内蒙古。味辛、苦、甘，性平，入脾、大小肠经。功能下气，利水，润燥，通便。主治大腹水肿，肢面浮肿，小便不利，大便不畅。用量3～10克。煎汤，入丸散，配制药膳，如“郁李仁粥”。

【虎杖】中药。见《名医别录》。又名大虫杖、苦杖、酸杖、酸桶笋、鸟不踏。蓼科植物虎杖的根茎。原植物分布于我国中部及南部。味苦，性平。功能祛风，利湿，破瘀，通经。主治风湿筋骨疼痛，湿热黄疸，淋浊带下，妇女经闭，产后恶露不下，癥瘕积聚，痔漏下血，跌扑损伤，烫伤，恶疮癣疾。用量9～30克。煎汤，或浸泡成药酒、如“虎杖酒”。

【昆布】中药。见《吴普本草》。又名纶布、海昆布。海带科植物海带或翅藻科植物昆布及裙带菜的叶状体。海带主要分布于山东、辽宁一带沿海地区；昆布和裙带菜分布于福建、浙江等沿海地区。味咸，性寒，入胃经。功能软坚行水。主治瘰疬，瘿瘤，噎膈，水肿，睾丸肿痛，带下。用量5～10克。煎汤或制做成药膳食用，如“昆布羹”。是家庭常备膳食。海带中含有多种多糖类成分、维生素、碘、钙、蛋白质等；昆布中含有胶酸、粗蛋白、甘露醇、钾、碘等；裙带菜中也含有碘、钙，以及多种氨基酸。具有较高的营养价值。临床上常用以治疗缺碘引起的甲状腺机能低下患者，尚有降压、平喘镇咳等作用。

【罗布麻】中药。见《陕西中草药》。又名吉吉麻、泽漆麻、红花草、野茶。夹竹桃科植物罗布麻的全草。原植物分布于辽宁、吉林、内蒙古、甘肃、新疆、陕西、山西、山东、河南、河北、江苏及安徽北部等地。味甘、苦，性凉。功能清火，降压，强心，利尿。主治心脏病，高血压，神经衰弱，肝火腹胀，肾炎浮肿等症。用量5～10克。煎汤或泡茶饮，如“罗布麻茶”。有降压、强心等作用。

【罗汉果】中药。见《岭南采药录》。又名拉汗果、假苦瓜。葫芦科植物罗汉果的果实。广西有大量栽培。味甘，性凉，入肺、脾经。功能清肺，止咳，润肠通便。主治痰火咳嗽，喉燥声嘶，血燥便秘。用量10～15克。煎汤或配制药膳服食，如“罗汉果煲猪肺”“罗汉果柿饼汤”等。常用于百日咳、支气管炎、扁桃体炎、喉炎的治疗。

【败酱】中药。见《神农本草经》。又名鹿肠、鹿首、泽败、鹿酱、野苦菜。败酱科植物白花败酱或黄花败酱的带根全草。原植物分布于全国大部分地区。味苦，性平，入肝、胃、大肠经。功能清热解毒，排脓破瘀。主治肠痈，下痢，赤白带下，目赤肿痛，痈肿疥癣。用量10～15克。煎汤或与鸡蛋共卤，如“败酱卤鸡蛋”。本品含挥发油，根中含莫罗忍冬甙、番木鳖甙、白花败酱甙、黄花败酱甙及鞣质、淀粉、生物碱、齐墩果酸等。现常用于流行性腮腺炎、乳肺炎、淋巴管炎等症的治疗。

【知母】中药。见《神农本草经》。又名蚳母、连母、野蓼。百合科植物知母的根茎。原植物主产河北、山西。味苦，性寒，入肺、胃、肾经。功能滋阴降火，润燥滑肠。主治烦热消渴，骨蒸劳热，肺热咳嗽，大便燥结，小便不利。用量5～15克。可与元鱼、贝母等共蒸，如“二母元鱼”。本品主含皂甙。有抗菌、解热作用。

【使君子】中药。见《开宝本草》。又名留求子、五棱子、索子果、冬均子。使君子科植物使君子的成熟果实。原植物分布于福建、台湾、广西、江西、湖南、四川、贵州、云南、海南岛等地。味苦，性温，入脾、胃经。功能杀虫，消积，健脾。主治蛔虫症，小儿疳积，乳食停滞，泄泻，痢疾。用量10～15克。煎汤服、入丸散服，配制药膳食用，如“使君子肉饼”。种子含使君子酸钾，并含脂肪油。尚含蔗糖、葡萄糖、果糖、苹果酸、柠檬酸、琥珀酸等成分。

【侧柏叶】中药。见《药性论》。又名柏叶、柏叶。柏科植物侧柏的嫩枝与叶。原植物全国大部分地区有分布。味苦，体涩，性寒，入心、肝、大肠经。功能凉血止血，祛风湿，散肿毒，生发。主治血热妄行引起的吐血、衄血等一切出血及脱发，痄腮，丹毒，风湿痹症。用量6～12克。煎汤、入丸散、配制药膳用，如“侧柏红枣汤”“柏叶粥”等。药理实验证明，能缩短出凝血时间，对多种球菌和宋内氏痢疾杆菌有较明显的抑制作用。尚有镇静、祛痰、平喘作用。

【佩兰】中药。见《本草再新》。又名兰草、水香、燕尾香、省头草、醒头草。菊科植物兰草的茎叶。原植物分布于河北、山东、江苏、广东、广西、四川等地。味辛，性平，入脾、胃经。功能清暑，辟秽，化湿，调经。主治感受暑湿，寒热头痛，湿邪内蕴，脘痞不饥，口甘苔腻，月经不调。用量5～10克。煎汤或泡茶饮用，如“佩兰茶”。

【金橘】又名卢橘、山橘。芸香科植物金橘、金弹等的果实。原植物分布于浙江、江西、广东、广西等地。可入药（见《本草纲目》）。味辛、甘，性温。功能理气，解郁，化痰，醒酒。主治胸闷郁结，伤酒口渴，食滞胃呆。煎汤或泡茶饮。

【金丝桃】又名土连翘、五心花、金丝海棠。藤黄科植物金丝桃的全株。原植物全国各地均有分布。可入药（见《湖南药物志》）。味苦、涩，性温。功能清热，解毒，祛风湿。主治风湿性腰痛，蛇咬伤，疔肿等。煎服、捣烂外敷；与鸡蛋同煮，吃蛋喝汤。

【金针菜】中药。见《滇南本草》。又名萱草花、川草花、宜男花、黄花菜、鹿葱花。百合科植物萱草、黄花萱草或小萱草体的花蕾。原植物分布于全国大部分地区。味甘，性凉。功能利湿热，宽胸膈。主治小便赤涩，黄疸，胸膈烦热，夜少安寐，痔疮便血。用量15～30克。煎汤或与瘦猪肉共焖至烂熟。

【金环蛇】又名金蛇、手巾蛇、金包铁、金报应、黄金甲、金角带。眼镜蛇科动物金环蛇除丢内脏的全体。原动物分布于广东、广西、海南、江西、福建、云南等地。可入药（见《中国药用动物志》）。味咸，性温，入肝经。功能祛风除湿。主治风湿痹症，手足瘫痪，关节肿痛。用量3～9克。煎汤服或浸酒饮，如“三蛇药酒”。

【金线鱼】又名洞鱼、波罗鱼、小鲈鲤。鲤科动物金线鱼的肉。原动物分布于云南东部。可入药（见《滇南本草》）。味甘。滋阴调元，暖肾填精。用量250克。煮食或配制药膳食用。

【金线草】中药。见《贵州民间草药》。又名重阳柳、蟹壳草、白马鞭、人字草、九盘龙。蓼科植物金线草的全草。原植物分布于山东、江西、江苏等地。味辛，性温。功能祛风除湿、理气止痛，止血，散瘀。主治风湿骨痛，胃痛，咳血，吐血，便血，血崩，经期腹痛，产后血瘀腹痛，跌打损伤。用量10～30克。可与败酱草茵陈共煎加糖代茶饮用，如“金银败酱茵陈茶”。

【金银花】中药。见《履巉岩本草》。又名忍冬花、银花、双花、二宝花。忍冬科植物忍冬的花蕾。原植物分布于辽宁、河北、河南、山东、安徽、江苏、浙江、福建、广东、江西、湖北、湖南等地。味甘，性寒，入肺、胃经。功能清热解毒。主治温病发热咳嗽，肠炎，菌痢，腮腺炎，败血症，阑尾炎，外伤感染，预防中暑、感冒。用量 10 ~ 15 克。煎汤服，配制药茶、药粥，如“双花饮”“金银花汤”“双花粥”等。花含木犀草素、肌醇、皂甙、鞣质等。在体外对多种细菌有抑制作用。

【金樱子】中药。见《雷公炮炙论》。又名刺榆子、刺梨子、山石榴、山鸡头子。蔷薇科植物金樱子的果实。原植物分布于华中、华南、华东及四川、贵州等地。味酸、涩，性平，入肾、膀胱、大肠经。功能固精，敛汗，涩肠，缩尿。主治脾虚泻痢，遗精，滑精，盗汗，自汗，小便频数，肺虚久咳，崩漏，带下。用量 5 ~ 10 克。煎汤、入丸散或配制药膳食用，如“金樱子粥”。果实含柠檬酸、苹果酸、鞣质及维生素 C。可降低血清胆甾醇，其所含鞣质，对金黄色葡萄球菌、大肠杆菌有明显的抑菌作用，煎剂对多种流感病毒的抑制作用也很强。

【鱼鳔】中药。见《本草纲目》。又名鱼白、鱼脬、白鳔、鱼肚。石首鱼科动物大黄鱼、小黄鱼或鲟科动物中华鲟、鳇鱼等的鱼鳔。原动物分布见“石首鱼”“鲟鱼”“鳇鱼”条。味甘，性平，入肾经。功能益精补肾，濡养筋脉，散瘀消肿，止血，抗癌。主治肝肾两虚，手足颤抖，滑精阳痿，产后风痉，破伤风，吐血，崩漏，痔疮等。用量 10 ~ 15 克。煎汤、熬膏、入丸散、配制药膳服食。如“鱼鳔酥”“鱼鳔汤”等。

【鱼腥草】中药。见《履巉岩本草》。又名岑草蕺、菹菜。三白草科植物蕺菜的带根全草。原植物分布于西北、华北、华中及长江以南各地。味辛，性寒，入肺、肝经。功能清热解毒，利尿消肿。主治肺炎，肺脓疡，热痢，疟疾，水肿，淋病，白带等症。用量 10 ~ 15 克。可与猪肚共炖或山楂共煎，如“鱼腥草炖猪肚”“鱼楂饮”等。本品含挥发油、鱼腥草素、甲基正壬基酮、月桂烯、月桂醛、癸醛、癸酸。有抗菌、抗病毒、利尿镇痛、止血、促进组织再生等作用。

【兔肉】兔科动物蒙古兔、东北兔、高原兔、华南兔、家兔等的肉。原动物分布于全国各地。可入药（见《名医别录》）。味甘，性凉，入肝、大肠经。功能补中益气，凉血解毒。主治消渴羸瘦，胃热呕吐，便血等症。煎汤、煮食或制成药膳菜肴，如“软炸怀兔肉”“兔肉山药煎”“兔肉健脾汤”等。

【兔肝】兔科动物蒙古兔或家兔等的肝。原动物分布见“兔肉”条。可入药（见《名医别录》）。味甘、苦、咸，性寒。功能补肝，明目。主治肝虚眩晕，目暗昏糊，目翳，目痛等症。煮食或制成药膳菜肴，如“兔肝粥”“兔肝鸡蛋汤”“兔肝杞贞煎”等。

【狗心】犬科动物狗的心脏。原动分布见“狗肉”条。可入药（见《名医别录》）。味甘、酸、咸，性温。功能解郁，除邪。主治风痹，鼻衄，下部疮疡及狂犬咬伤等症。

【狗肉】犬科动物狗的肉。原动物各地均饲养。可入药（见《名医别录》）。味咸，性温。功能补中益气，温肾助阳。主治脾肾气虚，胸腹胀满，鼓胀，浮肿，腰膝软弱，寒疟，败疮久不收敛等症。煮食，配制药膳。如“狗肉汤”“狗肉煮黑豆”“壮阳狗肉汤”。现代研究，本品主要含蛋白质、脂肪、嘌呤类、肌肽、肌酸、钾、钠、氯等。热病后忌服。

【狗血】犬科动物狗的血液。原动物分布见“狗肉”条。可入药（见《名医别录》）。味咸，性温。主治虚劳吐血，疔疮恶肿。亦可用于癫疾发作及横生难产。

【狗肝】犬科动物狗的肝脏。原动物分布见“狗肉”条。可入药（见《本草拾遗》）。味甘、苦、咸，性温。主治脚气，下痢腹痛，心病发狂。煮食或煮粥食。

【狗肾】犬科动物狗的肾脏。原动物分布见“狗肉”条。可入药（见《本草拾遗》）。性平。主治妇人产后肾劳如疟者。煮食或制成药膳菜肴服食，如“狗肾汤”“狗肾散”“狗肾粥”等。

【狗脊】中药。见《神农本草经》。又名百枝、狗青、强膂、扶盖、苟脊。蚌壳蕨科植物金毛狗的根茎。原植物分布于我国西南、南部、东南及河南、湖北等地。味苦、甘，性温，入肝，肾经。功能补肝肾，除风湿，健腰脚，利关节。主治腰背酸痛，膝痛脚弱，寒湿周痹，尿频，遗精，白带。用量5~10克。煎汤、浸酒饮用或炖狗肉食用。

【狗阴茎】又名狗精、狗阴、牡狗阴茎、黄狗肾、狗鞭。犬科动物狗的雄性外生殖器。原动物分布见“狗肉”条。可入药（见《神农本草经》）。味咸，性温。功能补命门，暖冲任。主治男子阳痿，女子带下。现代研究，主要含蛋白质、脂肪、雄性激素等。阳事易举者忌之，内热多火者勿服。

【饴糖】又名饧、胶饴、饧糖、软糖。为米、大麦、小麦、粟或玉蜀黍等经发酵糖化制成的糖类食品。全国各地均产。可入药（见《本草经集注》）。味甘，性温。功能缓中，补虚，生津，润燥。主治劳倦伤脾，里急腹痛，肺燥咳嗽，吐血，口渴，咽痛，便秘等症。《食疗本草》：本品于蔓菁、薤汁中煎沸，顿服之，可治伤寒大毒嗽。用量30~60克。烊化服或制成药膳，如“饴糖鸡”“饴糖砂仁饮”“饴糖红枣汤”等。

【夜交藤】中药。见《本草逢原》。又名中首乌藤、棋藤。蓼科植物何首乌的藤茎或带叶藤茎。原植物分布见“何首乌”条。味甘、苦，性辛，入心、肝经。功能养心安神，通络，祛风。主治失眠，多汗，血虚身痛，瘰疬等。用量5~12克。煎汤服、配制药膳，如“夜交滕粥”。茎含蒽醌类，主要为大黄素、大黄酚、大黄素甲醚。

【油鱼】又名泉鱼。鲤科动物拟圆唇鱼的肉。原动物分布于长江上游及岷江、沱江、西江、黔江。可入药（见姚可成《食物本草》）。味甘，性平。功能补气，止血。主治泻痢日久不愈，吐血，崩漏等症。用量100~200克。煮食、配制药膳服食，如“油鱼参芪怀药汤”“油鱼补益汤”等。该鱼肉质细嫩，味道鲜美。

【泥鳅】又名鳅鱼、和鳅。鳅科动物泥鳅的肉或全体。原动物除西部高原地区外，均有分布。可入药（见《滇南本草》）。味甘，性平，入脾、肺经。功能补中，祛湿，醒酒，止渴，壮阳。主治消渴，阳痿，黄疸，皮肤湿疹等。煮食、配制药膳，如“泥鳅炖豆腐”、”泥鳅羹”等。肉含蛋白质、脂肪、碳水化合物、钙、磷、铁、脂肪酸。其全体每100克含维生素A70国际单位，维生素A原90国际单位，维生素B_1 30微克，维生素B_2 440微克，尼克酸4毫克。

【波罗蜜】又名婆那娑、天婆罗、树婆罗、牛肚子果。桑科植物木波罗的果实。原植物分布于海南、广东、广西、云南、台湾等地。可入药（见《本草纲目》）。味甘、微酸，性平。功能生津止渴，醒酒，益气，助消化。

【波罗蜜核中仁】桑科植物木波罗的种仁。原植物分布见“波罗蜜”条。可入药（见《本草纲目》）。味甘、微酸，性平。功能益气，通乳。主治产后乳少或乳汁不通。用量60~120克。煎汤、炖肉服。

【泽兰】中药。见《神农本草经》。又名虎兰、龙枣、虎蒲、小泽兰、地瓜儿苗。唇形科植物地瓜儿苗的茎叶。分布于黑龙江、吉林、辽宁、安徽、江苏、湖北、四川、山西等地。味苦、辛，性微温，入肝、脾经。功能活血，行水。主治经闭，癥瘕，产后瘀滞腹痛，身面浮肿，跌扑损伤，金疮，痈肿。用量 5 ~ 10 克。煎汤内服，或入丸、散，浸酒饮用，如“泽兰酒”。全草制剂有强心作用。

【泽泻】中药。见《神农本草经》。又名水泻、芒芋、鹄泻。泽泻科植物泽泻的块茎。原植物分布于黑龙江、吉林、辽宁、河北、河南、山东、江苏、浙江、福建、江西、四川、贵州、云南、新疆等地。味甘，性寒，入肾，膀胱经。功能利水，渗湿，泄热。主治小便不利，水肿胀满，呕吐，泻痢，痰饮，脚气，淋病，尿血。用量6 ~ 12 克。煎汤内服，或入丸、散。也可泡茶饮用，如“泽泻茶”。动物实验证明，有利尿药膳原料及降血脂、血糖、血压作用。

【贯众】中药。见《神农本草经》。又名贯节、渠母、凤尾草、贯仲、管仲。鳞毛蕨科植物粗茎鳞毛蕨、蹄盖蕨科植物峨嵋蕨、球子蕨科植物荚果蕨、萁科植物紫萁、乌毛蕨科植物乌毛蕨或狗脊蕨的根茎。粗茎鳞毛蕨分布于黑龙江、吉林、辽宁、河北等地；峨嵋蕨分布于东北、河北、河南、陕西、四川、云南西北部；荚果蕨分布于东北、华北以及四川、西藏、陕西等地；紫萁分布于河南、山东、安徽、江苏、浙江、福建、台湾、广东、广西、江西、湖北、四川、贵州、云南、陕西等地；狗脊蕨分布于西南、华南、华东以及长江流域各地。味苦，性凉，入肝、胃经。功能杀蛔、绦、蛲虫，清热，凉血，止血。主治风热感冒，湿热瘢疹，吐血，衄血，肠风便血，血痢，血崩，带下。用量 5 ~ 10 克。煎汤内服，也可泡茶饮用，如“贯众茶”。药理实验证明，粗茎鳞毛蕨可驱绦，对某些流感病毒有强烈的抑制作用，还有抗菌、兴奋子宫作用。孕妇忌服。

【细辛】中药。见《神农本草经》。又名小辛、细草、少辛、独叶草。马兜铃科植物辽细辛或华细辛的带根全草。分布于辽宁、黑龙江、吉林、山东、河南、山西等地。味辛，性温，入肺，肾经。功能祛风，散寒，行水，开窍。主治风冷头痛，鼻渊，齿痛，痰饮咳逆，风湿痹痛。用量 1 ~ 3 克。煎汤内服或浸酒饮用，如“细辛独活酒”。药理实验证明，有局麻、解热、镇痛、抑菌等作用。

【驼乳】又名驰乳。驼科动物双峰驼的汁。原动物分布见“骆驼肉”条。可入药（见《饮膳正要》）。味甘，性温。功能补中益气，壮筋骨。炖热服。

【珍珠】中药。见《开宝本草》。又名真珠、蚌珠、珠子。珍珠贝科动物、马氏珠母贝或蚌科动物三角帆蚌、褶纹冠蚌、背角无齿蚌等贝类动物珍珠囊中形成的无核珍珠。前两者原动物分布于我国南海；后三者原动物分布见“蚌肉”条。味甘、咸，性寒，入心、肝经。功能镇静安神，清热养阴，息风，坠痰，明目，生肌。主治热病抽搐，心烦失眠，咽喉肿痛，口舌生疮，目赤翳障，消渴，疮疡久不收口等。用量 0.5 ~ 1 克。入丸散，内服、吹喉。《饮药膳原料馔服食笺》紫霞杯方含本品。该方可延年却老，悦容颜，润肌肤，添精，明目，健身。本品除含碳酸钙外，含镁、铜、铁、锰、锌、钛、锶等多种元素。

【珍珠母】中药。见《饮片新参》。又名珠牡、明珠母。珍珠贝科动物珠母贝、马氏珠母或蚌科动物几种河蚌贝壳的珍珠层。原动物分布见“珍珠”“蚌肉”条。味咸，性凉，入心、肝经。功能益阴，潜阳，平肝，定惊，止血。主治头晕目眩，心悸，不寐，耳鸣，癫狂，吐血，衄血，崩漏等症。用量15～30克。煎汤服，入丸散，也可配制药膳食用，如“珍珠母粥”。本品主要含碳酸钙、有机质，少量的镁、铁、磷酸盐、氯化物等成分。

【珍珠草】中药。见《生草药性备要》。又名十字珍珠草、真珠草、胡羞羞等。大戟科植物叶下珠的全草或带根全草。原植物分布于江苏、安徽、浙江等地。味甘、微苦，性凉，入肝、肺经。功能平肝清热，利水解毒。主治肠炎，痢疾，肾炎水肿，小儿疳积等症。用量15～30克。煎服或配制药膳，如“珍珠草猪肝汤”。

【珍珠菜】中药。见《南京民间药草》。又名扯根菜、矮桃、红根草等。报春花科植物虎尾珍珠菜的根或全草。原植物分布于全国各地。味辛、微涩，性平。功能活血调经，利水消肿。主治妇女月经不调，白带，小儿疳积，水肿等症。用量15～30克。煎服或与鸡蛋煮食。

【带鱼】又名刀鱼、鞭鱼、刀带、牙带。带鱼科动物小带鱼或沙带鱼的肉。前者原动物分布于黄海、南海、东海、渤海；后者原动物主产南海近海。可入药（见《本草从新》）。味甘，性温。功能滋补强壮，和中开胃，润泽皮肤。用量100～200克。煮食或配制药膳食用。如“带鱼豆豉汤”、“带鱼益气汤”等。

【荆芥】中药。见《吴普本草》。又名假苏、姜介、四棱杆蒿等。唇形科植物荆芥的全草。分布于全国大部分地区。味辛，性温，入肺、肝经。功能发表，祛风，理血。主治感冒发热，头痛，吐血，痈肿等症。用量5～10克。煎服或配制药膳，如“荆芥粥”。

【茜草茎】中药。见《四川中药志》。又名茜草藤。茜草科植物茜草的茎叶。原植物分布于四川、江苏、浙江等地。味甘，性寒。功能止血，行瘀。主治吐血，血崩，跌打损伤，腰痛等症。用量10～15克。煎服或炖服。

【荜茇】中药。见《开宝本草》。又名荜拨、荜拨梨、椹圣、蛤蒌、鼠尾。胡椒科植物荜茇的未成熟果穗。味辛，性热，入脾、胃经。功能温中，散寒，下气，止痛。主治心腹冷痛，呕吐吞酸，肠鸣泄泻，冷痢，阴疝，头痛，鼻渊，齿痛。用量1.5～3克。煎汤内服，或入丸、散剂，或纳蛀牙孔中。也可调制成药膳食用。如“荜茇粥”。

【荜澄茄】中药。见《开宝本草》。又名毗陵茄子、毕登茄、毕茄。胡椒科植物荜澄茄或樟科植物山鸡椒的果实。前者原植物国内不产；后者原植物分布于长江以南流域各地。味辛，性温，入脾、肾经。功能温肾暖脾，健胃消食。主治食积气胀，脘腹冷痛，反胃呕吐，泄泻，痢疾等症。用量1.5～3克。煎汤、入丸散服、配制药膳食用，如“荜澄茄粥”。荜澄茄果实含挥发油、荜澄茄素、树脂、荜澄茄酸、树胶等。

【草果】中药。见《品汇精要》。又名苹果仁、草果子。姜科植物草果的果实。原植物分布于云南、广西、贵州等地。味辛，性温，入脾、胃经。功能燥湿除寒，祛痰截疟，消食化积。主治疟疾，痰饮痞满，反胃，呕吐等症。用量2.4～5克。煎服或配制药膳，如“草果酒”。

【草威灵】中药。见《滇南本草》。又名小黑药、黑根、草灵仙等。菊科植物显脉旋覆花的根。原植物分布于云南、贵州等地。味辛、苦，性温。功能祛风寒，消积滞，通经络。主治脘腹冷痛，食积腹胀，胃痛，体虚多汗，感冒咳嗽等症。用量90～150克。煎服或炖肉。

【茼蒿】中药。见《千金·食治》。又名同蒿、蓬蒿、同蒿菜、蓬蒿菜、菊花菜。菊科植物茼蒿的茎叶。原植物全国大部分地区均有栽培。味辛、甘，性平，入脾、胃经。功能和脾胃，利二便，消痰饮。本品含有多种氨基酸，具有较高的营养价值，一般都作蔬菜煮食。如“茼蒿蜂蜜液”。腹泻病人禁用。

【茵陈蒿】中药。见《神农本草经》。又名因尘、茵陈、婆婆蒿等。菊科植物茵陈蒿的叶。原植物分布于全国大部分地区。味苦、辛，性凉，入肝、脾、膀胱经。功能清热利湿。主治湿热黄疸，小便不利，风痒疮疥等症。用量10～15克。煎服或配制药膳，如“茵陈粥”等。本品含蒿属香豆精。药理实验证明，有利胆、促进肝细胞再生、解热、抑菌、降压、利尿、降脂等作用。

【茴香】中药。见《本草图经》。又名小茴香、香子、小香等。伞形科植物茴香的果实。原植物分布于全国大部分地区。味辛，性温，入肾、膀胱、胃经。功能温肾散寒，和胃理气。主治寒疝，小腹冷痛，肾虚腰痛，胃痛等症。用量3～10克。煎服或配制药膳，如“茴香粥”等。

【茴香茎叶】中药。见《药性论》。又名茴香菜、草茠香、香丝菜。伞形科植物茴香的茎叶。原植物分布见“茴香”条。味甘、辛，性温。功能顺气，消肿，透疹。主治疝气，痈肿，麻疹不透等症。用量9～15克，内服煎汤，亦可捣汁或浸酒服。本品含挥发油、茴香甙、山奈酚－3－阿拉伯糖甙等黄酮类、维生素C、桂皮酸及茴香酸等。

【荞麦】又名乌麦、花荞、甜荞、养子。蓼科植物荞麦的种子。原植物全国各地均有分布和栽培。可入药（见《千金·食治》）。味甘，性凉，入脾、胃、大肠等。功能开胃宽肠，下气消积。主治绞肠痧，肠胃积滞，慢性泄泻，噤口痢疾，赤游丹毒，痈疽发背，瘰疬，汤火灼伤等症。

【茯苓】中药。见《神农本草经》。又名茯菟、松腴、云苓、茯灵、松木薯。多孔菌科植物茯苓的干燥菌核。原植物分布于河北、河南、四川、云南、安徽、福建、浙江、广东、广西等地。味甘、淡，性平，入心、脾、肺经。功能益气健脾，补脑强身，利水渗湿，安神定志。主治脾虚泄泻，惊悸，健忘，水肿，痰饮，小便不利等症。用量10～15克。煎汤、入丸散服或配制药膳食用，如“茯苓包子”“茯苓粥”“茯苓鸡肉抄手”等。药理实验证明，有利尿、降低血糖、提高人体免疫力等作用。

【茯神】中药。见《名医别录》。又名伏神。多孔菌科植物茯苓菌核环抱松根的白色部分。原植物分布见“茯苓”条。味甘、淡，性平，入心、脾经。功能宁心安神，利水。主治惊悸，记忆力减退，失眠，小便不利。用量10～15克。煎汤服，入丸、散，也可配制药膳食用，如“大茯苓丸”，久服不饥不渴，健身防老。

【茶叶】见《本草便读》。又名芽茶、细茶、腊茶、苦茶、茗等。山茶科植物茶的芽叶。原植物分布于江苏、安徽、浙江、江西、湖北、四川、贵州、云南、陕西等地。味苦、甘，性凉，入心，肺、胃经。功能止渴，消食，祛痰，利尿，明目，提神，醒脑，爽身散热，抗菌解毒，软化血管，消除口臭，减肥美容，促进血液循环，增加肌肉收缩能力等。主治头痛，目昏，多睡善寐，心烦口渴，食积痰滞，疟、痢等。用量3～9克。内服煎汤，沸水沏泡饮用或制成药膳菜肴食用，如“茶叶酿鲫鱼”。茶的主要成分是咖啡碱、挥发油、茶素、单宁、蛋白质、氨基酸、醣类、脂肪酸、维生素、矿物质、叶绿素等。

【荠菜】中药。见《备急千金要方》。又名护生草、鸡脚菜、枕头草等。十字花科植物荠菜的带根全草。原植物分布于全国各地。味甘，性平。功能和脾，利水，止血，明目。主治痢疾，水肿，淋病，便血等症。用量10～15克。煎汤或配制药膳，如“荠菜粥”等。

【荔枝】见《本草纲目拾遗》。又名荔支、火山荔、丽枝、勒荔、丹荔等。无患子科植物荔枝的果实。原植物分布于福建、广东、广西、台湾、云南、四川等地。味甘、酸、性温。功能生津止渴，补血止血，理气止痛。主治烦渴，呃逆，瘰疬，疔肿，牙痛，外伤出血等症。用量5～10枚，内服煎汤，亦供鲜食，或制成药膳食用，如“荔枝粥”。本品含有葡萄糖、蔗糖、蛋白质、脂肪、维生素C、维生素A、维生素B、叶酸以及柠檬酸和色氨酸等成分。

【胡荽】见《食疗本草》。又名香菜、胡菜、园荽、芫荽。伞形科植物胡荽的带根全草。原植物全国各地均有栽培。味辛，性温，入肺、脾经。功能发汗，透疹，消食，下气。主治麻疹透发不畅，感冒发烧无汗，食滞胃痛，痞闷。用量9～15克（鲜者30～60克），煎汤内服，捣汁或浸酒，热饼裹食。多用作菜肴的调味品。

【胡葱】见《新修本草》。又名冻葱、葫葱、回回葱、蒜葱、分葱等。百合科植物胡葱的鳞茎。我国中部、南部有原植物栽培。味辛，性温。功能温中，下气。主治水肿，胀满，肿毒。用量鲜者15～30克。内服煎汤，或煮赤小豆食。本品含槲皮醇、绣线菊甙等成分。

【胡椒】中药。见《新修本草》。又名浮椒、味履支、王椒。胡椒科植物胡椒果实。原植物分布于广西、广东、云南等地。味辛，性热，入胃、大肠经。功能温中散寒，健胃止痛，解毒。主治风寒感冒，脘腹冷痛，呕吐腹泻，食欲不振，癫痫。外用治受寒腹痛，疟疾，冻伤，湿疹。用量1.5～3克。内服煎汤，或制成药膳菜肴食用。如“胡椒蒸鸡蛋”。本品含有胡椒新碱、胡椒碱、挥发油、尚含脂肪油、淀粉、蛋白质、色素等成分。

【胡桃仁】见《本草纲目》。又名虾蟆、胡桃肉、核桃仁、核桃、万岁子。胡桃科植物胡桃的种仁。原植物分布于河北、山西、山东。味甘，性温，入肾、肺经。功能补肾固精，温肺定喘，润肠通便。主治肾虚喘嗽，腰痛脚弱，阳痿，遗精，小便频数，石淋，大便燥结等症。用量9～15克。内服煎汤，或制成药膳菜肴食用，如“胡桃仁炒韭菜”。本品含有丰富的脂肪油，其中主要成分是亚油酸甘油酯，混有少量亚麻酸及油酸甘酯，还含有碳水化合物、蛋白质、胡萝卜素、维生素B_2和钙、铁、镁、磷等成分。是一味理想的滋补强壮剂，现多用补脑、补肾、润肺等。

【胡萝卜】见《日用本草》。又名黄萝卜、胡芦服、红萝卜、丁香萝卜、金笋。伞形科植物胡萝卜的根。原植物全国各地均有栽培。味甘，性平。入肺、脾经。功能健脾，化滞。主治消化不良，久痢，咳嗽等症。煎汤、生食或捣汁饮，也可制成药膳食用，如“胡萝卜粥”。

【胡麻叶】又名青蘘、巨胜苗、蔓、梦神、胡麻苗等。胡麻科植物脂麻的叶。原植物分布见“黑脂麻”条。可入药（见《本草经集注》）。味甘，性寒。功能祛邪，止血，益气，补脑。主治风寒湿痹，中暑，崩中，吐血，阴部湿痒。久服耳目聪明。

【南瓜】见《滇南本草》。又名麦瓜、番瓜、番南瓜、北瓜、窝瓜等。葫芦科植物南瓜的果实。原植物全国各地均有分布。味甘，性温，入脾、胃经。功能补中益气，消炎止痛，解毒杀虫。蒸煮或生捣汁服，或制成药膳菜肴食用，如“南瓜清炖牛肉”。本品含有瓜氨酸、精氨酸、天门冬酰胺、胡芦巴碱、腺嘌呤、维生素 B、维生素 C、戊聚糖等成分。

【南瓜子】见《现代实用中药》。又名南瓜仁、白瓜子、金瓜米。葫芦科植物南瓜的种子。原植物分布见“南瓜”条。味甘，性平。功能驱虫。主治绦虫、蛔虫，产后手足浮肿，百日咳，痔疮等症。用量 30 ~ 60 克，内服煎汤，或制成药膳食用，如“南瓜子槟榔汁”。

【南瓜叶】见《岭南草药志》。葫芦科植物南瓜的叶。原植物分布见“南瓜”条。主治痢疾，疳积，创伤等症。用量 60 ~ 90 克，内服煎汤，或蒸猪肝服。本品含有叶绿素等成分。

【南瓜花】见《分类草药性》。葫芦科植物南瓜的花朵。原植物分布见“南瓜”条。功能清湿热，消肿毒。主治黄疸，痢疾，咳嗽，痈疽肿毒等症。用量 10 ~ 15 克，内服煎汤，或制成药膳菜肴食用，如“南瓜花煮猪肝”。

【南沙参】中药。见《本经逢原》。又名沙参、桔参、稳牙参等。桔梗科植物轮叶沙参、杏叶沙参或其他几种同属植物的根。原植物分布于东北、安徽、江苏等地。味甘、微苦，性凉。功能养阴清肺，祛痰止咳。用量 10 ~ 15 克。煎服或配制药膳，如“南沙参炖肉”等。

【南烛根】杜娟花科植物乌饭树的根。原植物分布于江苏、浙江、安徽、江西、湖北、湖南、广东、台湾等地。可入药（见《本草纲目》）。功能散瘀，消肿，止痛。主治牙痛，跌伤红肿。以本品捣烂炖鸡蛋服食或煎水洗患处。

【南天竹叶】中药。见《本草纲目拾遗》，又名南竹叶，天竹叶。小檗科植物南天竹的叶。原植物分布于河北、山东、湖北、江苏、浙江、安徽、江西、广东、广西、云南、四川等地。味甘，性寒。主治感冒，百日咳，目赤肿痛，瘰疬，血尿，小儿疳积。用量 10 ~ 15 克。煎汤内服。也可泡茶饮用，如“南天竹茶”。

【柑】又名金实、柑子、木奴、瑞金奴。芸香科植物茶枝柑、瓯柑等多种柑类的成熟果实。前者原植物分布于珠江三角洲一带；后者原植物主产浙江。可入药（见《本草拾遗》）。味甘、酸，性凉。功能生津止渴，醒酒，利尿。主治胃热口渴，小便不利。脾胃虚寒者不可多食。

【柚子】又名气柑、文旦、朱奕、胡柑。芸香科植物柚果实。原植物分布于长江以南。可入药（见《增补食物秘书》）。味甘、酸，性寒。功能健脾消食，顺气化痰。主治胃病，消化不良，慢性咳嗽，痰多气喘等症。药膳方有“蜜饯柚肉”“柚子肉炖鸡”等。

【柚叶】芸香科植物柚的叶。原植物分布见“柚子”条。可入药（见《本草纲目》）。味辛，性温。主治寒湿痹痛，食滞腹痛，乳痈。用量 15 ~ 30 克。煎汤服。

【柚花】又名橘花。芸香科植物柚的花。原植物分布见“柚子”条。可入药（见《本草纲目》）。功能顺气，化痰，止痛。主治胸膈胃脘疼痛。用量 1.5 ~ 5 克。煎汤服。

【枳壳】中药。见《雷公炮炙论》。芸香科植物枸橘、酸橙、香圆或玳玳花等将近成熟的果实。枸橘分布于江苏、浙江、福建、江西，广东、广西、四川；酸橙、香圆分布于四川、江西、浙江等地；玳玳花分布见“玳玳花”条。味辛、苦，性凉，入肺、脾、大肠经。功能破气，消痰，化积。主治胸膈痞闷，胁肋胀痛，食积不化，呕逆，下痢后重，子宫脱垂，脱肛等症。用量 3 ~ 10 克。煎汤、入丸散服或配制药膳食用，如“枳壳砂仁炖猪肚”。

【枳实】中药。见《神农本草经》。芸香科植物枸橘、酸橙或香圆的幼果。原植物分布见“枳壳”条。味苦，性寒，入脾、胃经。功能、主治与枳壳基本相同，但作用较强。用量3～6克。煎汤、入丸散或配制药膳食用，如“八仙糕”。

【枳椇子】中药。见《新修本草》。又名鸡距子、鸡爪子、金钩钩、枳枣。鼠李科植物枳椇带有肉质柄的果实或种子。原植物分布于陕西、湖北、福建、浙江、江苏、安徽、广东等地。味甘、酸，性平，入心、肺、脾经。功能止渴，除烦，解酒毒，利二便。主治烦渴，二便不利，酒醉。用量9～15克。煎汤服、浸酒、入丸散或配制药膳食用，如”枳椇粥”，或与猪心肺炖食。

【柞蚕蛹】中药。见《日华子本草》。又名茧蛹。天蚕蛾科动物柞蚕新鲜或干燥蛹。功能生津止渴，消食理气，镇惊止痉。主治消渴，尿多，淋病，癫痫等症。用量10～15克。煎汤内服或入丸散。如“酒煮蚕蛹汤”。

【柏木】中药。见《分类草药性》。柏科植物柏木的枝。原植物分布于全国大部分地区。味苦、辛，性温。功能止血，生肌。主治吐血，咳血，血痢，肠风，烫伤。用量10～15克。煎汤服，配药膳服食，如“乾坤蒸狗”，治脾肾虚弱。

【柏子仁】中药。见《新修本草》。又名柏实、柏子、柏仁、侧柏子。柏科植物侧柏的种仁。原植物分布见“侧柏叶”条。味甘，性平，入心、肝、脾经。功能养心安神，润燥通便。主治惊悸，怔忡，虚烦失眠，遗精，盗汗，便秘。用量10～15克。煎汤服、入丸散或配制药膳，如“柏子仁粥”“柏子仁炖猪心”等。

【栀子】中药。见《神农本草经》。又名山栀子、木丹、越桃、支子、小卮子。茜草科植物山栀的果实。原植物分布于广东、广西、安徽、江苏、浙江、江西、四川、贵州、台湾等地。味苦，性寒，入心、肝、肺、胃经。功能清热，泻火，凉血，明目。主治烦热不眠，黄疸，淋证，消渴，目赤肿痛，吐血，衄血，尿血，血痢，疮疡，跌打损伤，烫火伤等。用量5～12克。煎汤、入丸散内服或配制药膳食用，如“栀子仁粥”“老神童酒”“娥宫酒”等。药理实验证明，有利胆、镇静、降压、抑制真菌作用。现常用于急性黄疸型肝炎、蚕豆黄、肾炎水肿、乳腺炎、腮腺炎的治疗。

【栀子花】中药。见《滇南本草》。又名山栀子、野桂花、白蟾花、雀舌花。茜草科植物山栀的花。原植物分布见“栀子”条。味苦，性寒。功能清热，凉血。主治肺热咳嗽，鼻衄等症。“盐腌糖藏，常食无损”。

【枸杞子】中药。见《名医别录》。又名苟起子、杞子、枸杞果、红耳坠、枸杞豆。茄科植物枸杞或宁夏枸杞的成熟果实。前者原植物分布于全国大部分地区，后者原植物分布宁夏、甘肃、内蒙古、青海、新疆等地。味甘，性平，入肝、肾经。功能补肾，益精，养肝，明目，延年益寿。主治肝肾不足，遗精，头晕，目眩，消渴，慢性肝炎，糖尿病等。用量5～12克。煎汤、浸酒、入丸散或配制药膳食用，如“枸杞子酒”“枸杞鸡”“枸杞粥”等。果实含胡萝卜素、维生素B_1、维生素B_2、维生素C、菸酸、亚油酸、钙、磷、铁等。有抗脂肪肝、降低血糖、降胆固醇等作用。

【枸杞叶】中药。见《名医别录》。又名地仙苗、枸杞尖、枸杞苗、枸杞头。茄科植物枸杞或宁夏枸杞的嫩茎叶。原植物分布见“枸杞子”条。味甘、苦，性凉，入心、肺、脾、肾经。功能补虚，益精，清热，止渴，明目。主治虚劳发热，口渴，目赤，夜盲，崩漏，带下，热毒疮肿等。用量60～240克（鲜品）。煎服、煮食、代茶或配制药膳食用，如“枸杞叶炒猪心”“枸杞粥”。“和羊肉作羹，益人，明目”。

【枸骨子】中药。见《本草逢原》。冬青科植物枸骨的果实。原植物分布见“枸骨叶”条。功能滋阴，益精，活络。主治阴虚发热，筋骨疼痛，崩漏等症。用量5～10克。煎汤服或浸酒饮。

【柳叶】杨柳科植物垂柳的叶。原植物分布于长江流域及华南各地。可入药（见《神农本草经》）。味苦，性寒，无毒，入心、脾经。功能清热，透疹，解毒。主治痧疹透发不畅，白浊，乳腺炎，甲状腺肿，丹毒，牙痛，也用于肺炎、咽喉炎、高血压病的治疗。用量鲜品30～60克。煎汤、煎汤代茶，熬膏涂。叶含4.93%鞣质。每公斤鲜柳叶含碘10毫克，高于一般食物数千倍。

【柿子】见《滇南本草图说》。又名朱果。柿科植物柿的果实。原植物分布于河南、山东、福建、河北、山西等地。味甘、涩，性寒，入心、肺、大肠经。功能清热润肺，止渴生津。主治热渴，咳嗽，咽喉干痛，吐血，口疮等症。可鲜食，或制成药膳食用，如“柿饼饭”。本品含有葡萄糖、果糖、蔗糖、果胶、碘等成分。

【柿叶】中药。见《滇南本草》。柿科植物柿的叶。原植物分布见“柿子”条。味苦，性寒，入肺经。功能抗菌消炎，止血降压等。可用于各种急慢性炎症和出血。对肺结核咯血、胃溃疡吐血、眼底出血、血小板减少性紫癜和肺气胀满、咳嗽痰喘等均有较好的疗效。用量3～9克。煎汤内服，还可制成药膳食用，如“柿叶速溶饮”。本品含黄酮甙、还原糖、多糖、挥发油、有机酸、叶绿素及丰富的维生素C、胡萝卜素等成分。

【柿饼】见《日用本草》。又名干柿、柿花、柿干。柿科植物柿的果实经加工而成的饼状食品。原植物分布见“柿子”条。味甘、涩，性寒。功能润肺，涩肠，止血。主治吐血，咯血，血淋，肠风，痔漏，痢疾等症。可生食，或制成药膳食用，如“柿饼粥”。

【柿蒂】又名柿钱、柿丁、柿子把、柿萼，柿科植物柿的宿存花萼。原植物主产河南、山东。味苦、涩，性平。可入药（见《本草拾遗》）。治呃逆，气膈反胃。用量6～12克。治血淋，烧存性研末服，每次3～6克。现代研究，本品含齐墩果酸、白桦脂酸、无羁萜、熊果酸、丁香酸、香荚兰酸、没食子酸、山柰酚、槲皮素、三叶豆甙、金丝桃甙及葡萄糖甙等。

【柿霜】中药。见《本草纲目》。柿科植物柿的果实制成“柿饼”时外表所生的白色粉霜。原植物分布见“柿子”条。味甘，性凉。功能清热，润燥，化痰。主治肺热燥咳，咽干喉痛，口舌生疮，吐血，咯血，消渴等症。用量3～9克，冲服。还可制成药膳食用，如“柿霜糖”。本品含有甘露醇、葡萄糖、果糖、蔗糖等成分。

【柠檬】又名宜母子、梨檬子、药果、柠果、檬子。芸香科植物黎檬或洋柠檬的果实。我国南部有原植物栽培。可入药（见《岭南采药录》）。味甘、酸，性平。功能化痰，生津，祛暑，和胃。主治支气管炎，百日咳，维生素C缺乏症，中暑烦渴，食欲不振，对孕妇胃气不和、纳减、噫气等更为适宜。绞汁饮或生食。现代研究，果实含橙皮甙、柚皮甙、柠檬酸、苹果酸等。黎檬果实中一般还含维生素B_1，维生素B_2、维生素C、菸酸、糖类、钙、磷、铁等。橙皮甙、柚皮甙有抗炎作用。

【柠檬皮】芸香科植物黎檬或洋柠檬的果皮。味酸、辛，性微温。可入药（见

《陆川本草》)。功能理气，化痰，健胃，止痛。主治郁滞腹痛，不思饮食。用量9~15克。煎服。柠檬果皮含橙皮甙、圣草次甙、香叶木甙、伞形花内酯、东莨菪素、奎宁酸、咖啡酸等。

【咸酸蕻】又名丧间、入地龙、酸味蕻。紫金牛科植物白花酸藤果的根。原植物分布于广东、广西等地。可入药（见《生草药性备要》)。味甘、酸，性平。主治妇女经闭，跌打损伤，小儿头疮。浸酒饮或洗患儿头部，与猪精肉煎服。

【威灵仙】中药。见侯宁极《药谱》。又名铁脚威灵仙、灵仙、黑脚威灵仙、黑灵仙。毛茛科植物威灵仙的根。味辛、咸，性温，入膀胱经。功能祛风湿，通经络，消痰涎，散癖积。主治痛风，顽痹，腰膝冷痛，脚气，疟疾，癥瘕积聚，破伤风，扁桃体炎，诸骨鲠咽。用量6~10克。煎汤内服，或入丸、散，也可泡茶、浸酒饮用，如“威灵仙茶”“威灵仙酒”等。

【厚朴】中药。见《神农本草经》。又名厚皮、重皮、赤朴、烈朴。木兰科植物厚朴或凹叶厚朴的树皮或根皮。原植物分布于浙江、广西、江西等地。味苦、辛，性温，入脾、胃、大肠经。功能燥湿，散满，行气，降逆，温中。主治胸脘痞闷，呕吐，反胃，痰饮喘咳，食积不化，寒湿泻痢等症。用量3~10克。煎汤服、入丸散、配制药茶药膳，如“橘朴茶”“午时茶”等。药理实验证明，水煎剂对肺炎球菌、白喉杆菌、溶血性链球菌、志贺氏及施氏痢疾杆菌、金黄色葡萄球菌等有抑菌作用；对实验性病毒性肝炎有改善肝脏实质病变的作用。

【厚朴花】中药。见《饮片新参》。又名调羹花。木兰科植物厚朴或凹叶厚朴的花蕾。原植物分布见“厚朴”条。味苦、辛，性温。功能理气，化湿。主治胸膈胀闷，梅核气等。用量2~5克。煎汤服或配制茶剂，如“厚朴花茶”　“滋胃和中茶”等。

【砂仁】中药。见《本草原始》。又名缩砂仁、缩砂蜜、缩砂密。姜科植物阳春砂或缩砂的成熟果实或种子。原植物分布于广东、广西、越南等地。味辛、性温，入脾、胃经。功能行气调中，和胃，醒脾。主治腹痛痞胀，胃呆食滞，寒泻冷痢等症。用量1.5~6克。煎汤或配制药膳，如“砂仁粥”等。

【韭子】见《本草经集注》。又名韭菜子、韭菜仁。百合科植物韭的种子。原植物分布见“韭菜”条。味辛，性温，功能补肝肾，暖腰膝，壮阳固精。主治阳痿梦遗，小便频数，遗尿，腰膝酸软冷痛，腹痛，泻痢，带下，淋浊等。用量3~9克，内服煎汤，或制成药膳食用，如“韭菜子面饼”。本品含有生物碱和皂甙。

【韭菜】见《滇南本草》。又名草钟乳、起阳草、长生韭、壮阳草、扁菜。百合科植物韭的叶。原植物全国各地均有栽培。味辛，性温，入肝、胃、肾经。功能温中，行气，散血，解毒。主治胸痹，噎膈，反胃，吐血，尿血，消渴，痔漏，跌打损伤，虫蝎螫伤等。用量30~60克。内服捣汁饮，或制成药膳菜肴食用，如“韭菜炒猪腰”。本品含有甙类、硫化物、苦味质等。

【响铃草】中药。见《滇南本草》。又名野花生、黄花野百合、响铃子等。豆科植物假地蓝的全草或带根全草。原植物分布于全国，西南地区多见。味苦、微酸，性寒。功能敛肺气，补脾肾，利小便，消肿毒。主治久咳痰血，耳鸣，梦遗，慢性肾炎等症。用量15~30克。水煎服或炖肉食。

【骨碎补】中药。见《本草拾遗》。又名猴姜、过山龙、碎补等。水龙骨科植物槲蕨或骨碎补科植物大叶骨碎补的根茎。原植物分布于浙江、广东、广西等地。味苦，性温。功能补肾，活血，止血。主治肾虚久泻及腰痛，风湿痹痛，跌打闪挫等症。用量10～15克。煎汤或配制药膳，如“骨碎补酒”。

【钩藤】中药。见《本草原始》。又名吊藤、钩藤钩子、金钩藤。茜草科植物钩藤或华钩藤及同属多种植物的带钩茎枝。前者原植物分布于浙江、福建、广东、广西、江西、湖南、四川、贵州等地；后者原植物分布在湖南、湖北、广西、四川、云南、贵州。味甘，性凉，入肝、心经。功能清心热，平肝风，定惊。主治惊痫抽搐，头晕目眩，子痫及高血压病。用量5～10克。煎汤服、入散剂或配制药茶，如“钩藤茶”。本品含钩藤碱、异钩藤碱等成分。其煎剂有明显镇静作用，但无催眠作用；其乙醇浸膏制止癫痫反应的发生；钩藤碱有明显的降低血压作用。

【重唇鱼】又名似鲮鮹鱼、唇鮹、重口鱼、土风鱼。鲤科动物鲮鲤的肉。原动物分布于泯江、嘉陵江、汉江等水系及黑龙江流域各水系中。可入药（见姚可成《食物本草》）。味甘，无毒。功能补益脾肾。主治腰脊酸痛，麻木不仁，不能行走。适量煮食，或配制药膳食用。全鱼含蛋白质、肽类、氨基酸、脂肪。

【香附】中药。见《本草纲目》。又名香附子、三棱草根、苦羌头等。莎草科植物莎草的根茎。原植物分布于山东、浙江、湖南等地。味辛、微苦甘，性平，入肝、三焦经。功能理气解郁，止痛调经。主治肝胃不和，气郁不舒，月经不调等症。用量5～10克。煎服或配制药膳，如“香附子酒”。

【香蕈】见《日用本草》。又名香信、香菇。侧耳科植物香蕈的子实体。原植物分布于福建、江西、安徽、广西、广东等地。味甘，性平，入胃、肝经。功能益胃气，托痘疹，预防佝偻病，并治疗贫血。用量6～9克。内服煎汤，也为食中佳品。现代研究，本品含有脂肪、碳水化合物、粗纤维、矿物质及多种维生素、氨基酸等成分。为补偿维生素D的要剂。

【香蕉】又名焦子、蕉蕉果。芭蕉科植物甘蕉果实。原植物分布于广西、广东、海南、云南、福建、台湾等地。可入药（见《纲目拾遗》）。味苦，性寒。功能清热，润肠，解毒。主治热病烦渴，便秘，痔血。鲜食或炖熟食。果实含维生素A、维生素B、维生素C、维生素E，果肉含去甲肾上腺素、5－羟色胺及二羟基苯乙胺甚多。

【香橼】中药。见《本草图经》。芸香科植物枸橼或香圆的成熟果实。枸橼主要分布长江流域及其以南地区；香圆主要分布于江苏、浙江、江西、安徽、湖北、四川等地。味辛、苦、酸，性温，入肝、肺、脾经。功能理气，疏肝，消痰，利膈。主治胃痛胀满，痰饮咳嗽气壅，呕哕少食。用量3～6克。煎汤、泡茶饮用，如“香橼饮”。

【香椿子】又名椿树子、椿芽树花、椿花、香椿铃、春尖花。楝科植物香椿的果实。原植物分布见“椿白皮”条。可入药（见《东北药用植物志》）。味辛、苦，性温，入肝、肺经。功能祛风，散寒，止痛。主治感冒风寒，心胃气痛，风湿性关节炎，疝气。用量3～10克。煎汤服，配制药膳食用，如“香椿子炖猪肉”（或羊肉）。

【胖大海】中药。见《本草纲目拾遗》。又名安南子、大洞果、大海子。梧桐科植物胖大海的种子。原植物分布于东南亚地区。味甘、淡，性凉，入肺经。功能清热，解毒，润肺，利咽。主治骨蒸内热，咽喉肿痛，音哑，干咳无痰，目赤，风火牙痛，吐血，衄血，痔漏等症。用量5～10克。煎汤服、泡茶饮，如“胖大海茶”。药理实验证明，其浸出液有缓泻作用，种仁有降压作用，种子有一定的利尿、镇痛作用。

【独活】中药。见《神农本草经》。又名独摇草，独滑，长生草。伞形科植物重齿毛当归、毛当归、兴安白芷、紫茎独活、牛尾独活、软毛独活及五加科植物食用楤木等的根及根茎。重齿毛当归分布于湖北、四川、江西等地；毛当归分布于安徽、浙江、江西、广西、新疆等地；紫茎独活分布于东北、河北、山西等地；牛尾独活主要分布于四川、云南、湖北等地；软毛独活主要分布于我国北部及中部。味辛、苦，性温，入肾、膀胱经。功能祛风，胜湿，散寒，止痛。主治风寒湿痹，腰膝酸痛，手脚挛痛，慢性气管炎，头痛，齿痛。用量3～6克。煎汤内服，或入丸散剂，也可浸泡制成药酒，如“独活酒”。药理研究证明，其煎剂或沆浸膏有镇静、催眠、镇痛，抗炎作用。

【姜叶】中药。见《本草纲目》。姜科植物姜的叶。原植物分布见“生姜”条。味辛，性温，无毒。功能散水结，杀鱼脍生冷诸积。捣汁和酒饮。

【姜皮】中药。见《本草图经》。又名生姜皮、生姜衣。姜科植物姜的根茎的栓皮。原植物分布见“生姜”条。味辛，性凉，入脾、肺经。功能行水，消肿。主治水肿胀满等症。用量1.5～4.5克。水煎内服，或与酒炖服。

【籼米】禾本科植物籼稻的种仁。原植物分布见“粳米”条。可入药（见《本草蒙筌》）。味甘，性温，入脾、肺经。功能温中益气，养胃和脾，除湿止泻。主治乏力，食少，腹泻等症。用量30～60克，煎汤。

【洋葱】见《药材学》。又名玉葱。百合科植物洋葱的鳞茎。原植物全国各地均有栽培。主治创伤，溃疡，滴虫性阴道炎。生食或烹食。用量30～60克。本品含有维生素C、维生素B_1、维生素B_2等成分。

【扁豆】又名萹豆、南扁豆、沿篱豆、蛾眉豆。豆科植物扁豆的白色种子。华东和辽宁、河北、河南、广东、广西、湖南、湖北、四川、贵州、云南等地均有原植物栽培。可入药（见《名医别录》）。味甘，性平，入脾、胃经。功能健脾和中，消暑化湿。主治暑湿吐泻，脾虚呕逆，食少久泄，水停消渴，赤白带下，小儿疳积等症。用量10～20克。煎汤。

【神曲】中药。见《药性论》。又名六神曲。辣蓼、青蒿、杏仁等药加入面粉或麸皮混和后，经发酵而成的曲剂。味甘、辛，性温，入脾、胃经。功能健脾和胃，消食调中。主治饮食停滞，胸痞腹胀，呕吐泻痢，产后瘀血腹痛，小儿腹大坚积等症。用量6～12克。煎汤或配制药膳，如“山楂神曲汤”等。能落胎，孕妇少食。

【骆驼肉】又名驰肉、驼驼肉、橐驼肉。驼科动物双峰驼的肉。原动物华北、西北、内蒙古等地均有饲养。可入药（见《日华子本草》）。味甘，性温。功能益气血，壮筋骨，除风痹。适用于顽麻风痹，肌肤紧急，恶疮肿毒，羸瘦乏力等症。煮食。

【骆驼脂】又名驼脂、驼峰、峰子油等。驼科动物双峰驼的肉峰内胶汁脂肪。原动物分布见“骆驼肉”条。可入药（见《日华子本草》）。味甘，性温。功能润燥，祛风，活血，消肿。适用于风疾，顽痹不仁，筋肉挛急，疮疡，肿毒，折伤等症。温酒调服。《饮膳正要》记载，用葡萄酒温调峰子油服之，治虚劳生风及冷积等。

【蚕豆】 又名佛豆、胡豆、南豆、马齿豆、竖豆。豆科植物蚕豆的种子。原植物全国大部分地区有栽培。可入药（见《救荒本草》）。味甘，性平，入脾、胃经。功能健脾，利湿。主治膈食，水肿。用量30～60克。煮食或配制药膳，如“蚕豆冬瓜皮煎”。种子主要含巢菜碱甙、蛋白质、磷脂、胆碱、哌啶酸-2，尚含植物凝集素等。

【壶卢】 中药。见《日华子本草》。又名匏、匏瓜、葫芦瓜、葫芦。葫芦科植物瓢瓜的果实。原植物全国大部分地区均有栽培。味甘、淡，性平，入脾、肺、肾经。功能利水，通淋。主治水肿，腹胀，黄疸，淋病。用量5～10克。煎汤内服，或烧存性研末。也可制作成药膳食用，如“葫芦饼”。

【荸荠】 中药。见《日用本草》。又名水芋、乌芋、黑山棱、红慈菇、马薯等。莎草科植物荸荠的球茎。我国温暖地区栽植于水田中。味甘，性寒，入肺、胃经。功能清热，化痰，消积。主治温病消渴，黄疸，热淋，痞积，目赤，咽喉肿痛，肺热咳嗽，矽肺，痔疮出血等症。用量60～120克。浸酒饮用或制成药膳菜肴食用，如“荸荠酿酒”“荸荠炒蘑菇片”。本品含有丰富的水分、淀粉、蛋白质、脂肪，还含有一种不耐热的抗菌成分荸荠英，对金黄色葡萄球菌、大肠杆菌及产气杆菌均有抑制作用。

【莲子】 中药。见《本草经集注》。又名水芝丹、莲蓬子、莲实、藕实、泽芝。睡莲科植物莲的干燥成熟种子。原植物分布于湖南、湖北、福建、江苏、浙江、江西、山东、山西、安徽、河南、陕西、辽宁、黑龙江等地。味甘、涩，性平，入脾、肾、心经。功能补脾止泻，益肾涩精，养心安神。主治脾虚久泻，遗精，带下，心悸，失眠等症。用量6～15克。内服煎汤，或制成药膳食用。如“莲子桂圆山药粥”。本品含有多量淀粉、蛋白质和脂肪、棉子糖、碳水化合物，以及钙、磷、铁、盐等成分。

【莲花】 中药。见《日华子本草》。又名荷花、水花、菡萏。睡莲科植物莲的花蕾。原植物分布见“莲子”条。味苦、甘，性温，入心、肝二经。功能活血，止血，祛湿，消风。主治跌打呕血，天泡湿疮等症。用量1.5～3克。内服煎汤。还可开水冲泡，代茶饮，如“莲花茶”。本品含有槲皮素、木犀草素、葡萄糖甙、异槲皮甙、山柰酚等成分。

【莲须】 中药。见《本草通玄》。又名金樱草、莲花须、莲心蕊、莲蕊须等。睡莲科植物莲的雄蕊。原植物分布见“莲子”条。味甘、涩，性平，入心、肾经。功能清心，益肾，涩精，止血。主治梦遗滑泄，吐，衄，崩，带，泻痢等症。用量3～4.5克。内服煎汤，或制成药膳食用，如“芡实莲须固精丹”。本品含有槲皮素、木犀草素、异槲皮甙、木犀草素葡萄糖甙，又含生物碱。

【莲子心】 中药。见《食性本草》。又名薏、莲心、苦薏、莲薏。睡莲科植物莲的成熟种子的绿色胚芽。原植物分布见“莲子”条。味苦，性寒，入心、肺、肾经。功能清心，解热，止血，涩精。主治心烦，口渴，吐血，遗精，目赤肿痛等症。用量1.5～3克。内服煎汤，也可制成药膳食用，如“莲子心茶”。本品含莲心碱、异莲心碱、甲基莲心碱、荷叶碱、前荷叶碱、牛角花素、甲基紫堇杷灵、去甲基乌药碱，又含木犀草甙、金丝桃甙、芸香甙等黄酮类。

【莱菔】 见《新修本草》。又名萝卜，紫菘、芦菔、紫花松、萝白。十字花科植物莱菔的新鲜根。原植物全国各地普遍栽培。味辛、甘，性温，入肺、胃经。功能消积滞，化痰热，下气，宽中，解毒。主治食积胀满，痰咳失音，吐血，衄血，消渴，痢疾等。用量30～90克，内服捣汁，生食，或与羊肉、鲫鱼煮食之。本品含糖分主要是葡萄糖、蔗糖和果糖。鲜根含甲硫醇、维生素C等。

【莱菔子】中药。见《本草衍义补遗》。又名萝卜子。十字花科植物莱菔的成熟种子。原植物分布见“莱菔”条。味辛、甘，性平，入肺、胃经。功能下气，化痰，消食。主治咳嗽痰喘，食积气滞，便秘，下痢后重，瘀血肿痛等症。用量9～15克，内服煎汤，或制成药膳食用，如“莱菔子粥”。本品含莱菔素、脂肪油、挥发油、植物甾醇等。

【莴苣】见《本草纲目》。又名莴菜、莴笋、千金菜、藤菜、莴苣菜。菊科植物莴苣的茎、叶。原植物全国大部分地区有栽培。味苦、甘，性凉。功能利五脏，通经脉。主治小便不利，尿血，乳汁不通。内服煎汤，或制成药膳食用，如“莴苣泥”。

【莴苣子】中药。见《本草纲目》。又名白苣子、苣藤子。菊科植物莴苣的种子。原植物分布见“莴苣”条。味甘，性寒。功能下乳汁，通小便。主治阴肿，痔漏下血，伤损作痛。内服煎汤或制成药膳食用，如“莴苣子粥”。

【荷叶】中药。见《食疗本草》。又名蕸。睡莲科植物莲的叶。原植物分布见“莲子”条。味甘，性平，入肝、脾、胃经。功能清热解暑，升发清阳，凉血止血，主治暑热烦渴，暑湿泄泻，脾虚泄泻，血热吐衄，便血，崩漏。用量3～9克。煎汤服或制成药膳食用，如“荷叶粥”。本品含有莲碱、荷叶碱、原荷叶碱、亚美罂粟碱、莲甙、酒石酸、柠檬酸、苹果酸、葡萄糖酸、草酸、琥珀酸、鞣质等成分。

【荷叶蒂】中药。见《本草拾遗》。又名荷鼻、莲蒂。睡莲科植物莲的叶基部。原植物分布见“莲子”条。味苦，性平。功能清暑，去湿，和血，安胎。主治血痢，泄泻，妊娠胎动不安。用量4.5～9克。煎汤内服，或制成药膳食用，如“荷蒂粥”。本品含有荷叶碱、莲碱、原荷叶碱。

【莎木面】又名莎面、沙孤米、西国米。棕榈科植物西谷椰子的木髓部提出的淀粉。南洋群岛有栽培。可入药（见《海药本草》）。味甘，性温。功能温中，健脾，补虚。主治脾胃虚弱，消化不良，久病体虚，煮粥食。

【桂皮】中药。见《本草经集注》。樟科植物天竺桂、阴香、细叶香桂或川桂等的树皮。天竺桂分布于浙江、广东、四川、湖北、湖南；阴香分布广东、广西、浙江、福建、江西；细叶香桂分布于安徽、江西、浙江、福建等地。味辛、甘，性温，入心、肝、脾、肾经。功能温中，散寒，通血脉。主治筋骨疼痛，脘腹冷痛，呕吐，噎膈，风寒湿痹，损伤瘀滞，血痢肠风等症。用量3～5克。煎汤服、入丸散服或配制药膳食用，如“桂皮山楂饮”“桂皮烧鹌鹑”。

【桂花】中药。见《本草纲目拾遗》。又名木犀花。木犀科植物木犀的花。原植物分布于全国大部分地区。味辛，性温。功能化痰，散瘀，辟臭。主治痰饮，口臭，瘕疝，奔豚，血痢，肠风。用量1.5～3克。煎汤服，浸酒、泡茶饮或配制药膳，如“桂花核桃冻”“桂花粥”等。本品含芳香物质，如γ－癸酸内脂、α-紫罗兰酮、β-紫罗兰酮等，花蜡含碳氢化合物、月桂酸、肉豆蔻酸等。

【桂枝】中药。见《新修本草》。又名柳桂。樟科植物肉桂的嫩枝。原植物分布见“肉桂”条。味辛、甘，性温，入膀胱、心、肺经。功能发汗解饥，温通经脉，通阳化气。主治风寒感冒，寒湿痹痛，痰饮喘咳，血寒经闭，痛经，胸痹等症。用量2~5克。煎汤、入丸散服或配制药酒，如“定风酒”。本品主要含桂皮醛，有抗菌、抗病毒、利尿、发汗、解热、健胃、强心、解除平滑肌痉挛等作用。

【桔梗】中药。见《神农本草经》。又名白药、利如、梗草、苦梗、苦桔梗。桔梗科植物桔梗的根。原植物全国大部分地区均有分布。味苦、辛，性平，入肺、胃经。功能开宣肺气，祛痰排脓。主治外感咳嗽，咽喉肿痛，肺痈吐脓，胸满胁痛，痢疾腹痛。用量3~6克。煎汤内服，或入丸散。也可制做成药膳，如“桔梗鱼腥草汤”。

【栝楼】中药。见《神农本草经》。又名果裸、瓜蒌、大肚瓜、药瓜、鸭屎瓜。葫芦科植物栝楼的果实。原植物全国大部分地区均有分布。味甘、苦，性寒，入肺、胃、大肠经。功能润肺，化痰，散结，滑肠。主治痰热咳嗽，胸痹，结胸，肺痿咳血，消渴，黄疸，便秘，痈肿初起。用量10~15克。煎汤内服，捣汁或入丸散剂，或捣敷外用。也可制成药膳食用，如“栝楼饼”。果实中含有三萜皂甙、有机酸、树脂、糖类和色素。药理实验证明有抗菌、抗癌作用。

【桃子】见《日用本草》。又名桃实。蔷薇科植物桃或山桃的成熟果实。原植物分布于四川、云南、陕西、山东、河北、山西、河南、辽宁、贵州等地。味甘、酸，性温。功能生津，润肠，活血，消积。主治伤津口渴，肠燥便秘，瘀血作痛，积滞内停等症。鲜食或作脯食。本品含有蛋白质、脂肪、碳水化合物、粗纤维、钙、磷、铁、胡萝卜素、维生素 B_1、维生素 B_2、尼克酸、维生素 C、挥发油、有机酸、各种糖类等成分。因为其含钾多含钠少，故为水肿患者的理想果品。

【桃仁】中药。见《本草经集注》。又名核桃仁、毛桃、白桃、山毛桃、野桃。蔷薇科植物桃或山桃的干燥成熟种子。原植物分布见“桃子”条。味苦、甘，性平，入心、肝、大肠经。功能活血祛瘀，润肠通便。主治经闭，痛经，癥瘕痞块，跌打损伤，肠燥便秘等症。用量4.5~9克。水煎内服或制成药膳食用。如“桃仁粥”。本品含有苦杏仁甙、脂肪油、挥发油等成分。

【桃花】中药。见《神农本草经》。蔷薇科植物桃或山桃的花。原植物分布见“桃子”条。味苦，性平，无毒。功能利水，活血，通便。主治水肿，脚气，痰饮，积滞，二便不利，经闭等症。用量3~6克，水煎内服，或制成药膳食用，如“桃花粥”。本品含有山柰酚、香豆精。花蕾含柚皮素等成分。

【豇豆】又名饭豆、腰豆、长豆、裙带豆、浆豆等。豆科植物豇豆的种子。原植物全国大部分地区有栽培。可入药（见《救荒本草》）。味甘，性平，入脾、胃、肾经。功能健脾补肾。主治脾胃虚弱，泻痢，吐逆，消渴，遗精，白带，白浊，小便频数等症。适量煎汤、煮食或炖鸡肉服。现代研究本品含大量淀粉、脂肪油、蛋白质、烟酸、维生素 B_1、维生素 B_2 等。鲜嫩豇豆含维生素 C。

【栗子】中药。见《千金·食治》。又名板栗、栗果、大栗、樸子、榧子等。壳斗科植物栗的种仁。原植物分布于辽宁、山东、山西、河北、河南、江苏、陕西、甘肃、四川、云南、贵州、广东、广西等地。味甘，性温，入脾、胃、肾经。功能养胃健脾，补肾强筋，活血止血。主治反胃，泄泻，腰脚软弱，吐血，衄血，便血，金疮，外伤肿痛，瘰疬等症。生食或制成药膳食用，如“栗子粥”。本品含有蛋白质、脂肪、淀粉、碳水化合物、维生素以及脂肪酸等成分。

【夏枯草】 中药。见《神农本草经》。又名夕句、白花草、棒槌草等。唇形科植物枯草的果穗。原植物分布于全国大部分地区。味苦、辛，性寒。功能清肝，散结。主治瘰疬，乳痈，头目眩晕，筋骨疼痛等症。用量6～15克。煎汤服或配制，如“复方夏枯草膏”。全草含三萜皂甙、维生素 B_1 维生素C、维生素E、胡萝卜素等。有降压、抗菌、收缩子宫的作用。

【柴胡】 中药。见《神农本草经》。又名地熏、茈胡、山菜、茹草、柴草。伞形科植物北柴胡、狭叶柴胡的根。原植物分布于吉林、辽宁、河南、山东、安徽、江苏、浙江等地。味苦，性凉，入肝、胆经。功能和解表里，疏肝，升阳。主治寒热往来，胸满胁痛，口苦耳聋，头痛目眩，疟疾，下利脱肛，月经不调，子宫下垂。用量2.4～5克。煎汤内服，或入丸散。也可制成药膳食用，如“柴胡粥”。药理实验证明，柴胡有解热、镇静、镇痛、抗炎等作用。

【党参】 中药。见《本草从新》。又名上党人参、黄参、狮头参等。桔梗科植物党参的根。原植物分布于东北、河北、河南等地。味甘，性平，入脾、肺经。功能补中，益气，生津。主治脾胃虚弱，气血两亏，体倦无力等症。用量10～15克。煎汤服或配制药膳，如“党参粥”等。药理实验证明，可增加红细胞及血红蛋白，还可升高血糖、降低血压等。

【鸭血】 中药（见《本草经集注》）。鸭科动物鸭的血。原动物全国各地均有分布，味咸，性寒，入肝经。功能清热解毒，止痉。主治痢疾，中风，劳伤吐血等症。内服适量，鲜用。

【鸭卵】 又名鸭子、鸭蛋。鸭科动物鸭的卵。原动物分布见“鸭血”条。可入药（见《本草经集注》）。味甘，性凉，入肺、小肠经。功能滋阴，清肺。主治咳嗽，喉痛，齿痛，泄痢等症。内服适量，煮食或开水冲服。如“冰糖鸭蛋羹”“银耳鸭蛋”。

【鸭舌草】 中药。见《植物名实图考》。又名鸭儿嘴、鸭仔菜、香头草等。雨久花科植物鸭舌草的全株。原植物分布于全国大部分地区。味苦，性凉。功能清热解毒。主治痢疾，肠炎，急性扁桃体炎，丹毒等症。用量15～25克。煎服或炖肉食。

【鸭跖草】 中药。见《本草拾遗》。又名鸡舌草、鸭仔草、竹根菜等。鸭跖草科植物鸭跖草的全草。原植物分布于全国大部分地区。味甘，性寒，入心、肝、脾、肾、大小肠经。功能行水，清热，凉血，解毒。主治水肿，脚气，小便不利，黄疸肝炎，热痢等症。用量10～15克。煎服或炖肉食。同属植物茎叶的水浸剂或煎剂，能兴奋子宫、收缩血管，并能缩短凝皿时间。

【蚌肉】 又名河歪、河蛤蜊。蚌科动物背角无齿蚌、褶纹冠蚌或三角帆蚌等蚌类的肉。前二者原动物分布于全国大部分地区的江河湖沼中；三角帆蚌分布长江流域及河北地区。可入药（见《食疗本草》）。味甘、咸，性寒，入肝、肾经。功能清热，解毒，明目，滋阴，息风，解酒。主治烦热，消渴，目赤，湿疹，痔瘘，血崩，带下等。用量100～150克。煮食、配制药膳食用，如“蚌肉冬瓜汤”“蚌粥”等。

【蚬肉】 中药。见《新修本草》。又名黄蚬、蚬子、金蚶蚬。蚬科动物河蚬或闪蚬的肉。河蚬分布全国大部分地区；闪蚬分布辽宁、陕西、湖南、湖北、广东、贵州等地。味甘、咸，性寒。功能清热，解毒，利湿，利胆退黄。主治湿热黄疸，疔疮肿毒，消渴。用量100～200克。煎汤服或煮食。本品含叶黄素、β－胡萝卜素、丁酸及碱性磷酸酶、维生素 B_{12}、脑苷脂类、木糖等。

【徐长卿】中药。见《神农本草经》。又名鬼督邮，石下长卿，别仙踪，料刁竹，钓鱼竿，萝藦科植物徐长卿根及根茎或带根全草。原植物全国大部分地区均有分布。味辛，性温。功能镇痛，止咳，利水消肿，活血解毒。主治胃痛，牙痛，风湿疼痛，经期腹痛，慢性气管炎，腹水，水肿，痢疾，肠炎，跌打损伤，湿疹，荨麻疹，毒蛇咬伤。用量3～10克。可煎汤内服，或入丸剂，或捣敷，或煎水洗。也可泡茶，浸酒饮用，如“徐长卿茶”“徐长卿酒”。全草含牡丹酚、黄酮碱等。有镇静、镇痛、降低血压、减缓心率、抑菌等作用。

【脆蛇】中药。见《本草纲目拾遗》。又名金蛇、银蛇、金星地鳝，无脚蜥。蛇蜥科动物脆蛇蜥的全体。原动物分布于四川、云南、贵州、广西、台湾、福建、浙江、江苏等地。味咸，性平。功能散瘀，消肿，接骨，祛风湿。主治跌打损伤，骨折，瘰疬，小儿疳积，麻风，痈疮肿毒。用量3～9克。煎汤服，浸酒、入丸散、配制药膳。如“脆蛇酒”等。

【高粱】又名芦穄蜀秫、芦粟、荻粱、番黍等。禾本科植物蜀黍仁。原植物全国各地均有栽培。可入药（见《本草纲目》）。味甘、涩，性温，入肺、脾、胃、大肠经。功能温中，涩肠胃，止霍乱。主治霍乱，下痢，湿热水便不利及小儿消化不良等症。用量30～60克。煮食。

【高良姜】中药。见《名医别录》。又名膏凉姜、良姜、蛮姜、小良姜、海良姜。姜科植物高良姜的根茎。原植物分布于广东、海南、雷州半岛、广西、云南、台湾等地。味辛，性温，入脾、胃经。功能温胃，祛风，散寒，行气，止痛。主治脾胃中寒，脘腹冷痛，呕吐泄泻，噎膈反胃，食滞，瘴疟，冷癖。用量25～50克。煎汤内服，或入丸服，或入丸散。也可制成药膳食用，如“高良姜粥”。煎液对某些细菌有抑制作用。

【酒】米、麦、黍、高粱等和曲酿成的一种饮料。可入药（见《名医别录》）。味甘、苦、辛，性温，入心、肝、肺、胃经。功能通血脉，御寒气，行药势。主治风寒痹痛，筋脉挛急，胸痛，心腹冷痛等症。药膳调料用黄酒，可以增加醇香甜味，消除腥膻气味，增进食欲。无黄酒时可用白酒减量代用。因原料、酿造、加工、贮藏等等条件之不同，酒的名色极多，其成分亦差异甚大。但都含乙醇。

【酒糟】又名甜糟、糟、红糟、酒醅糟、粕等。可入药（见《本草拾遗》）。为米、麦、高粱等酿酒后剩余的残渣。味甘、辛，性温。功能温中，消食，散瘀，止痛。主治伤折瘀滞疼痛，冻疮，风寒湿痹等症。

【海马】中药。见《本草拾遗》。又名水马、龙落子、马头鱼。海龙科动物克氏海马、刺海马、大海马、斑海马或日本海马除去内脏的全体。前四者原动物分布东海、南海；日本海马分布于辽宁、河北、山东、广东沿海。味甘，性温，入肝、肾经。功能补肾，壮阳，镇静，安神，止咳，平喘，散结，消肿，舒筋。主治阳痿，宫寒不孕，虚喘咳嗽，虚烦不眠，跌打损伤，癥瘕痞块，瘰疬，乳痈等。用量3～9克。煎汤、入丸散服，浸酒、配制药膳服食，如“海马酒”“龙马童子鸡”等。药理实验证明，克氏海马乙醇提取物，可延长正常雌小鼠的动情期，对去势鼠则可出现动情期，并使子宫及卵巢重量增加。

【海月】又名海镜、窗贝、石镜、蛎镜。不等蛤科动物海月的肉。原动物分布于东南沿海。可入药（见《本草拾遗》）。味甘，性平。利大小肠，除关格，黄疸，消渴。《食疗本草》载："主消痰，以生椒酱调和食之良。能消诸食，使人易饥"。

【海参】中药。见《本草从新》。又名沙噀、海鼠。刺参科动物刺参或其他种海参的全体。原动物分布于黄海、渤海一带。味咸，性温。功能补肾，益精，养血，润燥。主治精血亏损，体弱，遗精，阳痿，小便频数，肠燥便秘。用量25～50克。煎汤服、煮食、配制药膳服食，如"海参粥""红杞乌参鸽蛋"等。本品含蛋白质、脂肪、钙、磷、铁、碘等。其蛋白质所含的氨基酸是精氨酸、胱氨酸、组氨酸、赖氨酸等。

【海带】中药。见《嘉祐本草》。又名海马蔺、海草。大叶藻科植物大叶藻的全草。原植物分布于辽宁、山东沿海。味咸，性寒。功能软坚化痰，利水泄热。主治瘿瘤结节，瘰疬，水肿，脚气。用量5～10克。煎汤内服，或入丸散。海带中含有水分28.5%，灰分17%，粗纤维21.2%，氮0.71%，蛋白质4.18%，脂肪1.2%，戊聚糖8.82%。又含有大叶藻素，内有半乳糖醛酸、半乳糖、阿拉伯糖、木糖、α－甲基木糖和洋芫荽糖。尚含鞣质、维生素B_2等多种成分。具有较高的营养价值，经常用来制做各种膳食，如"海带拌三丝"。

【海虾】又名大红虾。对虾科动物对虾或龙虾科动物锦绣龙虾等海产虾的肉或全体。原动物分布于渤海、黄海、长江口以北海区。可入药（见《本草纲目》）。味甘、咸，性温，入肺、脾、心、肾、肝经。功能补肾壮阳，开胃，化痰。主治肾虚阳痿，半身不遂，筋骨疼痛，风瘙身痒，头疮，龋齿。用量25～50克。煮食、浸酒、配制药膳服用，如"对虾酒""虾仁韭菜"等。本品含蛋白质、脂肪、维生素A、维生素B_1、维生素B_2、尼克酸、维生素E、碘、磷、胆甾醇等。有营养强壮作用，能提高血浆中ATP的浓度，增加胸导管淋巴液的流量。

【海蜇】又名水母、樗蒲鱼、海蛇、水母群。海蜇科动物海蜇的口腕部。原动物分布于东南沿海一带。可入药（见《食物本草会纂》）。味咸，性平，入肝、肾经。功能化痰，清热，消积，散满，润肠通便，平喘，止咳。主治痰热咳嗽，哮喘，痞积胀满，大便燥结，泻痢，带浊及醉酒。用量30～60克。煎汤服，姜、醋拌食，配制药膳食用，如"荸荠煮海蜇""海蜇猪骨汤"等。全体含蛋白质、糖多肽、尼克酸、维生素B_1、维生素B_2、胆碱、钙、磷、碘、溴等。有降压，扩血管及乙酰胆碱样作用。常用于淋巴结核、原发性高血压病、矽肺的治疗。

【海螺】又名假猪螺、顶头螺、海窝窝。骨螺科动物红螺或其他海产螺类的新鲜肉。原动物分布于沿海地带。可入药（见《本草拾遗》）。味甘，性凉。功能解热，明目。主治肝热目赤，心腹热痛。用量30～60克。煮食、煎汤服，也可合菜煮食。

【海藻】中药。见《神农本草经》。又名落首、海萝、乌菜、海带花。马尾藻科植物羊栖菜或骸筹子的全草。原植物分布于辽宁、山东、福建、浙江等沿海地区。味苦、咸，性寒，入肺、脾、肾经。功能软坚，消痰，利水，泄热。主治瘰疬，瘿瘤，积聚，水肿，脚气，睾丸肿痛。用量5～10克。煎汤内服，或入丸散剂。也可浸泡制成药酒饮用，如"海藻昆布酒"。

【海鳗】又名海鳗鲡、狗头鱼、狼牙鳝、尖嘴鳗。海鳗科动物海鳗的肉。原动物分布于东海和南海。可入药（见《日华子本草》）。味甘，性平。主治皮肤恶疮、痔瘘。《随息居饮食谱》载："多腌为腊，疮痔家食之"。

【海松子】中药。见《开宝本草》。又名松子、松子仁、新罗松子。松科植物红松的种子。原植物分布东北。味甘，性温，入肝、肺、大肠经。功能滋液，息风，润肺，滑肠，久服轻身延年。主治头晕目眩，咳嗽无痰，老年便秘，肌肤麻木不仁，关节疼痛等症。用量5～15克。煎汤服、入膏丸剂，配制药膳食用，如"松子仁鸡""松子豆腐"等。种子含脂肪油74%，主要为油酸脂、亚油酸酯，尚含掌叶防己碱、蛋白质，挥发油等。

【海狗肾】中药。见《本草图经》。又名腽肭脐。海狗科动物海狗或海豹科动物海豹的雄性外生殖器。前者原动物分布于北太平洋；后者原动物分布于大西洋及北太平洋沿岸，也见于渤海湾内沿海地区。味咸，性热，入肝、肾经。功能温肾阳，益精，补髓。主治虚损劳伤，阳痿，腰酸膝软，惊狂痫疾。用量3～9克。煎汤服、入丸散，配制药酒、药膳服食，如"腽肭脐酒""海狗肾白截浆""腽肭脐粥"等。

【海蜇皮】又名白皮子、蛀皮、罗皮、蛇皮、白皮纸。根口水母科动物海蜇的伞部。原动物分布见"海蜇"条。可入药（见《本草纲目拾遗》）。味咸、涩，性温，入肝经。功能消积，化痰，祛风，除湿。主治痞块，头风，白带，髌膝风湿，无名肿毒。煎汤服，浸酒饮，姜、醋拌食或配制药膳服食，如"海蜇莴笋丝""荸荠海蜇汤"等。

【海鹞鱼】又名少阳鱼、荷鱼、滑子鱼、锅盖鱼、石蛎魟科动物赤魟等的肉。原动物分布于沿海一带。可入药（见《本草拾遗》）。味甘、咸，性寒，无毒。功能利水，通淋。主治白浊，膏淋，尿路涩痛。

【海金沙草】中药。见《本草纲目》。又名竹园荽、须须药、黑须草等。海金沙科植物海金沙的全草。原植物分布于河南、安徽、江苏等地。味甘，性寒。功能清热解毒，利水通淋。主治尿路感染，白浊带下，肾炎水肿，咳嗽等症。用量25～30克。煎汤服或配制药膳，如"海金沙茎炖猪肉"。

【浮小麦】又名浮水麦、浮麦。禾本科植物小麦干瘪轻浮的种子。原植物分布见"小麦"条。可入药（见《本草汇言》）。味甘、咸，性凉。功能收敛止汗，止烦除热。主治自汗，盗汗，骨蒸虚热，妇人劳热等症。用量10～15克。煎汤服或配制药膳，如"浮小麦红糖煎"。

【益母草】中药。见《本草图经》。又名茺蔚、益明、苦低草、郁臭草。唇形科植物益母草的全草。原植物全国大部分地区均有分布。味辛、苦，性凉，入心包、肝经。功能活血，祛瘀，调经，消水。主治月经不调，胎漏难产，胞衣不下，产后血晕，瘀血腹痛，崩中漏下，尿血，泻血，痈肿疮疡。用量10～12克。煎汤内服，熬膏或入丸散剂，或煎水洗，或捣敷。也可制成药膳食用，如"益母草汤粥"。对动物离体子宫有兴奋作用，也能升高血压、兴奋呼吸中枢。

【益智仁】中药。见《得配本草》。又名益智子、摘苧子。姜科植物益智的果实。原植物分布于海南及广东南部。味辛，性温，入脾、肾经。功能温脾，暖肾，固气，涩精。主治冷气腹痛，中寒吐泻，多唾，遗精，小便余沥，夜多小便。用量3～10克。煎汤内服，或入丸、散剂。也可制成药膳食用，如"益智仁粥"。

【调经草】卫矛科植物冬青卫矛的根。原植物分布于贵州等地。可入药（见《贵州草药》)。味辛，性温。功能调经，化瘀。主治月经不调，痛经。用量15~30克。煎汤服，炖肉吃。

【通草】中药。见《本草拾遗》。又名葱草、白通草、花草、通花。五加科植物通脱木的茎髓。原植物分布于福建、台湾、广西、湖南、湖北、云南、贵州、四川等地。味甘、淡，性凉，入肺、胃经。功能利水，下乳。主治小便不利，淋症，水肿，产后乳汁不通。用量2.4~4.5克。煎汤服或与猪脚炖食。

【桑叶】中药。见《神农本草经》。又名铁扇子。桑科植物桑的叶。原植物分布见“桑椹”条。味甘，性寒，入肺、肝经。功能疏风，清热，凉血，明目。凡治外感风热，目赤肿痛，咳嗽，风疹，瘾疹，吐血，外伤出血。用量5~10克。煎汤、入丸散、配制药茶饮，如“桑叶苦丁茶”“桑叶菊花饮”。叶含芸香甙、槲皮素、氨基酸、维生素B_2、维生素C等。药理实验证明，对伤寒杆菌、葡萄球菌有抑制作用，有抗钩端螺旋体作用，通过降低毛细血管通透性而起止血作用，对支气管平滑肌有解痉作用。

【桑耳】又名桑菌、桑槫、桑上寄生、桑蛾。寄生科植物桑树上的木耳。原植物分布见“木耳”条。可入药（见《神农本草经》)。味甘，性平。功能止血。主治肠风，痔血，崩漏，衄血等。用量5~10克。煎汤服、配制药膳，如“桑耳粥”。

【桑芽】中药。见《江苏植物志》。又名女儿红、青桑头。槭树科植物茶条槭的嫩叶及幼芽。原植物分布于黄河流域、长江下游及东北大部。功能退热，明目。主治肝热目赤，暴发火眼。煎汤代茶饮。

【桑枝】中药。见《本草图经》。又名桑条。桑科植物桑的嫩枝。原植物分布见“桑椹”条。味苦，性平，入肝经。功能祛风湿，利关节，行水气。主治风湿痹痛，四肢拘挛，肌体风痒，浮肿。用量30~60克。煎汤服，浸酒饮，配制药膳食用，如“固春酒”“老桑枝炖鸡”等。

【桑椹】中药。见《新修本草》。又名桑实、黑椹、桑枣、桑椹子、桑粒。桑科植物桑的果穗。原植物全国各地均有栽培。味甘，性寒，入肝、肾经。功能补肝肾，充血液，熄虚风，聪耳明目。主治肝肾阴亏，消渴，头晕耳鸣，便秘，目暗，瘰疬，胎动不安，须发早白。用量10~15克。煎汤服，浸酒饮。鲜食，配制药膳，如“桑椹酒”“桑仁粥”“桑椹芝麻糕”等。果实含糖、苹果酸、维生素B_1、维生素B_2、维生素C、胡萝卜素等。

【桑白皮】中药。见《药性论》。又名桑根白皮、桑根皮、白桑皮。桑科植物桑除去栓皮的根皮。原植物分布见“桑椹”条。味甘，性寒，入肺、脾经。功能泻肺，平喘，行水，退肿。主治肺热喘咳，水肿，小便不利，吐血等。用量5~15克。煎汤服，入散剂，配制药膳食用，如“桑白皮粥”“桑根白皮茶”“桑白皮煲兔肉”等。本品含伞形花内脂、东莨菪素、桑素等。有利尿、降压、镇静等作用。

【桑寄生】中药。见《雷公炮炙论》。又名寓木、寄屑、茑木。桑寄生科植物槲寄生、桑寄生或毛叶桑寄生等的枝叶。槲寄生分布东北、华北、华东、西北的大部分地区；桑寄生、毛叶桑寄生分布于长江以南各地。味苦、甘，性平，入肝、肾经。功能补肝肾，壮筋骨，除风湿，通经络，益血，安胎。主治肝肾不足，腰膝酸软，风湿痹痛，胎漏血崩，产后乳汁不下等症。用量10~20克。煎汤服、浸酒饮或配制药膳，如“桑寄生煨鸡蛋”“七精散”等。药理实验证明，槲寄生有降压作用；桑寄生有利尿、降压作用，其煎剂对脊髓灰质炎病毒和其他肠道病毒有显著的抑制作用。

【桑螵蛸】中药。见《神农本草经》。又名蜱蛸、桑蛸、螳螂子、致神、流尿狗。螳螂科昆虫大刀螂、小刀螂、薄翅螳螂、巨斧螳螂或华北刀螂的卵鞘。原动物全国各地均有分布。味甘、成，性平，入肝、肾经。功能补肾助阳，固精缩尿。主治肾虚阳衰引起的阳痿、遗精、滑精、遗尿、尿频、白带过多等症。用量 3～10 克。煎汤内服，入丸散。如用本品 12 个，捣为散，米汤调服，可治妊娠小便数不禁。

【菱】见《名医别录》。又名水栗、水菱、菱角、菱实、沙角等。菱科植物菱的果肉。原植物各地多有种植。味甘，性凉，入肠、胃经。功能生食清热解暑，止渴除烦；熟食健脾益气。主治暑热口渴心烦，脾虚纳少，倦怠等症。生食或煮熟食用。本品含丰富的淀粉、葡萄糖、蛋白质等成分。

【菱粉】见《本草纲目拾遗》。菱科植物菱或其同属植物的果肉。捣汁澄出的淀粉。原植物分布见“菱”条。功能补中益气。主治脾气亏虚，食少倦怠等症。制成药膳食用，如“菱粉粥”。

【菘菜】见《本草经集注》。又名白菜、小白菜、夏菘、油白菜、江门白菜等。十字花科植物青菜的幼株。原植物全国各地广为栽培。味甘，性平。功能解热除烦，通理肠胃。主治肺热咳嗽，便秘，漆疮，丹毒等症。煮食或捣汁服。本品含蛋白质、脂肪、碳水化合物、粗纤维、钙、磷、铁、胡萝卜素、维生素 B_1、维生素 B_2、尼克酸、维生素 C 等成分。

【黄瓜】见《千金·食治》。又名王瓜、刺瓜、胡瓜。葫芦科植物黄瓜的果实。原植物全国各地均有栽培。味甘，性凉。功能清热，利水，解毒。主治烦渴，火眼，咽喉肿痛，烫伤烧伤等。煮熟或鲜食、或制成药膳菜肴食用，如“黄瓜炒青鱼片”。本品含有葡萄糖、鼠李糖、半乳糖、甘露糖、木糖、果糖以及芸香甙、异槲皮甙，精氨酸的葡萄糖甙等甙类，尚含咖啡酸、绿原酸等多种游离氨基酸以及多种维生素、挥发油等成分。

【黄芪】中药。见《神农本草经》。又名戴糁、王孙、黄耆等豆科植物黄芪或内蒙黄芪等的干燥根。原植物分布于黑龙江、吉林、内蒙等地。味甘，性微温，入肺、脾经。功能益卫固表，利水消肿，生肌。主治自汗，盗汗，浮肿，疮疡溃久不敛等症。用量 10～15 克。煎汤服或配制药膳，如“复方黄芪粥”。具有强壮、利尿、保肝、降压等作用。密毛花黄芪浸剂可减慢心率、增强心肌收缩力和扩冠作用，对循环衰竭及急性肾炎治疗有效。

【黄鸭】中药。见《中国动物药》。鸭科动物赤麻鸭的肉。原动物分布于全国各地。功能补肾壮阳，祛风湿，消痈肿。主治风寒湿痹，痈疮肿痛，肾虚遗精，阳痿等症。内服适量，煎汤内服或配制药膳。

【黄精】中药。见《雷公炮炙论》。又名萎蕤、苟格、马箭、笔菜、玉竹黄精、山姜。百合科植物黄精、囊丝黄精、热河黄精、滇黄精、及卷叶黄精的根茎。黄精分布于黑龙江、辽宁、吉林、河北、山东、江苏、河南、山西、陕西、内蒙等地；囊丝黄精分布于山东、江苏、安徽、浙江、湖北、江西、湖南、广东、广西、河南等地；热河黄精分布于东北、河北、山东等地；滇黄精主要分布于云南；卷叶黄精分布于宁夏、西藏、新疆、陕西、甘肃、湖北、四川、东北等地。味甘，性平，入脾、肺、肾经。功能补中益气，润心肺，强筋骨。主治虚损寒热，肺痨咳血，病后体虚食少，筋骨软弱，风湿疼痛，风癞癣疾。用量 10～12 克。煎汤内服，或熬膏，也可制成药膳食用，如“黄精粥”。本品可降低血压，对抗酸菌、多种皮肤真菌有抑制作用。

【黄大豆】又名黄豆。豆科植物大豆的种皮黄色的种子。原植物全国各地均有栽培。味甘，性平，入脾、大肠经。功能健脾宽中，润燥消水。主治疳积泻痢，腹胀羸瘦，妊娠中毒，疮痈肿毒，外伤出血等症。用量30～90克。煎服或配制药膳。现代研究，本品主要含蛋白质、脂肪、胡萝卜素、维生素 B_1、维生素 B_2、烟酸、异黄铜类、皂甙、胆碱、泛酸等。

【黄皮果】又名黄皮子、黄弹子、金弹子。芸香科植物黄皮的果实。原植物分布于广东、广西、福建等地。可入药（见姚可成《食物本草》）。味酸，性平。功能消食，化痰，理气。主治食积，胸膈满痛，痰饮咳喘。用量15～30克。煎汤或腌食，如“盐腌黄皮果”。

【黄豆芽】豆科植物大豆的黄色种子经浸泡后发出的嫩芽。原植物分布见“黄大豆”条。味甘，性寒。功能利湿，清暑，通脉。主治暑湿，湿温，发热，身重，胸闷，湿痹，水肿等症。

【黄粱米】又名竹根米、竹根黄，禾本科植物粟的一种。即黄粱的种仁。原植物分布见“粟米”条。味甘，性平。功能和中，益气，利尿。主治呕吐泄泻，顽痹，胃脘疼痛等症。

【黄脚鸡】中药。见《贵州中药》。又名玉竹、十样错、竹节参等。百合科植物剑叶假万寿竹的根茎。原植物分布于贵州等地。味甘，性平。功能养阴润肺，生津止渴。主治月经不调。用量15～30克。煎汤服或配制药膳，如“黄脚鸡炖子鸡”。

【黄缅桂】又名大黄桂。木兰科植物黄兰的根。原植物分布于云南、广东、广西、福建等地。可入药（见《云南思茅中草药选》）。味苦，性凉。功能祛风湿，利咽喉。主治风湿骨痛，骨刺卡喉。用量15～30克，泡酒服。根含小白菊内酯，树皮含黄心树宁碱、鹅掌楸碱、木兰花碱。黄心树宁碱对葡萄球菌、沙门氏菌属、分支杆菌、枯草杆菌均有显著的抑菌作用。

【黄鲴鱼】又名黄姑、黄尾鲴、黄姑子、黄片、黄尾刀。鲤科动物黄尾蜜鲴的肉。原动物分布于长江流域。可入药（见《本草纲目》）。味甘，性温。功能温中，止泻。主治上焦虚寒泄泻。适量煮食、配制药膳。

【黄颡鱼】又名黄虬、鳝丝鱼、黄骨鱼、黄刺鱼。鮠科动物黄颡鱼的肉或全体。原动物分布于长江、黄河、珠江、黑龙江等流域。可入药（见《食疗本草》）。味甘，性平。功能利水，消肿，祛风。主治小便不利，水肿，脾胃虚弱等症。用量100～200克。煮食、配制药膳服食。

【萆薢】中药。见《神农本草经》。又名粉萆薢、硬饭团、山田薯、土薯蓣、麻甲头。薯蓣科植物粉背薯蓣、叉蕊薯蓣、山萆薢、纤细薯蓣的块茎。粉背薯蓣主要分布于安徽、浙江、江西、福建等地；叉蕊薯蓣主要分布于福建、台湾、四川、云南、贵州等地；山萆薢主要分布于长江以南各地；纤细薯蓣主要分布于浙江、江西、安徽等地。味苦，性平，入肝、胃、膀胱经。功能祛风，利湿。主治风湿顽痹，腰膝疼痛，小便不利，淋浊，遗精，湿热疮毒。用量10～15克。煎汤或浸泡成药酒饮用，如“萆薢酒”。

【菜豆树】又名豆角树、牛尾树、接骨凉伞。紫葳科植物菜豆树的根。原植物分布于广东、广西、台湾等地。可入药（见《广西中草药》）。味苦，性寒。功能散瘀，止痛。主治跌打损伤。用量10～15克。煎汤或浸酒服。

【菟丝子】中药。见《神农本草经》。又名菟丝实、吐丝子、萝丝子、缠龙子、豆须子。旋花科植物菟丝子或大菟丝子的种子。原植物全国各地均有分布。味辛、甘，性平，入肝、肾经。功能补肝肾，益精髓，明目。主治腰膝酸痛，遗精，消渴，尿有余沥，目暗。用量 10～12 克。煎汤内服，也可制做成药膳食用，如“菟丝子粥”。

【菠菜】见《履巉岩本草》。又名菠棱菜、赤根菜、波斯草、鼠根菜、角菜。藜科植物菠菜的带根全株。原植物全国各地均有种植。味甘，性凉。功能养血，止血，敛阴，润燥。主治衄血，便血，坏血病，消渴引饮，大便涩滞等。煮食或研末服，或制成药膳菜肴食用，如“菠菜肝片”。本品含有蛋白质、脂肪、碳水化合物、粗纤维、钙、磷、铁、胡萝卜素、维生素 B_1、维生素 B_2、尼克酸、维生素 C、芸香甙、生育酚等。

【菰米】又名雁膳、菰粱、安胡、蒋实、茭米、黑米、雕胡米、雕菰、茭白子等。禾本科植物菰的果实。原植物主产江苏等地。味甘，性冷。功能止渴，解烦热，调肠胃。

【梧桐子】中药。见《履巉岩本草》。又名瓢儿果、桐麻豌。梧桐科植物梧桐的种子。原植物河北以南均有栽培。味甘，性平，入心、肺、肾三经。功能顺气，和胃，消食。主治胃脘痛，伤食，疝气等症。用量 3～10 克。煎汤服，炒香去壳食之。

【梧桐叶】中药。见《本草纲目》。梧桐科植物梧桐的叶。原植物分布见“梧桐子”条。味苦，性寒，无毒。功能祛风，除湿，清热，解毒。主治风湿疼痛，痈疮肿毒，高血压病，老年并发动脉硬化的病人。用量 15～30 克。煎服或代茶饮，如“梧桐茶”。动物实验证明，叶浸膏有降压、镇静的作用。

【梅叶】中药。见《本草拾遗》。又名红梅叶。蔷薇科植物梅的叶。原植物分布见“乌梅”条。味酸，性平。煎浓汤，治休息痢并霍乱。也可配成药茶，如“消滞茶”，治饮食积滞等症。

【梅露】中药。见《本草纲目拾遗》。蔷薇科植物梅的花蕾（白梅花）的蒸馏液。原植物分布见“乌梅”条。功能清热涤暑，除烦止渴。

【梅核仁】中药。见《本草纲目》。蔷薇科植物梅的种仁。原植物分布见“乌梅”条。味酸，性平，无毒。功能清暑，明目，除烦。用量 1.5～4.5 克。内服煎汤或制成药膳食用，如“梅实仁粥”。本品含有苦杏仁甙等成分。

【梅花刺根】中药。见《贵阳民间草药》。蔷薇科植物扁核木的根。原植物分布见“青刺尖”条。味酸、苦，性温，无毒。功能敛肺，止咳。主治肺虚久咳。可与猪肉炖服。

【接骨木叶】忍冬科植物接骨木的叶。原植物分布于江苏、福建、四川、广西等地。可入药（见《本草拾遗》）。味苦，性寒。功能活血，行瘀，止痛。主治跌打损伤，风湿痹痛，筋骨疼痛。用量 15～30 克。煎汤服，也可配制药膳，如“接骨木叶炖豆腐”。

【接骨木花】忍冬科植物接骨木的花，原植物分布见“接骨木叶”条。可入药，（见《国药提要》）。有发汗，利尿作用。用量 5～10 克。煎服或泡茶饮。

【接骨木根】忍冬科植物接骨木的根或根皮。原植物分布见“接骨木叶”条。可入药（见《本草拾遗》）。味甘，性平。功能祛风湿，利水，散瘀。主治风湿疼痛，水肿，热痢，黄疸，跌打损伤。用量 30～60 克（鲜品），煎服，或与豆腐炖服。

【雀麦米】又名燕表、牛星草、野麦、野小麦、野大麦等。禾本科植物雀麦的种子。原植物分布长江、黄河流域。味甘，性平。功能滑汤，益肝，和脾。

【常山】中药。见《神农本草经》。又名互草、恒山、鸡骨常山。虎耳草科植物黄常山的根。原植物分布于江西、湖北、湖南、陕西、四川、贵州、云南、广西、广东等地。味苦、辛，性寒，入肝、脾经。功能除痰，截疟。主治瘰疬，疟疾。用量3～9克。煎汤服、入丸散、配制药膳，如"常山粥"。本品含有效成分黄常山碱，简称常山碱，主要为黄常山碱甲、乙和丙。从根及叶中分离出退热碱和异退热碱（即黄常山碱乙和黄常山甲）。动物实验证明，根水浸膏对鸡疟有显著疗效。常山金碱的抗疟效价约为奎宁的26倍。常山碱乙体外抗阿米巴原虫的作用较依米丁为强。大鼠口服常山碱丙，其退热作用比乙酰水杨酸还强。

【野油麻】中药。见《贵州草药》。又名地参。唇形科植物长圆叶水苏的全草或根。原植物分布于陕西、江苏、贵州等地。味辛、微甘，性温，功能补中益气，止血生肌。主治久痢，病后虚弱，外伤出血等症。用量30克。煎汤或炖肉服食。

【眼子菜】中药。见《救荒本草》。又名牙齿草、鸭吃草、案板芽等。眼子菜科植物眼子菜的全草。原植物分布于全国各地。味苦，性寒。功能清热，利水，止血，消肿，驱蛔。主治痢疾，黄疸，淋病，带下等症。用量10～12克。煎服或同鸭蛋煮食。

【蚶】又名魁蛤、瓦屋子、伏老、毛蛤、蚶子。蚶科动物魁蚶、泥蚶和毛蚶等的肉。原动物沿海地区均有分布。可入药（见《本草拾遗》）。味甘，性温。功能补血，温中，健胃，起阳，益血色，润五脏。主治胃脘冷痛，消化不良，痿痹不仁，腰脊冷凉，阳痿等症。煮食或配制药膳。肉味鲜美，佐少量黄酒食下治疗作用更佳。魁蚶含蛋白质、脂肪、钙、铁、磷、锌、维生素A、维生素B_1、维生素B_2、尼克酸等。

【蚺蛇】又名蟒、王蛇、南蛇、埋头蛇、金花大蟒。蟒蛇科动物蟒蛇的肉。原动物分布广东、广西、云南、福建等地。可入药（见《食疗本草》）。味甘，性温。功能祛风，杀虫。主治手足风痹疼痛，诸风瘫痪，疥癣恶疮。煮食、浸酒或配制药膳，如"蚺蛇酒""北芪煲南蛇肉"等。肉中含肌酸、腺嘌呤、肌肽、γ－丁酸甜菜碱、组氨酸、精氨酸、赖氨酸等。

【蚱蜢】中药。见《本草纲目》。又名蝗螽、蠜。蝗科昆虫稻蝗的干燥全虫。原动物分布于全国各地。味辛、甘，性温，入脾、肾经。功能暖胃助阳，健脾运食。主治百日咳，支气管哮喘，小儿惊风，咽喉肿痛，疹出不畅等症。用量10～30只。内服外用均可。如用本品不拘多少，煅存性，砂糖和服，可治小儿惊风抽搐。含蛋白质、脂肪、维生素A、维生素B、微量原素（磷、钙、铁、铜、锰）等。

【蛇床子】中药。见《神农本草经》。又名蛇米、蛇珠、蛇粟、蛇床仁、野茴香。伞形科植物蛇床的果实。原植物全国大部分地区均有分布。味苦、辛，性温，入肾、脾经。功能温肾助阳，祛风，燥湿，杀虫。主治男子阳痿、阴囊湿痒，女子带下阴痒，子宫寒冷不孕，风湿痹痛，疥癣湿疮。用量3～10克。煎汤内服，或研末调敷，也可泡茶饮用，如"蛇床子茶"。

【蛏肉】又名蛏肠。竹蛏科动物缢蛏的肉。原动物分布于沿海，浙江、福建等地有养殖。可入药（见《食疗本草》）。味甘、咸，性寒，入肾、肝经。功能补虚，清热，除烦。主治产后虚损，烦热口渴，湿热水肿，热痢。煮食、配制药膳服食。肉中含蛋白质、钙、磷、铁、碘等成分。

【银鱼】又名绘残鱼、银条鱼、面条鱼、大银鱼。银鱼科动物银鱼的全体。原动物分布东部沿海，长江口产量最大。可入药（见《本草纲目》）。味甘，性平，入脾、胃经。功能宽中，健胃，补虚，利水。主治脘腹胀满，食少便溏，水肿。煮食、作羹食。可食部含蛋白质、碳水化合物、钙、磷、铁、维生素 B_1、维生素 B_2、尼克酸。

【甜瓜】见《开宝本草》。又名甘瓜、香瓜、果瓜、熟瓜等。葫芦科植物甜瓜的成熟果实。原植物全国各地均有栽培。味甘，性寒，入心、胃经。功能清暑热，解烦渴，利小便。鲜食。本品含有球蛋白，柠檬酸等有机酸、β－胡萝卜素、维生素B、维生素C等成分。

【甜橙】见《滇南本草》。又名黄果、橙子、新会橙、广柑、印子柑等。芸香科植物甜橙的成熟果实。原植物分布于江苏、浙江、江西、四川、贵州、福建、台湾、广东、广西、云南等地。味辛、微苦，性微温，入肝经。功能行气止痛，下气消胀。主治肝郁胁痛，气滞腹胀，乳汁不通等症。可鲜食。本品含有黄酮甙、内酯、生物碱、有机酸等成分。果皮还含有挥发油。

【甜石榴】中药。见《滇南本草》。又名甘石榴、天浆。石榴科植物石榴的一种味甜的果实。原植物分布见“石榴皮”条。味甘、酸、涩，性温。功能生津止渴，杀虫。主治咽燥口渴，虫积，久痢。可生食。本品含有石榴酸，即栝楼酸、甘露醇等。

【梨】见《名医别录》。又名快果、果宗、玉乳、蜜父。蔷薇科植物白梨、沙梨、秋子梨等栽培种的果实。白梨分布于华北、西北和辽宁；沙梨分布于长江流域以南各地及淮河流域；秋子梨分布于东北及河北、山东、山西、陕西、甘肃等地。味甘、微酸，性凉，入肺、胃经。功能生津止渴，润肺去燥，清热化痰，养血生肌，解酒毒。主治热病津伤烦渴，消渴，热咳，痰热惊狂，咽疼失音，眼赤肿痛，噎膈，便秘等症。可鲜食、或制成药膳菜肴食用，如“梨丝拌萝卜丝”。沙梨果实含苹果酸、柠檬酸、葡萄糖、果糖、蔗糖等成分；白梨果实含果糖、蔗糖、多种维生素和多种无机盐等。

【鸽子肉】又名鹁鸽。鸠鸽科动物家鸽的肉。原动物各地均有饲养，均可药用（见《嘉祐补注本草》）。味咸，性平，入肝经。功能益气解毒，祛风止痛，调经和血。主治麻疹，猩红热，恶疮，疥癣，血虚经闭，久病体虚等症。炖服，配制药膳，如“清蒸鸽”。

【豚卵】又名豚颠、猪石子、猪睾丸。猪科动物猪睾丸。原动物分布见“猪肉”条。味甘，性温。功能补肾纳气。主治哮喘，疝气，小腹急痛，癃闭等症。煮食或煎服。每次2个。

【猪心】猪科动物猪的心脏。原动物分布见“猪肉”条。可入药（见《名医别录》）。味甘、咸，性平。功能养心，安神，补血。主治惊悸，怔忡，自汗，不眠等症。煮食，也可制成药膳菜肴，如“参归炖猪心”“朱砂猪心”“猪心大枣汤”等。现代研究，主要含蛋白质、脂肪、钙、磷、铁、维生素 B_1、维生素 B_2、维生素C及菸酸等。

【猪肉】又名豕肉、豨肉、豚肉、彘肉等。猪科动物猪的肉。原动物全国大部分地区有饲养。可入药（见《本草经集注》）。味甘、咸，性平。功能滋阴，润燥，补肾，养血。主治热病伤津，消渴，羸瘦，燥咳，便秘等症。煮汤饮，也可制成药膳菜肴，如“红薯叶炖猪肉”“猪肉茯苓汤”“猪肉槐花汤”等。本品主要含蛋白质、脂肪、碳水化合物、钙、磷、铁、维生素 B_1、维生素 B_2、维生素 C 及菸酸等。

【猪血】猪科动物猪的血液。原动物分布见“猪肉”条。可入药（见《名医别录》）。味咸、性平。功能和胃降气，祛风止眩。主治头风眩晕，中满腹胀，嘈杂，淋沥等症，尤对奔豚气有较好的疗效。煮食或干燥为末服，也可制成药膳菜肴，“豆芽猪血汤”“菠菜猪血汤”“猪血鲫鱼粥”等。

【猪肝】猪科动物猪的肝脏。原动物分布见“猪肉”条。可入药（见《千金·食治》）。味甘、苦，性温。功能补肝，养血，明目。主治血虚痿黄，夜盲，目赤，浮肿，脚气等症。煮食或制成药膳菜肴，如“马鞭草蒸猪肝”“玄参炖猪肝”“合欢花蒸猪肝”等。现代研究表明，本品含大量的维生素 A，故对夜盲有效。

【猪肚】猪科动物猪的胃。原动物分布见“猪肉”条。可入药（见《本草经集注》）。味甘，性温。功能补虚损，健脾胃。主治虚劳羸弱，泄泻，下痢，消渴，小便频数，小儿疳积等症。煮食或配制药膳，如“猪肚山药粥”“人参猪肚”“马蹄煲猪肚”“仙人掌猪肚汤”等。

【猪肠】又名猪脏、猪洞肠。猪科动物猪的肠。原动物分布见“猪肉”条。可入药（见《食疗本草》）。味甘，性微寒。功能润肠理血。主治便血，血痢，痔疮，脱肛等症。煮食或制成药膳菜肴，如“无花果炖猪肠”“猪脏丸”等。

【猪苓】中药。见《神农本草经》。又名豭猪屎、地乌桃、野猪食、猪屎苓。多孔菌科植物猪苓的干燥菌核。原植物分布于河北、河南、安徽、江苏、浙江、福建、湖北、湖南、四川、贵州、云南等地。味甘、淡，性平，入脾、肾、膀胱经。功能利水，渗湿。主治小便不利，水肿，泄泻，淋浊，带下。用量 5～12 克。煎服、入丸散服、配制药膳服食，如“双苓鲤鱼汤”。药理研究证明，其煎剂口服 5 克，6 小时内尿量增加 62%，氯化物增加 45%。猪苓的醇提取液对金黄色葡萄球菌、大肠杆菌有抑制作用。

【猪肾】又名猪腰子。猪科动物猪的肾脏。原动物分布见“猪肉”条。可入药（见《名医别录》）。味咸，性平。功能补肾滋阴，通利膀胱。主治肾虚腰痛，身面水肿，遗精，盗汗，老人耳聋等症。煮食或制成药膳菜肴，如“沙苑子炖猪腰”“补骨脂小茴香煨猪肾”“猪肾核桃粥”等。

【猪肤】又名猪皮。猪科动物猪的皮肤。原动物分布见“猪肉”条，可入药（见《汤液本草》）。味甘，性凉，入肾经。功能清心肺，除烦满，利咽喉，消肿痛。主治少阴病下利，咽痛，胸满，心烦等症。烹食或煮烂成冻，也可制成药膳菜肴，如“猪肤红枣羹”等。

【猪肺】猪科动物猪的肺脏。原动物分布见“猪肉”条。可入药（见《千金·食治》）。味甘、性平。功能补肺止咳。主治肺虚咳嗽，咯血等症。煮食，或制成药膳菜肴，如“百合党参猪肺汤”“罗汉果炖猪肺”“猪肺萝杏汤”等。

【猪胆】中药。见《名医别录》。猪科动物猪的胆汁。原动物分布见“猪肉”条。味苦，性寒，入肝、胆、肺、大肠经。功能清热，润燥，解毒。主治热病里热燥渴，便秘，黄疸，百日咳，哮喘，泄泻，痢疾，目赤，喉痹，聤耳，痈疽疔疮等症。用量 3～6 克。煎服、入丸散或配成膳食，如“猪胆绿豆粉”等。现代研究表明，本品有镇咳、平喘、消炎、抗过敏作用，并对百日咳杆菌及呼吸道常见细菌有抑制作用；有增加肠蠕动，促进脂肪消化及抗惊厥作用。

【猪胰】猪科动物猪的胰腺。原动物分布见“猪肉”条。可入药（见《药对》）。味甘，性平。功能益肺，补脾，润燥。主治肺虚咳嗽、咯血，肺胀喘急，脾虚下利，乳汁不通，手足皲裂等症。煮食或煎汤服。也可制成药膳菜肴，如“山药炖猪胰”“猪胰苡米粥”“猪胰海参蛋”等。

【猪脑】猪科动物猪的大脑。原动物分布见“猪肉”条。可入药（见《名医别录》）。味甘，性寒。功能补骨髓，益虚劳。主治眩晕，头痛，耳鸣，耳聋，冻疮，皲裂等症。煮熟或蒸熟后服。可制成药膳菜肴，如“天麻炖猪脑”“天麻陈皮炖猪脑”“红糖猪脑”等。

【猪脬】中药。见《本草纲目》。又名猪尿胞、猪胞。猪科动物猪的膀胱。原动物分布见“猪肉”条。味甘，性平。功能健脾胃，助消化。主治脾胃气弱，米谷不化等症。煮食，可制成药膳菜肴，如“三黑猪脬汤　“山药猪脬汤”　“四味猪脬汤”等。

【猪脾】又名联帖、草鞋底。猪科动物猪的脾脏。原动物分布见“猪肉”条。可入药（见《本草纲目》）。味甘，性平。功能健脾胃，助消化。主治脾胃气弱、米谷不化等症。煮食，可制成药膳菜肴，如“猪脾粥”“猪脾馄饨”等。

【猪蹄】又名猪四足。猪科动物猪的足蹄。原动物分布见“猪肉”条。可入药（见《千金·食治》）。味甘、咸，性平。功能补血，通乳，托疮。主治妇人乳少，痈疽，疮毒等症。煮食或制成药膳菜肴，如“，山甲猪蹄汤”“无花果炖猪蹄”“猪蹄炖草鱼”等。

【猪髓】猪科动物猪的脊髓或骨髓。原动物分布见“猪肉”条。可入药（见《本草纲目》）。味甘，性寒。功能补阳益髓。主治骨蒸劳热，消渴，疮疡等症。煎汤服或制成药膳菜肴，如“甲鱼猪髓汤”等。

【猕猴桃】见《开宝本草》。又名猕猴梨、毛叶猕猴桃、狐狸桃、猴子梨、藤梨等。猕猴桃科植物猕猴桃的果实。原植物分布于河南、江苏、安徽、浙江、湖南、湖北、陕西、四川、甘肃、云南、贵州、福建、广东、广西等地。味甘、酸，性寒。功能调中理气，生津润燥，解热除烦，通淋。主治脘腹胀满，烦热，消渴，黄疸，石淋，痔疮等症。用量30～60克，内服煎汤。亦可鲜食或榨汁服，如“猕猴桃饮”。本品含有猕猴桃碱、有机酸、糖、蛋白质、类脂、维生素C、维生素B_1及硫、磷、钠、钾、镁、钙等成分。

【庵摩勒】又名余甘子、庵摩落迦果、望果、滇橄榄。大戟科植物油柑的果实。原植物分布于福建、广东、广西、云南、贵州、四川、台湾等地。可入药（见《新修本草》）。味甘、苦，性寒，入脾、胃经。功能生津，解毒，化痰，止咳。主治烦热口渴，咳嗽，咽痛，鱼骨梗喉，河豚鱼中毒。用量5～12克。煎汤服，生吃吞汁，配制药膳，如“滇橄榄煮猪心肺”。

【鹿肉】鹿科动物梅花鹿或马鹿的肉。梅花鹿主要分布在东北、河北，北京等地亦产；马鹿分布黑龙江、吉林、内蒙古、新疆、青海、甘肃、云南、湖南、西藏等地。可入药（见《名医别录》）。味甘，性温。功能补五脏，调血脉。主治虚劳羸瘦，产后无乳等症。煮食，煎汤或熬膏。也可制成药膳菜肴，如“红烧鹿肉”“烧鹿肉”“鹿肉芪枣汤”等。

【鹿血】鹿科动物梅花鹿或马鹿的血液。原动物分布见“鹿肉”条。可入药（见《千金·食治》）。味咸，性热。功能补虚，和血。主治虚损腰痛，心悸，失眠，肺痿，吐血，崩中，带下等症。用量3～6

克。干品细研兑酒服，或入丸散，也可制成鹿血酒饮。

【鹿角】中药。见《神农本草经》。鹿科动物梅花鹿或马鹿已骨化的老角。原动物分布见“鹿肉”条。味咸，性温。功能行血，消肿，益肾。主治疮疡肿毒，瘀血作痛，虚劳内伤，腰脊疼痛等症。用量3～10克。煎汤、浸酒，也可制成药膳菜肴，如“鹿角末豉汤”“鹿角酒”等。

【鹿肾】又名鹿茎筋、鹿鞭、鹿阴茎、鹿冲、鹿冲肾等。鹿科动物梅花鹿或马鹿雄性的外生殖器。原动物分布见“鹿肉”条。可入药（见《名医别录》）。味甘、咸，性温。功能补肾，壮阳，益精。主治劳损，腰膝酸痛，肾虚耳聋、耳鸣，阳痿，宫冷不孕等症。用量6～15克。煮食，熬膏或煎汤。可制成药膳菜肴，如“鹿肾粥”“鹿肾阿胶汤”等。

【鹿骨】鹿科动物梅花鹿或马鹿的骨骼。原动物分布见“鹿肉”条。可入药（见《名医别录》）。味甘，性微热。功能补虚劳，强筋骨，安胎气。主治于虚弱羸瘦，风湿疼痛，筋骨冷痹，胎气不安等症。用量15～30克。煎汤或浸酒，也可制成鹿骨酒等。

【鹿茸】中药。见《神农本草经》。又名斑龙珠。鹿科动物梅花鹿或马鹿的尚未骨化的幼角。原动物分布见“鹿肉”条。味甘、咸，性温，入肝、肾经。功能壮元阳，补气血，益精髓，强筋骨。主治虚劳羸瘦，精神倦乏，眩晕，耳聋，目暗，腰膝酸疼，阳痿，滑精，子宫虚冷，崩漏，带下等症。用量1～2.5克。浸酒服。也可制成药膳菜肴，如“鹿茸香菇菜心”等。现代研究，本品主要含鹿茸精（内含25种氨基酸，其中以脯氨酸、赖氨酸、丙氨酸含量最高）、硫酸软骨素A、雌酮、大量的骨胶原、蛋白质以及钙、磷、镁等。药理试验证明，有显著的强壮作用，能提高肌体的工作能力，改善睡眠和食欲，降低肌肉的疲劳等作用。

【鹿胎】中药。见《本草新编》。鹿科动物梅花鹿或马鹿的胎盘及胎兽。原动物分布见“鹿肉”条。味甘、咸，性温，入心、肝、肾经。功能益肾壮阳，补虚生精。适用于虚损劳瘵，精血不足，妇女虚寒，崩漏带下等症。用量5～15克。鲜胎可煮汁熬膏。

【鹿筋】鹿科动物梅花鹿或马鹿四肢的筋。原动物分布见“鹿肉”条。可入药（见《新修本草》）。味淡微咸，性温，入肝、肾经。功能壮筋骨，补虚劳。主治虚损，风湿关节痛，转筋等症。煮食或煎汤，也可制成药膳菜肴，如“烧鹿筋”“黄焖鹿筋”“雪风鹿筋汤”等。

【鹿髓】中药。见《名医别录》。鹿科动物梅花鹿或马鹿的骨髓或脊髓。原动物分布见“鹿肉”条。味甘，性温。功能补阳益阴，生精润燥。主治虚劳羸弱，肺痿咳嗽，阳痿，血枯等症。熬膏或晒干研末，也可制成药膳菜肴，如“鹿髓汤”“鹿髓煎”等。

【鹿头肉】鹿科动物梅花鹿或马鹿的头肉。原动物分布见“鹿肉”条。可入药（见《千金·食治》）。味甘，性平。功能补气益精。主治虚劳，消渴等症。煮食或熬胶，也可制成药膳菜肴，如“鹿头肉粥”等。

【鹿蹄肉】鹿科动物梅花鹿或马鹿的足蹄肉。原动物分布见“鹿肉”条。味甘，性平。功能强筋骨，祛风湿。主治风寒湿痹，腰脚酸痛等症。煮食，或制成药膳菜肴，如“鹿蹄汤”“鹿蹄肉羹”等。

【章鱼】又名章举、小八梢鱼、蛸。章鱼科动物真蛸的肉。原动物分布于东南沿海一带。可入药（见《本草纲目》）。味甘、咸，性寒。功能养血，益气，敛疮，生肌。主治气血虚弱，疮疡久不收口。煮食、捣烂调敷、配制药膳食用，如“章鱼花生汤”“章鱼炖猪爪”等。

【淡菜】又名海蜌、红蛤、珠菜、壳菜。贻贝科动物翡翠贻贝和其他贻贝类的干燥软体。原动物分布于东海南部和南海。可入药（见《嘉祐本草》）。味咸，性温，入肝、肾经。功能补阴，养血，益气、填精，散结，止痢。主治虚劳羸瘦，盗汗，阳痿，腰痛膝软，吐血，崩漏，久痢，瘿瘤。用量15～30克。煮食、配制药膳，如“淡菜汤”“淡菜炖狗肉”“淡菜煮韭菜”等。本品含蛋白质、脂肪、糖原、多种氨基酸、维生素及钙、磷、铁等。

【淡竹叶】中药。见《本草纲目》。又名竹叶门冬青、竹叶麦冬、金竹叶、长竹叶、土麦冬。禾本科植物淡竹叶的全草。原植物分布河南、安徽、江苏、浙江、福建、台湾、广东、广西、江西、湖南、湖北、四川、贵州、云南等地。味甘淡，性寒，入心、肾二经。功能清心火，除烦热，利小便。主治热病口渴，心烦，小便赤涩，淋浊，口糜舌疮，牙龈肿痛。用量10～15克。煎汤，也可制做成药膳食用，如“淡竹叶粥”。

【淡豆豉】中药。见《本草汇言》。又名香豉、淡豉、大豆豉。豆科植物大豆的种子经蒸罨加工而成。原植物分布见“黑大豆”条。原植物全国大部分地区均有生产。味苦、性寒，入肺、胃经。功能解表除烦，宣郁，解毒。主治伤寒热病，寒热，头痛，烦燥，胸闷等症。用量5～15克。煎汤。现代研究表明，主要含蛋白质、脂肪及酶等。

【续断】中药。见《神农本草经》。又名龙豆、接骨、南草、接骨草、川断。川续断科植物川续断或续断的根。川续断主要分布于四川、湖北、湖南、云南、西藏等地；续断分布于河北、安徽、江苏、浙江、福建、广西、江西、山西、贵州、陕西等地。味苦辛，性微温，入肝、肾经。功能补肝肾，续筋骨，调血脉。主治腰背酸痛，足膝无力，胎漏，崩漏，带下，遗精，跌打损伤，金疮，痔漏，痈疽疮肿。用量5～15克。煎汤内服，也可制做成各种膳食，如“续断中筋汤”。

【绿豆】又名青小豆。豆科植物绿豆的种子。原植物全国大部分地区均有栽培。可入药（见《开宝本草》）。味甘，性凉，入心、胃经。功能清热解毒，清暑，利水。主治暑热烦渴，水肿，泻痢，丹毒，痈肿，药毒等症。用量15～30克。煎汤也可制成药膳菜肴，如“绿豆南瓜汤”“绿豆红枣汤”“绿豆猪肝粥”等。现代研究表明，本品主要含蛋白质、脂肪、碳水化合物、钙、磷、铁、胡萝卜素、维生素 B_1、维生素 B_2、尼克酸、磷脂等。

【绿豆芽】又名豆芽菜。豆科植物绿豆的种子经罨后发出的嫩芽。原植物分布见“绿豆”条。可入药（见《本草纲目》）。味甘，性寒。功能清热疗疮，解酒毒。主治各种发热性疮疡肿痛。用量100～120克。煎汤服或制成药膳菜肴，如“绿豆芽汁”等。

【绿豆粉】又名真粉。豆科植物绿豆的种子经水磨加工而得的淀粉。原植物分布见“绿豆”条。可入药（见《本草纲目》）。味甘，性凉。功能清热解毒。主治痈疽疮肿初起，烫伤，跌打损伤，并解热药及酒食诸毒。用量10～30克。水调服或制成药膳菜肴，如“绿豆粉凉汁”等。

【鼋肉】鳖科动物鼋的肉。原动物分布于广西、广东、云南、浙江、江苏、福建等地。可入药（见《本草经集注》）。味甘，性平。功能补虚，解毒。主治各种虚损不足之症。

【越瓜】见《本草经集注》。又名菜瓜、羊角瓜、稍瓜、生瓜、白瓜等。葫芦科植物越瓜的果实。原植物全国各地多有栽培。味甘，性寒，入肠、胃经。功能利小便，解热毒。主治小便不利，烦热口渴。生食，煮熟或腌食。

【葛根】中药。见《神农本草经》。又名干葛、甘葛、粉葛、葛麻茹、葛条根。豆科植物葛的块根。原植物分布于辽宁、河北、河南、山东、江苏、浙江、福建、台湾、广东、广西、江西、湖南、湖北、四川、贵州、云南、山西、陕西、甘肃等地。味甘、辛，性平，入脾、胃经。功能升阳解肌，透疹止泻，除烦止渴。主治伤寒，温热头痛项强，烦热消渴，泄泻，痢疾，瘢疹不透，高血压，心绞痛，耳聋。用量 5 ~ 10 克。煎汤内服，或捣汁外敷。也可制做成膳食，如“葛根粥”。

【葡萄】见《神农本草经》。又名山葫芦、草龙珠，释名“蒲桃”。葡萄科植物葡萄的果实。原植物分布于新疆、甘肃、陕西、山西、河北、山东等地。味甘、酸，性平，入肺、脾，肾经。功能补气血，强筋骨，利小便。主治气血虚弱，肺虚咳嗽，心悸盗汗，风湿痹痛，淋症，浮肿等。鲜食，浸酒饮或制成药膳食用，如“葡萄藕地饮”。本品含有葡萄糖、果糖、蔗糖、木糖、苹果酸、柠檬酸、草酸、蛋白质、维生素、胡萝卜素以及钙、磷、铁等成分。

【葱白】见《名医别录》。又名葱茎白、葱白头。百合科植物葱的鳞茎。原植物全国各地均有栽培。味辛，性温，入肺、胃经。功能发表，通阳，解毒，消肿。主治风寒感冒，二便不通，虫积内阻，痢疾，痈肿。用量 9 ~ 15 克。煎汤内服或制成药膳菜肴食用，如“葱炖猪蹄”。本品含有挥发油，维生素 C、维生素 B 等多种维生素和黏液质等。

【葱实】见《神农本草经》。又名葱子。百合科植物葱的种子。原植物见“葱白”条。味辛，性温。功能温肾，明目。主治阳痿，目眩。用量 3 ~ 4.5 克，内服煎汤，或同葺米煮粥食。

【落葵】中药。见《名医别录》。又名天葵、御葵、紫葵等。落葵科植物落葵的叶或全草。原植物分布于全国各地。味甘、酸，性寒。功能清热，滑肠，凉血，解毒。主治大便秘结，小便短涩，痢疾，便血等症。用量 10 ~ 15 克。煎服或配制药膳，如“鲜落葵炖猪蹄节”。

【落花生】中药。见《滇南本草图说》。又名花生、落花参、长生果、落地松、番果。豆科植物落花生的种子。原植物全国各地均有栽培。味甘，性平，入脾、肺经。功能润肺，和胃。主治燥咳，反胃，脚气，乳妇奶少。可生研冲汤或煎服。也可用来制作药膳，如“落花生粥”“花生米炖猪脚”。本品含有脂肪油、含氮物质（其中包括蛋白质和多种氨基酸）、淀粉、维生素、水分、灰分、纤维素等多种成分，具有较高的营养价值。本品有止血作用，对血友病 A 型、B 型都有效，对其他出血患者也有止血功效。研究证明，花生皮的效力是花生米本身的 50 倍。花生米易产生黄曲菌毒素，可致肝癌。发霉的花生米不要食用。

【椰子浆】见《海药本草》。又名椰酒。棕榈科植物椰子胚乳中的浆液。原植物分布于台湾、广东、云南、福建等地。味甘，性温，无毒。功能补虚，清暑，生津止渴，利尿，杀虫。主治消渴，吐血，水肿，外感风热及姜片虫病等。可饮用，也可制成药膳食用，如“椰子鸡”。本品含有葡萄糖、蔗糖、果糖、钾等成分。

【椰子瓤】见《本草衍义》。棕榈科植物椰子的胚乳（椰肉）。原植物分布见“椰子浆”条。味甘，性平，无毒。功能益气，祛风，杀虫。主治小儿疳积青瘦以及姜片虫、绦虫等病。饮汁食肉，也可制成药膳食用。如“椰肉杞枣鸡”。本品含椰子油、碳水化合物、蛋白质、维生素 B_1、维生素 C、水苏糖、蔗糖、葡萄糖等成分。

【棉花子】又名木棉子，棉花核。锦葵科植物草棉的种子。原植物全国大部分地区均有栽培。可入药（见《百草镜》）。味辛，性热。功能温肾，补虚，止血。主治阳痿，睾丸偏坠，遗尿，痔血，脱肛，崩漏，带下等症。用量 5～10 克。煎汤服。阴虚火旺者忌服。

【棕榈花】棕榈科植物棕榈的花。原植物分布见“棕榈叶”条。可入药（见《现代实用中药》）。味苦、涩，性平。主治泻痢，肠风下血，血崩，带下，瘰疬。用量 3～10 克。煎汤服、配制药茶，如“棕榈花茶”。本品也用于高血压症的治疗和预防脑出血。

【酢浆草】中药。见《新修本草》。又名酸箕、酸梅草、东阳火草等。酢浆草科植物酢浆草的全草。原植物分布于全国各地。味酸，性寒，入大肠、膀胱经。功能清热利湿，凉血散瘀，消肿解毒。主治泄泻，痢疾，黄疸，淋病等症。用量 5～12 克，鲜用 30～60 克。煎汤服或配制药膳，如“米煮鲜酢浆草”。

【粟米】又名白粱粟、粢米、粟谷、小米、谷子。禾本科植物粟的种仁。其储存陈久者名陈粟米。原植物北方广为种植。可入药（见《名医别录》）。味甘、咸，性凉，入肾、脾、胃经。功能和中，益肾，除热，解毒。主治脾胃虚热，反胃呕吐，消渴，泄泻等症。用量 5～30 克。煎服，煮粥。药膳方“粟米粥”有养胃，止渴作用，若加红糖食用，对产后有补益作用，可治产后虚弱。现代研究表明：粟主要含蛋白质、脂肪、糖类、钙、磷、淀粉、维生素 B_1、维生素 B_2 等。

【粟芽】又名蘖米、粟蘖。禾本科植物粟的发芽颖果。原植物分布见“粟米”条。可入药（见《本草纲目》）。味苦、甘，性微温。功能健脾消食。主治食滞胀满，食欲不佳等症。用量 10～15 克。煎汤。

【紫草】中药。见《神农本草经》。又名紫丹、紫芙、地血、紫草茸、鸦衔草、紫草根。紫草科植物紫草、新藏假紫草或滇紫草的根。紫草分布于黑龙江、吉林、辽宁、河北、河南、安徽、广西、贵州、江苏等地，新藏假紫草分布于新疆、西藏、甘肃等地，滇紫草分布于云南、西藏、四川、贵州。味苦，性寒，入心包络、肝经。功能凉血，活血，清热，解毒。主治温热斑疹，湿热黄疸，紫癜，吐、衄、尿血，淋浊，血痢，热结便秘，烧伤，湿疹，丹毒，痈疡。用量 3～10 克。煎汤内服，或入丸、散，或熬膏涂敷。也可制成各种药膳食用，如“紫草根粥”。现代研究，有抗菌、抗炎、扰肿瘤等作用。

【紫菜】见《本草经集注》。又名索菜、子菜、紫萸、子英、红毛菜科植物甘紫菜叶状体。原植物分布于江苏连云港以北的黄海和渤海海岸。味甘、咸，性寒。功能化痰软坚，清热利尿。主治瘿瘤，脚气，水肿，淋症等。用量 9～30 克。煎汤内服或制成药膳食用，如“紫菜猪心汤”。本品含尼克酸、生物素、硫辛酸、维生素 B_2、维生素 B_{12}、胆碱、自由氨基酸等，尚含磷脂、甘油三酯、挥发油。

【紫河车】中药。见《本草纲目》。又名胞衣、混沌皮、混元丹、胎衣、混沌衣。为健康人的胎盘。味甘、咸，性温，入肺、肝、肾经。功能补气，养血，益精。主治体质虚弱，久病体虚，劳热骨蒸，咳喘，咯血，盗汗，遗精，阳痿，妇女血气不足，不孕或乳少等症。用量2.5～5克。研末服，也可煮食。现代研究显示：本品主要含蛋白质、糖、钙、维生素、免疫因子、雌性激素、助孕酮、类固醇激素、促肾上腺皮质激素、促性腺激素等，能增强机体抵抗力，有激素样作用。

【蛤蚧】中药。见《雷公炮炙论》。又名蛤蟹、仙蟾、大壁虎、蚧蛇、石牙。壁虎科动物蛤蚧除去内脏的全体。原动物分布于广西、广东、云南、贵州等地。味咸，性平，入肺、肾经。功能补肺，止嗽，定喘，益肾，助阳。主治虚劳咳喘，咯血，消渴，阳痿。用量3～6克。煎汤服，入丸散，配制药酒、药粥，如“蛤蚧大补酒”“蛤蚧粥”等。

【蛤蜊】又名沙蛤、沙蜊、吹潮。蛤蜊科动物四角蛤蜊或中国蛤蜊等的肉。原动物分布于渤海、黄海、东海及南海。可入药（见《本草经集注》）。味甘、成，性大寒，无毒，入胃经。功能滋阴，补血，利水，化痰，软坚，润五脏，止渴，解酒毒。主治阴虚低热，贫血，水肿，小便不利，痰积，瘿瘤等症。用量50～100克。煮食、配制药膳，如“蛤蜊炒韭菜”“蛤蜊百玉山药汤”等。可食部分含蛋白质、碳水化合物、钙、铁、磷、维生素A、维生素B_1、维生素B_2、维生素C、尼克酸。干品含碘，鳃和肝中含痕迹量的铜、锌、钒、锰等。

【黑大豆】又名乌豆、黑豆、冬豆子。豆科植物大豆的黑色种子。原植物全国各地均有栽培。可入药（见《本草图经》）。味甘，性平，入脾、肾经。功能活血，利水、祛风，解毒。主治水肿胀满，风毒脚气，黄疸浮肿，风痹筋挛，产后风痉，口噤，痈肿疮毒，解药毒。用量10～30克。煎汤或煮食。现代研究显示，本品含较丰富的蛋白质、脂肪、碳水化合物、胡萝卜素、维生素B_1、维生素B_2、维生素B_{12}、异黄酮甙及多种皂甙、胆碱、有机酸等。

【黑脂麻】中药。见《本草纲目》。又名胡麻、巨胜、狗虱、乌麻、黑芝麻、巨胜子、小胡麻等。胡麻科植物脂麻的黑色种子。原植物我国各地均有栽培。味甘，性平，入肝、肾经。功能补肝肾。主治肝肾不足，虚风眩晕，风痹，瘫痪，大便燥结，病后虚羸，须发早白，妇人乳少等症。用量10～15克。煎汤、配药膳。现代研究，本品种子含脂肪油可达60%。油中含甘洒酸、甾醇、芝麻素、芝麻林素、芝麻酚、维生素等。种子另含叶酸、烟酸、蔗糖、卵磷脂、戊聚糖、蛋白质、钙等。

【黑眉锦蛇】又名黄颔蛇、黄长虫、花广蛇、菜花蛇。游蛇科动物黑眉锦蛇的肉。原动物分布于河北至长江流域和西南地区。可入药（见《本草纲目》）。味甘，性温。功能祛风，除湿，舒筋活络。主治风湿痹证。煮食或整体浸酒饮。肉中所含蛋白质高于猪瘦肉、鸭肉及黄鳝。

【锁阳】中药。见《本草衍义补遗》。又名琐阳、不老药、锈铁棒、地毛球、黄骨狼。锁阳科植物锁阳的全草。原植物分布于新疆、甘肃、青海、内蒙古、宁夏等地。味甘，性温，入肝、肾经。功能补肾润肠。主治阳痿，尿血，血枯便秘，腰膝酸弱。用量5～10克。煎汤内服，或入丸散，或熬膏服用。也可制成药膳食用，如“锁阳鸡”。

【锅焦】又名锅粑、黄金粉、焦饭、锅巴等。烧干饭时所起的焦锅巴。可入药（见《本草纲目拾遗》）。味苦、甘，性平。功能补气，运脾，消食，止泄。主治小儿腹泻，消化不良，老幼脾虚久泻不愈等。

【黍米】中药。见《名医别录》。又名黄米、白黍、黄黍、丹黍米、赤黍。禾本科植物黍的种子。原植物我国华北、西北多有栽培。味甘，性平，入脾、胃、大肠、肺经。功能补中益气，健脾益肺，除热愈疮。主治脾胃虚弱，肺虚咳嗽，呃逆烦渴，泄泻，胃痛，小儿鹅口疮，烫伤等症。煮粥或淘取泔汁服。现代研究显示，去壳黍米主要含淀粉、粗蛋白、粗纤维、灰分及脂肪酸、黍素等。

【鹅肉】鸭科动物鹅的肉。原动物分布于全国各地。可入药（见《名医别录》）。味甘，性平，入胃经。功能止渴，益气，解毒。主治消渴，脏腑内热。适量煮食，或配制药膳，如“鹅肉补阳汤”。

【鹅血】中药。见《神农本草经集注》。鸭科动物鹅的血。原动物分布于全国各地。味咸，性平，入胃经。功能解毒。主治噎膈，反胃，药物中毒。适量冲服。

【鹅内金】中药。见《四川中药志》。鸭科动物鹅的砂囊内壁。原动物我国大部地区均有分布。味甘，性温，入脾、胃经。功能健脾止痢，消食化积。主治饮食积滞，痢疾，脾虚泄泻等症。用量3～10克，内服煎汤。

【番薯】见《本草纲目拾遗》。又名番茹、土瓜、红苕、白薯、山芋等。旋花科植物番薯的块根。原植物我国各地均有栽培。味甘，性平，入脾、肾经。功能补中和血，益气生津，宽肠胃，通便秘。主治神倦食少，口渴便秘，湿热黄疸，飧泄完谷不化等症。生食或煮食，或制成药膳食用，如“番薯粥”。本品含有蛋白质、脂肪、碳水化合物、钙、磷、铁、胡萝卜素、维生素 B_1、维生素 B_2、维生素C、尼克酸等成分。

【番木瓜】又名石瓜、万寿果、木冬瓜。番木瓜科植物番木瓜果实。原植物分布于广东、福建、台湾、广西、云南等地。可入药（见姚可成《食物本草》）。味酸、苦、涩，性平。功能利气，利二便。主治胃痛，痢疾，二便不畅，烂脚。用量鲜者30～60克。煎汤服，也可配制药膳，如“木冬瓜煲猪脚”。果实含番木瓜碱、木瓜蛋白酶、凝乳酶、β－胡萝卜素等。木瓜蛋白酶能帮助蛋白消化，可用于慢性消化不良及胃炎，亦可腹腔注射防治粘连。

【番薯藤】中药。见《岭南采药录》。又名红苕藤、番苕藤。旋花科植物番薯的茎叶。原植物分布见“番薯”条。味甘、涩，性微凉，无毒。功能清热，解毒，止血。主治吐泻，便血，血崩，乳汁不通，痈疮等症。用量15～24克。内服煎汤，或制成药膳食用。如“番薯叶炖五花肉”。

【鲂鱼】又名三角鳊、平胸鳊、鳊鱼、法罗鱼。鲤科动物三角鲂的肉。原动物分布于黑龙江、长江、闽江、珠江等流域和鄱阳湖、洞庭湖中。可入药（见《食疗本草》）。味甘，性平，入胃经。功能补脾胃，助肺气。主治脾虚食少，消化不良等。煮食、配制药膳，如“鲂鱼健脾汤”“清汤鲂鱼”等。

【鲅鱼】又名青竹、青竹鲤、竹鲅。鲤科动物锯倒刺鲅的肉。原动物分布于云南的元江流域、西江上游及海南岛。可入药（见姚可成《食物本草》）。味甘，性热。功能壮阳，温中，补衰。主治肾阳不足，腰膝酸软，胃寒腹痛，形体虚弱，性功能低下等。肉质肥美，具有较高的营养价值。煮食、配制药膳食用，如“鲅鱼桂蔻汤”“鲅鱼虾米羹”“鲅鱼粥”等。

【滑鼠蛇】又名水律蛇、长标蛇、水南蛇、黄闺蛇。游蛇科动物滑鼠蛇的肉。原动物分布于广东、广西、海南、四川、云南、贵州、湖北、浙江、江西、福建等地。可入药（见《中国药用动物志》）。功能祛风，除湿。主治风湿痹证。肉味鲜美，营养丰富，蛋白质含量高于牛肉。

【蓬子菜】中药。见《救荒本草》。又名铁尺草、月经草、黄米花、鸡肠草。茜草科植物蓬子菜的全草。原植物分布，于东北、西北至长江流域。味微辛、苦，性寒。功能清热解毒，行血，止痒。主治肝炎，扁桃腺炎，稻田皮炎，荨麻疹等。用量15～30克。煎汤服或浸酒饮。全草含喇叭茶甙、芸香甙、车叶草甙、绿原酸。有利胆作用。

【蒲葵】 又名扇叶葵、蓬扇树、葵扇木。棕榈科植物蒲葵的叶、种子或根。原植物分布于我国南部。可入药（见《岭南采药录》）。味淡，性平。种子与猪瘦肉炖服，试用于各种癌症。种子含酚类、还原糖、鞣质及甘油三酯。

【蒲公英】 中药。见《新修本草》。又名婆婆丁、黄花地丁、狗乳草、奶汁草。菊科植物蒲公英的带根全草。原植物全国大部分地区均有分布。味苦、甘，性寒，入肝、胃经。功能清热解毒，利尿散结。主治急性乳腺炎，淋巴腺炎，瘰疬，疔毒疮肿，急性结膜炎，感冒发热，急性扁桃体炎，急性支气管炎，胃炎，肝炎，胆囊炎，尿路感染。用量10～30克。煎汤内服，或入散剂，或捣汁服，或捣敷外用。也可制做成各种膳食，如“蒲公英汤”。药理实验证明，有杀菌、利胆、利尿等作用。也可用作苦味健胃剂和轻泻剂。

【蒸饼】 又名馒头饼。小麦面和以酵糟加工制成。可入药（见《肘后方》）。味甘，性平。功能消食，养脾胃，温中化滞，益气和血，止汗。利三焦，通水道。

【椿叶】 中药。见《本草纲目》。又名椿木叶、春尖叶、香椿芽。楝科植物香椿的叶。原植物全国各地均有栽植。味苦，性平。功能消炎，解毒。主治子宫炎，肠炎，痢疾，尿道炎。用量鲜品60～120克。煎汤、配制药膳，如“椿叶粥”“香椿鱼”等。叶含胡萝卜素、维生素B、维生素C。

【椿白皮】 中药。见《食疗本草》。又名香椿皮、春颠皮。楝科植物香椿的干皮或根皮的韧皮部。原植物分布见“椿叶”条。味苦、涩，性凉，入胃、大肠经。功能除热，燥湿，涩肠，止血，杀虫。主治泻痢不已，崩漏，带下，肠风下血，遗精，疳积等症。用量6～12克。煎服、配制药膳，如“椿根白皮汤”。

【槐叶】 中药。见《食疗本草》。豆科植物槐的叶。原植物分布见“槐花”条。味苦，性平，入肝、胃经。功能清热泻火，止血，疗疮。主治壮热，肠风，尿血，痔疮，湿疹，疔疮肿毒，目赤肿痛等。用量15～30克。煎汤、入散剂服、制成药茶饮用，如“槐芽茶”“槐叶茶”等。

【槐耳】 又名槐檽、槐菌、槐鸡、槐蛾。寄生于槐树上的木耳。原植物分布见“木耳”条。味苦、辛，性平。主治痔疮，便血，脱肛，崩漏。用量6～9克。煎汤服、或配制药茶，如“槐耳茶”。

【槐花】 中药。见《日华子本草》。又名槐米、槐蕊。豆科植物槐的花朵或花蕾。原植物全国大部地区均有分布。味苦，性凉，入肝、大肠经。功能清热，凉血，止血。主治肠风下血，痔血，尿血，崩漏，衄血，血痢，风热目赤。用量5～15克。煎服、入丸散或配制药膳，如“槐花粥”“槐花酿猪大肠”等。本品含芦丁、槐花米甲素、乙素和丙素。有改善毛细血管通透性，降低血压、防止脑血管破裂、抗炎、解痉、抗溃疡等作用。

【槐角】 中药。见《本草备要》。又名槐实、槐豆、槐子、九连灯。豆科植物槐的果实。原植物分布见“槐花”条。味苦，性寒，入肝、大肠经。功能清热，凉血，止血。主治肠风下血，痔血，血淋，血痢，崩漏，阴疮湿疹。用量6～15克。煎服、入丸散、配制药茶，如“还童茶”“槐角茶”等。

【槐枝】 中药。见《名医别录》。豆科植物槐的嫩枝。原植物分布见"槐花"条。味苦，性平。主治崩漏，带下，心痛，目赤，痔疮，阴囊湿痒。用量15～30克。煎汤服、浸酒饮，如"五枝酒""槐枝酒"等。

【榆叶】 中药。见《食疗本草》。榆科植物榆树的叶。原植物分布见"榆白皮"条。味甘，性平。功能利水，消肿。主治石淋，水肿。用量5～10克。煎汤服或拌菜食之。

【榆仁酱】 又名榆酱。榆科植物榆树的榆荚仁与面粉加工而成。原植物分布见"榆白皮"条。可入药（见《食疗本草》）。味辛，性温。功能助肺气，杀虫，下气。主治冷气心痛，小便不利，疮癣等。

【榆白皮】 中药。见《药性论》。又名榆皮。榆科植物榆树的根皮或根皮的韧皮部。原植物分布于全国大部地区。味甘，性平，入膀胱、小肠、大肠、胃经。功能利水，通淋，消肿。主治水肿，小便不利，淋证。用量5～10克。煎汤服，或配制药膳，如"榆皮粥""榆白皮索饼"等。

【榆荚仁】 又名榆实、榆子、榆仁。榆科植物榆树的果实或种子。原植物分布见"榆白皮"条。味辛，性平。可入药（见《食疗本草》）。功能除湿热，杀虫。主治白带，小儿疳热羸瘦。用量5～10克。煎汤、入丸剂服或同牛肉作羹食之。果实含蛋白质、脂肪、粗纤维、钙、磷、铁、维生素B_1、维生素B_2、尼克酸等。对皮肤白斑、贫血、出血及体弱多病者均有防治作用。

【酥】 又名苏、酪苏、酥油、思哥油、白酥油。牛乳或羊乳经提炼而成的酶油。常以牦牛乳和白羊乳炼制而成，故称沙牛白羊酥。可入药（见《名医别录》）。味甘，性微寒。溶化冲服。功能补五脏，益气血，止渴，润燥。适用于阴虚劳热，肺痿咳嗽，吐血，消渴，便秘，肌肤枯槁，口疮等症。中虚湿盛者忌服。

【酪】 为牛、马、羊、骆驼等的乳汁炼制而成的食品。可入药（见《本草经集注》）。味甘、酸，性平。功能补肺，润肠，养阴，止渴。主治虚热，烦渴，肠燥便难，肌肤枯涩，瘾疹瘙痒等症。溶化冲服。

【鹌鹑】 中药。见《嘉祐补注本草》。雉科动物鹌鹑的肉。原动物分布于全国各地。味甘，性平，入脾、大肠经。功能益气，健骨，止泻，止痢，止咳。主治久病体弱，小儿疳积，脾虚泄泻，百日咳等症。用量30～60克。煎汤内服或焙干研末。如"虫草鹌鹑"。

【零余子】 中药。见《本草拾遗》。又名署预子、薯蓣果。薯蓣科植物薯蓣叶腋间的珠芽。原植物分布见"山药"条。味甘，性温，入肾经。功能补虚，强腰脚。用量15～30克。煎服、与猪耳朵炖汤服，治病后耳聋。

【蜂乳】 中药。见《中国动物药》。又名王浆、乳浆。蜂王和早期幼虫的饲料。味甘，性平，入脾、肺、肾经。功能滋补强壮，益肝健脾。主治病后体弱，营养不良，年老体衰，传染性肝炎，高血压病，风湿性关节炎，十二指肠溃疡，支气管哮喘，糖尿病，血液病，精神病。用量50～200毫克。如"王浆蜂乳"。含丰富的蛋白质、脂类、维生素、酶类、激素类和少量氨基酸。有加强机体抵抗及促进生长的作用。对细胞再生作用明显。此外，还有抗癌、抗菌、镇痛等作用。

【蜂蜜】 中药。见《神农本草经》。又名石蜜、食蜜、白蜜、沙蜜、蜂糖。蜜蜂科昆虫中华蜜蜂等所酿的蜜糖。原昆虫分布于全国各地。味甘，性平，入脾、肺、大肠经。功能补脾益气，润肠通便，缓急止痛，解毒。主治肺燥咳嗽，肠燥便秘，胃脘疼痛，鼻渊口疮，水火烫伤，解乌头毒。用量15～30克。冲服，或入丸剂、膏剂。如用本品500克，糯饭500克，面曲250克，制成蜜酒，可治风疹风癣。含丰富的果糖和葡萄糖、蔗糖、蛋白质、矿物质，并有微量维生素、酶、有机酸等。具有促进生长发育，提高机体抵抗力和保肝等作用。

【蜀葵苗】中药。见《本草纲目》。锦葵科植物蜀葵的茎叶。原植物分布于全国大部地区。味甘，体滑，性寒。功能除肺热，利肠胃。主治热毒下痢，淋症，小儿口疮等。用量5～12克。煎汤服，或煮食。

【锥栗】又名桂林栲、栲栗。壳斗科植物桂林栲的种子。原植物分布于除云南、四川西部以外的长江以南各地。可入药（见《广西药用植物名录》）。味甘，性平。功能健胃，补肾。主治消瘦，肾虚，痿弱。炒食或与猪瘦肉煮食。

【鼠李】中药。见《神农本草经》。又名牛李、皂李、女儿茶、楮李、羊史子、臭李子。鼠李科植物鼠李的果实。原植物分布于东北、河北、山东、山西、四川、湖北、湖南、云南、浙江等地。味苦、甘，性凉，入肝、肾经。功能清热，利湿，消积，杀虫。主治水肿腹胀，疝瘕，瘰疬，齿痛。用量10～12克。煎汤服，也可以和面作饼子食。本品含大黄素、大黄酚、蒽酚和山柰酚。

【鲈鱼】又名花鲈、鲈板、鲈子鱼、花寨。真鲈科动物鲈鱼的肉。原动物分布沿海地带及河江入海处。可入药（见《食疗本草》）。味甘，性平。功能补肝肾，益脾胃，安胎，利水。主治肝肾不足，腰腿酸软，妊娠水肿。肉细嫩，味鲜美，是上等食用鱼。煮食或配制药膳服食，如“鲈鱼五味子汤”“鲈鱼汤”。该鱼含蛋白质、脂肪、碳水化合物、钙、磷、铁、维生素、维生素B_2、尼克酸等。

【粳米】又名大米、硬米、白米、梗米、稻米。禾本科植物稻（粳稻）的种仁。原植物全国各地均有栽培。味甘，性平，入脾、胃经。功能补中益气，健脾和胃，除烦止渴，止泻痢。主治脾虚烦闷，消渴不思饮食，泄泻，下痢，肌肉消瘦等症。煎汤或煮粥食用，如“粳米粥”。现代研究，主要含淀粉、蛋白质、脂肪，尚含少量B族维生素。

【酱】面粉或豆类，经蒸腌发酵或加盐、水制成的糊状物。前者称甜面酱，后者称豆酱，豆瓣酱、黄酱。全国各地均产。可入药（见《名医别录》）。味咸，性寒，入脾、胃、肾经。功能清热，解毒，调味。主治烧伤，烫伤，蜂虫伤，疔疮初起，药食毒等。

【鲎肉】鲎科动物东方鲎的肉。原动物分布于福建、浙江、广东一带海中。可入药（见《嘉祐本草》）。味辛、咸，性平。功能明目，杀虫，疗痔。主治绿障青盲，痔瘘，疥癣。腌以为鲊食之。

【福寿草】中药。见《现代实用中药》。又名雪莲、冰里花、冰凉花、冰郎花。毛茛科植物侧金盏花的带根全草。原植物分布于黑龙江、吉林、辽宁等地。味苦，性平。功能强心，利尿。主治心悸，水肿，癫痫。用量1.5～3克。酒浸或水浸汁服。根含强心甙、非强心甙和香豆精类物质。地上部分含强心甙、非强心甙、伞形花内脂及东莨菪素。药理实验证明，有强心作用，临床上有用以代替西地兰。其浸剂有蓄积作用，但很小。

【榛子】又名棰子、平榛、山反栗。桦木科植物榛的种仁。原植物分布于东北、华北、陕西、甘肃等地。可入药（见《日华子本草》）。味甘，性平。功能调中，开胃，明目，肥白人，益气力，令人不饥，健行。主治病后体虚，食少疲乏等。用量30～60克。煎汤服或配制药膳，如“榛子粥”。种仁含碳水化合物16.5%，蛋白质16.2%～18%，脂肪50.6%～77%，果实含淀粉15%。

【榛蘑】 白蘑科植物蜜环菌的子实体。原植物分布于吉林、河北、山西、甘肃、青海、四川等地。可入药（见《吉林中草药》）。功能祛风，活络，强筋壮骨。主治羊痫风，腰腿疼痛，佝偻病。用量30～60克。煎汤服或配制药膳服食。本品含甘露醇、D－苏糖醇、卵磷脂及多种氨基酸。

【榧子】 中药。见《新修本草》。又名玉山果、榧实、赤果、罴子、玉榧。红豆杉科植物榧的成熟种子。原植物分布于浙江、河北、江苏、安徽、湖南、江西、福建等地。味甘，性平，入肺、胃、大肠经。功能杀虫消积，润燥通便。主治钩虫、蛔虫、绦虫病，虫积腹痛，小儿疳积，大便秘结等症。用量9～15克。水煎内服或制成药膳食用，如“榧子鸡蛋”。本品含有脂肪油、草酸、葡萄糖、多糖、挥发油及鞣质等成分。

【槟榔】 中药。见李当之《药录》。又名大腹槟榔、槟榔玉、宾门药饯，大腹子、槟榔仁等。棕榈科植物槟榔的干燥成熟种子。原植物分布于广西、云南、福建、台湾、广东等地。国外以印度尼西亚、印度、斯里兰卡、菲律宾等地产量最多。味苦、辛，性温，入胃、大肠经。功能杀虫，消积，降气，行水，截疟。主治绦虫、蛔虫、姜片虫病，虫积腹痛，积滞泻痢，里急后重，水肿脚气，疟疾。焦槟榔消食导滞。用于食积不消，泻痢后重。用量3～9克。煎服，也可制成药膳食用。如“槟榔粥”。本品含有生物碱、脂肪、槟榔油、缩合鞣质等成分。槟榔碱为有效的驱虫成分，对绦虫有麻痹瘫痪作用，为驱绦虫的佳品，特别对猪肉绦虫、短小绦虫效果最好，此外对蛔虫、蛲虫、姜片虫也有良效。

【酸石榴】 中药。见《本草纲目》。又名醋石榴。石榴科植物石榴的一种味酸的果实。原植物分布见“石榴皮”条。味酸，性温。主治滑泻，久痢，崩漏，带下等症。可生食。本品含有石榴酸、栝蒌酸、甘露醇等。

【酸枣仁】 中药。见《雷公炮炙论》。又名枣仁、酸枣核。鼠李科植物酸枣的种子。原植物分布于辽宁、河北、内蒙古、山东、山西、河南、安徽、陕西等地。味甘，性平，入心、脾、肝、胆经。功能养肝阴，补营血，宁心神，敛汗。主治虚烦不眠，心悸怔忡，自汗，盗汗，口渴等症。用量10～15克。煎汤、入丸散服，浸酒饮，配制药膳服食，如“酸枣汤”“酸枣仁粥”等。药理研究证明，其煎剂有镇静、催眠、降压、降温、镇痛等作用。

【蝈蝈】 中药。见《中国动物药》。螽斯科动物螽斯的干燥全虫。原动物分布于东北、河北、江苏等地。功能解毒，行水，止痛。主治中耳炎，水肿及风湿痹痛等症。用量2～5个。内服外用均可。

【蝉蜕】 中药。见《名医别录》。又名蝉壳、蝉退、蝉衣、金牛儿、知了皮。蝉科动物黑蚱羽化后的蝉壳。原动物全国大部地区均有分布。味甘、咸，性寒，入肺、肝经。功能疏散风热，利咽消肿，明目退翳，宣肺透疹。主治外感风热，咽喉肿痛，小儿夜啼，惊痫抽搐，目赤翳障，麻疹未透，风疹瘙痒，疔疮肿毒等症。用量5～15克。煎汤内服或入丸散。

【算盘子】 中药。见《植物名实图考》。又名野南大、柿子椒、鸡木椒、野盘桃、百家橘。大戟科植物算盘子的果实。原植物分布于福建、广东、广西、贵州、四川、湖北、江西、陕西等地。味苦，性凉。主治牙痛，淋浊，疝气，腰痛，睾丸炎。用量5～12克。煎汤服，与鸡蛋煮食。

【鲷鱼】又名鳀鱼、鲶、鲇鱼、黏鱼。鲇科动物鲇鱼的全体或肉。原动物分布于黑龙江、黄河、长江、珠江流域。可入药（见《名医别录》）。味甘，性温。功能补虚损，美颜色，利小便，通乳汁。主治虚损不足，小便不利，水气浮肿，乳汁不多。用量100～200克。煮食、配制药膳食用，如以本品煮汤，打入鸡蛋，待熟后食蛋饮汤，治产后乳汁不足。鱼卵有毒，宜长时间烧煮。

【鲷鱼尾】鲇科动物鲇鱼的尾部。原动物分布见"鲷鱼"条。可入药（见《本草纲目》）。治口眼歪斜，以活鲇切尾尖，贴吻部（地仓穴处）；治五痔下血肛痛，同葱煮食。

【鲚鱼】又名鮤、江鲚、凤尾鱼、毛花鱼、麻鲚。鳀科动物鲚鱼的肉。原动物分布于长江流域中下游及其附属的湖泊中。可入药（见《食疗本草》）。味甘，性温。功能补气，活血。主治慢性胃肠功能紊乱，消化不良，疮疖痈疽。用量100～200克。煮食，配制药膳服食，如"鲚鱼豆豉汤"。该鱼肉味非常鲜美，富含蛋白质，亦含脂肪、糖类、钙、磷、铁等。

【鲛鱼】又名沙鱼、溜鱼、鲛鲨。皱唇鲨科动物白斑星鲨或其他鲨鱼的肉。原动物分布东海、黄海。可入药（见《本草经集注》）。味甘、咸，性平，入脾经。功能补五脏，滋阴，养血，消肿，祛瘀。主治体质虚弱，贫血等。煮食、配制药膳，服食如"鲨鱼当归黄芪汤"。

【鲛鱼皮】皱唇鲨科动物白斑星鲨或其他鲨鱼的皮。原动物分布见"鲛鱼"条。可入药（见《本草经集注》）。味甘、咸，性平。功能解诸鱼毒，愈虚劳。主治食鱼中毒，食鱼成积等。

【鲛鱼肝】皱唇鲨科动物灰星鲨的肝脏。原动物分布于南海、黄海及东海。可入药（见《中国药用动物志》）。功能滋补，明目。主治夜盲，软骨症，肺结核病。本品含大量脂肪油、维生素A、多种酶类。脂类主要为磷脂、三酰基甘油；酶类有乙酰辅酶A硫解酶、谷氨酸丙酮酸转氨酶。

【鲛鱼胎】皱唇鲨科动物灰星鲨及其他成龄雌性鲨鱼体内怀的胎儿。原动物分布见"鲛鱼肝"条。可入药（见《中国药用动物志》）。功能止泻，止痛。主治小儿腹泻，妇女痛经。炖熟食用或焙黄研末，黄酒或米汤冲服。

【鲛鱼翅】又名鲛鲨翅、沙鱼翅、金丝菜。皱唇鲨科动物白斑星鲨或其他鲨鱼的鳍。原动物分布见"鲛鱼"条。可入药（见《本草纲目》）。味甘，性平。功能益气，开胃，补虚。主治气虚，血虚，胃纳不佳，鱼积等症。煮食或配制，如"鱼翅烩燕窝""鱼翅蒸鸡"等。

【鲛鲨白】中药。见《医林纂要》。皱唇鲨科动物白斑星鲨及其他鲨鱼的鳔。原动物分布见"鲛鱼"条。味甘、咸，性平。功能补心，益肺，消痰，逐水，养精固气，滋阴补阳。主治心悸气短，痰喘咳嗽，水肿，肾虚腰膝酸软等症。

【鲜地黄】中药。见《植物名实图考》。又名生地黄、鲜生地。玄参科植物地黄的新鲜根茎。原植物分布于河南、浙江、江苏、河北、陕西、甘肃、湖南、湖北、四川、山西等地。味苦、甘，性寒，入心、肝、肾经。功能清热，凉血，生津。主治温热性疾病伤阴口渴，发热，吐血，衄血，斑疹，便秘等症。用量12～30克。煎汤服、熬膏、配制药膳，如"十全大补酒""地黄粥""生地黄鸡"等。

【鲟鱼】又名鲼鲔、尉鱼、仲明鱼、鳣鱼、乞里麻鱼。鲟科动物中华鲟的肉。原动物分布于长江、钱塘江流域及沿海各地。可入药（见《本草拾遗》）。味甘，性平，入肺、肝经。功能益气补虚，通淋，活血。主治体弱，血淋。煮食或配制药膳服食。如“鲟鱼黄芪汤”“鲟鱼强心汤”等，

【蜜蜂子】中药。见《神农本草经》。又名蜂子。蜜蜂科昆虫中华蜜蜂的幼虫。原昆虫全国各地均有分布。味甘，性平，偏微寒，入脾经。功能滋补强壮，通经下乳，解毒杀虫，祛风。主治体虚面黄，腹痛，带下，小儿疳积，头风，麻风，风疹，丹毒等症。用量1～2克。如用本品3～5个，焙炒后，调入砂糖、酱油，饭时用之，可治小儿疳积。含还原糖、纤维素、蛋白质、脂肪、灰分、非蛋白氮、氨基酸、维生素A、维生素B_1、维生素B_2、维生素C及少量微量元素等。

【樱桃】见《名医别录》。又名含桃、荆桃、朱樱、朱果、家樱桃等。蔷薇科植物樱桃的果实。原植物分布于河北、河商、山东、安徽、江苏、浙江、福建、湖北、四川、山西等地。味甘，性温。功能益气，祛风湿。主治瘫痪，四肢不仁，风湿腰腿疼痛，冻疮等症。用量24～60克。鲜食，浸酒或制成药膳食用，如“樱桃煎”。

【橄榄】中药。见《日华子本草》。又名橄榄子、青果、青橄榄、甘榄、忠果。橄榄科植物橄榄的果实。原植物分布于广东、广西、云南、四川、福建、台湾等地。味甘、酸，性平，入肺、胃经。功能清肺，利咽，生津，解毒。主治咽喉肿痛，口渴，咳嗽吐血，菌痢，癫痫，解河豚毒及酒毒等症。用量4.5～9克。内服煎汤，或捣汁熬膏，或制成药膳食用，如“橄榄炖冰糖”。本品含有蛋白质、脂肪、碳水化合物、钙、磷、铁、维生素C、挥发油以及香树脂醇等成分。

【橄榄露】中药。见《四川中药志》。橄榄科植物橄榄果实的蒸馏液。原植物分布见“橄榄”条。功能清肺，利咽喉，生津止渴。主治咽喉肿痛，咳嗽，痰中带血，泻痢，烦渴，酒毒及河豚毒等。用量每次30克。饮用。

【豌豆】又名蓒豆、鹓豆、寒豆、毕豆、雪豆。豆科植物豌豆的种子。原植物全国各地有栽培。可入药（见《绍兴校定证类本草》）。味甘，性平。功能和中下气，利小便，解疮毒。主治霍乱转筋，脚气，痈肿等症。可制成药膳菜肴，如“豌豆香薷汤”等。

【醋】又名苦酒、淳酢、醯、米醋。米、麦、高粱成酒、酒糟等酿成的含有乙酸的液体。可入药（见《名医别录》）。味酸、苦，性温。功能散瘀，止血，解毒，杀虫，调味。主治产后血晕，癥瘕，黄疸，黄汗，吐血，衄血，大便下血，阴部瘙痒，痈疽疮肿等症。醋还有一定解药、食毒能力。用醋可增加酸味香气，解药、食的腥膻气味，与糖合用增加酸甜味，使药膳更加可口，增进食欲。可制成药膳菜肴，如“醋煎桑螵蛸”“醋芪桂芍汤”等。

【蕨】见《食经》。又名蕨菜、蕨萁、鳖脚、山凤尾、如意草。凤尾蕨科植物蕨的嫩叶。原植物分布于全国各地。味甘，性寒，入脾经。功能清热，滑肠，降气，化痰。主治食膈，气膈，肠风热毒。用量9～15克。煎汤内服，也可醋食，或晒干作蔬。

【橡实】中药。见《雷公炮炙论》。又名橡斗子、麻沥果、茅栗、橡栗、橡子等。壳斗科植物栎的果实。原植物分布于河北、湖南、湖北、四川、广东、云南、陕西、甘肃、河南、山西、辽宁、山东、江苏、江西、浙江、台湾等地。味苦、涩，性微温。功能涩肠固脱。主治泻痢，脱肛，痔血等症。水煎内服或制成药膳食用。如“橡实粉”、糯米蒸熟食之。

【蝮蛇】又名土虺蛇、反鼻蛇、土锦、灰土匾、土球子、地扁蛇。蝮蛇科动物蝮蛇除去内脏的全体。原动物分布于我国北部、中部地区。可入药（见《名医别录》）。味甘，性温。功能祛风，攻毒。主治麻风，皮肤顽痹，瘰疬等。浸酒饮，如“蝮蛇酒”。

【蛸蛑】又名蛸蝶、拨棹子、海蟳。蛸蛑科动物日本蟳或其近缘动物的肉。原动物全国沿海均有分布。可入药（见《日华子本草》）。味咸，性寒，无毒。功能解热气。主治小儿痞气。煮食。

【墨旱莲】中药。见《饮片新参》。又名莲子草、旱莲草、墨斗草、墨烟草、墨记菜。菊科植物鳢肠的全草。原植物分布于辽宁、河北、山东、江苏、浙江、安徽、广东、广西、四川、云南、贵州等地。味甘、酸，性凉，入肝、肾经。功能凉血，止血，补肾，益阴。主治吐血，咳血，衄血，尿血，便血，血痢，须发早白，白喉，淋浊，带下，阴部湿痒。用量 10 ~ 30 克。煎服或同鸡汤、肉汤煎服。全草含皂甙 1.32%，烟碱 0.08%，鞣质、维生素 A、鳢肠素、多种噻吩化合物等。

【穄米】又名粢米、米、糜子米。禾本科植物黍的种子之不黏者。原植物分布见“黍米”条。可入药（见《名医别录》）。味甘，性平，入脾、胃经。功能和中益气，凉血解暑。主治气虚乏力，中暑、头晕口渴等症，煮食或研末。

【鲢鱼】又名鲢子、白鲢、白脚鲢、洋胖子。鲤科动物鲢鱼的肉。原动物分布于珠江、黄河、长汪、黑龙江等水域。可入药（见《本草纲目》）。味甘，性温，入脾、肺经。功能暖胃，补气，润泽皮肤。主治体质虚弱，胃寒作痛，皮肤粗糙等症。用量 100 ~ 200 克。煮食或配制药膳，如“鲢鱼丝瓜汤”“青荷熏鲢鱼”等。

【鲤鱼】中药。见《神农本草经》。又名鲤子、鲤拐子、赤鲤鱼。鲤科动物鲤鱼的肉。原动物分布于黑龙江、黄河、长江、珠江流域及云南、新疆等地的湖泊江河中。味甘，性平，入脾、肾经。功能利水，消肿，下气，止渴，通乳。主治水肿胀满，黄疸，咳嗽气逆，胎气不安，乳汁不通等。用量 50 ~ 100 克。煮食、配制药膳食用，如“鲤鱼粥”“板栗鲤鱼”“清蒸鲤鱼”等。肉含蛋白质、钙、磷、铁、多种氨基酸、磷酸肌酸、尼克酸、维生素 A、维生素 B_1、维生素 B_2、维生素 C 等。

【鲤鱼头】鲤科动物鲤鱼的头。原动物分布见“鲤鱼”条。可入药（见《备急千金要方》）。功能去冷气，散风寒，通乳汁。主治冷气入腹，头风疼痛。煎汤或烧后研末服。

【鲤鱼脑】鲤科动物鲤鱼的脑。原动物分布见“鲤鱼”条。可入药（见《本草经集注》）。性温。治各种痫症，耳聋，青盲。煮粥食，如“鲤鱼脑髓粥”。

【鲤鱼脂】鲤科动物鲤鱼的脂肪。原动物分布见“鲤鱼”条。可入药（见《食疗本草》）。“主诸痫，食之良”。

【鲥鱼】又名三黎、三来、瘟鱼。鲱科动物鲥鱼的肉或全体。原动物分布于南海、东海、长江、珠江，钱塘江等流域也有分布。可入药（见《食疗本草》）。味甘，性平，入脾、肺经。功能补虚，温中，和胃。主治虚劳，脾胃虚弱，食欲不振等症。用量 100 ~ 200 克。肉味鲜美，为名贵食用鱼。煮食或配制药膳，如“鲥鱼健脾汤”“清蒸鲥鱼”。

【鮸】又名敏子、敏鱼。石首鱼科动物鮸的肉。原动物分布于沿海地区。可入药（见《随息居饮食谱》）。味甘、咸，性平。功能补气填精，涩精，止带。主治体质虚弱，肾虚腰痛，遗精，带下等症。肉味鲜美，为名贵食用鱼类。煮食，配制药膳均可。

【鲦鱼】又名白鲦、白漂子、青鳞子。鲤科动物鲦鱼的肉。原动物分布于全国各地的河流、湖泊中。可入药（见《本草纲目》）。味甘，性温，入脾、胃、心经。功能温胃，益气，止泻。主治脾胃虚寒，冷泻等。用量50～150克。煮食或配制药膳，如“陈皮鲦鱼汤”。

【鲩鱼】又名鲩鱼、混子、草鱼、草根。鲤科动物草鱼的肉。原动物各平原地区的河流、湖泊均有分布。各地水库、池塘中也有养殖。可入药（见《本草拾遗》）。味甘，性温，入脾、胃经。功能暖胃和中，平肝，祛风。主治胃寒腹痛，肝风头痛，风湿痹痛，疟疾等。用量100～200克。肉嫩刺少，肉质充实，可煮、清蒸、红烧、糖醋等，如菊花草鱼。食部含蛋白质、脂肪、钙、磷、铁、维生素 B_1、维生素 B_2、尼克酸、吡哆醇、肌醇、胡萝卜素等。

【鲩鱼肠】鲤科动物草鱼的肠。原动物分布见“鲩鱼”条。可入药（见《中医谈食物保健》）。功能益眼明目。配制药膳服食，如“生滚鲩鱼肠粥”。

【鲫鱼】又名鲋。鲤科动物鲫鱼的肉。原动物分布于全国各地的江河、湖泊、池沼中。可入药（见《名医别录》）。味甘，性平，入脾、胃、大肠经。功能健脾，利湿。主治脾胃虚弱，食少乏力，水肿，小便不畅，痢疾，便血，肿疡等。用量100～150克。煮食、配制药膳服食，如“鲫鱼粥”“鲫鱼紫蔻汤”等。肉中含蛋白质、脂肪、钙、铁、磷、维生素A、维生素 B_1、维生素 B_2、尼克酸。

【鲫鱼子】又名鱼卵。鲤科动物鲫鱼的卵子。原动物分布见“鲫鱼”条。可入药（见《食疗本草》）。功能调脾胃，补肝气，去目中障翳。此鱼卵中含卵磷脂和脑磷脂较多，卵磷脂含甘油、高级脂肪酸、胆碱，胆碱可促进肝中脂肪代谢，防止肝脏脂肪过多，对肝炎有治疗作用。脑磷脂是一种很好的滋补品。

【熟地黄】中药。见《本草图经》。玄参科植物地黄或怀庆地黄的根茎，经加工蒸晒而成。原植物分布见“鲜地黄”条。味甘，性微温，入肝、肾经。功能滋阴，补血。主治肝肾阴亏，血少，遗精，月经不调，消渴，耳鸣，目昏。用量12～30克。煎服，配制药粥，如“熟地粥”。也可熬膏或浸酒服。

【缬草】中药。见《科学的民间药草》。又名鹿子草、猫食菜、满山香、香草。败酱科植物缬草的根及根茎。原植物分布于陕西、甘肃、青海、四川、河北、山东、台湾等地。味辛、苦，性温，入心、肝经。功能安神镇静，驱风解痉，生肌止血，止痛。主治神经衰弱，克山病，心脏病，胃肠痉挛，关节炎，跌打损伤，外伤出血。用量3～5克。煎汤或浸酒服。药理实验证明，有镇静作用，能加强大脑皮层的抑制过程，减低反射兴奋性，解除平滑肌痉挛。尚有降低血压、抗菌、利尿等作用。

【薤白】中药。见《本草图经》。又名薤根、大头菜子、小独蒜、薤白头、小蒜。百合科植物小根蒜的干燥鳞茎。原植物分布于黑龙江、吉林、辽宁、河北、山东、湖北、贵州、云南等地。味辛、苦，性温，入肺、胃、大肠经。功能通阳散结，行气导滞。主治胸痹疼痛，痰饮咳喘，泻痢后重等症。用量4.5～9克。内服煎汤，或制成药膳食用，如“薤白粥”。本品含有蒜氨酸、甲基蒜氨酸、大蒜糖等成分。

【薏苡仁】中药。见《神农本草经》。又名薏珠米、回回米、草珠儿、菩提子、薏米。禾本科植物薏苡的种仁。原植物全国大部地区均有栽培。味甘、淡，性凉，入脾、肾、肺经。功能健脾利湿，清热排脓，除痹缓急。主治脾虚腹泻，肌肉酸重，关节疼痛，水肿，白带增多，肺痈，肠痈等症。用量10～30克。煎汤或制成药膳菜肴，如“薏苡仁酒”“薏苡仁粥”等。现代研究，主要含蛋白质、脂肪、碳水化合物、少量维生素B_1等。

【蕹菜】中药。见《本草纲目拾遗》。又名瓮菜、空筒菜、空心菜、藤藤菜、无心菜等。旋花科植物蕹菜的茎、叶。原植物我国长江流域、南至广东均有栽培。味甘，性寒，入肠、胃经。功能止血，利便，解毒，消肿。主治鼻衄，便血，痔疮，痈肿，蛇虫咬伤。用量60～120克，内服煎汤，捣汁或制成药膳食用，如“蕹菜糖水”。本品含有胰岛素样成分。

【薄荷】中药。见《雷公炮炙论》。又名蕃荷菜、升阳菜、蔢荷、夜息花。唇形科植物薄荷或家薄荷的全草或叶。薄荷主要分布于华北、华东、华南、华中及西南各地，家薄荷全国各地均有栽培。味辛，性凉，入肺、肝经。功能疏风，散热，辟秽，解毒。主治外感风热，头痛，目赤，咽喉肿痛，食滞气胀，口疮，牙痛，疮疥，瘾疹。用量2.5～6克。煎汤内服，也可泡茶，或配制膳食，如“薄荷茶”“薄荷粥”等。

【薜荔】中药。见《本草拾遗》。又名木莲藤、木壁莲、爬墙虎、石龙藤。桑科植物薜荔的茎、叶。原植物分布见“木馒头”条。味酸，性平。功能祛风，利湿，活血，解毒。主治风湿痹痛，泄泻，痢疾，淋证，跌打损伤，痈肿疮疖。用量10～15克，鲜用60～90克。煎汤服、浸酒饮、配制药膳食，如“薜荔煲猪肉”“薜荔蒸鸡”等。有一定的抗肿瘤作用。

【燕窝】又名燕窝菜、燕蔬菜、燕菜、燕根。雨燕科动物金丝燕及多种同属燕类用唾液或唾液与绒羽等混合凝结所筑成的巢窝。原动物分布东南亚及太平洋各岛屿上。可入药（见《本经逢原》）。味甘，性平，入脾、肺经。功能滋阴润燥，补气和中，化痰止咳。主治久病体虚，虚损劳瘵，肺虚咳喘，吐血，咯血，久痢，久疟等症。用量10～15克。内服入汤剂（绢包），或配制药膳，如“燕窝粥”。含蛋白质和多种氨基酸，尚有少量脂肪及糖类。微量元素有磷、铁、钾、钙等。

【醍醐】见《雷公炮炙论》。为牛乳制成的食用脂肪。原动物分布见“牛肉”条。味甘，性平。功能补虚，滋阴，润燥，止渴，祛风，添髓。适用于虚劳肺痿，咳唾脓血，消渴，便秘，风痹，皮肤瘙痒，头痛心热。溶化冲服，或浸酒，如“醍醐酒”。本品的主要成分是脂肪，其中含大量脂肪酸。

【橙子】又名橙、黄橙、金橙、全球、鹄壳。芸香科植物香橙的果实。原植物分布于江苏、浙江、安徽、江西、湖北、湖南、四川、云南、贵州等地。可入药（见《食性本草》）。味酸，性凉，入肺经。功能止呕恶，宽胸膈，消瘿，解酒，杀鱼、蟹毒。本品含橙皮甙、苹果酸、琥珀酸、糖类、果胶及维生素等。又含挥发油0.1%～0.3%。

【橙子皮】中药。见《开宝本草》。芸香科植物香橙的果皮。原植物分布见“橙子”条。味苦、辛，性温。功能化痰，利膈，消食，止呕，杀鱼、蟹毒。盐腌、糖渍服用，如“香橙饼”。果皮含橙皮甙、挥发油、果胶、胡萝卜素等。

【橘】中药。见《神农本草经》。又名黄橘、大红蜜橘、朱砂橘、赤蜜柑、大红袍等。芸香科植物橘及其栽培变种的成熟果实。原植物分布于安徽、陕西、江西、江苏、浙江、湖北、湖南、四川、福建、广东等地。味甘、酸，性凉，入肺、胃经。功能开胃，理气，止渴，润肺。主治胸膈结气，呕逆，消渴等症。可鲜食，或制成药膳食用。如“橘味醒酒汤”。本品含有蛋白质、脂肪、碳水化合物、钙、磷、铁、胡萝卜素、维生素 B_1、维生素 B_2、维生素C、尼克酸等成分。

【橘皮】中药。见《神农本草经》。又名黄橘皮、陈皮、贵老、红皮。芸香科植物橘及其栽培变种的干燥成熟果皮。原植物分布见“橘”条。味苦、辛，性温，入脾、肺经。功能理气健脾，燥湿化痰。主治胸腹胀满，食少吐泻，咳嗽痰多，鱼蟹中毒。用量3～9克。内服煎汤，或制成药膳食用，如“橘皮醒酒汤”。本品含有挥发油、橙皮甙、维生素C、维生素 B_1 等成分。

【橘红】中药。见《本草纲目》。又名芸皮、芸红。芸香科植物橘及其栽培变种的多种橘类的果皮的外层红色部分。原植物分布见“橘”条。味辛苦，性温。功能消痰，利气，宽中，散结。主治风寒痰嗽，恶心，吐水，胸痛胀闷等症。用量2.5～5克。内服煎汤，或浸酒饮用。如“橘红酒”。

【橘饼】芸香科植物橘及其栽培变种的成熟果实，用蜜糖渍制而成。原植物分布见“橘”。可入药（见《本草纲目拾遗》）。味甘，性温。功能宽中下气，化痰止嗽。主治食滞，气膈，咳嗽，泻痢。可食用，也可制成药膳食用，如“橘饼汁”。

【篦子舒筋草】中药。见《四川常用中草药》。又名牛肋巴、舒筋草。金星蕨科植物齿牙毛蕨的根茎。原植物分布于四川、云南、贵州、江西、福建、台湾。味微苦，性平。功能舒筋，活络，散寒。主治风湿筋骨痛，手指麻木，跌打损伤，瘰疬，痞块。用量9～30克。煎汤服、炖肉食。

【鲮鱼】又名雪鲮、鲮鱼、土鲮鱼。鲤科动物鲮鱼的肉。原动物分布于珠江流域、海南、台湾、闽江、澜沧江和元江。可入药（见姚可成《食物本草》）。味甘，性平。功能补气血，健筋骨，逐水利湿。主治气血两虚，膀胱热结，小便不利，黄疸，水臌等症。用量100～200克。煮食或配制药膳，如“鲮鱼逐水汤”“鲜活鲮鱼茸粥”等。肉含肌红蛋白、三甲基氨、磷酸肌酸、核苷酸、次黄嘌呤多种氨基酸及多种酶。脂类有磷脂类、胆甾醇、胆甾醇脂、脂肪酸、三甘油脂、二甘脂酯。

【鲳鱼】又名鲳鳊、昌侯鱼、镜鱼、平鱼、白昌、叉片鱼。鲳鱼科动物银鲳的肉。原动物沿海各地均有分布。可入药（见《本草拾遗》）。味甘，性平。功能益气，补血，养胃，充精。主治脾虚泄泻，消化不良，筋骨酸痛，四肢麻木，精血亏损，失眠健忘等。用量100～200克。煮食或配制药膳，如“鲳鱼补血汤”“鲳鱼汤”等。鲳鱼属名贵食用鱼，每100克可食部分含蛋白质15.6克，脂肪6.6克，钙19毫克，磷240毫克，铁0.3毫克。

【鲸鱼】又名尖头鱼。鲤科动物鲸鱼的肉。原动物分布于闽江、长江流域。可入药（见《食疗本革》）。味甘，性平。功能补五脏，益筋骨，和脾胃，多食宜人。主治脾胃虚弱，食欲不振，腰膝酸软。用量100～200克。煮食或配制药膳。

【鲻鱼】又名子鱼、白眼、棱鱼、犬鱼。鲻科动物鲻鱼的肉。原动物辽宁至广东沿海均产。可入药（见《开宝本草》）。味甘，性平。功能补五脏，益筋骨，助气力，开胃，令人肥健。与百药无忌。主治脾虚泄泻，消化不良，疳积，贫血等。本品属上等食用鱼，肉质细嫩。可煮食，配制药膳，如“鲻鱼黄芪山药汤”。全体含蛋白质、脂肪、钙、磷、铁、维生素 B_1、维生素 B_2、维生素 B_6、烟酸等，尚含卵磷脂及多种氨基酸。

【磨盘草】 中药。见《岭南采药录》。又名金花草、磨档草、耳响草、帽笼子。锦葵科植物磨盘草的全草。原植物分布于广东、广西、贵州、云南、福建、台湾等地。味甘，性平。功能清热，利湿，开窍，活血。主治泄泻，淋证，耳鸣耳聋，疝气，痈肿，荨麻疹。用量 30～60 克。煎汤服，同米擂煮黄糖食，配制药膳，如“磨盘草煲鸡”“磨盘草煲肉”等。全草含黄酮甙，酚类、氨基酸、有机酸、糖类。

【磨盘根】 锦葵科植物磨盘草的根。原植物分布见“磨盘草”条。可入药（见《广西中药志》）。味甘、淡，性凉，入肾经。功能清热，利湿，开窍，活血。主治咳嗽，淋浊，泄泻，中耳炎，喉蛾，跌打损伤，体虚乏力。用量 10～15 克。煎汤服与猪脚炖服。

【螺蛳】 中药。见《本草纲目》。又名蜗篱、师螺、蜗蠃、蜗螺牛。田螺科动物方形环棱螺或其他同属动物的全体。原动物我国大部地区有分布。味甘，性寒，入膀胱经。功能清热，利水，明目，止渴，解酒毒。主治黄疸，水肿，淋浊，目赤翳障，消渴，瘰疬等症。煮食、煎汤服、配制药膳，如“螺汁菜烩面”。

【螺厣草】 中药。见《本草拾遗》。又名镜面草、地连钱、抱树莲、抱石莲。水龙骨科植物伏石蕨的全草或带根全草。原植物分布于云南、贵州、广西、广东、福建、台湾、湖北、湖南等地。味辛，性凉。功能清肺止咳，凉血解毒。主治肺痈，咳血，吐血，衄血，尿血，痈肿，痞块等。用量 10～18 克，鲜者 60～120 克。煎服、与猪肺或猪大肠炖食。全草含蕨甾醇、蜕皮松、蜕皮甾酮、伏石蕨甾酮。

【蹋菜】 又名乌塌菜、瓢儿菜、雪里青。十字花科植物塌棵菜的全草。原植物华北一带有栽培。可入药（见姚可成《食物本草》）。味甘，性平。功能滑肠，疏肝，利五脏。本品含蛋白质、脂肪、糖、钙、磷、铁、胡萝卜素、维生素 B_1、维生素 B_2、尼克酸、维生素 C。

【爵床】 中药。见《神农本草经》。又名香苏蜻蜓草、苍蝇翅、瓦子草、小青草。爵床科植物爵床的全草。原植物分布于山东、浙江、江苏、江西、湖北、四川、云南、广东、福建、台湾等地。味咸、辛，性寒，入肝，胆经。功能清热解毒，利湿消滞，活血止痛。主治感冒发烧，咳嗽，咽喉疼痛，痢疾，疟疾，黄疸，肾炎水肿，筋骨疼痛，小儿疳积，痈疽疔疮，跌打损伤。用量 10～15 克，鲜用 30～45 克。煎服，与豆腐煮食，与猪肝或羊肝煎服，煮牛肉、田鸡、鸡肝服食。全草含生物碱，爵床定 C 和 D 等木脂体。

【鳆鱼】 又名鲍鱼、石决明肉、镜面鱼、明目鱼。鲍科动物九孔鲍或盘大鲍的肉。原动物分布于沿海地区。可入药（见《本草经集注》）。味甘、咸，性温。功能补肝肾，益精，明目，除虚热。主治咳嗽，劳热，骨蒸，青盲内障，淋浊，带下，崩漏，黄疸等症。煮食、配制药膳、如“萝卜鲍鱼汤”。动物实验证明，肉提取液可使离体豚鼠心脏冠脉流量明显增加，对肾上腺素引起家兔心律失常有对抗作用，对金黄色葡萄球菌、大肠杆菌、枯草杆菌芽胞、绿脓杆菌的抑菌效力量强。

【鰕虎鱼】 又名沙吻鱼、沙沟鱼、呵浪鱼、光鱼、油光鱼。鰕虎鱼科动物刺鰕虎鱼的肉。原动物沿海各地均有分布。可入药（见姚可成《食物本草》）。味甘、咸，性平，入脾、胃经。功能温中，益气，消谷肉积，利水，壮阳。主治脾胃虚寒，体弱乏力，食谷难消，阳痿，遗精，早泄，疳积，小便不利等症。用量100～200克。煮食、配制药膳，如“清汤鰕虎鱼”“鰕虎鱼健脾汤”等。肉中含维生素B_{12}、肌球蛋白、卵磷脂、糖类、无机盐。

【辫子草根】中药。见《云南中草药》。豆科植物小叶三点金的根。原植物分布见“碎米柴”条。味甘，性平。功能清热，利湿，止血，通络。主治产后流血，黄疸，痢疾，淋证，风湿痛，咯血，崩漏，白带，跌打损伤。用量15～30克。煎汤服，泡酒饮或与猪瘦肉煮汤食。

【藕】中药。见《神农本草经》。又名光旁、灵根。睡莲科植物的肥大根茎。原植物分布见“莲子”条。味甘，性平，入心、脾、胃经。功能生用清热解渴，凉血止血，散瘀醒酒；熟用健脾养胃，滋阴补血，生肌止泻。主治热病烦渴，吐血，衄血，热淋等症。生食、煮食或制成药膳食用，如“藕粥”。本品含淀粉、蛋白质、天门冬素、维生素C等成分。

【藕粉】中药。见《本草纲目拾遗》。又名藕澄粉。睡莲科植物莲的肥厚根茎加工制成的淀粉。原植物分布见“莲子”条。味甘、咸，性平。功能益血，止血，调中，开胃。主治虚损失血，泻痢食少等症。以沸水冲，和糖服或制成药膳食用。如“藕粉糕”。

【藜芦】中药。见《神农本草经》。又名葱苒、葱葵、山葱、山苞米。百合科植物黑黎芦的根及根茎。原植物分布于山西、河北、河南、山东、辽宁、陕西、四川、江苏等地。味苦、辛，性寒，入肺、胃经。功能吐风痰，杀虫毒。主治中风痰涌，风痫癫痫，黄疸，久疟，泄痢，头痛，喉痹，鼻瘜，疥癣，恶疮。用量0.3～0.5克。可研末内服，或入丸剂，或研末嗃鼻，或调敷，也可浸泡成药酒饮用，如“藜芦酒”。孕妇忌服；与细辛、芍药、人参、党参等相反。

【藤三七】中药。见《云南思茅中草药选》。又名藤子三七。落葵科植物藤三七的株芽。原植物分布于云南等地。味微苦，性温。功能滋补，壮腰膝，消肿散瘀。主治腰膝痹痛，病后体弱，跌打损伤，骨折。用量30～60克。炖鸡或炖猪肉服。

【覆盆子】中药。见《本草经集注》。又名乌藨子、覆盆、小托盘。蔷薇科植物掌叶覆盆子、插田泡的未成熟果实。前者原植物分布于安徽、江苏、浙江、江西、福建等地，后者原植物分布于河南、陕西、甘肃、浙江、江西、湖北、四川等地。味甘、酸，性平，入肝、肾经。功能补肝肾，缩小便，强阴健阳，固精，明目，悦泽肌肤，益气轻身，令发不白。主治阳痿，遗精，溲数，遗尿，虚劳，目疾。用量5～10克。煎汤服，浸酒饮，配制药膳，如“覆盆子烧牛肉”。掌叶覆盆子含有机酸、糖类及少量维生素C。动物实验表明，有雌激素样作用。

【鹭鸶兰】中药。见《云南中草药选》。又名山韭菜、不死草、野麦冬、书带草、长生草。百合科植物鹭鸶的根。原植物分布于云南、贵州等地。味甘，性平。作菜食。功能养血健脾，强筋骨，增气力。

【鳑鲏鱼】又名鲕、鳑鱼、文鲏。鲤科动物中华鳑鲏鱼的肉。原动物分布于华东、华南一带。可入药（见姚可成《食物本草》）。味甘，性温。功能补脾胃，益下元，添精髓，助三焦火。主治久病体虚，下元虚冷，腰膝酸软，头晕耳鸣。煮食、配制药膳。

【藿香】中药。见《名医别录》。唇形科植物广藿香或藿香的全草。前者原植物广东、云南有栽培，后者原植物黑龙江、吉林、辽宁、河北、河南、山东、陕西、江苏、广东、湖北、云南等地均有分布。味辛，性微温，入肺、脾、胃经。功能快气，和中，祛湿，辟秽。主治感冒暑湿，寒热头痛，胸脘痞闷，呕吐，泄泻，痢疾，口臭等。用量 5 ~ 15 克。煎服、入丸散、配制药膳食用，如“藿香粥”“藿香口香方”等。本品含挥发油。对许兰氏毛癣菌等多种真菌及钩端螺旋体有抑制作用。

【蟹】又名螃蟹、毛蟹、方海、稻蟹、横行介士。方蟹料动物中华绒螯蟹的肉。原动物分布于沿海地区。可入药（见《神农本草经》）。味咸，性寒，入肝、胃经。功能清热，散结，养筋，活血，益气。主治心胸烦热，筋骨折伤，产后恶露不行。生烹、盐藏、酱汁浸，味道均很鲜美。食之应佐以姜末为宜，各种出血症忌食，忌与柿、荆芥同食。肉含蛋白质、磷、钙、铁、维生素 A、维生素 B_1、维生素 B_2、尼克酸等。

【蟹爪】方蟹科动物中华绒螯蟹的爪。原动物分布见“蟹”条。可入药（见《本草经集注》）。功能消积，破瘀，堕胎。主治癥瘕积聚，产后血瘀腹痛，难产。煎汤服。孕妇忌用。

【蟹黄】方蟹科动物中华绒螯蟹的卵。原动物分布见“蟹”条。可入药（见《千金·食治》）。功能活血散结，愈漆疮，续断绝筋骨。

【鳓鱼】又名白力鱼、白鳞鱼、绘鱼、克鳓鱼、鲱科动物鳓鱼的肉。原动物分布于渤海、黄海、东海及南海。可入药（见《本草纲目》）。味甘，性平。功能滋补强壮，开胃，暖脏。主治身体虚弱，脾胃虚寒，心悸，泄泻。用量 100 ~ 200 克。煮食、配制药膳食用，如“鳓鱼健脾汤”。肉中含蛋白质、脂肪、钙、磷、铁、维生素 B_2、烟酸等。

【鳗鲡鱼】又名白鳝、蛇鱼、鳗鱼、白鳗、青鳗。鳗鲡科动物鳗鲡的全体或肉。原动物分布于长江、珠江、闽江流域及海南。可入药（见《名医别录》）。味甘，性平，入肝、肾经。功能补虚损，祛风湿，杀诸虫，疗疬疡。主治虚劳发热，风湿痹痛，风疹，肠风，疮疡，痔瘘，崩漏，小儿疳积等症。煮食、配制药膳，如“鳗鲡烩黑豆”“鳗鲡山药汤”“清蒸鳗鱼”等。肉每 100 克含蛋白质 14.5 克，钙 166 毫克、磷 211 毫克，铁 1.8 毫克，维生素 A3000 国际单位，维生素 $B_1$10 微克，维生素 $B_2$100 微克，尼克酸 3.0 毫克，维生素 C 15 毫克。尚含软脂蔻酸、肉豆蔻酸、十六烯酸、十四烯酸。

【鳙鱼】又名皂鲢、黑包头鱼、胖头鱼、黑鲢、花鲢。鲤科动物鳙鱼的肉。原动物分布于长江流域下游地区，东北、华北也有养殖。可入药（见《本草拾遗》）。味甘，性温，入胃经。功能暖胃，益髓，祛头眩。主治风寒头痛，脾胃虚寒，食少乏力，肾虚下寒，高血压病，老年痰喘。煮食、配制药膳，如“鳙鱼川芎汤”“鳙鱼党参健胃汤”等。肌肉含蛋白质、肽、脂类、氨基酸、钙、磷、铁、维生素 A、维生素 B_1、维生素 B_2、烟酸、腺嘌呤核苷酸、磷脂类、三甘油酯等。

【鳙鱼头】鲤科动物鳙鱼的头，原动物分布见“鳙鱼”条。可入药（见《中医谈食物保健》）。主治风寒头痛，妇女头晕。煮食、配制药膳，如“清蒸鳙鱼头”。

【麒麟尾】中药。见《岭南采药录》。又名狮尾草、龟背竹、羽叶藤。天南星科植物麒麟尾全株。原植物分布于我国南部密林中。味淡，微涩，性平。功能清肝凉血，消肿解毒。主治目赤肿痛，鼻衄，百日咳，痰火瘰疬。用量 10 ~ 15 克，鲜用 30 ~ 60 克。煎汤或与猪精肉煮汤服。

【鳖】又名团鱼、甲鱼。鳖科动物中华鳖的肉。原动物分布于湖北、安徽、江苏、河南、湖南、浙江、江西等地。四川、福建、陕西、甘肃、贵州等地也有分布。可入药（见《名医别录》）。味甘，性平，入肝经。功能补中益气，滋阴，凉血。主治中气不足，虚劳发热，崩漏，带下，久痢，脱肛，久疟不解，脚气，瘰疬等症。煮食、配制药膳，如“鳖鱼补肾汤”“清蒸甲鱼”“虫草炖甲鱼”等。可食部含蛋白质、脂肪、钙、磷、铁、维生素 B_1、维生素 B_2、维生素 A、尼克酸等。

【鳖血】鳖科动物中华鳖的血。原动物分布见“鳖”条。可入药（见《本草纲目》）。治肺结核潮热。生饮。

【鳖卵】鳖科动物中华鳖的卵。原动物分布见“鳖”条。可入药（见《本草蒙筌》）。味咸，性寒。功能补阴，止泄痢。主治阴虚发熟，久泻久痢。盐腌煮食、盐藏煨食。

【鳖脂】又名鳖膏、鳖油。鳖科动物中华鳖的脂肪。原动物分布见“鳖”条。可入药（见《本草纲目》）。有滋养强壮作用。

【鳖甲胶】中药。见《卫生宝鉴》。鳖科动物中华鳖的背甲煎熬浓缩而成的胶块。原动物分布见“鳖”条。功能滋阴，补血，退热，消瘀。主治阴虚发热，癥瘕痞块，妇人经闭，痔核肿痛，小儿惊痫，久疟不解。用量 5 ~ 10 克。开水或黄酒化服。

【蘘荷】中药。见《名医别录》。又名山姜、观音花、莲花姜。姜科植物蘘荷的根茎。原植物分布于江西、浙江、贵州、四川等地。味辛，性温。功能活血调经，镇咳祛痰。主治妇女月经不调，老年咳嗽，目赤。用量 10 ~ 15 克。煎服或装入猪大肠内炖服。

【鳜鱼】又名小豚、红桂鱼、桂鱼、鲚鱼、鳌花鱼。鮨科动物鳜鱼的肉。原动物分布于全国江河、湖泊。可入药（见《开宝本草》）。味甘，性平，入脾、胃经。功能益脾胃，养气血，补虚劳，令人肥健。主治脾胃虚弱，虚劳羸瘦，饮食不消。用量 100 ~ 200 克。煮食、配制药膳，如“鳜鱼补养汤”“枣泥桂鱼”“蒜头蒸桂鱼”等。该鱼肉质鲜嫩少刺，属名贵淡水食用鱼。肉中蛋白质含量高于鲢、鳙、鲤等，钙、磷、钾的含量也较多，尚含有维生素 B_1、维生素 B_2、尼克酸。

【鳝鱼】又名䱇鱼、海蛇、黄鳝。鳝科动物黄鳝的肉或全体。原动物分布很广，除西北、西南外，各地均有。可入药（见《雷公炮炙论》）。味甘，性温，入肝、脾、肾经。功能补虚助力，祛风湿，强筋骨。主治劳伤，产后血虚，恶露淋沥，风寒湿痹，阳痿，早泄等症。肉味鲜美，煮食、配制药膳，如“鳝鱼补气汤”“红烧鳝鱼”“翠皮鳝丝”等。含蛋白质、脂肪、钙、磷、铁、维生素 A、维生素 B、烟酸，尚含降血糖和调节血糖物质，是糖尿病患者的理想膳食。

【鳟鱼】又名赤眼鱼、红目鳟、红眼棒。鲤科动物赤眼鳟的肉。原动物除西南、西北外的江河湖泊中都有分布。可入药（见《本草纲目》）。味甘，性温。功能温胃和中。主治脾胃虚寒，消化不良，反胃吐食，泄泻等症。用量 100 ~ 200 克。煮食、配制药膳。

【糯米】中药。见《千金·食治》。又名稻米、江米、元米。禾本科植物稻的种仁。味甘，性温，入脾、胃、肺经。功能补中益气。主治消渴溲多，自汗，便泄。用量 5 ~ 15 克。煎汤内服，或煮粥。如“糯米粥”等。

【鳢鱼】又名铜鱼、黑鳢鱼、黑鱼、蛇皮鱼、乌棒。鳢科动物乌鳢的全体或肉。原动物分布于大部分地区的河流、湖泊、池沼中。可入药（见《神农本草经》）。味甘，性寒，入肺、脾、胃、大肠经。功能健脾，利水，祛风，消胀。主治各种水肿，小便不利，湿痹，脚气，痔疮等。用量 100 ~ 150 克。煮食、烤食、配制药膳，如“鳢鱼冬瓜汤”“清蒸鳢鱼”等。该鱼肉肥味美，营养价值高，富含蛋白质、脂肪、铁、碳水化合物、磷、维生素 B_1、维生素 B_2、尼克酸等。

【蜡鱼】又名阿八儿忽鱼、颊鱼、玉版鱼、鲟鳇鱼。鲟科动物鳇鱼的肉。原动物分布于东北，以黑龙江为主要产地。可入药（见《本草拾遗》）。味甘，性平，入肺、心包经。功能益气补虚，利五脏，醒酒、壮筋骨，令人肥健。主治气虚乏力，体倦羸瘦，五脏虚损等。煮食、配制药膳。

【鱵鱼】又名铜吮鱼、姜公鱼、针鱼、单针鱼、针扎鱼。鱵科动物鱵鱼的肉。原动物分布沿海地区及长江等各大河流中。可入药（见《本草纲目》）。味甘，性平。功能补气，滋阴，解毒。主治气阴两虚，盗汗，烦热，疮病久不收口。用量 100 ~ 200 克。煮食。肌肉中含蛋白质、肽类、氨基酸、脂肪等。

药 膳 方

1. 益气健脾类

【一醉散】 槐子16克，旱莲草1.6克，生地黄40克。上为细末，无灰酒1瓶，将药投酒内，密封之，浸20日。可乌须黑发。见《普济方》。

【一味薯蓣饮】 山药120克，白糖少许。山药洗净，去皮，切成薄片放锅内，加适量水，用武火烧沸后转用文火煮约50分钟，取汁。待汁稍凉，加白糖搅匀。代茶随意饮服。功能有润肺补脾，益肾固肠。适用于脾肾两虚之小便不利，大便溏泻等症。见《医学衷中参西录》。

【人参汤】 人参3～5克（或白糖参30克，或生晒参15克），橘皮10克，砂糖30克。前二药煎汤取汁，调入砂糖，代茶饮。功能益气健脾化痰。适用于脾气虚弱之倦怠乏力，食少痰多，心悸不宁等症。见《饮膳正要》。

【人参茶】 ①生晒参3克。先将人参切成薄片，放入保温杯内，用开水闷泡半小时，早晨空腹或晚上临卧前温饮之。初次2～3天内，忌食萝卜、浓茶、螃蟹、绿豆等物，以免降低药效。功能益气健脾。适用于各种男女虚证。为延年益寿之佳品。②人参12克，桔皮3克，紫苏叶6克，砂糖50克。将前3味水煮熬成汁，去渣澄清，加入砂糖即成。随意代茶饮。功能益气健脾。适用于年老体弱，因气虚运行迟缓，以致气机阻膈而引起的胸膈、胃脘虚胀；气津不布之口渴不欲多饮等症。若非此种情况之胸满症，忌服。见《饮膳正要》。

【人参酒】 ①人参30克，白酒500克。将人参放入白酒内，浸泡7日后服用。每服20毫升，日2次。适用于面色萎黄，神疲乏力，气短懒言，言低等症。见《本草纲目》。②人参、防风、茯苓、细辛、秦椒、黄芪、当归、牛膝、桔梗各60克，干地黄、丹参、薯蓣、钟乳、矾石各120克，山茱萸、川芎各80克，白术、麻黄各100克，大枣30枚，五加皮600克，生姜（切、炒干）、乌麻（碎）各1200克。无乌麻用杜仲100克。上22味㕮咀，钟乳别以小袋盛，以清酒5000毫升浸5宿。温服20毫升，日再，无所闻，随意增进。功能益气健脾。适用于筋虚极，则筋不能转，十指爪皆痛，数转筋或交接过度，或病未平复交接、伤气内筋绝，舌卷唇青，引卵缩肝脉疼急，腹中绞痛，或便欲绝不能饮食。见《备急千金要方》。

【人参粥】 ①人参10克，薤白12克，鸡子（去黄）1枚，粟米50克。将人参用慢火加水煎汤取汁，加粟米煮粥，将熟，下鸡子清及薤白，煮熟，早晚分二次服食。功能益气通阳，豁痰祛风。适用于中风偏枯，冒闷烦躁，不能饮食，或胸痹作痛，气虚乏力。见《圣济总录》。②人参5～10克，防风15克，磁石30克，猪肾1对，粳米100克，姜、葱、盐少许。先煎磁石，后入防风，去渣，并将人参单煎兑入，猪肾洗净去膜细切，与粳米同入药汁中煮粥，并入姜、葱、盐等佐料，煮熟。空腹服。功能益肾填精，聪耳开窍。适用于肾亏不足，耳目失聪，症见耳如鸣蝉，听力渐差，兼见神疲乏力，腰膝酸软，头晕目暗等。见《圣济总录》。③人参10克、生姜10克、粟米100克。将人参、生姜研末，同粟米煮为稀粥，随意食用。功能益气健脾。适用于脾虚气弱，全身乏力，亦可治呕吐不思食。见《圣济总录》。

【人参米酒】 人参500克，米500克，曲适量。将人参压成末，米煮半熟沥干，曲压细末，合一处拌匀，装入坛内密封，周围用棉花或稻草保温，令其发酵，10日后启封饮用。每服20毫升，日2次。功能补中益气，通治诸虚。适用于面色萎黄，神疲乏力，气短懒言，音低等症。见《本草纲目》。

【人参团鱼】团鱼1个，人参3克。团鱼治净，切块，加酒、盐炖熟后，入人参，再炖15分钟。日1次，顿服。连用数日。功能补气摄血。适用于崩漏下血过多或日久不止，血色淡红，质清稀，神疲气短乏力，不思饮食等症。见《祖国医学采风录》。

【人参果散】蕨玛根（块根）60克，红糖适量。将蕨玛根洗净、干燥、研细末，加入红糖，用沸水冲调服。功能调补脾胃。适用于脾胃虚弱，久泻不止，或病后体虚，少食乏力等症。见《食疗本草学》。

【人参猪肚】人参、甜杏仁各10克，茯苓15克，红枣12克，陈皮1片，糯米100克，雄猪肚1具，花椒7粒，姜1块，独头蒜4个，葱1根，调料适量。人参洗净，置旺火上煨30分钟，切片留汤；红枣酒喷去核；茯苓洗净；杏仁用开水浸泡后再用冷水搓去皮晾干；陈皮洗净破两半；猪肚两面洗净，刮去白膜，用开水稍烫，姜、蒜拍破；葱切段；糯米淘净。把诸药与糯米、花椒、白胡椒同装纱布袋内，扎口，放猪肚内。把猪肚置一大盘内，加适量奶油、料酒、盐、姜、葱、蒜，上屉用旺火蒸2小时，至猪肚烂熟时取出。待稍凉取出糯米药饭，再从中取出人参、杏仁、红枣，余亦取出不用，只剩糯米饭。将红枣放小碗内。猪肚切薄片放其上，人参再放猪肚上。把盘内原汤与人参汤倒入锅内，待沸，调入味精。饮汤吃猪肚、糯米饭。功能补脾益肺，滋养补虚。适用于各种劳伤，贫血，胃病，中气不足，精神萎靡，水肿，肺结核，小儿营养不良，发育迟缓及大病后或手术后等。每周服1～2次，长期服食效佳。急性发作期不宜用。见《良药佳馐》。

【人参大枣粥】人参6克，大枣15枚，米30克。枣去核，与另2味同煮为粥。日1剂，连用数日。功能补中益气。适用于脾胃虚弱诸症。尤宜于气虚月经先期，量多色淡质稀，神疲乏力等症。见《百病饮食自疗》。

【人参升麻粥】人参5～10克，升麻3克，粳米30克。前2药水煎取汁与粳米同煮为粥。日1剂，连服1周。功能补气摄血，升阳举陷。适用于气虚月经过多，过期不止，色淡质稀清如水，面色㿠白，气短懒言，心悸，肢软无力等症。见《百病饮食自疗》。

【人参茯苓汤】人参、茯苓各等分，共为粗末，水煎取汁。代茶饮。功能益气渗湿。适用于脾虚水肿，脚气水肿，便溏等症。见《食医心鉴》。

【人参胡桃饮】人参3克，核桃3个。人参洗净切片；砸开核桃，取出核桃肉。二者水煮，用武火烧沸后转用文火煮1小时。日1剂，睡前服用。人参可连用3次。功能益气固肾。适用于气短喘息，自汗，不耐劳累，面色黄白，形体羸瘦等症。见《济生方》。

【人参枸杞汤】人参3克（或党参30克），枸杞子30克。水煎服。日2次。功能补气益精。适用于气精两亏之头脑空痛，眩晕耳鸣，腰膝酸软，四肢不温等症。见《百病饮食自疗》。

【人参莲肉汤】白人参10克，莲实（去皮、心）10枚，冰糖30克。人参、莲实用水泡发后，加入冰糖，放锅内隔水蒸1小时。早晚餐服食。功能补脾益气。适用于中老年人病后体虚气弱，脾虚食少，疲倦自汗，泄泻等症。人参可连用3次，第3次可连同人参一起吃完。阴虚火旺者不宜用。见《经验良方》。

【人参黄芪粥】人参5克，黄芪20克，粳米80克，白糖5克，白术10克。人参、黄芪、白术去净灰渣加工成片，清水浸泡40分钟后，放沙锅中加水煎开，再用小火慢煎成浓汁，取出药汁后，再加水煎开后取汁。早晚分别煮粳米粥，加白糖趁热食用。5天为~疗程。功能补正气，疗虚损，抗衰老。适用于五脏虚衰，久病体弱，气短自汗，脾虚泄泻，食欲不振，气虚浮肿等病证。见《养生食疗菜谱》。

【人参鸽蛋汤】人参6克，鸽蛋3枚。人参水煎，煮鸽蛋。每次食鸽蛋1枚，饮汤，日3次。功能益气养阴。适用于顿咳恢复期。见《百病饮食自疗》。

【人参怀药糕】人参3克，山药、白茯苓、芡实各10克，莲实5克，糯米粉、粳米粉、白糖各1000克。莲实温水泡后去皮、芯，与其他4药共为粉末，再与米粉、白糖揉成面团，制成糕状，上笼用武火蒸30分钟。每日早餐食用。功能健脾胃，补元气。适用于脾胃虚弱，不思饮食等症。见《中国药膳》。

【人参粳米粥】人参末（或党参15克）5克，粳米100克，冰糖适量。取人参末（或党参）和粳米共煮作粥，加入冰糖令溶。早晚服食。适用于慢性肠胃炎。若阴虚阳亢，火郁内热诸症忌用。见《常见病食疗食补大全》。

【人参蒸乌鸡】人参10克，净乌骨鸡1只，精盐少许。人参浸软切片，装入鸡腹，放入沙锅内，加盐，隔水炖煮至鸡烂熟。食肉饮汤。日2~3次。功能益气摄血。适用于气虚诸症。尤宜于气虚月经先期，量多色淡，质清稀等症。见《百病饮食自疗》。

【人参燕窝汤】白燕窝6克，人参3克。将两者放瓷杯中，加水适量，再隔水炖熟。徐徐服食。功能补益脾胃，增进饮食。适用于泻痢后干呕欲吐，饮食不进等症。见《食疗本草学》。

【人参旱莲草粥】人参、旱莲草各9克，粳米60克，白糖适量。将旱莲草煎汤，去渣后入粳米、白糖煮作粥；人参另炖，加入粥中服食。日1剂，连服数日。适于气不摄血所致的过敏性紫癜。见《常见病食疗食补大全》。

【人参茉莉花茶】东北五年老参、茉莉花、黄芪、绿茶。水煎。不拘时，代茶饮。功能补气虚。适用于气短乏力，病后亏虚，倦怠神疲，自汗不已，饮食不香，心悸，口干。（黑龙江省铁力市参花茶厂生产，黑龙江中医学院监制）。

【人掺胡桃鸡汤】人参10克，核桃肉300克，鸡肉600克，姜15克，精盐10克，葱20克，绍酒15克，鲜菜心150克，味精1克。将人参烘干研成粉末。净核桃肉压成茸。菜心人开水中汆一下，漂入清水中。姜、葱洗净。鸡肉洗净。鸡肉、清水、姜块、葱节放锅中，烧开后撇去泡沫，再加绍酒，移小火上炖至鸡肉熟透，拣出姜、葱，加核桃茸，精盐炖几分钟。将鸡肉切成约长4厘米、宽1.5厘米的条。鲜菜心放碗内，肉条放上面，人参粉末、味精入汤中焖几分钟，搅匀注入碗中。功能补肺纳肾。适应于肺肾气虚所引起的咳喘不止，动则尤甚，呼吸短促难续，气怯声低等症。见《养生食疗菜谱》。

【人参桂圆蜜膏】人参50克（或党参250克），蜂蜜250克，桂圆肉120克。人参（或党参）、桂圆加水同煎3次取汁，每次煎30~40分钟，混合煎液，浓缩至略呈黏稠状，加蜂蜜，用文火熬膏。每次1汤匙，开水冲服，日2次。功能益气健脾养心。适用于脾胃虚弱，心血不足之身体消瘦，精神不振，乏力倦怠，食少懒言，腹泻，心悸等症。见《良药佳馐》。

【人参灵芝丹参散】人参30克，灵芝60克，丹参90克。将三者共研细末。每服3克，日2次，温开水送下。功能补气活血通络。适用于心气虚夹瘀之冠心病。见《疾病的食疗与验方》。

【人参鸽蛋银耳汤】人参粉3克，鸽蛋12克，银耳25克，熟火腿30克，水发冬菇10克，鸡汤750克，精盐3克，熟鸡油10克。将银耳去净灰渣，用温水浸泡稍软，换七八十度热水发胀。剪去蒂，用60度温水洗净，入碗内上笼蒸10分钟，至松软取出，滗去水，放入有热鸡汤的锅内烫一下捞起。选用直径10厘米的碟子2只，抹上熟猪油，每个碟子内打入鸽蛋1个。将火腿、冬菇分别切成直径1厘米的圆形薄片各12片，分别放鸽蛋的两侧，然后入蒸锅内，蒸熟取出稍凉后，用竹片沿着鸽蛋的边拨一圈。入汤碗内，倒入热水，漂去油腻，滗去水待用。沙锅置旺火上，舀入鸡清汤，加盐烧开，去净浮沫，倒入银耳烧开，淋入熟鸡油，盛入大汤碗内，将鸽蛋摆放在汤面上。功能补气益肾，滋阴润肺。适用于肺脾气虚，肾虚所致的气短自汗，食欲不振，头晕心悸，腰膝酸软等症。见《养生食疗菜谱》。

【八仙糕】炒枳实、土炒白术、山药、山楂、白茯苓、莲实、党参各5克，炒陈皮3克，粳米粉600克，糯米粉400克，白糖100克。莲实用温水泡后去皮、心，与它药同放锅内，加水，用武火烧沸后转用文火煮30分钟取汁；粳米粉、糯米粉、白糖、药汁合匀，揉成面团，做成糕，上笼蒸30分钟。作早餐食用。功能益脾胃，止泄泻。适用于脾胃虚损，泄泻等症。见《中国药膳》。

【八宝饭】①薏米、白扁豆、莲实、核桃肉、桂圆肉各50克，红枣20枚，糖青梅25克，糯米500克，白糖100克。薏米、扁豆、莲实用温水泡发4小时，洗净；莲实去皮、心；红枣洗净，用水泡发；核桃肉炒熟，与桂圆肉、糖青梅分别装入盆内备用；糯米淘净，放另盆内，加水上笼用武火蒸熟；大碗内涂猪油、将诸材料放入碗底，摆成菊花形或梅花形等图案，上放糯米饭，再上笼蒸25分钟，取出，扣入圆盘内，或加白糖。随意服食。功能补脾益肾。适用于脾肾两虚之食少乏力倦怠，遗精，尿频，浮肿，虚喘等症。见《民间食谱》。②江米200克，去核蜜枣、核桃仁、松子仁各15克，加工莲子、金糕条各25克，葡萄干、瓜子仁、青梅各10克，白糖150克，桂花卤5克，猪油、水淀粉各25克。江米淘净浸泡10分钟，捞入开水锅内煮至八成熟，再捞入有屉布的蒸笼内蒸熟取出，加白糖50克，猪油、桂花卤各2.5克拌匀；枣、青梅、金糕分别切小丁；桃仁、葡萄干、松子仁、瓜子仁洗净，除金糕丁外，分别码在大碗底，上放拌好的江米饭，按平，上屉蒸过，取出，扣在大盘内。锅内加清水300克、白糖100克、桂花卤2.5克煮沸，勾薄芡浇在江米饭上，撒上金糕丁。早晚服食。功能养心神，补气血。适用于贫血，失眠，心悸，体质虚弱等症。健康人食用可增强食欲，使睡眠良好，防病健身。见《滋补保健药膳食谱》。

【八宝粥】①芡实、山药、茯苓、莲肉、薏苡米、白扁豆、党参、白术各6克，大米100克，糖适量。将前8味中药，加水共煮40分钟，捞出党参与白术之药渣，再入淘干净的大米，继续煮烂成粥。分顿调糖食用，连吃数日。适用于体虚乏力，虚肿，泄泻等症。见《方脉正宗》。②芡实、薏苡米、白扁豆、莲肉、山药、红枣、桂圆、百合各6克，大米150克，糖适量。将前8味，加水共煮40分钟，再加入淘洗净的大米，继续煮烂成粥。分顿调糖食用，连吃数日。适用于体虚乏力，虚肿，泄泻，失眠，口渴，咳嗽少痰等症。（验方）。

【八仙藕粉】 藕粉200克，白茯苓、炒白扁豆、莲肉、川贝母、山药各5克，白蜜20克，人乳1杯。共为细面，与藕粉拌匀，服时调入白蜜、人乳。早晚餐用。功能益气健脾，消食止泻。适用于脾胃虚弱之食少便溏，倦怠乏力及一切虚劳杂症。见《经验广集》。

【八宝全鸭】 净填鸭1只（约重2000克），江米150克，香菇、笋、莲子各15克，核桃仁、龙眼肉各10克，熟火腿、虾仁各30克。葱段20克，鲜姜8克，大料3克，精盐4克，味精、料酒适量；净鸭放入热水锅中翻氽一下捞出，用冷水洗净；江米淘洗干净；莲子用温水泡软，去皮、心，分成两片；香菇、笋、火腿、虾仁切丁。取一大碗，放入江米、香菇、核桃仁、龙眼肉、莲子、笋、火腿丁、虾仁丁，加水上笼用旺火蒸熟，制成八宝江米饭。铝锅内放半锅水，烧沸后，入鸭，加葱段、姜片、大料，再沸转微火煮至鸭九成熟时捞出。将煮鸭原汤内的调料捞出，撇去油，过箩备用，待鸭晾凉，从脊背处将骨退出，脯朝下码放在一大碗内，碎鸭肉放在上面，摊上八宝江米饭，上笼用旺火蒸透，合在鸭池内（专盛鸭子的器皿）。把炒勺烧热，倒入煮鸭原汤，加料酒、精盐，沸后调入味精，浇在鸭上食用。功能补肾健脾。适用于脾肾两虚之食欲不振，消化不良，乏力倦怠，腰膝酸软，小便清长，浮肿等症。健康人食用，可使精力充沛，记忆力增强，食欲旺盛，提高抗病能力。见《滋补保健药膳食谱》。

【八宝薯蓣糕】 鲜山药250克，赤小豆150克，芡实米30克，白扁豆、云茯苓各20克，乌梅4枚，果料及白糖适量。将赤小豆制成豆沙，加白糖调匀待用；云茯苓、白扁豆、芡实米共研成细末，加少量水蒸熟。鲜山药蒸熟去皮、压碎、加入茯苓等蒸熟的药，拌成泥状，在盘中薄薄铺一层，再铺一层豆沙，如此铺穴、七层，成千层糕状，在最外层及上层点缀果料，上笼蒸熟取出。以乌梅、白糖熬成浓汁，浇在糕上。功能消食和中，健脾止泻。适用于脾胃虚弱之大便稀溏，肠鸣，浮肿，饮食不佳，食后腹胀，身倦无力，面色无华等症。见《疾病的食疗与验方》。

【八宝糯米粥】 糯米500克，苡仁30克，白扁豆50克，莲子50克，红枣20个，核桃肉50克，龙眼肉50克，糖青梅20克，熟猪油50克，白糖100克。将苡仁、白扁豆、莲子肉用温热水泡胀，莲子去皮去心洗净，糯米淘洗干净。以上四样入笼蒸熟。红枣洗净，用温水发胀。大蒸碗1个，用猪油10克抹于碗内，用糖青梅、龙眼肉、大枣、桃仁、莲肉、白扁豆、苡仁摆成喜字形或寿字形，加入糯米饭，入笼蒸20分钟后，翻扣在大圆盘中间，将熟猪油与白糖溶化后淋在八宝糯米饭上面。功能健脾，养胃，滋肾，益阳。适用于由体弱而引起的少食，消渴，便溏，浮肿等症。见《养生食疗菜谱》。

【八宝启脾蛋糕】 党参20克，白术20克，茯苓20克，陈皮15克，山楂15克，炙草12克，泽泻15克，生猪油500克，鸡蛋600克，蜜枣120克，面粉600克，白糖600克，酥桃仁60克，蜜樱桃60克，黑芝麻15克，莲子粉50克，山药粉50克。将七味中药去净灰渣，加工烘干研末。生猪油去皮，切成小指头粗的颗粒；蜜枣去核，与桃仁切成薄片；蜜樱桃对剖。鸡蛋去壳打入缸内，加白糖，用竹扫帚顺着一个方向掸35分钟，将面粉、中药粉末、莲子粉、山药粉筛入，轻轻搅散，加入生猪油粒、桃仁片、樱桃合匀。将木方箱架入笼内，箱内垫细草纸一层，舀入调好的蛋浆料擀平，嵌上枣片，撒上黑芝麻，用旺火沸水蒸熟，熟后翻于案板上，揭去草纸，再翻面，切成菱形块。功能健脾开胃，消食止泻。适用于脾胃虚弱所引起的疲乏无力，消化不良，泄泻等症。见《养生食疗菜谱》。

【九仙糕】莲实、山药、白茯苓、薏米各5克，炒麦芽、炒白扁豆、芡实各3克，柿霜2克，白糖500克，糯米粉1000克。莲实用温水泡后去皮、芯，与它药同放锅内，加水，用武火烧沸后转用文火煮30分钟取汁。把糯米粉、白糖、药汁合匀，揉成面团，做成糕，上笼武火蒸30分钟。作早餐服食。功能补益脾胃。适用于脾胃虚弱，元气亏损之食少便溏，身体瘦弱等症。见《中国药膳》。

【三丁汁】胡萝卜、青（白）萝卜、土豆、调料适量。前3味去皮、切小丁，入沸水中烫一下，用冷水冲凉，沥干。把少许植物油烧热，放花椒炸焦（不可糊），弃去，放姜片稍炸，加水，沸后下三丁，加醋、盐、糖，用小火熬至汤成浓汁。随意服食。功能补中益气，强健身体。适用于中气不足，体质虚弱等。尤宜于小儿。见《良药佳馐》。

【三仙糕】人参3克，白莲米5克，山药、白茯苓、芡实各10克，糯米粉、粳米粉、白糖各1000克。将五味药共研极细粉，与糯米粉、粳米粉、白糖混匀，加适量水，揉成面团。把面团搓成长条，切小块，制成糕状，上笼用武火蒸25～30分钟至熟透。随意服食。功能健脾胃，补元气。适用于脾胃虚弱，饮食不进等。见《中国药膳大全》。

【三合一粥】红衣花生、玉米碴、大米各100克。玉米碴、花生加水煮至五成熟，入大米，再加适量水，以小火熬成厚粥。随口味加糖服。功能滋养补虚，下乳。适用于病后体虚或哺乳期妇女。见《膳食保健》。

【三珍甜饭】赤豆250克，莲子60克，糯米500克，白糖、猪油各适量，糖腌红丝、绿丝、桂花各少许将赤豆除去杂质，洗净，入锅加冷水适量，煮至极烂，离火。搅碎成稀泥糊，用大纱布袋将赤豆泥糊装入。边拧边加水，进行洗沙，直至袋内剩下渣壳，弃渣。将经过布袋过滤的赤豆水，进行沉淀，约1小时后，慢慢倒去上面的清水，沉下的就是赤豆沙。起油锅，先放猪油三匙，用中火烧热油后，倒入豆沙，翻炒三分钟，再加白糖五匙。继续翻炒，将豆沙与白糖拌匀，又不使焦底，10～15分钟，白糖溶化，豆沙发热，发亮时，离火，盛起。莲子用开水泡胀，浸1小时，剥衣去心。糯米用冷水淘干净，用冷水浸2小时，捞出滤干。准备小蒸笼一层，垫好纱布，将糯米倒入，均匀摊开，加盖。旺火蒸20分钟，至蒸气直冒，饭熟时，加猪油一匙，白糖一匙，拌匀，备用。用大磁盆一只，在盆内涂上猪油少许，撒上红丝、绿丝、桂花，并把莲肉放在盆底，均匀摊开。将一半量的糯米饭放上，摊成碗形，放入豆沙。把剩下的一半糯米饭放在上面摊平。用旺火隔水蒸2小时，离火。用大磁盘覆盖在磁盆上，将三珍甜饭翻倒入盘中食用。作早餐或当点心吃，每次一小碗，不宜过量。功能健脾胃，补肺气，利水湿，固肾气。适应于胃及十二指肠溃疡等病，久病体虚，下肢水肿者，尤为相宜。见《常见慢性病食物疗养法》。

【三鲜芋茸】芋艿（芋头）250克，虾米25克，猪瘦肉50克，香菇5只，蒜2

瓣，调料适量。芋艿煮熟去皮，压成泥；猪肉切成米粒状，加适量黄酒、酱油渍10分钟；香菇水发后切成米粒状；蒜拍成蒜茸。油烧热，爆香蒜茸，下肉米煸炒后，加入菇米及水发过的虾米，倒入少许黄酒和水，沸煮2分钟后调入盐、白糖、味精，入芋艿，拌匀，淋上猪油。佐餐用。功能补益脾胃，解毒消肿。适用于痈肿，瘰疬等。淋巴结核患者可常服。见《膳食保健》。

【干烧黄芪鱼】 鲫鱼500克，黄芪35克，白茯苓30克，猪肥瘦肉160克，姜末10克，酱油13克，蒜末10克，泡辣椒1根，醪糟汁30克，葱白20克，精盐1克，清汤300克，麻油25克，白糖1克，绍酒15克，熟猪油140克，芽菜15克。将黄芪、茯苓去灰渣加工烘干成末。鱼去鳞鳃及内脏洗净，在鱼两侧背部剖三、四刀，抹上中药粉末和盐。泡辣椒去蒂、籽，切成节，芽菜洗净切碎。肥瘦肉剁成绿豆大的粒。油入锅中烧热后放入鲫鱼，炸起皮捞起。放入肉粒炒酥，加入泡辣椒、姜、蒜、葱炒出香味，下酱油、绍酒、醪糟汁、清汤、炸鱼，移小火上烧10分钟，翻面再烧至汁干油亮，淋上麻油。功能益气补脾，利水消肿。适用于脾胃气虚所引起的食欲不振，消化不良，水肿，子宫脱垂，乳少等症。见《养生食疗菜谱》。

【大枣汤】 大枣15个。大枣洗净，浸泡1小时，用文火炖烂。每服1剂，日3次，7天为一疗程。功能健脾益气止血。适用于脾虚气弱，食欲不振，气血两虚，脾虚不能摄血之发斑（阴斑）。现多用于过敏性紫癜。阳斑不宜用。见《常见病的饮食疗法》。

【大麦片粥】 羊肉1000克，草果5克，老姜10克，大麦粉1000克，豆粉1000克，调料适量。羊肉、草果、姜洗净，姜拍破。大麦粉、豆粉加水揉成面团，擀成面片待用。羊肉、草果、姜放锅内，加适量水，用武火烧沸后转用文火烧至肉熟捞出，下入面片，待熟，调入食盐、胡椒粉、味精。早晚温热服食。功能补中益气，温胃散寒。适用于脾胃虚弱，胃肠寒冷等症。见《饮膳正要》。

【大麦米粥】 大麦米50克，红糖适量。将大麦米碾碎，如常法煮作粥，熟后调入红糖。适量食用。适用于小儿脾虚所致的消化不良，停食等症。见《常见病食疗食补大全》。

【大米荔果粥】 荔枝干果5个，怀山药30克，莲子10克，大枣10枚，粳米30克。上诸味依常法同煮作粥，任意食用。功能健脾胃，止泄泻。适用于脾虚泄泻，气弱乏力。（验方）。

【大蒜烧鲫鱼】 鲫鱼1条（约250克），大蒜10克。鲫鱼去鳞及内脏、洗净。大蒜去皮，装入鱼腹内，外裹干净白纸，用水湿透，放入谷糠内烧熟。日1剂，蒜、鱼全食。功能健脾补虚，化气行水。适用于脾肾两虚，水肿胀满等症。现多用于肾炎水肿，心脏病水肿，营养不良性水肿。阳水及有外感发热者不宜用。见《新中医》。

【大米人参姜汁粥】 大米50克，人参末、姜汁各10克。将大米依常法煮作粥，加入人参末、姜汁，搅拌均匀。早晚餐服食。适用于血虚气脱所致的产后出血。见《常见病食疗食补大全》。

【大枣陈皮竹叶汤】 大枣5枚，陈皮5克，竹叶7克。将三者水煎取汁。日1剂，分2次饮服，连用3～5剂。功能健脾益气止涎。适用于小儿流涎症。见《家庭药膳手册》。

【万寿药酒】 红枣1000克，菖蒲、川郁金各30克，全当归60克，五加皮、陈皮、茯神、牛膝、麦冬各30克，红花15

克，烧酒12千克。将上药切碎，盛入绢袋，以酒浸泡，坛口密封，隔水加热半小时，取出放凉，埋土中数日出毒后饮用。日2次。功能益气养血。适用于心血不足，湿浊内阻，精神不振，神志不宁及肝肾不足，筋骨乏力等症。（经验方）。

【口蘑烩豆腐】口蘑15克，豆腐1小块，火腿末、豌豆各10克，调料适量。口蘑泡开后洗净，泡蘑菇水澄清待用；豆腐切长条形，用开水烫后捞出沥水。锅内放鲜汤及泡蘑菇水，烧开，放入口蘑、豆腐、火腿末、豌豆，加盐，炖煮10分钟，勾芡，调入味精，淋少许麻油。佐餐食。功能补气健脾益胃。适用于肺病，白血球减少，婴幼儿缺铁、缺钙等症。见《良药佳馐》。

【山药泥】山药750克，小麻油170克，蜜桂花1克，白糖250克，麻糖片50克，蜜冬瓜条5克，芝麻10克，蜜橘饼15克。嫩山药洗净去皮入盘，上笼用旺火蒸烂取出，压成泥盛碗。麻糖片、蜜橘饼、蜜冬瓜条均切成细末，放山药碗内，加小麻油25克、芝麻5克、白糖50克拌匀，再上笼用旺火蒸至山药泥发泡时取出。麻油150克烧至四成热时，倒入山药泥，加白糖150克、芝麻5克炒匀，约2分钟，见山药泥不粘铲而糖呈丝时取出，撒上蜜桂花。随意服食。功能补脾和胃。适用于脾胃虚弱或脾胃不和，食少纳呆，消化不良等症。见《良药佳馐》。

【山药面】①面粉3000克，山药粉1500克，鸡蛋10个，老姜5克，豆粉200克，调料适量。3粉与鸡蛋同放盆内，加水及盐揉成面团，擀成薄面饼，切成面条。锅水烧沸，加猪油、葱、姜，下入面条，煮熟，调入味精。早晚餐温热服食。功能健脾补肺，固肾益精。适用于脾虚泄泻，久痢．虚劳咳嗽，消渴，遗精，带下，小便频数等。见《饮膳正要》。②白面适量，鸡蛋2个，山药、羊肉各250克，生姜适量，豆粉少许，调料适量。山药煮熟研泥，与面、蛋清、豆粉、姜汁揉成面团，做面条，下沸水锅煮熟。羊肉切丁，用好肉汤炖熟，与葱、盐同拌面食。早晚餐温热服食。功能补虚羸，益元气。适用于身体虚弱及病后、产后体弱。见《家庭食疗手册》。

【山药粉】干山药、白糖各适量。将干山药一半炒熟，一半生用，共研细末。每服30克，加白糖适量，米饮调下。功能补脾气，益脾阴。适用于脾胃虚弱，呕吐，不思饮食，脘腹胀满等；或噤口痢呕吐恶心，不能食等。见《食疗本草学》。

【山药粥】①山药50克（研末），白粳米30克。上2味共煮作粥，任意食用。功能健脾，固肠。适用于脾虚泄泻。不思纳食。见《寿世青编》。②山药30克，小米50克。将山药研为细末，与小米共煮粥，日服3次。功能健脾益气。适用于脾虚气弱，食少便溏。（验方）。③生怀山药30克，玄参10克。先煎玄参，去渣取汁，候凉将山药为末入其中，慢火搅拌，到熟成粥，空腹食用。功能健脾养血。适用于脾胃虚弱，气血不足，纳食不香，口干喜饮，大便秘结。见《医学衷中参西录》。④精羊肉100克，生山药50克，粳米100克。将羊肉与生山药分别煮至极烂，剁如泥状，后于羊肉汤内相和，并下米煮粥。空腹食。功能益气补虚，温中暖下。适用于虚劳羸瘦，产后虚冷，寒疝腹痛等。见《饮膳正要》。

【山药糕】山药500克，面粉150克，澄沙馅250克，京糕250克，白糖250克，香精、红色素、绿色素各少许。将山药洗净，上屉蒸烂，晾凉。面粉蒸熟。白糖分成两份，1份加红色素拌成粉红色糖粉，另

1 份加绿色素拌成浅绿色糖粉。在拌糖粉时加少许香精。将蒸好的山药剥去外皮，搓成泥状，加 50 克熟面粉，揉成面团，再分成两块。取 1 小块山药面团，擀成四寸见方的块，再把澄沙馅擀成同样大小的块，放在山药面块上。把京糕切成 1 分厚的片，铺在澄沙馅上面。把另一块山药面团，擀成同样大小的两块，放在京糕上铺平。然后改刀切成同样大小的两块。将其中的 1 块撒上粉红色的糖粉，另一块撒上浅绿色的糖粉。把红、绿山药糕拼好，切成四条，再把每条各切成 5 块，上屉蒸熟。功能补肾精，固肠胃。适用于肾虚遗精，腰膝酸软，脾虚泄泻等症。见《患者保健食谱》。

【山栗粥】栗子 150 克，粳米 100 克。先将栗子煮熟，入米煮粥食之。功能健脾养胃，补肾强筋。适用于脾虚气弱，肢体软弱，头旋手颤，食饮不下，泄泻下利。亦可治反胃，呕吐，风痹麻木不仁。见《遵生八笺》。

【山药包子】面粉 350 克，红橘饼 50 克，白糖 300 克，茯苓 50 克，苏打 5 克，蜜饯瓜条 50 克，熟猪油 100 克，山药粉 100 克，发酵面 50 克。将山药粉、茯苓粉放入大碗内，加清水调成糊状发胀后，入笼内蒸 30 分钟取出，与面粉、发酵面和清水反复揉成面团，用湿纱布盖上待其发酵，大约 2 小时，加入苏打于面团中反复揉匀，用纱布盖上 20 分钟后，搓成长条，做成 50 个面剂，撒上面粉。将红橘饼、瓜条切成小粒，与白糖、熟猪油揉成馅心，分成 50 个。将面剂按成直径 7 厘米的圆皮，中间稍厚，作包子，入笼置旺火开水蒸约 15 分钟。功能益脾肾，补气阴，涩精气。适用于由脾肾虚弱所致食少及消渴、尿频、遗精、遗尿等症。见《养生食疗菜谱》。

【山药汤圆】①山药 50 ~ 150 克，白糖 90 克，糯米 500 克，胡椒粉少许，或芝麻粉 50 克。山药洗净，剁成碎末，置碗内，上笼蒸熟后，加白糖、胡椒粉、或芝麻粉，拌匀成馅。糯米用冷水浸泡 3 小时后磨成水磨糯米粉，揉成面团，做成汤圆坯子，包上馅，入沸水锅中煮熟。服 1 小碗，早晚温热食。功能补脾益肾。适用于脾虚食少，久泄，久痢；肾精亏损，腰膝酸软，消渴尿频，遗精早泄，带下，白浊等症。若用于糖尿病，则去白糖。连用 3 ~ 5 日。见《刘长春经验方》。②山药 150 克，水磨糯米粉 300 克，白糖 150 克，桂花卤适量。制法、功用等均同①。见《滋补保健药膳食谱》。

【山药鸡肫】鸡肫 250 克，鲜山药 100 克，青豆 30 克，生姜、葱各 10 克，料酒 15 克，精盐 2 克，酱油 5 克，白糖 3 克，胡椒粉、味精各 1 克，湿淀粉 50 克，香油 3 克，鸡汤 50 克，菜油 500 克（实耗 70 克）。将鸡肫洗净切成薄片；姜洗净切成姜末、葱切成葱花；鲜山药洗净、煮熟、切成片。肫片放碗中，加精盐、料酒、胡椒粉拌匀码上味；另用一碗放入酱油、白糖、味精、鸡汤、湿豆粉兑成滋汁。把锅烧热，用油滑锅后，注入菜油，待烧至六成热时，下肫片划散，倒入漏勺沥去油。锅内留底油约 50 毫升，下姜末，煸香后，入青豆、山药片翻炒几下，倒入兑好的滋汁芡翻匀，撒上葱花、淋上香油，起锅装盘。佐餐食。功能健脾和胃，消食化积，固肠止泻。适用于脾虚食少，食后腹胀，呕吐反胃，及小儿疳积等。见《家庭药膳》。

【山药大枣粥】山药 30 克，大枣 10 枚，薏米 20 克，糯米 30 克，干姜 3 片，红糖 15 克。按常法共煮作粥服食。日 3 次，连续服用半月至愈。适用于脾胃虚弱所致的慢性腹泻，久泻不愈，时发时止，大便溏稀，四肢乏力等症。（验方）。

【山药芝麻酥】鲜山药 300 克，黑芝麻

15克，白糖120克，菜油500克（实耗70克）。将黑芝麻淘洗干净，炒香待用；鲜山药削去皮，切成菱角块。锅置火上，注入菜油，待烧至七成热时下山药块，炸至外硬、中间酥软、浮于油面时捞出。炒锅烧热，用油滑锅后，放入白糖，加少量水溶化，待至糖汁成米黄色，倒入山药块不停地翻炒，使外面包上一层糖浆，直至全部包牢，撒上芝麻，装盘服食。功能补脾胃，益肺肾，润五脏。适用于脾虚少食乏力；肺虚久咳气喘；肾虚遗精尿频，须发早白等症。经常食用能防癌、抗衰老。见《家庭药膳》。

【山药羊肉汤】羊肉500克，山药50克，调料适量。羊肉剔去筋膜、洗净，入沸水中焯去血水；山药用清水润透后切成2厘米厚的片。2味同置锅内，加适量水、葱白、姜、胡椒粉、黄酒，用武火烧沸后，撇去浮沫，转用文火炖至羊肉熟烂，捞出。把羊肉切成片，装入碗内。再把原汤除去葱、姜，加盐、味精搅匀，连同山药一同倒入羊肉碗内。早晚温热服食。功能补脾胃，益肺肾。适用于脾肾两虚之少食倦怠，便溏腹泻，水肿，遗尿，遗精，肺虚久咳，妇女白带过多，小儿营养不良等。见《民间食谱》。

【山药芡实粥】山药、芡实各25克，薏米100克。将山药、芡实、薏米相和同煮粥。空腹食。功能健脾益气，涩精敛汗。适用于脾虚气弱，久泄久痢，遗精，带下，多汗等症。（验方）。

【山药豆腐汤】山药200克，豆腐400克，蒜1瓣，调料适量。山药去皮、豆腐用沸水烫后分别切丁。花生油烧至五成热，爆香蒜茸，倒山药丁翻炒，加适量水，待沸，入豆腐丁，加酱油、盐煮沸，撒上葱花，淋上麻油，调入味精。佐餐用。功能补肾固涩，健脾益胃。适用于遗精，白浊，带下，小便频数，脾胃虚弱症等。见《膳食保健》。

【山药杏仁粥】山药、粟米各500克，杏仁1000克。山药煮熟，烘干；粟米炒熟，共为面。杏仁去皮尖、炒熟，为面。每晨空腹时用白汤调杏仁面10克，山药、粟米面适量，入酥油少许。或将三料拌匀，用时取适量，用开水调糊亦可。作早点用。连服7～10天。功能补脾益气，温中调肺。适用于脾肺不足之倦怠乏力，食少便溏，寒饮咳嗽等症。见《家庭食疗手册》。

【山药软炸兔】兔肉250克，山药40克，姜、葱、料酒各15克，精盐2克，酱油10克，白糖3克，味精1克，鸡蛋2个，湿淀粉50克，化猪油600克（实耗75克）。将山药切片、烘干、研细末；生姜洗净切片、葱切长段。兔肉洗净去筋膜，切成约2厘米见方的块，放入碗内，加料酒、精盐、酱油、白糖、姜、葱、味精拌匀，腌20分钟。鸡蛋去黄留清，加入山药粉和湿淀粉搅匀，调成蛋清糊倒入兔肉内和匀，使糊均匀地粘附在兔肉上。净锅置火上，放入猪油，待烧至八成热，逐块放入兔肉，略炸一下捞出，待第1次炸完后，同时倾入锅内，反复翻炸，当炸至金黄色时捞出装盘。佐餐服食。功能补益脾胃，滋补肺肾。适用于脾胃虚弱之食少，乏力，懒言；或邪热伤阴的口渴，消瘦等症。冠心病、动脉硬化、糖尿病患者尤宜。见《家庭药膳》。

【山药扁豆糕】山药200克，鲜扁豆、陈皮各50克，红枣500克。山药洗净去皮，切成薄片；枣肉、鲜扁豆切碎；陈皮切丝，同置盆内，加水调和，制成糕坯，上笼用武火蒸20分钟。早餐温热服食。每次50克。功能健脾止泻。适用于脾气虚弱，大便溏薄或泄泻不止，面黄肌瘦，乏力倦怠等症。见《中国药膳学》。

【山药莲子汤】山药、莲子、薏苡仁各30克。莲子水泡后去皮、心，与洗净的山药、薏苡仁同置砂罐内，加水500克，用文火煮熟。日1剂，分2次温服。功能健脾益气，升阳除湿。适用于脾虚湿浊下流之带下色白或淡黄无臭，如涕如唾，连绵不断，面色㿠白，四肢不温，神疲食少，便溏等症。见《中国药膳学》。

【山药莲苡汤】山药、莲子、薏苡仁各30克。将莲子去皮、心，与另两者同放锅中，加水500克，用文火煮熟。日2次，连用5～7天。功能补脾益肾。适用于身体虚弱及脾虚湿盛之白带过多等。见《家庭药膳手册》。

【山药蛋黄粥】山药50克，鸡蛋黄2个。将山药研碎过筛，和水适量，煮2～3沸，入蛋黄煮作粥。空腹服食。日3次。适用于泄泻日久，肠滑不固症。(验方)。

【山药蒸野鸭】野鸭1只，约重1300克，怀山药25克，党参25克，鸡内金15克，砂仁10克，姜片25克，炙草6克，葱节3根，胡椒面2克，绍酒10克，精盐12克，生鸡油50克。将党参、砂仁、怀山药、鸡内金、炙草去净灰渣，加工烘制成粉末。鸭宰杀、放尽血、烫去毛，剖腹去内脏、洗净，入开水中氽一下，用干净布揩去水，将精盐5克、绍酒、中药末兑成汁，在鸭身内外抹均匀，放蒸盆内，加姜片、葱结、胡椒面、鸡油，用湿绵纸封住盆口，入笼，旺火蒸2小时至炮透，取出揭去湿绵纸，拣去姜、葱、鸡油渣。此菜蒸时不宜加汤汁，使药力进入肉质内，保持原汁原味，又称“旱蒸砂仁鸭”。功能补脾益胃，助消化。适用于脾胃气虚所引起的食欲不振，消渴，体倦乏力等症。见《养生食疗菜谱》。

【山药粳米粥】鲜山药（或干品60克）120克，粳米100克。将上2味共煮作粥。早晚服食。适用于慢性肠胃炎。见《常见病食疗食补大全》。

【山莲葡萄粥】山药、莲实、葡萄干各50克，白糖少许。山药洗净，切薄片；莲实用温水浸泡后去皮心；葡萄干洗净。三者同置锅内，加水，用武火沸后转用文火煮至熟，调入白糖。早晚餐温热服食。功能补益心脾。适用于面色㿠白，乏力倦怠，形体虚弱，腹胀便秘等症。见《民间验方》。

【山药天花粉汤】山药、天花粉各30克。水煎。1日分2次服完。功能补脾生血。适用于再生障碍性贫血。见《家庭药膳手册》。

【山药羊肉鸡蛋面】山药、羊肉各250克，白面、豆粉各适量，鸡蛋2个，调料适量。山药煮熟研泥，与白面、豆粉、蛋清合匀，切条，入沸水锅中煮熟。羊肉切丁炒熟，加葱段、精盐、味精调匀，拌面食。作主食用。功能补脾胃，益元阳，降血糖。适用于脾胃虚弱，乏力倦怠，食欲不振，消化不良，糖尿病等。见《良药佳馐》。

【川芎黄芪粥】川芎6克，黄芪15克，糯米50～100克。川芎、黄芪水煎取汁，与糯米煮成粥。早晚温热服食。功能补气安胎。适用于胎动不安。见《中国药膳学》。

【小枣石榴】小枣250克，白糖150～250克，面粉100克。枣洗净，去核研泥，加白糖拌匀作馅。酵面兑碱，揉匀搓条，下料包馅，捏成石榴形，上笼蒸熟。作点心用。功能补血健脾。适用于体虚气弱，倦怠乏力，食欲不振等症。见《良药佳馐》。

【小米大枣粥】①小米30～50克，大枣20枚，红糖适量。将小米、大枣煮作粥，熟后调入红糖。随意服食。适用于小儿脾虚证。见《常见病食疗食补大全》。②小米50克，花生米30克，大枣10枚，蜂蜜30克。前三味加水煮作粥，入蜂蜜搅匀。空腹食用。功能和脾润肺止咳。适用于肺燥咳嗽。（验方）。

【小米羊胎粥】小米50克，羊胎1只（去内脏洗净）。先煮羊胎后入小米熬成粥。粥肉同食，日服2次。功能补肾益气，止咳纳气。适用于腰膝无力，久咳气喘，动则喘甚。（验方）。

【小麦山药粥】小麦仁100克，怀山药50克，白糖适量。上2味同捣为碎末，加水煮作粥，白糖调。随意服食。适用于脾胃虚弱所致的胃脘冷痛，大便溏薄，消化不良等症。（验方）。

【小麦稻根茶】浮小麦、糯稻根各30克，大枣10枚。水煎数沸、去渣。不拘时，代茶频饮。功能补气虚。适用于气虚不固，自汗，形寒肢冷者。见《食物与治病》。

【小麦糯米粥】小麦仁60克，糯米30克，大枣15枚，白糖少许。将前3味洗净，共煮作粥，入白糖令溶。日2次。适用于病后脾虚，盗汗，自汗等症。（验方）。

【小枣粟米粥】小枣50克，粟米100克，红糖50克。将小枣（劈）与粟米共煮作粥，加入红糖令溶。随意食用。适用于脾胃虚弱，口渴。对产妇亦有补益作用。（验方）。

【小麦黄芪牡蛎汤】小麦30克，黄芪15~24克，生牡蛎18克。将牡蛎先煎，30分钟后下黄芪、小麦同煎，再煎60分钟，饮汤。日1剂。功能益气固表止汗。适用于气虚自汗症。见《补品补药与补益良方》。

【王浆蜂蜜】王浆、蜂蜜各适量。将王浆与蜂蜜配成1%的王浆蜂蜜。4岁以下每服5克，5~10岁10克，10岁以上20克，日2次，20天为1疗程，连服3疗程。功能滋补强壮，益肝健脾。适用于病后虚弱，小儿营养不良，老年体衰等症。现多用治传染性肝炎。见《中国药膳学》。

【天仙面】糯米1035克，山药1200克。糯米水浸一夜，沥干，慢火炒令极熟，山药炒过，共研细末，收贮备用。每日清晨加白糖调（若加椒末少许亦佳），随意服食。功能滋补助孕。适用于身体虚弱，久不受孕之症。见《寿世编》。

【夫妻肺片】牛肉、牛杂（心、舌、千层肚、头皮）、卤水各2500克，花椒面15克，辣椒油、油酥花生米末、酱油各90克，味精、花椒、肉桂各3克，八角2.4克，盐、料酒各30克，芝麻面60克。将牛肉、牛杂洗净，把牛肉切成约250克重的块状。放入锅内，加清水（以淹过牛肉为度），用旺火烧开，肉呈白红色，撇去浮沫，沥去水。将牛肉、牛杂放入锅内，加入老卤水2500克，放入香料包（内装花椒、肉桂、八角）、料酒、再加清水4000克左右，用旺火烧开约30分钟后，改用小火烧1小时半，将火力压小，煮至牛肉、牛杂熟而不烂，先熟的先捞出，晾冷。将卤水用旺火烧开约10分钟后，取碗1只，舀起卤水150克（其余的留作老卤水，以备下次再用），加入味精、辣椒面、酱油及花椒面调成味汁。将凉冷的牛肉、牛杂等切成约1寸2分长、8分宽、半分厚的片子，混合均匀，淋上味汁拌匀，分盛若干盘，撒上油酥花生米末和芝麻面。功能温中补阳，益气补肺。适应于腰膝酸软，疲乏无力，畏寒，食欲不振，小便清长，大便溏，语声低微，气短等肺气虚及脾肾阳虚等症。见《滋补中药保健菜谱》。

【元白菜白糖饮】元白菜全棵，白糖适量。将元白菜洗净绞汁，入白糖，搅匀后饮用。服1小杯。可促进溃疡愈合，缓解疼痛。现多用于胃及十二指肠溃疡，疼痛等症。见《补品补药与补益良方》。

【云豆卷】 云豆500克，红枣250克，红糖150克，糖桂花适虽。云豆水发后文火煮至烂熟，稍冷，置布上搓成泥；红枣以水泡发后去核，煮至烂熟，加红糖、糖桂花拌压成泥，将云豆泥摊在案板上，平抹成1厘米厚的长条片，上面铺一层枣泥，纵向卷起，用刀与糕条垂直方向切成糕块。日1次，作早餐食用。功能健脾利湿。适用于脾胃虚弱，食欲不振，便溏，及水肿等症。见《清宫食谱》。

【木瓜曲】 木瓜120克，沉香、砂仁各9克，面粉适量。前3味共为细末，面粉糊为曲。每服10克，白开水冲服，日2次。功能健脾化湿。适用于脾虚湿困，脘腹冷痛，食少纳呆，呕吐呃逆，大便溏薄，腰腿酸痛，及腓肠肌痉挛等症。见《全国中药成药处方集》。

【五五酒】 粳米、黍米、胡麻、大麦米、小黑豆各1500克，龙眼肉、红枣肉、白果肉、胡桃肉、莲肉（去皮）、松子仁、柏子仁、杏核仁、芡实仁、薏苡仁、枸杞子、冬青子、菟丝子、复盆子、蒺藜子、巴戟天、甘菊、首乌各360克，五加皮240克，桑椹360克，白浆酒38200毫升，好烧酒22920毫升。五谷蒸熟，凉冷。其余诸药封入缸内，以汤煮3柱香，打开与五谷合在一起，烧酒浸21天，入白浆酒再浸49天。日3次，随意饮用。功能安脏补虚，润泽，驻颜，延年益寿。见《宝元带》。

【五白糕】 白扁豆50克，白莲子50克，白茯苓50克，白菊花15克，白山药50克，面粉200克，白糖100克。将扁豆、莲子、茯苓、白山药、菊花磨成细面，与面粉调匀，加水和面。或加鲜酵母令其发酵，发好后揉入白糖，上笼沸水武火蒸30分钟，至熟，切块。作主食。功能健脾除湿，增白润肤。适用于妇女面部黄褐斑（蕴湿型）。见《食用菌饮食疗法》。

【五君子饮】 茯苓、山药各12克，百合10克，大枣10枚，藕120克，白糖少许。茯苓、山药、藕切片，大枣去核，几味与百合同置锅内，加水适量，沸后文火煮30～40分钟，去渣留汁，加白糖搅匀。代茶饮用。功能滋肺补脾。适用于咳嗽痰中带血丝，或食少，大便不实等症。见《中国药膳》。

【五香牛鼻】 牛鼻肉500克，调料适量。牛鼻肉用沸水烫去黏液，用刀刮净，加水、姜、葱煮沸，去浮沫，加入黄酒、桂皮（1小块）、茴香（1粒）、盐、酱油，文火焖至酥烂，加白糖、味精，收汁起锅，冷后取牛鼻肉切片。随意服食。功能补虚安胎。适用于妇女妊娠二月左右，腰酸疼痛，或腹痛下坠等症。见《膳食保健》。

【五香参肚卷】 猪肚1个，升麻4克，砂仁10克，炒枳壳20克，党参25克，柴胡4克，胡椒面5克，五香粉30克，蒜末10克，姜末10克，精盐8克，醪糟汁30克，味精2克。将5味中药去净灰渣、烘干、研制成末。猪肚洗净切片。盐、中药末、五香粉、胡椒面、味精、姜、蒜末、醪糟汁调拌均匀，抹于猪肚片上，从内向外裹紧成卷，用麻绳均匀地捆扎好，挂在通风地方风干或烘干。吃时蒸熟，晾凉，切成圆片形。功能益脾胃，升清气。适用于脾胃气虚所致的胃脘饱胀，暖气，疲乏无力，气短，消瘦，胃下垂等症。见《养生食疗菜谱》。

【五香藕肉片】 糯米、瘦猪肉、五香粉、藕各适量。将糯米泡好，瘦猪肉剁碎，二者加五香粉同拌，纳入藕孔中炖熟，切片。随意服食。功能补中益气，健脾开胃。适用于小儿疳积，面黄肌瘦，乳食不多，神倦体乏，懒言少动等症。见《家庭药膳手册》。

【五彩野兔丝】去骨野兔肉250克，冬笋50克，香菇25克，火腿、熟鸡蛋皮、葱段、鸡蛋清、豆粉、调料各适量。将野兔肉去筋膜，切成火柴杆状的丝，漂尽血水，沥干后放碗里，加盐、料酒拌匀，再加蛋清、豆粉上浆；水发冬笋、熟香菇、熟火腿、蛋皮均切成细丝，生姜切末；取碗，放盐、味精、鲜汤、湿豆粉兑成汁待用；炒锅热后下猪油，待四成热时，下入浆好的兔肉丝，划散后捞出沥油；原锅留油少许，下姜末、葱段及冬笋、香菇、火腿、蛋皮丝炒一下，下入兔肉丝和兑好的汁，颠翻均匀，淋芝麻油，撒胡椒粉，起锅装盘。佐餐或单食。可护肝降脂。用作中老年人日常营养食品，并可用于冠心病、高血压、肝脏病。见《食用菌饮食疗法》。

【太子乌梅饮】太子参、乌梅各15克，甘草6克，冰糖（或白糖）适量。前3味水煎，加糖，代茶饮。功能益气生津。适用于夏季伤暑，耗气伤津，口渴，多汗，乏力等症。见《中国药膳学》。

【太子参烧羊肉】熟羊肋条肉350克，太子参75克，水发香菇、玉兰片各25克，鸡蛋1个，调料适量。太子参水煎取浓缩汁5毫升备用；羊肉切成薄片；鸡蛋、淀粉加糖色少许搅成糊，放入肉调匀；香菇、玉兰片皆切成坡刀片，同葱姜丝放在一起，将锅中油烧至五成热时下锅，炸成红黄色，出锅滗油；锅内留底油50克，入花椒10余个炸黄捞出，随将葱、姜、香菇、玉兰下锅煸炒，加入清汤400毫升及酱油、精盐、味精、料酒各适量，再将羊肉及太子参浓缩汁放入，烧至汁浓菜烂时，出锅盛盘。功能温中补虚，益气生津。适用于肺虚咳嗽，脾虚食少，虚劳瘦弱，精神疲乏，心悸自汗，产后虚冷，及年老气虚体弱等症。见《滋补保健药膳食谱》。

【牛乳粥】牛乳500克，粳米100克。将粳米煮粥，临熟下牛乳，调匀，稍煮。空腹食用。功能补虚损，益肺胃，生津润肠。适用于阴虚劳损，反胃噎膈，消渴，便秘。见《济众新编》。

【牛脾粥】牛脾1具，粳米100克。将牛脾洗净，每次用150克，细切，和米煮粥。空腹食之。功能健脾消积。适用于脾虚食滞，兼治痔疮下血。见《圣济总录》。

【牛奶鹑蛋】牛奶1杯，鹑蛋5个，白糖适量。牛奶煮沸后将鹑蛋逐个打入，加白糖适量。功能补益五脏，补充营养。适用于肋膜炎，心脏病，哮喘，神经衰弱，营养不良等症。见《滋补中药保健菜谱》。

【牛肉浓汁】牛肉500~1000克，切成小块，加水适量，以文火煮成浓汁，少加食盐调味，时时饮用。功能补益脾胃，滋养润燥。适用于脾胃虚弱，营养不良，面浮足肿，小便短少，或脾胃阴虚，口渴多饮等症。见《食疗本草学》。

【牛乳红茶】鲜牛奶100克，红茶、食盐适量。先将红茶熬成浓汁，去渣取汁，再把牛乳煮沸，盛在碗里掺加茶汁，同时加入适量食盐，和匀。日1剂。空腹，代茶缓缓温饮之。可令人体健美，皮肤润泽，为滋补之佳品。见《气功药饵疗法与救治偏差手术》。

【牛肚补胃汤】牛肚1000克，鲜荷叶2张，茴香、桂皮、生姜、胡椒、黄酒、盐各适量。牛肚先洗一次，后用盐、醋半碗，反复擦洗，再用冷水反复洗净；将鲜荷叶垫于沙锅底，放入牛肚，加水浸没，旺火烧沸后中火炖30分钟，取出切小块后复入沙锅，加黄酒3匙，茴香、桂皮少许，小火煨2小时，加盐、姜、胡椒粉少许，继续煨2~3小时，直至肚烂。每次饮汤1小碗，日2次，牛肚佐膳服食。功能补中益气，健脾消食。适用于胃下垂，脘腹闷胀，食欲不振等症。见《疾病的食疗与验方》。

【牛肚薏米汤】 牛肚1个，苡仁120克。牛肚用开水浇后，刮去表面黑膜，加水煮至八成熟时，再入苡仁，煮至薏米熟汤成，捞出牛肚切片，饮汤食肚。功能补中益气，除湿醒脾。适用于脾虚食少，口淡乏味，体倦无力，大便溏薄等症。见《强身食制》。

【牛乳燕窝汤】 燕窝6克，牛奶500克。将燕窝隔水炖熟，牛奶煮沸，相混后同服。功能益脾和胃，滋阴润燥。适用于胃气虚弱，胃阴不足，反胃呕吐，或噎膈，胃肠津液枯槁，饮食难下，大便燥结如羊屎等症。见《食疗本草学》。

【牛肚枳壳砂仁汤】 牛肚250克，枳壳10～12克，砂仁2克。几味加水共煮，肚熟饮汤食肚。功能补气健中，消痞除满。适用于脾胃虚弱，食后脘腹胀满，及胃下垂等症。见《补品补药与补益良方》。

【牛肉北芪浮小麦汤】 鲜牛肉250克，北芪30克，浮小麦30克，怀山药15克，生姜6～9克，大枣10枚。将几味洗净，放沙锅中加水煮开，加盐及适量调味品，文火煮至牛肉熟烂。饮汤食肉。功能益气固表，和营止汗。适用于气虚之自汗等症。见《补品补药与补益良方》。

【手掌参酒】 手掌参、党参各16克，黄精32克，白酒500克，浸泡1个月后服用。每服10～20毫升，日2次。功能补虚益气，定智安神。适用于身体虚弱，神经衰弱，阳痿，久泻等症。见《陕甘宁青中草药选》。

【升麻芝麻炖猪大肠】 升麻15克，黑芝麻100克，猪大肠一段（30厘米长），调料适量。升麻、黑芝麻装入洗净之猪大肠内，两头扎紧，放入沙锅内，加葱、姜、盐、黄酒、清水适量，文火炖3小时，至猪大肠熟透。功能升提中气，补虚润肠。适用于脱肛，子宫脱垂，及便秘等症。见《家庭食疗手册》。

【什锦山药】 山药1650克，西瓜子仁5克，葡萄干、莲子、瓜条、蜜枣、青梅、年糕各30克，菠萝罐头半罐，青红丝（胡萝卜丝、海带丝）各3克，白糖90克。莲子去红衣、莲心，开水汆透；蜜枣去核；瓜条、青梅均切丁；碗内抹上一层猪油，用西瓜子仁、葡萄干、青红丝、莲子、蜜枣、瓜条、青梅在碗内先码上一定的图案；山药洗净，蒸熟，去皮，压成泥，入白糖拌匀，先取一半放入码好图案的碗内，把剩下的果料放于其上，把另一半山药泥放在上面；将装有山药泥和果实的碗，上笼蒸40分钟取出，翻扣盘内；另取一锅，注入开水150克，上火，加入蜂蜜、白糖，用小火稍煮化，待水变稠时，用少许湿淀粉勾芡，将汁浇在山药泥上；把菠萝及切成三角块之年糕围在边上。日2次，早晚佐餐，或作点心食。功能补肺益肾，健脾和胃。适用于贫血及消化不良等症。常人食用，能增进食欲，强健腰膝，消除疲劳，防病延年。见《家庭药膳手册》。

【月宫银耳汤】 干银耳15克，火腿末少许，鸽蛋12个，鸡清汤1500克，香菜叶少许，盐、味精、食用碱、猪油、料酒及胡椒面适量。将发好的银耳用少许食碱拌匀，用开水泡五分钟，即用开水冲去碱味，以清水泡后蒸熟备用。用12个圆形铁皮模子，内壁涂上猪油，将鸽蛋打破倾入，上面放一片香菜叶和少许火腿细末，蒸透，取出模子，放入冷水内，将鸽蛋取出，泡在冷水内。把鸡清汤烧开入料酒、盐与胡椒面，将银耳捞入清汤内，鸽蛋也捞入清汤，最后放入味精，装碗起锅。功能补气养胃，益肾润肺。适用于肾虚气喘，心悸头晕，疲倦无力等症。见《滋补中药保健菜谱》。

【风栗健脾羹】栗子肉250克，瘦肉200克，怀山药25克。栗子肉用沸水浸泡后去皮，再与洗净之瘦肉、山药同置沙锅内，加水，沸后文火焖至熟烂。饮汤食肉。功能补益脾肾。适用于久病或年老，气虚体弱，少气懒言，疲倦乏力，食欲不振等症。平素食滞，脘闷饱胀者不宜多食。见《百病饮食自疗》。

【凤眼果煲猪瘦肉】凤眼果7～10个，猪瘦肉100克。凤眼果去壳，猪瘦肉切块，二者加清水适量煲汤，食盐少许调味。饮汤食果、肉。功能温胃健脾，杀虫消疳。适用于小儿疳积，蛔虫病，脾虚反胃吐食等症。见《饮食疗法》。

【乌豆腐皮汤】乌豆50克，豆腐皮50克。二者加清水适量煮汤后，以油、盐调味服食。功能滋养补虚，固表止汗。适用于自汗及阴虚盗汗等症。见《饮食疗法》。

【乌贼骨炖鸡】乌贼骨12克，鸡肉90克。将鸡肉洗净，切块，乌贼骨打碎，二者同放瓷罐内，加水500克、精盐适量，上笼蒸熟，食时加味精。顿服，日2次，连服3～5次。功能益气温中，收涩止血。适用于脾虚型崩漏，下血色淡，面色萎黄等症。见《家庭药膳手册》。

【乌龟肉煲猪肚】乌龟肉200克，猪肚200克。二者切成小块后，放瓦煲内加水适量煲熟，加食盐少许调味。日内分2～3次食完。功能补中益气，养胃滋阴。适用于胃病之反酸、疼痛等症。见《饮食疗法》。

【乌贼骨炖猪皮】乌贼骨15克，猪皮60克。将二者洗净，猪皮切成小块，同放碗内，加水适量，隔水文火炖至猪皮熟透。食猪皮，日2次，连服2～5次。功能健脾益气，固涩止血。适用于身体虚弱，乏力羸瘦，及血热型崩漏等症。见《家庭药膳手册》。

【六和茶】藿香、杏仁、木瓜、苍术各45克，川朴、党参各30克，半夏、赤苓、扁豆各60克，砂仁、甘草各15克，茶叶120克。将上药拣去杂质，杏仁去皮尖，苍术土炒，共捣为粗末。每用9克，日2次，加姜枣煎汤，代茶徐徐饮之。适用于脾胃久虚，恶心呕吐，渴欲饮水，咳嗽痰多，腹胀便溏等。见《全国中药成药处方集》。

【火腿脚爪羹】陈火腿脚爪1个，食盐少许。将火腿脚爪洗净，加水适量，以小火煮炖1日，至熟烂成羹汤，加食盐。分顿随量喝汤，连食2日。功能健脾止泻。适用于脾虚久泻等症。见《药膳食谱集锦》。

【巴戟煎鸡肠】巴戟15克，鸡肠2～3副。将鸡肠剪开洗净，加清水2碗，煎至1碗，加食盐少许调味。饮汤食肠，顿服。功能补肾固精。适用于遗精、早泄等症。见《疾病的食疗与验方》。

【水龙馍子】羊肉1000克，面粉3000克，鸡蛋10个，山药500克，姜30克，胡萝卜150克，调料适量。面粉、山药（研粉）、鸡蛋（去壳）同放盆内，加水揉成面团，制成面片；姜洗净拍破，胡萝卜切成细条，葱少许切段，同放锅内，加清水适量，沸后下面片煮熟，加味精、盐、胡椒粉调味。酌量服食。功能补中益气，益肾涩精。适用于脾虚泄泻，肾虚遗精，小便频数，及消渴等症。见《饮膳正要》。

【水煮蚕豆】蚕豆500克，花椒5克，砂仁5克，豆蔻5克，半夏6克，木香5克，苍术6克，盐适量。将蚕豆以水发胀，其他药物装袋，与蚕豆加水同煮，入盐，待蚕豆烂熟时，拣出药袋，剥皮服食蚕豆。功能健脾燥湿，行气化滞。适用于小儿痰湿中阻，不思饮食，久而体虚，口吐痰涎，大便溏泻，身倦无力等症。见《疾病的食疗与验方》。

【玉兰花鸡塔】玉兰花4朵，生鸡脯肉

300克，去皮猪膘肉375克，熟火腿、鸡蛋、面粉、湿淀粉、调料各适量。将2朵玉兰花摘瓣后砸成泥，加清水，用纱布过滤去渣；第3朵玉兰花切丝；生鸡脯肉和肥膘肉（125克）放于菜墩，用刀背砸成细泥，置器内，用兰花汁解开，加入精盐、料酒、味精、蛋清、湿淀粉、姜末，搅成鸡糊；用蛋清、湿淀粉、面糊粉调成蛋清糊；净肥膘肉（250克）煮熟后切成厚2毫米的圆形片，上面扎一些小孔，放于案板上，擦干水，抹上蛋清糊，再将鸡糊挤成圆球放在肥膘托上，拿小刀抹光滑，用火腿末和兰花丝在顶上摆成五角星形；炒勺烧热，倒入香油适量，以不没过鸡塔为度，把鸡塔逐个下锅烙煎，待底黄球熟时捞出，在盘中整齐地摆成金字塔形；将第4朵玉兰花放盘的另一端；白菜切丝，放入蕃茄酱、白糖、醋，调拌成酸甜爽口的小菜，围在鸡塔的周围，连同一盘花椒盐一同上桌。单食或佐餐。功能益气补精。适用于肺虚喘咳，短气形瘦等症。见《华夏药膳保健顾问》。

【玉米豆枣粥】玉米50克，白扁豆25克，大枣50克。将前2味洗净；大枣劈开，按常法煮作粥。日1次，随意服食。适用于营养不良性水肿。（验方）。

【玉兰花爆玉兔】鲜玉兰花3朵，鲜通脊兔肉250克，猪油、鸡蛋清、湿淀粉、鸡汤、调料各适量。将鲜玉兰花洗净切丝待用；鲜兔通脊肉切成长4.5厘米的丝，放在碗内，加入少许食盐、味精、料酒、鸡蛋清、湿淀粉拌匀上浆；另用鸡汤、味精、料酒、白胡椒面、湿淀粉各适量，于碗内调成芡汁；将锅内猪油烧至四成热时，下兔肉丝，拨散滑透，捞出沥油；锅内留底油，投入葱、姜丝煸炒熟，再倒入兔肉丝和调好的芡汁，翻炒均匀，淋上明油，盛盘，撒上玉兰花丝。佐餐或单食。功能补脾胃，益肺气。适用于久病体虚，气怯食少，虚痨咳嗽等症。见《华夏药膳保健顾问》。

【甘笋汤】胡萝卜、牛腩（牛肚子上或近肋骨处的松软肌肉）各适量。炖汤饮用。功能健脾益胃，养血明目。可用于健体强身或防治夜盲症。见《强身食制》。

【甘蓝饴糖液】鲜甘蓝500克，饴糖适量。将甘蓝切碎，加盐少许拌匀使软，绞取汁液后，入饴糖令溶。每服200毫升，日2次，饭前饮服。功能缓急止痛。适用于胃及十二指肠溃疡，上腹部节律性疼痛等症。见《食疗本草学》。

【术苓忍冬酒】白术、白茯苓、甘菊花各60克，忍冬叶40克，醇酒1500克。将白术、白茯苓捣碎，忍冬叶切细，与甘菊花一起用白布包好后放入醇酒中，密封；7日后再添冷开水1000克，备用。每次空腹温饮1～2盅，日1～2次。适用于脾虚湿盛，脘腹痞满，心悸，目昏，腰脚沉重等症。（验方）。

【石首鱼汤】石首鱼（黄花鱼），去鳞及内脏，洗净，加调味品共煮，饮汤食鱼。功能补气开胃。适用于产后体虚，食欲不振等症。易发疮助热，不宜久服。见《中国药膳学》。

【石首鱼粥】石首鱼1条，大米适量。将鱼治净，与米煮粥常食。功能益气补虚，健脾开胃。适用于体虚食少，形体消瘦等症。见《中国药膳学》。

【石榴皮炖鸡肉】石榴皮5克，鸡肉120克。将石榴皮洗净，鸡肉洗净切块，二者同装于陶罐内，用旺火隔水炖熟。食鸡肉喝汤，日1次，连服3～5次。功能健脾止带。适用于脾虚带下，清稀量多，面色萎黄，体弱乏力等症。见《家庭药膳手册》。

【龙猪枣汤】五爪龙、大枣、猪瘦肉各适量。共煮汤。食肉、枣、饮汤。功能健脾补肺。现多用于消化不良，慢性支气管炎，肝硬化腹水等症。见《良药佳馐》。

【龙眼蒸鹌鹑】鹌鹑5只，龙眼肉20克，生姜、葱各10克，冬笋40克，肉汤1000克。调料适量。鹌鹑宰杀治净，剁去脚爪，入沸水中汆去血水；生姜洗净拍破，葱洗净切长段，冬笋切成片，龙眼肉温水洗净；鹌鹑入钵，加生姜、葱段、料酒、精盐、胡椒粉、冬笋片，注入清汤，用湿绵纸封严钵口，上笼武火蒸至鹌鹑肉烂时取出，揭去绵纸，拣出葱、姜不用，放入味精调味。佐餐或单食。功能补五脏，利湿热。适用于脾虚泄泻，浮肿，及湿热痢疾等症。无病常食，可健体益智。见《家庭药膳》。

【龙眼橘饼糖】橘饼100克，龙眼肉100克，白糖500克。将白糖放于锅内，加水少许，用文火煎熬至稠时，加入龙眼肉、橘饼调匀，再继续煎熬至糖挑起成丝状时停火；将糖倒入涂有熟菜油的搪瓷盘内，摊平，稍冷，用刀划成小块。随意服食。功能健脾益胃。适用于久泻，久痢等症。见《中国药膳大全》。

【东坡肘子】猪肘子1500克，砂仁10克，调料适量。将肘子去尽毛桩，刮洗干净，沥去水分，再用竹针扎满小眼；将猪肘放在沸水内汆去血沫捞出，沥去水分，在表皮上涂抹红糖和香油，撒上砂仁粉末；将猪肘与生姜片、葱段、白糖、酱油、料酒、醋放入锅底垫有骨头的沙锅中，加水适量，武火烧沸后文火煨炖，直至肉色金黄，肘子酥烂。佐餐或单食。功能化湿醒脾，行气安胎。适用于脾胃虚弱，食呆气滞，妊娠胎动等症。见《天府药膳》。

【北芪鲤鱼】北芪30克，鲤鱼500克。将鱼去鳞、鳃和内脏，与北芪同置沙锅内，加清水共煎，调味，鱼熟烂后饮汤食鱼。功能补益脾胃。适用于脾胃虚弱，消瘦乏力，及营养不良性浮肿等症。见《补品补药与补益良方》。

【北芪炖鲈鱼】北芪（黄芪）50克，鲈鱼500克，调料适量。鲈鱼治净，北芪切片，入纱布袋；将鱼与布袋同置器中，加葱、姜、醋、盐、黄酒、清水各适量，隔水炖熟。每日或隔日服1次。功能益气安胎，健脾生肌。适用于小儿消化不良，妊娠水肿，胎动不安，及术后伤口难愈等症。见《家庭食疗手册》。

【北芪杞子炖乳鸽】北芪、枸杞各30克，乳鸽1只。乳鸽于水中憋死后治净，与北芪、枸杞同放搪瓷碗内，加清水适量，隔水炖熟，加盐、味精少许，调匀。食肉饮汤。3天服1次，连服3～5次。功能补中益气，托疮生肌。适用于中气虚弱，体倦乏力，表虚自汗，以及痈疮溃后久不愈合等症。见《饮食疗法》。

【归地烧掌肉】羊肉500克，当归、生地各15克，干姜10克。羊肉洗净、切块，放沙锅中，并入洗净之药及酱油、盐、糖、黄酒、清水各适量，红烧至肉烂。功能益气摄血，温中补虚。适用于气虚，月经量多，过期不止，色淡而清稀如水，面色㿠白，气短懒言，亦用于产后虚冷腹痛，及虚劳羸瘦，困倦乏力等症。外感邪热或内有宿热者不宜服用。见《中国药膳学》。

【四和汤】白面粉、芝麻各500克，茴香60克，盐30克。上几味炒后，共为细末，和匀。每日酌量，空腹开水调服。功能补中益肾，散寒止痛。适用于寒邪犯胃，胃脘疼痛暴作，畏寒喜暖，得温痛减；肾虚腰膝无力，须发早白及便秘等症。见《饮膳正要》。

【四君蒸鸭】嫩肥鸭1只，党参30克，白术15克，茯苓20克，调料适量。活鸭宰杀、治净，去掉嘴、足，入沸水中滚一遍捞起，把鸭翅盘向背部；党参、白术、茯苓切片，装入双层纱布袋内，放入鸭腹；将鸭子置蒸碗内，加入姜、葱、绍酒、鲜汤各适量，用湿绵纸封住碗口，上屉武火蒸约3小时，去纸并取出鸭腹内药包、葱、姜，加精盐、味精。饮汤食肉。功能益气健脾。适用于脾虚食少，面色萎黄，大便溏薄等症。见《百病饮食自疗》。

【四仁鸡子粥】白果仁、甜杏仁各100克，胡桃仁、花生仁各200克，鸡蛋30个。四仁共捣碎，每次取20克，加水300毫升，煮数沸后打入鸡蛋1个，调入冰糖适量。晨起顿服，连服数月。功能扶正固本，补肾润肺，纳气平喘。适用于肺肾气虚，咳嗽时作，面白少华，声低气促等症。现多用于慢性气管炎合并肺气肿之咳喘。大便滑泻者不宜用。见《中医长寿之道》。

【生脉饮】人参5～10克，麦冬（连心）6克，五味子3克，梨汁、西瓜汁、白糖各适量。人参切薄片，冷水浸泡半小时，与麦冬、五味子入锅，加水适量，煮沸后改文火煮取浓汁，与西瓜汁、梨汁和匀，调入白糖。频饮，日内服完。功能益气敛津，生脉固脱。适用于暑伤气津，气虚欲脱，汗出不止，身热下降，喘咳不止等。见《百病饮食自疗》。

【生地黄鸡】乌骨鸡1只，生地黄250克，饴糖150克。鸡宰杀治净，生地切成细丝，与饴糖拌匀后同放鸡腹内，缝合，放搪瓷碗内，上笼蒸至熟透。功能填精补髓，益气止汗。适用于肾虚腰背疼痛，不能久立，乏力少气，身重盗汗等症。见《饮膳正要》。

【生板栗泥】生板栗适量，捣泥。日食数枚量。功能健脾益胃，补肾活血。适用于小儿疳积，脚软无力等症。见《家庭药膳手册》。

【生煎鸡纵】上等鸡纵750克，调料适量。将鲜鸡纵柄削去皮，用干毛巾揩干净，用刀切成1.5厘米厚的片，在锅中用油把鸡纵片两面煎黄后倒入盘中，撒上花椒和盐，淋上芝麻油。用于儿童佝偻病的防治及肝炎的治疗。见《食用菌饮食疗法》。

【生地焖羊肉】羊肉500克，生地15克，当归、干姜各10克，奶汤2000毫升，清油1500克（实耗150克），调料适量。羊肉洗净，沸水锅中放入葱段，再入羊肉汆透，捞出晾凉，清水洗后切成4厘米见方的块，用葱段、姜片、料酒、酱油各适量渍半小时后，下入六七成热之油锅中，炸成黄色时捞起；锅内留50毫升底油，加葱段、干姜片、花椒，煸出香味，放酱油、清汤、羊肉、生地、当归、料酒，移至沙锅内，武火烧开后文火慢煨，焖至七成烂时，放蒜，烂熟时入白糖、味精，用水淀粉勾芡，淋上香油，起锅装盘，放上些香菜段。佐餐或单食。功能益气补虚，温中暖下。适用于病后、产后体虚瘦弱，血虚宫冷崩漏等症。冷库工作人员、水湿行业人员常服，能御寒祛湿。见《家庭药膳》。

【生姜饴糖饮】鲜生姜10克，饴糖30克。二味于沸水中泡闷10分钟。日服数次。功能补脾益气，温中止呕，缓急止痛。适用于脾胃虚弱，感受寒邪，呕吐，腹痛等症。见《本草汇言》。

【生姜炖牛肚】牛肚1个，醋、生姜各适量。牛肚切块，与姜、醋共炖至烂熟服食。功能养五脏，补元气。适用于病后虚羸，气血不足之症。见《中国药膳学》。

【生姜豆腐羊肉汤】豆腐2块，羊肉50克，生姜15克。豆腐、羊肉切块，姜切薄片，共加水适量，食盐调味，煮熟服食。功能益气补虚，温中和胃。适用于虚劳羸瘦，妇女体弱月经不调，及脾胃虚寒，腹痛呕吐等症。见《中国药膳学》。

【代茶汤】白术4.5克，麦冬（去心）

3克。将上药同煎作汤。夏日代茶饮。功能益气补脾。适用于老年脾虚，津少口渴，久服延年耐衰。（验方）。

【白术饼】生白术250克，大枣250克，面粉500克。白术研细末焙熟，大枣煮熟去核。二味与面粉混合作饼，当点心食用。功能健脾益胃，燥湿止泻。适用于脾虚食少，久泻不止等症。气滞胀满者不宜用。见《中国药膳学》。

【白术膏】白术、蜂蜜各适量。白术切碎，水煎3次，分别过滤去渣，合并滤液，文火煎熬，浓缩至膏状（以不渗纸为度），兑入2倍蜂蜜成膏。每服30克，开水冲服，日2次。功能健脾和胃。温中止泻。适用于饮食乏味，神疲乏力，体瘦等症。见《古今医鉴》。

【白米饮】白粳米50克，春头糖10克（研末）。上2味常法煮作稀粥，空腹食用。功能养胃利膈。适用于噎膈，老人咽食塞涩难下，气壅。见《养老奉亲书》。

【白药酒】白茯苓、白术、天花粉、山药、芡实、牛膝、薏苡仁各15克，白豆蔻9克，白酒5000毫升。将上药浸入酒中，数日后饮用，可加入适量白蜜。每次饮1小杯。功能补气健脾。适用于脾虚食少，食后腹满，小便不利，大便溏者。见《良朋汇集》。

【白雪糕】山药、芡实、莲实各30克，粳米、糯米、白糖各1000克。莲实温水泡后去皮、心，与山药、芡实、粳米、糯米混合，同磨成粉，置盆内，加水和后，制成糕状，上笼武火蒸25～30分钟，待熟透时撒上白糖。日1次，作早餐食用。功能健脾益气，补肾固精。适用于遗精白浊，妇女白带等症。见《中国药膳学》。

【白术叶茶】白术叶3～5克。将叶揉碎为粗末，放入茶杯内，沸水冲泡。代茶饮。功能补气虚。适用于气虚卫外不固之自汗。见《普济方》。

【白术糖水】白术9克，糖适量。白术捣碎，加糖水，入锅内蒸汁。日服3次。功能健脾益气。适用于小儿脾虚，流涎不止之症。见《中国药膳学》。

【白芨牛奶】牛奶250克，蜂蜜50克，白芨粉6克。将牛奶煮沸后，调入蜂蜜、白芨粉。顿服。功能补虚益胃，收敛止血。适用于胃及十二指肠溃疡。见《华夏药膳保健顾问》。

【白果烩鸡】老母鸡1只，白果25克，调料适量。鸡治净，加酒、盐腌30分钟后切块；油热爆香姜片后，下鸡块煸炒透，加去壳脱衣之白果，入酒、水，文火焖酥后加味精。功能补肾缩泉。适用于肾虚失摄，小便频数等症。见《膳食保健》。

【白莲酿藕】鲜藕500克，橘红、薏苡仁、百合、莲实、芡实、瓜片各15克，糯米125克，蜜樱桃30克，白砂糖500克，网油60克。取鲜藕粗壮部位，去头，洗净内外，捅透孔眼，装入糯米，塞紧，入锅煮至熟烂，刮去外皮，切成约0.7厘米厚之圆片；莲实去皮、心，与薏苡仁、百合、芡实同置碗内，加水，上笼蒸熟；瓜片、橘红切丁；蜜樱桃对剖；猪网油修成方形，放入碗内，将蜜樱桃在上随意摆成花纹图案，再相继放上瓜片、橘红丁、薏米、百合、芡实，并将藕片摆上，成风车型，撒上白糖，上笼蒸至熟烂，覆扣于圆盆内，揭去猪网油不用；将余下之白糖熬成糖汁，浇在糯米饭上。功能补脾固肾，清热生津，散瘀止血。适用于脾虚食少，泄泻；肾虚遗精，带下；热证心烦，口渴；血热咯血，尿血等症。现亦用于病后体弱，及慢性肠炎，慢性肾炎，支气管扩张，尿道感染等。见《中国药膳学》。

【白术羊肚汤】羊肚1个，白术30克。二味加水共炖，熟后食肉饮汤，日3次。

功能益气补虚，健脾调中。适用于久病虚弱羸瘦，饮食减少，四肢烦热等症。见《中国药膳学》。

【白术红枣饼】白术25克，干姜5克，红枣250克，鸡内金10克，面粉500克，调料适量。白术、干姜装纱布袋内，扎口，与红枣同置锅内，加水适量，武火烧沸后，文火煮约1小时，去药包及枣核，枣肉捣泥待用；鸡内金研粉，与面粉混匀，同枣泥一起，加药汁和成面团，分制成薄饼，文火烙熟。作点心食用。功能益气健脾，开胃消食。适用于食后脘闷，饮食无味，大便溏泻等症。见《良药佳馐》。

【白术苡仁饭】土炒白术25克，苡仁50克，炒枳壳15克，米适量，荷叶1张，调料适量。将米蒸成饭；荷叶铺于蒸笼上，其上放药物，再上放米饭，加油、盐适量，同蒸约30分钟。服食米饭及苡仁。功能补气健脾，开胃消食，化湿利水。适用于脾虚失运，食少纳呆，及脾虚水肿等症。见《良药佳馐》。

【白术槟榔粥】白术30克，槟榔10克，猪肚1只，生姜少量，粳米100克。将猪肚洗净，切成小块，同白术、槟榔、生姜煎煮，去渣后入粳米煮作粥。猪肚可取出蘸麻油、酱油佐餐。每日早晚温热食粥，3~5天为1疗程，停3天再吃，病愈后停服。适用于脾胃气虚，消化不良，不思饮食，倦怠少气，腹部虚胀，大便泄泻不爽等症。猪肚要去涎滑，泡洗干净；槟榔属破气耗气之品，不宜多食。见《常见病食疗食补大全》。

【白术鲫鱼粥】白术10克，鲫鱼30~60克，粳米30克。白术洗净，先煎取汁100毫升；鲫鱼去鳞、鳃及内脏，与粳米加水同煮为粥，入药汁和匀，调味。日1次，连服3~5天。功能益气健脾，和胃降逆。适用于脾胃虚弱，妊娠恶阻，呕恶不食，倦怠乏力等症。见《百病饮食自疗》。

【白米白术粥】白术30克，白米50克，薏米50克，白糖适量。先煎白术去渣，后入诸米同煮成粥，食时加白糖。功能健脾化湿，开胃消食。适用于脾虚泄泻，脾胃呆滞，不思饮食，或腹胀，小便不利，渴不喜饮。(验方)。

【白芨炖猪脬】白芨、凤凰衣、桑螵蛸各10克，猪脬（尿胞）1个。猪脬洗净，余药入内，扎口，煮烂服食。功能补肾缩尿。适用于产后伤脬，小便淋数不止等症。见《梅氏验方新编》。

【白果莲子鸡】白果仁、莲子肉、糯米各15克，乌骨鸡1只。前3味共为细末，装入治净之乌骨鸡腹内，炖至烂熟。空腹调味服食。功能补气健脾，益肾止带。适用于妇女虚弱，赤白带下，倦怠乏力等症。见《中国药膳学》。

【白果膀胱汤】白果5枚，复盆子10~15克，猪膀胱150~250克。白果炒热去壳；猪膀胱洗净切小块；二者与复盆子加水共煮汤，加盐调味服食。功能补肝肾，缩小便。适用于肾虚小便频数，或小儿夜尿多，遗尿等症。见《家庭食疗手册》。

【白鸭冬瓜汤】白鸭1只，冬瓜2000克，瘦猪肉100克，海参（或江珧柱）50克，芡实50克，苡米50克，莲叶1角。将鸭治净，切块；海参水发；猪肉切片；冬瓜不去皮洗净，切块；几味加水共煮，加调味品，煮至鸭肉熟烤。分次食用。功能补气阴，健脾胃，清暑湿。可用作夏季热天常服之食品。见《补品补药与补益良方》。

【白鸽红枣饭】肥大乳鸽1只，粳米200克，红枣5枚，冬菇3朵，调料适量。乳鸽用水憋死，去毛桩、内脏，剁成2厘米见方的小块，置碗内，加黄酒、白糖、姜片、植物油拌匀；红枣洗净去核；冬菇泡软后切丝；待粳米淘净，加水上笼蒸成饭后，将三者倒至饭面上铺平，继续蒸15分钟。服时加麻油、酱油拌匀调味。日1次，作晚餐食用。功能益气助阳。适用于体弱神衰，病后虚弱等症。见《家庭食疗手册》。

【白鸽益脾汤】白鸽1只，北芪、党参各15克，怀山药30克。白鸽处死，治净，切块；余药放纱布袋中，扎口；二者同置锅内，煮熟。饮汤食肉。功能益气补中。适用于脾胃虚弱，饮食减少，体倦乏力等症。见《中国药膳学》。

【白糖核桃泥】核桃仁200～250克，白糖、食油各适量。核桃仁用油炸酥后，与白糖混合碾磨，使成泥状。1～2日内分次服完，连服5～7天。功能补肾固精，通利三焦。适用于尿路结石。见《家庭食疗手册》。

【白糖栗子膏】栗子7～10枚，白糖适量。栗子去壳捣烂，加水适量成糊膏，加白糖调味，哺喂小儿（若成人，则服用量加倍）。功能健脾益胃。适用于小儿消化不良，腹泻等症。见《家庭食疗手册》。

【白扁豆佛手粥】白扁豆（鲜者加倍）60克，佛手15克，粳米60克。先将佛手加水煎汤，去渣后再加入扁豆、粳米煮作粥。日1剂，连服10～15剂。适用于脾虚湿热所致的溃疡病。见《常见病食疗食补大全》。

【瓜蒂炒米粉】干南瓜蒂50克，炒米粉500克，白糖适量。瓜蒂在瓦片上用文火炙成炭，研碾成粉后，拌入炒熟之米粉中，加糖食用。日1次，连服7天。功能安养胎元。适用于妊娠胎动漏红等症。见《膳食保健》。

【半夏山药粥】生山药、清半夏各50克，白糖适量。山药研末；半夏水煎汁约700毫升，去渣，调入山药粥，再煎二三沸，调入白糖。空腹服用。功能健脾益气，和胃降逆。适用于胃气上逆，呕吐不止，诸药不能下等症。见《家庭食疗手册》。

【头脑八珍汤】羊腰窝肉3大块，鲜藕、长山药各1条，黄酒、高曲、酒糟、黄芪、湿粉、腌韭菜各适量。羊肉切块；藕、山药切段，三者同煮，并加黄酒、高曲、酒糟、黄芪调制，熟后用湿粉勾芡，撒上切碎之腌韭菜食用。功能益气健脾，滋阴补虚，养血和血。适用于病后体虚，羸瘦乏力等症。无病常食，亦可强身健脑，益寿延年。见《家庭食疗手册》。

【加味龟肉汤】龟肉、狗肉各250克。将2味切块后加水共炖至烂。食肉饮汤，日内分2次服完。功能补脾益肾。适用于小儿遗尿等症。见《家庭药膳手册》。

【加味青鸭羹】青头鸭1只，党参30克，黄芪20克，升麻、柴胡各15克。将几药捣碎，纱布包好后纳入净鸭腹内，加水煮至鸭熟，调味空腹服食。功能补中益脾，升阳利水。适用于前列腺炎肥大属中气下陷者，小便困难，小腹坠胀，时欲小便而不得出，神疲懒言，胃纳不佳等症。见《疾病的食疗与验方》。

【加味鱼鳔胶】北芪15克，升麻6克，大枣10枚，香附子15克，鱼鳔胶30克，黄酒适量。前4药煎汁去渣，以汁冲鱼鳔胶、黄酒内服。日1剂，连服20～30剂为1疗程。功能补中益气，升阳举陷。适用于宫颈癌属中气下陷型者，赤白带下，阴道、肛门有下坠感，腰酸痛，食欲不振等。见《疾病的食疗与验方》。

【加味蜜饯黑枣】青葙子100克，黑枣500克，蜂蜜500克。将青葙子加水适量煎煮，每20分钟取煎液1次，加水再煎，共取煎液3次；再以合并的煎液煎煮黑枣，至枣熟烂，汁将干时，入蜂蜜调匀，待冷，装瓶备用。每服1汤匙，日2～3次。功能补气明目。适用于夜盲，目生翳障等症。见《药膳食谱集锦》。

【母鸡鱼干粥】母鸡1只，墨斗鱼干（乌贼）1大条，糯米150克，盐少许。将母鸡宰杀去毛，内脏洗净；锅内加水、入鸡肉及其内脏，同鱼干共炖烂，取浓汁，入糯米共煮作粥，熟时加盐调味。鸡肉、鱼肉佐粥吃。习惯性流产者提前2～3个月煮食，或自受孕后每月吃1～2次，亦可连食，效果更佳。适用于妊娠习惯性流产。（验方）。

【母鸡黄米粥】老母鸡（4～5年以上者）1只，红壳小黄米250克。将鸡宰杀去毛及内脏，煮汤，用鸡汤煮米作粥。连续服食。适用于妊娠习惯性流产。（验方）。

【老鸭煨汤】老鸭（3年以上者）1只。将老鸭宰杀后，去毛及内脏，洗净，加白水煮至烂熟（亦可将黄芪塞入鸭腹中同煮，熟后去黄芪），吃肉饮汤。功能益气固表，利水消肿。适用于气虚水肿，体虚易患感冒者。（注：鸭汤内不加盐，可少加糖调味）。见《疾病的食疗与验方》。

【芝麻鱼球】鲤鱼（或草鱼、青鱼）肉250克，蛋清1只，牛奶50克，黑芝麻30克，调料适量。鱼去皮、刺、骨、剁成茸；加盐、蛋清、酒、味精、牛奶、淀粉，用力搅打至鱼茸成团，用手挤成丸子，在芝麻里滚一周，于温热猪油中炸至金黄色。功能健脾生肌，通脉，润肤，利便。适用于脾虚消瘦，食少无力，肌肤干涩，二便滞涩不利。见《膳食保健》。

【芝麻茯苓粉】芝麻、茯苓等量。将芝麻炒熟，与茯苓混合、研成细粉。晨服20～30克，加适量白糖。功能补益脾肾，延年益寿。老年人可常服。见《食用菌饮食疗法》。

【芝麻黄芪煲大肠】猪大肠1具，黑芝麻10克，黄芪30克。将大肠洗净，与后2味共炖汤。佐餐服。功能益气固脱。适用大便困难而脱肛者。见《疾病的食疗与验方》。

【西米小汤丸】糯米、生山药各250克，西米、冰糖各500克。糯米淘洗泡胀，磨成米浆，吊干水分，生山药洗净，入笼蒸熟去皮，压成茸泥，与糯米粉混合均匀。锅置中火上，放入冰糖加清水熬化，用细纱布沥去杂质。西米入锅，掺清水适量，加冰糖汁煮5分钟左右。将糯米粉、山药粉搓成小指条，捏成小粒，放入西米汁中煮熟即成，每人每次用西米50克，加上小汤丸50克，煮熟食用。功能健脾养胃。适用于久病后脾虚胃弱，食欲不振，消化不良等症。见《养生食疗菜谱》。

【西谷米糖水】西谷米50克，白砂糖适量。二味加清水适量，煮熟服食。功能健脾暖胃。适用于久病后脾胃虚弱，食欲不振，消化不良等症。见《饮食疗法》。

【西红柿小枣粥】粳米100克，西红柿250克，红枣100克，冰糖适量。粳米、红枣洗净，共煮粥；待熟，加入切成丁的西红柿和冰糖，再煮沸。功能健脾益气，养阴润肺。适用于脾虚气弱，食少乏力，肺虚咳嗽等症。亦有预防癌症的作用。见《膳食保健》。

【百仁全鸭】莲肉40克，苡仁30克，芡实30克，扁豆30克，糯米100克，肥鸭1只（约1500克），虾仁15克，熟火腿50克，蘑菇30克，植物油100克，绍酒12克，胡椒粉、食盐各适量。糯米洗净，水漂5分钟取出；苡仁、芡实去杂物，温水泡15分钟；虾仁用水发透；蘑菇用温水泡15分钟，洗净，切成1厘米见方的块；火腿肉也切成1厘米见方的块；将以上诸品与扁豆一起放大碗内，再加部分黄酒、盐、胡椒粉拌匀，上笼蒸约30分钟，取出，即为八宝馅。鸭子宰杀后，去毛及内脏，洗净，剁去脚，在鸭颈的咽喉处，顺着开一口，长约8厘米，并从咽喉处切断颈项骨（不要切断皮），从刀口中剔除，然后将鸭尾向下，立于砧板上，将鸭皮连肉翻着往下退，同时边用刀剔骨头，边往外翻，一直剔到鸭尾，除两翅外，余骨全部剔除，并保持鸭肉的完整，不可弄破鸭皮；再将鸭皮翻过来，成一只无骨的全鸭；将八宝馅全部放于鸭腹内，在颈项的刀口处打个结，在汤锅内烫3分钟捞出，去茸毛。将黄酒、盐、胡椒面等和匀，抹遍鸭身，将鸭俯放于大碗内，头处于两翅间，小笼蒸约2小时，出笼晾干水气。将植物油放锅中，至油六成热时，将鸭子放入炸至金黄色，皮酥时捞出。功能补脾健胃，养阴益肾。适用于脾虚泄泻，肾虚遗精，赤白带下，骨蒸多汗，身体虚弱等症。见《中国药膳学》。

【虫草酒】 虫草15～30克，白酒500克。虫草摘洗净，放入酒中泡7天。每服10～20毫升，日2～3次。功能滋养补虚。适用于病后体虚，食少乏力，失眠等症。见《中国药膳学》。

【虫草羊肉】 羊瘦肉400克，虫草5克，红参6克，冰糖50克，葱、姜等调料。羊肉用清水洗净，切成大指条块；生姜洗净拍破；葱洗净切长段；虫草用温水洗净，红参加热回软切成瓜子片。沙锅内注入清水，沸后下生姜、葱段、陈皮，放入羊肉氽透，去净血水待用。将羊肉取出放入蒸钵内，加虫草、红参片、精盐，注入50毫升清水，用湿绵纸严封蒸钵，旺火蒸至肉七成熟时取出，揭起绵纸，放入冰糖，再上笼蒸至羊肉全熟时为止。可单服，或佐餐食用。功能大补元气，益肾填精，健脾补肺。适用于脾虚食少，气短声低，体虚乏力；肾虚阳痿遗精，腰膝酸痛，久咳虚喘，并能祛湿御寒。见《家庭药膳》。

【回春酒】 人参30克，荔枝肉1000克，白酒2500克。将人参切成薄片，荔枝去核，装入绢袋内，浸入酒中，密封，3天后即可饮用。每日早晚各1～2杯。功能补气虚。适用于体质虚弱、精神不振者。有虚火者不宜饮用。见《同寿录》。

【回春补益酒】 仙茅、淫羊藿、南五加皮各240克，酒1500毫升。先以淫羊藿浸酒，贮存21日后，启封滤去渣，挤净，再以此药酒浸透仙茅和五加皮（仙茅在前1日应先以米泔泡1宿，再浸酒，以除其毒气）21日。每饮1杯。功能补肾固精．悦颜养肌，补中益气，利行房事，强身延寿。见《中国帝王媚药补酒》。

【肉末米粥】 瘦猪肉50克，粳米（或小米）50克。将肉末与米同煮为粥，每日分3次服。适用于婴幼儿麻疹恢复期，以保证身体对热量、营养的需要。（验方）。

【肉麸汤圆】 小麦麸100克，猪肉250克，糯米粉250克，调料适量。糯米淘净，用清水浸泡1～2日后，磨成面浆，放入洁净布袋内，滤去水分，晒干，制成糯米粉；将小麦麸放入锅内炒黄，晾凉；猪肉剁成肉末；葱、姜切细；麦麸、猪肉末、葱、姜放入盆内，加盐、味精、清水适量，拌成肉馅，搓成汤圆，煮熟。早晚食用。功能固表止汗。适用于自汗、盗汗等症。见《本草纲目》。

【肉桂黄芪酒】 黄芪、肉桂（去粗皮）、巴戟天（去心），石斛（去根）、泽泻、白茯苓（去黑皮）、柏子仁各90克，干姜（炮）80克，蜀椒（去目并闭口者炒出汗）90克，防风（去叉）、独活、党参、白芍药、制附子、制川乌、茵芋、半夏、细辛、白术、炙甘草、栝楼根、山萸肉各30克，清酒2000毫升。将上药共为粗末，用酒浸于净器中，封口，春夏3日，秋冬7日后开取去渣备用。初服30毫升，渐加之，以微麻木为效。适用于脾虚，肢体畏寒，倦怠乏力，四肢不欲举动，关节疼痛，不思饮食。见《普济方》。

【延年薯蓣酒】 薯蓣、白术、五味子（碎）、丹参各 320 克，防风 400 克，山茱萸（碎）1200 克，人参 80 克，生姜（屑）210 克。上 8 味切，以绢袋盛，酒 15000 毫升浸 5 日。温服 40 毫升，日 2，稍加，忌桃李雀肉等。适用于治疗头风眩不能食，有补益气力之效。见《外台秘要》。

【全龟炖鸡】 龟 1 只，小公鸡肉 250 克。取 250 克重的龟 1 只，去内脏，与鸡共炖熟，加盐调味。食肉喝汤。功能补虚滋肾。适用于老年肾虚，尿多尿频。见《中国药膳学》。

【全鳖猪大肠】 活鳖 1 只，猪大肠 500 克。鳖杀死去内脏；猪大肠洗净，共炖熟，食盐调味。食肉饮汤。功能补虚收敛。适用于脱肛症。见《中国药膳学》。

【全鸭冬瓜海参汤】 白鸭肉 1300 克，冬瓜 1000 克，猪瘦肉 100 克，水发海参 50 克，芡实 30 克，苡仁 30 克，鲜荷叶 1 张，姜片 15 克，葱结 20 克，精盐 10 克，酱油 40 克，味精 2 克，花椒 13 粒，麻油 30 克，绍酒 20 克。将鸭肉洗净，入开水中氽二三分钟捞起，放入冷水中漂一下。猪瘦肉、水发海参、芡实、苡仁、荷叶、姜、葱洗净。猪肉、海参切成片。冬瓜刮去粗皮，去籽切成厚条片，沙锅置旺火上，掺清水，放入鸭子烧开，撇去血沫，加姜、葱、苡仁、芡实、绍酒、花椒、猪肉，改用中火煮约 50 分钟，加冬瓜烧开后，移至小火上，烧至要炬时加海参、精盐，待鸭肉炬软，调好味放入汤盅内上席，味精、酱油、麻油调成味碟上桌。功能健脾益气，滋阴补虚，利水退肿。适用于脾虚所致体弱，食少便溏，水肿；或阴虚，痰少；亦可作老人及病后体虚者调补食品。见《养生食疗菜谱》。

【氽鹌鹑】 净鹌鹑 100 克，冬笋 10 克，水发蘑菇 5 克，黄瓜 15 克，鸡蛋 1 个。鹌鹑肉切薄片，用鸡蛋清和水生粉抓匀，放入热猪油内炸熟盛起；锅中放鲜汤，加入盐、酒、花椒水、酱油及切片之冬笋、蘑菇、黄瓜、鹌鹑片；烧沸后，去浮沫，放入味精。功能补五脏，益中气。适用于身体虚弱，诸不足等症。见《吉林菜谱》。

【羊肉羹】 羊肉 250 克，萝卜 1 只，革果 5 克，陈皮 5 克，良姜 5 克，荜茇 5 克，胡椒 5 克，葱、姜适量。羊肉剔去筋膜，洗净后放沸水中氽去血水，捞出用凉水漂洗干净，切成约 1 厘米见方的丁；萝卜洗净，切片；葱切段。诸药装纱布袋中，一同放入沙锅内，加适量清水、姜，用武火烧沸后，去上沫，转用文火炖至肉熟烂。去药袋，加盐调味。佐餐。功能温肾益气。适用于肾气虚衰，腰脚无力等症。见《饮膳正要》。

【羊杂面】 面粉 3000 克，羊舌 300 克，羊肾 400 克，蘑菇 400 克，调料适量。羊杂洗净除去血水，切成薄片；蘑菇洗净，一切两半；将面粉做成面条；再将羊杂片放入锅内，加清水适量，放入葱、姜，用武火烧沸后，转用文火，至羊杂熟后，放面条。煮熟后加盐、味精、胡椒粉。功能益气补虚，温中壮肾。适用于虚劳羸瘦，腰膝酸软，产后虚冷，腰痛，中虚反胃等症。见《饮膳正要》。

【羊乳粥】 羊乳 500 克，粳米 100 克。依常法用粳米加水煮粥，待粥熟加羊乳。随量服食。功能温润补虚。适用于气阴不足，治虚劳羸弱及消渴，反胃，呕吐等症。见《寿世青编》。

【羊骨羹】 ①羊骨 1000 克，粳米或糯米 60 克，葱、姜、盐等适量。新鲜羊骨洗净锤碎，加水煎汤取汁，以之煮粳米成粥，加葱、姜、盐再煮二三沸。功能补肾气，强筋骨，健脾胃。适用于虚劳羸瘦、肾脏虚冷，腰脊转动不利，腿脚无力，筋骨挛痛；脾胃虚弱，久泻久痢；以及血小板减少性紫癜，再生不良性贫血等。见《千金翼方》。②羊骨1节，粳米50克，陈皮60克，草果2个，良姜10克，姜30克，盐少许。羊骨洗净锤碎，与上药同煮至汤浓，去浮沫取汤，用汤煮粳米成粥。功用同①方。早晚餐食用。见《饮膳正要》。③羊胫骨1～2根（砸碎），红枣10～20枚，糯米100克，同煮粥。功用同上方。见《食物中药与便方》。

【羊肉补酒】嫩肥羊肉1500克，杏仁（去皮尖）200克，木香15克，曲200克，糯米5000克。将糯米加适量水蒸好，肥羊肉、杏仁一同煮烂取汁，倒入米中，加木香、曲共酿，10天后压去糟渣即成。每空腹饮2～3小杯，日3次。治病后虚弱、脾虚胃寒、腰膝酸软之症。见《本草纲目》。

【羊肉索饼】①羊肉120克，面粉250克，陈皮末2克，生姜汁适量。羊肉洗净切细，加调料作成羊肉羹，再将面粉、陈皮末，用生姜汁和匀，作成面条，煮熟后，放入羊肉羹调和。空腹食，日1～2次。功能补中和胃，降逆散结。适用于五噎，胸膈阻塞，饮食不下，瘦弱无力等。见《食医心鉴》。②羊肉120克，面粉250克。羊肉洗净，切细，加调料作成羹，再将面作成面条，煮熟后，以羊肉羹调和。空腹服。功能和中益气。适用于妊娠恶阻，心中愦闷，呕吐，食不下，恶闻食臭，头重目眩，四肢烦痛，多卧少起，憎寒汗出，疲乏无力等症。见《食医心鉴》。

【羊羔米酒】肥羊肉4480克，曲560克，杏仁640克，木香40克，米50000克，将羊肉切作四方块，与杏仁一起煮烂，留汁70000毫升许，拌米饭曲，更用木香同酿，不得犯水，10日熟，味极甘滑。每空腹饮2～3小杯，日3次。功能补气虚。适用于病后虚弱，腰膝酸软等症。见《永乐大典》。

【羊肉猪蹄膏】羊肉250克，猪蹄1只（约500克），调料适量。猪蹄刮洗净，加酒、酱油浸1小时，羊肉切成方块，用少许油爆香蒜茸，投入羊肉翻炒至干，烹上米醋，再炒焙干，以去尽膻味，然后入葱、姜、桂皮及调料，改用文火焖熟，拆去骨，收干卤汁。功能补虚温中，通乳。适用于产后乳汁不足，腰脊及小腹冷痛，产后虚寒贫血等症。见《膳食保健》。

【羊肚黑豆粥】羊肚1个，黑豆50克，黄芪40克。将羊肚剖洗干净，细切，每用100克与黑豆、黄芪共煮为粥，日服2次。功能健脾，固表，敛汗。适用于体虚易感冒，自汗乏力等症。（验方）。

【羊肾羊肉粥】羊肾100克，精羊肉100克，枸杞叶50克，粳米50克，葱、姜、椒、盐少许。先将肾、羊肉细切，后与枸杞、米相和煮粥，将熟，下葱、姜、椒、盐等调料。空腹食。功能补肾益精，益气补虚，温中暖下。适用于气虚瘦弱，腰酸膝软，耳聋耳鸣，阳痿遗尿，产后虚冷等症。见《本草纲目》。

【羊排粉丝汤】羊排骨500克，干粉丝50克，调料适量。羊排切块，用热油少许爆香蒜茸，倒入羊排煸炒至干，加醋再炒干后，放水、姜、葱煮沸去上沫，用文火焖煮1.5～2小时；投入用沸水浸泡后的粉丝，撒上香菜，煮沸。功能补虚，散寒，通乳。适用于虚寒小腹冷痛，乳少，产后体虚等症。见《膳食保健》。

【羊肚黄芪乌豆汤】羊肚1具，黄芪30克，黑豆50克。将羊肚洗净，切成数片，与黄芪、黑豆同煮，肚熟后分次饮汤食肚。功能益气强身，实表止汗。适用于身体虚弱，自汗，盗汗等症。见《补品补药与补益良方》。

【米酒炒鸡肠】 鸡肠2～3具，米酒1～2汤匙。鸡肠剪开洗净后切成小段，用植物油炒至将熟时，加入米酒、食盐调味，佐餐用。功能补肾气，缩小便。适用于肾虚小便频数清长，遗尿，遗精等。见《饮食疗法》。

【米酒怀山药】 山药60克，米酒1～2汤匙。山药研细粉，加水适量煮糊，熟后调入米酒，温服。功能健脾益肾固精。适用于下焦虚冷，小便频数，瘦弱无力等症。见《太平圣惠方》。

【冰糖芡莲】 湘莲子150克，芡实、食碱各100克，冰糖300克，蜜桂花5克。将湘莲子入盆，加食碱50克，倒入开水800克，用小竹帚连续搅打去净皮，莲子入清水中漂去碱味捞出。用刀切去莲子两头，用竹签剔去莲心，入开水中烫三次。锅置中火上，放莲肉、芡实，掺水烧开，撇去浮沫，加入冰糖烧开，待溶化后，撇去浮沫，盖上盖，改用文火焖1小时至酥烂，加入蜜桂花。功能补脾止泻，益肾固精。适用于脾虚所致的久泻、带下，肾虚不固所致遗精、尿频、尿浊等症。见《养生食疗菜谱》。

【冰糖黄精粥】 黄精、小米、冰糖各适量。上3味加水共煮作粥。随量食用。适用于脾肺气虚，倦怠乏力，饮食减少，咳嗽气短，干咳无痰，或肺痨咳血等症。（验方）。

【阳春肘子】 砂仁50克，猪肘子5000克，葱白1000克，生姜30克，绍酒100克，花椒5克，麻油少许。肘子刮洗干净，沥去水；用竹签将皮扎满成小眼，花椒食盐放锅内炒烫，倒出稍凉，趁热在肘子上揉搓，后放于陶瓷容器内腌24小时；葱切段、砂仁为细末；将腌好的肘子再刮洗一遍，沥去水分，在肉的内面撒上砂仁细粉，用净布包卷成筒状，再用绳捆紧，盛于篮子内，放上姜片、葱段、绍酒，旺火上蒸1.5小时；取出晾凉，解去绳布，抹上香油。功能滋养补虚，健胃行气。适用于脾胃虚弱，或脾虚湿滞之人，服之不致腹胀纳呆。见《中国药膳学》。

【阳春白雪糕】 白茯苓125克，炒山药125克，芡实肉125克，陈苍米500克，糯米500克，莲肉125克（去心），白糖1000克。各为极细末，先将药末、米末蒸熟拌匀，加白糖，制成饼子，晒干，随意食之。功能补脾养胃，祛湿益肾。适用于脾虚泄泻，倦怠纳少。见《集验良方》。

【红枣汤】 红枣10～15枚，红糖适量。枣洗净煮熟，加入红糖。食枣饮汤，分3次1日服完。功能健脾益气而止血。适用于脾气虚不能统血之发斑。现多用于过敏性紫癜。见《中国药膳学》。

【红枣茶】 ①红枣3～5枚。将枣用刀划破，放入茶杯中，沸水泡。代茶饮。适用于冠心病。见《中国医药报》。②红枣100克，红糖适量，水煎。代茶饮。适用于体虚自汗。见《患者保健食谱》。

【红枣膏】 大红枣500克。将枣去核，加水煮烂，熬成膏状，加红糖500克，拌匀使溶。每服15克，日2次，开水冲服。功能健脾和胃，补益气血，疗疾延年。见《药用果品》。

【红杞活鱼】 活鲫鱼3条（约750克），枸杞子15克，香菜6克，葱丝10克，醋75克，猪油50克，奶汤250克及调料适量。鱼洗净，用开水略烫，用凉水洗净，鱼身两侧切十字花刀，油烧热后，放入胡椒粉、葱花、姜末，随后放入清汤750克，放奶汤、姜汁、绍酒、味精、食盐，同时将鱼在开水中烫4分钟，使刀口翻起，并去腥味，取出放入汤内，入枸杞子。汤沸后用文火炖20分钟，加入葱丝、香菜段、醋，并洒入香油。功能健脾胃，补虚损，利水湿。适用于脾胃虚弱，不欲饮食，倦怠乏力，水湿肿满等症。见《中国药膳学》。

【红枣炖肘】猪肘1000克，红枣200克，清汤1500克，调料适量。猪肘刮洗干净，在开水中焯一下，除去血水，取冰糖30克，用小火炒成深黄色糖汁、沙锅中放入猪肘及清汤，旺火烧沸，去浮沫，加入冰糖汁、红枣及葱、姜、酱油、料酒、盐等，文火上炖2～3小时，待肘子烂熟时，入味精。功能健脾养胃，滋阴补血。适用于脾胃虚弱，阴血不足，血小板减少等症。见《滋补保健药膳食谱》。

【红烧鸡纵】鲜鸡纵500克，青辣椒、葱、火腿、蒜各50克，猪油250克，酱油20克。将鲜鸡拟柄削去皮，揩干净，切为滚刀。炒锅内放入猪油，待油温上升至50度时，将鸡纵入锅炸一下捞起，锅中留油25克，将余油倒出，先下大蒜片，后下青椒、火腿、葱炒一下，把鸡纵倒入锅内，加入酱油，加一匙肉汤，用淀粉勾芡，加入味精及少许芝麻油。功能补益强壮。用于防治儿童佝偻病，肝炎。见《食用菌饮食疗法》。

【红白饭豆粥】红白豇豆各30克，粳米50克，砂糖少许。将豇豆洗净与粳米共煮粥，粥熟，入砂糖，调匀食之。功能健脾益肾。适用于脾胃虚弱，食少便溏，久泻久痢，肾气不足，遗精，白带，小便频数等症。见《粥谱》。

【红枣山药粥】红枣15枚，山药250克，粳米100克，白糖适量。红枣用沸水泡发后，去核切丁；山药去皮切丁，将双丁加醋浸半小时，煮大米至粥将成时，调入双丁再闷煮20分钟。功能补脾益气，滋肾固精。适用于老年脾虚食少，泄泻，消化不良，肾虚遗精，夜尿频数，子宫脱垂等症。见《膳食保健》。

【红枣炖猪皮】红枣15枚，猪皮60克。将猪皮洗净切块，与洗净之红枣一起装入碗内，隔水炖熟。日2次，随量食用。功能补脾和血。适用于脾气虚之崩漏，身体虚弱者。见《家庭药膳手册》。

【红枣糯米粥】山药粉12克，苡仁15克，荸荠粉3克，大枣15枚，糯米75克，白糖75克。洗净苡仁，煮至开裂时，放入糯米、大枣共煮至烂，洒入山药粉，边洒边搅，煮20分钟后，洒入荸荠粉，搅匀后停火，加入白糖。分3次服。功能健脾益气，利湿止泻，生津止渴。适用于脾胃虚弱，病后体虚，营养不良，贫血，水肿等症。可作为膳食常服。见《中国药膳学》。

【红参薯蓣肚】红参20～30克，山药300克，火腿瘦肉100克，猪肚1具，黄酒适量。红参切段，置饭锅中蒸软，取出切成薄片，加黄酒2盅浸润。山药与火腿切薄片，加黄酒适量浸润。猪肚洗净后切1小口，将红参、山药、火腿塞入肚内，用线缝好，两头扎牢，放入沙锅中，加水浸没，中火烧开，加黄酒1匙，改文火煨4小时，肚烂为度。然后剖开肚，将红参、山药、火腿倒出，晒干或烘干，研末装瓶盖紧。每次3克，日2次，饭后开水冲服，或肚汤送服，3个月为1疗程。功能益元气，补脾胃。适用于脾虚气弱，食少，消瘦，神疲等症。见《疾病的食疗与验方》。

【红薯炖狗肉】红薯、狗肉各500克，调料适量。上2味洗净切块，加水文火炖煮2～3小时，待肉烂熟，加盐及调料调味食之或佐餐。功能补脾胃，益气力，御风寒，益颜色。不宜多食，免致腹胀。见《良药佳馐》。

【红糖炖豆腐】豆腐2块，红糖60克。豆腐切块，加红糖，放清水中煮10分钟。功能和胃止血。适用于胃、十二指肠溃疡引起的吐血，便血等症。见《家庭食疗手册》。

【红薯叶炖猪肉】红薯叶250克，猪五花肉200克，调料适量。洗净红薯叶，切碎；猪肉洗净，切成2厘米长、1厘米宽的块，将2味放沙锅内，加葱、姜、盐、味精等，武火烧沸后，转用文火炖至肉烂。食肉饮汤。功能健脾胃，滋肝肾，下乳汁。适用于妇女产后乳汁不足。见《家庭食疗手册》。

【红枣黑豆黄芪汤】红枣20枚，黑豆60克，黄芪30克。将上3味洗净，水煎，日1剂，分两次服。功能益气养阴止汗。适用于气虚自汗。见《补品补药与补益良方》。

【戒烟糖】白人参30克，远志、地龙各90克，鱼腥草100克，白糖200克。前4味水煎20分钟，取汁，锅内再加清水煎20分钟取汁如此反复取汁3次，合并药汁，以文火浓缩至药汁稠厚时，加入白糖，继续熬至挑起糖汁呈丝状时，离火，倒入涂过植物油的搪瓷盘内，晾凉，用刀划成小块。早晚各服1次，每次3~4块。功能补气扶正，醒脑提神。适用于因吸烟引起的咳嗽，痰多，以及不吸烟所致之困倦乏力等症。见《中国药膳》。

【芙蓉鹑片】鹑肉60克，火腿15克，鸡蛋清、青豆（或蒜苗）各6克，冬笋15克，葱、姜末各3克，猪油、麻油、鸡清汤各适量。鹌鹑宰杀后去毛、内脏，洗净取肉，加入少量猪油，剁成细茸，放入碗中，加蛋清搅拌，再入食盐、鸡清汤、湿淀粉调匀；锅内放油，烧至6~7成热时，逐渐放入鹑茸，滑溜成片形，捞起。将原锅留少量猪油，置火上，加入葱、姜末、青豆、冬笋及火腿煸炒一下，加清汤，调好味，待汁烧开，将滑好的鹑片倒入锅内略加煨炒，放入湿淀粉勾芡，放入味精，淋上麻油即成。功能补益五脏。适用于脾胃虚弱，食欲不振，筋骨酸痛等症。健康人食之能使精力充沛，食欲旺盛，防病强身。见《滋补中药保健菜谱》。

【芙蓉鹑蛋】鹑蛋20只，鸡脯肉150克，火腿10克，鸡蛋3只，鸡汤500毫升，料酒30克，味精1克，精盐2克，水豆粉50克，化猪油80克。将鹑蛋煮熟去壳；鸡蛋去黄留清；鸡脯肉洗净剥去筋，打成茸泥，放入碗内，用料酒、精盐1克、水豆粉15克、蛋清和30毫升水搅匀调成鸡茸。净锅置火上，注入鸡汤，放入鹑蛋、精盐、味精烧开，用35克水豆粉勾成琉璃芡，把鸡茸徐徐倒入搅匀，待鸡茸受热稠浓时，放入猪油，盛大平盆中，撒上火腿末即成。功能补五脏，益中气。适用于虚劳羸瘦，中虚少食，消渴等症。见《家庭药膳》。

【花椒嫩鸡】鸡1只（约300克），酱油5克，味精0.04克，花椒0.4克，香油、生姜各5克，精盐0.1克，醋、葱各0.4克。将葱、姜洗净切丝；鸡去毛及内脏，洗净，入沸水中煮半熟取出，剁成小长方形块，皮朝下逐块整齐摆放在碗里；鸡头劈成两半，与碎鸡块同放在碗内鸡块上面；锅内放香油，旺火炸焦花椒，连油一起倒入鸡块碗内；酱油、醋、盐、味精等调匀，也倒入碗里；葱姜丝撒在上面，上屉旺火蒸半小时，待鸡熟透，取出，倒扣入大盘内即可上席。功能温中，益气，补精。适用于营养不良，冠心病，高血压病，脑血管病，消化不良，及手术恢复期等病症。见《防治心血管病的饮食》。

【花生莲肉汤】花生米、莲子肉连皮各30克，白糖适量。莲子用温水浸泡半小时，剥开，去心，与花生加水2大碗，用小火炖1小时，加白糖1匙，继续炖半小时，至2味酥熟。当点心吃。功能调养脾胃，益肾补血。适用于血尿久治不愈，身体虚弱，食欲不振等症。见《常见慢性病食物疗养法》。

【花粉豇米汤】天花粉15克，豇豆100克。二味洗净，加水同煎，油、盐调味。饮汤食豇豆。功能健脾补肾，滋阴生津。适用于乳汁不通，产后缺乳等症。见《古方饮食疗法》。

【花生大蒜炆禾虫】大蒜肉30克，花生60克，禾虫250～300克。禾虫洗净，放瓦锅内，上面撒少许食盐，片刻，禾虫即肚破肠穿，体内浆汁全爆出来，加入大蒜、花生和适量清水，用文火慢煎炆熟食之。功能健脾暖胃，利水消肿。适用于营养不良性水肿，脚气症等。见《饮食疗法》。

【花生红枣煲大蒜】花生125克，红枣10个，大蒜30克，生油15克。前三味洗净，花生去皮，红枣去核，大蒜去皮切成薄片。炒锅置旺火上，倒入生油烧至八成熟时，先将大蒜下锅炒几下后倒入花生、红枣、清水1000毫升，煲至花生烂熟服食。日2次，连服7～10次，有效。功能补中益气，养血补血。适用于脾虚、气滞型妊娠水肿。见《家庭药膳手册》。

【芪党鸽】大白鸽1只，北芪、党参各15克，山药50克。白鸽宰杀后，去毛及内脏，洗净，与诸药同放入炖盅内，注入八成满开水，加盖，隔水炖4小时左右，调味食用。功能补中益气，健脾和胃，固肾益精。适用于中气不足，体倦乏力，少气懒言，便溏，肾元虚弱，腰膝酸软等症。见《强身食制》。

【芪烧活鱼】活鲤鱼1尾（约750克），黄芪片10克，党参6克，水发香菇、冬笋片、白糖各15克，黄酒、清汤、植物油、猪油及调料适量。鲤鱼去鳞、鳃、鳍及内脏，洗净，身上划十字花刀；水发香菇一切2片；姜切末；蒜切片、葱切节。沙锅内植物油烧至六成热，下鲤鱼，炸至金黄色，捞出沥油。另起沙锅置火上，放猪油、白糖，炒至糖油成枣红色时，投入鲤鱼、党参、黄芪，注入清汤，加黄酒、酱油、盐、姜、葱、蒜，烧沸后，转用文火煨炖至汤浓鱼熟。将鱼捞入盘内，捡党参、黄芪，再把笋片、香菇放入汤内，加味精，烧沸后，水生粉勾芡，淋入猪油，搅匀，浇在鱼上。功能益气健脾，利水消肿。适用于脾肺两虚，水肿胀满，小便不利，咳嗽气喘等。见《中国药膳》。

【芪蒸鹌鹑】鹌鹑2只，黄芪10克，姜2片，葱白1节，胡椒粉、盐各1克，清汤250克。鹌鹑褪毛洗净，从背部剖开，挖去内脏，斩去爪，冲洗干净，入沸水中焯1分钟捞出；黄芪用湿纱布擦净，切薄片，纳入鹌鹑腹内。将鹌鹑放入碗中，注入清汤，加葱、姜、胡椒粉，用湿绵纸封口，上笼蒸约30分钟，取出，滗出汤汁，调入盐，鹌鹑扣入另一汤碗内，浇上汤汁。单食或佐餐。功能益气补脾，利水消肿。适用于脾虚泄泻，营养不良，倦怠少气，自汗等症。见《中国药膳》。

【芪杞炖乳鸽】黄芪、枸杞子各30克，乳鸽（未换毛的幼鸽）1只。黄芪、枸杞子水煎取汁，浓缩；乳鸽浸入水中淹死，去毛及内脏，洗净，放入炖盅内，倾入黄芪枸杞子汁，隔水炖熟，食用时加食盐、味精调味，3天炖服1次。功能补中益气。适用于中气不足，体倦乏力，自汗，慢性疖疮，疮溃后久不愈合等症。见《大众药膳》。

【芡实饺子】猪肉400克，芡实60克，面粉400克，洋葱8个，嫩豌豆4小碗，盐、酒、酱油、麻油、胡椒各适量。将芡实切碎，放在水里浸泡1小时去水备用。猪肉剁碎，洋葱切碎，与嫩豌豆放在大碗内，将芡实放入，加盐、酒、酱油、麻油、胡椒等调味，拌匀作馅。将面粉放入面盆内，放半匙盐，边加热水边揉面，揉至面与耳垂同样硬软为宜。将面团移至面板上，搓成细长条，切成数个小面剂，用面棒擀成面皮中厚边薄样。将馅放入饺子皮中，面皮两边合拢捏紧封口，包好的饺子随意做煎饺、蒸饺、水饺等。功能健脾止泻，固肾涩精止带。适用于肾虚精关不固所致遗精，早泄及尿频或尿浊；脾虚所致的久泻不止，带下等症。见《养生食疗菜谱》。

【芡莲猪尾】 猪尾1条，芡实、莲子各45克，红枣5枚。猪尾洗净，斩成段；莲子洗净，去皮、心；红枣洗净，去核。诸药下锅，加水3碗，烧沸后，文火共炖2小时，调味。可单食或佐餐。功能健脾补肾。适用于脾肾两虚，食少体倦，腹胀便溏，或小便不利，肢体浮肿，梦遗滑精等症。见《强身食制》。

【芡实八珍糕】 芡实、山药、茯苓、白术、莲肉、薏苡仁、扁豆各30克，人参8克，米粉500克。诸药共为细末，与米粉合匀。每取6克，开水调服，加糖调味，日2～3次。功能健脾，止泻，祛湿。适用于脾虚不运，久泻不止，食少乏力，消瘦等症。见《中国药膳学》。

【苡米山药粥】 苡仁米、山药各60克，柿饼20克。先将苡仁米加水至烂熟，取山药捣碎，柿饼切成小块，同煮糊粥。早晚空腹温热服食。适用于阴虚内热，劳嗽干咳，大便溏泻，食欲减退等一切脾肺气虚之症。凡慢性病调理食用此粥，需多服久食方可奏效。见《常见病食疗食补大全》。

【苡米羊肉汤】 苡米90克，羊肉250克。2味加水适量煲汤，食盐、味精（亦可加生姜数片）调味。佐膳食。功能健脾补肾，益气补虚。适用于病后体虚，贫血，食欲不振，及一般体弱者。见《古方饮食疗法》。

【苡米烧鹌鹑】 鹌鹑10只，苡米20克，黄芪、生姜、酱油各10克，胡椒粉3克，化猪油50克，肉汤1000克。将苡米洗净；黄芪洗净切片；鹌鹑宰杀后去毛桩、内脏及脚爪，洗净，入沸水锅中焯去血水，对剖成两块；姜洗净切片；葱洗净切长段。净锅置火上，加猪油烧至六成热，下姜片、葱煸出香味，放肉汤、鹌鹑、黄芪、苡米及诸调料，大火烧开，打去浮沫，改用小火煨至肉烂，用大火收汁，装盘即成。功能益气健脾，行水祛湿。适用于脾胃气虚，筋骨软弱，小便不利及水肿，腹泻，暑湿等症。见《家庭药膳》。

【豆腐蛋】 豆腐锅巴60克，豆腐皮1张，鸡蛋1个，白糖适量。用水煮豆腐锅巴及豆腐皮，水沸后将鸡蛋打入锅内，蛋熟加白糖。作早点膳食。功能宽中益气，和胃理血。适用于胃肠失和而引起的痢疾。见《华夏药膳保健顾问》。

【豆浆大米粥】 豆浆适量，大米50克，白糖少许。共煮粥，加白糖少许调食。功能补虚益气。适用于脾虚食少，身体瘦弱及高血压病。（验方）。

【豆浆韭汁饮】 豆浆1碗，韭菜250克。韭菜洗净捣烂取汁。兑入煮沸的豆浆内，烧沸。空腹顿服。功能补气温中。适用于气虚型崩漏。见《家庭药膳手册》。

【豆腐衣蛋汤】 豆腐衣2张，鹌鹑蛋8个，水发香菇2只，火腿肉25克，调料适量。豆腐衣撕碎，洒上少许温水润湿；鹌鹑蛋磕入碗内，加盐少许，搅打均匀；香菇切丝；火腿切末。炒锅置火上，放入猪油，烧热，爆香葱花、姜末，倒入鹌鹑蛋翻炒至凝结，加水，烧沸，投入香菇，调入黄酒、精盐、味精，煮15分钟，下豆腐衣，撒上火腿末。功能养胃补虚，强身。适用于产后体虚，自汗，乏力，形体瘦弱等症。见《膳食保健》。

【豆腐巴煮鲫鱼】 豆腐锅巴30克，鲫鱼120～140克。鲫鱼去内脏（不去鳞）洗净；豆腐锅巴炒成黄色，与鲫鱼加水2碗煮至熟透。饮汤食鱼。赤带加适量红糖冲服；白带则加适量白糖冲服，服5～7剂有效。功能健脾利湿，宽中益气。适用于身体虚弱，湿热或脾虚赤白带下。见《家庭药膳手册》。

【豆蔻草果炖乌鸡】 乌骨鸡1只，白果、莲子、糯米各15克，胡椒3克。鸡宰杀后，去毛、内脏，将诸药入鸡腹内，扎定煮熟，空腹食用。功能补脾益肾。适用于脾虚或脾肾两虚，遗精，白浊，白带等症。见《食疗本草学》。

【扶衰仙凤酒】 肥肉鸡1只，生姜200克，大枣250克，好酒2000～3000毫升。将鸡按常法退毛去肠洗净，切成数块，切入生姜，同枣放大坛内，入酒封口，重汤煮1日后，连坛取出，放凉水中出火毒。每次空腹将鸡酒连姜、枣随意食之。适用于劳伤虚损，瘦怯无力，妇女赤白带下等症。见《万病回春》。

【旱蒸贝母鸡】 贝母鸡（因食贝母而长成的鸡）1只1400克，绍酒50克，姜块25克，葱结40克，花椒约25粒，精盐6克，味精1.5克，清汤250克。将贝母鸡杀后放尽血，去毛，剖腹，取出内脏，用清水浸漂约30分钟。用精盐3克、绍酒50克、姜15克、葱10克、花椒10粒入碗内拌匀，取其在鸡身内外抹匀，腌约1小时，入开水中氽一下，用毛巾搌干水气后置于盆中，加入清汤、葱25克、姜10克、花椒15粒，用湿绵纸封住盆口，蒸约2小时至烂。揭去湿绵纸，去姜、葱、花椒粒，加入味精。功能温中益气，补虚，润肺止咳。适用于体虚或病后肺热燥咳，虚劳咳嗽，肺结核，阳痿等病证。见《养生食疗菜谱》。

【怀药泥】 怀山药200克，豆沙、白糖各15克，京糕、猪油各100克，水豆粉50克。将山药为粉末，加入白糖50克、水少许，搅成泥状；京糕加水调成泥，置入碗内，加白糖25克搅匀；豆沙置另一碗中。三味均上屉蒸透待用。炒锅放猪油，烧热后，倒入山药泥，炒至浓稠时，盛入盘中间；依次炒京糕、豆沙，炒好后，分别盛在山药泥两边。炒勺置火上，加清水少许、白糖75克，烧沸去沫，用水豆粉勾成芡汁，浇在三泥上面。随意食。功能健脾和胃。适用于脾胃虚弱，便溏泄泻等症。见《大众药膳》。

【怀药酥】 山药250克，黑芝麻10克，白糖100克，植物油适量。芝麻炒香，山药洗净，去皮，切成菱角块，入六成热的油锅内，炸至外硬内软，浮于油面时捞出。另将炒锅烧热，滑过油，放入白糖，加少许清水，熬至糖汁呈米黄色，挑起成丝状时，倒入山药块，不停地翻动，使之外面包上一层糖浆，撒入黑芝麻。随意食用，或佐餐食。功能补脾胃，益肺肾。适用于脾胃虚弱，食少体倦，泄泻；肺虚久咳；肾虚小便频数等症。见《中国药膳》。

【怀药糕】 山药300克，面粉、蛋糕各100克，猪油500克，白糖150克、香精少许，香糕、植物油各适量。蛋糕、香糕切碎，加白糖100克、香精，拌成馅；山药压粉，与面粉混合，和成面，团分作16个面坯，用手将面坯按成中间厚，边缘薄的圆皮子，包蛋糕馅，擀成圆饼。锅烧热，放植物油，烧至七成热时，下入生饼坯，炸呈金黄色，捞出，沥去油，撒上白糖。功能健脾和胃。适用于脾胃虚弱，泄泻，久痢，大便溏薄，食少体倦等症。见《中国药膳》。

【怀药金糕】 怀山药300克，面粉、豆沙各100克，白砂糖150克，香精适量。

山药打成细粉，与面粉一起用水和匀，分成16个面剂；豆沙放于盘内，加入砂糖100克、香精，拌成馅。面剂擀成饼皮包成圆饼坯，并用筷子蘸红色素水在饼坯上印上花点，放入七成热的油锅内炸成金黄色，浮起时，捞出，撒上白砂糖。功能补肺肾，益脾胃。适用于脾虚泄泻，饥不欲食等症。可作营养不良、中虚食少者的膳食。见《民间食谱》。

【怀药芝麻酥】同“怀药酥”，详该条。见《民间食谱》。

【怀山莲子甲鱼汤】怀山药30克，莲子（去心>20克，甲鱼1只。甲鱼热水烫后切开去内脏，洗净，入沙锅与二药加水共煮，甲鱼熟后饮汤食肉。功能益脾补虚，软坚。适用于肝脾不足，肝硬化，慢性肝炎等病证。见《疾病的食疗与验方》。

【怀山药故纸炖紫河车】怀山药30克，故纸15克，红枣5枚，生姜3片，新鲜紫河车1具。紫河车洗净，盐擦，入开水中烫煮片刻，用冷水漂洗多次，切成块，入锅加白酒、姜汁炒透，倒入瓦锅内，加水入诸药，隔水炖熟食。日2次。功能健脾养胃，补肺。适用于慢性支气管炎以及病后体虚等。见《家庭药膳手册》。

【牡蛎猪肚】煅牡蛎、白术各30克，苦参15克，猪肚1个。前3味装入纱布袋，扎口；猪肚洗净，与药加水同煮，熟后去药，入食盐调味。饮汤食肉。功能健脾补虚，涩精。适用于脾虚食少，乏力，或梦遗早泄，小便频数等症。见《中国药膳学》。

【何首乌山萸肉煮鸡蛋】何首乌30克，山萸肉9克，鸡蛋3个。前2味水煎，去渣入鸡蛋煮熟。饮汤食蛋，早晚各1次，连服数天。功能补中益气，涩精固脱。适用于子宫脱垂。见《家庭药膳手册》。

【谷子煎法（粥）】赤谷子100克，丹砂0.3克，（如无谷子，谷皮亦可）取赤谷子熟时绞汁，煎如稠汤，调和丹砂，温服。功能健脾益气，聪耳明目。用于一切羸弱虚损之症。见《苏沈良方》。

【龟肉炖枳壳】龟肉250克，炒枳壳15克。加水同炖，熟后食肉饮汤。功能行气补虚。适用于胃下垂，子宫脱垂，脱肛，疝气等症。不宜与猪肉、苋菜、瓜等同食。见《中国药膳学》。

【羌活鱼羹】鲜羌活鱼250克，调料适量。羌活鱼治净，加水煮汤，用花椒、生姜、食盐调味服食。功能益气补虚，开胃进食。适用于身体虚弱，营养不良，小儿疳疾，食少消瘦等症。见《食疗本草学》。

【补脾粥】糯米100克，山药、赤豆各50克，芡实、薏米、莲心各25克，大枣10枚，白糖适量。山药去皮，切丁；先煮糯米半小时后下余药、文火焖至稠烂。服用时调入白糖。功能健脾止泻，补中益气。适用于脾胃虚弱，食少倦怠，久泻不止等症。见《膳食保健》。

【补中益气糕】鸡蛋10个，党参、黄芪、红枣各20克，炙草6克，当归9克，白术9克，升麻5克，柴胡5克，陈皮9克，生姜15克，白糖600克，苏打2克。将党参、黄芪、当归、升麻、陈皮、生姜、炙草、白术、柴胡、红枣去灰渣，加工、烘干研成细末。鸡蛋打入盆内，用掸蛋机掸成泡，加入白糖继续掸泡，使蛋浆与白糖溶为一体，加入面粉、中药粉末、苏打继续掸泡，合为一体。在蒸笼内垫一层细草纸，将蛋浆倒入擀平，蒸约10分钟，取出翻于案板上，用刀切成20个条形方块即成。功能补中益气。适用于气虚发热，脱力劳伤，疲倦乏力，久泻脱肛，子宫脱垂等。见《养生食疗菜谱》。

【补虚正气粥】黄芪30克，人参10克（或党参15克），粳米100克。先将黄芪、人参（或党参）切成薄片，同煎取汁，去渣，下米煮粥服。功能益气健脾补虚。适用于久痢羸瘦，神疲气短，或慢性泄泻，脾虚久痢。见《圣济总录》。

【灵芝炖鸡】 鸡1只（约2000克），灵芝30克，生姜、葱各15克，精盐5克，料酒25克，胡椒粉3克，味精适量。将灵芝洗净；生姜洗净切成厚片；葱洗净切长段；鸡宰杀后去净毛桩、内脏，剁去脚爪洗净，沸水中氽透去血水，捞出，鸡脯朝上放入蒸钵内，加入灵芝、姜、葱、盐、料酒、胡椒粉，注入清水500毫升，用湿绵纸封严钵口，上笼大火蒸约3小时至鸡肉熟烂，取出蒸钵揭去绵纸，入味精即成。功能温补脾胃。适用于脾胃气虚，饮食减少，消化不良，反胃腹泻等症。见《家庭药膳》。

【灵芝炖乳鸽】 灵芝3克，乳鸽1只，调料适量，乳鸽浸入水中淹死，除去毛、内脏，洗净，放入盅内，加水适量；灵芝去杂质，洗净切片，亦放入盅内，加绍酒、生姜片、葱、食盐、味精，隔水炖熟。功能补中益气。适用于中气虚弱，体倦乏力，表虚自汗，白细胞减少等症。见《中国药膳大全》。

【灵芝薄荷饮】 灵芝2克，薄荷、谷芽各5克，白糖25克，水250毫升。薄荷切节；灵芝洗净切片；谷芽炒香，与灵芝加水、白糖同煮熟至汤浓，再下薄荷，煎熬10分钟。功能补脑益智。适用于夏季烦热，气虚烦劳等症。见《中国药膳大全》。

【灵芝粉蒸肉饼】 灵芝3克，猪瘦肉100克。灵芝研末；猪肉剁成肉泥，与灵芝末拌匀后加酱油调味，隔水蒸熟。佐餐，日2次。功能益气养阴，安神。适用于老人慢性支气管炎，以及慢性胃炎，消化不良等。见《家庭药膳手册》。

【陈皮鸡】 鸡1只（净重240克左右），陈皮末10克，姜米12克，调料适量。鸡宰杀后去毛、内脏、头、爪，剁成块，加入葱、姜、料酒、盐、酱油，拌匀，浸渍15分钟左右。铁锅置旺火上，倒入花生油，烧至八成热时，放入浸渍好的鸡块、葱、姜，炸成金黄色倒出。锅内留油15克，把干红辣椒、花椒、陈皮末、鸡块等放入锅中煸炒，当干红辣椒呈黄褐色时，将料酒、酱油12克，白糖调在一起入锅内，随后下入鸡清汤，用小火将鸡清汤烧干，把醋和味精放入锅内，翻转几下晾冷。佐餐食，每日2次。功能健脾理气，补养强身。适用于低血压，气血虚弱，营养不良，贫血等病证。健康人食用更有滋补健身，防病延年等作用。见《家庭药膳手册》。

【陈皮大鸭】 鸭1只，陈皮（切成丝）6克，胡椒面0.3克，酱油10克，奶料酒10克，汤1500克，鸡清汤250克。将鸭洗净蒸熟，沥去原汁留用，把鸭复扣在小盆中（胸朝上）。把鸭原汤、奶汤、鸡清汤一起烧开，加入酱油、料酒、胡椒粉，搅匀，倒入小盆里，陈皮丝放在鸭的上面，上笼蒸（或隔水蒸）30分钟。佐餐食。功能开胃补虚。适用于脾胃虚弱，食欲不振。也可作为手术前后的饮食调理。见《家庭药膳手册》。

【陈皮兔肉】 净兔肉35克，陈皮0.5克，鲜汤10克，干海椒（或辣椒）1克，菜油15～20克，调料适量。将兔肉洗净，切2厘米方丁入碗内，加盐、料酒、葱节、菜油、姜片拌匀；辣椒切碎；陈皮用温水浸泡10分钟，切成小方块；味精、白糖、酱油、鲜汤入碗内调成汁。炒锅内油烧至七成热时下辣椒，炸成棕黄色下肉炒散发白，再入陈皮、花椒、姜、葱，继续炒至肉干酥，入调好的酱油汁、醋，搅匀，放红油，炒至汁收干呈棕红色，去葱、姜，装盘，再淋上香油。佐餐服食。功能补中益气，理气化痰。适用于消渴羸瘦，或食欲不振，咳嗽痰喘等症。可作为慢性支气管炎、糖尿病、动脉硬化、高血压病人的膳食，并可预防衰老。见《良药佳馐》。

【陈皮鸽松】鸽肉240克，芹菜500克，荸荠90克，泡红辣椒、陈皮各15克，虾片60克，炒熟芝麻6克。调料适量。将鸽肉、芹菜、泡红辣椒、陈皮、葱、姜、蒜等洗净切成末；荸荠去皮拍碎；鸽肉用盐、鸡蛋清、湿淀粉调匀浆好，再放入麻油拌匀；虾片投入热花生油中，炸熟捞出，放入盘内；料酒、酱油、白糖、胡椒面、味精兑成汁。锅烧热，放入猪油，把鸽肉炒散，倒入漏勺。锅烧热，放入油、陈皮先炒一下，再把荸荠、葱、姜、蒜、辣椒入锅炒匀，然后放入鸽肉，随即把兑好的汁由锅周围倒入，同时用手勺推动。芹菜末入锅炒匀，淋入醋、麻油，起锅盛入盘内，撒上芝麻，把虾片围在周围。佐餐食。功能理气健脾，补益精血。适用于肝肾不足，老年体弱，气短乏力等症。亦可作为脑外伤后遗症患者（有健忘、头痛等症状）的辅助治疗。健康人食用能增强记忆力，增进食欲，增强体质。见《家庭药膳手册》。

【陈皮扒鸭条】不带骨白鸭肉200克，陈皮20克，植物油50克，酱油25克，葱段20克，姜片8克，蒜片、大料各3克，湿淀粉20克，清汤100克，味精、白糖适量。陈皮水煎二次取汁，合并药液，浓缩至20毫升；鸭肉切条。炒勺内放植物油35克，烧热，下葱、姜、蒜、大料、倾入料酒烹后，放入清汤、酱油、白糖，煮沸片刻，除去调料，将鸭肉条面朝下逐个放入勺内，微火焖透，再移至旺火上，加入味精，将湿淀粉、陈皮药液徐徐淋入，加明油15克，将勺颠翻过来，盛盘。功能健脾开胃，补虚。适用于脾胃虚弱，食欲不振，营养不良等症。也可作为手术前后的调理膳食。见《滋补保健药膳食谱》。

【鸡子饼】鸡子3个，食醋适量，面粉少许。鸡子打入碗内，搅匀，以醋炒熟，取出与面粉和匀，作饼蒸熟。空腹食之。功能补体虚，缓疼痛。适用于虚痢脐疼痛，倦怠，谷食难化等症。见《圣济总录》。

【鸡子粥】鸡子1个，米30克。米淘净，加水煮粥，临熟打入鸡子，搅匀，熟后温服。功能补虚止痢。适用于小儿下痢不止，身体虚弱等症。见《食医心鉴》。

【鸡汁粥】母鸡1只（约重1500～2000克），粳米100克。母鸡宰杀后，去毛桩、内脏，洗净，煮取鸡汤，以鸡汤分次同粳米煮粥。早晚温服。功能补气益血，滋养五脏。适用于老年体虚，病后羸瘦，气血亏损所致的一切虚弱病证。体质壮实，外感发热及属实热证者不宜服用。见《本草纲目》。

【鸡丝茉莉】鸡脯肉40克，茉莉花30朵，黄瓜适量，蛋清1个，调料适量。将茉莉花洗净放入汤盘中，加入温水浸泡；鸡脯肉切成细丝，加入鸡蛋清、盐及湿团粉抓匀；黄瓜洗净切细丝；葱、姜洗净切末。炒勺中加猪油500克，烧至七成热时，倒入鸡丝滑至变白色捞出待用。炒勺中留底油，烧熟，加葱、姜爆香，倒入鸡丝后烹入料酒翻炒几次，将浸泡好的茉莉花及水一并倒入锅中，随后加黄瓜、盐、味精、湿团粉翻炒。功能温中补虚，理气开郁。适用于虚痨食少，泄泻，小便频数等症。见《华夏药膳保健顾问》。

【鸡茸蹄筋】蹄筋350克，鸡脯肉50克，鸡蛋清3只，料酒、精盐、葱末、生粉各适量。将蹄筋切成段，加水烧开片刻后，捞起备用。鸡脯肉去筋放在肉皮上敲成细茸，放入碗中用水化开，加料酒、盐、生粉和蛋清等调成薄浆。锅内调入清油，烧熟后放入蹄筋和调味品，待入味后，将鸡茸浆徐徐倒入，浇上葱油，功能温中益气，大补五脏，强筋健骨，疏通乳络。适用于久病体虚，筋骨酸痛，腰酸足软，产后亏损、乳汁缺少等症。见《中年知识分子养生指南》。

【鸡茸燕窝】燕窝75克，鸡脯肉100克，蛋清2个，熟火腿丝25克，精盐5克，水淀粉40克，清汤750克，味精适量。燕窝用50度温水浸泡至松软时，用镊子摘去绒毛杂质，洗净，放入碗内，上屉蒸15分钟，取出倒入大汤碗内；鸡脯肉剁成茸，先入蛋清拌匀，再加冷水50克，搅匀。锅内清汤烧沸，加精盐、味精，随即用水淀粉打薄芡，将鸡茸徐徐倒入锅内，同时用勺轻轻推动，至鸡茸熟后，盛入燕窝碗内，放上火腿丝。功用参见“清汤燕窝”条。见《滋补保健药膳食谱》。

【鸡肠山药散】鸡肠1具，怀山药15克。将鸡肠用盐或醋洗净，焙干研末；怀山药炒，研末，二末混合均匀。早晚空腹服用，日1剂，连服3～4天。功能补脾肾，固下焦。用于肾虚所致的小便频数、遗精、白浊等症。见《补品补药与补益良方》。

【鸡肠内金饼】公鸡肠1具，鸡内金30克，麦粉250克，盐或糖适量。鸡肠洗净焙干，研粉；鸡内金研粉，2味与麦粉拌匀，加盐或糖，用水和成面团，制成薄饼10个，烘熟代点心食用。每服1～2个，日2次。功能补脾肾，止遗尿。适用于小儿脾肾不足，遗尿，小便频数，面色㿠白，食欲不振，四肢乏力等症。见《常见病的饮食疗法》。

【鸡油烩油菜】油菜心250克，鸡油50克，鲜蘑菇100克，调料适量。油菜、蘑菇洗净，油菜从根部剖“十”字后撕成4半。炒锅内鸡油烧至八成热，推入菜心煸炒数十下，加水少许、蘑菇、白糖、精盐，盖上锅盖，用旺火炖3分钟，再加味精，淋上鸡油少许。功能健脾开胃，补益强身。适用于产后体虚，食少乏力，易患感冒，以及病后形体羸瘦等症。并可增强机体的免疫力。见《膳食保健》。

【鸡内金炒米粉】炙鸡内金30只，糯米1000克，白糖适量。鸡内金研粉；糯米浸2小时，捞出晒干蒸熟，再烘干（或晒干），磨成粉。二粉混合，再磨1次，筛粉装瓶。日2次，每次2匙，加白糖半匙，冲开水适量，拌匀，小钢精锅煮沸当点心吃。3个月为一疗程。功能补中益气，健胃消食，化石止泻。适用于胃下垂，并可防治胆石症。见《疾病的食疗与验方》。

【鸡冠花炖猪肚】鸡冠花30克，猪肚1具。鸡冠花洗净；猪肚用食盐里外搓洗干净，把鸡冠花纳入猪肚内，炖熟服食。功能健脾除湿补虚。适用于脾虚湿盛，带下色白、黏稠，面色㿠白，四肢不温，精神不振，食少便溏，舌质淡，苔白腻等症。见《百病饮食自疗》。

【鸡头粉雀舌馍子】羊肉500克，草果5个，回回豆（豌豆）50克，鸡头米粉（芡实粉）1000克，生粉500克，调料适量。羊肉洗净，切丝；草果洗净；回回豆去皮。3味加水同煮汤，去渣留汤汁，用汤汁和鸡头米粉与生粉，制成面片。沙锅内加汤汁、清水，烧沸后下面片煮熟，加盐、葱花、姜汁，搅匀。作早晚餐食用。功能补中益气，壮阳益肾。适用于脾虚泄泻，消渴，小便频数，遗精等症。见《饮膳正要》。

【鸡肉冬虫夏草汤】鸡肉250克，冬虫夏草9克。两味共煮，调味食用。功能补虚损，益五脏，壮身体。用于体虚或虚劳的补益调养。见《补品补药与补益良方》。

【鸡鸽鹑蒸高丽参】母鸡1只（约重1000克），白鸽1只，鹌鹑1只，高丽参

6～10克。前三物分别去毛及肠杂，洗净，高丽参纳入鹌鹑腹腔内；鹌鹑放入鸽腔内；鸽子再放入鸡腔内；鸡放入碗肉，碗置瓦煲中，封严，蒸2小时取出，服汁食肉。功能补肝肾，益精气，安胎。适用于肝肾不足，脾胃气虚，胎动不安，腰酸腿软，小腹胀坠，或习惯性流产等症，妊娠初起，或流产之后，连服2～3次，即可收到显效。见《中国食品报》。

【玫瑰枣糕】红枣150克，荸荠60克，核桃仁30克，生猪板油120克，鸡蛋2个，红薯90克，生猪网油160克，瓜片15克，玫瑰6克，白糖100克，湿绵纸1张。红枣铺在铁丝网架上，文火烘烤，边烘边动，至枣皮呈黑色，倒冷水中泡5分钟，捞出擦掉黑皮，去核；核桃仁用沸水泡后去皮，入油锅中炸黄捞出；生猪油去筋，与枣肉分别剁成泥；红薯煮熟去皮，压成泥；核桃仁、瓜片、荸荠、白糖、玫瑰拌匀。猪网油铺碗底，网油边吊在碗口外，拌好的枣泥放网油内，用手压平。网油边搭在枣泥上，用湿绵纸密封，上屉蒸40分钟，出屉，扣入另一盘中，揭去网油，撒上白糖。功能健脾补肾，益气生津。适用于肾虚久咳，久喘，咯血，脾胃虚弱，气阴不足等症。见《中国药膳》。

【玫瑰枣泥鱼卷】鲜玫瑰花1朵，鳜鱼1条（约750克），枣泥、鸡蛋等。将鳜鱼洗净，切下头尾另用，从中间片开，剔去皮骨，片成5厘米见方的22个片，加料酒、盐浸渍入味。把鲜玫瑰花洗净，取下花瓣切成丝，放在盘内。把枣洗净，蒸烂，去皮核制成枣泥。碗内放蛋清，加干淀粉、面粉调成蛋糊。将浸渍好的鱼片平放盘内，逐片抹上蛋清，再抹一层枣泥，然后卷成鱼卷。用中火将花生油烧至4成热，再将鱼卷裹上一层鸡蛋糊，逐个入油，炸成金黄色，捞出控油，另取一个小碗，加入白糖、玫瑰酱、醋、红葡萄酒、盐、鸡汤、湿淀粉兑成芡汁。将鱼的头尾挂糊，入油炸酥，码在鱼盘两头，中间码枣泥卷。锅内留底油烧热，将兑好的芡汁倒入锅内进行翻炒，炒出香味，抹在鱼卷上，再撒上鲜玫瑰丝。功能补气健脾，养血行瘀。适用于气虚成痨，咳嗽乏力，潮热盗汗等症。见《华夏药膳保健顾问》。

【玫瑰挂霜豆腐】鲜玫瑰花1朵，豆腐2块，白糖、鸡蛋、面粉、淀粉、青丝、植物油各适量。玫瑰花洗净，切成丝，放盘内。豆腐切成小长块，鸡蛋打入碗中，加入湿淀粉、面粉、搅成蛋糊。勺中加植物油，烧6成热时，把豆腐块粘上干淀粉，挂上蛋糊，下油锅中炸至金黄色，捞出，沥去油。炒勺内放清水少许，下白糖搅炒，使其溶化起大泡，直至糖浓缩起丝时，下入炸好的豆腐块翻炒几下，放入鲜玫瑰丝、青丝，见糖发白时盛入盘内，撒上白糖。功能补脾和胃。适用于脾胃不和之纳呆，腹痛等症。见《华夏药膳保健顾问》。

【青荷鳅鱼】泥鳅600克，鲜荷叶3张，炒米粉100克，化猪油50克，白糖5克、姜、葱等调料。将泥鳅去头尾，剖腹去内脏，洗净；荷叶洗净，入沸水烫软，每张切成6块。再将泥鳅鱼用米粉、化猪油、姜、葱末、精盐、酱油、胡椒粉、料酒、味精、白糖、清水50毫升调拌均匀，然后每块荷叶包3～4条泥鳅鱼，装蒸碗中，上笼蒸2小时。功能益气祛湿，清暑解渴。适用于脾胃虚弱，口渴欲饮，暑湿泄泻等症。并有兴阳之功。见《家庭药膳》。

【青荷包里脊】猪瘦肉200克，豆腐200克，鲜荷叶3张，菜油100克，鸡蛋1个，姜、葱等酌量。里脊肉洗净，切成6厘米长、2厘米宽、0.5厘米厚的片；豆腐也切作同样长、宽和1厘米厚的片。葱、姜洗净剁成细末；荷叶洗净用开水烫软，冷水漂凉，切成11厘米见方片。将肉片和豆腐分别用料酒、葱、姜末、胡椒粉、味精、精盐腌渍10分钟；鸡蛋去黄用清入豆粉调匀，肉片中拌上浆。在渍过的豆腐片上放一片浆好的肉片，用荷叶包好。锅内放油，煎荷叶包至肉熟，起锅装盘。食时打开荷叶，淋少许芝麻油。功能益气和胃，生津润燥，解暑祛湿。适用于脾胃虚弱，津亏火旺，干咳，口渴，便秘等症。见《家庭药膳》。

【青粱米炖猪肚】猪肚1个，青粱米50～100克。将上二味洗净，米纳入肚中，用线扎紧，隔水慢火炖熟，调味服食。功能补中益气，止渴利尿。适用于中气不足，小便困难，时欲小便而不得出，神疲懒言，胃纳差，气短声低。现多用于前列腺肥大。见《疾病的食疗与验方》。

【茉莉豆盒】茉莉花30朵，豆腐6小块，鸡脯肉75克，蛋清1个，各种调料适量。茉莉花洗净。鸡脯肉剁成馅，加入少量葱、姜末、味精、半个蛋清，搅拌均匀待用。将豆腐切成3厘米见方的块，入油锅炸至金黄色时捞出，将每个豆腐块中心部挖一洞，倒入蛋清搅匀，分别撒上茉莉花，用面粉糊封口，上屉蒸5分钟。炒勺用水刷净，放底油，加入鸡汤、盐、味精、湿团粉勾芡，泼在豆腐盒上。功能同“茉莉花炖豆腐”。见《华夏药膳保健顾问》。

【茉莉花炖豆腐】豆腐500克，鲜茉莉花20朵，葱、姜、盐、料酒、味精、鸡汤适量。茉莉花去蒂用清水洗净。豆腐用刀切成1.5厘米宽、3.3厘米长的条，放在盘中。锅中放底油，投入姜、葱炸至金黄时，加清水、料酒、盐、豆腐条，移至文火上炖15分钟，加入味精、茉莉花。功能补中气，调脾胃。适用于病后体虚，脾胃虚弱，气短食少等症。见《华夏药膳保健顾问》。

【苹果汁】苹果去皮、核，捣烂，加少许凉开水，用净纱布挤汁。酌量饮用。功能益气和脾，理气健胃。适用于脾胃不和，消化不良，脘腹胀满等症。见《食疗本草》。

【茄汁白扁豆】白扁豆250克，番茄酱150克，精盐、白糖适量。将白扁豆于锅内干炒，待热时，入冷水浸没。至豆皮起皱，涨大，捞起沥干。锅内放25克植物油，倒番茄煸炒片刻，再放入扁豆，加盐、糖、水，文火煮致豆酥汁浓。随意服食。功能健脾利湿。适用于妇女白带过多。见《膳食保健》。

【枇杷叶糯米粽】糯米、枇杷叶适量。糯米洗净，清水泡1宿；新枇杷叶去毛洗净，水浸软，包糯米成粽子，蒸熟食之。日1次，连服3～4日。功能补中益气，暖脾和胃，止汗。适用于产后气血亏虚，多汗等症。见《家庭食疗手册》。

【板栗鲤鱼】鲤鱼1条（约1000克），板栗350克，茯苓10克。鲤鱼去鳞及内脏，两边各剞四刀；板栗切一小口，入沸水中煮透，剥去外壳及种皮；茯苓洗净。用精盐、酱油、姜片、葱段、大蒜（拍破）、红糖将鲤鱼腌20分钟，再将大蒜、姜片、葱段装入鱼腹内。将油锅加热至油七成热时，鲤鱼下锅，炸成黄色捞出；再将栗肉炸2分钟。锅内注入约600毫升清水，水沸时放入鱼及板栗肉，用小火慢烧（中间将鱼翻一次面）；至板栗肉熟时放入味精调味，收汁装盘。功能补益脾胃，利水消肿。适用于脾虚泄泻，水肿胀满，脚气等症。见《家庭药膳》。

【板栗烧牛肉】鲜牛肉750克，板栗300克。牛肉洗净入沸水中汆透，切成长7厘米，宽3厘米的长块；板栗用刀切一口，入沸水中煮一下，剥去外壳和种皮。锅置火上，倒入菜油，待油七成热时，下板栗炸2分钟，再将牛肉块炸一下捞起，控去油；锅中留50毫升油，入葱段、姜片，炒出香味时下牛肉、精盐、胡椒、料酒、糖、清水，武火上烧开，打去浮沫，改用文火慢炖，待牛肉至六成熟时下板栗，烧至肉烂板栗酥时收汁，下味精调味。功能补脾胃，强筋骨，养气血。适用于肾虚之腰膝酸软，腰脚不遂，小便频数及脾胃虚弱所致的厌食，消瘦等症。见《家庭药膳》。

【枣姜茶】红枣（焙干去核）50克，生姜（切片）50克，甘草6克。同煮煎汁，滤渣。代茶饮。功能益气补虚。适用于营卫失和，胃气虚弱所致体虚易感冒，经常出现清窍不利的鼻流清涕，痰涎等症。（验方）。

【枣泥包子】白面粉500克，红枣300克。将白面粉按常法制成皮。红枣洗净，蒸或煮熟放入盆中挤烂，去核。将白糖150克加25克水化开，倒入枣泥内，再加香油，搅拌均匀，放于勺内炒20分钟左右，待香油和白糖全部被枣泥吸收后，倒入晾凉，成枣泥馅。将馅包于皮内，蒸熟。早晚餐作点心服。功能补气健脾。适用于脾胃气虚，身体虚弱。不病者常服可增强体质。见《家庭药膳手册》。

【枣泥桃仁】枣泥250克，核桃仁50克，怀山药50克，猪油125克，可可粉15克，面粉500克。将核桃仁压碎，加入枣泥，搓匀成馅；取面粉200克倒在面板上，加入猪油100克拌匀，成干油酥。将剩余的面粉倒在案板上，加猪油25克，可可粉和适量的水，合成油面团。将油酥包入水油面内，稍按扁擀成长方形，从上至下卷成筒状，切成剂子（25克1个），按成圆皮，把馅放入，收严口子，搓成椭圆形，用花钳把圆坯从顶到底按出一条凸的棱，再用两根鸡毛在棱的两侧按出半圆形的花纹，放热油内炸至见酥浮起，呈浅黄色即熟，出锅后稍冷。功能补脾肾，和胃气。适用于脾虚食少，食积气滞等症。

【枣菇蒸鸡】光母鸡1只（约1000克），红枣15个，香菇10个，调料适量。光鸡去内脏洗净，用盐内外涂擦一遍；红枣、香菇水发后，置于鸡腹内，加上黄酒、姜片、葱节、味精，上屉蒸2～2.5小时。单食或佐餐。功能补脾安中，调养阴血。适用于体虚及产后身体虚弱。见《膳食保健》。

【枣蔻煨肘】猪肘1000克，红枣60克，红豆蔻10克，冰糖180克。猪肘刮洗干净，放沸水中氽去腥味，捞出。红豆蔻拍碎，装入纱布袋内扎口。在沙锅底部垫几块瓦片，放入肘子、清水，用武火煮沸后去上沫。另将冰糖的一半，在沙锅内炒成深黄色的糖汁，连同其余的冰糖、枣、红豆蔻一起放入沙锅，烧1小时，转用文火煨2小时，至猪肘烂熟，取出药袋。食肉饮汤。功能健脾暖胃，益气养阴。适用于脾胃不和，食少呕恶，脘痞泄泻及气阴两虚，消瘦乏力，口干等症。见《中国药膳》。

【拨粥】生姜10克（研取汁），白面50克，姜汁合白面加水调成糊状，逐一拨入开水中。任意食用。功能温中和胃止呕。适用于呕吐反胃气虚羸弱者。亦治赤白痢、水痢。见《普济方》。

【拔丝龙杞山药】山药500克，枸杞20克，龙眼肉30克，白糖150克，花生油500克（耗80克）。将山药洗净去皮，切成滚刀块（左手按住原料，右手持刀，切一刀，原料轻滚一下再切成块），放入开水中烫过，沥干水分。枸杞用温水洗净，龙眼肉与枸杞捶成茸。沙锅置中火上，下油烧至五成热，放入山药炸至九成熟，皮呈黄色捞出。沙锅内下油50克，置小火上烧至四成熟，加入龙杞肉茸、白糖，待炒至金黄色起泡时，倒入山药，将锅端离火口炒匀，使糖汁均匀地挂在山药上，盛盘内即可。操作拔丝时，要注意火候，糖的色泽太老或太嫩均拔不起丝来。功能补脾开胃，益肺补肾，滋阴养血。适用于脾胃虚弱所致的消化不良，便溏，腹泻，及老人体弱，心悸、失眠，视物昏花等症。见《养生食疗菜谱》。

【软炸白花鸽】山药50克，鸽肉无骨250克，酱油5克，鸡蛋5个，调料适量。山药切片烘干打成细末；鸽肉洗净去皮，切十字花刀，再改成2厘米见方的块装入碗中，用绍酒、酱油、味精腌渍约20分钟；再用鸡蛋清调山药粉，淀粉成糊待用。将锅油烧至冒青烟后，离火，待油降温至五六成热时，将腌好的鸽肉用蛋糊拌匀，逐个下于锅中翻炸至糊凝捞出，整形后，将锅重置火上，待油温升高后，再将鸽肉重复炸一次，待色成金黄时，捞出沥去油，装入盘内，撒入花椒粉与食盐，合匀。功能健脾固肾，生津止渴。适用于脾胃虚弱，食少形瘦，倦怠无力；肾虚腰痛，尿频；气阴两虚之口渴，妇女血虚经少，经闭及皮肤瘙痒等症。可作为糖尿病，皮肤过敏瘙痒者之膳食。见《中国药膳学》。

【软炸怀兔肉】兔肉300克，怀山药粉30克，黄酒10克，调料适量。兔肉切成2厘米见方的块，放碗中加黄酒、盐、酱油、味精拌匀，再加干怀山药粉，拌至兔肉上粘牢山药粉。放油锅中略炸，并不断用漏勺捞起，再抖落油中，使其不互相粘连，待炸至肉块呈金黄色，浮在油面上时，捞出上盘，蘸椒盐食用。功能补肺气，健脾胃。适用于脾胃虚弱，肺虚有热等症。见《中国药膳》。

【果仁排骨】草果仁10克，苡仁50克，排骨2500克，冰糖屑50克，调料适量。果仁、苡仁炒香捣碎，煮10分钟，取药汁。再煮取1次，约取汁5000克。将排骨洗净，剁成小段，与药汁、葱、姜、花椒、盐放锅内，加水适量，煮至排骨七成熟时捞出。另锅内放花椒、酱油、冰糖屑、味精、排骨汤及适量排骨，用文火煮至排骨熟时烹黄酒，转用武火收浓汤汁，浇上麻油。功能温中健脾，燥湿和胃。适用于脾虚湿重，头身困重，食少便溏，脘痞腹胀，湿痹，关节重痛等症。见《中国药膳》。

【固本酒】生熟地黄、白茯苓（去皮）各80克，天麦门冬（酒润去心）、人参各40克。将上药切片，用磁瓶盛好酒10大壶，浸药3日，用武火煮1~2时，以酒黑色为度。如上热，减人参30克。如下虚或寒，将韭子炒重黄色为末。空腹服3~5杯，用铜钱抄韭末40克，饮之。有治劳疾，补虚弱，乌须发，美容颜之效，久服面如童子，妇人下虚寒，胡桃连皮作引饮之，久则能生子。见《扶寿精方》。

【和脾茶】茯苓（研）10克，白术（土炒）6克、白芍10克，炙甘草3克。水煎。代茶饮。功能益气健脾。适用于脾胃虚弱，食少便溏，腹中疼痛等症。（光绪皇帝代茶饮方）。

【金樱子炖冰糖】金樱子15克，冰糖60~90克。二味加水一碗，隔水炖1小时，去渣饮汤。功能补中固脱。适用于遗精，脱肛，子宫下脱等。见《饮食疗法》。

【金樱子煮鸡蛋】金樱子15克，鸡蛋2个。将金樱子洗净加水1000毫升，文火煮沸，40分钟后去金樱子，打入鸡蛋，煮熟。食鸡蛋，日2次，服5~7次可见效。功能补虚固精。适用于脾虚体弱及脾肾两虚之白带，遗精等。见《家庭药膳手册》。

【乳粥】牛乳或羊乳（婴幼儿可用人乳）适量，大米100克，白糖少许。先将大米煮成粥，待煮至半熟时去米汤，加乳汁、白糖再煮熟。功能补虚益阴。适用于一切虚弱劳损，气阴不足，产后阴亏补养以及婴幼儿发育不良。见《臞仙神隐》。

【乳酪粥】牛乳、粳米（碎心）各适量。牛乳盛于锅内随意多少，兑入清水煎熬，待沸后下粳米细心煮熟，调盐水少许温服。功能益气生津，滋阴润燥。适用于老人阴虚者。见《济众新编》。

【服食大豆肥健方】大豆2500克，猪油适量。大豆如作酱法，取黄捣末，以猪油炼膏为丸，如梧子大。每服50～100丸，温酒送服或嚼服。功能长肌肤，益颜色，填骨髓，壮气力，补虚。适用于身体消瘦，病态“苗条”，脾虚食少，面色萎黄无华者。见《延年秘录》。

【鱼胶糯米散】鱼胶（鱼鳔）50克，糯米500克。糯米炒熟研粉；鱼胶炒酥研末，混匀。每次用50克，开水冲成糊状，加白糖适量服用。功能健脾益肾。适用于妇女白带过多。见《医学从众录》。

【兔肉山药煎】兔1只，山药适量。兔去皮、爪及内脏，与山药加水同煮，取汁。代茶饮。功能补中益气，清热生津。适用于消渴，身体瘦弱等症。见《中国药膳学》。

【兔肉健脾汤】兔肉200克，山药30克，枸杞子15克，党参15克，黄芪15克，大枣30克。后5药装纱布袋内，扎口，与兔肉共煮熟，去药袋，调味食。功能健脾益气。适用于脾虚不运，身体虚弱，形体消瘦，神疲乏力，食少便溏等症。见《中国药膳学》。

【狗肾粥】狗肾（腰子）2只，粳米250克，草果、砂仁各10克，陈皮5克，调料适量。狗肾洗净，去脂膜臊腺，切碎；草果、砂仁、陈皮装纱布袋，扎口；将狗肾、药袋、粳米同放锅中，加水煮粥。待粥将熟时，加入葱、姜、盐、味精煮熟。去药袋，空腹服。功能补脾益肾。适用于肾虚劳损，脾虚食少之症。见《饮膳正要》。

【饴糖羹】饴糖1～2汤匙，温开水冲化服用。功能补益脾胃，缓急止痛。适用于脾胃阳气虚所致的胃脘胀痛。现多用于胃及十二指肠溃疡，慢性胃炎等。见《补品补药及补益良方》。

【饴糖大米粥】饴糖30克，大米50克。以大米煮粥，粥熟入饴糖，调匀。空腹食。功能健脾和中止痛。适用于脾虚食少，胃虚作痛，并可做产妇、小儿的补品。（验方）。

【饴糖红枣汤】饴糖1000克，红枣150枚。枣洗净，与饴糖加适量水煮至枣熟。分10～15次服。日2～3次，食枣饮汤。功能滋养补虚，健脾润肺。适用于肺虚咳嗽，脾胃虚寒，贫血，面色苍白等病症。见《家庭食疗手册》。

【饴糖砂仁饮】饴糖15克，砂仁3克。砂仁捣碎，泡开水或微煮取汁。用药汁化饴糖冲服。功能养胃安胎。适用于孕妇自觉小腹下坠，胎动不安。见《中国药膳学》。

【炒黄面】白面粉适量。将面粉炒至焦黄，每用30～50克，开水冲调，温服。功能健脾止泻。适用于胃肠不固，泄泻。见《千金·食治》。

【炒银耳】银耳、肉片适量。银耳泡发，掰成小块，与肉片掺和，按常规炒法烹制，加调料。功能健脾益胃补气。适用于脾胃气虚，消化呆滞，疲乏无力，恶心厌食，头晕，气短，耳鸣，胸闷，月经不调等症。见《食用菌饮食疗法》。

【炒山药泥】山药250克，糯米粉50克，猪油50克，白糖100克。山药蒸熟，去皮压成泥，和入糯米粉，用武火蒸熟，放入热猪油中炒，加白糖炒至溶合。功能健脾胃，益肺肾。适用于脾胃不足，身体虚弱，食少泄泻，倦怠乏力等症。见《膳食保健》。

【炒豆腐皮】豆腐皮1张，调料适量。豆腐皮用水泡发后，沥去水分，切丝。热油中放入豆腐皮、葱、姜、盐，翻炒至熟。功能补虚止汗。适用于自汗，盗汗，多汗等症。见《回生集》。

【炒鸡茸银耳】鸡脯肉100克，银耳75克，蛋清100克，牛奶50克，黄瓜50克，胡萝卜50克，淀粉25克，味精5克，香油25克，花生油50克，白糖10克，料酒10克，姜5克，葱5克。将鸡脯肉剁成茸入碗，加入蛋清、牛奶、淀粉，搅匀。银耳用温水泡发，去蒂洗净，用鸡汤煨烂入味后捞出。黄瓜、胡萝卜切片。将花生油烧至六成热时，加入调好的鸡茸液，待浮起后捞出，用开水焯洗去浮油，并倒出余油。将香油烧热，加入葱、姜末煸炒，再加入鸡茸、银耳、黄瓜片、胡萝卜片、鸡汤、调料，煮沸后稍煨片刻，放汁芡，淋入明油，盛盘。功能补益五脏。适用于脾胃虚弱，肺阴不足之症。尤宜老年人，有健身益寿之功。见《食用菌饮食疗法》。

【油炸鹌鹑】鹌鹑10～20只，清油250克，鹌鹑宰杀后，沥净血水，用70度热水烫透，去毛杂，用清水洗净晾干备用。将油倒入锅内，油热泡散后，放入鹌鹑，文火炸至酥脆为度，调味。日服3～5只，连服半月。功能补五脏，益中气，实筋骨。适用于身体羸瘦，腰膝酸软，少气乏力等症。见《延年益寿精方选续集》。

【油鱼补益汤】油鱼2条。将油鱼洗净，加生姜、胡椒等煮熟。佐餐用。功能补元气，益脏腑。适用于脏腑不足，元气虚弱等症。见《中国药膳学》。

【油鱼参芪怀药汤】油鱼1条，党参、黄芪各15克，怀山药10克。油鱼治净；他药装布袋内，与鱼同煮熟。去药袋。食鱼饮汤。功能补脾益气，止血，止泄。适用于脾虚久泄，女子崩漏等症。见《中国药膳学》。

【泥鳅汤】①泥鳅、鱼鳅串、侧耳根、蒲公英。上药适量。共煮汤服。治湿热而皮肤丘疹瘙痒。见《中国药膳学》。②泥鳅90～120克。将泥鳅用热水烫去黏液，剖腹去肠杂，油煎至金黄，加水1碗半煮至半碗，入盐调味。食鱼饮汤。日1次。连用3天。小儿可饮汤不食鱼。功能补中健脾，益肾祛湿。适用于小儿盗汗，泄泻等症。见《家庭食疗手册》。

【波罗蜜种仁炖猪瘦肉】波罗蜜种仁120～150克，猪瘦肉60～90克。2味共煮熟，调味服食。功能补中益气，通乳。适用于产后乳汁不足。见《家庭食疗手册》。

【泽泻茯苓鸡】泽泻60克，茯苓60克，母鸡1只，黄酒适量。将鸡治洗干净，泽泻、茯苓、黄酒入鸡腹内，鸡背朝下，盛大瓷盆中，旺火隔水炖3～4小时，去浮油，淡食，每次4汤匙鸡汁，鸡肉蘸酱油吃。4～5天吃完。功能补益安神，利水消肿。适用于肝硬化病久虚，腹水者。见《疾病的食疗与验方》。

【参术酒】人参20克（或党参30克）炙甘草30克，白茯苓、白术（炒）各40克，生姜20克，大红枣30壳，黄酒1000克。将上药共捣碎，用酒，浸于净瓶中，封口，3日后，去渣待用。每次空服温饮1～2盅，日2次。适用于脾胃气虚，气短无力，面黄形瘦，食少便溏等症。如湿痰较重，加半夏30克，陈皮20克，兼有呕吐痞闷，胃脘痛，再加木香20克，砂仁25克。（验方）。

【参芪膏】人参30克，黄芪500克，饴糖500克。参、芪反复水煎3次，取汁300毫升，入饴糖，文火熬成膏，防腐备用。每次30克，早晚空腹时，开水冲服。功能同“参芪精”，详该条。见《百病饮食自疗》。

【参芪精】党参、黄芪、白糖各250克。参、芪加水文火煎煮，每30分钟取药汁1次，连续取汁3次。混合药汁，文火煎熬至药汁呈稠黏状时，停火。加白糖混合均匀，晒干压碎，装瓶中待用。每次10克，开水冲化服。日2~3次。功能补益脾肺之气。适用于脾肺气虚，倦怠乏力，心悸气短，食少便溏，浮肿，脏器下垂，自汗，眩晕，月经量多、过期不止等病症。见《民间验方》。

【参杞粥】人参5克（或党参20克），枸杞15克，红枣5枚，粳米100克，红糖适量。参、杞、枣洗净，水煎2次。用药汁将粳米煮成粥。粥熟时调入红糖，稍煮。日服1~2次。功能补肺益肾。适用于肺肾不足，少气乏力，头晕目眩，下肢酸软等症。见《百病饮食自疗》。

【参苓粥】人参10克（锉），白茯苓（去黑皮）10克（锉），粳米100克，生姜10克。先煎人参、茯苓、生姜，去渣取汁，后下米煮作粥，临熟时加少许食盐，搅合匀。空腹食。功能健脾益气补虚。适用于虚羸少气，亦可治胃气不和，不思饮食，日渐消瘦。见《圣济总录》。

【参芪焖鸭】党参、黄芪各15克，陈皮10克，老鸭1只，猪瘦肉100克，味精、食盐、料酒、酱油、姜片、葱段、熟菜油适量。将老鸭宰杀后，去毛和内脏，洗净，在鸭皮上用酱油抹匀，放入盛有八成熟菜油的锅中炸至皮色金黄捞出，用温水洗去油腻，盛入沙锅内，加水适量。将猪瘦肉切块，下沸水氽一下捞起，洗净血污，放沙锅内，加入党参、黄芪、陈皮、味精、食盐、料酒、酱油、姜片、葱段，再将沙锅放于炉上，用文火焖到老鸭炽时取出，滗出原汤，滤净待用。将鸭子剔去大骨，切成长1寸5、宽5分条块，放入大汤碗内摆好，倾入原汤。功能健胃补脾，补气养血。适用于气衰血虚及肺结核，肺气肿，老年慢性支气管炎等症。见《滋补中药保健菜谱》。

【参芪炖鸡】党参30克，黄芪60克，鸡1只，红枣10枚。药物装纱布袋中扎口，与鸡块同放盆中，加适量清水，入洗净去核之大枣、生姜，隔水炖熟烂，去药袋，加盐等调味。食肉饮汤。3~5天服1次，连用3~5次。功能补气升提。适用于中气不足，体倦乏力，气短懒言，子宫脱垂，男子疝气，痔疮，脱肛，内脏下垂，崩漏下血，便血，小儿夏季生疮等症。见《良药佳馐》。

【参芪鹅肉】鹅1只，黄芪、党参、山药各50克。鹅治净；3药放纱布袋内扎口，同加水煮至鹅肉熟烂。去药袋，加盐、味精调味。食肉饮汤，亦可佐餐。功能补中益气，健身壮力，增进食欲。适用于脾胃气虚，食少体倦，疲乏无力等症。见《良药佳馐》。

【参芪蜜膏】党参、黄芪各500克，蜂蜜适量。参、芪片加水煎2次，合并药汁，文火浓缩成稀流膏状；再将蜂蜜滤净杂质，烧沸后，将稀流膏倒蜜内，边倒边搅拌使均匀，继续加热至沸。每次10~15克，温开水冲服。日2次。功能补益元气。适用于气虚体弱，食少乏力，眩晕，发热，水肿等症。见《滋补保健药膳食谱》。

【参芪鲤鱼】党参、黄芪各10克，活鲤鱼1条（750克），水发蘑菇、冬笋各20克，白糖15克，调料适量。鱼去鳞、内脏，洗净。鱼背上划十字花纹，油中炸成金黄色，捞出沥油。再于猪油中加白糖，烧热后，鱼再炸成红色。将炸好的鱼，参、芪片一同下锅，加水适量，放入冬笋、蘑菇，烧开后转用文火煨至鱼熟透。捞出鱼放盘中，加上豆粉勾的芡，淋上热油。饮汤食鱼及蘑菇、笋。功能健脾益气，养心，利水。适用于脾虚气弱，心悸乏力，气虚水肿等症。见《良药佳馐》。

【参杞羊头】羊头4000克，荸荠60克，山药片24克，枸杞10克，党参片18克，陈皮10克，火腿30克，鸡蛋壳3个，麦草60克，艾叶30克，鲜汤500克。羊头治净，劈成2半，取出羊脑，洗净血水，加麦草、艾叶、蛋壳同煮熟，取出洗净，再放入清水中，加陈皮、火腿肉、荸荠，武火烧沸，去浮沫，转用文火炖至熟烂，取出去骨，切成条方块。荸荠、火腿肉切片放盆内，上放羊头肉，再放党参片、山药片、枸杞子，加原汤、鲜汤，加盖，隔水蒸1小时取出，再加盐、味精调味。佐餐用。功能补脾益肾。适用于虚劳羸瘦，目眩耳鸣，脾虚泄泻等症。见《中国药膳》。

【参枣米饭】党参10克，红枣20枚，糯米250克，白糖50克。红枣洗净，与党参同煮30分钟。然后将参、枣与药汁分开。糯米洗净，加适量水放于小盆中，隔水蒸熟，扣于盘中，把党参、大枣摆于上面。另用锅将药汁、白糖熬成浓汁，浇在枣饭上。早晚餐服用。功能健脾益气。适用于脾虚气弱，倦怠乏力，食少，便溏，浮肿等。见《醒园录》。

【参芪苡仁粥】党参10克，黄芪20克，苡仁20克，大枣10克，生姜12克。将党参、黄芪、大枣洗净，用冷水泡透，然后加入苡仁，加水适量，用武火烧沸，加入拍被之生姜，改用文火煨熬，至苡仁熟烂成粥。趁热空腹服，日1~2次。功能补中益气，健脾除湿。适用于老年及病后体虚气弱，脾胃虚弱，食少便溏，浮肿，神疲乏力，脱肛等症。见《饮食疗法》。

【参芪烧牛肉】牛肉500克，党参、黄芪、浮小麦各30克，白术、生姜各15克，红枣10枚，调料适量。牛肉洗净，沸水中汆3分钟，切成2厘米长、0.6厘米厚的条；诸药洗净，装纱布袋中，扎口。沙锅中放1500毫升水，锅底放几块猪骨或鸡骨，放入牛肉，煮沸，去上沫。加入药袋，姜、葱、酒，继续煮30分钟，转用文火炖2小时，至牛肉熟烂，加入味精、盐。佐餐用。功用同“参芪蜜膏”。见《百病饮食自疗》。

【参芪猪肠粽】党参20克，蜜炙黄芪20克，猪直肠一具500克~1000克，黄酒、糯米、白糖适量。将党参洗净后，用黄酒二匙浸润。洗净猪肠内外壁，将其一头用线扎牢，将拌和的党参、黄芪、糯米从另一头灌入肠内，每灌4~5匙时就用白线在肠子上绕扎2圈、打结，如此数次，直到灌满整节直肠为止，最后将末端扎牢，放锅内用冷水浸没，煮2小时离火趁热吃。功能补中益气，补肠固脱。适用于气虚下陷，直肠脱垂等症。见《常见慢性病食物疗养法》。

【参芪鹌鹑汤】党参、黄芪各15克，鹌鹑1只。鹌鹑去毛及内脏，将党参、黄芪放鹌鹑肚内，加水、油、盐适量，隔水炖2小时，除去党参、黄芪。佐餐用，1日内服完。功能健脾益气。适用于小儿疳积，瘦弱，面色少华。见《家庭药膳手册》。

【参须京菖茶】参须、京菖、茶叶各3克。沸水冲泡。代茶饮。日1剂，以味淡为度。功能补气虚。适用于体虚听力减弱，耳鸣。见《经验方》。

【参桂养荣酒】党参320克，蔗糖1600克，肉桂50克，白酒1.6万毫升，红曲50克，泡酒。每饮15~30毫升，日2次。功能补中益气，散寒止痛。适用于气血虚亏，腰膝冷痛。见《新编中成药》。

【参芪沙锅鱼头】 鲜鳙鱼头（带一段鱼身）750克，党参、黄芪各10克，陈皮6克，竹笋25克，水发香菇25克，熟火腿25克，海米少许，猪油50克，调料适量。参、芪、陈皮装纱布袋内，扎口。鱼头去鳞、鳃，洗净，劈开，放热油中煎至金黄色，加入各种调料、药袋及适量水，煮开后，转用文火炖30分钟。佐餐用。功能健脾益气，利水消肿。适用于脾胃虚弱，食少乏力，气虚水肿及病后体虚等症。见《滋补保健药膳食谱》。

【参芪清蒸羊肉】 熟羊肋条肉500克，水发香茹1个，玉兰片3片，党参、黄芪各15克，调料适量。水煮党参、黄芪2次，将药液浓缩至30毫升；羊肉切成6厘米长，3厘米宽的片。在碗内将玉兰片摆成尖朝外的三角形；香菇里面朝上，放于当中；羊肉片整齐的码在上面，加入葱、姜、花椒、精盐、味精、胡椒面、鸡汁、参芪浓汁、清汤等，用盘扣住，武火上笼蒸30分钟取出。揭去盘子，余汁倒入锅内，添入清汤，撇去浮沫，浇在羊肉上。分次佐餐。功能温中益气，健脾利湿。适用于脾胃虚弱，气血不足，身倦乏力，食少，久泻，脱肛，子宫下垂，胃下垂，小便频数等症。见《滋补保健药膳食谱》。

【参苓山药汤圆】 人参5克，茯苓10克，山药10克，干江米粉250克，豆沙泥50克，白糖100克，熟猪油20克。人参、茯苓、山药研细末，过80～90目筛。药粉与白糖、豆沙泥、猪油共拌匀，作成直径约1厘米的丸子。滚上江米粉，作成汤圆。沸水中煮熟，作早晚餐或点心。功能补益脾胃，强肾益气。适用于脾胃虚弱，下元不足，食少懒言，短气乏力，腰膝酸软等症。经常食用，能使步履轻盈，精神壮旺。见《滋补保健药膳食谱》。

【参芪芡实炖猪肾】 党参30克，黄芪30克，芡实30克，猪肾（腰子）1个。猪肾去脂膜、臊腺，洗净；党参、黄芪、芡实装洁净纱布袋中，扎口，与猪肾共炖。饮汤食肾。功能益气固肾。适用于慢性肾炎，蛋白尿。见《中国药膳学》。

【带花羊头】 羊头1只，羊肾（腰子）2个，羊肚1只，羊肺1具，鸡蛋5个，萝卜300克，调料适量。羊头洗净，羊肺、羊肾、羊肚洗净，几味同放锅内，加姜、清水适量，沸后煮至羊头等熟后捞出，切块后复置锅内；萝卜洗净块，与打散之鸡蛋同放入煮羊头等之锅内，烧沸煮熟，加盐、味精、胡椒粉。功能益气补虚。适用于虚劳羸瘦，产后虚冷，腰痛等症。见《饮膳正要》。

【带鱼益气汤】 带鱼500克，黄芪24克，炒枳壳9克。鱼治净，切块，与黄芪、枳壳同煎，去药，食肉饮汤。功能补气升阳。适用于气虚所致的脏器下垂，气短乏力等症。现多用于脱肛，子宫下垂，胃下垂等。见《中国药膳学》。

【荜拨烧黄鱼】 鲜黄鱼1条，荜拨、砂仁、陈皮、胡椒各10克，调料适量。将鱼治净，药装入鱼腹，并入葱、盐、酱油各适量，待素油烧热时入锅煎熟，加水适量炖羹食用。功能益气补中，行气开胃。可用于食道癌、胃癌之辅助治疗。见《疾病的食疗与验方》。

【茯苓酒】 茯苓压粉1000克，米1000克，曲适量。米煮半熟沥干，曲压细末，同茯苓粉合一处拌匀，入坛内封口，保温，令发酵，10日后启封服用。每服20毫升，日2～3次。适用于五劳七伤。（验方）。

【茯苓酿酒】 茯苓粉适量。茯苓粉，同曲、米如常法酿之。适量饮用。适用于治疗头风虚眩，暖腰膝，主五劳七伤。见《本草纲目》。

【茯苓栗子粥】 茯苓30克，栗子肉50

克，粳米100克，大枣10枚，白糖少许。上4味加水煮作粥，食时调白糖少许。任意食用。功能健脾益气。适用于脾胃虚弱，消化不良，泄泻水谷。（验方）。

【茯苓造化糕】茯苓、莲实、山药、芡实各10克，粳米1000克，白糖500克。莲实用温水泡后去皮、心，与茯苓、山药、芡实、粳米混合，同磨为粉，置盆内，加清水和成面团，制成糕状，上笼用武火蒸约20～30分钟。日1次，作早餐食用。功能补虚益损，健脾理胃。适用于脾胃虚弱，食欲不振，泄泻等症。见《中国药膳》。

【茯苓煮鸡肝】鸡肝30克（或猪肝30～40克），茯苓10克。加水同煮，待肝熟后，食肝饮汤。功能健脾补中，养肝明目。适用于小儿疳证，双目羞明，面黄肌瘦，毛发焦枯，肚大青筋，精神萎靡等症。见《常见病的饮食疗法》。

【茯苓豆沙寿桃】茯苓100克，红小豆250克，面粉750克。茯苓研粉过筛，掺入面粉内，加水和成面团后发酵；红小豆挑选治净后，置锅内加水煮至烂熟，过箩。纱布滤水，放锅内翻炒成馅；将放碱后揉匀醒软之面团，按扁后包馅，做成寿桃形，上炉烤2分钟，上笼蒸6～7分钟。隧意服食。功能滋体益寿，厚肠益脾。适用于消渴，尿频，遗尿，遗精，体弱，及脾湿胀满，大便泄泻等症。见《良药佳馐》。

【茯苓鸡肉馄饨】茯苓60克，鸡肉、面粉各适量。用茯苓煮汤，滤去渣，待用鸡肉、面粉制成馄饨后，入锅煮熟，调味服食。功能健脾胃，补中气，降逆气。适用于老人中气不足，进食时吞咽乏力，及老人胃气虚，反胃，呃逆等症。见《奉亲养老书》。

【荠菜蜜枣煎】荠菜、蜜枣各50克。水煎服。日1剂，分2次服。功能健脾止血。适用于内伤吐血。见《湖南药物志》。

【荤素羹】羊肉2500克，草果5个，豌豆500克，片粉、山药、糟姜、乳饼、胡萝卜、蘑菇，生姜、鸡蛋、芝麻泥各适量。羊肉治净切块，豌豆捣碎去皮，二者与草果共煮取汤，再入片粉、山药、糟姜、乳饼、胡萝卜、蘑菇、生姜、芝麻泥，羹成后加葱、盐、醋调味服食。功能补中益气。适用于脾胃虚弱，四肢无力，食少便溏等症。见《家庭食疗手册》。

【荔枝扁豆煎】荔枝50克，扁豆30克。水煎服。日1剂。功能健脾祛湿。适用于脾虚便溏之症。见《中国药膳学》。

【荔枝益脾煎】荔枝干果5个，怀山药15克，莲子9克，大枣10枚。水煎或煮粥食用。功能健脾益肾。适用于脾虚泄泻或老人肾虚五更泻等症。见《中国药膳学》。

【荔枝干炖莲子】荔枝干10枚，莲子18克。荔枝干去壳、核，取肉，莲子去心，二者洗净后同放陶瓷罐内，加水500毫升，上笼周中火蒸熟。温服，日2次，连服3～7次。功能补脾益肝。适用于脾虚型崩漏，下血不止，面白乏力等症。见《家庭药膳手册》。

【南瓜饭】大米500克，南瓜大半个（或1200克）。将大米淘净，加水煮至七八成熟时，滤起；南瓜去皮，挖去瓤，切成块，用油、盐炒过后，即将过滤之大米倒于南瓜上，慢火蒸熟。若蒸时加入适量红糖，其味更美。功能补中益气。适用于脾胃虚弱，食少体倦等症。见《食疗本草学》。

【枳壳糖浆】炒枳壳60克，升麻15克，黄芪30克，红糖100克。炒枳壳、升麻、黄芪加水800毫升煎汤，煮取500毫升，加入红糖。每服20毫升，日3次。功能补气升阳。适用于气虚下陷之阴挺，阴道有物脱出，腰酸腹坠等症。现多用于产后子宫脱垂。阴虚火旺及肝阳上亢者不宜服用。见《常见病的饮食疗法》。

【枳椇子甘蔗煲猪心肺】 枳椇子30克，甘蔗500克，猪心150克，猪肺100克。将甘蔗切成小段，劈开，猪心、猪肺洗净切小块，四者加水适量，煮汤服食。功能补中益气，补肺润燥。适用于肺结核咳嗽痰中带血，小儿疳积黄瘦，秋冬肺燥咳嗽等症。见《饮食疗法》。

【枸杞鸡丁】 鸡脯肉250克，枸杞12克，净青笋50克，葱花10克，精盐1克，酱油10克，菜油150克，湿淀粉15克，醋1克，绍酒10克。选用仔公鸡胸脯肉同青笋一样切成丁。鸡丁加精盐、湿淀粉9克拌均匀。将醋、酱油、湿淀粉兑成滋汁待用。枸杞用温热水洗干净晾凉。炒锅置旺火上，下菜油烧至六成热，下鸡丁炒散，加绍酒、青笋炒匀，再烹入滋汁炒匀，撒入葱花、枸杞炒匀，起锅入盘。功能滋养肝肾，益气补虚。适用于肝肾亏损所致体虚气弱，头昏眼花，四肢无力等病症。见《养生食疗菜谱》。

【枸杞鲫鱼】 活鲫鱼3条（600克），宁夏枸杞15克，生姜15克，葱10克，肉汤250克，调料适量。鲫鱼治净后开水略烫，凉水洗净，两侧各剞3刀；枸杞温水洗净；将锅内猪油旺火烧热，下姜片、葱段、胡椒粉，出香味，放入肉汤、料酒、精盐、味精、醋，再入鲫鱼，沸后小火烧20分钟；下枸杞，去姜、葱，收汁，淋入香油，起锅装盘。佐餐或单食。功能补虚脾，利湿除满。适用于食欲不振，纳少无力，水肿湿满，身体虚衰等症。见《家庭药膳》。

【枸杞豉汁粥】 枸杞50克，豉汁50毫升，粳米100克。先煮枸杞去渣取汁，再入粳米煮粥，候熟，下豉汁，搅拌，沸。随意食用。功能补益肝肾，和养胃气。适用于体虚久病，五劳七伤，房事衰弱，腰膝无力等症。（验方）。

【枸杞雏鸽汤】 雏鸽3只，枸杞子30克，鸡汤1250克，调料适量。雏鸽治净，每只剁为4块，用开水氽透捞出，洗出血沫，盛于盘中，放葱段、姜片各适量，加入鸡汤和枸杞子，加盖后上屉蒸1.5小时左右，取出，拣去葱、姜，加精盐、糖、料酒、胡椒粉等调味。功能滋补肝肾，益气补虚。适用于久病体虚，气短乏力，目昏眩晕，腰膝酸软，及糖尿病等症。见《滋补保健药膳食谱》。

【柿饼饭】 柿饼50克，大米250克。柿饼切成小粒，与大米和匀，置饭盆内，掺入清水约500毫升，上笼，冒汽后蒸约40分钟。功能健脾补中，和胃降逆。适用于胃气虚弱或胃虚有热，呃逆，呕吐等症。可用作病后体弱虚呃及胃神经官能症患者之膳食。见《降夷摄要》。

【韭菜子面饼】 韭菜子9克，面粉适量。韭菜子研末，调入面粉和匀，制成饼，蒸熟。日分2次服用，连服3~5日。功能补肺健脾，缩泉止遗。适用于小儿脾肺气虚，遗尿，自汗面白，食欲不振，肌肤不丰等症。见《百病饮食自疗》。

【香油蜜膏】 芝麻香油100克，新鲜蜂蜜200毫升。二味以文火加温，调匀。每服10毫升，日2次。功能补脾益胃，解毒保胎，润燥滑肠。适用于脾肾气虚，孕妇胎漏，阴道出血，小腹坠痛，并大便燥结等症。亦用于妊娠中毒症。见《便产须知》。

【香酥山药】 山药500克，白糖125克，调料适量。山药洗净，上笼武火蒸烂后取出，去皮，切成3厘米的段，再一剖两爿，用刀拍扁；锅内留油烧至七成热时，放山药，炸至呈金色时捞出；锅内留余油少许，再放炸好的山药、白糖、水（约100毫升），文火烧5分钟后即转武火，加醋、味精，用水生粉勾芡，淋上熟油。功能健脾养胃，补肺益肾。适用于脾虚食少，泄泻，肺虚咳嗽，气喘，肾虚遗精，尿频等症。亦可用作病后体虚及小儿营养不良，慢性肠炎，糖尿病患者之膳食。见《民间食谱》。

【香炸山药圆】 鲜山药700克，黑芝麻50克，糯米粉250克，鸡蛋2个，干豆粉30克，白糖300克，菜油1000毫升（实耗90毫升）。将鸡蛋打散，加干豆粉调成稀蛋糊；山药洗净，上笼武火蒸熟后剥去皮，凉后捣泥，放于碗内，加白糖、糯米粉拌匀，做成一个个直径约3厘米大的圆子，沾上蛋糊，滚上淘净之芝麻，待锅中菜油烧至八成热时下入，炸至浮起，捞出沥油，装盘。随意服食。功能补脾胃，益肝肾。适用于脾虚食少，肺虚喘咳，肝肾精血不足之眩晕，腰膝酸软，须发早白等症。见《家庭药膳》。

【独圣饼】 人参60克，蛤蚧1对，蜜糖120克，糯米适量。将蛤蚧1对（雌雄头尾全者），用酒和蜜涂炙熟，与人参共研细末；再将蜜糖溶化，滤去渣，和药末，作成20个小饼子。每服，用糯米作薄粥一盏，投药一饼，趁热，空腹细细呷下。早晚各服一次。功能补肺气，益脾肾，定喘嗽。适用于虚咳气喘，面目浮肿，短气乏力等肺肾两虚之症。见《圣济总录》。

【独蒜猪肚】 猪肚1个，独蒜100克，厚朴5克，陈皮、生姜、葱各10克，肉汤1000毫升，化猪油150克（实耗70克），调料各适量。将肚洗净，入沸水锅中焯透捞出，刮去内膜，切条；姜切厚片，葱切长节，陈皮、厚朴洗净，蒜去皮；锅置火上，入猪油，七成热时，下大蒜炸5分钟捞出待用；锅内留底油50克，下姜、葱煸好后，下猪肚、肉汤、陈皮、厚朴、料酒、精盐、胡椒粉，烧开后去浮沫，文火烧至六成熟时，下大蒜，与猪肚同烧，肚炽时，入味精，水豆粉勾芡，去厚朴，淋香油，装盘。佐餐或单食。功能补虚损，健脾胃。适用于饮食积滞，水肿胀满，脾虚水泻等症。见《家庭药膳》。

【独味蜂王浆】 蜂王浆适量，用开水配制成1/100溶液。每服20～30毫升，日2次，长期服用。功能滋补强壮，益肝健脾。适用于慢性前列腺炎，及病后体虚，营养不良等症。见《家庭药膳手册》。

【姜乳蒸饼】 生姜500克，面粉适量。生姜捣碎，绞取汁水，盛瓷盆中，澄去上层黄清液，取下层白而浓者，阴干，刮取其粉，名为“姜乳”。每日用姜乳粉适量与面粉拌和，作成饼，蒸熟。空腹时吃1～2饼。功能美客，驻颜，不老。适用于脾虚肾亏未老先衰者。壮年服用，老仍保持壮容红颜。见《东坡养生集》。

【姜汁牛肉饭】 牛肉150克，粳米200克，姜汁及调料适量。牛肉洗净，剁成肉糜，放碗内，加姜汁、酱油、植物油拌匀待用；粳米淘后放搪瓷盆内，加水上笼武火蒸约40分钟后，揭盖，将拌好之姜汁牛肉倒于饭面上，继续蒸15分钟。日1次，作午餐食用。功能补中益气，健脾利水。适用于脾胃虚弱，大便溏泄，久泻脱肛，及体虚水肿等症。见《中国药膳》。

【姜汁炒糯米】 糯米250克，生姜汁3匙。将炒锅放在文火上，倒入糯米、生姜汁同炒，至糯米爆破，研粉即成。每服1～2汤匙，开水调服，日2次，连服3～4日。功能补中益气。适用于脾胃虚弱之妊娠恶阻，妊娠两个月左右，胸闷不舒，恶心呕吐，恶闻食气，头重目眩等症。见《家庭药膳手册》。

【首乌鸡蛋汤送补中益气丸】 何首乌30克，鸡蛋2个，补中益气丸10丸。先将何首乌、鸡蛋水煮，沸后10分钟取蛋去壳再煮，50 分钟后取汤，送下补中益气丸。日 2 次。功能补脾益肾。适用于脾弱肾虚，子宫脱垂等症。见《补品补药与补益良方》。

【洋芋汁】洋芋 120 克，蜂蜜适量。将洋芋切碎，捣烂，绞取汁液，加蜂蜜调溶。每服 1 ~ 2 汤匙，空腹开水冲服。功能缓急止痛，通利大便。适用于脾胃虚弱，胃气不和之腹痛，大便秘结，反胃，十二指肠溃疡之腹痛，习惯性便秘等症。见《食疗本草学》。

【洋参灵芝香菇散】香菇、西洋参、灵芝、白木耳、怀山药、石斛各 30 克。将几味焙干，共研细末。每服 2 ~ 3 克，温开水送服，日 2 次。功能益气滋阴，补益脾胃。适用于胃阴虚之胃脘痛，食欲不振，及萎缩性胃炎等症。见《补品补药与补益良方》。

【浓牛肉汁】肥瘦黄牛肉 1000 克、红糖、细盐、黄酒、茴香、桂皮各适量。牛肉洗净，切成小块。将牛肉倒入大沙锅内，加冷水浸没。用旺火烧开后，加黄酒 4 匙、茴香、桂皮少许。再改用小火慢炖 3 ~ 4 小时，至牛肉基本酥烂，加细盐 2 匙，红糖 2 匙，继续炖 1 小时，待牛肉煨至极烂，用筷子四根，搅拌 5 分钟，使牛肉化开。微火再煨半小时，至汁水变浓，约剩下浓汁 2 至 3 大碗时，离火。过 10 分钟后，趁热滤出牛肉汁，冷却后，装瓶，盖紧。日 2 次，每次 1 匙，开水冲淡饮服。功能补中益气，健脾养胃，强筋骨，止唾涎等。见《常见慢性病食物疗养法》。

【扁豆粥】①扁豆茎（切焙）15 克，人参 5 ~ 10 克，小米 50 克。先煎扁豆茎，去渣，入米煮粥；同时单煎人参。候粥将熟，将参汁兑入，稍煮。空腹食之，或与乳母服食亦可。功能健脾止泄。适用于小儿脾虚作泄，或上吐下泄，烦躁不安。如乳母服后哺乳时，应先按少许冷乳汁，然后喂乳。见《圣济总录》。②白扁豆 15 克，人参 5 ~ 10 克，粳米 50 克，先煮扁豆，将熟，入米煮粥；同时单煎人参取汁，粥熟时，将参汁兑入调匀，空腹服。功能益精补肺，健脾止泄。适用于久泄不止，脾胃虚弱，或小儿吐泻交作。见《食鉴本草》。

【扁豆山药茶】白扁豆、山药各 20 克，白糖适量。先将扁豆炒至黄色，捣碎；山药切片、煎汤，取汁，加糖令溶。代茶频饮。功能健脾利湿。适用于脾虚之带下。见《常见病验方选编》。

【扁豆红枣汤】扁豆 16 克，红枣 10 枚。下水煎至豆熟。饮汤，食扁豆、红枣，连服 3 ~ 5 日。功能健脾益肺。适用于小儿百日、咳恢复期属气虚者。见《中国药膳学》。

【扁豆红糖煎】白扁豆、山药、红糖各适量。白扁豆用米泔水浸后去皮，与山药、红糖加水同煮，至豆熟为度。饮汤食扁豆、山药。日 2 次，连服多日。功能健脾化湿。适用于脾虚白带增多，并见神疲面黄，肢冷便溏等症。见《中国药膳学》。

【扁豆益胃饮】炒扁豆、党参、玉竹、山楂、乌梅各等分，白糖适量。白糖留出待用；余药加水同煮，至豆熟时取汁，加白糖饮服。功能益气健脾，益胃生津。现多用治胃酸缺乏症。见《中国药膳学》。

【神仙粥】①山药 30 克，芡实 30 克，韭菜 30 克，粳米 100 克。将韭菜切成细末，另将芡实煮熟去壳，搞碎，将山药捣碎；上 3 味与粳米相和，慢火煮成粥。空腹食。食粥后，饮少许热酒，效果更佳。适用于脾肾阳虚气弱，虚劳羸瘦，气短乏力，精神萎靡，泄泻日久等症。见《敦煌卷子》。②糯米 50 克，生姜 5 大片，葱头 7 个，醋少许。先以糯米、生姜合水入沙锅煮 2 滚，入带须葱头，煮至米烂，再入醋，搅匀，热食之。功能祛风散寒。适用于感冒伤风初起，恶寒、头痛、无汗者。见《食宪鸿秘》。

【神效煮兔方】 桑白皮30克，兔肉250克。兔肉切成小块，同桑白皮加水适量煮熟，加食盐少许调味，顿服。功能补中益气，行水消肿，泻热止渴。适用于脾虚水肿，小便不利，及消渴等症。现多用治营养不良性水肿及糖尿病口渴多饮之症。见《太平圣惠方》。

【眉豆煲饭】 眉豆50～100克，大米100～150克。二者加水煮饭后，用油、盐调味服食。功能补中益气，健脾消肿。适用于脾虚水肿，脚气病，小儿病后脾胃虚弱等症。见《饮食疗法》。

【蚕豆散】 蚕豆500克，红糖适量。将蚕豆用水浸泡后，去壳晒干，磨粉（或磨浆过滤后，晒干）即成。每服30～60克，加红糖适量，冲入沸水调匀食。功能强健脾胃。适用于脾胃不健，消化不良，饮食不下等。见《食疗本草学》。

【蚕豆粥】 蚕豆、粳米各50克，白糖少许。将蚕豆与米同煮粥，调入白糖，随意食之。功能调中益气。适用于脾虚食少，面黄肌瘦，或身体浮肿等症。见《养身随笔》。

【莲肉糕】 ①莲实100克，糯米或粳米500克，白糖适量。莲实泡后去皮、心，水煮熟烂压泥，与米同放盆中，加适量水上笼蒸20分钟。取出压平，切成5厘米见方的块，撒上白糖。早餐或作点心服食。功能健脾益胃。适用于病后体虚，食少便溏，泄泻等症。见《士材三书》。②莲肉（炒）、山药（炒）、粳米（炒）各120克，茯苓60克，砂糖适量。前4味共为细末，加砂糖、水调和，上笼蒸10分钟。每服50克，日2次。功能健脾渗湿。适用于脾胃虚弱，消化不良，泄泻，水肿等。见《中国药膳学》。

【莲薏粥】 白莲肉（去皮）30克，薏苡仁30克，粳米50克。上3味依法加水煮作粥，分数次温食。功能健脾祛湿，除烦清热。适用于脾虚泄泻，大便清稀，津液亏耗，口渴欲饮者。见《寿世传真》。

【莲子猪肚】 猪肚1个，莲子（去心）60～90克，调料适量。莲子装入洗净的猪肚内，用线缝合，放盆内隔水炖熟。取出，切细丝，与莲子同放盘内，调入麻油、盐、葱、姜、蒜等拌匀。或先将莲子加适量水蒸烂。猪肚切片，加水、姜、黄酒煮沸，撇去浮沫，转用文火煮烂，投入莲子（连汁），加葱、盐、味精调味。单食或佐餐。功能补虚健脾，益气养胃，利水消肿，固肾涩精。适用于中老年人消瘦食少，泄泻，水肿，肝病，肾虚遗精等。常服效佳。见《医学发明》。

【莲藕鸭块】 嫩光鸭500克，莲藕250克，调料适量。莲藕洗净去皮，与鸭肉各切成块。油烧至六成热，爆香姜片、葱段，入藕及鸭块，略炒后，加黄酒和少许水，煮沸，用文火焖至烂熟，调入盐、白糖、味精。佐餐服食。功能健脾补心，利水消肿。适用于食欲不振，大便干结，体虚浮肿等症。尤宜于孕妇见此症者。见《膳食保健》。

【莲子茯苓散】 茯苓、莲子各90克。2味共研粉。每服15克，日2次，在每2餐之间空腹时用温开水送服。功能补益脾肾，固精安神。适用于性神经衰弱，遗精，阳痿等。见《中国帝王媚药补酒》。

【莲子茯苓糕】 莲实、茯苓、麦冬各500克，白糖、桂花各适量。莲实用温水泡后去皮、心；茯苓切片，与麦冬共研细粉，加白糖、桂花拌匀，再加适量水揉和后制成糕坯，上笼蒸20分钟。早晚餐服或作点心用。每服100克。功能健脾宁心。适用于脾气虚弱，心阴不足之消渴，心悸，怔忡，食少乏力等症。见《中国药膳》。

【莲子糯米粥】莲子（去心）20克，怀山药25克，鸡内金15克，糯术50克，白糖适量。将前3味共加水煮20分钟，下糯米煮作粥，熟后加入白糖令溶。随量服食。适用于脾虚腹泻，食欲不振等症。（验方）。

【莲肉粳米膏】莲肉、粳米各200克，茯苓100克，砂糖适量。粳米、莲肉同炒熟，与茯苓共为细末。砂糖加水，用文火熬至较黏稠时，调入上末成膏。每服5~6匙，白开水调服，日3次。功能补虚和胃渗湿。适用于病后脾胃虚弱，水谷不化，食少纳呆等症。见《家庭食疗手册》。

【莲须芡实粥】莲须5克，芡实15~20克，粳米50克。前2味水煎取汁，与粳米同煮为粥。日1剂，早晚空腹。连用数日。功能补肾固涩。适用于膏淋。小便混浊如米泔、或有滑腻之物、或如脂状，腰膝酸软，头晕乏力等症。见《百病饮食自疗》。

【莲子葡萄干汤】莲子90克，葡萄干30克。将莲子去皮、心、洗净，与葡萄干同装入陶瓷罐里，加水700~800毫升，用旺火隔水炖至莲子熟透即成。日1次，5~10次见效。功能补气益肾安胎。适用于脾肾两虚之胎动不安。见《家庭药膳手册》。

【莲米苡仁排骨】莲米30克，苡仁50克，排骨2500克，冰糖500克，调料适量。莲米浸后去皮、心，与苡仁同炒香捣碎，水煎取汁。排骨洗净，放药液中，加拍破的生姜、蒜、花椒，煮至七成熟时，去泡沫，捞出晾凉。将汤倒另锅内，加冰糖、盐，在文火上煮浓汁，倾入排骨，烹黄酒，翻炒后淋上麻油。佐餐服食。日1次，连用7~10天。功能补气健脾。适用于脾虚气弱诸症。见《良药佳馐》。

【莲肉怀山粳米糊】莲子、怀山药、粳米、茯苓各等份，白糖适量，将前四者共为细末，每次取50克，加白糖，用水煮熟服食。功能益气健脾祛湿。适用于脾胃虚弱所致的泄泻，消化不良等。见《补品补药与补益良方》。

【莴苣籽粥】莴苣籽10~15克，甘草6克，粳米100克。先将莴苣籽捣碎，与甘草粳米加水煮成稀粥。每日早晚温热服食，3~5天为一疗程。此粥剂量不宜大，煮粥频频服之，其见效较慢，但作用较长。适用于妇女产后体虚乳少、乳汁不通等症。见《常见病食疗食补大全》。

【荷叶凤脯】鸡肉500克，鲜荷叶4张，水发蘑菇100克，火腿肉60克，白糖、味精、胡椒粉各5克，麻油10克，黄油30克，玉米粉25克，葱末30克，姜末20克，鸡油50克，盐6克。鸡肉、火腿肉、蘑菇分别切成薄片，蘑菇片放沸水内氽透晾凉；荷叶洗净，用沸水烫一下。去掉蒂梗，共切成20个三角形。鸡肉片、蘑菇片放盘内，加上述10种材料搅拌均匀，分放在三角形荷叶上，各加1片火腿肉，包成长方形包，整齐排列在盘内，上笼蒸2小时取出。早晚餐服食。功能补益强身，解暑利湿。适用于虚劳羸瘦及脾虚湿困之食欲不振，腹胀便溏等症。见《中国药膳》。

【荷叶米粉肉】五花猪肉（带皮）500克，炒米粉125克，鲜荷叶3张，酱油、料酒、白糖各50克，味精0.25克，花椒15粒（研末）。五花肉切成长7.5~10厘米、宽1~6厘米的块，加诸料拌匀后，腌半小时，再加入炒米粉拌匀。把荷叶洗净，每张切成4小块，在每块荷叶上放1块肉（连诸调料）包好，共12包，置盘内，上笼蒸熟。功能清热解暑，升运脾阳，益气补中。适用于脾胃虚弱或暑湿所伤之食欲不振，脘腹胀满，泄泻等症。见《滋补保健药膳食谱》。

【荷叶乳鸽片】宰后洗净乳鸽4只，白糖少许，鲜荷叶1张，麻油少许，水发冬菇60克，胡椒粉适量，熟瘦火腿15克，蚝油6克，姜片5片，湿淀粉10克，盐少许，熟猪油30克。将鸽片和头入瓦钵内，用姜、蚝油、盐、麻油、白糖、胡椒粉及湿淀粉拌匀，后下猪油拌匀。于长碟中，横放一根水草，将用开水泡过洗净抹干水的荷叶放上面，将鸽片、冬菇片、火腿片互相间隔，分三行排在荷叶上，鸽头、翼放上面，用水草扎紧裹成长方形，入笼中火蒸15分钟到20分钟取出，去水草食用。功能补气养精，清暑补脾。适用于一切虚弱者，是夏季良好的补品。见《滋补中药保健菜谱》。

【荷叶粉蒸鸡】光嫩鸡1只（约1200克），炒米粉、猪肥膘各150克，鲜荷叶1张，酱油、白糖各20克，盐、味精各1.5克，黄酒25克，汤100克。鸡肉（去爪、翅膀）切成长7厘米、宽3.5厘米的大块，加黄酒、白糖、盐、味精、酱油、汤、炒米粉拌匀，使干湿适度；肥膘肉切成3厘米长、0.3厘米厚的片。荷叶洗净揩干，平摆在砧板上。每1鸡块夹1片肥膘，折转来口向下，分成4行，整齐排列在荷叶中央，包好后放盘内，上笼蒸约40分钟。早晚温热服食。功能补中益气，解暑清热。适用于中虚食少，虚劳羸瘦，夏暑泄泻等。见《中国药膳》。

【荷叶熏鲢鱼】链鱼肉500克，白蔻仁3克，鲜荷叶3张，猪网油150克，米饭60克，白糖30克、茶叶25克，各种调料。鱼肉洗净，切成3厘米的方块12块；生姜剁成末；荷叶洗净，沸水烫软，冷水漂凉，切成12片，网油洗净切成12块，白蔻仁打碎成粉。鱼肉块用酱油、料酒、精盐、白蔻仁粉、胡椒粉、味精、姜末腌渍10分钟，用一块网油包一块鱼肉，荷叶包好。锅中放米饭、茶叶、白糖、水500毫升，上面架箅子，放上荷叶包鱼块。把锅用文火烧开，至水分干，米饭、茶、糖冒烟后熏10分钟，取出荷叶包，食鱼去荷叶。功能温补脾胃，解暑祛湿。适用于脾胃气虚，因暑湿所致之食少腹胀、泄泻等症。肥人食用有减肥之效。见《家庭药膳》。

【荷叶蒂莲子汤】鲜荷叶蒂4个，莲子60克，白糖适量。将荷叶蒂洗净，对半切开；莲子洗净，用开水浸泡1小时，剥衣去心。把两者倒入钢精锅内，加冷水2大碗，以小火慢炖2小时，加白糖1匙，炖片刻。当点心服。功能补益心脾，健胃消食，升举清气，清暑止血。适用于脾虚气陷、胃虚食滞之胃下垂者常食。亦是暑热天的药膳佳品。见《疾病的食疗与验方》。

【莎木面粥】莎木面30克，好粳米50克，砂糖适量。将上3味入沙锅加水，用文火煮至米烂粥稠。每日早晚温热服食。莎木面最容易熟，不易久煮。需现煮现吃，不易存放。适用于脾胃虚弱、老年、产后、病后体虚等消化不良及肠胃功能差者。见《常见病食疗食补大全》。

【莼菜黄鱼羹】莼菜15克，黄花鱼500克（或黄鱼鲞250克）。将莼菜洗净，黄花鱼治净，同入锅内，煮浓汁服食。功能健脾益气，利湿和胃。适用于脾胃虚弱，少食不饥，倦怠乏力等症。见《食疗本草学》。

【桂花肚片】桂花30朵，熟猪肚500克，胡萝卜50克，调料适量。将桂花用清水洗净；猪肚切成坡刀大片；胡萝卜切成象眼片。炒勺中加入猪油500克，当烧至八成热时，放入猪肚及胡萝卜片，翻搅片刻捞出。炒勺中留少许底油，加入葱、姜、蒜末、肚片、胡萝卜片，烹入料酒、醋，加入鸡汤、精盐、味精，烧开后加入湿团粉勾芡，倒入桂花搅匀。功能补益脾胃。适用于脾胃虚弱者服食。见《华夏药膳保健顾问》。

【桂花肘棒】 鲜桂花20朵，桂花酱50克，带皮肘棒2个，鸡汤2500毫升，花生油1000克（约耗100克），熟猪油50克，白糖100克，糖色少许，调料适量。将桂花摘洗干净；肘棒燎去毛，刮洗干净，在内侧划个口。炒勺烧热，注入花生油，烧至九成热时，投入肘棒炸至金黄色，捞出控油。炒勺内留底油烧热，入葱、姜煸炒熟，烹料酒，加鸡汤，酱油、精盐、白糖、糖色，放入肘棒，烧沸后把肘棒翻几个个，改用微火炖1小时左右，把肘棒翻个身，至烂熟；将桂花酱用水解开倒入锅内，烧5分钟左右，待汤汁胶浓，盛入盘内，拣出葱、姜不用；把调稀的湿淀粉勾成流汁，浇在肘棒上，再撒上桂花。功能补益中气。适用于体质虚弱，中气不足者服食。见《华夏药膳保健顾问》。

【桂花栗子】 桂花100克，栗子1000克，白糖250克。将桂花放入碗中加凉水浸泡20分钟；栗子剥去硬壳及内皮，用清水洗净待用。炒勺中放入500毫升清水，烧开后，加入栗子、白糖，待栗子煮熟，放入桂花及浸液，熬煮片刻。功能补脾益胃。适用于脾胃虚弱者服食。见《华夏药膳保健顾问》。

【桂花大枣粥】 糯米100克，桂花30朵，大枣10枚，白糖100克。将桂花用水洗净。糯米煮粥，当烧至五成熟时，放入大枣、白糖，待煮熟时，加入桂花搅匀。晨起后服食。功能补养脾胃，增进食欲。适用于脾胃功能减退。见《华夏药膳保健顾问》。

【桂圆参蜜膏】 党参250克，沙参125克，桂圆肉120克，蜂蜜适量。将前三者先用适量水浸泡透发后，加热煎煮，每20分钟取煎液1次，加水再煎，共取煎液3次。合并煎液，以小火煎熬浓缩至稠黏如膏时，加蜂蜜1倍，至沸停火，待冷装瓶。每服1汤匙，以沸水冲化顿饮，日3次。功能补元气，清肺热，利咽喉，助筋力。适用于体质虚弱，消瘦烦渴，干咳少痰，声音嘶哑，无力疲倦等症。见《药膳食谱集锦》。

【桂花栗茸糯米糊】 栗子250克，糯米50克，糖桂花、白糖各适量。栗子煮熟去壳，压成茸。糯米淘净，用文火煮粥。待熟，调入栗茸、白糖，再煮5分钟，撒上糖桂花。作早晚餐，或作点心。功能益肾补虚。适用于肾气不足，腰膝酸软，小便不利，尿频尿痛等症。尤宜于老年人肾虚者。见《膳食保健》。

【桃杞鸡卷】 核桃仁100克，枸杞子50克，净公鸡1000克，菜油、黄酒各50克，麻油、葱、姜各30克，盐6克，味精1克，白卤汤500克。净鸡由脊背下刀剔去骨，保持鸡形完整，用盐、黄酒、味精、葱、姜拌匀腌3小时；核桃仁泡后去皮，入热油中炸熟；枸杞子洗净。菜油烧热，加入葱、姜、白糖及水烧沸，入八角、花椒熬成白卤汁。把鸡肉内的葱、姜去掉，皮朝下放在砧板上，将枸杞、核桃仁混合在一起，铺放在鸡肉上，将其卷成筒形，外面用2层白布包卷捆紧，放入烧沸之白卤汤内煮30分钟。撇去泡沫，捞出拆去布，刷上麻油，切成圆形薄片。佐餐服食。功能益精添髓，补中益气。适用于肾虚腰痛，遗精，早泄，精神倦怠，失眠健忘，食欲不振等症。见《中国药膳》。

【桃金娘煎鸡蛋】 桃金娘（干品）60克，鸡蛋1个，红糖30克，米酒适量。将桃金娘、米酒同入锅内，加适量水煎煮，打入鸡蛋，调入红糖。每晚睡前服1次。功能补肾固精。适用于肾虚精关不固的遗精、滑泄症。见《疾病的食疗与验方》。

【核桃仁五味子蜜糊】核桃5～8个，五味子2～3克，蜂蜜适量。核桃去壳取仁，与洗净的五味子、蜂蜜共捣成糊状，日1剂，分2次服。功能益气补肺。适用于肺气虚之气短自汗，时寒时热，易患感冒等。见《饮食疗法》。

【豇豆二根汤】豇豆子、糯米草根、旋花根各30克，猪瘦肉250克。将四者加水适量，以小火同煨炖至肉极熟，可略加食盐调味。饮汤食肉和豇豆等。功能补脾健胃，增进食欲。适用于脾胃虚弱，不欲饮食，大便溏薄，体倦乏力等。见《食疗本草学》。

【豇豆蕹菜汤】豇豆（嫩荚果）、蕹菜各150克。将两者加水同煎汤服；亦可调以食油、盐、醋等食之。功能健脾利湿，通利小便。适用于脾虚湿盛带下量多色白，或湿热小便不利等。见《食疗本草学》。

【豇豆蕹菜炖鸡】豇豆、蕹菜（藤藤菜）各适量，净鸡1只。前2味洗净，与鸡同炖至肉熟。佐餐食用。功能健脾补肾。适用于妇女白带过多及白浊等。见《中国药膳学》。

【栗子鸡】栗子250克，鸡1只，调料适量。将鸡治净、切块，放入锅中微炒，加盐及调料、糖，用水煮，入栗肉，焖煮至栗熟起粉。功能补益脾肾。适用于脾胃虚弱，或肾气虚弱者。见《补品补药与补益良方》。

【栗子泥】生板栗500克，白糖250克。栗子水煮半小时，待冷去壳后放碗内再蒸半小时，趁热放铝盆内，加糖，压成泥状。作点心随意服食。功能补肾养胃，强筋壮骨。可作为儿童及青少年之保健膳食。消化不良，湿热内蕴，颜面水肿者不宜用。见《百病饮食自疗》。

【栗子粥】栗子20个，小米100克，大米100克。将小米、大米混合淘洗净，放入锅内，添入适量水。将栗子去皮，放入锅内，用慢火煮熟煮烂，食之。功能补肾气，益腰脚。适用于肾虚腰脚痿软诸症。见《患者保健食谱》。

【栗子膏】栗子20枚，白糖适量。将栗子去壳捣烂，加水适量煮成糊膏，调入白糖。每日分2次服用。功能健脾养胃，补益肾气。适用于小儿体弱，消化不良，腹泻等。见《家庭药膳手册》。

【栗子糕】板栗500克，白糖250克。板栗水煮30分钟，待冷去皮，放碗中，上笼蒸30分钟取出，加白糖，压成栗子泥，放入搪瓷盘内，切成4厘米长、3厘米宽的块。早餐服食或作点心用。功能补肾强身止血。适用于久病体弱，小儿筋骨不健，软弱无力，泄泻及吐血、衄血、便血等。见《民间食谱》。

【栗子炆鸡】鸡腿4支，栗子30个，小白菜2棵，葱、姜各少许，生抽4汤匙，酒2汤匙，水1杯半，蚝油1汤匙，砂糖1汤匙，油3汤匙，炸用油适量。先将鸡肉切供食大块，用生抽3汤匙、酒1汤匙拌匀，腌约30分钟，然后沥干水，用滚油炸至微焦黄色。栗子烩熟去壳，除衣。然后用3汤匙油起镬，爆香姜、葱，倒入炸鸡肉、栗子炒合，加水1杯半，生抽1汤匙，蚝油1汤匙，酒1汤匙，砂糖1汤匙调合之，煮约10分钟，以水溶栗粉勾芡，制成后用碟子铺放煮熟的开边小白菜，上放炆鸡。功能强腰健足。适用于腰酸足软症。见《抗衰老饮食法》。

【栗子烧白菜】栗子肉200克，白茶心150克，鸡汤250克，葱姜油75克，鸡油15克，湿淀粉25克，植物油500克（实耗50克），调料适量。栗子肉放入烧至六成热的油中炸熟捞出，再放入鸡汤内煨之，捞出沥汤；白菜心去掉叶，切成6厘米长、

1.5 厘米宽的条，入沸水中烫一下，捞入冷水中。锅内放葱姜油烧热，烹料酒，加入鸡汤、盐、白糖，倾入栗子肉和白菜，文火煨5分钟，用湿淀粉勾成流芡，淋上鸡油，调入味精。佐餐用。功能补脾健胃，益肾强筋。适用于脾胃虚弱，气怯食少，泄泻，老年体虚，腰酸腿软，气喘咳嗽等。见《滋补保健药膳食谱》。

【栗子柿子饼糊】栗子肉15克，柿饼半个。将两者共磨成糊状，煮熟喂食。每日分2次服。功能补肾益气，健脾养胃。适用于小儿腹泻。见《家庭药膳手册》。

【党参酒】老条党参1只，酒5000毫升。党参选用粗大者连须，将其拍出裂缝，置于净瓶中，注酒浸之，封口7日后取用。适量饮之，佐膳更佳。酒尽再添，味薄后取参食之。表症未解，中满邪实者勿用。适用于脾虚泄泻，肢冷，四肢无力，食欲不佳；肺虚气喘息短，声音低微，懒言短气；血虚萎黄，头晕心慌；热性病津液耗伤，口渴。(验方)。

【党参粥】①党参10克，粳米100壳。将党参先用温水浸泡2小时，与粳米同入沙锅内，加水煮作稀粥，以参烂粥稠，表面有油为度，临食时可入红糖少许。每日早晚温热顿服。适用于脾胃气虚，倦怠乏力，食少便溏，或肺气不足，气短喘促，以及病后气血虚弱等症。在服党参粥期间不能服食藜芦、五灵脂等药物。见《常见病食疗食补大全》。②党参9克，大枣20克，覆盆子9克，粳米60克。将前3味用纱布袋包好，加水煎汤，去渣后入粳米煮作粥。每日1剂，连续服食4~5剂。适用于气血虚弱所致的乳汁自出。见《常见病食疗食补大全》。

【党芪草姜汤】黄芪15克，党参、仙鹤草各9克，炮干姜6克，红糖适量。将诸药水煎取汁，调入红糖。日1剂，连服数日。功能健脾益气摄血。适用于气虚不摄之反复皮肤出血，兼有鼻衄、齿衄，或妇女月经过多等症。见《疾病的食疗与验方》。

【党参小米粥】党参30克，升麻10克，小米50克。先煎党参、升麻，去渣后入米煮为粥。空腹食之。功能益气升提。适用于子宫下垂，气短乏力。(验方)。

【党参百合猪肺汤】党参15克，百合30克，猪肺250克。将猪肺洗净、切块；两药用布包好，同入沙锅内，加水适量，文火煎煮，熟后调味即成。饮汤食肺。1日内分2次服完。功能益气养肺。适用于肺结核之气短、咳痰、胸闷、纳差、语言低弱、面色䀮白等症。见《疾病的食疗与验方》。

【党参芡实煨猪肾】党参、黄芪、芡实各20克，猪腰子1个。猪腰子去筋膜臊腺，洗净切片；芡实捣碎，与另2味同入纱布袋中，扎口。同入锅内，加水，炖至肉熟烂，弃药袋，加少许盐调味。功能益气健脾，补肾固精。适用于慢性肾炎恢复期，尿中蛋白升高或出现管型属于脾肾气虚者；或见腰膝酸软，下肢浮肿，虚乏无力，神疲倦怠，小便清长或少尿，胸脘胀闷，食少便溏，舌淡胖或有齿痕，苔白脉缓等症。见《新中医》。

【健脾粉】锅焦（炒黄）、莲肉各120克。莲肉去心，蒸熟后，干燥，与锅焦共为细面。每次3~5匙，加白糖，开水调匀温服，日3次。功能补中健脾，消食止泻。适用于脾虚久泻不愈症。老幼皆宜。见《中国药膳学》。

【健脾糕】茯苓、芡实、莲肉、山药、党参各300克，糯米粉1500克，粳米粉3000克，白蜜、白糖各500克。前5味共为细粉，与后诸味混合在一起，加水和匀，蒸熟，切成条块。每早食数块。功能健脾止泻。适用于脾虚泄泻，或食少便溏，体虚乏力，神疲倦怠等症。见《中药方剂学》。

【健胃益气糕】茯苓、山药、芡实、莲肉各200克，陈仓米粉、糯米粉各250克，白砂糖750克。将四药研成细末，与米粉及砂糖拌匀，加入少量清水和成粉散颗粒，压入模型内，脱块成糕，上笼蒸热，可佐餐食。功能健脾益气和中，厚肠胃。适用于老年人服食。见《华夏药膳保健顾问》。

【健脾止泻汤】健曲、茯苓、楂肉、扁豆各15克，芡实、泽泻、谷芽各10克，甘草5克。上药水煎取汁。日1剂，分3次服。功能健脾消食止泻。适用于脾胃虚弱之泄泻、饮食不消等症。见《中国药膳学》。

【健脾止泻粉】炒白术6克，陈皮4.5克，莲肉、炒薏苡仁各12克，糯米（炒香）、绿豆（炒香）、脆锅巴（炒黄）各600克。莲肉心，蒸熟，干燥，与另6味共为细面。每次9～15克，加白糖，开水调匀温服，日3次。功能补气运脾，消食止泻。适用于老年人脾虚泄泻。见《中国药膳学》。

【健脾羊肚汤】羊肚1个，白术12克，党参、山药各15克。羊肚洗净、切块；诸药装纱布袋中、扎口。共煮至肚熟，弃药袋，调味。佐餐服食。功能补气健脾。适用于脾胃虚弱，饮食减少，消瘦乏力等症。见《中国药膳学》。

【健脾消肿散】黄豆250克，花生100克，麦芽、细米糠、白糖各50克。将黄豆、花生同炒熟研末；麦芽研末去渣，加入细米糠、白糖，混合均匀。每次嚼服30～60克，米饮或温开水送下。功能健脾胃、消水肿。适用于脾虚或营养不良性水肿。见《食疗本草学》。

【高粱粥】高粱米100克，桑螵蛸20克。桑螵蛸水煎3次，过滤取汁收集药液500克，与高粱米煮为粥。早晚餐温热服食。功能健脾补肾，固精缩尿。适用于肾气不足，小便频数，遗尿，夜尿，小便失禁等症。见《民间验方》。

【高粱大枣散】高粱米60克，大枣10个，白糖适量。将高粱米炒香。大枣去核，炒焦存性，同高粱米共研成细末，加入白糖，混合均匀即成。每次6～12克，温开水送服，日2～3次。功能益脾止泻。适用于小儿脾胃虚弱，消化不良，少食腹泻，或大便稀溏等症。见《食疗本草学》。

【烤鸡蛋白果】白果仁2～4粒，鸡蛋1个。将白果仁研成细末。鸡蛋一端敲破呈一小孔，把白果粉末装入蛋内，竖放在火上烤熟。日服2～3次。功能补脾涩肠止泻。适用于小儿脾虚腹泻。也有将白果粉末装入鸡蛋内煮熟食的。可用于脾虚带下量多、色白者。见《食疗本草学》。

【烧牛蹄筋】牛蹄筋250克，青菜心25克，胡椒面0.1克，酱油10克，生姜5克，料酒10克，干团粉0.4克，味精0.1克，牛蹄筋原汤50克，植物油25克，葱5克。将生牛蹄筋放入小沙锅里，加3倍水，用文火煮至八成烂时取出，去骨，切成约6厘米的条状，原汤留用；青菜心切成宽条，与牛蹄筋的长短相仿；干团粉加水20克调成糊状。用热油锅煸青菜，随即将牛蹄筋、料酒、生姜、酱油及原汤一起倒入，煮开后，加味精及调好的团粉汁，熟后加胡椒粉。功能益气补中，强筋壮骨。任何人均可服食。尤宜于脑血管病及消化不良患者。见《饮食与长寿》。

【烩双菇】罐头蘑菇200克（或鲜蘑菇250克），香菇50克，精盐6克，植物油50克，味精、白糖少许，淀粉适量。香菇用开水浸发半小时捞出，挤干水，去蒂洗净，泡香菇水留用。把香菇倒入烧热的植物油锅内煸炒1分钟，投入罐头里的蘑菇与水、泡香菇水、盐、白糖，待汤汁微沸时，勾芡，调入味精。功能补气益胃，降低血脂、血糖。适用于老年体弱，久病气虚，食欲不振，小便频数或不禁等症。亦是高血压、动脉硬化及糖尿病患者的食疗佳品。见《滋补保健药膳食谱》。

【酒蛤蚧】 蛤蚧10对，黄酒250克。蛤蚧之竹片及头、足、鳞去掉，切小块，用酒浸后，微火烘干，研细末。每服1～1.5克，日2次，温开水送服。功能补肾壮阳，纳气定喘。适用于肺肾两虚之喘咳短气，虚劳咳嗽，咯血；肾虚阳痿、尿频等。外感喘咳及阳热证不宜用。见《良药佳馐》。

【酒炒鸡肠】 鸡肠1～2具，黄酒或米酒、盐各适量。将鸡肠剪开或将肠内壁翻至外面，用醋或盐搓，洗净，切段，油炒将熟，加入1汤匙黄酒或米酒及少许盐，调匀。功能补肾气，固小便。适用于肾气虚所致的小便频数，夜尿多等症。见《补品补药写补益良方》。

【消脂健身饮】 焦山楂15克，生黄芪15克，荷叶8克，生大黄5克，生姜2片，甘草3克。将上6味同煎汤。代茶随饮，或每日3次。功能益气消脂，通腑除积，轻身健步。适用于高血脂症，动脉硬化，高血压，肥胖等。见《家庭药膳手册》。

【消蛋白尿粥】 芡实、糯米各30克，白果（去壳）10枚。同煮粥。每服1剂，日1次。10日为1疗程。功能健脾补肾涩精。适用于慢性肾小球肾炎，属脾肾气虚，蛋白尿久不消者。见《中医杂志》。

【海米油菜炒平菇】 海米15克，油菜300克，鲜平菇50克，白糖2克，生姜5克，料酒10毫升，花生油25克，香油10克。将油菜洗净，切成寸段；鲜平菇切块，入开水中氽一下；海米用开水烫泡。将花生油烧热，放入海米煸炒，再入油菜炒透，加入平菇、料酒、生姜米、白糖、食盐、味精颠翻几下，淋入香油。佐膳。功能补气益胃，增进食欲，帮助消化。适用于脾胃虚弱者。见《食用菌饮食疗法》。

【浮小麦茶】 浮小麦30克。上药加水煎汤，取汁，代茶饮。适用于面色㿠白，神倦乏力，自汗，畏寒喜暖等症。（验方）。

【浮小麦粥】 浮小麦50克，粳米100克。先煎浮小麦，去渣取汁，再入米，煮作粥。任意食用。功能益气，除热，敛汗。适用于心气不足，虚热内生，自汗或盗汗不止。见《粥谱》。

【浮麦红枣汤】 浮小麦、红枣各30克。2味同水煎。日1剂。功能敛汗。适用于体虚自汗、盗汗症。见《中国药膳学》。

【浮小麦羊肚汤】 浮小麦50～100克，羊肚250～350克。浮小麦放纱布袋内、扎口；羊肚洗净切块。2味同煮汤至肚熟，弃药袋，调味。早晚餐服食。功能健脾益气止汗。适用于小儿脾虚自汗及阴虚盗汗证。见《家庭食疗手册》。

【浮小麦红糖煎】 浮小麦30～60克，红糖适量。2味同水煎服。日1剂。功能收敛止汗。适用于体虚自汗症。见《中国药膳学》。

【益气调中耐饥强志酒】 葡萄适量。以葡萄酿酒，取藤汁酿酒亦佳；或以狗肉汁酿酒大补。随个人酒量缓缓饮之。功效益气调中，耐饥强志。适用于体质虚弱者或病后体衰及老年体弱患者。见《普济方》。

【理脾糕】 山药、莲肉、百合、苡仁、芡实、白蒺藜各50克，粳米粉500克，糯米粉1250克，砂糖250克。诸药为末，与粳末粉、糯米粉、砂糖混合均匀，用水和匀，上笼蒸糕服食。功能健脾止泻，益肾固精。适用于脾虚泄泻，久泻不愈，食少体倦，妇女带下，以及肾虚遗精滑精，小便失禁等症。见《家庭食疗手册》。

【琉璃山药】山药300克，淀粉、面粉各50克，白糖150克，香油少许，植物油500克。山药洗净，剥去皮，上屉蒸熟，切成指条状；淀粉、面粉用清水和成面糊，把山药放入糊中拌匀待用；炒锅置火上，倾入植物油，烧至五成热时，将山药条逐一下入油中炸透，呈金黄色捞出。另用锅注入香油，放白糖，熬至挑出丝时，将炸好的山药条倒入颠翻几下，使糖汁均匀地包在山药条上，起锅，倒入抹过香油的大平盘内，用筷子挑开，晾冷。功能健脾益气，补肺润燥。适用于脾胃虚弱，倦怠乏力，食欲不振，久泄久痢，痰喘咳嗽，皮肤干燥等症。见《滋补保健药膳食谱》。

【菱角粥】①菱角（去皮）50克、粳米30克。将菱角煮熟，其汁和粳米煮粥，再将熟菱角碾粉，入粥，任意食之。功能补中清热。适用于热病后烦渴或脾虚烦渴。见《粥谱》。②新鲜菱角适量，南粳米50克，砂糖适量。将新鲜菱角去壳用肉（若有老菱角研粉亦可）。用菱角肉30克，与粳米、砂糖同入沙锅内，加水文火烧至粥稠。日2次，温热服食。功能补气健脾。适用于脾胃虚弱，老人体虚，营养不良及病后恢复期的调治。凡中阳不振，脾胃虚寒明显者，不宜服用。见《常见病食疗食补大全》。

【黄芪汤】糯米300克，黄芪30克，川芎5克。糯米淘净；余二味药装入纱布袋内，扎口，与糯米加水同煮汤。分3次服食。功能益气安胎。适用于气虚胎动不安，小腹下坠疼痛等症。见《妇人良方》。

【黄芪粥】①黄芪30克，粳米100克。先煎黄芪，去渣，下米，煮作粥，空腹食之。功能健脾益气。适用于气虚诸证，如全身疲乏，气短，汗出等。痔疮下血及气虚不能摄血者也可用之。见《圣济总录》。②黄芪20克，粳米60克，白糖适量。将上2味共煮作粥，加白糖令溶。随意服食。适用于慢性支气管炎。外感发热者忌服。见《常见病食疗食补大全》。③生黄芪30克，粳米100克，陈皮末1克，红糖适量。将生黄芪浓缩取汁，用粳米、红糖与之同煮，粥成后加陈皮末，稍煮。随量服食。适用于慢性泄泻，感冒发热时不宜服用。见《常见病食疗食补大全》。④黄芪30克，人参10克，白茯苓15克，桑白皮15克，生姜6克，红枣5枚，小米100克。先煎前5味药，去渣，后下米及枣煮粥。空腹食之。功能健脾补肺。适用于脾肺气虚，气短乏力，或肢体浮肿尿少等症。亦可用于肺气虚而咳嗽痰多者。见《太平圣惠方》。⑤黄芪15克，白芍（炒）、桂枝各10克，生姜15克，大枣4枚，粳米100克。先将黄芪、白芍、桂枝、生姜同煎浓汁，去渣；粳米、大枣共煮作粥，然后兑入药汁。调匀服食，日一次。适用于脑血管意外，脑出血已停止，血压不高，或确诊为脑血栓形成的病证。见《常见病食疗食补大全》。

【黄芪膏】生黄芪、鲜茅根各20克，石膏10枚，甘草6枚，山药末10克，蜂蜜30克。前4味加水同煎30分钟，去渣取汁2杯，入山药末再煎，同时不断搅动，勿令焦底，膏成调入蜂蜜，煮沸。分3次服下。功能清热润肺，益气养阴。适用于肺虚有热之喘咳，老年体弱，发热日久，心慌气短，动则喘甚，畏风自汗。食少乏力等症。见《医学衷中参西录》。

【黄精粥】黄精15克，粳米100克，白糖适量。先煎黄精，去渣取汁，后入粳米煮粥，候熟，加入白糖调匀。空腹食之。功能补中益气，润心肺，强筋骨。适用于脾肺气虚，倦怠乏力，饮食减少，咳嗽气短，干咳无痰，或肺痨咳血。见《饮食辨录》。

【黄鳝汤】 黄鳝2条。将其去内脏，洗净，切段，加生姜片、食盐少许煮汤。肉熟后饮汤食肉。功能益气补虚。用于气虚所致的乏力、脱肛、子宫脱垂等病证的调补。见《补品补药与补益良方》。

【黄羊肉粥】 黄羊肉150克，大米250克，山药50克，扁豆25克。诸味淘洗干净，羊肉切丝，加水同煮粥食。功能补脾胃，益中气。适用于脾胃虚弱，食少乏力，泄泻形瘦等症。见《中国药膳学》。

【黄芪浸酒】 黄芪40克，萆薢40克，防风（去芦头）60克，牛膝（去苗）80克，桂心40克，石斛（去根）80克，杜仲（去粗皮炙微黄）60克，肉苁蓉（酒浸1宿，刮去皱皮炙干）80克，附子（炮裂去皮脐）40克，山苁蓉40克，石楠40克，白茯苓40克。上诸药细锉以绢袋盛，用酒14000毫升，于磁瓶中浸，密封瓶头，候3日后备用。每于食前暖1小盏服。适用于虚劳膝冷之症。见《太平圣惠方》。

【黄芪蜜膏】 黄芪1000克，蜂蜜适量。将黄芪切片，加10倍量的水煮沸1小时，过滤取汁；加6倍量的水煮半小时，过滤取汁，去渣，合并两次滤液，置小火上浓缩至稀流膏状；蜂蜜加热，乘热用铜丝细罗过滤，放入较大的容器中继续加热至沸，去浮沫及杂质，兑入黄芪浓缩液内，搅拌均匀。每服10～15克，日2次，温开水冲服。功能益气固表止汗。适用于气虚乏力，食少便溏，体弱自汗等症。见《滋补保健药膳食谱》。

【黄芪鲫鱼】 鲫鱼3尾（约500克），黄芪、生姜各15克，炒枳壳、精盐、胡椒粉各2克，葱10克，料酒30克，味精1克，化猪油70克，精醋4克，白糖5克，酱油6克。将鲫鱼去鳞鳃及内杂，两面各剞四刀，用清水洗净；生姜洗净切片；葱洗净切花；黄芪、枳壳洗净用纱布包好，水煎两次，每次15分钟，收汁。锅置火上，注入猪油，待油六成热时下姜片，煸出香味，放入酱油、精盐、胡椒粉、醋、鲫鱼、料酒、白糖，注入清水药500毫升，再下药汁，中火烧开，改用小火慢炖至鱼熟时，加味精，收汁装盘食用。功能补气健胃。适用于脾虚食欲不振，消化不良，便溏泄泻，及气虚气短乏力，胃下垂，脱肛等症。少女常食能使面部红润，有美容的作用。见《家庭药膳》。

【黄豆陈皮】 黄豆150克，羊脚骨25克，陈皮5克。3味洗净以水同煮烂。吃豆喝汤，日2次。功能健脾益气，补肝肾。适用于脚气病。见《家庭药膳手册》。

【黄羊大米粥】 黄羊肉100克，大米100克，怀山药30克，白扁豆15克。先将黄羊肉细切，后与米、山药、扁豆同煮粥。功能健脾益胃。适用于脾气虚弱，消化不良，泄泻下利，纳少乏力等症。(验方)。

【黄羊党参汤】 黄羊肉250克，党参50克，油及调料适量。羊肉洗净切片，党参装入纱布袋内，扎口；锅中油烧至六、七成热时放姜丝、盐及水，烧沸后下羊肉、党参煮熟。食肉喝汤。功能补中益气。适用于中气不足，食少反胃，倦怠乏力。瘦弱等症。见《中国药膳学》。

【黄芪人参粥】 炙黄芪30～60克，人参（或党参15～30克）3～5克，大米100克，白糖适量。先将黄芪、人参切成薄片，用冷水浸泡半小时，入沙锅内煎沸，后改用小火煎成浓液，取液后再加冷水，如上法煎取二液，去渣；2次煎液合并，分成2份，每日早晚同大米煮成稀粥，入白糖稍煮即可服食。3～5天为1疗程。适用于中期直肠脱垂。见《常见病食疗食补大全》。

【黄芪山药粥】 黄芪30克，山药60克。山药研粉，黄芪水煎取汁300毫升，加入山药粉搅匀煮成粥；日1～2次服食。

功能益气生津。健脾固肾。适用于糖尿病久而不愈，体质虚弱，口渴多饮，饮一溲一，腹泻便溏，畏寒肢冷等症。见《常见病的饮食疗法》。

【黄芪山药煎】炙黄芪24克，怀山药50克，山萸肉9克。将3味加水同煎温服，日1剂。功能补益脾肾。适用于脾肾阳虚，水湿内停，头晕目眩，腰疼浮肿，四肢不温，或慢性肾炎蛋白尿等症。见《中国药膳学》。

【黄芪内金粥】生黄芪12克，生苡仁10克，赤小豆10克，鸡内金粉7克，金橘饼1个，糯米80克。生黄芪洗干净，掺清水煮20分钟后，沥去渣质，加入淘洗净的苡仁、赤小豆煮30分钟。糯米淘洗后入锅，加入鸡内金粉煮熟成粥。食后服金橘饼。早晚空腹服食，日1剂，每次食金橘饼1个。功能益气健脾化湿。主治脾气亏虚，胃纳欠佳，气短体瘦，大便稀溏等病症。见《养生食疗菜谱》。

【黄芪乌梅膏】黄芪、乌梅各200克，红糖250克。前两药加水1000毫升，煮取500毫升去渣取汁，加入红糖搅匀，收膏装瓶。每服20毫升，日2次。功能补气健脾，涩肠止泻。适用于虚寒下利，反复发作，迁延不愈，下利黏冻，黄白或紫黯，腹部隐痛，四肢不温，或滑泄脱肛，食少神疲，面色萎黄等。有外感实热者不宜服用。见《常见病的饮食疗法》。

【黄芪甲鱼汤】黄芪60克，甲鱼1000克，精盐、黄酒适量，生姜少许。黄芪洗净，滤干，甲鱼活杀，洗净，每只甲鱼切成4大块，与黄芪同放入沙锅中，加冷水浸没，用旺火烧开，加盐1匙、黄酒2匙、生姜3片，改用小火慢炖2小时。吃鱼喝汤，每次1小碗，日2次。黄芪味甜，咬嚼后再弃渣。分2～3天吃完。过夜必须烧开，以防变质。功能滋补肝肾，补益元气。适用于肝肾不足，气虚体弱，子宫脱垂等。见《常见慢性病食物疗养法》。

【黄芪羊肚汤】羊肚1个，黄芪250克，黑豆30克。将三味洗净加水共煮，熟后服食。功能益气补脾，止汗。适用于气虚多汗，倦怠少气，食少便溏，小便频数等症。见《中国药膳学》。

【黄芪补胃枣】蜜炙黄芪60克，橘皮10克，黑枣1000克，猪油、白糖、黄酒适量。黑枣洗净，与橘皮、黄芪同入大磁盆中，加白糖3匙、猪油1匙、黄酒2匙，拌匀，用旺火蒸3小时。每天午、晚饭后吃黑枣5只，喝汤半匙，3个月为1疗程。功能补气益胃，健脾行滞，强心固表。适用于气虚倦怠无力，自汗等症。常食可增强胃的生理功能，有助于胃下垂患者恢复健康。见《疾病的食疗与验方》。

【黄芪炖牛肚】牛肚1个，黄芪30克。牛肚洗净，入沸水中焯后，去内皮，切条或块；黄芪切碎装入纱布袋内，扎口，与牛肚加水共炖至肚烂熟，去药袋。食肉喝汤。功能补中气，益脾胃。适用于脾胃气虚，消化不良，食少短气，体倦乏力，食后腹胀等症。见《中国药膳学》。

【黄芪炖乳鸽】黄芪、茯苓各30克，白术20克，乳鸽1只。将前三味洗净，切碎放入炖盅内；乳鸽溺死，去毛及内脏，洗净，放入同一炖盅里，加水适量，置于蒸锅内，隔水炖至鸽熟，取出调入少许食盐、味精。酌量食用。每3日炖服1次。功能益气补虚固表。适用于气虚自汗，倦怠无力，少气，肺虚咳喘，身体虚弱等症。见《百病饮食自疗》。

【黄芪桑蛸粥】黄芪、龙骨、牡蛎各20克，桑螵蛸10个，粳米60克，白糖适量。将桑螵蛸焙干研粉；余三味药加水500毫升同煮至300毫升，去渣取汁，下粳米煮粥。服时拌入桑螵蛸粉、白糖。日2次。

功能补气固肾，缩尿。适用于小儿遗尿，面色㿠白，食欲不振，四肢乏力，自汗等症。见《常见病的饮食疗法》。

【黄芪煮肠汤】黄芪60克，猪小肠1尺长，黑豆、赤小豆各30克。黄芪洗净，装入纱布袋，扎口；猪肠洗净，黑豆、赤小豆淘净，纳入肠内，两头扎紧。上药加水共炖，至肠熟豆烂，去药袋。喝汤吃肠及豆。功能益气补虚利水。适用于妊娠气虚，小便不通，小腹急胀疼痛，坐卧不安，心跳气短，神疲无力，大便不畅等症。见《百病饮食自疗》。

【黄芪黑豆汤】黄芪30克，黑豆60克。两味洗净，加水3碗，煎至1.5碗，加食盐少许调味。食豆饮汤。功能补中益气，固表止汗。适用于气虚多汗，夜睡盗汗等症。见《医学从众录》。

【黄芪蒸乳鸽】肥乳鸽2个，黄芪、枸杞子各6克，水发口蘑30克，鸡蛋清1个，精盐2克，料酒及葱、姜末各9克，湿淀粉15克，猪油50克，味精适量。鸽子宰杀后去毛及内脏，洗净，去头、脚，斩成1.5厘米见方的块，于凉水中泡去血水，沥干；黄芪切斜长片；枸杞子、口蘑洗净。碗内调入湿淀粉、鸡蛋清、精盐、料酒、猪油、葱、姜、味精，加入鸽子肉、口蘑拌匀摊平；枸杞子码在碗的四周；黄芪片放在碗的中央，上屉蒸烂。功能补气升阳，益肾养肝。适用于气虚衰弱，倦怠乏力，自汗，肝肾不足，头晕眼花，视力减退，腰膝酸软等症。并对风疹皮肤瘙痒，疮疡内陷，久溃不敛者有较好的辅助治疗作用。见《滋补保健药膳食谱》。

【黄精黑豆汤】黄精、黑豆各30克，蜂蜜半匙。二味洗净，倒入沙锅内，加冷水3大碗，浸泡10分钟，用小火慢炖2小时，调入蜂蜜。当点心吃。每次1小碗，日2次。功能补中益气，强肾益胃，降血糖，降血压。对食多易饥，形体消瘦的糖尿病有一定的疗效。或用于糖尿病的恢复期。见《常见慢性病食物疗养法》。

【黄精蜂蜜煎】黄精、蜂蜜各30克。黄精洗净，与蜂蜜加水同煎服食。功能益气养阴，补虚。适用于小儿营养不良，下肢痿软，体质虚弱等症。见《中国药膳学》。

【黄鳝小米粥】黄鳝1条，小米50～100克，细盐少许。先将黄鳝去内脏，洗净细切，后加盐与小米煮为粥。空腹食。功能益气补虚。适用于气虚引起的子宫脱垂。（验方）。

【黄羊怀山扁豆粥】黄羊肉100克，怀山药30～50克，炒扁豆10～15克，大米100克。将羊肉洗净切丝；余味洗净先煮，加生姜、盐调味，待米熟时加入羊肉丝；几沸后肉熟食用。补脾胃，助消化。适用于脾胃虚弱，消化不良等症。见《补品补药与补益良方》。

【黄花鱼煮大蒜头】黄花鱼150克，大蒜头30克。黄花鱼去鳞、鳃、肠杂洗净，切块；蒜去皮切片，与鱼加水750毫升，用文火煮熟食用。每日1次，连服5～7次有效。功能补中益气，温胃。适用于身体虚弱及脾肾虚之妊娠水肿。见《家庭药膳手册》。

【黄芪糖醋脆皮鱼】鲤鱼（或草鱼）1条（约重700克），黄芪30克，水发玉兰片50克，水发香菇50克，白糖25克，泡辣椒2个，清汤100克，水淀粉100克，植物油750克，调料适量。黄芪切长斜片，水煎取汁2次，合并药液，加热浓缩至30毫升，从药渣中选外形好的数片，留作上菜时点缀用；鲤鱼去鳞、鳃及内脏，洗净，鱼身两面用刀斜划6～7刀，划到鱼刺为度，用料酒、酱油浸腌5分钟入味后净布搌干，将水淀粉均匀地涂在鱼身上；葱切丝、末各半；辣椒去籽、切丝；玉兰、香菇切4厘米长的细丝。植物油烧沸后，手提鱼尾，翻转将鱼炸至深黄色，携出放入盘中。拍打松软。锅内留油100克，葱末、蒜、辣椒、玉兰片、香菇同时下锅炸匀，注入酱油、白糖、醋、清汤、水淀粉、黄芪药液，搅匀，至汁浓起小泡，呈金黄色时，淋入鱼上，撒上黄芪片、葱丝、辣椒丝。功能益气补虚，利水消肿。适用于内伤劳倦，脾虚泄泻，水肿胀满，产后气血不足，乳汁不下，及病后体虚，年老体衰等症。见《滋补保健药膳食谱》。

【黄豆玉米面窝头】黄豆、玉米各半磨面，蒸窝头食之。功能健脾宽中，润燥。可作为糖尿病患者的膳食。见《疾病的食疗与验方》。

【菖蒲羹】菖蒲15~30克，猪肾1对，葱白茎。菖蒲用米泔水浸12小时，洗净切碎；猪肾对剖去脂膜臊腺，洗净，切片；葱白洗净拍破。水2500毫升煮菖蒲，取汁2200毫升左右，去渣，放入猪肾片、葱白煮作羹，空腹温服。或以羹煮粥服食。功能益肾开窍。适用于肾虚耳聋，耳鸣如风水声，腰痛膝软，乏力等症。见《圣济总录》。

【萝藦菜粥】萝槸菜100克，羊肾1对（去脂膜，细切），粳米100克。上3味相和煮粥，少加佐料调和。食之。功能补益精气，利湿解毒。适用于气虚不足身体羸弱，阴囊下湿而痒。亦可通乳。见《太平圣惠方》。

【营养暖胃粉】黄豆500克，糯米1000克，干橘皮30克，生姜10克。黄豆用淘米水浸泡4小时后（至泡胀），再用清水洗净，滤干；粗砂入铁锅中炒热，再倒入黄豆，翻炒至黄豆发出炸声后，豆皮呈老黄色，离火，乘热筛出黄豆；磨成粗粉；橘皮、生姜切成碎粒，烘干，拌入黄豆粉，一同磨成细粉；糯米洗净，滤干，炒至微黄色，出锅，磨成细粉，与黄豆粉和匀后再磨1次，使之极细，装瓶，盖紧，防潮。当点心吃。每次2~3匙，日1~2次。食用时将粉倒入锅内，加红糖或白糖调味，用水调稀，烧至起泡成糊状。3个月为一疗程。功能补中益气，健脾暖胃，宽中下气。适用于慢性胃炎。冬、春两季食之最宜。

【梅花汤饼】白梅花8朵，檀香粉适量，面粉150克，鸡汤300毫升，盐少许。将梅花洗净；檀香粉放入清水中，再加入梅花同浸1小时，用此水和面擀成薄饼，用刀切成梅花状，放入鸡汤中煮熟食用。功能补气健脾。适用于脾胃虚弱，胃纳不佳，泄泻，乏力，形瘦等。见《华夏药膳保健顾问》。

【梅花汤圆】梅花15朵，红糖馅汤圆15个，白糖30克。将梅花瓣摘下洗净；锅内注入清水250毫升烧开后，放入汤圆煮熟，加白糖、梅花瓣，稍煮。功能健脾和胃。适用于脾胃虚弱，食少倦怠，腹胀泄泻等。见《华夏药膳保健顾问》。

【银耳白肺】银耳15克，新鲜猪肺1具，清汤1500克，调料适量。银耳用温水泡发，除去杂质、蒂头，加碱少许，用开水浸泡5分钟，以冷水冲洗2次，除去碱味，再以清水浸泡；将猪肺气管套在自来水龙头上，冲净肺叶中的血液，控去水分，投入沸水锅内余透捞也，洗净血沫。大沙锅内注入清水，放入葱段、姜末、料酒、猪肺，武火烧开后移到文火上煮烂，将猪肺捞入凉水内，剔下气管筋络，撕去老皮，揪成蚕豆瓣大小的块，放入碗中用凉水泡好。再将肺块与银耳同捞入大汤碗内，注入清汤，上蒸笼蒸透取出。烧开余下的清汤，加入料酒、盐、胡椒粉，汤沸后盛入碗中。功能滋阴润肺，养胃补虚。适用于老人气虚咳喘，气短乏力，抵御衰老。见

《食用菌饮食疗法》。

【银花莲子茶】银花 15 克，莲子 32 克，红糖适量。将上 3 味同放锅内，加水煎汤，去渣取汁。代茶饮。功能补脾益气。适用于脾肾两虚之久痢不愈。(验方)。

【甜辣藕丁】嫩藕 250 克，鲜蘑菇 100 克，甜面酱 50 克，干辣椒 1 个，调料适量。藕洗净刮去皮，切丁，浸冷水中；蘑菇切丁；辣椒切末。炒锅置火上，加入菜油烧至五成热，爆入干辣椒，倒入甜面酱，再加藕丁、蘑菇丁及少许水，调入姜片、精盐、白糖、味精，煮沸，焖 2 分钟。单食或佐餐。功能健脾开胃，补益强身。适用于脾胃虚弱，食欲不振，体倦乏力，以及热病心烦口渴等症。并具有抗癌，增强机体免疫力的作用。见《膳食保健》。

【甜酒酿山药羹】甜酒酿 500 克，山药 150 克，糖桂花少许，白糖 100 克，水淀粉适量。山药洗净去皮，切小丁，入开水中略烫，捞出置锅内，加开水 500 克，移火上烧开 5 分钟，加入甜酒酿、白糖，再烧开，用淀粉勾芡，烧沸后盛入两个碗内，每碗分别撒上少许糖桂花。随意食用。功能益气生津，健脾补肺，固肾益精。适用于身体虚弱，倦怠少气，食少便溏，遗精带下，小便频数等症。见《滋补保健药膳食谱》。

【鸽肉参芪汤】白鸽 1 只，台党参 15 ~ 20 克，北芪 24 ~ 30 克，怀山药 30 克。将诸药装入纱布袋，扎口；白鸽去毛、内脏，切块，入沙锅中与药同煮，熟后去药渣，饮汤食肉。隔日服食 1 次，连服 3 ~ 6 次。功能补气健脾益胃。适用于脾胃气虚，气短，乏力，自汗，纳少等症。见《补品补药与补益良方》。

【猪肚粥】雄猪肚 1 具（洗净），粳米 100 克，豆豉、葱、椒、姜少许。先煮猪肚，取浓汤，去肚，入米煮作粥，下豉、葱、椒、姜等，任意食用。功能补中气，健脾胃。适用于脾虚气弱，食欲不振，消化不良，消渴，小便频数及消瘦疲倦等症。见《食医心镜》。

【猪脾粥】猪脾、猪胃各 1 具，粳米 100 克。将猪脾、猪胃洗净细切，与米同煮为粥，空腹食之。功能健脾益气。适用于脾胃气虚，不下食，米谷不化。见《圣济总录》。

【猪脾羹】猪脾 1 个，橘红、人参各 3 克，陈米适量。猪脾洗净，切片；陈米淘净。诸味加水、葱、姜共煮为羹，熟后去橘红。空腹温服。功能补脾健胃，益气和中。适用于脾胃虚弱，食欲不振，食少难消，大便溏薄等症。见《图经本草》。

【猪膏煎】猪油、生姜、白蜜各 100 克，黄酒 50 克。生姜捣茸，煎取浓汁 100 克，与猪油、黄酒、白蜜同煎熬膏。每服 10 克，日 3 次。功能补中益气。适用于产后体虚，畏风自汗等症。见《中国药膳学》。

【猪板油膏】猪板油 250 克，饴糖、蜂蜜各适量。猪板油炼出油去渣，加饴糖、蜂蜜炼成膏状。每次 1 匙，口中含化，日 3 次。功能补中益气，润肺。适用于身体虚弱，哮喘日久，声音沙哑等症。见《家庭药膳手册》。

【猪肚大米粥】猪肚 1 个，怀山药、大米各 50 克，食盐、姜末各适量。将猪肚洗净，切片，与怀山药、大米共煮作粥，入盐、姜调味。随量食用。功能补脾益气。适用于脾胃气虚泄泻，尿频症。(验方)。

【猪肚山药粥】猪肚、大米、山药各适量。猪肚内外用盐搓洗干净；大米淘净。三味加水共煮成粥，加姜末、食盐调味服食。功能补益脾胃。适用于脾虚泄泻，食少，体虚瘦弱等症。见《中国药膳学》。

【猪肚砂枳汤】猪肚 1 具，砂仁 3 克，炒枳壳10～12克。将猪肚洗净，把砂仁、枳壳装入猪肚内，扎口，放锅中，加水煮至肚熟，取出去药渣，食肚饮汤。功能健脾胃，助消化，消痞满，强身体。用于脾胃虚弱所致的食后脘腹胀满，体倦乏力，消瘦等症。见《补品补药与补益良方》。

【猪肚煮石英】白石英30～60克，人参、生姜各15克，生地黄、豆豉、羊肉各30克，葱白7茎，猪肚1个，粳米30～60克，川椒49粒。猪肚用盐搓揉，再冲洗干净；白石英捣碎装入纱布袋，扎口；生地、生姜、羊肉分别洗净，切片；葱切碎，粳米淘净；人参去芦切片。诸药均纳入猪肚内，扎口，入锅煮至烂熟，取出猪肚，待凉后打开扎口，除去里面诸药，取猪肚及汤汁作羹服食。每年于4月以后连服3～5剂，白石英可连续使用。40～60岁者，可适当加量服食。功能补虚损，健脾胃，益肝肾。适用于虚劳羸瘦，泄泻下利，呕恶食少，脘腹冷痛，腰膝酸软，畏寒，小便频数，以及心神不安，惊悸健忘等症。见《太平圣惠方》。

【猪脬糯米丝】猪膀胱1个，糯米适量。膀胱内外洗净，装满糯米，入锅煮熟，切块或丝，加糖或盐调味，分多次服下。功能补肾。适用于肾虚遗尿。见《疾病的食疗与验方》。

【猪肺蘸苡仁末】薏苡仁30克，猪肺1具。将薏苡仁研为细末，猪肺洗净煮烂，蘸食之。益肺补虚。适用于虚劳咳嗽、咳血等症。见《证治要诀》。

【猪肺冬虫夏草汤】猪肺250克，冬虫夏草10～15克。猪肺切块洗净，与冬虫夏草同煮，熟后饮汤食肺。功能补益肺肾。用于肺肾两虚的咳嗽及支气管哮喘的治疗和预防。见《补品补药与补益良方》。

【麻条山药】山药500克，熟芝麻15克，熟猪油、白糖适量。山药洗净，去皮，切成长条。锅内放猪油，烧至4成热时，放入山药炸成浅黄色，捞出。净锅内放少许水和白糖，烧至能挑出丝，倒入山药条，并离火，边撒芝麻边颠锅，装盘。功能益肺滋肾，补益脾胃。适用于脾胃虚弱，食欲不振，消化不良；肾阴虚的遗精，小便频数，白带多等症。见《食物与性保健》。

【麻辣鹌鹑】鹌鹑10只，白萝卜1个，生菜100克，干辣椒等调料适量。鹌鹑宰杀后去毛、内脏、头爪，洗净，并将腿骨别在脯肉下；生菜洗净，消毒；萝卜雕成1朵月季花；葱切段；姜切片。锅置火上，加入生菜油，烧七成热时，下鹌鹑炸至金黄色捞出。锅内留油少许，入葱、姜煸出香味时入花椒、干辣椒，炒出味，加适量水、酱油、料酒、味精，调好味，入鹌鹑，烧沸，改用小火焖烂，再加辣椒油，用大火收汁，拣出鹌鹑装盘；锅中所剩的汁过箩后，烧沸，淋在鹌鹑上；生菜叶、“月季花”点缀在盘边。功能补五脏，益中气。适用于脾胃虚弱，食欲不振，肝肾不足，筋骨酸软，身体虚弱，不耐寒热等症。健康人食之，能增进食欲，振奋精神。见《滋补中药保健菜谱》。

【鹿头汤】鹿头1只，鹿蹄4只，荜茇5克。鹿头、鹿蹄分别除去毛桩，洗净；荜茇拍破。三味同放入锅内，加适量清水、姜、八角茴香、小茴香，武火烧沸后，转用文火熬至鹿头、鹿蹄烂熟。取出鹿头、鹿蹄，拆骨，把肉切成粗条，放入汤中烧沸，加盐、味精、胡椒粉调味。温热服食。功能补气益精。适用于虚劳，消渴，夜多恶梦，形瘦乏力等症。见《中国药膳》。

【鹿头酒】鹿头适量。上药煮烂捣泥，连汁和曲、米酿酒，少入葱、椒。饮之。适用于虚劳不足，烦渴，夜梦鬼物等症。有补益精气之效。见《本草纲目》。

【鹿头肉粥】鹿头肉150克，蔓荆子15

克，高良姜、莳香子各10克，粳米100克。将蔓荆子、高良姜、莳香子捣罗为末，每用10克，先煮鹿肉，熟后去肉下粳米同药末，煮粥。临熟，少加佐料调和，分作3次食，1日食尽。功能益气健脾，利湿消肿。适用于妇人妊娠，四肢虚肿，喘急胀满。见《圣济总录》。

【清汤鲂鱼】鲂鱼500克，陈皮、花椒各3克，生姜3片，胡椒0.2克。鲂鱼去鳞及肠杂，洗净切块；后四味加水先煮数沸，下鱼块同煮，熟后食用。功能补脾养胃，益气强身。适用于脾胃虚弱，胃纳不佳，体倦乏力，身体虚弱等症。见《中国药膳学》。

【清汤燕窝】干燕窝15克，鸡清汤1000克，食用碱少许，盐适量。将燕窝放入温水中泡软（约泡15分钟），轻轻捞出，用镊子择净燕窝上的黑毛和根，用温水洗去灰尘。用1000克水把少许食用碱泡开，放入洗过的燕窝，用筷子慢慢挑动一下，泡5分钟后捞出，接着再用1000克开水泡5分钟，燕窝就胀发起来。取2000克开水，晾到八成热，把泡过2次的燕窝放入再泡4分钟，以去净碱味，捞出挤净水；把锅放在旺火上，放入鸡清汤，加盐适量，烧开后撇去浮末，倒在大汤碗里，把燕窝放入。功能补益脾胃，补气清热。适用于肺虚患者，常食能使人精力充沛，消除疲劳，防病强身。见《滋补中药保健菜谱》。

【清汤鳝鱼】鳝鱼1条，去内脏洗净，加盐、调料、水，用文火煮熟，食鱼饮汤。功能补中益气。适用于中气下陷，胃下垂，子宫脱垂，脱肛等病证。见《中国药膳学》。

【清明菜糕】鼠曲草嫩苗、米粉（或玉米粉）、白糖适量。鼠曲草嫩苗生用或以水略煮，与面粉、白糖加水和匀，做成糕团，蒸熟食。功能和胃调中。用于胃与十二指肠溃疡。见《食疗本草学》。

【清炖鲻鱼】鲻鱼500克，陈皮及调料适量。鲻鱼去鳞及内杂，洗净，加生姜、花椒、胡椒、陈皮，煮熟食。功能益脾开胃。适用于脾虚食少，倦怠泄泻等症。见《中国药膳学》。

【清蒸鲫鱼】鲜鲫鱼1条，砂仁6克，甘草3克。鲫鱼去鳞、鳃及内脏，洗净；两药共为细末，纳入鱼腹内，用线扎牢，清蒸至熟烂，分3次佐餐食之。服药期间不宜食盐、酱。功能健脾利湿。适用于脾胃虚弱，腹胀食少，泄泻等症。见《中国药膳学》。

【清蒸鲥鱼】鲥鱼1条，去鳞、鳃及内杂，洗净，放入容器内，加葱、姜、花椒、胡椒、盐，上笼蒸熟食之。功能开胃健脾，补虚。适用于脾虚纳少，倦怠乏力，体质虚弱等症。见《中国药膳学》。

【清汤鰕虎鱼】鰕虎鱼500克，去鳞及内脏，洗净，下锅，加入调料及适量清水，煮汤服食。功能健脾益胃，消食。适用于脾胃气虚，食欲不振，食后腹胀，饮食难消，四肢无力等症。见《中国药膳学》。

【清蒸红枣兔肉】红枣15～20枚，兔肉500克，调料适量。二味洗净，兔肉切块，同放入容器内，加葱、盐、胡椒粉、酱油、麻油，隔水蒸熟。功能补中益气，凉血解毒。适用于病后体虚，或过敏性紫癜等。见《良药佳馐》。

【淡盐豇豆】豇豆适量，加水煮熟，食盐调味，每日空腹食之。功能补肾气。适用于肾气虚弱，遗精，白带，白浊，小便频数等症。见《中国药膳学》。

【淡菜粳米饭】淡菜100壳，粳米、姜汁、料酒、豉油各适量。淡菜浸洗干净，用姜汁、料酒、豉油略腌；粳米淘净，入锅煮饭，待饭水将干时，放入淡菜，小火焖至烂熟，拌匀食之。功能益五脏，补精血，消瘿瘤。适用于虚劳羸瘦，小儿夜汗、盗汗，妇女带下，久痢，瘿瘤等病证。见《家庭饮食疗法手册》。

【煮草菇】鲜草菇适量。将草菇洗净，切片，用油、盐炒后，加水适量煮熟食。功能补脾益气。适用于体弱气虚，易患感冒，或创伤、疮疡患处久不愈合等。见《食疗本草学》。

【煮扁豆】扁豆子60克（或嫩扁豆荚果120克）。将扁豆用食油、食盐煸炒后，加水煮熟。日服2次，连用一周。功能健脾除湿以止带。适用于妇女脾虚带下。见《食疗本草学》。

【椰肉枣鸡糯米饭】椰肉100～150克，鸡肉100克，大枣50克，糯米100～150克。将椰肉切碎，大枣去核，鸡肉切丝，糯米淘洗净，同放锅中，加水适量作成饭。功能补中健脾益气。适用于脾胃气虚，食欲不振，体倦乏力等症。见《补品补药与补益良方》。

【椰子糯米蒸鸡饭】椰子肉、糯米（或用大米）、鸡肉各等份。椰子肉切小块，鸡肉切成块，与淘净之糯米同放入瓦器中，加盖，隔水蒸熟烂服食。可作早晚餐。功能温中，补脑，益气，祛风。适用于脾虚倦怠，四肢无力，食欲不振，中气虚弱等症。见《家庭食疗手册》。

【椒盐油酥黑豆】圆黑豆、食盐、花椒、菜子油。黑豆洗净，发透，晾至半湿半干。用菜子油将黑豆炸酥，捞出沥油。服食撒上椒盐末，佐酒或佐食之用。功能健脾益肾。长服益人。见《气功药饵疗法与救治偏差手术》。

【粟米饭】粟米150克，红糖少许。粟米洗净，加清水适量，再加红糖。用武火煮沸后，转用文火焖约20～30分钟。做早、晚餐食用。功能和脾胃，益肾气。适用于妇女产后身体虚弱，肾气不足，阴精亏损等。见《饮食辨录》。

【雁肉汤】雁1只。去皮及内脏，洗净切块，加盐及调料煮熟。食肉饮汤。功能补五脏，壮筋骨。适用于虚损衰弱，筋骨萎软诸症。见《中国药膳学》。

【雄鸡小豆汤】雄鸡500～1000克，赤小豆250克。加水煮熟，饮汤食肉。功能补虚健脾利水。适用于脾虚或营养不良之水肿。见《食疗本草学》。

【紫蔻烧鱼】紫蔻5克，陈皮5克，大鲫鱼2条（约500克），调料各适量。鲫鱼去鳞、鳃及内脏，洗净，沸水中略焯，捞出；紫蔻、陈皮切成碎粒，和匀，放入鱼腹中。猪油烧至6成熟，入姜片、葱花，略加清汤，放盐、酒、糖、胡椒粉，沸后，放入鱼。用中火煮约15分钟，将鱼捞起入盘中；将湿淀粉下于锅内，汁稠起锅，浇在鱼面上。佐餐食用。功能健脾，补虚，利湿。适用于脾虚食少，腹胀，便溏，食滞嗳腐，痞满，水湿肿胀等症。见《吉林中草药》。

【紫皮大蒜粥】紫皮大蒜（去皮、放沸水中煮1分钟后捞出）30克，大米60克，白芨粉5克。将大米、白芨粉放水中煮熟，入大蒜共煮作粥。早晚餐常食。功能补脾益肺。适用于肺脾气虚之肺结核。见《常见病食疗食补大全》。

【蛤蚧粥】蛤蚧1只，党参30克，糯米50克。先用酒和蜜将蛤蚧涂身，炙熟，党参研末化醋，与蛤蚧和匀成饼，再煮糯米稀粥，入饼搅化，慢慢热食，日数次。功能补益肺肾，纳气平喘。适用于喘咳，颜面四肢浮肿，动则汗出。可用人参6克研末代党参。蛤蚧有小毒，磨末冲服用量0.5～1克。见《本草纲目》。

【蛤蜊鲫鱼汤】活鲫鱼1条（约350克），蛤蜊250克，调料适量。鱼去鳞、肠杂，洗净，用酒、盐腌10分钟；油热爆香姜片，将鱼两面煎熟后加适量水，用文火炖煮30分钟，调味后，倒入洗净之蛤蜊，加盖煮至蛤蜊盖张开，撒青葱起锅，食时加胡椒粉、味精。功能和中补虚，利水散结。适用于体虚水肿，小便不利，淋巴结核，甲状腺肿大等。见《膳食保健》。

【黑豆鳗鱼】小鳗鱼（约150克）1条，黑豆50克。将鳗鱼除去内脏，洗净切成数段，加入黑豆及适量水，炖熟，加盐调味。每日分2次食用。功能补虚益肾。适用于支气管炎，小儿久咳不愈。无病小儿食之可增强抗病能力。见《家庭药膳手册》。

【黑豆狗肉汤】狗肉250克，黑豆30克。狗肉洗净切块，与洗净之黑豆同煮，酌加姜、糖、五香面、盐等。武火煮沸后转用文火炖至肉熟烂。食肉饮汤。功能补肾强壮。适用于肾虚遗尿，小便频数，耳鸣等症。见《中国药膳学》。

【黑豆消肿散】黑豆250克。将黑豆洗净，加水煮至水尽皮干，研为细末。每次6克，米饭送下。功能补脾利湿。适用于脾虚或营养不良之水肿，小便不利，体倦乏力。见《百一选方》。

【黑豆猪尿脬】黑豆200克，糯米500克，猪尿胞2个。将洗净的黑豆、糯米放入洗净的猪尿胞中，加入盐少许，外用线缝固，置于锅内炖熟。分数次食用。功能补肾缩尿。适用于病后、老人、体虚者之小便频数、夜尿多，或遗精、遗尿等症。见《四季药膳》。

【黑豆鲤鱼汤】鲤鱼一尾（500克），黑豆30~50克。将鲤鱼鳞及内脏，黑豆洗净放入鱼腹中缝合。加水煮至鱼烂豆熟成浓汁，随时饮之。功能补肾利水。适用于肾虚水肿。见《疾病的食疗与验方》。

【黑鱼黑豆汤】黑鱼1条（约重1000克），黑豆500克，甘草20克，黄酒、白糖各适量。黑鱼活杀，去鳞、鳃，剖腹去内脏，留肝，洗净滤干，切块备用。黑豆除去杂质，洗净，倒入大沙锅内，加冷水浸没，约半小时。用旺火将黑豆汤烧开，改用小火煮1小时，倒入黑鱼块，加甘草、黄酒一匙，白糖四匙。继续慢煨2小时，至鱼、豆均酥烂时，离火。每日2次，每次1小碗。空腹当点心吃。食之弃甘草渣。分5~6天吃完。功能健脾胃，益五脏，补肾养肝，消肿毒。适用于肝硬化腹水、迁延性肝炎等病。见《常见慢性病食物疗养法》。

【黑豆大蒜煮红糖】黑豆100克，大蒜、红糖各30克。黑豆加水1000毫升，煮沸后，加入大蒜片、红糖，再用文火煮至黑豆熟。每日分2次服。服5~7次有效。功能健脾补肾。适用于脾肾两虚，妊娠水肿。见《家庭药膳手册》。

【黑豆续断糯米粥】黑豆、续断各30克，糯米60克。将三味洗净，续断用纱布包，放入沙锅内，加水750克，文火煮成粥。日1次，服5~7次有效。功能补肝肾，安胎。适用于先兆流产，习惯性流产。见《家庭药膳手册》。

【鹅肉补中汤】鹅1只，黄芪30克，党参30克，山药30克，大枣30克。将鹅宰杀去毛及内脏；上四药装入鹅腹中，用线缝合，小火煨炖，略加食盐调味。煮熟后，将鹅捞起，取出药物，饮汤食肉。功能补中益气。适用于脾胃虚弱，中气不足，倦怠无力，食少消瘦等。见《食疗药膳学》。

【鹅肉益气汤】鹅1只，黄芪、党参、山药各30克。鹅宰杀、治净，切块；黄芪、党参、山药装纱布袋内，扎口，与鹅肉共煮熟，调味，去药袋。饮汤食肉。功能益气补虚。适用于中气不足，形瘦乏力，食少，便溏等症。脾胃有热，湿热内蕴者不宜服用。见《中国药膳学》。

【鲂鱼健脾汤】 鲂鱼500克，党参15克，山药12克。鲂鱼去鳞及内脏，洗净，与党参、山药共煮熟，调味。食肉饮汤。功能健脾胃，补气虚。适用于脾胃气虚，食少，消化不良等症。见《中国药膳学》。

【温粥圣济泽泻散】 防风、泽泻、牡蛎、苍术各10克，肉桂（去粗皮）1克。上药共为细末，每服1～2克，温粥送服。功能助卫气而止汗。适用于体虚，畏风，多汗。见《中国药膳学》。

【强身药酒】 党参（炒）1000克，五加皮500克，首乌（制）750克，牛膝、地黄、桑寄生、熟地黄、女贞子（酒制）、鸡血藤、白术（炒）、木瓜各500克，香附（醋制）250克，丹参500克，陈皮250克，山药500克，半夏（姜制）250克，泽泻500克，桔梗250克，六神曲（焦）500克，大枣250克，山楂（焦）500克，红花125克，麦芽（炒）500克，白酒8600毫升，诸药泡酒。每饮15～25毫升，一日2次。功能强身活血，健脾益胃。适用于身体衰弱，神倦力乏，脾胃不和，食欲不振等症。见《新编中成药》。

【强力烘蛋糕】 鸡蛋10个，党参、黄芪、桂圆各30克，精盐40克，湿淀粉300克，熟猪油500克，味精3克，胡椒粉2克，清水400克。党参、黄芪、桂圆烘干研细末；鸡蛋打入盆，搅匀，入药末、味精、精盐、胡椒粉、湿淀粉、清水，用筷子调成糊状。锅内放熟猪油50克，文火烧热后，倒入蛋糊，同时不住搅动，待变浓时，用锅铲摊成长方形饼，随即翻过去烙另一面，划成长3.5厘米，宽2.5厘米的条方块蛋糕坯待用。锅内加入剩余的猪油，加热，放入蛋糕坯，用文火翻炸至起泡，捞出盛入盘中。随意食用。功能益气补虚，甘温除热。适用于气虚倦怠少气，脾虚食少，气虚发热等症。见《百病饮食自疗》。

【蒜醋鲤鱼】 鲤鱼1条，韭菜10克，调料适量。鲤鱼治净切块，用素油煎黄后，加适量酱油、糖、黄酒、水煨炖至熟烂，收汁后盛入平盘内，浇撒姜、蒜、韭菜碎末和少许醋。佐餐温热服食。功能补虚下气。适用于体虚久咳、气喘、胸闷不舒等症。见《中国药膳学》。

【蓖麻根煲猪大肠】 蓖麻根15克，猪大肠150～200克。将两者洗净，同煎汤2小时以上，调味。饮汤食肠。1次服完。功能升提固脱。适用于脱肛者。小儿慎用。见《饮食疗法》。

【蒸刀豆】 嫩刀豆120壳，白糖适量。将刀豆蒸熟，蘸白糖细细嚼食。功能补脾益胃。适用于久泻，久痢，饮食减少等。见《食疗本草学》。

【蒸小白鱼干】 小白鱼干100克，胡萝卜（小）2个，熟笋肉半个，朴蕈100克，葱少许，姜1块，辣椒油、麻油、生抽各少许。把鱼干洗净，沥干；胡萝卜，熟笋肉、姜均切丝。朴蕈去根，弄散；葱斜切段。把鱼干、胡萝卜、笋、朴蕈、姜混和，置碟上，用旺火蒸约5分钟，熄火即撒下葱丝，以余热焗之。加麻油、生抽、辣椒油、调匀进食。功能强筋健骨。适用于腰酸足软症。见《抗衰老饮食法》。

【鹌鹑肉片】 鹌鹑肉100克，冬笋10克，水发口蘑5克，黄瓜15克，鸡蛋1个，调料适量。冬笋、口蘑、黄瓜均切片；鹌鹑肉切薄片，用一半蛋清和水豆粉拌匀后，放入烧至四五成热的猪油锅内炒熟，倒入漏勺内。锅内放汤，加食盐、料酒、花椒水、酱油、冬笋、口蘑、黄瓜及炒熟的鹌鹑肉片，用武火烧沸后，去浮沫，调入味精。佐餐食用。功能补五脏，益中气。适用于身体虚弱，脏腑功能减退等。见《大众药膳》。

【鹌鹑小豆羹】 鹌鹑2只，赤小豆30克，生姜30克。将三者加水同煮熟食。功能补脾益气，除湿和胃。适用于脾虚不运，少食乏力，便溏腹泻；亦用于脾虚水肿。见《食疗本草学》。

【鹌鹑补益汤】 鹌鹑1只，调料适量。鹌鹑治净，加适量葱、姜、花椒、盐煮汤。佐餐服食。功能补虚强身。适用于身体虚弱症。见《中国药膳学》。

【鹌鹑补脾汤】 鹌鹑1只，党参15克，山药50克。鹌鹑治净，与另2味同煮至熟。饮汤食肉。功能补益脾胃。适用于脾胃虚弱，食欲不振，消化不良等症。见《中国药膳学》。

【鹌鹑党参怀山汤】 鹌鹑1只，党参15克，怀山药30克。将鹌鹑去毛和内脏，洗净，切块，与党参，怀山药同煮，加少量盐调味。待煮沸半小时后即可食肉饮汤。功能补气健脾养胃。适用于脾胃虚弱所致的食纳减少，消化不良，四肢乏力等症。见《补品补药与补益良方》。

【蜂蜜桃肉】 核桃肉、蜂蜜各1000克。核桃肉捣烂，调入蜂蜜，和匀。每服1匙，温开水送下，日2次。功能补肾纳气。适用于虚喘证。

【煲鹌鹑】 鹌鹑1只，红糖、黄酒适量。将鹌鹑去毛和内脏、切块，加红糖、黄酒和水煨至肉熟。功能补益肺气。适用于肺气虚之久咳等。见《疾病的食疗与验方》。

【鲈鱼汤】 鲈鱼1条。鲈鱼治净，煮熟，调味。饮汤食肉。功能补脾胃，强身体。适用于脾胃不健及身体虚弱等。见《中国药膳学》。

【煨番薯】 番薯适量。将番薯洗净、煨熟即可。随意服食。功能益气补中，渗利水湿。适用于酒湿困脾之飧泄，完谷不化等症。见《中国药膳学》。

【煨斑鸠】 斑鸠1只，荷叶或菜叶适量。将斑鸠用荷叶或菜叶包裹，以线固定，黄泥涂封，置火灰中煨熟，取出食肉。功能益气补虚。适用于久病虚损，少气乏力等。见《食疗本草学》。

【煨鲫鱼】 鲫鱼1尾，白矾2克。将鲫鱼（不去鳞、鳃）于腹下作一孔，去肠杂，装入白矾，用草纸或荷叶包裹，以线扎定，放火灰中煨致香熟取出。随意食之，亦可蘸油、盐调味食。功能健脾养胃，收敛固涩。适用于久泻久痢，不思饮食，脾胃虚弱，大便不固等；痔疮便血无湿热者亦可食用。见《食疗本草学》。

【煨藕汤】 藕适量。将藕洗净，切成块，加水适量，用小火煨炖至烂熟。饮汤食藕。功能补益脾胃，调养阴血。适用于脾胃虚弱，或阴虚血少，及诸失血证。见《食疗本草学》。

【粱米粥】 ①青粱米100克，将米淘净，煮稀粥，任意食用。功能补中益气，健脾和胃。除烦止渴。适用于消渴，症见全身无力，多饮，多食者，兼止泄痢。见《圣济总录》。②白粱米、荆芥、薄荷、豆豉。共煮作粥。适用于外感风寒，恶寒发热无汗等症。白粱米即白粟米。有以粒粗者为粱，粒细者为粟。见《太平圣惠方》。

【煎泥鳅】 泥鳅200克，花生油适量。泥鳅洗净，用花生油煎至焦黄后再用水煮，加适量调料，煮至肉熟。早晚佐餐温热服食。功能补脾胃，强身体。适用于脾胃不健，身体虚弱者。见《中国药膳学》。

【煎芋泥鱼肠】 鳕鱼内脏2副，芋艿100克，鸡蛋3只，调料适量。鱼内脏用盐揉擦后漂清。鱼肠入沸水中烫后切成段，鱼肝切片，加姜汁、葱花、胡椒粉、精盐、淀粉拌匀；芋艿蒸烂去皮压泥。鱼肠、鱼肝、芋泥合在一起，加入打匀的蛋液，调入盐、味精拌匀，用油分次煎饼，随意服食。功能益脾胃，调中气，宽肠止渴。适用于糖尿病患者。见《膳食保健》。

【蓼米酒】 蓼、曲、糯米适量。蓼加水煎，去渣取汁，连同曲倒入蒸熟的糯米中，密封共酿，7日成。随个人酒量饮之。久服可聪明耳目，脾胃健壮。见《本草纲目》。

【酿羊肚】 羊肚1个，糯米60克，红枣5枚。羊肚洗净。糯米用水浸透。把糯米与红枣同放羊肚内，缝好口，放盆内隔水炖熟。佐餐食用。食用时切开羊肚，调好味。功能补益脾肺，固表止汗。适用于产后出汗过多，不能自止，气短懒言，倦怠乏力等。见《百病饮食自疗》。

【酿猪肚方】 猪肚1个，人参、橘皮各20克，米饭250克，猪脾1个，调料适量。猪肚、猪脾洗净。猪脾、人参、橘皮切碎，与饭拌匀，调入盐、酱油，放猪肚中，缝好口，上笼蒸至烂熟。早晚空腹温热服食。功能补脾健胃。适用于脾胃虚弱，食少纳呆等症。见《食医心鉴》。

【磁石羊肾粥】 磁石30克，羊肾1对，粳米100克，黄酒少许。将羊肾剖洗干净，去内脂，细切。先煎磁石，去渣，后入羊肾及米煮粥。临熟，加入黄酒少许，调和，稍煮。空腹食。功能益肾聪耳。适用于肾虚耳鸣耳聋，久病肾元不足，腰膝酸软，走路无力等症。见《圣济总录》。

【雌鸡粥】 黄雌鸡1只，山药30克，肉苁蓉10克，阿魏3克，粳米100克。将鸡洗净，与山药、肉苁蓉、阿魏共煎汤，去渣后入粳米煮作粥。可用佐料调味。空腹食肉喝粥。以温肾健脾为主。但阿魏极臭，如难以进食，可以用山楂、神曲代替。见《养老奉亲书》。

【鲜荠菜煎】 鲜荠菜50克。荠菜洗净，水煎取汁。每日1剂，分2次服。功能益脾止血。适用于产后流血症。见《中国药膳学》。

【鲜鱼芋艿羹】 鲜芋子250克，鲫鱼或鳢鱼500克，调料适量。将前两者分别治净，同加水煮至烂熟，调入胡椒、猪脂、食盐。功能益气调中补虚。适用于脾胃虚弱，虚劳乏力等。见《食疗本草学》。

【鲜虾炒韭菜】 鲜虾250克，鲜嫩韭菜100克，调料适量。将韭菜摘洗净、切段。虾洗净，入油中煸炒，加入黄酒、酱油、醋、姜等，倾入韭菜炒至嫩熟。佐膳。功能补虚益阴。适用于不孕症。见《疾病的食疗与验方》。

【鲜香芝麻糊】 黑芝麻150克，大米100克，猪蹄汤1500克，冰糖200克。大米淘净，清水浸泡1小时后沥干。黑芝麻炒香，与米混合，加水磨碎，用布袋滤出细浆。猪蹄汤加冰糖煮溶化，将细浆慢慢倒入，并不断搅动，直至成糊。随意食用。功能健脾补虚通乳。适用于妇女产后乳汁不足症。见《膳食保健》。

【鲜蘑益脾汤】 鲜蘑菇、猪瘦肉各100克，调料适量。将鲜蘑菇洗净，菌盖撕成小块，菌柄切斜片；猪瘦肉洗净，切片。锅烧热，放入食油，倾入肉片，炒至肉色变白，加水适量，放入蘑菇片，煮熟，加盐调味服食。功能补脾益气。适用于脾虚气弱，食欲不振，身体倦怠，或妇女哺乳期间乳汁分泌减少等。见《食疗本草学》。

【鲟鱼黄芪汤】 鲟鱼500克，黄芪15克。鲟鱼治净，去骨板；黄芪装布袋中，扎口，同煮汤至肉熟。食肉喝汤。每日2次。功能补益肺气。适用于肺气虚自汗，动则易喘等症。见《中国药膳学》。

【蜜糖羹】 蜜糖100毫升。将蜜糖放碗内蒸服。每日3次，空腹服用。功能补气养阴，益胃缓痛，生肌疗疡。适用于胃及十二指肠溃疡患者常食。见《疾病的食疗与验方》。

【蜜汁红薯】 红薯100克，蜂蜜30克，猪油 10 克。红薯洗净，连皮切成薄片，加入蜂蜜、猪油、少许水，用武火蒸烂。随意服食。功能滋养补虚。适用于婴幼儿食用。见《膳食保健》。

【蜜汁山药段】山药 1000 克，鸭梨 2 个，苹果 1 个，金糕、瓜仁、葡萄干、瓜条、青梅各 10 克，白糖 300 克，桂花卤少许。山药去皮，入沸水氽一下，切成 9 厘米长、手指粗细的山药段，再入沸水中氽一遍；梨、苹果去核切小丁。沙锅内放白糖，加 2 小碗水，用武火烧开，入山药段，待沸，改用小火煨，加入梨、苹果丁，煮 30 分钟。把山药捞置大盘内，并将所有的果料撒在山药上。余汁过箩，除去果皮杂质，再熬浓，入桂花卤，浇入盘内。日 2 次服食。功能健脾益肾，补肺润燥，固涩止遗。适用于病后脾胃虚弱，倦怠乏力，食欲不振，久泻久痢，痰喘咳嗽，皮肤干燥，腰痛酸软，下肢痿弱，消渴尿频，遗精早泄，带下白浊等症，乃病后体虚者理想的食补佳品。见《滋补保健药膳食谱》。

【增智速泡粥】金针菇、糯米、食盐适量。将金针菇、糯米分别预先熟化，再以每袋糯米 50 克，金针菇 5 克，调味品适量的比例，分装入塑料袋中备用。食用时，以开水冲泡，焖 5 分钟即可。功能提高儿童智力，促进儿童生长发育。适用于儿童发育迟缓，智力低下等。见《食用菌饮食疗法》。

【樱桃煎】樱桃 250 克，水煎服，或经常生食。功能补脾益气，润肤。适用于脾气不足，食少便溏，形瘦乏力，皮肤粗糙等症，并能美人颜色。见《中国药膳学》。

【豌豆粥】①豌豆 50 克，以水煮之，候熟，空腹食之。功能下乳。适用于产后乳少。见《寿世青编》。②青豌豆 30 克，粳米 50 克。上 2 味加水煮作粥，任意食之。功能益中气，止泄痢，利小便，解疮毒，治霍乱，脚气，痈肿等症。（验方）。③豌豆 100 克，红糖适量。将豌豆用温水浸泡数日，用微火煮至糜烂如泥，调入红糖食之。不拘时食。功能和中益气，利水通乳。适用于脾胃不和，脘腹胀满，呕恶便溏，小便不利，四肢轻度浮肿，妇女产后乳汁不下等症。见《北京卫生职工学院资料》。

【醋浸乌梅枣】乌梅 80 克，黑枣 1000 克，陈醋 1 大碗。前二味洗净，先将乌梅入醋中浸泡 3 天后，入黑枣，同浸 4 天，每天翻拌 2～3 次之后，3 味同倒入沙锅内，用小火烧至醋汁将干时离火，取出黑枣及余汁盛磁盆，弃乌梅。儿童每次吃枣 2～3 只，日 2～3 次。功能健脾柔肝，涩肠止血。适用于儿童直肠脱出，反复发作，顽固不愈，兼有便血者。常食甚效。胃酸过多者不宜食。见《常见慢性病食物疗养法》。

【鲤鱼汤】①鲤鱼 1 条，葱白 3 茎。鱼去鳞、鳃及内脏，洗净；葱白洗净，切段。2 味加水同煮至鱼熟。空腹吃鱼喝汤。功能下气安胎。适用于妊娠胎动不安，胸中满闷，食不下等症。见《食医心鉴》。②鲜鲤鱼 1000 克，荜茇 5 克，川椒 15 克，调料适量。鲤鱼同①方治净，切成 3 厘米的块，与荜茇、川椒同入锅内，加葱、姜反水少量，烧沸后转用文火炖 40 分钟，再加入料酒、醋、香菜末、味精。单食或佐膳。功能温阳利水。适用于形寒神疲，心悸头晕，面目、四肢浮肿，小便短少，舌淡苔白等症。见《饮膳正要》。③大鲤鱼 1 条，赤小豆 50 克，陈皮、小椒、草果各 6 克。鲤鱼同①方治净，切段，与诸药加水同煮约 40 分钟，调味。空腹温服。功能利水消肿，下气通乳。适用于黄疸水肿腹胀，小便不利，及脚气浮肿，乳汁不通等症。见《饮膳正要》。④大鲤鱼 1 条，生姜 15～30 克，豆豉20~40克，葱白3茎。鲤鱼同①方治净；葱、姜洗净，切细。四味加水同煮至鱼熟。空腹饮汤食鱼。功能除烦止呕，安胎补虚。适用于妊娠心神烦闷，不能下食，恶心呕吐等症。见《普济方》。⑤鲤鱼1条（约1000克），白术150克，生姜、芍药、当归各90克，茯苓120克。鱼同①方治净，加水煮熟取汁煎诸药，分5次服用。功能健脾利水消肿。适用于妊娠水肿胀满。见《备急千金要方》。⑥鲜大鲤鱼1条，辣椒末、香菜末各15克，葱末100克，酒、盐少许。鱼同①方治净，以辣椒、葱、香菜、酒、盐调汁腌拌片刻，再同入锅内加水煮汤服食。功能利水消肿，安胎止渴。适用于黄疸，水肿胀满，妊娠水肿，胎动不安及消渴等症。见《家庭食疗手册》。

【鲤鱼羹】①鲤鱼1条（约250克），赤小豆30克，陈皮5克，花椒2克，草果5克。鱼去鳞、鳃及内杂，洗净；其余诸药洗净，纳入鱼腹内，把鱼放入大碗中，加入少许葱、姜、盐，上屉蒸熟，食鱼饮汤。功能健脾利水消肿。适用于水肿胀满，妊娠水肿，食欲不振，大便溏薄等症。见《饮膳正要》。②鲤鱼1条，莼菜100~200克，葱白2茎。鲤鱼去鳞、鳃及内杂，洗净；莼菜、葱洗净，切段。3味以豉汁调和煮作羹服食。功能利水消肿。适用于脚气冲心，心烦意乱，浮肿，小便不利等症。见《太平圣惠方》。③鲜鲤鱼1条，黄芪、当归、人参、生地各15克，蜀椒10粒，生姜2克，陈皮3克，粳米25克。鲤鱼同①方治净；黄芪切碎炒；当归切碎焙；人参、生地洗净，切碎；粳米淘净。诸味纳入鱼腹内，用线捆绑固定，煮至鱼熟，入少许盐、醋调为羹。热服。功能益气养血，安胎。适用于气血不足，胎动不安，面色萎黄，头晕目眩，少气懒言，心悸失眠等症。见《圣济总录》。

【鲤鱼赤小豆】蒜头100克，鲤鱼1条，赤小豆100克，陈皮5克。诸味治净，加水共煮熟。佐餐食，日2次。功能健脾胃，益气利水。适用于脚气病。见《家庭药膳手册》。

【鲫鱼方】鲫鱼肉150~200克，粳米50~100克。鱼肉细切；粳米淘净，与鱼肉加水同煮为粥，调味。空腹温服。功能健脾止痢。适用于脾胃虚弱，赤白下痢等症。见《普济方》。

【鲫鱼羹】①大鲫鱼1000克，小椒末6克，草果末3克。鱼去鳞、鳃及内脏，洗净。三味加水同煮至鱼熟，调味。空腹食。功能疏风下气，健脾止血。适用于脾胃虚弱，慢性腹泻，慢性痢疾，及肛漏，肠风下血等症。见《饮膳正要》。②鲫鱼4条（1000克），胡椒3克，辣椒、陈皮、小茴香、砂仁、荜茇各6克，葱50克，生姜20克，盐10克，大蒜2块，花生油500克。胡椒略碎，同其他调料及药物用盐和匀待用；鱼同①方治净，沥干，将拌好的药物和调料装入鱼腹，下油锅煎至鱼黄熟，捞出沥油。另起热锅，加熟油少许，煸姜、葱，注清汤，调味后，下鱼煮沸食用。功能补虚健脾，行气利水。适用于脾胃虚弱，食少腹胀；或脾胃虚寒，腹痛泄泻；脾虚水停，小便不利等症。见《饮膳正要》。③鲫鱼1条（150~200克），莼菜、橘皮、生姜、葱白各适量。鱼同①方治净，与诸药同煮作羹。空腹温服。功能健脾利湿。适用于脾胃虚弱，纳少无力，日渐羸瘦等症。见《圣济总录》。④鲫鱼1条（约500克），蛴螬5只。鱼同①方治净；蛴螬洗净。两者加水同煮作羹。饭后服食。功能健脾补虚，通乳。适用于产后脾胃气弱，食少，乳汁不足等症。见《普济方》。

【鲫鱼大蒜散】大活鲫鱼1尾，大蒜1头，大枣10枚，党参12克，陈皮6克。鱼治净；蒜去皮切细，填入鱼腹内，纸包泥封全鱼，烧存性研末。每次 3 克，用大枣、党参、陈皮煎水冲服。每天 1 剂，常服。功能益气健脾。适用于脾胃气虚，饮食不下，面色皖白，形寒气短，口吐清水，面部浮肿等症。见《疾病的食疗与验方》。

【鲫鱼赤豆汤】活鲫鱼 1 条（约 400 克），赤小豆 50 克，调料适量。鲫鱼去肠杂及颌下硬皮，留鳞，洗净，用黄酒渍片刻；赤小豆淘净，加水，文火煮六成熟，下鲫鱼、姜片、葱段，同煮成汤服食，勿加盐。功能健脾利水。适用于妊娠水肿，纳少无力，及慢性肾炎水肿等症。见《膳食保健》。

【鲫鱼炖猪蹄】活鲫鱼 1 尾，猪蹄 1 只。鲫鱼去鳞、内脏，洗净；猪蹄切块，与鲫鱼一起加水 750 毫升，用旺火隔水炖至猪蹄熟透。吃肉、鱼，喝汤，每日 2 次。功能健脾补虚通乳。适用于脾胃虚弱，乳汁缺少等症。见《家庭药膳手册》。

【鲫鱼通乳汤】鲫鱼 500 克，通草 9 克（或漏芦 6 克），猪前蹄 1 只。鲫鱼去鳞、鳃及内脏，洗净；猪蹄去毛桩，洗净。3 味加水同煮，熟后去药。食鱼、肉饮汤。功能补益脾胃，通经下乳。适用于产后乳汁不足，或乳汁不通。见《中国药膳学》。

【鲫鱼黄芪汤】鲫鱼 150 克，黄芪 20 克，炒枳壳 9 克。鲫鱼去腮、鳞、内脏。2 味药先煎 30 分钟后下鲫鱼，可加生姜、盐调味，鱼熟后取汤饮之。功能补气升举。用于气虚所致的气短，乏力，脱肛，子宫脱垂，胃下垂等病证的调养和治疗。见《补品补药与补益良方》。

【鲫鱼汤下牡蛎粉】鲫鱼、煅牡蛎粉各适量。鱼去鳞、鳃及内脏，洗净，加水炖汤，以汤送服牡蛎粉，每次 0.6 克。功能健脾胃，补不足。适用于各种口渴多饮。见《中国药膳学》。

【鲫鱼红糖甜杏汤】鲫鱼 1 尾，红糖适量，甜杏仁 9 克。鲫鱼去腮、鳞、内脏，与红糖、甜杏仁共煎至鱼熟。饮汤食鱼。功能益气健脾，理肺活络。适用于慢性支气管炎气阴不足而致咳嗽痰多的调补和治疗。见《补品补药与补益良方》。

【熟栗子干】生栗子若干，洗净，隔水蒸熟，取出，风干或晒干，每次取 10～15 枚，去壳细嚼服食。功能补肾气，健腰脚。适用于老人肾虚，腰酸疲乏，膝软无力等症。见《古方饮食疗法》。

【鲨鱼调补汤】鲨鱼肉、盐、葱、姜、胡椒各适量。鲨鱼肉洗净，切块，加水及调料炖熟。食肉饮汤。功能补益五脏。可作为体虚之人的膳食。见《中国药膳学》。

【薤白鸡蛋】薤白 120 克，鸡蛋 2 枚。将薤白洗净，切碎，鸡蛋碎，将二者煮作蛋汤。早晚空腹顿服。功能补益阳气。适用于久泻伤阳。见《饮食与长寿》。

【薤白炖猪肚】猪肚 1 具，薤白 150 克，薏苡仁适量。将上 3 味洗净，薤白、薏苡仁混合放入猪肚中，用绳扎住，加水、盐、胡椒等，炖至猪肚熟透。分 3～4 次服食。功能补益脾胃，增进饮食。适用于脾胃虚弱，食少不化，形体消瘦等。见《食疗本草学》。

【薯蓣酒】①薯蓣、山茱萸、白术、五味子各 320 克，防风（去芦头）400 克，人参（去芦头）、丹参、生姜各 240 克。上药细锉，以生绢袋盛，用清酒 2000 毫升，入瓷瓮中，浸 7 日开。每温饮 1 盏，日 2 杯为度。适用于治疗头眩，不能食，有补益气力，壮脾胃之效。见《太平圣惠方》。②薯蓣 1000 克，米 1000 克，曲适量。薯蓣压粉，米煮半熟沥干，曲压细末，合在一起拌匀，入坛内密封，保温，令发酵，10 日后启封饮用。每服 20 毫升，日服 2 次。适用于治疗诸风眩症。见《本草纲目》。③薯蓣50克，山茱萸30克，五味子30克，人参30克，白酒1500克。将上药入酒内，浸泡10日后服用。每服20～30毫升，日服2～3次。适用于诸风眩晕，神疲乏力，食欲不振，腰酸耳鸣等症。见《本草纲目》。④薯蓣适量。用薯蓣于砂盆中细研，然后下于铫中。先以酥1大匙，熬令香，次旋添酒1盏，搅令匀。空腹饮之。有补虚损，益颜色之效。见《寿亲养老新书》。

【薯蓣拨粥】鲜山药100～150克（或干山药45克），白面粉100克，葱、姜、红糖适量。先将鲜山药洗净，刮去外衣，捣烂，或将干山药捣罗为末，后同面粉相和加入冷水调成糊，后入沸水中搅匀煮作面粥，并加葱、姜、红糖稍煮。功能健脾益气养心。适用于脾胃虚弱，心气不足，症见食欲不振，消化不良，心慌心跳，自汗盗汗，腹泻久痢，男子遗精，妇人带下等。见《神巧万全方》。

【薏苡粥】薏苡仁30克，粳米100克，白糖适量。将薏苡仁洗净，对配白米加水煮粥，调白糖1～2匙服食。功能健脾益气，补中利湿。适用于脾虚食少，便溏泄泻，尿少浮肿，肢体沉重等。见《遵生八笺》。

【薏仁莲子粥】薏仁米、莲子、芡实、扁豆、粟米各适量。将上几味依常法分别煮作粥。任意选食。用于脾虚所致的小儿腹泻。见《常见病食疗食补大全》。

【薏苡仁红枣粥】薏苡仁、红枣各30克，糯米60克。红枣去核，与洗净之薏苡仁、糯米同加水750毫升，用文火煮粥食用。可作早、晚餐。功能补益脾胃、利湿。适用于脾胃气虚，体质虚弱，白带多。见《家庭药膳手册》。

【鲻鱼粥】鲜鲻鱼（梭鱼）500克左右，大米适量。取鲻鱼肉与大米同煮粥。每日2次，随量调味服食。功能健脾补肾，益气缩尿。适用于遗尿、夜尿多，小儿麻痹后遗症。见《家庭药膳手册》。

【鲻鱼白术汤】鲻鱼100克。白术15克，陈皮6克，生姜6克。先将鲻鱼去内脏洗净，加水煮汤取汁，再以此汁煎药取汁。可加少量食盐调味服用。功能健脾开胃补虚。适用于脾胃虚弱，少食脘闷，腹泻便溏，消瘦乏力等。见《食疗本草学》。

【鲻鱼黄芪山药汤】鲻鱼500克，黄芪、山药各15克。鲻鱼去鳞及内脏，洗净；黄芪、山药煎取汁，将鲻鱼放药汁中共煮熟。食鱼饮汤。功能健脾开胃，补气强壮。适用于脾虚食少，气弱乏力，筋骨软弱等症。见《中国药膳学》。

【糖卷果】红枣（去核）500克，生山药（去皮）1000克，红糖50克。将枣掰成块，洗净。山药去皮切成与枣块等大的块，用白面少许拌和，蒸熟后用净纱布包好，做成长条状，冷后切成块，用花生油炸焦。熬红糖拌炒即可。随意食之。功能补益肺脾。适用于脾肺气阴不足，咳嗽，乏力，自汗，动则喘息，大便溏软者。见《华夏药膳保健顾问》。

【糖霜浓汤】白糖15～30克，以温开水溶化，顿服。功能补中缓急。适用于脾胃虚弱，饥时脘腹隐痛。也用于食鱼蟹后腹中不适，食蒜、韭后口臭等。见《随息居饮食谱》。

【糖枣芝麻胡桃丸】白糖适量，大枣（去核）250克，黑芝麻250克，胡核仁250克，枸杞子250克。共为细末，炼蜜为丸，每丸10克，每服1～2丸，日2～3次。功能滋润五脏，健脾胃，补肝肾。适用于脾胃不足，肝肾虚弱，阴亏便秘等症。见《补品补药与朴益良方》。

【鰕虎鱼健脾汤】鰕虎鱼500克，黄芪、党参各15克，山药30克。鱼去鳞及内脏；诸药装入纱布袋内，扎口，共煮至肉熟，弃药袋，调味。食肉饮汤。功能益气补虚升阳。适用于脾气虚之气短，食欲不振，食后腹胀，脱肛和子宫下垂等症。（验方）

【藕粉糕】藕粉、糯米粉、白糖各250克。同放盆中，加适量水，揉成面团，上笼蒸10～20分钟。作早、午餐，温热服食。功能补虚养胃止血。适用于体虚食少，或吐血、衄血、便血等症。见《本草纲目拾遗》。

【蟠龙黄鱼】黄鱼（石首鱼）500克，枸杞子5克，黄芪10克，党参6克，水发香菇、冬笋片各15克，白糖、料酒各15克，清汤100克，猪油20克，菜油1000克，盐、酱油、葱丝、蒜片、味精、水豆粉、姜汁各适量。将鱼去鳞、鳃、鳍及内脏，冲洗干净，在鱼身两边斜刀划成十字花刀；香菇一切两半。沙锅置武火上，放菜油，烧至六成热时，下黄鱼炸成金黄色，捞出沥油。沙锅重置火上，放入猪油、白糖，炼成枣红色时，下入炸好的黄鱼，上好色。党参、黄芪切成薄片；枸杞洗净，和鱼及姜、葱、蒜、料酒、盐、清汤、酱油等同时下锅。烧开后移文火上熬熟。将鱼、党参、黄芪、枸杞捞入鱼盆内，再把笋片、香菇放入汤内，调入味精烧开后，撇去油沫，用水豆粉勾芡，洒上猪油，浇在鱼上。功能益气补肾，开胃填精。适用于体质虚弱者常食。见《天府药膳》。

【蘑菇炒肉】鲜蘑菇、猪瘦肉、调料各适量。将蘑菇洗净；猪肉切片。油烧热，投入肉片翻炒片刻，入蘑菇，加料酒、葱、姜、胡椒粉，炒熟。佐餐服食。功能开胃健脾，补益强身。适用于脾胃不健，身体虚弱等。见《中国药膳学》。

【攒鸡儿】净肥鸡1只，干面条100克，调料适量。将净鸡放锅内，加葱、姜、盐、醋、水烧沸后转用文火炖至鸡熟。捞出，肉切丝。鸡汤烧沸，下面条，待熟盛碗中，撒上鸡肉丝。1日3餐温热服食。功能补中益气。适用于大病初愈，手术后，或痈疽恶疮恢复期，妇女产后虚损等。见《饮膳正要》。

【鳜鱼汤】鳜鱼500克（或鳜鱼鲞250克），调料适量。将鳜鱼治净，煮汤，待鱼烂熟时，加生姜、葱、食盐调味服食。功能补脾益气，开胃暖中。适用于脾胃虚弱，饮食减少，便溏腹泻等。见《食疗本草学》。

【鳜鱼羹】鳜鱼250克，百合、薏苡仁各30克，调料适量。将鳜鱼治净、切段，与两药同煮熟，略加猪脂、食盐调味服食。功能补虚扶正，益脾滋肺。适用于脾虚气弱，气血不足之少气羸弱，久咳不愈等。亦用于肺痨病人的辅助治疗。见《食疗本草学》。

【鳝段炖猪肉】黄鳝500克，猪瘦肉250克，蒜1瓣，调料适量。将黄鳝宰杀后，用温水洗去表面黏液，切成3厘米长的段；猪肉切块，各用黄油、精盐渍20介钟。把油烧热，爆香蒜茸、姜末，煸炒鳝段、肉块，加酒、酱油、白糖、葱花、味精炒匀，盛于碗中，隔水炖约2小时。佐餐食用。功能补肾强腰膝。适用于肾虚腰痛，腰膝酸软等症。见《膳食保健》。

【糯米大枣粥】糯米100克，大枣50克，白糖适量。将前2味共煮作粥，调入白糖。随量服食。功能益气健脾。适用于脾胃虚弱，四肢沉重，虚羸少气等症。（民间方）。

【糯米山药粥】①生山药50克，川断、杜仲、苎麻根各25克，糯米50～100克。先煎川断、杜仲、苎麻根，去渣取汁后入糯米及捣碎的山药，共煮为粥，空腹服食。功能固肾益气安胎。适用于习惯性流产，先兆流产而有脾肾亏损者，症见头晕耳鸣，腰膝酸软，小便频数，甚至失禁，舌淡苔白，脉沉弱等，如多次滑胎者，宜在未孕之前，即行常服。（验方）。②糯米100克，山药50克，花椒5粒，白糖少许。上3味同煮作粥，食时加白糖，任意服用。功能补脾温中止泻。适用于脾虚久泻，身体消瘦。（验方）。

【糯米小麦粥】糯米500克，小麦600克，白糖适量。将糯米、小麦共加水煮作稀粥，食时调入白糖。每日早晚服食。粥中小麦以浮水者为好；煮粥时定要等到米烂麦熟方有功效。适用于小儿脾胃虚弱，自汗神疲，妇女心神不宁，神经衰弱等症。见《常见病食疗食补大全》。

【糯米百合粥】百合60～90克，糯米适量，红糖少许。百合，糯米共煮粥，煮熟时调红糖。日1剂，早晚温热服食，连用7～10日。功能补中益气，健脾养胃，养心安神。适用于胃脘疼痛及心烦不眠等症。见《家庭食疗手册》。

【糯米麦麸粉】糯米、小麦麸各等量。将两者同炒，研细末。每服9克，日2次，米饮下。功能补中益气止汗。适用于气虚自汗症。见《中国药膳学》。

【糯米麦麸散】糯米、小麦麸各15克。将两者同炒，研末。每次10克，米饮送服，日2～3次。或煮猪肉蘸食亦可。功能益气敛汗。适用于气虚不固，自汗不止症。见《食疗本草学》。

【糯米谷花汤】糯米谷适量。将带壳糯米放入铁锅中，用小火烤至糯米谷开花，放入盅内，加水，隔水炖服。每日用50～60克，连服5～7天。功能补气健脾固表。适用于自汗及体虚易伤风者。见《补品补药与补益良方》。

【糯米莲子粥】①莲子适量，糯米30克，红糖适量。先将莲子磨成细末，每次取莲子粉15克，加入糯米、红糖，同入砂锅内煎，煮沸后即改用文火，煮至黏稠为度。若有新鲜莲子煮粥更佳。每日早晚空腹温服，四季皆宜。适用于脾虚泄泻，大便溏薄，肾虚不固，遗精，尿频及带下，心悸，虚烦失眠等症。凡有外感或实热证者不宜服食。见《常见病食疗食补大全》。②莲肉20克，怀山药25克，红枣10枚，白糖适量，糯米50克。将莲肉、山药、枣及米相和煮粥，临熟入白糖，调匀，日2次分服。功能健脾止泻，益气养心。适用于脾气虚弱，体倦无力，食少便溏，血虚萎黄，夜寐多梦，心神不宁，遗精淋浊，崩漏带下诸症。（验方）。

【糯米莲枣粥】糯米、莲子、大枣、山药、白糖各适量。莲子用温水泡后去皮、心，与另3味同煮粥，待熟，调入白糖。早晚温热服食。功能益气健脾。适用于脾虚泄泻。见《中国药膳学》。

【糯米黄芪汤】糯米10克，黄芪、川芎各30克。将黄芪、川芎切碎，与糯米水煎取汁。日1剂，分3次饮服。功能补气安胎。适用于妊娠胎动、腹痛，或胎漏下血等。见《中国药膳学》。

【糯米栗子粥】栗子适量，糯米50克（小儿减半），细盐少许。将栗子去壳，切片晒干，然后磨为细粉，每次取栗子粉30克，与糯米、细盐加水，入沙锅，用文火作稠粥，见其粥面上有油形成为度。早晚各1次，温热服食。适用于肾虚腰痛，腿脚无力，脾虚腹泻等症。见《常见病食疗食补大全》。

【糯米鲜藕粥】新鲜好藕200克，糯米50～100克，红糖适量。将藕洗净，切成小块，同糯米、红糖一起放入砂锅，加水煮作稀粥，每日3餐温食。适用于产后调养及老年体虚之症。见《常见病食疗食补大全》。

【糯稻根泥鳅汤】糯稻根30克，泥鳅

90克。将泥鳅宰杀洗净，用食油煎至金黄。糯稻根用清水2碗煎煮至1碗时，入泥鳅煮汤，调味。食鱼饮汤。日1剂。功能补气固表止汗。适用于气虚自汗及产后汗出较多症。见《百病饮食自疗》。

【糯米红枣黑豆粥】 糯米100克，红枣、黑豆各30克。将上3味加红糖，依常法煮作粥。日2次，随量服食。适用于小儿缺铁性贫血。（验方）。

【鳢鱼姜枣汤】 鳢鱼1条，生姜3片，红枣3枚。将鱼去鳃及内脏，不去鳞，洗净，与姜、枣同煮至肉熟。食鱼喝汤。每周2～3次。功能益气补虚。适用于肺结核患者。见《中国药膳学》。

【红枣煨蹄】 猪前蹄1500克，红枣150克。花生油、酱油、料酒、精盐、冰糖、味精、胡椒粉、八角、葱姜。（1）蹄筋放在小火上烤（皮朝下），烤至皮呈焦黑色，再放入冷水中泡至皮发软，用小刀轻轻刮去黑灰，洗净，顺骨剖开，拆去骨头，肉厚薄修均匀，四边修圆，肉面划成菱形状，然后下沸水锅煮至四成熟时，捞出。皮上用料酒、酱油抹匀。（2）锅内放花生油，待油烧至八成热时，将蹄膀下锅炸，至皮下呈红色时捞起，放入汤锅煮十分钟捞出。（3）将蹄膀再放入沙锅内（蹄膀下面用竹垫），加水、料酒、盐、冰糖、酱油、胡椒粉、葱、姜、八角、红枣（去核洗净），用小火焖2个小时左右取下，除去葱、姜、八角，取出红枣，蹄膀。（4）将蹄膀皮向上边放入锅内，加原汤、味精，用旺火收浓汤汁后，将蹄膀捞出，放在圆盆内将红枣围在蹄膀四周，收浓汤汁后起锅，浇在蹄筋上即成。有助于老人强筋壮骨，儿童生长发育、增长智力，治产妇乳少。见《果品的药用和美食制作》。

【蜜枣羊肉】 熟羊肉500克，蜜枣泥250克。豆腐皮1张。精盐、料酒、味精、葱、姜、芝麻油、淀粉、面粉。（1）羊肉剁碎，放入容器内，加蜜枣泥、面粉、精盐、葱、姜搅拌均匀。取一半淀粉加水调糊。（2）取豆腐皮放入肉泥卷好，切条。（3）锅置火上，注油烧热，下入切条的肉，炸至呈金黄色时，捞出，上屉蒸25分钟取出。（4）原锅倒入蒸出的汁，加料酒、精盐烧开，用淀粉勾芡，浇在羊肉上，再淋上芝麻油即可。羊肉有益气补虚，滋补强壮的作用；红枣补中益气，养血生津，二者组成此菜，是很好的健美、抗衰老菜肴，也可作为各种气血不足、脾胃虚弱的营养保健菜肴。见《果品的药用和美食制作》。

【五花菱肉】 五花猪肉500克，菱肉500克。附片5克，姜25克，花椒、八角、酱油、盐。猪肉洗净切核桃块，菱肉1切2。猪肉同附片、姜、花椒、八角、酱油、盐同煮六成熟，加菱肉至烂，汤尽量靠稠即可。功能滋补强身，益气健脾。见《果品的药用和美食制作》。

【陈皮牛肉片】 牛瘦肉（薄片）300克。陈皮20克，白果24个，葱半棵，红辣椒2个，油菜1～2棵。酱油、料酒、淀粉、色拉油、蚝油、姜、蒜。（1）牛肉片要切成5厘米大的薄片，加上酱油45克，老酒30克、色拉油60克调味。（2）用少量温水泡陈皮，软后切碎。白果去壳取出果实，用起沫器搅拌煮开除去薄皮。将油菜一棵切成八瓣洗净。（3）锅中加上150克色拉油，将牛肉沾上淀粉放入锅内翻炒，再加进碎葱、姜片、蒜及去籽切碎的红辣椒、陈皮，最后放入白果进行翻炒，下蚝油、酱油、料酒来调味后盛盘。用油炒好塌菜，饰放于盘的周围。功能健脾胃，强气力，补虚损。见《果品的药用和美食制作》。

【柠檬鸡】 光嫩鸡1只（1200克），鲜柠檬1个。蘑菇片10克，青豆10克。蒜茸、洋葱、姜、白酒、胡椒粉、芝麻油、白糖、鸡油、味精、精酒、淀粉、高汤。（1）鸡洗净抹干水分。白酒、蒜茸、盐放入碗中用清水拌匀，抹在鸡身上腌30分钟。（2）下锅沸油炸一下捞出，倒出热油。趁热锅将洋葱、姜煸炒后加入料酒、高汤、味精、芝麻油、柠檬（半个去净核）、盐、白糖、胡椒粉和腌鸡水，烧滚后将鸡入锅，加盖炖熟透，捞出去大骨，斩块上盆。（3）柠檬另半个去皮核切薄片和蘑菇片、青豆放碗中待用。锅中入原汤，蘑菇片、柠檬片、青豆、鸡油一起入锅，烧沸后以淀粉勾稀芡，即成。功能补中益气，开胃健脾。见《果品的药用和美食制作》。

【菱角焖鸡】菱角250克，净鸡肉500克。盐、料酒、酱油、白糖、熟猪油。（1）菱角去壳，大者切成两块，鸡肉斩成小方块，放入沸水中，略烫一下取出。（2）锅置火上，放入熟猪油，烧热，下鸡块煸炒，加入料酒、酱油、盐、白糖及适量清水烧沸，然后改成小火，焖至五成熟后，再加入菱角，焖至熟烂即成。功能补脾健胃，提高免疫力，抗肿瘤。见《果品的药用和美食制作》。

【糖汁花生枣】鲜大枣250克、花生米100克。白糖、蛋清、淀粉、面粉、油。（1）大枣从中去核，花生米油炸。每个枣核孔里装一粒花生米，然后在淀粉里滚一下。（2）蛋清加淀粉、面粉、水调成蛋泡糊。锅放油热至三成时，下粘过蛋糊的大枣，炸至蛋糊熟捞出。（3）另锅将白糖炒成糖浆，放入炸好的大枣，使糖浆均匀挂在大枣上即成。功能补脾和胃，益气生津，是肝脏病患者的食疗食品。见《果品的药用和美食制作》。

【枣扒山药】山药1000克，枣150克。罐头樱桃10粒，猪网油1张。猪油、白糖、桂花酱、淀粉。（1）山药洗净，煮熟，冷后剥去皮，切3～4厘米长的段，再顺长剖为4片。（2）枣用热水洗净，切成两半，去核；猪网油洗净，沥干水分，樱桃去核，备用。（3）扣碗内抹上猪油，把网油平垫碗底，上放樱桃、枣围在樱桃周围，码入山药片，一层山药，一层白糖，至码完，稍淋些猪油，再加桂花酱，上屉蒸熟。（4）取出扣碗，挑净花渣和油渣，翻扣于盘内。（5）锅置火上，注入清水，加糖，烧至溶化，用淀粉勾芡，倒入盘内。有增进食欲，养心安神，防病保健功效，适宜脾胃虚弱、食欲不振等患者食用。见《果品的药用和美食制作》。

【香酥红枣】大枣30枚。甜豆沙馅75克，香酥粉75克。花生油。（1）将大枣洗净，晾干，逐个捅去核，酿入豆沙馅备用，香酥粉放一盛器内，加少许水，调成糊状。（2）锅置火上，放入花生油，烧至五成热，将酿好的大枣，逐个粘匀糊，下入锅内，炸至金黄色捞出，控净油，晾凉，装盘即可。功能补脾和胃，益气生津，常食可抗衰老。见《果品的药用和美食制作》。

【枣酿糕】红枣1500克，芝麻150克，糯米面150克。青红丝6克。白糖60克，桂花酱。（1）将红枣洗净，煮熟后去核、皮、制成枣泥，加糯米面和好，搓成长条，做成36个面剂，擀成皮。（2）将芝麻炒熟后压碎，加白糖、青红丝、桂花酱搓匀，分成36份，逐个包入面皮中，放在模子里压成型，垫上竹叶，入笼蒸熟。功能补中益气，健脾益胃。见《果品的药用和美食制作》。

【枣泥蒸饼】面粉500克，红枣250克。白糖100克，花生油50克，鲜酵母6克，桂花、碱面各适量。（1）将面粉放入盆内，加入鲜酵母，用温水和面，揉匀，盖好，待其发酵。（2）将红枣洗净，用刀拍扁，去除枣核，加水蒸烂，捣碎，过箩去皮，搓成枣泥。（3）将炒锅置火上烧热，放入花生油，油热后放入白糖，化开后加入枣泥，用微火慢炒，炒至枣泥浓稠发亮时，离火装盘，晾凉后加入桂花拌匀，即成枣泥馅。（4）将面团放在案板上，撒些干面粉，揉匀，至面团表面光滑，搓成长圆条，揪10个面剂，按扁，擀成圆皮，包入枣泥馅，收口捏拢，剂口朝下，擀成圆饼，摆入屉中，用旺火蒸15分钟即熟。功能补中益气，健脾益胃，养血安神。见《果品的药用和美食制作》。

【榛子粥】榛子（水沉去皮，不拘多少，水磨滤取汁），粳米50克。蜂蜜少许。用榛浆汁合粳米煮成粥，调蜜食用，长服尤佳。功能益气力，宽肠胃。用于脾胃气弱，温中止泻。见《果品的药用和美食制作》

2. 补血养营类

【一味核桃汤】核桃10个。核桃打破，连壳水煎。代茶温热频饮。功能补肾养血，降逆止呃。适用于孕妇胎气上逆，恶心呕吐症。见《中国药膳学》。

【一醉不老丹】莲蕊、生地黄、熟地黄、槐角子、五加皮各90克，没食子6枚，无灰酒5000毫升。将上药同用石臼杵碎，用绢袋装好，浸入酒中，夏季浸10天，秋季浸20天，春季浸1个月，取出药袋，控干晒为末，忌铁器。用大麦60克，与上药末炒和，炼蜜丸，每丸3克，制成饼状，贮存时用瓷器，每放1层药饼，即撒入1层薄荷细末。可视习惯，适量饮用，药饼每于饭后噙化数个，或用药酒送服。凡患外感未愈或痰湿内盛者不宜服。适用于精血不足，肾精不固，滑泄遗精，须发早白，腰膝无力等症。见《扶寿精方》。

【九月肉片】九月鲜菊花瓣100克，猪瘦肉600克，鸡蛋3个，鸡汤150克，食盐3克，白砂糖3克，绍酒20克，胡椒粉2克，麻油3克，姜20克，葱20克，湿淀粉50克。猪肉去皮、筋，切成薄片；菊花瓣洗净；姜、葱切成指甲片。将肉片用蛋清、食盐、绍酒、味精、胡椒面、淀粉调匀浆好；把食盐、白砂糖、鸡汤、胡椒粉、味精、湿淀粉、少许麻油兑成汁。锅内放猪油1000克，待油烧至五成热时，投入肉片，划散后倒入漏勺沥油。锅再上火，放50克熟油，烧五成热时，入姜、葱稍煸，即倒肉片，烹入绍酒炝锅，把兑好的汁搅匀倒入锅内，翻炒几下，倒入菊花瓣，翻炒均匀，随意服食。功能祛风明目，养血益寿。适用于虚风之头痛头昏，眼花干涩等症。本品可作为高血压、冠心病患者之膳食。身体虚弱或无病者常食，能健身益寿。中老年人尤为适宜。见《中国药膳学》。

【九月鸡片】鸡脯肉600克，鲜菊花瓣1000克，鸡蛋3个，鸡汤150克，盐3克，白糖3克，黄酒20克，胡椒粉2克，麻油3克，葱、姜各20克，水生粉50克，玉米粉20克。鸡脯肉去皮、筋、切薄片，加蛋清、盐、黄酒、味精、胡椒粉、玉米粉调匀上浆；菊花瓣洗后用冷开水漂净；葱、姜切指甲片；另用小碗放鸡汤、白糖、胡椒粉、味精、盐、水生粉、麻油调成芡。锅内放1000克猪油，待烧至五成热时，投鸡片，划散盛起。留余油50克，入葱、姜，稍煸下鸡片，烹黄酒，勾芡，翻炒几下将菊花瓣倒入，炒匀。佐餐服食。功能补养五脏，祛风明目，益血润容。适用于疮疽痈肿，风火眼赤，高血压头晕等症。见《中国药膳》。

【三七蒸鸡】三七20克，母鸡1只，料酒、姜、葱、味精、食盐各适量。将鸡退毛桩、剁去爪、去内脏，洗净，剁成长方形的小块装入盆中；取10克三七磨粉备用，余下者上笼蒸软切成薄片；生姜洗净切成大片、葱切成节。把三七放入鸡盆中，葱、姜摆在鸡上，注入适量清水，加入料酒、盐，上笼蒸约2小时取出，拣去葱、姜不用，调入味精，把三七粉撒入盆中拌匀。功能补血。适用于贫血，面色萎黄，久病体弱等。见《天府药膳》。

【干蒸鹿胎】鹿胎1具，淡菜100克，生姜、葱、盐各适量。鹿胎与胎盘洗净，放盆内，加淡菜、葱、姜、盐，隔水闷蒸，使蒸于锅盖之水汽倒注入鹿胎盆内，3～4小时后，蒸至鹿胎熟，汤汁满。晨起空腹服食。功能大补肾元，填精养血，扶益虚损。适用于诸虚百损之症。忌食萝卜。见《气功药饵疗法与救治偏差手术》。

【大米榛仁粥】榛子仁30克，枸杞子15克，粳米50～100克。将榛子仁捣碎，与枸杞子同煎取汁，后入米煮为粥。空腹食。功能养肝益肾，明目。适用于肝肾不足引起的视昏。（验方）。

【小麦饭】小麦仁50克，红糖少许。小麦仁淘净放锅内，加适量水焖煮40～50分钟（亦可放盆内上笼蒸熟）。红糖置另锅内，加适量水，用文火熬成糖汁，浇在麦仁饭上，拌匀。午餐温热服食。功能养肝止血。适用于妇女月经过多或崩漏不止症。见《饮食辨录》。

【小米花生粥】小米与花生共煮粥。适用于血虚诸证。（验方）。

【云片银耳汤】银耳15克、鸡蛋清50克、鸡脯肉100克、猪油75克、熟火腿100克，清汤1500克，豌豆尖叶30片、盐、味精、葱、姜、水适量。鸡脯肉用刀背捶成泥去筋，装碗中加葱姜水搅匀过箩。向过箩后的鸡茸中加入盐、胡椒粉、料酒及味精搅上劲。加入猪油、蛋清搅成的泡糊和少许湿芡粉，搅匀。将洗净的菊花形小铁模里边涂些猪油，摆进四、五片银耳（用水发好），用调羹将制好的鸡茸舀成球形，放在银耳中间，使银耳底部粘住鸡茸，再将豆尖叶和火腿小薄片放在鸡茸上点缀成花草图案。制成后放方盘上，上屉蒸四、五分钟，取出放小汤碗内。再将钢精锅置火上，加入清汤烧沸，用精盐和味素调好味，浇在汤碗内。功能补血养肾，滋润肺。适用于食欲减退，体弱无力。此品因造型美观可作高级宴席进补之用。见《滋补中药保健菜谱》。

【木耳当归汤】黑木耳10克，当归、白芍、黄芪、甘草、陈皮、桂圆肉各3～4克。将上述各料洗净后，加水蒸熟。饮汤，食木耳、圆肉。功能补血和血，消癥化结。适用于子宫颈癌，阴道癌等症。见《食用菌饮食疗法》。

【木耳红枣酱】黑木耳10克，红枣50克，白糖适量。将黑木耳泡发、洗净、干燥、粉碎；红枣煮烂，去皮、核；木耳粉、红枣、白糖共煮，收膏。功能补血。适用于贫血，皮肤黏膜苍白，劳动后心悸气促，注意力或记忆力减退等症。见《食用菌饮食疗法》。

【木耳红枣羹】红枣20枚，黑木耳30克，红糖50克。红枣、黑木耳洗净置锅内，加水文火共煮半小时，入红糖，调匀令溶。随意饮用。功能养血止血。可用作妇女经期保健之膳食。胃脘满闷及湿痰盛者不宜用；不宜与葱、鱼同食。见《百病饮食自疗》。

【木耳桂圆汤】黑木耳3克，桂圆肉5克，冰糖适量。将黑木耳洗净，与桂圆肉加水共煮成汤后，加冰糖调味服食。功能乌须黑发。适用于头发早白等症。见《食用菌饮食疗法》。

【五加枸杞酒】①五加皮、枸杞根皮各1000克，上2味切碎，以水10000毫升，煮取汁5000毫升，分取3000毫升浸曲1000克，余用拌饭，下米多少如常酿法，熟压取用。随个人酒量服，禁如药法，倍日将息。适用于虚劳不足之症。见《备急千金要方》。②五加皮、枸杞子各800克，干地黄、丹参各80克，杜仲600克，干姜120克，天门冬160克，蛇床子400克，乳床300克。上9味㕮咀，以绢袋子盛，酒30000毫升渍3宿。适量饮用，适用于产后癖瘦，玉门冷。见《备急千金要方》。

【五味枸杞茶】 五味子、枸杞子各5克。上2味同放入茶杯中，沸水冲泡，代茶饮。功能补肾固精。适用于肾虚自汗。见《本草纲目》。

【五味首乌蜜】 北五味子250克，制首乌250克，蜂蜜500克。五味子、制首乌快速洗净，倒入大瓦罐内，加冷水浸泡1小时。用小火煎半小时至1小时，约剩药液1大碗时，滤出头汁。再加冷水2大碗，煎二汁，约剩药液大半碗时，滤出、弃渣。将头汁、二汁、冰糖、蜂蜜倒入沙锅内。用小火烧开后，开盖再烧15分钟，离火、冷却、装瓶。功能补脑补血，强壮神经，益肝肾，乌须发，利血脉。适用于头晕目眩、耳鸣耳聋、须发早白等症。见《常见慢性病食物疗养法》。

【五香烧猪排】 猪排骨600克，菜油600克（耗70克），潼蒺藜30克，白蒺藜30克，酱油70克，五香粉50克，糖糟汁50克，冰糖50克，姜片8克，精盐5克，葱节12克，花椒12粒，麻油25克，绍酒50克。将潼、白蒺藜去净灰渣，加工成末。将猪排骨宰成长6厘米的条，放入碗内，加入绍酒、酱油40克、花椒、姜片、葱节拌匀，码30分钟后待用。沙锅置旺火上，下菜油烧至七成熟，放入排骨炸至黄色捞起，滤去炸油，留油30克，放入冰糖炒化，加鲜汤100克烧开，放入排骨、糖糟汁、绍酒、姜、葱、中药末、五香粉，移至小火上烧炬，烧至汁少亮油时入盘，加麻油混合均匀。功能补肾固精，养肝明目。适用于由于肝肾功能低下不足所致的腰膝酸痛，头晕目眩，视物不清等症。见《养生食疗菜谱》。

【太白鸭】 肥鸭1只，枸杞15克，三七9克，瘦猪肉100克，小白菜心250克，面粉150克，普通汤1000克，调料各适量。先将鸭宰杀、治净，下入汤内煮透捞出；枸杞洗净；三七6克砸碎，3克研成细末；猪肉剁成泥；小白菜洗净，烫后剁碎；面粉和成面团；葱少许切末，余切段；姜切片，并捣少许姜汁。再将枸杞、碎三七、葱段、姜片放入鸭腹内，鸭背下腹上放入蛊内，注入汤，放料酒、胡椒面各适量，再把三七粉撒在鸭脯上，并用一张大绵纸浸湿封平篮子口，上笼武火蒸烂。同时，将肉泥加小白菜及盐、胡椒面、味精、料酒、姜汁搅匀成馅，与面包成20个饺子，下入开水煮熟，捞入鸭蛊内。随意食鸭肉、饺子、饮汤。功能大补气血。适用于身体虚弱，大病后体弱羸瘦等症。无病食用，亦可强壮身体，延年益寿。见《天府药膳》。

【中山四物汤】 干黄花菜、黑木耳、黄豆芽、豆腐、调料各适量。四味治净后，加水共煮汤，加盐、素油、味精调味。佐餐服用，功能补血，健脾，清热。适用于病后体弱，面白心悸，脾虚水肿，及病后津伤口渴等症。亦可用于冠心病。见《良药佳馐》。

【中山还童酒】 马蔺子1000克，马蔺根1000克，黄米20000克，陈曲2块，酒酵子2碗。将马蔺子埋土中3日；马蔺根洗净切；黄米水煮成糜，陈曲为末，与酒酵子，并前马蔺子共和一处做酒，待熟；另用马蔺子根，水煮十沸，入酒内3日。

每日搅匀去渣随量饮。可使须发变白为黑。见《万病回春》。

【牛乳方】牛乳适量，烧沸后，热或凉服。功能补虚益损，生津止渴。适用于虚弱劳损，形体羸瘦及消渴等症。见《食医心鉴》。

【牛乳饮】牛乳250毫升，白糖少许。牛乳置锅内，文火烧沸，加白糖，搅匀，再烧沸。日1次，作早餐食用。功能滋补津血。适用于病后气未复，津亏血少，体弱羸瘦，倦怠乏力，及消渴等症。见《温病条辨》。

【牛筋汤】牛筋（牛腿肌腱）100克，当归、牛膝各10克，木瓜15克，苡仁30克。用高压锅将牛筋炖至熟烂，再将其他药物装入纱布袋后与其共煎半小时，除药袋，入盐调味。服牛筋，饮汤，日1次，10日为1疗程。功能有疏经通络，调和气血。适用于小儿麻痹之瘫痪早期，多见四肢（尤以下肢为最多）瘫痪，一侧或双侧，或见口眼歪斜，无尿或尿失禁等症。见《百病饮食自疗》。

【牛肝杞子汤】鲜牛肝100～150克，枸杞子50克。将牛肝切片，先煎枸杞子，10分钟后加入牛肝片，加少量盐、生姜；肝熟，饮汤食肝及枸杞子。功能补肝肾，养头目。适用于肝血不足之头晕、目花，及夜盲等症。见《补品补药与补益良方》。

【牛筋血藤骨脂汤】牛蹄筋50克，鸡血藤30～50克，补骨脂10～12克。将三者洗净后，加水煎煮约1小时至筋烂，取汁服用。功能补益肝肾，填精养血。适用于白细胞低下，贫血等症。见《疾病的食疗与验方》。

【长生酒】枸杞子、茯神、生地、熟地、山萸肉、牛膝、远志、五加皮、石菖蒲、地骨皮各18克，好酒适量。将上药盛于绢袋中，放入酒中，浸泡2周。每日早晨空腹喝1～2小杯，不可过量，忌食萝卜。适用于肝肾不足，腰膝乏力，心悸，健忘，须发早白等症。见《惠直堂经验方》。

【丹鸡索饼】雄鸡1只，面粉500克。鸡宰杀治净，剁成块，加水煮成肉羹；面制成面条，煮熟拌肉羹服食。功能益气填精，补养胎元。适用于胎漏下血，心烦口干等症。见《食医心鉴》。

【丹参地黄酒】丹参、地黄、忍冬、地榆、艾各3000克。上5味先燥熟锤之，以水渍3宿，去渣，煮取汁，以黍米6000克酿如酒法。适量饮用，适用于妇人崩中去血及产后余病。见《千金翼方》。

【乌发汤】熟地、山药、菟丝子各3克，丹皮、泽泻、天麻各1.5克，枣皮2克，制首乌5克，当归、红花各1克，黑豆6克，胡桃肉3克，黑芝麻5克，侧柏叶1克，羊肉500克，羊头1个，羊骨500克，调料适量。药物用纱布袋松装扎口待用；羊肉去筋膜，沸水焯血水，同羊骨、羊头（打破）同置锅中（羊骨垫底），加入药包及葱、姜、胡椒、清水各适量，武火烧沸，去浮沫，捞出羊肉切片后，仍放回锅中，文火炖1.5小时，待羊肉熟烂，去药包，或加食盐、味精调味，饮汤食肉，分数次服食。功能滋补肝肾，养血润燥，乌须黑发。适用于肝肾不足，血虚风燥之须发早白及脱发等症。见《中国药膳学》。

【乌发蜜膏】制何首乌、茯苓各200克，当归、枸杞、菟丝子、牛膝、补骨脂、黑芝麻各50克，蜂蜜适量。何首乌、茯苓、当归、牛膝切片，与枸杞、菟丝子、补骨脂、黑芝麻一起，加10倍量的水煮沸1小时，滤出药液后，再加6倍量水煮沸半小时，滤出药汁；合并2次药液，在文火上浓缩至稀流膏状，另取等量蜂蜜加热，滤去杂质后，继续加热至沸，捞除浮沫，将稀流膏缓缓倒入炼好之蜂蜜内，边搅边加热，煮沸。每服 10～15 毫升，日 2 次，温开水冲服。功能补血滋肾，乌须黑发。适用于须发早白或脱发等症。见《滋补保健药膳食谱》。

【乌发糖蘸】黑芝麻250 克，核桃仁50克，赤砂糖 500 克。将赤砂糖放在锅内，加水少许，以小火煎熬至较稠厚时，加入炒熟之黑芝麻、核桃仁，调匀，停火。趁热将糖倒在表面涂过食用油的大搪瓷盘中，待稍冷，将糖压平，用刀划成小块。冷却成黑色砂板糖。功能健脑补肾，乌发生发。适用于头发早白，脱发，神经衰弱，健忘等症。见《药膳食谱集锦》。

【乌鸡肝粥】乌鸡肝 1 具，豆豉 10 克，粳米 100 克。将鸡肝洗净细切，先煎豆豉取汁，后入肝及米煮为粥。任意食之。功能养肝明目。适用于肝虚之视物不清或夜盲。见《太平圣惠方》。

【乌麻子酒】乌麻子 300 克、微炒、捣碎，以酒 14000 毫升浸经宿。适量饮之，有治虚劳，补五脏之效，久服延年不老。见《太平圣惠方》。

【乌麻浸酒】乌麻（即黑芝麻）5000克。捣碎，酒 1000 毫升浸 1 宿。适量饮。适用于手脚酸痛兼微肿。见《普济方》。

【乌雌鸡羹】乌雌鸡 1 只，豆豉、葱、姜适量。乌鸡宰杀治净后，文火至熟烂，捞出，剁成小块，加豆豉、葱、姜、花椒、酱油调味，同煮为羹。食肉饮汤。功能补益肝肾，强筋壮骨。适用于风寒湿痹，骨中疼痛，脚软无力等症。见《食医心鉴》。

【乌豆炆塘虱鱼】乌豆 60～90 克，塘虱鱼2～4 条。将塘虱鱼挖去颈“花”（两侧均有）和肠脏后，与乌豆同加水，以瓦锅文火炆熟后食。功能养血补虚，滋阴补肾。适用于病后体虚贫血，或产后身体虚弱，妇女血虚头痛，头晕目眩，自汗盗汗，耳鸣乏倦，及血小板减少等症。如胃纳不佳，可加陈皮以调胃气，或分餐服食，以免乌豆胀中而影响吸收。见《饮食疗法》。

【乌饭美容却老方】南烛茎叶或柿叶，粳米各适量。将南烛茎叶或柿叶捣碎，渍汁浸粳米，九浸九蒸九曝，装入袋中备用。用此米作饭食。日 2～3 次。功能益颜色，坚筋骨，变白发却老。适用于未老先衰，面色衰败，行走无力，须发早白等症。见《本草拾遗》。

【乌鸡乌贼当归汤】水发乌贼鱼肉 500克，当归身 30 克，黄精 60 克，鸡血藤 120克，乌骨鸡 1000 克，葱白、生姜、料酒、食盐各适量。将雌乌鸡宰杀后，去毛洗净内脏；将洗净切好的当归身、黄精、鸡血藤放入鸡腹中，置沙锅内，加入清水适量。用武火烧至欲沸时，除去浮沫，将水发乌贼肉、生姜（拍碎）、料酒、葱白、食盐加入，改用文火煨炖，至鸡肉熟烂。功能补血调经。适用于血虚经闭，或大病后身体虚弱，月经不调，经行腹痛等症。见《实用食疗精方选》。

【龙眼肉粥】①龙眼肉 10 克，莲子 15克，糯米 60 克。上 3 味同煮作粥。每日早晚服食。适用于小儿贫血。见《常见病食疗食补大全》。②龙眼肉 100 克，粳米 100克。上 2 味同煮作粥，随意食用。功能益心脾，安心神。适用于虚劳羸瘦、失眠惊悸等症。见《慈山参人》。

【龙眼鸡蛋汤】龙眼肉 50 克，鸡蛋 1个。将龙眼肉洗净，加水煮 15 分钟后，打入鸡蛋，蛋熟，饮汤，食龙眼、蛋花。常服。功能滋阴补血。适用于产后血虚及妇女月经不调等症。见《补品补药与补益良方》。

【归水鸡蛋】当归 9 克，鸡蛋 2 个，红糖 50 克。当归煎水取汁后，打入鸡蛋煮熟，入红糖调匀。每次经净后食 1 次。功能补血调经。适用于妇女血虚，月经不调，或身体虚弱等症。见《中国药膳学》。

【归圆仙酒】当归、大圆眼、酒各适量。大圆眼、当归浸于好酒中数日，每少饮。功能养血益颜。适用于病后血虚，面黄肌瘦等。见《家庭食疗手册》。

【叶酸桑椹酒】三叶酸（即酢浆草）、黑桑椹各250克，醇酒1500毫升。将三叶酸切细，与黑桑椹同入净器中，注酒浸之，封口，7宿后取用。每日适量饮之，勿醉。适用于头晕目眩，口干舌燥，燥热咳嗽，小便不利，水肿等症。（验方）。

【仙人粥】①何首乌15克、粳米100克，先将首乌切片煮烂，后入米作粥，空腹食。功能养血祛风，补益肝肾。适用于肝肾阴虚，须发早白，血虚头晕，腰膝软弱，筋骨疼痛，遗精，崩漏带下，久疟，久痢，瘰疬，痔疮等症。便溏者慎用。忌与葱、蒜同食，忌用铁锅煮。见《遵生八笺》。②何首乌30～60克，粳米60克，红枣3～5枚。先将何首乌用沙锅煎取汁，去渣，加入粳米、红枣，文火煮粥，候粥熟，加入适量红糖或冰糖，再煮1～2沸，乘温热服食。功能养血益肝，固精补肾，健筋骨，乌须发。适用于头发枯燥发黄，须发早白。也可用于头晕，耳鸣，失眠，腰膝软弱，梦遗滑精，崩漏带下，久痢等症。日服1～2次，7～10天为1疗程，间隔5天再进行下一疗程。大便溏泄者不宜食用。忌葱、蒜、冷服。熬煮时忌用铁锅。（验方）。

【仙茅菟丝当归炖羊肉】仙茅18克，菟丝子15克，当归9克，羊肉60克，盐少许。将菟丝子布包后，与仙茅、当归加水煎煮，取汁约3碗，加入切碎之羊肉炖汤，以盐调味服食。日1剂，连服7～8剂。功能调摄冲任，养血润燥。适用于牛皮癣属冲任不调型者，多发于妇女，皮损在怀孕期间减轻或消失，但产后又复发或加重等症。见《疾病的食疗与验方》。

【白鱼首乌汤】白鱼1条，当归、制首乌各9克。鱼去鳞及内脏，洗净；当归、首乌煎取汁后煮鱼，熟后调味服食。功能补益肝肾，养血明目。适用于肝血不足，目暗昏花，及夜盲等症。见《中国药膳学》。

【冬笋炒鹌鹑片】鹌鹑肉500克，鸡蛋1000克，冬笋120克，鸡清汤60克，水发冬菇15克，酱油、盐、味精、胡椒面、料酒、葱、姜、猪油、白糖、湿淀粉及普通汤适量。将鹌鹑薄片先用料酒、盐拌匀，加入鸡蛋清，湿淀粉拌匀。把斜刀切成的冬菇片、冬笋片过水后，用普通汤煨入味。将锅烧热后，放入猪油，把鹌鹑片放入滑散滑透，捞出，沥去油。锅中留适量油又上火，放入切好的四刀花姜片、马耳形葱片、冬笋片及斜刀切成的冬菇片下锅稍煸炒，把鹌鹑片倒下去，用料酒炝锅后将用酱油、白糖、盐、胡椒面、清鸡汤、湿淀粉调配成的汁搅匀后顺锅边倒入，待烧开后用勺推动，加味精和少量猪油。功能补益五脏。适用于贫血、食欲不振、周身无力等症。见《滋补中药保健菜谱》。

【玄参猪肝】玄参15克，猪肝500克，调料适量。将玄参洗净放锅内，加水适量，煮半小时后，放入洗净的猪肝，同煮5分钟，捞出猪肝，切成小片备用；锅内菜油热后，入姜、葱稍炒，将油倒入猪肝片中；取酱油、白糖、料酒少许，兑加原汤适量，收汁后加湿豆粉，使成透明汤汁，亦倒入猪肝片中拌匀。单食或佐餐。功能滋阴补血，明目利咽。适用于肝血不足，面黄肌瘦，虚肿，视力低弱或视物重影，及夜盲症，慢性咽炎，慢性肝炎等症。见《四季药膳》。

【兰花鸭肝羹】兰花15朵，鲜鸭肝400

克，清汤1000毫升，鸡蛋1个，调料适量。将葱、姜洗净、切片，泡入清汤（约70毫升）内；洗净鲜鸭肝，除去苦胆，用刀背砸成细茸，置碗内，用泡姜、葱的凉清汤溶解开后过滤去渣，入精盐、味精、料酒、白胡椒面、蛋清、湿淀粉各适量拌匀，上笼武火蒸熟取出；炒勺内注入清汤烧沸，入精盐、味精、料酒、白胡椒面，去浮沫，淋入香油，撒上兰花，轻轻注入鸭糕。随意服食。功能养肝补血。适用于肝虚目暗，及血虚头晕，面色不华等症。老年人食用，更为有益。见《华夏药膳保健顾问》。

【宁杞牛肝汤】牛肝100克，枸杞30克。二味共煮，熟后食肉饮汤。功能补肝益肾，养血明目。适用于肝血不足，眩晕，面色无华，视物模糊，及夜盲等症。见《中国药膳学》。

【加味养生酒】牛膝、枸杞子、生地、杜仲各60克，五加皮120克，菊花、白芍、山萸肉各60克，木瓜、当归身各30克，桑寄生120克，桂枝9克，龙眼肉240克，烧酒15000毫升。将上药切碎，浸入酒中，封固，7天后过滤。每饮2小杯，日2次。适用于肝肾精血不足，兼感风湿，头晕，目暗，腰膝疼痛无力，四肢麻木作痛等症。见《惠直堂经验方》。

【动物肝粥】动物肝（猪肝、羊肝、牛肝、鸡肝均可）100～150克，粳米100克。将肝洗净切成小块，与粳米、葱、姜、油、盐加水约700毫升，煮成稀粥，等肝熟粥稠食。每日早晨空腹趁热顿服。功能养肝，补血，明目。适用于气血虚弱，贫血，夜盲，疳眼，目昏眼花等症。见《家庭药膳手册》。

【动物肝粳米粥】动物肝100～150克，粳米100克，葱、姜、油、盐等适量。将动物肝洗净，切成小块，粳米同调料加水煮作稀粥，待肝熟粥稠食。每日早晨空腹顿服。适用于气血虚弱，贫血及慢性肝炎等，还能对夜盲症、疳眼、目昏眼花等症有辅助治疗作用。见《常见病食疗食补大全》。

【地黄海参】水发海参250克，熟地30克，山药30克，山萸肉15克，猪肉120克，白菜心250克，绍酒25克，蒜苗50克，豆瓣40克，酱油50克及调料适量。地黄、山药、萸肉干燥后为细末；水发海参洗净，切成斧形片；猪肉洗净，切成颗粒；豆瓣剁细；蒜苗切成节；白菜心洗净。将沙锅置旺火上，加清水250克，入海参、绍酒、精盐少许，沸后煮片时，倒出锅内汤。反复煮2～3次；将猪油50克下锅，烧至四成热时，下猪肉50克，绍酒、盐0.5克，炒至肉粒散后，盛于盘内。再加熟猪油50克入锅，五成热时，入白菜心，绍酒，盐0.5克，炒至白菜刚去生，入盘；下猪肉50克，入豆瓣，炒出香味，油呈红色，加入清汤、药末，烧开，除去豆瓣渣；下海参片、肉粒，加入绍酒，酱油，味精，蒜苗节同煮，至汁亮，下湿淀粉勾芡；白菜心放在上面。功能补肝肾，强筋骨。适用于肝肾不足，筋骨痿弱，下肢痿软，腰膝无力，或眩晕耳鸣等症。见《百病饮食自疗》。

【地黄羊肉汤】生地30克，当归30克，羊肉250克。将上药共炖肉熟，加盐调味，饮汤食肉。功能理血补虚。适用于经血过多，功能性子宫出血。见《中国药膳学》。

【地黄首乌酒】肥生地400克，何首乌500克，曲100克，黄米2500克。将上药煮取浓汁，同曲、米如常法酿酒，密封，春夏5日，秋冬7日，中有绿汁，此真精英，宜先饮用，余乃滤汁收贮备用。每饮10～20毫升，日3次。适用于阴虚骨蒸，烦热口渴，阴津耗伤，须发早白，热性出血，肝肾精血亏损的遗精，带下，腰膝酸痛，肌肤粗糙，体力虚弱，生殖力低下等症。饮用时，勿食生冷、炸滑物及猪、马、牛、犬肉。(验方)。

【地黄益母酒】生地黄汁半小盏，益母草汁半小盏，上酒1小盏相合，煎3~5沸。分3服。频频服之，效。适用于产后崩中下血不止，心神烦乱。见《普济方》。

【芍药花粥】芍药花（色白阴干者）6克，粳米50克，白糖少许。以米煮粥，待1~2沸，入芍药花再煮，粥熟，调入白糖食之。功能养血调经。适用于肝气不调，血气虚弱，而见胁痛烦躁，经期腹痛等症。见《粥谱》。

【芍地麻圆肉】肥膘肉350克，熟地25克，白芍10克，干淀粉50克，熟芝麻60克，鸡蛋2个，白糖200克，面粉20克，菜油600克（耗50克）。将熟地、白芍去净灰渣，烘干制成粉末。猪肥膘肉洗净，放入汤锅内煮熟，切成1.5立方厘米的丁块，入沸水中氽一下，晾干水分，撒上中药粉末拌匀。用鸡蛋汁与干淀粉调蛋豆粉浆，加肉丁使之裹一层蛋豆粉浆糊成圆形。将菜油放入炒锅，烧至七成热，放入肉丸，烧成浅黄色捞起，滗去炸油。放入白糖，加少量清水，炒至糖汁起火泡起，放入芝麻、肉丸，边炒边簸，待肉丸裹满芝麻糖浆起锅。功能补肝益肾，养血生精。适用于肝血亏虚，肾精衰少所致的各种病证。见《养生食疗菜谱》。

【芝麻蜜膏】黑芝麻100克，蜂蜜150克，玉米粉250克，面粉500克，鸡蛋2个，干发酵粉25克。芝麻炒香研细，和入2粉中，加上蛋液。水和发酵粉。在35度的温度下放1.5~2小时，上屉蒸20分钟。功能和胃消食，益肾养血，并有增加肝糖，促进红细胞生长的功效。见《膳食保健》。

【芝麻首乌杞子丸】黑芝麻、何首乌、枸杞子各等份。共研末，炼蜜为丸，每丸重10克。每服1~2丸，日2~3次，温开水送下，空腹服。功能滋阴补血，乌发。适用于肝肾不足，头发早白，脱落等症。见《补品补药与补益良方》。

【芎归屈头鸡】屈头鸡（即毛蛋中已死亡之鸡仔）2~5只，川芎5克，当归9克。将屈头鸡去壳、毛和肠脏，洗净略切，与芎、归同加水，炖熟后饮汤食鸡。功能补虚养血。适用于产后失血过多，头昏眼花，病后体虚，面色苍白，体弱乏力等症。见《饮食疗法》。

【夷灵芝酒】当归720克，米酒或高粱酒3000毫升。将切碎的当归和酒装大口瓶中，密封3个月。每日晚饭前及睡前各饮1~2小杯。功能强健补血，镇静，久服益寿，对女性尤佳。见《中国帝王媚药补酒》。

【当归地黄酒】生地黄、当归尾各50克，黄酒500毫升。将上药共细碎，用酒煎数百沸，去渣备用。再温饮20毫升，日3次。功能补血，养血。适用于产后血崩，腹痛。(验方)。

【当归芍药酒】当归（炙令香、锉）、芍药（锉炒）各80克。上㕮咀，每服12克，以无灰酒1盏，入生地黄汁100毫升于银器内，慢火煎至7分去渣。温服，以恶血下为度。功能补虚养血。适用于妊娠堕胎后血不止。见《普济方》。

【当归鸭块盅】肥鸭1只，味精12克，当归16克，盐15克。将鸭剖洗好，掏去内脏。斩下头、颈、脚、翅后使鸭腹朝上，用刀从鸭尾切至颈部，顺着脊背骨切成两半，每半横斩六块，每块再斩成八分宽的小块。去掉嘴骨、脚、翅的骨尖部分；鸭颈斩成寸段。将当归洗净，切片。备好炖盅14个，将鸭肉分别放入炖盅内，加入精盐、当归片、清水，入笼屉中排好。将锅置旺火上，下清水烧沸，放入笼蒸1小时，取出后加入味精调味。功能调经补血，补益强壮。适用于耳鸣，心悸，乏力，盗汗，月经不调，痛经等症。见《滋补中药保健菜谱》。

【当归烧羊肉】当归15克，生地黄15克，羊肉250克，干姜10克，调料适量。羊肉洗净，切成3厘米长、2厘米厚的块，放沙锅内，加入当归、生地、干姜及酱油、盐、糖、黄酒、清水适量；用武火烧沸后，转入文火炖制羊肉烂熟。食肉饮汤。功能补益温中。适用于病后、产后身体虚弱，血虚，宫冷崩漏等症。见《千金方》。

【当归瘦肉汤】猪瘦肉500克、当归30克。将猪肉洗净，切块，与当归加水同煮，至肉熟，去当归，加少量盐调味。饮汤食肉。分2～3次。功能补虚养血。适用于贫血，血虚所致的头昏眼花，疲倦乏力及产后缺乳。见《食疗本草学》。

【当归黄花肉汤】当归身15壳，黄花菜15克，猪瘦肉适量。上3味同煮汤，熟后食肉喝汤。功能补虚养血。适用于血虚经闭，身体虚弱，乳汁不足等症。见《中国药膳学》。

【当归猪胫骨汤】当归15～20克，猪胫骨500克。2味共煮1小时。取汤温服，加盐少许调味。功能补肝肾，强筋骨，养阴血。适用于肝肾虚损，筋骨酸痛，贫血等。见《补品补药与补益良方》。

【肉糜荠菜粥】荠菜250克，猪瘦肉250克，大米100克，调料适量。猪肉剁泥，待用；将荠菜洗净沥干，切成碎末；大米熬煮成粥，推入荠菜末，煮5分钟。调入肉糜，调味煮沸。功能补益止血。适用于肾结核、尿血等症。见《膳食保健》。

【血藤牛筋汤】牛筋50克，鸡血藤30克，补骨脂9克。上药水煎，待牛筋熟后去药，食筋喝汤。功能滋养补血。适用于白细胞减少症。见《中国药膳学》。

【合欢花蒸猪肝】鲜合欢花20克（干品10克），新鲜猪肝150克，食盐少许。合花欢入碗中加水浸泡；猪肝去膜，洗净，切片，加盐少许。放入合欢花。隔水蒸熟。佐餐服用。功能养肝明目。适用于夜盲症。见《常见病的饮食疗法》。

【羊肝汤】羊肝1具，洗净，切片煮熟。用酱油、醋、盐、味精等调味服食。功能养肝明目。适用于肝血不足至目昏目暗，视物不清等症。见《中国药膳学》。

【羊肝粥】①羊肝50克，韭子10克，粳米100克。将羊肝细切，韭子炒研细，水煎取汁，后入米及肝，煮为粥。空腹食。功能养肝明目。适用于视物昏花，或肝虚雀目。动物肝脏，皆有养肝明目之功。以羊肝最优。见《多能鄙事》。②羊肝60克，大米100克，生葱3根。将羊肝去膜切片，起锅同葱炒片刻，用锅盛水煮沸，加入大米，煮至米开花，放入羊肝煮熟为度。吃粥食肝。连食几日。适用于小儿疳眼，角膜软化症，夜盲症及视物昏花等症。（验方）。

【羊肝羹】羊肝1具，洗净，去筋膜，切片，入沸汤中，变色至无血时为熟，趁热调入盐少许。分数次，食肝饮汤。治夜盲，白内障。羊肝作羹，再加入菠菜或鸡蛋，经常食用治贫血。见《中国药膳学》。

【羊肝玉面粥】羊肝50克，玉米面50克，菠菜50克，鸡子1枚。将羊肝及菠菜切碎，与玉米面共煮粥，粥熟后打入鸡子调匀，每日分2～3次食。功能养肝明目，补血敛阴。适用于气血不足，目昏雀目，眼目干涩等症。（验方）。

【羊肝平肝汤】羊肝60克，谷精草、白菊花各10克。羊肝洗净切片，谷精草、白菊花装入纱布袋内，扎口，与羊肝同炖至熟，去药袋。吃肝饮汤。功能养肝益血，清热平肝。适用于肝虚夜盲，视物模糊。也可用于肝肾两虚而痫症久不愈者。见《中医营养学》。

【羊肝菠菜汤】羊肝50~100克，菠菜150~200克。羊肝洗净切片，菜洗净切段，同加水煮熟，放少许盐调味，饮汤食肝，菜。功能滋养阴血。适用于血虚（缺铁性贫血）。见《疾病的食疗与验方》。

【羊胫骨大枣汤】羊胫骨1根，大枣100克。将羊胫骨砸碎，放水中煮，放大枣。水沸后煮1小时，饮汤食枣。可分2~3次服食。15日为1疗程。功能补髓生血。适用于再生障碍性贫血，血小板减少性紫癜。见《补品补药与补益良方》。

【羊肝谷精草菊花汤】羊肝50~100克，谷精草15~20克，菊花10克。羊肝洗净切片。谷精草与菊花用清水洗净，洁净纱布包上，同羊肝同煮至肝熟，去药包，食肝饮汤。功能养肝清热明目。适用于夜盲、目赤肿痛等症。见《补品补药与补益良方》。

【红杞蒸鸡】枸杞子15克，母鸡1只（约1500克），绍酒15克，调料适量。鸡治净，用沸水焯透，放凉水冲洗干净；枸杞子洗净，从鸡裆部装入腹内，仰放于篮子内，摆上葱、姜，加入清汤、食盐、绍酒、胡椒粉，用湿纸封口，上屉武火蒸2小时，取出，揭去纸，挑出姜、葱，入味精。功能补肝肾，益精血。适用于肝肾虚弱，精血不足，腰膝酸软，腿脚乏力，头昏耳鸣，眼目昏花，视力减退等症。见《中国药膳学》。

【红花糯米粥】红花10克，当归10克，丹参15克，糯米100克。先煎诸药，去渣取汁，后入米煮作粥，空腹服食。功能养血活血调经。适用于月经不调而有血虚、血瘀者，亦治瘀血闭经。（验方）。

【红枣牛筋汤】干牛筋50克，大枣10枚。大枣洗净，与牛筋共炖至熟烂，调味食。功能补血。适用于血虚证。见《中国药膳学》。

【红枣羊骨粥】红枣15枚，羊骨500克，大米200克。羊骨（以腿骨为佳）敲成2段，加水用文火煮1小时，捞起骨，将骨髓剔于汤中，加入大米、红枣，煮成粥。功能滋肾养血止血。适用于肾虚血亏。现多用于治疗贫血，血小板减少及过敏性紫癜等症。见《膳食保健》。

【红枣花生衣汁】干红枣50克，带衣花生米100克，红糖少许。花生米温水浸泡30分钟取皮备用；干枣洗净后温水泡发，两品放锅内，倒入浸过花生米的水，加适量清水，煮30分钟，捞出花生衣，加红糖。日3次，吃枣饮汁。功能补血，润肺，健胃。用于贫血，肺结核出血等症。见《良药佳馐》。

【红枣鸡蛋糖水】鸡蛋2个，红枣60克。红枣去核入锅，加水600毫升，煮沸1小时，将鸡蛋打入，勿搅拌，片刻加红糖或冰糖。功能补血润肤，益容驻颜。适用于皮肤干躁，面色萎黄不华者。见《补养篇》。

【红枣羊胫糯米粥】羊胫骨1~2根，红枣30枚，糯米100克。羊胫骨敲开，糯米、红枣洗净，共加水煮粥，调味服食。日内分2次服完。功能补肾益髓，健脾养血。适用于贫血，血小板减少性紫癜等症。见《饮食疗法》。

【赤豆酒酿蛋】赤小豆50克，糯米甜酒酿250克，鸡蛋4个，红糖适量。赤豆淘净，加水煮烂，入甜酒酿，烧沸，打入鸡蛋，待蛋凝熟透加红糖。功能养血散瘀，利水通乳。适用于产后血虚头痛，乳汁不通，或恶露不下之腹痛，或妊娠水肿等症。见《膳食保健》。

【却老酒】甘菊花、麦冬（去心焙）、枸杞子、焦白术、石菖蒲、远志（去心）各60克，白茯苓（去黑皮）70克，熟地60克，人参30克，肉桂25克，何首乌50克，醇酒2000毫升。将上11味共捣为粗末，用酒浸，封口，春夏5日、秋冬7日开取，去渣取汁备用。每日饭前温饮1小杯。适用精血不足，身体衰弱，容颜无华，毛发憔悴等症。（验方）。

【花生衣】花生衣12克，研碎，分2次冲服。功能养血止血。适用于再生障碍性贫血和血小板减少性出血等症。见《常见病的饮食疗法》。

【花生叶方】花生叶50克，冰糖适量。花生叶水煎取汁，入冰糖溶化，代茶饮。功能养心安神。适用于更年期前后心血不足，情志失常，喜怒无度，或自忧自悲，无故哭笑，面色不华，食欲不振等症。见《百病饮食自疗》。

【花生鸡脚汤】鸡爪10只，花生米50克，调料适量。鸡爪剪去爪尖，洗净，下锅，加水、黄酒、姜片，煮半小时后，再入花生米、精盐、味精，用文火焖煮1.5～2小时，撒上葱花，淋入鸡油。功能养血增乳。适用于产后血虚，乳汁不足等症。见《膳食保健》。

【花生枣泥粥】花生米20粒，红枣5枚，大米粥、白糖各适量。花生米剥去红衣，加水煮至六成熟，入红枣煮至烂，取出红枣去皮、核，与花生均碾成泥，调入粥中，加入白糖略煮即可食用。功能养血补脾，润肺。适用于血小板减少性紫癜，贫血等病证。可作婴儿的保健膳食。见《膳食保健》。

【花生炖猪蹄】花生米200克，猪蹄2只，调料适量。猪蹄除去毛桩，洗净，用刀劈开，加水、花生米、黄酒、葱、姜、盐，烧沸后，转用文火炖烂服食。功能滋阴养血，通乳。适用于产后血虚乳少等症。见《陆川本草》。

【花生灌大藕】花生米200～300克，薪鲜大藕连节4～6节（重约1000克），白糖适量。鲜藕洗净，在全藕的五分之一处切断，将花生灌入藕孔内，灌满后，将切下的藕盖在原切断处，用竹签固牢，把藕放入锅内，加冷水浸没，用中火烧煮2～3小时，至藕酥熟，剩汁水1～2大碗时，离火。食时用刀切成厚片，每次1碗，日2次。喜甜食者，可蘸白糖食之。功能补脾润肺，宽胸通气，止血化痰。适用于支气管扩张咯血，慢性肝炎，慢性胃炎，心血管病，高血压病，以及其他慢性出血症，均有辅助治疗作用。见《常见慢性病食物疗养法》。

【花生衣红枣汁】花生米100克，干红枣50克。花生米温水泡半小时，取皮；红枣洗净后以温水泡发，与花生米同放铝锅内，注入花生米水，酌加清水，小火煎半小时，捞去花生衣，加红糖适量。饮汁吃枣，日3次。功能养血补血。适用于身体虚弱及产后、病后血虚，以及营养不良性贫血，恶性贫血，血小板减少性紫癜，癌症经放射治疗、化疗后血像异常等。见《家庭药膳手册》。

【芹菜益母草汤】芹菜250克，益母草50克，鸡蛋2个。上3味洗净，加水同煮汤，油盐调味。食蛋饮汤，日分2次服。功能补血调经。适用于月经不调。见《家庭药膳手册》。

【苎麻根煲鸡】雌鸡1只（约500克），干苎麻根30克（鲜者60～90克）。鸡杀后去毛、内脏、头爪；苎麻根放鸡腹中，加水炖汤，调味后食肉饮汤。功能滋阴养血安胎，调经止带。适用于习惯性流产，崩漏，带下等病证。见《饮食疗法》。

【杞圆酒】枸杞子375克，蔗糖500

克，龙眼肉500克，白酒2500毫升共浸泡一周。口服，1次15～30毫升，日2次。功能滋养补血，明目定神。适用于血虚体弱，精神萎靡。见《新编中成药》。

【杞子炖羊脑】枸杞子50克，羊脑1具，调料适量。羊脑洗净（不要碰破），放入容器内，加盐、葱、姜、料酒、水适量，隔水炖熟，再加味精。功能补肝肾，益脑，安神，强身。适用于肝血虚的头痛、眩晕、癫痫，以及肝肾不足的腰膝酸痛等症。见《大众药膳》。

【杞菊炸鸡肝】鸡肝200克，枸杞20克，白菊花10克，鸡蛋清1个，面粉10克，咸面包末50克，绍酒25克，精盐2克，熟猪油500克（耗50克），味精1克，干淀粉25克。将鸡肝洗净，切成16片，每片厚约0.35厘米，加盐、绍酒、味精渍入味。枸杞、菊花煎取浓汁，将药汁、干淀粉、面粉、鸡蛋清盛入碗内调成糊，鸡肝片两面裹上一层糊，其中一面粘上一层面包末。炒锅置中火上，下熟猪油烧至六成热时，将鸡肝逐片放入油锅内炸熟透捞出，面包末一面朝上摆入盘。功能补肝益肾，明目。适用于肝血不足所致的目昏花，夜盲症以及肾虚所致的遗尿、胎漏等症。见《养生食疗菜谱》。

【卤羊肝】羊肝500克，大茴香1粒，桂皮1小块，花椒12粒，调料适量。大茴香、桂皮装入纱布袋，扎口；羊肝洗净用花椒、盐擦抹腌30分钟。锅内加水烧沸，入肝，姜片、葱节、大茴香药袋，煮沸撇去浮沫，加入黄酒、精盐、味精，用小火焖煮1.5小时，取出羊肝，切片食用。功能养肝明目，补血。适用于两目干涩，视物模糊，夜盲等症。见《膳食保健》。

【何首乌烧鸡】带骨鸡肉1000克，炙何首乌20克，当归身5克，枸杞、生姜、葱各10克，精盐3克，酱油10毫升，糖色5毫升，胡椒粉3克，料酒30毫升，鸡汤2500毫升，化猪油50克。将鸡肉洗净入沸水中氽去血水，切成5厘米长、3厘米宽的块；生姜洗净切片；葱洗净切长段；何首乌、当归洗净；枸杞用温水洗净。锅置火上放入猪油，烧至六成热，下葱段、姜块煸出香味，下鸡块、糖色、精盐、胡椒粉、酱油、料酒、鸡汤、何首乌、当归，旺火烧开，打去浮沫，改用小火烧至鸡熟，拣出姜、葱不用，下枸杞收汁装盘。功能补肝肾，益精血。适用于肝血不足头晕，眼花，发白等症。见《家庭药膳》。

【何首乌煮鸡蛋】何首乌100克，鸡蛋2个，调料适量。何首乌洗净，切成10厘米长、2厘米宽的块；鸡蛋洗净，与何首乌同放入锅内，加葱、姜、食盐、料酒、熟猪油、清水，武火烧沸后，转用文火煮至蛋熟，取出剥去壳，再放回锅内，煮2分钟，调入味精。吃蛋喝汤。日1次。功能补肝肾，益精血，抗衰老。适用于血虚体弱，头晕眼花，须发早白，未老先衰，遗精脱发，白带过多，以及血虚便秘等症。见《家庭食疗手册》。

【肝泥】鲜猪肝100克，调料适量。猪肝洗净，剔去筋膜，用刀刮成细浆，加入少量黄酒、精盐渍片刻，倒入沸水锅内煮5～10分钟，调入味精。半周岁婴儿喂1汤匙，逐渐增至2～3匙。功能补血，养肝明目。适用于肝血不足，视物模糊，夜盲，以及小儿营养不良等症。可作婴儿的保健膳食，预防婴儿患缺铁性贫血。见《膳食保健》。

【肝黄粥】猪肝25克，鸡蛋1只，大米粥25克，黄酒、精盐、味精适量。将猪肝用刀刮成茸，加少量黄酒、精盐腌10分钟；鸡蛋煮熟取黄压成泥，与肝泥同时加入煮烂的大米粥内，调味后用小火煮10分钟食用。或将鱼肉蒸熟，去皮、骨、刺后，与蛋黄调入粥中煮5分钟。婴儿自9个月后开始分次喂食。功能补肝养血，明目健身。适用子小儿营养不良，发育迟缓，血虚萎黄，及夜盲等症。见《养生康复粥谱》。

【沙苑猪肝汤】鲜猪肝300克，沙苑子30克，宁夏枸杞、葱各10克，生姜15克，料酒30克，精盐2克，胡椒粉1克，鸡蛋1个，干豆粉30克，白菜叶、化猪油各50克，味精1克，肉汤1000毫升。将猪肝洗净去筋膜，切薄片；姜洗净切薄片；葱洗净切成葱花；枸杞用温水洗净；沙苑子、白菜洗净；鸡蛋取清与豆粉调成蛋清豆粉。沙苑子用清水熬2次，每次15分钟，共收药汁100毫升；猪肝用精盐1克、蛋清豆粉浆好。锅置火上放入猪油，注入肉汤，下药液、姜片、料酒、精盐、胡椒粉，待汤沸时下肝片，烧至微沸时用筷子轻轻将猪肝拨开，放枸杞、白菜，煮2分钟加葱花，放味精调味。功能益肾养血，补肝明目。适用于头目昏花，视力减退，迎风流泪，夜盲症等。见《家庭药膳》。

【补精益老酒】熟地黄120克，全当归150克，川芎、杜仲、白茯苓各45克，甘草、金樱子、淫羊藿各30克，金石斛90克，好酒1500毫升。将上药共研为粗末，用白布袋盛，置于净器中，注入酒，封口浸泡，春夏7日，秋冬14日。每空腹饮1~2杯，早、晚各1次。适用于虚劳损伤，精血不足，形体消瘦，面色苍老，饮食减少，肾虚阳痿，腰膝酸软等症。（验方）。

【阿胶酒】阿胶400克，黄酒1500毫升。用酒在慢火上煮阿胶，令化尽，再煮至1000毫升，取下候温。分4服，空心细细饮之，不拘时候，服尽不愈，再依前法另制。功能养阴止血。适用于阴虚咳嗽，眩晕，心悸，虚劳咳血，吐血，崩漏等症。见《圣济总录》。

【阿胶散】阿胶6克，黄酒50毫升。阿胶用蛤粉炒研细末，以黄酒兑温开水送服。功能补血调经。适用于血虚经行后期，量少色淡，小腹空痛，身体瘦弱，面色萎黄，头晕心悸等症。见《中国药膳学》。

【阿胶羹】阿胶、冰糖250克，黄酒750克，红枣500克，与桂圆、芝麻、核桃肉共研为粉；阿胶浸于黄酒中泡10天，同入搪瓷容器内隔水蒸至阿胶全部溶化时，将红枣等药粉、冰糖加入搅匀，蒸至冰糖溶化，冷却后成冻状。每晨2匙，开水冲化食用。功能滋润皮肤，美容健身。用于润肤美容，健身，防止皱纹产生。青年妇女最为适宜，中老年妇女可加入人参适量，于冬至前后服用。见《疾病的食疗与验方》。

【阿胶炖肉】猪瘦肉100克，阿胶6克。猪肉洗净切片，加水炖熟，入阿胶炖化，低盐调味，饮汤食肉。功能滋阴补血，和血。适用于失血性贫血，面色苍白，头晕心悸，乏力等症。见《中国药膳学》。

【阿胶龙骨粥】阿胶15克，龙骨15克，艾叶6克，糯米50~100克。先将龙骨及艾叶，去渣取汁，后入糯米煮粥，候熟，将捣碎的阿胶放入粥中，搅匀令烊化，空腹服。功能养血，止血，安胎。适用于血虚失养，冲任虚寒而致妊娠胎动下血。见《太平圣惠方》。

【阿胶白皮粥】阿胶、桑白皮各15克，糯米100克，红糖8克。将桑白皮水煎取汁2次；米淘净入锅内加水煮10分钟，倒入药汁、阿胶，粥熟入红糖食。功能补血滋阴，润燥清肺。适用于血虚，阴虚久咳咯血，月经过少，崩漏，胎动，便血等症。见《养生康复粥谱》。

【阿胶鸡蛋羹】鸡蛋1个，阿胶9克。

鸡蛋去壳搅匀；阿胶溶化，倒入鸡蛋内，加清水1碗搅匀，蒸熟成羹，食盐调味，功能滋阴养血，补虚安胎。适用于胎动不安。见《疾病的食疗与验方》。

【鸡肝羹】 鸡肝（乌鸡肝更佳）1具，调味品适量，将鸡肝洗净，去筋膜，切片，汆入沸汤中，变色无血，调味，顿食。宜长时间服用。功能养肝明目。用于营养性视弱及夜盲症等。见《寿亲养老新书》。

【鸡血藤煎】 鸡血藤30克，食盐少许。鸡血藤洗净水煎取汁，食盐调味。日1剂。功能补血行血。适用于放射性白细胞下降。长期服用方能显效。见《江西中草药学》。

【鸡泥鹿筋】 干鹿筋、鸡汤各250克，鸡里脊肉、净冬笋、蛋清各30克，葱、姜末、蒜片各6克，湿淀粉10克，胡椒粉0.3克，碱2克，盐1克，料酒、味精、鸡油适量，熟猪油750克（实耗60克），花生油1000克（实耗30克）。干鹿筋用火燎去粘在上面的鹿毛，洗净，剁成10厘米长段；鸡肉剔去筋，用刀背砸成细泥，加入蛋清、盐，拌匀；冬笋切片；葱竖着破开，切成3厘米长段，勺置火上，倾入花生油，烧至三成熟，放入鹿筋炸15分钟，炸到鹿筋弯曲、起泡、透明时，捞出，沥去油，放入热碱水（开水1000克加碱1克）盆里，封盖，泡1小时后，洗去油污，沥干水，再入同样的热碱水中浸泡1次，用开水泡10分钟捞出，将其竖着破成两半，入开水锅里汆一下，再泡入冷水中，捞出，挤去水分，放入五成热的猪油锅内炸1分钟，捞出，放入盘里。锅内留猪油90克，油温在四成热时，投入拌好的鸡泥，翻炒1分钟，起锅，倒入漏勺中，沥去油。锅内留猪油15克，烧热，入葱、姜、蒜，煸炒出香味，随即放入鹿筋、鸡汤、盐、料酒、胡椒粉、冬笋。烧开后，淋入调稀的湿淀粉勾芡，倒入鸡泥，炒匀，加味精，淋上鸡油出锅。功能强筋壮骨，补血益精。适用于四肢无力，风湿性肌肉疼痛等症。健康人食之能强身壮力，爽神。见《滋补中药保健菜谱》。

【鸡肝大米粥】 鸡肝2具，大米100克，盐少许。鸡肝切碎，与大米同煮作粥，熟时调入食盐。早晚分2次服食。适用于眼花，夜盲症及老人两目昏花。（验方）。

【鸡血藤煲鸡蛋】 鸡血藤30克，鸡蛋2个，白糖适量。鸡蛋、鸡血藤分别洗净，加水同煮，至蛋熟，去滓，取出鸡蛋壳，放回锅内煮片刻，入白糖调味。饮汤食蛋。日2次。功能补血活血，化瘀通经。适用于月经不调，痛经，闭经等症。见《常见病的饮食疗法》。

【鸡肉首乌当归汤】 鸡肉250克，首乌15～20克，当归12～15克，枸杞15克。将鸡肉洗净切块；诸药装入纱布袋，扎口，与鸡肉同煮，肉熟后饮汤食肉。功能补肝肾，滋阴血。用于肝血不足所致的头晕、目花、易倦等症。见《补品补药与补益良方》。

【茉莉花汆鸡片】 生鸡脯肉120克，鸡蛋2个，茉莉花24朵，鸡蛋汤1500毫升，盐、味精、料酒、胡椒面及湿淀粉适量。鸡蛋去黄留清。将鸡脯肉剔去筋后洗净，切成柳叶形薄片，放入凉水内泡一下，捞起用干净布压干水分。另取盐、湿淀粉及鸡蛋清，调匀拌入鸡片。将茉莉花择去蒂，洗净。将锅盛水烧开后离火，把鸡片理平逐片下锅，上水略汆，捞出。烧开鸡汤，用盐、味精、胡椒面及料酒调好味，乘汤热把鸡片再烫一下，捞出汤碗内，茉莉花放入汤碗内，注入鸡清汤。功能提神醒脑，补血强身。适用于疲倦乏力、贫血及虚弱病证。见《滋补中药保健菜谱》。

【茉莉花银杞明目汤】 鸡肝150克，茉莉花30朵，枸杞10克，银耳（干）5克，各种调料适量。茉莉花洗净后用清水浸泡。鸡肝切成薄片，加盐少许，用姜汁、湿团粉拌匀。银耳发好后去掉硬根，撕成小块。枸杞洗净。锅中加清汤适量，加入料酒、盐、姜汁、鸡肝、银耳、枸杞，烧开后，打去浮沫，待鸡肝变色刚熟时，将茉莉花及浸泡液一同倒入锅中，即刻盛入碗中。功能补肝益肾，明目清头。适用于肝肾不足，视力减退，头晕眼花等症。见《华夏药膳保健顾问》。

【茅根鸡】母鸡1只，鲜茅根60克。将母鸡宰后去毛及内脏，洗净，同茅根一起放入锅内加水炖煮至烂熟，加入少许食盐调味。功能安胎。适用于胎动不安，胎漏等。见《疾病的食疗与验方》。

【枣菇蒸鸡】净鸡肉150克，红枣20克，香菇（水发）20克，湿淀粉6克，酱油、盐、味精、料酒、白糖、葱、姜、麻油、鸡清汤各适量。将鸡肉洗净，切成1寸长，2分厚的肉条。将鸡条、香菇、红枣放入碗内，加入酱油、盐、白糖、味精、葱丝、料酒、鸡清汤和湿淀粉，拌匀，上蒸笼蒸（或隔水蒸）13分钟，蒸熟后取出，用筷子拨开，摊入平盘，淋上麻油。功能补脾胃，补肝肾，养血补血。适用于贫血，消化不良，乏力等病证。见《滋补中药保健菜谱》。

【软炸鸡肝】山药100克，鸡肝400克，干淀粉100克，鸡蛋4个，调料适量。鸡蛋打散，加水生粉、山药粉，调成鸡蛋粉糊；鸡肝去胆，洗净，一切2块，加葱、姜、黄酒、胡椒粉、盐、味精略腌后，加蛋粉糊搅匀，放六成热的油锅中炸透，呈浅黄色时捞出。待油六成热时，炸成金黄色捞出。将另锅烧热，放芝麻油，下鸡肝、葱花、花椒翻炒几下。佐餐用。功能养肝明目。适用于肝虚目暗，视物不清，夜盲，小儿疳积等病证。见《中国药膳学》。

【明砂猪肝】夜明砂9克，猪肝50克。夜明砂煮水去渣取汁，放入猪肝，煮熟食。功能养肝明目。适用于肝血不足所致的两目昏花、夜盲等。见《中国药膳学》。

【明目兔肝粥】兔肝，豉汁。以兔肝在豉汁中煮粥，空腹服，以效为度。功能滋肝明目。适用于目暗夜盲。见《养生保健集》。

【明砂熘肝片】鲜羊肝250克，蝉衣3克，木贼草3克，夜明砂3克，当归5克，鸡蛋清2个，葱白头30克，熟猪油400克（耗80克），干淀粉25克，绍酒10克，精盐2克，嫩姜片10克，味精1克，湿淀粉6克，胡椒面0.5克。将蝉衣、明砂、木贼草、当归去净灰渣，烘干研制成末。羊肝洗净切成薄片，葱白切成节。将蛋清、干淀粉、中药粉、精盐1克、绍酒5克，羊肝片调拌均匀。将精盐、湿淀粉、绍酒、味精、胡椒面用鲜汤兑成滋汁。将炒锅置中火上，下油烧至四成热，肝片入油锅中，用筷子拨散，滗去油，锅内留油40克，加入葱白、姜片炒匀，炒至葱白断生，烹入兑好的滋汁，快速炒匀，起锅入盘。功能养肝明目。适用于夜盲、视物模糊等症。见《养生食疗菜谱》。

【固精酒】枸杞子120克，当归60克，熟地180克，好酒约3000毫升。将上药盛入绢袋，置于瓷制容器或其他适宜容器中，加酒，封固，隔水加热，煮1小时，取出埋于地下，7天启用。每日早、晚各饮3小盅，不可过量。适用于男性不育症。体质属阴血不足者亦可服用。见《惠直堂经验方》。

【金针菜炖瘦肉】金针菜30克，猪瘦肉60克。金针菜洗净，猪瘦肉切成片，同放陶瓷锅内，用旺火隔水炖熟。吃肉、菜，喝汤。功能养血补肝，通乳。适用于产后体虚，乳汁不下，乳腺炎初起。见《家庭药膳手册》。

【金针菜蒸肉饼】金针菜50克，猪瘦肉150～200克。将2味一起剁成肉酱，加盐、酱油、豆粉、味精等调味，放碟上摊平，隔水蒸熟佐餐。功能补肾养血。适用于肾虚腰痛，耳鸣，产后乳汁不足等。见《饮食疗法》。

【炖豆腐猪脚香菇】豆腐5块，猪前脚1只，香菇25克，丝瓜250克。将猪脚修治洗净，加水先煮，再加香菇、姜丝、盐，后放豆腐、丝瓜。猪脚炖烂后，饮汤，食肉、豆腐、香菇。功能补阴血，增乳汁。适用于产后乳汁不足。见《补品补药与补益良方》。

【炒脂麻】脂麻15～30克，炒香，加盐少许，嚼食。功能补肝肾，益精血。适用于肝肾虚弱，精血不足，眩晕耳鸣，眼干目昏，须发早白，肠燥便秘，产后血虚，乳汁不足等。见《本草纲目》。

【炒芝麻盐】芝麻30克，盐少许。芝麻与盐共炒香。分2次1日内服完，连服数日。功能滋阴养血下乳。适用于产后乳汁不足。见《家庭食疗手册》。

【炒葱籽炖羊肝】羊肝、炒葱籽适量。羊肝洗净切片，与炒葱籽等炖熟。加盐少许，调味服食。功能养肝明目。适用于肝虚目昏目暗，视物模糊，夜盲等症。见《家庭食疗手册》。

【波菜粥】菠菜100克，粳米50克。将菠菜洗净细切，与米同煮为粥。功能养血，止血，敛阴，润燥。适用于血虚萎黄，衄血，便血，消渴，大便涩滞诸症。见《食物本草会纂》。

【治手脚酸痛酒】脂麻5000克。熬研，酒1000毫升，浸1宿。适量饮。适用于治疗手脚酸痛、微肿。见《本草纲目》。

【治手臂疼痛酒】当归（切）120克。以酒浸3日。温饮，饮尽，另以120克再浸，以瘥为度。适用于治疗手臂疼痛。见《本草纲目》。

【定风酒】天冬、麦冬、生地、熟地、川芎、五加皮、牛膝、秦艽各15克，川桂枝9克。上药绢袋盛之。以滴花烧酒1000毫升，净白蜜、赤砂糟、陈米醋各500克，搅匀，浸入瓷坛，豆腐皮封口，压以巨砖，安水锅内，蒸3炷香（坛须宽大，防蒸时酒沸溢出），取起埋土中7日。适量饮。功能补血息风，健筋骨。凡患虚风病者，饮之辄愈。药味平和。衰年频服，极有裨益，并无流弊。按酒性皆热，而烧酒更烈，韧如羊肠，涧如猪脂，并能消化，故不但耗谷麦，亦最损人，尤宜禁之。然治病养老之功，亦不可没。见《随息居饮食谱》。

【宜男酒】全当归、茯神、枸杞子、川牛膝、杜仲、桂圆肉、核桃肉、葡萄干各60克，无灰酒5000毫升。上药研成细末，装入绢袋，悬入瓷坛内，注酒浸泡，封固，隔水加热半小时后，取出瓷坛埋入土中7天。适量频频饮之。功能补肝肾，益精血。适用于肝肾亏虚，精血不足所致之月经不调，婚后不孕之症。但饮酒期间宜忌房事或避孕。

【参麦茶】太子参9克，浮小麦15克。将上药放保温杯内，用沸水冲泡20分钟。代茶饮，日1剂。功能补气养血。适用于气血不足，或病后亏虚，倦怠乏力，白汗不已，纳谷不香，心悸口干等症。见《陕西中草药》。

【草决明蒸鸡肝】草决明10～12克，鸡肝2～3副。将草决明置盘中，加清水浸泡4～6小时，放入鸡肝，加油，盐少许调味，蒸熟。服食鸡肝。功能补肝养血，清肝明目。适用于夜盲症，小儿营养不良，贫血，角膜软化症，及风热赤眼等症。见《饮食疗法》。

【荔荷蒸鸭】净鸭1只750克，瘦猪肉

60克，瘦火腿15克，鲜荔枝150克，鲜荷花1朵，葱段、姜片各6克，盐1.5克，味精0.3克，料酒10克，奶汤750毫升，白开水500毫升。将鸭洗净，切开背，去掉嘴、臊，敲断四柱骨。将火腿切成5粒，猪肉切成6块。荔枝去壳去核，切成两半。将荷花瓣摘下，折叠好。先将荷花瓣放入开水锅内略汩（稍煮）后捞起，放入鸭余1分钟取出。最后将火腿、猪肉、鸭、姜、葱、盐、料酒及开水放入钵内，放入蒸笼中蒸90分钟，去掉姜、葱，把鸭取出去掉胸骨、锁喉骨，撇去汤面浮沫，用净布把原汤过滤留用。将鸭放回钵内（胸向上），倒入原汤、清汤，入蒸笼中蒸30分钟后，放入荔枝、荷花瓣，蒸10～20分钟后取出，放入味精食用。功能清热解暑，健脾养血。适用于贫血、食欲不振，体弱脾虚等症。见《滋补中药保健菜谱》。

【胡萝卜炒猪肝】 胡萝卜、猪肝各适量。猪肝切成片；胡萝卜切块或丝，放油锅中炒，加少许生姜、盐，待熟后下猪肝，炒至刚见熟色。功能养肝明目。现多用于夜盲症。见《中国药膳学》。

【胡萝卜猪肝汤】 胡萝卜200～250克，猪肝100～200克。二者分别洗净、切片；锅中加水及姜、盐少许，沸后下胡萝卜，后下猪肝，待熟后，饮汤食肝及胡萝卜。功能补血养肝明目。适用于肝血不足，两目昏花，及维生素A缺乏所致之夜盲症等。见《补品补药与补益良方》。

【南沙参炖肉】 南沙参30克，瘦猪肉500克。共炖，熟后饮汤食肉。功能滋阴养血。适用于产后虚弱无乳症。见《中国药膳学》。

【南瓜花煮猪肝】 南瓜花适量，猪肝200克。同煮，调味服食，功能养肝明目。适用于夜盲症。见《中国药膳学》。

【柏归生发蜜】 柏子仁、全当归各等份，蜂蜜适量。柏子仁、当归研粉，混匀贮器。每服6克，蜂蜜水送下。日3次。功能滋阴养血。适用于阴虚血燥之脱发，及老人便秘等症。见《中国药膳学》。

【枸杞鸡】 枸杞15克，子母鸡1只，调料适量。鸡宰杀治净，用沸水氽透，捞出沥水后，将枸杞装入其腹，置器内（腹朝上），并加葱段、生姜、清汤、食盐、料酒、胡椒粉各适量，加盖，武火蒸2小时取出，去姜、葱，加味精。饮汤食肉。功能滋补肝肾。适用于肝肾不足，头晕目眩，多梦，健忘，腰膝酸软或遗精等症。见《百病饮食自疗》。

【枸杞子酒】 枸杞50克，白酒500克。将枸杞洗净，放入瓶中，注入白酒，加盖密封，置阴凉干燥处，每3日摇动1次，15日后饮用。每服10～30毫升，或根据个人酒量酌饮，不宜过量。日2次。适用于肝肾精亏症和早衰早老症。见《大众药膳》。

【枸杞根酒】 ①枸杞根250克，白酒1000毫升。将上药碎细，布包，酒浸干净瓶中，封口，7日后。滤渣待用。日温饮15毫升，渐加至20毫升，不拘时。酒尽后，再入酒，味薄即止。适用于脚膝酸弱，体内久积风毒，肩膊胸背疼痛，妇女产后头晕目眩。（验方）。②米（硕黍糯并得），细曲（捣碎）6000克，生地黄（净洗细切）6000克，枸杞根（刮去浮皮寸锉以水140000毫升渍3日煮取汁70000毫升）1.2万毫升，豆豉（以枸杞酒煮取汁）2000毫升，秋麻子仁（微炒细研以枸杞汤淋绞取汁）3000毫升。上以地黄1味，共米同蒸熟。候饭如人体温，以药汁都和一处，入瓮密盖头，21日开，冬温夏冷。日3次，每次10毫升。功能除五脏邪气。适用于消渴风湿下胸胁气，利大小肠，填骨髓，长肌肉，治五劳七伤，利耳目，消积瘀、伤寒，瘴气虚劳，呼吸短气及肺气肿痹。见《太平圣惠方》。

【枸杞蒸蛋】鸡蛋2个，枸杞15克，熟猪油40克，调料适量。鸡蛋破壳入碗中搅散，加精盐、味精、湿淀粉、冷清汤各适量，调散成蛋糊，枸杞沸水浸胀，蛋糊入笼，沸水武火蒸约10分钟，撒上枸杞蒸5分钟；另将熟猪油加酱油同蒸化后，淋在蛋面上。功能补养阴血。适用于血虚头痛，头晕心悸，神疲乏力，遇劳加重，或重虚发热，热势或高或低，劳则加剧，肌热烦渴，面色不华等症。见《百病饮食自疗》。

【枸杞牛肉方】熟牛胸脯肉500克，枸杞子50克，鸡蛋1个，调料适量。一半枸杞子按水煮提取法，提取浓缩汁25毫升，另一半上屉蒸熟备用；将牛肉切块，放入鸡蛋、淀粉、面粉、水搅成之糊内浆匀；待锅中油五成热时，将肉下锅，逐块炸成金黄色时捞出沥油；将葱、姜、蒜、花椒及枸杞子撒于碗底，肉码于其上，填清汤，加盐、料调好味，上屉武火蒸30分钟取出；将汁滗至锅内，置火上，再加香油、醋少许及枸杞子浓缩汁，沸后加味精，浇于翻扣在盘内的肉上。功能滋阴补血，强筋壮骨。适用于老年体弱或病后体虚，虚损羸瘦，腰膝酸软，及消渴，水肿，眩晕，阳痿，遗精等症。见《滋补保健药膳食谱》。

【枸杞汁大排】排骨1000克，枸杞子30克，调料适量。枸杞子按水煮提取法，提取浓缩汁30毫升；将大排洗净控水后，剁成6~7厘米宽的扇面块，用刀背将排骨的两面拍过，使肉松软，并在排骨下端用刀切一小口，以防油炸时排骨卷缩；将排骨放于搪瓷容器中，加料酒、酱油、葱段、姜末拌匀腌渍半小时，取出控去酱油汁；锅中油烧至七成热时，放排骨推散，翻动，约炸2分钟，呈金黄色时，捞出沥油，装盘；另取锅上火，加入香油烧热，加白糖、番茄酱各适量，及枸杞浓缩汁、清汤少许，烧开后用湿淀粉勾流水芡，浇入装盘之排骨上。功能滋阴补血，明目健身。适用于体虚乏力，神疲；血虚眩晕，心悸；肾虚阳痿，腰痛；及贫血，性功能低下，神经衰弱等。见《滋补保健药膳食谱》。

【枸杞地黄酒】①糯米（黍米亦得）6万克，曲（计常酿酒米6万克用曲6000克，此药加3000克弥佳，末用之）9000克，枸杞根（刮去赤皮半寸，锉之，以水6万毫升渍经3日，煮取汁3万毫升）。生地黄（洗去土，细切，和米炊之）1.2万克，秋麻子（微蒸，以枸杞汤淋取汁）1.8万毫升，香豉（以枸杞汤煮取汁）1.2万毫升。上4味，地黄和米蒸之，3物药汁总和得3万毫升，地黄湿即2.4万克分半渍米馈，半及曲和酿饭，即总和—酘密盖瓮口，经14日后压取，封泥。随个人酒量慢慢饮服，服酒时忌生冷、酢滑鸡鱼面蒜、油腻、白酒、房事等，服讫7~14日将息。本方可疗五内邪气，消渴风湿，下胸胁气，头风（本方作痛）肾筋骨，疆阴，利大小便，填骨髓，长肌肉，破除结气，五劳七伤，去胃中宿食，利耳目，衄血，吐血，风痉，补中逐水，破积瘀脓血石淋，长发，伤寒瘴疠毒气，烦躁满闷，虚劳喘吸，逐热破血，及脚气肝痹悉主人。见《外台秘要》。②枸杞子1200克，生地黄汁2000毫升。上2味药，每以10月壬癸日，面东采枸杞子，先以好酒1400毫升，于瓷瓶内浸21日。开封再入地黄汁不犯生水者同浸，勿搅，以纸3重封头，候至立春前30日开瓶。每空腹温饮1杯。适用于精血虚损之症，有延年益寿之效。见《圣济总录》。

【枸杞根酿酒】①枸杞根（切）5万克，鹿骨（炙碎）1具，曲6000克，糯米6万克。将枸杞根、鹿骨2味药，以水24

万毫升，煎取3.6万毫升，去渣澄清，曲干好，糯米炊如常法造酒，酒熟密封头，压取清酒。适量饮。适用于风冷虚劳，有除风补益泽人之效。见《外台秘要》。②枸杞根（切）70000克，鹿骨（打碎）1具。上以水20000毫升，煎取汁7000毫升，去渣澄清，入糯米70000克，净淘炊熟，细曲6000克，捣碎，都和1处，入瓮密封，21日开，冬温夏冷。日饮3杯。适用于风冷虚劳症。见《太平圣惠方》。③枸杞根40000克，鹿骨1具，曲3000克，糯米30000克。用水240000毫升，加药煎取36000毫升，去渣，澄清待用；米蒸熟后加入药液和曲，按常法酿酒。酒熟后过滤，榨取酒液。每日适量饮用。适用于体虚，筋骨不健，风湿疼痛兼有虚热者。见《延年秘录》。

【枸杞菊花茶】枸杞子、白菊花各10克。开水冲浸，代茶饮。功能养肝明目。适用于视力衰退，目眩，夜盲症。（验方）。

【枸杞芽煎鸡蛋】鸡蛋3个，鲜枸杞苗30克。将枸杞苗洗净切碎，加入打散之鸡蛋中，再入食盐少许调匀，以食油煎熟服食。功能养肝明目。适用于肝虚血少，眼目昏花干涩，或夜盲等症。见《食疗本草学》。

【枸杞头炖银耳】银耳20克，枸杞头25克，冰糖（或白糖）100～150克，鸡蛋2个。将银耳泡过后摘除蒂头，枸杞洗后沥水，打蛋取清；沙锅加水，沸后投蛋清、糖搅匀，再沸时入枸杞头和银耳，炖片刻。有强化毛细血管，促进血液循环，帮助肝脏解毒，增进消化液分泌之功能，可用于滋补强身。见《食用菌饮食疗法》。

【枸杞叶炒鸡蛋】鲜枸杞叶150～200克，鸡蛋2个。枸杞叶洗净，鸡蛋去壳搅拌，用花生油将枸杞叶与鸡蛋同炒熟，加食盐少许调味服食。功能补虚益肾。适用于妇女体虚，白带过多之症。见《滇南本草》。

【枸杞滑熘里脊片】猪里脊肉250克，枸杞子50克，水发木耳、水发笋片、豌豆各25克，蛋清1个，调料适量。枸杞子之一半用水煮提取法，取浓缩汁25毫升，另一半上屉蒸熟备用；将里脊肉抽去白筋，切片，用蛋清、水淀粉、盐抓匀浆好；烧热锅，放植物油，待温后，放入里脊片划开，划透，捞出控油：烧热锅，放入猪油，油热时，放入葱、蒜、姜煸炒，并放入精盐、米醋、料酒各少许，清汤1勺，枸杞子浓缩汁及蒸熟枸杞子，将里脊片下锅，搅匀后勾小流水芡，加味精。功能滋阴补血，明目健身。适用于体虚乏力，神疲，血虚眩晕，心悸，肾虚阳痿，腰痛等症。现多用于贫血，性功能低下，神经衰弱，糖尿病等。见《滋补保健药膳食谱》。

【枸杞地黄大麻子酒】枸杞子（干者捣）、生地黄（切）各3000克，大麻子（捣碎）5000克，酒5万毫升。先捞麻子令熟，摊去热气，入地黄、枸杞子相和，纳生绢袋中，以酒浸之，密封，春夏7日，秋冬14日。取服，随个人酒量饮用，令体中微有酒力，醺醺为妙。有明目驻颜，轻身不老，坚筋骨，耐寒暑之效。可疗虚羸黄瘦不能食，服不过两剂，必得肥充，无所禁断。见《永乐大典》。

【虾子海参】干海参150克、盐3克、干虾子150克、味精3克、肉汤500毫升、淀粉6克、葱、姜各15克、猪油30克、料酒30克、酱油6克。将干海参放入锅内加清水，用小火烧开，锅离火位，待其软而发胀捞出，去内脏杂质、洗净。放入锅内，加清水，用小火烧开将锅离火，待其发胀，直至海参发透（此过程中忌沾油盐，以防止油对其熔化及盐对其收缩作用）。将发透的海参由肚内先划十字花刀，入开水锅内汆一下，捞出沥干水分备用。将虾子洗净盛入碗内，加上适量的水和酒，上笼蒸10分钟取出。再将锅烧热，放入猪油，投入姜、葱，煸炒后捞出，烹入料酒，加入肉汤、盐、酱油、海参、虾子，煨透成浓汤汁，用淀粉勾芡，加味精，起锅。功能补阴养血，补肾润燥，增强人体免疫功能。适用于便秘，头晕，贫血，耳鸣及防癌和癌症病人的辅助治疗。见《滋补中药保健菜谱》。

【香酥参归鸡】仔鸡1只1300克，党参20克，白术10克，当归10克，姜块10克，熟地15克，精盐7克，花椒10克，五香粉1克，绍酒50克，菜油1000克（耗100克），葱头15克。将党参、白术、当归、熟地去净灰渣，烘干，制成粉末。仔鸡宰杀后取出内脏，宰去头爪，洗净。精盐、绍酒15克，与中药末调匀，抹在鸡身内外，放入蒸碗内，加笼蒸熟透，取出拣去姜、葱、花椒。炒锅置旺火上，下茶油烧至七成熟，将鸡入油锅炸成金黄色，至皮酥捞出。功能补血活血，补脾益气。适用于气血不足所致的头晕、眼花、产后乳少等症。见《养生食疗菜谱》。

【食盐炒芝麻】芝麻90～120克，食盐少许。二者共炒至发香为度，连服数日。功能养血通乳。适用于妇女产后缺乳等症。见《饮食疗法》。

【养生酒】当归身（酒洗）30克，桂圆肉240克，枸杞子120克，甘菊花30克，白酒浆3500克，滴烧酒1500克。将上药盛入绢袋内，悬于坛中，加入酒封固，窖藏1个月饮用。每饮1～2小盅，日1～2次。功能养血益精，养肝明目。适用于血虚精亏，面色不华，头晕目眩，视物昏花，睡眠不安，心悸、健忘等症。无病之人饮用，具有补益强身，养生防病的作用，古人称该酒可“润肌肤，驻颜色”。白酒浆系指补酿，其色未变之酒，滴烧酒系蒸馏酒，白酒亦可。见《惠直堂经验方》。

【美容兔肉】兔肉适量。煮熟后用红油、味精凉拌；亦可烧青笋（窝笋）；亦可切肉丁炒花生米等。功能理气补血，健身美容。适用于面色憔悴，身体消瘦，肌肤粗糙，胃热呕吐等症。见《中药与健美》。

【首乌酒】①制首乌、生地黄各150克，白酒5000克。首乌洗净闷软，切成1厘米见方的块，生地黄洗净切片，待晾干水气入坛中，注入白酒，每3天搅拌1次，密封浸泡10～15天，开坛滤去酒渣服。每服10～20毫升，日2～3次。功能补肝肾强筋骨。适用于治疗肝肾不足所致头晕，乏力，消瘦，腰痛，遗精，健忘，须发早白，神经衰弱，病后体虚等症。无病者少量服用，有强身益寿之效。见《中国药膳学》。②生何首乌或夜交藤适量，白酒适量。将首乌切细，以60度白酒浸泡于磁瓶中，密封，隔水炖3～5小时。随时适量饮用。适用于治疗瘰疬结核症及各种痈疽肿毒。见《偏方大全》。

【首乌黑豆】小黑豆500克，枸杞60克，首乌30克，核桃12个，童便适量。先煎首乌、枸杞，取汁后煮黑豆、核桃仁，熟后，加童便搅拌，阴干，每早晚空心服黑豆30粒。功能养血益精，活血祛风。适用于脱发，白发，少白头等症。见《疾病的食疗与验方》。

【首乌红枣蛋】制首乌20克，大枣（去核）10枚，鸡蛋2个。加水同煮，蛋熟后去壳再煮，待水煮至350毫升时停火，饮汤食蛋。日1次。功能补益肝肾，填精补血。适用于体弱血虚，面色苍白或萎黄等症。见《中国药膳学》。

【首乌鸡蛋汤】何首乌50克，鸡蛋2个。二者加水同煮，沸后10分钟，去蛋壳复入原汤中煮50分钟。取汤温服，食鸡蛋，日1次，连服10～15天。功能补肝肾，益精血。适用于精血不足，头晕目花，遗精，早衰等症。见《补品补药与补益良方》。

【首乌煮鸡蛋】首乌100克，鸡蛋2个。加水同煮，蛋熟后去壳，再煮片刻。饮汤食蛋，日1次。功能补肝肾，益精血。适用于肝肾不足，头晕目眩，耳鸣耳聋，腰膝酸软等症。亦可用作妇女经期保健食品。见《百病饮食自疗》。

【首乌丹参蜂蜜汁】制首乌、丹参、蜂蜜各15克。首乌、丹参水煎去渣取汁，调入蜂蜜。日1剂。功能补益肝肾，养血活血。现多用于动脉硬化，高血压，慢性肝炎等。见《中国药膳学》。

【首乌熟地当归酒】制首乌、熟地各30克，当归15克，白酒1000克。将上药切碎，以细纱布袋装好，浸于酒中，密封好，1个月后服用。日饮10～15毫升。适用于肝肾不足，精亏血少引起的头晕耳鸣，腰酸，须发早白等症，有补益正气，扶持虚弱之效。见《山东中医杂志》。

【宫方定风酒】天冬、麦冬、生地、熟地、川芎、五加皮、牛膝、秦艽各20克，川桂枝12克。上以绢袋盛之，白酒1万毫升，净白蜜、赤砂糖、陈米醋各600克搅匀，浸以瓷坛，豆腐皮封口，压以巨砖，安水锅内蒸3炷香取起。埋土中7日饮。饮时贵微醺，不过恣耳。功能有补血息风，甚有奇效。凡患虚风病者，饮之辄愈。且药味平和，衰老者频服，极有裨益而无流弊。见《杨氏家藏方》。

【神仙枸杞子酒方】枸杞子（干者捣碎）5000克，生地黄（切）3600克，大麻子（捣碎）5000克。上先蒸麻子令熟，摊去热气，入地黄、枸杞子相和得研，纳生绢袋中，以无灰酒5万毫升浸，密封，春夏7日，秋冬14日取服。饮时多少随个人酒量而定，常令体中微有酒力醺醺为妙。适用于虚羸瘦黄、不能食。服不过两剂，必得肥充。（验方）。

【络石藤酒】络石藤60克，仙茅、川萆薢各15克，骨碎补60克，狗脊、大生地、当归身、苡仁各30克，白术、黄芪、玉竹、枸杞、山萸肉、白芍、木瓜、红花、牛膝、川续断、杜仲各15克，黄酒5000毫升。上药切片，绢袋装，浸酒内，封固，隔水加热半小时，静置数日饮用。视酒量，日饮1～2小杯，不可过服，所余药渣还可依法再浸1次。功能补肝肾，益血脉，祛风湿。适用于肝肾不足，脾虚血弱，夹有风湿的肢体麻木，疼痛，腰膝酸软，体倦身重等症。（验方）。

【盐芝麻】黑芝麻50克，食盐25克。2味同炒至芝麻熟，研粉。可作馅或蘸食用。功能补虚通乳。适用于产后乳少症。见《中国药膳学》。

【桂圆膏】龙眼肉100克，黑芝麻40克，黑桑椹50克，玉竹30克，蜂蜜适量。将前4味均用水浸泡1小时后水煎，30分钟提取药液1次，共3次。合并药液，用小火浓缩至稠如膏时，加蜂蜜1倍，稍沸停火，置凉，装瓶。每服1～2匙，以沸水冲化。功能养血补阴，滋养肝肾。适用于干燥综合症以皮肤干燥为主者。见《疾病的食疗与验方》。

【桂圆长面】宁波长面150克，桂圆肉20克，红糖适量。长面煮熟，捞出水漂半小时，沥水。将桂圆肉加适量水煮沸20分钟，加红糖，下长面煮沸。早晚餐温热服食。功能养血益脾，补心增乳。适用于脾虚失血，血虚眩晕等。尤宜于产后妇女。见《膳食保健》。

【核桃泥】核桃5个，黄酒适量。核桃去壳取仁捣烂，黄酒冲服。功能补虚通乳。适用于乳汁不通症。见《中国药膳学》。

【胶艾酒】阿胶30克，艾叶、川芎、芍药、甘草各20克，当归、生地各30克，黄酒、水各250克。上药用黄酒、水煮取250毫升，分3份。早晚各饮1份。适用于妊娠顿扑失踞，胎动不安。见《备急千金要方》。

【烧海参】水发海参1000克，油菜心2棵，料酒、湿玉米粉各9克，鸡油6克，猪油45克，调料适量。海参、油菜洗净，用开水汆一下捞出。猪油烧热，下海参，加清汤100克及料酒、鸡油之一半，用文火炖烂。捞出海参，放入大盘内，把菜心放海参上，原汤不用。锅内放清汤150克，入料酒、鸡油之另一半，调入葱花、酱油、盐、味精，用玉米粉勾芡，淋入盘内。功能补肾养血。适用于妊娠妇女佐餐食用。脾虚痰湿盛入泄泻者不宜用。见《百病饮食自疗》。

【烧鳝鱼】黄鳝500克，调料适量。将黄鳝治净、切丝，放锅中煸炒去涎液，起锅后再用油、盐同炒，并加入大蒜、酱油、醋及水煮熟。畏腥气者，可于起锅前放入适量酒、葱或芹菜。功能补血止血。适用于产后久痢及痔疮出血等。见《食疗本草学》。

【海参汤】海参适量。海参如法泡发洗净，煎汤。海参可连用数日。随意饮服。功能养血补虚。适用于休息痢。脾虚便溏及湿痰盛者不宜用。见《中国药膳学》。

【海参阿胶】海参、阿胶各适量。将海参焙焦存性，研细末备用。每次取15克，加阿胶（捣碎）6克，用半杯水炖至溶化，空腹用米汤冲服。日3次，连用4～5天。功能补血止血。适用于痔疮便血日久造成慢性贫血者服。见《疾病的食疗与验方》。

【海带猴头药汤】熟地15克，当归12克，桃仁9克，红花6克，海带20克，猴头蕈30克，调料适量。将前4味水煎去渣，入海带、猴头蕈煮熟，加调料调味。饮汤食海带、猴头。日1剂，连服20～30天。功能滋阴养血，散结行瘀。适用于食管癌患者。见《疾病的食疗与验方》。

【料豆枣杞汤】野黑豆12克，小红枣12枚，枸杞子10克。将三者加水同煮汤。早晨空腹连汤共饮。功能补肝肾、明目、养筋骨。适用于肝肾虚亏，精血不足，目昏眼花，以及筋骨痹痛。见《食疗本草学》。

【益精养血蜜膏】海参、黑桑椹、黑芝麻、熟地、何首乌、白芍各50克，蜂蜜200克。将海参水发洗净，与诸药同入锅内，加水适量，小火煎煮，每40分钟提取煎液1次，共取3次。合并煎液，熬至浓稠时，调入蜂蜜，稍沸停火，凉后装瓶。每日以开水冲服2汤匙，1次服下。功能益肾养肝止痛。适用于肝肾虚损之痛经。长期服用定能使精血充足。见《疾病的食疗与验方》。

【益母当归煲鸡蛋】益母草30克，当归15克，鸡蛋2只。将2药用清水2碗煎取1碗。鸡蛋煮熟去壳，扎数个小孔，放药汁中煮片刻。饮汁吃蛋。每周服2～3次，1个月为1疗程。功能调经养血，使子宫恢复正常功能，增强卵子推出，提高受孕机会。适用于不孕症。见《疾病的食疗与验方》。

【家常肝膏汤】鸡（鸭）肝150克，芹菜、鲜蘑菇各50克，水发木耳25克，蒜1瓣，调料适量。芹菜洗切成段；蘑菇、木耳切成丁；肝斩成泥，拌上黄酒、精盐、葱花及淀粉。油烧五成热时爆香姜片、蒜茸，投入蘑菇、木耳，加适量水，待沸，汆入肝泥并搅和。调味，倾入芹菜煮沸，淋上麻油。佐餐食。功能补血养肝，护眼明目，并可增强机体免疫力。适用于体质虚弱，贫血（血虚），目昏目暗，夜盲，眼睛干涩等症。见《膳食保健》。

【桑麻丸】桑叶或桑椹果适量，黑芝麻为前者4倍，蜂蜜适量。将桑叶或桑椹洗净，晒干，研末；黑芝麻研粉。把两粉混合均匀，贮于玻璃瓶中。同时取出部分混合粉，调入蜂蜜，揉成小丸，每丸10克重。早、晚各服1丸，温开水送下，宜常服。功能乌发养发。是乌发黑须的验方。见《疾病的食疗与验方》。

【桑寄生煨鸡蛋】桑寄生25～50克，鸡蛋2个。2味同水煮，蛋熟去壳，煨煮片刻，稍加盐调味。吃蛋饮汤。1次服完，日1～2次，连用数日。功能补肝益肾，强壮筋骨，养血祛风，降低血压。适用于肾虚腰痛，腰膝酸软无力；血虚风湿，腰背酸痛，四肢麻木；动脉硬化，原发性高血压等。见《家庭食疗手册》。

【黄花菜肉饼】猪肉末500克，黄花菜100克，调料、面粉适量。将黄花菜泡好洗净；面和好。将肉末、黄花菜、葱末、姜末、精盐等调成馅，用面包成馅饼，油煎或烙熟食用。功能养血补虚，通乳。适用于乳汁不足，气血亏虚，体弱乏力等症。见《昆明民间常用草药》。

【黄豆皂矾丸】炒黄豆60克，煅皂矾30克，大枣适量。前2味共为细末，以大枣煎汤制成丸剂。每服10克，日2次。功能补血益脾。适用于缺铁性贫血。见《食疗本草学》。

【黄豆炖猪肝】黄豆100克，猪肝500克，桂皮1小块，茴香1粒，调料适量。桂皮捣末；猪肝洗净切片，入沸水中略焯，加黄酒、精盐腌片刻；黄豆洗净，加水煮至八成熟，下猪肝、桂皮末、茴香、酱油、精盐、味精，共炖30分钟，温服。功能补肝养血，健脾利水。适用于肝血不足，面色萎黄，夜盲，浮肿，脚气，形体羸瘦，以及缺铁性贫血等症。见《膳食保健》。

【黄酒蛋黄糕】鸡蛋黄1个，黄酒50克，盐少许。3味和匀，调入清水适量，隔水蒸熟。日1剂，顿服。功能补虚安胎。适用于体虚先兆流产，小腹坠痛，漏血等症。见《普济方》。

【黄酒煮蛋黄】黄酒500毫升，鸡蛋黄14枚。将2味同放入铝锅用小火炖煮至稠黏，待冷，存罐中备用。功能滋阴润燥，养血安胎。适用于妊娠胎动不安，胎漏等症。见《普济方》。

【黄花菜炖猪肉】黄花菜50克，猪瘦肉200克。2味洗净，猪肉切片，加水共炖，入盐调味。功能滋阴补血，通乳。适用于产后气血亏虚，乳汁不足。见《常见病的饮食疗法》。

【黄豆芽猪血汤】黄豆芽、猪血各250克，黄酒及调料适量。黄豆芽去根洗净；猪血划成小方块，用清水漂净。锅内加油少许烧热，爆香蒜茸、葱花、姜末，下猪血并烹入黄酒，加水煮沸，放黄豆芽，煮2分钟，调入精盐、味精。随意服食。功能润肺补血。适用于血虚头晕，及缺铁性贫血。并可防治棉尘肺、矽肺。见《膳食保健》。

【黄豆花生米粥】猪前蹄1只，花生米50克，小米50克，黄豆50克。煮猪蹄至极烂，去蹄取汁入花生、小米及黄豆，共煮作粥。空腹食之。养血下乳。适用于产后缺乳。（验方）。

【黄豆排骨煨汤】黄豆500克，猪排骨1000克，调料适量。黄豆洗净，水中浸泡1小时，滤干；排骨洗净切成小块。锅内加植物油2匙，烧热后，放葱白，随即倒入排骨，翻炒5分钟后，入黄酒2匙，精盐1匙半，焖烧8分钟后，至出香味，盛大沙锅内，加黄豆、水，浸没肉、豆，用旺火烧开，加黄酒1匙，改用小火慢煨3小时，至豆、排骨均酥烂。佐膳食。汤宜淡，并撇去浮油。功能补血养肝，益肾强骨，补中益气，利水消肿。适用于身体虚弱，高血压浮肿，缺铁性贫血等慢性疾病。见《常见慢性病食物疗养法》。

【黄酒炖核桃肉】核桃肉250克，黄酒150克，白糖（或红糖）适量。核桃肉捣碎装入容器内，加入黄酒、糖，用湿绵纸封严，上屉蒸1小时，分数次白开水冲服。功能补肾养血，润肠通乳。适用于肾虚咳喘，腰腿酸痛，大便燥结，产后乳汁不下等症。久服可以预防脱发。见《膳食保健》。

【黄焖参术羊肝】羊肝500克，水发冬菇50克，苍术10克，水发兰片50克，玄参10克，清汤300克，绍酒30克，葱椒泥3克，熟猪油100克，酱油50克，白糖35克，姜块8克，葱节15克，甜酱10克。将羊肝洗净，入开水中烫过。切成2.5厘米的条，用竹签在羊肝条上划一个小口。兰片切成长3厘米，厚0.16厘米；冬菇切成两片，放入开水中烫过。苍术、玄参洗净，煎成较浓的汁。炒锅置中火上，下猪油50克烧至六成热，加入白糖炒至变色，入清汤50克，酱油、葱椒泥、姜、玉兰片、冬菇倒入炒几下，盛入碗内。炒锅置中火上，下猪油烧至七成热时，加甜面酱炒出香味，放入羊肝、药汁、清汤、绍酒、冬菇、兰片，煨至汤汁只剩1/3时，拣去姜、葱后，盛入盘内。功能补肝明目，健脾滋阴。适用于肝血不足所致的夜盲、青盲等症。见《养血食疗菜谱》。

【菟丝子煎蛋】酒制菟丝子10克，鸡蛋1个。鸡蛋打入碗内；菟丝子研末，调入鸡蛋内搅匀，下锅煎。功能养肝明目。适用于肝血不足，视物模糊等症。见《中国药膳学》。

【菊花肝糕】菊花10克，猪肝500克，鸡蛋3个，清汤1250克，调料适量。菊花洗净，猪肝用刀背砸成泥状，过滤去渣取汁，加入清汤适量、鸡蛋清、料酒、盐、味精，搅匀上笼蒸，将熟时掀盖撒上菊花，待肝糕蒸好，将其余调料烧沸调好，浇入肝糕。功能养血柔肝。适用于眼目干涩，肝血不足，口干咽燥，耳鸣等症。见《疾病的食疗与验方》。

【菊花羊肝汤】鲜羊肝400克，鲜菊花瓣、化猪油各50克，宁夏枸杞、熟地、生姜、葱各10克，精盐2克，料酒15克，胡椒粉、味精各1克，鸡蛋1个，干豆粉20克，香油20毫升。将菊花洗净，枸杞用温水洗净；熟地用温水冲洗，水煎2次，共收药液100毫升；姜洗净切薄片；葱切成葱花；鸡蛋去黄留清，将豆粉调成蛋清豆粉；羊肝洗净片去筋膜，切薄片，用料酒、盐、蛋清豆粉浆好。锅内加猪油烧至六成热时，下姜片煸出香味，加清水约1000毫升，再放入地黄汁、胡椒粉、盐、肝片，煮至汤沸时，用筷子轻轻将肝片拨散，随即下枸杞、菊花，放味精，撒上葱花，起锅装碗，淋入香油。功能养肝明目。适用于肝肾精血不足，头晕眼花，夜盲等症。见《家庭药膳》。

【菠菜肝片】鲜猪肝250克，水发木耳25克，菠菜叶50克，绍酒10克，醋5克，汤50克，调料适量。猪肝去筋膜切片，加入适量湿淀粉和食盐搅匀；油、绍酒、盐、醋、汤、湿淀粉兑成汤汁；锅中油烧至七、八成热，下肝片炸透，用漏勺沥余油，锅内剩油50克，投入蒜片、姜末略煸炒后，放入肝片、木耳、菠菜翻几下，倒入汤汁炒匀，下葱丝，出勺。佐餐食。功能养血补肝。适用于肝血不足，夜盲，面色萎黄，两目昏花等症。见《百病饮食自疗》。

【菠菜泥汤】牛骨头500克，菠菜250克，洋葱50克，土豆100克，芹菜3茎，猪油、面粉、调料各适量。菠菜入沸水内轻焯，捞出冲冷，剁成泥；洋葱切丝；土豆去皮切滚刀块；芹菜剁末；牛骨敲断，加水、少许洋葱丝、芹菜末、胡椒粉，用旺火煮，撇去浮沫，加入黄酒微火煮2小时，沥去汤汁。锅中加猪油，烧热，爆香余下的洋葱丝，随即撒入面粉炒成油糊，倒入汤汁、土豆块，待土豆熟烂，放入菠菜泥，调入盐、味精。功能养血补虚。适用于小儿软骨病，缺铁性贫血，及营养不良等症。见《膳食保健》。

【菠菜肉片汤】 菠菜250克，猪腿肉80克，调料适量。菠菜根毛洗净；猪腿肉洗净，切薄片，加精盐、黄酒、淀粉芡拌匀。锅内加清汤1大碗，精盐、猪油少许，烧沸后，下肉片，滚3分钟后，投入菠菜，再滚3分钟，加味精。佐膳食。功能调养脾胃，通利血脉，清热补血，润燥通便。可作为动脉粥样硬化的辅助治疗。常食有预防癌症的作用。见《常见慢性病食疗养法》。

【菠菜鸡蛋汤】 鲜菠菜250克，鸡蛋1~2个。将菠菜去根洗净；鸡蛋打入碗内，打匀。水烧开后，加入少许油、盐，下菠菜，烧沸后，倒入鸡蛋，搅匀食。功能养血。用于贫血的治疗。见《补品补药与补益良方》。

【菠菜猪肝汤】 菠菜30克，猪肝100克，调料适量。菠菜洗净切段，猪肝洗净切片。水烧沸后，入生姜丝和少量食盐调味，再放猪肝、菠菜，熟后食。功能养肝明目，补血。适用于夜盲症及缺铁性贫血等症。见《中国药膳学》。

【雪花酒】 羊精膂肉500克，好酒1000毫升。羊精膂肉去筋膜，温水浸洗，切作薄片，用酒煮令肉烂，细切研成膏，另用羊脊髓、肾窠脂于银锅内熔作油，去渣，入先研肉膏内，并研令匀，又入龙脑少许拌和，倾入瓷瓶内，候冷。龙脑候极温方入，如无龙脑入木香少许拌和亦佳，2味各入少许尤佳。每用时取出切作薄片，入酒杯中，以温酒浸饮之。功能养血补虚。适用于血少诸症。见《永乐大典》。

【雪里藏红】 番茄6个（约500克），豆沙250克，鸡蛋清2个，面粉50克，植物油适量。蛋清打匀后加面粉，水搅成蛋清糊，番茄洗净，在离盖口1厘米处横切一刀，挖内籽，嵌入豆沙，合盖（加干面粉糊口），入蛋清糊中滚一下，用植物油炸至金黄色捞出食用。功能生津止渴，健胃消食。适用于口渴，食欲不振。并能降低胆固醇，防止老年贫血。见《膳食保健》。

【银杞明目汤】 水发银耳15克，鸡肝100克，枸杞5克，茉莉花24朵，调料适量。鸡肝洗净，切薄片，放入碗内，加水生粉、黄酒、姜汁、盐、拌匀；银耳洗，撕成小朵；枸杞洗净。锅内放入清汤烧热，加入黄酒、姜汁、盐、味精、银耳、鸡肝、枸杞，烧沸后，撇去浮沫，待鸡肝煮熟后，盛入碗内，撒入茉莉花。随意食。功能补肾益精，养肝明目。适用于肝肾不足，腰膝酸痛，头晕目眩，视物不清，面色憔悴等症。见《中国药膳学》。

【猪肝粥】 猪肝120克，大米250克。将猪肝洗净，切碎，放入锅中，加入适量的水，煮成猪肝汤。将大米淘净，放入猪肝汤中，用慢火煮熟。功能补肝明目。适用于慢性肝炎、夜盲症等。见《患者保健食谱》。

【猪肝羹】 ①猪肝1具，红米15~30克，葱白、盐、豉汁各适量。红米淘净；猪肝洗净，剔去筋，切片，与红米共煮作羹，以葱白、盐、豉汁调和，温服。见《食医心鉴》。②猪肝1具，葱白1茎，鸡蛋1个，豉汁适量。猪肝洗净，去筋膜，切片，加葱段，以豉汁煮作羹，临熟打入鸡蛋，熟后调味食。功能养肝明目，补血润燥。适用于肝血不足，面色萎黄，视力减退，夜盲，燥咳咽痛，及小儿角膜软化等症。可作春季保健膳食。见《太平圣惠方》。③猪肝1具，粟米30～60克。猪肝洗净，切片；粟米淘净，与猪肝同煮作羹。空腹温服。功用参见①方。见《太平圣惠方》。

【猪脚汤】猪蹄1只，薜荔果2个。猪蹄去毛桩，洗净，与薜荔果同入锅内，文火炖熟，加盐调味。食肉饮汤。功能补血通乳。适用于产后乳汁不足。见《医学从众录》。

【猪蹄汤】①猪蹄2只，川芎、当归、白芍药、熟地黄、延胡索、苦楝子、青木香、槟榔、黄芪、漏芦、陈皮、木通（或加花粉）各适量。猪蹄去猪脚爪及毛桩，洗净，先煮取汤两碗，入药煎汤服。功能补血通乳。适用于产妇气血不足，乳汁不下等症。见《景岳全书》。②猪蹄1对，通草60克，川芎、甘草各30克，穿山甲14片。猪蹄去猪脚爪和毛桩、洗净，与诸药同煮，加葱、姜、盐调味。食肉饮汤。见《景岳全书》。③猪蹄1对，调料适量。猪蹄去毛桩、洗净，对劈，煮至熟烂，加调料。食肉饮汤。功能同上。见《良药佳馐》。

【猪蹄粥】①猪蹄1具，粳米50克，五味调料适量。将米洗净；猪蹄去毛甲，洗净水煮，入五味调味，至半熟入粳米煮熟成粥。不拘时食，或作早餐食用。功能补虚通乳。适用于产后气血亏虚，胃纳欠佳，乳汁不下等。见《华夏药膳保健顾问》。②母猪蹄1只，王瓜根、木通、漏芦（去芦头）各15克，粳米50克。将王瓜根、木通、漏芦粗捣筛，每用10克；猪蹄去毛甲，洗净先煎，去蹄取汁，入药末再煎，去渣留汁，入米及少许葱、姜、食盐、煮作粥，任意食。功能养血下乳。适用于产后血虚，乳汁不足。见《圣济总录》。

【猪蹄羹】①猪蹄1介，粟米30～60克。猪蹄除去脚爪及毛桩，洗净，文火煮至烂熟时下粟米同煮，入五味调作羹。功能补血通乳。适用于产后体虚缺乳。见《太平圣惠方》。②猪蹄2个，木通10～15克。猪蹄制法同①方；木通切段，以水2250毫升煎取2000毫升，去渣，放入猪蹄，加调料，煮至熟烂。吃肉喝汤。功能通乳。适用于产后无乳或乳汁稀少等症。见《普济方》。

【猪肝蛋粥】猪肝50克，鸡子1枚，粳米50克，盐、姜、味精少许。将猪肝细切，与米相和煮粥，将熟时，打入鸡子，并加盐、姜、味精等佐料，调匀，稍煮。空腹食。功能养肝明目。适用于肝虚雀目及目昏。（验方）。

【猪肉炖墨鱼】猪肉500克，干墨鱼100克，调料适量。猪肉洗净，切块；墨鱼用开水发软，洗净，切块，与猪肉加水，小火煨炖熟透，加食盐、生姜调味服食。功能补血催乳。适用于产后血虚，乳汁不足等症。见《食疗本草学》。

【猪血鲫鱼粥】生猪血1碗，鲫鱼、粳米各100克，白胡椒少许。鲫鱼去鳞及内脏，洗净；粳米淘净。诸味下锅同煮成粥食用。功能养血补虚。适用于血虚体弱。长期食用可治贫血。见《中国药膳学》。

【猪肝菠菜汤】猪肝、菠菜各100克，清汤750克，香油5克，调料适量。猪肝洗净，切成小簿片；菠菜洗净，切成2厘米长的段。锅置火上，倒入清汤，烧沸后下猪肝、菠菜，加少许精盐、花椒水、味精，烧沸后，捞出猪肝、菠菜，汤内撇净浮沫，淋入少许香油，浇入猪肝、补血养营类菠菜碗内。单食或佐餐。功能补肝养血，明目。适用于各种贫血症及肝虚夜盲，视物不清等症。见《滋补保健药膳食谱》。

【猪肝绿豆粥】绿豆50克，鲜猪肝、陈大米各100克。将猪肝洗净、切碎；绿豆、大米淘洗净，加水同煮粥，将熟时，放入猪肝，待猪肝熟透，不宜加盐。功能养肝，明目，补虚。适用于营养性视弱，浮肿等症。见《本草纲目》。

【猪脚茭白汤】猪脚1对，茭白100克，调料适量。茭白洗净切片；猪脚入沸水中烫后，刮去浮皮，拔去毛桩洗净，入锅内加入黄酒、姜片、水，武火烧沸，撇去浮沫，转用文火焖至烂熟，投入茭白，加葱、精盐，再煮5分钟。调入味精服食。功能补血通乳，利二便。适用于产后乳少，体弱，以及小便不利，大便干结等症。见《膳食保健》。

【猪蹄香菇粥】猪前蹄1只，花生米50克，小米50克，香菇15克。先煎猪蹄至极烂，去蹄取汁，入花生、小米及香菇，共煮为粥。空腹食。功能养血下乳。适用于产后缺乳。（验方）。

【猪肝枸杞鸡蛋汤】猪肝100克，枸杞子15~20克，鸡蛋1个。将猪肝切片；鸡蛋打入碗内搅匀；枸杞子洗净，入锅先煎约10分钟，放入猪肝片，加少量姜、盐调味，烧沸后打入鸡蛋。饮汤食肝、蛋及枸杞子。功能养肝补应明目。用于肝虚所致之头晕、目花、夜盲症及贫血等症。见《补品补药与补益良方》。

【清炖牛鼻肉】牛鼻子1个，洗净，去毛，切片，放炖盅内，加生姜2~3片、水适量，隔水炖熟，食盐调味。饮汤食肉。功能养血通乳。适用于产后乳汁不足或无乳。见《古方饮食疗法》。

【清蒸枸杞鸽】枸杞子30克，鸽子1只，黄酒1匙。将鸽宰杀后去毛、内脏，洗净；枸杞子放入鸽腹内，淋上黄酒1匙、冷水2匙，用白线将鸽身扎牢，背朝下，腹向上放入磁盆内，不加盖，用旺火隔水蒸2小时。喝汤吃肉，分2次食完。鸽肉可蘸酱油食，枸杞子也可食用，或细嚼后弃渣。功能补肾益精，养肝润肺，补血明目。适用于糖尿病的治疗或调养。见《常见慢性病食物疗养法》。

【淡菜猪蹄汤】猪蹄1只，淡菜30克，调料适量。淡菜用黄酒浸泡；猪蹄去毛桩，入沸水内略烫，取出刮去浮皮，洗净，顺其软裆劈开，入沸水中煮沸，撇去浮沫，加入姜片、葱段、淡菜，烹入少许黄酒，用文火焖至酥烂，调入精盐、味精。吃肉喝汤。功能补血、通乳，温肾助阳。适用于血虚所致的月经不调，产后乳汁不足，以及肾阳不足，下腹冷痛，白带过多等症。见《膳食保健》。

【淡菜煲猪靥】淡菜30克，猪靥1~2具。2味洗净，煲汤调味服食（猜靥不吃）。功能养肝益血，消瘿散结。适用于单纯性甲状腺肿，慢性颈淋巴腺炎等病。见《饮食疗法》。

【蛋黄油】鸡蛋2个，煮熟取蛋黄，置勺内烤出油，加水少许，一口饮之。每日1~2次。功能强心补虚。用于心力衰竭见心跳、烦乱、头晕、身倦、浮肿、脉间歇等症。或每日服20毫升1日3次，饭前服，连服21天，休息7天。用于开放性肺结核甚效。见《疾病的食疗与验方》。

【蛋黄泥】鸡蛋1个洗净，加冷水用文火煮熟，去壳及蛋白，取黄，调入适量开水，压泥。也可加白糖或盐调味，或混入牛奶、米汤、菜汁中食用。婴儿自3个月起每日喂以1/4个，半岁以上增至1个。功能养血补虚。可预防小儿软骨病、缺铁性贫血。亦可作婴儿的保健膳食。见《膳食保健》。

【葱炖猪蹄】猪蹄4个，葱50克，盐少许。猪蹄刮洗净，剖成2片。加入葱、盐、清水适量。武火煮沸后，转用文火煮至猪蹄熟烂。功能补血，消肿。适用于老年血虚，四肢疼痛，浮肿，疮疡肿痛等症。见《肘后方》。

【粟米羊肉粥】 精羊肉 100 克，粟米 100 克，生姜 6 克，葱白 3 茎，花椒，食盐少许。先将精羊肉洗净细切，与小米共煮，待沸入生姜、葱白、花椒、食盐等煮为粥，空腹食。功能益气温中。适用于产后气血虚弱，精神萎靡，面黄肌瘦，食纳减少诸症。见《太平圣惠方》。

【黑芝麻盐】 黑芝麻 50 克，食盐 25 克。将芝麻炒熟，待冷后，同盐用擀面杖擀成细粉。可蘸食，也可撒于粥上食。功能滋养补虚，下乳。适用于产后乳少。见《本草纲目》。

【黑木耳煲红枣】 黑木耳 15～30 克，大枣 20～30 枚。木耳温水泡发，洗净；大枣洗净，掰开，加水同煮至枣烂熟。吃木耳红枣饮汤。日 1 剂。功能养血止血。适用于贫血，便血，痔疮出血等症。见《常见病的饮食疗法》。

【黑豆乌发复方】 黑豆 240 克，何首乌 60 克，枸杞子 60 克，核桃 12 个。核桃去外壳及内衣，炒香切碎。将枸杞子与何首乌加适量水同煎，汁浓后去渣取汁，将核桃仁与黑豆一起投入汁中，煮至核桃仁烂熟，汁全部吸收为度，取出晾干或烘干。每次 6～9 克（约 50 粒黑豆），日 2 次。功能益肾乌发。适用于阴血不足，须发早白。见《疾病的食疗与验方》。

【番茄肝膏汤】 猪肝 250 克，番茄 100 克，虾米 15 克，蘑菇 25 克，鸡蛋 1 个。猪肝切去筋膜洗净，切丁后用刀拍成细腻的酱，加酒、姜汁、蛋清、盐，胡椒粉、味精，搅打成酱，用武火蒸 10～15 分钟至结膏；清水加虾米，黄酒煮沸 15 分钟后，倒入蘑菇，番茄丁、肝膏，再煮沸，加调味品并淋上麻油。佐餐食。功能补虚养肝，明目，下乳。适用于体虚，目昏目暗，夜盲，产后乳少等症。见《膳食保健》。

【滋肾肝膏汤】 猪肝 250 克，鸡蛋清 2 个，熟地 10 克，枸杞 10 克，桑椹 10 克，菟丝子 6 克，酒炒女贞子 10 克，车前子 6 克，肉苁蓉 6 克，胡椒面 1 克，精盐 5 克，味精 1 克，绍酒 2 克，熟鸡油 8 克，鸡汤 700 克，葱节 15 克，姜片 10 克。将熟地、桑椹、女贞子、肉苁蓉、菟丝子、车前子烘干研成细末。枸杞用温开水泡胀，猪肝除去白筋，用刀背捶成茸，盛入碗内，加清水 150 克调匀，用筛子滤去肝渣不用。姜片、葱节放入肝汁中浸泡 10 分钟后，拣去不用。加入鸡蛋清、精盐 2 克、胡椒粉 1 克、绍酒 1 克及中药粉末，在泡碗内调拌均匀，入笼用旺火开水蒸 15 分钟，使肝汁、药汁互相结合成膏至熟。炒锅置旺火上，倒入清汤，加盐、胡椒面、绍酒后烧开，入味精，并取出肝膏，用竹片沿着蒸肝膏的碗边划一圈，注入清汤，撒上枸杞，滴上鸡油。功能滋补肝肾。适用于肝肾不足，精血亏虚所致的视物昏花、眼内干涩、头晕、耳鸣、遗精、腰膝酸软等症。见《养生食疗菜谱》。

【蒸猪肝夜明砂】 新鲜猪肝 100～150 克，夜明砂 6 克。将猪肝洗净、切块，平放于碟上，放入夜明砂拌匀，平铺开，上笼蒸熟。食肝。连服 2～6 次。功能养肝明目。适用于肝虚所致的夜盲症，目花等。见《补品补药与补益良方》。

【腰皮胶冻】 猪皮 100 克，黄酒 250 毫升，红糖 250 克。将猪皮去毛、洗净、切碎，放锅内，加水适量，用小火煨炖至肉皮烂透，待汁液稠黏时，加黄酒、红糖，调匀停火，倒入盆内，冷固。功能补血益阴。适用于贫血消瘦、月经过多，崩漏等各种出血症。见《饮食与长寿》。

【鲍鱼决明汤】 鲍鱼、石决明（打碎）、枸杞子各30克，菊花10克。将四者同入锅内，加水适量煎汤服。功能补肝益精明目。适用于肝虚目暗、视物昏花、眼干目涩等症。见《食疗本草学》。

【酱醋羊肝】羊肝500克，调料适量。羊肝洗净，切成薄片，撒干淀粉拌匀，放入烧至九成热的植物油锅内爆炒片刻，加适量酱油、醋、白糖、黄酒、葱、姜、盐炒熟。随意服食。功能养肝明目。适用于肝虚体弱，视力减退，夜盲等症。不宜与梅子、小豆、生椒、苦荀等同用。见《食医心鉴》。

【鲎鱼煮猪肝】鲎肉、猪肝各250克，调料适量。将两者洗净、切块，加水适量煮熟，调以油盐。饮汤食肉和肝。随意服食。功能补肝明目。适用于白内障或肝虚目昏者。见《食疗本草学》。

【群鸽戏蛋】白鸽肉3只，鸽蛋12个，人参粉10克，干淀粉30克，清汤130克，湿淀粉15克，熟猪油500克（耗100克），绍酒15克，精盐7克，葱段15克，酱油15克，味精1克，姜块10克，胡椒面0.8克，花椒12粒。将精盐、酱油、绍酒兑成汁，抹在鸽子肉身内外，将鸽子的两翅翻向鸽背盘起。炒锅置旺火上，下熟猪油烧至七成热，放入鸽子肉，在油中炸几分钟，放入蒸碗内，加姜、葱、人参粉、清汤等，用湿绵纸封住碗口，蒸至鸽子骨松翅裂为度。将鸽蛋蒸至熟，用清水浸一下，剥去外壳，放在细干淀粉中滚动，裹上一层淀粉，入油中炸至黄色起锅。将蒸好的鸽肉摆在盘内，下放两只，上面放1只，炸好的鸽蛋镶在四周。将蒸鸽肉的原汁入锅，加胡椒面、味精、湿淀粉勾芡汁，淋入鸽肉及蛋面上。功能益气血，补肝肾。适用于老人体弱气血不足及消渴等症。见《养生食疗菜谱》。

【聚宝酒】赤、白何首乌各120克，生地黄240克，熟地黄120克，白茯苓60克，莲蕊30克，甘菊花60克，槐角子30克，五加皮120克，天门冬30克，麦门冬60克，茅山苍术45克，石菖蒲60克，苍耳子30克，沉香15克，肉苁蓉30克，甘枸杞60克，人参30克，白术、当归各60克，天麻30克，防风15克，牛膝30克，杜仲60克，沙苑蒺藜30克，无灰醇酒9000毫升。将上药洗净，剖片，装入绢袋，入磁坛浸酒中，春季浸10天，夏季7天，秋冬季14天。浸足日数后，将药袋取出，控干，晒药碾为末，制成蜜丸，如梧桐子大，每服50丸。每饮3小盅。早、中、晚饭前服，早服宜在五更时，服后当再卧片刻。酒后忌食生冷、葱、蒜、萝卜和鱼。适用于肝肾精血不足，气虚脾弱，筋骨不健出现的腰酸腿软，遗精早泄，头晕耳鸣，须发早白，四肢无力，骨节疼痛，饮食乏味，面色无华等症。平素体质偏于气阴不足者亦可用，用之得宜，有利于延年益寿。见《济世良方》。

【榛子枸杞煎】榛子仁50克，枸杞子30克。2味同水煎。日1剂，分2~3次服。功能调中开胃，益肾明目。适用于肝血不足，两眼昏花，头晕等症。见《中国药膳学》。

【熙春酒方】生猪板油500克，甘杞子、龙眼肉、女贞子（冬至日秋，九蒸九晒）、直生地（洗净晒干）、仙灵脾（去边毛）、生绿豆（洗净晒干）各128克，烧酒1万克。上7味药，浸入酒中，封浸1个月。素者去猪油，加耿柿饼600克。随个人酒量，频频饮之。有健步驻颜，培养心肾之效。以猪脂白蜜浸之，名“玉液酒”。可湿润补肺，泽肌肤，美毛发。治老年久嗽极效，随息自验。见《随息居饮食谱》。

【蜜糖蒸鸡肝】鸡肝2~3副，蜂蜜25克。鸡肝用水冲洗，加蜂蜜，隔水蒸熟。

顿服。功能补肝明目。适用于夜盲，视力减退，小儿角膜软化症等。见《医方十种汇编》。

【僵蚕糖藕】 藕500克，僵蚕7个，红糖120克。藕洗净，切厚片，与僵蚕、红糖加水煎煮。吃藕喝汤。日1次，连服7日。功能补血止血。适用于痔疮便后反复大量出血，以致慢性贫血，心悸乏力，面色皖白，头晕耳鸣等。见《疾病的食疗与验方》。

【鲫鱼鳞胶】 鲫鱼甲鳞适量。将其加水文火煎熬成胶。每服30克，用温酒加水化服。功能补虚止血。适用于出血性疾病和血友病。见《补品补药与补益良方》。

【熟地粥】 熟地黄片30克，南粳米40克。用纱布将地黄片包扎，放入沙锅内，加水500毫升浸泡片刻，用文火先煮，数沸后转为慢火，至药液成微波形沸腾时，放入南粳米，烹煮至米仁开花，成稀薄糜粥，去掉地黄片。晨起空腹趁热服食，10天为一疗程。功能补肾阴，养肝血。适用于血虚萎黄，眩晕心悸，骨蒸潮热，盗汗，遗精，腰膝酸痛，月经不调及消渴病等。见《中国药粥谱》。

【熟兔肝片】 鲜兔肝1~3具。将其煮熟，切片，放少许酱油调味。功能养肝明目。用于肝虚夜盲。见《补品补药与补益良方》。

【熟地牛骨汤】 熟地30~50克，牛脊骨500克。牛脊切块，与熟地加水同煲汤，食盐调味。饮汤食牛骨。功能滋阴补血，强筋健骨。适用于贫血，四肢乏力等症，以及身体虚弱等症。见《古方饮食疗法》。

【熟地煲塘虱】 熟地50克，枸杞子15克，果皮1块，塘虱鱼1条。塘虱鱼用食盐擦过，去内杂，洗净，抹干；3味药装入纱布袋内，扎口，加水2碗，煎至1碗，停火。炒锅内放食油半汤匙，烧至7~8成热时，下塘虱鱼，两面轻煎后放入药锅内，置火上再炖，至剩半碗汤时调味。温服。功能滋肝益肾。适用于肝肾不足，腰膝酸痛，眼目昏花，耳鸣耳聋，或病后体弱，产后血虚等症。见《强身食制》。

【燕窝捶鸡丝】 雏鸡脯肉400克、清汤250克、燕窝25克、鸡蛋清2个、绿豆粉250克、精盐、料酒、葱、姜及花椒各少许。把压细过筛的绿豆粉平铺面案上一薄层，另一部分装入白纱布袋里。把鸡胸脯精肉剁成肉泥加蛋清搅匀的肉糊，均匀摊在面案的豆粉上，用粉布袋在鸡泥上均匀扑打，周围也扑好。用木质棰子或轧轴轻轻慢捶，使鸡泥饼尽量地捶大，边捶边补粉，捶至滑薄为度，后托扶于大盘内，置水已沸腾的笼中，约蒸15分钟至透，取出、叠切。将鸡片切成八分长的帘子棍，放碗中，加料酒精盐、葱、姜、花椒、清汤，放笼中蒸10分钟后取出滗汤，剔除葱姜花椒，盛入大海碗中，作为燕菜底子。上菜时，用滗出的汤加套汤，将燕菜汆过，连汤和燕菜浇在捶鸡丝的海碗中。功能补肾养血，补脾和胃。用于体虚乏力，食欲不振，头晕目眩等症。见《滋补中药保健菜谱》。

【鲶鱼鸡蛋羹】 鲶鱼1尾，鸡蛋2个。将鲶鱼洗净切块，煮汤至鱼烂熟，取汁，打入鸡蛋，煮熟，加食盐，生姜调味食用。功能滋养阴血，通乳。适用于产后乳汁不足。见《吉林中草药》。

【鲶鱼煮鸡蛋】 鲶鱼250克，鸡蛋2个。先煮熟鸡蛋去壳，与鲶鱼净肉同加清水500毫升，煮至鱼熟透。吃蛋、鱼，饮汤。服3~5次有效。功能滋补，催乳。适用于乳汁不足。见《家庭药膳手册》。

【糖渍红枣】 干红枣50克，花生米100克，红糖50克。枣洗净泡发；花生略煮后，取花生衣，将枣与花生衣同放入煮花生的水中，加冷水适量，文火煮半小时，捞出花生衣，入红糖，溶化后收汁。作点心服用。功能益气养血。适用于血虚证。见《百病饮食自疗》。

【鳗鲡鱼片】 鳗鲡1条，调料适量。将鱼去鳞及内脏，洗净切段，水煮或油煎至熟，加椒、盐等调味。温热服食。功能补虚止血。适用于痔疮患者。见《中国药膳学》。

【鳗鲡山药汤】 鳗鲡500克，山药30克。将鱼鳞及内脏、洗净，与山药共煮至肉熟。食肉喝汤。功能补虚羸。适用于一切虚劳症候。见《中国药膳学》。

【鳗鲡烩黑豆】 鳗鲡（亦称白鳝、鳗鱼）250克，黑豆30克，调料适量。将鱼去肠杂、洗净切段。干锅内放入黑豆，用文火炒香，加水煮至六成烂，投入鱼块，加黄酒、葱段、姜片、精盐、酱油、白糖，用文火焖烩至酥烂，调入味精。佐餐服食。功能补肾益肺，养血明目。适用于肺肾两虚之虚羸少气，久咳不愈，视物昏花等症。见《膳食保健》。

【苹果煎牛肝】 苹果150克，牛肝200克。葱头50克，生菜叶2片，西红柿50克。黄油50克，盐、精面粉、胡椒粉、菜油。（1）将苹果洗净后削掉果皮，切成4半后挖去果核，再切成片。（2）牛肝用斜刀切成4毫米厚的片，撒上盐和胡椒粉，然后均匀地沾上精面粉。（3）葱头切去两头，用刀横着切成葱头圈，西红柿切成三角形的块。（4）取一个煎锅，上火，倒入菜油，烧热，将牛肝放入，煎至两面上色后，滗去油，另取煎锅一个，倒入菜油，烧热，将葱头圈粘上精面粉后，放入油内，炸呈焦黄色时捞出，沥净油，待用；再取小煎锅一个，倒入黄油，烧热，放入苹果片，炒4分钟捞出，和葱头圈混合入味。（5）将煎牛肝放在长形盘中，盘边再按顺序摆上葱头圈、苹果片和西红柿三角块，用鲜绿生菜叶装饰即成。防治缺铁性贫血。见《果品的药用和美食制作》。

【菠萝烩猪肝】 猪肝500克，菠萝肉150克。水发木耳50克。糖醋汁、淀粉、葱段、酱油、芝麻油、花生油。（1）将猪肝和菠萝肉分别切成片；木耳洗净；将猪肝片放入碗中，用酱油、淀粉拌匀，待用。（2）锅置火上，注入花生油，烧至六成热，放入猪肝，滑熟，连油倒入漏勺中，沥净油。（3）原锅中留少许油，放入菠萝、木耳、葱段，略炒一下，烹入糖醋汁，烧开，用淀粉勾芡，随即加入猪肝，炒匀，淋入芝麻油，起锅装盘即成。有防治贫血、抗高血压作用。见《果品的药用和美食制作》。

3. 气血双补类

【十二红药酒】 甘草100克，红茶100克，山药300克，地黄600克，龙眼肉300克，黄芪500克，大枣800克，首乌（制）400克，当归300克，牛膝500克，续断600克，党参400克，茯苓400克，杜仲400克，酒适量。制成约92.5千毫升。口服，每次20～30毫升，早晨及临睡前各服1次。功能补气养血，开胃健脾。适用于神经衰弱，耳鸣目眩，惊悸健忘，饮食欠佳等症。见《新编中成药》。

【十全大补汤】 ①党参、黄芪、白术、茯苓、熟地、白芍各10克，当归、肉桂各5克，川芎、甘草各3克，大枣12枚，生姜20克，墨鱼、肥母鸡、老鸭、净肚、肘子各250克，排骨500克，冬笋、蘑菇、花生米、葱各50克，调料适量。将诸药装纱布袋内，扎口；鸭、鸡肉及猪肚洗净；排骨剁开；姜、笋、菇洗净，与以上诸料同放锅中，加水、武火煮开后改用文火煨炖，加黄酒、花椒、盐等调味。待诸肉熟烂后捞出，切成丝条，再放入汤内，去药袋，煮开后，调入味精。食肉饮汤。每次1小碗，早晚服用。全部服完后，隔5日再服。功能补阴阳气血，调五脏六腑。适用于各种慢性虚损性疾病，如体质虚贫血，中气不足，脾胃虚弱，头晕目眩，毛发脱落，虚劳咳嗽，遗精，汗多，低血压，营养不良，体虚水肿，血小板减少性紫癜，胃下垂，脱肛，子宫下垂，崩漏，白带过多，月经不调及手术或大病后等。无病服用，能健身防病，益寿延年。外感未愈，阴虚火旺，及湿热偏胜者不宜服。见《良药佳馐》。②党参、炙黄芪、炒白术、酒白芍、炒川芎、炙甘草、当归、茯苓、肉桂、熟地各30克，猪肉1000克，猪肚1000克，墨鱼150克，生姜100克，杂骨及鸡、鸭爪翅、猪皮各适量。此为100份量。余皆同①。见《中国药膳学》。③党参、炙黄芪、炒白术、酒白芍、茯苓各10克，熟地、当归各15克，肉桂3克，炒川芎、炙甘草各6克，生姜30克，猪肉500克，猪肚、墨鱼各50克，猪杂骨、葱、花椒适量。余皆同①。见《中国药膳》。

【十全大补酒】当归、白芍、熟地、党参、白术、川芎、茯苓、黄芪各60克，甘草、肉桂各30克，白酒1500毫升。将上药浸于酒中，7天后过滤饮用。每次10毫升，早晚各1次。适用于气血两虚，而偏于阳虚有寒的多种病证，如气血虚弱所致的食少乏力，头晕，心悸，妇女崩漏，疮疡溃而不敛，脓水清稀等症。见《张八卦外科新编》。

【十全大补糕】党参、白术、茯苓、当归、白芍、熟地、黄芪各500克，肉桂100克，川芎、甘草各300克，炒麦芽粉、面粉各500克，白糖1000克。前10药洗净烘干。磨成细粉，与后3味合匀，做成饼干样糕点，烤箱内烤熟，饭前1~2小时服30克，日3次。功能健脾益气，调经养血。适用于气血两虚诸疾及气血不足之经闭。见《医学发明》。

【人参汤圆】①人参、黑芝麻、鸡油各30克，玫瑰、樱桃蜜、白糖、面粉各150克。人参加水浸软后切薄片，再放锅内用文火烘脆研细粉；面粉用文火炒黄；黑芝麻炒香研细。玫瑰蜜、樱桃蜜用擀面杖压成泥状，加白糖、鸡油、人参粉、芝麻粉拌匀，揉成馅。将糯米粉加适量水揉成粉团，搓成长条，做成约重12克的汤圆坯子，包上馅。把水烧沸，下汤圆，煮至汤圆浮在水面约3分钟。早晚餐服食。功能补中益气，养心安神。适用于脾虚泄泻，心悸自汗，倦怠乏力等症。见《中国药膳》。②人参5克，蜜、黑芝麻、植物油（或鸡油）各30克，白糖120克，面粉150克，糯米粉500克。余皆同①。见《良药佳馐》。

【人参补酒】人参、生地、茯苓、白术、白芍、当归、红曲面各30克，川芎15克，桂圆肉120克，高粱酒2000毫升，冰糖250克。上药共研成粗末，盛于白布袋中并将口封好，放入白酒中，浸4~5天后，取出布袋加冰糖。随量徐饮。适用于气血亏损，脾虚胃弱，形体消瘦，面色萎黄等症。（验方）。

【人参药酒】黄精（制）1250克，黄芪1000克，人参（去芦）500克，莱菔子（炒）200克，五味子200克，陈皮750克，白术（炒）200克，高良姜500克，肉桂100克，苍术（炒）200克，鹿角胶85克，丁香65克，淫羊藿100克，白糖19千克，红花65克，50度白酒250千毫升。温服，每次10~15毫升，日2~3次。功能补气养血，暖胃散寒。适用于气血两亏，神疲乏力，胃寒作痛，食欲不振。见《新编中成药》。

【人参菠饺】 人参粉5克，菠菜750克，面粉3000克，猪肉500克，调料适量，菠菜洗净，去茎留叶，搓成菜泥，加水，用纱布包好挤出菜汁备用。猪肉洗净，剁成肉末，加适量盐、酱油、胡椒粉、姜末、葱花、麻油、人参粉拌成馅。用菠菜汁和面，放馅，包成饺子，煮熟。随意服食。功能补气养神。适用于气虚神疲，四肢无力，心悸，怔忡等症。见《中国药膳学》。

【人参蒸鸡】 小公鸡1只（约750克），人参30克。精盐、味精、料酒、清汤、胡椒粉适量。将鸡宰杀好，去头、翅、颈，出水。将人参用温水洗净泥沙。取汤蛊一只，将人参及鸡放入，加清汤、精盐、味精、料酒、胡椒粉、盖上盖，上笼蒸1小时。功能补益气血，大补元气。适用于脾虚体弱，低血压，营养不良，贫血等症。对老年者尚有抗衰老的作用。见《滋补中药保健菜谱》。

【人参全鹿汤】 鹿肉750克，人参10克（或党参30克），黄芪30克，白术、枸杞子、白芍、泽泻、山药、菟丝子各15克，茯苓、熟地、当归各12克，芡实、肉苁蓉、益智仁、枣仁各10克，怀牛膝9克，杜仲、仙茅、补骨脂、远志、淫羊藿各6克，肉桂3克，生姜100克，葱白250克，胡椒面6克，食盐100克。鹿肉洗净，剔骨，去筋膜，入沸水焯一下捞出，切成2厘米见方的块；骨头拍破。将诸药配齐后，装入纱布袋内，扎口，用清水浸泡后，与肉骨同置锅中，加水及拍破之葱、姜，先用武火烧沸，撇去浮沫，改用文火煨炖2～3小时至鹿肉熟烂，分装碗内，略加胡椒粉、盐调味。晚餐食用，秋冬季尤佳。功能气血双补，益肾壮阳。适用于肾阳不足之腰膝酸软，畏寒，阳痿，遗精及心脾两虚，气血不足之神疲体倦，面色萎黄，心悸失眠，崩漏，白带等症。阴虚火旺者不宜用。见《中国药膳学》。

【人参枸杞酒】 人参200克，枸杞子3500克，熟地1000壳，冰糖4000克，白酒10万毫升。人参烘软切片，枸杞去杂质，装布袋备用；冰糖入锅中，加适量水，加热至溶化煮沸，至黄色时，趁热用纱布过滤去渣备用；白酒置坛内，将参、枸杞装入坛内，加盖密封浸泡10～15天，每日搅拌1次，浸泡至药味尽淡，用细布滤除沉淀，加入冰糖搅匀，再静置过滤，澄明即可服用。也可以按原方比例缩小至10倍或20倍制做。每服10～20毫升，日2～3次。适用于各种虚证劳损，食少，乏力，自汗，眩晕，失眠，腰痛等症。对病后体虚及贫血，营养不良，神经衰弱，糖尿病患者亦有效果。无病常饮，可强身延寿。见《中国药膳学》。

【人参鹿肉汤】 鹿肉2500克，党参、黄芪、芡实、枸杞子各5克，白术、茯苓、熟地、肉苁蓉、肉桂、白芍、益智仁、仙茅、泽泻、枣仁、山药、远志、当归、菟丝子、怀牛膝、淫羊藿各3克，调料适量。制法、功能、适应症、用法同“人参全鹿汤”，见该条。尤宜于中老年体虚者服食。见《中国药膳》。

【人参二龙戏珠饼】 人参、草鱼各100克，鸡蛋12个，白萝卜250克，紫菜2张，玉兰片300克，樱桃、胡萝卜各100克，果酱50克，用面捏成的龙头、龙尾各2个，白萝卜刻的绣珠1个，调料适量。鱼去鳞及内脏，洗净，去骨、皮，砸成鱼肉泥，加蛋清及少许香油、猪油、鸡油、味精、胡椒面、白糖、姜、盐及蒸开的人参汤拌匀，铺在已摊好的鸡蛋薄饼上，再分别用紫菜、胡萝卜卷成紫菜鱼卷、胡萝卜鱼卷，上锅蒸熟。玉兰片切细丝。拼摆时将面龙头、龙尾、白萝卜绣珠码在盘内合适的位置上；玉兰丝作龙身衬底；紫菜鱼卷切片，码在玉兰丝两侧成鳞状；胡萝卜鱼卷切片，码成龙脊和龙腿；果酱、樱桃点缀成龙爪；芥兰酥点缀成龙须龙体。佐餐食。功能补气血，益五脏。适用于体虚诸症及消化系统癌症患者。见《良药佳馐》。

【人参蒸鸡油汤圆】人参 30 克，玫瑰蜜、樱桃蜜各 150 克，白糖 1500 克，面粉 150 克，糯米粉 5000 克（其中粳米粉为 20%），黑芝麻 300 克。人参浸软切片，烘干。碾细粉；鸡油熬熟滤渣晾凉；面粉用文火炒黄；黑芝麻炒香捣碎。把玫瑰蜜、樱桃蜜压成泥状，加白糖、人参粉、鸡油、炒面粉、黑芝麻合匀，揉至滋润，压成扁平形，用刀切成 1.5 厘米见方的小块（约 400 个）。如不用玫瑰蜜、樱桃蜜，而用黑芝麻，则如法制成芝麻心子。将糯米粉和匀，揉成粉团，搓成长条，揪成约重 12.5 克重的剂子 400 个，包上心子，捏成汤圆。水烧沸，下汤圆，煮至汤圆浮在水面上约 3 分钟。随意服食。功能补益心脾，增进营养。适用于心脾两虚之气短神疲，倦怠乏力，心悸自汗等症。见《中国药膳学》。

【八仙茶】粳米、黄粟米、黄豆、赤小豆、绿豆（上五味炒香）各 75 克，小茴香（洗净）150 克，泡干生姜、炒白盐各 30 克。俱为细末，混合调匀；外加荞麦，炒黄熟，与前五味等份拌匀；胡桃仁、南枣、松子仁、白糖等，随意加入，瓷罐收贮。开水冲泡代茶饮。日 3 匙。本品对 40～50 岁的中年人，有推迟衰老，延年益寿之功。见《韩氏医通》。

【八珍汤】羊肉 500～1000 克，鲜藕 2350 克，山药 50～100 克，黄芪 15 克，黄酒、高曲、酒糟、腌菜末、盐各适量。高曲、酒糟、黄芪同煮约 30 分钟取汁；羊肉、藕、山药洗净，切块，同放锅内，加黄酒、前汁同煮至肉熟，吃时加盐少许，撒上腌菜末。吃肉、藕，饮汤。功能补益气血，健脾养胃，滋阴和血。适用于气血两虚，脾胃虚弱，食少倦怠，消化不良等症。尤宜于老弱妇幼服食。见《良药佳馐》。

【八珍酒】全当归 90 克，南芎 30 克，白芍 60 克，生地黄 120 克，人参 30 克，炒白术 90 克，白茯苓 60 克，炙甘草 45 克，五加皮 240 克，小肥红枣、核桃肉各 120 克，糯米酒 20000 毫升。将上药切薄片，用绢袋盛好，浸于酒中，密封，隔水加热约 1 小时后，取出埋土中 5 天，后取出静置 21 天，过滤后使用。每次温饮 1～2 盅，日 3 次。适用于食少乏力，易于疲倦，面色少华，头眩气短，月经量少色淡，腰膝酸软等症。如见热象，如口干、心烦、口舌生疮，舌赤者不宜饮用。见《万病回春》。

【八宝鸡汤】猪肉、猪杂骨各 750 克，党参、云苓、炒白术、白芍各 5 克，熟地、当归各 7.5 克，川芎 3 克，炙甘草 2.5 克，母鸡 1 只（约重 2500 克），调料适量。诸药装纱布袋内，扎口；猪杂骨捶破；猪肉、鸡洗净同放锅内，加水，用武火烧沸后，撇去浮沫，加拍破之葱、姜及黄酒，转用文火炖至肉烂。弃药袋，捞出鸡、猪肉分别切成小块，再放锅内，加盐、味精。佐餐服食，7 天为 1 疗程。功能调补气血，健脾益胃。适用于气血两虚。面色萎黄，食欲不振，四肢乏力等症。见《中国药膳》。

【八珍炖肉】黄牛肉 3000 克，党参、当归、熟地各 20 克，茯苓、白术各 10 克，白芍 15 克，川芎 5 克，大枣 10 枚，调料适量。将牛肉洗净、切块，与药物同入锅内，加黄酒、酱油、糖、盐、葱、姜、花椒、大料等调料，用武火煮沸，撇去浮沫，改用文火炖约 4 小时，以肉烂为度。拣出牛肉放入盘中，余汁入另锅中熬稠，倒入牛肉上。饮汤食肉。功能双补气血，疏理气机。适用于气血两亏之脱疽，久病缠绵不愈者。见《疾病的食疗与验方》。

【九仙酒】枸杞子 24 克，当归身、川芎、白芍药、熟地黄、人参、白术、白茯苓各 30 克，大枣 10 枚，生姜 60 克，炙甘草 30 克，好酒 25000 毫升。将上药纳入酒内，浸泡 14 天即可。冬季制备时，可采用热浸法，将浸酒容器封固，隔水加热半小时，取出静置数日后使用。适量饮用。适用于气血不足引起的诸虚劳损症。体质素属气怯血弱，而无明显症状者，亦可服，有保健强身之效。(验方)。

【三七粥】三七 10 克，山药、大米各 30 克。三七切片，先煮 30 分钟，再入山药、大米，同煮为粥。每日 1 剂，分 2 次服，连用数日。功能益气补虚通络。适用于气血不足之月经过少，质稀色淡，小腹空痛，头晕眼花，心悸失眠，耳鸣，食欲不振等症。见《百病饮食自疗》。

【三七炖鸡】三七 10～15 克，净鸡 1 只。三七用鸡油、麻油或菜油炸黄（切勿焦枯），砸碎，与鸡同炖。早晚餐食肉喝汤。功能调补气血。适用于气血不足，少气乏力，面色无华等症。见《中国药膳学》。

【大补药酒】党参 100 克，黄芪（蜜制）100 克，山药 100 克，白术（炒）100 克，白芍（炒）80 克，甘草（蜜制）40 克，当归 100 克，茯苓 100 克，杜仲（盐制）100 克，川芎 400 克，黄精（制）280 克，蔗糖 3200 克，玉竹（制）280 克，白酒 32000 毫升。每次 15～30 毫升，日 2 次。功能补气补血。适用于气血两亏，倦怠无力，见《新编中成药》。

【大枣羊骨粥】大枣 20 枚，羊颈骨 1～2 根，糯米 50～100 克，食盐适量。羊骨捶破；大枣去核，与糯米同煮稀粥，入盐调味。早晚温热服食。功能补脾胃，益气血。适用于再生障碍性贫血，血小板减少性紫癜及其他气血不足症。见《中国药膳学》。

【大枣羊胫骨粥】大枣 30 克，羊胫骨 1 根，糯米 100 克，红糖适量。羊胫骨捶碎，煮汤取汁，加大枣、粳米同煮为粥，调入红糖。功用同“大枣羊骨粥”。详见该条。见《中国药膳学》。

【大补中当归酒】当归、续断、肉桂、川芎、干姜、麦冬各 40 克，芍药 60 克，吴茱萸、干地黄各 100 克，甘草、白芷各 30 克，黄芪 40 克，大枣 20 个，酒 2000 毫升。将上药共碎细，布包，用酒浸于净器中，经 1 宿，加水 1000 毫升煮取 150 毫升。备用。每饭前温饮 15～20 毫升，日 3 次。适用于治疗产后虚损，小腹疼痛。(验方)。

【万金药酒】当归、白术、云苓各 90 克，白芍 60 克，生黄芪 120 克，川芎、甘草各 45 克，生地、胡桃仁、小红枣各 150 克，黄精、五加皮各 240 克，龙眼肉、枸杞子、潞党参各 150 克。远志 90 克，破故纸 30 克，紫草 60 克，白酒 10000 毫升，白糖 1500 克，蜂蜜 1500 克。先以少量水煎药取浓汁，加入酒、糖、蜂蜜。适量饮用。适用于气血虚弱，肾阳不足所致的虚弱病证。如气短乏力，面色无华，食欲不振，头晕心悸，腰膝酸软无力等症。平素气血不足，偏于虚寒者，虽无明显症状，也可饮用。见《元汇医境》。

【山药内金散】山药 90 克，鸡内金 30 克。将两味干燥、共研细末。每服 12 克，日 2 次，用糯米酒或黄酒送服。功能健脾益肾，补血通脉。适用于闭经，食少，消瘦等。见《补品补药与补益良方》。

【山楂葵籽汤】山楂、葵花籽仁各 50

克，红糖100克。加水炖汤。每日分2次饮服，行经前2～3天饮效果更好。功能健脾开胃，补益中气。适用于气血虚弱之痛经。见《家庭药膳手册》。

【山药参枣炖肉】山药30克，人参6克，大枣10枚，猪瘦肉适量。同炖至熟。日1剂，分2次温热服食。功能补气健脾，益肺固肾。适用于再生障碍性贫血及气血两虚诸症。见《中国药膳学》。

【山药紫荆皮大枣汤】山药50克，紫荆皮15克，大枣20枚。水煎取汁。日1次，长期服用。功能益气补血。适用于气血两虚的头晕目眩，心悸气短，乏力倦怠，语言低微，或有鼻衄，齿衄，妇女经少色淡等症。见《疾病的食疗与验方》。

【叉烧参归全鸡】嫩肥母鸡1400克，党参15克，白术10克，熟地10克，当归10克，川芎10克，白芍10克，生姜5克，芝麻油35克，冬菜节40克，饴糖20克，泡红辣椒丝10克，绍酒20克。宰鸡后去杂毛、脚爪。中药制成粉末。与绍酒调拌均匀，在鸡腹内拌匀，炒锅置中火上，下麻油烧至六成熟，将冬菜节、肉丝、花椒、泡辣椒、姜丝、葱丝、酱油、盐，入锅中炒香，放入鸡腹内，用开水淋鸡，烫至鸡皮收缩绷紧，用于毛巾擦干水分。再将饴糖抹在鸡身上，把翅膀折断，用铁叉子从胸脯肉伸向尾部，连腿叉上，在木炭上烧烤，不断旋转，烧烤至鸡皮成黄色时。放入烤箱烤熟亦可。功能补血益气，温养脾胃。适用于脾胃虚弱或营血不足所致的妇人经水不调，腹痛等病症。见《养生食疗菜谱》。

【小米粥】①小米100克，红糖适量。以小米煮粥，候熟加糖调匀。随意食。功能调中补虚。适用于产后气血虚弱，胃口不开，口干作渴。见《饮食辨录》。②小米50克、鸡蛋1个。先以小米煮作粥，取汁，再打入鸡蛋，稍煮，临睡以热水泡脚，喝粥，然后入睡。功能养心安神。适用于心血不足，烦躁失眠。（验方）。

【小米人参粥】人参5～20克，山药50克，大枣10枚，猪瘦肉50克，小米50克。将猪瘦肉切片，与山药，大枣及米共煮粥，粥熟，另煎参水兑入。空腹食。功能益气养血。适用于脾虚气弱，元气不足，症见神疲乏力，面黄肌瘦，自汗泄泻。

【开心肥健方】人参150克、大猪脂8枚。将人参捣研为末，猪脂煎取冷凝。每次以1：10的比例取人参粉和猪脂，用半升酒送服。功能开心益智，轻身延年。适用于气血两亏而致的不眠健忘等症。见《千金翼方》。

【无花果炖猪蹄】猪前蹄1对，无花果100克，树地瓜根100克，金针花根12～24克，奶浆藤100克。加水炖至猪蹄烂熟。食肉饮汤。功能健脾补血，通经下乳。适用于产后气血不足，乳汁清稀，量少，乳房柔软，面色少华，神疲食少等症。见《中国药膳学》。

【元肉花生汤】花生仁（连红衣）250克，大枣15克，桂圆肉12克。大枣去核。与花生仁、桂圆肉加水同煮后服食。日1剂。功能健脾补心，养血止血。适用于脾虚肌衄或虚劳血虚等。现多用治血小板减少性紫癜及贫血。见《中国药膳学》。

【元肉枸杞蒸鸽蛋】鸽蛋数个，桂圆肉10～15克，枸杞子10～15克，冰糖适量。将鸽蛋去壳，与桂圆肉、枸杞子、冰糖同加水适量，蒸熟食用。功能补肾填精，益气养血。适用于老人或病后体虚，正气不足之证。见《中国药膳学》。

【木瓜生姜煲米醋】木瓜500克，生姜30克，米醋500克。同入瓦煲煲熟。分次服用。功能益气补血，解郁下乳。适用于产后缺乳，病后体弱，及食鱼、虾、蟹过敏之荨麻疹等。亦可用于因胃酸缺乏所致之慢性胃炎，消化不良等症。见《饮食疗法》。

【五圆全鸡】净母鸡1只（约重1250克）、桂圆肉、荔枝肉、乌枣、莲子肉、枸杞子各15克，冰糖30克，调料各适量。鸡腹部朝上放在大碗中，桂圆肉、荔枝肉、乌枣、莲子肉、枸杞子置于四周；再加上冰糖及精盐、料酒、葱、姜、清水各适量，上笼蒸2小时取出，调味，撒上胡椒粉。功能补血养阴，益精明目。适用于病后、产后气血虚弱，面色苍白，形体羸瘦等症；常人食用，更能增加营养，增进食欲。见《滋补保健药膳食谱》。

【五圆鸽子】肉用鸽1只，红枣、桂圆肉、荔枝肉、去芯莲子、枸杞子各10克，调料适量。将鸽子灌进少许黄酒，捏住嘴、鼻闷死后，治净，用酒、盐擦、腌30分钟，与红枣、桂圆肉、荔枝肉、莲子、枸杞子，及姜、味精同置器中，略加水，上屉蒸酥。功能气血双补。适用于气血不足，体瘦乏力，及病后体虚等症。见《膳食保健》。

【五爪龙小米粥】五爪龙30克，大枣10枚，小米50克，猪瘦肉50克。将猪肉切成薄片，先煎五爪龙，去渣后入猪肉、大枣及米共煮粥。空腹食。功能补益气血，利尿通淋。适用于淋症日久，气血虚亏，小便淋涩、疼痛等症。（验方）。

【五指毛桃根煲猪脚】五指毛桃根60克，猪脚1只。将猪脚切成小块，与五指毛桃根一同，加清水适量煮汤，以食盐少许调味。饮汤食猪脚。功能益气补血，活络通乳。适用于妇女产后缺乳等症。见《饮食疗法》。

【太子鸡】太子参15克，鸡肉（或鸭肉、猪瘦肉）适量。共炖熟。饮汤食肉。功能益气养血，填精补髓，适于气血不足，体弱羸瘦，倦怠乏力，面色不华等症。见《中国药膳学》。

【牛肉胶冻】牛肉1000克，黄酒250毫升。牛肉切成小块，放入锅内，加文火煎煮1小时取汁，如此反复煎煮4次，共取汁约2000毫升；将此汁文火熬煮至稠黏时，加黄酒，继续煮至肉汁稠黏停火，倒入器内冷藏，每服60～100毫升。功能补气益血，健脾安中。适用于老人或病后，虚弱消疫，少食消渴，精神倦怠等症。见《丹溪心法》。

【牛肉大米粥】牛肉100克，大米100克，五香粉及盐少许。将牛肉切成薄片，与大米共煮，候熟，加五香粉及盐少许，调匀。功能补脾胃，益气血，强筋骨。适用于气血不足，虚损羸瘦，消渴，痞积，水肿，腰膝酸软等症。（验方）。

【牛肉返本汤】牛肉250克，山药、莲子、茯苓，小茴香（布包）、大枣各30克。将牛肉切块，与其他药物一同加水适量，小火炖至烂熟，酌加食盐调味。饮汤吃肉（除茴香外，均可食用）。功能补脾益气。适用于脾胃虚弱，气血不足，虚损羸瘦，体倦乏力等症。见《食疗本草学》。

【牛肚大米粥】牛肚250克，大米70克，盐少许。先用盐将牛肚搓洗净，切小丁；大米洗净，共煮作粥，加盐调味。随量服食。适用于小儿病后虚弱，食欲不振，气血不足，四肢乏力等症。（验方）。

【牛筋花生羹】牛蹄筋100克，带衣花生米100～150克。共煮至牛筋熟烂，汤液浓稠。功能补气养血。适用于贫血及白细胞低下等症。见《补品补药与补益良方》。

【升麻黄芪炖鸡肉】升麻9克，黄芪15克，鸡1只（约750克）。将鸡去内脏洗净后，腹内纳入升麻、黄芪，加水1碗半，上笼旺火蒸熟，食肉喝汤。日2次。功能补益气血，升提阳气。适用于子宫脱垂，面白乏力等症。见《家庭药膳手册》。

【长寿酒】炙黄芪、人参、白术、白茯苓、当归、川芎、姜半夏、熟地、官桂、桔红、制南星、白芍、姜厚朴、砂仁、草果仁、青皮、槟榔、苍术、丁香、木香、沉香、白豆蔻、藿香、木瓜、五味子、石斛、杜仲、薏苡仁、枇杷叶、炒神曲、炙桑白皮、炒麦芽、炙甘草各净称9克。将上药如常法炮制加工后，等分为20包，每用1包，以生绢袋装好。用10千克酒浸泡，封固，春7天，夏3天，秋冬10天左右。每日清晨饮用1盅。适用于气血不足，痰湿内盛，饮食不消所致的气短乏力，面色少华，饮食不振，胸闷痰多，呕逆腹胀等症。无明显症状，素体气血怯弱，湿盛而偏寒的人可服该酒。阴虚而有燥热表现者，不宜饮用此酒。见《寿世保元》。

【风栗煲猪瘦肉】栗子250克，猪瘦肉200克。将栗子去壳，猪肉切块，煮汤，加食盐、味精调味服食。功能益气养血，滋阴补肾。适用于体虚，及老人慢性支气管炎屡治不愈等症。见《饮食疗法》。

【乌雌鸡粥】乌雌鸡1只，糯米100克，葱白3茎，花椒及盐少许。将鸡去毛及内脏，切细煮烂，再入米，入葱、椒、盐煮粥。空腹食。功能益气养血，止崩安胎。适用于脾虚血亏而致的暴崩下血，或淋漓不净，血色淡质薄，面色㿠白或虚浮，身体倦怠，四肢不温，气短懒言，以及妊娠期间气虚血亏而致胎动不安。见《太平圣惠方》。

【乌鸡丝瓜汤】乌鸡肉150克，丝瓜100克，鸡内金15克。三味共煮汤，加盐等调味服食。功能滋阴补血，益气健脾。适用于血虚月经过少，或一二日即净，或点滴即止，色淡，小腹空痛，皮肤干燥不润等症。见《中国药膳学》。

【乌鸡补血汤】乌鸡1只，当归、熟地、白芍、知母、地骨皮各10克。乌鸡去毛及内脏，放诸药于腹内，用线缝好，煮熟后去药。食肉饮汤。功能补益肝肾，益阴清热。适用于气血不足，月经不调，或虚劳骨蒸，潮热盗汗等症。见《中国药膳学》。

【乌龟肉炖升麻】乌龟肉120克，升麻12克。将乌龟肉洗净切片，与洗净并用纱布包好之升麻一同放于瓷罐内，加清水750毫升，用旺火炖至龟肉熟透。食肉饮汤。日2次。功能补益气血。适用于妇女子宫脱垂，面白乏力等症。见《家庭药膳手册》。

【乌须黑发药酒】当归、枸杞子、生地、人参、莲蕊各120克、五加皮60克，黑豆250克，桑椹子120克，槐角子30克，何首乌120克，没石子1对，旱莲草90克，五加皮酒1500毫升。将上药切片或适当粉碎，装入绢袋，加酒浸泡，容器封固，21天后，压榨，过滤取澄清酒液。其药晒干为末，制作成丸药，如梧桐子大。每日适量饮酒，并送服药丸适量。适用于肾气不固，肝肾不足，气血虚弱所致的腰酸，头晕，遗泄，须发早白，乏力等症。（验方）。

【甘麦大枣茶】小麦30克，大枣10个，甘草6克。水煮去渣，取汁。代茶饮。适用于凡属心脾不足而引起的精神恍惚，不能自主，悲伤欲哭，呵欠频作等症。见《金匮要略》。

【龙眼花生】龙眼肉10克，连衣花生米15克。共加盐适量，煮熟服食。功能补血益气，健脾养心。现多用治贫血。见《中国药膳学》。

【龙眼甜茶】龙眼肉50克，枸杞子40克，桑椹子30克，鸡蛋1个。鸡蛋蒸熟，去壳待用；龙眼肉、枸杞子、桑椹子加水1000毫升，文火煎至300毫升时，入鸡蛋，再煎10分钟，将鸡蛋及汤斟入盛有白糖的碗内，搅匀饮用。功能补心脾，益气血。适用于心脾两虚，神情恍惚，健忘不眠，食少体倦，面色萎黄等症。见《强身食制》。

【龙眼丹参汤】 桂圆肉30克，远志、丹参各15克，红糖适量。水煎，加红糖调服，日2次。功能补益心脾，活血化瘀。适用于心脾两虚，气滞血瘀，心悸气短，食少便溏，面唇青紫，胸痛头晕等症。现多用于冠心病出现慢性心功能不全者。可常服。见《实用中医学》。

【龙眼参蜜膏】 党参250克，沙参、龙眼肉各120克，蜂蜜适量。将党参、沙参切片。与龙眼肉同入13倍量水中，煮沸1小时，过滤药液；加6倍量水，再煮沸30分钟，过滤药液；合并2次药液，文火浓缩至稀流膏状；另取蜂蜜加热后过滤，并继续加热至沸，向稀流膏中缓缓倒入等量蜂蜜，边搅边加热。煮沸。每服10～15毫升，日2次，温开水冲服。功能补元气，清肺热，适用于体质虚弱，消瘦烦渴，干咳少痰，声音嘶哑，身倦乏力等症。见《滋补保健药膳食谱》。

【龙眼莲子粥】 ①龙眼肉5克，莲子肉10克，大米100克。3味煮粥服食。功能健脾养心，益气补血。现多用治贫血。见《中国药膳学》。②龙眼肉、莲子各15克，红枣20个，江米50克，白糖适量。莲子去皮、心与红枣、江米一同煮至粥将成时，加入龙眼肉，继续煮至粥成，加白糖搅匀服用。功能益气养血，补心安神。适用于心血亏虚，脾气虚弱，心悸，怔忡，健忘，少气，面黄肌瘦等。见《滋补保健药膳食谱》。

【龙眼蒸白糖】 龙眼肉30克，白糖3克。共置碗内，上罩一层纱布，于饭锅上蒸多次。每服1～2匙，开水调服。功能益心脾，补气血。适用于老弱衰瘦，产后体虚等症。见《中国药膳学》。

【龙眼红枣木耳羹】 龙眼肉、红枣各15克，黑木耳25克，冰糖适量。木耳冷水浸发1夜，加水文火焖煮1小时后，再加龙眼肉、红枣焖至稠烂，调入冰糖至溶食用。功能益气养血。适用于妇女体虚，带下色白，及贫血等症。见《膳食保健》。

【扒五香仔鸽】 褪毛鸽子6只，猪五花肉180克，姜葱、盐、酱油、白糖、味精、桂皮、八角、丁香、砂仁、豆蔻、花生油、湿淀粉及料酒适量。把收拾好的鸽子与猪肉厚片氽一起，将鸽子上扎小孔使出尽血后，洗净血沫。鸽子码在沙锅底垫竹篾片上，猪肉盖上面，加葱段、姜拍成的块、料酒、盐，并加清水淹过鸽身。把上面除味精外其他调料用布包好放锅内，上火烧开，撇净血沫，焖八成烂时，取出鸽子拆掉大骨，鸽脯肉以皮朝下顺码扣碗里，再把鸽腿肉码在鸽脯周围，把余下部分剁成块放上面，把沙锅内汤淋入扣碗上笼蒸烂。临吃时把扣碗的汤滗入锅内，再把扣碗翻在盘内。将锅内汁加热，放味素调好味，淀粉勾芡，淋入麻油，浇在鸽子上。功能补精益髓，健脾强骨，益气养血，安神定智。用于倦怠无力，健忘，懒言等症。见《滋补中药保健菜谱》。

【扒参芪猴头鸡】 猴头菌100克，净母鸡750克，黄芪30克，党参15克，大枣10克，调料适量。将猴头菌温水发胀后洗净，除苦味，切2毫米厚片待用；净母鸡去头脚，剁方块，放入罐内，加姜片、葱、绍酒、清汤适量，上放猴头菌片、浸软洗净之黄芪、党参、大枣，以湿绵纸封好罐口，上笼蒸烂，拣去姜、葱，将汤滗出，扣入盘中摆好；将滗出之鸡汤倒入炒锅，烧开后入料酒、味精、盐各适量，用玉米淀粉勾汁，浇在鸡上。功能益气补血，温中止痛。适用于体虚、久病所致之痛经，经期或经后1～2日小腹隐痛，量少色淡，精神疲倦等症。见《疾病的食疗与验方》。

【北芪乌骨鸡】 北芪50克，乌骨鸡1只。鸡治净，切块，与北芪同置器内，加水适量，隔水炖熟，调味服食。功能补脾气，养阴血。适用于月经不调，痛经，白带过多，及血虚头晕等症。见《家庭食疗手册》。

【归芪汤】 当归15克，北芪30～50克，枸杞子15克，猪瘦肉200克。猪肉切小块，与当归、北芪、枸杞子同置锅内，加水500毫升，文火炖至300毫升。饮汤食肉。功能大补气血。适用于产后或病后气血大伤，精神不振，困倦懒言，面色无华，形体羸瘦等症。见《强身食制》。

【归芪蒸鸡】 嫩母鸡1只（约1500克）。炙黄芪100克，当归20克，调料适量，鸡治净，于沸水内汆透捞出，放凉水内洗净，沥水；当归洗净，切成小块，同黄芪由鸡裆部入腹内，置盆中（腹部向上），摆上葱段，姜片，加清汤、黄酒、胡椒粉，用湿绵纸封盆口后，上笼蒸约2小时取出，去纸、葱、姜，加味精。功能补气生血。适用于气血亏损，神疲乏力，面色萎黄，及妇人经期、产后血虚发热等症。见《中国药膳学》。

【归参鳝鱼】 鳝鱼500克，当归、党参各15克，调料适量。鳝鱼去头、骨、内脏，洗净切丝；当归、党参入纱布袋，扎口；二者同放锅内，加清水适量，武火烧沸，去浮沫，加黄酒，转文火煮熬1小时，去药袋，加盐、味精。食鱼饮汤。功能补益气血。适用于久病体弱，气血不足，疲倦乏力，面黄消瘦等症。见《本经逢原》。

【归脾蜜膏】 党参、黄芪、桂圆肉各100克，当归50克，甘草30克，大枣20枚，白蜜700毫升。白蜜留出备用；余药加水1000毫升，煎汁700毫升，滤出；再加水500毫升，煮取300毫升；合并2次煎液，文火浓缩至800毫升，入白蜜收膏。每服20毫升，日3次。功能健脾摄血，益气养血。适用于脾气虚弱，统摄无权，妇女崩漏，月经超前，量多色淡，或带下清稀等症。有外感实热者忌服。见《常见病的饮食疗法》。

【归参炖母鸡】 母鸡（乌骨鸡尤佳）1只，当归、党参各15克，调料适量。母鸡宰杀治净；当归、党参、葱、姜、黄酒、盐同放鸡腹内，缝合后放入沙锅，加清水适量，烧沸后文火炖熟至熟透。功能益气养血，健脾温中。适用于久病体衰，反胃食少；血虚发热，面色不华，心悸头晕等症。亦用于慢性肝炎、贫血属肝脾血虚者。见《乾坤生意》。

【归圆杞菊酒】 当归身（酒洗）30克，龙眼肉240克，枸杞子120克，甘菊花（去蒂）30克，白酒浆3500毫升，好烧酒1500毫升。上药绢袋盛之，悬于坛中，再入二酒，封固藏月余。适量饮用。有补心肾，和气血，益精髓，壮筋骨，发五脏，旺精神，润肌肤，驻颜色之功。见《摄生秘要》。

【归脾麦片粥】 党参、黄芪各15克，当归、枣仁、甘草各10克，丹参12克，桂枝5克，麦片60克，桂圆肉20克，大枣5枚。党参、黄芪、当归、枣仁、甘草、丹参、桂枝置清水内浸1小时后，捞出，加水1000毫升，煎汁去渣；入麦片、桂圆肉、大枣（劈开），共煮为粥。日服2次。功能健脾养心，益气补血。适用于气血双亏，心脾两虚，心悸气短，动则尤甚，面色苍白，汗出肢冷，及脾不统血，崩漏或月经超前，量多色淡等症。现多用于慢性心功能不全所致体质衰弱者。用以代食，久服效佳。见《常见病的饮食疗法》。

【田七鸡】 田七6克，枸杞30克，仔鸡1只。将鸡宰杀治净，切块，与田七、枸杞同炖至鸡肉烂熟。饮汤食肉。功能补血益气调经。适用于血虚，月经后期，量少色淡，小腹空痛，面色无华等症。见《百病饮食自疗》。

【田七蒸鸡】 母鸡1只（约1500克），三七20克，调料适量。鸡宰杀后治净，剁成长方形小块，分10份分装碗内；将三七之一半研末备用，另一半蒸软后切成薄片，分放于盛鸡的碗内，并摆葱段、姜片各少许于三七片上，再分别加入清汤、黄酒（每碗约5毫升）、盐，上笼蒸约2小时；出笼后去葱、姜，加味精，并将余下之三七粉洒于各碗的汤中。功能大补气血。适用于产后血虚，面色萎黄，及久病体弱等症。见《中国药膳》。

【生脉糖浆】 党参、麦冬各15克，五味子5克，生地、熟地、枣仁、阿胶各10克，冰糖适量。前6味加水煎汁去渣，浓缩至500毫升；阿胶隔水蒸化兑入，加冰糖溶化。每服100毫升，日3次。功能益气养血。适用于热病后期，气耗津伤，体倦气短，咽干口渴；久咳肺虚，气阴两伤，呛咳少痰，气短自汗，及慢性肺心病心力衰竭，心悸气喘，夜有盗汗，心烦失眠属气阴两伤者。阳虚体乏，浮肿瘀血者不宜用。见《常见病的饮食疗法》。

【生炒糯米饭】 糯米250克，赤豆、红枣、龙眼肉25克，白糖150克，猪油50克。糯米淘净滤干水，待猪油烧至四成热时，倒入翻炒，再入赤豆、红枣、龙眼肉、白糖拌匀，加适量水，武火煮沸，再翻炒至水干，最后用筷子在饭上戳几个洞，改文火焖20～30分钟。功能益气补血。适用于消化不良，贫血等症。亦可用作产妇调理滋补佳品。见《膳食保健》。

【生姜米醋炖木瓜】 木瓜500克，生姜50克，米醋500毫升。上味同置瓦锅内，文火炖熟，分次服食，功能益气养血，解郁通乳，解毒。适用于产后缺乳，病后体弱。及慢性胃炎，食鱼虾过敏等症。见《家庭食疗手册》。

【生姜猪脚煲甜醋】 生姜500克，猪脚2只，甜醋1000毫升。生姜去皮切块，猪脚切块，加醋同煮至熟。数日内食完。功能补气养血，散瘀通乳。适用于妇女产后，乳汁缺少，身体虚弱等症。若分娩前制备，放置1～2周服食，则效更佳。见《饮食疗法》。

【代参膏】 龙眼肉30克，白糖少许。将龙眼肉放于碗内，加白糖后，一同蒸至稠膏状。分3～4次。沸水冲服。功能大补气血。适用于产妇临盆，及衰羸老弱等症。见《随息居饮食谱》。

【仙鹤红枣汤】 仙鹤草30～60克，红枣10个。水煎服。日3次。或代茶饮。功能健脾补血，凉血止血。适用于血虚有热，吐血，咯血，尿血，便血，月经过多，及创伤出血等症。见《常见病中医临床手册》。

【白果鸡丁】 嫩鸡肉350克，白果100克，青、红椒各1个，调料适量。鸡肉切丁，放蛋清2个，酱油、湿淀粉各适量，拌后腌半小时以上；将白果去壳，一剖4半；青、红椒分别切成小方块；油烧七成热，投白果丁，文火炸成金黄色，不停铲动，3分钟后捞出；锅中油烧七八成热时，放鸡丁，划散。待熟后捞出沥油；再用净锅爆炒葱、姜、青椒等，而后下鸡丁、白果丁，武火拌炒匀，入精盐、料酒、白糖、味精、香油适量，翻炒片刻。功能补气养血，平喘，止带。适用于老年脾虚湿重之久咳，痰多，气喘，小便频数；妇女脾肾亏虚，湿浊下注，带下量多质稀及老年性慢性气管炎，肺心病，肺气肿等症。见《滋补保健药膳食谱》。

【白果烧鸡】雏母鸡1只（约重1250克），白果仁100克，鸡清汤750克，调料适量。鸡宰杀治净，取肉剁成长方块，白果用刀将皮拍碎；锅上武火，入植物油500克，将鸡肉块用5克酱油拌匀，待油热下锅，炸至金黄色时捞出控油；再将白果仁入油锅中炸透，捞出；另取锅，上武火，入猪油50克，热后下葱、姜略炸，烹入鸡清汤，入料酒、精盐、白糖、酱油、大料各适量，再下入炸好的鸡肉块和白果，转文火炖烂后，再转武火，用水淀粉将汁芡收浓，加味精。佐餐食用。功能补气养血，平喘，止带。适用于老年体虚湿重之久咳，痰多，气喘，小便频数；妇女脾肾亏虚，湿浊下注，带下量多质稀及老年性慢性气管炎，肺心病，肺气肿等症。见《滋补保健药膳食谱》。

【冬菇全鸡】肥壮子鸡1只（约1500克），冬菇丝、笋丝各60克，火腿丝15克，白汤120克，调料适量。将子鸡宰杀，去毛后，用刀在脊部自尾端剖至肩，剖开脊梁骨（不剖肚），除去内脏，洗净；在剖开处扳一下，扩大切口，用刀根在脊梁骨上每3厘米斩一刀，使脊骨逐节脱开，把它投入八成热之水中翻汆一下，再用冷水洗净；将冬菇丝、笋丝、火腿丝及适量姜丝、葱丝，从鸡背剖开处塞入肚中，并加入白汤及适量黄酒、酱油、白糖、味精、食盐、肚朝上放于汤碗中（扣紧），入笼武火蒸约半小时，至鸡肉熟时出笼；把鸡肚内之物倒于沙锅中；将鸡翅、颈切下来，斩成段，填在盆中底部，然后将鸡身先用刀剖为二爿（沿背刀削开处斩开），斩成一指条（如手指的长、宽），鸡腿也一批二爿，斩成一指条，按原斩开刀路排于盆中，摆成半立体鸡菜；将盛有调料汁等的沙锅放在武火上，煮至卤汁浓，离火，用漏勺捞起各种丝，沥去汁，分别排在鸡的四周，成红、白、黑、黄色，把锅内卤汁浇在鸡肉上面。功能气血双补，强身壮体。适用于气血不足，身体虚弱，少气懒言，身体羸瘦等症。见《食用菌饮食疗法》。

【冬瓜鲢鱼汤】冬瓜皮、鲢鱼各适量。鲢鱼去鳞及肠脏，与冬瓜皮加水同煮汤，调味服食。功能补中益气，通经下乳。适用于产后气血亏虚，乳汁不足，面白乏力等症。见《中国药膳学》。

【奶油鳜鱼汤】鳜鱼1条（约350克），笋片、火腿肉各25克，调料适量。鱼去鳞、肠杂，加酒、盐略渍；猪油热后爆香姜片，入笋片翻炒，加水，沸后入鱼，加酒、盐适量，文火焖煮40分钟，至汤呈奶白色，撒上火腿末、葱花，淋上猪油。食鱼饮汤。功能补虚生乳。适用于妇女产后体虚，乳汁不足等症。见《膳食保健》。

【加味枇杷膏方】枇杷叶50～60片，大梨2个，大枣250克，建莲肉120克，蜂蜜150毫升。枇杷叶加水煎煮1小时后取汁，用绸子过滤，除去绒毛；梨去皮、心，切碎，与枣、莲肉、蜜同放锅内，铺平，倒入枇杷叶汁，使其浸过他物，加盖，煮半小时翻转，再煮半小时，用瓷罐收好。随意温服。功能益气养血。适用于气血两虚，身体羸瘦，四肢酸软，精神倦怠，腰背酸痛，饮食减少等症。见《滋补保健药膳食谱》。

【地骨爆两羊】地骨皮12克，陈皮10克，神曲10克，嫩羊肉250克，羊肝250克，豆粉等调味品。地骨皮、陈皮、神曲煎煮40分钟，去渣，加热浓缩成稠汁；将羊肉、羊肝洗净，切成丝，加豆粉拌匀；锅内油热至九成时，将羊肉、羊肝放入，爆炒至熟，加药汁、葱、姜、豆豉、盐、糖、黄酒，烧沸后，勾芡推匀。功能补气养血。适用于气血不足，久病体虚，消瘦等症。见《中国药膳学》。

【芝麻兔】黑芝麻30克，兔1只（约重1000克），葱、姜各20克，花椒5克，猪肥瘦肉丝80克，葱丝5克，酱油5克，麻油3克，味精3克，卤汁适量。芝麻洗净，炒香；兔子去皮、爪、内脏，用沸水氽去血水；锅中水沸后，入姜、葱、花椒、食盐、兔肉；待兔肉熟时，捞出晾凉，再放入椒汁锅中，文火煮1小时；捞出晾凉，剁成2厘米见方的块，装盘；将味精、麻油调匀，放芝麻搅匀，浇肉上。功能养血润燥，益气补中。适用于精血不足，须发早白，眩晕，耳鸣，气血两虚，食少乏力，阴虚口渴，肠燥便秘，产后缺乳等症。并可作为病后体弱，糖尿病，痔疮患者之膳食。见《中国药膳学》。

【芝麻枸杞饮】黑芝麻15克，枸杞子15克，何首乌15克，杭菊花9克。水煎2～3次。日1剂。分2～3次服。功能补肝肾，乌须发。适用于肝肾不足，精血亏损，头晕目眩，须发早白等症。见《中国药膳学》。

【芝麻猪蹄汤】芝麻适量，猪蹄1只。先将芝麻炒香研末，猪蹄刮洗干净，煎汤，送服芝麻末15克，日2～3次。功能滋养通乳。适用于产后无乳或乳汁不足而乳房不胀者。见《中国药膳学》。

【百岁酒】箭芪（蜜炙）60克，当归60克，茯神60克，党参30克，麦冬30克，茯苓30克，白术30克，熟地40克、肉桂20克，五味子25克，枣皮30克，川芎30克，龟胶30克，羌活25克，防风30克，枸杞30克，广皮30克，红枣1000克，冰糖1000克。上药泡高粱烧酒10000毫升，煮1炷香时，或埋土中7日。随量饮。久服可使人长寿。见《药方杂录》。

【百药长酒】当归30克，川芎15克，白芍30克，怀地黄120克，白术、白茯苓各30克，天冬、麦冬各60克，牛膝、杜仲、破故纸、茴香、五味子各30克，枸杞子120克，陈皮、半夏、苍术、厚朴、枳壳、香附各30克，砂仁1.5克，官桂、羌活、独活、白芷、防风、乌药、秦艽各30克，红枣500克，烧酒3000毫升。将上药制为粗末，绢袋盛，悬于坛中，再将酒倾入，封固半月。适量饮用。治疗由肝肾不足，脾胃不和，风湿痹阻经络等所引起的身体虚弱，腰膝无力，食少腹满，胸闷恶心，筋骨疼痛等症。见《摄生秘要》。

【百合粳米鸡】母鸡1只，百合60克，粳米60克。将鸡宰杀后净毛与内脏；粳米、百合洗净后放入鸡腹中，缝合；加姜、椒、盐、酱油少许，用水煮熟。开腹取百合，粳米作饭，并饮汤吃肉。功能补气养血，健脾养心。适用于产后虚羸少气，心悸，头晕，少食等。见《太平圣惠方》。

【当归粥】当归15克、粳米50克、红枣5枚。当归用温水浸泡片刻，加水200毫升，煎浓汁100毫升，去渣取汁，入粳米，红枣、砂糖适量，再加水300毫升左右，煮至米烂汤稠为度。每日早晚空腹温热食用，10天为1疗程。功能补血调经，活血止痛，润肠通便。适用于气血不足，月经不调，痛经，经闭，血虚头痛，眩晕，便秘等。脾虚湿盛之食欲不振、脘腹胀满、泄泻、舌苔厚腻者不宜，阴虚火旺者慎用。见《家庭药膳手册》。

【当归炖鸡】母鸡1只，当归30克，醪糟汁60克。将鸡去毛并内脏洗净。当归洗去浮灰。将鸡放入沙锅内，同时加水、醪糟汁、当归、姜、葱、盐，盖严锅口，旺火上烧开，再用小火炖3小时。出锅时撒胡椒面。佐餐食。功能补气养血，润肠。适用于气血不足，头昏，眼花，耳鸣、心悸，盗汗，无力等；妇女月经不调，痛经；老人及产后便秘。健康人食用能防治贫血，益寿延年。见《家庭药膳手册》。

【当归煮鸡蛋】鸡蛋2个，当归9克。当归加水3碗。放入煮熟去壳、用针刺10余个孔的鸡蛋，煮汤至1碗。食蛋饮汤。日2次。功能补气血调经。适用于血虚气滞之经闭。见《家庭药膳手册》。

【当归生地煲羊肉】当归30克，生地30克，羊肉200克。上3味同煮至肉烂，如盐调味。食肉饮汤。功能益气养血，和血止血。适用于经血过多，崩漏等症。见《得配本草》。

【虫草炖鸡】鸡肉250克，虫草10克。共炖熟食。功能滋补强壮。适用于虚劳或体弱之人。见《中国药膳学》。

【虫草炖胎盘】虫草10~15克，鲜胎盘0.5~1个。胎盘挑去血筋，洗净；虫草择洗净；置2物于大碗中，加水适量，隔水炖熟。分次酌量食用。功能补肺益肾，大补阴阳气血。适用于肺肾两虚，久咳虚喘，诸虚百损，身体羸弱等。见《百病饮食自疗》。

【团鱼炖桂圆】团鱼（鳖）1只，桂圆肉50克，生姜、料酒、食盐各适量。活杀团鱼，去头，爪及内脏，洗净后置于沙锅内加水至浸没为度，加入桂圆肉和生姜、料酒等。先大火煮开，再小火焖炖至团鱼肉熟烂，加入盐调味。功能健脾补血，滋阴养肾，养肝安神。适用于肺结核，肝脾肿大，遗精早泄，脚气虚劳，久疟不愈等症。见《中年知识分子养生指南》。

【羊肉粥】①精羊肉160克，人参5~10克（去芦头），黄芪30克，白茯苓30克，大枣5枚，粳米80克，葱白2茎。将羊肉细切，先煎黄芪，茯苓，大枣，去渣取汁，人参另煎汁兑入，后入羊肉及米煮作粥，临熟下葱白及盐少许。空腹食。功能温肾助阳，大补气血。适用于虚损羸瘦，筋臂痿弱，神疲乏力。见《太平圣惠方》。②羊肉100克，萝卜适量，草果10克，陈皮10克，良姜10克，荜茇10克，胡椒少许，葱白少许，粳米100克。上药水熬取汁，入盐、酱同米煮粥。功能温阳散寒。适用于脾肾阳虚，中气虚寒，症见形体不温，腹中冷痛，便溏泄泻，呕吐反胃等。见《饮膳正要》。③小米、羊肉各适量。煎煮，并加葱、姜、盐少许服用。功能温阳补虚，适用于产后虚冷，中虚反胃。腹痛寒疝，形寒肢冷等病情较缓者最宜。见《本草纲目》。④羊肉100克，黄芪10克，人参10克，白茯苓12克，粳米100克，大枣10枚。先将芪、参、苓煎汤去渣，入羊肉（切碎）、米、枣煮粥，加盐、椒等佐料，分数次服食。功能补气升阳，温中暖下。适用于气衰神倦，体衰脉微，症见少食，气短，自汗，便溏，小便不利，浮肿，消渴，以及老人虚损羸瘦等症。见《养老奉亲书》。⑤羊肉100克，青粱米100克，葱、姜少许，盐适量，先将羊肉煎汤，入米、葱、姜少许，盐适量，煮成粥。空腹温服。功能补脾益肾，益气暖下。适用于产后虚冷，中虚胃冷，腹痛寒疝，形寒肢冷。青粱米为小米中色青粒大者。见《本草纲目》。

【羊杂羹】羊肚1具，羊肝、肾、心、肺各50~100克，胡椒、荜茇各50克，陈皮（去白）、良姜各10克，草果2个，葱5茎。先用文火将羊肚以外的原料共煮熟，再同放入羊肚内，缝合，再煮至熟，调味。吃肉饮汤。佐餐食。功能温补五脏，补肾益髓。适用于肾虚劳倦，骨髓伤败。见《家庭药膳手册》。

【羊肺汤】羊肺1具，杏仁、柿霜、绿豆粉、真酥各30克，蜂蜜60克。杏仁温水泡，去皮研成细末，同柿霜、绿豆粉、真酥装入碗内，倒入蜂蜜调匀，加清水少许，调成浓汁状。羊肺用清水冲洗干净，挤尽血水，再将上面之药汁灌入羊肺内。

羊肺置容器中，加水500毫升，隔水炖熟。功能滋阴清热，益气养血，止咳平喘。适用于久病体虚，阴亏内热，虚火灼肺，宣降失常之肺痿咳嗽，吐痰黏稠多泡沫，形消体弱，精神疲倦，心悸气喘，口唇干燥等症。可作为肺结核、肺气肿、肺心病患者之膳食。见《本草纲目》。

【羊脂粥】①羊脂50克，阿胶10克，蜡10克，黍米100克。加水煮粥。空腹食用。功能温中补虚，缓急止痛。适用于下痢腹痛，诸久痢不愈者。见《千金方》。②羊脂15克，猪脂15克，牛脂30克，葱白、薤白各5茎（切，洗，微炒捣末），生姜6克，米适量。先将羊脂等与葱、薤、生姜同炒，后入水入米煮粥。空腹食用。功能温中润燥，理气止痛。适用于赤白下痢，久不愈，腹痛下重，口渴不止者。见《太平圣惠方》。③羊脂50克，粳米100克，葱白、姜、椒、豉适量。先以羊脂合米煮粥，次入葱白、姜、椒、豉。日1次，连服10天。功能祛风补虚。适用于半身不遂，中风偏瘫。见《寿世青编》。

【羊脏羹】羊肝、羊肚、羊肾、羊心、羊肺各1具，荜茇50克，猪油50克，胡椒粉50克，豆豉150克，陈皮10克，姜10克，草果2个，调料适量。羊杂洗净沥去血水，切成2厘米见方的块（羊肚不切）。荜茇、草果、陈皮、胡椒粉、葱、姜、豆豉装入纱布袋内，扎口，与羊杂一起放在羊肚内。用线缝好羊肚，放入锅中。加适量清水、猪肉、盐。用武火烧沸后，转用文火炖熟。拆去线、取出药包，将羊肚切成块，再放入汤中烧沸。吃肉饮汤。功能补脏腑，益气血。适用于脏腑不足，气血虚弱，肾虚劳损，腰膝酸痛等症。见《饮膳正要》。

【羊肉方】羊肉适量，洗净切碎，加葱、姜、盐、豆豉等同煮羹至熟。空腹服食，或佐餐用。功能调中暖胃，补益气血。适用于产后虚羸无力，脘腹冷，气血不调，伤风头痛等症。见《食医心鉴》。

【羊胫骨糯米粥】羊胫骨1根，糯米100克，大枣10枚，红糖少许。先将羊胫骨砸碎，以水煮，去渣取汤，后入米及枣同煮粥。候熟，加红糖少许调服。功能益气养血。适用于气血不足，面色萎黄，乏力倦怠。再生不良性贫血及血小板减少性紫癜可服。见《寿世青编》。

【阳春酒】人参（切片）、白术、熟地各20克，当归劈（切片）、天门冬、枸杞各12克，柏子仁、远志各10克。用绢袋盛贮，以好酒3000克磁罐内浸至1伏时。每早、午、晚各热饮1杯。如夏月天炎易坏、不堪久服，将药分作5分，每次用酒600克随便浸服亦效。如酒将完，药尚有味，再添酒浸饮。功能健脾和胃，美悦颜色，滋润皮肤。适用于治脑疽，诸发已溃流脓腐尽时，脾胃虚弱，肌肉生迟；或气血原不足，以致肉色淡白，不能长发收敛，宜服此酒生长肌肉。凡大疮后饮此，不惟却病，亦且延寿。见《外科正宗》。

【妇科保健汤】鹿角胶25克，鳖鱼12克，牡蛎12克，桑蛸10克，人参25克，黄芪30克，白芍25克，香附25克，天门冬12克，甘草6克，生地50克，熟地50克，川芎12克，丹参25克，山药25克，银柴胡5克，鹿角霜10克，乌贼鱼1000克，乌鸡肉8000克，生姜30克，芡实12克，葱30克，食盐、味精适量。以上为100份之剂量。将人参研成细粉；其余药物装入纱布袋；墨鱼用温水洗净；鸡爪、翅与药袋一起下锅，煮1小时。鸡肉洗净，沸水中氽后洗净，切成长形块，摆在100个碗里，加上葱段，姜块，食盐、绍酒及适量药汁，上笼蒸烂。鸡肉出笼后，拣去葱姜，将鸡肉扣入碗中。原汤倒在勺里，再加适量汤，调入绍酒、盐、味精，烧开打浮沫，收浓汁，浇鸡肉面上。功能补养气血，调经止带。适用于气血两虚，身体瘦弱，腰膝酸软，月经不调，带下等症。见《中国药膳大全》。

【红薯粥】 鲜红薯300克，粳米100克，白糖适量。红薯洗净切块，与粳米煮粥，入白糖。空腹食。功能补中和血，益气生津。适用于气血虚，产妇体虚乳少等症。见《粥谱》。

【红烧兔肉】 兔肉500克，山楂5枚，食盐8克，姜10克，葱10克，料酒10克，糖5克，味精3克。将兔肉洗净切块，放沙锅内与山楂同煮烂。再放食盐、姜、葱、料酒、糖、味精调味服用。功能补脾胃，益气血。适用于年老体弱，久病无力，气怯食少之人，以患心脑血管疾病的老人食用最宜。见《养生食疗菜谱》。

【红娘自配】 猪里脊肉115克，大虾180克，蛋清3个，面包60克，冬笋15克，海参15克，水发冬菇15克，猪油6克，绍酒9克，淀粉3克，番茄酱3克，火腿、葱、姜等调料少许。将大虾去掉头和壳，留下尾梢，除去虾背沙线，在虾背拉一道口，用刀拍成大片，加少许盐、酒、胡椒面、味精喂一会。把肉剁成肉泥放在碗里，加入调味品，搅成肉泥，再把肉泥夹在虾片中间，呈半圆形的虲盒，在虲盒表面撒上一层面粉备用。炒勺放在火上，再下750克猪油，烧至3成热，用手捏住虾尾沾满雪衣糊（不要有空白点）下勺慢炸，不要翻个。在没粘油的一面，按上一片小香菜叶，再在香菜叶的周围缀一点熟瘦火腿末，而后轻轻翻个，炸透之后捞出，码在盘子一周；再把切好的面包丁下油勺中炸成金黄色，捞出堆放在虾盒中间，随后倒出勺中油，留少许底油，下配料略炒一下，加番茄酱，调味品，少许汤，放一点芡粉，再加点明油，出勺浇在面包丁上。功能补气益气，健体强身。适用于气血两虚，身体虚弱者。见《天府药膳》。

【红杞田七鸡】 枸杞子125克，三七10克，肥母鸡1只，猪瘦肉100克，小白菜心250克，面粉150克，绍酒30克，调料适量。鸡治净；枸杞洗净；三七4克研末，6克润软后切片；猪肉剁极细，小白菜洗净用开水烫过剁细，面粉用水和成包饺子的面团；姜切片捣汁，将鸡先用沸水焯一下，捞出沥干。把枸杞子、三七片、姜片、葱段放入鸡腹肉；将鸡放入坛子内，注入清汤，下入胡椒粉，绍酒；再把三七粉撒鸡脯上，用湿绵纸封严坛子口，上屉武火蒸2小时；另将肉泥加盐、胡椒粉、姜汁和少许清水搅匀成馅，加白菜和匀；面团做皮，包20个饺子蒸熟。吃饺子与鸡肉。功能补肝肾，益气血。适用于老年病后体虚，产后血虚及贫血等症。见《中国药膳学》。

【红枣炖兔肉】 红枣15枚、兔肉400克。红枣洗净；兔肉切成2厘米长、1厘米厚的块，同放入瓷器内，加适量水、葱、姜、黄酒、盐，隔水炖熟。功能补中益气，养血止血。适用于过敏性紫癜，病后体虚，气血不足之症。见《家庭食疗手册》。

【红枣鸡蛋米酒】 伏汁酒100克，鸡蛋1枚，红枣5枚，先用米酒煮红枣（去核），熟后，打入鸡蛋冲蛋花，稍煮。早晚空服食，常服有效。功能补气活血，强体壮力。适用于体虚心慌，气少乏力。对小儿发育期，妇女经期，产后，病人康复期，均有治疗和调养作用。见《良药佳馐》。

【红枣枸杞蛋汤】 红枣10枚，枸杞子60克，鸡蛋2枚。枣（去核），枸杞煮至八成熟时，再将蛋去壳入锅同煮。日1次。功能补气血，益虚损，健脾胃，滋肺肾。见《良药佳馐》。

【红枣黑木耳汤】 黑木耳15克，红枣

15个。温水泡发，放碗中，加水与冰糖适量，放锅中蒸1小时。食枣、木耳，喝汤，每日2次。功能益脾养血。适用于贫血。见《药膳食谱集锦》。

【红焖家常豆腐】豆腐400克，白菜100克，猪瘦肉50克，水发香菇25克，玉兰片25克，水发黑木耳10克，调料适量。豆腐切成3厘米见方的块，用油炸黄捞起，用少量油炒白菜片、肉片、香菇、玉兰片、黑木耳，加水少许煮沸下豆腐，加酒、调料后，文火焖煮10～15分钟，淋上香油。对癌症患者、化疗病人有滋养、调理和缓解作用。见《膳食保健》。

【延寿九仙酒】人参、白术（炒）、茯苓、甘草（炒）、当归、川芎、熟地、白芍（酒炒）各64克，枸杞子250克，生姜64克，大枣（去核）30枚，好酒17500毫升。将上药与酒共煮，备用。随量饮。适用于诸虚百损，可延年益寿。见《明医选要济世奇方》。

【延寿瓮头春】①头红花1500克、淫羊藿（剪去边梗净用，羊油酥炙）1500克，杜仲（火酒、童使浸）90克，天门冬（火酒制）90克，肉苁蓉（火酒制）90克、补骨脂（火酒制）90克，川牛膝（酒制）90克，人参90克，附子（童便制）90克，白豆蔻45克，砂仁（姜汁炒）45克，川椒（去目）4.5克，丁香45克、枸杞（酒炒）180克、甘草（制）4.5克，地骨皮（蜜火拌晒）90克，生地（火酒、人乳制）180克，熟地（火酒制）180克，茯苓（牛乳拌晒）180克，当归（酒洗晒）360克，甘菊（童便制）90克、白芍（酒炒）90克，五加皮（酒洗）360克，白术（米泔水洗）炒360克，糯米（关东米）600毫升。白干烧酒15万毫升，面曲6000克，麸曲3000克。上药除羊油外，俱为末，入面曲末内拌匀。用糯米120000克，先淘洗净，再用水浸1日夜。次日，加酒蒸后，糯米为糜，取出苫上，候冷。将淘米第3次水浆5000毫升，入锅内温之。加葱白1500克，切寸许，入浆内滚3沸，去葱白渣。候浆温冷，入糯米糜内，然后拌上面药，和匀，将羊藿叶、红花2味俱盛绢袋内，先置瓮里，方将拌匀的米糜入瓮，拍实上面，中做一塘，用好烧酒15000毫升盖糜上。春月发3日，夏1日，秋2日，冬4日。后再加好火酒246筋，仍将瓮口用纸封固。至14日开缸，用木钯打过200～300下。如喜甜者，加红枣4500克，再煮糯米粥4500克入瓮内，又重打200～300下，再封过。27日榨出清浆入坛，封固，重汤煮3炷香，埋土内3日，出火毒。可久服。此酒大补气养血，调卫益荣，壮筋骨，暖腰膝，和脾胃，宽胸膈，进饮食，祛痰涎，引滞气，解宿膻，散积块，益命门，添精髓，男子阳痿，无嗣，女子宫冷、不孕。又能治通身筋骨疼痛，麻痹、不舒，风寒痹症。久服食人须发转黑，面如童颜，有延年益寿之妙。见《卫生编》。②天门冬、破故纸、肉苁蓉、粉甘草、牛膝、杜仲各30克，制附子15克，川椒30克（以上8味，制为末，待用），淫羊藿（以阉羊脂500克拌炒）、头红花各500克，白芍30克，生地黄60克，苍术120克，熟地黄60克，白茯苓120克，甘菊花30克，五加皮、地骨皮、当归各120克（以上12味切片，用绢袋装好备用），缩砂仁、白豆蔻、木香、丁香各15克（以上4味，制为末，待用），糯米二斗，红曲末2000克，好酒2万毫升。将糯米洗净，浸24小时，再用水淘一次后，上锅蒸为糜，取出凉冷，用红曲及以天门冬等8味药末加入糯米糜中，调匀，再将装有淫羊藿等12味药的绢袋，置子缸底，把已调好的曲、药的糯米糜置于缸中，压住绢袋，拍实。投入好酒，封固7天，榨出澄清酒液，注入酒坛中。加入砂仁等4味药物，再封固酒坛，隔水加热1.5小时，取出，埋入土中3天。日饮1～2杯。适用于肾阳虚损，气血不足所致的腰膝冷痛，痿软无力，阳痿遗精，精液清冷，婚后不孕，小便频数，经血不调，带下清稀，周身疲乏，精神不振，食少腹胀，胃脘冷痛等症。饮用该酒可有浑身发热、脐部发痒的感觉。见《寿世保元》。

【延龄不老酒】生羊肾一枚，沙苑蒺藜、仙茅、桂圆肉、淫羊藿、薏苡仁各120克，酒2000毫升。仙茅用米泔浸一宿，再与诸药和酒同装于大口瓶内，密封40天后。饮用每次2杯。功能添精补髓，乌须黑发，壮腰健肾，补气养血，种子延龄。见《中国帝王媚药补酒》。

【延寿酒药仙方】当归、人参、白茯苓、草乌、乌药、杏仁、何首乌、川椒（去目）、川乌（去皮脐）、五加皮、肉苁蓉、枸杞子、砂仁各25克，木香、牛膝、枳壳、干姜（炮）、虎骨（酥炙黄色）、川芎、香附子、香白芷、厚朴、陈皮、白术、独活、羌活、麻黄、官桂、白芍、半夏（姜汁浸）、生地、熟地、天门冬（去心）、五味子、防风、细辛、沉香、苍术、小茴香（盐水炒黄）各15克，破故纸、核桃仁、甘草50克，红枣肉、酥油各250克，白砂糖500克。细绢袋盛，入烧酒一大坛浸3日，再放大锅内用汤浸坛煮两个时辰，取出土埋3日出火毒。每饮1小盅。病在上，食后服，病在下，空心服。饮酒毕后将药渣晒干，碾为细末，用好烧酒打糊为丸，如梧桐子大。每服35丸，空心好酒送下。功能滋阴助阳，补气养血，理气和胃，祛风胜湿，止咳化痰，强筋壮骨。适用于男妇远年近日诸虚百损，五劳七伤，四肢酸软痛木，足膝痿弱无力。见《遵生八笺》。

【芫荽熘肥肠】猪大肠500克，芫荽100克，黄酒、水生粉、植物油、调料适量。前2味洗净，芫荽纳入猪肠内，两端扎紧，放入锅内，加水烧沸，用文火炖至七成熟，捞出去芫荽，把肠切成小圆片。将炒锅放植物油，烧至八成热时投入葱、姜煸香，再放猪肠、酱油、白糖、酒，及原来煮肠芫荽汤适量，烧至汤尽将黄时，入水生粉勾芡，摊匀。佐餐食用。功能补虚，润肠，止血。适用于肠风下血，便血，血痢及体虚羸瘦等症。见《救急方》。

【花生大枣膏】带衣花生米、大枣各6～10枚。将大枣去核，煮熟，与花生米共捣为泥，分3次用煮枣汤送服，日1剂。功能补益气血。适用于血虚，过敏性紫癜，再生障碍性贫血。见《补品补药与补益良方》。

【花生煲猪尾】猪尾3根，带衣花生100克，调料适量。猪尾洗净，顺关节斩段，入沸水中煮3分钟捞起。锅置火上，加油烧热爆香葱、姜，投入猪尾翻炒，加水烧沸，撇去浮沫，加入黄酒、花生，用文火煨烂，调入酱油、白糖、味精，再煮10分钟。功能养血补脾。适用于贫血，血小板减少性紫癜，先天遗传性毛细血管扩张出血等症。见《膳食保健》。

【花生香菇猪蹄汤】花生米50克，香菇20克，猪前蹄1只。将猪蹄去甲，烧毛；花生米、香菇洗净，与猪蹄同入锅中，加水、盐少许，共煮，以猪蹄熟烂为度。分次服食。功能滋阴养血，益气增乳。适用于产后气血不足乳少。见《补品补药与补益良方》。

【芪归鸡汤】母鸡1只，生黄芪60克，当归30克，党参20克，白芍15克，调料适量。鸡宰杀后，去毛桩、内脏，洗净，诸药纳入鸡腹中，用线缝好，入锅中，加水、黄酒、葱、姜、盐，煮烂。吃肉喝汤，以汤为主，少服频饮。病情重者可改党参为西洋参3克，其效更佳。功能补气养血。适用于贫血久治不愈，面色萎黄无华，气短乏力，心悸眩晕，自汗或盗汗等。见《疾病的食疗与验方》。

【芪归猪蹄汤】党参、当归、黄芪各30克，通草9克，猪蹄2只，虾米30克。前4味药装纱布袋内，扎口；猪蹄去毛桩洗净，同虾米、诸药加水共炖至猪蹄熟烂，去药袋，加盐调味。食肉饮汤。功能补气养血，通经下乳。适用于产后气血亏虚，乳汁不足，体虚多汗等症。见《家庭饮食疗法》。

【芪参羊肉羹】黄芪、党参、当归各25克，羊肉500克，调料适量。前三味装入纱布袋，扎口；羊肉洗净，与药加水、黄酒、姜、盐同煮至熟烂，去药袋，入味精。食肉饮汤。功能补益气血。适用于气血不足，面色萎黄，头晕目眩，心悸失眠，体倦乏力，妇女月经量少色淡，以及各种贫血症等。见《良药佳馐》。

【杜仲酱鹅】鹅1只，黄酱250克，丁香、砂仁各3克，杜仲15克，甘草2克。将鹅洗净切块，用清水煮2小时，捞出，放入黄酱锅内，加诸药，用微火煮2小时，(随时翻动)。起锅时，放少许冰糖，使鹅肉皮色光亮，味道鲜美。待凉切小块食用。功能益气养血，温补脾胃。适用于贫血病久不愈，气血两亏，面色萎黄无华，气短乏力，心悸眩晕，自汗或盗汗，脾胃阳虚，形寒肢冷，腰膝或小腹冷痛，阳痿，月经失调，下利清谷等症。见《疾病的食疗与验方》。

【杞圆蒸鸽】嫩鸽3只（750克），莲米50克，枸杞25克，荔枝、红枣各12个，桂圆肉10克，猪肘肉1斤，花生油、甜酒汁及调料适量。猪肘肉切成块，沸水中汆后捞出，洗净血沫；荔枝剥壳，去核；红枣蒸熟去皮、核；枸杞洗净；葱、姜拍破；鸽子宰杀后去毛桩、内脏，洗净，入沸水汆一下，抹干水分，抹上甜酒汁，下油锅炸至浅红色，砍去鸽嘴尖、爪尖，装绿釉钵中，放入猪肘肉、料酒、葱、姜、盐、冰糖、胡椒粉、水适量，上笼蒸九成烂时，去掉猪肘肉、葱、姜，加入枸杞、桂圆肉、莲米、荔枝、红枣，上笼蒸1小时，至鸽肉熟烂上菜时放少许胡椒粉。功能补脾胃，益肝肾。适用于肝肾不足，记忆力减退，脑外伤后遗症及食欲不振等病证。亦可用于白癜风，恶疮，眩晕，以及一切虚弱患者。见《滋补中药保健菜谱》。

【豆腐蛋羹】嫩豆腐100克，鸡蛋1个，虾皮5克，调料适量。鸡蛋磕入碗内，搅匀；虾皮用清水发透剁末；豆腐入沸水中烫5分钟，捞出，沥干后打散，加入蛋清、虾皮末、黄酒、麻油、葱花、精盐、味精及水少许，搅匀，上屉用旺火蒸10～15分钟。功能益气养血。适用于气血不足，食少乏力等症。可作婴幼儿的保健膳食。见《膳食保健》。

【豆蔻卤牛肉】牛肉1000克，白豆蔻、草豆蔻各6克，姜片、花椒粉各3克，山柰、小茴香、甘草各2克，酱油、料酒、盐各10克，味精0.3克。牛肉洗净，切块，盛入盘内，将盐和花椒粉1克均匀地抹在牛肉上腌渍（夏天约4小时，冬天约8小时，腌渍过程中应上下对翻2～3次）；豆蔻、姜片、山奈、小茴香、甘草装入纱布袋内，扎口；卤锅内加清水1500克，放入牛肉、药袋，以旺火烧开，撇去浮沫，再加酱油、料酒，改用小火将牛肉卤至熟烂，再用旺火烧开，撇去浮油，速将牛肉捞起（防止浮油粘附肉上），晾干（卤水可留作下次用），横着肉纹切片，装盘，加入味精，淋上麻油，撒上花椒粉。功能理气益脾，养血补气。适用于贫血，虚弱，食欲不振，以及手术前后的调理。见《家庭药膳手册》。

【豆腐炆猪脚】豆腐200克，猪脚1只，调料适量。猪蹄洗净切块，加水煮熟，入豆腐、葱白、食盐、酱油，再煮片刻。功能益气养血，补虚生乳。适用于妇女产后乳汁不足。见《饮食疗法》。

【豆腐炖猪蹄香菇】豆腐5块，猪前脚1只，香菇25克，丝瓜250克。香菇、丝瓜洗净；猪脚去毛甲，洗净切块先煮，将熟时入香菇、丝瓜、豆腐，待猪脚烂。饮汤食肉、香菇、豆腐。1~2日内吃完。功能益气补血，增乳通络。适用于产后乳汁不足。见《疾病的食疗与验方》。

【扶中汤】白术、生山药、龙眼肉各30克。将白术炒熟后，与另二味加水同煮，去渣取汁。代茶饮。功能益气养血，健脾补中。适用于久泻不止，气血俱虚，身体羸弱等症；将成痨瘵者，辅饮之。见《华夏药膳保健顾问》。

【扶中糕】面粉1000克，白术、茯苓、山药、龙眼肉各20克，党参10，陈皮5克。将诸药粉碎细面，与面粉拌匀，加白糖适量，用水和成面团，上笼蒸成糕，再将蒸好的糕入烤箱烤干。长期服食。功能健脾和胃，益气补虚。适用于贫血所致食少纳呆、脘腹胀满、少气懒言、四肢倦怠、消瘦、面色萎黄或苍白、大便溏稀等症。见《疾病的自疗与验方》。

【怀山鸡】怀山药120克，老母鸡1只（1000克以上），生姜3片，黄酒1匙，食盐半匙。母鸡活杀，去毛，剖腹，洗净，滤干，切块，内脏、鸡血均要。鸡肉块之一半放入磁盆，再放怀山片，上面再放另一半鸡块，淋入黄酒，加入姜片、精盐（宜淡），用旺火隔火蒸3小时，至鸡肉酥烂。饭前空腹饮汤，每次1小碗，日2次。鸡肉可佐膳蘸酱油吃。山药也可食，或嚼后弃渣。功能补肺虚，益五脏，强筋骨，润肌肤。适用于老年肺虚气短，体弱乏力，久咳胃冷等症。见《常见慢性病食疗养性》。

【怀杞炖羊头】羊头1只（约1300克），怀山药30克，枸杞25克，水发扁豆30克，龙眼肉25克，红枣15克，荸荠200克，陈皮9克，姜片25克，葱节15克，精盐10克，味精5克，胡椒2克，绍酒25克，菜油25克。将羊头燎去毛，入清水中刮洗净。头劈成两半，取出脑、舌、血筋后，入盆中加绍酒10克，入笼蒸熟。羊舌、羊头入开水中氽一下，捞起入清水中刮净耳腔，剥去舌衣洗净。荸荠切成两半待用。炒锅中火上烧热，下油，加姜、葱、羊头炒，烹入绍酒15克，加开水2500克，烧5分钟，倒入沙锅里，加红枣、陈皮，荸荠、扁豆加盖，用中火炖约30分钟，再下山药、枸杞、桂圆肉炖30分钟，拣出姜、葱、陈皮，将羊头骨、羊肉、舌切块。从锅内取出红枣、山药、枸杞、桂圆肉、扁豆、荸荠放入大碗内，羊肉块放上面。原羊肉汤汁烧开，加味精，胡椒面调好味，注入羊肉碗内。功能补脾胃，强肝肾，养营血。适用于年老体弱，病后失养以及脾胃虚弱、精神不足所致的病证。见《养生食疗菜谱》。

【怀杞炖狗肉】怀山药、枸杞各60克，狗肉、鸡清汤各1000克，调料适量。狗肉刮净皮，洗净，切成4厘米见方的块，入沸水氽透，洗净，与葱、姜同入猪油锅内煸炒，烹入料酒后出锅，放入砂锅内，加山药、枸杞、盐、鸡清汤，用小火炖至熟烂，拣葱、姜，放入味精、胡椒粉。功能滋补肝肾，益精明目。适用于年老体弱，肾精亏损者食用。见《滋补中药保健菜谱》。

【怀山圆肉炖水鱼】怀山药、圆肉15~

25克，水鱼1只。水鱼用热水烫，使其排尿后切开洗净，去肠杂，与2药同入炖盅，加水适量，隔水炖熟服用。功能补中益气，养血安神。适用于肺结核低热，痰中带血，脾肺两虚的慢性咳嗽，病后体虚，食欲不振，贫血，心悸怔忡，以及肝硬化，慢性肝炎等病证。见《饮食疗法》。

【肝枣汤】牛肝250克，大枣30克。牛肝洗净切片，与大枣共煮。功能养肝明目，补血益气。适用于气血亏虚，头晕眼花，面色萎黄，心悸乏力等症。见《中国药膳学》。

【龟羊汤】羊肉、龟肉各500克，党参、枸杞子、制附片各10克，当归、姜片各6克，葱节、冰糖各10克，料酒30克，胡椒粉0.3克，味精0.6克，盐1克，熟猪油45克。龟肉用沸水烫一下，刮去表面黑膜，剔去脚爪，洗净；羊肉浸泡于冷水中，刮洗干净与龟肉随冷水下锅，煮开2分钟，去掉腥味，捞出，再用清水洗，然后均切成方块；党参、枸杞、制附片、当归用清水洗净。锅置旺火上，放入猪熟油，烧至八成热时，下龟肉、羊肉煸炒，烹入料酒，继续煸炒，炒干水分后，倒入沙锅内，加入冰糖、党参、制附片、当归、葱节、姜片，再加清水1250克，先用旺火烧开，再用小火炖到九成烂时，放入枸杞，继续炖10分钟左右，离火，去掉姜、葱、当归，放入味精、胡椒粉。功能滋阴补血，补肾壮阳。适用于贫血，腰膝酸软。面色不华，须发早白，畏寒，尿清长，以及心烦口渴等阴阳俱虚者。健康人食之能防病强身，精力充沛。见《家庭药膳手册》。

【龟胶桂术煎】龟胶30克，肉桂15克，土炒白术60克。诸药平均分成5份，每取1份，以肉桂、白术水煎取汁，乘热烊化龟胶服。功能益气养血，温阳散寒。适用于气血亏虚，脾胃虚弱，久疟不止，寒热久发等症。见《本草汇言》。

【灵芝鸡】灵芝15克，嫩公鸡1只，菜油1000克，卤汁等调料适量。鸡宰杀后去毛桩、内脏，洗净；灵芝拣去杂质，洗净切片；姜、葱洗净切片。锅内注入清水适量，下入灵芝一半、生姜、葱、花椒、食盐，放入鸡煮熟，捞起沥去水分，再入卤汁锅内，用文火煮至鸡熟，捞出。另用锅加少许卤汁，下入冰糖、味精、食盐炒成浓汁，调好味，涂沫在鸡面上。锅置火上，倒入菜油，炼至油熟后，锅离火，待油温降至八成热时，先将余下的灵芝下锅炸酥，捞出，再用锅内剩油，将鸡倒提，反复淋油几遍，直至颜色红亮时，再将鸡的表面抹上芝麻油装盘。炸酥的灵芝撒在鸡面上或放在盘边上。功能补虚温中，滋补心肺。适用于病后体虚，产后气血亏损，乳少等症。见《中国药膳大全》。

【陈皮牛肉】牛肉500～1000克，陈皮、砂仁各3克，生姜15克，桂皮、胡椒各3克。牛肉洗净。与诸药加水同煮，入葱、盐调味，至牛肉熟烂，取出切片食用。功能补脾胃，益气血。适用于脾胃虚弱，不思饮食，身体瘦弱等症。见《中国药膳学》。

【鸡子索饼】①鸡子5枚，白面粉60克。鸡子取清，以之和面，作索饼（面条），放入豉汁中煮熟，调入葱、姜、花椒。空腹服食。或用羊肉臛煮熟也可。功能益气补血。适用于脾胃气弱，不思饮食，见食欲呕，形瘦无力等症。见《普济方》。②面粉50～100克，鸡子3～5个，白羊肉200～250克。羊肉洗净切片煮羹；以蛋清和面制成索饼，放入豉汁内煮熟，兑入羊肉羹，调味。空腹温服。功能益气养血补虚，适用于虚损羸瘦，腰膝酸软等症。长期服食可使皮肤、毛发光泽。见《太平圣惠方》。

【鸡肉馄饨】黄雌鸡肉150克，面粉200克。鸡肉洗净，剁碎，入五味调作馅；面粉用水和匀擀薄饼包馄饨，入清汤中煮熟，调味。空腹食。日1次。功能温中益气，补血。适用于脾胃虚弱，体虚羸瘦，面色萎黄，食少泄泻，以及病后虚弱，产后体虚，乳汁不足等症。见《家庭饮食疗法手册》。

【鸡茸豆腐】豆腐400克，鸡脯肉100克，荸荠茎5个，蛋清1个，青蒜1茎，黄酒及调料适量。鸡肉洗净剁茸；荸荠去皮与豆腐均捣成泥，拌入鸡茸、蛋清、黄酒、水生粉、精盐、味精，撒上蒜末，上屉蒸15～20分钟。功能补益强身。肿瘤病人常食可减缓病情。见《膳食保健》。

【鸡子羊肉面】白面120克，鸡蛋4个，羊肉120克，先将羊肉剁成细馅作羹，取鸡蛋清和白面做成面条，加适量的鸡蛋清、面条于沸水中，煮面令熟，再加调料及羊肉羹，早晚空腹食。功能健脾开胃，益气补血，泽颜白面。适用于气血虚弱所致的面容憔悴，萎黄不华者。见《太平圣惠方》。

【鸡汤大米粥】老母鸡1只，大米100克。鸡治净去内脏，切碎，煮汤取汁，分数次与大米煮粥，并加葱、姜、盐等调味。空腹食。功能温中填精，大补气血。适用于虚劳羸瘦，气血极亏，乏力萎黄，食少泄泻，小便频数，崩漏带下，产后乳少，病后虚弱等症。（验方）。

【鸡血藤大豆汤】鸡血藤、大豆各30克。鸡血藤装入纱布袋，扎口，与大豆加水同煮，熟后去鸡血藤。吃豆喝汤。功能补气养血。适用于血虚月经过少、色淡，兼少腹空痛，头晕眼花，心悸耳鸣，食欲不振，面色㿠白无华，舌质淡等症。见《百病饮食自疗》。

【鸡血藤大枣汤】鸡血藤30～60克，大枣10～20枚。水煎服。日1剂。3～5剂可愈。功能益气摄血，补血。适用于血小板减少性紫癜，反复出血，兼有鼻衄、齿衄，头晕目眩，面色苍白，唇甲不华，神疲体倦，食欲不振，心悸，动则心跳气短，震颤多汗等。见《疾病的食疗与验方》。

【鸡肉茯苓馄饨】黄雌鸡肉120克，茯苓末60克，面粉180克。鸡肉洗净剁成肉泥，拌入茯苓末作馅；面粉和匀作皮包馄饨，汤汁内加豉汁将其煮熟。空腹食。功能健脾利湿，益气补血。适用于脾虚食少便溏，或痰饮停滞，咳逆胸闷；气血亏虚，形体羸瘦，及老人噎食等症。见《家庭食疗手册》。

【青鱼粥】青鱼500克，大米适量。青鱼去鳞、内脏，洗净，与大米同煮粥，加盐少许食用。功能补益气血。适用于气血两亏，虚损不足等症。见《中国药膳学》。

【青松龄药酒】红参须600克，红花1250克，淫羊藿2500克，熟地黄5000克，鞭胶500克，枸杞子2500克，芦丁粗品100克，鹿茸粉195克，蔗糖10000克，睾丸粗粉（牛、羊睾丸）2250克。上药浸白酒（60°）15万毫升。早晚饭前服。一次20毫升，日2次。功能益气养血，生精壮阳。适用于阳痿，盗汗等。妇女忌服。见《新编中成药》。

【青荷包三丝】鸡脯肉150克，鸭脯肉150克，绿豆芽250克，鲜荷叶3张，鸡蛋1个，菜油1000克（实耗100克），猪油40克，姜、葱等调料。将鸡脯肉、鸭脯肉洗净切丝；绿豆芽摘洗净入沸水锅内烫一下捞起；姜、葱切细丝；荷叶洗净烫软漂凉，切成20张；鸡蛋去黄留清，用豆粉10克调好。鸡丝、鸭丝用精盐、胡椒粉、味精、姜、葱丝之一半，拌匀，腌渍5分钟；再用蛋清豆粉浆与豆芽、猪油（化开）、葱、姜、精盐、味精拌匀。将豆芽与鸡鸭丝分放于20张荷叶上包好。将油锅加热至九成热时，荷叶包放漏勺上，反复淋以热油，大约5分钟至熟。功能补益气血，清暑利湿。适用于身体虚弱，阴虚火旺及暑湿泄泻，眩晕等症。夏季食用能消除疲劳，增强体质。见《家庭药膳》。

【青鱼虫草馄饨】青鱼肉250克，南瓜肉60克，虫草10克，猪棒骨适量，鸡汤、调料适量。将青鱼肉用刀背砸成鱼泥，加鸡汤、胡椒粉、绍酒、盐、葱、姜汁少许，用筷子向顺时针方向用力搅至黏稠。南瓜剁成丝加盐挤出水，与鱼泥拌匀成馅。用面粉250克，做馄饨皮，包成馄饨。猪棒骨洗净砸开，与虫草共入锅内炖1小时，去猪骨，下馄饨煮熟。功能补气养血，适用于久病体虚，月经不调，痛经等。见《疾病的食疗与验方》。

【枣参丸】大枣10个，人参3克。先将大枣蒸软去核，加入参同蒸至烂熟，捣匀为丸，分1～2次服用。功能补气养血。适用于脾胃虚弱，气血不足。见《醒园录》。

【枣泥桃酥】核桃仁、山药各50克，枣泥250克，猪油125克，面粉500克，植物油适量。核桃仁擀碎；山药煮熟，杵成泥，共与枣泥混匀，制成馅。面粉200克放面板上，加猪油100克，拌匀成千油酥。剩余之面粉、猪油加清水适量拌揉成油面团。干油酥包入油面团内，卷成筒状，用刀切成15克重的面胚、擀饼，包上枣泥馅心，制成桃酥饼形状。用油炸成浅黄色。功能健脾胃，益气血。适用于脾虚食少，形瘦乏力等症。可作贫血，营养不良，血小板减少性紫癜，过敏性紫癜患者及病后体虚者之膳食。无病常食，可强身悦色益寿。见《民间食谱》。

【枣泥箢撑】糯米粉、大枣、白糖。大枣洗净，水煮至熟，去皮、核、捣如泥，加入白糖，搅均匀，做馅用。糯米粉调成糊状，在锅上摊烙成薄饼，卷枣泥白糖馅成条状，烙至金黄色时，切段，早晚餐服食。功能健脾胃，补气血。适用于胃虚食少，脾虚泄泻，气血不足，以及血小板减少，贫血，慢性肝炎，过敏性紫癜，营养不良，病后体弱等症。见《强身食制》。

【周公百岁酒】黄芪、茯神各60克，肉桂18克，当归、生地、熟地各36克，党参、白术、麦冬、茯苓各30克，五味子24克，陈皮、山萸肉、枸杞子、川芎、防风、龟板胶各30克，羌活24克，白酒1万毫升。将上药装入布袋（亦可加入冰糖1000克，大枣适量），浸于酒中，装坛封好，再用热水隔坛加热，煮沸2小时，然后将坛取出，静置7天后饮用。每次温服15～30毫升。适用于气血衰减，亡血失精的四肢无力，面色无华，食少削瘦，须发早白，头眩等症。对气血虚弱，又感受风湿的肢体麻木，活动不遂的病证也有治疗作用。孕妇忌服。见《中国医学大辞典》。

【鱼翅蒸鸡】鱼翅300克，母鸡1只（约1000克），火腿丝6克。鸡去毛及内脏，洗净；鱼翅煮沸2次，沥干，抽去翅骨，同火腿丝共装入鸡肚内，将鸡腹缝合。配以葱、姜、大料，花椒、料酒、糖、盐等调料，上屉蒸半小时。随意食。功能补气血，养五脏，开胃进食。适用于胃弱食少，体虚劳损等症。见《中国药膳学》。

【鱼翅烩燕窝】鱼翅50克，燕窝2个，猪瘦肉150克，光鸡150克，火腿30克。鱼翅入锅内烧滚2次，沥干，抽去翅骨；燕窝用温水泡胀，夹去毛；猪肉、光鸡、火腿分别煮熟后，同鱼翅上笼蒸2～3小时；燕窝另蒸半小时。然后烧热汤，下油及调料，同诸物烩烧。随意食。功能开胃，补五脏，益气血。适用于食少，体虚之症。见《中国药膳学》。

【兔肉补虚汤】兔肉120克，党参30克，山药30克，大枣30克，枸杞子15克。将兔肉洗净切块，加入诸药，加水适量，煮至肉熟透。佐餐用。饮汤食肉。功能补气养血。适用于气血不足或营养不良，身体瘦弱，疲倦无力，饮食减少等。见《食疗本草学》。

【兔肉炖红枣】兔肉150～200克，红枣10～15枚，放炖盅内隔水炖熟服用，亦可放入瓦锅内煮烂，调味服食。适用于过敏性紫癜和病后身体虚弱的调养，以及妇女因血虚而致疲乏怠倦等症。见《饮食疗法》。

【狗脊髓熬鲜藕】狗脊骨500克，鲜藕250克。狗脊骨洗净锤碎；鲜藕洗净，切成3厘米长，1.5厘米厚的块，同放入锅中，加适量清水、葱、姜、盐、黄酒等。武火烧沸后，转用文火炖至汤浓藕熟，加味精少许。每隔3天服1剂。功能补阴益髓，养血生肌，凉血散瘀。适用于病后气血虚弱，腰膝酸软，四肢乏力等症。见《中国药膳》。

【狗鱼大枣花生汤】狗鱼（娃娃鱼）250克，大枣10枚，带衣花生米50克。同煮，加少量盐调味。饮汤食鱼、枣及花生米。功能补气养血。适用于贫血症。见《补品补药与补益良方》。

【育麟宝】金针菇，黑木耳，香菇，糖。将金针菇、黑木耳、香菇分别进行热水浸提，取得有效成分的浓缩液，与糖共煮，制成晶体。功能滋补气血。适用于防治儿童贫血，佝偻病。有增加儿童智力，促进儿童发育的作用。见《食用菌饮食疗法》。

【炖猪肚】猪肚1个，生姜3片。将猪肚洗净，生姜放肚中，沙锅炖熟，切丝，调味。佐餐用。适用于溃疡病。见《疾病的食疗与验方》。

【炖鳇鱼】鳇鱼肉500克。将鳇鱼肉洗净，切块，加生姜、花椒、食盐少许，水适量，文火炖至肉烂熟，分2～3次服用。功能补脾胃，益气血。适用于脾胃虚弱或营养不良，形体瘦弱，少气乏力等。见《食疗本草学》。

【炖黑豆塘虱】黑豆75～100克，塘虱鱼2～4条。黑豆淘洗干净，塘虱鱼去内脏、腮及颈花，同放沙锅，少加调料，加水炖熟食用。功能补气血，养肝肾。适用于眩晕、头痛，自汗、盗汗、耳鸣等症。也可用于产后体虚，贫血。见《补品补药与补益良方》。

【炖豆腐羊肉虾】豆腐2～3块，羊肉100克，虾50克，生姜20克。豆腐切块，羊肉切片。加生姜及盐，共炖熟。功能补益气血，温补脾肾。适用于气血不足，脾肾阳虚之症。见《补品补药与补益良方》。

【炖椰肉杞子鸡】椰肉100～150克，枸杞子50克，黑枣30～50克，母鸡肉150～200克。将椰肉洗净，切丝或块，榨取其汁，与后3味同加水炖至鸡肉熟烂后食用。功能补气血，益肝肾，强身体。适用于脾胃虚，气血亏，肝肾不足。见《补品补药与补益良方》。

【河西米汤粥】羊肉250克，河西米（稷米）400克、葱、盐适量。先将羊肉洗净，切块，熬汤，下河西米，葱、盐同煮粥。任意食。功能补脾胃、益气血。适用于中老年人阳气不足，气血两亏，体虚消瘦，腰膝酸软，畏寒等症。以秋冬服食为宜。见《饮膳正要》。

【河车大枣杞子汤】紫河车30克，大枣10枚，枸杞子15克。水煎温服。日1剂。功能补益气血。适用于贫血症。见《疾病的食疗与验方》。

【油面馎饦方】生胡麻油500克，折粳米泔清500克，面粉适量。生胡麻油与折粳米泔清微火煮熟，冷后加面作馎饦，调味后服食。功能补五脏，益气力，长肌肉，填髓脑，坚筋骨。适用于头晕目眩、腰膝酸软，形体消瘦等症。见《养老奉亲书》。

【治低血压蛋糕】鸡蛋1000克，面粉700克，白糖900克，熟芝麻30克，黄芪9克，熟地9克，沙参9克，党参9克，白术8克，泽泻9克，玉竹9克，茯苓9克，当归6克，川芎6克，陈皮6克，甘草6克，谷芽6克，炒白芍6克，桂枝3克，太子参10克。将黄芪、沙参、白术、玉竹、当归、陈皮、熟地、党参、泽泻、茯苓、川芎、白芍、太子参、谷芽、桂枝、甘草去净灰渣，加工烘干制成粉末。将蛋打入缸内，加白糖用绞蛋机或竹扫帚顺着一个方向搅约35分钟，待呈现乳白色时筛入面粉，中药末搅匀。将木箱架放入蒸笼内，箱内垫上细草纸，倒蛋浆料擀平，用旺火烧开水，入笼蒸约15分钟，撒上芝麻。功能气血双补，阴阳平调。适用于病后或先天不足，气血虚，精气耗损，真阴不足所致的低血压症。见《养生食疗菜谱》。

【参枣汤】党参15克，大枣20枚。大枣洗净，冷水浸泡1小时，与党参放入清水中，文火煎煮。日1剂，分2次服用。功能健脾胃，补气血。适用于气血两虚之贫血患者。久服方效。见《十药神书》。

【参茸酒】①（江苏方）人参60克，补骨脂（盐制）30克，鹿茸60克，佛手30克，淫羊藿360克，红花30克，薏苡仁360克，砂仁30克，萆薢360克，苍术（炒）30克，熟地黄360克，紫草30克，牛膝360克，乌药30克，陈皮360克，防风30克，玉竹360克，乌梢蛇30克，红曲60克，枸杞子30克，木瓜60克，羌活30克，续断60克，川芎（酒制）15克，五加皮30克，草乌（制）15克，肉桂30克，檀香15克，白芍（炒）30克，豆蔻15克，当归30克，川乌（制）15克，青皮（醋制）30克，丁香15克，白芷30克，杜仲（盐制）30克，木香30克。上药浸入白酒107.5千毫升，入白糖7.5千克。口服每次10～15毫升，日2次。功能滋补强壮，舒筋活血，健脾和胃。适用于身体衰弱，脾胃不振，精神萎靡。见《新编中成药》。②（天津方）白酒8000克，白糖800克，菟丝子60克，牛膝40克，熟地黄40克，肉苁蓉40克，鹿茸20克，人参20克，附子（制）20克，黄芪20克，五味子20克，茯苓20克，山药20克，当归20克，龙骨20克，远志（制）20克，红曲10克。制成9190毫升酒。口服每次10～15毫升，日2次。功能滋补强壮，助气固精。适用于气血亏损，腰腿酸痛，手足寒冷，梦遗滑精，妇女血亏，血寒，带下淋漓，四肢无力，行步艰难。见《新编中成药》。

【参桂酒】党参320克，蔗糖3200克，龙眼肉640克。浸白酒32000毫升。口服每次15～30毫升，日2次。功能补中益气，养血安神。适用于气血不足，四肢乏力，失眠健忘等症。见《新编中成药》。

【参归腰子】人参25克，当归20克，猪肾（腰子）2只，调料适量。人参洗净切片；当归洗净；猪肾去脂膜臊腺，洗净，切成小粒。将上3味放沙锅中，加葱、姜、盐、清水适量。武火煮沸后，转用文火炖1小时，择去当归。吃人参饮汤。功能补气血，益心肾。适用于气血不足，心肾虚弱诸症。见《家庭食疗手册》。

【参芪乌鸡】乌鸡1只，人参10克，生黄芪30克，熟地15克，丹参20克，川芎10克，生姜10克，黄精适量，调料适量。人参润软，碾细末，余药入袋，同鸡爪、翅膀一起下锅，加水煮1小时。鸡肉沸水焯后洗净，切成条状，装碗，加姜片、葱、黄酒、人参末，上笼蒸烂，拣出葱、姜，将鸡肉扣入碗中，原汤倒入锅内，加味精、盐等，收汁加在鸡肉上。功能补气养血，活血散寒。适用于气血两亏，因寒腹痛，月经不调，以及四肢经常发凉，麻木、疼痛等症。见《疾病的食疗与验方》。

【参芪补膏】黄芪100克，党参50克，当归50克，大枣20枚，红糖100克。前2药加水煮2次，取汁浓缩至500毫升；将大枣用文火煮烂，取汁及枣泥，入药汁中共煮。加入白糖收膏。开水冲服，每次20毫升。日3次。功能补气养血。适用于气血两虚，及妇女月经量少，色淡，小腹隐痛，喜按，体倦乏力，舌淡苔白等症。见《常见病的饮食疗法》。

【参芪鸭条】老鸭1只，陈皮10克，党参15克，黄芪15克，精猪肉100克，调料适量。鸭治净，皮上抹一层酱油，炸至皮金黄色时，捞出，沥去油，用温水洗去油腻，放沙锅内（锅底垫上瓷碟）。猪肉切块，放沸水中氽一下，捞出放沙锅内，放入鸭子，加黄酒、姜、葱、参、芪、陈皮、盐、味精、酱油及清水适量，武火煮沸后，转周文火炖煮至鸭熟烂，取出。滗出原汤。将鸭拆去大骨，切成手指条块，整齐的放入大碗内，倒入原汤。食肉饮汤。功能益气养血。适用于气血两虚诸症。见《中国药膳》。

【参芪酱肘】猪肘子1500克，炙黄芪40克，党参20克，当归15克，肉桂10克，砂仁5克，盐、糖、黄酒、大料、花椒、酱油等适量。将药物和调料装纱布袋中，与洗净的肘子一起下锅，武火煮1小时，待出油，取出肘子，用凉水洗净，同时撇去锅中浮油，肘子复入锅中，继续用武火煮3小时，微火焖1小时，待肉烂捞出食用。功能补益气血。适用于气血两虚，身体虚弱，倦怠神疲，面色苍白，气短懒言，形体消瘦，自汗盗汗，心悸不宁，脉细弱无力等。亦治血栓闭塞性脉管炎而有上述症状者。见《疾病的食疗与验方》。

【参杞狗肉】狗肉1000克，党参20克，枸杞10克，菟丝子10克，砂仁5克，陈皮5克，牛膝15克。先将诸药加水煮30分钟后，倒出汤汁。将狗肉切成小方块，加酱油、糖、黄酒、葱、姜、味精等调料，腌入味，放入锅中，加药汤及适量水，煮沸后，文火煨1～2小时，至狗肉烂熟。功能补气养血。适用于气血两虚，面色萎黄无华，气短乏力，心悸眩晕，自汗或盗汗，脉细弱无力等症。见《疾病的食疗与验方》。

【参菠肉饺】人参粉5克，菠菜500克，猪瘦肉300克，面粉1000克，调料适量。菠菜叶洗净，搓成泥，加清水适量，绞汁。菜汁和面作成皮。肉剁成茸，加香油、人参粉、葱花、姜末、胡椒粉、酱油、盐等和成馅。包成饺子，煮熟食用。功能补气血，利肠胃，通便秘。适用于神疲气弱，心悸肢软等症。见《良药佳馐》。

【参蒸鳝段】大鳝鱼1000克，党参10克，当归5克，熟火腿150克，清鸡汤500克，调料适量，软绵纸1张。鳝鱼治净，开水略烫，刮去黏液、剁去头尾，再剁成6厘米长的段；熟火腿切成大片。锅中放清水，加姜、葱、绍酒，烧沸后，把鳝段下锅中凌一下捞出，装入汤篮子中，上面放火腿、党参、当归，加入姜、葱、绍酒、胡椒粉、盐，灌入清鸡汤，加盖，把绵纸浸湿封严口，蒸约1小时，取出启封，挑出姜、葱，加入味精。佐餐。功能温补气血，强筋壮骨，活血通络。适用于肝肾不足，腰膝酸痛，步履乏力，风湿痹痛，关节沉重冷痛，浮肿等症。见《中国药膳学》。

【参归鸽肉汤】鸽1只，党参25克，当归12克。将鸽宰杀，去毛及内脏，洗净，切块，与党参、当归共加水煮汤至鸽肉熟。食肉饮汤。功能补气养血。适用于久病虚羸少气，妇女血虚经闭。见《食疗本草学》。

【参地蒸乌鸡】乌骨鸡1只，党参20克，当归5克，熟地5克，元肉5克，白芍5克，炙甘草10克。鸡去毛及内脏，洗净。诸药洗净后装鸡腹内，放瓷器中，武火蒸1.5小时，至鸡烂。食鸡饮汤。功能益气养血而固冲。适用于月经提前，量多色淡，质清稀，精神疲倦，心悸气短，小腹下坠，舌淡苔薄而润，脉虚大无力。见《中国药膳学》。

【参芪大枣汤】党参、黄芪各30克，大枣10枚。3味加水文火煮至汤甜为度。饮汤吃枣。日1次。功能健脾补气生血。适用于气血两虚，月经先期，量多色淡，体倦神疲，面白无华，舌淡苔白，脉弱等症。见《常见病的饮食疗法》。

【参芪保胎膏】人参15克，黄芪、阿胶各30克，生地20克，蜂蜜100克。生地、参、芪水煮2次，取汁浓缩至300毫升；阿胶加水100毫升，隔水蒸化，入药汁中，加入蜂蜜收膏。每服20毫升，日3次。功能益气养血，止血。适用于气血两虚而致先兆性流产。也可用于身体虚弱，有习惯性流产的孕妇。见《常见病的饮食疗法》。

【参杞烧海参】水发海参300克，党参、枸杞子各10克，玉兰片50克，调料适量。党参片水煮2次，合并药液，浓缩至10毫升；杞子洗净，蒸熟；海参顺直切2~3块，先用沸水烫好。葱段放油中炸锅，投入海参，加调料翻炒，后加汤烧沸，转用文火炖至汤汁适宜时，加入党参液及玉兰片，调好口味，再加入枸杞子，用淀粉勾芡，调入椒油。佐餐用。功能补脾胃，益精血。适用于体倦乏力，头晕眼花，腰膝酸软，阳痿遗精，小便频数等症。见《滋补保健药膳食谱》。

【参芪干烧鲥鱼】鲥鱼1条（约600克），党参、黄芪各10克，酱牛口条（酱牛肉）50克，玉兰片50克，植物油500克，调料适量。水煮参、芪2次，合并药液浓缩至20毫升。鲥鱼去鳃、内脏，不去鳞，洗净，放热油中炸成金黄色。炒勺中加植物油15克、葱、姜、蒜末及大料、豆瓣酱、辣椒糊一起炒至金黄色，料酒烹后，加少量水，米醋、酱油、味精、白糖、香油，鱼下勺，烧沸后，去浮沫。牛口条及玉兰片放于鱼的一侧，移至文火上翻转烤透。再移至武火上，加入参芪汁，待剩少量鱼汁时，离火。鱼摆盘中央，将调料及鱼汁一起浇于鱼身上。佐餐。功能健脾和胃，补气。适用于脾胃虚弱，气血不足，体倦食少，久泻，脱肛，胃下垂，子宫下垂，崩漏等。见《中国药膳学》。

【参芪炖鲜胎盘】鲜胎盘1个，黄芪60克，潞党参60克，当归身20克，生姜15克。将鲜胎盘放血，用清水洗漂干净，放入沸水中，煮2~3分钟，捞出后放入炒锅内，再将洗净之党参、黄芪、当归身一并加入，加水适量，置武火上烧至欲沸时，除去浮沫。然后加入已洗净拍破的生姜，改用文火，炖至胎盘烂熟。功能补益气血。适用于气血不足，虚羸消瘦，劳热骨蒸，不孕及授乳妇女乳汁不足等症。见《实用食疗方精选》。

【参芪当归羊肉汤】人参、当归各10克、黄芪30克，羊肉500克。羊肉洗净，切块，加水煮汤，以汤白浓为度。黄芪、当归入纱布袋中扎口。与人参同入羊肉汤中，以文火煮1小时左右，去药袋。吃人参、羊肉，饮汤。功能双补气血。适用于气血两虚诸症。也可用于产后失血而致之低热、汗出、心悸、头晕、目眩、耳鸣、舌淡苔薄，脉虚大等症。见《常见病的饮食疗法》。

【参杞红枣煮鸡蛋】党参15克，枸杞子10～15克，红枣10枚，鸡蛋2个。同放沙锅内煮熟。将蛋煮熟后去壳再煮。吃蛋饮汤。每天或隔天1次，连服6～7天。功能益气养血止血。适用于气虚不能摄血，发斑，鼻衄，齿衄，眩晕，面色苍白，唇甲不华，心悸气短，神疲体倦等症。见《疾病的食疗与验方》。

【经验乌须酒】枸杞2000克，生地黄汁3000毫升，无灰好酒2万毫升。枸杞捣碎，同酒盛于瓷器内，浸21日后开封、添生地汁搅匀，各以纸3层封其口，至立春前30日开瓶。空心温饮1杯。可乌须发，身轻体健。见《万病回春》。

【带鱼番木瓜汤】鲜带鱼150～250克，生番木瓜200～300克。将带鱼治净切段，生番木瓜去皮、核，切条，共水煮。加盐调味。饮汤食鱼及木瓜。功能补气血，生乳汁。适用于产后乳汁不足，纳少等症。见《疾病的食疗与验方》。

【草果羊骨汤】带肉羊骨1000克，草果5克，生姜30克。羊骨捶破，与草果、生姜慢火熬汁去渣，加食盐少许，调味饮服。功能补肾养肝，益气养血。适用于虚劳羸瘦，腰膝无力等症。见《中国药膳学》。

【荠菜炒肉干丝】荠菜500克，猪腿肉200克，五香豆腐干2块，植物油、细盐、黄酒各适量。荠菜除去黄叶、杂质，留根，洗净，滤干，切碎。猪肉洗净，切丝，加细盐、黄酒少许，拌匀。豆腐干用水冲洗一遍，也切成丝。起油锅，放植物油2匙。用大火烧热油后，倒入荠菜，翻炒3分钟，加细盐少许，炒至半熟，盛起，备用。再起油锅，放植物油2匙，用大火烧热油后，倒入肉丝，翻炒3分钟。再倒入豆腐干丝同炒，然后加细盐少许，水小半碗。焖炒3分钟。最后倒入半熟的荠菜，烧5分钟，装碗。佐膳食。功能补心脾，益肾气，降血压，利肝气，凉血止血，利尿解毒。适用于动脉粥样硬化、高血压病、肝痛、肾病、慢性眼疾，以及毛细血管慢性出血等病证。见《常见慢性病食物疗养法》。

【荔枝干大枣】荔枝干、大枣各7个。水煎饮汤食荔枝、大枣。日1剂，分2次服食。功能益气养血。适用于失血性贫血，面白无力等症。见《家庭药膳手册》。

【荔枝红枣汤】荔枝干15克，大枣30克。水煎服。功能补脾益血。适用于气血亏虚，少食乏力，口燥咽干等症。见《食疗本草学》。

【药肉粥】精羊肉150克（细切），当归（炒）15克，白芍15克，熟地15克，黄芪30克，生姜3片，粳米100克。先煎诸药，去渣取汁，后入羊肉及米共煮为粥，加调料。空心食。功能大补气血。适用于气虚血弱，面色萎黄，神疲乏力，女子月经不调，崩漏不止及产后虚羸等症。见《太平圣惠方》。

【胡萝卜烧羊肉】羊腿肉1000克，胡萝卜1000克，精盐6克，味精1克，姜块20克，葱头30克，花椒15粒，八角茴1个，干辣椒节2根，酱油10克，胡椒粉1克，熟猪油100克，绍酒40克。将羊肉洗净，用开水煮几分钟，再漂洗干净。用刀切成长6厘米，宽5厘米的肉块，姜、葱、胡萝卜洗净，胡萝卜切成马耳朵形。熟猪油用旺火烧至七成熟，放入干辣椒节、花椒炸一下，然后下羊肉煸炒至变色，再掺鲜汤烧开，撇去泡沫，加入姜、葱节、花椒、八角茴、绍酒。改中火烧约30分钟，移至小火上烧煮至将熟时，加胡萝卜烧至炮软。拣去姜、葱、八角茴、干辣椒节，加入胡椒面、精盐、味精，调好味。功能温补脾胃，补益肝肾，养气血，安五脏。适用于脾胃虚寒所致的夜盲及营养不良，贫血，肺结核，眼干燥等病证。见《养生食疗菜谱》。

【枸杞蒸鸡】母鸡1只，宁夏枸杞10克，当归8克，姜15克，葱10克，鸡汤1500毫升，调料适量。将枸杞、当归用温水洗净；姜洗净拍破，葱洗净切段；鸡宰杀治净，入沸水汆去血水，捞出，入蒸碗，加姜块、葱段、盐、当归、胡椒粉、鸡汤，湿绵纸封严碗口，旺火蒸至鸡烂取出，去绵纸、姜、葱，放入枸杞，再上笼蒸5分钟，加味精调味。随意服食。功能益气血，补精髓。适用于脾肾亏损，乏力，耳鸣，健忘；肺肾两虚，咳嗽，气喘；女子血虚，月经不调等症。见《家庭药膳》。

【枸杞炖牛肉】牛肉（小腿肉为佳）250克，怀山药10克，枸杞子20克，桂圆肉6克。将牛肉入沸水汆约3分钟捞起，洗净切片，待锅中花生油热时下入爆炒，烹黄酒，炒匀后放进装有洗净的怀山药、枸杞、桂圆的大碗，上放姜、葱，加适量水、盐、料酒，隔水蒸2小时，至牛肉软烂取出，去姜、葱，入味精。单食或佐餐。功能养肝明目，益气补血。适用于肝肾不足，气血虚弱，视物模糊，腰膝酸软等症。见《家庭药膳手册》。

【枸杞海参鸽蛋】水发海参2只，枸杞15克，鸽蛋12个，花生油1500克，鸡汤、调料各适量。将海参洗净，入普通汤焯两遍，再用刀尖在腔壁切棱形花刀（不切透）；鸽蛋凉水下锅，文火煮熟，凉水过后，去壳，滚上千豆粉，待锅中花生油沸时下入，表面炸成黄色捞出；另取锅，注入50克猪油，沸时下葱、姜煸炒，倒入鸡汤，煮3分钟后去葱、姜，入酱油、料酒、胡椒面、海参，沸后去浮沫，文火煨约40分钟，加入鸽蛋和洗净之枸杞，再煨10分钟，取出海参、枸杞，摆入盘内，鸽蛋放于海参周围；汁留锅中，入味精，以水豆粉勾芡后，再淋500克沸猪油，浇在海参、鸽蛋等上。随意服食。功能补肾填精，益气养血。适用于精血亏损，虚弱劳怯，肝虚目暗等症。见《天府药膳》。

【枸杞番茄鱼片】鲨鱼肉（或鲤鱼、青鱼肉）200克，枸杞子20克，番茄酱50克，蛋黄2个，调料适量。枸杞子洗净后，上屉蒸熟备用；鲨鱼切大片；取蛋黄置碗内。加10克淀粉调成糊状；炒勺置武火上，加植物油500克，烧至五成热时，取鱼片蘸蛋糊后，逐片下勺炸透，捞出，并倒出勺内余油；炒勺复置火上，放入水少许和番茄酱、蒸熟的枸杞子（留下少许作点缀）、白糖、精盐、味精、植物油各适量，再放入炸好之鱼片，将水淀粉徐徐淋入勺内，放25克明油，颠翻后盛盘，上面点缀少量枸杞子。功能补气养血，健脑明目。适用于气血两虚，眩晕，心悸，乏力，自汗，健忘，面白等症。亦可用作老年及久病体虚，产后血虚，贫血，神经衰弱，慢性肾火患者之日常滋补膳食。

【韭汁红糖饮】韭菜250克，红糖100克。将韭菜洗净，捣烂取汁；红糖加水适量煮沸后，兑入韭汁。日2次，饮后俯卧片刻。功能补气温经。适用于气血虚弱型痛经，经后腹部及腰部绵绵作痛，喜按，月经量少，色淡质稀等症。见《家庭药膳手册》。

【种玉酒】全当归、远志各150克，女儿红酒1500毫升。当归细切碎，同远志和匀，用白布袋盛，以酒浸于净器中，封口，7日后，去渣备用。每晚温服适量。不可间断，用完依法再制。功能补气益血，适用于治疗妇女经水不调，不能受孕，或气血不足。（验方）。

【种子延龄酒】生地黄、熟地黄、天门冬、麦门冬、当归各60克，南芎30克，白芍45克，人参15克，白术、白茯苓、制何首乌、牛膝、杜仲、枸杞子、巴戟肉、肉苁蓉各60克，远志肉30克，石菖蒲15克，破故纸、山茱萸、石斛、甘菊花各30克，砂仁、木香各15克，虎胫骨、龟板各60克，陈皮、柏子仁、酸枣仁、小茴香各30克，无灰酒2万毫升。上药切制，入坛中酒浸，文火加热1.5小时取出，再入冷水坛中，随时换水，3天后过滤取酒液；药渣保留，再注酒1万毫升，如上法炮制；合并两次酒液，装坛埋土中3天去火毒。每日早晚饮适量。功能补气益血。适用于肾脏虚损，气血不足，腰膝酸软，须发早白，头晕耳鸣，面色不华，动则劳倦，心神不宁，婚后无子等症，如有虚热，可加黄柏、知母各60克。此酒也可用冷浸法制备，浸泡21天后，将药渣加工成蜜丸，以药酒送服。见《妙一斋医学正印种子编》。

【养神酒】大熟地90克，甘枸杞、白茯苓、山药、当归身各60克，薏苡仁30克，木香15克，酸枣仁、续断、麦冬各30克，丁香6克，建莲肉60克，大茴香15克，桂圆肉250克，白酒1万毫升。将茯苓、山药、薏苡仁、建莲制为细末；其余的药制成饮片，共装入细绢袋内。浸入酒内，容器封固，隔水加热至药材浸透，取出静置数日。适量饮用。功能益气补血。适用于心脾两虚，精血不足的神志不安，心悸失眠等症。平素气怯血弱者，亦可服用。见《同寿录》。

【养老益气方】牛乳450克，荜拨2克。加水共炖熟。每服150～200毫升。饭前温服。功能补养气血，健脾安神。适用于头昏气短，神疲乏力，精神萎靡，及脾虚食少等症。见《寿亲养老新书》。

【姜汁炒章鱼】新鲜章鱼250克，生姜汁1～2汤匙。将章鱼洗净切块，加油盐同炒，将熟时加入姜汁，再炒片刻。佐膳服食。功能益气补血。适用于病后脾虚体弱，妇女产后血虚以及贫血等症。见《饮食疗法》。

【姜汁黄鳝饭】黄鳝150克，姜汁5～20毫升，粳米适量。黄鳝去骨、内脏，放入碗内，加姜汁和酱油、盐、植物油各适量拌匀；粳米置盆内，加水上笼武火蒸约40分钟；开笼，将黄鳝倒于饭面上，继续蒸20分钟。日1次，作午餐食用。功能益气补血，健脾养胃。适用于气血亏虚，及病后虚损，贫血，消瘦等症。见《饮食疗法》。

【姜丝炒墨鱼】生姜50～100克，墨鱼（去骨）400克，调料适量。将生姜切丝，墨鱼洗净切片，放油盐同炒。佐餐或下酒。功能益脾补血，散寒通经。适用于妇女血虚经闭等症。见《家庭食疗手册》。

【姜醋炒章鱼】鲜章鱼200～300克（干品100～150克），生姜丝（或姜汁）、醋各适量。将鲜章鱼切片（干品则泡发后切片），放锅内加油炒，入姜、醋及盐少许，熟后食用，功能补益气血，开胃增食。适用于气血不足之贫血等症。见《补品补药与补益良方》。

【首乌鸡汤】母鸡1只，首乌30克，调料适量。鸡治净，首乌研末装入纱布袋后，纳入鸡腹，置器中，加清水适量，武火烧沸后，文火煮至烂熟，加姜、盐、黄酒、味精等调味，略煮，分2次服食。功能益气养血，补精填髓。适用于气血不足，虚劳羸瘦，及出血，脱肛，子宫脱垂，贫血，痔疮等症。见《良药佳馐》。

【首乌小米粥】何首乌30克，鸡子2个，小米50克，白糖少许。将首乌用纱布包裹，与米同煮粥，粥熟前将鸡子打入，并加白糖少许，煮熟。日服2次。功能益气养血。适用于气虚而致的子宫脱垂。（验方）。

【神仙鸭】鸭子1只，大枣、白果、莲米各49枚，人参3克，绍酒、酱油各10克。鸭子宰杀。去毛、内脏及脚，洗净沥水；将绍酒与酱油混合调匀，搽在鸭子表皮和腹内；大枣去核，白果去壳抠心，莲米发胀后擦去皮，抠出心，人参切片烘脆，打成细末；几味和匀，填入鸭腹；将鸭子放在蓝子里，上笼用武火蒸约2.5～3小时。功能健脾益胃，补气养血。适用于脾虚食少，乏力，腹泻，血虚眩晕，心悸，面色无华等症。亦用于病后体弱，营养不良，贫血，糖尿病等。见《验方新编》。

【神仙乌麻酒】乌麻子（微炒，捣碎）4775克。以好酒2万毫升浸经宿。随意饮。功能延年不老。见《太平圣惠方》。

【素炒腐球】素鸡250克，茭白50克；水发香菇8只，水发金针25克，豆腐衣2张，青菜心2棵，调料适量。素鸡切成小圆球形；茭白、香菇切片；青菜从根部剖"+"字，撕成8片。菜油烧热，投入双片，再倒入素鸡球翻炒，加水煮沸，入金针及撕碎的豆腐衣、菜心，再沸，调入精盐、白糖，焖煮3分钟，淋上麻油，加味精。佐餐服食。功能补虚通乳。适用于妇女产后乳汁不足或乳汁不通症。见《膳食保健》。

【莲子龙眼汤】莲子、芡实、薏苡仁各30克，龙眼肉8克，蜂蜜适量。将前4味加水5000毫升，微火煮1小时，入蜂蜜调味。1次服完。功能健脾益气，补血润肤，白面美容。适用于皮肤粗糙黝黑，皱纹较多者。见《回春健康秘诀》。

【荷叶叫花鸡】净母鸡1只（约1500克），荷叶3大张，鲜茉莉花6克，芝麻10克，葱、姜各25克，白酒50克，料酒150克，白糖25克，精盐10克，花椒10粒，猪油、酱油各50克，番茄酱、辣酱油、沙茶酱、椒盐各1小碟。净鸡用白酒、料酒、花椒、酱油、葱、姜、盐、糖拌匀，腌制3小时以上取出。芝麻炒香，同茉莉花、葱一起塞入鸡腹内。在鸡周身先涂上酱油，再涂上猪油，把鸡腿别于翅下，先用1张荷叶将鸡包好，再用1张玻璃纸包第2层，如此交替包5层，最后用牛皮纸包好。取酒坛泥少许碾碎，加盐、水少许拌和，放在一铁盘底上，上放包好的鸡，再用泥全部封住，放入已烧热的烤炉内。先用武火烤2小时，再转用文火烤1小时取出。剥去泥及包的纸、荷叶，放盘中，入调料。佐餐食用。功能补中益气，增髓添精，升运脾阳。适用于脾肾两虚，食少泄泻，饮食不消，腰膝酸软，遗精滑泄等症。见《滋补保健药膳食谱》。

【桃杞鹑蛋】鹌鹑蛋12只，核桃仁20克，宁夏枸杞子10克，精盐2克，酱油5克，生姜、葱、料酒各10克，味精1克，干豆粉50克，番茄酱60克，菜油500毫升（实耗70毫升）。将核桃仁用开水泡涨，剥去皮；生姜洗净切片、葱切段；枸杞用温水洗净，放碗中，加20毫升水，上笼蒸5分钟，搅成泥，用番茄酱调匀待用。鹌鹑蛋用小火煮熟，剥去壳，用刀划些小口子，放碗内，加料酒、精盐、葱段、姜片、酱油放20分钟，再撒上千豆粉裹匀。锅置火上，注入菜油烧至七成热时，下鹌鹑蛋、核桃仁，当核桃仁炸成金黄色时捞起，裹上枸杞、番茄酱，装盘。功能双补气血，养肝明目，益肾健脑。适用于营养不良症；小儿发育迟缓；产妇、孕妇、病后体弱；神经衰弱等。长期食用能增强记忆，补脑益智。见《家庭药膳》。

【桃仁爆鸡丁】桃仁50克，鸡脯肉150克，青豆十几粒，调料适量。将鸡脯肉去皮，切成3分的方丁；桃仁用开水烫后，剥去外皮。蛋清、干淀粉、精盐调成糊，把鸡丁放糊中拌匀，倾入烧至五六成热的油锅中，用铁筷子滑开，待鸡丁浮起时捞出。当油八九成热时，倒入核桃仁略炸，立即捞出。勺内留油少许，油热时加入青豆、料酒、精盐、葱、姜、蒜、汤。待汤开后调好口味，把鸡丁、桃仁下勺颠翻数下，撒入味精，用水淀粉勾芡，淋入花椒油。佐餐食。每日 2 次。功能补脑健身。适用于身体虚弱者。见《家庭药膳手册》。

【核桃羹】核桃仁 250 克，白糖 125 克，水 500 克。核桃仁用温水泡去皮、捣烂，加水搅汁，用纱布过滤去渣，倒入锅内，加糖、水煮沸。功能补肾强身。作清凉饮料饮用。见《家庭饮食疗法》。

【核桃仁粥】核桃仁 20 克，芡实、莲子各 18 克，粳米 60 克。依常法共煮作粥。常食。适用于更年期综合症见有肾虚候者。见《常见病食疗食补大全》。

【核桃肉粉】核桃肉 3 枚，山慈菇 5 克。将核桃肉捣烂；山慈菇研末，调匀。日 2 次，黄酒送服。功能补气化痰，清热解毒，抗肿瘤。适用于乳腺炎患者。见《家庭药膳手册》。

【核桃羊肾】羊肾 400 克，核桃仁 20 克，枸杞子 10 克，当归 5 克，茯苓 6 克，小茴香 3 克，肉汤 1500 克，西红柿 75 克，精盐 7 克，料酒 50 克，胡椒粉 3 克，味精 2 克，生姜、葱各 10 克。将当归、茯苓、小茴香洗净，用纱分包好，放入砂罐中，加清水 150 毫升熬 10 分钟，共熬 2 次取汁 50 毫升；核桃仁用开水泡涨，剥去皮，片成薄片；枸杞子用温水洗净；生姜洗净切成薄片；葱切成瓜籽片；西红柿去皮、籽切片；羊肾去皮、筋，洗净，片成片。将锅置火上，注入肉汤、药液、料酒，放入核桃片、枸杞、精盐、味精、胡椒粉，待汤开后再下羊肾片煮熟，随即下西红柿片，打去浮沫，装碗。早晚服食。功能补肺肾。适用于肾虚气喘，腰痛，阳痿，足膝痿弱，男子性欲减退，性功能衰弱等症。见《家庭药膳》。

【核桃鸡丁】鸡脯肉 350 克，核桃仁 15 克，枸杞子 8 克，鸡汤 100 克，化猪油 150 克，鸡蛋 2 个，精盐 5 克，料酒 25 克，胡椒粉 2 克，湿豆粉 35 克，生姜、葱各 10 克，香油 5 克，白糖 7 克。将核桃仁用开水泡涨，剥去皮；枸杞子用温水洗净；生姜洗净切小片、葱切葱花；鸡蛋去黄留清；鸡肉洗净，切成 1 厘米见方的丁。鸡丁装碗中，用精盐（一半）、蛋清、湿豆粉拌匀浆好；另碗中放入味精、白糖、胡椒粉、鸡汤、湿豆粉兑成汁。净锅置火上，待七成热时，下核桃仁炸至微黄，及时捞起待用。把浆好的鸡丁倒入锅中，快速滑透，翻炒几下，下姜、葱，倒入滋汁快速翻炒，随即入核桃仁、枸杞子炒匀，淋入香油，装盘。佐餐食。功能补肺益肾，明目。适用于肺肾两虚之咳嗽、气喘；精亏血少之眩晕、便秘、神疲乏力、面色无华等症。无病者常食，可抗衰益寿，见《家庭药膳》。

【核桃鸭子】北京鸭 1 只，鸡泥 100 克，核桃仁 200 克，荸荠 150 克，鸡蛋 1 个，油菜末、调料各适量。净鸭（从背上开膛）入沸水中氽一下，取出放盆内，加葱、姜、黄酒、盐，上笼蒸烂，拆去骨，斩 2 爿，去皮。另用鸡泥、蛋清、玉米粉、味精，黄酒、盐调成糊，加入剁碎的核桃仁、荸荠、油菜末，调匀，涂沫在鸭子内膛肉上。将鸭放入烧至六成热的植物油中炸酥，捞出沥油，切成长条块。佐餐用。功能补肾固精，温肺定喘，润肠通便。适用于肾虚喘咳，腰痛阳痿，大便燥结，石淋等。见《仿膳菜谱》。

【核桃仁蛋膏】核桃肉、红糖、猪油各

250 克，鸡蛋 500 克，糯米酒（或黄酒）100 克。猪油烧至三成热，倒入捣碎的核桃肉、打匀的鸡蛋液、红糖，炒匀后烹入酒，炒至糖溶化，结成膏状。开水冲服。用 3 匙，日 2 次。功能益肾养血，润肺纳气，增进食欲，补虚通乳。适用于老年人肾虚喘咳，食欲不振，妇女产后体虚少乳等。见《膳食保健》。

【核桃炖蚕蛹】核桃肉 250 克，蚕蛹 100 克。蚕蛹略炒，与核桃肉同放沙锅内，加适量水，隔水炖熟，共分 4～5 份。每服 1 份，日 2～3 次。温热服食。功能补养气血，温肺润肠，涩精固肾，纳气定喘。适用于老年人夜尿频多，腰膝酸软，阳痿滑精；成人肺结核，消瘦；中气不足之胃下垂；小儿疳积等。见《家庭食疗手册》。

【核桃仁炒猪腰】核桃仁 30 克，猪腰，猪油少许。将猪腰洗净、切片，与核桃仁、猪油同入锅内炒熟。每晚睡前趁热吃，连服 3 天。功能补肾固精。适用于肾气不足之遗精、早泄等。如单用分心木 30 克水煎，每日服 2 次亦可。见《疾病的食疗与验方》。

【核桃肉糯米粥】核桃 15 个，糯米 100 克。核桃去壳取肉，核桃壳水煎 20 分钟，弃壳留汤，与核桃肉，糯米同煮成粥，一日三餐均可服食。常用效佳。功能补肾养血，纳气降逆。适用于肾虚喘咳及孕妇胎气上逆，恶心呕吐等症。见《膳食保健》。

【核桃枸杞鸡丁】核桃仁 15 克，枸杞 10 克，鸡肉 250 克，鸡蛋、鸡汤、豆粉、调料各适量。鸡肉切丁，用蛋清、豆粉、黄酒、胡椒粉、盐、味精调匀；核桃仁用开水泡后去皮。入热油中炸透，加入枸杞，起锅沥油；葱、姜、蒜切片；鸡汤、小麻油、豆粉、白糖、白胡椒粉、盐、味精兑成浓汁。把猪油烧至六成热时，投入鸡丁，快速翻至熟，倒出沥油。锅内放油 60 克，入葱、姜、蒜稍炒，下鸡丁，入浓汁，放核桃仁、枸杞，炒匀。佐餐食用。功能养血补虚，益肾填精。适用于身体虚弱诸症。见《良药佳馐》。

【核桃仁炖五味子】核桃仁 10 克，五味子 4.5 克，蜂蜜适量。加水炖服。日 2 次。功能补肾固精。适用于肾虚之遗精、早泄等。见《疾病的食疗与验方》。

【核桃枝梢煮鸡蛋】核桃树枝梢 120 克，百合 30 克，雪耳 15 克，怀山药 20 克，大枣 10 枚，鸡蛋 4 个，红糖适量。将核桃枝梢、鸡蛋共炖 1 小时。去渣、剥蛋壳，再与其他 4 味同入汁内煎煮，调入红糖。日 1 剂，常食。功能补益气阴，解毒排腐。适用于气阴两虚之肺癌患者。见《疾病的食疗与验方》。

【豇豆汤】带壳干豇豆 100 克，豇豆洗净，水煎取汁。代茶饮。功能补肾健胃。适用于糖尿病之口渴、尿多症。见《中国药膳学》。

【豇豆粥】豇豆 30 克，粳米 50 克。同煮作粥，入盐，或少入生姜。功能健脾固肾。适用于脾胃虚弱，泄泻不止以及消渴，遗精，白带，白浊，小便频数等症。见《粥谱》。

【栗杏焖鸡】栗子、杏仁各 100 克，核桃仁 60 克，红枣 30 克，鸡 1 只，调料适量。将栗子切成两半，放入开水锅中煮至壳与肉剥离，取栗肉备用。杏仁、核桃仁分别用沸水烫后，去皮，沥干水分，再分别放入四成热的菜油锅中，用漏勺上下翻动，炸至金黄色，大部分脱水时，捞出盘中摊开，待冷脆即用木棒滚压成细末备用。鸡治净，剁成小方块，鸡腿斜刀斩成条块，翅膀斩成 3 段备用。炒锅烧热滑锅后，加入猪油，用大火烧至六成热时，推入鸡块，煸至皮成黄色。加入料酒、姜丝、白糖、酱油，烧至上色，放入白汤、红枣、核桃仁，烧滚后移至小火上加盖焖烧1小时，推入栗子，又焖15分钟至鸡肉酥透。再端回大火上浓卤汁，用漏勺把鸡块捞出，皮朝下扣放在碗中，排齐；捞出栗子盖在鸡块上面，覆上盘子翻过来，使鸡块整齐地装在盘中。锅在大火上烧滚，放入芝麻酱拌匀，淋上少许湿淀粉作成薄芡，加入八成熟的猪油50克，用勺反复推拌，使芡臌胀起泡沫，再放入麻油略拌，出锅浇在鸡块上，撒上杏仁末。佐餐食。功能健脾养胃，补虚温中，敛肺定喘。适用于体虚食少；病后虚寒；妇女产后血虚，腰膝酸软；咳嗽哮喘；老年肠燥便秘等。见《四季药膳》。

【栗子烧鸭块】鸭子1只（约2000克），栗子200克，鸡汤1250克，白糖、料酒各10克。盐12克，酱油7.5克，鸡油50克，淀粉少许。鸭从背部劈开，去大骨洗净，切成长3厘米、宽1.5厘米的块，入沸水氽一下，洗净血沫，放锅内加鸡汤及调料，烧沸后，改用文火焖1.5小时，倒入已去皮的栗子。再焖半小时。把焖好的鸭块放在圆盘中间，栗子围边。用原汤加淀粉勾芡汁，淋上鸡汤，浇在鸭块和栗子上。佐餐用。功能健脾养胃，补肾强筋，利水消肿。适用于肾虚，腰膝酸软疼痛，水肿，咳嗽，劳热骨蒸等。见《滋补保健药膳食谱》。

【栗子猪肉汤】栗肉200克，猪瘦肉250克，调料适量。将猪肉洗净、切块，入锅内煸炒，加水、盐及调味品，放入栗肉，炖汤。饮汤食栗、肉。功能补脾肾，益肺气。适用于慢性支气管炎体弱不愈者。可常食用。见《疾病的食疗与验方》。

【原胡桃肉】生胡桃、红糖各适量。核桃取肉，拌合少量红糖，细细嚼食（连薄皮一起吃）。功能补肾益脑，敛肺止喘。适用于肾虚腰痛，眩晕，健忘；肺虚久嗽，虚喘等。亦可治疗石淋。见《气功药饵疗法与救治偏差手术》。

【党参炖肉】党参30～60克（或与黄芪、大枣、当归同用），肉适量。肉切块，与药同炖至肉熟，调味。食肉喝汤。功能益气补虚，适用于身体虚弱，气血不足诸症。见《中国药膳学》。

【党参鸭条】党参15克，陈皮10克，猪瘦肉100克，老鸭1只，鸡汤750克，菜油1000克，调料适量。将鸭子宰杀后退净毛桩、去内脏、脚爪，洗净血水，沥干水分，鸭皮上用酱油拌匀，再下入八成热的油锅内炸至皮色金黄时捞出，稍冷，用温水洗去油腻，盛入沙锅内（锅底垫上瓦碟）。猪瘦肉切成块，入沸水中氽一下捞起，放入鸭腹内。沙锅置火上，加入2药及料酒、姜片、葱段、盐、味精，用文火焖至鸭子烂熟时，弃药物及调料，把鸭子捞起拆去大骨，切成指条块状，放入大碗中摆好，倾入原汤。佐餐食。功能补中益气，利水消肿。适用于脾胃虚弱，久病体弱，气衰血虚等。见《天府药膳》。

【党参大枣饮】党参30克，大枣15克。水煎1小时取汤温饮，日1剂，宜常服。功能益气健脾。适用于脾胃气虚，食少纳呆，消瘦乏力，贫血等。见《疾病的食疗与验方》。

【鸭头雪梨粥】腊鸭头60克，雪梨干15克，粳米50克。加水煮粥，调味服食。早晚餐各1次，连服5～6天。适用于麻疹（退疹期）。见《常见病食疗食补大全》。

【鸭子核桃鸡泥酥】净老鸭1只，核桃仁200克，荸荠150克，鸡泥100克，鸡蛋2个，调料适量。鸭用开水烫后装盆，加姜、葱、料酒、盐少许，上笼蒸至熟透，取出晾凉，去骨切成2块；另用鸡泥、蛋清、湿玉米粉、精酒、味精、盐调糊，并把核桃仁、荸荠剁碎入糊内。将糊淋在鸭膛内，入温油炸酥，捞出沥油，切长条块装盘，四周撒上油菜末。佐餐食用。功能补肾固精定喘。适用于肾虚咳喘，及腰痛，阳痿，石淋等。见《良药佳馐》。

【圆真僧粥】鳜鱼4条，粳米100克，姜、葱、椒、盐、酒少许。将鱼剖洗干净，去首，尾及皮，然后以线系鱼骨，垂于沙锅中，再下米与水煮粥；并入姜、葱等调料。等鱼煮烂，将丝线聚一，用筷夹鱼，以手掣线，则鱼骨尽脱，鱼肉皆溃于粥中，调匀再煮至粥熟。空腹随意食。功能补气血，益脾肾。适用于气血双亏，虚劳羸瘦，纳少便溏，或肠风下血。见《夷坚志》。

【秘方噎膈膏】人乳（或牛乳）、人参汁、龙眼肉汁、蔗汁、梨汁各等份，姜汁少许。同置碗中，隔水炖成膏状，调入少许炼蜜。徐徐频服。功能滋养脾胃，润燥补虚。适用于噎膈患者。见《冷庐医话》。

【健乐饮】灵芝、香菇、白糖各适量。前2味分别进行热水浸提，取得有效成分的浓缩液。把浓缩液与糖共煮，制成晶体。开水冲服。日2~3次。功能健脑，和血，提高机体免疫力，防老抗衰。适用于神经衰弱，失眠，血小板减少，肝炎等。常服可防止衰老，延年益寿。见《食用菌饮食疗法》。

【健腰油糕】杜仲250克，补骨脂250克，核桃肉400克，大蒜150克，烫面2200克，发面250克，白糖500克，芝麻500克，苏打25克，熟猪油25克，菜油2500克（耗350克）。将杜仲、补骨脂、大蒜去净灰渣，经过加工烘干制成粉末。核桃肉，黑芝麻烘干制成末。烫面用时推开，加入发面、苏打、熟猪油揉匀，搓成长圆条，扯成500个面团。中药末与核桃肉末、芝麻面、白糖、大蒜茸调制成馅，分为500个馅心。将面团按成直径7厘米的圆皮，包入糖馅封口，按成圆饼。将锅置中火上，下菜油烧至六成熟，将圆饼逐个入油锅，大约炸10分钟，皮酥硬，色黄时捞起，沥干余油上桌。功能补肝肾，强腰脊。适用于肾亏腰酸，头晕耳鸣，尿有余沥等症。见《养生食疗菜谱》。

【脂酒红枣】红枣250克，羊脂25克，糯米酒或黄酒250克。红枣煮软后倒去水，加羊脂、酒，煮沸后，晾凉，倒入瓷罐（或玻璃瓶）中，密闭贮7天。每食红枣3~5枚，日2次。功能补虚健脾。适用于中老年人久病虚弱，低热，消渴等症。见《千金方》。

【胶芪枣汤】阿胶9克，黄芪8克，大枣10枚。黄芪、大枣水煎，沸后1小时收汤。阿胶捣碎，入药液中烊化。日1剂，宜常服。功能双补气血。适用于贫血症。见《疾病的食疗与验方》。

【烧蘑菇】松树蘑、春笋各50克，荸荠20克，调料适量。将松树蘑去根须、洗净，下油锅用武火炒动片刻。荸荠去皮切片、春笋切片，同倒入松树蘑的炒锅内，加水少许，煮片刻，调入精盐、味精，勾薄芡，淋油起锅。功能强身壮力，防止早衰。见《食用菌饮食疗法》。

【烩全鹿】鹿内脏（心、肺、肝、肚）各1个，清汤500克，调料适量。鹿内脏洗净，入沸水锅内煮熟捞出，切成1厘米宽、3厘米长的什锦片备用。食用时将什锦片先入沸水中氽一下，再放入另锅内，加清汤，烧沸后，放入黄酒、胡椒粉、盐少许，用湿玉米粉勾芡，待汤汁变浓稠时，撒上芫荽段，淋上鸡油（25克）。佐餐食用。功能补五脏，调血脉。适用于中老年人体虚，心悸，失眠等。见《仿膳菜谱》。

【烩鳝鱼丝】鳝鱼500克，调料适量。鳝鱼斩头、去骨、除内脏，洗净切丝，先放入干净锅内煸炒盛起，再放入烧至九成热的植物油锅内来回翻动，酌加酱油、醋、红糖、清水煮熟，用水豆粉勾芡。随意食用。功能补虚养血消肿。适用于中老年人营养不良性水肿。见《便民食疗》。

【烩鲜蘑海参】水发海参200克，冬笋肉、鲜蘑菇各50克，青豆20克，调料适量。青豆用沸水焯熟后浸于冷开水中；其他各料均切成1厘米方丁。把油烧至五成热，爆入姜末，倒入蘑菇和笋丁，加水煮沸，入海参丁，调入适量黄酒、精盐，烩3~5分钟，着薄芡，撒上青豆和葱花，淋上麻油，调入味精。功能滋养补虚。此菜高蛋白，低脂肪、低胆固醇。可作为中老年人，特别是糖尿病、高血压、冠心病患者之膳食。见《膳食保健》。

【酒蒸虾】鲜虾250克，黄酒50克，调料适量。虾洗净，剪去须脚，沥干水分后拌入酒、盐、少许水、姜片、葱节、味精，上笼用武火蒸15分钟。功能增乳补虚。适用于产后妇女服食。见《膳食保健》。

【酒炖鳗鱼】鳗鱼、黄酒各500克，盐、醋各适量。净鳗鱼放锅内，加黄酒、盐、醋、清水适量，烧沸后转用文火炖至熟。食鱼饮汤。功能补虚劳，退低热。适用于身体消瘦，低热，便血等。见《太平圣惠方》。

【酒煮鳗鲡】鳗鲡500克，黄酒或甜酒、调料适量。将鳗鲡鱼治净、切段，用水与黄酒或甜酒各半煮熟，以盐、醋、生姜调味食用。功能补虚杀虫，调脾健胃。适用于体虚瘦弱的病人。现民间治疗肺结核病亦有应用。见《食疗本草学》。

【酒煮蚕蛹汤】蚕蛹30克，米酒、水各1盅。同煎取汁约1盅。每次1盅，睡前服。功能补虚止渴。适用于消渴或心神烦乱症。见《中国药膳学》。

【海参肉片汤】海参、猪瘦肉各适量。海参如法泡发，与猪瘦肉共切片，熬汤至熟，调入盐、味精。佐餐食用。功能补肾益精，养血润燥。适用于病后，产后气血亏虚，身体虚弱。脾虚腹泻及湿痰盛者不宜用。见《中国药膳学》。

【海参羊肉汤】海参、羊肉、调料各适量。海参如法发好，洗净，与羊肉共切片，煮汤至熟，加葱、姜、盐调味。佐餐食用。功能补肾益精。适用于肾虚阳痿，小便频数等症。脾虚便溏及痰多者不宜用。见《中国药膳学》。

【海参猪肉饼】干海参300克，精猪肉600克，冬菇200克，鸡蛋1个，调料适量。海参如法泡发2天，洗净；冬菇用温水泡发，洗净。精猪肉剁成肉末放入碗内，加适量生粉、白糖、盐、鸡蛋拌匀后分成3份，蘸上千生粉，做成肉饼，放入烧至九成热的植物油中，用文火煎至饼呈金黄色时取出。锅内留油少许，将海参、冬菇同入锅内略煸一下，加适量水，放入肉饼共焖至汤汁收浓时，淋上麻油、酱油，勾芡翻匀。佐餐服食。功能滋肾养血，强壮补虚。适用于肾虚体弱，面黄肌瘦，贫血等。见《家庭食疗手册》。

【海带排骨冻】小排骨500克，猪肉皮、水发海带各150克，蒜泥、芫荽各少许，调料适量。肉皮用沸水焯2分钟取出切小丁，与小排骨同用武火煮沸，撇沫后，烹黄酒，改用文火至骨酥肉烂成浓糊状，加入切碎的海带、酱油、盐、白糖，再煮沸3分钟离火，调入味精，淋上麻油。待凉，置冰箱内凝结成冻。佐餐食用。食用时切成片，蘸蒜泥汁、芫荽末。天冷可不放入冰箱。待其自然冷却结冻。功能解毒抗癌，滋养补虚。能促进人体免疫功能，增强抵抗力。适用于内分泌、血液、消化系统的一切恶性肿瘤，如甲状腺癌、前列腺癌、白血病及何杰金氏病等。见《膳食保健》。

【益气牛乳方】鲜牛奶250克，白糖少许。鲜牛奶煮开后，加白糖少许调味饮用。功能营养血脉，滋润五脏，主补虚羸，止渴生津，强身健体，润泽皮肤。适用于气血亏虚之面色萎黄无华，消渴，反胃，噎膈，便秘等症。见《养老寿亲方》。

【益气促精汤】人参、水发香菇各15克，山药、黄芪各20克，麻雀脑5个，母鸡1只，调料适量。将母鸡治净、麻雀脑去毛，同放锅内水煮，待七成熟时加黄芪、山药、香菇、葱、姜、盐、酒，用文火煨烂为止。人参用开水泡开上笼蒸半小时。饮汤吃肉嚼人参。功能益气促精。适用于精液异常者。常服可增强精子活力。见《食用菌饮食疗法》。

【益气健精汤】人参15克，黄芪20克，麻雀脑5个，母鸡1只，水发香菇15克，调料适量。将鸡治净；麻雀脑去毛，同入锅内水煮，待七成熟时，加黄芪、山药、香菇、葱、姜、盐、料酒，文火煨至烂。人参用开水泡开，上笼蒸半小时。饮汤吃肉嚼人参。功能健脾胃，补肾气。适用于脾肾气虚之精子活动力差者。见《疾病的食疗与验方》。

【益寿鸽蛋汤】枸杞子、龙眼肉、制黄精各10克，鸽蛋4个，冰糖50克。前3药洗净、切碎，加水750毫升。煮沸约15分钟，再把鸽蛋打破下入锅内，同时加冰糖煮至蛋熟。日1剂，顿服，连用7天。功能补肝肾，益气血。适用于肾虚腰痛，面黄肌瘦，年老体衰等。见《四川中药志》。

【通乳羹】净猪蹄2只，通草5克，调料适量。猪蹄治净，与通草同清炖至烂熟，加葱、姜、盐调味。食肉喝汤。功能补虚通乳。适用于产后乳汁不下症。见《中国药膳学》。

【通草猪蹄汤】通草15克，党参20克，猪蹄1个。猪蹄治净。先煮2药取汁，与猪蹄同炖至烂熟。食肉饮汤。功能补虚通乳。适用于产后乳汁不下症。见《中国药膳学》。

【黄精鸡】黄精100克，鸡1只。将鸡去毛及内脏，洗净切块，放于碗中，加入黄精，适量水，置于锅内蒸熟。分数次食用。功能滋补肝肾，补益脾胃。用于肝肾不足，腰膝酸软，健忘，头晕，脾胃气虚，纳少，疲倦等。见《补品补药与补益良方》。

【黄芪牛肉】牛肉750克，黄芪20克，陈皮6克，生姜15克，葱、酱油、糖各10克，精盐、胡椒粉各2克，料酒30克，豆瓣40克，味精1克，菜油750克（实耗75克）。将牛肉洗净、切成大一字条，沸水中汆透血水；生姜洗净、拍破；葱洗净切成长段，黄芪洗净切成厚片；陈皮洗净。锅置火上，注入菜油，烧至七成热时下牛肉条炸（约3分钟），捞起肉条，锅内留底油约50毫升，滗去余油，锅置火上，下生姜、葱、花椒、豆瓣煸出香味时，放酱油、精盐、胡椒粉、料酒、清水约1500毫升，黄芪、陈皮、牛肉条大火上烧沸，入味精调味，收汁后起锅装盘。功能健脾益胃，补气养血。适用于脾虚水肿，消瘦乏力，泄泻，以及精血不足，筋骨酸软，贫血等症。见《家庭药膳》。

【黄芪蒸鸡】嫩母鸡1只，黄芪30克，食盐1.5克，绍酒15克，葱、姜各10克，清汤500克，胡椒粉2克。鸡宰杀后去毛、爪及内脏，洗净，入沸水锅内焯至皮伸，再用冷水冲洗，沥干；黄芪洗后立即切成6~7厘米长的段，塞入鸡腹内。将鸡放入容器内，加入葱节、姜片、绍酒、食盐、清汤，用绵纸封口，上屉蒸1.5~2小时，取出加入胡椒粉调味。功能益气升阳，养血补虚。适用于脾虚食少，乏力，气虚自汗，易患感冒，血虚眩晕，四肢麻木及中气下陷之久泻，脱肛，子宫下垂等症。并可作病后体虚及营养不良，贫血，慢性肾炎，内脏下垂等患者的膳食。见《随园食单》。

【黄鸡馄饨】黄鸡肉150克，白面60克，葱白40克。将黄鸡肉剁烂，葱白切细，入卤咸，少许椒末和匀作馅；白面加水适量揉匀擀皮，作馄饨入沸水煮熟。功能益脏腑，悦颜色，补虚暖胃。适用于由于气血不足引起的面色萎黄不华，皮肤干燥，及脾胃虚弱者。见《寿世青编》。

【黄酒焖鸭】填鸭（北京鸭）1只（重2000克以上），黄酒350克，葱段、生姜块各15克，湿淀粉5克，酱油100克，植物油750克，调料适量。葱、姜洗净拍破；鸭由背开膛去内脏、舌、足、翅尖，洗净，沥水，用盐遍身揉搓，抹上酱油稍浸片刻。锅内放植物油置火上，烧至七、八成热时，放入鸭，炸至色黄、捞出。另用铝锅，底部放一竹垫，鸭腹向下放在竹垫上，加入葱、姜、黄酒、胡椒面、白糖、清水，用旺火烧沸后，去浮沫，转用小火焖约3小时，起锅，手提竹垫取出鸭，去葱、姜，翻扣盘内，把汤汁收浓，勾入少量水淀粉，调成芡汁，浇在鸭上。随意食用。功能养胃生津，补血益气，利水消肿。适用于久病气虚，脾胃虚弱，形瘦乏力，气短食少，水肿，小便不利；或骨蒸劳热，消渴，咯血等症。脾胃阳虚，大便溏泻，外感初起者慎用。见《滋补保健药膳食谱》。

【黄酒鹌鹑】鹌鹑10克，黄酒50克，红糖30克，猪排骨200克，化猪油30克，肉汤1500克，冬笋70克，葱、姜各25克，香油20克，精盐5克，酱油10克，湿豆粉40克，食油500克（实耗50克）。将鹌鹑宰杀后去毛桩、内脏，剁去爪，洗净，入沸水锅中氽去血水，捞起擦干水分，抹上酱油；排骨砍成骨牌块抹上酱油；生姜洗净切厚片；葱洗净切长段；冬笋切4厘米的长条。净锅置火上，放食油烧至七成热时，将鹌鹑下锅炸上色（约5分钟）捞出；排骨同鹌鹑一样炸上色。锅内放猪油，烧至六成热，下姜、葱，煸出香味，再下排骨、鹌鹑、精盐、酱油、肉汤，大火烧开，打去浮沫，下黄酒、红糖、冬笋，用小火烧约2小时，从锅内拣出排骨装盘作底，鹌鹑整齐地摆在排骨上，拣去葱、姜不用，勾芡，放入香油，淋在鹌鹑上。功能补五脏，益中气。适用于脾虚湿盛，泄泻，筋骨软弱等症。见《家庭药膳》。

【黄雌鸡饭】黄雌鸡1只，生百合1棵，粳米饭50～100克。鸡宰杀后去毛及内脏，洗净；百合洗净，与粳米饭同纳入鸡腹内，用线缝定，下锅加水慢煮，入五味调味，熟后捞出，拆线，取出百合、粳米饭，以鸡汤调和食之，鸡肉食之亦妙。功能益气养血，补虚。适用于产后虚羸，病后体虚，及中虚食少，乏力，肺燥咳嗽等症。见《普济方》。

【黄雌鸡粥】①黄雌鸡1只（去毛羽肠脏），黄芪30克，熟地黄30克，粳米100克。将鸡与芪、地共煮，令极熟去药，并去鸡骨，取汁及肉和米煮粥，调味。空腹食肉喝粥。功能大补气血，适用于五脏虚损，虚羸少气及膀胱虚冷，小便数不禁，亦治消渴，多饮多尿。见《太平圣惠方》。②黄雌鸡1只（常法净膛），淡豆豉少许，粳米100克。先净鸡煮烂取肉，后以鸡汤和豉、米同煮粥。吃肉喝粥随意食用。功能滋阴生津，清热止渴。适用于消渴口干，小便频数。见《普济方》。

【黄雌鸡羹】黄雌鸡1只，粳米15～30克，葱白5茎。将鸡宰杀后去毛及内脏，洗净；米淘净；葱洗净，切段。加水同煮为羹。调味。随意服用。功能温中益气，补虚，适用于产后虚损，身体羸瘦，乳汁不足，及病后体虚等症。见《普济方》。

【黄精牛肉】黄精30克，黄牛肉1500克，冬笋、化猪油各100克，陈皮、小茴香各10克，生姜、葱各15克，精盐4克，胡椒粉、花椒各3克，酱油20克，汤2000毫升。将牛肉切成大块。用清水泡2小时，氽去血水后，捞起晾凉切成条；生姜洗净拍破；葱洗净切长段；冬笋切厚片。锅置火上，放入猪油，烧至六成热，下姜、葱煸出香味，再入牛肉条、精盐、陈皮、小茴香、胡椒粉、花椒，注入清汤、酱油、料酒，用大火烧开，打去浮沫，加入冬笋，用小火烧至牛肉熟时，拣去葱、姜不用，收汁装盘。功能补脾益阴。适用于脾虚，饮食减少，疲倦，精血不足，筋骨酸软等症。见《家庭药膳》。

【黄精炖肉】黄精30克，猪瘦肉500克。猪肉切块，加水共炖至肉熟烂。食肉及黄精，饮汤。功能补中益气，养血。适用于病后气血亏虚，体质虚弱，营养不良，食少乏力，头晕失眠等症。见《中国药膳学》。

【黄精烧鸡】鸡1只（约2000克），黄精50克，党参、怀山药各25克，生姜、葱各15克，精盐5克，胡椒粉3克，料酒50克，味精2克，化猪油70克，肉汤1500毫升。将党参洗净切5厘米长段；山药洗净切片；鸡宰杀后去毛及内脏，剁去脚爪，入沸水锅中氽透。捞出砍成骨牌块；生姜洗净拍破；葱洗净切长段。锅置火上，注入猪油，下姜、葱煸出香味，放入鸡块、党参、山药、黄精、胡椒粉，注入肉汤、料酒，用大火烧开，打去浮沫，改用小火慢烧3小时，待鸡肉熟时，拣去姜、葱不用，收汁后入味精调味即成。功能补脾胃，安五脏。适用于脾胃虚弱，便溏，消瘦，纳少，带下；对女性因性生活过度所致腰酸，疲乏，尿频等均有一定疗效。见《家庭药膳》。

【黄精猪肘】猪肘750克，黄精20克，党参、酱油各10克，大枣、料酒各50克，白蔻、味精各2克，生姜、葱各15克，精盐5克，胡椒粉3克，肉汤2000毫升。将诸药洗净，党参切成3厘米长段；白蔻打破；生姜洗净拍破；葱切长段；猪肘刮洗干净，去毛桩，入沸水中氽去血水，捞出用清水洗净。沙锅置火上注入清汤，放入猪肘、黄精、党参、大枣、生姜、葱、精盐、胡椒粉、料酒、酱油，用大火烧沸，打去浮沫，改用慢火煨至汁浓肘熟，拣去姜、葱不用，入味精调味。功能健脾肺。适用于脾胃虚弱，食欲不振，饮食不消，肺虚咳嗽，病后体弱等症。见《家庭药膳》。

【黄精煨肘】黄精、党参各9克，大枣5枚，生姜15克，猪肘750克。前两味装入纱布袋，扎口；大枣洗净；生姜洗净拍破；猪肘刮洗干净，入沸水锅内焯去血水，捞出，与药袋、大枣、姜、葱、精盐同入锅内，加水，烧沸后，撇去浮沫，转用文火煨至肉烂汁浓，去药袋，用汤碗盛猪肘、大枣、汤。功能补脾润肺。适用于脾胃虚弱，食欲不振，肺虚咳嗽，干咳少痰，病后体虚等症，见《中国药膳》。

【黄精鳝片】大鳝鱼肉600克，炙黄精、生姜各10克，莴笋150克，料酒、湿豆粉各30克，精盐5克，白糖6克，味精2克，胡椒粉3克，麻油10克，菜油75克，肉汤适量。黄精用温水洗净，剁成细茸；鳝鱼肉洗净，片成薄片；生姜洗净剁成姜米；莴笋剥去皮切片。将黄精茸、精盐、味精、胡椒粉、白糖、料酒、湿淀粉、肉汤调成汁；净锅置火上放菜油烧至七成热时，下鳝鱼片爆炒，快速划散，随即下姜米、莴笋片炒几下，倒入调好的汁勾芡，淋上麻油装盘。功能补虚损，强筋骨。适用于风寒湿痹，筋骨软弱，产后体虚等症。长期食用，可使皮肤光滑，肌肉丰满。见《家庭药膳》。

【黄精鳝丝】活黄鳝300克，黄精10克，精盐、料酒、麻油各适量。将黄鳝活杀，去脊骨、头、尾后，切成丝。黄精研为细茸，用水适量，调成薄浆。鳝丝下油锅滑熟后，放入黄精和调味品。功能补益五脏，升提中气，滋阴填精，强筋健骨，通经活络。适用于由于气虚脱肛、子宫脱垂、虚损劳伤、筋骨酸痛、糖尿病、贫血、久痢体虚；产后及病后虚弱等症。见《中年知识分子养生指南》。

【黄花鱼茸粥】米300克，鲜黄花鱼1条（约1250克），姜丝、芫荽、葱、熟油、酱油各适量。将米洗净，锅中水烧沸后下米煮粥；鱼去鳞洗净，用盐腌拌，放热锅内煎至两面焦黄时，注入1碗清水，煎至鱼熟取出，拆肉，鱼骨放回鱼汤内再熬，熬成之后将鱼汤倒入粥内同煮；鱼茸用熟油、酱油拌匀，待粥熟，入粥中，再煮沸。食时加姜丝、芫荽和葱末。功能明目，填精，益气，开胃。适用于两目昏花，肾精亏少，体虚食少，形体羸瘦等症。见《养生康复粥谱》。

【黄芪羊肉汤】黄芪、山药各15克，桂圆肉10克，羊肉90克。前3味药洗净，装入纱布袋，扎口；羊肉洗净，入沸水中焯一下，捞出后浸于冷水中，以除膻味。另用沙锅加水烧沸，入羊肉与药袋同煮汤，调味。食肉饮汤。功能补气固表，和营止汗。适用于产后气虚自汗较多，动则尤甚，时感恶风，面色㿠白，气短懒言，倦怠乏力等症。见《百病饮食自疗》。

【黄芪汽锅鸡】净嫩母鸡1只，黄芪片20克，黄酒及调料适量。将鸡洗净，剁成3厘米见方的块，入沸水中烫3分钟捞出，洗净血沫，装入锅内；鸡汤撇去浮沫，倒入盛鸡块的汽锅内，加葱、姜、盐、味精、花椒水、黄芪片。汽锅加盖，上笼蒸3小时，取出，拣去葱、姜、黄芪。分餐食用。功能补中益气，养血。适用于中气不足，倦怠少气，食少泄泻，头晕自汗等症。可作产妇膳食。见《吉林菜谱》。

【黄芪鸡汁粥】母鸡1只（重1000~1500克），黄芪15克，粳米100克。鸡宰杀后去毛及内脏，洗净，加水浓煎取汁；黄芪煎汁；合并药汁，入米煮粥。早晚趁热服。功能益气养血，补虚。适用于久病体虚，气血两亏，营养不良及贫血等症。见《常见病的饮食疗法》。

【黄芪炖母鸡】黄芪120克，母鸡1只，生姜、八角茴香等适量。将母鸡宰杀后，去毛桩及内脏，冲洗干净；黄芪洗净，切成长3厘米的节，装入鸡腹内，用白线缝合。将鸡入锅内，加生姜、葱、八角、绍酒、食盐和适量水，以武火烧沸，再用文火炖至鸡熟透。功能补气血，益五脏。适用于久病体虚，消瘦无力，食欲不振，崩漏带下，气血不足等症。见《中国药膳大全》。

【黄芪炖鲈鱼】鲈鱼1尾（250~500克），黄芪60克。隔水炖熟。饮汤食肉。功能益气补血，生肌收口。适用于手术后，促进伤口愈合。见《食疗本草学》。

【黄芪皱纹肉】猪五花肉500克，槟榔芋头400克，炒黄芪20克，炒白术15克，炙甘草10克，白糖700克，酱油5克，湿淀粉10克，熟猪油500克（耗100克）猪骨50克。将芋头刮皮洗净，蒸熟后压成茸状。黄芪、白术、甘草加工烘干碾成细末。猪肉洗净煮熟烂后，用竹签在皮上扎几个小孔，再用布擦干水分，抹上酱油着色。油入锅中烧热后放入猪肉，加盖后离火。浸炸至皮呈金黄色时捞出，沥干油，切成约长2.6厘米、厚0.4厘米的块，再放入锅中。加水1000克，置火上煮几分钟，捞起漂入清水中，如此反复漂四次去油腻。锅置小火上，用猪骨垫底，加入开水、白糖400克及肉块，加盖焖约30分钟取出，皮朝下摆入碗内。下油100克及芋头泥、中药末入锅中，小火慢慢炒，边炒边加糖300克，炒至糖溶化后放于猪肉上。将猪肉蒸约20分钟后，取出翻扣在汤盅中。炒锅放火上，加开水150克、白糖烧开，用湿淀粉调稀勾芡汁，淋于肉上。功能健脾养胃，补中益血。适用于体虚不足，肢体劳倦，面色萎黄，食少等病证。见《养生食疗菜谱》。

【黄芪猪肉汤】 黄芪50克，大枣10枚，或加当归、枸杞各9克，猪瘦肉适量。诸药洗净，装入纱布袋内扎口；猪肉洗净切片，与药加水共炖汤，可加盐调味。食肉饮汤。功能滋阴助阳，补气活血。适用于气血两亏，面色无华，倦怠少气；产后、病后体虚；脑血管意外后遗症，肢体痿废，手足麻木，半身不遂等症。有外感实热及肝阳上亢者不宜服食。见《补药和补品》。

【黄芪通草鸡】 炙黄芪50克，通草10克，母鸡1只（1000克以上），精盐、黄酒适量。前2味洗净，鸡宰杀后，去毛，剖腹，洗净，滤干，切大块，放入磁盆内，加入二药，撒上精盐1匙（宜淡不宜咸），淋入黄酒3匙，不加盖，用旺火隔水蒸3～4小时。空腹食或佐膳食。分2～3次吃完。功能补气养血，健脾益胃，通脉下乳，降压利尿。适用于产后体虚，乳汁不足，又兼有高血压的妇女。见《常见慢性病食物疗养法》。

【黄芪鳝鱼羹】 黄鳝500克，黄芪30克。黄鳝制净，切丝；黄芪装入纱布袋，与黄鳝加水煮熟，去药袋。加食盐、生姜调味服食。功能补气益血。适用于气血不足，体倦无力，以及气虚不能摄血的出血证等。见《食疗本草学》。

【黄根炖猪骨】 黄根（茜草科，四蕊三角瓣花）50克，猪骨250克。加水炖汤服食（不加盐）。日2次。连服数天。功能益气补血。适用于再生障碍性贫血所致的头晕目眩，心悸气短，四肢无力，声音低微，面色苍白，口唇淡白，舌质淡红等。见《疾病的食疗与验方》。

【黄酒炖鲫鱼】 活鲫鱼1条（约重500克），黄酒30毫升。将鱼去鳞、鳃及肠杂，洗净，下锅煮半熟，加黄酒清炖至熟。吃鱼喝汤，日1次。功能下气通乳，强身补虚。适用于产后气血不足，身体虚弱，乳汁不行，及妊娠水肿等症。见《家庭饮食疗法》。

【黄酒核桃泥】 核桃仁5个，黄酒、白糖各50克。核桃仁碾醉，与白糖同入锅内，加黄酒、清水500克，小火煎煮20分钟。顿服。长服有效。功能补肾健脑，润肠活血。适用于阳痿，遗精，腰痛，便秘，须发早白等症。见《食物与性保健》。

【黄酒鲜虾汤】 新鲜大虾100克，黄酒20毫升。虾剪去须足，洗净，与黄酒加水煮汤服食。功能通经下乳。适用于产后体虚乳汁不足。经常食用方能显效。见《常见病的饮食疗法》。

【黄雌鸡索饼】 黄雌鸡1只，面粉250克，桂心末1克，赤茯苓1克。黄雌鸡宰杀去内脏，洗净，沥干水分剁块，入热锅内急炒，添水煮作臛；赤茯苓研开，与桂心末、面粉混合均匀，加水适量揉成面团，制成索饼，放入豉汁中煮熟，加入鸡臛服食。功能温中补虚，下气。适用于五噎，饮食不下，胸膈阻塞，瘦弱无力等症。见《食医心鉴》。

【黄精炖河车】 黄精30克，紫河车1具。紫河车反复洗净，切成条块，与黄精加水同炖至烂。分数次食用。功能益气养血，润肺补虚。适用于肺虚，干咳少痰，气短乏力，或痰中带血，低热，形体羸瘦等症，尤其对肺结核体虚瘦弱者疗效最佳。见《中国药膳学》。

【黄精河车汤】紫河车半具，黄精30克。河车浸泡30分钟后，洗净切块；黄精切片，共煮至河车熟烂。饮汤。日2~3次。功能补肺健脾，滋肾益精。用于肺结核体弱者的补益。见《疾病的食疗与验方》。

【黄芪软炸里脊】猪里脊肉400克，黄芪50克，鸡蛋1个，湿淀粉20克，葱段、姜片各10克，酱油12克，料酒5克，米酒500克，植物油500克，味精、精盐少许。黄芪切片，水煎取汁两次，合并药液，用厚纱布过滤后加热浓缩至50毫升待用。里脊肉去掉白筋，切成0.4厘米厚的片，两面用刀划成十字花，再切成0.8厘米宽、2.5厘米长的条，凉水洗净血沫，净布揾干。另将蛋黄、湿淀粉搅成糊状，把里脊肉放入蛋糊内拌匀。将锅里倒入植物油，烧至三成热，将里脊肉逐块下锅，炸至金黄色，肉发起时，将油滗出，随即将蛋黄糊及黄芪液洒在肉上，翻炒均匀，起锅食用。功能补肾养血，益气固表。适用于劳倦内伤，自汗盗汗，脾虚泄泻，浮肿，脱肛，及一切气血虚衰之症。对老年体虚，产后或病后体弱者尤为适宜。见《滋补保健药膳食谱》。

【黄芪炖乌骨鸡】乌骨鸡1只（约重1000克），黄芪50克，食盐适量。乌骨鸡去毛及内脏，留肝肾，洗净；黄芪纳入鸡腹内，加水适量，隔水蒸烂，加盐调味。吃肉喝汤。功能益气养血，滋补肝肾。适用于久病虚损，产后失血，气血亏虚，肝肾不足，气短乏力，血虚头晕，崩中带下，痛经等症。见《常见病饮食疗法》。

【黄豆芽炖鲫鱼】新鲜鲫鱼400克，黄豆芽200克，海带75克，熟猪肉60克，调料适量。豆芽洗净，控净水分；海带泡发好，洗净，切成粗丝；鱼去鳞、鳃、内脏，洗净，在鱼身两侧斜切成十字花刀，入清水中洗净，沥去水分，放入开水中氽一下，捞出，入清水中把腹膛内里膜洗净，控净水分。勺内放油60克，烧热，投入葱段、姜块炸一下，倾入鲜汤1大碗、料酒，待汤烧开，放入鱼、黄豆芽、海带丝，再烧开后放入精盐，改用小火慢炖15分钟，捡去葱、姜，撇去浮沫，加入味精。然后先把鱼捞入汤盘中，再把黄豆芽、海带丝汤倒在大碗中。吃时用鱼肉蘸酱油、醋、姜末兑成的汁，喝黄豆芽汤。佐餐食。日2次。功能益气健脾，通脉下乳。适用于产后缺乳。见《家庭药膳手册》。

【黄精当归鸡蛋】黄精20克，当归12克，鸡蛋2个。鸡蛋洗净，放两味药加水同煮，蛋熟后，去壳，再入锅煮至剩1碗汤。饮汤食蛋。功能益气养血。适用于气血不足，体质虚弱，面色无华，头晕心悸，气短乏力等症。见《中国药膳学》。

【黄芪黑豆炖塘虱】北芪18克，黑豆60~90克，塘虱鱼2~4条。塘虱鱼挖去颈"花"和肠杂，洗净；黑豆洗净，与北芪、塘虱鱼入瓦锅内加水，文火炖熟。胃纳不佳者，可加陈皮调胃气。分2~3餐吃完，隔日1剂，连服数剂。功能养心健脾，益气摄血。适用于血小板减少性紫癜气虚不摄血型，证见反复出血，周身紫癜，兼有鼻衄，齿衄，头晕目眩，面色苍白，唇甲不华，神疲体倦，食欲不振，心悸，动则气短心跳，震颤多汗等。见《疾病的食疗与验方》。

【黄精首乌杞子酒】黄精50克，首乌、杞子各30克，好米酒或好白酒1000克。将药浸泡酒中，封盖7日后饮。空腹服用。每次1~2小杯，日3次。功能补肝肾，益精血。用于肝肾不足，腰膝酸软，头晕失眠，头发早白，及神经衰弱、高血压、糖尿病具有肝肾虚者。见《补品补药与补益良方》。

【黄花鱼鳔紫河车散】黄花鱼鳔、紫河车适量，党参9克，北芪15克。鱼鳔、河车各半，用香油炸酥研末。每次6克，用北芪、党参煎汤冲服。日3次，连续服用。功能补气养血。用于胃癌证见气血双亏，胃脘隐痛，肢倦乏力，面色㿠白，食欲不振等。见《疾病的食疗与验方》。

【黄鳝煲猪肉黄芪大枣】黄鳝2～3条，猪瘦肉100克，黄芪15克，大枣10枚。将黄鳝去内脏洗净，切段；猪肉切块；大枣洗净。共煨30分钟。食肉饮汤。功能补气养血。用于气血两虚所致的体倦乏力、少气、头晕、目花等症，贫血者亦可作为补益之品常用。见《补品补药与补益良方》。

【菱粉粥】菱粉30～60克，粳米50～100克。粳米煮粥，粥煮半熟时，调入菱粉，红糖少许同煮至熟。功能健脾胃，补气血。适用于身体虚弱，营养不良，脾虚泄泻，并可作为防治胃癌、食道癌的辅助食疗膳食。患疟疾、菌痢时不宜服用。见《本草纲目》。

【勒鱼汤】勒鱼1条。治净，加盐及调料煮汤食用。功能健脾开胃，补虚。适用于脾胃虚弱，食少，消瘦，及营养不良等症。见《中国药膳学》。

【勒鱼健脾汤】勒鱼1条，党参15条，山药30克。勒鱼去鳞及内脏，洗净；党参、山药装纱布袋内，扎口。加水共煮至鱼烂熟，去药袋，调味。食鱼喝汤。功能健脾开胃，补虚。适用于脾胃虚弱之食欲不振，消化不良，形瘦乏力等症。见《中国药膳学》。

【萝卜丝炒猪肝】猪肝、白萝卜各250克，调料适量。猪肝洗净，切薄片，加精盐、黄酒、淀粉芡拌匀；萝卜洗净，切薄片。炒锅内放植物油1匙，旺火烧热后，入萝卜片煸炒，加精盐，炒至八成熟，盛起。再起炒锅，放植物油2匙，旺火烧热，投入猪肝，快速翻炒3分钟，再倒入萝卜片，炒匀，3分钟后加香葱、味精，起锅。佐膳食。功能补肝清热，消食利水。适用于迁延性肝炎、慢性胆囊炎的辅助治疗，并能防止肝炎癌变。见《常见慢性病食物疗养法》。

【萝卜丝炒牛肉丝】白萝卜500克，瘦黄牛肉250克，调料适量。萝卜洗净，刮皮，切细丝；牛肉洗净，先切成细丝，再用刀背将其打松，装碗，加精盐、黄酒、酱油、淀粉芡，拌匀。炒锅内放植物油1匙，用大火烧热油后，入萝卜丝，加精盐，炒至八成熟，盛起。再起炒锅，放植物油3匙，大火烧热后，投入牛肉丝，翻炒3分钟，倒入萝卜丝，炒匀，再加黄酒1匙，冷水少许，焖烧5分钟，加香葱，拌炒几铲，装碗。佐膳食。功能补脾健胃，强壮筋骨，散血化滞。适用于脾胃虚弱，食欲不振，动脉粥样硬化，气血瘀滞等。见《常见慢性病食物疗养法》。

【菜花鸡米】菜花、鸡脯肉各150克，熟青豆20克，鸡蛋清1个，大葱1茎，猪油、调料适量。菜花分成小块，入沸水中焯熟，捞出冲冷；鸡肉洗净，切如米粒状，加入黄酒、精盐、蛋清、生粉拌匀。锅内放植物油适量，烧至5成热，爆香葱片，推入鸡肉滑熟，下菜心、青豆及少许水，调入精盐、白糖、味精煮沸，勾芡。佐餐食用。功能温补气血。适用于小儿气血亏虚，食欲不振，倦怠少动，形体羸瘦等症。见《膳食保健》。

【菊花鱼丸】白菊花瓣100克，鲜鱼肉250克，火腿、鲜蘑、豌豆苗各50克，鸡蛋2个，鸡汤1000毫升，调料适量。将菊花、鲜蘑、豌豆苗分别洗净沥水；火腿、葱、姜切成小片；鱼去皮、刺洗净，放在案板上用刀背捶成鱼茸，去净小刺，放入盆内，加水少量，搅成糊状，加盐、味精、白胡椒粉、蛋清及少量猪油，顺一个方向搅成鱼糁。锅内加水置火上，挤鱼丸入冷水锅内，待水沸，即将鱼丸捞出。另取一锅注入猪油烧热，投入葱、姜煸出香味，捞出不用，加入鸡汤、白胡椒粉、味精、料酒，湿淀粉勾芡，再入鱼丸、火腿、鲜蘑、菊花、豌豆苗，淋少许鸡油。功能养肝明目。适用于头晕眼花。见《华夏药膳保健顾问》。

【菊花鳜鱼】鳜鱼750克（1尾），冬笋、胡萝卜、香菇、青豆各25克，鸡汤100克，白糖100克，淀粉50克，番茄沙司15克，花生油1000克，调料适量。将鱼切段，再切成菊花刀，用料酒、盐、味精喂好，粘上淀粉；油烧五成热，放入鱼，炸成金黄色、菊花状捞出放盘中。锅内放少许油烧热，将切好的冬笋丁、香菇丁、胡萝卜、青豆、番茄沙司、葱、姜、蒜放入锅内，炒香后再加入料酒、酱油、米醋、白糖、精盐、鸡汤烧开，用淀粉勾芡，浇在鱼上。功能开胃健脾，滋补健身，养血益气。适用于脾胃虚弱，虚劳羸瘦，饮食不消等。见《食用菌饮食疗法》。

【菊茉鸡片】鸡脯肉300克，菊花3朵，茉莉花70朵，小白菜500克，清汤750克，花茶15克，鸡蛋清2个，生粉、调料适量。鸡肉剔去筋膜切极薄片，漂净沥干；小白菜烫熟后凉水浸凉沥干；蛋清生粉调成稀糊，加鸡肉片、盐、味精拌匀，并逐片理伸放入沸水锅内余熟，捞入清汤（250克）内待用。取茉莉花50朵，每5朵用铜丝穿成一串，放入茶盅内用开水冲泡，加盖，放在盘的中央。锅中清汤烧沸后，放入白菜，加盐、胡椒粉、味精，烧至入味，即捞出白菜放入盘内茶盅周围，汤不用。茶叶放入茶杯内，用沸水泡上，滗去茶水，重新冲入沸水待用。将余下清汤放入锅内加盐、味精、胡椒粉烧开，下菊花和余下的20朵茉莉花烫一下，捞去不用。将鸡片从清汤中捞出放入锅内，沸后兑入少许茶水（大约汤占2/3，茶水占1/3），起锅浇在小白菜上面（汤不要流入茉莉花盅内）。上席时先将盘中央茶盅内的茉莉花分送给客人，然后再食用鸡片。功能补中益气，清肝明目。适用于头晕眼花，视物模糊，两目干涩等症。见《中国药膳》。

【菠萝鸡片】鸡脯肉200克，罐头糖水菠萝块150克，水发香菇25克，冬笋片25克，熟火腿15克，熟青豆10克，蛋清1个，调料适量。鸡肉切成薄片，加少许黄酒、盐略腌片刻，拌入蛋清；猪油烧热，入鸡肉片，滑炒后下香菇片、笋片，烹入黄酒，随即加水少许，炒拌均匀，旺火烧沸，调入盐、糖、味精，并加入菠萝块、青豆，勾入水芡，最后撒上火腿片。功能益气补虚，健脾消食。适用于虚劳羸瘦，食少泄泻，病后体虚，及妊娠水肿，胃弱纳呆等症。见《膳食保健》。

【菠萝蜜种仁炖猪肉】菠萝蜜种仁、精猪肉各200克，调料适量。将两味洗净，猪肉切成条块，同放入沙锅内，加葱、姜、盐、水，烧沸后，转用文火炖至肉熟烂，再加味精搅匀。吃肉喝汤。功能补中益气，滋阴通乳。适用于妇女产后气血亏虚，乳汁不足，大便秘结等症。见《家庭食疗手册》。

【野参群鲜汤】生晒参6克，干贝25克，水发口蘑10克，熟火腿15克，罐头鲍鱼50克，水发海参250克，净冬笋50克，水发香菇50克，母鸡肉250克，干蟹黄25克，海米15克，虾子6克，猪腱子肉150克，鸡汤1250克，精盐5克，味精3克，料酒10克，葱20克，姜15克，猪油

50克。人参切细薄片，浸白酒瓶内，封口，48小时后将酒滗出，再倾入白酒泡48小时后，将酒滗出，合并两次所得药酒10毫升，人参片留用；干贝去筋洗净；虾子、蟹黄、海米洗净，入温水中浸泡；火腿切片；香菇切两开；冬笋切片，海参切成骰子丁，分别入沸水锅内烫透，捞出沥水；鸡肉切成三角块，沸水内焯去血水，捞出洗净。锅置火上，放入猪油，投入葱、姜，煸出香味，烹入料酒和鸡汤，加入精盐、味精、十贝、口蘑、火腿、冬笋、鸡肉块、猪肉块、蟹黄、虾子、海米，待汤开，撇去浮沫，倒入沙锅内，用小火炖至鸡肉熟烂，再将海参、鲍鱼块、香菇放入汤内，并加入人参酒液，炖15分钟，拣去葱、姜，再把人参加入汤内，稍焖片刻。功能大补元气，益肺健脾。适用于脾胃虚弱，倦怠乏力，食欲不振，胸腹胀满，肺虚气喘，以及身体虚弱等症。见《滋补保健药膳食谱》。

【银杏蛋】银杏去硬壳，研为末；鸡蛋钻一小洞，将银杏仁末纳入蛋内，用纸将洞口糊上，蒸熟食。功能补虚涩肠。适用于小儿消化不良，泄泻等症。见《中国药膳学》。

【银鱼粥】银鱼干30克，食盐适量，糯米100克，猪油适量，生姜适量。将银鱼干、糯米、老生姜分别淘洗净，合煮成粥，加入少量猪油、食盐。空腹热食。日2次。功能补虚，健脾，益肺。适用于脾胃虚弱，羸瘦乏力，或虚劳咳嗽等症。见《草木便方》。

【银鱼羹】银鱼150克，生姜10克。同煮熟，调味服食。功能健胃益脾和中。适用于脾胃虚弱，食欲减退或呕逆，或小儿疳积，营养不良等。见《食疗本草学》。

【银丝鳜鱼】活鳜鱼1条（约750克）. 鸡蛋3个，青豆7.5克，麻油750克（实耗75克），火腿、玉兰片、黄酒各10克，醋15克，豆粉、白糖各50克，姜末、酱油、葱花各5克，胡椒粉0.5克，原汁汤150克，冬菇10克，精盐7.5克，猪油400克（实耗80克），牛奶5～10克，味精0.6克。鳜鱼去鳞及内脏，洗净，取肉切丝入碗内，加蛋清、豆粉、精盐0.5克、味精0.1克，拌匀上浆；鱼头、鱼翅、鱼脊刺放入另一碗内用豆粉抹匀；火腿、冬菇、玉兰片切丝。将麻油注入锅内，旺火烧至八成热，下鱼头、鱼翅等，炸至金黄色捞出，置于长盘两端；倒净锅中油，将白糖、醋、酱油、豆粉10克及原气血双补类汁汤75克同放入锅内，不断搅动，以旺火烧成红浓汁，加入麻油25克，起锅淋在鱼头、鱼翅、鱼脊刺上。原锅刷净，置旺火上烧热，放入猪油，烧至四成热时，将上过浆的鱼肉丝投入锅内，随即加入火腿、冬菇、玉兰片、青豆，用筷子轻轻扒动，炸至鱼丝成白色时捞出，放入碗中。另用碗把葱花、姜末、黄酒、原汁汤75克、豆粉5克、牛奶、精盐、味精调成稀白卤汁。将锅烧热，倒入炸好的鱼丝、稀卤汁，翻炒，淋入适量猪油或麻油，颠翻几下，盛入长盘中央，撒上胡椒粉。佐餐用。功能补气血，益脾胃。适用于虚劳羸瘦，贫血，食欲不振，及病后体虚，老年体弱等症。见《良药佳馐》。

【银耳扒鸽蛋】鸽蛋15个，水发银耳100克，水发香菇25克，笋片25克，熟火腿丝20克，菜心50克，黄酒、白糖及调料适量。鸽蛋煮熟去壳，香菇切片；银耳洗净撕片；锅内加猪油烧热下笋片、香菇片炒匀，烹入黄酒，加入银耳及少许水，焖煮5分钟，投入菜心、鸽蛋，调入味精、白糖、精盐，再用文火煮5分钟，撒上火腿丝，淋上鸡油。单食或佐餐。功能补气血，益脾胃，清肺热。适用于食欲不振，倦怠少气，形体羸瘦，心悸失眠，头晕，肺燥咳嗽等症。见《膳食保健》。

【银鲳参归汤】鲳鱼100克，党参、当归各15克，生姜10克。鲳鱼去鳃、内脏，洗净；余诸药煎汤去渣后，入鲳鱼煮熟，加少许食盐调味。饮汤食鱼。功能补气益血，温中健胃。适用于气血不足，脾胃虚弱，饮食减少等症。见《食疗本草学》。

【银耳益寿鸽蛋汤】银耳20克，宁夏枸杞、龙眼肉、黄精各10克，鸽蛋10个，冰糖175克。将银耳用温水发透，捡去杂质，用手反复揉碎，用清水漂净；枸杞子、龙眼肉用温水洗净；黄精洗净切丁。洁净沙锅置火上，注入清水2000毫升，放入银耳大火烧开，改用小火熬3小时下入黄精、龙眼肉再熬1小时，至银耳熟烂汁稠时，下冰糖、枸杞子，鸽蛋打破逐个下入锅内，煨10分钟后装碗。功能补肝肾，益气血，润肺脏。适用于气血虚弱，肺燥咳嗽，智力衰退等症。见《家庭药膳》。

【甜味乌鸡】乌雌鸡1只，生地黄、饴糖各100克。鸡宰杀后去毛、内脏，二药放入鸡腹内，用线缝定，置碗中，加水少许蒸熟。饮汤食肉。功能补益气血，温中补脾。适用于积劳虚损，或病后体弱，盗汗，乏力，心悸头昏，消瘦食少等症。见《食疗本草学》。

【甜醋猪脚姜】甜醋350克，猪蹄3个，生姜3份，鸡蛋2份，红糖适量，油、盐少许。将生姜去皮，切成0.6厘米厚的片，置于匾上晾至外表干时，放入烧热的油盐锅内，文火炒至5成干；鸡蛋煮熟去壳备用。甜醋置于沙锅内煮沸，加入生姜片、鸡蛋，煮15分钟左右，加红糖至酸甜适口为度，然后浸渍15～30天。再将醋汤煮沸，放入洗净切块的猪蹄，煮15分钟，再浸5～6天后食用。猪蹄不宜过早加入，否则醋会将皮肉溶化。功能补气血，养阴液，活血脉，祛风寒，开胃气。用于产后补养，平素身体虚弱的调养，月经不调的治疗。该方是广东地区妇女产后6周内常用之品。见《补品补药与补益良方》。

【甜酒酿虾仁汤】甜酒酿半碗，新鲜虾250克。鲜活大虾，去头，挤出虾仁，弃壳，洗净。锅内放冷水半碗，中火烧开后，倒入虾仁，再烧3分钟，倒入甜酒酿，继续烧5分钟，盛碗。饭前或睡前食。功能通督脉，补气血，通乳。适用于乳汁不足。见《常见慢性病食物疗养法》。

【甜酒酿蒸鸡蛋】甜酒酿500克，鸡蛋1个，糖桂花少许（或桂花香精），白糖适量。甜酒酿放入碗内，中间留一鸡蛋黄大空隙；鸡蛋磕入碗内，蛋黄正好落入空隙内，上屉蒸30分钟左右取出，加入白糖、糖桂花。功能滋阴养血，益气生津。适用于气血亏虚，面色萎黄，头晕目眩，少气懒言，乏力自汗，心悸失眠等症。产后气血两亏最佳。见《滋补保健药膳食谱》。

【甜酒酿猪油鸡蛋汤】甜酒酿半碗，鸡蛋2个，熟猪油2匙，白糖1匙。鸡蛋去壳，用筷子打搅，加入白糖，搅匀；炒锅烧热后，放猪油，烧热，倒入鸡蛋，迅速翻炒至鸡蛋呈半熟状态时，立即倒入甜酒酿，加冷水半碗，烧开3分钟，盛碗。饭前空腹食。每次1碗，日1～2次，连服3天。功能补心脾，行气血，通脉乳。适用于乳汁不足。见《常见慢性病食物疗养法》。

【鸽脯海参】水发海参750克，母鸡肉250克，鸽子5只，油菜心10棵，猪五花肉500克，调料适量。海参洗净切成两条；猪肉洗净切块；鸡肉、菜心分别洗净；鸽子宰杀后去内脏、头、脖、爪，洗净，用料酒、精盐腌渍1小时后，入花生油锅中稍炸，捞出放锅内。加水、猪肉、鸡肉、葱节、姜片、料酒、酱油，烧沸后去浮沫，用小火炖烂，捞出鸽子，拆下鸽脯，码在扣碗内，浇些原汤，上屉蒸透，取出去掉原汤，将鸽脯肉倒扣盘中。炒锅置火上，待猪油烧热，入葱节、姜节煸炒一下，放酱油、绍酒、胡椒粉、原汤，沸后下海参，烧入味后加味精调味，再用湿淀粉勾芡淋入麻油浇在鸽脯肉上。油菜心用原汤、精盐、胡椒粉、味精烧入味，取出围于鸡肉盘周围。功能养血润燥，补脾生津。适用于体弱者。见《滋补中药保健菜谱》。

【鸽子止渴煎】白花鸽 1 只。去毛及内脏，洗净，切块，以土苏煎。食肉饮汁。功能滋肾益气。适用于消渴多饮，饮不解渴等症。见《食医心鉴》。

【猪肝方】①猪肝 250 克，野鸡脯肉 100 克。二味洗净，猪肝去筋膜。两者同切，置瓦上曝干，研末，每取 15 克调入粥内。空腹食。功能温中益气，养血。适用于脾胃虚弱，食少乏力，食谷不消，泄泻等症。见《圣济总录》。②猪肝 1 具，调料适量。猪肝洗净，切成大块，加入葱、豉、姜、椒、盐，煮熟。趁热食肝。功能补血养肝。适用于气血不足，水肿脚气，胸闷，胀满，食不下等症。见《圣济总录》。③猪肝 1 具，鳖甲 30 克，柴胡 2 克，炙甘草、乌梅肉、人参、泡姜、陈皮、诃黎勒、芜荑各 15 克，白术 5 克，胡黄连 25 克。猪肝洗净，去筋膜，切成柳叶片；乌梅肉、芜荑分别炒制；诃黎勒炮去核。诸药均捣研为末，与猪肝拌匀，使药粘于肝上，即置于慢火上炙熟。空腹食。功能补肝益气，养血，止痢。适用于下痢脓血，瘦怯不能食，或泄泻，倦怠少气，体虚羸瘦等症。见《圣济总录》。

【猪骨粥】白米 300 克，柴鱼 150 克，猪骨 500 克，花生仁 100 克，冲菜 2 片，芫荽、姜片、葱适量。将猪骨斩成小块，与花生、姜片同煮，水沸后下米熬粥。另将柴鱼肉洗净，斩成小段，放入热油锅内稍炒过，待粥将熟时，倒入粥锅内同煮至熟，食用时撒入冲菜末、葱末及芫荽末。功能补虚止利。适用于消化不良，腹泻等。见《养生康复粥谱》。

【猪皮红枣羹】鲜猪皮 500 克，红枣 250 克，冰糖适量。猪皮洗净。加水炖成稠黏状；红枣洗净，慢火煮透。放入猪皮汤中，加冰糖服食。日 1 次。功能补脾益肾，调经。适用于暴崩下血，或淋漓不断，色淡质薄，面色苍白，身体倦怠，四肢不温，大便溏薄，小便清长等症。见《疾病的食疗与验方》。

【猪肉小麦粥】猪瘦肉 100 克，浮小麦 50 克，黑豆 50 克。将猪瘦肉切成细片，与小麦、黑豆共煮为粥。每日 2 次服食。功能补虚敛汗。适用于体虚汗出，心悸健忘，水肿尿少等症。（验方）。

【猪肉止汗汤】浮小麦、黑豆各 30 克，猪瘦肉适量。猪肉切块，加水共炖汤服食。功能补虚敛汗。适用于体虚多汗。见《中国药膳学》。

【猪肤红枣羹】鲜猪皮 500 克，红枣 250 克，冰糖适量。猪皮洗净，加水炖成稠黏羹汤；另用慢火将红枣煮至表面无皱纹时，捞出放入猪皮汤中，加冰糖搅匀。长期食用。若消化不良时暂停服用。功能益气养阴，补血止血。适用于气血亏虚，倦怠乏力等症；对血小板减少或血友病引起的齿衄、鼻衄、紫癜等有良效。见《常见病的饮食疗法》。

【猪油姜酒煎】猪油、生姜各 30 克，黄酒 60 克。生姜洗净切片，水煎取浓汁，去渣，入猪油、黄酒，文火煎沸，约 1 小碗。分 3 次服。功能补虚润燥。适用于体虚，气血亏虚，毛发枯燥，皮肤皲裂等症。见《中国药膳学》。

【猪油酒蜜膏】化猪油、生姜汁各 100

克，黄酒 50 毫升。同置锅中煮沸，待冷装瓶备用。沸水冲化服。每次 1 汤匙，日 2 次。功能补虚润燥。适用于产后体虚，忽冷忽热，出虚汗等症。见《千金方》。

【猪蹄炖草鱼】猪蹄 1 对，草鱼 50 ~ 100 克。猪蹄洗净；草鱼去鳞及肠杂，洗净。加水清炖食用。功能补益气血，通乳。适用于产后气血不足，缺乳等症。见《中国药膳学》。

【猪蹄通草羹】猪蹄 2 个，通草 2 克，调料适量。猪蹄除去毛桩，洗净；通草装入纱布袋内，扎口；同下锅，加葱、姜、水、以文火清炖至猪蹄熟烂，去通草，加食盐调味。吃肉喝汤。随意食用。连服数日。功能补气养血，通乳。适用于产后气血亏虚，乳汁不足，乳房无胀感，面色苍白，食少便溏等症。见《梅师集验方》。

【猪脊髓煲莲藕】猪脊髓（连脊骨）500 克，莲藕 250 克。熬煲服食。隔 3 天 1 次，2 ~ 4 次显效。功能滋阴养血，健脾开胃。适用于病后气血虚弱，面色苍白，腰膝酸软，四肢乏力等症。对虚性、慢性腰痛，陈旧性腰脊损伤等病证亦有帮助。见《饮食疗法》。

【猪皮蹄筋大枣汤】猪皮 100 克，猪蹄筋 15 克，大枣 10 枚。将猪皮洗净切块；猪蹄筋用清水泡软；大枣去核。共煮至猪皮、蹄筋熟。饮汤食皮筋。功能益气养血，止血强筋。适用于贫血、白细胞低、血友病、慢性出血、紫癜等。见《补品补药与补益良方》。

【猪蹄当归粳米弼】猪蹄 1 只，当归 10 克，粳米 100 克，调料适量。将猪蹄去毛，洗净，切块；当归装入纱布袋，扎口，与猪蹄同煨至猪蹄烂，去药袋，入粳米，烧沸后，用微火熬至粥稠熟烂，加入酱油、盐、味精、葱花调味。功能益气补血，通乳。适用于产后气血不足，乳汁不下等症。见《养生康复粥谱》。

【猪蹄花生大枣汤】猪蹄 2 只，花生米 50 克，大枣 10 枚。猪蹄除去毛桩，洗净，与花生、大枣同煮至猪蹄熟烂。随意食用。功能补气益血，通乳。适用于贫血，血小板减少性紫癜，白细胞减少及乳汁不足等症。见《中国药膳学》。

【猪蹄黄芪当归汤】猪前蹄 1 只，黄芪 18 ~ 21 克，当归 10 克，炮山甲、通草各 6 克。将诸药装入纱布袋，扎口；猪蹄去毛、甲，先煎至熟烂，取汁待用。再取适量汤汁，加适量黄酒煎药，汤沸 1 小时。饮汤，日 1 剂。功能补益气血，通络增乳。适用于产后乳汁不足。见《补品补药与补益良方》。

【猪蹄葱白煮豆腐】猪蹄 1 只，葱白 15 克，豆腐 90 克，黄酒 50 毫升，酱油适量。猪蹄去毛桩洗净，切成 8 块，与葱白、豆腐同放入沙锅，加水 1.5 碗，用文火煮至 1 碗，再倒入黄酒、酱油服食。日 1 次，5 ~ 7 次有效。功能补气通阳。适用于产后气血不足之缺乳、身体虚弱等。见《家庭药膳手册》。

【猪蹄汤送紫河车散】猪蹄 2 只，紫河车 1 具。紫河车洗净烘干，研为细末。用猪蹄煮汤送下。每服 6 ~ 10 克，日 2 ~ 3 次。功能补气血，益肾气。适用于产后气血不足，乳少等症。见《疾病的食疗与验方》。

【麻油腰花】猪腰 3 个，麻油及调料适量。猪腰对剖，去脂膜臊腺，洗净切片，用黄酒、盐略腌。锅内水烧沸，下姜片、葱段，再入腰花煮沸 3 ~ 5 分钟，捞起装盘，调入麻油、酱油、精盐、味精。凉食。功能补益气血，润肤。适用于癞皮病及老年性皮肤萎缩等病证。见《膳食保健》。

【鹿肉粥】鹿肉 100 克，粳米 100 克，黄酒适量。将鹿肉洗净细切，先在黄酒中微煮，后入水及米煮为粥。空腹食。功能补气调血。适用于虚劳羸瘦，产后无乳。见《慈山参人》。

【鹿肉臛】鹿肉120克。洗净，切片，加水3碗煮熟，入五味调作臛。随意食用。功能补五脏，调血脉。适用于产后气血不足之缺乳症。见《普济方》。

【鹿肉大枣汤】鹿肉150克，大枣30克。将鹿肉洗净，切片，与枣同煮至肉熟。饮汤食肉、枣。功能补益气血。用于气血亏虚，体倦乏力，月经量少，乳少等症。见《补品补药与补益良方》。

【鹿肉小米粥】鹿肉100克，大枣10枚，小米50克。将鹿肉洗净细切，与米、枣同煮粥。窒腹食。功能滋补气血，填精益髓。适用于气血虚亏，精气不足之症。老年人及虚劳羸弱之人尤宜。（验方）。

【鹿肉芪枣汤】鹿肉150克，黄芪、大枣各50克。同煮食用。功能补气养血。适用于气血不足，食少，乏力，消瘦，畏寒等症。见《中国药膳学》。

【鹿肉黄芪汤】鹿肉120克，黄芪、大枣各50克。鹿肉洗净，切块，与二药加水同煮至肉熟透。饮汤食肉。功能温补气血。适用于气血不足，虚羸少气及产后缺乳等症。见《食疗本草学》。

【章鱼花生汤】章鱼肉100克，花生米50克，大枣5枚。共煮食用。功能补益气血。适用于气血不足，形体羸瘦，食少乏力，心悸失眠，或病后体虚等症。并可作气血虚弱者的调养品。见《良药佳馐》。

【章鱼炖猪爪】章鱼（干品）200克，猪蹄2只，调料适量。章鱼用温水浸泡4个小时后，切成3厘米长、2厘米宽的块；猪蹄去毛桩洗净，一剖两爿；二味同放入锅内加水、葱、姜、黄酒、盐，用文火炖至熟烂，调入味精。佐餐食用。功能益气养血，补肾填精。适用于老人体虚，及产后气血亏虚，缺乳等症。见《家庭食疗手册》。

【章鱼烩瘦肉】章鱼、猪腿肉各250克，水发金针50克，调料适量。前二味分别洗净，切成3厘米的方块，用黄酒、酱油渍15分钟。炒锅置火上，倒入植物油，烧熟，爆香姜片，投入猪肉翻炒后，加入黄酒、章鱼、金针及少许水，烧沸，调入葱、盐、白糖、味精，用文火焖烂。佐餐食用。功能益气养血，滋补通乳。适用于产后气血亏虚，面色萎黄，倦怠少气，心悸失眠，头晕，食少体弱，乳汁不足等症。见《膳食保健》。

【章鱼花生猪蹄汤】章鱼100克，花生米100～150克，猪前蹄1个。将章鱼泡软，洗净切块；猪蹄去毛及蹄甲。三味共煮至猪蹄熟烂。饮汤食肉及花生米。功能益气养血，补肾增乳。用于老人体虚，产后气血不足，乳少等症。见《补品补药与补益良方》。

【鲇鱼鸡蛋羹】大鲇鱼1条，鸡蛋、调料适量。将鲇鱼去内脏，洗净，加水煮汤，待鱼熟后，取汤适量，卧鸡蛋2个，加葱、姜、盐等调料。早晚服用。功能补虚通乳。用于产后气血亏虚，乳汁不足。见《吉林中草药》。

【清蒸鸽】鸽肉适量。蒸熟食。功能益气养阴。适用于气血不足，久疟不愈等症。见《四川中药志》。

【清炖母鸡】母鸡1只（约1500克），猪排骨2块，调料适量。母鸡宰杀后，去毛桩、内脏，洗净，与猪排骨同入沸水锅内，加葱、姜、料酒、精盐，用文火焖约3小时。至鸡肉脱骨，入味精。功能温补脾胃，养血益肾。适用于产后气血亏虚，乳汁不足等症。或作为产后的保健膳食。见《百病饮食自疗》。

【清炖胎盘】新鲜胎盘1只，黄酒、精盐、干橘皮、生姜少许。胎盘初洗一遍，挑去血丝（即毛细血管），用冷水冲洗，再用淘米泔水揉洗，最后用冷水漂洗干净，滤干，切块，放入沙锅内，加冷水浸没，旺火烧开后，加黄酒3匙、精盐1匙、干橘皮1只、生姜3片，改用小火慢炖1小时。上午空腹食1次，晚间睡前食1次，每次1小碗。功能补气血，治虚损。适用于虚劳久咳，精神恍惚，全身羸瘦等慢性支气管炎患者。见《常见慢性病食物疗养法》。

【清蒸人参鸡】母鸡1只（约750克），人参、水发香菇各15克，水发玉兰片、火腿肉各10克，调料适量。鸡宰杀后，除去毛桩、内脏，入沸水内略烫，取出置凉水中洗净，鸡汤留用；火腿、香菇分别切片；人参用开水泡开，放入碗内，上笼蒸30分钟取出。再将鸡置于盆内，放入人参、香菇片、火腿片、玉兰片、葱、姜、盐、味精、黄酒，倾入鸡汤（淹没过鸡），上笼蒸至鸡烂，取鸡装碗，人参切片，与火腿片、香菇片、玉兰片分别摆在鸡身上。另将蒸鸡的汤倒入沙锅，烧沸，撇去浮沫，调好口味，浇在鸡身上。佐餐食。功能大补元气，益脾生津，养血安神。适用于气虚欲脱，或失血性虚脱；脾胃虚弱，倦怠乏力，食欲不振；气血两虚，心悸怔忡，神志不安，失眠健忘，病后体虚等症。见《吉林菜谱》。

【清蒸带鱼】带鱼500克，去头、鳍、内脏，洗净，切段，置碗中，放盐、酱油、生姜适量，蒸熟。主要取上层油食用，全部食下亦可。功能益脾胃，保养肝。适用于肝病，可改善症状。亦可用于营养不良，毛发枯黄。见《食疗本草学》。

【清蒸猪脑】猪脑1个，用水轻轻冲洗，揭去表面血膜，加盐、胡椒适量渍片刻，再放葱花、姜片、味精、黄酒，上屉蒸10～15分钟。随意服食。功能益气养血，补肝肾。适用于气弱血虚，肝肾不足，头晕耳鸣等症。见《膳食保健》。

【清蒸鳗鱼】活鳗鱼1条（重500～1000克），调料适量。鳗鱼活杀，剖腹，洗净，切成大块，置磁盆内，淋上黄酒2匙，撒上精盐1匙、生姜3片。旺火隔水蒸1小时。佐膳热食。日2次，每次1小碗，不宜多食。喜酸味者，可蘸醋食。功能补虚损，治虚痨。适用于久病痨瘵，肺结核恢复期身体瘦弱者，对肺结核病灶吸收钙化很有促进作用。见《常见慢性病食物疗养法》。

【清蒸鳝筒】黄鳝2条（约500克），调料适量。黄鳝去肠杂，洗净，切成5厘米长段，置钵内，加黄酒、盐、姜片、葱段，上屉蒸半小时，至鱼熟；鲜姜去皮，切细末，调入酱油、麻油、白糖、米醋、蒜泥、味精，制成汁液，用鱼蘸之食用。功能益肝肾。用于防治老年性白内障。见《膳食保健》。

【清蒸鹅脯】鹅脯肉250克，花椒10粒，调料适量。花椒加盐5克，用文火烧香，待凉涂擦鹅脯肉腌30分钟，洗净，加黄酒、葱段、姜片，上屉蒸30分钟。功能益气补虚，强身，减缓癌细胞的生长。适用于各种癌症的辅助治疗。见《膳食保健》。

【清蒸活鲫鱼】活卿鱼1条（约500克），猪肥膘50克，火腿、冬笋各50克，香菜30克，香菇、口蘑、米酒、熟猪油各25克，精盐15克，葱段、姜各5克，鸡清汤250克，调料适量。鲫鱼去鳞、鳃及内脏，洗净，剞斜刀；猪肥膘切片；火腿、冬笋均切长4.5厘米、宽0.5厘米长方形片；口蘑切片；葱一半切段，一半切末；姜一半切片、一半切成细末；香菜摘洗干净，切末。鲫鱼入沸水内略汆，沥干装盘，加入料酒、精盐腌上。另将炒勺置火上烧热，倒入猪油，烧热下葱末、姜末，烹至金黄色时，起锅浇在鲫鱼身上。将冬笋片、香菇、口蘑片均用沸水汆烫捞出，然后把火腿片、香菇、口蘑片、冬笋片、猪肥膘片依次摆放在鲫鱼身上，最上面再摆上葱段、姜片，再加入白糖、味精、鸡清汤，上屉旺火蒸约20分钟，至鱼熟，取出，拣去葱、姜片，蒸汤滗入另一锅内，置火上烧开，调好味，起锅，把汤浇于鱼身上。上鱼时外带姜米、香醋一手碟，香菜末一手碟，佐餐服食。功能健脾利水，温中补虚。适用于久病体虚，气血不足，虚劳羸瘦，食欲不振，反胃呕逆，以及脾虚水肿胀满，小便不利等症。见《滋补保健药膳食谱》。

【清蒸参芪鸡】党参30克，蜜炙黄芪160克，母鸡1只（重约1000～1500克），精盐、黄酒适量。前二味洗净，党参用黄酒1匙浸润；鸡宰杀后，去毛桩、内脏，洗净，切成小块，与二药同入磁盆内，拌匀，撒入精盐、黄酒各1匙，用旺火隔水蒸3小时，至鸡肉熟烂。饭前空腹食。每次1小碗，日2次。党参、黄芪可嚼渣后吐弃。分2～3天吃完，功能养五脏，除消渴，补气益胃。适用于糖尿病之中消证，多食善饥，以及身体虚弱，畏冷，或年老气虚脱肛等。见《常见慢性病食物疗养法》。

【清蒸栗子鸡】新鲜栗子100克，母鸡1只（重约1000克以上），精盐、黄酒适量。用刀将栗子壳连肉切开一个缺口（即在栗子当中轻切一刀），用沸水浸泡3分钟，加盖，滤去浸水，趁热剥壳去衣；母鸡宰杀后去毛桩、内脏，洗净，切成小块，与栗子同放磁盆内，混匀，撒上精盐，淋入黄酒2匙，隔水蒸3小时。佐膳食，或饭前食。每次1小碗，日2次。功能补脾胃，益肾气，健身体，利腰脚。适用于慢性胃炎，溃疡病，肾结核，肾虚尿频，老年人腰脚痛等症的调养。急性发作期不宜用。见《常见慢性病食物疗养法》。

【清蒸虫草胎盘】胎盘半个，冬虫夏草15克，调料适量。胎盘洗净，切条块；冬虫夏草装入纱布袋，扎上口，与胎盘同放入碗内，加葱、姜、黄酒、盐、清汤，上笼用旺火蒸2.5小时，至胎盘烂熟时，去药袋，加味精。分数次服食，连服3个胎盘即见显效。功能补气血，益肺肾。适用于气血不足，病后体虚，肺结核，以及神经衰弱，慢性支气管炎，贫血，阳痿，遗精等病证。见《良药佳馐》。

【清蒸虫草素鸡】素鸡400克，虫草10克，水发香菇、冬笋、豆苗各50克，素汤1000克，调料适量。将素鸡用斜刀片成1厘米宽的块，放入大碗内；豆苗摘下嫩尖洗净备用；虫草用开水浸泡20分钟，取出用温开水洗去细泥沙；香菇、冬笋切成与素鸡块长短一致的坡刀片，码在素鸡的中间。再将虫草、姜片间隔着码在碗上面，注入素汤（与素鸡相平），上屉蒸40分钟，取出拣去姜片、虫草。另将素汤上火烧开，放入精盐、味精、料酒、胡椒粉，撒上豆苗，倒入素鸡碗内。功能滋补。适用于久虚不复。见《食用菌饮食疗法》。

【清蒸灵芝鹌鹑】灵芝3克，鹌鹑2只，调味品适量。将灵芝洗净切片，鹌鹑用水淹死，去毛及内脏，洗净，放入盅内，加水、灵芝。再将盅放入锅内，隔水炖熟。功能补五脏，止咳嗽。适用于身体虚弱，脏腑功能减退，久咳不止等症。见《中国药膳大全》。

【清蒸燕窝鸽蛋】干燕窝30克，鸽蛋24只，熟瘦火腿丝、料酒各6克，熟猪油10克，奶汤1500克，鸡清汤250克，普通汤500克，盐少许。燕窝拔毛，拣去杂质，保持完好无损；鸽蛋放瓦钵内，用清水淹没，加盖，用纱纸密封（避免鸽蛋熟时爆裂），用中火蒸30分钟至熟取出，放入冷水中冷却，剥去蛋壳（要保持鸽蛋完整），盛入碗内，用普通汤浸泡备用。锅烧热，放猪油，熟料酒，加入鸡清汤、盐，烧开后，将燕窝用漏勺盛着放入锅内煨1分钟，取出用洁毛巾吸干水分，放在普通汤中间，排列整齐，鸽蛋镶在燕窝四周，火腿丝放在燕窝上面。将锅洗净放在火上，倾入奶汤，烧至微沸后，撇去汤浮油，从燕窝边轻轻倒入，保持燕窝外形完美。功能补益脾胃，补肾生血。适用于四肢软弱，腰酸，头昏的肾虚患者。见《滋补中药保健菜谱》。

【清蒸虫草白花鸽】 白花鸽2只（约250克），冬虫夏草3克，水发香菇、笋片各15克，火腿片10克，料酒50克，清汤1000克，调料适量。冬虫夏草洗净；鸽子去毛及内脏，洗净，入沸水内汆后捞出，洗净血秽，腹向上放在汤碗内，加入料酒、味精、精盐、清汤，把冬虫夏草、香菇、笋片、火腿片铺在鸽面上，上屉蒸2小时至鸽熟烂。功能补虚损，益气血，填精髓。适用于肾虚所致的腰酸软，气短乏力，阳痿，遗精，健忘，自汗盗汗等症以及病后久虚不复者。见《滋补保健药膳食谱》。

【蛋花粥】 粳米100克，鸡蛋或鸭蛋1个。将粳米煮成稀粥，待粥熟时，将蛋打匀入沸粥中，稍煮片刻，放入细盐少许。早晚热食。功能补益五脏，填精补血，适用于老年体弱，儿童发育不良，孕妇、产后体虚等症。见《粥·炖品·饮料》。

【蛋溜牡蛎黄】 鲜牡蛎黄200克，鸡蛋2个，菜籽油200克，生姜10片。牡蛎黄洗净，放入碗内，再打入鸡蛋，加盐搅匀。锅内放油，武火烧热，下姜片，炸至焦捞出，随即倾入牡蛎黄鸡蛋，急炒熟后出勺。佐餐热食。功能滋肾补虚。适用于气血不足，五脏虚损等症。见《气功药饵疗法与救治偏差手术》。

【琼玉膏】 ①生地黄末768克，人参72克，白茯苓144克，白蜜955克。上药和匀，入瓷缸内蒸透。温酒调服，每次1～2匙；不饮酒者，白汤调下，日2～3次。功能添精补髓。适用于补损除病，乌发，齿落更生。见《医学入门》。②人参120克，生地黄800克，白茯苓245克，蜂蜜500克。人参、茯苓研成细末；蜂蜜用净纱布去杂质；地黄取汁。上药一起拌匀。装入瓶内密封，隔水蒸炖，先以武火煮沸后，转用文火炖三天三夜后取出，用蜡纸数层包紧瓶口，放入井中（约4小时）去火毒。取出后再蒸炖一天一夜。每服20～30毫升，日2～3次。功能补气血，填精髓。适用于气血不足，肾阴亏损，精亏髓少等症。见《饮膳正要》。

【葡萄茶】 葡萄适量。水煎，代茶饮。功能补气益血。适用于气血亏虚，心悸盗汗。见《患者保健食谱》。

【葵心首乌大枣汤】 大枣10枚，首乌15克，向日葵杆心5～6克。水煮。饮汤食枣。日1剂，20～30天为1疗程。适用于胃癌而见气血两虚证者，见《疾病的食疗与验方》。

【椰肉杞枣鸡】 椰子肉、枸杞子、黑枣、母鸡各适量。椰肉切块或丝，榨汁、母鸡肉切成块；与枸杞子、黑枣同炖熟。食肉饮汤。功能补益气血，壮肾强身。适用于气血不足，身体虚弱。见《中国药膳学》。

【酥油茶】 酥油（即奶油，系以鲜乳提炼而成）150克，砖茶、精盐适量，牛奶1杯。先把100克酥油，约5克盐及牛奶倒入干净的茶桶内，再倒入约2000毫升熬好的茶水；然后用细木棍上下抽打5分钟，再放入50克酥油，再抽打2分钟。打好后，倒进茶壶内加热1分钟（不可煮沸，否则茶油分离，不好喝），代茶饮。用时，轻轻摇匀，使水，乳、茶、油交融。适用于病后或体弱者常饮，可增食欲，强身体，加快康复；老人常饮可增加体力；产妇多饮可增乳汁，补身体。（验方）。

【酥蜜粥】酥油30克，蜂蜜适量，粳米50～100克。先用粳米加水煮粥，入酥油及蜂蜜，稍煮。功能润五脏，益气血，止渴润燥。适用于阳虚劳热，肺痿咳嗽，消渴，便秘，肌肤枯槁，口疮等。见《本草纲目》。

【粟米山药粥】粟米50克，怀山药25克，大枣5枚。共煮作粥。随量食用。适用于脾胃虚弱所致的腹泻及气血不足之体弱症。（验方）。

【粟米山药大枣粥】粟米30克，山药15克，大枣5枚。粟米、大枣洗净；山药研细末。煮粥食用。功能补气血，养脾胃，适用于气血不足，身体虚弱，脾胃气虚，食少泄泻等症。见《中国药膳学》。

【雄鸡酒】黑雄鸡1只。和五味炒熟香，投2000毫升酒中，封口，经宿取饮。量力饮用。适用于新产妇。可使其肥健。见《普济方》。

【紫河车粥】新鲜紫河车（胎盘）1具，小米100克。将胎盘洗净切碎，每次用约100克，与小米同煮粥。每日分2次服。如无新鲜胎盘，可用制紫河车10克研粉，调入小米粥中服食。功能补气，养血，益精。适用于气血不足，虚损羸瘦，劳热骨蒸，咳喘，咯血，盗汗，遗精，妇女不孕或乳少。（验方）。

【紫河车炖大枣】紫河车1个，大枣60枚。紫河车挑去血络，漂洗干净，切小块；大枣洗净，加清水适量，先用武火烧沸，转用文火炖至紫河车熟烂。吃肉、枣，饮汤。功能补益虚损。适用于五劳七伤，诸虚百损。见《中国药膳学》。

【紫河车炖猪蹄】紫河车1个，猪蹄1只。紫河车挑去血络、漂洗干净、切块，猪蹄刮洗干净，同放水中，加姜、盐等炖至熟烂。食肉饮汤。功能补益，通乳。适用于产后缺乳，虚劳羸瘦弱诸症。见《中国药膳学》。

【黑豆蛋酒汤】黑豆60克，鸡蛋2个，米酒120克。黑豆、鸡蛋用文火同煮，蛋熟后去壳再煮，服时加米酒。吃蛋饮汤。功能温补气血。适用于下焦虚寒，经行后期，痛经等。见《中国药膳学》。

【香瓜猪蹄汤】猪蹄500克，鲜香瓜250克。将猪蹄制净，加水炖熟；再将香瓜切块，放入猪蹄汤中，炖至猪蹄烂熟，一并服用。功能补虚催乳。适用于产后体虚，乳汁不足。见《食疗本草学》。

【番石榴炒桂圆肉】番石榴5个，桂圆肉30克。将番石榴洗净，切块，炒锅放旺火上，加花生油烧至八成热时，把番石榴、桂圆肉倒入锅内翻炒几下即可。日2次，5～7次有效。功能补血，健脾，收敛。适用于脾虚崩漏。见《家庭药膳手册》。

【番薯叶炖五花肉】鲜番薯叶250克，猪五花肉125克。番薯叶洗净；猪肉切片，共加水炖熟，加调味品。1日内分2次服完。功能益气，养血，通乳。适用于产后气血虚，乳汁不足。见《家庭食疗手册》。

【滑溜鹿里脊】鹿里脊肉1条，花生油500克（实耗45克），鸡清汤90克，豌豆尖7棵，荸荠4个，鸡油10克，味精适量，鸡蛋清15克，料酒6克，盐少许，湿淀粉15克。将鹿里脊薄片用冷水洗数遍，再用布挤干放碗内，加蛋清、湿淀粉10克、味精适量、料酒3克、盐少许，和拌匀。另将荸荠切成圆薄片。花生油倒入锅内，待油温将鹿里脊片下油锅滑透，捞出，沥尽油。另取一沙锅加入鸡清汤，味精适量、料酒3克、湿淀粉5克、盐少许，勾成芡汁。把滑好的肉片和荸荠片同下入芡汁中翻炒，随即撒上豌豆尖，淋上10克鸡油，出锅。功能补气养血，益精补肾。适用于贫血，小儿发育迟缓，遗精，早泄，女子月经不调等症。见《滋补中药保健菜谱》。

【滋阴百补药酒】熟地、生地、制首乌、枸杞子、沙苑子、鹿角胶各90克，当归、胡桃肉、桂圆肉各75克，肉苁蓉、白芍药、人参、牛膝、白术、玉竹、龟板胶、白菊花、五加皮各60克，黄芪、锁阳、杜仲、地骨皮、丹皮、知母各15克，黄柏、肉桂各30克，酒适量。将上药锉碎，以绢袋装好，冲入热酒，坛口密封，浸15天。早晚适量热饮。适用于阴虚阳弱，气血不足，筋骨痿弱者，可改善由此引起的劳热（自觉午后发热），形瘦，食少，腰酸腿软等症。见《林氏活人录汇编》。

【蒸鳝鱼猪肉】黄鳝250克，猪肉100克，调料适量。黄鳝治净，与猪肉均切成片，同放碗内，加盐、酱油、黄酒、葱、姜拌匀，上笼蒸熟。早晚餐温热服食。功能益气补血。适用于妇女产后失血，气血亏虚，五脏虚衰，面色苍白，多汗心悸等症。见《食物与治病》。

【蒸冬虫草雄鸭】冬虫夏草4～6枚，老雄鸭1只。将老雄鸭去毛和内脏、劈开头，冬虫夏草纳于腹中，用线缝好，放入大碗内，加生姜和调料，上笼蒸熟。功能补益气血。适用于病后体虚及气阴不足者。见《补品补药与补益良方》。

【蜂乳】蜂乳适量。4岁以下小儿5克；5～10岁用10克；10岁以上用20克。口服。早晚各1次。功能壮身体，补五脏。适用于传染性肝炎，神经衰弱，风湿性关节炎，消化不良，贫血，体质虚弱等。见《补品补药与补益良方》。

【鲈鱼煲苎麻根】鲈鱼250克，苎麻根30克。将鲈鱼去鳞及内脏，洗净。切成鱼片，与洗净的苎麻根一起放入陶瓷罐内加水1000克，煲至鲈鱼熟透。吃鱼饮汤，日1次，5～7次有效。功能补脾胃，益肝肾，安胎元。适用于气血虚弱或肾虚而致的胎动不安，胎漏等。见《家庭药膳手册》。

【榛子糖粉】榛子、白糖或红糖各适量。将榛子炒后去皮、研末，加糖拌匀。每服20～30克，日2～3次。功能调中开胃。适用于气血不足及病后体虚乏力，消瘦，饮食减少等症。见《中国药膳》。

【榛子怀山枣饼】榛子仁、大枣、怀山药各等份。将榛子仁炒熟压为细末；怀山药轧为细末；大枣打为泥，共合一起加糖做饼，蒸熟。日2次。功能补益脾胃，滋养气血。适用于脾胃虚弱及气血不足者常食。见《补品补药与补益良方》。

【箸头春】鹌鹑10只，葱、姜、蒜、香菜、蕃茄汁、胡椒粉、辣酱油、花生油适量。将除内脏洗净沥干净水的鹌鹑，抹上酱油、料酒，稍加揉搓后放盘中，腌渍半小时。将锅烧热，倒入花生油，油热放入腌渍后的鹌鹑，炸成金黄色，捞出沥尽油。再将锅内油倒出，放入鹌鹑，加调料烧开，移至火上焖酥。另取一只炒锅，倒入花生油，用旺火加油温，即放入已酥好的鹌鹑炸透装盘，再浇上蕃茄汁、辣酱油等调好的稀汁即得肉质细嫩，箸触骨脱，味香酥脆滋补菜。功能壮筋骨，补五脏，益气血。适用于乏力畏寒，身体衰弱者。见《滋补中药保健菜谱》。

【鲜炒鲨肉】鲨鱼肉250克，调料适量。将鲨鱼肉切片，用食油及盐、醋适量炒熟食。功能补益气血，生肌长肉。适用于手术后的调补或疮疡久不愈合的病人。见《食疗本草学》。

【鲜鲤鱼生麦芽汤】鲜鲤鱼1尾，生麦芽20克。将鲤鱼治净，与生麦芽同煮至鱼熟。饮汤食鱼肉。功能补益气血，通经下乳。适用于妇女产后缺乳症。见《疾病的食疗与验方》。

【瘦肉章鱼西菜汤】 西洋菜1500克，干章鱼50克，瘦猪肉500克，蜜枣3个，味精4克，精盐7克，清水3000克。把洗净的西洋菜（又名豆瓣菜），切去老茎，沥去水分待用；章鱼去掉内脏，洗净，将其腹部附着的薄膜去掉泡在水里待用；把猪肉洗净；蜜枣去核待用。将沙锅内放清水3000克，烧沸后，放入章鱼、西洋菜，锅中水再烧沸后，放入瘦猪肉，蜜枣，用中火炖1个半小时。至汤水剩2000克时，加盐、味精调味。让锅离火，将西洋菜捞出，沥去汤，装入盘内，再把捞出的章鱼、瘦肉切块，放在西洋菜上。另用小碗盛淡色酱油，并浇上熟油，用以蘸菜；汤和蜜枣装大碗内。佐餐服食。功能补气血，益精髓，壮体质。适用于病后体弱，阴虚肺热者。见《大众药膳》。

【精神药酒】 东北人参、干地黄、甘枸杞各25克，淫羊藿、沙苑蒺藜、母丁香各15克，沉香、远志肉各5克，荔枝核7枚，60度高粱白酒1000毫升。上药去杂质，浸入酒中45天。日1次，每次10毫升，徐徐呷服。功能补益虚损，焕发精神，协调阴阳，延年益寿。适用于中老年人肝肾不足，气血虚弱，精力衰减，易于疲劳。青壮年及阴虚肝旺者禁服。见《中医免疫》。

【蜜果猪蹄汤】 无花果60～120克，猪蹄500克。加水适量，以小火炖至烂熟，加食盐少许调味服食。功能补气血，下乳汁。适用于产后气血不足，乳汁缺乏。见《食疗本草学》。

【墨鱼炖鸡】 墨鱼（乌贼鱼）1条，母鸡1只。墨鱼去皮膜、脊骨，洗净；母鸡去毛及内脏，洗净。加水、姜、盐共炖至熟烂。功能益气养血。适用于产后气血不足，乳汁缺少等症。见《中国药膳学》。

【鲢鱼丝瓜汤】 鲢鱼1条，丝瓜仁30克。鲢鱼去鳞、鳃及内脏，洗净，与丝瓜仁加水煮熟。食鱼饮汤。日1剂。功能补脾胃，益气血。适用于产后气血亏虚，乳汁不足等症。见《中国药膳学》。

【鲫鱼猪蹄汤】 鲫鱼100克，猪蹄1只。鲫鱼去鳃、鳞及内脏；猪蹄去毛甲。二味加水共煮，加盐少许，至蹄烂汤浓。食鱼、肉，饮汤。或加通草6～9克。漏芦6克同煎。功能补益气血，生乳通络。适用于产后气血亏，乳汁不足。见《补品补药与补益良方》。

【熟地山药蜜】 熟地、怀山药各60克，蜂蜜500克。前二味快速洗净，倒入瓦罐内，加冷水3大碗，小火煎40分钟（浓煎），滤出头汁半碗，加水1大碗再煎30分钟，取汁半碗。两次药汁与蜂蜜同倒入磁盆内，加盖，用旺火隔水蒸2小时，冷却，装瓶，盖紧。每次1匙。饭后温开水送服，日2次。功能滋肾补脾。适用于慢性肾炎，肝肾阴虚，气血不足，体质虚弱，未见浮肿或浮肿不甚者。见《常见慢性病食物疗养法》。

【鲨鱼当归黄芪汤】 鲨鱼（鲛鱼）肉1000克，当归30克，黄芪15克。鲨鱼肉洗净，切块；当归、黄芪装入纱布袋内，扎口，与鲨鱼加水同煮，熟后去药。饮汤食肉。功能益气血，补五脏。适用于气血不足，面色萎黄，消瘦，产后血虚等症。见《中国药膳学》。

【鹤龄延寿丹浸酒】 鹿茸40克，熟地黄24克，生地黄（浸1宿，新瓦焙干，为末）20克，人参（为末）40克，穿山甲（火酒浸软，酥油炙黄色，为末）40克，北细辛（醋浸1宿晒干，研为末）4克，地骨皮（蜜水浸1宿，晒干，为末）16

克，肉苁蓉（酒洗浸1宿，焙干，为末）36克，当归身（酒浸1宿，焙干为末）20克，杜仲（面炒断丝，童便浸1宿，焙干，为末）10克，小丁香（以椒炒1炷香，去椒，为末）10克，大附子（蜜水白水各煮3炷香，晒干为末）12克，朱砂（为细末）10克，石燕子1对（去毛肠，酒浸，煮熟，姜汁炒，焙干为末），天门冬（浸酒内半日，晒干，为末）16克，雄雀脑（每个脑加制过硫黄末0.2克，竹刀剖摊净布上，晒干，为末，如无亦可）12克，甘草（蜜炙，为末。长流水蘸湿蜜涂炙，竹刀刮去赤皮）2.4克，甘枸杞12克，红蜻蜓（去翅足如无亦可）10对，海马（为末）1对，仙灵脾（去毛刺乳浸，炒为末）8克，补骨脂（用白酒浸1宿，焙干，为末）16克，锁阳（火酒浸7次，焙干为末）36克，川牛膝（酒浸一宿，焙干，为末，去头芦）16克，甘菊花（晒干、为末）6克，砂仁（姜汁炒，为末）16克，紫梢花（酒浸一宿，新瓦隔纸焙干，为末）16克，青盐（醋炒，为末）16克，凤仙子（水浸1宿，新瓦隔纸焙干，为末）10克。白茯苓（乳拌，晒干，如此7次为末）22克，莲肉（去皮心、为末）24克，旱莲草（酒洗，晒干，为末）22克，槐角子（酒炙透，焙干，为末）22克，芝麻（人乳烧熟、为末）22克。上用烧酒3万毫升，封固其口，泥头，埋净地上，露其顶，以求日精月华。如是49日，取起，分入小瓶，密收。其药须依法炮制，共为细末，和匀，装入绢袋，悬吊酒坛，不须煮炼。每随量饮数杯，以助前药。诚心修服，久久勿间，可延年却老。见《卫生编》。

【薯蓣鸡子黄粥】薯蓣50克，熟鸡子黄3枚。薯蓣切片加水煮粥，候熟，将熟鸡子黄捏碎，调入粥中。空服食用。功能固肠止泻。适用于泄泻日久，肠滑不固。见《医学衷中参西录》。

【鲮鱼汤】鲮鱼1条。去鳞及内脏，洗净，加姜、葱、胡椒、盐等，煮熟。食肉饮汤。功能补气血，健筋骨。适用于身体虚衰，软弱无力等症。见《中国药膳学》。

【鲳鱼汤】鲳鱼500克。去鳞及内脏，洗净，加调料煮熟。食鱼饮汤。功能健脾开胃，补血。适用于脾胃虚弱，饮食减少，血气两虚等症。见《中国药膳学》。

【鲳鱼粥】鲳鱼250克，粳米100克。将鲳鱼去内脏，洗净。加水煮熟，去骨，切碎，加入淘净之粳米，酌加少量生姜、葱、猪脂、盐等，煮成稀粥食用。功能补脾胃益气。适用于脾胃虚弱，气血不足等。见《食疗本草学》。

【鲶鱼鸡蛋】鲶鱼1条（约250克左右），鸡蛋2枚。将鲶鱼洗净。去内脏及鳃，切碎，与鸡蛋共煮成汤。当点心吃，3~5剂有效。功能补虚下乳。适用于产后缺乳。见《饮食与长寿》。

【鲻鱼黄芪汤】鲻鱼100克，黄芪30克。将鲻鱼制净。加水适量。与黄芪共煮汤，去渣服用。功能益气养血。适用于气血不足或贫血者。见《食疗本草学》。

【糖饯加味红枣】红枣50克，花生米红衣20克，白糖适量。枣洗净，与花生米红衣一起放锅中，加适量水，用文火炖至枣烂，酌加白糖。食枣饮汤。功能补益气血。适用于病后血虚，血小板减少症等，宜长期服。见《常见病的饮食疗法》。

【凝灵丸】茯苓、柏子仁、松子仁、松脂、白蜜各适量。将前四味为末，用蜜制丸如枣子大小。每服3~5丸，日3次。功能轻身明目，抗衰老。中老年人可经常食用。见《食用菌饮食疗法》。

【霞天膏】牛肉6000克，黄酒125克。牛肉去筋膜、洗净切块，放锅内，加水淹没牛肉，烧沸后转用文火熬24小时，榨取肉汁；肉渣再熬1次取汁。合并肉汁，滤清，加黄酒收膏（6000克牛肉熬成500克膏）。候冷，切成小块，置通风处晾干。每次5～15克，滚开水冲化服；或稍煮，调味饮用，日2次。功能益气养血，健脾安中。适用于虚劳羸瘦，气血不足，脾胃两虚，食滞不化，痰涎壅盛等症。见《韩氏医通》。

【藤筋汤】鸡血藤30克，鹿筋（或牛筋、猪筋）45克，红枣6枚。将鹿筋用清水浸12小时后，用滚开水泡过，再用清水洗净，与另2味同放锅内，注入2碗半清水，炖煮至剩半碗水时加盐调味。食肉饮汤。日1剂。功能补气益血，强筋和血。适用于气血不足，筋骨酸痛，风湿痹痛，跌打损伤，妇女月经不调等症。见《强身食制》。

【鳓鱼参圆汤】鳓鱼500克，党参50克，龙眼肉15克。将鳓鱼治净，与两药同煎汤服用。亦可将鱼肉、药物同时吃下。功能益气补虚，养血宁心。适用于气血不足，心悸气短等。见《食疗本草学》。

【章鱼炖猪脚】章鱼（干品）200克，猪脚2只，调料适量。将章鱼用温水（60度）泡发，切成长3厘米、宽2厘米的块；猪脚除去毛桩、洗净、破成2块。把章鱼块、猪脚块同放铝锅内，加适量水及葱、姜、盐、绍酒，置武火上烧沸，再改用文火炖至熟烂，调入味精。佐餐食。功能益气血，填肾精，健腰脚。适用于产后体虚，缺乳，老人气血虚弱等。见《中国药膳大全》。

【鳜鱼汤】鳜鱼1条，调料适量。将鳜鱼去鳞及内脏，洗净，加葱、姜、盐、酱油、胡椒等共煮至鱼熟。食肉饮汤。功能养气血，补虚损，益脾胃。适用于贫血，食欲不振等症。见《中国药膳学》。

【鳜鱼补养汤】鳜鱼1条，黄芪、党参各15克，山药30克，当归头12克。将诸药先煎取汁。鳜鱼去鳞及内脏，与药汁共煮至鱼熟。食肉喝汤。功能调补气血。适用于病后体弱，或年老体虚者。见《中国药膳学》。

【鳝鱼补气汤】鳝鱼1条（约500克），猪瘦肉100克，黄芪15克。将鳝鱼去肠杂，洗净切段；猪肉洗净、切小块，与黄芪同煮至肉熟，调味。食肉喝汤。功能补虚损。适用于气血虚弱，体倦乏力，心悸气短，头昏眼花等症。见《中国药膳学》。

【鳝鱼强筋壮骨汤】鳝鱼1条，党参15克，当归9克，牛蹄筋15克。将鳝鱼去肠杂、洗净切段；2药装布袋内、扎口，与牛蹄筋同炖至肉熟，去布袋，调味。食肉喝汤。功能补气血，强筋骨。适用于气血不足，筋骨软弱无力等症。外感发热及腹部胀满者忌用。见《中国药膳学》。

【糯酒煮猪肝】糯米酒、猪肝各60克，葱、姜适量。将猪肝洗净、切片，以味料略腌片刻。铝锅中放油，待油沸时，入葱、姜略爆一下，再放入清水半碗，倒入沙锅内。水滚时，加入猪肝，待将熟，倒入糯米酒，搅匀。佐餐食用。功能补中益气，养血益肝。适用于气血两虚之面色萎黄，目昏目暗等症。见《强身食制》。

【糯米酒加鸡蛋】糯米酒、鸡蛋各适量。将糯米酒煮沸后，加入打好的鸡蛋，再沸。功能温脾胃，益气血。适用于产后和身体虚弱者常食。见《补品补药与补益良方》。

4. 滋阴生津类

【一品山药】山药500克，面粉150克，核桃仁、什锦果料、蜂蜜、白糖各适量。山药洗净、去皮，上笼蒸熟，取出放大碗内，加面粉揉成面团，放入搪瓷盘中擀成圆饼状，上摆核桃仁、什锦果料，再上笼用武火蒸约20分钟取出。锅烧热，放入蜂蜜、白糖、猪油，用文火烧至糖溶化，再淋上水生粉，浇在圆饼上。每日晚餐服食。功能滋阴补肾。适用于肾虚体弱之消渴、尿频、遗精等症。见《民间食谱》。

【一味秘精汤】分心木15克。分心木洗净，加水200克，煎30分钟，置片刻，滤汁。临睡前服。功能固肾涩精。适用于遗精、尿频、白带过多、尿血、崩漏等症。见《滋补保健药膳食谱》。

【二子茶】枸杞子10克，五味子3克。开水冲泡，代茶饮。功能益肾生津。适用于暑热耗伤津液所致之汗多、心烦、口渴。见《中国药膳学》。

【二母元鱼】元鱼（鳖）1只（约重500克），贝母、知母、前胡、柴胡、杏仁各5克，黄酒适量，食盐少许。将元鱼去头及内脏，洗净，切块，放大碗中，加入5味药及黄酒、食盐，再加水浸过肉块，上笼蒸1小时，趁热分顿食用。功能滋阴退热。适用于妇女长期低热不退者。见《药膳食谱集锦》。

【二子延年茶】枸杞子、五味子各6克，白糖适量，将上二味共捣烂，加白糖适量。开水冲泡。不拘时，代茶徐饮。功能补虚滋阴。适用于体质虚弱，羸弱多病者。见《中国药膳学》。

【二冬甲鱼汤】甲鱼1只，天冬、麦冬各15克，枸杞子5克，百合10克，火腿50克，调料适量。将甲鱼去头及内脏、爪、尾，洗净入锅，加水煮沸后用文火煮20分钟取出，剔去上壳和腹甲，切成小块，与诸药同放锅内，加清汤、火腿及绍酒、葱、姜炖煮至甲鱼烂熟。饮汤食肉。功能滋阴养血，补益肝肾。适用于肝肾阴虚的头晕目眩，两颧潮红，咽喉干痛，健忘耳鸣，五心烦热，低热盗汗，男子遗精，女子月经量少等症。见《疾病的食疗与验方》。

【二母团鱼汤】鳖1只，知母、贝母、银柴胡、甜杏仁各15克。将鳖治净，取肉切块，与四药同入锅内，加适量水，煎煮至肉熟。饮汤食肉，也可加食盐少许调味。另亦可将药焙研为末，以鳖骨、甲煎汤，取汁合丸服。功能滋阴清热，润肺止咳。适用于肺肾阴虚，骨蒸潮热，手足心热，盗汗，咳嗽，咽干等症；或肺结核患者属阴虚发热者。见《食疗本草学》。

【二至益无酒】女贞子、墨旱莲各17克，熟地黄13克，桑椹13克，白酒1000毫升泡药酒。每饮30毫升。日2次。功能滋养肝肾，益血培元。适用于肝肾不足，腰膝酸痛，眩晕失眠等症。见《新编中成药》。

【二黄蒸牛肉】黄花30克，熟地黄15克，牛肉500克，当归10克，红枣5枚，米粉100克，嫩豌豆100克，调料适量。黄花、当归、熟地烘干研细末；红枣去核剁成泥；牛肉洗净切片与适量的酱油、姜、胡椒面、药面拌匀，再加入米粉枣泥、少量鲜汤合匀；用豌豆垫底，牛肉放上面，用武火蒸沸后改用文火蒸至肉熟。取出，先撒上花椒面、葱花、香菜节，再淋上酱油与香油兑的汁。佐餐食用。功能补肾益精。适用于肾精不足之头目眩晕，神疲乏力，健忘，腰膝酸软，遗精，耳鸣等症。见《百病饮食自疗》。

【人参百合粥】人参3克，百合15克，粳米30克。前2味水煎取汁与粳米同煮为粥。日1剂，分2～3次服，连服3日。功能益气养阴。适用于久咳气阴虚及顿咳恢复期。见《百病饮食自疗》。

【八卦汤】净龟肉250克，麻油15克，调料适量。龟肉剁成1.5厘米宽、3厘米长的块；葱白切段、姜拍破，先放入烧热的猪油锅内炒1分钟，再下龟肉、麻油（15克）爆炸8分钟，加精盐2.5克、清水450克，装入砂罐内用大火煨2小时至汤汁稠浓，香味喷出，调入味精。食肉饮汤。日1次，连用效佳。功能润肺柔肝，滋阴补肾。适用于老年人及小儿之寒咳，血痢，筋骨疼痛，夜尿频多，痔疮下血等症。龟肉不宜与猪肉、苋菜、瓜等同食。见《食药佳馐》。

【八宝鸭】鸭1只（约1500克），糯米饭90克，香菇丁、莲子、笋片、香菇片、奶汤各15克，熟火腿丁、虾仁、熟猪油、白糖各30克、酱油60克，味精0.6克，盐、湿淀粉适量。将鸭沿鸭背剖开，挖出内脏，洗净，用刀在脊梁骨上角一寸宽处斩断骨，使粗骨逐节脱开，再斩掉脚趾，投入热水锅中翻余一下，用冷水洗净。将莲子泡软，剥成二片，去心；冬菇、笋、火腿均切成虾仁大小，放入容器中，加糯米饭，拌匀，再放入白糖、酱油、味精、料酒、盐及少许奶汤拌匀。把拌好的料从鸭背脊骨剖开处塞入，一部分塞入肚内，另一部分塞在脊骨剖开口上，然后把鸭头、鸭颈等弯在糯米馅心上，使蒸鸭时汁流在馅心中，扩大鲜味，把鸭肚朝上，扣放在大小合适的大汤碗中，放笼中蒸2～4小时，蒸至鸭酥烂不变形时出笼。铁锅置旺火上，加入笋片、虾仁、冬菇片及少量奶汤，滚至笋熟，淋放湿淀粉拌匀，勾成薄芡，加入熟猪油20克，拌匀出锅，浇在全鸭上。功能补肾健脾，强身健体。适用于脾肾两虚，食欲不振，消化不良，腰膝酸软，尿清长等病症。见《滋补中药保健菜谱》。

【八宝糯米鸡】母鸡1只（1750克），芡实、莲子、湿淀粉、苡仁各15克，熟火腿、水发香菇各18克，鲜豌豆75克，糯米60克，绿色鲜菜30克，盐、熟鸡油各3克，虾仁10克，味精0.6克，奶汤240克。将鸡去毛、内脏，整鸡出骨（要求体形完整，开口处不能过大，不伤皮，肉不烂，骨不带肉），洗净，沥干水。将鲜豌豆放入开水中焯一下，捞出，在清水中漂冷，除去内皮。糯米泡胀。莲子去皮去心。苡仁、芡实洗净、泡胀。虾仁用开水泡一下，与香菇、火腿切成如豌豆大小的丁。以上各料装入碗内上笼蒸熟与豌豆、盐拌匀，装入鸡腹内（勿装得过多），开口与肛门处用竹签封严。将鸡翅翻扭在鸡背上盘好，放入开水锅中烫一下捞起，鸡头翻压在鸡翅下，盛入蒸钵内，加奶汤60克，隔水蒸两小时至炮，取出，翻扣在汤盘内，抽去竹签。原汤沥入锅内，加入奶汤180克、盐3克，烧开，放入绿色鲜菜稍煮，捞出，围在鸡的周围。汤用湿淀粉勾成薄芡，加入鸡油、味精，淋在鸡上。功能补脾祛湿，益肺滋肾。适用于全身沉重疼痛，食欲不振，舌苔厚腻，咳喘气短，腰膝酸软等病症。见《滋补中药保健菜谱》。

【刀豆鹌鹑丁】鹌鹑肉、刀豆各150克，鸡蛋1个及调料适量。将刀豆切丁，入沸水焯3分钟，再用冷水冲淋；鹌鹑肉切丁，加少许黄酒、精盐与蛋清、生粉拌匀。把猪油烧至六成熟，爆肉丁，用武火翻炒，入刀豆，再加适量白糖、味精调味，淋上猪油。佐餐用。功能补脑润肺，增乳补虚。适用于肺病，哮喘，心脏病等疾患。见《膳食保健》。

【三耳汤】银耳、黑木耳、侧耳（均为干品）各10克，冰糖30克。将三耳泡发、洗净、去杂，放入碗中，加冰糖和适量水，上笼蒸1小时，熟透。可分次或1次食用，日2服。功能滋阴补肾润肺。适用于肾阴虚之血管硬化、高血压、眼底出血；肺阴虚的咳嗽、喘息等症。见《食用菌饮食疗法》。

【三色甜会】山药650克，白糖150克，罐头青豆60克，湿淀粉30克，枣泥60克。山药洗净，蒸熟去皮后剁成泥状。青豆也剁成泥状。将锅烧热，放入熟猪油30克，烧至六成熟时，先下白糖135克炒几下．再下山药泥，加清水90毫升炒成糊状，用湿淀粉20克勾芡后盛入盘中。将锅烧热，放入熟猪油15克，烧至六成熟时，下白糖15克炒两下，即下青豆泥，加清水15毫升，炒匀，用湿淀粉10克勾芡，使呈月芽形浇在山药泥的一边。锅内放入熟猪油15克，烧至六成熟时，下枣泥，加清水15毫升，炒成糊状，使之呈月芽形放在山药泥滋阴生津类的另一边，即得色彩调和，味道香甜，入口即化，四季皆宜的佳肴。功能健脾强胃，养肺益肾。可用于腹泻便溏，消化不良，脾胃虚弱，食欲不振等症。见《滋补中药保健菜谱》。

【三子麦冬膏】海松子、枸杞子、金樱子各120克，麦门冬150克，炼蜜适量。前4味加水同煎，取汁浓缩，少加炼蜜收膏。每日早晚用开水调服4～5汤匙。功能养阴润燥，收涩固精。适用于虚羸少气，咳嗽咽干，虚烦盗汗，遗精滑泄等。见《食疗本草学》。

【三甲软坚粉】鳖甲（醋炒）300克，龟板（酥炙）200克，穿山甲（砂炒）100克，白糖或蜂蜜适量。三药烘干，共研细粉。每服5克，日2次，饭后用甜米汤送服。2个月为1疗程。肝胃燥热者，可用蜂蜜温开水吞服。功能滋阴潜阳，补肾柔肝，软坚散结，通脉祛瘀。适用于肝硬化患者。一般服1～2个疗程始见效果。见《疾病的食疗与验方》。

【土茯苓猪骨汤】猪脊骨500克，土茯苓50～100克。猪骨打碎，加水熬汤约2小时，去骨及浮油，剩下3大碗，入土茯苓，再煎至2碗，去渣。日1剂，分2次服。功能健脾利湿，补阴益髓。适用于糖尿病。见《家庭食疗手册》。

【大海饮】胖大海5枚。开水泡，代茶饮。功能润肺利咽。适用于声音嘶哑，唇咽干燥，或有咳嗽等症。见《百病饮食自疗》。

【大米白鸭粥】白鸭1只，粳米每次用50～100克。将鸭去毛及内脏加水煮，熟后加盐及葱、姜等调料。以其汤兑水适量入大米煮粥食，日2次。功能润阴养胃，利水消肿。适用于阴虚劳热，口渴，咳嗽以及尿少水肿等症。（验方）。

【大枣乌梅汤】大枣10枚，乌梅5～10枚，冰糖适量。共煎汤。分2～3次服用。功能滋阴益气敛汗。适用于阴虚盗汗症。见《补品补药与补益良方》。

【山药茶】生山药64克。绞汁，稍煎。代茶徐徐温饮之。适用于结核潮热，咳喘，自汗，心悸。见《陕甘宁青中草药选》。

【山东海参】水发海参725克，猪里脊肉200克，蛋皮1张，海米25克，香菜、酱油、米醋各10克，料酒、葱各15克，姜5克，香油25克，清汤600克，精盐、味精适量。海参片成大抹刀片，入沸水中汆透，捞出沥水；洗净海米，温水泡开；猪里脊肉切成薄片；葱10克切丝、5克切末；姜切末；香菜切小段；蛋皮切象眼片。猪里脊片用药、姜末、料酒、酱油、精盐、香油拌匀。锅内放清汤250克烧开，里脊片、海参片分别入汤内汆一下，捞入汤碗中。葱丝、蛋皮片、香菜段拌在一起放在里脊、海参片上面，再码上海米。在汆里脊、海参片的汤肉兑350克清汤，烧沸，撇去浮沫，加醋和味精，随即将汤倒入盛各料的汤碗中。佐餐用。功能补肾益精，养血润燥。适用于肝肾亏损，精血不足之眩晕耳鸣、腰酸乏力、梦遗滑精、小便频数；阴亏津损之肺痨咳嗽、潮热、咯血、食少羸瘦；产后便秘等。见《滋补保健药膳食谱》。

【山茱萸酒】 山茱萸 30～50 克，白酒 500 克。山茱萸洗净，入白酒内浸泡 7 天。每服 10～20 毫升，日 1～2 次。功能补益肝肾，敛汗涩精。适用于肾虚腰痛，遗精，体虚多汗等症。见《中国药膳学》。

【山药汁饮】 生山药 150 克。山药洗净、切成薄片，煮汁，频频饮服。功能补益脾肾。适用于糖尿病见尿频量多，口渴喜饮，腰膝酸软，手足心热等症。见《疾病的食疗与验方》。

【山药奶糊】 山药、羊奶各适量。山药研末。羊奶煮沸，调入山药末，再煮二三沸。每服 2～3 匙，日 2 次。功能湿润补虚。适用于口渴，反胃，腰膝腿软等症。见《中国药膳学》。

【山萸肉粥】 ①以山茱萸肉与粳米煮粥后，加入蜂蜜适量调匀，稍煮。适用于肝肾不足，头晕目眩，耳鸣腰酸，遗精，遗尿，小便频数，虚汗不止，肾虚带下等症。见《遵生八笺》。②山茱萸肉 20 克，粳米 100 克，白糖适量。将山茱萸肉洗净，去核，与粳米同入沙锅煮粥，热时加白糖调服。5 天为 1 疗程，病愈后仍可连续服食，以巩固疗效。但在体温发热期间，或小便淋涩的患者忌用。功能补肝益肾，涩精敛汗。适用于肝肾不足，头晕目眩，耳鸣腰酸，遗精，遗尿，小便频数，虚汗不止，肾虚带下患者。见《粥谱》。

【山楂肉片】 猪后腿肉 200 克，山楂片 100 克，荸荠 30 克，鸡蛋清 2 个，白糖 120 克，淀粉、面粉、猪油各 15 克，植物油 500 克，调料适量。山楂片去核，按水煮提取法提取山楂浓缩汁 100 毫升；肉切成 3 厘米长、7 厘米宽的薄片；蛋清与淀粉、面粉调成糊；荸荠切厚片。植物油烧至五成热时，肉逐片蘸糊下锅炸至肉片胀起，呈黄白色。锅内添水半勺，入白糖炒搅，糖汁浓时，倒入山楂浓缩汁和猪油少许，搅匀，倾入荸荠片和肉片，使红汁包住肉片。功能滋阴健脾，开胃消食。适用于饮食积滞，胃脘饱满胀痛，嗳腐吞酸，恶心，厌食等症。可作为高血压、高血脂、消化不良患者的保健膳食。见《滋补保健药膳食谱》。

【山药炖羊肚】 山药 200 克，羊肚 300 克，调料适量。羊肚洗净，切成 3 厘米长、2 厘米宽的块；山药洗净，切成 1 厘米厚的片。同置锅内，加水、葱、姜、盐、黄酒，烧沸后转用文火炖熟。早晚空腹温热服食。功能补脾胃，滋肺肾。适用于消渴多尿症。见《家庭食疗手册》。

【山药炖猪胰】 山药 60 克，猪胰 1 条，食盐少许。前 2 味洗净切片，共炖熟，食盐调味。日 1 剂，分 2～3 次，饮汤食猪胰、山药。功能健脾补肺，固肾益精。适用于糖尿病。见《中国药膳学》。

【山药枸杞粥】 山药 30～60 克，枸杞 20～30 克，粳米 100 克。前 2 味水煎取汁，与粳米煮成粥。早晚餐食用。功能滋补肝肾，益精明目。适用于肝肾不足之虚劳精亏，腰背酸痛，头晕眼花等症。见《百病饮食自疗》。

【山药烧甲鱼】 甲鱼 1 只（800 克），怀山药 70 克，枸杞 40 克，女贞子 25 克，熟地 25 克，猪肥瘦肉 100 克，独蒜 100 克，姜块 20 克，葱白节 20 克，熟猪油 70 克，酱油 15 克，精盐 4 克，味精 1 克，胡椒面 1 克，肉汤 1000 克。将甲鱼腹部朝天待头伸出时，用刀宰去头三分之二，放尽血，然后放入沸水中煮约 10 分钟捞起，用小刀将甲鱼周围的裙边、腹部软皮与四肢粗皮刮洗净，再入开水中煮 5 分钟去其腥味捞出。将猪肉洗净切成块，入开水中汆几分钟。中药洗净切成片，装入纱布袋中封口。沙锅置旺火上，下熟猪油烧至六成热，下姜、葱炒出香味，加猪油炒几下，再放精盐、酱油、绍酒15克、肉汤、中药包烧开，倒入沙锅内加盖，置于小火上，放入甲鱼、胡椒粉，烧至鱼炬软，大蒜洗净入笼蒸熟。鱼锅放置旺火上，加上蒸熟的大蒜，待汤汁收浓至100克时，拣出姜、葱、药包不用，加入味精，淋麻油搅匀入盘。功能补肝肾。适用于肝肾阴虚所致的腰酸痛、遗精、头晕眼花等病证。见《养生食疗菜谱》。

【山药萸肉粥】山药60克，山萸肉20克，粳米100克。前两者煎取浓汁，与粳米同煮成稀粥。日1剂，分2次服。5～7天为1疗程。功能益阴固肾。适用于下消见小便频数量多，混浊如脂膏，口干舌燥，尿甜等症。见《百病饮食自疗》。

【山药麻奶糊】山药15克，黑芝麻120克，冰糖125克，粳米60克，牛奶适量。粳米淘净，浸泡1小时捞出滤干；山药切细；芝麻炒香。3料同置盘中，加清水、牛奶拌匀，磨碎后滤出细茸，徐徐倒入锅内，用文火煮沸，调入冰糖，不断搅拌成糊。每服2汤匙，日2次。功能益脾补肾，润肠滋燥。适用于病后失调，体弱多病，肝肾阴虚，头晕眼花，头痛耳鸣，腰膝酸软，须发早白，便秘，高血压，动脉硬化等。中老年人常服，可滋补身体。见《良药佳馐》。

【山药蒸鲫鱼】鲫鱼1条（约350克）山药100克，调料适量。鲫鱼去鳞及肠杂，洗净，用黄酒、盐渍15分钟。山药去皮、切片、铺于碗底，把鲫鱼置上，加葱、姜、盐、味精、少许水，上屉蒸30分钟。1日3餐均可食用。功能补虚益肾，利水消肿。适用于肾虚体弱，肾炎，遗尿，遗精，尿频不利，水肿，带下等。见《膳食保健》。

【山药炒紫河车】鲜山药、紫河车各50克，调料适量。将山药、紫河车洗净，切片同炒，以醋、酱油佐味食用。日3次。功能补肾填精，益气消肿。适用于小儿肾炎慢性期。见《家庭药膳手册》。

【山药枸杞蒸鸡】净母鸡1只（约1500克），山药40克，枸杞子30克，水发香菇、火腿片、笋片各25克，料酒50克，清汤1000克，调料适量。净鸡去爪，剖开脊背，抽去头颈骨留皮，入沸水锅内汆一下，取出洗净血秽；山药去皮，切成长7～10厘米、厚0.2厘米的纵片；枸杞子洗净。鸡腹向上放在汤碗内，诸料铺在鸡面上，加入料酒、精盐、味精、清汤，上笼蒸2小时至鸡肉熟烂。随意服食。功能补肝肾，益精血，健脾胃。适用于肝肾阴虚之头晕眼花，耳鸣耳聋，乏力倦怠，腰膝酸软等症。亦是慢性肝炎、早期肝硬化、贫血等的食疗佳品。见《滋补保健药膳食谱》。

【山药粉苡米粥】山药粉60克，苡米30克。将上2味依常法共煮作粥。随意服食。日2次。适用于各类糖尿病，口渴善饥者尤宜。见《常见病食疗食补大全》。

【山药紫荆皮汤】山药30克，紫荆皮9克，大枣10枚。水煎取汁。每服1剂，日3次。功能养阴补血。适用于阴（血）虚有热症。见《家庭饮食疗法》。

【山药玉竹白鸽汤】白鸽1只，山药、玉竹、麦门冬各15克。将白鸽取肉切小块，与后三者同加水煎汤至肉熟。饮汤食鸽肉。功能养阴滋液止渴。适用于消渴饮水不知足者。见《食疗本草学》。

【山药桂圆炖甲鱼】山药片30克，桂圆肉20克，甲鱼1只（约500克）。甲鱼宰杀、去肠杂、洗净，与山药、桂圆肉加水煮，先用武火烧沸，后转用文火炖至肉烂。日2次，吃肉喝汤。功能滋阴退热，软坚散结。适用于阴虚低热，癥瘕痞块等症。现多用于慢性肝炎，肝硬化，肝脾肿大，及病后阴虚等。见《饮食疗法》。

【山药黄连花粉汤】怀山药30克，黄连6克，天花粉15克。水煎。取汤温服。日1剂。功能补益脾肾，止渴减食。适用于消渴病以食多饮多为主症者。见《补品补药与补益良方》。

【女贞子酒】①女贞子250克，低度白酒500克。药洗净，放入酒中浸泡3～4周。每次饮1小杯，日1～2次。适用于治疗肾阴虚腰痛，腰腿酸软疼痛，腰膝肢体乏力，久立、遇劳则痛增，卧则减轻，心烦失眠，口燥咽干，面色潮红，手足心热，舌红，脉弦细数。见《百病饮食自疗》。②女贞子250克，醇酒700克。女贞子研碎后，放入酒中，密封，5天后使月。每次空腹饮1～2小杯，日2次。功能滋阴退热。适用于阴虚内热，腰膝酸软，头晕目眩，须发早白等症。见《本草纲目》。

【女贞决明子汤】女贞子12～15克，黑芝麻、桑椹子、草决明各10克，泽泻9克。水煎。早晚空腹温服，日1剂。功能滋补肝肾，清养头目，润肠通便。适用于肝肾阴虚所致的头晕目花，便秘及动脉硬化症。见《补品补药与补益良方》。

【女贞桑椹子丸】女贞子、桑椹子各2份，旱莲草1份。共研细末，炼蜜为丸，每丸10克重。每日早晚各1丸，温开水或淡盐水送下，功能滋补肝肾。适用于肝肾阴虚之头晕目花，须发早白，劳伤等症。见《补品补药与补益良方》。

【小麦玉竹粥】小麦15克，大枣10枚，玉竹9克，粳米60克。依常法共煮作粥。月经前食，日1剂，连续服4～6剂。适用于肝阴不足所致的经前紧张症。见《常见病食疗食补大全》。

【天门冬粥】天门冬15～20克，粳米100克，冰糖少许。先煎天门冬，去渣取汁，后入粳米煮粥，候熟，入冰糖少许，稍煮。空腹食用。功能养阴清热，润肺滋肾。适用于肺肾阴虚，咳嗽吐血，阴虚发热，肺痿肺痈，咽喉肿痛，消渴便秘。天门冬甘寒质润，虚寒便溏病人慎用。见《饮食辨录》。

【天门冬炖肉】天门冬60克，猪瘦肉500克。肉切块洗净，与天门冬共加水，文火炖至肉熟烂。食肉饮汤。功能滋阴养血。适用于产后虚弱，乳汁不足，面色少华等症。见《中国药膳学》。

【天门冬米酒】天门冬（去心捣碎以水70000毫升煮取汁7000毫升）7200克，糯米（净捣）7000克，细曲（捣碎）5600克。炊米熟，3味相拌，入瓮，密封37日，候熟，压漉，冬温夏冷。每日饮3杯。可补五脏六腑不调。见《太平圣惠方》。

【天门冬烧麦】猪肉400克，天门冬40克，鸡蛋1个，面粉600克，嫩笋2只，洋葱2个，藕粉（或慈菇粉）适量。先做烧麦皮子：将面粉倒在面板上堆成山型，把山顶弄凹，打一个鸡蛋，仅将蛋白放入凹中，然后加淡盐水，一面揉面，一边加水，面以揉成与耳垂同等硬软为度，这样揉和成一个大面团。团粉调好后，再搓成长条，酌量大小一个一个地摘开。将藕粉用纱布包扎起来，提着在面板上轻轻一击，让面板上撒满粉，使揉好的面团放上不致于粘住板。然后把面团压平，用擀面棒将其擀薄后，叠成三层，再将其擀薄，又叠成三层，再擀；如此作3～4回后，将已相当薄的面皮全部卷在面棒上，再用手将其滚压，直到将面皮压成纸样薄为止。这样做成的面皮有韧性，不易破。于是把薄皮重迭起来，切成每张8～9厘米见方的烧麦皮。其次是做馅：将猪肉、笋、洋葱以及事先洗净．浸泡1小时至软软膨胀的天门冬分别剁碎，然后加一个蛋和另一个蛋黄，再加酱油、盐、糖、麻油等搅拌均匀即成。包法是把面皮放于左手，取适量的馅肉放在面皮中央，左手一收拢，面皮的边就拢在一起来了，再将其稍拢紧些，就成一个烧麦了。包齐，上笼蒸20~30分钟，皮透明时就熟了。以上为10人食量，可做大烧麦50个。吃时随意蘸酱油、醋等调味料。功能养阴清热，润肺滋肾。适用于阴虚肺燥所致干咳痰少，咽干口渴，咯血等病证。见《养生食疗菜谱》。

【天门冬红糖水】 天门冬（连皮）50克（鲜品150克），红糖适量。天门冬洗净后，加水约1000毫升，煎取500毫升，加入红糖、烧沸。日温服1次，连服数日。功能滋肾补血。适用于功能性子宫出血，先兆流产，及妇女乳腺小叶增生等。见《家庭食疗手册》。

【无花果炖猪肠】 无花果10个，猪大肠一段。将猪大肠洗净切段，与无花果同加水煎煮服用。功能补虚润肠，固脱止血。适用于痔疮出血，脱肛，肠热便秘等症。见《中国药膳学》。

【无花果炖猪瘦肉】 无花果（干品）100克，猪瘦肉200克。猪肉去筋膜，切块，与无花果同盛器内，加清水适量，隔水炖熟，调味服食。功能健胃清肠，消肿解毒。适用于痔疮，慢性肠炎等病。觅《家庭食疗手册》。

【木耳粥】 ①白木耳50克（洗细切），白粳米50克，豉汁、葱、椒、盐适量。先以前3味煮粥，后入葱椒、盐等。空腹食用。功能滋阴润燥。适用于痢久伤阴，口干舌燥等症。见《普济方》。②木耳（黑白均可）5克，好糯米50克，砂糖适量。先将木耳用清水浸泡数小时，与糯米、砂糖一起加水400毫升，用文火煮至米花汤稠，盖紧焖5~7分钟。每日晨起空腹温热食。适用于气血亏虚，年老体弱；肺阴虚所致的干咳少痰，喉干喉痒，痰中带血；肠风出血和痔疮等症。若感冒发热及一切实热证不宜食；孕妇亦不宜食。见《常见病食疗食补大全》。

【木耳果酱】 黑木耳、糖各适量。黑木耳泡发，洗净，干燥，粉碎，与糖加水共煮，收膏。随意服食。可提高机体免疫功能，补充铁质，防治肝癌和缺铁性贫血。见《食用菌饮食疗法》。

【木耳海参】 黑木耳30克，海参30克，猪大肠150~200克，调料适量。上料洗净，肠切小段，加清水适量同煮，以食盐、味精调味服食。功能补肾益精，消除癥瘕。适用于肿瘤等症。见《食用菌饮食疗法》。

【木瓜烧带鱼】 鲜带鱼300~350克，生木瓜400克。带鱼治净；生木瓜削去绿色瓜皮，除掉白色瓜核，切块；二者同放锅内，加水适量煨熟，调味服食。功能滋阴，补虚，通乳。适用于妇女产后乳少之症。见《家庭食疗手册》。

【木耳肉片汤】 水发黑木耳150克，瘦猪肉150克，绿叶菜25克，熟笋片50克，清汤1250克，调料适量。将水发黑木耳洗净，沥干；瘦肉切片放入碗中，加精盐0.5克、干淀粉适量拌匀浆好；汤锅置旺火上，倒入清汤，放入黑木耳、笋片烧沸，加精盐1克，下绿叶菜、肉片氽熟，汤沸时撇去浮沫，放酱油、味精，出锅后撒上胡椒粉。食木耳、肉，饮汤。功能滋阴润燥，强壮身体。适用于阴虚津枯，消渴羸瘦，燥咳痰少，肌肤干枯，肠燥便秘，痔疮下血等症。见《食用菌饮食疗法》。

【木耳扁豆散】 木耳、扁豆各等份。二药共研成面。每服9克，日2次。功能补五脏，止消渴。适用于糖尿病，口渴多饮等症。见《疾病的食疗与验方》。

【五味鸡】 母鸡1只，五味子30克。

鸡治净，五味子纳入腹中，缝合，置炖盆中，加沸水约 350 毫升，加盖，于滚水锅中炖约 3 小时。食鸡饮汤，3 次服完，连服多次。功能补肾益肺，敛汗生津，涩肠止泻。适用于虚劳羸瘦，肺虚喘咳，及梦遗滑精，久泻久痢等症。见《强身食制》。

【五精酒】黄精 160 克，天门冬 1720 克（去心），松叶 3840 克，白术 2560 克，枸杞子 3200 克（洗）。上皆用生者，纳釜中，以水 30 万毫升，煮之 1 日，去滓，取汁渍曲。如家酿法，酒熟取清。可随个人酒量饮之，常年补养，可治万病，发白反黑，齿去更生。饮用时，忌鲤鱼、桃、李、雀肉等。见《普济方》。

【五汁蜜膏】鸭梨 1000 克，白萝卜 1000 克，生姜 250 克，蜂蜜 250 克，炼乳 250 克。将鸭梨、白萝卜洗净，切碎，绞汁后，放入锅中，先以武火、后以文火煎熬浓缩如膏时，加入捣成之姜汁及炼乳、蜂蜜拌匀。每服 1 汤匙，以沸水冲化，或加黄酒少许饮之，日 2 次。功能滋养润肺。适用于虚劳，如肺结核低热，久咳不止等症。见《药膳食谱集锦》。

【五加皮粥】五加皮粉 3 克，粳米 30 克。将粳米煮稀粥，粥成后调入五加皮粉（或再加白糖适量调味）。1 日分 2 次服用。功能补肝肾，健体魄，强筋骨。适用于小儿行迟症。见《全幼心鉴》。

【五味子茶】北五味子 5 克，紫苏梗、人参各 1 克，砂糖 100 克。前 3 味水煮熬汁，去渣澄清，加入砂糖。代茶徐饮。适用于肺之气阴两伤，肾水不能上承而引起的咳嗽，胸闷，口渴不能多饮，气少乏力等症。见《饮膳正要》。

【五味枸杞饮】五味子、枸杞子、冰糖各 50 克。五味子置纱布袋内，与枸杞子加水 1000 毫升，煮取 800 毫升，加入冰糖。代茶饮。功能养阴生津，健脾益肾。适用于夏季热（暑热证），入夏后低热不退，形体消瘦，神疲乏力，食欲不振等症。见《摄生众妙方》。

【五味蛋白蛋】北五味子 250 克，鲜青壳鸭蛋 12 个，白糖 4 匙。先将五味子入沙锅，加水 3 碗，浸 1 小时后，再用文火煎约 1 小时，剩药汁半碗，弃渣；加白糖，小火煮沸溶化，倒入器中；鸭蛋连壳煮至半熟（蛋黄尚未凝结），然后逐个用剪刀打 1 洞口，流出蛋黄，注入五味子甜汁，以两层纸封住洞口，并用黄泥将蛋糊上一层，入笼，隔水蒸 1 小时。每服 1 个，食蛋白饮药汁，日 2 次。功能养脏补虚，生津解毒。适用于肝硬化，肝肿大或坚硬，消瘦乏力等症。见《疾病的食疗与验方》。

【五味银叶红枣蜜】五味子 250 克，银杏叶 500 克，红枣 250 克，蜂蜜 1000 克，冰糖或白糖 50 克。将五味子、银杏叶、红枣分别洗净，将银杏叶切碎，红枣皮肉撕开，然后一起浸泡在水中 2 小时，水量以浸没为度，如银杏叶浮起，可加重物压下。将五味子、银杏叶、红枣连同浸液一起倒入大瓦罐内（如瓦罐小，可分两次煎），先用中火煎沸后，再改用小火约煎一小时，煎至约剩浓汁一大碗时，滤出头汁。再加冷水三大碗，约煎一小时，至剩下药液一大碗时，滤出二汁，弃渣。将头汁、二汁倒入大沙锅内，用小火先煎半小时，使药汁进一步变浓。再加蜂蜜、冰糖，不要加盖，约熬炼半小时，离火，冷却后装瓶，盖紧。日 2 次，每次 2 匙。饭后，开水冲服，3 个月为 1 疗程。功能养五脏，助心血，缓肝气，通络脉，润燥软坚，舒张血管，调正血压，降低胆固醇。适用于动脉粥样硬化、冠心病等症。见《常见慢性病食物疗养法》。

【止消渴速溶饮】鲜冬瓜皮、西瓜皮各 1000 克，瓜蒌根 250 克，白糖 500 克。先将冬瓜皮、西瓜皮削去外层硬皮，切成薄片，瓜蒌根捣碎用冷水泡透；再将三者同放锅内，加适量水，煎煮1小时，去渣，再以文火断煮浓缩，至较稠黏将要干锅时，停火，待温，加入白糖粉，将煎液吸净，拌匀，晒干，压碎，装瓶备用。每服10克，沸水冲化，代茶频饮，日数次。功能生津止渴。适用于糖尿病（消渴证），口渴多饮等症。见《药膳食谱集锦》。

【贝母甲鱼】甲鱼1只，川贝母5克，鸡清汤1000克。将甲鱼切块，放蒸钵中，加入贝母、盐、料酒、花椒、姜、葱，上笼蒸1小时。趁热佐餐服食。功能滋阴补肺。适用于阴虚咳喘，低热，盗汗等症。常人服用，更能防病强身。见《家庭药膳手册》。

【贝母鸭子】川贝10克，母鸭胸脯肉120克。鸭肉清炖至八成熟时，入贝母、食盐少许，再炖至熟。饮汤食肉，日1次。功能养阴清热，润肺止咳。适用于麻疹后诸症缓解，而见燥咳无痰，日轻夜重，唇红干燥，舌红苔少等症。见《百病饮食自疗》。

【牛膝蹄筋】牛膝10克，鹿蹄筋（或牛蹄筋）100克，鸡肉500克，火腿50克，蘑菇25克，调料适量。蹄筋放钵中，加水上笼蒸约4小对，酥软时取出，冷水浸漂2小时，剥去外层筋膜；牛膝洗润后切成斜片，火腿切丝，蘑菇水发后切丝；蹄筋发胀后切成长节，鸡肉剁成小块，同置碗中，牛膝摆于其上，火腿、蘑菇丝撒于周围，再入姜、葱、胡椒粉、食盐、绍酒与清汤调和之汁，上笼蒸约3小时，待蹄筋熟烂出笼，去葱、姜，加味精调味服食。功能补肝肾，强筋骨。适用于肝肾不足，腰膝酸痛，软弱无力等症。见《中国药膳学》。

【牛奶滋补粥】牛奶500克，大米50克，大枣10枚。共煮粥，早饭后温服。功能益气生津润燥。适用于身体虚弱，气阴不足，肠燥便秘等症。脾胃虚寒腹泻者忌用。（民间方）。

【长生固本酒】人参、枸杞子、怀山药、辽五味子、天门冬、麦门冬、怀生地黄、怀熟地黄各60克，酒15万克。上药切片，以生绢袋盛之，浸于酒中，装酒的坛口用箬竹叶封固，再将酒坛置于锅中，隔水加热约半小时，取出酒坛埋土中数日出火毒，取出静置后饮用。每次饮1小杯，早、晚各1次。适用于气阴两虚所致的四肢无力，易于疲倦，腰酸腿软，心烦口干，心悸多梦、头眩，须发早白等症。体质偏气阴不足者，无明显症状亦可饮用此酒，有保健养生作用。见《寿世保元》。

【乌鸡丸】雄乌骨鸡1只（1000克左右），人参、黄芪，当归、熟地、生地、白芍、五味子、白术、茯苓、川芎、柴胡、前胡、黄连、黄柏、知母、贝母各15克。将鸡治净，药物装入鸡腹，以线缝定，置锅内，加水、酒各半，略淹过全鸡，煮至烂熟，取肉及药物干燥为末，用原汁、面粉搅成熟面糊作丸。每服10克，米饮或开水送下。功能补气健脾，滋阴清热。适用于虚劳久病，肝肾阴虚，脾胃虚弱，潮热盗汗，五心烦热，咽干颊赤，咳嗽咯血，饮食减少，四肢倦怠等症。见《食疗本草学》。

【乌鸡汤】①雄乌骨鸡500克，陈皮、良姜各3克，胡椒6克，草果2枚。净鸡切块，同陈皮、良姜、胡椒、草果及葱、醋适量，加水文火炖烂，食肉饮汤。功能温经散寒，益气补血。适用于妇女气血双亏，虚寒痛经，小腹隐痛，月经量少，面色苍白，体倦乏力等症。阴虚内热，月经先期者不宜。见《饮膳正要》。②乌骨鸡肉100克，冬虫夏草15克，山药40克，调料适量。将鸡肉切块，与虫草、山药加水同煮，待肉熟时入调料。饮汤食肉。功能滋阴清热，补益肝肾。适用于肝肾不足，虚劳发热之证。见《良药佳馐》。

【乌须酒】生地黄 120 克，熟地黄 60 克，何首乌 120 克，天门冬 60 克，麦门冬 240 克，枸杞子 60 克，牛膝 30 克，当归 60 克，人参 30 克，黄米 3 斗，红曲 10 块。上药为末，加入好曲，拌黄米饭，按常法酿酒。每日清晨饮 1 ~ 2 盅，忌食萝卜、葱、蒜。功能滋阴养血。适用于精血不足，阴亏气弱所致的须发早白，腰膝酸软，头眩耳鸣，易疲倦，面色少华等症。平素体质偏于气阴不足而无明显症状者，亦可饮用。见《万病回春》。

【乌梅肉】乌梅肉用文火略焙，日食数枚。功能生津和胃。适用于胃阴不足之胃脘疼痛，灼热嘈杂，及胃酸缺乏所致食欲不振等症。胃酸过多者忌服。见《常见病的饮食疗法》。

【乌梅茶】乌梅 50 克。开水冲泡，代茶缓饮。适用于糖尿病。见《饮食疗法 100 种》。

【乌梅膏】乌梅 2500 克，饴糖适量。乌梅煮烂去核，浓缩汁肉，捣膏，加入饴糖拌匀，冷却装瓶。每服 10 毫升，日 3 次，饭前服。功能滋阴生津，和胃止痛。适用于胃阴不足，胃脘疼痛，灼热嘈杂，食欲不振等症。亦用治萎缩性胃炎，胃酸分泌不足。胃酸过多者忌服。见《常见病的饮食疗法》。

【乌龟肉汤】乌龟肉 250 克，加适量水煮烂，食盐调味。佐餐服食。功能滋阴补血。适用于肾虚遗尿及身体虚弱，羸瘦乏力等症。见《家庭药膳手册》。

【乌鸡膏粥】乌鸡膏 30 克，粳米 100 克。依常法粳米加水煮粥，粥熟加乌鸡膏（油）、葱、姜、盐，待沸。功能养阴，退热，补中。适用于阴虚瘦弱，骨蒸潮热，消渴烦热，赤白带下，遗精白浊，以及老人五脏气坠，耳聋。乌鸡膏即乌鸡的脂肪油。性味甘平质润，功能养阴退热，润燥生津。见《养老奉亲书》。

【乌驴皮汤】乌驴皮 1 张，豆豉适量。乌驴皮挦洗净，蒸熟，切条；待豆豉煮汁后下入，并入调料和匀煮过。空腹服用。功能滋养止血。适用于中风，手足不遂，骨节烦疼，心烦，口眼歪斜，及失血等症。见《饮膳正要》。

【乌梅糖水】乌梅肉 15 克，红糖适量。加水 500 毫升，煎至 300 毫升，去渣。日内分 2 次服。功能收敛止血，涩肠止泻，生津止渴。适用于崩漏，月经过多，或久泻久痢，气虚阴伤，烦渴口干等症。胃酸过多者不宜用。见《饮食疗法》。

【乌龙保健茶】乌龙茶 4 克，槐角 24 克，冬瓜皮 24 克，首乌 40 克，山楂肉 20 克。乌龙茶置器内，用余药清水煮沸，取汁冲泡。代茶饮。功能防病保健。常服可健身延年。见《良药佳馐》。

【乌参藏白凤】水发乌参 2 只（约 750 克），乌鸡肉 150 克，猪里脊肉 100 克，蛋清 1 个，肉皮 1 块，火腿末、芹菜各 25 克，鸡骨 1000 克，调料适量。发好的乌参洗净，下开水锅氽一下捞出，放入沙锅内（其下用竹箧垫底）；鸡骨剁成大块，同肉皮用开水氽一下捞出，洗净血秽，将肉皮盖于乌参上；烧热锅，放猪油，将葱、姜放入煸至黄色时，将鸡骨下锅略炒，烹入料酒，加精盐、清汤各适量，烧沸后，倒入乌参锅内，加盖，文火炖 40 分钟；芹菜洗净，开水烫熟捞出，清水漂凉后剁茸待用；乌鸡肉和猪里脊肉同剁为茸，盛碗中，加蛋清、精盐、水淀粉和少量清水调稀；将沙锅取下，捞去鸡骨、葱、姜、肉皮，取出乌参，腹向上置碗内；原汁倾锅内，入精盐、味精，烧开后用淀粉勾芡，将肉茸徐徐倒入，推熟，放入芹菜茸、胡椒粉搅和，起锅装入乌参碗内，翻扣，使乌参在上，撒上火腿末。功能养阴退热，补肾益精。适用于精血亏损，眩晕耳鸣，腰酸乏力，遗精尿频，肺痨咳嗽，潮热咯血，食少体瘦等症。见《滋补保健药膳食谱》。

【乌梅麦冬汤】乌梅30克，麦冬15克。加水煎汤，徐徐饮服。功能涩肠止泻，生津止渴。适用于泻痢而口干渴，或无泻痢而口干渴等症。见《食疗本草学》。

【乌梅金樱膏】乌梅、金樱子各500克。将二者洗净后捣碎，加水2500毫升，用沙锅微火熬成250毫升。每服5毫升，日3次，连服7天。功能益肾固经。适用于月经过多，无瘀块等症。见《家庭药膳手册》。

【乌骨鸡冬虫怀山汤】乌肾鸡肉100～200克，冬虫夏草10克，怀山药30克。将鸡肉切块，与冬虫夏草、山药共煮汤，至鸡肉熟。饮汤食肉。功能补精气，疗虚损。适用于气阴两虚，体倦羸瘦等症。见《补品补药与补益良方》。

【火腿香菇蒸冬瓜】火腿60克，干蘑菇15克，冬瓜500克，黄酒、葱白、细盐各适量。火腿洗净，切成长方薄片。干蘑菇洗净，滤干。用瓷盆一只，盆内放入冬瓜片，撒上细盐少许（宜淡），再将火腿片排放在上面，四周放上蘑菇，淋黄酒一匙，撒上葱白。用旺火隔水蒸一小时，离火。功能补脾开胃，益肝利水，滋阴养肾，生津止渴。适用于肝硬化等症。对肝病有辅助治疗及防癌变作用。见《常见慢性病食物疗养法》。

【双耳汤】白木耳、黑木耳各10克，冰糖30克。双耳用温水泡发，摘除蒂柄，除去杂质，与冰糖及适量清水同置碗内，上笼蒸约1小时，至木耳熟烂。食木耳饮汤，日2次。功能滋阴补肾。适用于中老年人血管硬化，高血压，眼底出血等属肝肾阴虚者。见《民间验方》。

【双母蒸甲鱼】甲鱼1只（600克）、贝母8克，知母8克，前胡8克，银柴胡8克，杏仁8克，姜块15克，葱结20克，白糖5克，味精1克，花椒12粒，绍酒20克，精盐6克。将甲鱼放于案板上，腹部朝天，等头伸出时用刀宰去三分之二，放尽血，入开水中煮约10分钟捞起，用小刀将甲鱼周围的裙边、腹部软皮与四周粗皮刮洗干净，再入开水中煮15分钟，剥去甲壳和内脏，用清水洗净，切去脚爪，横切成6立方厘米的方块，再入开水中煮几分钟，去其腥味捞起。将中药洗净，切成薄片，煎取浓汁，与甲鱼块放入蒸碗内，加姜片、葱结、花椒、绍酒、盐、白糖，入蒸笼内蒸熟烂，入味精调味食用。功能滋阴，退虚热，化痰止咳。适用于身体虚弱发热，或妇女长期低热不退的骨蒸潮热，咳嗽痰涎等症。见《养生食疗菜谱》。

【玉竹饮】玉竹250克，白糖300克，玉竹洗净，以冷水浸透后，煎煮，20分钟取药汁1次，加水复煎，共取药汁3次，合并后以小火煎煮浓缩，至黏稠将要干锅时，停火；拌入干燥之白糖，吸净药液，拌匀，晒干，压碎，装瓶备用。每服10克，沸水冲服，日3次，连服数天。功能养阴除烦。适用于风湿性心脏病属心肾阴虚者，心悸气短，腰酸腿软，小便短少，心烦失眠等症。见《疾病的食疗与验方》。

【玉竹茶】玉竹12克。水煎，代茶饮。适用于心血管疾患，尤其是冠心病。持续煎服，疗效更著。见《防治心血管病的饮食》。

【玉竹粥】玉竹15～20克，粳米100克，冰糖适量。先煎玉竹，去渣取汁，后入粳米煮粥，粥熟后，放入冰糖，稍煮。空腹食用。功能滋阴润肺，生津止渴。适用于肺胃阴伤，口渴咳嗽，干咳少痰或无痰；或高热病后，烦渴，口干舌燥；或阴虚低热不退等症。见《粥谱》。

【玉米煎】取玉蜀黍500克。水煎。分4次饮服。现多用于糖尿病，口渴多饮，多尿，消瘦乏力等症。见《疾病的食疗与验方》。

【玉米糊】玉米粉30～60克。稍加水调成稠糊，待锅中火烧沸后倒入，并搅匀成稀糊状，熟时入脂麻油、葱、姜、食盐调味服食。可降低血脂，用于高脂血症，高血压，冠心病等。见《食疗本草学》。

【玉容丹】鲜苹果1000克，蜂蜜适量。将苹果切碎捣烂，绞取汁液，熬成稠膏，加蜂蜜混匀即可。每服1汤匙，温开水送服。功能益胃生津。适用于胃阴不足，咽干口渴等症。见《滇南本草》。

【玉液羹】生山药粉30克，天花粉淀粉、知母各15克，生鸡内金粉、五味子、葛粉各10克，黄芪20克。山药粉、葛粉、天花粉、内金粉以少量冷水调糊；黄芪、知母、五味子加水500毫升，煎取300毫升，去渣，趁热倒入粉糊内，搅拌为羹。每服100毫升，日3次。功能滋补真阴，生津止渴。适用于肾阴亏虚之消渴，口渴多饮，小便频数，腰膝酸软，五心烦热等症。肺、胃燥热之消渴者不宜用。见《医学衷中参西录》。

【玉竹炖肉】玉竹15～30克，猪瘦肉适量。猪肉切块，与玉竹同煮至肉烂。食肉饮汤。功能滋阴润燥。适用于肺阴虚，久咳痰少之症。见《中国药膳学》。

【玉竹燕麦】燕麦片100克，玉竹15克，蜂蜜适量。玉竹用冷水泡发，煮沸20分钟后取汁，再加清水煮沸20分钟取汁；合并2次药汁，加入麦片瀨开，用文火熬煮成稠粥，加蜂蜜食用。功能清热息风。现多用于动脉粥样硬化、高血压、风湿性心脏病、冠心病及心力衰竭等症。见《膳食保健》。

【玉米须龟】玉米须100克（干品50克），乌龟1只，调料适量。乌龟放热水中排尿后，开水烫死，去头、爪、内脏，洗净；玉米须洗净，入纱布袋，扎口；二者同放锅内，加姜、葱、黄酒、清水适量，武火烧沸后，转文火炖熟。食肉饮汤。功能滋阴平肝，养血生津。适用于糖尿病，口渴神倦，及高血压等症。见《家庭食疗手册》。

【玉米粉粥】玉米粉适量，粳米100克。先将粳米洗净，加水煮至米开，调入玉米粉，使粥成稀糊状，再煮片刻。每日3餐温热服食。适用于动脉硬化，冠心病，血脂偏高等症。此粥须现煮现吃，不可久留。见《常见病食疗食补大全》。

【玉参焖鸭】玉竹、沙参各50克，老鸭1只，葱、生姜、味精、精盐各适量。将老鸭宰杀后，除去毛和内脏，洗净，放沙锅（或瓷锅）内，将沙参、玉竹放入，加水适量。将锅置灶上，先用武火烧沸，再用文火焖煮1小时以上，使鸭肉炮烂，放入调料。饮汤吃鸭。功能补肺滋阴。适用于肺阴虚咳喘、糖尿病；胃阴虚的慢性胃炎；津亏肠燥引起的大便秘结等症。见《大众药膳》。

【玉竹乌梅饮】玉竹、北沙参、石斛、麦冬各9克，乌梅5枚，冰糖适量。煎汤，代茶饮。功能养阴清热，生津止渴。适用于热病后期，阴液伤损，烦热口渴；或夏季炎热多汗口渴等症。见《中国药膳学》。

【玉竹乌梅茶】玉竹、北沙参、石斛、麦冬各9克，乌梅5枚，冰糖适量。上药共研粗末，水煎，取汁，加冰糖合溶。代茶饮。适用于上中消及热病伤阴烦渴，夏季汗多口渴等症。见《中国药膳学》。

【玉竹瘦猪肉汤】玉竹30克，猪瘦肉

100克，调料适量。猪肉切成小块，与玉竹同置锅内，加清水1500毫升，煎至约700毫升，以食盐、味精调味。饮汤食肉。功能清养肺胃。适用于燥伤肺胃，身热不甚，口舌干燥等症。见《饮食疗法》。

【玉米须炖蚌肉】玉米须100克，蚌肉150克，调料适量。玉米须洗净，装入纱布袋，扎口；蚌肉洗净切片；同放沙锅内，加姜、盐、葱、黄酒、清水各适量，武火烧沸后，转文火炖至蚌肉熟，加味精搅匀。食肉饮汤，隔日服1次。功能滋阴平肝，清热利尿。适用于高血压、糖尿病、急性肾炎水肿、尿路感染、泌尿系结石、黄疸型肝炎、胆囊炎等症。见《家庭食疗手册》。

【玉竹油豆腐嵌肉】玉竹30克，猪夹心肉250克，油豆腐500克，调料适量。猪肉剁泥，加葱、姜、末、黄酒、酱油、精盐、白糖、味精调味，加水、生粉搅打成肉浆；油豆腐开一小口，嵌入肉浆后合口；玉竹加水煮沸20分钟后取汁，加入嵌肉油豆腐，用文火焖煮40分钟。功能润肺生津。适用于肺燥干咳，烦热口渴等症。见《膳食保健》。

【功劳叶茶】鲜嫩功劳叶60克。水煎数沸，代茶频饮。功能滋阴退热。适用于结核病之潮热，咳嗽咯血。见《陕甘宁青中草药选》。

【甘蔗姜汁饮】甘蔗、生姜各适量。甘蔗去皮，压榨取汁约100毫升；生姜洗净，压榨取汁约10毫升；二汁混合，隔水炖温。每服30毫升，日3次。功能补胃和中，降逆止呕。适用于胃气不和，呕哕烦闷，频吐痰涎，或妊娠胃虚呕吐等症。见《食物与治病》。

【甘草生姜黑豆汤】黑豆50克，甘草10克，生姜1片。水煎服。功能壮肾利水。适用于肾虚烦热，小便涩少，色黄等症。见《家庭食疗手册》。

【甘蔗百合荸荠饮】甘蔗汁50克，荸荠汁25克，百合15~20克。水煎，水沸30分钟后，取汤饮服。功能润肺止咳。适用于肺阴虚，干咳痰少，咽干等症。见《补品补药与补益良方》。

【石斛茶】石斛6克。水煎。去渣，取汁。代茶徐饮。适用于肺胃虚弱，舌红口干，或干咳无痰，呼吸短促等症。（验方）。

【石斛粥】鲜石斛30克，北粳米50克，冰糖适量。鲜石斛水煮取汁（石斛久煮方可出效），与粳米、冰糖同入沙锅内煮粥。日2次，稍温顿服。适用于热病津伤，心烦口渴；病后津亏，虚热不退；胃虚隐痛而兼干呕，舌光苔少等症。凡津液未伤者不宜服食。见《常见病食疗食补大全》。

【石斛玉竹粥】石斛12克，玉竹9克，大枣5枚，粳米60克。将石斛、玉竹煎汤，去渣后入大枣、粳米煮粥。日1剂，连服7~8剂。适用于胃热阴虚所致的慢性胃炎。见《常见病食疗食补大全》。

【石斛甘蔗饮】鲜石斛、北沙参各15克，玉竹、麦冬各12克，山药10克，甘蔗汁250克。前5味水煎取汁，合甘蔗汁搅匀。代茶饮。功能益胃生津，养阴清热。适用于热病伤津，口干思饮，恶心欲吐，纳呆食少，舌绛少津等症。见《中国药膳学》。

【石斛冰糖水】鲜石斛15克（或干石斛6克），冰糖适量。开水浸泡，代茶饮（若干石斛则水煎服）。功能益胃生津。适用于热病伤津，烦渴口干，不思饮食等症。见《中国药膳学》。

【石斛冰糖茶】石斛15克，冰糖适量。沸水冲泡。代茶频饮。适用于消渴引饮。见《中国药膳学》。

【石斛花生米】鲜石斛50克，花生米500克，食盐6克，大茴香3克，山柰3

克。石斛切成1厘米长的节；锅内加清水，并入食盐、大茴香、山柰、石斛，待盐溶后，倒入花生米，烧沸后文火煮约1.5小时，至花生米入口成粉质。功能养阴清热，生津润燥，补虚扶羸。适用于肺胃阴虚，咽干津少，舌上无苔，咳嗽痰少，肠燥便秘，及乳汁清稀等症。见《中国药膳学》。

【石榴子糖浆】石榴子、白糖（或冰糖）各适量。石榴子榨汁后，加糖制成糖浆，用以含漱或内服。功能生津止渴，杀虫。现多用于口腔炎症。见《中国药膳学》。

【石仙桃炖猪肚】鲜石仙桃60～90克（干品30克），猪肚1个。猪肚洗净后放入石仙桃，加清水适量，隔水炖熟，调味。食肉饮汤，日内分2～3次服完，隔2～3天1剂，连服3～5剂。功能养阴健胃，消疳化积。适用于胃虚夹热型之慢性胃炎，胃及十二指肠溃疡，小儿疳积等症。见《饮食疗法》。

【扒燕脯】干燕窝24克，料酒10克，火腿丝10克，盐少许，豆苗（豌豆尖）少许，鸡油6克，鸡清汤500克，湿淀粉10克，味精适量。把发好的燕窝放在漏勺内，用清汤200克氽一下，用洁布挤去水分，摆在盘内，把豆苗和火腿丝撒在上面，再把鸡清汤90克烧开，加入味精适量、料酒10克、盐少许、湿淀粉10克，淋入鸡油后浇上。功能健身益脾，滋阴补肺。适用于阴虚干咳，潮热盗汗，肺结核等症。见《滋补中药保健菜谱》。

【扒脊髓菜心】猪脊髓10条（约重500克），油菜心10棵，鸡汤500克，调料适量。脊髓洗净，放入开水锅中烫一下捞出；锅中放鸡汤250毫升，入盐、姜（拍松）、葱、料酒各适量，并放入脊髓，汤开后用文火煨5分钟，捞出晾凉，除去筋皮，轻轻剥出脊髓；油菜心洗净，放入开水锅中烫透，捞出控去水分，放盘中；炒勺中入鸡汤250毫升及葱、姜、料酒适量，并加盐、糖、胡椒面调好口味，放入脊髓、油菜心，汤开去浮沫，文火烧5分钟后转武火，淋入湿淀粉，顺锅边淋入葱姜油15毫升，翻勺，待淀粉熟透，淋入鸡油，整齐地盛入盘内。功能益阴血，填精髓。适用于骨蒸劳热，消渴，带浊遗精等症。见《滋补保健药膳食谱》。

【归源饮】熟地、制附片各15克，山药、白茯苓各30克，肉桂10克，鸡骨架500克，猪肘500克，雪豆200克，调料适量。猪肘去尽残毛，置火上烧焦肉皮，入淘米水中浸泡约30分钟后，刮洗成黄色；雪豆洗净发胀；鸡骨架洗净，砍成数块；锅置旺火上，加清水，入鸡骨、雪豆、附片、猪肘，沸后去血沫，加姜块、葱结、花椒、醪糟汁各适量，改用中火煮约60分钟，改文火，加熟地、山药、白茯苓、胡椒粉、精盐，缓缓煨炖至猪肘烂熟，拣去鸡骨架、姜、葱，加味精调味。功能温阳祛寒，引火归源。适用于阳虚发热，自觉肌肤发热，时作时休，纳入便溏，喜热饮等症。见《百病饮食自疗》。

【甲鱼猪髓汤】甲鱼1只，猪脊髓200克，调料适量。猪脊髓洗净后放碗内；甲鱼用开水烫死后去甲、头、爪、内脏，置锅内，加水武火烧沸后，加姜、葱、胡椒粉，文火煮至将熟时，加猪脊髋，同煮至熟，放味精。食肉饮汤，佐餐服食。功能滋阴补肾，填精益髓。适用于肾阴不足，头昏目眩，多梦遗精，腰膝酸痛等症。见《良药佳馐》。

【四物炖鸡汤】乌骨鸡1只，当归、白芍、熟地各10克，川芎6克，调料适量。鸡宰杀治净，去脚，入沸水中氽一下，洗净；四药分别洗净，切片，同入纱布袋；将锅置旺火上，加鲜汤1000毫升，入鸡、药包，沸后去浮沫，再加姜、葱、绍酒各适量，改文火炖至鸡肉和骨架松软，加精盐、胡椒面、味精调味，除去药包、姜、葱。酌量佐餐服食。功能滋阴养血。适用于肝阴虚，头痛眩晕，目干昏花，胁肋胀痛，急躁易怒等症。见《百病饮食自疗》。

【生津茶】青果（研）5个，金石斛、甘菊、竹茹各6克，麦冬、桑叶各9克，鲜藕10片，黄梨（去皮）2个，荸荠（去皮）5个，鲜芦根（切碎）2支。共捣为细末，水煎，代茶饮。日1剂。功能养阴清热。适用于肺胃阴伤。口渴咽干，咳吐痰涎，黏滞不爽，痰中带血，手足烦热，舌红少苔，脉细数者。见《慈禧光绪医方选议》。

【生地蒸鸡】饴糖250克，乌鸡1只，生地黄250克。将乌鸡宰杀后，去毛桩，除去内脏，洗净；生地黄洗净，切成（宽0.5厘米、长2厘米的）长条状与饴糖拌匀，装入鸡腹内，将鸡放入盆中。将盛鸡的盆置入蒸米饭的蒸笼中，蒸熟，食用时，不放盐、吃肉、喝汤。功能补虚壮骨，补益壮气。适用于骨髓虚损，腰膝酸痛，不能久立，身重气乏，骨蒸盗汗，妇女功能性子宫出血，产后体弱，或恶露不绝等病证。见《滋补中药保健菜谱》。

【生地黄精粥】生地、黄精（制）、粳米各30克。生地、黄精水煎去渣取汁后，入粳米同煮为粥。功能滋阴补肾。适用于肾阴不足，绝经前后头目昏眩，心烦易怒，情志失常，手足心发热，或月经不调等症。见《百病饮食自疗》。

【仙茅米酒】仙茅、益智仁、山药各50克，米酒（或白酒）1000克。上味置酒内浸泡20日后饮用。生服30～60毫升，日2次。功能温补下元。适用于老年肾虚遗尿，及腹冷痛，泄泻，遗精，白浊，血崩等症。阴虚火旺，实热证不宜用。见《良药佳馐》。

【白凤膏】活白鸭1只，大枣肉120克，参苓平胃散60克，黄酒500克。先取适量黄酒烫温，再将鸭颈割开，使血滴酒中，搅匀饮用；再捋去鸭毛，于肋边开孔，取去肠杂，拭干，然后将大枣、参苓平胃散（纱布包定）填入鸭腹，用线扎定，置沙锅内，加水和酒适量（酒分3次添入），以小火煨炖熟透，并使汁液收尽。食鸭和大枣。功能补脾益肺，滋阴清热。适用于虚劳发热，咳嗽咯血，及脾胃虚弱，少食羸瘦等症。见《食疗本草学》。

【白柿粥】干柿（柿饼）不拘多少，糯米50克。先水浸干柿，下筛取汁，合糯米同煮作粥，调蜜任食。功能润肺，止血。适用于干咳音哑，咯血及吐血，血淋，肠风下血诸血症。见《济众新编》。

【白扒银耳】银耳50克，豆苗100克，精盐、料酒、味精、鸡油、玉米粉、胡椒粉及清汤适量。将汤锅置火上，加入适量清汤，加味素、精盐及胡椒粉调好味，加入发好焖软的银耳烧2～3分钟，后用湿玉米粉勾芡，淋点鸡油，大翻锅后装盘，豆苗洗净烫熟后撒在银耳上。功能补阴养胃，润肺生津。适用于口干舌燥，大便秘结，津液亏损等症。见《滋补中药保健菜谱》。

【白芨肺片】白芨片30克，猪肺1具。将洗净的猪肺与白芨同置瓦罐中，加酒煮熟，食肺饮汤。功能补肺止咳，止血生肌。适用于肺痿，咳吐浊唾涎沫，气息短促；肺痈，咳嗽胸痛，咯吐腥臭浊痰，甚则脓血相兼，气急喘促等症。见《中国药膳学》。

【白芨蛋花】白芨粉5克，鸡蛋1个。鸡蛋去壳，入白芨粉搅匀，晨起用沸水冲成蛋花服用。功能滋阴养血，收敛止血。适用于肺痨咳嗽，痰中带血等症。见《中国药膳学》。

【白果鸭脯】水盆鸭1只（1200克），白果250克，葱20克，姜片15克，绍酒50克，精盐10克，胡椒面1.5克，花椒12粒，味精1克，熟猪油500克（耗70克），熟鸡油20克，湿淀粉2克，清汤280克。将白果去壳，入开水中煮熟，撕去膜皮，切去两头，用竹签挑去心，用开水泡去苦味，放入油锅中炸一、二分钟捞起。将水盆鸭宰去头，脚洗净，晾干水分，用精盐5克、胡椒面1克、绍酒40克调匀，在鸭身内外抹匀，放入蒸碗内，加姜片、葱、花椒，从背部剖开，取出大小骨，鸭皮朝碗底，用刀沿碗口将鸭修成圆形，多余鸭肉切成白果大的丁，与白果一齐放在鸭脯上，注入厚汁，加清汤上笼蒸至炮烂翻入盘。炒锅置中火上，加清汤、精盐、味精、胡椒、湿淀粉兑成汁，下锅勾成不淡不浓的滋汁，淋入鸡油，舀于鸭脯上。功能滋补阴液，敛肺止咳平喘。适用于阴虚所引起的骨蒸潮热、咳嗽、口渴。且止黄带、治淋浊。见《养生食疗菜谱》。

【白果莲肉粥】白果6克（研末），莲肉15克（研末），江米50克，乌骨鸡1只（去内脏）。先将白果末，莲肉末纳入鸡膛内，再入米、水，慢火煮熟。食肉饮粥，日2次。功能补肝肾，止带浊。适用于下元虚惫，赤白带下。见《濒湖集简方》。

【白果圆子羹】糯米小圆子30只，白果90只，香蕉1只，橘子1只，生梨半只，苹果1/4只，白糖90克，红枣30克，菠萝蜜、桂花各适量。将蜜饯用刀切成粒；将香蕉等水果也切粒（即小丁）。糯米洗净，放入容器中，加入冷水浸泡至糯米手指碾搓能成粉时，然后带水放入石磨中研磨成细腻的浆，流装布袋中（布袋先扎牢在磨嘴上，再装浆），扎牢布袋口，平放在木头蒸架上，布袋上压适当重的石块，压至浆结块（也可将布袋吊起，沥掉其中大部分水），擦透擦至不粘手、台板为止。取其一团，揉成圆长条形，摘成小块，揉成碗形，中间放入馅心包拢，搓圆、光，即成糯米小圆子（馅心可用炒熟研细的芝麻、白糖、生板油擦透摘粒）。将锅洗净，放入一大碗水（也可适当多一点），放武火上，加入白糖，烧滚，投入糯米小圆子，煮至变色（熟色形），浮在水上面时，即放入白果（蜜饯）、水果、桂花，烧滚，洒上湿淀粉（分几次洒入），用手勺推匀，着成半厚芡，出锅装碗。功能润肺止咳，生津解渴。适用于肺阴虚的干咳，或津液不足的口渴、便结。饭后饮用，有解酒、助消化的功效。见《大众药膳》。

【白鱼枸杞汤】白鱼1条，枸杞子30克。鱼去鳞及内脏，洗净，与枸杞子加水煮汤服食。功能滋肾补脾，养肝明目。适用于肝肾阴虚之流泪，视物模糊等症。见《中国药膳学》。

【白鸽杞精汤】白鸽1只，枸杞子24克，黄精30克。白鸽去毛及内脏，洗净切块，与枸杞、黄精煮熟食用。功能滋肾益气。适用于肾虚或老人体虚，眩晕耳鸣，腰酸足软，遗精等症。见《中国药膳学》。

【白糖炖鱼肚】鱼肚、白糖各50克。鱼肚洗净，与白糖同置搪瓷碗内，加清水少许，再将其放入滚水锅内，隔水炖熟。食鱼肚饮汤。日1次，连服半月。功能补肾益精，止血消肿。适用于肾虚滑精，痔疮出血等症。见《家庭食疗手册》。

【白莲须炖鱼鳔】鱼鳔15克，白莲须适量。将鱼鳔用海粗沙爆炒（或植物油炸）后，清水浸发，去火气，装碗内，白莲须纱布包裹后加入，二者加水适量，隔水炖至烂熟。饮汤食肉。功能填精补髓，固肾涩精。适用于遗精、早泄等症。见《疾病的食疗与验方》。

【白兰花猪瘦肉汤】鲜白兰花30克

(干品10克),猪瘦肉150~200克。加水煲汤,食盐少许调味。饮汤食肉。功能补肾滋阴,行气化浊。适用于妇女白带过多,及男子前列腺炎等症。见《饮食疗法》。

【白酒猪油蜜香茶】白酒、猪油、芝麻油、蜂蜜、茶末各200克。后4味同浸酒内,煮沸冷凝。每日以茶送服适量。功能温肺滋阴,化痰止咳。适用于肺虚久咳,遇寒即发之症。见《中国药膳学》。

【冬青子酒】女贞子(冬至日采)15000毫升,糯米30000毫升,酒曲适量。将女贞子与糯米拌匀蒸熟,加入酒曲,以常法酿酒。也可改用冷渍法制备,以适量女贞子加酒500克,浸泡7天以后使用。随量饮。适用于肝肾阴虚,腰酸,头晕,耳鸣,须发早白,视物不明等症。见《医便》。

【冬虫草米粥】冬虫夏草10克,瘦猪肉50克,小米100克。将冬虫夏草用布包好,与小米、猪肉(切成细片)同煮,粥熟,取出冬虫夏草。喝粥吃肉。功能补虚损,益精气,润肺补肾。适用于肺肾阴虚,虚喘,痨嗽,咯血,自汗盗汗,阳痿遗精,腰膝酸痛,病后久虚不复等症。(验方)。

【冬虫夏草蒸猪脑】冬虫夏草10克,猪脑1只,细盐、黄酒各适量。将冬虫夏草洗净,滤干,备用。猪脑挑去血筋,洗净,最好保持全脑不破碎,备用。冬虫夏草,全只猪脑放入瓷盆内,再加黄酒1匙、冷水2匙、细盐少许、撒在猪脑上面。瓷盆不加盖,让水蒸气进入,用锅隔水蒸2小时,离火。佐餐食,亦可单食。功能补脑益肾,除风眩,畅肺气。适用于肾虚头昏,脑鸣,行步欲跌者。见《常见慢性病食物疗养法》。

【玄参炖猪肝】玄参15克,猪肝500克,菜油、葱、生姜、酱油、白糖、黄油、水豆粉各适量。将猪肝洗净,与玄参同放入铝锅内,加水适量,煮一小时,捞出猪肝,切成小片备用。将锅内加菜油,放入葱、生姜,稍炒一下,再放入猪肝片中。将酱油、白糖、料酒少许兑加原汤少许,收汁,勾入水豆粉(汤汁明透)。将明透汤汁倒入猪肝片中,拌匀。功能养肝明目。适用于肝阴不足,两目干涩、昏花、夜盲,慢性肝病等引起的各种病证。见《济急仙方》。

【加味白花蛇舌草】生地、旱莲草、山药各15克,草河车、白花蛇舌草各30克,蔗糖适量。将五药煎汤去渣后,入蔗糖,溶后饮服。日1剂,连服20~30天为1疗程。功能滋补肝肾,兼以解毒。适用于宫颈癌属肝肾阴虚者,头晕耳鸣,腰膝酸痛,阴道流血等症。见《疾病的食疗与验方》。

【加味龟板槐蕈炖瘦猪肉】山药、女贞子各15克,山萸肉9克,龟板30克,槐蕈6克,瘦猪肉60克。将前五味煎汤去渣,以汁煮猪肉至熟服用。日1剂,常食。功能滋补肝肾。适用于宫颈癌属肾阴虚者,头晕耳鸣,腰膝酸软,常阴道流血等症。见《疾病的食疗与验方》。

【母猪乳汁方】母猪乳汁150毫升。让小儿吸吮。功能滋养息风。适用于小儿惊痫,发作尢时之症。见《食医心鉴》。

【地黄酒】①地黄汁700毫升,好曲1000克,好米1400毫升。先以地黄汁渍曲令发,准家法酿之,至熟,封7日。取清服之,常使酒气相接,勿令断绝。慎蒜、生冷、酢滑、猪、鸡、鱼。但夏三月热不可合,春秋冬并得合服地黄,并渣纳米中炊合用之。先服羊肉当归汤3剂,乃服之佳。适用于产后百病。未产前1月,当预酿之。产讫褥中服之。见《备急千金要方》。②生地黄(净洗切)1200克。捣取自然汁,每服用7分盏,酒3分盏,同煎稍沸。稍热便服2~3服,未下再服。适用于治妊娠漏血伤胎，子死未久。见《圣济总录》。③生地黄（切）3500毫克，乌头20克，以无灰清酒，渍经5宿。取上酒1小盏服白石英丸。适用于五劳七伤羸瘦，体热心烦，小便不利，夜多恍惚等症。见《普济方》。④生地黄（切）700克，以酒3500毫升煮取2100毫升。随个人酒量分若干次服之。另，用生地黄汁同酒煮服。或为末酒服，亦可。适用于治胎漏下血不止，血尽子死方；妊娠腹中痛，落身后血。见《普济方》。⑤生干地黄（切细）600克，白杨树皮（锉）300克，生姜（碎切炒熟）80克，大豆（炒令熟）80克。上药用绢袋盛，以清酒700毫升于瓷瓶中浸，密封7日开。每于食前，温1小盏服，适用于治疗腰脚疼痛。见《太平圣惠方》。⑥肥地黄1杵（捣碎），糯米（熟炊）35000克，面曲（捣碎）3000克。上二味相和，于盆中熟捣，纳于不津瓮中，密封，春夏21日，秋冬35日，日满启之，当中一盏绿汁，是其精也，宜先酌饮之。余以生布绞汁，置器中，适量饮之。续酿使之相接，不过3剂，发黑。若以新牛膝捣绞，取汁2100毫升，用拌，即变黑更急矣。可补益，使头发变黑。见《普济方》。⑦生地黄（切）1000克，大豆（炒）1000克，生牛蒡（切）1000克，酒1万毫升。上以绢袋盛，以酒1万毫升浸酒中5～6日。随个人酒量空心温服，勿大醉，有滋阴明目，延年益寿，悦颜色之效。见《老老余编》。⑧生地黄（切）1000克。上以酒4000毫升，煮取2000毫升。随个人酒量分若干次服。适用于治疗妊娠卒下血及子淋，亦疗落身后血。见《妇人大全良方》。⑨生地黄（切）100克，大豆（炒）200克，牛蒡根（切）100克，酒2000克。上药共置瓶中，酒浸5日。适量饮之，不拘时。适用于治疗肾虚，心烦，关节疼痛。见《山居备用》。⑩生地黄（捣绞取汁四斗）84000毫升，杏仁（去皮尖两仁者熬令黄捣末）7000克，大麻子（熬，捣末）7000克，糯米（暴干）70000克，曲（净刮暴干细锉）10000克。先以地黄汁2800毫升渍曲，待发，炊米14000克作饭，冷暖如人肌，酪曲汁中和之，候饭消，更炊米700克，酪之如前法，又取杏仁、麻子末各700毫升和饭搅之，酪曲汁中，待饭消，还炊米700克，杏仁、麻子末各700毫升，一依前法酘之，如此凡八酪讫，待酒沸定，封泥27日，取清。温服适量。适用于疗虚羸，令人充悦，益气力，轻身明目，久服去万病，妇人服之更佳，令人有子。见《外台秘要》。⑪生肥地黄绞汁500毫升，米500克，曲适量。将米煮半熟沥干，再将压细末，同入汁内搅匀，将瓷瓶内密封，周围保温，令发酵，春夏3～7天，秋冬5～7日启封。启封见中有绿汁，乃精华之品，宜先饮之，滤汁贮藏。每服10～20毫升，日服2次。适用于腹痛，须发早白等症。有补虚弱、壮筋骨、通血脉之功。如加牛膝汁其效更速，亦有加群药者。见《本草纲目》。⑫熟地240克，枸杞子、制首乌、薏苡仁各120克，当归90克，白檀香9克（或沉香末3克），龙眼肉90克，陈酒15万克。将陈酒注入坛中；上药捣碎装入绢袋，浸酒中，10天后饮用。每次饮3毫升，临睡前温服，不宜多饮。适用于失眠症。见《惠直堂经验方》。

【地黄粥】①生地黄汁约50毫升，小米、粳米各50克。先将二米煮粥，将熟时入生地黄汁，再稍煮。每日分2次服食。适用于妊娠下血。见《普济方》。②生地、米各适量。先将生地煎汤，取汁入米煮作粥。随意服食。适用于妇女血热崩漏，血色深红，口干喜饮，头晕面赤，烦躁不寐，舌红苔黄，脉滑数。见《寿世青编》。③鲜地黄5000克，白蜜适量，粳米适量，酥油少许。先将地黄洗净捣汁，每500克汁，入白蜜120克，熬成膏收贮，封好，每次用10克。先以米约50克煮粥，粥熟，入地黄膏10克及酥油少许，空腹服。功能滋阴养血润肺。适用于肺肾阴虚，干咳少痰，骨蒸劳热，咯血，血崩，阴伤，便秘等症。见《遵生八笺》。④生地黄汁约50毫升，诃子10克，小米、粳米各50克，细盐少许。将诃子泡后碾为细末。先以二米煮粥，将熟，入诃子末及地黄汁，再稍煮，加入食盐调匀。每日分2次股。功能凉血止崩。适用于妇女血热崩漏，血色深红，口干喜饮，头晕面赤，烦躁不寐，舌红苔黄，脉滑数。气虚者慎用。见《圣济总录》。⑤鲜地黄（用生地黄亦可）50克，酸枣仁30克，粳米100克。将地黄、酸枣仁煎汤，滤汁，以汁煮米作粥。随意食。适用于热病后阴液已伤，烦热口渴，手足心热，夜间尤甚，口干喜饮，大便干燥，失眠等症。（验方）。

【地黄煎】生地黄汁500克，藕汁500克，生姜汁100克，蜂蜜200克。上药混合，煎如稀汤。贮器中。空腹温酒服1匙。功能养阴补虚，活血。适用于产后虚劳百病，气血不调，脘腹结痛，血晕昏愦，心中烦躁，食欲不佳等症。见《食医心鉴》。

【地黄醴】怀熟地（取味极甘者，烘晒干以去水气）240克，沉香（亦可用白檀香1克）3克，枸杞子（用极肥者，亦烘晒，以去润气）120克，酒（与药的比例是5千克酒泡500克药）。上药浸酒中10天后饮用。服完酒后，可按500克药，3千克酒的比例，仍用原药渣浸泡，半月后可继续服用。适量饮用。功能养血滋阴。适用于肾精不足，阴血虚亏所致的腰酸无力，视物昏花，须发早白等症。见《景岳全书》。

【地耳烧肉】地耳（葛仙米）60～130克，猪瘦肉200克。将地耳洗净，猪肉洗净切小块，加入适量水、食油、盐、酱油，煮至肉熟。佐餐食用。日1～2次。功能滋阴养血，明目。适用于肝血虚少，目昏眼花，夜盲等。见《食疗本草学》。

【地骨皮酒】枸杞根、生地黄、甘菊花各600克，糯米5000克，细曲适量。将枸杞根、生地黄、甘菊花一一捣碎，以水100000毫升，煮取汁50000毫升，炊糯米、细曲拌匀，入瓮如常封酿，待熟澄清，备用。日饮3盏。有壮筋骨，补精髓，延年耐老之效。见《本草纲目》。

【地黄米酒】①生地黄（细切）、糯米（淘净）各1半，面1400克，酒49000毫升。上相和炊熟，摊令绝冷，更和面，同入于酒中，搅令相得入于瓮中，热即揭头，冷即盖瓮，瓮有汗即拭之，候熟，压漉，冬温夏冷。日3次，每次1小杯。有补益，延年益寿，白发变黑之效。见《太平圣惠方》。②生地黄6万克，糯米、曲适量。生地黄加水煎取3万毫升汁，冷渍曲发，先淘米暴干，欲酿时，别煎地黄汁，如前法渍米1宿，漉干炊酿，一如家酿法，拌馈亦以余汁，酘酘皆然，其压出地黄于渣，亦和米炊酿之，酒熟讫，封7日押取。温服1盏，常令酒气相接。饮时慎吃猪、鱼等物。服之百日，疾病愈。见《千金翼方》。③生肥地黄、曲、糯米各适量。将生肥地黄绞汁，同曲、糯米共封于密闭容器中，春夏21日，秋冬35日启之，中有绿汁，其精英也。加牛膝汁效更速。酒中绿汁，宜先饮之，余者乃滤汁藏贮，慢慢饮用。有补虚弱，壮筋骨，通血脉，治腹痛，变白发之效。见《本草纲目》。

【地黄年轻酒】熟地黄100克，万年青150克，黑桑椹120克，黑芝麻60克，山药200克，南烛子、花椒各30克，白果15

克，巨胜子 45 克，好酒 2000 克。上药共捣细，用夏白布包贮，置于净器申，酒浸 7 天后去渣取汁备用。每次空腹温饮 1～2 杯，早晚各 1 次。适用于肝肾亏损，须发早白，视听下降，未老先衰等症。(验方)。

【地黄枣仁粥】生地 30 克，酸枣仁 30 克，粳米 100 克。枣仁研细，水煎取汁 100 毫升；生地水煎取汁 100 毫升；粳米洗净；煮粥；粥成加入药汁，再煮一沸。早晚温服。功能滋阴清热，止汗安神。适用于阴虚劳热，痰中带血，心烦不眠，盗汗等症。大便溏泄者不宜用。见《卫生易简方》。

【芝麻肝】猪肝 250 克，豆油 1000 克(实耗 100 克)，芝麻 100 克，面粉 50 克，鸡蛋 2 个，精盐、葱、姜各适量。肝切薄片，用精盐、葱末、姜末调好，粘上面粉、鸡蛋汁、芝麻，放热油中炸透。佐餐食用。功能滋肝肾，养阴血。适用于肝肾不足，阴血虚少，目昏目暗，夜盲等症。见《百病饮食自疗》。

【芝麻茶】芝麻 500 克。先将芝麻去皮，炒香磨细，加淡盐，用适量水调成稀糊，再用滚开的红茶水调入。每次 30 克，日 2 次。适用于身体虚弱，头发早白，贫血乏力，皮肤燥涩，头晕耳鸣，大便干燥秘结等症。见《醒园录》。

【芝麻粥】黑芝麻（晒干后炒熟研碎）30 克，粳米 100 克。黑芝麻与粳米同煮作粥。任意服食。功能补肝肾，润五脏。适用于身体虚弱，头发早白，大便干燥，慢性便秘，头晕目眩，贫血等病证。大便溏稀者不宜食用。见《锦囊秘录》。

【芝麻腰花】猪腰子 1 对，芝麻 25 克，鸡蛋 1 只，调料适量。猪腰对剖，去腰臊，切薄片，加油、姜汁、盐、味精渍 10 分钟；鸡蛋加淀粉、盐、葱花打成蛋粉糊。腰片粘上蛋糊，滚上芝麻，入三四成热的温油中炸熟捞起；升高油温，再投入炸至酥脆。功能补肾收敛。适用于肾虚腰酸腰痛，遗精等症。见《膳食保健》。

【芝麻白糖面】芝麻 500 克，白糖适量。将芝麻用文火炒香，加白糖适量，开水冲服。日 2～3 次，每次 2 汤匙。功能补肝肾，养阴血，润五脏。适用于肺燥咳嗽，皮肤干燥，肝肾阴虚，须发早白，老人便秘。又有抗早衰的作用。见《家庭药膳手册》。

【芝麻白糖糊】芝麻、白糖适量。芝麻炒香，研细，加白糖适量，开水冲服。每次用 2 汤匙。功能补肝肾、养阴血，填精气，乌须发，长肌肉。适用于肝肾阴虚，须发早白，肺燥干咳，老人便秘，皮肤干涩等症。常人服用，可补益强壮，抗早衰。见《大众药膳》。

【芝麻核桃糊】黑芝麻、核桃肉、桑椹子各等份。核桃肉捣烂；桑椹子、黑芝麻研成细末；混合后用蜂蜜调匀。每次 20 毫升，日 2～3 次。功能补肝益肾，明目，润肠。适用于肝肾阴虚，精血不足，头晕眼花，肠燥便秘等症。肠燥便秘者，可每次服 50 毫升。见《中国药膳学》。

【芝麻擂白糖】芝麻、白糖适量。将芝麻拣净杂质，略炒，待冷，入瓶待用。每次用芝麻 2 汤匙、白糖适量，擂烂，开水冲服。功能补肝肾，益阴血。适用于肝肾不足，身体虚弱，四肢软弱麻痹，半身不遂，肺燥咳嗽，皮肤干燥等症。见《饮食疗法》。

【西洋参汤】西洋参适量，切薄片。做菜汤时加入共煮，菜、汤、药同食。功能养阴益气，强身补虚。适用于身体虚弱，气虚阴亏之人。见《中国药膳学》。

【西洋参茶】西洋参 1～2 克。切薄片，泡开水。代茶饮。适用于少气乏力，口干等气阴两亏证；亦可治暑热烦渴。见《中国药膳学》。

【百合羹】 鲜百合30克（或干者10克），白糖适量，淀粉适量。百合洗净，加水煮至将熟时，加入淀粉调匀成羹，再加白糖少许。随意食。功能润肺养阴。适用于肺阴虚，声音嘶哑，时而干咳，口干咽燥，倦怠乏力，舌红少津等症。见《疾病的食疗与验方》。

【百合地黄粥】 百合30克，生地30克，粳米30克。先煎生地2次，取汁，与百合、粳米共煮粥。1日内服完。功能滋阴润肺，凉血宁心。适用于阴虚肺燥，咳嗽痰血，潮热盗汗，手足心热，心中烦扰，夜寐不安，或经期衄血等症。见《百病饮食自疗》。

【百合党参猪肺汤】 百合30克，党参15克，猪肺250克。同加水炖至肺熟，加盐少许调味。饮汤吃猪肺。功能补肺气，养肺阴。适用于肺虚久嗽，反复发作，难于治愈者。见《中国药膳学》。

【当归甲鱼】 当归100克，甲鱼1500克，猪肉50克，冬笋20克，冬菇10克，葱、姜、蒜、青蒜各10克。甲鱼杀后用开水烫洗干净，去内脏、剁块；将当归装入纱布袋内，扎口，与猪肉、笋、菇、葱、姜、蒜同入锅中，加水炖熟，去当归；将甲鱼、猪肉取出，临吃时蒸热；用原汁调好味，勾芡撒上青蒜，浇在甲鱼、猪肉上。吃肉、笋、菇，饮汤。功能滋阴补血。适用于肝肾阴虚，妇女贫血，头晕眼花，经闭及阴虚发热等症。见《良药佳馐》。

【当归杞子汤】 当归15克，枸杞子15克，制首乌15克，鸡肉250克。上药与鸡肉共煮。食肉饮汤。功能补虚弱，养阴血。适用于阴血不足，头晕眼花，须发早白等症。见《中国药膳学》。

【虫草全龟】 金钱龟1000克，虫草5克，沙参6克，火腿肉25克，鸡汤250克，猪瘦肉100克，各种调料适量。龟用开水烫死，去头、颈、爪、壳及内脏，洗净剁成4块，放入沸水中氽透（用筷子插不见血水），捞出，用温水洗净；沙参用温水闷透，切片。猪油烧热，放葱、姜煸香后，再放龟肉煸炒片刻，烹黄酒、加开水，煮沸3~5分钟，去浮沫，捞出；沙参放入盆底，上放龟肉；四周放虫草、火腿、猪肉，再加鸡汤、葱、姜、黄酒、盐、胡椒粉、味精，盖好盆盖，放笼屉内，用武火蒸至肉熟烂，取出。去火腿、猪肉、葱、姜。功能养阴补血。适用于久病体虚，久嗽咯血，肺燥咳嗽等症。见《中国药膳学》。

【虫草沙参】 冬虫草10克，沙参60克，乌龟1只。将龟宰杀后去内脏，洗净。与虫草、沙参一起加水炖汤，加盐调味。功能补肺、益肾。适用于咳嗽痰血，虚热。见《食用菌饮食疗法》。

【虫草金龟】 虫草5克，沙参6克，金钱龟1000克，火腿肉25克，猪瘦肉100克，鸡蛋250克，猪油、味精、食盐、胡椒粉、生姜、料酒、葱各适量。将金钱龟放入盆内，倒入鲜沸水，烫2~3分钟，将它取出，从颈后下刀，揭去硬壳，将龟剁去头和爪尖，刮净黄皮，用清水洗净，小的剁成二块，大的剁成四块备用。将龟肉用开水氽后捞出，再用温水洗净；猪瘦肉用开水氽后捞出，再用温水洗净；沙参用温水焖透，切片待用。将锅内加猪油，烧热，放入姜片和葱，煸香后，倒入龟肉，共炒片刻，烹入料酒，倒入开水，烧沸后，煮3~5分钟，打去浮沫，捞出（原汤不用）。取盆1个，将沙参放在底部，再将龟肉盖于上面；将虫草、火腿、猪瘦肉放在龟肉四周，放入鸡汤、调料，盖好盆盖，放入蒸笼内，待肉熟烂时取出，将火腿、瘦肉、调料择出，再加食盐、味精、胡椒粉适量。功能养阴补血。适用于久病体虚，久嗽咯血，肺虚燥咳，肺癌等肺肾阴虚之证。见《大众药膳》。

【虫枣炖甲鱼】 活甲鱼1000克，红枣8个，虫草13克，精盐、姜块各10克，味精1克，葱15克，蒜瓣9个，清汤1000克。将甲鱼宰杀后，放尽血，在喉处划一刀口，扯出气管、食管，然后用刀由颈处至尾部剖腹，割断四肢骨骼，挖出内脏，取出雌甲鱼的蛋，宰去脚爪、嘴尖和尾。将甲鱼放入摄氏70度热水中浸泡15分钟，刮尽黑衣和黏膜，揭去背壳，切下颈和头，把龟颈剖开拍松，切成四大块，入冷水锅中烧开，割开四肢，剥去腿油洗净，放蒸碗中；虫草洗净，与红枣、绍酒、精盐、葱条、姜块、大蒜和鸡清汤同放碗中，用湿绵纸封住蒸碗，入笼蒸2小时至软烂，揭去湿绵纸，拣去姜葱，加味精。功能补阴阳，益气血。适用于阴阳双亏、气血不足所致发热、盗汗、阳痿、喘咳等症。见《养生食疗菜谱》。

【虫草炖乌鸡】 乌鸡肉250克，虫草10克。共炖熟食。功能补虚强身。适用于身体虚弱及虚劳之症。见《中国药膳学》。

【虫草炖麻雀】 麻雀3~5只，虫草6~9克，生姜50克。麻雀去毛及内脏，洗净切块。同入锅中加水适量，慢火炖2小时，调味服食。每周2~3次，连服10~15次。功能滋阴敛阳，纳气平喘。适用于肺肾两虚，喘息痰鸣，口干咽燥，咯痰白黏，面红足冷，舌质红绛或紫暗，脉细数者。见《疾病的食疗与验方》。

【虫草红枣炖甲鱼】 活甲鱼1只，虫草10克，红枣20克。将甲鱼切成四大块，放入锅中煮沸，捞出，割开四肢，剥去腿油，洗净。虫草洗净。红枣用开水浸泡。甲鱼放入汤碗中，上放虫草、红枣，加料酒、盐、葱节、姜片、蒜瓣和鸡清汤，上蒸笼蒸（或隔水蒸）2小时，取出，拣去葱、姜。佐餐食。日2次。功能滋阴益气，补肾固精。适用于腰膝酸软，遗精，阳痿，早泄，乏力，痔疮，月经不调，白带等症。健康人食用更能增强体质，防病延年。见《家庭药膳手册》。

【虫草胎盘炖牛骨髓】 牛骨髓、生山药各250克，冬虫夏草、胎盘粉各30克，蜂蜜250克。共捣匀（也可先将生山药与冬虫草粉碎），入瓷罐内，隔水炖30分钟至1小时。开水冲服，日2次，每次2汤匙，连用数剂。功能补肝肾，益精髓，生血液。适用于再生障碍性贫血。见《疾病的食疗与验方》。

【团鱼二子汤】 团鱼（鳖）1只，女贞子20克，枸杞子30克。团鱼热水烫后，去内脏及头，切块，与女贞子、枸杞子加水同煮至肉熟。饮汤食肉。分2~3次服用。功能补肝肾，益精血。适用于肝肾阴虚所致的腰痛、遗精、头晕、眼花、低热等症。见《补品补药与补益良方》。

【竹茹蜜】 竹茹15克，蜂蜜30克。竹茹煎水取汁，兑入蜂蜜服。功能养阴降逆。适用于胃阴虚，胃气不降，恶心，呕吐，妊娠恶阻等症。见《百病饮食自疗》。

【全鸭冬瓜汤】 冬瓜2000克，鸭1只，猪瘦肉60克，海参30克，芡实30克，薏米30克，莲叶1片。鸭去内脏及毛，洗净，与药一起共煮至鸭肉熟烂为度。调味后食用。功能滋养补虚，利水消肿。适用于体虚水肿，伤暑小便黄少等症。见《中国药膳学》。

【汆蛎黄】 鲜蛎黄（牡蛎肉）250克，鸡汤或精瘦肉白汤适量。将鸡汤加热烧开后，汆入蛎黄，略煮沸，入食盐、味精。吃肉喝汤。功能滋阴养血。适用于久病虚损，妇女月经过多，崩漏，以及丹毒病人。见《本草纲目拾遗》。

【羊肺羹】 羊肺1具，羊肉、豆豉汁、葱白等适量。羊肺洗净切块；羊肉洗净切块，加豆豉汁、葱白共作羹。适用于消渴，小便频数，虚损无力等症。见《食医心鉴》。

【羊蜜方】熟羊脂、熟猪脂、熟羊髓、白蜜各150克，生姜汁20克，生地汁100克。羊脂、猪脂煮一沸，下牛髓，再煮一沸；后下蜜、生姜汁、地黄汁，微火煎煮，不住搅动，膏成，贮器中。功能参见“羊蜜膏”。见《圣济总录》。

【羊蜜膏】熟羊脂150克，熟羊髓150克，白沙蜜150克，生姜汁20克，生地汁100克。先煎羊脂，令沸；次下羊髓，又令沸；再下蜜、生姜汁、地黄汁，不住搅动，文火熬数沸，成膏。空腹温酒调服。日1匙。或作羹汤，或作粥食。功能补肾润肺，滋阴退热。适用于虚劳骨蒸，肺痿咳嗽，腰膝酸痛等症。见《饮膳正要》。

【羊髓粥】①羊髓适量，羊脊骨（槌碎）1具，粳米100克。先煮羊脊骨，去骨取汁，入米并5味佐料煮作粥，熟后入羊髓搅匀。空腹食。功能补肝肾，壮筋骨。适用于虚劳腰痛，脚膝无力。见《太平圣惠方》。②大羊脊骨1具，羊脊髓适量，青小米100克。先煮羊脊骨取汤，入米煮作粥。粥熟后再加羊脊髓，搅匀服食。适用于阴虚不足，虚劳瘦弱，肺劳咳嗽，消渴骨蒸，皮肤毛发憔悴等症。见《圣济总录》。

【羊髓羹】羊脊髓50克，生地10克，熟羊脂油15克，食盐、生姜丝少许，黄酒25毫升，蜂蜜50克。先将羊脊髓、生地加水煮汤，捞去药渣，加熟羊脂油、盐、姜丝、黄酒、蜂蜜，再加热至沸。一顿或分顿佐餐食服。功能滋阴润燥，清虚热。适用于肺痨低热，咳嗽等症。见《饮膳正要》。

【羊脊骨粥】大羊脊骨1具，青小米100克。先煮羊脊骨取汁，捞出羊骨，入米煮粥，加盐服用。功能益阴补髓，润肺泽肤。适用于阴虚不足，虚劳瘦弱，肺劳咳嗽，消渴骨蒸，皮肤毛发憔悴。见《养老奉亲书》。

【羊乳山药羹】羊乳500毫升，炒山药30克。羊乳煮沸后，加入炒山药细末，调匀食用。日1剂，分2次服。功能滋肾阴，养胃阴，益脾气。适用于肾阴虚之口渴，腰酸，反胃，以及慢性肾炎，慢性胃炎之属气阴不足者。见《疾病的食疗与验方》。

【米酒煮蚌肉】蚌肉150克，米酒2～3汤匙。蚌肉洗净，先将花生油煎香后放入蚌肉，后加米酒，并加姜汁、清水适量，同煮。食盐调味。食蚌肉饮汤。日2次。功能滋阴养血，清热解毒。适用于月经过多，以及妇女身体虚弱。见《家庭药膳手册》。

【米酒蒸水鱼】水鱼（鳖）1只（约500克），瘦猪肉100克，水发香菇8只，米酒500克，调料适量。宰杀甲鱼，剖腹去肠杂，挖去爪内黄油，留下心肝后，切成5块；猪肉切片后，加酒、盐、淀粉拌和；油烧热，爆香蒜茸，炒入水鱼、姜片，然后加入肉片、香菇、酒、盐，拌炒后盛于瓦（或瓷）器内，隔水蒸2小时。功能补肝肾，强筋骨，滋阴血，退虚热。适用于肝肾不足，筋骨痿软，小儿五迟，阴虚血亏，潮热骨蒸等。见《膳食保健》。

【米醋蛋清汤】鸡蛋2只，制半夏5克，米醋5匙。鸡蛋除壳去蛋黄，半夏研成细粉。将蛋清、半夏粉、米醋拌匀，煮沸后，含服。日2次。功能滋阴，养血，润燥，化痰。适用于教师、演员等职业性咽喉痛，声音沙哑。见《家庭药膳手册》。

【江米藕】鲜藕1000克，江米（糯米，200克，白糖适量。藕洗净，在节正中切段，再在距节3厘米处切断，保留切下的一段做盖用；将藕倒尽水，把洗净的江米灌进藕孔中，边灌边拍；灌满后，将切下的一段藕盖对准藕孔合好，用竹签插牢，放锅中，加水没过藕，在武火上煮沸后，改用文火焖煮2小时，至藕成紫黑色即熟，取出，轻轻刮去藕皮，内呈淡红色，切成0.5厘米左右的片，撒上白糖。功能健脾补虚。适用于劳嗽久咳；久痢久泻，热病后期，食少体虚，阴液未复。服之补而不燥，并可开胃进食。见《滋补保健药膳食谱》。

【冰糖燕窝】燕窝30克，枸杞子15克，冰糖180克。将燕窝沸水浸泡，去绒毛及污物，于碗中，加清水90克，入笼蒸30分钟，使燕窝发好，捞入大碗里。冰糖、枸杞、清水500克同入另一大碗蒸30分钟，至冰糖全溶，一起倒入燕窝大碗中（截留沉淀物）。功能滋阴养肝，健脾强身。适用于肺结核，慢性支气管炎及支气管扩张等症。见《滋补中药保健菜谱》。

【冰糖炖海参】水发海参50克，冰糖少许。海参洗净，放于搪瓷碗内，加清水适量，隔水炖熟；另用锅加适量水，将冰糖用文火熬成糖汁，倒入海参碗内。功能补肾益精，养血润燥。适用于肾阴亏损，精血不足，肝阳上亢等。现多用于高血压、动脉硬化症。见《家庭食疗手册》。

【冰糖蛤蟆油】蛤蟆油9克，冰糖适量。蛤蟆油用水泡开，由暗黑色变纯白色并增大，换水加冰糖调服。功能滋养补虚。适用于病后体虚。见《中国药膳学》。

【红枣煨肘】猪肘1000克，冰糖150克，红枣1000克。将猪肘洗刮干净，红枣洗净，冰糖30克炒成深黄色糖汁。在沙锅底部垫几块猪骨，掺汤1500克，放入猪肘烧开，打去浮沫；再将红枣、冰糖汁及其余冰糖放入，用文火慢慢煨，至猪肘熟烂：黏稠、汁浓。单食或佐餐。功能补脾益胃，滋阴养血。适用于脾胃虚弱，阴血不足。血小板减少者尤宜。健康人食用能防病强身。见《家庭药膳手册》。

【红枣芹菜汤】红枣200克，芹菜500克，红糖适量。前2味洗净，加水适量煮汤，用红糖调味。功能补血调中，理胃气，除烦热，降血压。可分数次服用。见《良药佳馐》。

【红枣龟胶冻】生地、麦冬、阿胶、龟板胶、冰糖各50克，黄酒20克，红枣100克。生地、麦冬、红枣水煎取浓汁500毫升，阿胶、龟板胶加水1000毫升，隔水蒸化，倾入药汁中，加入冰糖、黄酒，慢火收膏。每服20毫升，1日3次。功能滋阴潜阳，养血止血。适用于阴血不足，骨蒸劳热，血小板减少性紫癜。脾胃虚寒泄泻，外感实寒未清者不宜食用。见《常见病的饮食疗法》。

【红糖乌豆蛋汤】红糖、乌豆各100克，鸡蛋1个。乌豆洗净，武火煮沸后，转用文火煮烂熟，加红糖稍煮，冲蛋花。随意服食。功能滋阴补血。适用于贫血及肾阴虚证。见《良药佳馐》。

【红烧枸杞乌梢蛇蛤蚧熟地黄】枸杞子30克，鲜乌梢蛇肉1条，熟地60克，陈皮9克，山柰3克，鸡鸭火腿汤4大碗，黄酒90克，鲜笋120克，活蛤蚧1对，嫩苇根1尺，调料适量。乌梢蛇去皮、内脏，洗净，切成3厘米长的段；蛤蚧去头、足、内脏，沸水中烫一下，刮去表皮；鲜笋切成骨排片；将猪油与植物油烧沸，下蛇、蛤蚧肉，炒至翻花时，速下黄酒，继下盐、酱油、枸杞子、胡椒、花椒、陈皮、熟地、大料、山柰、鲜笋片、苇根等略炒，即入鸡鸭火腿汤；汤沸，倒沙锅中，用文火红烧，3小时许，蛇、蛤蚧肉烂熟。食肉饮汤，功能补阳益阴。适用于阴阳两虚所致诸症。见《气功药饵疗法与救治偏差手术》。

【麦冬煎】鲜麦冬500克，白蜜适量。鲜麦冬捣茸绞汁，入白蜜，隔水加热至饴糖状。每服2～3匙，用温酒或开白水化服。功能养阴润肺，补中强身。适用于体虚肺燥咳嗽，咳血，衄血，咽干口渴等症。见《中国药膳学》。

【麦豆方】大麦仁、绿豆各250克。大麦仁淘净；绿豆水浸后退去皮。二味分别加水慢火煮熟，捞出绿豆，倒入麦仁锅内再煮至烂，捞出麦仁绿豆，合并二汁，装入瓷瓶内，渴即饮之，随即吃2～3匙麦仁绿豆。功能养阴生津。适用于胃热消渴，食多，尿多，形瘦等症。见《普济方》。

【麦草汤】麦冬15克，夏枯草15～25克，白糖50克。前二味水煎10～15分钟，加白糖煮片刻。代茶饮。功能养阴清肺，祛痰散结。适用于矽肺干咳，咯少量黏痰或痰中带血，气短；或咳嗽气促，胸紧闷痛，盗汗，咽干口渴，尿赤便燥，舌质光红少苔等。见《疾病的食疗与验方》。

【麦麸汤圆】小麦麸100克，猪瘦肉250克，葱、盐、糯米粉各适量。将猪肉洗净，剁成末，与麦麸、葱花、盐拌作馅，以糯米粉滚成汤圆。随意食用。功能益气养阴，除热补虚。适用于气阴两虚，虚劳体弱，骨蒸劳热，盗汗等症。可作为结核病人的膳食，老少皆宜。见《本草纲目》。

【麦冬茅根饮】麦冬、白合各15克，白茅根12克。水煎。代茶饮。功能养阴润肺，清热凉血。适用于肺阴虚，干咳少痰，痰中带血，或咯血等症。见《中国药膳学》。

【麦冬糯米粥】麦门冬10克，糯米半杯，高丽参、甘草各2.5克，红枣3粒，蜂蜜适量。将诸药先煎，取汁；糯米用水稍浸泡后，下锅，加入水与药汁煮粥服用。可与麦门冬、红枣同食。功能益气养阴，润肺生津。适用于气阴不足，阴虚内热，口干少津，阴虚咳嗽，倦怠少气等症。见《养生康复粥谱》。

【芙蓉燕窝】干燕窝24克，味精适量，鸡蛋清18克，料酒10克，火腿丝10克，鸡油6克，鸡清汤500克，湿淀粉10克，豆苗、盐少许。将燕窝放入碗中，用温水泡发约15分钟，轻轻捞出，用镊子择去燕毛和根，用净水冲2～3遍（切不可揉搓），以洗净灰土为准，沥尽冷水，把碱放入燕窝中，加入适量的开水，用筷子慢慢拌匀，待燕窝发胀，沥去碱水，再用开水冲2～3次（以去碱味），随即用洁净布挤去水分备用；蛋清内加清汤210克、料酒3克、盐少许，搅匀（切不可打起），上蒸锅蒸熟。上菜时用手勺把蒸好的芙蓉舀入深盘内垫底，把燕窝摆在上面；鸡汤90克烧开，加入味精适量、料酒6克，湿淀粉勾芡浇上，撒上豆苗、火腿丝，淋上鸡油，浇入燕窝盘内。功能滋阴补肺，补脾健胃。适用于肺结核及其慢性恢复期调养。见《滋补中药保健菜谱》。

【花生粥】花生45克，粳米60克，冰糖适量。先将花生捣碎（不去红衣），与粳米、冰糖（也可加些山药或百合同煮）同入沙锅内，加水煮至米烂汤稠为度。每日晨空腹温热服食。适用于肺燥干咳，少痰或多痰，脾虚反胃，贫血，产后乳汁不通、或乳少等症。凡腹泻便溏者不宜多食。霉烂的花生不得使用。见《常见病食疗食补大全》。

【花生补浆】花生、甜杏仁、黄豆各15克。加水共研磨成浆，滤取浆液。早晚煮熟食用。或共研细末，临用时如水煮熟服。功能补益脾胃，滋养补虚，润肺化痰。适用于肺痨或久咳肺燥，脾胃虚弱，消化不良，消瘦乏力等。见《食疗本草学》。

【芹菜海带拌鸭丝】嫩芹菜、水发海带各150克，鸭肉100克，调料适量。前二味入沸水内焯熟切丝；鸭肉用盐腌1小时后加黄酒上屉蒸熟，取出撕成丝条。三丝同拌，调入麻油、酱油、精盐、白糖、味精。凉食。功能滋阴泄热，利水消肿。适用于病后虚羸，食欲不振，浮肿，热毒痈疮等症。并可预防皮肤病及皮肤癌症。见《膳食保健》。

【苍术羊肝汤】羊肝150克，苍术9～15克。羊肝洗净，与苍术同煮至肝熟，食肝饮汤。功能养肝明目。适用于肝虚目暗，夜盲等症。见《中国药膳》。

【杏仁燕窝】燕窝25克，甜杏仁50克，白砂糖250克。燕窝用50度温水浸泡至松软时，用镊子摘去绒毛杂质，用清水洗净，放入碗内，加清水250克、白糖50克；杏仁用沸水泡5分钟，去皮尖，放入另一碗内，加水50克，与燕窝一起上屉蒸15分钟取出，滗去原汁，然后将燕窝放入汤碗内。另将白糖200克，加清水750克煮成糖水，用纱布滤净残渣，倒入燕窝碗内，再将杏仁围在燕窝四周，上屉蒸5分钟。功能滋阴清热，润肺平喘。适用于肺阴虚，潮热盗汗，干咳少痰，及年老体弱，肠燥便秘，肺结核等症。见《滋补保健药膳食谱》。

【杞蓉药酒】枸杞子403克，肉苁蓉72克，首乌197克，牛膝72克，茯苓72克，当归72克，补骨脂72克，红花45克，麦冬10克，栀子10克，红曲9克，白酒8966克。将肉苁蓉、首乌分别加水煎煮三次（依次为2、1、1小时）。合并煎液，滤过，浓缩至比重1.5～1.20的清膏，加入白酒966克，搅匀，静止，过滤，备用。其余药除红花、枸杞、红曲外，均碎成粗粉，与红花等三味混匀，用白酒8000毫升渗漉。将煎液与渗漉液混合，静置，滤过，分装。每次10～16毫升，日2次。功能补益肝肾，养血明目。适用于肝肾两虚，头昏目花，腰膝酸痛。见《新编中成药》。

【杞地鳖甲汤】鳖1只，枸杞子、山药各30克，女贞子、熟地黄各15克。上药加水、小火炖至鳖熟透，去药或仅去女贞子。随意食。功能补肝肾。适用于肝肾虚损，腰膝酸软，头晕眼花，遗精等症。见《食疗本草学》。

【杞菊地黄粥】熟地15～30克，枸杞20～30克，菊花5～10克，粳米100克，冰糖适量。前二物水取汁，下粳米煮粥；菊花用沸水沏茶，在粥欲熟时兑入粥中稍煮。早晚分服。功能清肝明目，滋养阴血。适用于肝阳偏亢，头痛目眩，心烦易怒，失眠多梦，口苦胁痛，或血虚头痛，头晕，心悸气短，神疲乏力，面色㿠白等症。见《百病饮食自疗》。

【豆叶羊肺汤】羊肺、小豆叶各适量。煮汤服食。功能滋阴补肺，通调水道。适用于小便不利，或小便频数，消渴等症。见《中国药膳学》。

【豆苗猪肚汤】猪肚250克，嫩豆苗100克，调料适量。豆苗洗净；猪肚用食盐将里外搓洗干净，切片，入锅内，加水、黄酒、姜片，用文火煮至酥烂，投入豆苗，烧沸，调入精盐、味精。功能养阴止渴，补虚。适用于消渴，小便频数，形体羸瘦等症。见《膳食保健》。

【旱莲生姜膏】墨旱莲500克，生姜30克，蜂蜜适量。前2味水煎取汁，加入蜂蜜熬膏。每服1匙，日3次。功能滋补肝肾。适用于肝肾不足，腰膝酸痛，头晕眼花，须发早白等症。见《中国药膳学》。

【旱莲草红枣汤】鲜旱莲草50克，红枣8～10枚。加水2碗煎至1碗，去渣饮汤。日2次。功能滋阴补血，止血，补肝肾。适用于胃、十二指肠溃疡出血，失血性贫血等症的辅助治疗。见《家庭药膳手册》。

【怀杞炖牛肉】牛肉500克，山药、枸杞子各30克，桂圆肉15克，生姜片、葱节各10克，精盐5克，味精2克，姜汁酒、绍酒各20克，花生油10克。牛肉洗净，入沸水中氽约3分钟捞出，晾凉，按肉纹横切2厘米厚的片；山药、枸杞、桂圆肉洗净，放入炖盅内。炒锅置旺火上烧热，放花生油，入牛肉爆炒，烹入姜汁酒，炒匀后倒入山药盅内，并将葱、姜放在上面，加入精盐、味精、绍酒、清水适量，加盖，隔水炖约2小时，至牛肉软烂，取出，去姜、葱。功能益气养阴退热。适用于阴虚发热，倦怠少气，或腰膝酸痛，身体瘦弱等症。见《百病饮食自疗》。

【何首乌山鸡】山鸡2只，炙何首乌10克，青椒100克，冬笋15克，酱油10克，料酒20毫升，味精1克，精盐2克，豆粉20克，鸡蛋1个，菜油1000克（实耗60克）。将何首乌洗净，放入锅内煮两次，共收药液20毫升；鸡去毛及内脏，洗净去骨，切成丁；冬笋、青椒切成丁；鸡蛋取清，加入豆粉，调成蛋清豆粉，用一半放少许精盐将山鸡丁浆好；另一半同料酒、酱油、味精、首乌汁对成滋汁待用。另将锅置火上，注入菜油，烧至六成热时下鸡丁过油滑熟，随即捞入勺内待用。锅留底油，加入鸡丁、冬笋、青椒迅速翻炒，倒入滋汁勾芡，起锅装盘。功能补肝肾，养精血。适用于精血亏少，神经衰弱，腰膝酸痛，须发早白，肌肤枯燥等症。长期服食可滋肝肾，乌须发，延寿命，悦颜色。是舞蹈演员、运动员等进行剧烈活动人员的保健药膳，能强筋骨，滋养血脉。见《家庭药膳》。

【何首乌芝麻糊】黑芝麻1杯，何首乌15克，蜂蜜、马蹄粉各适量。用烧热白镬把黑芝麻炒熟，擂碎，加热水2杯混合，过滤，再擂其渣，又加热2杯，过滤，制取芝麻汁。何首乌加水2杯半煎得汁水2杯，与芝麻汁混合，加热，按甜味要求及稠度，调入蜂蜜及水溶马蹄粉，煮滚。功能滋润防燥，乌须黑发。适用于皮肤粗糙皱纹，须发早白等症。见《抗衰老饮食法》。

【何首乌煲母鸡】何首乌末30克，黄母鸡1只（约1000克）。母鸡宰杀后，去毛及内脏，留肝肾，洗净；首乌末装入纱布袋，扎口，纳入鸡腹内，下锅，加水烧沸后，转用文火炖至鸡肉离骨，去药袋，加盐、油、姜丝、料酒调味。饮汤食肉。功能滋阴养血，补养肝肾。适用于腰膝酸痛，神疲乏力，妇女带下清稀，产后血虚体弱，及子宫脱垂，脱肛等症。见《家庭食疗手册》。

【肝粥】动物肝脏、粳米各适量。肝洗净切片，粳米淘净，同煮为粥。常服。功能补肝益肾。适用于小儿佝偻病（龟胸）。见《百病饮食自疗》。

【肝胰扒海参】水发海参1500克，猪肝250克，猪胰脏4条，菜心12棵，猪油90克，酱油、葱、姜片各6克，料酒75克，白糖0.5克，盐、味精、淀粉各3克，鸡清汤适量。猪胰、猪肝分别洗净，各切成长方形12块，入开水中氽去腥味，取出，放入沙锅内，加鸡汤、酱油、料酒、糖、盐、姜、葱、猪油，用小火炖熟；海参洗净，入开水中氽一下，捞出，放入肝、胰锅内，加入猪油、姜、葱，共炖10分钟左右，转大火浓缩后，分装10个圆盘内；菜心洗净，下锅加盐略炒，加味精，起锅，围于海参四周。功能补肾润燥，养血补血。适用于小便频数，甚至遗尿，遗精，阳痿等症，以及外科、妇产科病人失血后的饮食调理。见《滋补中药保健菜谱》。

【龟肉酒】龟肉、曲、米各适量。龟肉细切，装入纱布袋，扎口，与曲置于缸底，米盖其上，密封酿酒饮。功能益阴补血。适用于多年久咳不愈，或咯血，劳瘵骨蒸等症。见《食物本草会纂》。

【龟胶酒】龟胶9克，以酒溶化。晨起空腹温服。功能补肝肾，滋阴血。适用于肾虚腰痛，妇人赤白带下等症。见《本草汇言》。

【龟血炖冰糖】拳大乌龟3只，冰糖适量。取乌龟血加冰糖、清水，隔水炖熟服食。日1次，7次为1疗程。功能滋阴养血，通脉。适用于中风后遗症之半身不遂，肢体麻痹等症。见《家庭药膳手册》。

【沙竹鸭】鸭脯肉1边，沙参、玉竹各30克。后2味切碎，装入纱布袋内，扎口；鸭肉洗净，切片，入滚油锅内爆过，与药加水同炖，至肉熟。饮汤食肉。功能养阴润肺。适用于肺燥咳嗽，口干咽燥，口渴心烦等症。见《强身食制》。

【沙麦粥】沙参20克，麦冬15克，粳米100克，冰糖6克。沙参、麦冬去净灰渣，温水洗净；沙参切片，将2药入锅中煎取汁。粳米淘净，与药同煮成稀粥，加冰糖。趁热服食。3～5天为1个疗程。功能润肺清胃，养阴生津。适用于肺热肺燥所致干咳少痰，或肺胃阴虚所致的久咳无痰，咽干或热病伤津所致的口渴等症。见《养生食疗菜谱》。

【沙参粥】沙参15～30克，粳米50～100克，冰糖适量。先煎沙参，去渣取汁，后入粳米煮粥，粥熟后加入冰糖稍煮。空腹食用。功能养阴清肺、祛痰止咳。适用于肺热阴伤，干咳少痰，或肺胃阴虚的久咳无痰，咽干口燥，或伤病后津伤口渴。见《粥谱》。

【沙苑乌龟】活乌龟1只（约400克），鱼鳔25克，沙苑子、生姜各15克，葱10克，料酒30克，精盐2克，胡椒粉、味精各1克，鸡汤1500毫升。活乌龟食用前先放入清水内养两天，制作时先入沸水中烫2分钟，去掉脚上的黑皮及爪；鱼鳔用温水洗净，切成粗丝；沙苑子洗净，用纱布包好；生姜洗净拍破；葱洗净切长段。沙锅置火上，注入鸡汤，下姜、葱、料酒、精盐、胡椒粉、乌龟、鱼鳔、药包，用小火慢煨4小时。食用前拣去葱、姜、药包、龟壳和龟底板不用，放味精、装碗。功能滋阴补肾。适用于肾虚遗尿，因性生活频繁而致的疲劳；健康人食用可益智防癌。见《家庭药膳》。

【沙苑团鱼】活甲鱼1只（约750克），沙苑子15克，熟地、葱、酱油各10克，姜15克，精盐2克，胡椒粉、味精各1克，肉汤500毫升。将活团鱼剁去头，沥净血水，入沸水中烫3分钟取出，用小刀刮去背部和裙边上的黑膜，再刮去脚上的白衣，剁去爪和尾，放在砧板上用刀砍开腹壳，去内脏、洗净；生姜洗净拍破；葱洗净切长段；沙苑子、熟地洗净用纱布包好。将锅置火上，放入清水和团鱼，烧沸后转用文火烧约30分钟捞出，放入温水内剔去背壳和腹甲，洗净切成3厘米见方的块，装入蒸钵内，注入肉汤、药包及诸调料，用湿绵纸封严碗口，大火上笼蒸2小时取出，挑去药包、姜、葱不用，入味精调味。功能滋补肝肾，强腰固精。适用于肾阴虚，腰酸痛，遗精早泄，头晕眼花，小便频数等症。见《家庭药膳》。

【沙参炖肉】北沙参、玉竹、百合、山药各15克，猪瘦肉500～1000克。猪肉洗净，切块，与诸药加水炖熟。饮汤食肉与药。功能养阴生津，益胃补虚。适用于气阴不足，气短乏力，口干欲饮，食少等症。见《中国药膳学》。

【沙参心肺汤】沙参、玉竹各15克，猪心、猪肺各1个，葱25克，盐3克。前2味洗净，装入纱布袋内，扎口；猪心、猪肺洗净，与药同入沙锅内，加葱、水，烧沸后转用文火炖约90分钟，至心、肺熟透，入盐调味服食。功能润肺止咳，养胃生津。适用于老年肺虚咳嗽，津伤口渴，便秘等症。见《民间验方》。

【沙参乌龟汤】北沙参30克，乌龟1000克，精盐、黄酒适量。沙参洗净，用黄酒1匙湿润；龟宰杀后，从侧面剖开，去内脏，洗净，用烫水除去薄膜，滤干，放入沙锅内，加水浸没，用中火烧开后，加黄酒2匙、细盐1匙，改用小火慢煨2小时，加入沙参，再煨2小时，至龟肉酥烂，甲壳散开。食肉喝汤。饭前空腹和临睡前服食，每次1小碗，日2次，2~3天吃完。功能补心肾，养肺阴，止久咳，益大肠。适用于肾虚肺燥，久治不愈的肺结核，骨结核，肾结核，淋巴结核等病证。见《常见慢性病食物疗养法》。

【沙参百合汤】银耳9克，沙参、百合各12克，蜜枣4枚，猪瘦肉200克。银耳发透，去蒂洗净；猪肉洗净切片；沙参、百合装入纱布袋内，扎口，与蜜枣同放入锅内加水烧沸，下猪肉片炖1小时，再放入银耳，再炖45分钟，调味食用。功能滋阴润肺。适用于肺燥干咳少痰，咽喉干燥，痰中带血等症。见《强身食制》。

【沙参枸杞粥】沙参、枸杞子各15~20克，玫瑰花3~5克，粳米100克，冰糖适量。沙参水煎取汁，入粳米，枸杞子同煮粥，临熟入玫瑰花稍煮片刻，调入白糖。分2次温服。功能养阴柔肝。适用于肝阴不足，胁肋隐痛，口干咽燥，头晕眼花，时觉烦热等症。见《百病饮食自疗》。

【沙参煨鸭汤】北沙参50克，母水鸭1只（重约1500克），干橘皮1只，黄酒适量。沙参洗净，加黄酒1匙湿润；鸭宰杀后去毛，剖腹，洗净，切成大块，与内脏同倒入沙锅内，加冷水浸没，用旺火烧开后，加黄酒2匙、干橘皮，改用小火慢煨1小时，倒入北沙参，继续慢煨2小时。饮汤，每次1小碗，日3次；鸭肉蘸酱油佐膳食。功能滋补肺阴，养胃生津，清热利水。适用于肺燥干咳，阴虚潮热，津亏口干等症。咯血后，可用此方调养。见《常见慢性病食物疗养法》。

【沙参玉竹鹅肉汤】鹅肉250克，北沙参、玉竹各15克，山药30克。诸味加水煮熟，食盐调味服食。功能补脾益胃，润燥生津。适用于脾阴不足，口干思饮，少食不饥，腹泻便溏等症，见《食疗本革学》。

【沙参百合冰糖煎】北沙参、百合各30克，冰糖50克。水煎。饮汤食药。分2~3次服食。功能润肺止咳，益胃生津。适用于肺胃阴伤，干咳少痰，口干而渴等症。见《中国药膳学》。

【沙参虫草煲乌龟】乌龟1只，沙参60克，冬虫夏草10克。加水煲汤，以油、盐调味。饮汤食龟肉。功能补肾固精。适用于肾精亏损，遗精早泄等症。见《疾病的食疗与验方》。

【汽锅乌鸡】乌骨鸡1只，冬虫夏草、党参各10克，黄精、熟地各5克，玉兰片、香菇、绍酒、盐适量。将诸药装入布袋扎口；鸡洗净切块，与药袋、调料同放入汽锅里，注入少许鸡汤，置蒸锅上蒸2~3小时，去药袋。食鸡饮汤。功能补肝肾，益气血。适用于肝肾阴虚的贫血，健忘耳鸣，头晕目眩，两颊潮红，低热盗汗，五心烦热，遗精等。见《食用菌饮食疗法》。

【沃雪汤】生山药45克，麦门冬15克，牛蒡子12克，柿霜饼18克。牛蒡子炒捣，与山药、麦冬同煎汤，去渣，再入柿霜饼泡溶。随意饮。功能养阴润肺。适用于声音嘶哑，时而干咳，口渴心烦，食欲不佳，舌红少津等肺胃阴虚证。见《疾病的食疗与验方》。

【补髓汤】猪脊髓200克，团鱼250

克，调料适量。猪脊髓洗净；团鱼用开水烫死，揭去鳖甲，去内脏，放入铝锅内，加水、姜、葱、胡椒面，用旺火烧沸后，改用小火煮至团鱼肉熟，再放入猪脊髓，煮熟加味精。吃肉喝汤。功能滋阴补肾，填精补髓。适用于肾阴虚，头晕目眩，腰膝腿痛，多梦遗精等症。见《食物与性保健》。

【补肾延寿酒】熟地黄、全当归、石斛各100克，川芎40克，菟丝子120克，川杜仲50克，泽泻45克，淫羊藿30克，好白酒1500克。将诸药入坛中，酒浸，密封半月后饮用。早晚空腹服1小杯。功能补肝肾，益精血，疗虚损。适用于精血不足，早衰，阳痿，腰膝酸痛，形体羸瘦等。见《补品补药与补益良方》。

【灵芝鸭】灵芝、肉桂、草果各5克，鸭子1只，卤汁等调料适量。鸭子宰杀后，去毛桩、内脏，洗净；生姜、葱洗净，切片、节；灵芝、肉桂、草果水煎20分钟，取汁，如此煎取2次，共取药汁3000毫升。药汁放入锅内，加姜、葱、鸭子，最好药汁没过鸭子，文火煮至鸭熟，捞起稍晾凉，再放入卤汁，锅内卤熟后，捞出，揩净浮沫。取适量的卤汁放入锅内，加食盐、冰糖屑、味精拌匀，调好色味，放入鸭子，在文火上边滚边浇卤汁，直到卤汁均匀地粘在鸭子上，颜色红亮时捞出，再均匀地涂上芝麻油装盘。功能滋阴补肺，益肾止咳。适用于肺虚咳嗽，支气管炎，哮喘等病证。见《中国药膳大全》。

【灵芝猪腰】猪腰300克，灵芝、生姜、葱、酱油各10克，料酒15克，味精2克，精盐3克，白糖5克，湿豆粉50克，菜油、猪油适量。灵芝洗净，水煎两次，收药汁50毫升；生姜洗净切片；葱洗净切2厘米长段；猪腰片去臊腺筋膜，切成腰花，用湿豆粉、精盐、料酒（各用一半）浆好。再用另一半湿豆粉、精盐、料酒及药汁、味精、白糖、酱油兑成滋汁。炒锅置大火上，注入菜油、猪油，烧至八成热，放入腰花、葱、姜，快速炒散，随即倒入滋汁，翻炒均匀起锅。功能补肝肾。适用于肾虚腰膝酸软，耳鸣耳聋，遗精等症。见《家庭药膳》。

【灵芝蒸鸭】鸭1只（约1500克），灵芝、生姜各15克，葱10克，精盐3克，味精、胡椒粉各2克，料酒25克。将灵芝洗净；姜洗净拍破；葱洗净切长段；鸭宰杀后去毛桩、内脏，洗净，剁去脚爪，入沸水中氽去血水，捞出，剁成骨牌块，装入蒸碗内，放入灵芝、姜、葱、胡椒粉、盐，注入清水适量、料酒，用湿绵纸封碗口，上笼大火蒸3小时至鸭熟烂，取出蒸碗，去掉绵纸，入味精。功能补肺肾，滋阴液，止咳喘。适用于肺肾虚咳喘，气短乏力，骨蒸潮热，咳嗽痰少，身体虚弱等症。是支气管炎和支气管哮喘患者的常用食品。见《家庭药膳》。

【陈米汤】陈仓米100～150克，淘净，加水煮汤。早晚空腹饮。功能滋养胃阴，除烦。适用于吐痢后胃阴耗伤，烦渴，饮水不止，呕逆等症。见《圣济总录》。

【鸡蛋羹】①鸡子1个，阿胶30克。清酒100～150毫升，食盐3克。清酒煎阿胶，溶化后打入鸡子，加盐，熟后分3次服下。功能养血安胎。适用于血虚胎动不安，心悸少寐，面色淡白无华，以及产后口渴等症。见《圣济总录》。②鸡子3个，莼菜250～500克，淡竹笋50～100克。蔬菜洗净切碎；竹笋洗净去皮切片。同入豉汁中，加少量水煮羹，临熟，打入鸡子，熟后服食。功能清热，养阴润燥。适用于胃热津伤，口干烦躁，心烦不寐等症。见《普济方》。

【鸡蛋豆浆】鸡蛋1个，白糖、豆浆适量。鸡蛋打入大碗内，搅匀，加入白糖，以滚沸的浓豆浆冲熟饮。功能滋阴养血，润肺宁嗽。适用于体虚血亏，肺燥久咳，产后口渴等症。见《本草纲目拾遗》。

【鸡肝明目汤】水发银耳15克，鸡肝100克，枸杞5克，茉莉花24朵，水豆粉、调料适量。鸡肝洗净，切成薄片，放入碗内，加水豆粉、料酒、姜汁、盐拌匀；银耳洗净，撕成小片；茉莉花择去花蒂，洗净；枸杞洗净。汤勺置火上，放入清汤，加入料酒、姜汁、盐、味精，随即下银耳、鸡肝、枸杞，烧沸，打去浮沫，待鸡肝刚熟，盛入碗内，撒入茉莉花。功能养肝明目，补肾。适用于肝肾阴虚，视物模糊，两眼昏花，面色憔悴，遗尿等症。亦可作为夜盲症患者的辅助治疗药膳。见《滋补中药保健菜谱》。

【鸡肝摊鸡饼】鸡肝150克，鸡蛋3个，调料适量。鸡肝洗净，切成米粒状，用黄酒、盐、淀粉渍10分钟；鸡蛋磕入碗内，加盐、味精后用力打散。锅中植物油烧至五、六成热，爆香姜片，倒入肝米，边炒边划散，随即倒入蛋液，用文火焖至蛋饼底凝结，撒上葱花，翻面略焖。功能补肝肾，益精血。适用于肝肾不足，精血亏虚，两目干涩，目暗夜盲等症。并可预防视力衰退。见《膳食保健》。

【鸡茸哈什蚂】哈什蚂油75克，鸡脯肉100克，鸡汤400克，鸡蛋清125克，熟火腿末15克，料酒45克，精盐2克，味精适量，水淀粉40克，葱段20克，姜片10克，猪油60克。哈什蚂油粒盛入陶瓷容器内，加清水500克、料酒15克、葱段10克、姜片5克，上屉蒸2小时（此时油粒已胀开），取出用清水漂洗几次，除去腥味及酒气味，漂浸数小时，待油粒胀开如花朵时捞出控干水待用；鸡脯肉剁成细茸，放入碗内，逐渐加清水（约75克）用筷子搅匀，再加入料酒5克、精盐1克、味精、水淀粉少许，继续搅匀；蛋清用筷子打散，然后徐徐倒入鸡茸碗内，边倒边搅，再逐渐加清水（约75克）搅匀。锅置火上，倒入鸡汤，加入哈什蚂油、料酒10克、精盐1克、味精少许，烧沸后，将鸡茸徐徐倒入，边倒边用手勺搅匀，至鸡茸裹满哈什蚂油，加入熟猪油，继续用勺推匀，出锅上盘，撒上火腿末。功能参见“清蒸哈什蚂”条。见《滋补保健药膳食谱》。

【鸡蛋三味汤】莲子（去心）、芡实、怀山药各9克，鸡蛋1个。前3味水煎，去渣留汤入鸡蛋，煮熟加蔗糖调味。吃蛋喝汤。日1次。功能补脾益胃，固精安神。适用于肾虚遗精。见《家庭药膳手册》。

【鸡蛋甜豆浆】鸡蛋1个，豆浆1碗，白糖适量。豆浆烧开；鸡蛋去壳打散，倾入豆浆中，搅匀，加入白糖服食。功能补虚润燥，清肺化痰。适用于肺结核咳嗽，虚弱的辅助治疗。见《饮食疗法》。

【鸡蓉哈什蚂】水发哈什蚂油500克，熟瘦火腿15克，鸡脯肉60克，鸡蛋清2个，鸡清汤、普通汤各1500克，调料适量。鸡肉去筋，用刀背砸成细泥，加入蛋清，搅匀；火腿切细末；葱切长段；姜切片；哈什蟆油用开水氽两次，倒入漏勺。锅烧热，倒入猪油60克，下葱、姜略煸，烹入料酒炝锅，随即倒入普通汤，烧开后，捞出姜、葱不用，投入哈什蚂油，小火煨透，捞出放入漏勺内，原汤不用。锅烧热，倒入猪油90克，烹入料酒炝锅，随即注入鸡汤1250克，加哈什蚂油、盐、白糖、胡椒面，烧开后，用湿淀粉勾稀芡，再下鸡泥，用手勺推动，待鸡泥熟透，放味精，装碗，撒上火腿末。功能滋阴补肾，益精强身。适用于腰膝酸软的肾虚患者。亦可作病后体虚之人的滋补调养剂。见《滋补中药保健菜谱》。

【鸡肾草猪蹄汤】鸡肾草30克，猪前蹄1对，生姜5片，葱白3根，胡椒30粒，食盐适量。猪蹄去毛桩、洗净；鸡肾草洗净，与猪蹄同入锅内，加水及诸调料，以文火煮至熟烂。随意食猪蹄喝汤。功能壮肾补虚。适用于体虚羸瘦，腰酸膝软，头晕耳鸣，遗精早泄，乏力少神等症。见《气功药饵疗法与救治偏差手术》。

【鸡冠花猪肺汤】鲜白鸡冠花20克，猪肺1具。猪肺冲洗干净，切块，与鸡冠花加水共炖约1小时。饭后服用，日2次。功能补肺止咳，凉血止血。适用于肺虚久咳，咯血等症。见《泉州本草》。

【鸡蛋银耳沙参冰糖汤】鸡蛋2个，银耳10克，北沙参12～15克，冰糖适量。将鸡蛋打入碗内，搅匀；银耳发透，去蒂洗净，与沙参同煎片刻，放入冰糖，煎1小时左右，兑入鸡蛋，搅匀。饮汤食银耳。功能滋阴润肺。适用于肺阴虚干咳不愈，咽干痛，口渴等症。见《补品补药与补益良方》。

【玫瑰桃仁拔丝肉卷】鲜玫瑰花1朵，猪肥膘肉250克，核桃仁50克，白糖、鸡蛋、湿淀粉、植物油各适量。玫瑰花洗净切丝放盘内。核桃仁温水泡2小时，剥去皮，入油锅炸酥。鸡蛋取清搅成糊。将猪肉切成薄片，平放盘内，抹一层鸡蛋糊，在一头放入核桃仁，卷成小卷，裹上糊入锅炸成金黄色，捞出控油。锅内留油底，加白糖，炒至呈黄色时倒入炸好的肉卷，急速颠炒，撒上鲜玫瑰花，盛入抹好油的盘中。功能补肾固精，温肺定喘。适用于久病或老年咳喘，腰膝酸软，小便频数等症。见《华夏药膳保健顾问》。

【青荷白鳝】白鳝700克，薄荷5克，鲜荷叶1张，猪网油50克，火腿25克，各种调料适量。白鳝杀后用沸水烫一下，刮去鳝体上的黏液，洗净切成6厘米长的段，再入沸水中汆去血水。生姜洗净切成片。葱洗净切成段。火腿切成片。将白鳝段、姜片、葱段、火腿片、料酒、精盐、胡椒粉、醋、味精、香油等拌匀，网油洗净铺开，将拌好的鳝段倒在上面包好，外面再用荷叶包好放在蒸碗内，上笼武火蒸一小时取出，去荷叶、网油入碗（盘）内。薄荷用水洗净，用沙锅兑清水熬5分钟，收药液10毫升，纱布过滤后，淋在鳝段上。功能补虚损，适用于骨蒸及一切虚弱之症。并能防治白带、阴痒。又有壮阳之功。见《家庭药膳》。

【青蒿参麦膏】青蒿500克，人参30克（或党参60克），麦冬30克，白蜜100克。1000毫升水煮青蒿，去渣取汁，文火浓缩至500毫升。将青蒿液与参麦液合并，煎熬，加白蜜收膏。冷却后装瓶。每服20毫升，日3次。功能益气养阴，清虚热。适用于气阴两虚而有低热。也可用于热病后期，阴虚盗汗等症。见《圣济总录》。

【茉莉银耳】银耳25克，茉莉花24朵，清汤1500克及调料适量。银耳浸泡发好后择洗干净，入开水中汆一下，放凉水中漂凉。茉莉花去蒂用清水洗净，扣在盘中，以防香气外滋阴生津类逸。锅中放入清汤，下入盐、味精、料酒。汤沸后去浮沫。然后将银耳用开水汆透，放汤碗中，撒上茉莉花。随意食。功能生津润肺，益气养阴。适用于肺虚干咳，痰中带血，便干下血，久病及热病后体虚气弱，食欲不振等症。也可做为癌症病人长期服用的补养品。见《滋补保健药膳食谱》。

【茉莉花鲍鱼】茉莉花60朵，鲜鲍鱼2盒，小白菜心500克，鸡汤1000毫升，各种调料适量。将鲜鲍鱼倒入碗中，撕去花边和一端的小疙瘩，平片成薄片，仍泡在原汤内。小白菜撕去帮上的薄膜，抽去筋洗净，开水烫熟，捞入凉水中冲凉并浸泡。

用白线将茉莉花穿成花环（比盘略小），泡在凉开水中。葱、姜拍破。将茉莉花从凉水中取出控干，放入盘内拉成圆圈。把鲍鱼捞在容器内，倒入烧开的鸡汤（约250毫升）涮一下，捞入空盘。锅烧热后放入猪油25克，投入葱、姜炒出香味。注入鸡汤约500毫升，沸后捞出姜、葱、放入鲍鱼、料酒、白胡椒面、精盐、味精，稍沸一会，淋入少许鸡油。将治好的小白菜心捞出放入盛花的盘中央，把鲍鱼捞出放于盘内花与菜的中间，然后把鲍鱼汁浇入盘内。功能滋阴补虚，清热利湿。适用于阴虚内热，骨蒸劳热，干咳，崩漏等，也可用于湿热内蕴所致的五淋、痈疽不愈等症。见《华夏药膳保健顾问》。

【苦瓜焖鸡翅】苦瓜250克，鸡翅1对，调料适量。鸡翅去净毛，洗净，切块，放碗中，加姜汁、黄酒、白糖、盐、淀粉拌匀上浆。苦瓜切成2厘米长、1厘米宽的块，放沸水中氽一下，捞出。于热油中，下蒜泥、豆豉煸香后，再下鸡翅，炒至将熟时，放入苦瓜、红辣椒丝、葱段炒几下。然后加半碗清水，文火焖30分钟后，加味精搅匀。随意服食。功能滋肾清肝。适用于肝肾阴虚或肝经有热而致的目暗，目赤等症。见《家庭食疗手册》。

【苓藕饮】茯苓12克，藕120克，山药12克，百合10克，大枣10个。将鲜藕洗净切片，同他药共煮汁，汁浓为度。代茶饮。功能滋养肺阴，补益脾气。适用于阴虚肺燥，脾胃不足所致的咳嗽痰中带血，大便不实等症。见《华夏药膳保健顾问》。

【茅根麦冬茶】茅根、麦冬各30克，冰糖适量。前2味洗净，捣烂，熬水，去渣，加入冰糖令溶。代茶饮。适用于肺燥吐血，干咳。（验方）。

【板栗烧鸡】板栗250克，鸡肉850克，鸡汤2000毫升，菜油1000克（实耗50克），姜、葱等调料。板栗切口，入沸水煮一下，去壳及内衣。鸡肉洗净，切成5厘米方块。锅内加油，烧至7成热时，下板栗炸约3分钟待用；将锅内油倒出，留油50克左右，下葱段、姜片、鸡块，炒出香味，下鸡汤、料酒、糖色、酱油、精盐、白糖，武火上烧开，去浮沫，改用文火慢炖。待鸡块炖至五成熟时，下板栗同炖，至肉熟，拣出葱、姜不用，收汁装碗。功能补脾肾，强筋骨，止泄泻。适用于肾虚之腰膝酸软，小便频数，脾虚食少，泄泻等症。见《家庭药膳》。

【板栗蒸鸭】鸭一只，板栗300克，北沙参10克，冬笋30克，黄花菜20克，姜、葱等调料。将鸭宰杀后，去毛、内脏、脚爪洗净，入沸水中氽去血水；黄花菜用水发好；冬笋切成长条；沙参洗净切成寸长的段；栗子用刀切一小口，入沸水中煮透，捞出剥去外壳和种皮。鸭子放入蒸钵内，用料酒、精盐、生姜片、葱段、胡椒粉将鸭身抹匀，腌20分钟。将鸭子脊背朝下装入蒸舖内，板栗肉、冬笋条、北沙参段、黄花菜摆在鸭子周边，用湿纸封平舖口，武火上笼蒸3个小时，取出蒸舖，拣出葱、姜不用，入味精调味。功能补肾气，益脾胃，生津液。适用于体虚水肿，脾虚腹泄，肾虚腰膝酸软等症，津伤口渴也可应用。见《家庭药膳》。

【松子仁膏】松子仁不拘多少，去杂质，捣如膏，贮于器皿中。每次服鸡蛋大小，温酒送下。日3欢。功能滋阴，润五脏，祛风通络，可强壮身体，抗衰老。见《补品补药与补益良方》。

【松鼠鳜鱼】活鳜鱼1条（750克），虾仁8克，熟笋12克，水发香菇12克，青豌豆15粒，熟猪油1000克（实耗250克），调料适量。将鳜鱼去鳞、内脏，洗净后沥于水。然后将鱼齐胸鳍斜刀切下去，在头下巴处剖开，用刀轻轻平拍成稍扁形。沿鱼身脊骨两侧用刀从头至尾平批（尾不要批开、批断），去掉脊骨，再切去胸骨，成两爿鱼肉。把鱼肉的皮向下放在案板上，片去胸刺，再在鱼肉上均匀直划、再斜划至鱼皮处，使鱼肉呈菱形小块花刀，用料酒（9 克）、精盐（0.6 克）涂在鱼肉和鱼头上后，再拍上干淀粉，抖去余粉待用。把番茄酱、清汤、糖、醋、料酒、精盐、水淀粉放入碗里，调成味汁待用。将猪油放入热锅中，八成热时，左手提鱼尾，右手用筷子夹住朝外翻卷的鱼肉，慢慢放入油锅里，随即把鱼头也放在油锅里炸，炸时用勺子舀热油不断浇在鱼尾上，使鱼肉均匀受热，炸至淡黄色时捞出。油温烧至八成热时，再将鱼和鱼头炸至金黄色捞出装盘，并装上鱼头，使其成形。在炸鱼的同时，另用炒锅以武火烧热，放熟猪油 60 克，油热下虾仁，溜熟后倒入漏勺。原炒锅留少许油，油热放葱段，略爆后捞出，再下蒜末、笋、香菇、豌豆炒熟，烹入调味汁，加熟猪油 45 克，香油、虾仁炒和出锅，浇在鱼上。功能健脾益肾。适用于脾肾不足，身体虚弱。见《食用菌饮食疗法》。

【松子胡桃泥】松子仁 30 克，胡桃仁 60 克。共研磨成泥状，用蜂蜜 15 克混匀收藏。早晚饭后各服 1 汤匙，开水冲服。功能滋阴润肺。适用于阴虚肺燥，咳嗽咽干。见《外台秘要》。

【松芝杞菊煎】松子仁、黑芝麻、枸杞子、杭菊花各 9 克。上药水煎服，日 1 剂，分 2 ~ 3 次温服。功能滋补肝肾，清头明目。适用于肝肾阴虚，头晕眼花。见《中国药膳学》。

【枣柿饼】柿饼 30 克，红枣 30 克，山萸肉 10 克，白面粉 100 克，植物油少许。柿饼去蒂切块；红枣洗净去核。柿饼、枣、山萸肉（洗净）烘干，研成细末，与面粉混匀，加清水适量，制成小饼。用植物油将小饼烙熟。作早晚餐食用。功能健脾胃，滋肝阴。适用于肝阴不足，虚火上升之耳鸣耳聋，口苦目眩，及脾受其制而食少、倦怠、乏力等症。见《中国药膳》。

【枣荷叶】面粉 500 克，大枣、山药粉各 250 克，酵母、碱各 5 克。面粉加水和酵母发好；大枣用水发好洗净。将发好的面兑上碱，与山药粉揉匀，作成小面剂，用手按成长圆形片，把 4 个枣放在长面片的一边，将另一边折叠过来，用手一按，码上两个枣，形成荷叶状。上屉蒸 15 分钟。作主食。功能滋肾健脾，养阴补血。适用于肾脾两虚，阴血不足诸症。胃脘满闷者不宜多食。见《百病饮食自疗》。

【枣香肉皮冻】红枣 150 克，猪肉皮 500 克，黄酒、调料适量。红枣洗净，煮 5 ~ 10 分钟，去皮、核、成枣泥；猪皮刮洗净，水焯 5 分钟，捞出切成小块，另放在新水中，加姜、酒、用文火煨至不成块形，调入枣泥、葱、酱油、白糖、味精等，再煮 10 分钟，冷后冻结切片。佐餐用。功能养阴补血止血。适用于血小板减少性紫癜，衄血，血友病，消化道出血，冠心病，缺铁性贫血，进行性肌营养障碍等症。见《膳食保健》。

【虎皮鹌鹑蛋】鹌鹑蛋 12 只，枸杞 10 克，核桃肉 15 克，番茄酱等调味品适量。将核桃肉放入盐开水中浸泡。枸杞子加适量清水浸泡后上笼蒸 5 分钟。鹌鹑蛋用小火煮熟，去壳后撒上干生粉。将蛋与核桃肉放入油锅中，炸成金黄色时再将枸杞子、番茄酱等放入。功能补五脏，实筋骨，益精髓。适用于营养不良，产后、病后体虚，神经衰弱，腰膝酸软等症。见《中年知识分子养生指南》。

【明月映牡丹】银耳 15 克，鹌鹑蛋 12

个，火腿片及菜叶适量。银耳水发后去杂质、蒂；用酒盅12个，揩干，盅内抹上猪油，每盅内打入鹌鹑蛋1个，再放菱形薄火腿片6片，组成一朵几何图案的小花，配上一片菜叶，连盅上笼蒸3分钟。锅内放鸡汤或肉汤，倒入银耳，用武火烧滚，加入精盐、味精、勾琉璃芡，淋上香油，盛入盆中央，再把鹌鹑蛋用牙签拨出酒盅，匀称地围在银耳四周。功能补肾，润肺，生津。适用于肺肾阴虚证。健康人常食，可健脑，强身，柔润肌肤。见《疾病的食疗与验方》。

【罗汉果肉汤】罗汉果30～60克，猪瘦肉100克。将罗汉果与猪瘦肉均切成片，加水适量，煮熟。稍加食盐调味服食。日1～2次。功能补虚清肺，润燥止咳。适用于久咳肺虚有热及肺痨咳嗽。见《岭南采药录》。

【金髓煎】枸杞子250克，白酒500克。枸杞子洗净，沥干水，放酒内浸泡15天，取出，再放入盆内研成浆汁。将泡过枸杞的白酒和枸杞一起倒入纱布袋内，绞取汁液。将汁液倒入锅内，用武火烧沸后，转用文火煮至汁液浓缩成膏状，停火。待药膏稍凉时，盛入瓷罐内，封贮备用。每日服用1汤匙，温热的白酒或黄酒冲服，早晚各1次。功能填精补髓。适用于肾虚须发早白，精髓不足，腰膝酸痛，腿脚虚软乏力等症。见《饮膳正要》。

【金针菜黄豆煨猪爪】黄花菜50克，黄豆200克，猪蹄1只，调料适量。3味分别洗净，放锅中，加葱、姜、盐、黄酒、清水适量。用武火烧沸后，转用文火炖4小时，再加味精少许，啃猪爪、喝汤。每日或隔日1次，连服3～5次。功能养阴通乳。适用于产后乳汁不足。见《家庭食疗手册》。

【鱼鳔汤】鱼鳔20克，调料适量。鱼鳔加调料煮汤内服，或佐餐用。功能滋补肾阴，平肝息风，抗癌止血。适用于肾虚遗精，头晕耳鸣，眼花，腰膝酸软，胃癌，食道癌等症。见《良药佳馐》。

【鱼骨胎盘粉】醋炒鱼骨50克，胎盘粉7克，炒鸡蛋壳粉18克，白糖适量。鱼骨研干粉，与它药和匀。每次6克。日3次。1月为1疗程。功能补肾壮骨。适用于小儿肾虚，五迟，五软，鸡胸，龟背等症。见《百病饮食自疗》。

【鱼鳔五子汤】鱼鳔12～15克，沙苑子10克，菟丝子12克，女贞子15克，枸杞子15克，五味子9克。前6味加水同煎1小时，取汤饮用。日1剂，分2次服用。功能填肾精，益肾气。适用于肾虚精亏，腰痛，头晕，目花，耳鸣等症。见《补品补药与补益良方》。

【鱼鳔炖猪蹄】鱼鳔15克，猪蹄1只。先将鱼鳔、猪蹄洗净，猪蹄切成块，放入陶瓷罐内加水750毫升，炖至猪蹄熟透服食。日2次。功能补肾益精，滋养筋骨。适用于肾虚，带下。见《家庭食疗手册》。

【兔肉汤】兔1只。去皮、爪、内脏，切成块，加水煮汤。饮汤。功能养阴止渴。适用于消渴病，口渴多饮，消瘦。见《补品补药与补益良方》。

【兔肝粥】兔肝1具，粳米50克，葱、姜、盐少许。将兔肝洗净细切，与粳米相合煮粥，并加葱、姜、盐等佐料。空腹食。功能养肝明目。适用于目暗青盲。青盲为一种眼病，其表现为眼外观无异常而逐渐失明（相当于视神经萎缩）。见《医方类聚》。

【兔肝煲粥】兔肝2～3副，大米适量。每次用兔肝洗净，大米适量，煲粥，加油、盐、味精调味服食。功能补肝明目。适用于肝肾虚之视力减退，肝虚头晕目眩，小儿角膜软化症等。见《古方饮食疗法》。

【兔肉山药羹】兔肉500克，山药60克，天花粉60克。将兔肉洗净，切块，放水中，加入山药、天花粉，煮至兔肉烂熟，取浓汁服。口渴即饮。功能止渴生津。适用于消渴病。见《海上集验方》。

【兔肝杞贞煎】兔肝1具，枸杞子9克，女贞子9克。枸杞、女贞子煎汤取汁，煮兔肝，熟后调味，吃肝饮汤。功能补肾益精，养肝明目。适用于肝肾阴虚，头晕眼花，视物模糊等症。见《中国药膳学》。

【兔肝鸡蛋汤】兔肝2具，鸡蛋1个，清水烧开，加少许油盐，放入切片之兔肝，再打入鸡蛋，熟后食用。功能养肝明目。适用于肝虚目暗，夜盲等症。见《中国药膳学》。

【饴糖鸡】母鸡1只，生地30克，饴糖100克。鸡去毛及内脏，洗净。把生地及葱、姜、盐放于鸡腹内，再灌入饴糖，缝合切口。将鸡胸朝上放锅内，加适量清水。以武火烧沸后，转用文火炖至鸡熟烂。功能养阴补虚。适用于久病体虚，消瘦，低热，盗汗等症。见《姚增坦集验方》。

【京葱海参】水发海参1500克，猪油、鸡油、料酒各30克，味精、盐各3克，酱油6克，肉汤250克，净京葱500克。将海参肚内用刀划十字刀，放入开水锅中氽一下，捞出，沥干水分。京葱切成2寸长的段。将锅烧热，放猪油，加入京葱略煸香后，再加入肉汤、海参、料酒、酱油、盐、待烧至牙黄色时，淋入鸡油，出锅，入盆。功能补肾，润燥，养血。适用于肠燥，便秘，血虚，阴虚等病证。见《滋补中药保健菜谱》。

【夜明砂粥】夜明砂9克，怀山药30克，菟丝子9克，粳米60克，红糖适量。将夜明砂、怀山药、菟丝子用布包好，加水煎汤，去渣后入粳米、红糖共煮作粥。日1剂，连服15～20剂。适用于肝脾两虚所致的老年性白内障。见《常见病食疗食补大全》。

【夜明砂蒸猪肝】夜明砂6克，猪肝90～120克。猪肝治净切片，与夜明砂拌匀，蒸熟趁热服。1日或隔日1次。功能清肝明目，养血，消疳积。适用于夜盲，视物模糊，小儿麻疹后角膜软化症，内外障翳等。见《家庭食疗手册》。

【炖银耳】银耳、冰糖各适量。银耳用温水泡开，洗净，加冰糖共炖。功能滋阴润肺。适用于肺结核咯血，便秘，月经不调，高血压，血管硬化等症。晚上睡前服佳。见《良药佳馐》。

【炖蛤蜊】蛤蜊肉适量。炖熟食。日3次。治消渴。见《中国药膳学》。

【炖鳗鱼】白鳗鱼（白鳝）500克，去内脏洗净切段。加黄酒、盐、醋等，炖熟。食鱼饮汤。功能养阴退热。适用于阴虚发热。见《本草纲目》。

【炖猪肉黑豆】猪瘦肉200～250克，黑豆300克，浮小麦50克。将三味分别洗净，浮小麦用洁净纱布包好，猪肉切块，共加水炖，加少量调味品，饮汤食肉。功能补阴益气，固表止汗。适用于体虚自汗、盗汗。见《补品补药与补益良方》。

【炖瘦肉蘑菇】猪瘦肉100～150克，蘑菇50克。肉切块，蘑菇洗净，加水，放入盐、葱、姜，煮至肉熟，饮汤，吃肉与蘑菇。功能滋阴补中。适用于慢性肝炎属肝阴虚脾气虚者，症见胁肋隐痛，腹部胀满等。见《疾病的食疗与验方》。

【炆猪手】猪手2对，姜1块，蒜头5～6瓣，西生菜半棵，碎冰糖2汤匙，八角、花椒各少许，生抽5汤匙，酒3汤匙，醋2汤匙，葱1条。用火烧净猪手之细毛，洗净，放入热水焯一下，捞起，换水浸过面，煮滚约30分钟。然后把猪手取出，剖开两边，斩件，回锅，加生抽、碎冰糖、酒和醋。用油起镬，爆葱段、蒜瓣、姜（拍扁），即倒入猪手兜炒均匀。再将猪手改置沙锅内，加八角、花椒，注入适量清水，煮滚，改丈火煨约2~3小时。注意不时翻动，以免焦底。熟后取起盛于铺上西生菜的碟上。功能强腰健足。适用于腰膝足酸软症。见《抗衰老饮食法》。

【炒鹌鹑】 鹌鹑2只，萝卜200克。鹌鹑洗净，切成2厘米见方的块；萝卜洗净切块。热油将鹌鹑炒变色，加入萝卜混炒，再放入葱、姜、料酒、醋，加水少许，煮数分钟，鹌鹑肉熟，加入味精、盐。佐餐用。功能补肾气，壮腰膝，强身体。适用于肾虚腰痛及各种虚损症。见《大众药膳》。

【法制黑豆】 黑豆500克，山萸、茯苓、当归、桑椹、熟地、补骨脂、菟丝子、旱莲草、五味子、枸杞子、地骨皮、黑芝麻各10克，食盐100克。黑豆用温水泡30分钟；诸药装纱布袋中，扎口，放铝锅内煮，每半小时取汁1次，共取4次。合并煎液放铝锅中，加入黑豆、盐，先以武火煮沸，转用文火煎至药液干涸。将黑豆晒干，装罐备用。随意嚼食。功能补肾益精，强筋壮骨。适用于阴精不足，筋骨无力，腰膝酸软，形体消瘦，头昏目眩，耳鸣耳聋等症。见《景岳全书》。

【油煎鸡蛋蘸蜂蜜】 鸡蛋1~2个，蜂蜜1~2匙。油煎鸡蛋，趁热加入蜂蜜，立即进食，连食2~3个月。功能滋阴益气，强壮身体。适用于小儿支气管哮喘。见《疾病的食疗与验方》。

【泥鳅荷叶汤】 泥鳅、鲜荷叶适量。泥鳅去内脏洗净；鲜荷叶洗净。共煮汤食。适用于消渴病，饮用无度。见《中国药膳学》。

【泽兰蒸团鱼】 泽兰叶10克，团鱼1只。将团鱼杀死，去内脏。将泽兰叶纳入团鱼腹腔中，加清水适量，放沙锅中，隔水清蒸，肉熟烂后加少许米酒服食。隔日1次，连用3~5次。功能滋阴凉血，软坚散结。适用于肝脾肿大，妇女经闭，肺结核，骨结核，以及疟疾体虚的患者。孕妇、有腹泻者不宜食用。见《四季药膳》。

【治骨髓痛酒】 虎骨2400克，芍药600克，生干地黄3000克，清酒10000毫升。上药㕮咀，酒浸3宿，曝干，复入酒中，如此取酒尽为度，捣筛备用。服10克，日2次。适用于骨髓疼痛，烦热。见《医部全录》。

【治噎六汁饮】 梨汁、人乳（或牛乳）、蔗汁、芦根汁各等量，童便、竹沥减半。上药同煮沸，待冷，时时饮之。功能养阴润燥，清热化痰。适用于噎膈（或食管癌），吞咽梗阻，饮食难下，口干咽燥，大便艰涩，舌红少津等。见《本草求原》。

【治小儿脚痿行迟方】 五加皮、木瓜、牛膝各10~30克，小鸡1只，猪脊骨200克。先将小鸡宰杀后去毛杂，洗净切块；猪脊内洗净捶碎，与五加皮、木瓜、牛膝同入锅炖汤调味后食用。功能补肝肾，健筋骨。适用于小儿脚痿行迟症。见《全幼心鉴》。

【参叶茶】 参叶10克。水煎或开水冲泡。代茶饮。适用于骨蒸劳热，腰腿痛，防中暑。见《陕西中草药》。

【参姜饼】 人参、半夏、干姜末各15克，生姜汁10毫升，生地黄汁30毫升，麦面（白面）适量。半夏用清水淘数次，去矾味，干燥研末；人参也研末，与诸味放一起调匀，做成10个小饼，蒸熟，或用烤箱烤熟。每次吃1~2个，日2次。功能养阴益气，降逆止呕。适用于胃虚呕吐。见《卫生易简方》。

【参斛茶】 太子参15克，石斛10克，五味子6粒。将上药切碎，共为细末。用水冲泡当茶饮，每日1次。适用于热病伤阴，症见口干燥渴或胃阴不足，胃脘作痛，干呕纳少，舌光少苔，以及老年人气短乏力，头晕心悸等。见（验方）。

【参麦团鱼】活团鱼（鳖）1只（约500～1000克），精火腿肉100克，生猪板油25克，茯苓10克，人参5克，浮小麦200克，鸡汤500克，鸡蛋1个，调料适量。团鱼斩去头，沥净血，沸水中烫3分钟，取出，刮去背部、裙边上的黑膜、四肢上的白衣，去尾、爪、内脏，洗净，入锅中。加清水煮30分钟，捞出，放温水中，撕去黄油。剔去腹背甲及四肢粗骨，洗净，切成2厘米见方的块，摆入碗中。将茯苓、浮小麦放纱布袋中，扎口，与板油丁、姜、葱、盐、黄酒（8克）放团鱼碗中，撒上人参粉，并加入适量清汤，用湿绵纸封住碗口，蒸2～3小时，至团鱼熟烂。取出，去葱、姜、药袋，滗出原汤。把团鱼扣入另一碗中。原汤入锅中，加入味精及少量盐、黄酒，烧沸后，去泡沫，再将蛋液倒入汤内，边倒边搅拌，略煮后，起锅浇在团鱼上面。佐餐，缓食。功能滋阴、养血、益气。适用于骨蒸劳热，盗汗体虚等症。见《中国药膳》。

【参梅甘草茶】太子参、乌梅各15克，甘草6克，白糖适量。上药煎水，取汁。代茶饮。适用于夏季伤暑口渴，汗多，全身乏力。见《中国药膳学》。

【绍酒甲鱼】甲鱼1只（400克左右），香菇6只，猪瘦肉100克，绍酒150克，大蒜1瓣、葱、姜、盐、生粉少量。甲鱼宰杀后洗净切块。肉切片，用盐水、生粉拌和。油烧至七成热，爆香蒜末、姜片后，放入甲鱼块，加盐煸炒片刻，盛瓦钵中，猪肉片码于甲鱼块上，加绍酒清蒸30分钟，然后放上香菇再蒸30分钟，再加上葱，武火蒸5～10分钟。功能滋阴补肾，除痨热。适用于肾阴不足，骨蒸劳热，肝脾肿大等。见《食用菌饮食疗法》。

【春寿酒】天门冬、麦门冬、熟地、生地、山药、莲肉、红枣各等份，每210克混匀的药剂加酒2.5千克。上药浸入酒中装坛封固，隔水加热后，静置数日后饮用。随个人酒量慢慢饮用，药渣可制成丸药服用。适用于阴虚精少并兼有脾弱所致的腰酸，须发早白，神志不宁，食少等症。有利于延缓因阴虚精少所致的早衰之功效。见《万氏家传养生四要》。

【珍珠母粥】①珍珠母100克，粳米50克。珍珠母加水适量，煮约30分钟，去渣留汁，再用其汁同粳米煮粥。日1次，作早餐食用。功能清热解毒，止渴除烦。适用于温病，发热口渴，面目赤红，舌红苔黄等症。见《饮食辨录》。②珍珠母、生牡蛎各50克，粳米100克。珍珠母、生牡蛎加水煮约30分钟，去渣留汁（煮水约500毫升），再入粳米同煮为粥。日2次。功能滋阴潜阳。适用于阴虚阳亢之头痛眩晕，耳鸣耳聋，肢体麻木等症。现多用于高血压，脑血管意外所致头痛眩晕之症。证属虚寒者不宜服用。见《中医营养学》。

【珍珠明骨】水发明骨（鲨鱼之软骨）600克，鱼茸50克，火腿2克，番茄50克，黑木耳5克，小菜心50克，鸡汤300克，调料适量。将鱼茸做成珠粒，明骨出水，小菜心修成5厘米长，其他配料均切小片。将锅烧热，下植物油，下菜心及其他配料略煸，放入鸡汤烧沸，调好味，将明骨、鱼茸珠下锅，再沸时勾薄欠，装盆。功能滋补肝脏。可用于肝病之补养。见《食用菌饮食疗法》。

【苹果猪肾粥】猪肾（腰子）1个，苹果3个，大米50～100克。猪肾与苹果同煮取汁后，入米煮粥。功能补肾益脾。适用于肾虚，腰膝疼痛乏力之症。见《中国药膳学》。

【茱萸地黄酒】 茱萸120克，地黄12克，枸杞子、人参、当归各30克，黄芪18克，酒1500毫升，各药物切碎或捣碎，浸入酒中，避阴雨天，封存49天后可启用，每日服1～3杯。功能增颜美容，补虚强身。见《中国帝王媚药补酒》。

【荠菜鸡蛋汤】 鲜荠菜200克，鸡蛋1个。鲜荠菜加水约700毫升，放沙锅中煮至350毫升时，打入鸡蛋，煮熟，加食盐调味。蛋、菜、汤同食。日2次，30天为1疗程。功能养血止血。现多用于肾结核血尿，及乳糜尿等症。见《家庭食疗手册》。

【荠菜煎鸡蛋】 荠菜120克，鸡蛋1～2个。将荠菜切段，鸡蛋打散，同荠菜调匀，可加食盐少许，待锅中食油沸后倾入，煎熟。顿服。功能清肝明目，补益脾胃。适用于肝虚有热，眩晕头痛，或目昏眼干等症。见《食疗本草学》。

【荔枝根煮猪小肚】 荔枝根60克，猪小肚（膀胱）1个。将猪小肚洗净后与荔枝根加水500毫升，煮至250毫升，饮汤食小肚。功能补肾固精。适用于遗精、早泄等症。见《疾病的食疗与验方》。

【胡桃炖龟肉】 乌龟1只500克，核桃末60克，杜仲12克，续断12克，桑寄生12克，枸杞12克，姜块20克；葱节25克，精盐8克，味精1克，陈皮15克，猪棒子骨400克，绍酒20克。将乌龟放入开水烫死，宰去头、爪甲，刮去粗皮，去除肚肠，再切成块。中药去净灰渣，切成薄片，装入双层纱布袋中封住口。姜、葱洗净。沙锅置旺火上，加清水，猪棒子骨垫锅底，龟板、龟肉同入烧开后，撇出血沫，加入姜、葱、药包、绍酒、陈皮，再移至小火上炖至软烂，取出药包、姜、葱、陈皮、骨头，再加入精盐、味精调味。功能补肾益髓。适用于肾虚腰痛，耳鸣、头昏等症。见《养生食疗菜谱》。

【胡桃仁糖开水】 胡桃仁、白糖各30克。将胡桃仁捣碎，加白糖，开水冲服，日3次。功能温补肺肾，润肠通便。适用于脏燥，常有精神忧郁，发作时自觉烦闷，急躁，叹气或悲伤欲哭等症。见《家庭药膳手册》。

【枸杞茶】 ①枸杞子20克。沸水泡茶频饮。适用于视力减退，老年性羞明，夜盲等症。见《常见病验方研究参考资料》。②枸杞子、五味子、白糖各100克。将枸杞子、五味子拣洗，用开水冲泡，盖严浸泡1日，放糖令溶化即得。代茶缓缓饮之。适用于食欲不振等“苦夏”青年人及高血压病患者。见《防治心血管病的饮食》。

【枸杞粥】 ①以枸杞子代叶与粳米煮粥。功能滋补肝肾。适用于肝肾阴亏，腰膝酸软，头晕目眩，目昏多泪等症。见《食物本草会纂》。②枸杞叶30克，葱白7茎，薤白10克，炒豆豉10克，粳米100克。先煎枸杞叶、薤白、豆豉等，去渣取汁，后入米煮做粥，空腹食用。功能益肾，祛风，除热止渴。适用于热病后，虚羸烦热，口干喜饮，胸闷气短，肢体疼痛。见《圣济总录》。

【枸菊茶】 枸杞子12克，菊花、霜桑叶各6克，谷精草3克。上药共为粗末，煎汤，取汁。代茶饮。适用于两目昏花而干涩，头晕耳鸣，视力减退及视神经萎缩属于肝肾阴亏者。见《瀚海颐生十二茶》。

【枸杞子茶】 枸杞子6克，五味子3克。研细，滚开水泡封。代茶饮之。适用于疰夏虚病。见《摄生众妙方》。

【枸杞叶粥】 ①枸杞叶鲜者60～100克（干者30克），粳米100克。枸杞叶和米同煮粥，空腹食。功能补虚益精，清热止渴，祛风明目。适用于肝肾亏损，腰膝痿弱，虚劳发热，目赤发热及风湿痹痛。见《传信方》。②枸杞叶（切细）250 克，粳米 150 克，豆豉汁适量。将豆豉汁与枸杞叶、粳米相合，煮作粥，以五味末、葱白等调味，随量食之。适用于五劳七伤，房事衰弱。见《太平圣惠方》。

【枸杞肉丝】 精猪肉 500 克，枸杞、熟青笋各 100 克，调料适量。猪肉去筋膜，切丝，青笋切丝；枸杞洗净。烧热锅，放猪油，热后下肉丝、笋丝，划散，烹黄酒，加白糖、酱油、盐、味精各适量，放枸杞翻炒几下，淋上麻油，推匀起锅。功能滋阴养肾，养血明目。适用于血虚眩晕，心悸，肝肾阴虚，视物模糊；肾虚阳痿，腰痛，及体弱乏力，神疲等症。无病常食，亦可强身益寿。见《中国药膳学》。

【枸杞兔丁】 兔肉 500 克，枸杞 10 克，生姜 10 克，葱 10 克，鸡蛋 2 个，骨汤 70 毫升，调料适量。将枸杞用温水洗净，姜切片，葱切葱花，鸡蛋去黄留清；兔肉去筋膜，洗净切丁，用蛋清调干豆粉、精盐上浆；用料酒、精盐、胡椒精、味精、骨汤调成滋汁。待锅中猪油烧至六成热时，下兔丁快速炒散，放姜片、葱花翻炒后倒入滋汁勾芡，放入枸杞炒匀。佐餐或单食。功能补肝肾，益脾胃。适用于阴虚所致之头晕眼花，耳鸣乏力，腰膝酸软，及糖尿病等。见《家庭药膳》。

【枸杞药酒】 枸杞子 2500 克，熟地黄 500 克，黄精（制）500 克，百合 250 克，白糖 5 千克，50 度白酒 50 千克，远志（制）250 克。泡药酒。口服一次 10 ~ 15 毫升，日 2 ~ 3 次，温服。功能滋肾益肝，适用于肝肾不足，虚劳羸瘦，腰膝酸软，失眠健忘等症。见《新编中成药》。

【枸杞煎方】 枸杞根 1000 克，白羊脊骨 1 具。枸杞根细锉后，加水 30000 毫升，煮至 9000 毫升，澄清取汁；下入打碎之羊脊骨，微火煎取 3000 毫升，去渣贮器。每服 60 毫升，加酒 10 ~ 20 毫升，空腹温服。功能补益肝肾。适用于频遭重病，元气未复，虚弱羸瘦，腰膝无力等症。见《太平圣惠方》。

【枸骨叶茶】 枸骨嫩叶 32 克。将其烘干，开水冲浸，代茶徐徐饮之。适用于肺痨。见《湖南药物志》。

【枸杞决明汤】 沙参 15 克，牛膝 9 克，枸杞子 15 克，决明子 9 克，蜂蜜适量。将前 4 味药煎汤后，冲入蜂蜜调服。日 1 剂，连服数剂。功能滋阴清热，养肝明目。适用于青光眼病程日久，眼胀头痛不堪，兼有腰酸失眠，潮热盗汗，视力低下等症。见《疾病的食疗与验方》。

【枸杞苦瓜粥】 枸杞子 30 克，苦瓜子 9 克，羊肾 1 只，羊肉 100 克，葱白、食盐适量，大米 50 克。将羊肉切碎；羊肾剖洗干净，去筋膜、切丝。将枸杞子、苦瓜子煎汤去渣，入大米、羊肾、羊肉煮作粥，熟后加葱、盐等调味服食。作早晚餐食。适用于阴虚火旺所致的阳痿。见《常见病食疗食补大全》。

【枸杞炖兔肉】 枸杞子 15 克，兔肉 250 克。加水适量，文火炖至烂熟后，加盐调味。饮汤食肉，日 1 次。功能补益肝肾，健脾滋阴。适用于消渴证属肝肾不足者。肺胃燥热之消渴不宜服用。见《中国药膳学》。

【枸杞爆肝尖】 生猪脬 250 克，枸杞子、水发玉兰片各 50 克，豌豆 10 克，蛋清 1 个，调料适量。一半枸杞子用水煮提取法提取浓缩汁 25 毫升，另一半上屉蒸熟备用；将肝切片，放开水锅内焯一下，冲净后以净布搌干，放碗内，加蛋清及水淀粉、盐少许，抓匀浆好；将锅置火上，加猪油，待油稍热，下肝尖，用勺推开，至肝发亮时捞出，倒出余油；将玉兰片，豌豆及枸杞下锅，并加清汤 20 毫升、枸杞子浓缩汁、料酒、盐、葱末、姜末、蒜末、水淀粉，搅后下肝尖，翻转后盛盘。功能滋补肝肾，益精明目。适用于肝肾阴虚，视物模糊，迎风流泪等症。亦可用作健身益寿之常服佳品。见《滋补保健药膳食谱》。

【枸杞爆鸡丁】生鸡脯肉150克，枸杞子10克，玉兰片（水发）30克，荸荠30克，调料适量。枸杞子洗净后上屉蒸熟；鸡脯肉切丁，玉兰片切片，荸荠切丁；将水淀粉加牛奶40毫升及葱末、姜末、蒜末、精盐、味精各适量，配成芡汁；将鸡丁置碗内，加蛋清（1个）、水淀粉上浆；炒勺中之植物油五成热时离火，放入鸡丁后复置火上，放玉兰片、荸荠丁，急速倒入漏勺沥油；再将炒勺置火上，倒入鸡丁等和蒸熟的枸杞子，随入芡汁，翻炒后沥上鸡油。功能补肝肾，益精血。适用于肝肾不足，腰膝酸软，头晕耳鸣，眼目昏花，视力减退，及虚劳咳嗽等症。见《滋补保健药膳食谱》。

【枸杞子红枣粥】枸杞子30克，红枣10枚，粳米60克。上3味加水共煮粥。早晚餐服食，常服有效。适用于肝肾阴虚之慢性肾炎。见《常见病食疗食补大全》。

【枸杞子糯米粥】枸杞子15～20克，糯米50克，白糖适量。将上3味同入沙锅内，加水用文火烧至微滚至沸腾，待米开花，汤稠有油出现即停火，焖5分钟。每日早晚温服，可长期食用。适用于肝肾阴虚，头晕目眩，视力减退，腰膝酸软，阳痿，遗精等症。有外感邪热和脾虚湿盛者不宜服用。见《常见病食疗食补大全》。

【枸杞叶煲猪腰】枸杞叶100～150克，猪腰1对。枸杞叶与洗净切成小块的猪腰同入锅，加水适量煲汤，去药，调味服食。功能补肾益精。适用于肾虚遗精，腰膝酸痛，肾虚耳聋等症。见《古方饮食疗法》。

【枸杞麦冬蛋丁】鸡蛋5个，枸杞、花生米、猪瘦肉各30克，麦冬10克。将花生煎脆；枸杞洗净，入沸水略汆捞出；鸡蛋打碗中，加盐打匀，倒进另一涂油之碗中，隔水蒸熟后，切成粒状；锅置旺火上，放花生油，猪肉炒熟后，倒进蛋粒、枸杞、麦冬碎末炒匀，放盐、味精、湿淀粉勾芡，盛盘后脆花生米铺在上面即成。佐餐服食，日2次。功能滋补肝肾。适用于慢性肝炎，早期肝硬化等症。见《家庭药膳手册》。

【枸杞煎烹肉丝】瘦猪肉400克，枸杞子30克，香菜9克，鸡蛋1个，调料适量。枸杞子之一半用水煮提取法取浓缩汁15毫升，另一半上屉蒸熟备用；肉切丝，放碗内，加鸡蛋、湿淀粉、精盐各适量拌匀；香菜切段；取碗，加酱油、白糖、米醋、料酒、味精、清汤及适量枸杞子浓缩汁，兑成清汁备用；勺内加宽油，烧至三四成热时，下肉丝划开，捞出沥油；勺内留少许底油，下肉丝，两面煎至金黄色，放入葱、姜、香菜，再放清汁及蒸熟的枸杞子，加明油、香油，翻个，出勺装盘。功能滋阴补血，明目健身。适用于体虚乏力，神疲，血虚眩晕，心悸，肾虚阳痿，腰痛等症。现多用于贫血，性功能低下等症。见《滋补保健药膳食谱》。

【枸杞黑豆大枣炖猪骨】生猪骨（或羊骨）250克，枸杞子15克，黑豆30克，大枣20枚。几品同放锅内，加水炖至烂熟，调味服食。隔日1次，可长期服用。功能滋阴，养血，止血。适用于再生障碍性贫血属肝肾阴虚者，头晕耳鸣，午后发热，手足烦热，遗精盗汗，出血较重等症。见《疾病的食疗与验方》。

【柠檬汁煎鸭脯】鸭脯240克，麻油6克，柠檬汁90克，料酒10克，去壳鸡蛋45克，干淀粉40克，罐头菠萝150克，花生油500克。先用鸡蛋液，后用干淀粉将鸭脯拌匀，用旺火烧热铁锅，下油涮锅后，将油倒回油罐，并将锅端离火，把鸭脯进行半煎炸，然后把锅端回炉上，烹料酒，加柠檬汁拌炒，淋麻油和花生油 15 克，炒匀上盘，用菠萝块镶边。功能开胃除烦，补阴生津。适用于头晕目眩，阴虚阳亢，津液不足，高血压，肺结核等病证。见《滋补中药保健菜谱》。

【韭菜煮蛤肉】韭菜（韭黄更好）250 克，蛤蜊肉 350 克，调料适量。韭菜洗净，切段；蛤蜊肉洗净，切片；同放锅内，加姜、黄酒、盐、清水各适量，沸后文火炖至蛤肉熟透，加味精。功能滋阴健胃，生津止渴。适用于肺痨虚弱，阴虚盗汗，及糖尿病等症。见《家庭食疗手册》。

【香肠木耳】水发黑木耳 25 克，香肠片 100 克，植物油 50 克，姜末、葱花各 5 克，精盐 2 克。将黑木耳浸泡、洗净，放碗内；炒锅置火上，放植物油烧热，下姜末、葱花爆香，下香肠煸炒约 3 分钟，放入少许清水，倒入黑木耳，放精盐，烧熟。佐餐或单食。功能滋阴润燥。适用于脏腑津亏，皮肤干燥，燥咳痰少，大便不利等症。痰湿者不宜食。见《食用菌饮食疗法》。

【复方桑椹膏】鲜黑桑椹 2500 克，熟地、玉竹、黄精各 50 克，天花粉 100 克。桑椹榨取汁；熟地、玉竹、黄精以水浸泡后，文火煮取浓汁 500 毫升，兑入桑椹汁，再入天花粉，慢火收膏。每服 10 ~ 15 克，日 2 次。功能滋阴益精，生津止渴。适用于肾阴亏损，阴虚内热，肺胃阴伤，燥渴等症。虚寒泄泻者不宜用。见《常见病的饮食疗法》。

【皇上一味秘精茶】分心木 15 克。清水洗净，加水煎半小时，去渣，待用。临卧前，代茶饮。适用于白带过多，尿血，崩漏，遗精，尿频等症。见《滋补保健药膳食谱》。

【食盐拌粥油】大米适量，加水煮稠粥，待粥将成时，撇出浮面的稠厚粥油（浮于锅面上的浓稠液体）1 碗（约 300 ~ 500 毫升），加盐少许，调味服用。日 1 次。功能滋阴补精，肥人五脏。适用于精清不育或形体消瘦等症。见《串雅内编》。

【食盐炒龙虱】取新鲜龙虱若干，加食盐少许炒熟，去翅及头爪服食。成人每服 10 只，小儿减半。功能滋阴补肾，缩泉止遗。适用于小儿遗尿，老人夜间多尿等症。见《饮食疗法》。

【食盐煮豇豆】豇豆 100 ~ 150 克，食盐少许。豇豆加水煮烂，加食盐调味，1 次服食。功能滋阴补肾。适用于肾虚遗精，小便频数等症。见《本草纲目》。

【食栗补肾方】生栗子 250 克，猪肾 1 个，粳米 250 克，陈皮 6 克，花椒 10 粒，食盐 2 克。鲜板栗放阴凉通风处阴干待用；猪肾洗净后撕去筋膜，剖成 2 半，片去腰臊，切成小块，与粳米、陈皮、花椒一同下锅，加清水约 2500 毫升，置中火上煨熬成粥；去陈皮，加食盐调味，分作 2 碗。每次取出粟子 10 余枚，剥壳食肉，细嚼，连液吞咽，其后服食 1 碗猪肾粥。功能补肾健骨，补脾强身。适用于肾虚腰痛，脚软无力，小便频数等症。宜作老年肾虚体弱者膳食。见《对山医话》。

【肺羹银耳】银耳 15 克、鸡清汤 150 克、新鲜猪肺 1 付，葱、姜、盐、料酒、味精、胡椒面适量。银耳温水泡待胀洗净后，再灌入开水使发胀，削去黑根，再用开水氽捞出放入少许食用碱，拌匀，加入开水泡五分钟，再用开水冲二次去碱味，再用清水泡后蒸熟备用。将猪肺管套自来水龙头上，冲尽肺叶中的血，控去水分，投入开水锅氽透捞出，洗净血沫。葱切成段、姜拍破。于大沙锅内注入清水，放入葱、姜、料酒及猪肺，大火烧开后，移至小火煮烂。将猪肺捞入冷水内，剔下气管和筋络，撕去老皮，把猪肺切成蚕豆大的小块，放入碗内，待汤烧开即放味精，起锅装碗。功能补肺滋阴，益气和胃。适用于心烦口渴，干咳，痰稠，气虚懒言等症，更宜于提神益志，防病强身，使人更健康。见《滋补中药保健菜谱》。

【养老膏】 建莲肉（去心研末），芡实肉（去壳研末），苡米粉（蒸熟研末）各等份，甜梨、大山楂、甜藕各等份（量为前三者之一半）。将后三者蒸熟，用麻布滤去渣，熬成膏，调入前三味细末为膏，酌加白砂糖拌匀，晾干收贮酌量食之。功能润燥清火，滋阴健脾。适用于老人口干舌燥，脾虚厌食等症。见《集验良方》。

【养肝明目汤】 枸杞子 30 克，蒺藜子 12 克，女贞子 12 克，车前子 15 克，菟丝子 15 克，白菊花 10 克，猪肝（羊肝、鸡肝亦可）适量。上药分别清洁、干燥、研为粗末，混合均匀，装入瓶中备用。每用 15 克，与猪肝 90 克（羊肝、鸡肝亦可）配合制为汤服。将药末煎取汤液，猪肝（或羊肝、鸡肝）切成薄片，煮汤服或蒸服均可。功能养肝明目。适用于肝肾不足，视物昏暗之症。见《实用食疗方精选》。

【美髯醑】 桑椹子（火烧干）400 克，何首乌（用黑芝麻煮过）400 克，冬青子（盐水炒）80 克，旱莲草（晒干）120 克，熟地黄（怀庆者）280 克，乌饭叶（切碎）120 克，黑豆皮（不用豆）120 克，干茄花（净瓣）120 克，乌犀角（用铜罐河水熬，滴水成珠）120 克，无灰酒 36000 毫升。将药用绢袋盛之，投入酒内，封固坛口煮 1～2 小时，放土地上出火气，不拘时，随个人酒量慢慢饮用，每饮加青盐少许，引入肾经为佳。可乌须黑发。见《摄生秘剖》。

【首乌肝片】 鲜猪肝 250 克，首乌液（1∶1）20 毫升，水发木耳 25 克，青叶菜少许，调料适量。首乌液放入锅内，加水煮熬至汁浓；猪肝去筋膜，切片；青叶菜洗净；将肝片加首乌汁、盐、水生粉各适量，搅匀；另取碗放余下之首乌汁、水生粉及酱油、黄酒、盐、醋、汤，调成芡汁；锅中油烧至七八成热时，放肝片快速划透，捞出；锅内留余油少许，下姜、蒜略煸，再放肝片、青叶菜翻炒，倒入芡汁炒匀，淋上少许猪油，下葱丝。功能补肝滋肾，益精养血，乌发明目。适用于肝肾阴亏，头昏眼花，视力减退，须发早白，腰膝酸软等症。亦可用作慢性肝炎，冠心病，高血压，高脂血症，神经衰弱患者之膳食。无病常食，亦可健身益寿。见《中国药膳学》。

【首乌大米粥】 首乌（布包）10～30 克，大米 100 克。将上 2 味同入沙锅内，依常法煮作粥。日 1 剂，早晚餐服食。适用于肾阴虚所致的更年期综合症。见《常见病食疗食补大全》。

【首乌炒野鸡】 何首乌 10 克，野鸡 2 只，冬笋 15 克，鲜椒 100 克，调料适量。首乌煎煮取汁待用；野鸡治净，去骨切片；冬笋、鲜椒切丁；锅置火上，加油烧热，入野鸡片氽炸，熟后倒入漏勺待用；锅留底油，加入鸡片、冬笋、鲜椒丁、首乌汁及酒、酱油、盐、味精各适量，快速翻炒后勾芡。佐餐食用。功能滋补肝肾，乌发悦色。常服可乌须黑发，润泽肤色，强身益寿。不宜与木耳、胡桃同食。见《良药佳馐》。

【首乌黑豆汤】 制首乌 6 克，黑豆 3 克。首乌煎煮取汁 50 毫升；黑豆泡胀洗净，煮 1 小时后，加入首乌汁再煮 30 分钟，加食盐、猪油调味，顿服。日 1 次。功能补肝肾，益精血。适用于肾虚，腰腿酸痛乏力等症。亦可用于健身益寿。见

《中国药膳学》。

【洋参粥】西洋参3克，麦冬5克，淡竹叶10克，粳米50克，冰糖少许。前4味共治净，煮粥后入冰糖，或加调味品服食。日2次，早晚餐服。功能益气滋阴。适用于热病后气阴不足，气促乏力，口干口渴等症。见《良药佳馐》。

【神仙酒方】肥生地黄32克，牛膝16克，菊花32克，当归32克，红糖640克，陈醋640克，烧酒5000克，井水2500克。用水、醋将红糖和匀，加入酒内，再用绢袋将肥生地黄、牛膝、菊花、当归盛好放入酒内，密封5天后用。随个人酒量久服，有添筋力、补益正气之效。见《集验良方》。

【神仙固本酒】牛膝240克，制何首乌180克，枸杞子120克，天门冬、麦门冬、生地黄、熟地黄、当归、人参各60克，肉桂30克，糯米20000毫升，白曲2000毫升。先将上药制为粗末，糯米蒸熟冷却后拌入药末及曲末，和令均匀，置于坛内封固，如常法酿酒，酒成后，榨取酒液饮用。随个人量饮用。适用于肾虚腰膝酸软，耳鸣目暗，须发早白或腰部冷感等症。见《东医宝鉴》。

【珠玉二宝粥】生山药45克，生薏米50克，柿霜饼20克。先将山药、生薏米捣成粗渣，煮至烂熟，后将柿霜饼切碎，调入融化，随意食之。功能益气滋阴清热。适用于脾肺气阴亏损，饮食懒进，虚热劳嗽。见《医学衷中参西录》。

【素三鲜】竹笋肉（或冬笋）250克，荠菜100克，水发香菇50克，调料适量。竹笋、香菇切成细丝，放入烧至六七成热的植物油内煸炒数十下，加入浸泡香菇的鲜汤及少许水，煮沸后用文火焖煮3～5分钟，下荠菜碎末，调入精盐、味精、勾薄芡，淋上麻油。佐餐服食。功能清热安神，利尿降压，益胃补虚。适用于体虚眩晕，血压偏高，下肢浮肿，食欲不振等症。尤宜于孕妇见此症者。见《膳食保健》。

【莲子清补汤】莲子50克，腐竹100克，猪瘦肉100克，发菜适量。将莲子去心洗净；腐竹、发菜泡发好；猪瘦肉洗净、切块。四者同入锅内，加水煮至肉熟。功能补养脾胃，清润益肺。适宜夏季服用。亦可用于气阴不足和阴虚者。见《补品补药与补益良方》。

【莲子里脊汤】猪脊骨750克，猪里脊肉250克，白莲子50克，木香5克，大枣5枚，炙甘草6克，鲜嫩豌豆100克，鸡蛋1个，葱、姜各20克，料酒25毫升，味精、胡椒粉各1克，干豆粉40克。将木香、炙甘草洗净用纱布包好；生姜洗净拍破、葱切成长段；脊骨洗净砍成长节；肉洗净切薄片；豌豆洗净。鸡蛋去黄留清，与豆粉调成蛋清豆粉，放入肉片，加精盐、料酒、胡椒粉码好味。净锅置火上，注入清水，下脊骨煮沸，打去血泡，入葱、姜煮2小时后，下大枣、莲肉煮30分钟，再入豌豆、药包煮20分钟，拣出脊骨、药包、葱、姜不用。再将脊骨汤用旺火烧沸，下肉片滑好，调入味精，装碗。佐餐食。功能滋阴益肾，润燥止渴，适用于三消渴饮，骨蒸劳热等。是衰弱者之珍肴。糖尿病患者可常服，驾驶员常食可消除脑疲劳，有利于行车安全。见《家庭药膳》。

【莲实雪耳汤】莲子15～25克，芡实12～15克，雪耳6～9克，怀山药15克，鸡蛋1只，砂糖适量。前3药先水煎，再放雪耳，待莲子、芡实熟后，放入搅好的鸡蛋，加糖调味。功能补肾固精，滋润脾肺。适用于肾虚之腰膝酸软，小便频数，遗精等症。见《补品补药与补益良方》。

【莲子桂圆山药粥】莲子（去心）、桂圆肉各50克，山药粉100克。莲子、桂圆用文火煮，将熟时，放入山药粉共煮为粥。早晚服食或作点心用。日1剂。功能补脾益肾，养心涩肠。适用于脾虚泄泻。肾虚遗精，心悸失眠等症。并可预防习惯性流产。见《常见病的饮食疗法》。

【莲子芡实猪瘦肉汤】莲子肉、芡实各50克，猪瘦肉200克，将三者同加水适量褒汤。佐餐食。功能益肾健脾。适用于肾虚腰酸痛，夜梦多，梦遗滑精，夜尿频多等症。见《家庭药膳手册》。

【荷叶鸭子】填鸭肉200克，糯米粉5克，米粉15克，鲜荷叶1张，酱油5克，料酒0.45克，葱0.45克，大料1瓣，老姜0.5克，胡椒少许，味精适量。将鸭肉去骨，切成块状；大料剁碎，与糯米同炒熟，研成细末。酱油、料酒、味精、葱末、姜末、胡椒粉等调成汁，把鸭肉浸在里面，待入味，再把糯米粉、米粉调入，用筷子拌匀。荷叶洗净，切成4块，把已调好的鸭肉用荷叶包扎好，放在盘内，上笼蒸约2小时。功能滋阴清热，补中养胃，利水消肿。适用于高血压病，冠心病，脑血管病，营养不良，贫血，肝炎等患者服食。尤宜于老年人食用。见《饮食与长寿》。

【桂黄浆粥】肉桂、熟地黄各3~5克，韭菜汁适量（或鲜韭菜30克），粳米100克。前两药水煎取浓汁，分两份与粳米煮粥，待沸后，加入韭菜汁或洗净切细的鲜韭菜、调入精盐，煮至米熟。日1剂，分2次服。功能温阳补肾固涩。适用于肾阴阳两虚，小便频数量多，混浊如脂膏等症。见《百病饮食自疗》。

【桃仁墨鱼】净墨鱼（去骨）15克，桃仁6克，调料适量。2味同放锅内，加适量水及葱、姜、盐，烧沸后，转用文火炖至熟。1次温热服食，连用3~5天。功能通经活血补虚。适用于阴血不足，冲任失养之月经过少症。见《食物与治病》。

【核桃草鱼头】草鱼头2个（约1500克），核桃肉150克，首乌15克，天麻6克，生姜、葱各15克，精盐5克，胡椒粉3克，味精2克，料酒25毫升，猪油100克，冬笋、豌豆尖各60克。将核桃仁用开水泡涨、剥去皮、洗净；首乌、天麻洗净；鱼头去腮洗净；下颚劈开，顶部不劈；冬笋剖成两半，顺切成2厘米厚的片；生姜洗净拍破、葱切成长段；豌豆尖洗净。净锅置火上，加入猪油，待热时下姜、葱煸出香味，入清水约2500毫升，再放鱼头、核桃仁、首乌、天麻、冬笋、料酒、精盐、胡椒粉，用大火烧开，打去浮沫，倒入沙锅内，改用小火烧至鱼头熟时，下豌豆尖。拣出葱、姜、首乌不用，调入味精。佐餐食。功能补肾平肝祛风。适用于肝肾亏虚之头晕、头痛等。高血压者服食可降压；脑力劳动者常食可益智健脑。见《家庭药膳》。

【核桃仁豌豆泥】鲜豌豆750克、藕粉60克、核桃仁60克、白糖240克。豌豆以水煮烂、捞出捣泥去皮茬。藕粉用冷水调成稀糊状，核桃仁开水泡至能剥去皮后，用温油炸透捞出，稍冷剁成细末。锅内适量开水加入白糖、豌豆泥搅匀，待煮开后，将调好的藕粉缓缓倒入、勾成稀糊状，撒上核桃仁末。功能滋阴补肾，润燥滑肠。适用于贫血，肠燥便秘，肾虚咳喘等症。又有益于防病延寿，增强人的记忆力。见《滋补中药保健菜谱》。

【核桃仁枸杞肉丁】核桃肉100克，猪腰条肉200克，枸杞25克，鸡蛋1个，熟猪油500克（实耗100克），绍酒10克，蒜片、姜片、葱丝各5克，精盐3克，胡椒粉0.5克，湿淀粉30克。核桃肉用开水浸泡去皮，切小丁，入热油中炸成浅黄色，捞出；枸杞洗净；肉洗净切丁，加蛋清及盐、淀粉各2克拌匀；另用盐0.5克、酒、胡椒粉、味精、湿淀粉加鲜汤调成汁。猪油烧至四成热时，放入肉丁、枸杞，用筷子拨散，撇去余油，约留30克时，倾入姜、葱、蒜炒香，再入核桃仁炒匀，淋上汤汁。佐餐服食。功能补肾益精。适用于肾阴虚之眩晕耳鸣，遗精腰酸，咽痛颧红，发脱齿摇等症。见《百病饮食自疗》。

【鸭粥】青头雄鸭1只，粳米适量，葱白3茎。鸭治净切碎，煮至极烂，再加粳米、葱白同煮为粥。或用鸭汤与粳米，葱白煮粥亦可。早晚餐温热服食。5~7天为1疗程。功能滋阴补虚，健脾消肿。适用于虚弱，骨蒸潮热及一切水肿病人。阳虚脾弱，便溏者不宜用。见《肘后备急方》。

【鸭肉海参汤】鸭肉150~200克，海参30~50克，调味品适量。将鸭肉洗净切片；海参用水发后切薄片，同入沙锅内煮汤，至鸭肉烂熟，加少量盐、胡椒粉、味精。功能滋补肝肾，强壮身体。适用于肝肾阴虚者。亦可用于慢性肾炎水肿消退后的滋补。见《疾病的食疗与验方》。

【鸭蛋银耳汤】鸭蛋1个，银耳15克，冰糖适量。银耳用湿水泡发洗净，煮至熟烂，再打入鸭蛋稍煮，调入冰糖。早晚空腹食。功能补气阴，疗虚损。适用于阴虚肺燥，咳嗽痰少症。胃冷痛寒泻者不宜用。见《良药佳馐》。

【蚝肉乌龟汤】蚝肉鲜品250克（或干品100克），乌龟3~4只（重约800~1000克），细盐、黄酒各适量。将新鲜蚝肉清水洗净，干品须用淘米水浸泡半小时，再用清水洗净。乌龟活杀，从侧面剖开，去内脏，洗净，水烫，除去薄膜。将乌龟连壳倒入沙锅内，加冷水浸没，先用中火烧开，加黄酒二匙，后改用小火慢慢煨2小时，入蚝肉，加细盐一匙，再继续煨1至2小时，直至蚝肉、龟肉极烂、龟甲极易脱落，汁很浓时，离火。空腹食或佐餐。功能滋阴补肾，强身健骨，补血生血。适用于肾阴亏损，阴血不足，腰脚乏力者。见《常见慢性病食物疗养法》。

【造酒乌须方】怀生地120克，大当归60克，小红枣肉90克，赤白何首乌各500克，生姜汁120克。麦门冬30克，胡桃肉90克，甘枸杞60克，莲子肉、蜂蜜各90克，糯米1斗。将赤白何首乌先用水煮过，生地以酒洗净，再用煮过何首乌的水，煮地黄至水渐干，加入生姜汁水，再以文火煨至水尽，遂将地黄捣烂备用；以糯米，加水6000毫升再加适量酒曲酿酒，至有酒浆时，将捣烂的地黄均匀调入酒糟中，3日后去糟取酒液；再将赤白何首乌等所有的药物装入绢袋，悬于酒中浸泡，容器密封，隔水加热约1.5小时，取出埋土中3日，去火毒后，便可饮用。每次饮1盅，日3次。适用于肝肾精血不足所致的腰酸无力，须发早白，面色萎黄，大便偏干等症。见《寿世保元》。

【复方熟地酒】大熟地250克，沉香（或檀香）3克，枸杞120克，白酒3000克。药物浸白酒中10日饮用。功能补肾益精，滋阴补血。适用于精血不足，腰痛，乏力，眩晕，及性机能减退等症。见《中国药膳学》。

【脂麻粳米粥】黑脂麻30克，粳米60克。将两者加水煮成稀粥食。亦可加糖调味服用。功能补肝肾，健筋骨。适用于肝肾两虚，筋骨不健，四肢酸软无力等。见《食疗本草学》。

【烧龟肉】乌龟1只，调料适量。将乌龟治净，取肉切块，用食油煸炒后，放入葱、花椒、酱油、白糖、食盐等混匀，加水适量，以小火煨炖至极熟食。功能滋阴降火。适用于虚劳发热，咳嗽咯血；亦可用于吐血、便血、痔疮出血的病人。见《食疗本草学》。

【烩银耳】上品银耳25克，套汤500克。将用开水泡开摘去杂质洗净后的银耳放锅内，加开水，入笼以旺火蒸5分钟取出，水抛掉不用。在炒锅内用清汤汆一下银耳，捞出后放入大碗中，把套汤放锅内烧开后，点入几滴料酒，立即冲入银耳碗中食用。功能润肺养胃，养阴补虚。适用于阴虚体衰，津液亏损，口干舌燥，咳嗽痰少等症。见《滋补中药保健菜谱》。

【凉拌银耳】银耳20克，火腿丝15克，白糖、味精、盐、葱花及香油适量。于铝锅中以1000毫升水一匙盐的比例将此盐水烧开，放入洗净发胀的银耳，待水再开捞出、沥干，加白糖、味精及火腿丝拌匀，临吃前加入葱花、香油少许。功能滋阴养胃，润肺补虚。适用于津液亏损，身体虚弱。见《滋补中药保健菜谱》。

【酒炒螺蛳】螺蛳500克，白酒适量。将螺蛳洗净泥土，放铁锅中炒熟后，烹加白酒、适量水，煮至余液将尽时即成。用针挑螺蛳肉，蘸调料吃，并饮余下酒液。功能清热利尿。适用于小便白浊，排尿不畅等症。见《药膳食谱集锦》。

【酒酿银耳】干银耳15克、白糖250克、甜糯米酒（捞糟汁）60克。将泡发好的银耳开水汆一下后置钵里，加开水蒸烂加白糖，再倒到锅内，加入甜糯米酒烧开，撇尽泡沫，盛入碗内食用。功能滋阴润肺。适用于心烦口渴，大便燥结，补充营养，强身保健。见《滋补中药保健菜谱》。

【消渴救治丸】黑豆、天花粉各等份。将黑豆炒香，与天花粉共研细末，面糊为丸。每服15克，日2次，另用黑豆15克煎汤送服。功能补肾养阴。适用于肾虚消渴难治者。见《食疗本草学》。

【海参茶】海参不拘量，加水煎汤，取汁，代茶饮。适用于阴虚盗汗，体瘦乏力等症。（验方）。

【海红扒鱼翅】水发鱼翅1000克，胜芳小螃蟹1500克，红胡萝卜120克，母鸡1只，火腿250克，猪肉750克，熟猪油60克，清汤500克，料酒15克，玉米粉9克，葱250克，生姜30克，味精、食盐各适量。把发好的鱼翅用开水煮两次，捞起放入凉水盆内，除去其杂物后，放入瓷盆内，加入猪肉、母鸡肉（半只）、火腿、葱姜（1半）、料酒6克，上蒸锅蒸烂（以用筷子挑起翅子中间两头下垂为准）取出。将鱼翅用开水冲1次，再放入瓷盆内，加入余下的母鸡肉、葱、姜、料酒，再蒸30分钟左右。将螃蟹蒸熟，取出肉和蟹黄，切碎；将红胡萝卜切成细丝，用熟猪油在微火上炸，把它炸成泥状，油即变成红色。先将蟹肉煸好，放入清汤60至90克，加入味精、料酒少许，再将蒸好的鱼翅用开水汆一下，将水滗去，放入锅内，微火靠浓，然后勾芡，加入红萝卜油，倒入大盘中。功能滋阴补肾，强筋壮骨。适用于肾精亏损，筋骨痿软，行走无力等症。老年骨质疏松症、偏瘫尤为适宜。见《大众药膳》。

【海参白芨散】海参250克，白芨120克，龟板60克。将海参、白芨焙干；龟板炙酥，共研细末即成。每服15克，日3次。功能滋阴补血，收敛止血。适用于肺痨（肺结核）阴虚咯血，失血较多而无瘀血的病人。见《食疗本草学》。

【浮小麦芪枣汤】浮小麦30克，生甘草10克，大枣5枚，黄芪20克，生牡蛎30克。将5味同放沙锅内，加水1000毫升，煎至600毫升去渣。日3次。宜常服。功能止汗固表。适用于肺结核盗汗症。见《疾病的食疗与验方》。

【料豆二子明目丸】野黑豆、枸杞子、女贞子各100克。将三者干燥，共研细末，炼蜜为丸。早晚各服6～9克，温开水送下。功能补肝明目。适用于阴亏目昏，老眼失明等。见《食疗本草学》。

【益肾生精汤】枸杞子15克，鹿角胶、鱼鳔胶各30克，黑豆、猪骨髓各200克，牛鞭100克，食盐、味精适量。将牛鞭用水涨发好，去净表皮切段；骨髓剁成段；黑豆用温水泡开，同入锅内，加水，用武火烧开，文火煨烂，放入枸杞子、鹿角胶、鱼鳔胶、盐煮10分钟，调入味精。饮汤吃肉及黑豆。功能滋补肾阴，填精益髓。适用于肾阴不足而致的精子总数少者。宜常服。见《疾病的食疗与验方》。

【桑仁粥】桑椹30克，糯米100克，冰糖少许。先将桑椹浸泡片刻，洗净后与米同入沙锅煮粥，煮熟加冰糖溶化即可。功能补肝，滋肾，养血，明目。适用于肝肾阴虚引起的头晕目眩，视力减退，耳鸣，腰膝酸软，须发早白，以及肠燥便秘等症。每日2次空腹食，可经常食用，但平素大便稀溏或泄泻者忌用。桑椹以成熟、肉厚、色紫者为佳，忌用铁器蒸煮。见《粥谱》。

【桑杞汤】桑椹子50克，枸杞子18克。2味水煎取汁。日1剂，分2次服，连用数日。功能滋补肝肾。适用于肝肾阴虚，头晕眼花，耳鸣腰酸等症。脾胃虚寒泄泻者不宜用。见《中国药膳学》。

【桑椹糖】桑椹200克，白糖500克，植物油少许。桑椹压成细末。白糖放锅内，加适量水，用文火熬至黏稠时，放入桑椹末，调匀，继续熬至用筷子挑起糖液呈丝状时停火，将其倒入涂有植物油的搪瓷盘内。待稍冷，用刀切成小块。每服3块，日3次。功能补益肝肾。适用于肝肾阴虚，消渴，目暗视弱，耳鸣，便秘等症。见《中国药膳》。

【桑椹里脊】里脊肉300克，鸡蛋2个，山萸肉3克，菜油70克，女贞子3克，细干淀粉80克，旱莲3克，熟猪油40克，桑椹子5克，精盐1克，绍酒10克，酱油10克，白糖50克，醋25克，蒜25克，姜15克，麻油1克，葱花25克。将猪里脊肉用力拍松、切成宽、厚0.6厘米，长约2厘米的条。姜、葱、蒜洗净，切成粒，将七味中药去净灰渣，烘干研成细末。将精盐、酱油各1克，中药粉与肉条调拌均匀，再拌湿淀粉。另将酱油、白糖、葱、鲜汤、湿淀粉兑成汁。炒锅置旺火上，下菜油烧至七成热，分散投入肉条，炸成金黄色，表面发脆时捞起，滗去炸油，另放熟猪油、姜、蒜米炒香，烹入滋汁搅匀，放入里脊肉，醋簸匀，淋上麻油入盘。功能滋补肝肾，益血。适用于肝肾阴虚所致的头晕、眼花、视力下降、耳鸣、须发早白、腰膝酸软等症。见《养生食疗菜谱》。

【桑椹蛋糕】桑椹子、旱莲草各30克，女贞子20克，鸡蛋500克，白糖300克，面粉200克，发面、碱水适量。3药水煎20分钟取汁，倒入盛面粉的盆内，加白糖、鸡蛋、发面拌匀，揉成面团。待其发酵后，再加碱水揉好，做成蛋糕，上笼蒸15分钟。作点心用。功能滋补肝肾，润肺和中。适用于阴虚体弱，眩晕失眠，腰膝酸软等症。尤宜于中老年人服食。见《中国药膳》。

【桑椹芝麻散】鲜桑椹、黑芝麻各15克。将桑椹捣烂、芝麻研末，和匀服用。日2次。功能补肾益精。适用于糖尿病见腰膝酸软，尿频量多，口渴喜饮等症。见《疾病的食疗与验方》。

【琉璃芍杞桃仁】核桃仁500克，枸杞15克，白芍10克，白糖300克，菜油500克（耗150克）。将核桃仁放入开水中泡至皮衣发软时，撕去皮，入开水内氽一下，晾干。炒锅置中火上，下菜油烧至四成熟时，桃仁入油中炸至浮起捞出。白芍洗净灰渣，切成薄片；枸杞洗净，二药入沙锅煎取汁，收浓汁为宜。炒锅内留油25克，倒入药汁，在微火上烧至五成熟，加白糖搅拌，待糖溶化冒细泡时，放入桃仁颠翻均匀，使糖汁均匀粘满桃仁，随后倒在案板上，用筷子逐块拨开，晾冷。功能养肝补血，强腰益肾，润肺定喘。适用于肺肾虚所致气短喘咳，脚腿无力；肝肾阴虚，阴虚阳亢所致头目眩晕等症。见《养生食疗菜谱》。

【黄精酒】①黄精（去皮）3000克，天门冬（去心）1800克，松叶、枸杞根各3000克，糯米10000克，细曲5000克。上4味药，捣成粗末，以水30000毫升，煮取20000毫升，蒸米同曲，密封14天后，随各人酒量饮用。有延年益寿，返老还童之效，饮用时，忌吃桃、李、雀肉。见《圣济总录》。②黄精2400克，天门冬（去心）1800克，苍术2000克，松叶3600克，枸杞根1800克。上药都铿，以水200000毫升，煮取汁70000毫升，浸曲6000克，炊米70000克，如常法酿酒，候熟。随个人酒量饮用，饮时忌桃、李、雀肉。有延年补养，发白再生，齿落更生之效。见《太平圣惠方》。③黄精、苍术各2400克，枸杞根、柏叶各3000克，天门冬1800克，曲6000克，糯米10方克。将黄精、苍术、枸杞根、柏叶、天门冬各药一起加水共煮，取汁10万毫升，与曲、糯米混合均匀，放入净器中，密封7日后，随各人酒量饮用。有壮筋骨，益精髓、变白发、治百病之效。见《本草纲目》。④黄精、苍术各2000克，枸杞子、柏叶各2500克，天门冬1500克，曲5000克，糯米50000克。将诸药煮汁，与曲、糯米如常法酿酒。亦可用黄精十分之一量，浸泡于5000克白酒中，封固7天后饮用。每次饮1小盅。功能益脾祛湿，乌发，润血燥。适用于风湿痹痛，体虚乏力，须发早白，肺燥干咳，心悸气短等症。见《华夏药膳保健顾问》。

【黄瓜蛋汤】鲜嫩黄瓜4条（约400克），鸡蛋2个，生姜、独蒜、黄花、料酒各15克，葱、盐、酱油各10克，醋6克，白糖40克，味精1克，菜油250克（实耗70克），水豆粉30克。将生姜洗净切薄片；蒜去皮切薄片；葱切花；黄花用水发胀，去蒂头洗净；黄瓜洗净切去两端，再剞成花刀（不要切透切断），用盐腌10分钟，滗干水分；鸡蛋打散；酱油、醋、白糖、料酒、味精调成汁。锅置火上加菜油烧至七成热时，将黄瓜粘满蛋液下油锅炸至表面呈黄色时捞出，放入碗中。滗去余油，锅内留底油30毫升，烧热下姜、蒜煸出香味，下黄花及兑好的汁，烧开后下黄瓜煮入味时用水豆粉勾芡，起锅装盘。功能养阴清热，补血安神。适用于阴虚内热，咽干咽痛，声音嘶哑，心烦失眠等症。经常食用能滋润咽喉。见《家庭药膳》。

【黄精炖鸭】鸭子1只（约重2000克），黄精30克，橘子罐头半瓶（约重200克），鸡汤750克，精盐、料酒各10克，鸡油50克，味精、白糖各适量。淀粉少许。黄精水煎取汁2次，去渣，合并药液，加热浓缩至30毫升；鸭子从背部剖开内脏，洗净，置于盘内，加入精盐、料酒、味精、白糖的各一半，上笼蒸1.5小时，取出；另用一锅，底部放入竹垫，鸭腹向下，放在竹垫上，加入原汤、橘汁、鸡汤，及各种调料，置火上炖25分钟后，将鸭子连竹垫一起取出，鸭脯向上翻扣在盘内。鸡油、水淀粉倾入原汤内，勾成汁，淋在鸭身上，周围用橘子围边。功能补虚润肺。适用于体虚乏力，心悸气短，肺燥咳嗽，及糖尿病等。见《滋补保健药膳食谱》。

【黄精烧鸭】鸭1只（约1500克），炙黄精20克，麦冬10克，北沙参、生姜、葱各15克，冬笋60克，精盐5克，料酒

30 克，胡椒粉、味精各 3 克。将鸭宰杀后去毛桩、内脏，剁去脚爪，洗净入沸水中氽透，捞出砍成骨牌块；姜洗净拍破；葱洗净切长段；黄精洗净切厚片；北沙参洗净切成 5 厘米长段。取蒸碗 1 个，鸭块摆入碗内，再放诸药及调料，注入肉汤、料酒，上笼大火蒸 3 小时，取出蒸碗，拣去葱、姜不用，入味精调味。功能补阴润肺。适用于阴虚骨蒸潮热，咳嗽痰少，或干咳无痰，痰中带血等症。见《家庭药膳》。

【黄精冰糖煎】 黄精、冰糖各 30 克。黄精洗净，与冰糖加水，用文火同煎 1 小时。饮汤食黄精，早晚分服。功能益气养阴，润肺补虚。适用于肺阴虚，低热不退，干咳少痰，痰中带血等症。无病常服，可以强身益寿。见《中国药膳学》。

【黄精煲猪胰】 黄精 30 克，玉竹 15 克，猪胰 1 副，调料适量。猪胰刮去油膜，洗净，放入瓦煲中，加黄精、玉竹、葱、姜、水煲熟，味精调味服食。功能滋阴补脾，降血糖。适用于糖尿病，心脏病，消化功能减弱者食用。见《滋补中药保健菜谱》。

【黄瓜皮拌肉丝】 鲜嫩黄瓜 750 克，猪瘦肉 100 克，当归 3 克，生姜 10 克，精盐 2 克，醋 30 克，白糖、菜油各 50 克。将黄瓜洗净削去两端，切成 3 厘米长的段，用滚刀法片成大片，再切成粗丝；生姜洗净切细丝；当归洗净；猪肉洗净，用开水煮熟，捞出晾凉，切丝，与黄瓜丝同放入盘内，加上白糖、醋、姜、盐拌匀。净锅置火上加菜油，烧至八成热时将锅离火，随即下入当归片，浸出香味时，拣去当归不用，将油倒在瓜皮丝上拌匀食用。功能滋阴润燥，除热利水。适用于阴虚干咳便秘，咽喉肿痛，口干烦渴等症。肥胖者食之可减肥，少女食之能使肌肤红润。是极好的护嗓药膳。见《家庭药膳》。

【黄精山药炖鸡】 黄精 15 ~ 30 克，山药 100 ~ 200 克，鸡 1 只。鸡洗净切块，与二药同入盆中，隔水炖熟，调味服食。隔日 1 剂，连服数剂。功能滋阴潜阳，补益肝肾。适用于更年期综合症见面部阵发性潮红，精神紧张，心烦易怒，手足心热，头晕头痛，耳鸣，多汗，失眠，口干便结，胃纳不佳，腰膝酸痛等症。见《疾病的食疗与验方》。

【黄精炖猪瘦肉】 黄精 50 克，猪瘦肉 200 克，葱、生姜、食盐、料酒、味精各适量。将黄精、猪瘦肉洗净，分别切成长 3 厘米、宽 1.5 厘米的块，放入瓦锅（沙锅）内，加水适量，放入葱、生姜、食盐、料酒，隔水炖熟。食用时，加味精少许，吃肉喝汤。功能养脾阴，益心肺。适用于阴虚体质的平时调养，以及心脾阴血不足所致的食少、失眠等症。见《药膳》。

【黄连阿胶鸡子黄汤】 黄连 5 克。生白芍、阿胶各 10 克，鲜鸡蛋 2 个（即黄连阿胶汤方简化而成）。前两味加水先煎取汁。以 30 毫升沸水烊化阿胶，合并两汁，打入蛋黄搅匀煮沸。每晚睡前顿服。功能育阴清热，养血安神。适用于肾阴亏于下，心火亢于上之心肾不交，心烦不寐，或热病伤津、失血所致之失眠等症。见《伤寒论》。

【萝卜鲍鱼汤】 鲍鱼 50 克，鲜萝卜、500 克。鲍鱼泡洗干净；萝卜切块。共炖汤服食。隔日 1 次，6 ~ 7 天为一疗程。功能滋阴清热，宽中止渴。适用于糖尿病渴饮、尿多、形瘦无力等症。见《家庭食疗手册》。

【萸肉粥】 山萸肉 15 克，糯米 50 克，红糖适量。将山萸肉、糯米洗净，与红糖同入沙锅内，加水煮粥，至米开粥稠，表面有粥油为度。晨起空腹温热顿服，10 天为一疗程。功能补益肝肾，收敛固涩。适用于肝肾亏虚，腰膝酸痛，头晕目眩，耳鸣耳聋，阳痿遗精，小便频数，月经量多，漏汗不止等症。见《中国药粥谱》。

【菜肉粥】青菜心1棵，猪瘦肉糜25克（或蛋黄1个），大米粥25克，麻油、调料适量。菜心切细末，与肉糜同时加入已煮熟的大米粥内，调入麻油、精盐、味精，用小火煮10分钟。婴儿自八、九个月后可分次喂食。功能滋阴润燥，养血补虚。适用于婴儿营养不良，瘦弱，发育迟缓等症。可作婴儿的保健膳食。见《膳食保健》。

【菟丝子茶】①菟丝子15克。碾碎，布包，放入茶杯中，沸水冲泡。代茶频饮。适用于肝肾阴虚之消渴症。见《本草纲目》。②菟丝子10克，红糖适量。将上药洗净后捣碎，沸水冲泡。代茶饮。适用于肾虚男女不育不孕症。久服明目，轻身延年。见《江苏中医杂志》。

【菟丝子甲鱼汤】沙苑蒺藜、菟丝子各30克，甲鱼1000克，植物油、生姜、精盐各适量。前二味洗净；甲鱼杀死，剖腹留肝、蛋，去肠杂，洗净，切大块。锅内放植物油，烧热，投入姜片、甲鱼块，翻炒几分钟，加水，再焖烧几分钟，盛入沙锅内，放入二药，加清水浸没，大火烧开后，改小火炖熟烂，加盐，弃药渣。功能滋肾阴，补肾阳。适用于神经衰弱，频繁遗精，或因劳累引起的遗精。见《食物与性保健》。

【菟丝子五味子酒】菟丝子、五味子各30克，好米酒或黄酒500克。将二药同浸于酒中，封严，7日后饮用。每次1～2小杯，日3次。功能补益肝肾，养心安神，收敛精气。适用于肝肾不足的腰酸痛，头晕目花，遗精，尿多，失眠，健忘等症。见《补品补药与补益良方》。

【菟丝子蒺藜甲鱼汤】菟丝子、沙苑蒺藜各30克，甲鱼1000克，植物油、生姜、精盐适量。前二味装入纱布袋；甲鱼活杀，去肠杂，留肝、蛋，洗净。每只甲鱼切成4大块。锅内放植物油2匙，用中火烧热后，先入生姜3片，随即倒入甲鱼块，翻炒5分钟，加冷水少许，再焖炒5分钟，倒入沙锅内，加入药袋，注冷水浸没甲鱼，用旺火烧开，改小火慢炖1小时后，加精盐半匙（宜淡），继续炖半小时。喝汤吃鳖肉。每次1小碗，日2次。功能补肾阳，滋肝肾。适用于神经衰弱，遗精次数多，或中年人劳累过度而遗精。见《常见慢性病食物疗养法》。

【菊花肉丝】猪瘦肉300克，菊花50克，生姜、葱各10克，精盐3克，白糖、胡椒粉各2克，鸡蛋2个，料酒20克，鸡汤80克，湿豆粉30克，化猪油100克。将菊花瓣洗净；葱、姜分别洗净切丝；鸡蛋去黄留清；猪肉洗净片去筋膜，切成10厘米长的丝，用蛋清、15克湿豆粉、盐、料酒浆好；鸡汤与湿豆粉、味精、胡椒粉、白糖兑成滋汁。炒锅置旺火上，加猪油，烧至六成热时投入肉丝快速炒散，再下姜、葱丝炒几下，倒入滋汁快速翻簸，待收汁亮油时，撒入菊花瓣簸匀，起锅。功能滋阴清热。适用于肝火引起的头晕头痛，眼目干涩，热病津伤口渴等症。见《家庭药膳》。

【菊花燕菜】白菊花瓣100克，燕菜250克，豌豆苗50克，清汤1000毫升，调料适量。将菊花、豆苗洗净，沥干，燕菜用温水发开，以镊子挑去羽毛及杂质洗净，再用开水（每500克水中加面碱2克）泡2分钟捞出，另换开水两次，每次泡1分钟，至燕菜完全发开，捞出，用净纱布挤去余水，放入清汤锅内，加菊花、豆苗、盐、味精、料酒，烧沸，打去浮沫，滴少量鸡油。功能养阴润燥，清肺中虚热。适用于老年痰喘、久咳肺虚之症。见《华夏药膳保健顾问》。

【菊花炒鸡片】 鸡肉750克，菊花瓣60克，鸡蛋3个，鸡油90克，玉米粉、湿淀粉等调料适量。菊花用冷水轻轻洗净；葱切成小指甲片；鸡蛋去黄留清；鸡肉洗净，去皮、筋，切成薄片，用蛋清、盆、料酒、胡椒面、玉米面调匀，拌好，麻油与白糖、盐、胡椒面、味精兑成汁。锅烧热，倒入猪油1000克，烧至五成热，倒入鸡肉滑散滑透，捞出，沥去油。锅内留油30克，投入葱、姜稍煸炒，即倒入鸡片，烹入料酒炝锅，把兑好的麻油汁搅匀倾入锅内翻炒几下，淋入湿淀粉勾芡，随即投入菊花，翻炒均匀即可。但菊花下锅不宜过早，掌握好火候。功能镇静祛风，补肝明目。适用于心烦不安，头晕失眠，精神不振，视物模糊，以及高血压等病证。见《滋补中药保健菜谱》。

【菊花溜鸡脯】 白菊花、豌豆苗各50克，鸡脯肉100克，鸡蛋2个，鸡汤100毫升，猪油等调料各适量。将菊花摘瓣和豌豆苗洗净控干；鸡脯肉去筋皮，用刀背砸成泥，放入碗内，加蛋清、淀粉、料酒、盐、少量鸡汤，搅成稀糊；猪油放入锅内，置旺火上，烧至五成热时，迅速将鸡糊透过漏勺漏入油内成豌豆状小球，炸至小球浮起即捞出；另起锅，倒入鸡汤，加料酒、盐、味精煮开，用淀粉勾成稀汁，再倒入鸡球、菊花瓣、豌豆苗搅匀，淋入少许鸡油即成。功能益精填髓，清下焦虚热。适用于阴虚，虚火上炎，头晕，虚劳羸瘦等症。见《华夏药膳保健顾问》。

【菊花溜鱼片】 鲜白菊花、鲜豌豆苗各50克，净鱼肉250克，鸡汤、鸡蛋清、调料各适量。将菊花、豆苗洗净沥干；鱼片成片，以冷水洗净沥干，放入盘内，加入盐、味精、料酒、鸡蛋清、淀粉拌匀浆好；另取一碗，放入盐、味精、白胡椒面、料酒、水淀粉、鸡汤拌匀调成芡汁；净锅内放猪油烧至五成热，投入鱼片滑透捞出；锅内再放入50克猪油烧热，放入姜末炒出香味，随即倒入芡汁，再放鱼片、菊花、豌豆苗，翻炒匀后淋上少许明油，立即离火出锅，装盘。功能养肝明目，补虚。适用于头晕目眩，眼花等症。见《华夏药膳保健顾问》。

【菊苗溜肉片】 甘菊苗100克，瘦猪肉250克，水发木耳25克，鸡蛋2个，调料适量。将菊苗洗净，用开水烫一下，再过凉水控干，切成2厘米长段；猪肉切薄片，放入碗内，加盐、蛋清、淀粉拌匀浆好；另用一碗，把盐、酱油、料酒、味精、淀粉、高汤调成汤汁；木耳洗净。炒勺内放油，烧至3成热，投入肉片滑透，捞出倒入漏勺控油；炒勺继续留少许底油烧热，将葱、姜、蒜末放入略炒，随即投入肉片、菊苗、木耳颠翻几下，注入汤汁，翻炒几下，盛入盘内。功能益精填髓，清下焦虚热。适用于阴虚，虚火上炎引起的诸症。见《华夏药膳保健顾问》。

【菊花地黄枸杞酒】 菊花、生地黄、枸杞根各3000克。上药捣碎，加水7万毫升，煮取汁3.5万毫升，炊糯米3.5万克，细曲碎，同拌令匀，入瓮密封，候熟澄清。每次温饮1杯，日3杯。有壮筋骨，补髓，延年益寿之效。见《太平圣惠方》。

【菠菜根粥】 鲜菠菜根250克，鸡内金10克，大米适量。将大米淘洗净；菠菜根洗净，切碎，与内金加水同煮半小时。下大米煮烂成粥，1日内分顿食用。功能养阴润燥。适用于糖尿病口渴。见《经验方》。

【菠菜鸡金汤】 鸡内金10克，菠菜根或菠菜250克。鸡内金焙研为末；菠菜根洗净，切碎，煎汤送服内金末。日3次。功能清热生津止渴，收涩固肾。适用于下消（糖尿病）的辅助治疗。见《食疗本草学》。

【菠菜银耳煎】银耳6克，鲜菠菜150～200克。将菠菜洗净切段；银耳水发后以水先煎至烂，加入菠菜再煮数沸，调味。功能养阴润燥。适用于糖尿病口渴多饮、形瘦等症。见《中国药膳学》。

【雪哈汤】鲜哈什蚂3～5个，落花生60克。二味治净，加水共煮，食盐、猪油少许调味服食。功能滋养补虚。适用于身体虚弱或痟疾消瘦等症。见《食疗本草学》。

【啖梨】梨若干。渴即食之。功能生津止渴。用于糖尿病患者。见《疾病的食疗与验方》。

【崔氏地黄酒】生地黄汁（取肥大者84000克，以生布绞取汁）3000毫升，杏仁（去皮尖双仁熬捣末）7000克，大麻子（熬捣末）7000克，糯米7000克，上曲（暴干细锉）10000克。先以生地黄汁浸曲候发，炊米14000克作饭，冷暖如人肌，酸曲汁中和之，候饭消，更炊米7000克作饭，酸如前法，又取杏仁、麻子末各700克，和饭搅之酸曲汁中，待饭消，依前炊米饭7000克，以杏仁麻子末各700克，如前法酸之，待酒发定封泥之，21日压取清。随个人酒量饮用。可疗虚羸，令人充悦，益气力，轻身明目；令人能食，久饮之去万病；妇人服之更佳，无子者令人有子，忌芜荑。见《外台秘要》。

【银耳茶】银耳2克，茶叶5克，冰糖25克。将银耳发泡去蒂，洗净，切成小块，与冰糖同入锅中加水煮烂，掺入茶汁，代茶饮。功能强精补肾，润肺。适用于肺炎咳喘。见《食用菌饮食疗法》。

【银耳羹】①银耳6克，温水发透，去蒂，洗净，放入沙锅中，加水适量，烧沸后，转用文火煨至熟烂汁稠，调入适量冰糖，空腹食。功能养阴润肺，益气生津。适用于肺燥咳嗽，干咳少痰，口干咽燥等症。见《气功药饵疗法与救治偏差手术》。②干银耳5克，鸡蛋1个，冰糖60克，猪油适量。同①方法将银耳煨烂；冰糖入另一锅内，加水适量，文火溶化成汁，用纱布过滤；鸡蛋取清，兑入少许清水搅匀，倒入银耳锅中搅拌，待烧沸后，打去浮沫，倾入冰糖汁，搅匀，起锅时加少许猪油，功用同上方，并对阴虚型的高血压，动脉硬化，失眠等病有一定疗效。见《大众药膳》。③红枣100克，银耳、白糖适量。银耳发泡后，洗净，去蒂。红枣洗净，与银耳加水同煮烂成羹状，放入白糖。可四季食用。功能滋阴生津，益气提神。适用于阴虚火旺，低热，疰夏，更年期综合症等。见《食用菌饮食疗法》。

【银耳鸡汤】银耳20克，鸡汤250克，精盐、白糖少许。将银耳泡发，除去杂质，蒂头，洗净，入锅内，加水，文火炖半小时，烧透后兑入鸡汤，加精盐、白糖调味，再炖沸。早晚食用。功能滋补强身。适用于虚损体弱，气阴不足，失眠多梦，健忘心悸等。见《食用菌饮食疗法》。

【银耳鸭蛋】银耳9克，鸭蛋1个。银耳清水发透，去杂质、洗净，先煮至银耳熟烂时，打入鸭蛋，熟后调入冰糖食用。不宜与李子、鳖同食。功能养阴润肺。适用于阴虚肺燥，干咳少痰，口燥咽干，或虚劳久咳等症。脾胃阳虚者不宜多饮。见《中国药膳学》。

【银耳蚕蛹】银耳、蚕蛹、火腿末、鸡蛋清、香菜、调料各适量。将银耳泡发，洗净；蚕蛹去皮捣成泥，加味精、盐、葱末、银耳，拌匀，再撒上火腿末，加鸡蛋清、香菜末上屉蒸熟。再将鸡汤调匀勾芡，做成汤汁浇在银耳上。功能养阴润肺，益气养血，强身，适用于肺燥咳嗽，缺铁性贫血，抗衰老，预防佝偻病。见《食用菌饮食疗法》。

【银耳蛋羹】银耳5克，鸡蛋1个，糖60克，猪油适量。将银耳发泡后去蒂洗净，掰成小块，倒入铝锅加水适量，先以武火烧沸后转用文火煎熬2～3小时，待银耳煮烂为止。糖放入另一锅中，加水适量，置火上溶化成汁；取蛋清，兑入清水少许，搅匀后倒入糖汁中搅拌，待烧开后，撇去浮沫，将汁倒入银耳锅内，起锅时加少许猪油。功能养阴润肺，益气生津。适用于肺阴虚咳嗽，咯血；及阴虚型的高血压、动脉硬化、失眠等症。见《食用菌饮食疗法》。

【银耳鹑蛋】鹌鹑蛋10个，银耳20克，冰糖100克。将鹑蛋放入冷水锅中煮开，捞出放冷水中浸泡5分钟，取出剥去外壳；银耳用湿水发透，摘去蒂，撕成碎片，装入蒸碗，加适量清水，上笼蒸熟(约90分钟)。另用洗净无油腻的锅，放清水和冰糖，烧开待糖完全溶化时，下银耳、鹑蛋，打去浮沫装碗。功能滋阴补虚。适用于身体虚弱，津液亏耗，阴虚干咳少痰，咽干喉痒，大便秘结，咳血等症。见《家庭药膳》。

【银耳鹿舌】鹿舌、银耳、虾尾各适量。银耳发泡，去杂质、蒂，洗净；鹿舌轻刀工，煨煮之后，摆于盘中；虾尾镶在银耳上，码在舌的周围，上笼蒸透；清汤烧开，调好味，浇到舌盘内。功能滋补。适用于久病体虚，形瘦等。见《食用菌饮食疗法》。

【银杏乌鸡】乌骨鸡1只，白果、莲子肉、糯米各15克，胡椒3克。鸡去毛及内脏，洗净；白果去硬壳；粳米淘净。将诸物纳入鸡腹内，用文火煮熟。空腹食鸡。功能补肝肾，止带浊。适用于肾虚带下，白浊，遗精，小便频数等症。见《中国药膳学》。

【银耳化液汤】甲鱼1只，知母、黄柏、天冬、女贞子各10克，银耳15克。调料适量。将银耳泡发洗净；诸药装入布袋扎口；用开水烫死甲鱼，揭甲，去内脏、头、爪，取肉放入锅内，加水、姜片、葱段，武火烧沸，转用文火煨至肉将熟时放入银耳及药袋，待肉烂出锅，加味精，食肉饮汤。功能滋阴化液。适用于精液不化者。见《食用菌饮食疗法》。

【银耳乌龙汤】银耳10克，水发海参150克，清汤1000克，料酒10克，精盐2.5克，味精适量。银耳用温水发透，摘去根蒂，洗净；海参洗净，片成小抹刀片，与银耳同入沸水锅中氽透，沥干。锅中放入清汤250克、精盐0.5克、味精、料酒3克、银耳、海参，烧沸后用文火煨5分钟，捞出，分装10个汤碗中。另起锅，放入清汤750克、盐2克、味精1克、料酒7克，烧沸后，去沫，将汤分别倒入盛银耳、海参的10个碗内。功能滋阴润肺。益胃生津，补肾益精。适用于肺燥咳嗽，痰中带血，虚热口渴，精血亏损，身体虚弱，消瘦乏力，食欲不振，腰膝酸软，阳痿遗精，小便频数，肠燥便秘，以及肺结核，高血压等病证。见《滋补保健药膳食谱》。

【银耳氽鸡片】水发银耳30克，生鸡脯肉120克，鸡蛋2个，鸡汤1000克，精盐6克，料酒15克，味精、水淀粉、胡椒面各适量。银耳摘去杂质，洗净，挤干，撕成小块；鸡肉剔去筋，洗净，切成柳叶形薄片，置凉水略泡，捞出。鸡汤烧开，加入精盐、料酒、味精、胡椒面，下银耳、鸡肉片略烫一下即捞出，盛入汤碗内；锅中汤加入水淀粉勾成稀流芡后，随即倒入银耳鸡肉汤碗内。功能滋阴润肺，养胃补虚。适用于阴虚肺燥，咳嗽气喘，干咳少痰，心烦失眠，舌红少苔等症。见《滋补保健药膳食谱》。

【银耳冰糖汤】银耳10克，冰糖适量。将银耳用清水发透，去蒂洗净，入沙锅内与冰糖共煎1小时左右。饮汤食银耳。功能滋阴止嗽。用于阴虚干咳，咯血，高血压，动脉硬化等，以及肺结核的辅助治疗。见《补品补药与补益良方》。

【银耳杜仲羹】银耳、炙杜仲各10克，冰糖20克。将银耳发透，去蒂、杂质，撕片；冰糖加水熬至微黄滤渣待用；杜仲加水单煎3次，共取药汁约1000毫升去渣，与银耳同煮，烧沸后，转用文火熬4小时，至银耳烂熟时，兑入冰糖液，搅拌均匀，起锅时加少许麻油。随意服用。功能滋补肝肾，强壮筋骨。适用于肝肾不足，腰膝酸痛，头晕目眩，乏力等症。见《良药佳馐》。

【银耳莲子羹】银耳20克，白莲子、料酒各50克，精盐6克，味精1克，生姜15克，葱10克，鸡汤2000克。将白莲子洗净；姜洗净拍破；葱洗净用整棵；银耳用温水发透，捡去杂质，用手反复揉碎，装入大蒸碗中，注入鸡汤，用湿绵纸封严碗口，大火上笼蒸2小时，取出，揭开绵纸，放入莲子、姜、葱、盐，再将绵纸封严，上笼蒸40分钟取出，放入味精。功能补脾安神，滋阴润肺。适用于心烦失眠，口干咽干，干咳无痰等症。常食能增进食欲，消除疲劳，抗老防癌。见《家庭药膳》。

【银耳鸽蛋汤】①干银耳50克，鸽蛋20个，冰糖250克。鸽蛋分别打入抹过猪油的20个酒盅内，上笼用文火蒸约3分钟，取出，将鸽蛋倒入清水中漂净；银耳发胀后洗净，撕碎，放入锅内，加水，烧沸后转用文火熬至银耳烂熟汁稠时放入冰糖，待溶化后，撇去浮沫，下入鸽蛋，煮沸。功能补肺益气，养阴润燥。适用于阴虚肺燥之干咳、久咳，痰中带血，大便秘结，及病后阴虚体弱等症。见《中国药膳学》。②银耳20克，鸽蛋10个，冰糖175克。银耳用温水发透，拣去杂质，用手反复揉碎，淘洗后用清水漂上；在10个酒盅里抹上猪油，然后将鸽蛋分别打入盅内，上笼用文火蒸约3分钟即可出笼，起出鸽蛋，放入清水中漂上。洁净沙锅置火上，注入清水2000毫升，放入银耳，熬3～4小时至银耳熟烂汁稠，加入冰糖继续煨20分钟。食用前下鸽蛋煮3分钟装碗。功能益气养阴。适用于肺虚燥咳，干咳，久咳，肠燥便秘，腰膝酸软，疲乏无力，心悸头晕等症。见《家庭药膳》。

【银耳鸽蛋糊】银耳6克，鸽蛋12个，核桃仁15克，荸荠粉60克，白糖150克。银耳用温水泡1小时，去根，洗净，盛入碗内，加清水90克，上笼蒸1.5小时，取出备用。取大碗1个，放少许冷水，磕入鸽蛋，连水一起倒入温水锅中，煮成嫩鸽蛋，捞入冷水内；荸荠粉加水30克，调成粉浆；核桃仁用温水浸泡半小时，剥皮，沥干水分，用油炸酥，切碎成米粒状。铝锅内加清水600克，放入蒸银耳的汁，倒入荸荠粉浆，加白糖、核桃仁，搅匀成核桃糊，盛入汤盘内，银耳镶在核桃糊的周围，鸽蛋再入沸水中氽至刚熟，捞出镶在银耳周围。早晚作点心服用。功能滋阴润肺，补肾益气。适用于病后体弱，津液亏损，疲乏无力等。健康人食之可增强记忆力，防病延年。见《家庭药膳手册》。

【银耳猪肺羹】银耳20克，鲜猪肺1具，生姜15克，葱10克，精盐6克，味精、胡椒粉各2克，料酒30毫升，鸡汤2000毫升。将银耳用温水发透，去杂质，洗净入洁净沙锅内，加水煮熟，捞出，用清水漂洗；生姜洗净拍破；葱洗净用整棵；猪肺管套在自来水龙头上，冲净肺叶中的血液，控去水，入沸水锅中氽净血水。沙锅置火上注入清水，放入猪肺、葱姜、烧开后，改用小火煮烂，捞入冷水中冲凉，剔去气管和筋络，撕去老皮不用。将肺切成2厘米见方的块，装入蒸碗内，加入银耳、精盐、胡椒粉，注入鸡汤、料酒，用湿绵纸封严碗口，上笼蒸30分钟，取出，放入味精。功能益气和胃，补肺滋阴。适用于干咳，痰稠，心烦口渴，气短懒言等症。见《家庭药膳》。

【银耳清脑羹】银耳20克，炙杜仲15克，冰糖175克。将杜仲洗净，放入沙锅内熬3次，收药液100毫升，用3层纱布过滤后留药汁；银耳用温水发透，择去杂质，用手反复揉碎，洗净用清水漂上。取洁净沙锅置火上，注入清水2000毫升，倒入杜仲汁，下银耳，烧开后改用小火熬3～4小时，至银耳熟烂汁稠，再下冰糖煨20分钟。功能补肝肾，降血压。适用于头昏，耳鸣，失眠，腰膝酸软等症。见《家庭药膳》。

【银耳蛋奶羹】银耳30克，鹌鹑蛋5个，牛奶150克，白糖适量，将银耳以水发透，摘洗干净；鹌鹑蛋磕入碗内，拌匀。锅置火上加水、银耳，烧沸后，转用文火煮2小时，下鹌鹑蛋，拌匀，加糖，兑入牛奶煮沸。随意食。功能滋阴润肺，养胃补虚，安神。适用于虚弱劳损，消渴便秘，肺燥咳嗽，以及神经衰弱，性机能减退等症。可作为中、老年人的膳食。见《膳食保健》。

【银耳枸杞鸡肝汤】水发银耳15克，枸杞5克，鸡肝100克，茉莉花24朵，调料适量。鸡肝洗净切片入碗中，加适量豆粉、料酒、味精、盐，拌匀；银耳洗净，撕成小片；茉莉花去蒂洗净；枸杞洗净。锅置火上放入清汤，入姜汁、盐、银耳、枸杞、鸡肝，烧沸，去浮沫，待鸡肝刚熟入味精，起锅盛入碗内，撒上茉莉花。随意饮汤，食银耳、鸡肝。功能补益肝肾，明目美颜。适用于肝肾阴虚，视物不清，头晕目眩，腰膝酸痛等症。见《良药佳馐》。

【甜马乳】鲜马乳300毫升，白砂糖适量。二味煮沸后饮用。功能补血生津，润燥止咳。适用于肺结核咳嗽，潮热等辅助治疗。见《饮食疗法》。

【甜浆粥】①鲜豆浆300毫升，大米50克，白糖适量。将大米淘净，用豆浆煮作粥，入白糖令溶。早晚服食。适用于体虚消瘦，久嗽，便燥等症。见《本草纲目拾遗》。②白米100克，豆腐浆1000毫升，黄米100克。先将黄米水磨成浆，依常法白米加水煮成稀粥，务要极烂，后入豆腐浆、黄米浆，慢火熬至无豆腥气为度。随意食。功能润燥清肺，和胃宽中。适用于肺阴不足，咳嗽消渴，体虚羸弱诸证。见《饮馔谱》。

【梨粥】梨3个，粳米60～100克。梨洗净去核，捣泥，绞取汁；粳米淘净，加水煮粥，临熟，兑入梨汁，拌匀食。功能清热生津，润肺止咳。适用于肺燥咳嗽，咽干音哑，以及热病后期心中烦热，口干渴等症。见《食医心鉴》。

【梨汁饮】雪梨或大鸭梨若干。将其洗净，切薄片，用凉开水或冰镇凉开水浸泡，时时频饮。功能滋养肺胃。用于糖尿病所致的口干舌燥、烦渴多饮、饮不解渴、多食善饥、大便秘结等。见《疾病的食疗与验方》。

【梨渴粥】梨3个，粳米50克。将梨切成薄片，先用水煮，去渣，投米煮粥，任意食之。功能生津止渴。适用于小儿热病后期，阴液大伤，烦渴不止，不能下食。见《太平圣惠方》。

【梨汁炖人乳】绞取梨汁100毫升，人乳100毫升。二味同放炖盅内隔水炖，至沸腾后饮用。功能补虚生血，养阴润燥。适用于肺结核虚弱，脑血管意外后遗偏瘫等病证。见《饮食疗法》。

【鸽肉银耳汤】 白鸽半只，银耳15克。将银耳清水发透，去蒂、杂质；白鸽去毛及内脏，切块，入沙锅中水煮，后放银耳，肉熟后，饮汤食肉和银耳。功能滋阴润燥，用于口渴饮多及消渴病。见《补品补药与补益良方》。

【鸽蛋阿胶汤】 鸽蛋5枚，阿胶30克。阿胶放入碗内，加清水适量，置于火上炖化，趁热打入鸽蛋和匀。早晚分服。可连续服用。直至病愈。功能滋阴清热，凉血调经。适用于月经先期、量少色红、质稠、舌红少苔、脉细数等症。见《百病饮食自疗》。

【鸽蛋烩银耳】 干银耳30克，鸽蛋12个，火腿末、料酒各15克，鸡汤1500克，精盐6克，味精、胡椒面、香菜叶各少许，熟猪油15克。银耳温水发透，洗净，摘去黑根，入沸水锅内略氽，捞出，浸于清水中，再捞出，上屉蒸熟；香菜叶洗净。取12个圆形铁皮模子，内壁抹上猪油，将鸽蛋分别磕入，每个鸽蛋上面放1片香菜叶和少许火腿末，上屉蒸5分钟（蒸透即可），取出铁皮模子，放入冷水中，再将鸽蛋取出，泡入冷水内。将鸡汤烧沸，先下料酒、盐、胡椒面，再下银耳、鸽蛋，最后放入味精，装碗。随意食用。功能润肺和胃，补益肾气。适用于腰膝酸软，疲乏无力，心悸气短，头晕目眩等。并能增强体质，使精力充沛。见《滋补保健药膳食谱》。

【鸽肉山药玉竹汤】 白鸽1只，山药、玉竹各30克。白鸽宰杀后，去毛及内脏，洗净，切小块，与二药同入锅内，加水共煮，熟后调味。食肉饮汤。功能补脾滋肾，益气养阴。适用于脾肾两虚，气短乏力，消渴多饮，食少等症。见《中国药膳学》。

【敛汗黑豆汤】 黑豆50克，五味子5克，龟板10克，白糖1匙。五味子、龟板同入瓦罐内，加冷水1碗半，小火煎半小时，约剩汁1大碗时，滤取药汁，与黑豆同入沙锅内，小火慢炖1小时，直至黑豆酥烂，加白糖再炖片刻。如水不足，中间可加水。当点心吃。日1～2次。功能补益肝肾，养阴敛汗。适用于盗汗，夜卧不宁。见《常见慢性病食物疗法》。

【猪肝散】 蛤粉、谷精草、夜明砂各适量，猪肝60克。前三药共为末；猪肝洗净切开，将药末掺于肝内，用麻扎定，煮熟。肝同药细嚼，以煮肝原汁送下。功能清肝明目。适用于雀目。见《银海精微》。

【猪肚糜】 猪肚、猪腰各1个，人参、麦门冬各3克，地骨皮30～60克，葱白1茎，粳米30克。猪肚用盐搓洗干净；猪肾对剖，去脂膜臊腺，洗净；人参、麦门冬、地骨皮分别切碎，装入纱布袋内，扎口，与猪肚、猪肾同煮至肚熟烂，去药袋，加入葱花、粳米，以文火煮熟。随意温服。功能益肾健脾，补虚。适用于虚羸瘦弱，脾虚泄泻，食少倦怠，肾虚腰痛，遗精盗汗，耳鸣耳聋等症。见《圣济总录》。

【猪肾汤】 ①猪肾（腰子）1具，香豉、粳米各100克，葱白3茎。猪肾对剖，去脂膜臊腺，洗净切片；香豉、粳米淘净，与猪肾同煮汤，入葱调味，去渣。随意饮。不愈再服。功能补脾胃，益精气。适用于产后虚羸，喘急，乍寒乍热如疟状等症。见《千金方》。②猪肾1对，白木耳适量。猪肾对剖，去脂膜臊腺，洗净切片；白木耳水发洗净，撕成块，与猪肾同放入碗内，加水适量，隔水蒸汤服食。功能补肾益气，活血。适用于肾虚赤白带下，崩漏，腰疼，遗精，盗汗及耳鸣耳聋等症。见《中国药膳学》。

【猪肾粥】①猪肾1对，粳米50克，豆豉10克。先煎豆豉取汁，后入肾与米煮粥，熟后适加五味佐料及酒调和。空腹食之。功能益肾补阴。适用于肾阴虚损，腰膝疼痛，行动无力。见《圣济总录》。②猪肾1对，粳米100克，葱姜少许。先将猪肾煮粥，候粥熟入葱姜，候粥熟食用。功能滋肾强腰。适用于肾阴劳损，腰膝疼痛，步履无力。见《普济方》。③猪肾1对，粳米100克，草果10克，陈皮10克，缩砂仁10克。将肾细切，先煎诸药，去渣后入肾及米煮粥，空腹食用。功能强腰滋肾，健脾益气。适用于肾虚劳损，气阴不足，腰膝无力，腹痛作泄等症。见《饮膳正要》。④猪肾1对，人参末3克，粳米100克，薤白末10克，防风末10克，葱白3茎。先将粳米煮粥，俟粥将熟，将上药末放入猪肾中，下粥内，莫搅动，慢火久煮，下葱白，空腹喝粥吃肾。功能益胃健脾。适用于老人气弱，头晕，耳聋等症。见《养老奉亲书》。⑤猪肾1对，香豉10克，葱白3茎，粳米50～100克，细盐少许。先将猪肾洗净，去腊膜后切细，与葱、豉共煮至烂，后去渣下米，煮作粥，加细盐少许，空腹食。功能益肾补虚，调和营卫。适用于产后寒热往来，头痛时作，将如疟疾。见《圣济总录》。⑥猪肾1对，粳米200克，山药100克，薏苡米50克。先将猪肾去筋膜、臊腺，切碎，焯去血水后，与山药（去皮，切碎）、薏苡米、粳米加适量水，以小火煨烂成粥，入适量盐、味精等调味品，分顿食用。适用于黄褐斑。见《常见病食疗食补大全》。⑦猪肾1对，粳米60克，葱白2根，人参1克，防风6克。将上4味同加水煮作粥。随量食用。适用于老年性耳聋。见《常见病食疗食补大全》。

【猪肾羹】①猪肾1对，红米15～30克。猪肾对剖，去脂膜臊腺，洗净，切片；红米淘净，与猪肾同煮作羹，入葱、姜、盐、酱调味。空腹温服。功能益肾补虚。适用于产后劳损，乍寒乍热等症。见《食医心鉴》。②猪肾1对，枸杞叶60～100克，葱白14茎，猪脊膂肉1条。猪肾制法同①方；枸杞叶洗净，切碎；葱白洗净切段；猪脊膂肉洗净切片。四味加水同煮，调味作羹。空腹服食。功能补气血，养肝肾。适用于气血亏虚，虚羸瘦弱，以及肝肾不足，腰膝酸痛，遗精盗汗，神倦乏力等症。见《圣济总录》。③猪肾1对，枸杞叶150克。猪肾对剖去脂膜臊腺、洗净，切成小块，与枸杞叶加水同煮作羹。调味服食。功能补肾益精。适用于肾虚遗精，腰膝酸痛，耳鸣耳聋等症。见《太平圣惠方》。

【猪肤汤】猪肤500克，白蜜50克，粳米粉300克。猪肤洗净，切碎，煮至熟烂取汁去渣，再入白蜜、粳米粉，熬香和匀。分6次服。功能滋阴润燥，和中止痛。适用于少阴病阴虚有热，心烦，咽痛等症。见《伤寒论》。

【猪骨粉】猪骨适量，焙干研粉。饭后服10～15克。功能补骨强筋。适用于小儿软骨病。见《家庭药膳手册》。

【猪脊汤】大枣49枚，新莲肉49粒，木香5克，炙甘草60克，雄猪脊40厘米长。大枣去核；莲肉去心；猪脊剁段。诸物同入银器内，加水5碗，煮取1碗，去渣。空腹随意呷服。另将药渣中甘草减去一半，余者焙干为末，米汤调服。功能补髓养阴。适用于消渴多饮、多尿、多食形瘦等症。见《三因方》。

【猪胰片】①猪胰洗净煮熟，切片食用。早晚各1具。功能滋阴润燥。用于治疗糖尿病。见《疾病的食疗与验方》。②猪胰适量，洗净切片，煮熟蘸苡米粉食之。

若肺痈者，则以米汤送下。功能益肺润燥。适用于肺虚咳嗽，咯血；或肺痈咳吐脓血痰等。见《士材三书》。

【猪胰方】猪胰1具，生地黄100~150克，糖100克，调料适量。前二味洗净切片。炒锅烧热，先炒猪胰片，随即下生地黄、葱、姜、豆豉、盐，炒熟放入糖，拌匀，出勺，盛入瓷器内。每服半盏许，日3次。功能润燥，益肺。适用于肺燥咳嗽，气喘，口干等症。见《太平圣惠方》。

【猪胰汤】猪胰1~2具，薏苡仁、黄芪各30克，山药120克。猪胰洗净；薏苡仁淘净；山药、黄芪先煎取汁，入猪胰、薏苡仁共煮汤服。功能养阴润燥，益气补脾。适用于消渴，多食易饥，形体消瘦，大便秘结，尿多等症。见《食物与治病》。

【猪胰消渴粉】猪胰洗净，焙干研粉。每服3~6克，日3次，温开水送服。功能补脾，生津，润燥。适用于消渴症。见《中国药膳学》。

【猪肉鸭蛋】猪肉50克，鸭蛋2个。猪肉洗净，切片先煮至熟，打入鸭蛋煮熟，加入盐、调料食用。功能滋阴补虚，适用于病后体虚，肺燥咳嗽等症。见《中国药膳学》。

【猪肉枸杞汤】枸杞子15克，猪瘦肉适量。二味分别洗净，猪肉切片，加水共煮汤食用。功能滋补肝肾，益精明目。适用于肝肾虚损，精血不足，腰膝酸软，头晕耳鸣，眼目昏花，视力减退等症。见《中国药膳学》。

【猪肉增液汤】猪肉（半肥瘦）500克，切小块，急火煮汤，吹净浮油，随意饮用。功能养阴滋液，润燥。用于温热病火热已衰，津液未回者。见《食疗本草学》。

【猪肝枸杞汤】枸杞子50克，猪肝100克。二味洗净，加水共煮汤食用。功能养肝明目，补肾益精。适用于肝肾阴虚，精血不足，头晕目眩，视力减退，迎风流泪，及腰膝酸痛等症。见《中国药膳学》。

【猪骨米醋汁】鲜猪骨500克（以脊柱骨为佳），米醋1000毫升（粳米醋更佳），红糖、白糖各125克。猪骨砸碎，连同米醋、糖放入锅内（不加水）煮沸30分钟，待凉后用消毒纱布绞汁，装瓶备用。每次30~40毫升，日3次，饭后服用，1个月为一疗程，慢性者可服2~3个疗程。功能补阴益髓，养肝，解毒。适用于肝炎。见《家庭药膳手册》。

【猪胰海参蛋】海参、猪胰、鸡蛋各1个。海参泡发透，切片；猪胰洗净。二味加水同炖至熟烂，打入鸡蛋炖熟，加酱油调味食。功能滋阴润燥，养血益精。适用于肾阴不足之消渴证。见《家庭饮食疗法》。

【猪胰淡菜汤】①猪胰1具，干淡菜100~150克。猪胰洗净，切片；干淡菜用水浸泡20分钟，洗净，放入沙锅内加水煮沸10分钟后入猪胰，文火煨熟。调味服食，或佐餐。功能补脾肾，益精血，消瘿瘤。适用于虚劳羸瘦，脾虚泄泻，肾虚腰痛，阳痿，带下以及瘿瘤等病证。近用于甲状腺肿大。见《家庭食疗手册》。②猪胰1条，淡菜45~80克。淡菜（干品）洗净，于清水中浸泡20分钟，捞起入锅内煮汤，煮开10分钟后，下入猪胰同煮．至熟调味服食，亦可佐膳。功能补脾肾，益精血，润燥，补虚。适用于糖尿病，肺痿咳嗽等病证。见《饮食疗法》。

【猪脑蒸红糖】猪脑、红糖各适量，同放容器内，隔水蒸熟食用。功能养肝明目。适用于肝阴不足所致的头晕目眩等症。见《中国药膳学》。

【猪肾陈皮馄饨】猪肾1对，陈皮、川椒、酱、面粉各适量。猪肾对剖，去脂膜臊腺，洗净切碎；陈皮、川椒为末。诸味调和成馅，面粉和匀，作皮，包馄饨，煮熟服食。功能益肾补虚，止痢。适用于肾虚腰痛，耳鸣耳聋等症。见《家庭食疗手册》。

【猪胰菠菜鸡蛋】猪胰1具，菠菜60克，鸡蛋3枚。将猪胰洗净，与鸡蛋同煮，蛋熟取出去壳再煮，胰熟入菠菜，熟后顿服。日1剂。功能补脾润燥。用于消渴病。见《家用便方》。

【猪胰蘸山药末】猪胰1具，山药30克。山药炒，研末；猪胰煮熟蘸山药末食用。功能滋阴润燥。用于糖尿病的治疗。见《补品补药与补益良方》。

【猪肉汤下牡蛎粉】猪肉适量，牡蛎粉、麦麸（炒黄）各等份。猪肉洗净煮浓汤；二粉调匀，每取3克调入猪肉汤内服食。功能滋阴补虚，敛汗。适用于产后体虚自汗、盗汗。见《中国药膳学》。

【猪肉淡菜煨萝卜】猪腿肉500克，淡菜100克，白萝卜1000克，植物油、精盐、黄酒适量。淡菜干品洗净，用温水1碗浸泡半小时，发胀后，洗去砂毛杂质，仍泡在原浸液中；猪肉洗净，切块；萝卜洗净，刮皮，切成辖刀块。备锅，放植物油1匙，大火烧热后，倒入猪肉，翻炒3分钟，加黄酒1匙，炒出香味，盛入沙锅内，再加入淡菜及浸液、水3碗，用小火煨1小时后，倒入萝卜，如水不足，可随时加入，再煨半小时，至萝卜熟。佐餐食。功能补肾虚，填精血，利水肿，养血脉，降血压。适用于动脉粥样硬化，高血压等病证。见《常见慢性病食物疗养法》。

【猕猴桃露】新鲜猕猴桃1000克，蜂蜜300克，冰糖或白糖30克。猕猴桃洗净，去核，切薄片，入瓷盆内，倒入蜂蜜、冰糖，加盖，用旺火隔水蒸2小时，停火，约1小时后开盖，取出盆，用筷子将桃肉搅烂，上笼再蒸1小时，离火、冷却，装瓶盖紧。饭后开水冲服，每次1匙，日2次。功能滋养五脏，生津止渴，降压通脉，利尿畅便。适用于防治动脉硬化和癌症。见《常见慢性病食物疗养法》。

【麻仁耐老方】麻子仁600克，白羊脂210克，蜜蜡150克，白蜜20克。将以上四味，放瓦钵或瓷盆中杵烂，调匀，放笼上蒸熟。分次服用。功能耐老驻颜。适用于面色无华，须发斑白，预防衰老。见《食疗本草》。

【麻酱田螺片】大田螺500克，蒜1瓣，麻酱50克，麻油及调料适量。田螺清水养去泥沙后，入沸水中，加姜片、黄酒，烫熟，取出田螺，挑出肉，切片，放入盘内；用烫田螺的水把麻酱调稀；蒜剁茸。将麻酱、蒜、麻油、盐、味精与田螺片拌匀冷食。功能养阴止渴。适用于糖尿病。见《膳食保健》。

【清蒸甲鱼】甲鱼1只（200～300克），生姜3片，精盐、黄酒适量。甲鱼活杀，先用开水泡擦去膜，剖腹，留肝及腹蛋，去肠杂，洗净，置于瓷盆中，背朝下，腹朝上，腹腔内放入生姜、精盐、黄酒，用旺火隔水蒸30～45分钟。作点心，空腹食，或佐膳食，必须热食。功能滋肝肾之阴，清虚劳之热。适用于阴虚阳亢，低热不退，夜间出虚汗的慢性肝炎和肺结核病人，以及原因不明的低热等。见《常见慢性病食物疗养法》。

【清蒸白鳝】白鳝250克，调料适量。白鳝去肠杂洗净，加姜、葱、油、盐调味，隔水蒸熟。佐餐食。功能补虚损，治虚劳，疗骨蒸。用于肺结核身体虚弱的辅助治疗。见《古方饮食疗法》。

【清汤枸杞肉】鲜猪肉500克，水发淡菜、生姜各10克，枸杞子15克，桂皮9克。猪肉洗净切块，与诸药加水2000毫升同煮，烧开后去浮沫，煮90分钟，熟后去浮油，略加盐。食肉喝汤。功能益肾养肝止痛。适用于肝肾不足所致痛经，经血色淡量少。见《疾病的食疗与验方》。

【清汤哈什蚂】哈什蚂、火腿、水发香菇各25克，豌豆苗50克，鸡蛋1个，料酒10克，精盐5克，味精2.5克，鸡清汤750克。哈什蚂温水泡软，去杂质，冲洗干净后，再用温水泡1小时后捞出，入沸水中略汆，沥干；鸡蛋煮熟，去壳，取蛋白切片；火腿切片；香菇切薄片，入沸水锅中汆烫一下捞出；豌豆苗摘洗干净。锅内倒入鸡清汤，烧沸后下哈什蚂、火腿片、香菇、蛋白片、料酒、味精，再烧沸，撇净浮沫；加入豌豆苗起锅，分装10个小汤碗内食用。功能参见“清蒸哈什蚂”条。见《滋补保健药膳食谱》。

【清汤燕窝鸽蛋】干燕窝30克，奶汤150克，鸽蛋24只，鸡清汤250克，熟瘦火腿丝6克，普通汤500克，盐少许，熟猪肉10克，料酒6克。将鸽蛋放瓦钵内，用清水淹没、加盖，用绵纸密封后，用中火蒸熟（约30分钟）取出，放入水中冷却，去壳后完整地盛在碗中，用普通汤浸泡备用。再将锅烧热，下油，烹料酒，加入鸡清汤和盐，烧开后把去毛拣净杂质完好的燕窝置漏勺内放入锅内煨一分钟，取出吸干水分放在普通汤中间，排列整齐，把鸽蛋摆在燕窝周围，火腿丝放在燕窝上面。另锅洗净放在火上，加入奶汤，烧至微沸后，撇去汤面浮油，从燕窝边轻轻倒入。功能生血补肾，健脾强胃。适用于腰酸肢弱，倦怠无力。见《滋补中药保健菜谱》。

【清蒸茶鲫鱼】活鲫鱼500克，绿茶10克。鲫鱼去鳞、鳃及肠杂，洗净，把绿茶塞入鱼腹内，鱼置于盘中，上锅清蒸至熟。不加盐食，日1次。功能止消渴，补虚损。适用于糖尿病烦渴多饮。见《药膳食谱集锦》。

【清蒸哈什蚂】干哈什蚂油15克，火腿10克，鸡清汤1500克，白糖50克，调料适量。火腿蒸熟切薄片；哈什蚂油温水泡3小时胀发，挑去黑筋，洗净，放入钵里，加满鸡清汤，下料酒、盐，上屉蒸1.5小时至熟烂，再放味精、白糖，火腿片撒在上面。随意食。功能补肾益精，滋阴润肺。适用于肝肾不足，五心烦热，肢软乏力，形体羸瘦，或病后体虚，产后虚弱，年老体衰，肺痨咳嗽，咯血，盗汗，精力不足等症。外感初起，大便溏泄者不宜服食。见《滋补保健药膳食谱》。

【清蒸人参元鱼】活元鱼1只（约750克），人参3克，火腿、姜、熟猪油各10克，冬笋、香菇、料酒、葱各15克，清汤750克，调料适量，鸡翅250克。人参洗净，切斜片，用白酒浸泡，制成人参白酒液6毫升，拣出人参片，留作上菜点缀用；元鱼宰杀后，除去壳及内脏，洗净并把裙边剔下留用，鱼剁成4～6块。锅内加水，烧沸后加少量葱、姜及料酒，放入元鱼块汆烫去腥味，捞出用清水冲洗干净，控净水；火腿、冬笋切成3厘米长、1厘米宽的片；香菇斜切两半；冬笋、香菇入沸水汆一下；葱切大节；姜拍破。将火腿片、香菇片、冬笋片分别码在蒸碗底成五行，元鱼肉放在中央，元鱼裙边放在周围，再放上剩余的火腿、冬笋、香菇、鸡翅及葱、姜、蒜、料酒、盐、清汤、人参白酒液，上屉武火蒸1.5小时，至肉熟烂，取出，把汤滗入另一锅内，拣去葱、姜、蒜、鸡翅，元鱼翻扣大汤碗内。再将原汤锅置火上，加味精、姜水、料酒、盐，调好味，烧沸后，打去浮沫，滤去渣，再淋入少许明油，浇入元鱼碗内，人参片撒于上面。单食或佐餐。功能益气养阴，补虚强身。

适用于病后体虚，老年体弱，肺结核，癌症化疗后白细胞减少，气血不足所致之神经衰弱等病证。常人食用可增强体质，提高抗病能力。见《滋补保健药膳食谱》。

【清蒸山药烤鸭】烤鸭1只（约1500克），山药300克，白菜500克，精盐2克，料酒12克，葱10克，姜5克，大料3克，清汤750克，味精适量。将烤鸭剁成3厘米见方块，鸭脯面朝下码放在大海碗内，白菜洗净，切成长3厘米、宽2厘米的块；山药刮去皮，洗净，切滚刀块，与白菜分别用开水烫过后，放在鸭块上面；葱切成斜段，姜切片，二味均放入鸭碗内，加料酒6克，精盐1克、大料、味精、清汤少许，上屉用旺火蒸透，取出，滗出原汤，鸭肉翻扣入鸭池（专盛鸭肉的一种器皿）内。另把炒勺置旺火上，倒入原汤、清汤，加精盐、味精、料酒，调好味，煮沸后浇在鸭池内。佐餐食。功能健脾补肺，固肾益精，滋阴养胃。适用于骨蒸劳热，食欲不振，脾虚便溏，虚劳咳嗽，遗精早泄，消渴尿频，以及神经衰弱等病证。是老年人及病后体虚者的理想膳食。见《滋补保健药膳食谱》。

【婆罗粥】牛膝30克切碎用酒浸12～24小时，取出放入适当面粉中拌匀，入沸水中煮10余沸，捞出，放入温开水中略浸，捞出。空腹顿服。功能补肝肾，强筋骨。适用于肝肾不足，腰膝酸痛，足软无力等症。见《普济方》。

【葛根五味芝麻露】葛根鲜品1000克或干品500克，五味子250克，黑芝麻500克，蜂蜜500克。将葛根、五味子洗净，冷水浸泡1～2小时，水量以浸没为度。黑芝麻洗净，除去沉底泥沙，滤干。用小火烧热锅，将芝麻倒入，炒至水气散尽，芝麻发出响声时（不要炒焦）盛起，研碎，备用。将葛根、五味子连同浸液倒入沙锅或大瓦罐内。用中火烧开后，改用小火慢煎一小时，煎至约剩下浓液一大碗半时，滤出头汁。再加水三碗，煎二汁，约煎一小时至药液剩下一大碗时，滤出，弃渣。将头汁、二汁倒入瓷盆内，加入芝麻、蜂蜜拌匀。瓷盆加盖，隔水蒸2小时，离火冷却，装瓶，盖紧。日3次，每次1匙。饭后1小时服。食时，芝麻细嚼，再饮少量开水。功能养胃阴，补肾气，降心火，养血脉，凉血止血，润燥软坚。适用于血热、火旺、津枯、便秘的动脉硬化患者。见《常见慢性病食物疗养法》。

【葡萄米酒】干葡萄末250克，红曲1250克，糯米1250克。将糯米煮熟，放冷后，加入红曲、葡萄末、水10000克，搅匀，放入瓮中，密封7日。可不拘时候随个人酒量温饮。适用于胃阴不足，纳食不佳，肌肤粗糙，容颜无华等症。见《古今图书集成》。

【葱烧海参】水发海参1000克，清汤250克，油菜心2棵，料酒9克，鸡油6克，熟猪油45克，葱120克，酱油、味精、食盐各适量。将水发海参洗净，用开水氽一下，用熟猪油将葱段炸黄。葱油倒入60克，海参下锅，加入清汤100克和以上调料的一半，用微火炖烂。将海参捞出，放大盘内，原汤不用。将菜心放在海参上。锅内放清汤150克，下入余下的调料，用玉米粉勾芡，淋上葱油60克。功能滋肺补肾益精。适用于肾虚的阳痿、遗精等症。见《大众药膳》。

【椰汁鸡】椰子1个，鸡1只。鸡宰杀，治净，切块；椰肉切丝，榨汁，椰丝再加少量水榨汁，如此三次，合并椰汁，与鸡块一起放容器内，加盖，隔水炖2～3小时，取出加调料食用。功能滋养补虚。适用于身体虚弱。见《良药佳馐》。

【椒盐干蒸芋子】红毛芋子、花椒、食盐。芋子洗净，入屉蒸熟。剥去皮蘸椒盐末内服。功能养胃阴，降胃气。适用于胃阴不足，胃气不降，口干口渴，食少，便难等症。见《气功药饵疗法与救治偏差手术》。

【鹁鸽羹】白鸽1只，土苏适量。鸽宰杀后，去毛及内脏，洗净，切块。同土苏一起煮熟，空腹服。功能滋肾益气。适用于消渴，饮水无度。见《饮膳正要》。

【紫河车炖白芨百部】紫河车1个，白芨、百部各15克。紫河车挑去血络，漂洗干净，切块，与白芨、百部同炖至熟烂，去白芨、百部。食肉饮汤。功能补虚益损，润肺止血。适用于肺结核体质虚弱，咳嗽，痰中带血，潮热，盗汗等症。见《中国药膳学》。

【蛤蟆鲍鱼】原汁鲍鱼120克，鸡肉泥60克，鸡蛋2个，水发鱼肚30克，豌豆28粒，发菜适量，清汤180克，味精适量，料酒15克，熟猪油6克，鸡油9克，玉米粉（湿）12克，白面粉3克，食盐适量。将鸡蛋清抽起，同鸡肉泥、食盐、料酒（6克）搅成鸡泥糊。把水发香菇、水发玉兰片、火腿、鱼肚等切成丝。把鲍鱼放在盘中，从底毛缺口处撕下一半，且不可撕断；再从上下壳接合部用刀片开一半，把鸡泥糊塞进口中，用豌豆在两旁做眼睛，中间点一些发菜，上屉蒸熟。把切好的四种丝用开水氽一下，再用清汤60克煨一下，捞出放入盘中，把蒸好的鲍鱼嘴向外码在丝上。灶上放一炒勺，放入清汤120克烧开，加入味精、料酒（9克）、食盐少许，用玉米粉9克勾成稀汁，淋上鸡油9克，盖于菜上。功能滋补肝肾，润燥利肠。适用于肝肾阴虚的耳鸣、眩晕、高血压，以及老人津枯便秘等症。见《大众药膳》。

【蛤蚧羊肺汤】蛤蚧6克，羊肺100克。羊肺洗净炖汤，熟后加入蛤蚧粉搅匀，少加食盐。食肉饮汤。功能补虚益肺。适用于身体虚弱，肺痨咳嗽。见《中国药膳学》。

【蛤蜊麦门冬汤】蛤蜊100克，麦门冬15克，地骨皮12克，小麦30克。水煎服。功能滋阴，清热，敛汗。适用于肺痨阴虚，潮热骨蒸，咽干口渴，盗汗等。见《食疗本草学》。

【蛤蟆油银耳羹】蛤蟆油12克，银耳15克，冰糖适量。蛤蟆油、银耳加冰糖熬羹服。功能滋阴润肺。适用于阴虚潮热，咳血。见《中国药膳学》。

【黑牛髓煎】黑牛髓250克，生地黄汁250克，白蜜250克。和匀，隔水蒸成膏。每次10~20克，酒调空腹服。功能滋阴补肾壮骨。适用于肾虚弱，骨伤败，瘦弱无力等症。见《饮膳正要》。

【黑芝麻丸】黑芝麻1500克。去净杂质洗净，上锅蒸2~3次，干燥后研末，炼蜜为丸。每服10克，日3次，黄酒送下。功能补肝肾，滋阴血，润肠燥。适用于肝肾虚损，腰膝酸软，四肢不遂，中风瘫痪，阴虚肠燥便秘等。见《疾病的食疗与验方》。

【黑芝麻膏】黑芝麻膏250克，生姜汁、蜂蜜、冰糖各100克。将黑芝麻研成泥糊状，放姜汁、蜂蜜、冰糖拌匀，隔水炖2小时。每次含服1匙，日3次。功能润肺胃，补肝肾。适用于老人体虚、哮喘。见《家庭药膳手册》。

【黑豆米酒鸡蛋】黑豆60克，鸡蛋2枚，米酒120毫升。先将黑豆与鸡蛋同煮，蛋熟后去壳，再放黑豆汤中煮至豆熟。兑入米酒。吃豆、蛋，饮汤。功能补虚，调经。适用于精神疲惫，腰膝酸困之痛经或月经不调。见《饮食与长寿》。

【黑豆浮小麦汤】黑豆30克，浮小麦30克。水煎取汁服用。功能滋阴止汗。用于阴虚盗汗。见《补品补药与补益良方》。

【鹅肉补阴汤】 鹅肉250克，猪瘦肉250克，山药30克，北沙参、玉竹各15克。鹅肉、猪肉切块；山药、沙参、玉竹放纱布袋内，扎口。共放水中煮熟，去药袋，加调味品。饮汤食肉。功能益气养阴。适用于气阴不足之口渴思饮，乏力，气短咳嗽，食欲不振等症。见《中国药膳学》。

【鹅肉鱼鳔汤】 鹅肉200～500克，鱼鳔50克。鹅肉切块，与鱼鳔同加水煮，加少量盐以调味。饮汤食肉。功能益气养阴，补肾强志。适用于气阴两虚腰膝酸痛，健忘，消瘦等症。见《补品补药与补益良方》。

【番薯粥】 番薯50克，小米50克。番薯洗净去皮，切成5厘米长、2厘米厚的小块，与小米共煮粥。早晚餐食用。功能益胃生津。适用于肾弱阴虚，口干口渴等症。见《中国药膳》。

【番薯白糖粉】 番薯粉、白糖各适量。将2味用开水冲熟或煮熟食用。功能养阴生津。适用于胃阴不足，口干咽痛等症。见《中国药膳学》。

【童参汤】 太子参、乌梅各25克，冰糖少许，或加甘草10克。上药共煎水代茶饮。亦可作为夏季之饮料。功能益气生津。适用于气阴两伤，口渴多汗等症。见《良药佳馐》。

【滋阴化液汤】 鳖1只，知母10克，天冬10克，女贞子10克，银耳15克。开水将鳖烫死，揭开甲，去内脏、头、爪。将鳖肉放锅内加水、姜片、葱段，武火烧开后转用文火煨至肉将熟时，放入发好的银耳及药袋（上药装纱布袋中），待肉烂时出锅，加味精。饮汤食肉及银耳。功能滋阴降火。适用于精子不液化症。见《疾病的食疗与验方》。

【滋阴乌发汤】 熟地、山药、菟丝子、核桃肉各3克，丹皮、泽泻、侧柏叶各1.5克，枣皮2克，天麻、黑豆、黑芝麻、制首乌各5克，当归、红花各1克，羊肉250克，羊骨250克，羊头半个。羊头、羊骨洗净，打碎；羊肉洗净，放沸水氽去血水后，骨下肉上放锅内。诸药放纱布袋中，扎口，放锅内，加水及调料适量，武火煮沸后，去上沫。羊肉捞出后切成片，放入锅中，文火炖1.5小时至羊肉熟烂，去药袋。服时加味精、盐等调味。吃肉饮汤，每次1碗，连服3天。功能滋补肝肾，养血乌发。适用于肝肾不足，阴血亏虚，须发早白等症。见《良药佳馐》。

【滋阴补肺汤】 猪肺1个，百合、蜜枣、南杏仁、北杏仁、龙利叶各50克，罗汉果1/4个，调料适量。猪肺洗净；诸药装纱布袋内，扎口，共加水煮至肺熟，去药袋加调料。分数次饮汤食肺。功能滋肺补虚。适用于肺虚久咳，痰少，气短声微等症。见《良药佳馐》。

【滋胃和中茶】 竹茹3克，鲜青果10个，川朴花、羚羊角各1.5克。将青果去尖，研碎，共为粗末，水煎。代茶饮，每日1剂。适用于老年气虚，痰黏黄稠，咯吐不爽，咽红疼痛，口干欲饮，胃纳不香等。见《慈禧光绪医方选议》。

【蒸乌鸡】 乌骨鸡1只，艾叶20克，黄酒30毫升。乌鸡治净，加艾叶、黄酒、水1杯，隔水蒸烂熟，入盐少许调味。食肉喝汤。日2次。功能温中补虚。适用于妇女崩漏带下，虚劳羸弱等症。见《本草纲目》。

【蒸龙眼西洋参】 龙眼肉30克，西洋参3克，白糖适量。将龙眼肉洗净；西洋参切片，同放于小瓷缸内，缸口用湿绵纸罩上，放锅上蒸。功能补气养阴生血。适用于产后或病后的气血不足或气阴不足症。见《补品补药与补益良方》。

【蒸带鱼女贞子】鲜带鱼1条，女贞子20克。将鲜带鱼洗净、去内脏及头腮、切段，入笼蒸熟。取上层之油与女贞子混合，加水再蒸之，20分钟后取汁服用。功能滋补肝肾，有护肝、改善肝功、消除症状的作用。适用于迁延型肝炎、慢性肝炎的辅助治疗。见《补品补药与补益良方》。

【鹌鹑枸杞子汤】鹌鹑1只，枸杞子30~50克。将鹌鹑去毛和内脏，洗净，加水与枸杞子同煮汤，入少量调味品，煮至肉熟。食肉、枸杞子，饮汤。功能补肝肾，强筋骨，明头目。适用于肝肾亏虚所致的腰膝酸软，筋骨无力，头目昏花等症。见《补品补药与补益良方》。

【蜂蜜水】蜂蜜适量。每取3匙用温开水冲服，日3次。功能缓急润燥。适用于肝肾阴虚之高血压，便秘，胃与十二指肠溃疡等。见《常见病的饮食疗法》。

【蜂蜜芍药汤】白芍、甘草各9克，蜂蜜30克。将前两药水煎取汁，加蜂蜜，溶化服。功能补益脾胃，缓急止痛，敛阴柔肝。适用于脾虚肝旺，肝脾不调之脘腹拘急疼痛，少食易饥，饥时发作等。见《食疗本草学》。

【鲍鱼香菇】原汁鲍鱼120克，鸡肉泥60克，鸡蛋清2个，水发香菇、水发玉兰片各15克，火腿、水发鱼肚各30克，豌豆28粒，清汤180克，料酒15克，熟猪油6克，鸡油9克，湿玉米粉12克，白面粉3克，发菜、味精、精盐适量。将蛋清同鸡肉泥、少许食盐、料酒、味精、玉米粉3克、白面粉、熟猪油搅成泥糊；香菇、玉兰片、火腿、鱼肚等切成丝。把鲍鱼放在盘中，将鸡肉泥糊装入鲍鱼腹中，上面放些发菜，上笼煮熟。切好的4种丝入开水中氽一下，放沙锅中，入豌豆，用清汤60克煨一下，捞出放入盘中，把蒸好的鲍鱼码在上面。炒勺内放入氽下的清汤，烧开，加入味精、料酒、食盐，用玉米粉9克勾成稀汁，淋上鸡油，盖于菜上。佐餐食用。功能滋补肝肾，润燥利肠。适用于肝肾阴虚的眩晕、耳鸣、高血压，以及老人津枯便秘等。见《食用菌饮食疗法》。

【煨龟肉】乌龟780克，火腿30克，清汤1500克，猪油15克，香油、葱段各20克，姜块10克，味精、料酒、胡椒面各适量。活龟剁头放血，剥开壳，去苦胆，取龟肉和内脏洗净，切成3厘米长、1.5厘米宽的肉块；火腿切片。猪油烧热，先下葱段、姜块略煸，再下龟肉、内脏，加料酒、胡椒面、精盐、香油一起爆炒后，盛入沙锅内，放清汤，烧沸后改用文火煨2小时，加火腿片，继续煨至汤汁稠浓、香气四溢时，调入味精。晚餐服食。功能补肾益精养血，祛风湿，强筋骨。适用于久病精血亏虚，羸瘦乏力，久瘫痿弱，虚劳咳嗽，咯血，骨蒸劳热，及筋骨疼痛，酸软无力等症。常人服用可精力充沛，健身长寿。见《滋补保健药膳食谱》。

【煨猪肾刀豆】猪肾1个，刀豆子10克。将猪肾剖开，洗净。刀豆子研为细末，放入猪肾中，外用白菜、荷叶之类包裹，置火灰中煨熟。除去包裹物1次嚼食。功能补肾壮腰。适用于肾虚腰痛，或妊娠期腰痛。见《食疗本草学》。

【蔗姜饮】甘蔗汁1杯，生姜汁8滴。将2味混合搅匀。日数次少量频饮。功能益阴降逆止呕。适用于胃阴不足之呕吐及妊娠呕吐等。脾胃虚寒者慎用。见《中国药膳学》。

【酿双花】海棠花10朵，榆钱22朵，鲜虾肉200克，猪通脊肥膘肉100克，熟火腿25克，鸭蛋2个，黄瓜皮25克，发好香菇50克，调料适量。将海棠花、榆钱整朵洗净，捞在大平盘内，用干净白纱布挤干水；香菇用凉水泡3~4小时，捞出剪去梗，洗净泥沙，用沸水煮一下捞出，再用鸡汤、葱、姜、精盐、味精煨热取出，切成粗丝；鸭蛋煮熟去白留黄，切成细末；黄瓜去瓤留皮切成长块；熟火腿切成碎末；鲜虾肉、猪通脊肥膘肉一起用刀背砸成细泥，放在盆内，用泡姜水澥开，加入精盐、味精、料酒、白胡椒面、鸡蛋清、湿淀粉，用筷子顺一个方向搅拌上劲成虾糁。把干淀粉撒在榆钱、海棠花上，将虾糁用手挤成圆球镶在榆钱和海棠花的上面，用小刀抹平，中间略高，轻轻拖进大盘内，顶端撒上火腿末，周围摆上鸭蛋黄，再把香菇条、黄瓜条摆在榆钱与海棠花之间，做成海棠花树形，上笼蒸熟取出。炒勺烧热，注入少许鸡汤，下入精盐、味精、料酒、湿淀粉兑成的稀芡，待起泡后淋上鸡油，浇在镶酿好的榆钱和海棠花上。功能补脾益胃，生津泻火。适用于胃阴不足而致诸症。见《华夏药膳保健顾问》。

【蜡粥】黄蜡 10 克，粳米 100 克。先以水煮粳米作粥，临熟，下蜡、搅匀令化，温食之。功能滋阴补虚。适用于霍乱，吐泻不止，吐泻后气脱虚羸，或口渴不止。见《太平圣惠方》。

【鲜地粥】①新鲜生地 150 克，南粳米 50 克，冰糖适量。将新鲜生地洗净捣烂，用纱布挤汁；再将南粳米、冰糖入沙锅内，加井水煮成稀粥，兑入生地黄汁，改用文火，再煮 1 沸。日 2～3 次，温服。此粥不宜久服。适用于热病伤津，烦燥口渴，舌红口干，虚劳骨蒸，血热所致的吐血衄血，崩漏及津亏便秘等症。凡脾胃虚寒，便溏阳虚者忌服。见《常见病食疗食补大全》。②鲜生地（或干生地 10 克）50 克，大米适量。先将生地加水煎煮 1 小时，去渣后入大米，煮烂成粥。日 1 剂，分顿食用，可连续服食。适用于肺结核午后低热、咳嗽、咯血等症。见《食医心鉴》。

【鲜藕粥】鲜老藕 250 克，粳米 100 克，红糖或蜂蜜适量。藕去节、洗净、切薄片，与粳米、红糖或蜂蜜同煮粥，忌用铁锅煮。早晚餐服食。功能健脾补虚，开胃止泻。适用于中老年人体虚，食欲不振，口干舌燥及久嗽劳咳，久痢，久泻，热病后期或呕吐出血等。久痢、久泻者不宜用蜂蜜。见《老老恒言》。

【瘦猪肉杞子汤】瘦猪肉 100～200 克，枸杞子 50 克。将枸杞子洗净，水煎；瘦猪肉切片，放入汤内，加少量盐，煮至肉熟杞子烂。饮汤食肉及枸杞子。日 1 剂。功能滋补肝肾。适用于肝肾阴虚所致的头晕、目花、腰膝酸痛等症。见《补品补药与补益良方》。

【熘炒黄花猪腰】猪肾 500 克，黄花菜 50 克，调料适量。猪肾一剖两片，剔去筋膜、臊腺、洗净，切成腰花块；黄花菜用水发好，摘洗干净。植物油烧至九成热，放入葱、姜、蒜煸香，倾入腰花爆炒至变色熟透时，加黄花菜、盐、糖煸炒片刻，用湿淀粉勾芡推匀，调入味精。佐餐服食。功能补肾通乳。适用于肾虚腰痛，耳鸣；产后缺乳症等。见《昆明民间常用草药》。

【蜜汁核桃】核桃仁 500 克，蜂蜜 150 克，白糖 60 克，红樱桃 30 克，橘瓣 30 克。将核桃仁用开水泡涨，剥去皮，洗净，放碗内，加白糖上笼蒸 15 分钟，待凉取出，装入盘中（留下原汁），把橘瓣、樱桃摆在核桃仁上。净锅置火上，注入蜂蜜，用小火烧开，兑入蒸核桃仁的原汁调匀，稍凉，淋在核桃仁、橘瓣、樱桃上。随意服食。功能补中益肾，固精定喘。适用于肾虚喘咳，肠燥便秘等，常食可健身长寿。妇女常食会使颜面红润。见《家庭药膳》。

【蜜汁鸭梨】鸭梨 2 个（约 300 克），蜂蜜 25 克，青梅、京糕各 15 克，香油 10 克，白糖 100 克，香精（梨味）1 滴。梨洗净、去皮、切4半、去核，再切滚刀块，入沸水内稍烫捞出；青梅、京糕切成块头方丁。锅内入香油和糖，炒成金黄色，加水、蜂蜜，烧开后，入梨，用微火炖至烂，捞置盘内，撒上青梅、京糕丁。锅内的蜜汁加香精，浇在梨上。日服2～3次。功能养阴清热，润肺止咳。适用于阴虚肺燥之咳嗽，咽干音哑；热病后之咽干口渴，烦热等。见《滋补保健药膳食谱》。

【蜜汁藕梨】鲜藕350克，雪梨300克，白糖200克，蜜樱桃、白矾各10克。将白矾用2000毫升清水溶化待用。鲜藕去皮、节，洗净切片，泡入白矾水中；雪梨去皮、核，切成条块，亦泡入白矾水中。铝锅内注入白矾水，置火上烧沸，入藕片、梨条煮10分钟，捞出，用清水漂洗2次。把藕片定入碗中，两边放雪梨，加糖，用湿绵纸将碗口封严，上笼蒸3小时取出。蒸碗内原汁滗入锅内收汁。藕、梨翻入盘中，摆上蜜樱桃，淋入收汁。随意服食。功能健脾胃，益阴血。适用于阴虚胃弱，饥而不食，肠燥便秘等症。常食能旺盛精力，强壮身体，保护嗓子。见《家庭药膳》。

【蜜饯黄精】干黄精100克，蜂蜜200克。将黄精洗净，放铝锅内，加水适量浸泡透发，再以小火煎煮至熟烂、汁干，加入蜂蜜，煮沸、调匀，待冷装瓶。每服1汤匙，日3次。功能补益精气，强健筋骨。适用于小儿下肢痿软无力等。见《药膳食谱集锦》。

【鲤鱼脑髓粥】鲤鱼脑髓50克，粳米100克，姜、葱、盐少许。将鲤鱼脑髓洗净切碎，与米相合煮粥，并加姜、葱、盐等佐料。空腹食之。功能益肾开窍。适用于耳聋久不愈。见《太平圣惠方》。

【熟地黄粥】熟地黄片30克，南粳米40克，陈皮末少许。将熟地黄片用纱布包，加水浸泡片刻，用文火先煮，数沸后，见药汁呈棕黄色，药香喷鼻，渐转为慢火。成微波形沸腾时，放入粳米、陈皮末烹煮，待米仁开花，药汁浸入米仁内形成粥糜，呈稀薄粥。每日空腹趁热服食1次，10天为1疗程。适用于面色萎黄，眩晕心悸，骨蒸潮热，盗汗，遗精，腰膝酸疼，月经不调及消渴症。凡脾胃素虚，便溏及痰湿素盛者忌服。见《常见病食疗食补大全》。

【熟附子粥】熟附子9克，何首乌15克，知母9克，龟板18克，粳米60克，红糖适量。将前4味用布包，煎汤去渣后，入粳米、红糖共煮作粥。日1剂，连续服食7～8剂。适用于肾虚所致的中耳炎。见《常见病食疗食补大全》。

【熟地枸杞沉香酒】熟地60克，枸杞子60克，沉香6克，好白酒或米酒1000克。将三味药浸于酒中，封口，10天后饮用。每次1小杯，日3次。功能补肝肾。用于肝肾不足，脱发，健忘，不孕等病证。见《补品补药与补益良方》。

【薯蓣茶】生山药120克。将上药切片，水煮，取汁。不拘时，徐徐温饮代茶。适用于气阴两亏而引起的肺痨（肺结核）发热，或喘或咳，或自汗乏力，以及由于脾肾气虚，小便不利而致的大便泄泻等。见《医学衷中参西录》。

【薯蓣苤莒粥】薯蓣（山药）粉30克，苤莒（车前子）12克。车前子装入纱布袋中，煮取汤液，去药袋。加入山药搅煮成粥。日食3次，亦可作点心服食。功能健脾益肾，利尿祛痰。适用于脾肾虚弱，大便滑泻，小便不利。兼治虚劳痰多咳嗽。见《医学衷中参西录》。

【燕窝汤】燕窝3克，冰糖30克。燕窝用50度的温水浸泡至松软时，择去燕毛，捞出用清水洗净，沥干水分，撕成细条，放入干净的碗中待用。锅中加清水250

毫升，放入冰糖，置文火上烧开溶化，用纱布去杂质，倒入净锅后，放入燕窝，再用文火加热至沸后，倒入碗中。日 1 次服食。功能滋肾润肺，补虚益损。适用于虚劳体弱，咳嗽痰血等症。见《内经类编试效方》。

【燕窝粥】燕窝 10 克，粳米 50 克。先将燕窝用布包隔汤炖数沸取出，后入米煮粥。随意食之。功能养阴润燥，益气补中。适用于阴虚劳损，咳嗽气喘，咯血，吐血，自汗，泄泻，消渴，尿频等症。见《调疾饮食辨》。

【燕窝莲蓬蛋】干燕窝 30 克，味精适量，熟瘦火腿 10 克，奶汤 150 克，鸡蛋清 150 克，鸡清汤 210 克，咸蛋黄 2 只，熟猪油 24 克，盐少许。将火腿 6 克切成长米粒形，另外 4 克切成细丝；把咸蛋黄切成黄豆粒大，放已抹油的碟上，放蒸笼中以中火蒸 1 分钟，熟后取出。将鸡蛋清加入鸡清汤 60 克，加少许盐搅匀后，分别倒入置大盘中内壁涂油的 12 只小瓷杯内，再将蛋黄粒放在蛋清中间，入笼用中火蒸至九成熟取出，把火腿粒均匀撒上面，再蒸至熟，取出晾冷，从杯中脱出便称之“莲蓬蛋”。再将锅烧热，用漏勺盛上洗净无杂质保持完整的燕窝，放入汤内煨半分钟取出，并吸干水分，放入汤碗叠成山形，撒上火腿丝，把莲蓬蛋围在燕窝四周。将锅烧热，下奶汤，烧至微沸，撇去汤面浮沫。在临上桌前将奶汤轻轻倒入碗内。功能滋阴补肺，健脾和胃。用于盗汗气短，自汗无力等症。见《滋补中药保健菜谱》。

【橘香芝麻糊】黑芝麻、冰糖各 100 克，大米 100 克，糖橘饼 1 只。芝麻洗净炒香；大米浸泡 1 小时，2 味混合加水磨成浆。冰糖加水煮沸，改用文火，调入芝麻、大米浆，不断搅拌，直至成稠厚糊，撒上切成米粒大小的橘饼。功能滋阴润肠，开胃通乳，防止脱发。适用于肝肾两亏，阴虚血燥之头晕目眩，毛发干枯，燥热便秘等症。尤宜于产妇见此症，及乳汁不足者。见《膳食保健》。

【蹄汁芝麻糊】猪前蹄 1 ~ 2 只，黑芝麻 20 ~ 50 克。将猪蹄修制洗净，切断，用水煮，以蹄肉熟烂为度。取汤，把黑芝麻放汤中煮成糊状，酌加红糖食用。功能补阴血，增乳汁。适用于产后乳汁不足，阴虚，血虚等症。见《补品补药与补益良方》。

【糖蒸猪脑】猪脑 1 具，红糖适量。挑开猪脑小血管洗净，放锅内加红糖煮熟。随意食用。功能滋肾补脑。适用于肝肾虚损，头痛头晕。见《良药佳馐》。

【藕粉圆子】藕粉 150 克，肥瘦猪肉、鸭脯肉各 75 克，生姜、葱各 10 克，料酒、干豆粉各 20 克，精盐 3 克，胡椒粉 2 克，味精 1 克，鸡蛋 1 个，肉汤 800 毫升。将生姜洗净切成片、葱切成葱花；鸡蛋去黄留清，调入干豆粉成蛋清豆粉。猪肉、鸭肉洗净，片去筋膜，用刀背打成茸，与蛋清豆粉调匀，做成 12 个圆子待用。藕粉装入盆内，把肉茸圆子分别放在藕粉中滚动，粘上一层藕粉，放进漏勺内，入沸水中烫一下，立即再放入藕粉内滚动，使之再粘上一层，如此反复 4 ~ 5 次成藕粉圆子，放入冷水中漂起待用。净锅置火上，注入肉汤，加入姜片、精盐、胡椒粉、料酒、味精，待汤沸，下入藕粉圆子、葱花，煮至圆子表面发亮，起锅装碗。佐餐。功能调中开胃，滋养润燥。适用于骨蒸潮热，虚损失血，干咳口渴，少食便秘等。见《家庭药膳》。

【蘑菇鹿鞭】新鲜鹿鞭 1 支，味精适量，干贝 30 克，料酒 10 克，金钩（即大海米）30 克，胡椒面 1 克，香菇 30 克，湿淀粉 15 克，嫩母鸡 500 克，鸡油 10 克，猪肉500克，葱15克，罐头蘑菇90克，姜15克，鸡清汤1750克，盐少许。将鹿鞭顺长切开，将尿道层用刀削掉，再用开水烫掉外皮，再去掉一层白皮，放开水煮一小时左右，用冷水洗净，放锅内加清汤1000克。干贝30克、金钩30克、水发香菇30克、嫩母鸡500克、带皮猪肉500克、葱姜各15克，共炖烂。将炖烂的鹿鞭捞出（其他的不要），切成斜象眼片。于锅内倒入鸡汤750克，加入蘑菇90克（大的分四半，小的分两半）、料酒15克、胡椒面1克、盐少许、湿淀粉15克，再把炖烂的鹿鞭加入同烩，最后加味精，淋上鸡油。功能补阴强阳，益肾暖宫。适用于阳痿早泄，腰膝酸软，慢性睾丸炎及女子宫寒不孕等症。见《滋补中药保健菜谱》。

【蘑菇猪瘦肉汤】鲜蘑菇、猪瘦肉各100克，食盐少许。将鲜蘑摘洗净；猪肉切块，同煮汤至肉熟，调入盐。佐餐服食。功能养阴柔肝补虚。适用于肝阴不足之胁肋隐痛，口干咽燥，头晕眼花等症。见《饮食疗法》。

【攒丝燕菜】干燕菜18克，生鸡丝15克，香菇丝15克（水发），玉兰片丝（水发）15克，荸荠丝15克，火腿丝45克，鸡蛋皮丝18克，清汤1500克，味精适量，料酒9克，食盐适量，碱3克。将干燕菜放入碗内，加入温水泡发（约15分钟），轻轻捞出。用镊子择去燕和根，用净水冲洗2～3次（且不可揉搓），以洗净灰土为准。然后滗去冷水，把碱放在燕菜上，加以适量的开水，用筷子慢慢拌匀，待燕菜涨起，用细罗滗去碱水，再用开水冲洗2～3次（以去碱味）即已涨好，随即用干净布包着挤去水分待用，将配料、生鸡丝等分别用开水余熟，捞出后，再分别用清汤煨一下，使其入味，滗去水分，按顺序码在深碗里，扣在汤盥子内（面朝上），再将燕菜盖在上面。把汤勺放入汤篮子内（烧汤时，注意用手勺压住燕菜，防止冲散）。可佐食，亦可单食。功能滋肺补肾，健体延年。适用于肺阴虚肺结核引起的咳嗽、咯血等症。亦可为平时滋补强身食品。见《仿膳菜谱》。

【鳖肉猪肚汤】鳖肉250克，猪肚1个。将两者分别洗净，把鳖肉置于猪肝内炖烂。食肉喝汤。日1次，连服7次为1疗程。功能养阴生津补中。适用于胃阴不足之胃脘闷痛，虚痞，饥而不欲食，口干便秘，小便短少，舌光红少津，脉细数等症。见《疾病的食疗与验方》。

【鳖鱼补肾汤】鳖鱼1只，枸杞子、山药各30克，女贞子、熟地各15克。将鳖鱼去肠脏及头；诸药装纱布袋内、扎口，共煮至肉熟，弃药调味。食肉饮汤。功能滋补肝肾。适用于肝肾阴虚之腰膝酸痛，遗精，头昏眼花等症。见《中国药膳学》。

【鳖鱼滋肾汤】鳖鱼1只（300克以上者），枸杞子30克，熟地黄15克。将鳖鱼放沸水锅中烫死，剁去头爪，揭去鳖甲，掏去内脏洗净，切成小方块，放入铝锅内，再放入洗净的枸杞子、熟地黄，加水适量，武火烧开，改用文火炖熬至鳖鱼熟透。可佐餐，可单食。功能滋阴补肾。适用于肝肾阴虚的腰膝酸软，头昏眼花等症。见《四川中药志》。

【鳖鱼槟榔汤】鳖鱼1只，槟榔12克，大蒜适量。将鳖鱼去肠脏及头，与槟榔、大蒜同煮至肉熟。日1剂，分2～3次食肉饮汤，连服数日。功能补肝肾，消臌胀。适用于臌胀病。见《中国药膳学》。

【鳖炖怀山杞子】鳖1只，怀山药、枸杞子各30克。将鳖用开水烫后，去内脏及头，取肉切块，与山药、杞子同放沙锅内炖熟。饮汤食肉。功能滋肾补肝益肺。适用于肝肾不足的胁痛；阴血不足的贫血；

脾肺不足的咳嗽，纳差等症。见《疾病的食疗与验方》。

【糯米蜂蜜糊】 糯米、蜂蜜各 30 克。将糯米研为细末，或磨成浆，加蜂蜜、水适量，煮成稀糊食。功能滋养脾胃之阴而润胃燥。适用于脾（胃）阴不足，口渴饮水，或少食欲呕，大便干结等症。见《食疗本草学》。

【核桃花生猪皮冻】 猪皮 300 克，核桃仁、花生仁各 30 克，芝麻、枸杞子各 20 克，芦荟 10 克，酱油、精盐、味精适量。（1）将枸杞子、芦荟放入锅中，加清水适量，煎煮成汤汁，去掉枸杞子、芦荟渣，留汤汁。（2）将猪皮去毛，放入药汁锅中煮 1 小时，捞出猪皮剁成泥状，再放入锅中，加清水适量，下入核桃仁、花生仁、芝麻、酱油、精盐、味精煮烂，离火待冷却后即成。功能滋润肌肤，增白去皱。适用于肌肤干燥、粗糙起皱及黑色素沉着。（果品的药用和美食制作）。

【荸荠炒里脊】 荸荠 200 克，猪里脊 150 克，蛋清 1 个，葱、精盐、味精、淀粉适量。（1）荸荠洗净，去皮，片成片。里脊肉切片。取碗放入蛋清、精盐、湿淀粉调成糊。（2）锅置火上，注油烧热，下入挂糊的里脊，划散，爆熟，捞出。（3）原锅留油少许油，放入葱煸香，下入荸荠炒几下，再下入里脊片、精盐、味精，加水，开后勾芡，颠几下即可。有消食、润燥作用。适宜高血压、癌症患者食用。（果品的药用和美食制作）。

【栗子豆腐】 豆腐 4 块，猪五花肉 100 克，熟栗肉 150 克，腊猪肉 50 克，冬笋 50 克，淀粉、葱末、酱油、白糖、鲜汤适量。（1）豆腐下勺煮去黄浆水，捞出切成 2 厘米见方块，腊肉洗净滤干，栗肉、冬笋均切成 1 厘米见方的丁。（2）将猪五花肉和腊肉都切成豆腐大小，放入炒勺，加入鲜汤，置火上炖至烂熟时，捞出肉丁（原汤留用）。（3）炒勺置旺火上，放入原汤，下入全部原料，烧开后加酱油、白糖，用湿淀粉勾薄芡，盛入盘中，撒上葱末即成。功能滋阴清热，补脾养胃，润燥生津。常食可美容助颜，延年益寿。（果品的药用和美食制作）

【无花果三补鸡】 鲜无花果 150 克，生鸡块 200 克，枸杞子 5 克，水发银耳 15 克，白糖 100 克，淀粉、高汤适量。（1）无花果开水焯后去皮，切四瓣，银耳撕成小块，枸杞子清水洗净。鸡块用开水焯去血水控干。（2）锅内放高汤和鸡块、银耳、枸杞子炖透，放白糖、无花果烧开，用淀粉勾稀芡，开锅盛碗即可。功能补虚，补胃，补阴。（果品的药用和美食制作）。

【香芒炒鸡柳】 鲜芒果 2 个，鲜鸡肉 300 克，青、红辣椒条 50 克，姜丝、盐、蒜蓉适量，色拉油 50 克。（1）将芒果去皮，去核，切成条形，鲜鸡肉洗净，切成条形，备用。（2）用开水泡热切好的芒果，捞出，沥干水分，待用。（3）锅置火上，放油烧热，下入姜丝、蒜蓉爆香，加入鸡柳，炒熟，下芒果条、青红辣椒条、盐炒合好，装盘上桌即成。功能补虚健脾，益胃生津。有利于病体的康复。（果品的药用和美食制作）

【松香鸽脯肉】 鸽脯肉 350 克，松子仁 30 克，酱油、料酒、盐、白糖、味精、胡椒粉、葱段、姜块适量，鸡汤 500 克，花生油 500 克。（1）将鸽脯肉剔净筋膜，切成 5 厘米的肉块，剞上十字花刀。（2）锅置火上，倒入花生油，烧至七成热，放入鸽肉块，炸成金黄色时捞出，沥净油，再将松子仁放入油中，炸好捞出。（3）原锅中留少许油，上火烧热，用姜块烹锅，加入葱段烧开，放入炸好的鸽肉块，转小火，煨至肉烂时再转旺，加入松子仁，收干汤汁，淋入芝麻油，起锅装盘即成。功能补中益气，滋阴润燥。是各类病后康复佳肴。（果品的药用和美食制作）。

【荔枝鸭片】鸭脯肉250克，荔枝15个，胡萝卜100克，鸡蛋清1个，料酒、盐、味精、白糖、淀粉、醋、高汤、葱、姜、油适量，鸭油1000克。（1）鸭脯肉去皮，片成抹刀片，加鸡蛋清、料酒、盐、味精、淀粉，抓匀浆好。（2）荔枝切成两半，胡萝卜洗净，去根、去皮，用小刀雕刻成梅花形，再切成花片。（3）将料酒、盐、味精、白糖、醋、高汤、淀粉放入容器内，调成芡汁。（4）炒勺上火，注入鸭油，烧至七成热，逐片下入浆好的鸭片，炸至外焦里嫩，倒在漏勺中，控去油。再把炒勺上火，注入油，烧热，放入葱姜，加入一半荔枝和调好的芡汁，推炒，待汁浓时，下入炸好的鸭片，颠翻几下，盛入盘中，再用另一半荔枝、胡萝卜花片围边即成。是生津益血，养阴润燥的滋补菜肴。（果品的药用和美食制作）。

【鸭梨鸡片】鸡脯肉400克，鸭梨200克，黄瓜75克，鸡蛋清1个，料酒、白兰地酒、盐、味精、胡椒粉、淀粉、姜汁、色拉油适量。（1）将鸡脯肉剔净筋膜，片成3.6厘米长、9毫米宽、1.5毫米厚的片，然后用盐、料酒、白兰地酒、鸡蛋清、淀粉、胡椒粉拌匀，腌渍，待用。（2）鸭梨洗净，去皮，切成两半，挖去梨核，切成月牙片，放入清水中浸泡；黄瓜洗净，斜刀切成9毫米宽的段，再将黄瓜竖顶刀切成菱形片，待用。（3）取锅上火，倒入色拉油，烧至四成热，放入腌好的鸡片，当鸡片变白时，即熟捞出，沥净油。（4）原锅中留少许油，上火，烹入姜汁、料酒，放入鸡片，加入味精、盐，调好口味，再将鸭梨片、黄瓜放入，随即翻炒均匀即成。功能清虚热，补虚劳。病后恢复身体健康的滋补佳肴。（果品的药用和美食制作）。

【凉拌鸡梨丝】雪花梨300克，鸡脯肉100克，香菜20克，色拉油、芝麻油、盐、味精、米醋、大蒜、酱油适量。（1）将鸡脯肉洗净，先切成薄片，再改刀切成细丝；大蒜拍碎成末；香菜切成3厘米长的段。（2）锅置火上，放入色拉油，烧热，放入鸡丝煸炒，加入酱油，炒出味时，倒出晾凉。（3）雪花梨洗净，去皮，切成细丝，码放在盘中，把鸡丝码放在梨丝上面。（4）把香菜段放在鸡丝的一边，大蒜末放在鸡丝的另一边。（5）把米醋、味精、芝麻油、盐放在碗内，调好汁，浇入盘内即成。功能清热润燥。是一道女性美容润肤瘦身美食。（果品的药用和美食制作）。

【猕猴桃鸡柳】鸡脯肉400克，鲜猕猴桃2个，鸡蛋清2个，白糖、盐、味精、胡椒粉、料酒、淀粉、芝麻油适量。（1）将鸡脯肉剔净筋膜，切成1.5毫米厚的柳叶片，用适量盐、胡椒粉、味精、料酒拌匀，腌一下，待用。（2）用鸡蛋清和淀粉调匀成糊待用。（3）锅置火上，倒入芝麻油，烧至六成热，将鸡柳挂匀蛋糊，下入油锅中，炸至外酥内嫩时捞出，沥净油，装入盘中，待用。（4）将猕猴桃洗净去皮，一个切成和鸡柳相似的条状，一个挤汁。（5）另取锅上火，倒入芝麻油50克，烧热，放入白糖，熬化，倒入猕猴桃汁和猕猴桃柳，迅速颠翻，勾入淀粉薄芡，起锅，浇在盘中的鸡柳上面即成。功能补中益气，清热生津。是防癌和抗癌的食疗食品。（果品的药用和美食制作）。

【椰子水晶鸡】鸡肉（净）600克，大椰子1只，熟火腿100克，蛋清2只，味精、精盐、淀粉、高汤适量。（1）火腿切片，鸡肉洗净切成方块，加蛋清、精盐、淀粉拌匀，下沸水锅烫一下，捞起待用。（2）椰子用刀削去外皮，由距顶3厘米处锯开顶盖，倒出椰汁，将鸡块、火腿、椰汁、高汤、味精、精盐放入椰子肉，盖好盖（椰子下用碗托着）上笼蒸 2 小时左右即成。有补肝肾、健脾胃、益气生津功效。(果品的药用和美食制作)。

【甘蔗鸡】光鸡一只约 750 克，甘蔗 1000 克，葱、姜、盐、味精、料酒适量。(1) 光鸡洗净，取下鸡头、鸡脖、鸡翅、鸡腿，余肉斩块，共同用沸水焯一遍捞出。(2) 甘蔗去节，切段，榨取汁，与葱丝、姜丝、盐、味精、料酒搅匀，放入鸡腌 4 小时。(3) 鸡和甘蔗汁倒在汤盆中，加盖入蒸笼 1 小时至熟烂即可。功能补中益气，滋阴润燥。是病后、产后恢复体能的滋补佳肴。(果品的药用和美食制作)。

【杏仁鲜贝】鲜贝 600 克，杏仁 100 克，火腿 250 克，青椒 250 克，味精、料酒、胡椒面、淀粉、花生油、盐、葱、姜、高汤适量。(1) 将鲜贝去掉老筋并洗干净，用布搌干水分，用盐、味精、淀粉浆好。将杏仁用热水浸泡 5 分钟，剥去外皮，置油锅内炸酥。将火腿、青椒切丁，葱切马耳形，姜切片。用汤、盐、料酒、胡椒面、淀粉兑汁。(2) 将鲜贝放入油锅内滑透滤出，锅留底油放入葱、姜、火腿、青椒稍炒，再放入鲜贝、倒入兑好的汁，翻炒均匀，再将杏仁倒入，翻锅即可。功能止咳化痰，清热解毒，滋润肌肤。是女性美容瘦身的食疗佳品。(果品的药用和美食制作)。

【松子鱼米】鲜鱼 750 克，松子肉 50 克，料酒、盐、味精、葱、姜汁、花生油适量。(1) 将洗净的鲜鱼拆去皮骨，用刀将鱼肉切松子大小的粒，放入碗内，加入葱、姜汁和味精、盐、料酒拌匀腌上味。(2) 锅烧热后倒花生油，烧至四成热时将松子肉下油锅炸呈金黄色时取出。(3) 再将生油烧至五成热，投入鱼米划熟，倒入漏勺内，沥净油分，放入盘内和松子拌匀即成。功能润脏腑，益容颜，抗衰老。是女性美容瘦身的保健食品。(果品的药用和美食制作)。

【荸荠鱼片】鲜草鱼（或青鱼）1 条（约重 1000 克)，荸荠 500 克。色拉油 500 克，葱段、姜末、料酒、淀粉、盐、味精、高汤、红辣椒各适量。(1) 将草鱼宰杀治净，用刀取下两扇鱼肉（鱼的头、骨另作它用)，去皮及骨刺后，鱼肉横刀片成薄片，盛入盆内，加盐、料酒、味精、淀粉，拌匀腌渍入味，将荸荠洗净，去皮，切成薄片备用，红辣椒去蒂，去籽，切节。(2) 锅置旺火上，下入油，烧至六成热时，放入鱼片，过油滑散，刚熟捞出待用。(3) 锅中留底油，下红辣椒节、葱段、姜末煸香，下入荸荠片、鱼片，翻炒均匀，用高汤勾芡，起锅即成。有暖胃平肝、祛风除湿、补中益气、清热生津等作用。(果品的药用和美食制作)。

【茄汁菠萝鱼】带皮鳜鱼肉 500 克，菠萝 100 克，鲜豌豆粒 50 克，葱、姜、蒜、精盐、醋精、白糖、味精、料酒、花生油、番茄酱、淀粉、水适量。(1) 在鱼肉一面剞细十字花刀，再改成方块；菠萝切成块；豌豆煮熟；葱切成小葱花，姜切成末，蒜拍碎。(2) 把改好刀的鱼用盐，料酒拌一下，放入水淀粉拌匀，再沾上干淀粉，使花刀分开。(3) 花生油烧六成热，将鱼逐块下入炸之，待鱼快炸透时捞出。另取锅上火，注入热油，先下葱、姜、蒜及菠萝、青豌豆，稍炒一下，再加入番茄酱、料酒、白糖、精盐、味精、醋精、清水，烧开后，用水淀粉勾芡。油锅烧热，把鱼块放入炸透。盛汁的锅内加入沸油把汁川起来，把鱼捞入汁内，翻炒均匀即成。功能补精益气，益心智，润肌肤。肾虚体弱者宜常用。(果品的药用和美食制作)。

【糖熘南荠】荸荠 40 个，青梅、桂圆肉各少许，淀粉、桂花适量，白糖100克。(1) 青梅、桂圆肉分别切小块，荸荠去皮切小片，入开水内焯一下。(2) 勺内倒入荸荠，再加入白糖煮开，放桂花水，青梅块、桂圆肉，勾入适量淀粉芡，盛放盘中。有开胃、除烦生津、清热凉血等作用。对高血压、癌症患者有辅助治疗作用。(果品的药用和美食制作)。

【香橙冬瓜】 冬瓜1500克，香橙汁500克，柠檬汁500克，白糖100克。(1) 将冬瓜去皮，去籽瓤，洗净，切成2厘米见方的块，放入不锈钢盆中。(2) 将香橙汁、柠檬汁、白糖加水熬化，倒入冬瓜里，拌匀，用大盘压上，10小时后即可食用。功能滋阴去燥。是一道胖人瘦身减肥佳肴。(果品的药用和美食制作)。

【平阴梨丸子】 梨1000克，核桃仁10克，桔饼10克，青红丝5克，玫瑰酱15克，芝麻油5克，白糖80克，猪板油50克，熟面粉50克，花生油1000克，淀粉500克。(1) 梨去皮核，切细丝（长3厘米）入盆中与熟面粉拌匀。(2) 猪板油去皮筋，刀压抹成板油泥，再把桔饼、核桃仁剁成细丝末，入玫瑰酱、青红丝、白糖及芝麻油拌成馅，逐个下入油中，要均衡地保持油温，直至炸透捞，捞出控净油，放入盘中摆成塔形。梨丸子加入的馅数量要适当，味要以梨的清香为主，尤其是玫瑰浆的量不宜过多，要恰到好处。功能生津，润燥，开胃。是一道精美的水果保健佳肴。(果品的药用和美食制作)。

【拔丝荸荠】 荸荠550克，蛋清3个，芝麻仁50克，白糖160克，淀粉20克。荸荠洗净削皮，淀粉与蛋清调糊，荸荠粘糊后入6成热的油中炸至起壳捞出。锅留油10克，入白糖用勺推炒，待糖溶化并熬至泡沫变小时（色为浅黄），倒入熟芝麻仁及荸荠，迅速翻炒使荸荠均匀挂上糖浆时出锅盛入抹子油的盘上即成。功能清内热，去邪火。(果品的药用和美食制作)。

5. 助阳健身类

【二仙烧羊肉】 仙茅15克，仙灵脾15克，生姜15克，羊肉250克，调料适量。前3味装纱布袋中，扎口；羊肉切片，同药袋共煮至羊肉熟烂，去药袋，加盐、味精调味。食肉饮汤，日2次。功能补肾阳，祛寒湿。适用于肾阳不足之腰膝酸软无力，肢冷畏寒，性功能低下，风寒湿痹等症。见《百病饮食自疗》。

【二冬二地酒】 菟丝子、肉苁蓉各120克，天门冬、麦门冬、生地、熟地、山药、牛膝、杜仲（姜汁炒）、巴戟天（去心）、枸杞子、山茱萸、人参、白茯苓、五味子、木香、柏子仁各60克，覆盆子、车前子、地骨皮各45克，石菖蒲、川椒、远志肉、泽泻各30克，好酒3000克。将上药共捣为粗末，用夏白布包贮，置于净器中，用酒浸泡7~12日后饮用。每空心服1小杯，早晚各1次。功能助阳健身。适用于肾虚精亏，中年阳痿，老人视物昏花，神志恍惚，腰膝酸软。(验方)。

【丁香鸭】 丁香、肉桂、草蔻各5克，鸭子1只（约1000克），调料适量。3药水煎2次，每次煮20分钟，共取汁3000毫升。把药汁、净鸭与葱段、姜片同放锅中，武火烧沸后转用文火煮至六成熟时捞出晾凉。再将鸭子放卤汁锅中，用文火煮至肉熟后捞出。该锅内再放入适量冰糖屑，文火煮至糖化，放入鸭子、盐、味精。边滚动鸭子，边用勺浇卤汁至鸭色呈红亮时捞出，再均匀地涂上麻汕。早晚餐服食。功能温中和胃，暖肾助阳。适用于肾阳虚之阳痿，遗精，下半身冷及脾胃虚寒之食少腹胀，脘腹冷痛，反胃呕吐，呃逆嗳气等症。见《中国药膳》。

【八宝鸡】母鸡1只（1750克），香菇、干贝、姜末、料酒各10克，苡仁、芡实、百合各15克，糯米60克，莲子、麻油各30克，熟火腿18克，盐3克，胡椒粉0.6克，熟猪油1000克，糖醋生菜150克，椒盐调料2碟。将鸡去毛、内脏，整鸡出骨，洗净。用料酒、盐1.5克，姜末将鸡身内外抹匀，腌渍约30分钟。将糯米、苡仁、百合、莲子（去心）、芡实分别泡胀、洗净，盛入碗内，上笼蒸熟。火腿、香菇均切成与苡仁同样大小的颗粒。将以上几种辅料盛入盆内，加猪油60克，盐1.5克，胡椒粉0.6克拌匀，装入鸡腹内，鸡颈开口处和肛门均用竹签封严后，盛入盆内，上笼蒸两小时至九成烂，取出，沥干水，晾冷。用细竹签在鸡胸部、鸡腿部戳几个气眼。将铁锅置旺火上，下猪油烧至六成热，放入鸡炸至呈淡黄色时，捞出，抽出竹签，在鸡脯上均匀地用刀划成1寸长的斜方刀口，盛入盘内，将麻油烧热，淋在鸡脯刀口处，与糖醋生菜，椒盐调料2碟一同上桌。功能养心补肾，润肺健脾。适用于脾虚湿困，遗精，阳痿，遗尿等病证。见《滋补中药保健菜谱》。

【八宝锅蒸】细大米粉45克，蜜枣10克，面粉45克，核桃仁10克，蜜瓜片10克，橘红6克，蜜樱桃18克，莲子15克，白糖120克，扁豆15克，熟猪油120克。将蜜瓜片、蜜枣、橘红及核桃仁均切成绿豆大颗粒，莲子发好去皮心，扁豆去皮，入蒸笼蒸烂。将锅置旺火上，下油90克，烧至六成熟，加入米粉、面粉炒香，加沸水150毫升搅匀，然后下白糖、果料粒、猪油30克、莲米、扁豆，炒至呈沙粒状（翻沙），盛入盘内，将樱桃摆上面食用。功能补脾健身。用于营养不良，不思饮食。见《滋补中药保健菜谱》。

【八味黄芪酒】黄芪60克，萆薢、防风、川芎、牛膝各45克，独活、山萸肉各30克，五味子60克，好酒1500克。将上药共为粗末，用生夏白布袋盛，用酒浸于净器中，春夏3日，秋冬5日后开封，去渣。每日空腹温饮1～2杯。功能补肾助阳。适用于阳气虚弱，手足逆冷，腰膝疼痛等症。见《圣济总录》。

【人参鹿尾汤】鹿尾1条，人参、陈皮各3克，净鸡1只，精火腿肉、精猪肉、水发蘑菇各50克，鲜汤100克，黄酒30克，盐6克，白糖3克，葱50克，姜20克，二汤30克。先将鹿尾在沸水锅内浸泡、褪毛、洗净。把盛植物油的锅烧至八成热，入葱、煸香，烹黄酒，把陈皮、鹿尾、二汤倒入锅内，烧沸约10分钟，捞出葱、姜不用，转用文火煨10分钟，捞出鹿尾，切成两爿。将鸡剁去爪，剖成两爿，放入沸水锅内焯熟捞出，剔去大骨。精猪肉、火腿各切成2份，把猪肉入沸水内略焯一下捞起。人参洗净上笼蒸软，切成薄片；蘑菇切细。最后将猪肉、火腿、蘑菇、鸡按2份排放在搪瓷盆内（鸡肉在中间），陈皮、人参、鹿尾各分2份放在鸡肉的两旁。鲜汤倒入锅内，加白糖，烧沸后倒入搪瓷盆内，加盖，并用湿绵纸粘密封，上笼蒸1.5小时，取出加盐。宜冬春季早餐空腹服食。功能补肺健脾，暖腰益肾。适用于气虚倦怠乏力，腰痛，阳痿等症。见《中国药膳》。

【人参炖马鬃蛇】高丽参6克（或吉林参10克），马鬃蛇2只。将马鬃蛇剥去皮，去内脏，与参同放炖盅内，加清水适量，隔水炖熟。1次服食。功能益气，补肾，强身。适用于肾虚腰膝酸痛，阳痿，风湿筋骨痹痛等。见《饮食疗法》。

【人参清汤鹿尾】 加工鹿尾200克，人参3克，清汤1000克，精盐3克，料酒5克，味精适量。人参切极薄片，用白酒浸泡法提取人参酒液（人参片留用）；鹿尾除骨，切成厚0.6厘米的金钱片。锅内放清汤，加料酒、精盐，再放鹿尾片、人参酒液，待沸，撇去浮沫，倒入大碗中，把人参片置于汤上，调入味精。宜秋冬季早晚空腹服。功能大补元气，补肾壮阳。适用于肾虚腰痛，阳痿遗精，头晕耳鸣，倦怠乏力等症。阳盛之体及阴虚火旺者不宜用。见《滋补保健药膳食谱》。

【九香虫酒】 九香虫30克，白酒500克。九香虫放入酒内泡7天。每服10～20毫升，日2次。功能补肾助阳，温脾止痛。适用于肾虚阳痿。阴虚阳亢者不宜用。见《中国药膳学》。

【刀豆腰子】 刀豆子2粒，猪腰1具。刀豆子捣碎，放入去臊腺洗净的猪腰内，外裹荷叶，放灰火中煨熟。每晚1次服完。功能温中益肾补元。适用于肾虚腰痛。胃热甚者慎用。见《中国药膳学》。

【刀豆炒腰片】 刀豆250克，猪腰1对及调料适量。将猪腰撕去衣膜，居中对剖，去臊腺，用沸水冲淋后切成薄片，加适量酒、盐腌15分钟，拌上湿淀粉。在温油中爆香姜片，入腰片滑熟盛起。刀豆横切成片，放温油中煸炒透后加少量水煮沸，调味焖煮3分钟，下腰片炒匀，勾芡食用。功能温胃益肾，止腰痛。可作为妊娠期妇女及中老年人之膳食。见《膳食保健》。

【三石浸酒】 磁石250克，白石英（细研）400克，阳起石240克。上药并捣碎，以水淘清后，用生绢袋盛，以酒7000毫升浸，经5日，适量缓服。功能益肾气，补虚损。适用于肾阳亏损症。见《太平圣惠方》。

【三黑猪脬汤】 黑补骨脂、黑大豆各30克，黑芝麻15克，猪膀胱1具。前3药用冷水浸泡2小时后放入洗净的猪膀胱内，扎紧口，置沙锅内用文火炖熟。隔日1剂，3剂为1疗程。食前入盐少许，药、汤、膀胱一起服。功能温肾缩尿。适用于肾阳不足，夜间遗尿或小便失禁，肢冷畏寒，腰膝酸软，小便清长等症。见《百病饮食自疗》。

【干山药片粥】 干山药片50～60克，补骨脂9克，吴茱萸3克，粳米60克。将上味依常法同煮作粥。早晚餐服食，可常服。功能温补脾肾。适用于脾肾阳虚所致的慢性肾炎。见《常见病食疗食补大全》。

【干姜羊肉汤】 干姜30克，羊肉150克。羊肉切块，与干姜共炖至肉烂，调入盐、葱花、花椒面、味精。食肉饮汤。功能温里散寒补虚。适用于脾肾阳虚之肢冷畏寒，腰膝酸软，小便清长，或下肢浮肿，泄泻，带下量多，月经后期，小腹发凉等症。见《百病饮食自疗》。

【大建中汤】 人参9克，干姜5克，花椒3克，饴糖18克。前3药水煎取汁，加入饴糖溶化后服。功能健中温阳止呕。适用于脾胃阳虚，阴寒内盛之腹痛，呕吐，不能食等症。见《金匮要略》。

【大蒜羊肉】 羊肉250克，大蒜15克，调料适量。将羊肉洗净、煮熟切片；大蒜捣烂，同放大盘内，加适量熟食油（或熟辣椒油）、酱油、精盐等拌匀食。功能温肾助阳。适用于肾虚阳痿，腰膝酸软，遗尿或尿频等。见《食疗本草学》。

【大蒜豆腐】 嫩豆腐400克，青大蒜100克，调料适量。菜油烧熟，待降温至六成热时，放入蒜段煸炒至软，加入豆腐块，边炒边加适量的黄酒、酱油、精盐、白糖等调味品，再加少许水煮沸，勾薄芡，调入味精。功能补虚解毒。可作为一切恶性肿瘤及白血病患者之膳食。见《膳食保健》。

【**大蒜烧鸭**】净鸭 1 只，大蒜 50 克。大蒜去皮，装入鸭腹内，扎好口，烧熟。随意服食。功能利水消肿。适用于虚性水肿，脾胃阳虚之腹泻。外感初起者不宜用。见《中国药膳学》。

【**大云羊肉粥**】大云 10 克，羊肉、粳米各 100 克，食盐、姜、葱等适量。将大云煎汤去渣，取汁，加羊肉、粳米同煮作粥。放入食盐、葱、姜等调味服食。适用于小儿遗尿。见《常见病食疗食补大全》。

【**大米荔枝粥**】荔枝干 30 克，大米 100 克。将荔枝与大米相和煮粥，空腹分 2 次服。功能壮阳益气。适用于脾虚泄泻，产后水肿。老人五更泄用此更宜。荔枝性温，阴虚火旺之人慎用。见《泉州本草》。

【**山药羊肉粥**】鲜山药 500 克，羊肉、糯米各 250 克。羊肉去筋膜，洗净，切碎，与山药同煮烂，研泥，下糯米，共煮为粥。早晚餐温热服食。功能温补脾肾，涩精止泻。适用于慢性腹泻及遗精、滑精等症。见《饮膳正要》。

【**山药菟丝粥**】山药 30 ~ 60 克，菟丝子 10 ~ 15 克，粳米 100 克，白糖适量。前两者水煎取浓汁，分两份与粳米 50 克同煮成稀粥，调入白糖。日 1 剂，分 2 次温热服食。功能健脾胃，补肝肾，益精髓。适用于脾胃虚弱，肝肾不足之小便频数淋沥，遗精，腰痛，目暗头晕，食欲不振等症。见《百病饮食自疗》。

【**山药猪脬汤**】山药、益智仁（盐炒）、乌药各 60 克，猪脬 1 具。前 3 味共为细末，用纱布包好，与猪脬同炖至熟。日 2 次，吃肉饮汤。功能温肾涩尿。适用于肾阳不足之夜尿，遗尿，小便清长，肢冷畏寒，腰膝酸软等症。见《祖国医学风采录》。

【**山萸糯米粥**】山萸肉 15 克，糯米 50 克，红糖适量。将山萸肉洗净与糯米、红糖同入沙锅，加水 450 毫升，用文火烧至微滚到沸腾，米开粥稠，表面有粥油为度，每日晨起空腹温热饮 1 次，10 天为 1 疗程。适用于肝肾亏虚，耳鸣耳聋，头晕目眩，小便额数，腰膝酸疼，虚汗不止，月经量多，漏下不止等症。若痰湿素盛，小便不利者忌食。见《常见病食疗食补大全》。

【**山楂核桃茶**】胡桃仁 150 克，白砂糖 200 克，山楂 50 克。将胡桃仁浸泡洗净，加适量清水，用石磨磨成浆，装瓶加适量清水稀释；山楂洗净入锅加适量清水，用中火煎熬 3 次，每次 20 分钟，过滤去渣取浓汁约 1000 毫升；把锅洗净后置于火上，倒入山楂汁，加入白糖搅拌，待溶化后，入核桃浆，搅拌均匀，烧至微沸出锅服用。每日 100 ~ 120 毫升，日 2 ~ 3 次，代茶饮。功能益肾补虚。适用于肺虚咳嗽，气喘，肾虚阳痿，腰痛，津亏口渴，便干，食积纳差，嗳腐，血滞经少，腹痛等症；也可作冠心病，高血压，高血脂症，老年便秘等患者之膳食。见《中国药膳学》。

【**山蓣苁蓉酒**】山蓣 25 克，肉苁蓉 60 克，五味子 35 克，杜仲（微炒）40 克，川牛膝、菟丝子、白茯苓、泽泻、熟地黄、山萸肉、巴戟天、远志各 30 克，醇酒 2000 克。上药共捣碎，置于净器中，酒浸，封口，春夏 5 日，秋冬 7 日，去渣备用。每次空腹温饮 1 ~ 2 小盅，每日早晚各 1 次。适用于肝肾亏损，头昏耳鸣，怔忡健忘，腰脚软弱，肢体不温等症。（验方）。

【**山药茯苓包子**】①山药粉、茯苓粉、板栗仁、核桃仁、黑芝麻各 100 克，白糖 300 克，面粉适量。板栗仁、核桃仁砸碎，放入山药粉、茯苓粉加水调成的糊中，搅匀，上笼蒸 30 分钟取出，加白糖、黑芝麻，拌成馅。面粉发好，包馅蒸熟。早晚作点心食用。需久服。功能健脾补肾，益气固涩。适用于脾阳不足之食少纳呆，消渴尿频，遗尿等症。健康人常食能使精力充沛，食欲旺盛，体质增强，防病延年。见《儒门事亲》。②山药粉、茯苓粉各100克，面粉1000克，白糖300克，猪油适量，或加果料适量。山药粉、茯苓粉加水调成糊状，上笼蒸30分钟取出，加面粉200克，白糖、猪油少许，或加果料、调成馅。余下面粉加入发酵粉揉匀，放置2~3小时至面团发起，再放碱，揉匀，包馅，蒸熟。功能同①。见《中国药膳学》。

【山萸胡桃猪腰】山萸肉10克，胡桃肉15克，猪腰子2个。猪腰子剖开，去臊腺，洗净。药装于肾中，扎紧，煮熟。日1剂，分2次，温热服食。功能补肾涩精。适用于肾虚腰痛，遗精等症。见《中国药膳学》。

【山稔子煲塘虱鱼】鲜山稔子60克（干品15克），塘虱鱼1~2条，油、盐少许。将前两者加清水3碗煲至1碗，入油、盐调味。饮汤食鱼。功能补肾固精。适用子肾虚精关不固之遗精、滑泄症。见《疾病的食疗与验方》。

【千两金酒】淫羊藿300克，米酒或高粱酒3000毫升。药、酒装入大口瓶中，密封贮存2个月。每服1~2小杯。功能温肾壮阳，添精种子。适用于阳痿，不育。阴虚火旺，遗精不止者禁用。见《中国帝王媚药补酒》。

【千条子酒】地肤子500克，米酒或高粱酒3000毫升。药和酒装入瓶中封存6个月。每日晚饭前及睡前各饮1小杯。功能补肾壮阳，益髓添精。适用于阳痿症。妊娠期及阴虚者禁用。见《中国帝王媚药补酒》。

【川断杜仲炖猪尾】川断25克，杜仲30克，猪尾1~2条。猪尾去毛洗净，与前2药同入陶瓷器皿中，加水煮至猪尾熟透，调入精盐。早晚餐温热服食。功能补肾固精。适用于肾虚不藏之遗精，甚则滑精，面色萎黄或苍白，精神萎靡，头晕目眩，腰酸耳鸣等症。见《饮食疗法》。

【广济钟乳酒】钟乳（研、绢袋盛）、薯蓣、五味子各120克，附子（炮）、甘草（炙）、当归、石斛、前胡、人参、生姜屑、牡蛎（熬）、枳实各80克，桂心40克，菟丝子35克，干地黄200克。上味切，以绢袋盛，清酒14000毫升渍之，春夏3日，秋冬7日。量性饮之，忌海藻、菘菜、猪肉、冷水、生葱、芜荑、生冷黏食等。功能补肝肾。适用于治疗阳痿不起，滴沥精清。见《外台秘要》。

【女贞子桑椹煎】女贞子、制首乌各12克，桑椹子15克，旱莲草10克。4味水煎取汁。日1剂，分2~3次服。功能滋补肝肾。适用于肝肾不足之眩晕，须发早白等症。脾胃虚寒泄泻及阳虚者不宜用。见《中国药膳学》。

【五合面】黑豆、黄豆、糯米、全麦粒、黍米各等份。五者磨面，炒熟和匀。食时加红糖或白糖适量，开水调服。功能温肾健脾，固肠止泻。适用于肾阳不足，黎明之前腹痛泄泻，泻后则安，畏寒肢冷等症。见《百病饮食自疗》。

【五味粥】羊腰子3对，羊肉250克，葱白1根，枸杞叶500克，大米100克。将羊腰子去筋膜，切片。羊肉洗净，切片；葱白切寸段；枸杞叶、大米洗净，依常法煮作粥。随意常食，日1次。适用于阳事衰败，腰腿无力及男子五劳七伤等肾虚症。（验方）。

【犬肉粥】犬肉150克，粳米100克，盐、豉适量。先将狗肉细切和米烂煮成粥，再入盐、豉，搅匀，空腹食用。功能补中益气，温肾助阳。适用于脾肾阳虚，胸腹胀满，水肿尿少，腰膝软弱，畏寒肢凉等症。见《食医心鉴》。

【牛肾粥】 牛肾1枚（去筋膜细切），阳起石30克（布裹），粳米100克，葱白2茎，生姜3片，食盐少许。先煎阳起石，去渣取汁，下米及肾，并入葱白、生姜、食盐共煮为粥。空腹食。功能益肾壮阳。适用于阳气不足，肾虚腰痛，腰脚软弱，阳痿早泄等症。见《太平圣惠方》。

【牛髓汤】 牛脊髓2～3条（每条约35厘米长），杜仲、巴戟各15克，山药、芡实各30克。诸味加水约2000毫升，炖至300毫升左右，调味服食。功能补肾助阳，壮腰益精。适用于肾虚腰痛，酸软无力，阳痿遗精，小便频数，阳虚泄泻等症。见《强身食制》。

【牛奶玉液】 粳米60克，炸胡桃仁80克，生胡桃仁45克，牛奶200克，白糖12克。先将粳米洗净，用水浸泡1小时捞起，滤干水分，和生胡桃仁、炸胡桃仁、牛奶、清水拌匀磨细，再用罗斗过滤取液待用；锅内注入清水烧沸，入白糖溶化后，将前滤液慢慢倒入，搅匀烧沸即成。随意饮用。功能补肺益肾，滋养润燥。适用于肺虚咳嗽，气喘；肾虚阳痿，腰痛；津亏肠燥便秘；及病后体虚，神经衰弱，尿路结石，肺结核，慢性气管炎，性功能低下，老年便秘等症。无病常食，亦能强身益寿。见《华夏药膳保健顾问》。

【牛睾丸撞酒】 牛睾丸2个，白酒适量（视酒量）。牛睾丸挑去筋膜，用姜汁、烧酒略腌一下；用瓦器淋些生油，烧滚后入睾丸，爆熟即撞进（倒入）烧酒，再烧滚。睾丸蘸豉油、熟油食用，˙饮酒。功能温补肾阳，生精益髓。适用于肾阳不足，形寒畏冷，腰酸背痛，脚软无力，阳痿遗精，困倦懒言，小便频数等症。见《强身食制》。

【牛膝人参酒】 牛膝、山萸肉、川芎、制附子、巴戟天、五味子、黄芪、人参各20克，五加皮、肉苁蓉、生姜、防风各25克，肉桂15克，海风藤（原方茵芋）10克，生地、蜀椒各15克，磁石（醋煅淬）20克，无灰酒15000毫升。将上药共捣细，用酒浸于瓶中，春夏3日，秋冬7日去渣备用。每日服15～20毫升，不拘时，频频温饮，常令有酒气相续。适用于腰脚疼痛，下元虚冷，阳痿滑泄，便溏腹痛，气虚无力等症。见《圣济总录》。

【长生药酒秘方】 生羊肾1具，沙苑蒺藜（筒纸微焙）200克，桂元肉200克，淫羊藿（用铜刀去边毛，羊油拌焙）200克，仙茅（要真者，用糯米汁泡去赤汁）200克，薏苡仁200克，滴花烧酒10公斤。将药物浸入酒中21日后酌量时时饮服。功能种子延龄，乌须发。见《经验良方》。

【乌梅红枣汤】 乌梅7枚，蚕茧壳1个，红枣（大枣）5枚。几味洗净，水煎服，日1次。功能温肾缩泉。适用于小儿肾阳不足，夜间遗尿，或出而不禁，肢冷畏寒，小便清长等症。见《百病饮食自疗》。

【乌粒子浸酒】 乌粒子1000克，甘菊花200克，天蓼木1000克，酒5000毫升。天蓼木锉碎，与乌粒子、甘菊花同装纱布袋内，酒浸约4～5日。随意饮用。功能补肝肾，强筋骨。适用于五脏虚损，脚膝顽麻无力，头目眩晕等症。见《食医心鉴》。

【火方鹿筋】 发好的鹿筋2根、猪肘肉500克、火腿膀500克、小白菜1500克、鸡肉1000克，料酒、盐、汤、胡椒面、葱、姜及鸡油适量。将火腿膀用开水加碱洗一遍，再用温水洗过，放汤锅内煮1小时，捞出后去皮上毛及杂质，在瘦肉面剞上十字花刀，皮朝下装碗里，放入料酒，冷水上笼蒸1小时取出，滗去油，把鸡肉上笼蒸烂。将鹿筋切成一寸八分长的段，大的一切两开，放冷水锅内烧开，捞出冷水过凉。锅内放普汤、料酒、葱、姜及鹿筋烧开煮过，除去异味，后装汤盘内，加鸡肉、肘肉、葱、姜、料酒、盐和清汤，上笼蒸至软烂取出，去掉葱姜、鸡肉、肘肉，将火腿放入汤盘内，调好味，上笼蒸1小时。食用时，于锅内放普汤，下洗净的白菜和盐，烧开后将白菜捞出，取出火方鹿筋，放入白菜、味精、胡椒粉、葱段和鸡油。功能强筋壮骨，补阳。适用于各种年龄体虚者，又是高级筵席的滋补佳肴。见《滋补中药保健菜谱》。

【巴戟天酒】①巴戟天、生牛膝各1800克。上药㕮咀，以酒3万毫升浸。每次温服10～20毫升，常令酒气相及，勿至醉吐，慎生、冷、猪、油、鱼、蒜；春6日，秋冬27日，夏勿服。有补虚壮阳，疗五劳七伤之效。见《备急千金要方》。②巴戟天、牛膝各120克，枸杞根皮、麦门冬、地黄、防风各1200克。上药㕮咀，以酒8400毫升浸7日，患冷者加干姜、桂心各600克；好忘加远志600克；虚劳加黄芪600克；大虚劳加五味子、苁蓉各600克；阴下湿加五加根皮600克；有石斛加600克住；常加甘草600克佳。每加600克药则加酒4000毫升。此酒每年入9月中旬即合，入10月上旬即服。每日温服10～20毫升。常令酒气相及，勿至醉吐，慎生冷猪鱼油蒜。春6日，秋冬21日，夏勿服。适用于虚羸阳道不举，五劳七伤等病，能食下气等症。见《备急千金要方》。③巴戟天（去心），牛膝（去苗），石斛（支根）各40克，羌活（去芦头），当归（锉剖），生姜各60克，蜀椒（去目并闭口者炒出汗）0.4克。上药各锉如麻豆大，用酒8000毫升，入瓶中密封，重汤煮6小时，取出放冷。每次温服1盏，不拘时，常觉有酒力为妙。适用于腰痛强直，不得屈伸等症。见《圣济总录》。

【巴戟熟地酒】巴戟天（去心）60克，熟地黄45克，枸杞子30克，制附子20克，甘菊花60克，蜀椒（去目并闭口者，炒出汗）30克，醇酒1500克。上药共捣碎，盛于净瓶中，酒浸，封口，5日后去渣备用。每次空心温饮1～2小杯，每日早晚各1次。适用于肾阳久虚，阳痿早泄，腰膝酸软等症。（验方）。

【巴戟炖猪大肠】猪大肠250克，巴戟50克，调料适量。猪大肠洗净，巴戟装入其内，放入搪瓷碗，加葱、姜、盐及清水适量，隔水炖熟后，再加少许味精拌匀。日1次，连续服用。功能温肾阳，固下元。适用于妇女子宫脱垂（阴挺）。见《家庭食疗手册》。

【巴戟胡桃炖猪脬】猪脬（猪膀胱）1个，巴戟天30克，胡桃仁20克。将巴戟天、胡桃仁纳入洗净之猪脬内，隔水炖熟后，调味服食。功能补肾助阳，缩泉止遗。适用于肾气不足，小便频数夜甚，面色㿠白，神气怯弱等症。见《疾病的食疗与验方》。

【双子雀卵】麻雀卵10个（或鹌鹑蛋5～6个），菟丝子、枸杞子各9克。雀卵煮1～2分钟，浸冷，剥壳，刺数个小孔；双子加水约500毫升，煎至350毫升左右，入雀卵，文火煎15分钟，去药渣。饮汤食蛋，连服多次。功能补肾壮阳。适用于肾虚，阳痿，早泄，腰膝酸软等症。见《强身食制》。

【双鞭壮阳汤】牛鞭500克，狗肾（狗鞭）50克，羊肉500克，菟丝子、枸杞子各50克，肉苁蓉30克，母鸡肉250克，调料适量。牛鞭浸泡发胀，去净表皮，顺尿道对剖成两块，以冷水漂30分钟；狗鞭用油砂炒炮后，以温水浸泡约30分钟，刷净；菟丝子、肉苁蓉、枸杞子用纱布袋装好；羊肉洗净，入沸水内焯去血水，捞入凉水内漂洗；牛鞭、狗鞭、羊肉共置锅中，加水烧开，撇去浮沫，放入鸡肉及姜、葱、绍酒、花椒各适量，煮至六成熟时，滤去汤中葱、姜、花椒，放入药包，置火上煨炖至牛鞭、狗鞭熟烂时，取出牛鞭、狗鞭、羊肉；牛鞭切成 3 厘米长条，狗鞭切成 1 厘米长的节，羊肉切片（鸡肉取出，另作他用）；分 10 份装碗，将原汤加入碗中，加盐和猪油调味。每服 1 份。功能暖肾壮阳，益精补髓。适用于肾阳不足，精血亏损，阳痿不举，遗精早泄，形寒畏冷，神疲乏力，及妇女小腹冷痛，宫冷不孕等症。见《中国药膳学》。

【水龟羊肉汤】乌龟 1 只，羊肉 250 克。将乌龟与肉分别切块，加水适量，以文火炖汤后，放猪脂、食盐调味服食。功能双补阴阳。适用于精血不足，肾阳虚衰，眩晕耳鸣，阳痿尿频，或小儿遗尿等症。见《食疗本草学》。

【玉延酒】山药 500 克，米酒或高粱米酒 300 毫升。山药切片，入瓶内酒中，密存 2 个月。每日饭前和睡前饮 1 小杯。功能强体添精，止遗。见《中国帝王媚药补酒》。

【龙马童子鸡】海马 10 克，仔公鸡 1 只（约 1000 克左右），虾仁 15 克，调料适量。净鸡入沸水略焯，剁成长方形小块，分装于 7 个碗内；海马、虾仁用温水洗净，浸泡 10 分钟，分放于鸡肉上，加绍酒、葱、姜、食盐、清汤各适量，上笼蒸烂；出笼后，拣去葱姜、翻扣；原汤倒在勺内，加绍酒、盐、味精各适量，沸后去浮沫，入豆粉着芡收汁，浇于鸡面上。每服 1 份。功能补肾壮阳。适用于肾阳不足，阳痿早泄，小便频数；妇女阳虚，带脉失约，白带清稀，绵绵不断，腰酸如折，小腹冷感，小便清长；老年体衰，神疲肢冷等症。见《中国药膳学》。

【扒鹿尾白蘑】熟鹿尾、蘑菇各 200 克，冬笋 25 克，调科适量。鹿尾顺骨缝剁成短段；冬笋切成片，沸水烫透；蘑菇大的切两半；三者同用沸水焯后，沥去水分；油锅烧至油五成热时，放葱、姜、炸至金黄色，加鸡汤，沸后去葱姜，放入黄酒、盐、味精、鹿尾、冬笋、蘑菇，沸后文火煨 2 分钟，转武火，加水生粉勾芡，淋上猪油，推匀出锅。功能补肾壮阳。适用于肾阳不足，腰痛，阳痿，早泄等症。见《吉林菜谱》。

【归附烧仔鸡】乌骨仔鸡 1 只，制附片 30 克，当归身 20 克，熟猪油 120 克，调料适量。鸡治净，剔除腿骨、脊骨，砍成小块；当归切片；炒锅置旺火上，下熟猪油，烧至六成热时，下姜、葱、花椒粒各适量，稍煸，再放进鸡块，煸至发白断血，加酱油、精盐、肉汤、冰糖各适量，再下当归、附片煮沸，去沫，改用小火煨至鸡肉熟软，加入胡椒 12 粒，榜糟汁 20 毫升略煮，拣去姜、葱、当归、附片。酌量佐餐食用。功能温肾助阳，补养精血。适用于肾阳不足，畏寒肢冷，面色萎白，下利清谷，或五更泄泻，腰脊酸痛，遗精阳痿等症。见《百病饮食自疗》。

【归附煨狗肉】净狗肉 1200 克，熟附片 15 克，当归身 15 克，桂皮 2 克，绍酒 50 克，姜片 15 克，葱结 20 克，精盐 2 克，熟猪肉 90 克。将狗肉洗净，斩成 3 立方厘米的方块，与清水一起下锅，烧开去掉血腥味，捞出再放入清水中洗 2～3 次，沥干水分。大蒜切成片。附片、当归、桂皮洗净。猪油入锅中烧熟时，下狗肉入锅中煸炒，收干水分，便于使调料入味。狗肉、桂皮、附片、当归、葱结、姜片、干辣椒节、清水放沙锅中，加盖煨 1 小时，再移至小火上慢煨至软烂。拣出桂皮、姜、葱、干辣椒节，狗肉倒入炒锅中加大蒜烧开，加入味精。功能补脾肾，补血散寒。适用于肾阳虚所致的腰膝冷痛，小便频数，浮肿，阳痿等症。见《养生食疗菜谱》。

【四味猪脬汤】益智仁、芡实、山药、莲米（去心）各30克，猪脬1具。益智仁水煎去渣取汁，入芡实、山药、莲米浸泡2小时，装入洗净的猪脬（膀胱）内，扎口，用沙锅文火炖熟，入盐调味。食肉、药，饮汤。功能温肾缩泉。适用于肾阳不足，小儿夜间遗尿或不禁，肢冷畏寒，小便清长，智力迟钝等症。见《百病饮食自疗》。

【生核桃仁】①生核桃仁60克，日内服完，连服月余。功能补肾固精。适用于肾虚阳痿，遗精等症。见《疾病的食疗与验方》。②核桃仁1枚，炒韭子6克，黄酒适量。将核桃仁、炒韭子水煎后加黄酒饮服。日1次，每5日核桃仁加1枚，加至20枚止，周而复始服用。功治同上方。见《疾病的食疗与验方》。

【生焖狗肉】带骨狗肉、清鸡汤各1500克，蒜苗、辣椒、调料各适量。将狗肉切块，蒜苗切段，辣椒切细丝；锅热后，下狗肉炒干水分，取出；旺火烧热锅，下花生油30克，入蒜泥、豆瓣酱、芝麻酱各适量爆炒，再下姜片、蒜苗、狗肉，边炒边加花生油，约炒5分钟，入料酒，鸡清汤、盐、陈皮、酱油、红糖，烧沸后转入沙锅里，焖90分钟，食前入味精。佐餐食用。功能温肾壮阳，健脾益胃。适用于遗尿，小儿发育迟缓，营养不良等症。见《家庭药膳手册》。

【生姜茯苓粥】生姜15克，茯苓20克，粳米（或糯米）100克，红糖适量。生姜取汁或捣成糊状；茯苓研成粉；先煮米，沸后入茯苓粉与姜汁（糊），煮粥食。功能温补心阳，化气行水。适用于心阳不振，心悸，头晕，气短，神疲，形寒肢冷，小便不利等症。见《百病饮食自疗》。

【仙茅酒】①仙茅120克，酒500克。将上药九蒸九晒后，置于净器中，入酒浸泡，封口，7日后饮用。每日早、晚各空心饮15～20毫升。适用于阳痿滑精，腰膝冷痛，男子精寒，女子宫冷不孕，老年遗尿，小便余沥等症。相火旺盛者不宜用。见《本草纲目》。②仙茅（米泔水浸）、淫羊藿、五加皮各120克，龙眼肉100枚，白酒9000克。上药切片，装入绢袋，浸于酒中，21日后启用。每次饮10毫升，早晚各1次。适用于阳痿而兼腰膝酸软，精液清冷，小便清长，手足不温，或见食少，睡眠不足等症。舌苔多白润，脉沉迟。见《妙一斋医学正印种子编》。③仙茅适量。九蒸九晒，浸酒。适用于精气虚寒，阳痿膝弱，腰痛痹缓，诸虚之症。见《本草纲目》。

【仙茅炖肉】仙茅、金樱子各15克，肉（不宜用牛肉）适量。将二药洗净捣碎布包。与肉同炖1～2小时。食肉喝汤。功能补肾阳，强筋骨。适用于肾虚阳痿，耳鸣等症。见《华夏药膳保健顾问》。

【仙灵脾酒】①仙灵脾500克，无灰酒2500毫升，将仙灵脾切寸段，浸泡于酒内，3日后用。每服20～30毫升，日2～3次。适用于半身不遂，筋痿骨弱等症。见《本草纲目》。②仙灵脾240克，陈桔皮（汤浸去焙）20克，连皮大腹（锉）、槟榔（锉）各3枚，黑豆皮10克，桂（去粗皮）0.4克，豉10克，生姜0.2克，葱白3茎（切）。上药锉碎，仙灵脾用40克鹅脂炒，以生绢袋盛，用好酒12000毫升浸，挂令不到底，糖灰火外煨一复时，取出候冷。空腹夜卧各1盏，服此酒后，更用此小浴药淋浴。壮阳气，有补精益气之效。见《圣济总录》。③淫羊藿600克。以酒1000毫升浸3日。随时饮之。可益丈夫兴阳，理腰膝冷。见《本草纲目》。④仙灵脾60克，白酒500毫升。将仙灵脾装入纱布袋中，浸泡酒内，封固3日后饮用。每晚睡前饮1杯。有祛风，益肝肾，强筋骨之效。适用于阴阳两损，命门火衰而引起的男子阳痿，女子不孕，四肢不仁。（验方）。

【仙灵木瓜酒】仙灵脾15克，川木瓜12克，甘草9克，白酒500克。上药切片，浸入酒中7日后服用。每次15毫升，日3次。适用于阳气不振，风湿犯人筋脉，四肢麻木疼痛，活动不便等症。见《河南省秘验单方集锦》。

【白羊肾羹】白羊肾2对，肉苁蓉50克，羊脂200克，胡椒、荜茇、草果各10克，陈皮5克，面粉150克，调料适量。面粉制成面片；羊肾洗净，去臊腺脂膜；羊脂洗净；肉苁蓉、胡椒、陈皮、荜茇、草果同入纱布袋，扎口；将白羊肾、羊脂、药袋同放锅内，加清水适量，武火烧沸后，转文火炖熬至羊肾熟透时，放葱、盐、面片，煮熟。功能壮肾阳，暖脾胃。适用于肾阳不足，腰膝无力，阳痿遗精；脾虚食少，胃寒腹痛等症。见《饮膳正要》。

【白水煮雀蛋】雀卵煮熟，去壳服食。每服1个。日3次。功能补肾阳，益精血。适用于肾虚阳痿，早泄，滑精等症。见《中国药膳学》。

【冬虫虾仁汤】冬虫夏草9~12克，虾仁15~30克，生姜少许。水煎至水沸30分钟后取汤温服。功能滋肾助阳。适用于肾虚阳痿等症。见《补品补药与补益良方》。

【冬虫夏草酒】冬虫夏草32克，枸杞子32克，黄酒1000克。浸泡7日后用。每服10~20毫升，日2次。适用于肾虚腰痛等症。见《陕甘宁青中草药选》。

【冬虫夏草炖黄雀】黄口小雀12只，冬虫夏草10克（或山药、杞子、党参、北芪、圆肉亦可），生姜2片。雀治净切块，与冬虫夏草、生姜片同放瓦锅内，加水适量，慢火炖2~3小时，调味食用。功能补肾壮阳，填精益髓。适用于肾虚，耳鸣耳聋，腰膝酸软，阳痿遗精等症。久服且可强身健脑。见《家庭食疗手册》。

【冬虫夏草炖蛏干】冬虫夏草30克，蛏干60克。将虫草冷水浸泡片刻后略洗，与蛏干同放炖罐中，加水750毫升，先用绵纸封于炖罐口，再加上盖，使气味不外散，炖3小时。功能滋阴，清热，除烦。适用于脏燥证，发作时自觉烦闷，急躁，或悲伤欲哭，以及产后虚损，发热盗汗等症。见《家庭药膳手册》。

【兰花火锅】兰花30朵，豌豆苗25克，猪肥瘦肉300克，水发鱿鱼、玉兰片各100克，鸡蛋3个，清汤1500毫升，鸡汤、调料各适量。将兰花瓣以1.5厘米外花梗摘除，洗净控干放入盘内；水发鱿鱼、玉兰片分别切成薄片，同放盘内；猪肉去筋膜，用刀背砸成肉茸，置盆内，用鸡汤澥成糊状，加葱姜末、精盐、味精、料酒、白胡椒面、蛋清、猪油、湿淀粉各适量搅匀，再将调好的肉茸挤成丸子下入锅内，烧沸后加入鱿鱼、玉兰片，去浮沫，放入豌豆苗、鲜兰花，淋入香油。随意服食。功能补肾摄精。适用于肾虚之乳糜尿，及妇女虚寒型白带过多等症。见《华夏药膳保健顾问》。

【兰花肚丝】兰花10朵，猪肚500克，调料适量。将鲜兰花瓣洗净控干备用；猪肚洗净后放入沸水锅内煮至半熟，捞出用刀刮洗干净，再放入沸水锅内煮熟，捞出、控干、晾凉，切成细丝，放入盘内，加入熟辣椒油、白糖、味精、酱油、醋和兰花瓣，调匀盛入盘内。佐餐服食。功能健脾益胃。适用于脾胃虚寒，泄泻等症。见《华夏药膳保健顾问》。

【兰花氽丸子】鲜兰花15朵，猪瘦肉100克，芡实5克，莲子5克，鸡蛋1个，调料适量。将兰花洗净控干，放入盘内；芡实、莲子研粉；猪肉去筋膜，用刀背砸成细泥，置盆内，用鸡汤、葱姜水溜成糊，加芡实、莲子粉及精盐、味精、料酒、猪油、蛋清、湿淀粉，搅匀成馅；锅中注入清水，将肉馅挤成丸子放入凉水锅中，再移至火上烧开氽熟，去浮沫，离火取另一锅注入清汤，烧沸后加精盐、味精、白胡椒面，去浮沫，并将氽好之丸子捞入锅中，淋上香油，撒上兰花。随意服食。功能益肾助阳。适用于前列腺炎所致之阳痿，遗精，早泄等症。见《华夏药膳保健顾问》。

【宁杞杜仲汤】宁杞30～60克，杜仲30克，白酒250毫升。宁杞、杜仲浸入酒中3～5天后饮服。每服15～30毫升，日2次。功能补肾调经。适用于肾虚，月经先后无定期，量少色淡清稀，面色晦暗，头晕目眩耳鸣，腰膝酸软，小腹空痛等症。见《百病饮食自疗》。

【对虾酒】新鲜大虾1对，白酒（60度）250毫升。虾洗净，置瓷罐中，加酒浸泡10天后用。每日随量饮用。酒尽后，虾熟食。适用于性机能减退，阳痿，遗精等症。见《偏方大全》。

【百果酒】香橼、佛手各120克，核桃肉、圆眼肉、莲肉、橘饼、柏子仁各477.5克，松子仁180克，红枣1200克，黑糖286.5克。浸入烧酒4775毫升。酌量饮用。功能益寿强身。见《寿世编》。

【芝麻丸】芝麻250克，早稻米250克，紫河车（胎盘）2具。将胎盘漂洗干净，焙干，与前2味共研细末，炼蜜为丸。每服15克。早晚各1丸。功能益阴补阳。适用于肾虚阳痿、遗精等症。见《疾病的食疗与验方》。

【当归烧狗肉】狗肉2000克，当归30克，肉桂6克，鲜橘叶10克，绍酒80克，曲酒80克，味精1克，酱油20克，精盐12克。将狗肉洗净用清水煮开后，除去血水腥味，放入清水中浸泡洗净，斩成3立方厘米的方块。橘叶洗净捆成把，当归、肉桂洗净。炒锅置旺火上，下菜油烧至七成热，放入狗肉煸炒，煸干水分，烹入绍酒继续煸炒，加酱油，盐炒匀；再加清水、当归、肉桂、橘叶、曲酒烧开。然后将狗肉舀入砂罐内，封住罐口，用黄泥调成糊状封住罐口，移至炭火上煨3小时，狗肉㸆烂，拣出橘叶、当归、肉桂。功能养血活血，补肾壮阳。适用于肾阳虚所致腰膝冷痛、浮肿、耳聋、阳痿、小便频数、小便清长等病证。见《养生食疗菜谱》。

【当归牛尾巴汤】当归30克，牛尾巴1条。牛尾巴去毛，洗净，切数段，与当归同加水适量炖汤，加盐少许调味。饮汤食牛尾巴。功能养血，补肾，强筋骨。适用于肾虚阳痿，腰痛，下肢酸软乏力等症。见《饮食疗法》。

【虫草粥】虫草3克，糯米100克，冰糖40克。将虫草用温水洗净，糯米淘洗干净。净沙锅中加水1000毫升，放入糯米、虫草，中火上烧开；改用文火慢煮至米烂汤稠，表面浮起粥油时，加入冰糖，并精盐1克，再煮5分钟。功能补益肺肾。适用于虚劳咳喘，干咳咯血，自汗盗汗，腰膝酸软，阳痿遗精，病后久虚，产后体弱等。见《家庭药膳》。

【虫草全鸭】虫草10克，青头鸭（老雄鸭）1只，骨头汤及调料适量。鸭宰杀后，去净毛、内脏、爪，放沸水中氽一下，捞出晾凉；虫草用温水洗净；鸭头顺颈劈开，放入8～10枚虫草，用棉线缠紧，余下的虫草同葱、姜一起放入鸭腹；鸭置盆中，放入骨头汤、盐、胡椒粉、黄酒、用湿绵纸封盆口，上屉以武火蒸2小时；出屉后，除去绵纸，拣去葱、姜，加味精。功能补益肺肾，止咳定喘。适用于肺肾两虚，久咳虚喘，阳痿遗精。自汗盗汗及病后体虚，食少神疲等症。见《本草纲目拾遗》。

【虫草炖肉】 虫草10～15克，鸡、鸭、猪瘦肉等适量。肉与虫草同炖熟。肉、药、汤俱服。功能补肾益肺。适用于肾虚阳痿、遗精，腰膝酸软疼痛，虚喘久咳等症。见《中国药膳学》。

【虫草白芨粥】 虫草粉5～6克，白芨粉10克，糯米50克，冰糖适量。先用糯米（粳米亦可）、冰糖同入沙锅内，加清水煮成稀粥，然后均匀地和入虫草粉、白芨粉，稍煮片刻，至粥黏稠即停火，紧焖3～5分钟。温热服食。日2次，5～7天为1疗程。适用于肺阴不足，虚喘劳咳，咯血干咳，自汗盗汗，阳痿遗精，腰膝酸疼，病后体弱久虚等症。凡感冒发热期间和肺热咯血忌食。见《常见病食疗食补大全》。

【虫草炖老鸭】 冬虫夏草15克，老雄鸭1只。将虫草放于处理干净的鸭腹内，加水炖熟，调味食用。功能补虚损，益肺肾，止喘咳。适用于久咳虚喘，劳嗽痰血，阳痿，遗精，腰膝酸痛，病后体弱等症。见《本草纲目拾遗》。

【虫草炖黄雀】 黄口小雀12只，冬虫夏草30克。将黄口小雀斩块洗净，与冬虫夏草、生姜片同放瓦锅内，加水适量，慢火炖2～3小时。佐餐食。功能补脑兴阳，填精，益髓。适用于阳虚羸瘦，精神疲惫，阳痿等。见《家庭药膳手册》。

【虫草鸭块汤】 虫草20克，肥鸭1只，料酒、味精、葱、姜、盐及胡椒粉适量。将鸭宰杀后剖洗好，置沸水锅中氽8～10分钟，除去血腥味。将虫草反复洗去泥沙。向铁锅中加入清水、料酒、葱、姜、胡椒粉及盐、调好味。将鸭宰成10小块，装入炖盅里，用竹签将鸭块插3、4个小孔，每孔内插入洗净的虫草1根。加入调好味的清汤后上笼蒸1小时即成。上桌时加入少许味精。功用益精气，补虚损，抗衰老。适用于阳痿，早泄，遗精，腰膝酸软，咳喘气短，自汗盗汗等疾病。见《滋补中药保健菜谱》。

【肉桂粥】 肉桂2克，粳米100克，红糖适量。将肉桂煎取浓汁，去渣；用粳米，加水煮作稀粥，调入桂浆，入红糖，稍煮一沸。每日早晚温热服食，3～5天为1疗程。适用于肾阳不足，四肢发凉，小便频数，脘腹冷痛，饮食减少，大便稀薄，消化不良及风寒湿痹等症。见《常见病食疗食补大全》。

【肉苁蓉粥】 肉苁蓉15克，羊肉50克（切细），粳米100克。先煎肉苁蓉与羊肉，去渣取汁，入米煮作粥。空腹食用。功能补肾壮阳，润肠通便。适用于阳虚便秘及肾命火衰，四肢欠温，腰膝冷痛等症。见《陶隐居药性论》。②肉苁蓉（水洗，切）15克，精羊肉100克，鹿角胶（炒燥）10克，葱白7根，粳米100克。将羊肉洗净切碎，与苁蓉、葱白同煎，去渣后入粳米煮作粥。空腹食。适用于阳气衰乏，身体羸弱，畏寒肢冷，滑精，女子宫冷不孕等症。见《太平圣惠方》。

【肉苁蓉羹】 嫩肉苁蓉200克，山芋50克，羊肉100克。将肉苁蓉刮去鳞，酒洗，去黑汁切成薄片。山芋、羊肉各切薄片，放锅中，加水煮，加适量调料，羹成后食用。功能补肝养肾，滋阴扶阳。适用于阳痿，腰痛，畏寒等。见《补品补药与补益良方》。

【肉苁蓉羊肉粥】 肉苁容30克，羊肉150～200克，大米适量，食盐、味精各少许。将羊肉洗净切片，放锅中加水煮熟，加大米、苁蓉同煮粥，以食盐、味精调味服。功能温里壮阳，补肾益精。适用于腰膝冷痛，阳痿遗精，肾虚面色灰暗等症。见《饮食疗法·续三》。

【肉苁蓉炖羊肾】肉苁蓉30～50克，羊肾（腰子）1对。羊肾去脂膜臊腺，切片，马肉苁蓉共煮熟；去苁蓉，调味服食，功能补肾，益精，壮阳。适用于肾虚阳痿，夜多小便，腰膝酸痛，耳聋，便秘等症。见《家庭食疗手册》。

【延寿酒】①白术（土炒）、青皮、生地、厚朴（姜汁炒）、杜仲（姜汁炒）、破故纸（微炒）、广陈皮（去净白）、川椒各30克，青盐15克，黑豆（微炒）60克，巴戟肉、白茯苓、小茴香、肉苁蓉各30克，高粱米酒1500毫升。上药共碎为粗末，白布或绢袋盛，置于净器中，注酒封口浸之，春夏7日，秋冬10日即可取用。每早晚各空心温服1～2杯。勿食牛、马肉。妇女受胎不可再服用。适用于脾肾两衰，男子阳痿，女子经水不调，赤白带下等症。见《中国医学大辞典》。②黄精2400克，天门冬1800克，松叶3600克，枸杞3000克，苍术240克。上药研细，用水3勺，煮1日，如酿酒。每次空腹饮1～2杯。可疗百病。见《普济方》。③黄精2000克，天冬500克，松叶3000克，枸杞子500克，苍术2000克。采用常酿酒法，将药加入即可。每次10毫升，每日2～3次。适用于脾弱，精血不足，兼感受风湿而出现的食少体倦，头晕，目暗，筋骨不利等症。体质偏于气阴不足者，饮之有保健养生作用。见《中藏经》。④黄精、天冬各30克，松叶15克，枸杞20克，苍术12克，白酒1000克。黄精、天冬、苍术切成约0.8厘米的块，松叶切成米节，同枸杞一起装入瓶内。注入白酒，摇匀，静置浸泡10～12天后服用。每服10～20毫升，日2～3次。适用于体虚食少，乏力，脚软，眩晕等症。无病少量服用。有强身益寿之功。见《中国药膳学》。

【延寿获嗣酒】生地（用益智仁60克同蒸半小时，去益智仁）360克，覆盆子、山药、芡实、茯神、柏子仁、沙苑子、山萸肉、肉苁蓉、麦冬、牛膝各120克，鹿茸1对，龙眼肉、核桃肉各250克，酒4500毫升，上药同酒一起入缸内，封固，隔水加热3.5小时后埋入土中7天后取出。每晚服4～5杯，勿饮至醉。适用于肾阳虚弱，肾精不固，遗精阳痿，婚后无嗣或妇女受孕易流产，以及须发早白，耳目失聪等症。阴虚火旺者及孕妇禁用。见《惠直堂经验方》。

【合欢酒】合欢皮600克，米酒或高粱酒3000毫升。药切碎，和酒装入大口瓶中，密封存贮3个月。每晚饭前及睡前饮1～2杯。功能强身，补精，壮筋骨，安五脏。适用于性功能减退，阳痿等症。见《中国帝王媚药补酒》。

【羊肉汤】肥羊肉500克，去筋膜，切片，煮至将熟，加姜、蒜、盐、酱油等调料，煮熟。食肉饮汤。功能温补脾肾。适用于肾阳虚衰，腰膝酸软，畏寒喜暖，夜多小便，性机能减退，疲倦乏力，以及脾胃虚寒，腹痛，反胃等症。见《中国药膳学》。

【羊肾酒】生羊腰子1对，沙苑蒺藜（隔纸微炒）、桂圆肉、淫羊藿（用铜刀去边毛并油拌炒）、仙茅（用淡糯米汁泡去赤油）、玉米各60克，酒1500克。上药共研碎，置于瓶中，注酒浸泡，7日后去渣备用。随量饮。适用于肾阳不足，宫冷精寒，腰酸膝冷及老人足痿。见《中国医学大辞典》。

【羊肾粥】羊肾1对，淡豆豉10克，粳米100克，生姜、葱、盐少许。羊肾去脂膜细切，与米、豉相和煮粥，并入姜、葱、盐等调料。功能温肾益精。适用于肾阳虚损，腰脊疼痛，足膝痿弱，耳聋，消渴，阳痿，尿频，遗溺等症。见《食医心鉴》。

【羊骨粥】羊脊骨1对（打碎），陈皮10克，良姜10克，草果6克，生姜6克，粳米100克，盐少许。先将羊脊骨与诸药煎汁，去渣。入粳米、盐煮粥，分数次温服。功能补肾阳，强筋骨，理气化痰，温中止呕。适用于阳虚，腰膝无力，胃脘冷痛，脘胀腹满，痰饮痞满，反胃呕吐，腹满泄泻。见《医方类聚》。

【羊脊粥】羊脊骨1具，肉苁蓉30克，菟丝子3克，大米适量，葱、姜、五味子少许。先将羊脊骨洗净，剁碎；肉苁蓉、菟丝子同用纱布包扎，与羊脊骨加水共煮炖4小时，取汤加入大米，再煮作粥，熟时加葱、姜、五味子调食，可经常服食。适用于虚弱消瘦，腰脊疼痛等症。见《太平圣惠方》。

【羊石子粥】羊石子（羊睾丸）1对，粳米100克。羊石子剖洗干净，细切，与粳米同煮粥。空腹食。功能补肾、益精，助阳。适用于阳气不足，肾虚腰痛，遗精，带下，阳痿，消渴，小便频数，疝气，睾丸肿痛等症。内热火盛者不宜用。见《随息居饮食谱》。

【羊肉虾羹】羊肉150～200克，大蒜40～50克，虾米30克，将羊肉洗净，切薄片。先水煮虾米、大蒜，加葱。待虾米熟后下羊肉片，肉熟。饮汤食虾与肉。功能温补肾阳。适用于肾虚阳弱，阳痿，腰冷痛，畏寒，夜尿多等病证。见《补品补药与补益良方》。

【羊脊骨羹】羊脊骨1具，肉苁蓉30克，草果3个，荜茇6克，面粉适量。羊脊骨捶碎，与诸药同煮成汁，滤去渣，入葱、姜等调味，作面羹食。功能补肾益元。适用于下元久虚，腰肾伤败等症。见《饮膳正要》。

【羊肉草果粥】羊肉150克（切细），萝卜100克，草果15克，陈皮10克，良姜10克，荜茇10克，胡椒、葱白少许，粳米100克。先水煮萝卜、草果、陈皮、良姜、荜茇，去渣取汁，后入羊肉、米、胡椒、葱白煮作粥，临熟入盐、酱。任意食用。功能温肾壮腰。适用于肾气不足，以致腰痛腰酸，下肢软弱无力等症。见《饮膳正要》。

【羊肾苁蓉羹】羊肾1对、苁蓉（酒浸切细）30克。羊肾对剖，去臊腺、脂膜，与苁蓉共煮粥，调味。空腹食。功能补虚益肾。适用于五劳七伤，阳气不足，腰膝酸软，四肢无力，性机能减退等症。见《中国药膳学》。

【羊肉鱼鳔黄芪汤】羊肉150～250克，鱼鳔50克，黄芪30克。将羊肉洗净切片，同鱼鳔、黄芪同加水煎煮，放入适量桂皮、姜、盐，煮熟。饮汤食肉及鱼鳔。功能温补脾肾阳气。适用于脾肾阳虚所致的遗尿、尿频、乏力、畏寒等症。见《补品补药与补益良方》。

【羊肾苁蓉杞子羹】羊肾1对，肉苁蓉30克，枸杞子20克。将羊肾去脂膜及臊腺切片。肉苁蓉酒浸10～13小时，去皮，切片。枸杞子洗净。共放水中作羹，加少许调料调味。功能益肾精，壮腰膝。适用于肾虚精亏，腰膝酸软或酸痛等症。见《补品补药与补益良方》。

【羊肾黑豆杜仲汤】羊肾1对，黑豆60克，杜仲10～12克，小茴香3克，生姜9克。将羊肾去脂膜臊腺洗净。将黑豆洗净。将杜仲、小茴香、生姜片同放入洁净纱布袋中，放水中先煮20分钟后，再下豆和肾片。豆、肾熟后，去药包。饮汤食肾与豆。功能补肾壮腰。适用于肾虚腰痛。见《补品补药与补益良方》。

【米酒炒海虾】鲜海虾400克，米酒250克，调料适量。海虾洗净，去壳，放入米酒浸泡5～10分钟，油热至九成，先爆香葱花，再倒入虾，加盐、姜，连续翻炒至熟透。功能补肾壮阳，通行血脉。适用于肾虚阳痿，性机能低下，风湿痹痛，四肢麻木，腰膝酸软无力等症。见《家庭食疗手册》。

【米酒虾米汤】虾米120克，米酒适量。虾洗净，与米酒，清水煮汤服用。功能补肾壮阳，行血通乳。适用于肾虚阳痿，乳汁不足等症。见《家庭食疗手册》。

【米酒蒸公鸡】米酒500克，公鸡1只，油盐等调料适量。公鸡洗净切块，加油，盐放锅内，炒半熟，放入盛米酒的大碗中，隔水蒸烂熟。功能滋肾壮阳。适用于肾虚阳痿，早泄，遗精，腰痛。也作产后滋补之用。常服效佳。见《良药佳馐》。

【壮阳狗肉汤】狗肉250克，菟丝子5克，附片3克，调料适量。狗肉洗净，放入沸水中氽透，捞入凉水中洗净血沫，再切成3厘米见方的块；姜、葱洗净，切碎；菟丝子、附子装入纱布袋内；将狗肉、葱、姜下锅煸炒、烹黄酒；再将狗肉倒入沙锅内，放入药袋、盐、清汤；用武火烧沸后，转用文火煨至狗肉熟烂，去药包。吃肉喝汤。功能温肾助阳。适用于肾阳不足，身体衰弱，肢凉畏冷，腰膝酸软等症。见《中国药膳学》。

【红烧牛鞭】牛鞭1000克，鸡汤500克，调料适量。牛鞭洗净，剪开外皮，在沸水中氽一下，捞出，撕去外皮，再洗净，锅中放2500克清水，加葱20克，姜（拍松）10克，花椒、牛鞭煮至熟烂，捞出一破两半，除去尿道，切成3厘米长的段，锅中放猪油烧热，投入葱20克，蒜10克，煸炒出香味，烹入料酒、酱油，加入鸡汤、精盐、糖、糖色、味精。用糖色把汤调成浅红色，把牛鞭段放入汤内，用文火煨至汤将干时，拣去葱、姜，用淀粉勾成浓流芡，淋入花椒油。功能补肾阳，益精髓。适用于虚劳损伤，腰膝酸痛，阳痿，耳鸣，眩晕，年老体弱等症。见《滋补保健药膳》。

【红烧鹿肉】鹿肉500克，水发玉兰片20克，调料适量。鹿肉洗净，切块；玉兰片切成梳子片；油烧热，下鹿肉，炒成大红色捞出，沥去油；在锅里余油中，放葱、姜煸香；加酱油、花椒水、盐、黄酒、白糖、味精、鸡汤、鹿肉，用武火烧沸，用水淀粉勾芡，淋上香油，推匀，撒上香菜段。功能补五脏，调血脉，益肾阳。适用于虚劳羸瘦，腰膝酸软冷痛，肾虚阳痿，气血不足等症。见《吉林菜谱》。

【红枣煨牛鞭】牛鞭1根（约500克），生火腿50克，红枣100克，猪肘肉100克，母鸡肉250克，油菜心10棵，虾仁3克。精盐、绍酒、酱油、味精、鸡油、胡椒粉、湿淀粉、葱、姜、蒜及红油等少许。将牛鞭用料酒和醋搓洗干净，出水后，再用清水漂洗几次，放煮罐内，加清水、葱段，姜片烧沸，煮至半熟，然后，将半熟的牛鞭捞出，用冷水漂洗，用剪刀剪去外皮、尿道管，洗净杂质，切成1寸长的段。另取一部分葱、姜及蒜切片，盛于碗中。将油菜心洗净出水；将母鸡肉、猪肘肉洗净，剁块，出水。把红枣洗净、去核。将沙锅置火上烧沸，下母鸡肉、猪肘肉、生火腿、虾仁及红枣同煮，煮后移小火上煨1小时。待汁浓鞭烂时，捞出牛鞭，捡起红枣，去掉配料，将汤汁沥净。将炒锅置旺火上，用鸡油煸炒葱节、姜片及蒜片，待出香味时放入牛鞭段及过箩后的原汁，用酱油、精盐、味精、胡椒粉调好味，用湿淀粉勾芡，淋上些鸡油后装盘。将油菜心用奶汤、精盐、味精烧入味后，围在牛鞭周围，菜心上置红枣。功能补脾补血，补肾壮阳及益精固气。适用于肾阳虚所致的耳鸣、耳聋、阳痿、畏寒等症。对慢性睾丸炎、女子宫冷不孕等可作为辅助治疗的药膳。亦为冬令进补佳肴。对老年器官机能减退所致的尿频、肢软等症尤为适宜。见《滋补中药保健菜谱》。

【红杞乌参鸽蛋】枸杞子 15 克，乌参（海参）2 只，鸽蛋 12 个，调料适量。杞子洗净，海参发好，抠去内壁膜，焯 2 遍，冲洗干净，用刀切成菱形花刀，但不要切透；鸽蛋煮熟去壳，滚满淀粉在沸油内炸成金黄色；另将锅内放猪油 50 克，煸炒葱、姜，倒鸡汤，煮 2 ~ 3 分钟，捞出去葱、姜，加入酱油、绍酒、胡椒面、海参；沸后去上沫，转文火炖 40 分钟，入鸽蛋，杞子，再炖 10 分钟；取出海参，鸽蛋摆盘内；汤汁中加味精，加湿淀粉调芡，再淋 50 克热猪油，最后把汁浇在海参、鸽蛋上。功能滋阴补肾，益精明目。适用于肾虚遗精，阳痿，腰膝酸软，尿频，头眩晕，视力下降，记忆减退，以及身体虚弱，病后体虚等症。见《中国药膳学》。

【赤豆黄雌鸡】黄雌鸡 1 只，草果 6 克，赤小豆 30 克。将赤小豆洗净；鸡去毛及内脏，洗净血水，与二味同煮至熟。空腹饮汤食肉。功能温中益气，行水利尿。适用于脾肾阳虚，水湿内停，浮肿等症。见《华夏药膳保健顾问》。

【花生油炒猪小肚】猪小肚（猪脬）200 克，切小块，用花生油炒熟，加米酒半汤匙，食盐少许调味食用。功能益肾缩尿，止痛。适用于小儿及老人夜睡遗尿，疝气坠痛，阴囊湿痒等症。见《千金方》。

【苁蓉酒】肉苁蓉 30 克，白酒 500 克。肉苁蓉用水浸，刮去鳞皮，洗净切片，浸于酒内，7 天后饮用。每服 1 小杯，日 2 次。功能补肾益精。适用于肾虚阳痿，遗精，或性功能低下等症。见《中国药膳学》。

【苁蓉粥】精羊肉 100 克，肉苁蓉（水洗切）15 克，鹿角胶（炒燥）10 克，葱白（切）7 茎，鸡子 2 枚，粳米 100 克。先将羊肉洗净切碎，与苁蓉、葱白同煎，去渣取汁，后入米煮粥，临熟下鹿胶、鸡子，搅合匀。空腹食。功能温阳补虚。适用于久积虚冷，阳气衰乏，身体羸弱，畏寒肢冷，男子精寒滑泄，女子宫冷不孕。见《圣济总录》。

【苁蓉羹】肉苁蓉 20 克，羊肾 1 对，羊肺 100 克，葱白 7 茎。肉苁蓉用温水浸洗干净，切片；羊肾对剖去脂膜臊腺，洗净，切片；羊肺洗净切片；葱切碎。诸味加水同煮，调味作羹。食肉饮汤。功能补肾壮阳益精。适用于肾阳虚衰，腰痛遗精，腰膝酸软，畏寒肢冷，精神不振，全身乏力等症。见《圣济总录》。

【苁蓉虾球】虾仁 250 克，肉苁蓉 10 克，鸡蛋 2 个，面粉 150 克，植物油 500 克，发酵粉及调料适量。肉苁蓉以少许水煮 20 分钟，去渣取汁；鸡蛋磕入碗内搅匀，与药汁、面粉、姜汁、葱花、精盐、发酵粉搅成蛋粉糊；虾仁加黄酒、盐、味精略渍，拌入蛋粉糊中。锅置火上加植物油，烧至四成热时，用小汤匙舀起虾仁糊下锅内炸至金黄色食用。功能补肾阳，益精血。适用于肾阳不足，腰膝酸软、冷痛，筋骨不健，阳痿，以及性机能减退等症。见《膳食保健》。

【苁蓉猪肝】猪肝 1 具，肉苁蓉 15 克。猪肝洗净；肉苁蓉水浸后，刮去皱皮，洗净，切片，与猪肝加水 2 大碗同炖至 1 碗，调味。食肝饮汤。功能生精补血。适用于肾虚阳痿，遗精，腰膝酸软，筋骨痿弱，或血虚面色萎黄，夜盲，视力减退等症。

见《强身食制》。

【苁蓉五味酒】 肉苁蓉、五味子、山茱萸、山药、茯苓各48克，酒1000毫升。上药切碎或捣碎，亦可加甘味料300克，与酒共同浸透，存50天后饮用。每日2～4小杯。功能强身除倦，延年益寿，镇静安神。适用于阳痿，遗精，浮肿，眩晕等症。见《中国帝王媚药补酒》。

【苁蓉羊肉粥】 肉苁蓉30克，精羊肉250克，粳米100克。先将肉苁蓉水煮烂，细切，与羊肉、粳米同煮作粥，下葱、姜、蒜、酱、盐五味。随意食用。功能温肾补虚，壮阳暖脾。适用于脾肾阳虚，劳伤精败，面色暗黑，肢冷畏凉等症。见《药性论》。

【苁蓉羊肉羹】 肉苁蓉15克，羊肉适量。肉苁蓉水浸刮去鳞皮，再用酒洗干净，去黑汁，切片，与羊肉共煮成羹。食盐调味，吃肉饮汤。功用参见“苁蓉羊肉粥”。见《中国药膳学》。

【苁蓉羊肾粥】 肉苁蓉（酒洗，去土）15克，羊肾1具（去脂膜，细切），羚羊角屑1克，灵磁石20克，薏苡仁20克。先煎肉苁蓉、羚羊角屑、磁石，去渣取汁，后入羊肾、薏米，煮作粥。空腹任意食之。功能滋肾平肝，强壮补虚。适用于肝肾不足，身体羸弱，面色黄黑，鬓发干焦，头晕耳鸣。见《圣济总录》。

【苁蓉炖羊肾】 肉苁蓉30克，羊肾1对，胡椒、味精及食盐适量。肉苁蓉切片；羊肾对剖，去脂膜臊腺，洗净，与肉苁蓉同入沙锅内，加清水适量，文火炖熟。将羊肾倒入碗中，加胡椒、味精、食盐少许，调味食。功能补肾。适用于肾虚腹疼，足膝痿软，耳鸣耳聋，便秘，以及阳痿，夜尿增多等症。见《滋补中药保健菜谱》。

【苁蓉强壮酒】 肉苁蓉50克，川牛膝40克，菟丝子、制附子各20克，椒红30克，肉豆蔻仁20克，补骨脂（炒香）、楮实各25克，巴戟天（炒黄）30克，木香15克，鹿茸（去毛酥炙）10克，肉桂20克，蛇床子15克，炮姜20克，醇酒1500毫升。将上药共碎细，用夏白布盛，置于净器中，注酒封口浸之，春夏5日，秋冬7日后饮用。每次空腹温服1～2小杯，每日早晚各1次。适用于肝肾虚损，腹胁疼痛，下元虚冷等症。（验方）。

【苁蓉强身粥】 肉苁蓉30克，精羊肉100克，大米100克。葱、姜、盐少许。将苁蓉煮熟后切成薄片，将羊肉细切，诸味相和煮粥。空腹食。功能补肾益精，强筋温阳。适用于阳气不足，筋骨软弱，神疲肢痿，阳痿早泄等。见《药性论》。

【苁蓉煨鹿肉】 鹿肉1000克，肉苁蓉15克，姜块15克，葱结20克，绍酒20克，花椒15粒，味精2克，胡椒面2克，精盐8克，鲜汤1500克，白糖2克，鸡骨架1具。将鹿肉洗净，切成约长6、宽5厘米的块。洗净肉苁蓉，切成片装入纱布袋中封口。姜、葱洗净。加鲜汤于沙锅中，放入鹿肉及鸡骨（或猪骨），烧开后，撇去血泡，加姜、葱、药包、花椒、白糖、绍酒，煨30分钟后，移至小火上煨炖，拣去药包、姜、葱、花椒不用。加精盐、胡椒面、味精调味。功能温肾助阳，补肾益精。适用于肾阳虚衰所致阳痿，遗精，腰膝酸冷，筋骨痿弱，畏寒等症。见《养生食疗菜谱》。

【苁蓉羊胫骨汤】 羊胫骨1根，肉苁蓉30克。肉苁蓉水浸12小时，刮去鳞，洗净切片；羊胫骨打碎，加水先煮20分钟后下肉苁蓉片，加盐调味。饮汤。功能参见“苁蓉羊肉粥”。见《中国药膳学》。

【芪婆汤】 酥500克，生姜汁30～50毫升，薤白10～50克，酒1500～2000毫升，蜜100毫升，熟油100～250毫升，川椒15～30克，胡麻仁30～50克，橙叶30～60克，豉90～100克，糖100～150克。薤白洗净，去须切碎；川椒微炒；胡麻仁研细。先以酒浸豆豉12小时，去渣，酒倾入银器中，加入酥、蜜、熟油、糖、姜汁煎至沸，下川椒、橙叶、胡麻、薤白，以文火慢煎至薤白呈黄赤色，滤去滓，收汤汁。每日空腹温服30～50毫升。功能温中通阳，补虚润燥。适用于阳气不足，形体虚惫，羸瘦少气，畏寒神疲，食少，便溏等症。见《太平圣惠方》。

【杜仲羊腰】羊肾（腰子）1对，杜仲、补骨脂各10克。羊肾对剖，去脂膜、臊腺，洗净，与杜仲、补骨脂加水共煮，熟后加姜、盐调味。食肉饮汤。功能补肾助阳，强筋健骨。适用于肾虚腰膝酸软疼痛，乏力，眩晕耳鸣，尿频，遗尿，及性机能低下等症。见《中国药膳学》。

【杜仲狗肉】狗肉500克，杜仲10克，调料适量。狗肉洗净切块，用黄酒、盐渍15分钟；杜仲用水浸泡，加入狗肉、姜、葱，上屉蒸1～2小时，拣去杜仲。食肉饮汤。功能温肾阳，暖腰膝。适用于肾阳亏损，腰膝冷痛，小便清长或频数，或遗尿、遗精等症。见《膳食保健》。

【杜仲猪腰】杜仲末10克，猪腰（猪肾）1枚。将猪腰去脂膜洗净切片，以椒盐腌去腥水，拌入杜仲末，再以荷叶包裹，煨熟后食用。功能温阳固精，补肝肾，强筋骨。适用于肾虚腰痛，阳痿遗精，胎动不安等症。见《本草权度》。

【杜核猪腰】猪腰子1对，杜仲、核桃肉各30克。将猪腰子切开去肾线与二药同煮至熟，去二药蘸少许食盐顿食。功能补肾助阳，强腰益气。适用于肾气不足，腰痛乏力，畏寒肢凉，小便频数，视物不清，阳痿，遗精等症。见《华夏药膳保健顾问》。

【杜仲杞鹑汤】鹌鹑1只，枸杞子30克，杜仲15克。三味水煎取汁。饮汤食鹑。功能补肝肾，健筋骨，强腰膝。适用于肝肾虚弱，腰膝酸软或疼痛等。见《食疗本草学》。

【杜仲龟肉汤】杜仲10～15克，龟肉100克。先水煎杜仲，去渣取汁，入龟肉煮熟。饮汤食肉。功能补肝肾，强腰膝。用于肝肾不足，腰膝酸痛，乏力，眩晕，小便频数等症。见《补品补药与补益良方》。

【杜仲羊肾汤】杜仲10克，羊肾2枚。羊肾去脂膜洗净切碎，与杜仲同入沙锅炖至熟透后，去药渣，调味。空腹食。功能温阳固精，补肝肾，强筋骨。适用于肾虚腰痛，阳痿，遗精，胎动不安等症。见《鸡峰普济方》。

【杜仲煲猪肚】杜仲50克，猪肚200克。猪肚用盐、水里外搓洗干净，切块，与杜仲加水炖汤，至猪肚烂熟，调味食。功能补肝肾，强筋骨，健脾胃，益精血。适用于肝肾不足，腰膝酸痛，小便频数清长，遗精阳痿，虚劳羸弱，及慢性腰肌劳损等症。见《回生录》。

【杜仲爆羊肾】杜仲15克、五味子6克，羊肾500克，调料适量。杜仲、五味子煮40分钟，去渣，再加热浓缩成稠汁，备用。羊肾洗净，去臊腺筋膜。切成小块腰花，放入碗内，加药汁生粉拌匀，在热油中爆炒至嫩熟，烹酱油、黄酒，再加葱、姜炒片刻。功能补肾强腰。适用于肾虚体弱，长期腰痛等症。见《箧中方》。

【杜仲川断煲鸡蛋】川杜仲、川断各12克，鸡蛋2个。水煎。蛋熟后去壳再煮。饮汤食蛋。功能补肝肾，强筋骨，养血安胎。适用于腰酸膝软，胎动不安等症。见《补品补药与补益良方》。

【杜仲苁蓉煲猪腰】猪腰1只，杜仲、苁蓉各30克，葱白适量。将猪腰对剖去臊腺，洗净，与杜仲、苁蓉、葱煲汤服食。功能补肾益精。适用于肾气不足，小便频数，夜尿多，排尿无力，尿有余沥，腰膝酸软无力，畏寒肢冷等症。见《疾病的食疗与验方》。

【核桃猪腰】猪腰1对，核桃肉、金樱子各30克。将猪腰对剖去臊腺，洗净，与诸药同炖熟。饮汤食肉。功能补肾阴，益肾阳。适用于糖尿病阴阳两虚，小便频数，甚则饮一溲一，口干少津，面色黧黑，腹泻阳痿等症。见《疾病的食疗与验方》。

【杞叶粥】枸杞子新嫩叶、米、食盐各适量。枸杞子叶洗净细切；米淘净。加水同煮作粥，入盐调味。温服。功能补虚益精。适用于五劳七伤，性机能减退等症。见《遵生八笺》。

【杞豉粥】枸杞叶15克，粳米100克，豆豉汁少许。先将枸杞叶切碎，入豆豉叶，粳米煮粥。经常食用。功能滋补肝肾，益胃消食。适用于肝肾虚亏，筋骨软弱，腰膝无力，头晕目昏，食少纳呆诸症。见《本草纲目》。

【杞圆药酒】牛膝、杜仲、五加皮各90克，枸杞子、桂圆肉各120克，大枣500克，大生地、归身各120克，红花30克，白糖、蜂蜜各1000克，甘草30克，银花90克，酒7500毫升。将药盛入绢袋浸酒中，封固，隔水加热后取出晾凉，数日后饮用。每日饮1盅，不可过量。适用于肝肾精血不足，腰膝少力，或筋骨不利，头晕，目暗，心悸等症。体质偏于肝肾虚弱者，无明显症状也可饮用。见《元汇医镜》。

【杞子炖牛鞭】枸杞子30～40克，牛鞭1具。牛鞭用水泡胀，去净表皮，顺尿道对剖2片，洗净，与枸杞同入炖盅内，隔水炖熟，加适量葱、姜、盐调味。食肉饮汤。功能补肾益精。适用于肝肾不足之遗精、腰膝酸痛、头晕目眩等症。见《饮食疗法》。

【杞地人参酒】枸杞子80克，熟地黄80克，红参15克，茯苓20克，首乌50克，好白酒1000克。将诸药浸于酒中，封口，半月后饮用。早晚各服1次，每次2小杯。功能养肝肾，益精血，补五脏，益寿延年。用于肾虚阳痿，耳鸣，目花，早衰，气血亏虚，倦怠少气等。见《补品补药与补益良方》。

【杞鞭壮阳汤】黄牛鞭1000克，枸杞15克，肉苁蓉50克，肥母鸡500克，花椒6克，猪油30克，绍酒20克，食盐10克，生姜20克。牛鞭用热水发胀，约5～6小时，期间换几次热水，以保持热度，然后顺尿道对剖，刮洗干净，入冷水内漂30分钟；肉苁蓉洗刷洁净，用适量的白酒润透，上笼蒸2小时取出，漂洗干净，切片，与枸杞子同装入纱布袋，扎口。沙锅内入清水8000毫升，下牛鞭烧开，撇去浮沫，加入姜、花椒、绍酒、母鸡，烧沸后，转用文火炖，1小时左右翻动一次，以免粘锅。炖至六成熟时，用纱布滤去汤中的姜、花椒，将汤倒回锅内，烧沸，放入药袋，用文火炖至牛鞭八成熟时，取出牛鞭，切成3厘米长的指条块，仍放回锅内，直至熟烂为止。鸡肉取出作别用，去药袋不用。锅内加盐、猪油调味。功能补肝肾，益精养血。适用于肝肾亏损或精血不足而致的腰膝酸软，遗精阳痿，头晕耳鸣等症。见《中国药膳》。

【豆腐羊肉虾汤】豆腐、羊肉、虾、调料各适量。羊肉洗净，切片；虾洗净，与羊肉加水同煮至熟烂，加葱花、姜末、盐调味，再入豆腐煮熟食用。功能益气补虚，温阳健脾。适用于气血不足，脾肾阳虚，面色萎黄，头晕目眩，少气懒言，乏力自汗，心悸失眠，或纳少乏力，腹中冷痛，畏寒肢冷，腰膝酸软，或性机能减退等症。长期食用有延年益寿之效。见《良药佳馐》。

【助阳酒】党参、熟地、枸杞子各15克，沙苑蒺藜、淫羊藿、母丁香各10克，远志肉、沉香各4克，荔枝肉7克，酒1500毫升。上药用绢袋盛，同酒浸于净器中，密封口，3日后放热水煮1刻钟，再入冷水中出火毒，过3周后取用。早、晚各饮1～2小杯。适用于阳痿不举。见《验育新编》。

【怀药桃】鲜山药500克，白砂糖250克，面粉150克，淀粉25克，白瓜子仁、胡桃仁、冬瓜条、红枣各适量，桂花酱、红色素各少许。面粉放入碗里，上笼蒸熟；山药洗净上笼蒸烂，剥去皮、揉成泥，再放入熟面、牛奶揉成面团；瓜子仁、胡桃仁、冬瓜条、红枣剁成碎末，放入白砂糖150克，桂花酱，调匀做馅；剩余糖与湿淀粉勾成糖汁；用山药面包馅做成八个桃形，桃尖抹上红色素，蘸上糖汁，上笼蒸熟。可做一般老年人、幼儿及久病体虚者的膳食。功能健脾益气，补肾固精。适用于脾胃虚弱，面色㿠白，食少，纳谷不消，便溏，泄泻；或阳虚畏寒，小便频数，阳痿早泄，以及营养不良等症。见《民间食谱》。

【怀药鸡肠粉】鸡肠1具，怀山药30克，白糖适量。鸡肠洗净，焙干，炙黄；山药烘干。两药共为细末，加白糖调味，早晚空腹食用。连服3～4天。功能补肾止遗。适用于肾阳不足，下元虚冷，小便频数，遗尿等症。见《中国药膳学》。

【怀枸萸肉煲猪腰】怀山药、枸杞子各15克，山萸肉12克，猪腰1个。猪腰对剖去臊腺，洗净，与诸药入沙锅加水煲汤，熟后调味，饮汤食肉。功能补肾固精，适用于肾虚腰膝酸痛，遗精，早泄，目眩耳鸣等症。见《疾病的食疗与验方》。

【何首乌羊肉】瘦羊肉750克，炙何首乌50克，黑豆、核桃仁各30克，生姜15克，葱10克，胡椒粉1克，精盐2克，料酒30克，酱油15克，胡萝卜300克，菜油750克（实耗75克）。将羊肉洗净入沸水中氽去血水，切成3厘米见方的块；生姜洗净拍破；葱洗净切成长段；黑豆、核桃仁洗净；胡萝卜刮去表皮，切滚刀块。锅内放入菜油，置火上烧至七成热时下羊肉块炸3分钟，捞出，滗去余油，锅内留底油约50毫升，下姜、葱煸出香味时，放入肉块、胡椒粉、精盐、料酒、酱油、黑豆、首乌、核桃仁，再注入清水约1500毫升，旺火烧开，打去浮沫，改用小火慢烧。待羊肉七成熟时，下胡萝卜烧至羊肉全熟。拣出葱、姜、首乌不用，下味精调味，收汁装盘。功能补肝肾，益精血。适用于肾虚腰膝酸软，阳痿，遗精，白带过多，头昏头痛，须发早白等症。见《家庭药膳》。

【皂羹面】白面条100克，羊肾2只，调料适量。羊肾去筋膜、臊腺，洗净，切片。锅内注入清水，烧沸后，下面条，再烧沸，下羊肾片，加胡椒粉、盐煮熟。食用时加醋少许。日2次，作早晚餐食用。功能补肾填精，壮阳益胃。适用于肾虚腰痛，小便频数，耳聋目眩，五劳七伤，及性机能低下等症。见《饮膳正要》。

【龟肉鱼鳔汤】龟肉100～150克，鱼鳔15～30克。龟肉切块，与鱼鳔共水煮，加少许盐调味，熟后饮汤食肉和鱼鳔。功能补肝益肾。适用于肾气不足遗尿，老年人夜尿多，慢性肾炎等。见《补品补药与补益良方》。

【龟肉炖小公鸡】龟肉150克，小公鸡1只。龟肉切块；鸡去毛、爪及内脏，洗净切块。二味加调味品炖熟。功能补肾益气养血。适用于肾虚遗尿，尿多，腰痛，久病体虚，消瘦无力等。见《补品补药与补益良方》。

【龟鹿二仙胶酒】龟鹿二仙胶360克，当归、黄芪各18克，枸杞子30克，米酒或高粱酒500毫升。各药切细放在大口瓶内，再放入酒，密封存4个月。睡前服1小杯。功能补肾壮阳，益精补髓。久用延寿。适用于遗精、带下等症。孕妇忌用。见《中国帝王媚药补酒》。

【龟煮核桃杜仲】龟肉250克，核桃肉100克，杜仲9克。诸药加水同煎，熟后去杜仲，调味服食。功能补肾强腰。适用于肾虚腰膝酸痛，乏力，小便频数等症。不宜与猪肉、苋菜、瓜同食。见《中国药膳学》。

【疗百疾延寿酒】黄精、苍术各2000克，天门冬1500克，松叶3000克，枸杞2500克。用水300毫升煎上药1日，取汁，如酿酒法成。空心任意服。功能滋精养血，益气生津。适用于中老年人精气亏损，未老先衰，须发早白。阳虚内寒者慎用。本方药性平和，不腻不燥，不寒不热，适用于长期服用。见《中藏经》。

【沙苑粥】沙苑子20克，粳米100克，冰糖50克。将沙苑洗净，用纱布包好；米洗净。沙锅置火上，注入清水1000毫升，放入粳米、药包煮粥，至米烂汤稠、表面浮有粥油时，加冰糖再煮5分钟。功能补肝肾，益脾胃。适用于肾虚腰膝酸软，遗精早泄，夜尿频数，脾虚食少，饮食不消，腹部胀满等症。形体消瘦之人食用可长肌肉，使体丰满健美。见《家庭药膳》。

【沙苑子茶】沙苑子10克。洗净捣碎，沸水冲泡。代茶饮。久服，补肾强腰，延年益寿。适用于腰痛，虚劳泄精等症。见《中国药膳学》。

【沙苑牛鞭】鲜牛鞭500克，沙苑子30克，生姜、葱各15克，料酒30克，精盐、胡椒粉各2克，花椒4克，鸡肉100克，莴笋150克，化猪油50克。将牛鞭顺尿道对剖划开，刮洗干净，切成3厘米长的段，入沸水中氽去血水；生姜洗净拍破；葱洗净切长段；莴笋去皮洗净切成滚刀块；鸡肉洗净切成指条块；沙苑洗净用纱布包好。锅置火上，注入油，下葱、姜煸香，放入牛鞭、料酒、精盐、胡椒粉、花椒、鸡肉块、药包，加水1500毫升。以大火烧开，改用小火炖至牛鞭八成熟时下莴笋，烧至牛鞭全熟。拣去姜、葱、药包，放入味精，收汁装盘。功能强肾固精。适用于肾阳虚，腰膝酸痛，遗精早泄，小便频数，阳痿，男子不育等症。有良好的益智作用。见《家庭药膳》。

【沙苑子炖猪腰】沙苑子30克，猪腰1个。猪腰对剖，去脂膜、臊腺，洗净，与沙苑加水同炖。饮汤食肉。功能补肾固精。适用于肾虚腰痛，遗精早泄，目眩耳鸣等症。见《中国药膳学》。

【沙苑蒺藜鱼胶汤】沙苑蒺藜10～12克，鱼胶15～30克，花生油、食盐适量。沙苑蒺藜装入两层纱布袋内，扎口；鱼胶切碎。二味同入沙锅加水煲汤，油盐调味。饮汤食鱼胶。功能补肾益精，养血明目。适用于肾虚遗精，夜尿增多，遗尿，肾虚腰痛，老人肾虚耳聋眼花等症。见《饮食疗法》。

【补阳汤】羊肾4对，山药30克，益智仁10克，乌药10克，姜块15克，葱节20克，味精3克，精盐6克，绍酒20克，熟猪油10克，胡椒粉1克，干淀粉20克，鸡汤400克，鸡蛋清1个，鲜菜心50克。将怀山药、乌药、益智仁洗净放入沙锅，加清水烧开后，用微火慢煎取汁，药汁越浓越好。将羊肾去腰臊，切成薄片放碗内，加绍酒、姜块、葱结15克，精盐3克，拌匀，码15分钟后待用。再将蛋清、干淀粉，味精1克及部分中药汁加入肾片中调拌均匀。鲜菜心洗净，入沸水中氽一下捞起待用。加鸡汤入沙锅中，与另一部分药汁一起烧开后，将肾片抖入锅中，氽约2分钟，加味精、胡椒粉调味。功能补肾阳，缩小便。适用于肾阳虚所致的小便频数，遗尿等症。见《养生食疗菜谱》。

【补肾羹】 羊肾1对，葱白1茎，生姜1克。羊肾对剖，去脂膜臊腺，洗净切片；葱、姜切片，与羊肾同煮作羹，调味，饮汤食肉。功能补肾气，益精髓。适用于肾气衰竭，腰膝酸软，足膝无力，阳痿遗精，遗屎，耳鸣耳聋等症。见《圣济总录》。

【补益酒】 ①肉苁蓉90克，肉豆蔻15克，山萸肉45克，丹砂（细研为末另泡）10克，好酒1000毫升。上药除丹砂外，共捣碎，置于瓶中，注酒浸之，封口，7日后即可取用。早、晚空腹温饮1～2小盅。适用于治疗肝肾虚损，腰脚软弱，头昏目眩，神志恍惚。（验方）。②东北人参、干地黄、甘枸杞各15克，淫羊藿、沙苑子、母丁香各9克，沉香、远志肉各3克，荔枝核7枚，高粱白酒1000克。将上药洗净晾干，浸于酒中，45天后滤去残渣即可饮用。每次饮10毫升，每日1次，饮用时应徐徐呷服。有延年益寿之效。见《四川中医》。

【补骨脂丸】 补骨脂120克，肉豆蔻60克，大枣50枚，生姜120克。前2味研粉；生姜切片，与大枣同煮，枣烂去姜片、枣核，捣如泥，入补骨脂、豆蔻粉，调匀作丸如梧桐子大。每服50丸，淡盐水送下，早晚分服。功能补肾助阳，温脾止泻。适用于脾肾阳虚，五更泄泻，神疲乏力，四肢不温，便下清冷，完谷不化等症。阴虚阳亢者不宜服用。见《中国营养学》。

【补肾复元汤】 山药50克，肉苁蓉20克，核桃仁2个，菟丝子10个，羊瘦肉500克，羊脊骨1具，粳米100克，调料适量。前四味装入纱布袋，扎口；羊瘦肉洗净，去血水，切片；羊脊骨洗净剁块；粳米淘净，与药袋、羊肉、羊骨同时下锅加水，旺火烧沸去浮沫，加入葱、姜、料酒、胡椒粉、八角茴香、花椒，文火炖至羊肉烂熟，调入盐、味精。佐餐食用，日1次。功能温补肾阳。适用于肾阳亏虚，眼花耳鸣，腰膝酸软，阳痿早泄，或性机能减退等症。见《良药佳馐》。

【补肾强身糕】 淫羊藿15克，菟丝子10克，金樱子肉10克，制狗脊10克，酒制女贞子20克，苏打10克，老发面浆1000克，白糖500克，鸡蛋7个。将淫羊藿、菟丝子、金樱子肉、制狗脊、女贞子去净灰渣，加工烘干研成细末。老发面入盆，加白糖搅合均匀。鸡蛋去壳入盆内，掸起泡，倒入发面盆内，加入中药末，再用力搅匀，蒸时加入苏打，再搅均匀。将蒸笼内铺一张干净湿纱布，放入方形木架，将面浆糊倒入，厚3厘米，盖上笼盖，旺火开水蒸30分钟至熟，翻于案板上晾凉划成块。功能补肾强身。适用于肾虚所致腰酸足软，头晕，耳鸣，眼花，心悸，阳痿，遗精等病证。见《养生食疗菜谱》。

【补药羊肝方】 羊肝1具，羊脊膂肉30～60克，陈曲末15～30克，枸杞根30～60克。羊肝、羊肉分别洗净切片；枸杞根洗净，切片，加水2000毫升先煎，去渣取汁，入羊肝、羊肉、陈曲末、葱、豉汁共煮，渐煎浓稠，分为3份，空腹温服。功能益肾养肝，补虚。适用于虚劳羸瘦，肝肾不足，腰膝酸软，耳鸣目暗，倦怠少气等症。见《太平圣惠方》。

【补骨脂鱼鳔汤】 补骨脂12～15克，鱼鳔15～20克。两味同煎，汤沸50分钟后，调味饮汤食鱼鳔，功能补肾壮阳。用于下元虚冷，腰部酸痛，尿频，夜尿多，遗尿，遗精等症。见《补品补药与补益良方》。

【补骨脂煲猪腰】猪腰子1个，补骨脂15克。猪腰子对剖，去脂膜、臊腺，洗净，切成小块，与补骨脂同下锅，加水煮熟，入食盐少许调味。温服，食猪腰子饮汤。功能补肾壮阳，固精。适用于肾虚腰痛，下元虚冷，阳痿，早泄，肾虚耳聋，五更肾泻等症。见《得配本草》。

【补肾化石核桃肉】核桃肉300克，黄芪60克，石韦、鸡内金各30克，金钱草、蜂蜜、白糖各250克。铁锅内放精盐炒热，加入核桃肉，翻炒至核桃肉呈嫩黄色，离火，再翻炒片刻，以防烧焦，稍凉，筛出核桃肉，吹去脱皮；黄芪、石韦、内金、金钱草快速洗净，倒入沙锅内，加冷水浸没药物，中火煎40～60分钟，至药液浓煎成大半碗时，滤出药汁，加水再煎取汁，合并药液，倒入大碗盆内，加入蜂蜜、白糖、核桃肉，拌匀，盆加盖，用旺火隔水蒸3小时，离火。以后每隔3天蒸1次，每次30分钟，蒸的次数愈多愈好。每次饮药汁1匙，吃核桃肉1匙，日1次。功能补肾化石，扶正祛邪。适用于久患肾结石及输尿管结石患者。见《常见慢性病食物疗养法》。

【补骨脂煲羊小肚】补骨脂15克，羊小肚150～200克。2味洗净，羊肚切块，加水煲汤，食盐调味。饮汤食肚。功能补肾壮阳，暖丹田，缩小便。适用于肾虚小便清长，遗尿，遗精等症。见《饮食疗法》。

【补骨脂小茴香煨猪肾】补骨脂、小茴香各10克，猪肾1个。补骨脂酒蒸；小茴香盐炙；猪肾对剖，去脂膜、臊腺，洗净。加水同炖，熟后去药渣，加碎米50克，煨熟，入食盐调味，饮汤食肉。功能补肾助阳，散寒止痛。适用于肾虚小便频数无度，脘腹冷痛等症。见《中国药膳学》。

【灵脾地黄酒】仙灵脾250克，熟地150克，醇酒1250毫升。将上药共碎细，纱布包贮，用酒浸于净器中，密封，勿通气，春夏3日，秋冬5日后方可开取饮用。每日适量温饮之，常令有酒力相续，但不得大醉。适用于治疗肾虚阳痿，宫冷不孕，腰膝无力，筋骨酸痛。（验方）。

【灵脾肉桂酒】仙灵脾100克，陈橘皮15克，豉30克，连皮大腹槟榔3枚，黑豆皮、肉桂各30克，生姜3片，葱白（切）3根，黄酒1000毫升。将上药捣碎，以生白布袋盛，酒浸，挂药不令到底，煻灰火（热灰火）外煨24小时，取出候冷即可饮用。早、晚各温服1杯。适用于脾肾两虚，脘腹冷痛，食欲不佳，腰酸体弱等症。见《普济方》。

【灵脾血藤酒】仙灵脾100克，鸡血藤80克，好白酒或好米酒1000克。将2药切碎，浸于酒中，封严，10日后饮之。每次1～2小杯，1日3次。功能补肾助阳，舒筋活络。适用于肾虚阳痿，遗精早泄，腰膝酸软，肢冷胃寒，肢体麻木，风湿痹痛等症。见《补品补药与补益良方》。

【附子杜仲酒】杜仲（去粗皮，炙）50克，仙灵脾15克，独活、牛膝各25克，附子（炮裂去皮脐）30克，酒1000克。将上药研细碎后，浸泡子酒中，密封，7日后去渣取汁，备用。每次10～20毫升，每日3次。适用于感冒后身体虚弱，腰膝疼痛，行步困难。见《古今图书集成》。

【鸡肝粥】雄鸡肝1具（细切），菟丝子末15克，粟米100克，葱白2茎，盐、椒少许。将肝、药及米同煮为粥，将熟，加葱白及盐、椒调和，再煮1～2沸，空心食之。功能养肝肾，壮阳事。适用于肝肾不足，筋骨痿弱，阳痿早泄，泄泻。见《太平圣惠方》。

【鸡肠粉】公鸡肠1副，剖开后洗净，放在火上焙干研成细末。每次 10 克，温开水送服，日 2 次，连服 7 ~ 10 天。功能温肾止遗。适用于小儿遗尿。见《家庭药膳手册》。

【鸡肝菟丝丸】雄鸡肝 3 具，菟丝子 300 克，雀卵适量。鸡肝去净胆，捣碎；菟丝子研粉，二味合匀，用雀卵和丸如小豆大。每服 100 丸，日 2 次。功能补肾壮阳。适用于肾虚阳痿不举，腰膝酸软，头晕耳鸣，眼花等症。见《千金方》。

【鸡肠菟丝饼】公鸡肠 1 具，菟丝子 9 克，面粉 300 克，菜油及调料适量。鸡肠剖开洗净，焙干碾粉；菟丝子压成粉。将三粉拌匀，加盐、葱花，用水和成面团，烙成小饼，做主食吃。功能温补肾气，固涩缩尿。适用于下元虚寒，小儿遗尿，面色苍白，肢凉畏寒，神疲乏力，舌质淡等症。见《疾病的食疗与验方》。

【鸡肝菟丝子汤】雄鸡肝 1 ~ 2 具，菟丝子 10 ~ 15 克。2 味同煎，饮汤。功能补肾气，壮肾阳。适用于阳痿，遗精，早泄，小便频数等症。常服自效。见《补品补药与补益良方》。

【青虾炒韭菜】青虾 250 克，韭菜 100 克。先将青虾及韭菜洗净，韭菜切段。先用植物油煸炒青虾，烹黄酒、酱油、醋、姜丝等调料，再加入韭菜，炒至嫩熟。佐餐食之。功能补益肾阳。适用于男子阳痿、女子宫冷不孕等，经常食之。见《饮食与长寿》。

【英雄酒】山茱萸、当归、菟丝子、狗脊、枸杞子、人参各 30 克，麦门冬 60 克，蛤蚧尾 1 双，酒 1000 毫升。上药切碎与酒装入大口瓶内，封存 21 天。早午晚各服 1 小杯，连续饮用。功能补肾壮阳，添精补髓。见《中国帝王媚药补酒》。

【固精汤圆】芡实 30 克，潼蒺藜 15 克，莲肉 50 克，莲须 30 克，煅龙骨 15 克，煅牡蛎 15 克，糯米粉 500 克，金钩 50 克，猪肥瘦肉 550 克，味精 4 克，精盐 10 克，姜汁 10 克。将芡实、潼蒺藜、莲肉、莲须、龙骨、牡蛎去净灰渣，加工研制成末。猪肥瘦肉洗净，剁成细粒，加金钩、味精、盐、姜汁、药末拌成馅心，包成 40 个汤圆。入开水煮熟，每碗 4 个汤圆。功能益肾补脾，收敛固涩。适用于精关不固，遗精，滑精，尿频，遗尿，带下，泄泻等症。见《养生食疗菜谱》。

【固本遐龄酒】当归、巴戟天、肉苁蓉、杜仲、人参、沉香、小茴香、破故纸、熟地黄、石菖蒲、青盐、木通、山茱萸、石斛、天冬、陈皮、狗脊、菟丝子、牛膝、酸枣仁、覆盆子各 30 克，枸杞子 60 克，川椒 21 克，神曲 60 克，白豆蔻、木香各 9 克，砂仁、大茴香、益智仁、乳香各 15 克，淫羊藿 120 克，糯米一升，大枣 500 克，生姜 60 克（捣汁），远志 30 克，新山药 120 克（捣汁），白酒 35000 毫升，将上药制为粗末，糯米与枣同蒸为黏饭，加入姜汁、山药汁、药末和 120 克炼蜜，和匀，分做 4 块，准备 4 个绢袋，分别装入，浸于酒坛中封固 21 天后即成。每日早、晚各 1 次，每次 1 ~ 2 盏，宜热服。适用于肾阳不足，气血虚弱出现的腰膝酸痛，筋骨无力，食少脘满，面色不华等症。见《万病回春》。

【罗汉大虾】对虾 12 个，鱼泥 60 克，鸡蛋清 1 个，豆苗 12 棵，火腿末 3 克，油菜末 3 克，油菜叶 150 克，清汤 150 克，味精适量，料酒 12 克，五米粉 15 克，白糖 15 克，熟猪油 45 克，姜丝 6 克，食盐适量。将对虾去头、皮、肠子，留下尾巴，片开，剁断虾筋，挤干水分，撒些味精。先两面蘸玉米粉，再放在鸡蛋清（已打在碗中）中蘸一下，最后把背面蘸上面包渣，码在盘子里。将鱼泥用蛋清、五米粉、味精、盐、熟猪油拌成糊，抹在对虾上，在糊面中间放1根火腿丝。两旁各放一根黄瓜皮丝，外面再各放1根火腿丝。然后用筷子按一遍，将对虾用干净温油炸熟。盘中先放好生菜叶，把对虾剁成两段，对齐码成圆圈即可。功能补肾兴阳，强筋壮骨。适用于肾阳虚的阳痿、早泄，性欲减退；对中风之偏瘫，以及骨质疏松症都有一定疗效。见《大众药膳》。

【和味龙】龙虱用开水烫死，再以油、盐炒熟，去壳、翅、爪后食。功能补肾缩尿，活血。适用于肾虚尿频，老人夜多小便，小儿遗尿等症。见《强身食制》。

【金樱子蜜膏】金樱子200克，蜂蜜200克。金樱子剖开去核，洗净，水煮2次，合并滤液。浓缩至稀流膏状，加入滤净之蜂蜜，煮沸。每服10～15克，日2次，温开水冲服。功能补肾益髓。适用于肾气亏虚，梦遗滑精，淋浊，小便不禁，带下，失眠，盗汗等症。见《滋补保健药膳食谱》。

【金樱根炖鸡】金樱根60克，母鸡1只（重约500克）。将鸡宰杀去毛、头足及内脏，洗净；金樱根洗净，切碎，放鸡腹中，加米酒少许，清水适量，放容器内隔水炖熟，调味后饮汤食鸡。功能收敛固脱。适用于遗精、滑精、夜多小便，小儿遗尿、子宫脱垂等。见《饮食疗法》。

【金樱桑螵粥】金樱子12克，桑螵蛸12克，粳米100克。将金樱子、桑螵蛸去净灰渣，入砂罐，加水煎取汁，去渣。粳米淘净，入铝锅，加药汁煮成稀粥。功能补肾固涩。适用于肾气虚弱，收摄无权所致之遗精，滑泄，小便频数或小便失禁等症。见《养生食疗菜谱》。

【金樱子煮鲫鱼】鲫鱼250克，金樱子30克，调料适量。鲫鱼去鳃、内脏，留鳞，洗净，与金樱子同煮汤。鱼熟后加适量油、盐、葱、姜、味精。食鱼饮汤。功能益肾固精。适用于肾虚滑精，腰膝酸软等症。见《百病饮食自疗》。

【金樱子煲鲤鱼】金樱子30克，鲤鱼250克。将鲤鱼留鳞去内脏，与金樱子同加水炖汤，油、盐调味，食鱼饮汤。功能固精止遗。适用于肾虚遗精。见《疾病的食疗与验方》。

【狗肾汤】黄狗肾（阴茎与睾丸）1具，羊肉500克。上药洗净切块，共炖熟，食盐调味。食肉饮汤，或佐餐用。功能温补肾阳。适用于肾虚阳痿，性机能减退，腰膝酸软，手足不温等症。见《中国药膳学》。

【狗肾胶】狗肾（阴茎及睾丸）一套。洗净切碎，加水浓煎成胶，冰糖熬汁，兑入收膏。每服12克，黄酒炖服。功能补肾壮阳，固精种子，壮腰强筋。适用于精液稀少，阳痿不举；女子宫寒不孕，崩漏带下等症。见《丸散膏丹大全》。

【狗肾散】狗肾（阴茎及睾丸）不限量。焙干，研末，每次2克，淡盐汤送服。日1～2次。功能补肾兴阳。适用于性功能低下，阳痿不举，精冷不孕等。见《中国药膳学》。

【狗鞭散】狗鞭1具。锅内放砂，加热，将狗鞭放砂中炮炒至松泡后，研末。每服3克，日2次，温开水送下。功能温补肾阳。适用于肾阳虚的阳痿，精冷等症。见《补品补药与补益良方》。

【狗肉黑豆】狗肉100克，黑豆50克。狗肉切成小块，同黑豆加水同煮，待肉烂时，加入盐、蒜、葱、姜等调味品即成。作菜食用。隔日一次。连用5～7次。功能补中益气，温肾助阳。适用于小儿遗尿。无病儿童服之可增强体质。见《家庭药膳手册》。

【狗肉煮黑豆】狗肉200克，黑豆40

克，调料适量。黑豆洗净；狗肉洗净切好，加五香面，姜、盐、糖共煮熟。可佐餐用。功能温肾壮阳。适用于肾虚尿频，遗尿等症。见《良药佳馐》。

【狗脊炖狗肉】狗脊、金樱子、枸杞子各 15 克，狗肉 500 克。狗肉洗净切块。余药装纱布袋内，扎口，与狗肉同炖熟。去药袋，饮汤食肉。功能温阳补肾，强筋壮骨。适用于肾虚遗精，尿频尿多，腰膝酸软等。见《中国药膳学》。

【狗脊金樱子炖狗肉】狗脊 15 克，金樱子 15 克，狗肉 250 克。狗肉洗净切块，狗脊切片，与金樱子共炖，加调味品。待肉熟后，食肉饮汤。功能补肾气，止遗泄。适用于肾气虚，遗精，尿频，尿多。见《补品补药与补益良方》。

【炙黄雌鸡方】黄雌鸡 1 只，调料适量。鸡宰杀后去毛及内脏，洗净。将盐、醋、茴香、小椒末、酱等放碗中搅匀，涂遍鸡身。鸡用炭火烤炙，边烤边转，至酱黄色，熟透。适用于下焦虚，小便数。见《食医心鉴》。

【夜合酒】首乌 360 克，当归、枸杞子、菟丝子各 120 克，米酒或高粱酒 3000 毫升。上药切碎与酒合封于瓶内，4 个月后饮服，日饮 2～3 小杯。功能强精除劳，益髓壮筋，增颜益寿。忌天雄、乌头、附子、仙茅、葡萄。见《中国帝王媚药补酒》。

【炖猪腰】猪腰 1 对，杜仲、核桃肉各 30 克。猪腰去脂膜、臊腺，洗净，与杜仲、核桃肉加水煮熟，去杜仲。饮汤食肉及核桃。功能补肾强腰。适用于肾虚腰痛，消渴，小便频而量多，如脂如膏，甚则饮一溲二等症。见《饮食与治病》。

【炖紫河车】鲜胎盘 1 个，猪瘦肉 250 克。胎盘挑去血络，漂洗干净，切块；猪肉洗净切块，加姜、葱、盐共炖至熟烂。吃肉饮汤。功能补益虚损。适用于虚损体弱，久咳虚喘等。见《中国药膳学》。

【炖鸡肉冬虫草】冬虫草 10 克，鸡肉 200 克。两味共炖，少加调味品，鸡肉熟烂后，食用。功能补肾益精。适用于肾虚阳痿、腰痛、遗精等症。见《补品补药与补益良方》。

【炒醉虾】活龙虾（对虾）适量。将活龙虾放入酒中醉死后，炒熟食。功能补肾壮阳。适用于肾虚阳痿，性机能减退等症。见《中国药膳学》。

【炒桂林锥】桂林锥（栲栗，山锥）适量。将桂林锥放铁锅中炒熟，剥去果壳食之。功能补肾健脾。适用于肾虚阳痿，小儿脾胃虚弱，食欲不振，肌肉消瘦。见《饮食疗法》。

【油酥九香虫】九香虫适量。九香虫用植物油炒熟炙酥。食用。每日 5～10 个，空腹嚼服，日 2 次。功能补肾壮阳。适用于肾虚阳痿，尿频等症。见《中国药膳学》。

【油炸五香麻雀】麻雀 5～10 只，葱、姜、料酒、酱油、八角、味精、香叶、五香粉、麻油各适量。麻雀宰杀后去杂毛，剪去嘴尖壳和脚爪，洗净沥干后投入葱姜、料酒和酱油等调料中浆拌好，下入八成热麻油锅中，加八角、酱油、味精、香叶、五香粉、葱、姜、料酒、水等烧烩，收干卤汁，起锅装盘，淋上麻油即成。冬令服食。功能补五脏，润精髓，暖腰膝，起阳道。适用于肾虚精亏，腰膝冷痛，头晕眼花等症。见《烹调知识》。

【参杞酒】枸杞子（汁）100 克，地黄（汁）100 克，麦门冬（汁）60 克，杏仁（去皮尖）30 克，人参 20 克，白茯苓 30 克，酒 1500 毫升。将上药中后三味捣碎，同前三味贮于瓶中，酒浸之，封口，7 日后去渣备用。每次饭前温饮 10 毫升，每早、晚各 1 次。适用于治疗肾虚精亏，阳痿不起，耳聋目昏，面色无华。（验方）。

【参附膏】人参 15 克，熟附片 10 克，白糖适量。先将人参砸碎；煎附片 1 小时后，加入人参，反复 2～3 次，取药汁，混合后浓缩，加白糖收膏。1 次服完。功能益气回阳。适用于阳气暴脱，心悸气短，大汗淋漓，四肢厥冷，脉微细欲绝等症。见《常见病的饮食疗法》。

【参鹿粥】人参 3～5 克（或党参 15～20 克），红枣 5 枚，鹿角霜 10 克，粳米 100 克，红糖适量。先煮参、枣、鹿角霜 2 次，合并药液，入粳米煮粥，调入适量红糖。可作早晚餐或点心。功能补益阳气，温经止血。适用于脾胃虚寒，阳气不足，神倦懒言，形寒肢冷，倦怠无力，腹冷隐痛，便溏，便血，崩漏等症。见《百病饮食自疗》。

【参椒酒】丹砂（细研后用水飞过另包）20 克，白茯苓（去黑皮）、人参各 30 克，蜀椒（去目并闭口者，炒出汗）120 克，醇酒 1000 毫升。上药除丹砂外，其余共捣为粗末。同丹砂置于净器中，浸酒，春夏 5 日，秋冬 7 日，去渣备用。每日饭前空腹温饮 1 小盅，勿间断。适用于脾肾阳虚，下元虚冷，耳目昏花，面容苍白等症。（经验方）。

【参附鸡汤】党参、附片、生姜片各 30 克，母鸡肉 500 克，调料适量。参、附、姜片装纱布袋内，扎口，与鸡肉块同炖 2 小时以上，加葱、盐、味精等调味。分数次佐餐。功能补益阳气。适用于阳气不足，神疲体倦，头脑空痛，眩晕耳鸣，或腹中拘急冷痛等症。见《百病饮食自疗》。

【参茸药酒】生黄芪 620 克，熟地 300 克，木通 60 克，广木香 90 克，菟丝子、淫羊藿各 120 克，紫梢花 60 克，灯心 12 克，巴戟肉、蛇床子各 120 克，煅龙骨、车前子各 60 克，肉苁蓉 120 克，马蔺子、澄茄各 30 克，韭菜子 60 克，煅干漆、故纸各 90 克，桑螵蛸、沙参各 60 克，枸杞子 560 克，大茴香 120 克，煅牡蛎、全蝎各 60 克，山萸肉（酒制）120 克，海马 15 克，当归 240 克，萆薢 90 克，海龙 30 克，茯苓 120 克，核桃仁 150 克，青风藤、海风藤、川芎、木瓜、灵仙各 120 克，白术、白芷各 180 克，怀牛膝、红花、菊花各 240 克，五加皮、广皮各 500 克，片姜黄 740 克，人参 1500 克，独活、制川乌、制草乌各 60 克，肉豆蔻 90 克，远志肉 80 克，玉竹 2000 克，党参 2240 克，白酒 20 万毫升，栀子 1500 克，白蜜 1 万克，阿胶 6000 克，冰糖 2 万克。2 次兑入药物如下：鹿茸面 500 克，沉香面 36 克，母丁香面 90 克，檀香面 120 克，蔻仁面 90 克，公丁香面、砂仁面、肉桂面各 60 克。将白酒注入缸内，用栀子浸泡，视色适合后去渣，将党参以前诸药用水熬汁，去渣过滤取药液，进一步将液熬成稀膏状，另化白蜜、阿胶，一起兑入酒中，再用水将冰糖溶化，兑入酒中，最后将二次兑入药物面浸入酒中，冷浸数日即成。每次温服 15 克，日 3 次。适用于阳虚寒盛，气血不足，脾胃气滞，风湿痹阻而出现的身体衰弱，筋骨痿软，腰膝疼痛，胸腹胀满，腹泄痞积，男子遗精，阳痿，妇女月经不调等症。见《清太医院配方》。

【参芪鲦鱼汤】党参、黄芪各 30 克，白术 15 克，干姜 3 克，鲦鱼 1 条。前 4 药水煎取汁，用汁煮鱼，熟后少加盐调味。食鱼饮汤。功能益气温阳。适用于阳气虚弱，畏寒疲倦，四肢乏力，便溏等症。见《中国药膳学》。

【参附蒸猪片】熟猪肚 400 克，清汤 500 克，党参 15 克，附片 15 克，山药 15 克，红枣 10 个，干荔枝 10 个，冰糖 50 克，桂圆 10 个，精盐 2 克，白胡椒 10 粒，熟猪油15克。将猪肚切成约长5厘米、宽2厘米斜片，附片、枸杞、党参、山药、红枣去净灰渣，桂圆、荔枝剥去壳，一起入碗内，放入白胡椒、精盐、熟猪油、冰糖，上笼干蒸30分钟以后，再加清汤。蒸至软烂。功能助阳气，益脾土。适用于气血亏虚、阳气不足所致畏寒肢冷，食少腹泻，腰膝酸软等症。见《养生食疗菜谱》。

【参茸补血酒】党参240克，人参16克，鹿茸16克，三七8克，熟地黄240克，白术麸炒160克，茯苓160克，当归160克，白芍（炒）160克，川芎80克，肉桂80克，黄芪（蜜制）240克，甘草（蜜制）80克。浸白酒1.6万毫升。每服10毫升，日2次。功能益肾壮阳，强筋健骨。适用于心肾阳虚，气血两亏，腰脊酸软，精神疲劳，头昏耳鸣，盗汗遗精，子宫虚寒，崩漏带下。伤风感冒忌服。见《新编中成药》。

【草苁蓉酒】草苁蓉1000克。浸好酒1万毫升。1日后饮用。每日早晚各1次，适量饮用。适用于治疗肾虚腰痛，阳痿、遗精等症。见《良朋汇集》。

【茴香腰子】猪腰子1枚，小茴香6～9克，卤汁适量。小茴香于热锅内略炒片刻，脆后打成细末；猪腰子撕去皮膜，在凹陷处划一条约3厘米的口子，再向里扩展成三角形，去臊腺、洗净，塞入茴香末，缠紧开口处；锅置中火上，加水、卤汁，放猪腰，沸后30分钟即可起锅取出，去绳，剖成两瓣，切片装盘。单食或佐餐。功能温肾壮腰，散寒止痛。适用于肾阳虚损，腰脊酸痛，形寒腰冷，头晕耳鸣等症，亦用于慢性肾炎，风湿腰痛，腰肌劳损等。阴虚火旺者不宜服用。单食猪腰。汤汁过于辛燥，不宜饮用。见《证治要诀》。

【荔枝大米粥】干荔枝15枚，山药、莲子各15克，大米50克。前3味同煮，去渣后下米煮鹅。随量服食。适用于老人五更泻及便溏。见《泉州本草》。

【故纸核桃膏】破故纸（补骨脂）50克，蜂蜜250克，核桃肉100克。用沸水微浸核桃肉后，撕去外衣，置碗内捣碎，与破故纸一同，加水800毫升，文火煮至300毫升，去渣，入蜂蜜搅拌，文火煎熬至发出“哒哒”响声时，离火贮器。每晨以沸水冲服15～20毫升。功能温补命门。适用于肾虚命门火衰，面青唇白，形寒肢冷，腰膝酸软，阳痿遗精，小便不禁，自汗泄泻等症。阴虚有热者不宜服用。见《强身食制》。

【胡桃粥】①胡桃肉30克，粳米100克。胡桃肉研膏水搅滤汁，米煮粥，再将胡桃肉加入，煮掉生油气。空腹食。功能温肾固精，润肠纳气。适用于阳虚咳喘，腰痛脚弱阳痿滑精，小便频数，大便燥结等。见《海上方》。②胡桃30克，杜仲15克，小茴香10克，粳米100克。将胡桃肉研膏水搅，滤汁，与他味共煮粥，米熟后加入胡桃肉汁，再继续煮至掉生油气。空腹食。适用于腰痛。见《养身随笔》。

【胡桃补肾汤】胡桃仁5克，杜仲12克，补骨脂10克。水煎。饮汤，服食胡桃仁。功能补肾养肝，强筋壮骨。适用于肝肾不足，腰膝酸痛，头晕耳鸣，小便余沥不尽等症。见《食疗本草学》。

【胡桃糯米粥】胡桃仁、糯米各适量。煮粥，加糖调味。随量服食。适用于阳虚咳喘，腰痛脚弱等症。（验方）。

【胡桃仁炒韭菜】胡桃仁60克，韭菜150克。二者加麻油炒熟，食盐少许调味。佐膳服食。功能补肾壮阳，固精暖腰。适用于肾虚阳痿，腰膝冷痛，遗精梦泄，夜多小便等症。见《饮食疗法》。

【胡桃枸杞肉丁】猪腰里脊肉200克，胡桃肉100克，鸡蛋清1个，枸杞20克，熟猪油500克（耗100克），绍酒10克，精盐3克，蒜片5克，味精0.5克，葱粒5克，胡椒面0.5克，姜片5克，湿淀粉30克。将猪肉洗净，切成厚1厘米的块，再划成间隔0.35厘米的交叉花纹，然后改切成1立方厘米的丁，放入碗内，加盐2克、湿淀粉2克，蛋清拌匀。另用盐0.5克，绍酒、胡椒面、味精、湿淀粉同盛于碗内，加鲜汤调成滋汁。胡桃仁用开水浸泡去皮，改成0.60立方厘米的丁。枸杞用温开水洗净。胡桃肉炸成浅黄色捞起，将油沥去。另下猪油500克烧约四成热时，放入肉丁，用竹筷拨散，去滑油，留油30克，放入姜、蒜、葱炒香，再下胡桃肉，枸杞炒匀，烹入滋汁，炒匀入盘。功能补肾益肺。适用于肺肾不足所致虚喘，口渴，腰脚重痛等症。见《养生食疗菜谱》。

【胡桃益智山药汤】胡桃肉15克，益智仁12～15克，怀山药15～20克，水煎。饮汤，日1剂，分2次服用。功能补肾缩泉。适用于肾阳不足，小便频数，夜尿多等症。见《补品补药与补益良方》。

【枸杞子粥】枸杞子50克，粳米100克，白糖适量。粳米洗净，加水煮至半熟时，放入杞子一同煮至粥成，加白糖调味服食。早晚各1次。功能补益肝肾，养血明目。适用于肝肾不足，头晕眼花，耳鸣，遗精，腰膝酸软等症。见《滋补保健药膳食谱》。

【枸杞铁雀】麻雀10只，枸杞子15克，鸡汤500毫升，调料适量。枸杞子洗净后上屉蒸熟；麻雀治净，去嘴壳和爪，用酱油、葱、姜各适量拌匀腌好；锅中油七成热时，放入麻雀炸酥，捞出沥油，另起锅，放植物油75克烧热，投入葱、姜各适量，煸炒出香味后，烹入料酒、鸡汤，加精盐、酱油、白糖、放入麻雀，加盖，文火煨至肉酥烂，拣出葱、姜，加之蒸熟之枸杞子，转武火收汁，淋入香油。功能壮阳益精，适用于肾阳不足，阳痿早泄，畏寒肢冷，腰膝酸软，小便频数等症。见《滋补保健药膳食谱》。

【枸杞羊肾粥】①枸杞叶30克，羊肾1对（去脂膜细切），葱白7茎，粳米100克。先用枸杞叶煎汁去渣，后入羊肾、葱白、粳米等煮粥，调味。空腹食。功能补虚羸，温阳气，强筋骨。适用于肾虚劳损，阳气虚衰，腰脚疼痛，行动无力。见《圣济总录》。②枸杞叶500克，羊肾2对，羊肉250克，粳米100克，葱白少许。先将枸杞叶、羊肾、羊肉切碎与米煮粥，粥熟入葱白、盐等调味。分数次温服。功能补肾益精，适用于肾虚，腰痛，两腿软弱，阳痿，遗尿，产后虚冷，衰弱等症。见《医方类聚》。③枸杞叶30克，羊肾1对（去脂膜，切细），葱白7根，羊肉适量，粳米100克。先将枸杞叶煎汤，去渣后入其余各味，煮粥。空腹食。适用于肾虚劳损，阳气虚衰，腰脚疼痛，行动无力。见《饮膳正要》。④羊肾1对，枸杞叶500克，粳米100克，葱白少许，先将羊肾、枸杞叶切碎，与米、葱煮粥，调味。温服。功能补肾益精。适用于肾虚劳损，腰脊疼痛，足膝软弱，虚劳烦热，崩漏，带下等症。见《普济方》。

【枸杞炖牛尾】带皮牛尾1条（约750克），枸杞子50克，调料适量。枸杞子之一半，用水煮提取法，提取浓缩汁25毫升，另一半洗净备用；牛尾刮洗干净，剁成段，开水氽一下，洗净，将牛尾、枸杞子置锅内，加清汤1500毫升，及料酒、酱油、葱段、姜片、精盐各适量，武火烧沸后，加入枸杞子浓缩汁，转文火炖至牛尾酥烂取下，除去葱、姜，加味精。功能补肝肾，强筋骨，适用于肾虚，男子阳痿早泄，女子月经不调，性欲减退，腰膝酸痛等症。亦可用作年老体弱者之滋补佳品。见《滋补保健药膳食谱》。

【枸杞炖羊肉】羊腿肉1000克，枸杞子50克，调料适量。羊肉整块用开水煮透，放冷水中洗净血沫，切块；锅中油热时，下羊肉、姜片煸炒，烹入料酒炝锅，翻炒后倒入枸杞子、清汤（2000毫升）、盐、葱、烧开，去浮沫，文火炖约1～1.5小时，待羊肉熟烂，去葱、姜，入味精。功能益精补肾。适用于肾虚，男子阳痿，早泄，女子月经不调，性欲减退，及年老体弱等症。宜作冬令之补品。见《滋补保健药膳食谱》。

【枸杞油爆虾】河虾500克，枸杞子30克，调料适量。枸杞子洗净，一半用水煮提取法，提取浓缩汁15毫升，另外一半，置碗内，上屉蒸熟；选大只的河虾，剪须，洗净，控水；锅上火烧热，放植物油，烧至八成热时，分二次将虾下入油锅中，炸至虾壳发脆，捞出控油，锅内留余油约100克，放入葱末、姜末、白糖、料酒、精盐、味精各适量，及枸杞子浓缩汁、清汤，烧开，待汁稍稠后，倒入虾及蒸熟之枸杞子，翻转后加入香油，翻勺出锅。功能滋肾助阳。适用于肾虚阳痿，遗精早泄，小便频数或失禁等症。见《滋补保健药膳食谱》。

【枸杞菊花酒】枸杞子500克，甘菊花20克，麦冬100克，曲250克，糯米7500克。上药煮烂、连汁和曲、米酿酒。酒熟压去糟，收贮备用。每饭前饮1～2小杯，早晚各1次。适用于治疗虚劳精损，阳痿遗精，肾虚消渴，腰背疼痛，足膝酸软，头晕目暗，视物模糊，迎风流泪，肺燥咳嗽。（验方）。

【枸杞汁烹铁雀】麻雀300克，枸杞子20克，核桃仁20克，香菜9克，调料适量。枸杞子洗净后，一半水煮提取浓缩汁，另一半上屉蒸熟备用；核桃仁去皮衣，油炸至微黄而脆；麻雀治净，去嘴，一切两半，加淀粉浆拌匀；勺中植物油六七成热时，下麻雀炸透，捞出沥油；用小碗加酱油、料酒、香醋、白糖、味精、胡椒粉、清汤各适量，及枸杞浓缩汁，对成清汁备用；香菜切段；勺内加底油，上火烧热，放入葱丝、姜丝、蒜片炸锅后，加麻雀、枸杞子、核桃仁，翻后烹入清汁，撒香菜段，淋香油，出勺装盘。功能壮阳益精。适用于肾阳不足，阳痿早泄，畏寒肢冷，腰膝酸软，小便频数等症。现多用于男子性神经衰弱。见《滋补保健药膳食谱》。

【枸杞炒腊狗肉】腊狗肉1000克，红辣椒20克，枸杞50克，大蒜50克，冬笋200克。将腊狗肉洗净，上笼蒸熟取出，切成一寸五分长、八分宽、两分厚的薄片；将枸杞择尽杂质、洗净、在沸水中汆一下沥干。把冬笋切成同腊狗肉一样的片子；辣椒切成米状碎块。猪油烧沸，下枸杞煸炒，待熟后起锅。下冬笋煸炒至八成熟时，下腊狗肉炒，待香味出时烹料酒，加辣椒、盐和汤。稍焖一下收干，即放香油。将炒熟的腊狗肉装盘，并把炒熟的枸杞撒在肉上。功能温脾胃，补肝肾。适用于遗精、阳痿、早泄患者食用，还有温补脾胃，抗寒及补益肝肾的作用。见《滋补中药保健菜谱》。

【枸杞桃仁鸡丁】嫩鸡肉600克，枸杞90克，核桃仁150克，调料适量。鸡肉切丁，枸杞洗净，核桃仁开水泡后去皮；鸡丁加盐、黄酒、味精、胡椒粉、蛋清、水生粉各适量，调匀上浆；另用碗放盐、味精、白糖、胡椒粉、鸡汤、麻油、水生粉各适量，调成芡汁备用；炒锅中猪油烧至五成热时，下核桃仁，文火炸透，再倒入枸杞，翻炒片刻，起锅沥油；再将锅中加猪油，烧至五成热时，投鸡丁入锅，快速划散盛起；锅内留余油，下葱、姜、蒜各适量，稍煸后投入鸡丁、倒入芡汁速炒，随即投核桃仁、枸杞，炒匀。功能补肾壮阳，益气养血，明目健身。适用于肾阳不足之阳痿，尿频；肺肾两虚之咳嗽，气喘；精亏血少之眩晕，便秘；身体虚弱之神疲，乏力，面色无华等症。无病常食，亦可健身益寿。见《中国药膳学》。

【枸杞栗子炖羊肉】枸杞子15克，栗子18克，羊肉60克，调料适量。将羊肉洗净切块，与枸杞、栗子一同炖熟。顿服，日1剂，连服数日。功能温肾助阳。适用于更年期综合症属肾阳不足者，面色苍白，精神萎靡，体倦乏力，畏寒怕冷，腰脊酸痛，阴部重坠，或有浮肿等症。见《疾病的食疗与验方》。

【枸杞菟丝蒸雀蛋】雀蛋2个，虾、菟丝子、枸杞子各9克。雀卵去壳，与虾、菟丝子、枸杞子同置碗内，上笼蒸熟食用。功能补肾壮阳，益精补血。适用于肾虚、阳痿、早泄等症。见《中国药膳学》。

【韭子粥】①韭子10克，粳米50克，细盐适量。先将韭子用文火炒熟，与粳米、细盐同入沙锅内，加水煮粥。日2次，温热服食。适用于肾阳虚弱所致的阳痿、遗精、精冷、遗尿、小便频数、白浊、白带、腰膝酸软等症。阴虚火旺者及平素阳强者忌食。见《常见病食疗食补大全》。②韭菜子15克，粳米50克。先煎韭菜子，去渣取汁，入米煮粥。空腹食用。功能补肾固精。适用于肾虚遗精，小便频数。见《千金翼方》。

【韭菜子粉】韭菜子适量。研粉。每服10克，开水送服，日2次。功能补益肝肾，壮阳固精。适用于阳痿，遗精，腰膝酸软冷痛等症。见《疾病的食疗与验方》。

【韭菜子散】韭菜子6克，酒适量。将韭菜子研细面后，以水、酒各半调服。功能壮阳固肾。适用于小便频数，腰膝酸软冷痛等症。见《疾病的食疗与验方》。

【韭菜根汁】韭菜根25克，洗净后放入干净纱布中绞汁。煮开温服。日2次，连服10天。功能温肾壮阳。适用于小儿遗尿等症。见《家庭药膳手册》。

【韭菜炒羊肝】韭菜150克，羊肝200克，调料适量。韭菜洗净，切成2.5厘米长的段；羊肝洗净，切成薄片；油烧至九成热时，放肝片翻炒至变色时，立即将韭菜下锅，并放葱、姜、盐各适量，再翻炒片刻，放味精炒匀。功能温肾固精，补肝明目。适用于男子阳痿、遗精；妇女月经不调、经漏带下；病后视蒙、夜盲、盗汗及食欲不振等症。见《家庭食疗手册》。

【韭菜炒鸡蛋】新鲜韭菜100克，鸡蛋2个，将韭菜洗净切碎，鸡蛋去壳搅匀，加油、盐炒熟，佐膳服食。功能温肾暖腰。适用于肾虚腰膝酸痛，阳痿遗精，及虚寒性哮喘等症。见《饮食疗法》。

【韭菜炒胡桃】韭菜白400克，胡桃肉（去皮）100克。上味用芝麻油炒熟食用。连服1月。功能补肾强腰，温肾暖脾。适用于肾虚阳痿，腰膝冷痛，遗精梦泄等症。疮疡、阴虚内热不宜服用。见《中国药膳学》。

【韭菜炒猪腰】鲜韭菜100克，猪腰1个。将韭菜洗净切段，猪腰洗净切薄片，加油、盐炒熟。佐膳服食。功能补肾强腰。适用于肾虚腰痛，慢性腰肌劳损；肾虚遗精，盗汗；老人肾虚耳聋等症。见《饮食疗法》。

【韭菜炒淡菜】淡菜10~30克，韭菜60克。将淡菜开水发软后洗净，韭菜切段，待食油烧开时下入，加食盐炒熟服食。功能温补肾阳，益精养血。适用于肝肾不足，精血亏虚之眩晕，盗汗，腰痛，阳痿，小便余沥等症。见《食疗本草学》。

【韭菜炒鲜虾】韭菜250克，鲜虾400

克（或虾仁 100 克），调料适量。虾去壳洗净（虾仁用温水泡软），韭菜切段；锅中植物油沸后，下葱煸香，再放虾和韭菜，烹黄酒，连续翻炒至虾熟透。功能补肾固气，益精壮阳，通经下乳。适用于肾虚，阳痿不举，腰膝酸软，遗精遗尿，小便频数，带多质稀，及产后乳胀，乳汁不畅等。亦用于习惯性便秘。治阳痿，可饮白酒，食韭菜和虾，效佳。阴虚火旺及患疮肿等皮肤病患者忌服。见《家庭食疗手册》。

【韭菜子面饼】韭菜子、面粉各适量。将韭菜子研成细粉，同面粉做成饼，加糖或盐调味，蒸熟。日服 2 次。功能温肾缩泉。适用于小儿遗尿等症。见《家庭药膳手册》。

【虾米茶】虾米 500 克，将新鲜虾米洗净后，拌上少量盐，待水烧开，把鲜虾放入锅内煮熟，捞出晒干，去掉虾壳，然后装入罐子密封。泡茶时，杯内放入虾米，适量白糖，闷泡 5 分钟。每次 10 克，日 2 次。边喝边品杯中虾米。适用于男子肾亏阳痿，精冷清稀。见《大众医学》。

【虾米粥】虾米 30 克，粳米 100 克。将虾米用温水浸泡半小时，与粳米煮粥。每日早晚温热服食。适用于肾精不足，肾阳虚衰，小腹冷痛及妇女产后乳汁不通等症。平素阳强者不宜多食。见《常见病食疗食补大全》。

【虾马仔鸡】海马 10 克，虾仁 15 克，仔公鸡 1 只，调料适量。仔公鸡治净装盘；海马、虾仁浸泡 10 分钟后，放于鸡肉上，并加葱、姜、清汤适量，上笼蒸至鸡肉熟烂取出；去葱、姜，撒上味精，盐，用少量清汤加豆粉勾芡，浇于鸡上。佐餐或单食。功能温肾阳，益精气。适用于肾虚，阳痿早泄，小便频数，及妇女崩漏带下等症。孕妇、外感发热、阴虚火旺者不宜服用。见《良药佳馐》。

【虾仁韭菜】虾仁 30 克，韭菜 250 克，鸡蛋 1 个，调料适量。虾仁用水发胀后沥水；韭菜切成 3 厘米长之段；鸡蛋打破盛于碗中，加淀粉、麻油调成蛋糊，倒入虾仁拌匀；炒锅中之菜油沸后，放虾仁翻炒，糊凝放韭菜，熟时加食盐，酱油。功同“韭菜炒鲜虾”，见该条。见《民间食谱》。

【虾皮炸黄瓜】黄瓜 250 克，虾皮 20 克，调料适量，黄瓜洗净切片；虾皮洗净沥水，放入热油锅内，炒至脱水出香味时，放入黄瓜片，翻炒片刻，放盐、醋、味精，淋上小麻油。佐餐食用。功能补虚强身，益肾壮阳。适用于青壮年肾阳不足，阳痿遗精等症。亦可用为小儿、孕妇、乳母增强体质。皮肤病患者不宜服用。见《良药佳馐》。

【虾米炖豆腐】虾仁 15 克，豆腐 3 块，加葱、姜、盐，炖熟食用。功能温肾健脾。可用作肾阳虚患者之调养菜肴。见《中国药膳学》。

【虾蛋肉烧麦】虾仁 250 克，鸡蛋 2 个，咸瘦肉末 10 克，调料适量。取 1/4 虾仁，用盐、豆粉浆拌后待用；余下虾仁制成泥，加盐、胡椒、葱、姜汁、料酒搅匀，再加蛋清，土豆粉拌匀，收紧成馅；鸡蛋去壳搅散，用铁勺抹上麻油摊蛋饼 10 张（每张直径 7 公分）；取虾馅分放蛋皮上，制成烧麦状，收口处放豆浆粉拌过之虾仁及咸瘦肉末；置盆内，入笼蒸 10 分钟取出；再用豆粉加少量麻油勾成薄芡，浇于上面。分两餐食用。功能益肾壮阳。适用于肾阳不足，阳痿不举，遗精等症。阴虚火旺及皮肤病患者不宜服用。见《良药佳馐》。

【虾米虫草九香虫汤】虾仁 50 克，冬虫夏草、香虫各9克，水煮，调味服食。日1剂。功能补肾壮阳。适用于肾虚阳痿，神疲乏力，腰膝酸痛等症。见《中国药膳学》。

【骨碎补煲猪腰】骨碎补6克，猪腰1个。先将猪腰洗净切开，剔去中间筋膜，再把骨碎补研细纳入猪腰内，用线扎紧，加水煮熟。饮汤食肉。功能补肾强腰。适用于肾虚腰痛及肾虚久泻等症。见《饮食疗法》。

【钟乳酒】①钟乳、石斛、苁蓉各250克，附子、甘菊各80克，上味㕮咀，以清酒18000毫升渍。适用于疗虚损，通血脉，补元气。见《备急千金要方》。②钟乳粉（研细，绢袋盛）120克，附子（炮）、当归、前胡、人参、牡蛎（煅）、生姜（切）、枳实（生用）、甘草（炙）各80克，五味子、薯蓣各120克，石斛、桂心各40克，菟丝子35克，干地黄200克，清酒20000毫升。上药锉碎，绢袋盛，酒浸，春夏3日，秋冬7日。随量饮。忌海带、菘菜、猪肉、冷水、葱白、芜荑、黏食等。适用于阳痿，遗沥清精。见《奇效良方》。③钟乳（炼成粉）200克，清酒6000毫升。以夹练袋盛，浸清酒中，瓶封，汤内煮减2/3，取出添满，封7日，每服10毫升，日3次。饮时忌房事、葱、豉、生食、硬食。有安五脏，通百节，利九窍，主风虚，补下焦，益精明目之效。见《本草纲目》。④钟乳石100克，丹参、石斛、杜仲、天冬、牛膝、防风、黄芪、川芎、当归各60克，制附子、肉桂、秦艽、干姜各30克，山萸肉、薏苡仁各100克，好酒2500毫升，将上药共碎细，白布袋盛，用酒浸于净器中，3日后开口去渣备用。每次温饮10毫升。可渐加至唇麻为度。适用于治疗风寒痹痛，腰膝软弱等症。见《柳森可用方》。

【种子药酒】淫羊藿250克，怀生地120克，枸杞子60克，胡桃肉120克，五加皮60克。白酒适量。将上药切片，浸白酒中，封固，隔水加热至药片蒸透，取出放凉，再浸数日。适用于肾阳虚衰，肾精不足所致的不孕（不育）症。服酒期间慎房事。见《冯氏锦囊秘录》。

【复元汤】山药50克，肉苁蓉20克，菟丝子10克，胡桃2个，葱白3根，粳米100克，精羊肉500克，羊脊骨1具，调料适量。前4味装纱布袋内，扎口；羊脊骨剁成数节；羊肉洗净，入沸水中氽去血水，切成指条块，同放沙锅内，加水烧沸后，去沸沫，加入粳米、花椒、八角、黄酒、葱、姜，转用文火炖至肉烂骨酥，再入胡椒粉、盐。食肉饮汤。功能温补肾阳。适用于肾阳不足，阴精亏损之眼花耳鸣，腰膝无力，阳痿，遗精，早泄等症。阴虚火旺者不宜用。见《中国药膳》。

【炸桃腰】猪腰5个，核桃仁60克。将猪腰常法处理后，切成两个正方形小块，加料酒、盐、姜片、葱拌匀，浸渍人味后，沥干水；核桃仁沸水浸泡后去皮，在五成熟油中炸酥，捞起；油于中火上烧至五成热时，将腰块有花纹的一面向下放在手掌上，再放上一瓣核桃仁包拢，拌蛋清，下油锅炸至淡黄色捞起；炸完后，待油烧至八成热时，再将腰块全部放入，炸至金黄色，沥去余油，淋入麻油，翻滚几下，盛入盘中，糖醋生菜镶于盘的两端。佐餐食。功能补肾壮阳，补肺定喘。适用于肾阳不足，腰膝冷痛，遗精，小便频数，四肢酸软，畏寒等症。见《家庭药膳手册》。

【炸麻雀】麻雀10只，去毛和内脏，待锅中油沸时下入，炸至熟酥，取出蘸少许盐食用。日1次，连服5～7天。功能补肾壮阳。适用于肾阳虚之阳痿，滑精，早泄等症。见《补品补药与补益良方》。

【姜附烧狗肉】①煨姜150克，熟附片30克，狗肉1000克，调料适量。狗肉洗净，切成小块；熟附片置锅内，水煎2小时后，放入狗肉、煨姜、及大蒜、菜油、葱等，炖至狗肉熟烂。功能温肾壮阳。适用于肾阳不足，阳痿不举，夜多小便，畏寒肢冷等症。亦用于慢性支气管炎，慢性肾炎属虚寒者。可分次服食，一次不宜过饱。感冒患者不宜服用。见《大众药膳》。②狗肉1000克，熟附片10克，生姜50克，水发玉兰片50克，香菜20克，调料适量。附片与生姜（切片）一同，按水煮提取法提取浓缩汁约60毫升待用；玉兰片切丝，香菜洗净切末；将带骨之狗肉剁成2.4厘米见方之块；放锅内煮至八成熟捞出，置碗内，加酱油、葱、花椒、大料、桂皮，添清汤上屉蒸烂取出，捞出狗肉块，控净汤汁，加湿淀粉抓匀，待炒锅中油烧至八成热时放入，炸成深红色时捞出，控油；再将锅内放少量油，油热时放葱、姜炝锅，添汤，并放入酱油、精盐、料酒、白糖、醋、玉兰丝，及炸过之狗肉块，姜附浓缩汁，沸后加盖，微火焖5～6分钟，去盖翻转，待汤汁将尽时，加味精、明油，将狗肉块盛在盘内，锅中汤汁浇到狗肉块上，洒上香菜，分次服食。功能温肾散寒，壮阳益肾。适用于阳痿，夜多小便，畏寒，四肢不温等症。亦可用于慢性支气管炎，慢性肾炎属虚寒者。冬日服用为好；有内热及患感冒之人不宜服用。见《滋补保健药膳食谱》。

【莲子酒】莲子360克，益智仁70克，甘草30克，茯苓70克，米酒或高粱酒300毫升。将切细的莲子及各药与酒同放在大口瓶内，密封存2个月。每日晚前及睡前各饮1小杯。功能补心益脾，壮阳固精，滋生强壮。见《中国帝王媚药补酒》。

【莲子鸡丁】净鸡肉250克，莲子、鸡清汤、熟猪油各60克，香菇、水发玉兰片、料酒、玉米粉各10克，火腿、鸡油各6克，蛋清1个，味精、盐适量。将鸡肉去筋，切成鸡丁，用蛋清和玉米粉拌匀，把香菇、玉兰片、火腿肉切成小菱形块，将莲子去皮去心，煮熟，沥去水分备用。将鸡丁用热油滑至七成熟，沥去油，再放入配料、料酒、盐，勾上玉米粉或淀粉，淋上鸡油6克，加入莲子，翻炒几下，待出锅时放上味精。功能健脾补肾，养心强身。适用于失眠，心烦不安，遗尿，遗精等病证。见《滋补中药保健菜谱》。

【桂参粥】人参3～5克（或党参15～30克），桂枝6克，红枣10枚，粳米100克，白糖适量。前三味水煎，沸后用小火煎成浓汁，分2份，分别与粳米50克煮粥，调入白糖。日1剂，分2次温服。可连用数日。功能温补心阳，化气行水。适用于心阳不振之心悸，头晕，气短，神疲，胸脘满闷，形寒肢冷，或小便不利等症。见《百病饮食自疗》。

【桂花羊肉】桂花50朵，羊肉500克，鸡蛋清1个，黄瓜及调料适量，湿团粉少许、大油500克，将桂花用清水洗净；羊肉切成2毫米厚、4厘米长的大片，加入精盐少许，鸡蛋清、湿团粉抓匀；黄瓜切片；葱、姜切末；蒜切薄片，炒勺中放入大油烧至六成开时，倒入肉片。用筷子不断搅动，待肉片变白色时用漏勺捞出。炒勺中留底油少许，加入葱、姜、蒜爆锅，放入鸡汤、精盐、味精、湿团粉，待芡汁烧开后倾入黄瓜片、羊肉片、桂花及香油少许，翻炒。功能补气养血，益肾壮阳。适用于久病体虚，虚劳羸瘦，腰腹冷痛，阳痿遗精，寒疝酸痛等症。见《华夏药膳保健顾问》。

【桃仁鸭方】净鸭1只（约2500克），鸡蛋2只，核桃仁150克，生菜150克，料酒、精盐、生菜油、胡椒粉、花椒、玉米粉、面粉、香油、花椒盐及泡打粉适量。鸭肉用香酥汤煮熟后捞出，拆去全身骨头，平铺盘里，进冰箱冻硬后取出切成长方块。核桃仁用沸水泡后去皮，用油炸碎。将花椒和葱放在一起剁成细末。取小碗一个，放入面粉、水、鸡蛋、花椒及泡打粉，拌成糊。油锅置火上，加生菜油，热后将每个核桃仁粘在一块鸭肉条上，挂匀糊后放锅中炸成金黄色，捞出后整齐摆在盘中，旁撒花椒盐。将生菜洗净消毒，围在鸭方周围。功能补益脾胃，补肺补阳。适用于腰膝冷痛，小便频数，脾虚体弱，咳喘畏寒，肠燥便秘等病证。见《滋补中药保健菜谱》。

【核桃酪】核桃肉200克，江米50克，红枣100克，白糖300克，桂花卤5克（或桂花香精2滴），水600克。核桃仁用开水泡后去皮；红枣去核，与核桃肉同剁细。江米淘净，与核桃仁肉、红枣细末拌匀，用石磨磨成糊，置净锅内，加糖、水调匀，小火慢煮，轻轻搅动，直至沸滚发黏，香气四溢时，撒上桂花卤。随意服食。功能补肾壮阳，养血益肺。适用于肾阳不足，腰膝冷痛，小便频数，失眠健忘，久咳虚喘等症。健康人食用，能增强记忆力，消除疲劳，防病延年。见《滋补保健药膳食谱》。

【核桃猪腰】猪腰500克，核桃仁70克，鸡蛋清2个，干豆粉50克，生姜、葱各15克，料酒、麻油各25克，精盐5克，菜油750克（实耗80克）。将猪腰对剖，片去腰臊洗净，剞十字刀花，切成3块；核桃仁用开水泡涨，削去外皮，用刀铡成桃丁；生姜洗净切片、葱切段。把腰片用料酒、精盐、姜片、葱拌匀码味；干豆粉用蛋清调匀待用。锅置火上，加油，烧至六成热时，将核桃丁摆在腰花上，裹上蛋清豆粉下锅，逐块炸成浅黄色捞出。待全部炸完后，等油温升至八成热时，再将全部腰块倾入锅内炸成金黄色，沥去余油，淋上麻油装盘。佐餐食。功能补肺肾，定虚喘。适用于腰膝冷痛，四肢酸软，小便频数；及肺肾虚而致之喘咳等。亦是小儿健脑益智之佳品。见《家庭药膳》。

【核桃仁鸡丁】①鸡肉脯250克，核桃仁100克，水发香菇、玉兰片各15克，火腿10克，鸡蛋1个，清汤100克，料酒、鸡油各10克，植物油100克，精盐、味精、湿淀粉适量。鸡肉脯去筋切丁，用蛋清和湿淀粉浆好；香菇、玉兰片、火腿切成小菱形状；核桃仁用热油稍炸呈黄色，把鸡丁用热油滑至七成熟，滗去油，放入上述各料（核桃仁除外），用湿淀粉勾芡，淋上鸡油，出勺时放入核桃仁，翻炒两下，调入味精。佐餐用。功能补肾壮阳，双补气血，明目健身。适用于肾阳不足的阳痿，尿频；肺肾两虚的咳嗽气喘；精血亏少的眩晕，视力减退，便秘；身体虚弱的神倦乏力，面色无华等症。体弱或无病者常食能健身益寿。见《滋补保健药膳食谱》。②鸡肉750克，核桃仁90克，鸡蛋3个，调料适量。将鸡肉切成丁，放入用盐、料酒、胡椒面、鸡蛋清、湿淀粉调好的糊中拌匀；核桃仁用开水稍泡剥去皮，用温油炸透；姜、葱、蒜均切成片；盐、味精、白糖、胡椒面、鸡汤、麻油兑成汁。铁锅烧热，倒入猪油，待油五成热时，投入鸡丁滑透，捞出沥油。再在铁锅内放50克热油，下入葱、姜、蒜稍煸炒，入鸡丁，接着把兑好的汁倒入锅内，再放入核桃仁炒匀。佐餐食，日2次。功能温肾助阳，润肠通便。适用于肾阳不足的畏寒肢冷，尿频，遗精，头晕眼花，大便燥结等症。健康人食用能防病强身，益寿延年。见《家庭药膳手册》。

【核桃拌韭菜】核桃仁400克，韭菜茎（不用叶）100克，化猪油200克（实耗40克），白糖、香油各10克，白醋20克，精盐2克。将核桃仁用开水泡胀，剥去皮，洗净，沥干水分；韭菜先用水洗净，再用温开水洗2次，切成3厘米长的段。净锅置火上，注入猪油，待烧至七成热时，下核桃仁炸成浅黄色时捞出，摆在盘子中间；韭菜放入碗中，加白糖、醋、精盐拌入味，围在核桃仁周围。佐餐食，功能温补肾阳，固纳肾气。适用于阳痿，乏力，遗精，带下，小便频数，腰膝冷痛等症。见《家庭药膳》。

【核桃仁纸包鸡】净鸡肉500克，核桃仁60克，糯米纸24张，鸡蛋2个，盐、麻油、花生油、白糖、胡椒面、淀粉、姜、葱适量。鸡肉去皮，切成1毫米厚的薄片。核桃仁用开水泡一下剥去皮，用花生油炸熟，切成小颗粒。葱、姜切成细末。鸡蛋去蛋黄、留蛋清。鸡片用盐、麻油、白糖、胡椒面、葱姜末、核桃仁末及鸡蛋清拌匀。取糯米纸一张放在桌上，放上鸡片，包成一个长方形的纸包，粘淀粉以防纸包松开。将花生油烧至五成热，糯米纸包好的纸包鸡下锅炸熟（待纸呈金黄色即可），捞出放入盘中。功能补肾壮阳，润肺和胃。适用于浮肿，乏力，面色苍白，食欲不振，畏寒等脾肾阳虚病证。见《滋补中药保健菜谱》。

【核桃仁炒韭菜】核桃仁50克。韭菜250克，麻油150克，盐适量。核桃仁放入热麻油中炸黄，取出冷却。韭菜洗净，切成3厘米长的段，放入烧至九成热的麻油锅内煸炒片刻，加核桃仁、盐拌匀。佐餐食用。功能补肾助阳。适用于肾虚阳痿症。阴虚火旺者不宜用。见《方脉正宗》。

【栗子桂圆粥】栗子10个，桂圆肉15克，粳米50克，栗子去壳，切碎，与桂圆肉、粳米煮粥，熟烂后，加白糖。每次1剂，早晚温热服食。功能补心肾，强腰膝。适用于心肾不足之心悸失眠，腰膝酸软等症。见《中国药膳》。

【党参红枣饮】党参15～30克，红枣5～10枚，水煎取汁。代茶饮。适用于心阳虚心悸，自汗，倦怠，气短，嗜睡，形寒肢冷，心胸憋闷，面色苍白，舌淡或紫暗，脉细弱或结代，或虚。见《饮食疗法》。

【健阳酒】当归、枸杞子、破故纸各9克，好烧酒1000毫升。将上药研碎，用净布袋装好，放入酒中浸泡，容器封固，隔水加热半小时，取出容器静置24小时。适量饮用。适用于肾阳虚，精血不足，腰痛，遗精，头晕，视力下降等症。见《同寿录》。

【脂桃膏】补骨脂300克，胡桃仁600克，蜂蜜适量，黄酒1瓶。补骨脂用黄酒泡1日后，取出研细末，胡桃仁用温水泡后去皮捣如泥；蜂蜜入锅煎一二滚，将3味搅拌均匀。每于饭前空腹用酒调服1匙，不饮酒者则用温开水调服。功能补肾壮阳，乌发养颜。适用于中老年人膳食保健用。忌食芸苔、油菜，阴虚火旺者不宜用。见《寿世传真》。

【烤大虾】大虾500克，料酒15克，白糖35克，清汤150克，植物油50克，盐、葱、椒油适量。大虾去须、腿、虾枪，除去砂袋、挑除砂线，大的切4段，小的切3段；葱切段。油烧热，投入虾段和葱段，翻炒至虾变红色时，再加诸调料和汤，用文火煨烤至汤汁将尽时，加椒油。佐餐食用。功能补虚开胃，益肾壮阳。适用于身体虚弱，气短乏力，不思饮食，面黄肌瘦；肾虚下寒，阳痿不起，遗精早泄等症。见《滋补保健药膳食谱》。

【烤鹿肉】鹿肉1500克，葱头、胡萝卜、芹菜各少许，生菜叶适量。精盐、味精、白兰地酒、香叶、黑胡椒及生菜油适量。将鹿肉剔杂质洗净，切大块置容器内。将葱头、萝卜片、芹菜段放鹿肉块中；加精盐、味精、白兰地、黑胡椒及香叶腌4小时，待鹿肉腌入味后摆烤盘中，加水少许和生菜油，上炉烤1小时，待鹿肉呈红褐色且烂时取出，切好装盘，浇上烤盘中的原汁。另取洗净的生菜叶消毒后围鹿肉旁边。功能补肾壮阳。适用于体虚阳痿。见《滋补中药保健菜谱》。

【烤五香鹅】肥鹅肉750克，干姜6克，吴茱萸、肉豆蔻各3克，肉桂2克，丁香1克，调料适量，将鹅肉切块，5味药共研细末，涂在鹅肉块表面，放入调好的酱油、黄酒、白糖、味精中。浸泡2~3小时后，入烤箱内，以文火烤15分钟左右。翻过来再烤15分钟左右，功能温补脾肾，固涩止泻。适用于脾胃阳虚的腹痛肠鸣，五更泄泻，腹冷喜暖，喜食温热，体倦神疲，四肢逆冷等症。见《疾病的食疗与验方》。

【烧鹿肉】鹿肉100克，水发玉兰片25克，鸡汤，油、调料各适量。鹿肉洗净、切块；玉兰片洗净。菜油烧热，下鹿肉炸至红色捞出。另锅放油，用葱、姜炸锅，倒入花椒水、绍兴酒、白糖、酱油、鸡汤，下鹿肉、玉兰片，待烧沸，转用文火煨炖至肉熟时勾芡，淋上香油，撒上香菜，调入味精。佐餐食用。功能补肾壮阳，活血填精。适用于肾阳不足，阳痿早泄，畏寒肢冷，腰膝冷痛等症。见《良药佳馐》。

【烧鹿筋】鲜鹿蹄筋4条，干贝、大海米各20克；水发香菇75克，母鸡肉、猪肉各1000克，火腿200克，玉兰片50克，油菜心2棵，清汤1200克，水淀粉、鸡油各15克，料酒25克，精盐、味精适量。鹿筋用开水氽2遍后与清汤、干贝、大海米、香菇50克，母鸡肉、猪肉、火腿150克同焖至烂。捞出鹿筋条，凉后切成长6厘米、宽1厘米的条。炒勺内注入200克清汤，沸后加油菜心、香菇25克、玉兰片、火腿50克、料酒、盐，用水淀粉勾浓汁，投入鹿筋条，沸后淋上鸡油，调入味精，佐餐服食。功能强筋壮骨，补血益精。适用于虚损乏力，小腿转筋，风湿关节痛，手足无力，畏寒等症。健康人食用能使精力充沛，步履轻盈。见《滋补保健药膳食谱》。

【酒焖狗肉】嫩狗肉1000克，青蒜5茎，红辣椒2个，陈皮5克，玫瑰酒100克，调料适量。狗肉切块，入干锅煸炒至水分干，取出洗净。油烧热，投入拍碎的姜块、蒜段炒出香味，放入肉块爆炒，烹玫瑰酒，炒5分钟后，加水煮沸，再加陈皮、精盐、白糖，用文火焖煮1小时，加入辣椒丝，再焖煮5~10分钟，调入味精。佐餐食用。功能暖腰膝，强筋骨，补诸虚，适用于身体虚弱，腰膝冷痛，风湿痹痛等。见《膳食保健》。

【酒焖麻雀】净麻雀10只，葱白5根，黄酒50克，调料适量。净麻雀用姜汁、酱油渍5分钟后，倒入烧至六成热的油中翻炒。加黄酒、盐、葱段及适量水，用文火焖煮40~60分钟，再加少许糖、味精，收紧汁水。佐餐服食。功能暖腰膝，缩小便，明目去翳。适用于腰膝酸软，冷痛，小便频数，视物昏花等症。尤宜于老年人。见《膳食保健》。

【酒煮对虾】对虾、黄酒各适量，对虾微炒，加黄酒煮熟。佐餐食。连用3天。功能补虚通乳。适用于产后乳少症。阴虚火旺及患疖肿或皮肤病者不宜用。见《中国药膳学》。

【酒煮雄鸡】雄鸡1只，米酒及调料适量。将雄鸡治净，用米酒和水各半煮熟，加姜、椒、食盐少许调味，趁热食。功能补肾益精，温里助阳。适用于肾虚精亏，耳鸣耳聋及阳痿、遗尿等。见《食疗本草学》。

【酒水炖鸡肉苁蓉】公鸡仔（或黑公鸡）1只，肉苁蓉30克（或鲜者50克）。将鸡去毛及内脏，切块，与肉苁蓉同用水和酒炖至肉熟，加盐调味。功能补肾助阳益气。适用于肾阳虚所致的阳痿，耳聋，小便频数，夜尿多等。见《补品补药与补益良方》。

【酒炖核桃仁麦芽糖】核桃10个，麦芽糖30～50克，米酒1～2汤匙。核桃取肉，加入麦芽糖、米酒，隔水炖30分钟后服食。功能固肾补脾，温肺止咳。适用于肾虚阳痿，腰膝疲软，下肢乏力，夜尿频多；肺虚喘咳等。见《惠直堂经验方》。

【海马酒】海马1对，白酒500克。将海马浸入酒内，封固，两周后饮。每天临睡前饮小杯。适用于治疗肾阳虚损，命门火衰的阳痿腰膝酸冷等症。孕妇、阴虚火旺者禁用。见《本草纲目》。

【海参丸】海参500克，当归（酒炒）、巴戟、怀牛膝（盐水炒）、补骨脂、龟板，枸杞子各120克，羊肾（去筋生打）10对，杜仲（盐水炒）、菟丝子各240克，胡桃肉100克，猪脊髓（去筋）10条。共捣烂或研细末，用鹿角胶120克，烊化和丸。每服120克，温酒送下。功能益精血固肾气，补肝肾强腰膝。适用于肾虚腰痛，梦遗，滑精等。见《食疗本草学》。

【海参粥】①海参50克，粳米100克。先将海参煮烂细切，再与粳米煮粥，候熟加姜、葱椒等调味。任意食用。功能补精壮阳。适用于肾虚阳痿，遗精，小便频数，肠燥便秘。见《养生随笔》。②海参适量，粳米100克。先将海参浸透，剖洗干净，切片煮烂后，同米煮稀粥。功能补肾益精，养血润燥。适用于精血亏损，体质虚弱，阳痿，遗精，小便频数，肠燥便秘。见《老老恒言》。

【海狗肾丸】海狗肾1具，人参30克，巴戟天、菟丝子、怀山药、石斛各60克，五味子50克。将海狗肾酒浸1天，取出用纸裹好，微火炙脆，为细末；余药干燥后共为细末，过细筛。混合两末，炼蜜为丸，每丸9克重。每服1丸，日3次。温开水送下。功能温肾益精。适用于肾虚阳痿，滑精，腰痛，畏寒等症。见《补品补药与补益良方》。

【海狗肾酒】海狗肾2个，曲200克，糯米5000克。将海狗肾酒浸捣烂，和曲、米酿酒。每次空腹饮1～2小杯，日3次。适用于治疗肾虚阳痿，性欲减退，体弱畏冷，腰膝酸软。见《本草纲目》。

【海马童子鸡】净子公鸡1只（约1000克），海马10个，水发香菇30克，火腿20克，精盐6克，料酒20克，葱段、姜片各15克，清汤500克，味精适量。海马用温水洗净；鸡在开水中煮约5分钟取出，剔除骨取肉，连皮切成长方条；火腿、香菇切丁。将鸡条整齐摆在蒸碗里，分别放上海马、火腿、香菇及调料，上屉蒸1.5小时取出，拣去葱、姜，调入味精。佐餐服食。功能补肾壮阳。适用于肾阳不足之阳痿、遗精、早泄、尿频；妇女白带清稀，绵绵不断，腰酸如折，小腹冷感；年老体衰，神倦肢冷等。阳盛之体及阴虚火旺者不宜用。见《滋补保健药膳食谱》。

【海狗肾炖鸡】海狗肾30克，山药、枸杞子各15克，杜仲、巴戟各9克，嫩鸡1只（约750克）。鸡治净；海狗肾切成薄片，用烧酒浸泡1夜，与另4药同放盆内，注入八成满滚水，加盖，隔水炖4小时，调味。食鸡肉饮汤。每周服2次。功能补肾壮阳益精。适用于肾阳不足而致之诸虚百损症。阴虚阳亢者不宜用。见《强身食制》。

【海狗肾人参酒】海狗肾1具，人参15克，山药30克，白酒1000克。海狗肾用酒浸泡后切片，与人参、山药同放入白酒中，浸泡7天。每服2汤匙，日2次。功能补肾壮阳益精。适用于肾虚阳痿，体倦乏力，精神不振等症。素体阳盛，阴虚火旺，阳强易举及外感发热者不宜用。见《中国药膳学》。

【海狗肾白蔵浆】海狗肾1具，白蔵浆（醪糟汁）3汤匙，调料适量。海狗肾用温水发开，去脂膜，切成细丝，放入沙锅中，入白蔵浆与适量水，用文火烹煮，待肉熟烂时，加少许盐，再煮数沸，调入葱、姜末。空腹服食。在服此方前后3小时内，忌食糖，以免脘腹痞满。功能补阴精，壮肾阳。适用于肾虚阳痿，性功能低下等。见《气功药饵疗法与救治偏差手术》。

【巴附羊肉】瘦羊肉200克，鹿尾巴、熟附子、巴戟各15克，杜仲9克，生姜1克。羊肉洗净，切小块，与诸药同入炖盅内，注入适量滚水，加盖，隔水炖3小时，调味食用。功能补肾壮阳。适用于肾阳亏损，性机能减退，骨痛腰酸，夜多小便等症。见《强身食制》。

【益肾明目酒】覆盆子50克，巴戟天、肉苁蓉、远志、川牛膝、五味子、续断各35克，山萸肉30克，醇酒1000毫升。上药共捣为粗末，用白布袋盛，置于净器中，注酒浸，密封口，春夏5日，秋冬7日，然后添冷开水1000毫升，合匀备用。每次空心温饮10～15毫升，早晚各1次。适用于治疗肝肾虚损，耳聋目昏，腰酸腿困，神疲力衰。（验方）。

【益智仁猪脬汤】益智仁30克，桑螵蛸15克，猪脬1具。前2药洗净，用纱布包好，与洗净的猪脬同放沙锅内炖熟，弃药包，调入盐。食肉饮汤。日1剂，1周为1个疗程。功能温肾缩尿。适用于肾阳不足之遗尿，夜尿，小便失禁，肢冷畏寒，腰酸膝软，或小便清长等症。见《百病饮食自疗》。

【菱诃薏米田七汤】菱角、诃子、薏米各9克，田七3克。水煎服，日1剂，常服。功能补气健脾。适用于食管癌脾胃气虚，证见饮食不下，面色皖白，形寒气短，口吐清水，面部浮肿等。见《疾病的食疗与验方》。

【黄鸡粥】黄雌鸡1只，肉苁蓉、生山药各30克，阿魏少许，粳米60克。将鸡宰杀，去毛及内脏，洗净，入锅加水煮至烂熟，取出去骨；肉苁蓉以酒浸12小时，刮去粗皮，洗净切片；生山药洗净切片；阿魏研末，置于热酒内沾湿，三味同装入纱布袋，扎口；粳米淘净，与鸡肉、药袋同入鸡汤内煮粥，调味。空腹温服。功能益下元，壮阳气，补虚损。适用于五劳七伤，下元虚冷，腰膝酸痛，筋骨痿弱，阳痿，遗精，小便频数，中虚食少，泄泻等症。见《太平圣惠方》。

【黄焖狗肉】狗肉（后腿最佳）1000克，酱油10克，料酒20克，白糖、精盐、胡椒各少许，红辣椒5个，葱段15克，姜丝10克，清汤1500克，植物油750克。狗肉洗净，入开水中烫一下，捞出，切大块，入植物油内炸成金黄色，捞出；另用沙锅，先将葱、姜、辣椒放入锅底，再放入狗肉，加酱油、精盐、清汤，烧沸后，转用文火炖1.5小时，用筷子轻移狗肉，加入白糖，再烧5分钟，撒入胡椒面。功能补脾胃，养气血，益肾气，暖下元。适用于久病气虚，脾胃虚寒，气短乏力，胸腹胀满，食少纳呆，疮溃久不收口，以及下元虚冷，腰腿酸软，阳痿滑精等症。有内热者不宜服食。见《滋补保健药膳食谱》。

【黄焖鹿筋】水发鹿筋750克，水发冬菇50克，冬笋、火腿各75克，鸡汤700克，料酒150克，酱油40克，精盐2克，味精、白糖各适量，葱段30克，姜片10克，水淀粉25克，猪油125克。冬菇剪去根蒂洗净；冬笋、火腿均切片；鹿筋洗净，剖成两半，再切成3厘米长段，置容器中，加入姜片5克，葱段15克，料酒100克，鸡汤200克，上屉用旺火蒸约20分钟，取出滗净原汤，捡去葱、姜。将炒锅置火上，加入猪油100克，烧热，放入姜片5克，葱段15克，炸出香味，捡去葱、姜，随即加入酱油、料酒50克，精盐、白糖和鸡汤300克，然后下鹿筋，把冬菇、冬笋片、火腿片放在鹿筋上面，用旺火收稠，加入味精，至汤汁稠浓，淋入水淀粉勾芡，边淋边晃动锅，加入猪油25克后出锅上盘。随意食用。功用参见“烧鹿筋”。见《滋补保健药膳食谱》。

【黄芪杜仲酒】黄芪30克，萆薢、防风各45克，牛膝50克，桂心30克，石斛60克，杜仲45克，肉苁蓉（去皮炙干）60克，制附子、山萸肉、石楠、白茯苓各30克，酒1750毫升。上药共为粗末，白布袋盛，用酒浸于瓷瓶中，密封瓶口，3日后开封去渣。饭前温饮1～2杯。适用于肾阳虚损，气怯神疲，腰膝冷痛，阳痿滑精。见《太平圣惠方》。

【黄芪御寒鸡】母鸡1只（重1000克以上），蜜炙黄芪50克，防风、附子、蜜炙麻黄各10克。母鸡宰杀，去毛，剖腹，洗净，滤干，背朝下，腹朝上放入瓷盆内，加水小半碗；四味中药装入纱布袋，扎口，塞入鸡腹；鸡内脏洗净，放在药袋上，鸡盆内淋黄酒2匙，盆不加盖，用旺火隔水蒸4小时，至鸡肉酥烂，将药袋从鸡腹中取出，挤干汁水，仍倒入鸡腹中，弃药渣。喝鸡汁。每次3～4匙，日2～3次。鸡肉可蘸酱油佐膳食。宜于立冬以后制食。功能温阳益气，固表平喘。适用于冬剧、夏轻的慢性支气管炎患者。见《常见慢性病食物疗养法》。

【黄芪鲜虾汤】大活虾10个，生黄芪9克。将黄芪切装入纱布袋内，扎口；活虾剪去头、足，洗净，与黄芪煮汤服食。功能温阳益气，托毒。适用于寒性脓疡，脓成不溃，或久不收口等症。见《中国药膳学》。

【黄雌鸡肉粥】黄雌鸡1只，粳米30～60克，黄芪、熟地黄各30克。鸡宰杀后去毛及内脏，洗净；黄芪、熟地黄装入纱布袋，扎口，与鸡加水同煮至鸡熟烂，去药袋，鸡剔去骨，以汤汁、鸡肉与粳米共煮粥，入盐调味。空腹温服。或以汤汁作羹、煮馄饨。任意食用。功能补五脏，助阳气。适用于膀胱虚冷，小便频数、失禁；气血亏虚，少气懒言，乏力自汗，心悸少寐，头晕眼花，产后乳少，及病后虚弱等症。见《普济方》。

【菟丝子粥】菟丝子30克，粳米100克，白糖适量。先煎菟丝子，去渣，后入米煮粥，粥熟后，加入白糖。功能补肾气壮阳道，益精髓。适用于肾阳不足，腰膝酸痛，阳痿滑精，尿有余沥等症。亦可治目晦。见《粥谱》。

【菟丝枸杞麻雀】麻雀2～3只，菟丝子、枸杞子各15克。将麻雀去毛、爪及内脏；余二味混匀后分放入麻雀腹内，线缝，置于沙锅内煮1小时。饮汤食麻雀。功能补肾固精，养肝明目。用于肾虚阳痿，遗精，早泄，尿频，夜尿多，头晕眼花等症。见《补品补药与补益良方》。

【菟丝艾叶川芎炖鹌鹑】菟丝子15克，艾叶30克，川芎10克，鹌鹑2只。鹌鹑去毛、内脏，洗净；3药以水3碗煎成1碗，取汁装碗，放入鹌鹑，隔水炖熟。饮汤食肉。功能补肾助阳，暖宫。适用于体质虚弱，子宫寒冷，久不受孕等症。见《疾病的食疗与验方》。

【菊杞调元酒】甘菊花（去茎）、枸杞子（去蒂）、巴戟天（去心）、肉苁蓉各90克，酒2000毫升。上药捣为粗末，夏布袋盛，置于净器中，酒浸封口，7日后再添冷开水1500毫升。每次空心温饮1～2小杯，早晚各1次。适用于治疗筋骨酸痛，下元虚冷。（验方）。

【乾坤蒸狗】连皮狗肉2000克（去骨），柏木或松木1小块，枸杞子15克，天冬、生地黄各10克，甘草3克，净母鸡1只，猪肘子肉、猪瘦肉各500克，生姜20克，绍酒30克，胡椒面6克，味精3克。狗肉皮在火上燎焦，放入冷水内泡至发软，用刀刮去焦面，再放冷水中浸泡，待肉质发胀时取出，用木棒轻轻地反复捶敲，边捶边用清水洗，直捶到肉质变松，血水滴尽为止，之后切成手指条状，用凉水泡上备用；柏木或松木块、枸杞子、天冬、生地黄、甘草洗净，装入纱布袋内，扎口；鸡剔下脯肉后，砍成八块；鸡脯肉和猪肉分别用刀背砸茸，加入葱末、姜末，用水澥散呈糊状待用。铝锅内加水，放入鸡块、肘子、姜、葱，烧开，撇去浮沫，小火煮至鸡、肘半烂时下入狗肉，再煮到鸡、肘全烂时，捞出所有的料。挑出狗肉放入坛子内，同时加入药袋。再把汤烧开，下入料酒、胡椒粉，冲入猪茸糊，用勺搅匀，待肉茸收缩，浮于汤里时，减弱火力，至肉茸凝结时，用小眼漏勺捞出肉沫，将汤滗入坛子内，用湿绵纸封严，上笼用武火蒸烂取出。捞出药袋，再将汤汁滗入锅内烧沸，冲入鸡茸糊，照猪茸糊一样操作，捞出鸡茸，在汤内加入食盐、味精，调好味倒入狗肉坛内，加盖上笼用武火蒸至出大气。功能温补脾肾，暖肾益精。适用于脾肾虚弱，腰膝酸软，及体虚食少，消瘦，浮肿等症。见《太平圣惠方》。

【雪花鸡汤】党参15克，雪莲花3克，峨参1.5克，薏苡仁100克，鸡肉1000克，调料适量。上药洗净；党参、雪莲花切段，峨参切片，三味同装入纱布袋内，扎口；薏苡仁装入另一纱布袋，扎口；将药袋与鸡肉同时下锅，加入葱、姜、清水，烧沸后，转用文火炖2～3小时。捞出鸡肉，斩成2～3厘米见方的块，放入碗内，再取出薏苡仁放入同一碗内，加入原汤、盐，调匀食用。功能温肾壮阳，补中益气，行水通痹。适用于脾肾阳虚，小便不利，水肿肢冷，腰膝酸软，倦怠乏力，阳痿早泄，妇女月经不调，以及风湿痹痛等症。见《高原中草药治疗手册》。

【雪莲花酒】雪莲花30克，白酒500克。前者洗净，浸于白酒内，7天后服用。日2次，每饮10毫升。功能补肾阳，强筋骨。适用于肾阳不足，阳痿，腰膝软弱，或寒湿痹痛等症。见《新疆中草药手册》。

【雪莲炖鸡】①雪莲花30克，鸡肉适量。加水同炖熟。吃肉喝汤。功能补肾壮阳，调经补血。适用于男子阳痿，女子小腹冷痛，不孕，月经不调，崩漏等症。见《中国药膳学》。②雪莲花30克，鸡1只，当归、黄芪、党参各10克，诸药装入纱布袋内，扎口，鸡治净，与药同炖。饮汤食肉。日1～2次。功能补骨壮阳，益气调经。适用于气血不足之不孕，体虚，崩漏，月经不调等症。见《家庭药膳手册》。

【雪凤鹿筋汤】干鹿筋200克，雪莲花

3克，蘑菇片50克，鸡腿200克，火腿25克，绍酒10克，顶汤及调料适量。鹿筋洗净，放入开水中浸泡，水凉换之，反复多次，待发涨后（约2天），修净筋膜，切成指条块下锅，加入姜片、葱节、绍酒和水，煨透取出，除去葱、姜，放入蘸子内；鸡脚用开水烫透，脱去黄皮，斩去爪尖，拆去大骨，洗净，亦放入蘸内；雪莲花洗净后，用纱布袋松装，放入蘸子内，上面再放火腿片、蘑菇片，加入顶汤、绍酒、生姜、葱白，上笼蒸至鹿筋熟软时取出（约2小时），滗出原汤，汤中加入味精、食盐，搅匀后倒入蘸子内，再蒸30分钟。单食或佐餐。功能补肝肾，强筋骨，除寒湿。适用于风湿关节疼痛，腰膝软弱，体倦乏力等症。见《中国药膳学》。

【雪莲花鸡汤】雪莲花、党参各15克，峨参7克，薏苡仁500克，鸡1500克，调料适量。前三味切节或切片，装入纱布袋，扎口；鸡治净，与药袋同入锅内，加水、姜、葱，用旺火烧沸，再用文火烧2~3小时，把鸡捞出，切成小方块，装入碗中；薏苡仁煮熟，放入鸡肉碗内，调味拌匀。随量食用，日2次。功能壮阳调经。适用于月经不调，以及腰膝软弱，风湿性关节炎等症。见《家庭药膳手册》。

【雀儿粥】雀儿5只（细切），葱白3茎（切）、小米50克，黄酒适量。先炒雀儿肉，次入黄酒，煮少时，入水，下米煮粥，将熟，下葱白及调料，再煮1~2沸。空腹食。功能益气补阳，强筋壮骨。适用于神疲乏力，腰膝无力，阳痿，早泄等虚损病证。见《太平圣惠方》。

【雀卵粥】大米（或小米）50克，雀卵3枚。将米加水煮粥，待粥熟，打入雀卵，调匀。空腹食用。功能补肾壮阳，滋补精血。适用于阳痿、早泄、滑精等症。雀卵为麻雀产的蛋，性味甘咸温，为补肾之佳品。但虚火旺及内热盛者忌用。（验方）。

【雀儿药粥】麻雀5只（去皮毛切碎），菟丝子15克，覆盆子15克，五味子10克，枸杞子15克，粳米100克，黄酒适量，葱白2茎，生姜3片，盐少许。先将诸药同煮，去渣取汁，再将雀肉用酒炒，然后与粳米、药汁加适量水一同煮粥，欲熟时，加入葱白、生姜及盐，煮成稀粥服食。功能壮阳气，补精血，暖腰膝。治肾虚阳弱而致腰膝酸痛，阳痿早泄，头晕，眼花，耳鸣耳聋，遗精多尿，妇女带下。见《太平圣惠方》。

【雀卵羊肉羹】雀卵10个，精羊肉100~150克。将羊肉切片；锅内放水、葱花、姜丝、盐，烧开后入羊肉片，打入雀卵、煮熟。饮汤食肉、卵。功能温补脾肾。适用于脾肾阳虚阳痿，腰膝冷痛，虚劳羸瘦，产后虚冷，中虚纳少等症。见《补品补药与补益良方》。

【雀卵虾仁汤】雀卵1个，虾仁100克。将雀卵打入碗内，不搅；先水煮虾仁，后入雀卵共煮熟。饮汤食卵和虾仁。功能补肾壮阳。适用于肾虚阳痿，滑精，早泄等症。见《补品补药与补益良方》。

【雀蛋羊肉汤】羊肉250克，雀蛋10个，调料适量。二味洗净，羊肉切块，加水、盐、调料同煮，熟后食肉、蛋，饮汤。功能补脾气，温肾阳，益精血。适用于脾肾阳虚，阳痿，腰膝冷痛，食欲不振，便溏等症。见《中国药膳学》。

【常春酒】常春果、枸杞子各200克，好酒1500毫升。上药捣裂，盛于瓶中，注酒浸泡7日后饮用。每次空腹饮1~2杯，日3次。适用于羸瘦虚弱，腹中冷痛，妇女血闭。（验方）。

【猪肚丸】①猪肚1个，黄连、炒小麦各150克，天花粉、茯苓各120克，猪肚用食盐搓后，冲洗干净；诸药捣研为末，与小麦同纳入猪肚内，缝合，上笼蒸极烂，取出，捣泥（或加炼蜜），丸如梧桐子大。每服70丸，米汤送下。功能清热养阴，益脾胃。适用于胃热消渴，多食善饥，形体消瘦，小便频多，大便坚硬等症。见《济生方》。②猪肚1个，莲子20克，大茴香、补骨脂、川楝子、母丁香各30克，猪肚用盐、水搓洗干净，与莲子用文火同煮24小时，取出，将莲子去皮心，焙干研末；猪肚焙干研末，或捣如泥；其他药均为细末。诸末炼蜜为丸，如梧桐子大。每服50丸，空腹温酒送服。功能温肾壮阳。适用于肾阳虚衰，小便频数，形寒肢冷，腰膝冷痛痿软等症。见《证治准绳》。③白术、煅牡蛎各240克，苦参180克，雄猪肚3个，白术蒸后，炒；苦参酒浸，烘干。3药均为末；猪肚用盐搓、洗净，煮极烂，捣泥与药末共为丸，如梧桐子大。每服9克，日2次。功能健脾胃，补虚损。适用于梦遗及食少消瘦等症。见《验方新编》。④猪肚1个，炒白术、煅牡蛎、炒芡实、莲须、煅龙骨、苦参各250克。猪肚用盐搓洗干净烘干，与诸药同为细末，水泛为丸。每服10～15克，日2次。功能健脾益气，补虚。适用于脾虚气弱，梦遗滑精，不思饮食，肌肉羸瘦等症。见《北京市中药成方选集》。

【猪肚炙】猪肚1个，附子15克，酒20～30毫升，调料适量。猪肚洗净，入锅加水、酒、葱、椒、盐、酱、附子同煮至猪肚烂熟，取出猪肚，切丝装盘。空腹食，或佐酒30毫升服食。功能温肾阳，健脾胃，补不足。适用于肾阳不足，命火衰微，畏寒肢冷，阳痿，尿频，腰膝酸软，腿足疼痛，以及脾阳不振，脘腹冷痛，大便溏泄等症。见《普济方》。

【猪肾核桃粥】猪肾1对，人参、防风各1.5克，核桃肉2枚，葱白2根。粳米适量，猪肾对剖，去脂膜臊腺，洗净切片；粳米淘净；人参、防风分别切碎，装入纱布袋内，扎口。诸物同入锅内加水共煮作粥服食。功能温补肾阳。适用于肾虚耳聋、耳鸣，腰膝酸痛，体倦乏力等症。见《中国药膳学》。

【猪肾黑豆汤】猪肾1对，黑豆100克，茴香3克，生姜9克，猪肾对剖去脂膜臊腺，洗净；黑豆洗净，加水共煮熟。食肉、豆，喝汤。功能温肾助阳，祛风。适用于肾虚腰痛，或风湿痹痛，腰肌劳损等症。见《中国药膳学》。

【猪肾煨附子】猪肾1对，熟附子3克。附子为末；猪肾对剖两爿，去脂膜臊腺，洗净，把附子纳入肾中，合拢两爿，以湿绵纸裹包，置于柴火灰中煨熟。空腹温食。功能温补肾阳。适用于肾阳不足，遗精阳痿，腰膝酸痛，尿频，遗尿等症。见《经验方》。

【猪肾煨碎补】猪肾1个，骨碎补9克，猪肾对剖，去脂膜臊腺，洗净，虚刀切片；骨碎补研末撒入肾内，置于锅内煨熟食。功能补肾止泻。适用于肾虚久泻不止，耳鸣耳聋等症。见《濒湖集简方》。

【猪脬炖荔枝】猪脬1个，荔枝肉50克，粳米适量。荔枝、粳米装入猪脬内煮熟食用。连服3剂。功能补肾阳，缩小便。适用于小儿遗尿，尿频等症。见《中国药膳学》。

【猪腰炒韭黄】鲜韭黄100克，猪腰1个，韭黄洗净切段，猪腰洗净切薄片。加油、盐炒韭黄。佐餐。功能补肾固精。适用于肾虚遗精，早泄等症。见《疾病的食疗与验方》。

【猪肾羊肾鹿肾粥】猪肾50克，羊肾50克，鹿肾50克，粳米100克。先将猪、羊、鹿肾切碎与米煮粥沸，加入适量葱、姜、椒、盐等佐料煮粥，空腹温食。功能补肾益气，壮阳益精。适用于气虚，肾虚劳损，足膝软弱，耳鸣，耳聋，遗精，滑精，不孕，乳汁不足，遗尿，消渴，盗汗，身面浮肿。见《本草纲目》。

【猪腰胡桃补肾汤】猪腰子2枚，胡桃肉、山萸肉各10克，将猪腰对剖，去筋膜、臊腺，与药共煲。饮汤食肉。功能补肾强腰固精。适用于肾虚腰酸，遗精等症。见《补品补药与补益良方》。

【麻雀肉】麻雀3～5只，佐料（茴香、姜、葱、盐等）适量。将麻雀去毛及内脏，入锅中，加水、佐料炖煮。食肉饮汤。需常服。功能温肾壮阳。适用于阳痿，睾丸寒冷，腰膝无力，小肠疝气，及女子带下等症。见《食物与治病》。

【麻雀虾】麻雀4只，鲜虾120克，生姜1块，麻雀去毛及内脏，洗净；鲜虾洗净，剥去外壳。三味同入炖盅内，注入沸水至八成满，加盖，置于锅内，隔水炖3小时左右。调味食用。功能温肾壮阳。适用于肾阳不足之阳痿，腰膝酸痛或冷痛，小便频数，畏寒等症。阴虚阳亢者不宜服食。见《强身食制》。

【麻雀粥】①麻雀4只，将麻雀去毛、内脏，洗净，同米煮作粥或煮汤。日1次，连服数日。适用于脾肾阳虚之呃逆。见《常见病食疗食补大全》。②麻雀5只，生地15克，覆盆子10～15克，枸杞子20～30克，大米100克，食盐、葱白各适量。先将生地、覆盆子、枸杞子放沙锅内，加水煎汤，去渣取汁；再将麻雀去毛及内脏，洗净用酒炒，后同大米、药汁再加水，一并煮作稀粥，熟后加入食盐、葱白等调味。日1剂，3～5天为1疗程。适用于阴虚火旺所致的遗精。发热者忌食。见《常见病食疗食补大全》。③麻雀5只，大米50克，盐少许。先将麻雀去毛，去内脏，洗净，同米煮作粥，加盐适量。顿服。适用于老人呃逆，对阳痿不起症亦有疗效。（验方）。④麻雀3只，粳米50克，葱4茎。麻雀取肉炒熟，以酒略煮，加葱和米煮粥，功能暖腰膝，益精髓。适用于老人羸瘦，阳气虚弱，小便频数，腰膝无力。见《食治通说》。

【麻雀肉饼】麻雀10只，猪瘦肉200克，黄酒、生粉、白糖、盐适量。麻雀去毛及内脏，洗净去骨；猪肉洗净剁成半碎时入麻雀肉同剁成肉泥，放入碗内，加入生粉、黄酒、白糖、盐，拌匀，作成圆饼，置于饭面上蒸熟食用。功能补肾壮阳。适用于中老年人阳气衰退，脏腑虚损，精神萎靡，体倦乏力等症。见《家庭食疗手册》。

【麻雀小米粥】麻雀5只，小米50克，黄酒12克，葱5寸段，佐料适量。将麻雀去毛及内脏，洗净，炒熟，加黄酒煮15分钟后，再加水，下米煮粥，欲熟时放入葱花、佐料。作早餐食。功能补肾助阳。适用于肾阳不足，命门火衰，形体羸瘦，面肢浮肿，腰腿无力，阳痿畏寒喜暖等症。见《养生康复粥谱》。

【麻雀糯米粥】麻雀5只（最好在11月至次年2月间捕捉者），白酒16克，糯米100克，葱白3段。将麻雀去毛及内脏，洗净，炒熟，放入白酒稍煮，加水，入糯米同煮，粥成加葱白，再煮1～2沸。日2次。功能益肾壮阳，补命门火。适用于下元虚冷，肾虚多尿，腰膝酸软等症。见《养生康复粥谱》。

【麻雀菟丝枸杞汤】麻雀5只，菟丝子、枸杞子各15克，后二味洗净，装入纱布袋内，扎口；麻雀去毛及内脏，洗净，与二药加水同煮熟。食肉饮汤。功能温肾壮阳，益精。适用于肾阳不足，阳痿，早泄，畏寒乏力，腰膝酸软，小便频数等症。

见《中国药膳学》。

【麻雀丝子苁蓉酒】 麻雀5只，菟丝子15克，肉苁蓉30克，黄酒或米酒1000克。将麻雀去毛、内脏；菟丝子洗净；肉苁蓉水浸泡后切片。同入酒中，封严，浸7～15天。每饮1～2小杯，日2次。功能补肾壮阳，益气固本。用于肾虚阳痿，遗精早泄，腰膝冷痛，小便频数等症。见《补品补药与补益良方》。

【康壮酒】 枸杞子、炒陈曲、甘菊花、熟地黄、肉桂各45克，肉苁蓉36克，醇酒500毫升。上药捣碎为粗末，用夏白布袋盛，置于净瓶中，注酒浸；春夏5日，秋冬7日；开启后再加冷开水1000毫升合匀。空心任意温饮。适用于治疗肝肾不足，须发早白，身疲乏力，腰膝软弱。(验方)。

【鹿肉汤】 鹿肉250克，核桃肉60克，红枣5枚。鹿肉用沸水烫后洗净；红枣洗净，去核。同入锅，加水1000毫升，炖至400毫升时调味，食肉饮汤。功能温肾壮阳，补益气血。适用于肾阳不足，阳痿，尿频，腰膝酸软，便溏，畏寒，面色青白等症。见《强身食制》。

【鹿血酒】 ①鹿茸内骨髓，鹿颈静脉鲜血，宰鹿时取血可风干成紫棕色状的固体均可。将鹿茸内骨髓，浸入白酒中，制成20%的药酒；将鹿颈静脉血，合入白酒中，制成30%的药酒；固体血片研细，兑酒。每饮10毫升，日3次。适用于多种血液病，及老年人精亏血虚，心悸不安等症，对慢性苯中毒造成的血液病也有较好疗效。凡有虚热、实热者不宜服用；高血压、肝炎、肾炎等患者禁用。见《证类本草》。②鹿血200克，白酒1000克，新鲜鹿血最佳，注入坛内，再加白酒，搅匀，24小时后取上层澄清液饮用。每服10毫升，日1～2次。适用于治疗阳虚怕冷，腹痛，阳痿，寒虚带下，崩漏等症。见《中国药膳学》。

【鹿冲鸡】 鹿冲（鹿鞭）1具（实用100克），枸杞子、巴戟天、杜仲、龙眼肉各9克，肉苁蓉熟地各12克，小鸡1只（约600克），生姜、陈皮适量。鹿冲用烧酒浸软，刮去粗皮，剖开，再刮去里面的粗皮杂质，洗净，切片；鸡宰杀后去毛及内脏，洗净；余药装入纱布袋内，扎口，与鹿冲、鸡加水同炖至熟烂。食肉饮汤。功能温肾壮阳，补血填精。适用于肝肾不足，腰膝酸痛，头晕耳聋，男子阳痿、遗精，女子宫冷不孕等症。见《强身食制》。

【鹿角酒】 新鲜鹿角6～10厘米长，烧存性，纳入酒中浸36～48小时。空腹饮。功能补肾行血，疏通经络。适用于虚劳内伤，或血瘀作痛，腰脊疼痛，不能转侧等症。见《饮膳正要》。

【鹿角粥】 鹿角粉5～10克，粳米30～60克，食盐少许。先以粳米煮粥，米汤煮沸后调入鹿角粉，加少许食盐，同煮为粥。日2次服。功能补肾阳，益精血，强筋骨。适用于肾阳不足，精血亏虚之畏寒身冷，腰膝酸痛，阳痿早泄，不育不孕，精神疲乏；小儿发育不良，骨软行迟，囟门不合；妇女崩漏、带下；阴疽内陷，疮疡久溃不敛等病证。见《臞仙神隐》。

【鹿尾粥】 风干去毛鹿尾30～60克，切碎与米煮粥。功能暖腰膝，益肾精。适用于腰脊疼痛不能活动，肾虚遗精及头昏耳鸣。见《养生随笔》。

【鹿肾粥】 ①鹿肾1对，淡豆豉汁10克，粳米250克。共煮粥，功能补肾，壮阳，益精。适用于肾阳虚损，腰膝酸痛，耳聋，耳鸣，阳痿早泄，遗精，滑精，宫冷不孕，乳汁不足。见《本草纲目》。②鹿肾1对（去脂膜细切），肉苁蓉30克（酒浸切），粳米100克，先煎肉苁蓉，去渣取汁，后下鹿肾及米煮粥。将熟，加葱白、盐、椒等调味。随意食。功能温阳补虚。适用于阳气虚衰，腰膝酸痛，筋骨痿弱，肢体畏寒，行动无力，宫冷不孕，阳痿早泄等症。见《养老奉亲书》。③鹿肾1对，粳米100克，姜、葱、食盐少许。将鹿肾剖洗、细切，与米煮粥，并入姜、葱、盐等调味。空腹食用。功能益肾填精。适用于肾虚耳鸣耳聋，腰膝酸软，步履无力。见《太平圣惠方》。

【鹿茸酒】①好鹿茸（去皮切片）20克，干山药（为末）40克。生薄绢裹，好酒一瓶浸7日。日3盏。酒尽再浸1瓶。适用于治疗虚弱，阳事不举，面色不明，小便频数，饮食不思。见《普济方》。②鹿茸10克，山药30克，好酒500毫升。将鹿茸切片，同山药浸酒，封口7日。每次空腹饮1~2小杯，日3次。适用于男子虚劳精衰，精血两亏，阳痿不举，腰膝酸痛，畏寒无力，骨弱神疲，遗尿漏精，眩晕耳聋，小儿发育不良，妇女宫冷不孕，崩漏带下（属虚寒证候）。见《古今图书集成》。

【鹿茸蛋】鹿茸粉0.3克，鸡蛋1个。将鹿茸粉放入鸡蛋内蒸熟。每早空腹食用，连服15~20天。功能补肾阳，益精血。适用于低血压，以及体质虚弱，消瘦，怕冷，手足发凉，阳痿，夜尿多等症。老人不宜长服，否则易致肥胖，并引起高血压病。见《家庭药膳手册》。

【鹿骨酒】鹿骨100克，杜仲15克，川续断15克。上药入1000克白酒中浸泡10天。每饮1小杯，日2次。适用于肝肾两虚所致的腰膝酸软，疼痛等症。见《偏方大全》。

【鹿胶粥】鹿胶10克，糯米50克。先以米煮粥，将熟加入鹿胶，稍煮，使其烊化。空腹食。功能温补肝肾，强筋壮骨，活血消肿。适用于肝肾阳虚，畏寒肢冷，阳痿，遗精，腰脚酸软以及阴疽疮疡，乳痈初起等症。见《寿世青编》。

【鹿鞭酒】鹿鞭1具，白酒500克。鹿鞭用温水发透，刮去粗皮杂质，对剖开，再刮去里面的粗皮杂质，洗净，切片，浸于白酒内7天。每服1小杯，日2次。功能温肾壮阳。适用于肾阳虚衰，阳痿，遗精，肢冷腰酸，及妇人宫冷，久不受孕等症。见《中国药膳学》。

【鹿鞭粥】鹿鞭1对，肉苁蓉30克，粳米100克，葱、椒、盐等少许。将鹿鞭洗净，去膜细切，将肉苁蓉用酒浸一夜，刮去皱皮，细切。先以米煮粥，将熟，入鹿鞭及苁蓉，并加葱、椒、盐等调味。空腹食。功能益肾壮阳。适用于阳气不足，肾气虚亏，腰酸膝软，畏寒肢冷，阳痿早泄等症。（验方）。

【鹿髓汤】鹿髓适量，或配入党参、巴戟天、枸杞子、菟丝子、熟地等补药。诸药装入纱布袋内，扎口，与鹿髓同放入炖盅内，注入沸水至八成满，加盖，隔水炖4小时。调味服食。功能补肝肾，强筋骨，益精，润燥。适用于肝肾不足，腰膝酸软，遗精，阳痿等症。见《强身食制》。

【鹿髓煎】鹿髓15克，蜜、酥各15~30克，生地黄汁50毫升，杏仁、桃仁各30~50克。杏仁、桃仁去皮尖，以酒浸研，绞取汁50~100毫升，与地黄汁同入银锅（或沙锅）内。以文火煎至减半，下鹿髓、蜜、酥同煎如饧，装入瓷盆内备用。功能补阳益阴，生精润燥。适用于虚劳羸弱，肺痿咳嗽，筋脉拘急等症。见《太平圣惠方》。

【鹿尾炖鸡】鹿尾一个，公鸡一只，调料适量。鹿尾去毛，洗净，切片；公鸡宰杀后去毛、内脏，与鹿尾加料酒、酱油、葱、姜、水，同炖熟，加味精。喝汤吃鸡肉。每周服1~2次。功能壮命门火。适用于命门火衰所致的中老年男性性机能减退，畏寒肢冷，齿枯脱发等症。见《食物与性保健》。

【鹿茸炖鸡】鹿茸10～15克，母鸡500克，姜片适量，鹿茸切片；鸡宰杀后去毛、内脏，洗净，与姜片同熬至汤浓，滤去渣滓，撇去浮油。另起锅将鸡汤与鹿茸片同炖2小时。每周服1次。功能壮命门火。适用于女性命门火衰所致的宫冷不孕，性冷淡，血压过低等症。见《食物与性保健》。

【鹿胶牛奶】鲜牛奶250克，鹿角胶6克，白蜜少许。牛奶煮沸，兑入鹿角胶烊化，再加白蜜，调匀服。日1～2次。功能温补肾阳，补养精血。适用于精血不足，肾虚腰痛，四肢倦怠，头晕眼花，面色无华等症。见《中国药膳学》。

【鹿肉苁蓉羹】鹿肉150～200克，肉苁蓉30克。将鹿肉洗净，切片；肉苁蓉水浸泡后切片。两者同煮，加姜、葱、盐调味作羹。饮汤食肉。功能补肾壮阳。适用于肾虚阳痿，腰痛膝冷，畏寒，筋骨痿弱等症。见《补品补药与补益良方》。

【鹿肉杜仲汤】鹿肉120克，杜仲120克。鹿肉洗净，切块，与杜仲加水同煮至肉熟透，稍加食盐、胡椒调味，饮汤食肉。功能补肝肾，益精血，壮筋骨。适用于肝肾不足，阳虚精少，筋骨不健，腰背酸痛，脚膝乏力，阳虚尿频等症。见《食疗本草学》。

【鹿尾巴炖鸡】鹿尾巴15～20克，北芪、党参、杞子各12克，圆肉6克，鸡仔1只。鹿尾洗净；鸡仔宰杀后去毛桩及内脏，洗净；余药装入纱布袋内，扎口，与鹿尾、鸡仔同放入大型炖盅内，注入沸水至八成满，加盖，隔水炖4小时左右，调味食用。每隔3～4天吃1次，连服数次。功能强腰固肾。适用于肾气不足，腰膝无力，夜尿频数，遗尿，头晕耳鸣，阳痿，遗精等症。见《强身食制》。

【鹿尾炖雪蛤】鹿尾6克，雪蛤3克。鹿尾洗净，切片；雪蛤油用开水浸2小时，清水漂浸1夜后洗净，与鹿尾同装碗盖严，隔水炖熟。常食用。功能助阳，兴奋子宫。适用于性欲低下，阳痿，早泄，子宫虚冷不育等症。见《疾病的食疗与验方》。

【鹿杞参药煎】鹿骨、山药各50克，枸杞子、党参各15克。鹿骨洗净，与诸药加水同煎。温服。功能益肝肾，补虚损。适用于体虚瘦弱，或肝肾不足，腰膝酸软，阳痿，遗精等症。见《中国药膳学》。

【鹿角末豉汤】豆豉30克，鹿角末1克，以水200毫升煮豆豉，取汁约100毫升，加入鹿角末搅匀。分2次服。功能益肾安胎，行血除烦。适用于妊娠胎动不安，下血，腰疼等症。见《普济方》。

【鹿角胶蜜奶】鹿角胶6克，牛奶250克，适量蜂蜜。将鹿角胶用开水溶化；牛奶煮沸，兑入鹿角胶，调入蜂蜜饮用。功能补肝肾，益阴阳。适用于肝肾不足，气血亏虚，腰脊酸痛，乏力体弱，早衰等。见《补品补药与补益良方》。

【鹿肾阿胶汤】鹿肾（鹿鞭）、阿胶各适量。鹿肾用温水发透，刮去粗皮杂质，剖开，再刮去里面的粗皮杂质，洗净，切碎加水熬胶。与阿胶混合服用。功能补肾壮阳，养血益精。适用于血虚，面色萎黄，心悸眩晕，妇女虚寒带下，以及肾虚腰膝酸痛，宫寒精冷不孕等症。见《中国药膳学》。

【鹿茸虫草酒】鹿茸20克，冬虫夏草10克，高粱酒1500毫升。将上药制成软片，浸入酒中泡10天，过滤后饮用。每日20～30毫升。适用于治疗肾阳虚衰，精血亏虚所致的腰膝酸软无力，畏寒肢冷，男子阳痿不育等症。阴虚者禁用。见《河南省秘验单方集锦》。

【鹿茸烧甲鱼】 甲鱼750克，鹿茸片1克，调料适量。甲鱼宰杀后，洗净，用酱油浸泡入味，入热猪油锅内炸至金黄色，捞出，置碗内；锅内留油，入葱、姜、花椒制成调味油，倒入甲鱼碗内，再加料酒、酱油、味精、鸡汤、白糖、鹿茸片，上屉蒸熟，取出，滗出原汤，将汤烧开，淋入湿淀粉勾芡，撒上香菜，倒入甲鱼碗内。功能温补肾阳，益气滋阴。适用于肾阳虚的阳痿，滑精，宫寒不孕，或肝肾两虚的腰痛，崩漏，带下等症。见《食物与性保健》。

【鹿茸炖羊肾】 鹿茸5克，菟丝子15克，小茴香9克，羊肾1对。羊肾对剖，去脂膜、臊腺，洗净，与诸药同炖至熟。饮汤食肉。功能补肾壮阳。适用于肾虚腰痛，劳累加重，以及阳痿早泄，精亏眩晕耳鸣等症。见《中国药膳学》。

【鹿茸猪胞汤】 鹿茸6克，白果仁20克，山药30克，猪膀胱1具。猪膀胱洗净；诸药捣碎，纳入膀胱内，扎口，下锅炖烂，入盐调味。汤药同服。功能温肾健脾止带。适用于肾虚带下清冷，量多，面色晦暗，小便清长，腰部酸痛，小腹冷感，舌质淡，脉沉迟等症。见《百病饮食自疗》。

【鹿桃二肉汤】 鹿肉、胡桃肉各适量。同煮熟，加盆调味食用。功能补肾阳，强腰膝。适用于肾阳不足，腰膝酸软，畏寒肢冷，阳痿，遗精等症。见《中国药膳学》。

【鹿筋附片汤】 鹿茸100克，附片30克，猪蹄2只。将鹿茸切薄片，猪蹄洗净，3味同入锅，微火煮数沸，调味食用。功能补肾阳，益精血，强筋骨。主治肾阳不足，精血亏虚之畏寒身冷，腰膝酸痛，精神疲乏，阳痿早泄；小儿发育不良，骨软行迟，囟门不合等病证。见《四川中药志》。

【鹿筋煲花生】 鹿筋50～100克，花生米150～200克。加水煲汤，油盐调味，佐餐。功能补脾暖胃，强筋壮骨。适用于慢性腰腿痛，四肢麻木，关节酸痛，腰膝冷痛等症。见《饮食疗法》。

【鹿鞭壮阳汤】 鹿鞭2条，枸杞子15克，菟丝子30克，狗肾（阴茎及睾丸）一具，巴戟天9克，猪蹄800克，肥母鸡800克，山药、黄酒各50克，调料适量。鹿鞭温水发透（约10～12小时，其间需换几次水），刮去粗皮、杂质，剖开，再刮去里面的粗皮、杂质，洗净，切成3厘米长的段；狗肾用油砂（用油制的河砂）炒烫后，筛去细砂；再用温水浸泡，刷洗干净；猪蹄去毛桩，洗净；鸡肉洗净，切块；山药用水润软，切成2厘米厚的瓜子块；枸杞子、菟丝子与巴戟天装入纱布袋内，扎口。锅内放入鹿鞭，姜、葱、黄酒，加清水约1500毫升，用武火煮沸15分钟，捞出鹿鞭，原汤不用，如此再反复煮2次。另起沙锅，放入猪蹄、鸡块、鹿鞭、狗肾，加清水适量，烧沸后，撇去浮沫，加入黄酒、葱、姜、花椒，转用文火炖90分钟左右，取出葱、姜、猪蹄（另用）。再将山药片、药袋、盐、胡椒粉、味精放入锅内，用武火炖至山药熟烂，汤汁浓稠。取汤碗1个，先捞出山药铺于碗底，再盛上鸡肉块，最后摆上鹿鞭，倒入汤汁（以平鹿鞭为宜）。佐餐服食。功能温肾壮阳，补血益精。适用于肾阳不足，阳痿，遗精，早泄，肢冷腰酸，小便清长等症。见《中国药膳学》。

【鹿茸香菇菜心】 水发香菇200克，青菜心300克，鹿茸片2克，玉兰片50克，姜末10克，猪油75克，精盐5克，料酒、味精各适量，清汤200克，白酒20毫升。香菇、菜心、玉兰片分别洗净；鹿茸用白酒分两次浸泡，取鹿茸酒待用，鹿茸片留作上菜时点缀用。将猪油烧热，下姜末炸一下，随即下香菇、菜心、玉兰片，煸炒几下，入精盐、料酒、清汤及鹿茸酒，搅匀收汁，勾入水芡，盛入盘内，把鹿茸片点缀在菜上。功能壮元阳，补气血，益脾胃，强筋骨。适用于年老体弱，或久病虚羸，气短乏力，食欲不振，阳痿，滑精，腰膝酸冷，耳鸣目眩等症。见《滋补保健药膳食谱》。

【清蒸泥鳅】泥鳅250克，用热水洗去黏液，剖腹去肠脏放入炖盅，加姜、葱、油、盐调味，隔水蒸熟。佐餐顿服。功能补中益气，壮阳。适用于阳痿的辅助治疗。见《古方饮食疗法》。

【清炖鞭蹄筋汤】鲜黄牛鞭1具，鲜牛蹄筋1付，猪前蹄1对，急性子20粒，胡椒10粒，花椒20粒，芫荽及调料适量。牛鞭用热水浸泡，刮去粗皮，顺尿道对剖成两爿，洗净，切3厘米长段；牛蹄筋洗净，亦切3厘米长段；猪蹄去毛桩洗净；急性子、胡椒、花椒同装入纱布袋，扎口。诸物同放入沙锅内，加水烧沸，转用文火慢炖约4小时，至牛筋软烂，取出牛筋、牛鞭、猪蹄。佐餐或佐酒。功能强筋健骨，行瘀通乳。适用于肾虚不孕，腰膝酸痛，筋骨痿软，性机能减退，及妇女经闭，赤白带下，乳汁不通等症。见《气功药饵疗法与救治偏差手术》。

【清炖归杞牛鞭汤】牛鞭800克，枸杞60克，老母鸡肉500克，当归10克，生鸡油150克，花椒12粒，姜块25克，绍酒80克，精盐6克，葱30克，味精2克。将牛鞭洗净，顺尿道对剖开洗净，入开水中汆后，漂入冷水中，撕去浮皮，刮净沥干，再放入开水中汆一次。锅置旺火，加清水3000克，下牛鞭、鸡油、鸡肉烧开，撇开浮沫，放入姜块、花椒、绍酒，移至小火上炖。鸡肉炖熟时取出另作他用。牛鞭炖至八成熟时，切成一字条，炖熟后，沥去姜、花椒、油渣及沉淀物。牛鞭、枸杞、精盐、汤入锅，继续炖烂软，入味精调味，功能补肾阳，益精血。适用于肾阳不足，精血亏损所致头晕目眩，腰膝酸软，阳痿，遗精，视力减退等症。见《养生食疗菜谱》。

【淫羊藿酒】①淫羊藿（全草）500克，白酒1500克，淫羊藿浸酒，密封7天7夜（前4天4夜温度在50C以上，后3天3夜温度在5~8度内），过滤，每服10~20毫升，日3次。适用于阳痿，早泄，四肢麻木。见《陕甘宁青中草药选》。②淫羊藿600克，酒1万毫升。酒浸3日。酌量饮用。益丈夫，兴阳，理腰膝冷。见《普济方》。

【淫羊藿苁蓉酒】淫羊藿100克，肉苁蓉50克，好白酒或好米酒1000克。药浸酒中，封7日。每饮1小杯，日3次。功能补肾壮阳。适用于肾阳虚，腰膝酸痛，阳痿，宫寒不孕等症。见《补品补药与补益良方》。

【淡菜汤】淡菜500克。洗净，煮汤调味。连服数日。功能补肝肾，益精血。适用于肝肾不足之头晕，耳鸣，盗汗等症。见《中国药膳学》。

【淡菜饼】淡菜250克，面粉500克，调料适量。淡菜洗净，切碎，加入葱末、姜末、盐、味精拌成馅；面粉用开水烫和，擀皮，包馅，擀成饼，置平底锅内，烙熟。功能益肾壮阳。适用于房劳过度引起的精血不足，阳痿，阳冷等症。见《食物与性保健》。

【淡菜粥】淡菜50克，粳米100克。先水煎淡菜，去渣取汁，入粳米煮粥。空腹食用。功能补肝肾，益精血，消瘿瘤。适用于阳痿，瘿瘤，疝瘕，腹冷，崩漏，带下等症。与萝卜或紫菜、款冬花同煮，益养老人。见《行厨记要》。

【淡菜煮韭菜】 淡菜、韭菜、黄酒各适量。韭菜洗净，切段；淡菜用黄酒浸泡后，与韭菜同煮。日 1 次。功能补肾助阳。适用于肾虚腰痛，头晕耳鸣，小便余沥，妇女白带，小腹冷痛等症。见《中国药膳学》。

【续断牛筋汤】 牛筋 50 克，川续断、杜仲各 9 克，鸡血藤 30 克。后 3 药装入纱布袋内，扎口，与牛筋加水同炖熟。吃肉喝汤。功能补肝肾，强筋骨。适用于筋骨痿软乏力。见《中国药膳学》。

【续断炖猪腰】 续断 15 克，猪腰子 1 个。猪腰子对剖，除去脂膜臊腺，洗净，与续断加水同炖熟。食肉饮汤。功能补肝肾，强筋骨。适用于肾虚浮肿，腰膝酸痛等症。见《中国药膳学》。

【续断自然铜酒】 续断 30 克，煅自然铜 60 克，白酒 500 克。药浸酒内 7 天后饮用。功能补肝肾，强筋骨，续折伤。适用于筋骨折伤。见《中国药膳学》。

【续断杜仲煮猪尾】 川续断 25 克，杜仲 30 克，猪尾 2 条，调料适量。前两药装入纱布袋，扎口；猪尾洗净切段，与药加水同煮至猪尾熟烂，去药袋，加盐、味精。食肉饮汤。佐餐或单独服食。功能温肾壮阳。适用于肾阳不足，目眩耳鸣，腰膝酸痛，阳痿，遗精，小便清长，畏寒等症。见《良药佳馐》。

【琥珀核桃】 核桃肉 300 克，白糖 150 克，精盐 2.5 克，香油 500 克（实耗 25 克）。核桃肉放开水中，加精盐浸泡 10 分钟，挑去核桃皮，洗净，沥干。锅内加清水 50 克，加入白糖，熬至汁稠时，放入核桃肉炒拌，使糖包于核桃肉上。将核桃肉放香油中炸成金黄色。捞出沥干油。随意食。功能补肾固精，敛肺定喘，润肠通便，通淋化石。适用于久病或老年咳嗽喘息，腰膝酸软，阳痿遗精，小便频数，头晕耳鸣，尿路结石，体虚肠燥及老人便秘等症。见《滋补保健药膳食谱》。

【琼浆药酒】 人参 60 克，鹿茸、桂圆肉各 30 克，熟附片 120 克，陈皮 90 克，狗脊、枸杞子、补骨脂各 120 克，黄精 60 克，金樱子肉 40 克，韭菜子、淫羊藿各 120 克，冬虫草 60 克，淮牛膝、灵芝各 120 克，当归、佛手、驴肾各 60 克，雀脑 50 克，红糖 3000 克，红曲 240 克，白蜜 500 克，白酒（45 度）5 万毫升。将上药放入洁净容器内，装入回流罐，分别放入白酒 2.5 万毫升，1.5 万毫升，1 万毫升，加入红曲兑包，再次加热至酒沸半小时后，放去药液，将残渣压榨，压榨出的酒液与 3 次浸出液合并，置罐内混匀，储存 1 个月，静置过滤。适量饮用。适用于肾阳虚损，精血耗伤，气血虚弱出现的腰酸腿软，四肢乏力，手足不温，精神不振，阳痿不举，阴囊湿冷，遗精早泄，腰酸寒冷，妇女白带清稀等症。青年气盛及阴虚火旺者禁用。见《万病回春》。

【期颐酒】 当归、陈皮各 120 克，黑豆 250 克，红枣 500 克，肉苁蓉、菟丝子各 180 克，金钗石斛、牛膝、枸杞各 120 克，淫羊藿 180 克，仙茅 250 克，好黄酒 1.5 万毫升，好烧酒 3.5 万毫升。上药制为粗末，装入绢袋，浸于上述两种酒中，封固容器，隔水加热 1.5 小时，然后取出，埋于土中 7 天后取出。适量饮用。适用于年老肾阳不振，精血不足，腰酸无力，小便频数，耳鸣，视物昏花等症。偏于阳虚体质者，也可饮用。见《同寿录》。

【葫芦巴酒】 葫芦巴 600 克，米酒或高粱酒 3000 毫升。上药切碎与酒同装大口瓶内密封 2 个月。每日饮 3 ~ 4 杯。功能补肾壮阳，祛风止痛。见《中国帝王媚药补酒》。

【葱子酒】葱子、杜仲（去粗皮，微炙黄）、牛膝各20克，仙灵脾15克，乌蛇（酒浸、去骨、炙微黄）30克，石斛、制附子、防风、肉桂各20克，川芎、川椒（去目及闭口者，微炒去汗）各15克，白术、五加皮、炒枣仁各20克，酒1500毫升。上药捣碎，酒浸封口7日后备用。每次饭前温饮1小杯。适用于治疗肾虚腰膝疼痛，延及腿足，腰脊拘急，俯仰不利。（验方）。

【葱烧鹿筋】干鹿筋200克，大葱150克，熟火腿150克，料酒、精盐、胡椒粉、味精、酱油、白糖、花生油、鸡油、玉米粉及奶汤适量，鹿筋洗净放温油锅内炸半小时，待鹿筋炸起泡后捞出洗净浮油，用清水煮开再离火晾凉，如此反复5~6次，待鹿筋变软方可。将鹿筋切成2寸长，指头粗的细条，将熟火腿切厚片，葱取茎切条。再将炒锅置于旺火上，下油，将部分葱节炒一下，放入奶汤、鹿筋及火腿片，用精盐、料酒、胡椒粉、味精、白糖调好味，烧沸后移小火上20分钟，见鹿筋发软时去葱条及火腿片。最后置炒锅于火上。添鸡油煸另一份葱节，俟香味出时下酱油，又将烧好的鹿筋连汤倒入，以大火收汁，用湿淀粉勾芡，淋上明油。功能壮筋骨，补阳衰。适用于劳损，脚转筋，风湿疼痛，身体虚弱等症。见《滋补中药保健菜谱》。

【楮实助阳酒】楮实子（微炒）100克，鹿茸（涂酥炙去毛）10克，制附子、川牛膝、巴戟天、石斛各60克，炮姜、肉桂（去粗皮）各30克，大枣60克，醇酒2500毫升。上药捣碎细，夏布包酒浸封口8日后去渣备用。每次空心温饮10毫升，每日早晚各1次。适用于治疗肾阳虚损，阳痿滑泄，脾胃虚寒，面色无华。（验方）。

【椒盐雀肉】麻雀3~5只，花椒粉、食盐少许。将麻雀去毛及内脏，用植物油煎熟，放少量花椒粉、盐拌匀。嚼食，酒送下。功能补肾壮阳。适用于肾虚阳痿，精少或早泄等症。见《食疗本草学》。

【椒盐九香虫】九香虫30克，将九香虫用油炒熟，放入少量花椒粉、盐嚼食，用酒或温开水送下。功能补肾助阳。适用于肾虚阳痿，常食有效。见《食疗本草学》。

【棉花籽煲鸡蛋】棉花籽10克，鸡蛋2个。同煮，蛋熟后去壳再煎片刻，加白糖调味。饮汤食蛋。功能温肾补虚。适用于肾虚腰痛，阳痿，夜尿多，妇女体虚白带过多，产后缺乳等症。见《饮食疗法》。

【紫河车炖冬虫夏草】紫河车半具，冬虫夏草10克，将紫河车漂洗干净，切块，与冬虫夏草同炖熟，调味，饮汤食肉。功能补益肺肾。适用于肺肾两虚，久嗽喘息，阳痿，遗精，身体虚弱等症。见《补品补药与补益良方》。

【蛤蚧酒】蛤蚧1对，白酒100毫升。将蛤蚧去头、足、鳞，切成小块，浸于酒中，封固2月。每次饮30毫升，日1次。适用于治疗肾虚腰痛，阳痿等症。见《中国动物药》。

【蛤蚧炖冰糖】蛤蚧数只，冰糖15克，将蛤蚧焙干研末，每次用5克与冰糖炖服。日1次，连服20~30天。功能补肺纳气。适用于支气管哮喘而见肺肾两虚证者。见《疾病的食疗与验方》。

【蛤蚧补骨脂粉】蛤蚧1对，补骨脂25克。将蛤蚧酒炒后烘干，与补骨脂共研细末。每次1~2克，温酒送服。功能补肾壮阳，敛肺定喘。适用于肾虚阳痿，腰痛，遗精，尿频，肺虚喘咳等。见《食疗本草学》。

【黑豆炖狗肉】狗肉500克，黑豆120克。将狗肉洗净切块，与黑豆同加水煮至烂熟，加生姜、花椒、食盐等调味。佐餐食用。功能补肾助阳。适用于肾虚耳聋，遗尿，尿频等。见《食疗本草学》。

【黑豆益智猪肚方】黑豆、益智仁、桑螵蛸各30克，猪肚1具。黑豆、益智仁洗净捣碎，与洗净之桑螵蛸放于洗净之猪肚中，炖烂。食肚饮汤。功能补肾缩尿。适用于肾阳不足，或受寒凉，小便频数不禁，遗尿等。见《祖国医学采风录》。

【锁阳鸡】锁阳、金樱子、党参、山药各12克，五味子9克，小公鸡（500克左右）1只。鸡治净，去双脚，切块，头颈亦切开；诸药放纱布袋中加水煎煮，水沸后，放入鸡肉，炖2小时左右，去药袋，调味。1日内分2～3次服完。每隔3天服1次。功能益气壮阳，固肾涩精。适用于肾虚阳痿，遗精，早泄等症。见《强身食制》。

【锁阳酒】锁阳30克，白酒500克。锁阳切成薄片，泡酒中7日。每饮1小杯，日2次。功能补肾壮阳。适用于肾虚阳痿，性机能减退。见《中国药膳学》。

【锁阳煲粥】锁阳15～30克，大米适量。用锁阳、大米及清水适量，煮粥，调味服食，锁阳可不吃。功能补肾润肠。适用于肾虚遗精，阳痿，早泄，老年气弱阴虚大便燥结等症。见《古方饮食疗法》。

【锁苁蜜膏】锁阳、肉苁蓉各500克，蜂蜜250克。锁阳、苁蓉切薄片，水煎2次。合并滤液，沙锅熬成膏，加蜜调匀，入陶器贮藏。每日饭前服6～7汤匙，或用温酒调服。功能补益肝肾，固精壮阳，润肠通便。适用于肾阳不足，筋骨萎软，肠燥便秘等症。腹泄便溏或阳强者不宜服用。见《良药佳馐》。

【锁阳壮阳粥】锁阳10克，精羊肉100克，大米100克。将羊肉细切，先煎锁阳，去渣，后入羊肉与米煮粥，空腹食。功能温阳补肾。适用于素体阳虚，腰膝酸软，肢冷畏寒，阳痿，老年便秘等症。大便溏泻及阳易举而精不固者慎用。（验方）。

【锅贴杜仲腰片】猪腰200克，杜仲10克，核桃肉50克，补骨脂8克，火腿150克，猪肥膘肉200克，面粉50克，酱油5克，精盐2克，花椒面1克，姜末5克，胡椒面1克，味精1克，熟猪油5克，湿淀粉10克，菜油500克（耗70克），鸡蛋清适量。将补骨脂、杜仲、核桃肉去净灰渣、烘干制成粉末。将猪腰去净腰臊，洗净，切成簿片，再改成宽2.5厘米，长5厘米的块。火腿、肥膘肉切成同样大的片。鸡蛋清加面粉、中药末、湿淀粉、熟猪油调成浆。把肥膘肉摊开，抹上蛋清浆，贴上腰片，再抹上蛋清浆，贴上火腿片，然后全部涂蛋面浆，逐个做完。炒锅置旺火上，下菜油烧至七成热，将贴好的腰片，入油锅中炸成金黄色捞起，撒上花椒面。功能补肾固精。适用于肾虚所致的腰酸痛，遗精，阳痿，尿频等症。见《养生食疗菜谱》。

【番薯炖狗肉】红薯500克，狗肉500克，调料适量。红薯洗净去皮，切成3厘米长、1.5厘米厚的块；狗肉洗净切块，同红薯加葱、姜、盐、黄酒、水，隔水炖熟。佐餐服食。功能补中益气，固肾强腰。适用于中老年人肾阳不足，夜尿频多等症。见《膳食保健》。

【鲅鱼芪水煎】鲅鱼1条，鱼鳔10克，黄芪15克。鲅鱼去内脏洗净，与鱼鳔、黄芪一起煮熟，调味。食肉饮汤。功能温肾缩尿。适用于遗尿，小便失禁，尿频等症。见《中国药膳学》。

【鲅鱼虾米汤】鲅鱼、虾米各适量。鲅鱼去骨、鳞及内脏，洗净，切薄片作羹，加虾米、生姜、大葱等，炖至肉熟。食肉饮汤。功能益肾壮阳。适用于肾虚阳痿，性机能减退等症。见《中国药膳学》。

【鲅鱼桂蔻汤】鲅鱼500克，肉桂、蔻仁、茴香、生姜各适量。鲅鱼去内脏、鳞、洗净，加诸味一起煮熟。功能温胃暖肾，散寒止痛。适用于脾肾虚寒，反胃，消化不良，腹冷胀痛，腰膝冷痛等症。见《中国药膳学》。

【碎补腰子】猪肾1个，骨碎补10克，蜂蜜适量。骨碎补去毛切碎，加蜂蜜拌匀，上笼蒸2小时后晒干，研细粉，放入猪肾内，蒸熟。每次1剂，早晚空腹服食。功能补阳聪耳。适用于肾虚腰痛，耳鸣等症。阴虚火旺者不宜用。见《中国药膳学》。

【鹌鹑枸杞杜仲汤】鹌鹑1只，枸杞30克，杜仲9克。鹌鹑治净，与另2味同煮至肉熟。早晚空腹食肉喝汤。功能滋补肝肾。适用于肝肾两虚，腰膝酸软，气短乏力等症。见《中国药膳学》。

【腽肭脐酒】腽肭脐1具，肉苁蓉50克，白酒500毫升。上药浸入酒中1周。每饮1杯，日3次。适用于肾阳虚损，阳痿不起等病证。见《调疾饮食辨》。

【腽肭脐粥】腽肭脐（海狗肾）15克，粳米50克及调料适量。海狗肾用温水浸泡24小时后，从尿道处一剖两爿，除去尿道中的筋膜，洗净，切2厘米长的节，放锅内，加葱、姜、黄酒、盐、水，烧沸后转用文火煮至海狗肾半熟，再入淘净之粳米煮粥。佐餐食用。功能温肾补阳。适用于命火衰微，阳痿不举，精冷无子，妇女不孕等症。阴虚火旺者不宜用。见《饮食辨录》。

【煨鹿尾】干鹿尾70克，水发白蘑200克，冬笋25克，调料适量。鹿尾用开水发胀捞出，洗净污秽，入锅内烧10分钟后捞出，用火退去毛桩，反复烫洗，直至干净为止，再用清水漂洗30分钟，放入铝锅内，加适量水，烧沸后改用文火炖熬至熟，捞出，顺其骨缝剁成短段；白蘑大的改成2片；冬笋切成片，用开水烫透。上3味再同用热火焯一下，除去水分待用。菜油烧至五成热时下入葱、姜块炸成金黄色，注入鸡汤，煮沸后捞出葱、姜块，加料酒、食盐，倾入鹿尾、白蘑、冬笋，改用文火煨2分钟后，再用武火煨，用湿淀粉勾芡，淋上香油，调入味精。佐餐服食。功能补肾壮阳，强健腰脊。适用于肾阳不足，腰痛，阳痿，遗精，早泄等症。见《大众药膳》。

【磁石粥】磁石30克，猪肾1对，粳米100克。将猪肾如常法剖洗切细，先煎磁石，去渣，入猪肾及米煮粥。空腹食。功能益肾开窍。适用于老人耳鸣耳聋。见《养老奉亲书》。

【雌鸡赤小豆粥】黄雌鸡1只，赤小豆50克。同煮至豆烂。吃肉食粥。功能补阳气，利水湿。适用于腹水，腹胀尿少或四肢浮肿不消者。见《食疗本草》。

【鲜奶玉露】粳米60克，炸核桃肉80克，生核桃肉45克，牛奶2000克，白糖12克。粳米淘净水浸1小时后沥水，加生核桃肉、炸核桃肉、牛奶、清水拌匀，用石磨磨细。清水烧沸，放糖溶化滤渣，再烧沸，将前细磨之物慢慢倒入锅内，边倒边搅至熟。每服1杯，日2次。空腹温热服食。功能补脾益肾。适用于虚弱劳损，肾虚喘咳，阳痿，遗精等。见《中国药膳》。

【鲜奶鲤鱼】鲤鱼肉250克，牛奶200克，调料适量。鱼肉用黄酒、姜丝、葱末、精盐渍15分钟后，加奶，隔水蒸半小时。食肉饮汤。功能补虚防老，润肤养颜。适用于中老年人。见《膳食保健》。

【鲜蘑鹿冲】鲜鹿冲（雄鹿的生殖器）1个，干贝、海米各30克，水发香菇50克，母鸡肉、带皮猪肉各500克，鲜蘑（罐头150克），清汤1750克，料酒、葱、姜、水淀粉各 25 克，鸡油 15 克，香菜末 10 克，精盐、味精、胡椒粉各适量。鹿冲用刀顺长破开，尿道层片掉，入沸水中烫掉外皮，剥掉一层白皮后，放沸水中煮 1 小时左右，凉水洗净，与清汤、干贝、海米、香菇、母鸡、猪肉、葱、姜同炖烂。捞出鹿冲，切成斜象眼片。锅内加清汤，放入鲜蘑、料酒、味精、胡椒粉、盐、水淀粉、鹿冲片同烩，熟后淋上鸡油，撒上香菜末。早晚空腹食用。功能补肾壮阳，益精暖宫。适用于肾阳不足之虚劳羸瘦，精神疲倦，眩晕目暗，阳痿，早泄，腰膝酸软，慢性睾丸炎，妇女宫寒不孕等。健康人食用能增强体质。阳盛之体及阴虚火旺者不宜用。见《滋补保健药膳食谱》。

【鲜虾韭菜粥】 新鲜河虾（活虾更好）50 克，鲜嫩韭菜 50 克，江米 30 克。先将虾、江米入沙锅加水煮粥。粥熟，入韭菜，待 1 ~2 沸，佐以盐、椒。温热服食。功能补肾壮阳，填精益髓。适用阳痿，早泄，遗精等症。（验方）。

【熟附煨姜炖狗肉】 狗肉 1000 克，熟附片 30 克，老姜 150 克，植物油及调料适量。狗肉洗净切小块；老姜切片，与狗肉同煨至熟，取出狗肉。另起一锅加水煮附片，煮约 2 小时，加入狗肉、蒜、植物油、葱、盐，炖至狗肉烂熟。分餐食用，每次不宜过饱。功能温肾散寒。适用于肾阳不足，阳痿，夜尿增多，畏寒，四肢不温等症。对老年人虚寒性慢性支气管炎、慢性肾炎也有一定疗效。感冒患者不宜服食。见《饮食疗法》。

【潼沙苑炖鲤鱼】 雄鲤鱼 500 克，潼沙苑、肉苁蓉各 25 克，巴戟 15 克，枸杞子 10 克，生姜 25 克。将鲤鱼剖腹去脏，注意保留鲤鱼鳘（即雄性精子，为囊形白色浆状物），洗净后，加上药及清水 2 大碗，共炖熟，弃药渣。食肉饮汤。功能强阳益精。适用于男性性欲低下，阳痿，早泄等症。见《食物与性保健》。

【糖糟茶】 糖糟 500 克，鲜生姜 120 克，取糖坊内上好糖糟打烂，和姜再捣，做小饼晒干，放瓷瓶内备用。每日清晨，滚水泡饼 1 枚，15 分钟后代茶饮。适用于气虚阳微，饮食不下，面色㿠白，形寒气短，泛吐清涎，面浮足肿，腹胀不适，舌苔淡白，脉象细弱者。见《种福堂公选良方》。

【鳅虾汤】 泥鳅 100 克，虾 100 克。将泥鳅用温水洗净，去内脏；虾洗净。共煮熟，少加生姜及盐。饮汤食泥鳅和虾。功能温补肾阳。适用于肾阳虚之阳痿。见《补品补药与补益良方》。

【缎虎附子汤】 缎虎鱼 100 克，制附子 15 克。桂皮 3 克。将缎虎鱼治净，与 2 药水煎至肉熟。饮汤食肉。功能补肾壮阳助火。适用于肾阳虚衰，阳痿，尿频，畏寒肢冷等。见《食疗本草学》。

【核桃扣猪肘】 猪肘子 500 克，核桃仁、杏仁各 100 克。蜂蜜、香菇各 50 克。植物油 750 克，酱油、料酒、精盐、葱花、姜片、鸡汤、大料、胡椒面。（1）将猪肘子去骨，洗净，放入开水锅中煮片刻，煮去血水，捞出，抹上蜂蜜，入油锅中炸成金黄色，捞出后用刀划几道深沟。（2）核桃仁、杏仁用盐水煮熟，剥去外皮，摆入大碗底部，再放入猪肘子。香菇泡软洗净，码在猪肘子的四周。（3）炒锅加油烧热，放入葱、姜、大料、料酒、鸡汤、精盐、胡椒面、酱油，烧开后倒入大碗内，将大碗入蒸锅蒸 60 分钟即成。功能润肠胃，生津液，补肾气，解热毒，长肌肉，润皮肤，泽毛发。（果品的药用和美食制作）。

【核桃双腰】 核桃仁 25 克，猪腰子、羊腰子各 2 个。补骨脂 12 克，狗脊（去毛）9 克，柚子 1 个。精盐适量。将补骨脂、狗脊研末；腰子去腰臊切片，拌盐适量。柚子去心，将药末及腰片装入柚壳内，文火煨熟。功能补肾强腰，祛风逐寒。适用于强直性脊椎炎、退行性膝关节炎、风湿性关节炎属于肾虚风寒流注，症见腰背或腰膝酸痛、俯仰不得、不耐久坐、遇寒或负荷过重则痛剧、得热则痛减。(果品的药用和美食制作)。

【杞叶炒肉丝】枸杞叶100克，猪精肉丝100克。笋丝50克。精盐、料酒、酱油、白糖。(1)锅置火上，注油烧热，下入枸杞略煸，加入少许水，煸至枸杞变青、软，装盘。(2)锅重置火上，注油烧热，下入肉丝断红，再下入笋丝合煸几下，加入料酒、酱油、白糖、精盐和清汤，见汁浓稠，再推入枸杞，加入猪油少许，颠翻几下，即可。功能补肾益阳，滋补强壮。(果品的药用和美食制作)。

【栗子红焖羊肉】肥嫩羊肋肉200克、栗子50克。萝卜、青蒜段各适量。酱油、醋、红糖、淀粉、味精、红腐乳卤汁、芝麻油。(1)将羊肉切成3厘米见方的块，用开水煮10分钟捞出，洗净控干。将栗子洗净，旺火煮2分钟，去壳，将萝卜一个用刀拍裂待用。(2)锅坐火上，放入肉块、汤和红腐乳卤（汁）、酱油、红糖、萝卜，烧20分钟左右，再加入栗子、醋，移微火焖1小时左右，再移旺火上，把萝卜取出。待汤收浓时加味精，用淀粉勾芡，淋芝麻油，撒上青蒜段，翻个，出勺装盘即可。功能壮元阳，强筋骨。(果品的药用和美食制作)。

【核桃酥麻雀】核桃仁50克，麻雀12只。鸡蛋2个。熟猪油500克，芝麻油、料酒、酱油、白糖、淀粉、盐、味精、葱、姜，五香粉。(1)核桃仁用温水泡发，剥去内皮，葱、姜均切末。(2)将麻雀宰杀，去毛，剁去头和脚爪，从背部划开，掏去内脏，清水洗净，鸡蛋、淀粉搅成蛋糊。(3)锅置火上，放入熟猪油，投入葱姜，煸出香味，放料酒、酱油、白糖、盐、清水，入麻雀，文火煮至八成熟捞出。(4)麻雀拆骨，保持雀形，雀肉蘸蛋糊，两面镶上核桃仁，入油锅，炸脆后捞出。(5)原锅内留底油，放五香粉炒一下，放入雀肉，颠炒两下，淋入芝麻油，即可装盘食用。具有补肾壮阳之功效，对男性阳痿早泄有治疗作用。(果品的药用和美食制作)。

【核桃仁鹌鹑】核桃仁150克，鹌鹑8只。鸡蛋2个。熟猪油500克，芝麻油、料酒、酱油、白糖、盐、葱末、姜末、五香粉。(1)将核桃仁用温水泡发，剥去内衣。(2)将鹌鹑宰杀去毛，剁去头和脚爪，从背部划开，掏去内脏，清水洗净，鸡蛋搅成蛋糊。(3)锅置火上，放入熟猪油，投入葱、姜末，煸出香味，放入料酒、酱油、白糖、盐、清水，入鹌鹑，文火煮至八成熟后捞出。(4)鹌鹑拆骨，保持原形，鹌鹑肉蘸鸡蛋糊，两面镶上核桃仁，入油锅炸脆后捞出。(5)原锅留底油，放入五香粉、鹌鹑，颠炒至熟，淋入芝麻油，即可。具有补肾壮阳的作用。(果品的药用和美食制作)。

【栗子莲子炒鸡丁】嫩鸡肉250克，鲜栗子肉100克，莲子、核桃仁各50克。花生油，料酒、精盐、酱油、白糖、醋、葱末、味精、芝麻油、淀粉。(1)将鸡肉切成小方丁，盛入碗内，加精盐，用淀粉上浆；栗子切成小丁；莲子洗净泡软煮熟；核桃仁切成小丁。将料酒、酱油、白糖、醋、味精用淀粉调成芡汁备用。(2)炒锅置于火上，倒入花生油，烧至五成热时下鸡丁，用筷子搅散，稍炸即倒入漏勺中沥干油。(3)锅内留油少许，投入葱末，煸炒出香味时将鸡丁、栗子、莲子、核桃仁倒入，并立即将调好的芡汁加水调匀，倒入锅内，拌炒几下，使鸡丁、栗子、莲子均匀地蘸上芡汁，淋上芝麻油，出锅装盘即成。功能补中益气，壮阳补肾。是一款扶正抗邪的食疗佳肴。(果品的药用和美食制作)。

【红烧栗子花雀】麻雀12只，去皮栗子250克。白糖、淀粉、酱油、料酒、味精，蒜瓣，高汤，熟猪油500克。(1)将麻雀羽毛拔净，剁掉头和脚，从背部剖开掏出内脏，用七成热水洗净后晾干。(2)炒锅置旺火上，倒入猪油烧至八成热，雀肉和栗子一并下锅约炸半分钟，五成熟时起锅将油滗去。炒锅回放旺火上，过油雀肉和栗子加蒜瓣、料酒、白糖酱油迅速翻炒5分钟，再倒入高汤，待烧沸时改用微火焖半小时，起锅先将蒸汁滗下，然后扣入汤盘。(3)炒锅用中火烧热，倒入蒸汁煮沸，加入味精，用湿淀粉调稀勾芡，芡汁淋于雀肉和栗子上即成。有壮阳益精、补气暖腰功效，常食可强身健体。(果品的药用和美食制作)。

【芒果香虾】大虾10只，芒果汁250克。白糖，盐、味精、料酒、淀粉、吉士粉、面粉，色拉油。(1)将大虾去头壳(留尾梢)，除去泥肠，于背部划刀口，用刀拍成大片，加少许盐和料酒稍腌待炸。(2)蛋清放在盘中，抽打至能立住筷子时，加入粉面、吉士粉，调成蛋泡糊。(3)锅放油上火，将大虾用手卷成半圆形虾球，挂蛋泡糊，下热油中炸熟，倒入漏勺。锅洗净，倒入芒果汁，放白糖，投入炸好的虾球，勾芡后出锅，尾梢向上装入盘中。有壮阳补肾，养阴健胃作用，用于治疗肾虚阳痿、身体虚弱、脾胃不和、神经衰弱等症。(果品的药用和美食制作)。

【翡翠虾仁】青虾仁750克，荸荠150克。熟火腿50克，鸡蛋2个，菠菜500克，葱白50克。猪油、料酒、盐、味精、高汤、淀粉。(1)把虾仁洗净，用干布吸干水分；菠菜切碎捣烂，挤出绿汁留用，荸荠、火腿、葱白均切成和虾仁相仿的小丁，鸡蛋去黄，留蛋清。(2)把菠菜绿汁适量地放入虾仁内拌匀，虾仁够绿以后，再加入鸡蛋清、盐、淀粉，拌匀浆好。(3)锅置火上，放入猪油，烧至五成热时，下入虾仁，拔散滑透，倒入漏勺，控油。锅坐火上，放少许油，烧热，下入荸荠、葱白、火腿，略炒，倒入虾仁，放入料酒、味精及少许高汤，翻炒均匀即成。虾仁有补肾兴阳作用，是男性阳痿、早泄、性功能衰退的食疗菜。(果品的药用和美食制作)。

【腰果虾仁香菇】新鲜虾仁250克，腰果150克。熟火腿10克，水发香菇25克，熟笋25克，青菜叶6片，鸡蛋清2个。盐、料酒、味精、鸡汤、淀粉、葱姜，色拉油1000克。(1)将虾仁用刀塌碎，再剁成细蓉，放入碗里。加入盐、味精、料酒、清水，以及鸡蛋清和淀粉，搅拌上劲成虾胶。(2)将水发香菇、火腿、笋切成7厘米长的细丝，将鸡汤、盐、料酒、味精、淀粉放入碗内，对成芡汁备用。(3)腰果放入三成热的油锅中，用小火炸3分钟，呈淡黄色酥透时，倒入漏勺，沥去油，晾凉。(4)炒锅置旺火上，用油滑锅后，放入色拉油，烧至四成热时，用油纸一张卷成漏斗状，放入虾胶，把虾胶从小洞里挤如粉丝一样徐徐下入油锅中，挤完为止，待虾丝浮起时，倒入漏勺沥油。(5)炒锅中留少许底油，复置旺火上，放入葱姜丝、香菇丝、笋丝煸炒几下，倒入小碗里的芡汁推匀，随即下入虾丝急速翻炒，出锅装入盘中。将腰果在盘边均匀地转成6个圆环，圆环之间放上一片青菜叶，呈绽开的花状即成。对男性元阳衰弱的腰痛膝软阳痿早泄，有益气力、壮元阳的功效。(果品的药用和美食制作)。

【樱桃虾仁】虾仁250克，樱桃25克。蛋清1个，料酒、精盐、白糖、白醋、葱、姜、芝麻油、味精、淀粉各适量。（1）将汤、湿淀粉、精盐、白糖、味精和几滴白醋放入碗中调汁。将葱切丝。姜切片。（2）虾仁挑去沙肠，洗净，沥干水分，放入用蛋清、精盐、味精、湿淀粉调成的糊裹匀。（3）锅置火上，注油烧热，下入挂糊的虾仁，待虾仁色变白时，捞出，沥干油。（4）锅留底油，放入葱、姜、蒜煸出香味，下入虾仁、樱桃，烹料酒，倒上调好的汁，翻炒均匀，淋芝麻油，即可。虾仁有营养强壮作用，能补肾兴阳，樱桃有滋养肝肾、益脾养胃之功效，二者配食适用久病体弱、肝血不足、阴虚水肿患者食用。（果品的药用和美食制作）。

6. 安神益智类

【二仙酒】龙眼肉955克，桂花蕊240克，砂糖480克，烧酒1坛。诸药浸酒中，愈久愈好。频饮。功能安神悦颜。见《寿世编》。

【人头七酒】人头七（即人参果）50克，白酒500毫升。浸泡10～15日服。每服10～20毫升，日2次。适用于神经衰弱，头昏，失眠，肾虚所致的须发早白，不思饮食，烦躁不渴，月经不调等症。见《陕甘宁青中草药选》。

【人参鸡汤】人参15克，母鸡1只，调料适量。鸡剁块，投入瓦罐内，放入参，加水，隔水炖1.5小时，待鸡八成熟时，加适量的葱、姜、盐、黄酒、胡椒粉调味，炖至鸡肉烂熟，调入味精。每服1小碗，食肉喝汤，连服3～5天。功能补中益气，养心安神。适用于各种劳伤虚损，气衰血虚，体倦健忘，心悸失眠等症。见《良药佳馐》。

【人参皂甙茶】人参皂甙，茉莉花茶。用科学方法精制而成。不拘时，随意频饮。药店有成品出售。功能益智安神。适用于心血管系统疾病，神经官能症，更年期综合症，缺铁性贫血等症。见（吉林省靖宇第一参场人参皂甙厂）。

【人参枣仁汤】人参5克（或潞党参30克），茯神15克，枣仁10克，白糖30克。前3药水煎取汁，调入白糖。人参连用3次。代茶饮。功能养心安神，镇惊定志。适用于心神不宁，心悸，坐卧不安，眠少多梦等症。见《百病饮食自疗》。

【人参炖乌骨鸡】乌骨鸡2只（约5斤），人参100克，猪肘1斤，母鸡1只（约3斤），精盐、料酒、味精、葱、姜及胡椒粉适量。乌骨鸡宰杀后用沸水烫一下，去毛、斩爪、去头、去内脏、出水；人参用温水洗净；猪肘用刀刮洗干净，出水；葱切段，姜切片备用。沙锅置旺火上，加清水，放入母鸡、猪肘、葱段、姜片，沸后撇去浮沫，小火慢炖，至母鸡和猪肘五成烂时，将乌骨鸡和人参加入同炖，用精盐、料酒、味精、胡椒粉调味，至鸡酥烂。功能补元气，益精血，益脾宁智。适用于神经衰弱、老年性咳喘、月经不调，功能性子宫出血及小儿发育不良等症。对体质虚弱、病后体虚者亦有补益作用。见《滋补中药保健菜谱》。

【干蒸湘莲】湘莲（莲子）180克，糯米100克，豆沙馅（炒好）60克，冰糖、白糖、桂花酱、猪油各适量。干莲子用温水稍泡，放入加少许食用碱的开水中（水不宜多，能浸过莲子即可），反复搓洗干净去掉红皮，再用温水换洗几次，去净碱味后捞出，切去两头的尖，捅去莲心，入开水中氽煮一下捞出，放碗内，加开水及白糖少许，上笼蒸至六成烂时取出，晾凉备用。糯米用开水略汆煮、捞出，再用大火蒸透，取出备用。扣碗内抹上猪油，把莲子孔向下码入碗内（由碗底向上码完）。冰糖砸碎，撒在莲子上；另外在糯米饭中加入猪油、白糖、桂花酱拌匀，取大部分放在莲子上摊平，入笼蒸（或隔水蒸）1 小时，取出后扣在盘内。每日 1 次，随量食。功能补肾健脾，养心安神。适用于心脾肾不足之失眠，心悸，遗精，健忘等。健康人食用能增进食欲，增强记忆力，防病保健。见《家庭药膳手册》。

【干贝猪瘦肉汤】干贝 50 克，猪瘦肉 200 克。干贝泡发好；猪瘦肉洗净、切块，同入锅内，加水煲汤，调入食盐。佐餐食。功能滋阴补肾。适用于肾阴虚之心烦口渴，失眠多梦，夜尿多等症。见《家庭药膳手册》。

【大枣粥】①大枣 50 克（去核），粟米 100 克。水适量，将枣煮烂，去渣投米，煮粥食。功能健脾益气，和中祛风。适用于脾胃虚弱，四肢沉重，虚羸少气，中风，惊恐虚悸，如人将捕之。见《圣济总录》。②大枣 10 枚，茯神 15 克，小米 100 克。先煮大枣及茯神，去渣，后下米煮粥。温食。功能益气养胃，安神定志。适用于心脾两虚，神疲乏力，失眠心悸，精神恍惚。见《太平圣惠方》。

【大枣人参汤】大枣 5 枚，吉林参（或高丽参）6 克。大枣、人参放炖盅内，隔水炖煮 1 小时。分 2 次，温热食。人参连用 2～3 次。救治虚脱，人参量加至 15～30 克，如法炖后，顿服。功能大补元气，固脱生津，养血安神。适用于各种原因而致之大出血后身体虚弱，气短乏力，心悸失眠，因大出血引起的虚脱。忌食萝卜、茶叶。见《十药神书》。

【山萸肉茶】山萸肉 15 克。水煎，去渣，取汁。代茶温饮。功能益智安神。适用于阴虚盗汗，体瘦乏力，夜眠不实，汗出不止者。（验方）。

【山药奶肉羹】山药片 100 克，羊肉 500 克，牛奶半碗，生姜 25 克，食盐少许。羊肉、生姜文火炖半日。取羊肉汤 1 碗，加入山药片煮烂后，再加牛奶，调入食盐，煮 2～3 沸。每日 1 剂，分 2～3 次，温热食。功能益气补虚，温中暖下。适用于病后、产后经常肢冷，出冷汗，疲倦气短，失眠等症。凡外感邪热或素蕴内热者不宜用。见《中国药膳学》。

【千口一杯饮】熟地、甘枸杞、高丽参、沙苑蒺藜各 30 克，淫羊藿、母丁香各 18 克，荔枝肉 7 个，沉香、远志（去心）各 6 克。用好酒 1900 毫升，浸 6 天后，蒸 3 柱香，停火浸 31 天。每饮 1 杯。功能生津养血，益气安神。见《宝元带》。

【小米龙眼粥】龙眼肉 30 克，小米 50～100 克，红糖少许。龙眼肉与小米煮粥。俟粥熟，调入红糖，空腹服。功能补血养心，安神益智。适用于心脾虚损，气血不足，失眠健忘，惊悸怔忡等症。（验方）。

【小米枣仁粥】小米 100 克，枣仁面 15 克，蜂蜜 30 克。小米煮粥候熟，入枣仁面，搅匀，食时加蜂蜜，日 2 次。功能补脾润燥，宁心安神。适用于纳食欠香，夜寐不宁，大便干燥。（验方）。

【小麦山药茶】浮小麦 30 克，山药 32 克。浮小麦用布袋包，同山药共煎汤，去渣。代茶徐饮。功能益智宁神。适用于自汗，盗汗，体瘦乏力，动则心慌、气短，夜眠不实，多梦者。（验方）。

【小麦百合生地汤】小麦 30 克，百合、生龙齿各 15 克，生地 15～18 克。小麦用布包好，与余药同煎汤取汁。日 1 剂，2 煎分 2 次服。功能养心阴，安心神。适用于心阴不足之心烦不安、失眠等症。见《疾病的食疗与验方》。

【小麦红枣猪脑汤】 小麦30克，红枣10个，猪脑1只，白糖，黄酒适量。小麦洗净，滤干；红枣用温水浸泡片刻，洗净；猪脑挑去血筋，洗净。小麦倒入小钢精锅内，加冷水2碗半，小火先煮半小时，再入猪脑、红枣，待沸后，加白糖2匙，黄酒半匙，继续慢炖半小时至1小时，离火。功能补脑除烦，养心和血。适用于心焦烦躁，头晕目眩，失眠，多汗等症。见《常见慢性病食物疗养法》。

【小麦黑豆夜交藤汤】 小麦45～60克，黑豆30克，夜交藤15克。水煎取汁。日1剂，2煎分2次服。功能滋养心肾，安神。适用于心肾不交之失眠、心烦等症。见《疾病的食疗与验方》。

【五元鹑蛋】 鹌鹑蛋20个，桂圆10个，白莲子20个，荔枝10个，黑枣5个，宁夏枸杞6克，冰糖60克，调料适量。莲子、桂圆、黑枣、枸杞用温水洗净，荔枝剥去壳，鹌鹑蛋煮熟剥去壳；蒸钵内注入清水，下冰糖、精盐、桂圆、黑枣、枸杞、荔枝、莲子、鹑蛋，上笼蒸30分钟，滗出原汁，并把鹑蛋等原料转装平盆中；原汁勾清芡，放入鸡油，淋在鹑蛋等上。功能开胃益脾，养心安神。适用于心血不足之心悸失眠，健忘；脾虚之饮食减少，泄泻等症。紧张比赛或考试前食用，可稳定情绪；中老年人常食，防老抗衰。见《家庭药膳》。

【五味子酒】 ①五味子50克，白酒500毫升。五味子洗净，装玻璃瓶中，加酒浸泡，瓶口密封，浸泡期间，每日振摇1次，浸足半个月后饮。每次30毫升，日3次。功能益智安神。适用于神经衰弱，失眠、头晕，心悸，健忘，烦躁等症。见《药膳食谱集锦》。②五味子40克，防风（去叉）40克，枸杞子（用根白皮锉）40克，牛膝40克，牡丹皮（去心）40克，肉苁蓉切炒40克，黄芩（去黑心）40克，白术40克，丹参（去土苗微炙）40克，当归（切焙）40克，甘草（炙锉）40克，枳壳（麦麸炒去瓤）40克，桂（去粗皮）40克，厚朴（去粗皮涂姜汁炙五遍）40克，五加皮（锉）40克，泽泻40克，知母（焙）40克，细辛（去须叶轻炒）40克，白芷（炒）40克。上锉如麻豆，生绢囊盛，用好酒20000毫升，密封浸，经7日。每空心午时夜卧，各温服适量。勿令醉吐。适用于营虚卫实，肌肉不仁。见《圣济总录》。

【五味子膏】 五味子250克，蜂蜜适量。五味子以水洗净，浸半日后，煮烂，去滓，浓缩，加蜂蜜，制膏。每服20毫升，日2～3次。功能滋阴敛汗，益肾涩精。适用于心肾不交，虚烦不寐，遗精盗汗，各型神经衰弱失眠症，急慢性肝炎谷丙转氨酶升高。见《慈禧光绪医方选议》。

【气血滋补汤】 乌骨鸡肉500克，净鸭肉500克，鸡血藤30克，仙鹤草25克，制狗脊20克，夜交藤30克，菟丝子5克，墨旱莲15克，桑寄生15克，女贞子15克，合欢皮10克，白术8克，生地8克，川断8克，人参6克，姜块15克，葱片20克，味精2克，绍酒30克，精盐12克，胡椒面1克，花椒5粒。中药去净灰渣，切薄片，煎浓汁，滤净杂质。鸡鸭洗净入沸水中汆一下，取出宰成条块，大小均匀一致。沙锅置中火上，掺鲜汤一锅，将鸡骨或鸭骨、猪骨宰成短节放入锅底，加入鸡、鸭肉块烧开，撇去血沫，加姜、葱、绍酒、花椒、中药汁，小火炖至鸡、鸭软烂，拣出葱、姜、花椒、骨头，加精盐、胡椒、味精调好味。功能补气血，强筋骨，安心神。适用于气血两亏所致的精神疲倦、失眠、健忘、头晕、眼花、腰膝酸软、四肢无力等症。见《养生食疗菜谱》。

【长春鹑蛋】 鹌鹑蛋3个、银耳3克、莲米10克、冰糖30克、百合10克。于铁锅中加适量水煮沸，加入发胀后去皮和心的莲子，洗净的百合，发胀洗净的银耳煮烂后，加冰糖溶化，最后加入蒸熟去壳的鹌鹑蛋。功能安神益智，健脾开胃，延年益寿。适用于神经衰弱，食欲不振，虚热咳喘等症。见《滋补中药保健菜谱》。

【乌发糖】 核桃仁、黑芝麻各250克，红糖500克，植物油少许。黑芝麻、核桃仁炒熟待用；红糖放入锅内，文火煎熬至糖液稠厚时，加黑芝麻、核桃仁搅匀，停火；将糖倒入涂有植物油的搪瓷盘内，摊平，稍凉时划小块，装盆。每服3块，日2次。功能补肾健脑，生发乌发。适用于失眠健忘，头发早白，脱发等症。见《中国药膳》。

【乌灵参炖鸡】 鸡1只，乌灵参100克，调料适量。鸡宰杀治净后待用，乌灵参用温水或米泔水浸泡4～8小时，取出洗净切片，放入鸡腹内；再将鸡放入沙锅，盛上清水淹过鸡面，放入料酒、姜、葱，武火烧开后文火清炖，待鸡炖熟后，放盐。功能补气健脾，养心安神。适用于心悸，失眠等症。见《天府药膳》。

【乌鸡白凤汤】 鹿角胶2.5克，鳖甲、煅牡蛎各1.5克，桑螵蛸1克，人参2.5克，黄芪1克，当归3克，白芍、香附各2.5克，天冬1.5克，甘草1克，生地黄、熟地黄各5克，川芎1.5克，银柴胡0.5克，丹参、山药各2.5克，芡实1.5克，鹿角霜1克，墨鱼100克，净乌鸡1500克，调料适量。人参润软，切片，烘脆碾细末，余药用纱布袋装好；二者与墨鱼、乌鸡同加水煎煮1小时，取汁备用；鸡肉焯后切块，分摆于10个碗中，加葱、姜、绍酒、盐及药汁各适量，上笼蒸烂，出笼后去葱、姜；再将原汁倒在勺里，并加适量汤，调入绍酒、食盐、味精，调好口味，沸后去沫，收浓汁，浇于鸡面上。每服1份。功能补气养血，调经止带，养阴退热。适用于血虚阴亏气弱，神疲体倦，腰膝酸软，月经不调，白带量多，虚热，心悸怔忡，睡卧不宁等症。见《中药制剂手册》。

【乌龙戏珠枣茶】 沧州金丝小枣，福建乌龙茶。有成品出售。将茶滤纸袋直接放入杯中，开水冲泡。代茶饮。功能益智安神。适用于胃病，神经衰弱及各种慢性病。见《本草纲目》。

【心脾双补汤】 龙眼肉、莲子、大枣各15克。水煎服。功能健脾益气，养心安神。适用于心脾两虚，食欲不振，心悸怔忡，自汗等症。见《食疗本草学》。

【玉竹心子】 玉竹50克，猪心500克，调料适量。玉竹切成短节，用水稍润后，煎熬2次，收取药液约1500毫升；破开猪心，洗净血水，与药液同置锅内，并加生姜、葱、花椒各适量，在火上煮至六成熟时，捞出稍晾，放于卤汁锅内，文火煮熟捞起，揩净浮沫；在锅内加卤汁适量，放食盐、白糖、味精、香油，加热成浓汁后，均匀地涂在猪心里外后食。功能安神宁心，养阴生津。适用于热病伤阴，干咳烦渴，或阴血不足，心肾亏损，心烦不眠等症。为冠心病，肺心病，糖尿病及肺结核患者的保健药膳。见《大众药膳》。

【甘露酒】 龙眼肉、红枣肉、葡萄、桃仁、当归、枸杞子、杜仲、熟地各120克，烧酒9550克。上药浸入酒中数日。饮用适量。久用健身延年。见《寿世编》。

【甘麦大枣粥】 小麦50克，大枣10枚，甘草15克。先煎甘草，去渣，后入小麦及大枣，煮粥。空腹食。功能益气宁心安神。适用于妇女脏躁，症见精神恍惚，时常悲伤欲哭，不能自持，或失眠盗汗，舌红少苔，脉细而数。见《金匮要略》。

【甘麦大枣汤】甘草9克，小麦15～25克，大枣10枚。水煎。温服，日3次。功能养心安神，和中缓急。适用于妇人脏躁，悲伤欲哭，呵欠频作，脾虚食少乏力。可久服，无所禁忌。见《金匮要略》。

【龙眼茶】龙眼肉5～10枚。放入碗中，隔水蒸熟取出，放入茶杯中，沸水冲泡。代茶饮。功能益智安神。适用于神经衰弱，体弱血虚，惊悸，健忘，失眠等症。无病常饮，能延年益寿。见《经验方》。

【龙眼酒】①龙眼肉不拘多少，上好烧酒适量。龙眼肉浸入酒内百日。适量饮。适用于心脾两弱，食少纳差，心神不宁，精神不集中，睡眠不实等症。见《万氏家抄方》。②龙眼肉1000克，好烧酒1坛。龙眼肉装入酒中，浸泡月余。随个人酒量慢慢饮。功能益智安神。适用于心脾两虚，食少纳差，心神不宁，精神不集中，睡眠不实等症。无明显症状，素体气血偏弱者亦可饮。见《万病回春》。

【龙眼粥】龙眼肉30克，粳米50克、白糖适量。水煮粳米做粥，将熟时放入龙眼肉煮数沸，加糖。早餐食。功能补益心脾，养血安神。适用于用脑过度，心脾两虚所致的健忘失眠、心悸多汗等症。见《饮食辨录》。

【龙眼大枣】龙眼肉、大枣各30克。二味煮后服食。功能健脾养心，益气补血。适用于气血不足，心悸怔忡，健忘失眠，面色无华，倦怠乏力，贫血及神经衰弱。见《中国药膳学》。

【龙眼鸡片】鸡脯肉400克，龙眼肉30克，生姜、葱各10克，鸡蛋2个，小白菜40克，调料适量。将龙眼肉洗净，生姜切薄片，葱切葱花，鸡脯肉去筋膜后切薄片，鸡蛋去黄留清，小白菜洗净；鸡片用蛋清、精盐、料酒、味精、胡椒粉、味精兑成滋汁；待锅内之猪油烧至五成热时，下鸡片滑散，捞出沥油；锅内留底油50毫升，待油六成热时，入葱、姜煸香味，随即倒入龙眼肉、滑好的鸡片及小白菜，并倒入滋汁翻炒几下，起锅装盘，淋上香油。随意食。功能补脾益肾，养心安神。适用于脾虚泄泻，浮肿乏力，血虚心悸，失眠健忘等症。无病常食，可益脑养神，增强记忆。见《家庭药膳》。

【龙眼烧鹅】鹅肉750克，龙眼肉50克，生姜、葱各15克，土豆150克，肉汤1500克，调料适量。鹅肉入沸水中余去血水，切成4厘米见方的块；葱洗净，姜洗净拍破，土豆去皮，切成滚刀块；待锅中菜油烧至七成热时，下鹅肉，炸成黄色捞起，再下土豆炸3分钟；锅内留底油50毫升，待热时下姜、葱煸出香味，再下料酒、酱油、胡椒粉、糖色各适量，入鹅肉块，武火烧开后，文火煨至鹅肉六成熟时，放入土豆块同烧至肉烂土豆酥时，拣出姜、葱不用，收汁装盘。随意佐餐或单食。功能益气养阴，补心安神。适用于阴虚所致之体虚消瘦，心悸，失眠，健忘及糖尿病等症。无病常食，可使形体丰满，肌肤健美。见《家庭药膳》。

【龙眼鸽蛋】龙眼肉15克，鸽蛋6个，冰糖40克。将龙眼肉洗净后放入锅内，注入清水500毫升，烧沸后煮20分钟，下冰糖；再把鸽蛋逐个打破下锅，煮约5分钟，起锅装碗。顿服。功能补肾益气，养心安神。适用于体虚腰膝酸软，心悸失眠，头晕健忘等症。见《家庭药膳》。

【龙眼猪心】猪心1个（约400克），龙眼肉30克，生姜15克，肉汤100毫升，调料适量。龙眼肉温水洗净，生姜洗净剁成姜末，葱洗净切成葱花，猪心洗净对剖成2块；猪心放蒸碗内，放入龙眼肉及精盐、料酒、酱油、胡椒、花椒、肉汤，大火上笼蒸40分钟；取出猪心，切薄片，装入盘中；再将蒸碗的原汁倒入锅内，下姜末、葱花、味精调味，用水豆粉勾清芡，放香油起锅，淋于心片上。佐餐或单食。功能养心安神。适用于惊悸，怔忡，自汗，不眠，健忘等症。见《家庭药膳》。

【龙枸燕窝汤】燕窝50克，冰糖250克，枸杞20克，龙眼肉20克。燕窝放入盛有开水的大碗内，加盖浸泡，再换清水，拣去绒毛，洗净污物，放入碗内，加清水150克，放入蒸笼内蒸30分钟，至燕窝涨发透，捞出盛入大汤碗里。龙眼肉、枸杞用温水浸泡几分钟后洗净。冰糖、枸杞、龙眼肉盛大碗内，加开水550克，入笼蒸化，去掉沉淀物，倾入装燕窝的大汤碗内。功能滋阴养血。适用于肺阴虚引起的潮热、盗汗、干咳，气血虚引起的视物昏花、心悸、失眠等症。见《养生食疗菜谱》。

【龙眼纸包鸡】龙眼肉20克，胡桃肉100克，嫩鸡肉400克，鸡蛋2个，胡荽100克，火腿20克，玻璃纸10张，调料适量。玻璃纸分摆于案上；鸡肉去皮，片成1厘米厚的片，用食盐、白糖、味精、胡椒粉各适量调拌腌后，置淀粉、蛋清、清水调成糊状上浆，分摆于玻璃纸上，并加少许胡荽、姜、葱细末和1片火腿；胡桃仁沸水泡后去皮，在油锅内炸熟，与龙眼肉均切细粒，二者亦分洒于鸡肉片上；将玻璃纸分别折成长方形纸包，置油锅中炸熟，捞出装盘。功能健脾补肾，益气养血。适用于精血不足之心悸、失眠、健忘，及病后体虚之食少、乏力、眩晕，面色无华，营养不良及神经衰弱。亦可作健身益寿常食之佳肴。见《中国药膳学》。

【龙眼枣仁饮】龙眼肉、炒枣仁各10克，芡实12克，白糖少许。枣仁、芡实洗净，与龙眼肉同放锅内。加清水适量，武火烧沸后，文火煎熬20分钟，去渣留汁，加白糖拌匀。代茶饮。功能养血安神，益肾固精。适用于血虚之心悸，怔忡，失眠健忘；肾虚之神倦，遗精等症。见《食物与治病》。

【龙眼枣仁茶】龙眼肉、枣仁（炒）各10克，芡实12克。煮汁。随意饮。功能益智安神。适用于心阴血虚，虚火内扰不能下济肾阴，以致出现心悸，怔忡，失眠，健忘，神倦，遗精等症。见《食物与治病》。

【龙眼枸杞粥】龙眼肉15克，枸杞10克，红枣4个，粳米100克。桂圆肉、枸杞、大枣、粳米分别洗净。沙锅置中火上，掺清水，加粳米煮开10分钟后加桂圆肉、枸杞、大枣煮稀粥。早晚各1次，空腹食。功能养心，安神，健脾，补血。适用于心血不足引起心悸怔忡，失眠健忘，纳差浮肿，自汗盗汗等症。见《养生食疗菜谱》。

【龙眼洋参饮】龙眼肉30克，西洋参6克，白糖少许。三者同置搪瓷盆内，加清水少许，隔水炖40～50分钟。每日睡前服10～20毫升。功能养心血，宁心神。适用于心神失养，心悸气短，失眠健忘等症。见《食物与治病》。

【龙眼洋参茶】龙眼肉30克，西洋参6克，白糖3克。放入带盖的碗中，置锅内隔水反复蒸，成膏状。每用1匙，开水冲调，代茶徐饮。功能益智安神。适用于心脏气血两亏而引起的心悸，气短，失眠，健忘，动则多汗而喘息，面色苍白少华，脉常见结代者。见《食物与治病》。

【龙眼莲子汤】龙眼肉12～15克，莲子（去心）12克，芡实10克，茯神9克。几味洗净，加术共煎后服。早晚各1次。功能补心脾，安心神。适用于心脾两虚，心悸，自汗，贫血，神经衰弱等症。见《补品补药与补益良方》。

【龙眼莲子羹】龙眼肉100克，鲜莲子

200克，冰糖150克，白糖50克，湿淀粉适量。龙眼肉冷水中洗净后控水；鲜莲子去皮、芯，于开水中氽透，捞出泡入冷水中；于锅内放750毫升清水，入白糖、冰糖，烧开撇去浮沫，放入龙眼肉、莲子，湿淀粉勾芡下入，沸后盛入碗中。功能补益心脾，养血安神。适用于血虚心悸，健忘失眠，脾虚泄泻，病后体虚，年老体弱，神经衰弱等症。见《滋补保健药膳食谱》。

【龙眼怀药糕】怀山药500克，白糖200克，熟面粉100克，熟莲子、蜜饯青梅、桂圆肉、花蛋糕、白瓜子仁各26克，猪油、蜂蜜、蜜饯樱桃各少许。山药研粉，熟面粉、白糖加水揉成圆形，放平盘内，按成圆饼；用莲子、樱桃、桂圆肉、花蛋糕（切成菱形片）、瓜子仁，从外沿向内，分别摆上5圈，青梅（切成柳叶片）在当中摆成花叶形，余下花蛋糕切成小丁备用；用一张大绵纸盖于怀药面饼上，上笼蒸约15分钟，取出去纸，撒上花蛋糕丁作花；再于勺内放适量清水，加蜂蜜，武火烧沸，打去浮沫，入淀粉勾芡，加猪油后浇于饼上。作点心，早晚餐。功能健脾益气，补血养心。适用于心脾两虚，失眠健忘，自汗惊悸，便溏泄泻等症。见《民间食谱》。

【龙眼枣仁锅炸】面粉100克，龙眼肉20克，酸枣仁20克，湿淀粉25克，干淀粉50克，鸡蛋1个，熟芝麻5克，菜油500克（耗80克），清水250克，白糖150克。龙眼肉切粒，酸枣仁烘干研末。鸡蛋去壳入碗内，加面粉、枣仁末、龙眼粒、湿淀粉、清水，用竹筷搅匀，搅至面粉无小颗粒后，再慢慢加入清水100克，边加边搅，搅成稀糊状。炒锅置旺火上，掺清水100克烧开，将调好的糊浆慢慢倾入开水锅中，边倒边用小杆棒速搅，搅匀至浓缩起大泡，不粘锅时即熟。倒在抹好油的平盘中，按成1.5厘米厚的一块，晾冷后切成长3.5厘米，宽1.5厘米的锅炸坯，裹上干细淀粉待用。炒锅置旺火上，下油烧至八成热，放入锅炸坯入油内炸4～5分钟捞起，待锅内油温升高至八成热时，将其入锅炸成金黄色起锅。锅置小火上，加清水100克烧开。放白糖炒化，糖汁冒大气泡翻白时，即入锅坯炒匀，撒上芝麻出锅。功能补益心脾，养血安神。适用于由思虑过度，劳伤心脾，暗耗阴血所致的面色萎黄，心悸怔忡，健忘失眠，多梦易惊等症。见《养生食疗菜谱》。

【龙眼杞子桑椹汤】龙眼肉15～20克，枸杞子、桑椹各15克。水煎服。功能益心肾，养头目。适用于经常头晕目眩，心悸健忘等症。见《补品补药与补益良方》。

【归参山药猪腰】猪肾（猪腰）500克，当归、党参、山药各10克，调料适量。猪肾一剖两半，剔去筋膜、臊腺，洗净；当归、党参、山药装入纱布袋内，扎口；二者同置盆内，加水适量，武火隔水炖至猪肾熟透；捞出猪肾。冷却后切成薄片装盘，拌入酱油、醋、姜丝、蒜末、麻油等。功能益气，养血，补肾。适用于老人血虚肾亏，心悸气短，腰痛酸软，失眠自汗等症。见《百一选方》。

【归脾桃仁脆饼】面粉500克，炒花生仁150克，鸡蛋清5个，白糖300克，熟菜油80克，苏打3克，党参30克，黄芪10克，白术10克，茯苓15克，酸枣仁10克，龙眼肉15克、生姜15克，当归9克，远志6克，炙甘草6克，木香6克，红枣15克。中药去净灰渣，烘干，制粉末。花生仁去衣。用3个鸡蛋清倾入碗内捭泡。将白糖、菜油、中药粉末及清水100克，与蛋泡一起倒入面粉中，调匀揉成面团，用于湿纱布盖好，放置30分钟，揪成20个面团，按成薄圆饼。另用两个蛋清捭泡，刷在面饼上，撒上花生仁碎瓣，稍拍一下，放在盘内，入烤箱烤熟。功能补血益气，健脑安神。适用于气血两虚所致体倦乏力，失眠健忘，月经过多等症。见《养生食疗菜谱》。

【四子滋补丸】柏子仁、松子仁、枸杞子、女贞子各等份。四者干燥后研细末，炼蜜为丸。每丸重10克。每服1～2丸，早晚空腹服。功能强壮身体，益寿安神。适用于神经衰弱属阴虚者，难以入眠或早醒，头晕目眩，腰膝酸软等症。为老年人和阴虚体弱者的补益之品。见《疾病的食疗与验方》。

【四物肝片汤】羊肝200克，熟猪油12克，熟地10克，当归6克，川芎6克，白芍8克，炒枣仁6克，枸杞10克，精盐6克，旱莲草6克，味精2克，胡椒粉1克，水发木耳20克，绍酒2克，湿淀粉20克，黄花10克，酱油3克，鸡汤400克。中药去净灰渣，煎药汁，去沉淀。羊肝洗净，切薄片，加精盐2克，酱油、绍酒、湿淀粉调匀。炒锅置旺火上，加药汁、鸡汤、木耳、黄花，煮开后将木耳、黄花捞入汤碗内，肝片抖散下锅，汤开时，撇去泡沫，肝片浮出时，加盐、胡椒面、熟猪油、味精，盛入碗内。功能补血养肝，明目安神，舒心理气。适用于夜盲症，眼花心悸，失眠，健忘，妇女月经失调等症。见《养生食疗菜谱》。

【生煸枸杞叶】枸杞叶6克，冬笋50克，水发冬菇50克，白糖6克，调料适量。冬笋、冬菇切成细丝，待锅中猪油七成热时下入，略炒后倒入枸杞叶，颠翻数下，加食盐、味精、白糖，再翻几下，起锅装盘。功能养血安神，清热化痰。适用于血虚有热，心悸怔忡，烦热不眠；肺热咳嗽，痰黄黏稠；火毒目肿，疮疖，神经衰弱，气管炎，及化脓性感染。常食有防癌之效。见《中国药膳学》。

【生蚝猪瘦肉汤】鲜生蚝（肉）150克，猪瘦肉150克。二者加水适量，煮汤，食盐调味，佐餐食。功能养血宁心。适用于阴虚烦躁，夜睡不宁，及心血虚心悸，怔忡等症。见《饮食疗法》。

【白木耳炖肉】白木耳15克，瘦猪肉500克，红枣10枚，冰糖适量。白木耳泡发，除去根蒂，拣去杂质，撕成小瓣，瘦猪肉切成小块，冰糖捣碎；再将三者与红枣同放锅中，加清水适量，置武火烧沸后，文火炖熬至白木耳熟透。随意食。功能补肾益中。适用于脾肾不足之虚劳证，眩晕乏力，动则气喘，神疲健忘等症。见《食物与治病》。

【白芍灵芝饮】白芍、灵芝各10克。白糖适量。白芍、灵芝煎水取汁后，加白糖调味饮服。功能敛阴抑阳，安神健胃。适用于神经衰弱，失眠健忘，食欲不振等症。见《中国药膳学》。

【白糖百合汤】白糖30～50克，百合50～100克。水煎1小时后，取汤顿饮，或代茶频饮。功能润肺止咳，清心安神。适用于肺阴不足之干咳无痰，盗汗；心阴不足，虚热扰神之心烦不安，失眠等症。见《疾病的食疗与验方》。

【白娘子还魂汤】灵芝草15克，母鸡1只，调料适量。灵芝草洗净切薄片，装入洗净母鸡腹内；再将鸡放入锅中，加水适量，并放入料酒、葱、姜、食盐、胡椒面各适量，武火浇沸后改文火煨炖至鸡肉酥烂。饮汤食肉。功能益精养神。适用于肾虚精亏，耳鸣耳聋，腰膝酸软，失眠健忘，神经衰弱，消化不良等症。见《天府药膳》。

【白术酿酒补心定志气方】白术（切）、地骨皮、荆实各35000克，菊花12000克，上药用水180000毫升煎取90000毫升，去滓澄清，取汁酿，米60000克，用曲如常法酿，酒熟，依病人酒量服。常取半醉，勿令至吐。功能益智健脑，养心安神。适用于心虚寒，年老气性反常，心手不随，语多错忘。见《备急千金要方》。

【芝麻核桃糖】黑芝麻250克，核桃仁250克，红糖500克。黑芝麻、核桃仁炒熟；红糖放入锅内，加清水适量，文火熬至糖液黏稠，挑起呈丝状时，停火，入芝麻、核桃仁，拌匀；倒入涂有植物油的搪瓷盘内，稍冷，切块。每服5～15克，日3次。功能补肾健脑，乌须黑发。适用于肾虚腰痛，头目眩晕，失眠健忘，须发早白，脱发等症。见《中国药膳学》。

【芝麻枣仁虾糕】芝麻150克，枣仁10克，虾仁200克，猪肉100克，远志10克，鸡蛋3个，面包片24片及各种调料。枣仁、远志为细末；虾仁、猪肉剁成茸；鸡蛋清、精盐、味精、胡椒面、湿淀粉调匀，搅面酱；芝麻洗净、晾干；鸡蛋糊、干淀粉调制成粉；将面包片两片分别抹上粉和酱，一面撒上芝麻，放入五成热的油锅内炸成金黄色，捞起放条盘一端；另一端放生菜（洗净、切成丝、用白糖、醋、香油调拌）。功能补肝肾，安心神。适用于肝肾阴虚，心气不足，眩晕耳鸣，腰膝酸软，心悸少寐等症。见《百病饮食自疗》。

【芝麻核桃糖蘸】红糖500克，炒熟之黑芝麻、核桃仁各250克。红糖放锅内，加水少许，小火熬煮至较稠厚时，加黑芝麻、核桃仁，调匀即停火。趁热将糖倒在表面涂过食用油的大瓷盘内，待稍冷，将糖压平，用刀划成小块。随时食。功能健脑补肾，乌发生发。适用于健忘，头发早白，脱发等。见《家庭药膳手册》。

【百合面】百合、面粉各适量。百合晒干，研细末，和面作饼，以植物油煎食。功能清心安神，益气养血。适用于心神不安，烦躁等症。见《山家清供》。

【百合粉粥】百合粉30克，粳米50克。共煮粥，空腹分2次服。功能润肺止咳，清心安神。适用于肺阴不足，肺痨久咳，咳唾痰血；热病后余热未清，虚烦口渴；神志恍惚，心悸怔忡等症。见《食物本草会纂》。

【百合杏仁粥】鲜百合50克，杏仁10克，粳米50克，白糖适量。杏仁用温水浸泡，去皮尖，捣碎，与百合、粳米煮粥，加白糖适量。早晚食。功能润肺止咳，养心安神。适用于病后虚热，干咳少痰，虚烦不眠等症。风寒咳嗽，脾胃虚者不宜服。见《实用中医营养学》。

【百合枣龟汤】龟肉60克，百合30克，红枣10枚。龟肉切块，大枣去核，3味共煮，加调味品，龟肉熟后，饮汤食肉。功能滋阴养血，补心益肾。适用于心肾阴虚所致之失眠、心烦、心悸等症。见《补品补药与补益良方》。

【百合银耳羹】百合50克，去心莲肉50克，银花25克，冰糖50克。银耳泡发去蒂，洗净。百合、莲肉加水煎煮，沸后加入银耳，文火煨至汤汁稍黏，加冰糖。睡前服。功能宁心安神。适用于失眠，健忘，焦虑，多梦等。见《食用菌饮食疗法》。

【百合糯米粥】百合粉30克，糯米100克，冰糖适量。糯米煮粥，沸后加百合，文火煮至粥熟，入冰糖。早晚食。功能润肺止咳，养心安神。适用于阴虚肺燥诸症，神经衰弱，肺结核，慢性气管炎，妇女更年期综合症等。见《良药佳馐》。

【百益长春酒】党参、生地、茯苓各90克，白术、白芍、当归、红曲各60克，川芎30克，木樨花500克，桂圆肉240克，高粱酒15000毫升，冰糖1500克。上药共碾粗末，盛入绢袋，酒浸泡，5天后滤取澄清酒液，加入冰糖。按个人酒量大小适量饮。适用于气血不足，心脾两虚之气少乏力，食少脘满，睡眠欠安，面色无华，气虚血弱，筋脉失于濡养，肢体运动不遂者。见《中国医学大辞典》。

【百合鸡子黄汤】 百合45克，鸡蛋1枚。百合浸1宿，出白沫捞出，用清水煮；将鸡蛋打开，去清，将黄倒入百合汤内，搅匀再煮，入白糖调味。功能滋养心肺而安神。适用于大病后气阴两伤，心神不宁，百合病，妇女癔病，神经性呕吐等。见《金匮要略》。

【虫草牛髓】 牛骨髓150克，虫草5克，山药10克，生姜、葱等调料适量。牛髓装入瓦盂中，放入山药粉、虫草、精盐、胡椒粉、料酒、葱段、姜片、清水、味精，盖上盅盖，大火上笼，蒸1小时。分次服用。功能补精益智，壮腰安神。适用于精血亏少，虚劳羸瘦，健忘失眠，腰膝酸软等症。尤宜于少年，是益智保健的良好食品。见《家庭药膳》。

【虫草速溶晶茶】 人参、冬虫夏草。制成黄褐色颗粒。市场有售，每袋2克。开水冲溶，代茶饮。适用于神经衰弱，疲劳过度，精神不振等症。为营养滋补品。见《全国医药产品大全》。

【虫草山药烧牛髓】 冬虫草6克，山药30克，牛骨髓100克，调料适量。牛髓洗净蒸熟。将洗好之虫草、山药与牛髓同放入瓦器内盖好，隔水炖熟，食时调味。吃髓饮汁，随意食。功能益精填髓，补脑安神。适用于肾阴虚损，精髓不足，腰膝疲软，头晕耳鸣，失眠健忘等症。见《良药佳馐》。

【朱砂猪心】 朱砂3克，猪心1个。猪心剖开，放入朱砂，用线扎好，煮熟连朱砂一起服。功能宁心安神。适用于心悸，失眠等症。见《中国药膳学》。

【朱砂蒸鸡肝】 朱砂0.3克，鸡肝2具，味精、盐少许。鸡肝洗净，切成2厘米长，1厘米厚的块；朱砂为细末，与鸡肝拌匀，盛于碗内，武火蒸熟。功能养肝明目，宁心安神。适用于肝虚目暗，视力减退，夜盲，小儿疳目，眼角膜软化，心神不安等症。见《家庭食疗手册》。

【竹参心子】 玉竹参50克，猪心500克，调料适量。玉竹参洗净，切米粒状，稍润，放锅内，煎煮2次，共取汁1500克；猪心剖开，洗净血水，与药汁、葱段、姜末、花椒一起煮至六成熟，捞出晾凉，卤汁锅内，文火煮熟捞起，擦净；再将卤汁、盐、糖、味精、芝麻油加热成浓汁，均匀地涂于猪心内外。功能滋养肺胃，宁心安神。适用于心阴不足之惊悸心烦，失眠，多梦，健忘；肺阴不足之干咳，久咳；胃阴不足之烦渴，不思饮食等症。为冠心病，肺心病，糖尿病，肺结核患者之膳食。见《中国药膳学》。

【延龄酒】 枸杞子240克，龙眼肉120克，当归60克，炒白术30克，大黑豆100克，白酒5000毫升。上药切片或粉碎，以绢袋盛，浸酒中，容器封固10天。每饮1盅，日2次。功能益智安神。适用于精血不足，脾虚湿困所致的头晕，心悸，睡眠不安，目视不明，食少困倦，筋骨关节不利等症及平素偏于精血不足，脾气不健者。无明显症状，宜常服，有保健延年的作用。（验方）。

【延龄聚宝酒】 何首乌（赤白兼用）、生地（酒炒）、槐角子（炒黄色）、干菊花、茯苓、熟地、莲心、桑椹子各240克，天冬（去心）、石菖蒲、五加皮、苍术（米泔浸1宿）、枸杞子、黄精、细辛、白术、防风、人参、麦冬（去心）、苍耳子（炒）、肉苁蓉（酒浸）、沙苑子、天麻、白蒺藜、甘草（炙）、牛膝、杜仲（姜汁炒）各120克，当归60克。上药入绢袋内，用无灰好酒 10000 毫升浸渍，春 10 日，夏7 日，冬14 日。每服15 毫升，五更空心服，午间再服。忌生冷、生葱、生韭腥、白萝卜。将药渣取出后晒干研末，炼蜜丸，如梧桐子大。每服 50 丸，空心无灰酒送服。功能益智耐老，清心明目，乌须黑发。见《济阳纲目》。

【合欢花粥】合欢花干品 30 克（鲜品 50 克），粳米 50 克，红糖适量。同入沙锅内，加清水 500 毫升，文火煮粥稠。每晚于睡前 1 小时空腹温服。功能安神解郁，活血，消痈肿。适用于忿怒忧郁，虚烦不安，健忘失眠等。见《家庭药膳手册》。

【羊头肉方】白羊头去净毛、洗净，加葱、姜、黄酒、盐、味精等调料煮熟，吃肉饮汤。功能补虚益损。适用于风眩、羸瘦，小儿惊痫，五劳七伤，心虚惊悸等症。见《食医心鉴》。

【羊心大枣汤】羊心1 具，大枣 15 ~20 枚。羊心洗净，切片。大枣洗净掰开。2 味加水适量煮至羊心熟烂。食肉与大枣，饮汤。功能补益气血，宁心安神。适用于气血两虚，心悸症。见《补品补药与补益良方》。

【壮味酒】五味子 955 克，米酒或高粱酒 3000 毫升。五味子晒干后与酒同入瓶内密存 4 个月。每日饭前及睡前饮 2 ~3 小杯。功能镇静安神，补肾壮阳，滋养回春。心、肝、肺有病禁用。见《中国帝王媚药补酒》。

【江珧柱猪瘦肉汤】江珧柱（干贝）30 ~50 克，猪瘦肉 200 克。加水炖汤，食盐调味。佐餐。功能滋阴补肾。适用于肾阴虚心烦口渴，失眠，多梦，夜尿多等。见《饮食疗法》。

【安神茶】①龙齿 9 克，石菖蒲 3 克，白糖适量。龙齿煅过，研碎；石菖蒲切碎，同用水煎服。每服 1 剂，日 1 次，代茶饮。功能安神。见《慈禧光绪医方选议》。②茯神（研）、枣仁（炒、研）各10 克。同煎，冲朱砂末 1 克。代茶饮。适用于心气不足所致的虚烦不眠。见《光绪皇帝代茶饮方》。

【冰糖百合】百合 150 克，青梅 30 克，冰糖 150 克，白糖 100 克，桂花少许。百合洗净，蒸透；锅中加清水 400 毫升，放入冰糖、桂花，加热，待糖化汁浓时，加百合、青梅。功能清心安神，润肺止咳。适用于热病后神志不安，虚烦不寐，惊悸，肺虚久咳，干咳咽痛等症。见《滋补保健药膳食谱》。

【冰糖湘莲】莲子（湘莲）120 克，冰糖 180 克，鲜菠萝 30 克，罐头青豆、罐头樱桃、桂圆肉各 15 克。莲子去皮、心，放碗中加清水 50 克，蒸至软烂；桂圆肉用温水洗净，鲜菠萝去皮，切成三分见方的丁。冰糖放锅中，加水 500 克煮沸，待冰糖完全溶化，滤去渣，再将糖液倒回锅内，加青豆、樱桃、桂圆肉、菠萝，煮开。将蒸熟的莲子去水，盛入大汤碗内，再将煮开的冰糖及配料一齐倒入大汤碗，莲子浮在上面。佐餐食。功能补肾健脾，养心安神。适用于遗尿，遗精，失眠等。健康人服用能防病强身。见《家庭药膳学》。

【冰糖梅花子】莲子（去心）150 克，银耳 25 克，冰糖 200 克，桂花卤少许。莲子水发后用温水洗 2 ~3 遍，倒入碗中，加开水浸过，上屉蒸 50 分钟取出；银耳发好洗净，去黄根，掰成小块，蒸熟；锅中加水 1500 克，加热，放入冰糖，桂花卤烧开，去浮沫，放入银耳略烫一下，捞在大碗内，倒入蒸熟的莲子，将锅内的冰糖汁浇上。功能滋阴润肺，补脾安神。适用于心烦失眠，干咳少痰，口燥咽干，食少乏力等症。健康人食用可开胃进食，增强体质，消除疲劳。见《滋补保健药膳食谱》。

【冰糖银耳汤】银耳10克，冰糖适量。银耳温水泡开，摘去蒂头，洗净，分成片状，放锅中，加入冰糖和水，武火煮沸，文火煮至银耳烂熟。功能润肺生津，滋胃养阴。适用于肺燥干咳，痰中带血；胃肠燥热，便秘下血；阴虚型的高血压，动脉硬化症，眼底出血，失眠等症。见《四季药膳》。

【冰糖哈什蚂】哈什蚂油25克，冰糖250克，糖桂花少许，黄酒20克。哈什蚂油放碗中，加清水500克，黄酒20克，入屉武火蒸2小时取出；撕去黑丝膜，加清水适量，黄酒10克，复入屉蒸2小时；此时油粒张开如花朵，捞出，再加清水250克，冰糖250克，糖桂花少许，上屉武火蒸1小时。空腹食。功能补肺滋阴，填精益血，补虚退热。适用于病后体虚，肾虚阴亏，腰膝酸软，五心烦热，神经衰弱，精力不足，肺虚咳嗽，产后无乳，其他消耗性疾病。见《良药佳馐》。

【冰糖蒸莲子】干莲子300克，冰糖250克，蜂蜜100克，网油1方（约200平方厘米），棉纸1张。锅内注入热水，淹没莲子，置火上，用锅刷反复搓刷（锅内水微开为度），待红衣脱尽后，迅速离火，温水冲洗干净，切去两头，捅出莲心再将莲子上屉蒸烂，取出；另用一碗铺上网油，拢上莲子，洒上冰糖，用湿棉纸封口，蒸至极烂；将碗内汁滗出，倒于火勺内，加蜜收浓汁，蘸莲子食。功能养心安神，健脾止泻，补肾固精。适用于肺虚泄泻，肾虚遗精，尿频，带下清稀，腰膝无力及心悸不宁，虚烦不眠等症。为神经衰弱，慢性肠炎，病后体虚，老年体弱者之膳食。见《中国药膳学》。

【红烧鸭子】白鸭1只1300克，红枣120克，精盐12克，胡椒面2克，绍酒50克，姜、葱、湿淀粉各15克，味精1克，糖2克。鸭宰杀后放尽血，褪毛，去茸毛洗净，从鸭背尾部横开一个口，取出内脏，去掉鸭骚，扯下鸭舌，宰去鸭脚，洗净，入开水中氽一下捞起。擦干油水，用绍酒抹遍全身，放入七成热油锅内炸至淡黄色出锅。红枣洗净待用。锅置旺火上，掺清水2500克，用猪骨垫底，放入鸭子烧开，撇净泡沫，加姜、葱、胡椒、绍酒，中火烧1小时，小火煨至七成熟，加红枣、精盐，待鸭子熟透、枣香时，取出鸭子，鸭脯向上摆于盘中，拣去姜、葱、猪骨。另将原汤汁入锅，加味精、湿淀粉入锅勾芡汁，淋于鸭身。功能补脾益气，养胃，利水消肿。适用于身体虚弱，脾虚泄泻，劳热骨蒸，心悸失眠，营养不良等症。见《养生食疗菜谱》。

【红糖猪脑】猪脑1具，红糖适量。猪脑用水洗去血，摘去筋膜，治净放碗内，放屉上武火蒸熟，加红糖。随意食。功能补髓健脑。适用于血虚头晕及肝肾虚头晕。见《良药佳馐》。

【红扒猴头蘑】干猴头蘑200克，鸡汤250克，调料适量。猴头用热水泡软，捞出挤干，从根部往上批成片，加清汤上屉蒸（中间换2次汤）至酥烂，猪油75克烧热，放入酱油、料酒、精盐、味精、白糖和鸡汤，再将猴头蘑片放入，烧沸后，用淀粉勾芡，边淋入水淀粉边搅动，加入熟猪肉25克和香油，再晃动几下锅。功能和中安神。适用于消化不良，胃溃疡，神经衰弱，胃癌等消化系统的恶性肿瘤。见《滋补保健药膳食谱》。

【红枣木耳汤】红枣15克，黑木耳15克，冰糖适量。红枣、木耳温水浸泡洗净，放碗中，加冰糖，隔水蒸1小时。吃木耳、红枣，喝汤。功能养阴补血。适用于血虚，面色苍白，倦怠无力，头晕心悸，食少失眠，低热，高血压，动脉硬化，便血，月经过多，白带过多等症。见《药膳食谱集锦》。

【红枣炖羊心】羊心1个，红枣10枚。羊心洗净，切片；红枣洗净去核，共入锅炖至羊心熟，加食盐调味。饮汤，食羊心及枣。功能补气养心安神。适用于气血不足，心悸自汗，倦怠，少气乏力，嗜睡等症。见《百病饮食自疗》。

【红枣葱白糖】红枣30枚，葱白50克。红枣洗净泡发；葱白带须洗净，红枣先煮20分钟，加葱白，文火煮10~15分钟。或加糖少许。吃枣饮汤。功能养血安神，适用于心神不安，神经衰弱，失眠多梦，智力减退等症。见《良药佳馐》。

【红黄安神羹】新鸡蛋黄2枚，灯心草9克，朱砂（研细）3克。灯心草放锅中，加水100毫升，文火煮30分钟，取汁。加蛋黄、朱砂末拌匀，隔水蒸熟。功能清心除烦，安神定惊。适用于心经有热，心烦不眠，心神不宁等症。见《中国食品报》。

【红枣玉竹枣仁汤】红枣20个，玉竹10克，酸枣仁10克，白糖半匙。红枣用温水浸泡片刻，洗净滤干；酸枣仁打碎，与玉竹一起倒入小瓦罐内，加冷水1大碗，小火煎至大半碗滤出药汁，弃渣。将红枣、药汁倒入小沙锅内，加白糖半匙，小火炖20~30分钟，剩汁小半碗，红枣已熟时，离火。当点心吃。功能养肝健脾，安神强心，润燥。适用于脾胃不健，胃纳不佳，口干失眠等症。见《常见慢性病食物疗养法》。

【远志莲粉粥】远志30克，莲子15克，粳米50克。远志泡去心皮为粉，莲子研粉，再煮粳米粥候熟，入远志和莲子粉，再1~2沸。随意食。功能补中，益心志，聪耳目。适用于健忘，怔忡，失眠等症。见《良方》。

【花生红糖羹】花生米、红糖各150克，糯米粉15克。花生米加红糖及水适量，文火煮至熟烂，将糯米粉调芡，淋入锅内，搅匀温服。功能补中益气，养血利水。适用于妊娠气血不足，倦怠少气，心悸少寐，头晕，食少水肿等症。见《膳食保健》。

【花生衣红枣汤】花生仁衣6~9克，红枣10枚，党参15克。3味水煎，每天服1次，7天为1疗程。功能益气摄血。适用于血小板减少性紫癜，气不摄血，反复出血，周身有斑，兼有鼻衄，齿衄，头晕目眩，面色苍白，唇甲不华，神疲体倦，食欲不振，心悸，动则气短心跳，震颤多汗，舌质淡等症。见《疾病的食疗与验方》。

【花生米大枣红烧猪蹄】猪蹄1000克，花生米（带皮）100克，大枣40枚，料酒25克，酱油60克，白糖30克，葱段20克，生姜10克，植物油500克，调料适量。花生米、大枣洗净浸润；猪蹄除去毛桩洗净，入锅内加水煮至四成热时捞出，用酱油拌匀。另将锅内植物油烧至七八成熟时，放入猪蹄，炸至金黄色捞出，放入沙锅内加水，同时放入花生米、大枣、料酒、白糖、葱段、花椒、八角茴香、生姜、味精，烧沸后用小火炖烂。随意食。功能补中益气，养血安神。适用于气血不足，面色萎黄，倦怠少气，头晕目眩，心悸失眠，贫血，血小板减少性紫癜，白细胞减少等症。见《滋补保健药膳食谱》。

【苍术山药粥】苍术6克，山药10克，粳米15克。苍术水煎取汁；山药打碎浸泡，与粳米同煮为糜粥，兑入药汁调匀食。日1剂，7日为1疗程。功能健脾益气，补虚。适用于小儿睡眠不安，夜啼，哭闹，烦躁兴奋，易惊，食欲减退，多汗，头部尤甚等症。为佝偻病患儿的膳食。见《百病饮食自疗》。

【杞精膏】枸杞子、黄精各等份，2味加水，小火多次煎熬取汁，浓缩后加蜂蜜适量，调匀，蘸沸，待冷备用。每次1～2汤匙，沸水冲服。功能补肝肾，益精血。适用于早衰，肝肾精血不足，腰酸体倦，耳鸣头晕，健忘，容颜衰减等症。见《食疗本草学》。

【杞枣鸡子】枸杞子25克，大枣6～8枚，鸡蛋2个。鸡蛋、大枣洗净，与枸杞子加水同煮，待鸡蛋内定形后，取出，剥去蛋壳，再放回锅煮至蛋熟。食蛋喝汤。功能益气血，养肝肾。适用于气血亏虚，肝肾不足，倦怠乏力，食欲不振，少眠多梦，健忘头晕等症。为青壮年体虚者的膳食。见《百病饮食自疗》。

【杞子鸡蛋汤】枸杞子30克，鸡蛋2个。同煮，蛋熟后取出去壳再煮。饮汤食蛋。连服3～5天。功能养肝肾，补气血，益精血。适用于肝肾不足，头晕目眩，视力减退，贫血，神经衰弱，慢性肝炎等病证。见《补品补药与补益良方》。

【杞子南枣煲鸡蛋】枸杞子15～30克，南枣6～8个，鸡蛋2个。洗净同煮至鸡蛋熟，取出鸡蛋，去壳，入锅再煮片刻。吃蛋喝汤。功能补虚劳，益气血，健脾胃，养肝肾。适用于神经衰弱头晕眼花，精神恍惚，心悸，健忘，失眠，体质虚弱，贫血，慢性肝炎，视力减退，肾虚遗尿，夜尿增多，肺结核，一切慢性消耗性疾病。见《饮食疗法》。

【豆麦茶】黑豆30克，浮小麦30克，莲子7个，黑枣7个。同煮汁，滤渣，调入冰糖少许令溶。代茶饮。功能益智安神。适用于心肾不交引起的虚烦不眠，夜寐盗汗，神疲乏力，记忆力减退，健忘等症。（验方）。

【豆豉酱猪心】猪心1000克，豆豉、甜面酱及调料适量。猪心洗净，放入锅内，加入清水适量，调入葱、姜、豆豉、甜面酱、酱油、黄酒，武火烧沸，文火炖熟烂，取出猪心，稍冷，切片。佐餐食。功能补心安神。适用于心血不足，心悸怔忡，心烦不寐，产后惊悸抽风等症。见《食医心鉴》。

【龟肉百合红枣汤】龟肉250克，百合50克，红枣10枚。3味加水煮汤，调味食。功能滋阴补血。适用于阴虚心烦，失眠心悸等症。不宜与猪肉、苋菜、瓜等同食。见《中国药膳学》。

【疗耳聋煎饼】三生面500克，熟火腿50克，抓酥面50克，鲜猪肉450克，菜油150克，味精2克，精盐5克，熟地40克，山药30克，山茱萸10克，茯苓20克，泽泻10克，丹皮6克，五味子10克，磁石80克。将山药、茯苓、丹皮、磁石、熟地、山茱萸、泽泻、五味子去净灰渣。磁石煅后放入醋内。中药入沙锅内煎取药汁。猪瘦肉洗净，与熟火腿切细剁茸，加味精、精盐、药汁调均匀成馅。其余药汁用来制三生面团。扯成25克的面剂，按扁擀成“牛舌片”、抹一层很薄的抓酥面，由外向里裹成圆筒，按成皮，包馅心25克，封口捏拢，按成直径5厘米的圆饼。平锅置小火上，烧至五成热，下菜油，放入圆饼煎烙成浅黄色，翻面，再煎烙两面成黄色至熟，起锅入盘。功能滋补肝肾。适用于肝肾不足所致的耳鸣、耳聋、失眠等症。见《养生食疗菜谱》。

【怀山枸杞炖猪脑】猪脑1具，怀山药30克，枸杞子10克。加水适量，炖汤食。日或隔日1次。功能滋肝肾，益精血，补脾肺，明目，安神。适用于肝肾不足，气血亏虚，腰酸足软，头晕眼花，头痛失眠等症。见《家庭食疗手册》。

【补心酒】麦冬60克，柏子仁、白茯苓、当归身、龙眼肉各30克，生地45克，无灰酒5000毫升，上药切碎，盛绢袋中，酒浸泡，容器密封7天。随个人酒量饮。功能养血安神。适用于阴血不足，心神失养所致的心烦，心悸，睡眠不安，精神疲倦，健忘等症。（验方）。

【补气养血酒】破故纸、熟地、生地、天冬、麦冬、人参、当归、川芎、白芍、云苓、柏子仁、砂仁、石菖蒲、远志各30克，木香15克，好酒2000克。上药捣碎，用白布袋盛，置于瓦器中，注入酒，煮熟，去渣、候冷、收贮备用。每日温饮10～20毫升，不拘时候。适用于气血不足，脾胃虚弱，怔忡健忘，头目昏花等症。（验方）。

【补脑宁神羹】银耳6克，猪脑（或羊脑、牛脑）2具，黑木耳、香菇各6克，鹌鹑蛋3个，首乌汁2汤匙，调料适量。银耳、黑木耳水发洗净切碎；猪脑洗净，蒸熟切丁。银耳、黑木耳、香菇、猪脑同放入沸水内煮熟，打入鹌鹑蛋，兑入首乌汁，调味，湿淀粉勾芡成羹。单食或佐餐。功能补脑安神，益肝肾，养气血。适用于气血亏虚，面色萎黄，食少乏力，头晕目眩，心悸失眠；肝肾不足，腰膝酸软，须发早白，或用脑过度，神经衰弱等症。见《良药佳馐》。

【补益大枣粥】大枣7枚，青粱粟米（青粱米）60克～100克。大枣洗净，入锅先煮，至熟烂去渣，入青粱米煮粥，温服。功能补中益气，养营安神。适用于中风，心悸，惊恐，四肢沉重，倦怠乏力等症。见《圣济总录》。

【补益杞圆酒】枸杞子、龙眼肉各60克，好白酒500克。上药浸入酒中，封固7天。每饮1小杯，日1～2次。适用于头晕目眩，目昏多泪，腰酸肢倦，健忘，失眠，神志不安等症。无明显症状者饮用，有滋补营养之功效。见《中国医学大辞典》。

【补肾养心核桃膏】核桃肉300克，黑芝麻、女贞子、生地各250克，冰糖、蜂蜜各500克，柏子仁、龟板各100克，黄酒4匙。核桃肉用温水浸泡润胀，剥去衣；芝麻淘洗净，滤干，中火炒至发出响声后离火，冷后，研碎；女贞子、生地、柏子仁、龟板倒入瓦罐内，加冷水浸泡1小时，中火烧开后，小火煎30～40分钟，取汁一碗，加水再煎，取汁大半碗。2次药液倒入沙锅，加入冰糖、蜂蜜，中火烧开后，倾入黄酒，小火煎15分钟，再加入芝麻、核桃，不断搅拌，继续煎炼15～30分钟，冷却装瓶。每次1～2匙，用热米汤或开水化开服食，核桃、芝麻嚼细咽下，日2次。2个月为1疗程。冬季食用最宜。功能滋阴补肾，宁心火，养心血，润五脏。适用于肾水亏，肾阳不足，腰膝酸痛，心悸失眠等症。见《常见慢性病食物疗养法》。

【补肾益精乌龟汤】肉苁蓉60克，覆盆子30克，乌龟1000克，精盐、黄酒少许。精盐半匙，用开水泡，冷却，肉苁蓉、覆盆子快速洗净，用冷却的淡盐水浸泡1小时；乌龟宰杀后，从侧面剖开，去内脏，洗净，用烫水去膜，连壳放入大沙锅，加肉苁蓉、覆盆子连浸泡的淡盐水，再加冷水浸没，旺火烧开，加精盐半匙，小火慢煨4小时，至龟甲散开，龟肉酥烂。吃肉喝汤，空腹饭前、临睡前服食，每次1大碗，日2次，2天服完。功能补肾壮阳，养阴固精。适用于神经衰弱，身体素弱，肾阴阳两虚，泄精，遗尿等病证。见《常见慢性病食物疗养法》。

【灵芝兔】灵芝30克，兔1只，卤汁等调料适量。灵芝去杂质，切碎，入菜油锅内炸酥；兔宰杀后，剥去皮毛，除去内脏、爪，洗净，入沸水锅内，汆去血水，放入锅内，加水、葱、生姜、食盐、花椒，煮熟捞出，稍凉后，再放入卤汁锅内卤1小时，捞出晾冷，切2厘米见方的块，放盘中，味精用芝麻油调匀，倒入盘中，边拌边撒入灵芝酥，或将灵芝酥放入盘逸。功能补中益气，养心安神。适用于阴虚失眠，心悸，气血亏损等症。见《药膳大全》。

【灵芝酒】 灵芝100克，好白酒或好米酒1000克。灵芝洗净切块，浸于酒内，封盖7日。早晚各1次，每次1～2小杯。功能补益内脏，强壮身体。适用于神经衰弱，失眠健忘，体虚者。见《补品补药与补益良方》。

【灵芝心子】 灵芝15克，猪心500克，卤汁等调料适量。灵芝去杂质洗净，用水稍焖，煎熬2次，收取滤液；葱、姜洗净，葱切节，姜切片；猪心破开，洗净血水，与药液、葱、姜、花椒同置锅内，煮至六成熟，捞起稍晾凉，再放入卤汁锅内，文火煮熟捞起，揩净浮沫。取适量卤汁，加入食盐、白糖、味精、芝麻油，加热收成浓汁，均匀地涂在猪心里外。功能安神宁心。适用于病体虚弱，心血不足，心烦不眠，惊悸，冠心病等。见《中国药膳大全》。

【灵芝双鞭】 灵芝、枸杞、狗鞭各10克，菟丝子、肉苁蓉各6克，牛鞭100克，母鸡肉500克，调料适量。枸杞、菟丝子、肉苁蓉均装入纱布袋内，扎口；牛鞭用水发胀，去净表皮，顺尿道对剖，洗净，放冷水中漂30分钟；狗鞭用油砂炒酥，温水浸泡30分钟，刷洗洁净，与牛鞭同放入沙锅内，加清水烧沸，打去浮沫，放入花椒、生姜片、绍酒、鸡肉，娆沸，文火煨炖至六成熟时，用纱布滤去汤中的花椒、姜片，再置火上，加入药袋、灵芝，继续煨炖至双鞭酥烂时，即将诸物捞出，去药袋，牛鞭切成3厘米长条，狗鞭切成1厘米的节，鸡肉切块，灵芝切片，同放入碗中，加味精、食盐、猪油。功能温肾壮阳，抗衰老。适用于虚损劳伤，肾气虚衰，阳痿不举，神经衰弱，失眠等症。见《中国药膳大全》。

【灵芝仔鸡】 灵芝10克，仔鸡1只，蘑菇30克，虾仁3克，清汤、调料适量。鸡宰杀后，除去毛桩、爪、内脏，洗净，入沸水锅内略余，剁成方形小块，分装在7个碗内；灵芝洗净切片，虾仁用温水洗净，泡10分钟，均分放在鸡上面，加清汤、生姜、葱、食盐、绍酒，上笼蒸熟烂，出笼，拣去葱、姜，放入味精。功能补心肺，益容颜。适用于体虚，面黄瘦弱，神经衰弱，失眠等症。见《中国药膳大全》。

【灵芝团鱼】 灵芝10克，团鱼1个，火腿100克，生猪板油25克，调料适量。团鱼入沸水锅中烫死，煮3分钟取出，刮去背部和裙边上的黑膜，剥去四脚上的白衣，斩去爪、尾，放在菜板上，斩开腹甲，除去内脏，洗净，放入清水锅内，烧沸，文火煮30分钟捞出，放入温水内，撕去黄油，剔去背甲和腹甲、四肢的粗骨，切3厘米见方的块，摆入碗内，放入鸡汤、半量的绍酒、食盐、生姜片、葱段；火腿切小片，猪板油切丁，均盖在甲鱼上面；灵芝洗净切片，放入鱼碗中，上笼蒸2～3小时至炽烂，出笼，拣去葱姜，滗出原汤，把团鱼扣入碗中，原汤倒入勺里，加入剩下的半量调料及味精，烧沸后打入鸡蛋，浇在团鱼面上。功能滋阴补肺，止咳嗽。适用于脾肺虚弱，体虚，咳嗽，心悸，失眠，神经衰弱等症。见《中国药膳大全》。

【灵芝舌片】 灵芝5克，猪舌1000克，卤汁、调料适量。灵芝去杂质，洗净，水煮取汁，与猪舌、卤汁同置锅中，加食盐、胡椒粉、花椒、生姜、葱、绍酒、武火烧沸。文火煎煮猪舌熟，捞出稍凉，切薄片装盘。功能补心安神。适用于食欲不振，体弱，失眠等症。见《中国药膳大全》。

【灵芝猪心】 猪心500克，灵芝、生姜、葱、酱油各10克，精盐、香油各3克，胡椒粉、味精各2克，料酒20克，化猪油50克，湿豆粉40克。灵芝研细末；姜洗净剁成姜末；葱洗净切花；猪心对切成两块，洗净，入沸水中煮至七成熟时，捞出晾凉切薄片，汤汁留着待用。净锅置火上，注入猪油烧至六成热时下姜末、葱花煸香，注入煮猪心的汤汁、酱油、料酒，放入盐、胡椒粉、猪心片、味精，烧入味后下湿豆粉收汁，淋上香油装盘。功能养心安神。适用于心气血虚，心悸，失眠，健忘，精神恍惚等症。是神经衰弱、冠心病、心律失常患者的常食佳品。见《家庭药膳》。

【灵芝酥糖】精白面粉、芝麻、白糖、粳米、灵芝各适量。提取灵芝有效成分。按酥糖常规技术操作，加入灵芝成分，切块后装盒。功能延年益寿，预防衰老。适用于神经衰弱。为老年保健食品。见《食用菌饮食疗法》。

【灵芝炖鹿尾】灵芝5克，鹿尾1只，鸡1只，火腿、猪瘦肉、水发蘑菇各50克，鸡汤1000克，绍酒30克，陈皮、白糖、葱、生姜、清汤、菜油适量。鹿尾用沸水泡一下取出，洗净污秽，下沸水锅内煮10分钟捞出，除去毛桩，顺骨缝切成段；锅内菜油烧至八成热时，放入生姜、葱，烹入绍酒，加入鹿尾、陈皮、清汤、水，烧沸20分钟，捞出鹿尾、葱、姜。鸡洗净，剁去爪，剖成两半，下沸水锅氽熟捞出，剔去大骨，放入盆内；猪肉、火腿各切成3件，猪肉入沸水锅内氽一下捞起，洗净，与火腿、蘑菇同放鸡肉盆内；灵芝洗净，切片，上笼蒸熟，放鸡肉盆中，鹿尾放在鸡肉两旁；鸡汤倒入锅内，加白糖、食盐，烧沸，倒入盆内，加盖上笼蒸熟。功能补肺益脾，健体强身。适用于倦怠乏力，阳痿不举，心悸失眠等症。见《中国药膳大全》。

【灵芝河蚌汤】灵芝20克，蚌肉250克，冰糖60克。沙锅煮灵芝1小时，取汁，入蚌肉，煮至熟烂时，入冰糖。吃肉喝汤。2～3天服1次。功能滋补强壮，安神健胃，补虚劳。适用于体虚头晕失眠，食欲不振，慢性咳嗽，形体羸瘦。为慢性肝炎、慢性支气管炎、支气管哮喘、白细胞减少症、冠心病、高血脂症及神经衰弱患者的膳食。见《良药佳馐》。

【灵芝银耳羹】灵芝10克，银耳20克，冰糖25克，鲜樱桃20粒，鸡蛋清1个，鲜水蜜桃2个。灵芝洗净，切薄片，加清水，小火慢煎，取汁2次，滤净杂质，再放入温热水中泡胀捞起。樱桃去核，蜜桃去皮去核切片。锅置中火上，加清水400克，冰糖溶化，将事先搅散的蛋清倒入冰糖汁中搅匀，待糖水中泡沫浮出水面时，用漏瓢撇尽。糖盛于蒸碗内，加入灵芝汁、银耳、樱桃、水蜜桃片，用湿棉纸封住碗口，上笼蒸2小时取出，翻入盘内。功能补肝肾，益肺胃，健脑。适用于神经衰弱，心悸头晕，不眠，慢性肝炎，肾炎，胃病，冠心病，肺燥干咳等。见《养生食疗菜谱》。

【灵芝煲乌龟】灵芝30克，乌龟1只，红枣10枚。红枣去核；乌龟放锅内，清水煮沸，捞出，宰净去内脏，切块略炒，与红枣、灵芝同入沙锅内煲汤，调料调味。功能滋补健身，养血安神。适用于肺结核病，神经衰弱，高血脂症及肿瘤。见《食用菌饮食疗法》。

【灵芝蹄筋汤】菌灵芝、黄精、鸡血藤各15克，黄芪18克，猪或牛蹄筋100克。前4味装纱布袋内，扎口；蹄筋洗净，与诸药加水共炖至熟烂，去药袋。饮汤食肉。功能健脾益胃，补气养血。适用于气血不足，纳呆食少，形体瘦弱，心悸失眠，白细胞减少等症。见《中国药膳学》。

【灵芝黄芪炖肉】 菌灵芝、黄芪各 15 克，猪瘦肉 100 克。猪肉洗净，切块；菌灵芝、黄芪装入纱布袋内，扎口，与肉加水同炖。食盐调味。饮汤食肉。功能健脾安神，益肾养肝。适用于慢性肝炎，食欲不振，体虚乏力，神经衰弱等症。见《中国药膳学》。

【阿胶奶】 阿胶 10 克，鲜牛奶 150 ~ 200 毫升。牛奶煮沸，趁热烊化阿胶，温服。早晚各 1 剂。功能补血养胎，缓急止痛。适用于妊娠少腹绵绵作痛，按之痛减，面色萎黄，心悸怔忡，头目眩晕，脉细等症。见《百病饮食自疗》。

【阿胶粥】 阿胶 15 克（捣碎），糯米 100 克。糯米煮粥，候熟，入阿胶稍煮，搅合烊化。功能养血止血，滋阴润肺，安胎。适用于血虚萎黄，眩晕心悸，虚劳咯血，吐血、尿血、便血、崩漏等多种血证；热病伤阴，阴亏火炽，心烦不寐，孕妇胎动下血等症。见《寿世青编》。

【阿胶鸡蛋汤】 阿胶 10 个，鸡蛋 1 个。蛋打入碗内，搅匀；锅内注入清水 1 碗，烧沸后，入阿胶烊化，淋入鸡蛋，成蛋花汤。加食盐调味。温服。功能滋阴养血，宁心安神。适用于阴血不足，胎动不安，烦燥不宁，产后血虚等症。见《圣济总录》。

【阿胶粳米粥】 阿胶 15 克，粳米 50 克。粳米煮粥，熟后入阿胶烊化。功能滋阴补血，止血安胎。适用于咯血，便血，崩漏，面色萎黄，心悸少寐，眩晕无力，胎动不安，下血等症。见《家庭食疗手册》。

【鸡露】 童子鸡 1 只，生姜 3 片，料酒 3 克，食盐、白糖适量。童子鸡宰杀，除去毛桩及内脏，洗净切块，放入蒸碗内，加生姜、料酒、食盐、白糖（不加水），清蒸 3 小时。食肉饮汤。功能大补元气。适用于肾虚精亏，身倦乏力，自汗，食欲不振，心悸失眠，面色萎黄，形体羸瘦，阳痿不举，精液清冷，女子不孕等症。见《本草纲目拾遗》。

【鸡泥银耳】 水发银耳、鸡油各 30 克，鸡肉 45 克，鸡蛋清 60 克，牛奶、鸡清汤各 90 克，湿淀粉、料酒各 6 克，葱丝、姜汁各 3 克，盐、味精各 0.6 克，水发银耳去杂质洗净，撕小块，加料酒 3 克，姜汁 1.5 克泡 2 分钟，沥去水分；鸡肉剔去筋，于净水中浸泡 20 分钟，捞出，用刀背砸成细泥（砸时加牛奶 6 克，使鸡泥色白细腻），与银耳一起拌好；鸡蛋清打成泡沫状，分 2 ~ 3 次渗入鸡泥银耳内，拌匀。锅内注入清水 2 升，旺火上烧开后，离火，将鸡泥银耳拨成 7 厘米长、3 厘米宽、0.5 厘米厚的椭圆形片（约 10 片），逐片下入锅内，把锅端到火上，待烧到八九成开，离火，将鸡泥银耳轻轻地翻一个身，再置火上烧开，捞出，稍晾片刻，一片卷一片地码在盘中，成圆形。锅内放鸡油 15 克，旺火上烧到四五成热，下葱丝煸炒，随即烹入料酒 3 克，倒入鸡汤，捞出葱，烧开煮 1 分钟，将汤沥出 2/3，放入牛奶、姜汁、味精、盐，汤将升时，淋入稀湿淀粉勾芡，淋入鸡油，将此汤淋上鸡泥银耳盘中。功能补虚滋阴，润肺养胃。适用于咳喘气短，心烦失眠，渴不欲饮，舌红无苔等阴虚之症。常食能增添精力，强健体魄。见《滋补中药保健菜谱》。

【玫瑰花烤羊心】 鲜玫瑰花 50 克，羊心 50 克，食盐 50 克。鲜玫瑰花（或干品 15 克）加水，同食盐煎煮 10 分钟，待冷备用。羊心洗净，切成 5 厘米长、3 厘米宽的块，穿在烤签上，边烤边蘸玫瑰盐水，反复烤至肉熟嫩。趁热食。功能补心安神。适用于心血亏虚，惊悸失眠，郁闷不乐等症。见《饮膳正要》。

【刺五加茉莉花茶】刺五加、茉莉花、绿茶等组成。市场有售。不拘时，频频饮。功能益智安神。适用于神经衰弱，失眠，健忘，多梦，肾功能减弱，体质虚弱，气短乏力，神疲倦怠。（黑龙江省铁力市参花茶厂生产，黑龙江中医学院监制）。

【枣心汤】大枣10枚，猪心1个。大枣洗净，去核；猪心切片，洗净。2味同置沙锅中，加1碗多水，武火烧沸，文火炖至剩1碗，调味。食肉饮汤。功能养心安神。适用于心血不足，心悸，失眠，精神恍惚等症。见《强身食制》。

【枣糯粥】大红枣15枚，糯米60克，糖15克。洗净红枣放水中煮熟，捞出去皮核，捣泥。糯米淘净，浸泡15分钟，用煮枣水加适量清水煮粥，当煮至糯米开花时，将枣泥与糖一起放入，搅匀，再煮2沸。功用参见"大枣粥"。见《强身食制》。

【枣杞鸡汤】大枣10枚，枸杞30克，子鸡1只（约重500克）。鸡洗净，与枣、枸杞同炖至鸡熟烂，加盐少许。食肉饮汤。功能补脾肾，益气血。适用于脾肾不足，气血虚弱，体倦乏力，腰膝酸软，面色萎黄，心悸怔忡等症。有养血安胎之功，适用于妊娠小腹绵绵作痛，按之痛减轻者。见《百病饮食自疗》。

【固精核桃糖】山萸肉250克，五味子100克，核桃1000克，冰糖500克。山萸肉快速洗净。滤干。五味子洗净，倒瓦罐内，加冷水浸泡半小时，小火煎半小时成浓汁，滤出头汁，再加水一碗半，煎2汁，剩下药液半碗时，滤出，弃渣。核桃去壳，核桃肉连衣倒入大瓷盆内，加五味子浓汁，浸泡半小时，山萸肉倒入拌匀，上面放冰糖，瓷盆加盖，旺火隔水蒸3小时，离火。每隔3天蒸1次，每次蒸15分钟，或在饭锅上蒸热。日3次，每次1匙，先吃核桃、山萸肉，细细咀嚼，后喝开水送服。功能温补肝肾，润肺通脉，涩精节尿。适用于中、老年神经衰弱，遗精，小便频数等症。见《常见慢性病食物疗养法》。

【罗田茯苓糕】糯米70%，茯苓、芝麻，麦芽、白糖共30%。上研细粉，精制成糕。功能健脾养胃，宁心安神，补益精气。适用于脾胃不足，心神不安等症。见《食用菌饮食疗法》。

【狗鱼炖百合】狗鱼（娃娃鱼）250克，百合50克。共炖，加姜、盐调味食。功能养心安神。适用于身体虚弱或阴血不足所致之失眠，心悸，健忘等症。见《疾病的食疗与验方》。

【夜交藤粳米粥】夜交藤（去残叶）60克，粳米50克，白糖适量，大枣2枚。夜交藤用温水浸泡片刻，加水煎汤，去渣后入粳米、白糖、大枣，煮至米开花粥稠，粥表面有油时停火，盖紧焖5分钟。每晚睡前1小时，趁热食，连服10天为1疗程。适用于虚烦不寐，顽固性失眠，多梦，风湿痹痛等症。慢性顽固性失眠患者需长期服食。见《常见病食疗食补大全》。

【炖龙眼党参鸽肉】龙眼肉20克，党参30克，白鸽肉150克。诸味放沙锅内，加水炖熟。食肉饮汤。功能补脾益气，养血安神。适用于脾虚气弱，心悸失眠等症。见《疾病的食疗与验方》。

【参归心子】猪心1枚，人参6克，当归6克。上数味加水及调料煮熟。食肉饮汤。功能益气养血，补心安神。适用于心气虚竭，气血两虚，心悸怔忡，气短乏力，贫血，失眠易惊，多汗等症。见《中国药膳学》。

【参药猪腰】党参15克，猪腰500克，当归10克，炒山药30克，姜15克，葱25克，酱油10克，醋2克，蒜末3克，麻油3克，味精1克，白糖1克。猪腰切两大片，去腰臊和白筋，去外层白膜。当归、党参、山药去净灰渣，烘干研细末。姜、葱洗净。猪腰、中药粉末放入铝锅内，加清水 500 克，入姜、葱，中火烧开，小火煮熟，取出晾冷，切薄片，摆成各种形状。醋、酱油、麻油、蒜泥、味精、白糖兑成味汁入味碟，粘猪腰片食。功能养血，益气，补肾。适用于气血亏损所致的心悸、气短、失眠、腹泻、自汗及肾虚所致遗精、尿频、带下清稀等症。见《养生食疗菜谱》。

【参归乌鸡汤】人参、陈皮各 10 克，当归、枸杞子各 30 克，乌骨鸡 1 只（约 500 克）。鸡去毛及内脏、头、足，洗净。诸药洗净，装纱布袋中，扎口，放鸡腹中。武火煮 2 小时，加调料。食鸡饮汤。功能补气养血调经。适用于气血两虚，月经不调，心悸气短，头晕眼花等症。见《百病饮食自疗》。

【参归猪肝汤】猪肝 250 克，党参 15 克，当归身 15 克，枣仁 10 克，生姜、葱白、料酒、食盐、味精适量。党参、当归身洗净，切薄片，枣仁洗净打碎，加清水适量煎煮取汤，猪肝切片，与料酒、食盐、味精、水豆粉拌均，放汤内煮至肝片散开，加拍破的生姜，切成段的葱白，盛入盆内蒸 15～20 分钟。食肝片饮汤。功能补血宁神。适用于心肝血虚所致心悸，失眠，面色萎黄等症。见《四川中药志》。

【参杞哈什蚂】干哈什蚂仁 70 克，人参 5 克，罐头青豆 25 克，枸杞 15 克，冰糖 250 克，甜酒汁 50 克，葱结 20 克，姜片 10 克。干哈什蚂仁洗净，放大碗内，加水 500 克，甜酒汁 25 克及葱、姜、放蒸笼内蒸 2 小时，发透，取出哈什蚂仁上面的黑色筋膜，大的分成小块入碗中，加清水 500 克，甜酒汁 25 克，上笼蒸 2 小时，发透，取出放大汤碗中。枸杞洗净，人参烘干加工成末；冰糖放在碗内，加开水 350 克，人参、枸杞同入，上笼蒸化，取出除去沉淀物，倾入哈什蚂仁碗内，加青豆。功能补气益血，滋阴补肾。适用于体虚乏力，失眠健忘，精力不足，肺虚咳嗽等症。见《养生食疗菜谱》。

【参杞烧肚片】熟猪肚 250 克，党参、枸杞子各 10 克，水发木耳，水发笋各 50 克，去皮荸荠 2 个，鸡蛋 1 个，清汤 200 克，植物油 500 克，调料适量。煮党参片 2 次，取汁浓缩至 10 毫升；杞子洗净，蒸半小时；肚子片成 3 厘米长的板形大片。鸡蛋、水淀粉、酱油少许调成糊，放入肚片；荸荠、笋切片，与姜、葱丝放在一起。肚片放于热油中炸至金黄色捞出。随将配菜下锅，兑入清汤，下肚片，加入调料，收汁。汁浓时，下入枸杞子及党参浓缩液，勾以水芡后起锅。佐餐用。功能补气益肾。适用于诸虚劳损，食少乏力，多汗，眩晕，失眠，腰痛等症。见《滋补保健药膳食谱》。

【参枣茯苓饮】酸枣仁、人参、茯苓各等份，米汤适量。前 3 味干燥后共为细末。每次 6 克，米汤服下，日 3 次。功能益气，安神，敛汗。适用于心悸，失眠，自汗，盗汗等症。见《中国药膳学》。

【参茸三七酒】人参、鹿茸各 15 克，三七（熟）150 克，白术（麸炒）90 克，茯苓（蒸）60 克，五味子（蒸）90 克，枸杞子 60 克，肉苁蓉 90 克，补骨脂（盐制）90 克，麦冬 90 克，巴戟天（盐制）60 克，淮牛膝（酒制）30 克，白酒 1 万毫升，蔗糖 45 克。酒浸诸药，蔗糖调服。口服 1 次 10 毫升，日 2～3 次。功能益气补血，养心安神。适用于气血不足，病后虚弱，阳痿遗精，失眠健忘等症。高血压及感冒热症忌用，孕妇慎用。见《新编中成药》。

【茯苓粥】①白茯苓（去黑皮取末）10克，粳米100克。先以粳米煮粥，半熟即下茯苓末，候熟，任意食。功能宁心安神。适用于治疗各种失眠，并可健脾固涩，治心虚梦遗。见《圣济总录》。②赤茯苓30克，麦冬15克（去心），粟米100克。水煎茯苓、麦冬，去渣，入米作粥。温食。功能滋阴，宁神，除烦。适用于阴津不足，心胸烦热，惊悸不安，口干舌燥等症。见《太平圣惠方》。

【茯苓糕】茯苓粉、糕粉（糯米粉）、芝麻粉、白糖粉、豆浆、植物油各适量。白糖粉加豆浆、植物油搅拌糊状，加茯苓粉、糕粉、芝麻粉和匀，搓糕，上盘压糕后蒸熟，冷却，切片烘烤收糕。作点心食。功能健脾益气，安神宁心。适用于小儿脾失健运，消化不良，大便溏泻，神志不安，心悸失眠等症。见《食用菌饮食疗法》。

【茯苓包子】茯苓50克，面粉100克，鲜猪肉500克，调料适量。茯苓去皮，水浸后蒸软切片，煮汁3次，每次约加水400毫升，煮约1小时，合并滤汁，浓缩至500毫升；面粉内加入发面300克，待药汁温热倒入，合成面团发酵；猪肉剁茸，加酱油、姜末、食盐、麻油、绍酒、葱花、胡椒粉、骨头汤各适量，搅拌成馅；面团发成后加碱水适量，揉匀；以其面、馅包成20个生坯，上笼武火蒸15分钟。功能健脾宁心，利水渗湿。适用于脾虚湿盛，脘腹胀闷，食少便溏，小便不利，心神不安，心悸失眠等症。见《中国药膳学》。

【茯苓梅花银耳】茯苓15克，银耳50克，鸽蛋20个，调料适量。茯苓研粉，兑60毫升水，用沙锅煮20分钟，除去沉淀杂质待用；银耳温水发好待用；鸽蛋打入抹好奶油的梅花模子内，银耳镶在鸽蛋上，蒸1~2分钟，取出放盘内待用；锅烧热放油，加鸡汤、茯苓汁，调匀煮沸，勾芡并加入鸡油，淋于盘中呈梅花状之银耳上。佐餐食。功能补心安神，除湿健脾。适用于心悸失眠，脾虚湿困之水肿胀满，痰饮咳嗽，食少脘闷，大便溏泻，久病体弱之癌症患者。见《良药佳馐》。

【胡桃蜜】胡桃肉、蜂蜜适量。胡桃肉炒熟，加蜂蜜再炒，凉至酥脆。每次9克，日3次。功能温肺润肠，健脑补肾。适用于体虚久咳，老年慢性气管炎及肠燥便秘等症。见《药物与方剂》。

【柏子仁茶】柏子仁15克。炒香为度，轻轻捣破，开水冲泡，茶盖扣紧。代茶饮。功能益智安神，消食。适用于血虚心悸，失眠盗汗，老人及产后的肠燥便秘等。见《气功药饵疗法与救治偏差手术》。

【柏仁菊花蜜】柏子仁、菊花各15克，蜂蜜适量。柏子仁、菊花研粉后，蜂蜜水送服。功能养心安神，润肠通便。适用于心悸失眠，肠燥便秘等症。见《华夏药膳保健顾问》。

【柏实甘枣酒】柏子仁60克，甘菊花18克，大枣30克，白术18克，地黄30克，酒2000毫升。酒浸诸药，浸时加甘味料300克，封存50天。久泡更佳。晚饭后及睡前各饮1杯。适用于体弱，腹痛，功能性子宫出血，神经衰弱等症。见《中国帝王媚药补酒》。

【柏子仁芡实粥】柏子仁10克，芡实20克，糯米30克，白糖1匙。柏子仁、芡实快速洗净，滤干，备用。糯米洗净后倒入小钢精锅内，柏子仁、芡实一起倒入，加冷水2~3大碗，中火煮粥。食时加白糖，作早餐或当点心吃。功能补脾益肾，安眠养心，固精涩小便。适用于夜卧不宁，睡不熟，夜尿次数过多等症。见《常见慢性病食物疗养法》。

【柏子仁炖猪心】柏子仁15克，猪心1具，调料适量。猪心洗净血水，从其中间开一孔，放入柏子仁后，置器中，加水、料酒、食盐、葱、姜各适量，隔水炖 1 小时，取出猪心，去柏子仁后，切片，盛碗并注入原汤，加味精少许。食猪心饮汤。功能养心安神，补血润肠。适用于心血不足之心悸怔忡，失眠健忘，阴血亏虚之肠燥便秘等症。见《饮食疗法》。

【枸子鸡蛋汤】 枸杞子 30 克，鸡蛋 2 个。水煮，蛋熟去壳再煮。饮汤食蛋，连服 3～5 天。功能养肝肾，补气血。适用于神经衰弱，贫血，慢性肝炎，视力减退等症。见《疾病的食疗与验方》。

【枸杞糯米饭】 枸杞 25 克，糯米 500 克，干贝 5 个，大虾 10 只，火腿片 50 克。枸杞子以凉水浸软，糯米用水浸泡 3 小时；糯米和枸杞子沥去水，与煮软的干贝丝及虾段、火腿肉片一同下锅，并入适量的水和盐，沸后入姜粉、黄酒、酱油各适鱼，文火焖熟。代饭食。日 1～2 次。功能滋补肝肾。适用于精神不振，头晕耳鸣，健忘失眠，记忆力减退，幻视幻听，腰膝酸软及肝硬化，肺结核，肾病综合症，糖尿病，溃疡病等。见《家庭药膳手册》。

【枸杞油焖大虾】 带皮大虾 400 克，枸杞 30 克，五花肉 50 克，玉兰片、冬菇、油菜心各 15 克，调料适量。枸杞子洗净，一半按水煮提取法提取浓缩汁 15 毫升，另一半上屉蒸熟；大虾洗净，剁去腿、须，摘除砂袋和砂线，顶刀切 4 段；玉兰片、肉切片，油菜心切段，冬菇破开；勺内油烧至七八成热时，投虾块稍炸一下捞出；再用勺加油起锅，油热时下葱段、姜片烹锅，下肉、玉兰片、冬菇，加酱油、料酒等翻炒，加清汤 200 克，下虾焖至汤剩 100 克时，加糖、味精等调味，去葱、姜，加油菜心及蒸熟的枸杞子，淀粉勾芡，淋入椒油。功能补肾壮阳，滋补阴血。适用于体虚乏力，血虚眩晕，心悸，神倦；肾虚阳痿，腰痛，贫血，性功能低下，神经衰弱，糖尿病等。见《滋补保健药膳食谱》。

【枸杞南枣鸡蛋】 枸杞子 15～30 克，南枣 6～8 枚，鸡蛋 2 个。三味加水同煮，待鸡蛋熟后去壳，复置汤内煮片刻。食蛋饮汤，每日或隔日服 1 次。功能补虚劳，益气血，健脾胃，养肝肾。适用于头晕眼花，精神恍惚，失眠心悸，神经衰弱，贫血，慢性肝炎，肺结核等慢性消耗性疾病。见《家庭食疗手册》。

【柿干桂圆蜜饯】 柿饼 500 克，桂圆 20 枚，党参、生芪各 15 克，山药、莲子各 20 克，蜂蜜、红糖、香精各适量。柿饼每个切 4 瓣，桂圆去皮，核、参、芪捣碎，山药去皮切块，莲子去皮、心；以上装瓷罐中，加蜂蜜、红糖、香精及适量水，文火蒸 2～3 小时，若有汤汁则再以文火煎熬，浓缩至蜜饯状，凉后食。每服 1～2 匙，日 2～3 次，长期服。功能补益心脾，温中止泻。适用于慢性结肠炎属心脾两虚者，食少便溏，心悸健忘，失眠多梦，倦怠乏力，羸瘦少气等症。见《疾病的食疗与验方》。

【沙锅人参鸡】 嫩母鸡 1 只（约重 1250 克），人参 3 克，调料适量。人参洗净后切成薄片；鸡治净，去爪，于开水中汆透，捞出控水；锅中放猪油 75 克，烧热后放葱、姜适量，煸出香味，烹料酒，加奶汤 1500 克，并入盐，翻开几次后，去葱、姜，倒入沙锅内；再把母鸡及人参下入沙锅，文火炖至肉烂，撇去浮油，加味精。功能温中益气，补精填髓，健身益寿。适用于劳伤虚损，食少泄泻，消渴，惊悸，健忘，失眠，阳痿，小便频数，崩漏，带下，产后乳少等症。见《滋补保健药膳食谱》。

【钩藤乳】 钩藤 6 克，乳汁 100 毫升。钩藤水煎 15 分钟，取汁 30 毫升，兑入煮沸之乳汁。每服 20～30 毫升。功能定惊定神。适用于小儿惊骇夜啼，睡中时时惊惕不安，阵发性啼哭，但饮食二便正常等症。见《百病饮食自疗》。

【香菇蜂蜜晶】香菇、金针菇、蜂蜜、白糖各适量。分别提取香菇、金针菇有效成分液体；白糖加水煮熬，挑起成丝状时离火，入香菇、金针菇提取液及蜂蜜拌匀，待其冷却稍硬时，制颗粒。每取适量，水冲服。功能提高机体免疫力，降血脂、胆固醇。适用于防治癌症、肝病、佝偻病、冠心病、神经衰弱等。见《食用菌饮食疗法》。

【保元延寿酒】烧酒1坛，龙眼（去壳）300克，桂花120克，白糖240克。后3味入酒坛内，封固经年，愈久愈佳，其味清美香甜。每随量饮，不可过醉。功能安神定智，宁心悦颜，香口，却病延年。见《寿世保元》。

【养心粥】人参10克（或党参30克），麦冬、茯神各10克，红枣10个，糯米100~150克，红糖适量。前4味水煎取汁，与糯米煮粥，调入红糖。早晚食。功能养血安神。适用于心血不足，心悸，健忘，失眠，多梦等症。见《百病饮食自疗》。

【养命酒】乌药60克，益智仁、人参各48克，酒1000毫升。药切片，浸酒后封存49天。日1~2杯，分2~3次服。功能增进食欲，消除疲劳，强身安神。见《中国帝王媚药补酒》。

【美味双耳】水发黑、白木耳各150克，麻油15克，调料适量。双耳去杂质洗净，沸水稍烫后捞入开水略浸，捞出沥干装盘；麻油、胡椒粉、味精（或并加白糖少许），加少量开水调匀后浇在盘中。佐餐食。功能滋阴益胃，活血安神，生津润肠。适用于胃阴不足之口干唇燥，饥不欲食，或干呕呃逆；心血瘀阻之心悸不安，胸闷不舒；津液不足之肠燥便秘等症。见《良药佳馐》。

【首乌煲猪尾】制首乌、枸杞子各15克，杜仲9克，猪尾1条。猪尾刮净后沸水焯过，剁成段；药物置锅中，加水800毫升，沸后放入猪尾，文火炖至300毫升。功能补肝益肾。适用于肝肾精血不足，头晕眼花，腰膝酸痛，须发早白，耳鸣耳聋，健忘失眠等症。见《强身食制》。

【首乌决明子汤】何首乌10克，草决明、山楂、泽泻各10克，牛膝12克。水煎，去渣温饮。日1剂，分2次早晚空腹服。功能补益肝肾，平肝潜阳。适用于肝肾阴虚，头晕，失眠，健忘，腰酸，眼花，高血脂，高血压。见《疾病的食疗与验方》。

【神仙延寿酒】生地黄、熟地黄、天冬、麦冬、当归、牛膝、杜仲、小茴香、巴戟天、枸杞子、肉苁蓉各60克，破故纸30克，木香15克，砂仁30克，川芎、白芍各60克，人参15克，白术30克，茯苓60克，黄柏90克，知母60克，石菖蒲、柏子仁各15克，远志30克，白酒30000毫升。上药装入绢袋，浸酒中。封固，隔水加热1.5小时，取出酒坛，埋土中3昼夜、去火毒，静置待用。每饮10毫升，日1~2次。功能益智安神。适用于气血虚弱，阴阳两亏，夹有虚热而出现的腰酸腿软，乏力，气短，头眩目暗，食少消瘦，心悸失眠等症。见《万病回春》。

【莲子蛋】莲子90克，鸡蛋2个，冰糖适量。鸡蛋煮熟去壳。莲子浸后去皮、心，加水煮熟，入鸡蛋、冰糖，文火煮10分钟。日1剂，分2次服。功能养心益肾健脾。适用于失眠多梦，遗精，带下，食欲不振，大便溏泄等症。见《强身食制》。

【莲子粥】①莲子（去心）30克，粳米100克。莲子研如泥与粳米煮粥。空腹食。功能健脾益气，宁神益志。适用于心脾气虚，心神不宁，心悸，怔忡，乏力，失眠，遗精，久泻，淋浊，白带，目暗不明。见《饮膳正要》。②莲肉（去皮心）30 克，芡实仁 15 克，白茯苓 50 克，海松子（细研）10 克，粳米 30 克。前 2 味研末，再入松子、粳米煮粥，食时加稠蜜少许。任意食。功能健脾益精固涩。适用于脾虚泄泻。常食补五脏，安心神，聪明耳目。见《济众新编》。

【莲子羹】白莲子 50 克，人参 1 克，红枣 5 克，冰糖 30 克。莲子清水洗净；红枣温水洗净。莲子装入瓦盅内，放入红枣、人参，加清水 100 毫升，盖上盅盖，上笼蒸 2 小时后，打开盅盖，放入冰糖，再盖上盖，上笼继蒸 1 小时至莲米熟烂。早晚食。功能补肾健脾，养心安神。适用于虚烦失眠，食欲不振；男青年遗精腰酸，女青年体虚白带过多等。是脑力劳动者及年轻夫妻的保健药膳；老年人食用可防癌长寿。见《家庭药膳》。

【莲子猪心】莲子 15 克，猪心 1 具。莲子浸后去皮、心。猪心洗净，竹片刮开，放莲子，扎口，置沙锅内煮至猪心熟烂，调入少许盐和味精。食猪心、莲子饮汤。功能养心安神，健脾补肾。适用于青少年膳食保健。外感表证初起及便秘、疟疾、痔疮、痞积等不宜用。见《百病饮食自疗》。

【莲子锅蒸】莲子 20 克，百合、核桃仁、荸荠（或鲜慈茹）各 15 克，白扁豆、金丝蜜枣、瓜片、蜜樱桃各 10 克，玫瑰 3 克，肥儿粉 50 克，面粉 80 克，猪油、白糖各 100 克。荸荠去皮切指甲片；莲实泡后去皮、心；扁豆泡后去皮，3 味与百合放碗内上笼蒸烂。核桃仁泡后去皮，入热油内炸酥剁碎；樱桃对剖；瓜片、蜜枣切碎丁。50 克猪油烧至五成热时，入面粉炒散，再加肥儿粉一起炒匀，加适量水，炒至水、面、油合为一体，放白糖炒匀之后加入上述备料继续炒匀，最后加玫瑰、猪油炒匀。早晚餐食。功能健脾开胃，养心安神。适用于心脾两虚，精神不振，食少体倦，心悸失眠，遗精健忘，崩漏带下等症。为中老年人的保健食品。见《中国药膳》。

【莲茸糖包】莲子、白糖各 250 克，面粉 400 克，猪油 25 克，泡打粉 12 克。莲子浸后去皮、心，上屉蒸 30 分钟，取出压泥，与 200 克白糖及猪油拌匀成馅。面粉、50 克白糖、泡打粉加适量温水揉匀，分 16 份，包馅，入笼蒸 15 分钟。3 餐食。功能养心补脾，益肾固精。适用于脾虚食少，消化不良，大便溏泄，心悸乏力，失眠多梦，遗精滑泄等症。见《滋补保健药膳食谱》。

【莲子百合糊】莲子（去皮心）、百合、白糖各适量。前 2 味炖成糊，加白糖。日 1～2 次，温热食。功能补脾益肾，养心安神。适用于小儿夜啼症。见《家庭药膳手册》。

【莲子银耳汤】莲子 9 克，山药 15 克，银耳 6 克，鸡蛋 1～2 个，白糖适量。莲子浸后去皮、心；银耳发好。前 3 味共煎汤，打入鸡蛋，调入白糖。每晚服 1 剂。功能养心补脾，益肾涩精。适用于肾虚遗精，失眠多梦等症。脘腹胀满及大便秘结者不宜用。见《中国药膳学》。

【桂圆酒】①桂圆肉 250 克，白酒（60 度）400 毫升。桂圆肉切碎，装瓷瓶，酒浸 15～20 天。日 2 次，每次 10～20 毫升。功能益智安神。适用于神经衰弱失眠，健忘，心悸等症。见《偏方大全》。②桂圆肉 500 克，桂花 120 克，白糖 240 克，好烧酒一坛（约 2500 克）。上药及白糖同浸入酒内，再将酒坛封固，经年为佳。适量饮。功能益血气，祛痰化瘀，除口臭，有营养保健作用。见《寿世保元》。

【桂圆醴】桂圆肉200克，60度白酒400毫升。洁净的桂圆肉放在细口瓶内，加白酒，密封瓶口，每日振摇1次，半月后饮。功能益智安神，补益心脾。适用于虚劳衰弱，失眠，健忘，惊悸等症。(验方)。

【桂髓鹑羹】鹌鹑（去骨）150克，猪脊骨髓50克，桂圆肉、冰糖各40克，葱5克，生姜、料酒各10克，精盐0.5克，胡椒粉1克，鸡汤适量。鹌鹑肉洗净切小块，入开水氽透，去掉血水；生姜洗净拍破；葱洗净用整枝；桂圆肉用温水洗净；骨髓洗净，入沸水中氽熟，除筋膜。肉装入蒸碗内，放入上述诸料，加冰糖、盐、料酒、胡椒粉、鸡汤，用湿绵纸封严碗口，上笼大火蒸至肉烂时取出。拣去葱、姜不用，倒入汤碗内。功能补五脏，安心神。适用于脾胃虚弱之食欲不振；心血不足之心悸，失眠，健忘等。青少年常食可补脑益智，增强记忆力。见《家庭药膳》。

【桂圆大枣汤】龙眼肉30克，大枣10枚。洗净同煮20分钟。饮汤食龙眼肉、大枣。功能健脾养心，补血安神。适用于血虚而致的心悸，失眠，头晕眼花，贫血。见《疾病的食疗与验方》。

【桂圆纸包鸡】净鸡1只，桂圆200克，核桃仁50克，香菜10克，火腿15克，鸡蛋1个，植物油200克，调料适量。鸡去皮，切厚片；核桃仁用沸水泡后去皮，入热油中炸熟研细；香菜洗净切末；桂圆肉用温水洗净研末；火腿切小片；蛋清加淀粉调蛋糊。鸡片用盐、糖、白胡椒粉、小麻油、葱末、核桃仁、桂圆肉、蛋糊少许合调均匀。取玻璃纸1张放木案上，先放香菜末、1片火腿，再放鸡片，折成长方形包裹，下入至五成热的油中炸熟。佐餐食。功能补气血，益五脏，安心神。适用于血虚心悸，神经衰弱等。见《良药佳馐》。

【桂圆补血酒】桂圆肉、首乌、鸡血藤各250克，米酒1500克。上药切片，加米酒封好，浸10天。在浸泡过程中，每天振摇1~2次，以促进有效成分的浸出。每饮10~20毫升，日1~2次。适用于血虚气弱所致面色无华，头眩心悸，失眠，四肢乏力，须发早白等症。见《药用果品》。

【桂圆莲子粥】龙眼肉15~30克，莲子15~30克，红枣5~10枚，糯米30~60克，白糖适量。莲子去皮心、红枣去核，再与桂圆、糯米煮粥，食时加糖。早餐食。功能补益心脾，养血益智。适用于心阴虚血亏引起的心悸、健忘、瘦弱等。见《实用中医营养学》。

【桂圆莲米汤】桂圆数枚，莲米、酸枣仁各适量。莲米用温水浸泡去皮、心，与另2味共煎汤。睡前服。功能补血养心安神。适用于心血不足之心悸、失眠、虚烦等症。见《良药佳馐》。

【桂圆益心膏】桂圆肉150克，当归100克，远志、天冬各50克，五味子、黑桑椹各30克，大枣20枚，黑芝麻20克，蜂蜜适量。除黑芝麻、蜂蜜外的诸味同放沙锅内水煎，每半小时滤出药液1次，加水复煎，如此3次，合并药液，小火煎熬，浓缩成黏稠膏状，入蜂蜜1倍，黑芝麻研细撒入，再煮沸，置冷，储于瓷罐中。每服1匙，日2次，热水冲服。功能滋阴养血，安神定志。适用于心阴亏损之心悸易惊，怵惕不安，心烦不眠，情绪激动，口咽干燥，夜卧盗汗等症。见《疾病的食疗与验方》。

【桂圆童子鸡】净童子鸡1只（约1000克），干桂圆肉100克，料酒100克，葱、姜各100克，精盐5克。净鸡剁去爪，把腿别在翅下面，使其成团形，入沸水中氽一下，洗净血污。桂圆肉洗净，与鸡同放盆内，加料酒、葱、姜、盐和清水500

克，加盖，上笼蒸1小时，拣出葱、姜。佐餐食。功能补气血，安心神。适用于贫血，失眠，心悸，健忘，神经衰弱，病后、产后体虚等。中满气壅，消化不良，舌苔厚腻者不宜用。见《滋补保健药膳食谱》。

【桂圆肉蒸鸡蛋】桂圆干品5～7个，鸡蛋1个，白糖少许。桂圆剥壳、去核。鸡蛋打碎放入小碗中，加白糖，入笼蒸半熟取出，把桂圆肉塞入蛋黄内，再蒸10分钟。日1剂，1次服完。功能补益心脾，养血安神，营养神经。适用于胃下垂及神经衰弱患者常食。见《疾病的食疗与验方》。

【桂圆枸杞蒸鸽蛋】鸽蛋3枚，桂圆肉、宁夏枸杞各6克，冰糖5克。鸽蛋打破后调匀，与桂圆肉、枸杞子、冰糖适量，蒸熟食。功能滋补精血。适用于精血不足，头晕耳鸣，心悸失眠，视物昏花等症。见《四川中药志》。

【党参琥珀炖猪心】琥珀粉、党参粉各5克，猪心1个。猪心血液洗净，放入二粉，入沙锅内加水炖熟，调味。饮汤食猪心。隔天1次，连服数剂。功能补益心脾，镇静安神。适用于心脾两虚之面色苍白，心慌气短，眩晕，身倦乏力，食欲不振等症。见《疾病的食疗与验方》。

【圆椹酒】桑椹、龙眼肉各240克浸入9550克酒中。酌量服，不可过量。功能健肾益脑。见《寿世编》。

【健脑酒】远志、熟地黄、菟丝子、五味子各18克，石菖蒲、川芎各12克，地骨皮24克，白酒600毫升。上药浸入酒中，7天后过滤，去渣取汁，倒入玻璃瓶中，密盖，勿使气泄。每饮10毫升，早晚各1次，20天服完1剂。适用于健忘，心悸失眠，头痛耳鸣，腰膝酸软等。有健脑益智，聪明耳目，安神定志之效。(验方)。

【徐国公仙酒】龙眼肉1000克，醇酒2000克。龙眼肉置于坛内，酒浸，封口，半月后食。早晚随各人酒量饮。功能养血安神。适用于心血不足，惊悸不寐，怔忡健忘，老弱体虚之症。见《万病回春》。

【凉拌鸡纵】鲜鸡纵（大小均匀者）500克，熟蛋黄3个，芥末3克，白糖2克，醋25毫升，精盐10克，味精1.5克，芝麻油50毫升。鸡纵削去皮，用干净毛巾揩净（不宜用水洗，否则易失原味），装盘内，上笼蒸10分钟，取出冷却备用。熟蛋黄放小碗内，加糖、盐、芥末，用筷子调匀，边调边入芝麻油。临食时将鸡纵顺序摆入盘中，加入上料，再调入醋、味精。功能补益肝肾，镇静安神。适用于心悸、心慌、失眠及肝炎等。见《食用菌饮食疗法》。

【益智糖】核桃仁、黑芝麻各250克，红糖500克。核桃仁、黑芝麻分别炒香。红糖加水置文火上熬至稠厚时，加核桃仁、黑芝麻，搅拌均匀，停火。将其倒入涂有熟菜油的搪瓷盘中，待稍冷，划小块。早晚各食3块。功能补肾益智。适用于儿童及青少年膳食保健作用。痰热证及素体阴虚者不宜用。见《百病饮食疗法》。

【益智强心汤】玉竹30克，枸杞子15克，桂圆10克，净鹌鹑2只，调料适量。鹌鹑切块，与洗净之另3味同放沙锅内，加水煮至肉熟，调味。日1次，吃鹌鹑肉、桂圆饮汤。功能强心益智，滋补肝肾。适用于肝肾不足，头晕眼花，心悸，健忘，失眠等症。连用效佳。外感初起及阳盛痰黄或胃脘胀满者不宜用。见《良药佳馐》。

【桑龙药酒】桑椹子、龙眼肉各120克，烧酒5000克。药入酒中，坛口封固10天。依个人习惯饮。功能益智安神。适用于心脾不足，阴虚血少所致的心悸失眠，体弱少力，耳聋目暗等症。见《良朋汇集》。

【黄芪猴头汤】猴头菌150克，黄芪30

克，嫩鸡肉250克，生姜15克，葱白20克，食盐5克，胡椒面3克，绍酒10克，小白菜心100克，清汤750克。猴头菌温水发胀约30分钟，捞出，去其底部木质部分，洗净，切成2毫米厚的大片。发猴头菌的水用纱布过滤待用；黄芪用温毛巾揩净，切薄片。锅内放猪油烧热，投入黄芪、姜片、葱节、鸡块共煸炒后，放入食盐、绍酒、发猴头的水和少量清汤，武火烧沸后，文火炖约1小时，加猴头菌片煮半小时，撒入胡椒面，和匀。先捞鸡块放在碗底部，再捞出猴头菌片盖在上面，汤中下入小白菜心，略煮片刻舀入碗内。功能益气养血，补脑强身。适用于气血两虚之眩晕、面色无华、心悸健忘；脾虚食少乏力；气虚自汗、易患感冒等症。为病后体虚、营养不良、贫血、神经衰弱、慢性肾炎、糖尿病患者的膳食。见《中国药膳学》。

【黄酒核桃泥汤】核桃仁5个，白糖50克，黄酒50毫升。前2味放入瓷碗中捣成泥状，入锅内，加黄酒，小火煎煮10分钟。顿服。每日2次。功能温补肺肾，益气养血，润肠通便。适用于神经衰弱，头痛，失眠，健忘，久喘，腰痛，习惯性便秘等症。见《本草纲目》。

【菖蒲茶】九节菖蒲1.5克，酸梅肉2枚，大枣肉2枚，红糖适量。菖蒲切片，放茶杯内，再把大枣、酸梅、红糖一齐放入水内煮沸，倾入茶杯，杯盖紧密，15分钟后服。代茶饮。适用于平素心虚胆怯之人，突受外惊，致惊恐心悸，失眠健忘，不思饮食等症。见《气功药饵疗法与救治偏差手术》。

【菌灵芝酒】菌灵芝30克，白酒500克。灵芝洗净泡于白酒内，7天之后服。每次20～30毫升，日2～3次。功能养心安神，健脾益气。适用于心脾两虚，失眠健忘，食少倦怠，神经衰弱，神经官能症等。若加三七、丹参同泡，增加活血祛瘀之功，可用于冠心病。见《中国药膳学》。

【雪花莲子】莲子、鸡蛋清各125克，冰糖100克。莲子置入热水中刷洗至外皮洁白为好，去掉莲心，清水洗净，放入碗中，加水适量，上屉旺火蒸熟；蛋清置于汤盆中，用竹筷连续向同方向搅打至竹筷自立于鸡蛋清中方止。锅置火上，加入清水750克，放入冰糖、莲子，烧沸后，放入打好的蛋清，凝固后，切成大块，盛入汤碗中食。功能健脾补肾，养心安神。适用于脾虚泄泻，遗精，崩漏带下，心烦不寐，多梦易醒，心火尿赤，淋浊涩痛等症。见《滋补保健药膳食谱》。

【甜鲜鹌鹑肉丁】鹌鹑肉200克，胡萝卜、青椒、甜面酱各50克，水发木耳25克，蛋清1个，黄酒、白糖、调料适量。鹌鹑肉切丁加黄酒、甜面酱渍10分钟后，加入蛋清、生粉拌匀；胡萝卜、青椒，洗净切丁；木耳洗净撕成丁；炒锅内加油烧热，滑熟肉丁盛起，余油中倒入胡萝卜、青椒、木耳，余下的甜面酱汁，翻炒至熟加入肉丁，调精盐、白糖、味精，勾薄芡。功能健脑明目。适用于体质虚弱，精神不振，头晕健忘，夜盲等症。见《膳食保健》。

【猪心大枣汤】猪心1个，大枣10枚。猪心洗净，去筋膜切片；大枣洗净去核，共煮汤，调味服。功能养心安神，补血。适用于心血不足所致的心悸、怔忡，面色少华等症。不宜与吴茱萸同食。见《中国药膳学》。

【猪心豆豉汤】猪心1个，豆豉汁适量。猪心洗净切片，以豆豉汁煮熟食。功能养心安神，补血镇惊。适用于心血不足，惊悸怔忡，产后风等症。不宜与吴茱萸同食。见《中国药膳学》。

【猪心枣仁汤】猪心1具，茯神15克，酸枣仁 15 克，远志 6 克。猪心剖开，洗净，置沙锅内；洗净打破的枣仁及洗净的茯神、远志一并放入锅内，加清水适量，武火烧沸，打入浮沫后，文火炖至猪心熟透。加食盐少许调味。食猪心饮汤。功能补血养心，益肝宁神。适用于心肝血虚所引起的心悸、怔忡、失眠等症。见《四川中药志》。

【猪心参归汤】猜心 1 具，人参（或党参）、当归各 30 克。猪心破开洗净，人参、当归亦洗净，加清水适量，炖至猪心熟透。食猪心及汤。功能补血益气，养心，宁神，敛汗。适用于心虚多汗不眠之症。见《证治要诀》。

【猪肝蒸柏仁】猪肝 180 克，柏子仁 9 克，黄酒适量。猪肝洗净，切口，塞入柏子仁，上笼蒸熟。黄酒加热后与猪肝同食，每服黄酒 30～50 毫升，日 2 次。功能益气血，补肝肾，养心神。适用于气血虚弱经闭，失眠等症。（验方）。

【猪脑黑木耳汤】猪脑 1 个，黑木耳 15 克，植物油、细盐、黄酒、香葱、味精适量。猪脑挑去血筋，洗净。黑木耳冷水泡胀，洗净，去杂质，仍泡在冷水中备用。起油锅，放植物油 1 匙，中火烧热，倒入木耳，翻炒 3 分钟，加黄酒 1 匙，细盐半匙，冷水少许，焖 3 分钟，猪脑放入，加冷水 1 碗半，小火慢炖半小时后，加香葱、味精少许，盛碗。佐餐。功能滋肾补脑，益气活血。适用于用脑过度，头昏，记忆力减退等症。见《常见慢性病食物疗养法》。

【蛋黄朱砂丸】鸡蛋 25 个，朱砂 3 克，珍珠粉 3 克。鸡蛋煮熟取黄，放锅里文火炒（不可放油），不停翻动，炒至色黑出黑烟止，用双层纱布绞取蛋黄油，绞完后再将蛋黄渣放回锅内再炒再绞，至绞取 3 次，取油 1/3 小杯，朱砂粉，珍珠粉放入蛋黄油内搅匀。每次 1 剂，连服 10 剂。功能养心安神。适用于冠心病心绞痛，心律不齐。见《疾病的食疗与验方》。

【葱枣汤】大红枣 20 枚，葱白 7 根。红枣洗净，用水泡发；葱白（连须）洗净备用，红枣放入铝锅内，加水适量，武火烧沸 20 分钟，加入葱白，文火煎熬 10 分钟。吃枣喝汤。功能安心神，益心气。适用于心气虚引起的神经衰弱，失眠多梦，记忆力减退等症。见《千金方》。

【萱草合欢汤】黄花菜 30 克，合欢花 10 克。水煎半小时，去渣取汁，加蜂蜜适量，同煮 2～5 分钟。睡前服。功能除烦，解郁，安神。适用于虚烦不安，郁闷不乐，夜不能寐等。见《医醇賸义》。

【紫菜猪心汤】紫菜 30 克，猪心 1 个。猪心切片，与紫菜同煮至熟。吃肉饮汤。功能养心安神。适用于失眠症。见《中国药膳学》。

【哈蟆油蒸土燕窝】蛤蟆油 6 克，土燕窝 6 克，冰糖适量。蒸熟服。功能滋养补虚。适用于神经衰弱。见《中国药膳学》。

【黑豆小麦饮】黑豆、浮小麦各 30 克。洗净，煮 1 小时，去渣取汁。代茶饮。功能明目养肝，安心。适用于头目眩晕，多汗，心悸，烦躁不安等症。见《食物与治病》。

【猴头鸿汁汤】鸡 1 只，猴头 150 克。鸡宰杀后去毛及内脏，切块，与发好猴头菇（切片）同加水，煮至鸡肉烂熟。或将猴头菇片放鸡汤内煮熟。食肉与猴头菇，饮汤，佐餐食。功能益气养血。适用于气血两虚，失眠健忘，头昏心悸，体倦乏力等。见《食疗本草学》。

【蒸莲米】莲米 20 克，百合、核桃仁、鲜蘑菇各 15 克，扁豆、蜜枣、蜜樱桃、瓜片各 10 克，肥儿粉 50 克，面粉 80 克，白糖 70 克，麻油（或猪油）100 克，玫瑰花

3克。鲜蘑菇去皮切片、莲米去心、扁豆去壳，与百合同装碗内，上笼蒸熟，樱桃对剖；瓜片、蜜枣切丁；核桃仁泡发后去皮、炸酥、剁碎；上料混匀制成配料。油烧至五成热，放入面粉炒散，加肥儿粉拌匀，注入适量开水，拌匀，加白糖及配料炒匀，起锅前放入玫瑰花和麻油（或猪油），再炒匀。每服30~50克，日3次。功能滋养补虚，清心安神，健脾开胃。适用于脾胃虚弱，神经衰弱，精神不振，更年期综合症等症。尤宜于中老年人保健强身用。如用莲米、红枣同煮，稍加白糖调服亦佳。见《良药佳馐》。

【蒸银耳】银耳、冰糖各适量。银耳泡发，去除杂质、蒂头、泥沙，洗净，放大碗中，加冰糖和水，上屉蒸至呈胶水状。冷却到40度以下食。功能安神健脑。适用于神经衰弱，精神疲倦，体质亏损，智力低下，发育迟缓，腰膝酸软，黏膜出血等。见《食用菌饮食疗法》。

【蒸龙眼肉】龙眼肉50~100克。龙眼肉置碗内，隔水蒸熟。日1剂，分2次食，连用数日。功能补心安神，养血益脾。适用于心脾两虚之心悸失眠，多梦易惊等症。见《食物与治病》。

【蒸葡萄枸杞子】葡萄干50克，枸杞子30克。洗净，放碗内，蒸熟食。日1次，连续服。功能补益人体，强身增志，滋养头目。适用于阴血不足体质及神经衰弱者。见《补品补药与补益良方》。

【蜂蜜酒】蜂蜜500克，红曲50克，水1000克。蜂蜜、红曲、水装在一起，混匀，装干净瓶内，用牛皮纸封口，发酵45天后，过滤，去渣取汁。随个人酒量饮。适用于神经衰弱，失眠，性功能衰退，慢性支气管炎，高血压，心脏病等慢性疾病。（验方）。

【蜂蜜百合】百合50~100克，蜂蜜20克。百合洗净，置碗内，上加蜂蜜，入锅内蒸20分钟。分2~3次服食。功能滋润心肺。适用于肺阴虚之干咳、音哑、咽痛；心阴虚之失眠、心烦；阴虚有热之肺结核；神经衰弱等。见《疾病的食疗与验方》。

【鲈鱼五味子汤】鲈鱼1条，五味子50克。鱼治净；五味子用水浸泡，同煮至肉熟。早晚餐食肉，睡前饮汤。功能补虚安神。适用于身体虚弱乏力，失眠等症。见《中国药膳学》。

【鲍鱼龙眼鸽】鲍鱼1筒，鸽蛋16个，龙眼肉50克，熟猪油70克，鲜菜心200克，熟鸡油25克，姜块10克，清汤260克，绍酒15克，干淀粉15克，葱结3根，菜油500克（耗25克），湿淀粉15克。鲍鱼开筒，片薄片。鸽蛋洗净蒸熟，入清水中透冷去壳，粘上一层干淀粉。鲜菜心洗净，入开水中氽一下，晾冷。姜、葱洗净。炒锅置旺火上，下菜油烧至六成热，放鸽蛋炸至金黄色捞起，滗去炸油。另加熟猪油烧至五成热，放姜、葱炒香，掺清汤加精盐、绍酒、鸽蛋、鲜菜烧入味，拣去姜、葱不用。鲜菜捞干盘中垫底，鸽蛋摆于四周。龙眼肉烫热，捞起倒入菜心上。鲍鱼原汁入锅内烧开，加鲍鱼片，湿淀粉勾芡，下鸡油炒匀，淋于盘内。功能补肾益气，益心脾，止头晕。适用于肾虚和气虚所致的腰膝酸软，疲乏无力，心悸，头晕等症。见《养生食疗菜谱》。

【煅龙骨粥】煅龙骨30克，糯米100克，红糖适量。煅龙骨捣碎，入沙锅内加水煎1小时，澄清去渣取汁，入糯米，加水，调入红糖，煮稠粥。早晚空腹温热食。5天为1疗程。适用于心神不安，心慌心跳，失眠，遗精，产后虚汗不止，盗汗，自汗，崩漏等症。湿热之证不宜食。见《常见病食疗食补大全》。

【慈禧银耳羹】干银耳15克，冰糖150

克，鸡蛋1个，猪油少许。银耳放盆中用温水（35℃～60℃,）浸泡半小时，待发透后摘去蒂头、杂质，洗净，撕瓣状，放净铝锅内，加适量水，武火烧沸，文火继续炖熬2～3小时，银耳熟透。冰糖置另锅中，加水适量，武火熬汁，兑入鸡蛋清搅匀，打去浮沫，缓缓倒入银耳锅中，起锅前加少许猪油。功能补虚润燥，养心安神。适用于高血压，动脉硬化，肺虚久咳，久病体弱，神经衰弱，失眠等。见《天府药膳》。

【酸枣汤】①酸枣仁50～100克，粳米或糯米或大米100～150克。酸枣仁用水绞取汁，入米煮粥；或酸枣仁捣碎、煎取浓汁，米煮粥，粥半熟时，兑入酸枣仁汁，煮熟。早晚空腹食，酌加白糖。功能滋养安神，敛汗宁心。适用于虚烦失眠，惊悸怔忡，多梦口渴，自汗盗汗等症。见《千金·食治》。②酸枣50克，白糖适量。酸枣洗净，掰开，加水500毫升，文火煎煮1小时取汁，加白糖调匀。日1剂，1次服完。功能降低转氨酶。适用于急慢性肝炎，转氨酶高，心烦不安等。见《常见病的饮食疗法》。

【酸枣仁散】酸枣仁10克，白糖适量。酸枣仁研成细面，入白糖调匀。睡前取之少许（2.5～3克）以温开水调服。功能养血安神。适用于失眠者。是催眠的效方。见《疾病的食疗与验方》。

【酸枣仁粥】酸枣仁15克（炒黄研末），粳米100克。粳米煮粥，临熟，下酸枣仁末，再煮。空腹食。功能宁心安神。适用于心悸，失眠，多梦，心烦。见《饮膳正要》。

【酸枣仁散蜜水饮】炒酸枣仁15克，蜂蜜适量。炒酸枣仁研细末，用蜂蜜水送服。功能补阴血，安神魂。适用于肝阴血不足之心悸、失眠症。见《补品补药与补益良方》。

【鲜百合蜂蜜】鲜百合50克，蜂蜜1～2匙。百合放碗中，加蜂蜜拌合，上笼蒸熟。睡前服。功能养心安神。适用于失眠患者常食。是催眠的效方。见《疾病的食疗与验方》。

【鲜莲子鸡丁】鸡脯肉250克，鲜莲子100克，水发香菇、玉兰片各15克，熟火腿10克，蛋清1个，清汤、熟猪油各100克，料酒、鸡油各10克，调料适量。鸡肉脯去筋切丁，用蛋清和少许湿淀粉浆发；香菇、玉兰片、火腿切成小菱形块；鲜莲子氽一下，凉后去皮、心，开水一氽，滗水。鸡丁用热油滑至七成熟，滗去油，放入诸配料，加料酒、精盐，勾芡，淋上鸡油，倒入莲子翻炒两下，调味精。佐餐食。功能健脾补肾，养心强身。适用于食欲不振，消化不良，肢软无力，失眠，心烦不安，遗尿，遗精等症。见《滋补保健药膳食谱》。

【蜜四果】山楂、栗子、白果、红枣、白糖各200克，蜜桂花5克，蜂蜜50克，食碱5克，芝麻油50克。山楂、板栗、白果、红枣洗净，山楂煮熟去核，剥去外皮，板栗顶部用刀剁成十字口破壳，开水煮2分钟去外壳。白果用刀拍破去外壳，加碱粉，用竹帚尖刷去皮，开水煮3分钟，清水漂2～3次，沥干水分。板栗、白果入笼蒸熟取出晾干水气。炒锅置中火上，下油25克、白糖25克炒至浅红色时，加水250克，加蜂蜜、山楂、栗子、白果、红枣，煮开，小火煮至糖汁浓稠时撒上蜜桂花，淋上麻油炒匀。功能益气血，健胃消食，敛肺止咳，活血化瘀。适用于气血不足，面色萎黄，消化不良，心悸失眠，咳嗽气喘等症。见《养生食疗菜谱》。

【蜜汁红莲】白莲子300克，白糖200克，红枣5枚，猪板油60克。莲子温水泡软，去尽莲芯，清水洗净；猪板油洗净切丁；红枣温水洗净待用。沙锅置火上，放入莲子、红枣，加水（以淹没莲子为度）烧开后小火焖1小时，至莲子酥烂后，入白糖、猪板油，小火焖20分钟至汁干，当莲子紧包滋汁时出锅装盘。随意食。功能健脾补肾，养心安神。适用于心悸失眠，脾虚腹泻，肾虚遗精、尿频等。脑力劳动者常食，能消除疲劳，镇定情绪，增强记忆。见《家庭药膳》。

【蜜枣扒山药】 山药1000克，蜜枣150克，罐头樱桃10粒，猪网油（碗口大）1张，猪油15克，白糖200克，桂花卤、湿淀粉各适量。山药洗净煮熟，冷后剥去皮，切3～4厘米长的段，再顺长剖为4片；蜜枣用热水洗净，切成两半，去核；猪网油洗净，沥干水分；樱桃去核备用；扣碗内抹上猪油，把网油平垫碗底，上放樱桃，蜜枣围在樱桃周围，码入山药片，一层山药，撒一层白糖，至码完，稍淋些猪油，再加桂花卤，上屉蒸熟。取出扣碗，挑净桂花渣和油渣，翻扣入盘内。锅内注清水，加糖烧至溶化，勾稀芡，倒入盘内。日服2～3次。功能补益脾胃，滋肾养心。适用于脾胃虚弱，食欲不振，心悸失眠，腰膝酸软等症。有增进食欲，养心安眠，防病保健之功。见《滋补保健药膳食谱》。

【蜜饯姜枣龙眼】 大枣、龙眼肉、蜂蜜各250克，姜汁2汤匙，前2味洗净，放锅内，加适量水，烧沸后文火煮至七成熟时，入姜汁，蜂蜜搅匀，煮熟。待冷装瓶，封口。每服大枣、龙眼肉各3～5粒，日3次。功能健脾养心。适用于心脾两虚，食欲不振，面色萎黄，心悸怔忡等症。见《泉州本草》。

【樱桃龙眼羹】 龙眼肉10克（鲜者15克），枸杞子10克，鲜樱桃30克。前2味水煎至膨胀，放樱桃，煮沸，加白糖调味食。功能补肝养血滋阴。适用于血虚头晕，心悸等。见《食疗本草学》。

【鲤鱼补血羹】 鲤鱼1条（约500克），桂圆肉、山药、枸杞子各15克，大枣4枚，黄酒100克。鲤鱼去鳞、鳃及内杂，洗净，切3段，置于炖盅内；余药洗净，大枣去核，均放入鱼盅内，加黄酒、清水适量，加盖蒸3～4小时。饮汤食鱼。功能养血补脾益肾。适用于血虚体弱，面色苍白，时有头晕眼花，心悸，健忘失眠，妇女经行量少，舌质淡，脉细无力等症。为血虚体弱者的保健膳食。见《百病饮食自疗》。

【熟地山药粥】 ①熟地15克，山药30克，粳米100克，冰糖适量。前2味水煎取浓汁，入粳米，加水适量煮粥，加冰糖。温服。功能益气养血，滋阴生津。适用于阴虚发热，口燥咽干，或潮红盗汗，耳鸣目昏等症。见《百病饮食自疗》。②熟地15～20克，山药30克，茴香3克，茯苓20克，粳米100克，红糖适量。前4味水煎取汁，入粳米煮稀粥，熟后调入红糖。温服。功能养心益肾，安神定志。适用于惊恐伤肾，精神萎顿，胆怯不宁，失眠，性机能减退等症。见《百病饮食自疗》。

【缬草酒】 缬草32克，白酒160克。缬草浸泡白酒中2天。分7天服。适用于神经衰弱，心悸等症。见《陕甘宁青中草药选》。

【薄荷莲子】 莲子150克，干薄荷适量（或薄荷油数滴），冰糖适量，桂花少许。莲子去皮、心；干薄荷洗净，先用适量清水烧开，加入薄荷，稍煮。去薄荷留汁；莲子用清水煮至熟透（不要煮开花），加糖溶化，加薄荷汤汁（或薄荷油）及桂花，文火煮1～2沸。随意食。功能补肾健脾，养心安神。适用于脾虚泄泻，遗精，崩漏带下，心烦不寐，多梦易醒，小便黄赤，淋浊涩痛等症。见《滋补保健药膳食谱》。

【鲳鱼补血汤】 鲳鱼500克，党参、当归、熟地各15克，山药30克。鲳鱼去鳞及内脏，洗净；先煎诸药，去渣留汁，放入鱼，熟后调味。食鱼饮汤。功能补益气血。适用于气血两虚，失眠心悸，头晕眼花，神疲乏力等症。见《中国药膳学》。

【糖水百合】 生百合100克，白糖适量。百合加水500毫升，文火煮拦，加白糖。分2次温服。功能滋阴安神。适用于病后余热未清，心阴不足，虚烦失眠；肺阴不足之干咳，痰中带血等症。见《饮食疗法》。

【糖渍龙眼】 鲜龙眼肉500克，糖50克。龙眼肉加糖，上笼蒸熟后，取出晾凉，反复蒸3次，至龙眼肉色泽变黑，加白糖拌匀，装瓶备用。每服4～5枚，日2次。功能养心补血安神。适用于心血不足或老人、病后体虚，心悸，失眠，健忘等症。见《随息居饮食谱》。

【糖渍鲜龙眼】 鲜龙眼500克，白糖50克。鲜龙眼去皮、核，放瓷碗中，加白糖，反复蒸、晾数次，至使色泽变黑，拌白糖少许，装瓶备用。每次1汤匙口服，日2次。功能补气血，安心神。适用于产前产后体虚，瘦弱，失眠，心悸，健忘等。见《随息居饮食谱》。

【爆鹿心】 鹿心300克，蛋清1个，水发香菇、玉兰片、豌豆各50克，葱、姜、蒜末各12克，湿淀粉25克，植物油100克，精盐、味精、清汤各适量。葱、姜、蒜末放碗内，加盐、味精、清汤兑成汁；鹿心切两半，去净外面的白油筋，片成3厘米长、2厘米宽的薄片，放凉水中冲淋，捞出沥水，放碗内用蛋清、淀粉、盐少许抓匀；香菇、玉兰片切片同豌豆放在一起。植物油烧至稍热时，放入抓好的小勺拨散，见心片发亮时捞出。滗去余油，随即将配菜下锅，加兑好的汁，略炒，下心片，勾小流芡。佐餐食。功能补虚益血，养心安神。适用于心血亏虚之惊悸、失眠、自汗等症。见《滋补保健药膳食谱》。

【稽豆红枣汤】 稽豆30克，红枣10个，白糖1匙。红枣温水浸泡片刻，洗净备用。稽豆（黑小豆）除杂质，洗净，倒入小钢精锅内，加冷水一碗半。小火煎半小时，约剩汁一大碗时，滤出药汁，弃渣。将药汁、黑豆倒入小沙锅内，小火慢炖1小时，至黑豆酥烂，加白糖再炖片刻，离火。日1～2次，当点心吃。功能补肾益肝，养阴。适用于盗汗，夜卧不宁等症。见《常见慢性病食物疗养法》。

【糯米麦粥】 糯米50克，小麦米60克。糯米、小麦米煲粥后，加糖适量。调味服。功能益中气，暖脾胃，养心神，敛虚汗。适用于小儿脾胃虚弱，自汗神疲；妇女心神不宁，夜睡不熟，神经衰弱者。见《饮食疗法》。

【糯米酒鸡】 糯米酒、鸡肉各适量。红枣（去核）几个，生姜几片。共蒸至鸡肉熟即成。功能补虚损，健脾胃，安心神。适用于产后或体虚者常食。见《补品补药与补益良方》。

【糯米阿胶粥】 阿胶15克，糯米100克。糯米煮粥，候熟，将阿胶（捣碎）入粥中，搅和烊化，空腹食。功能养血止血，滋阴润肺，安胎。适用于胎漏下血，胎动不安，血虚萎黄，眩晕心悸，虚劳咯血、吐血、尿血、便血等多种血症，热病伤阴，阴虚火炽，心烦不寐，或阴虚肺燥咳嗽，喉干少津等。见《食医心鉴》。

【桂圆蒸猪心】 猪心1个，桂圆肉30克。生姜、盐、料酒、胡椒、花椒、酱油、味精、芝麻油、淀粉、葱适量，肉汤100克。（1）桂圆肉用温水洗净，生姜洗净，剁成姜末，葱洗净，切成葱花。（2）猪心洗净，对剖成两半，放入蒸碗内，加入桂圆肉、盐、料酒、酱油、胡椒、花椒，注入肉汤，上笼，大火蒸 40 分钟，取出猪心，切成薄片，装入盘中。（3）将蒸碗的原汁倒入锅内，下入姜末、葱花、味精调味，用淀粉勾稀芡，放芝麻油，起锅淋在猪心片上即成。有养心安神的功效。适用于惊悸、盗汗不眠、健忘等病证。（果品的药用和美食制作）。

【龟鹿二仙糖】核桃仁 100 克，饴糖 300 克。鹿角胶、龟板胶各 50 克，芝麻油适量。将鹿角胶、龟板胶、饴糖溶化，加入捣碎的核桃仁，搅拌均匀，趁热倒入涂过芝麻油的大瓷盘中，稍冷即用刀切成小方块。功能强筋壮骨，养脑益智。（果品的药用和美食制作）。

【莲子百合炖猪肉】莲子 30 克，百合 30 克，猪瘦肉 250 克。料酒、精盐、味精、葱段、姜片、猪油、肉汤适量。（1）将莲子用热水浸泡，去膜皮，去芯；将百合去杂，洗净。（2）将猪肉洗净，下沸水锅中，焯去血水，捞出，洗净，切块。（3）锅中加油，烧热，放葱姜煸香，下入肉块煸炒，烹入料酒，注入肉汤，加入精盐、味精、莲子、百合，旺火烧沸，撇去浮沫，小火烧至肉熟烂，拣去葱姜，放入味精，即可出锅。百合有补脑、清心抗衰老的作用；莲子益气强身，配以猪肉组成滋补菜肴。健康人食用能强身健体，同时适用于肺燥、干咳、神志恍惚、失眠多梦等病证患者食用，也有辅助治疗作用。（果品的药用和美食制作）。

【桂圆鹌鹑蛋】鹌鹑蛋两个，桂圆肉 15 克。红糖适量。将鹌鹑蛋打碎，和桂圆肉、红糖置碗中加水放锅中蒸熟。功能益心脾安神，养心神补气血。（果品的药用和美食制作）。

【松子鹌鹑】鹌鹑脯肉 300 克，松仁 50 克。葱段、姜片、料酒、精盐、味精、花生油适量。（1）鹌鹑肉切块，剞上花刀。炒锅放花生油烧热，下鹌鹑脯肉炸成金黄色时，捞出，松子仁炸熟备用。（2）炒锅放花生油，下葱段、姜片煸出香味，放调料，烧开后倒入炸好的鹑脯肉，撇去浮沫，移入盘中即可。功能补精益智，健脾益胃，强壮身体。使人精神充沛，面色红润，气色健美。（果品的药用和美食制作）。

【桂圆枣仁饮】桂圆肉 12 克。炒枣仁 12 克，芡实 15 克。白糖适量。炒枣仁捣碎，用纱布袋装，芡实加水 500 克，煮半小时后，加入桂圆肉和炒枣仁，再煮半小时。取出枣仁，加适量白糖，滤出汁液。功能养心安神，利睡眠。（果品的药用和美食制作）。

【炒鲜核桃仁】鲜核桃仁 300 克。青菜心、水发香菇各 50 克。葱、姜、盐、料酒、高汤、味精、淀粉、植物油、芝麻油适量。（1）将核桃仁洗净，放入开水锅中略烫，捞出，剥净皮膜，青菜心洗净，切成段；香菇切成片，葱、姜均切成末。（2）锅置火上，注入植物油，烧热，放入葱、姜末，爆出香味，烹入料酒加入香菇、青菜心、核桃仁，翻炒至熟，加入高汤、盐、味精，烧开略煨，用淀粉勾成稀芡，淋入芝麻油推匀，盛出即成。有益智，延缓衰老及降低血清胆固醇的作用。（果品的药用和美食制作）。

【冰糖莲子】莲子 200 克。鲜菠萝、青豆、樱桃、桂圆肉各适量。冰糖 200 克。（1）莲子去皮和心，加温水上笼蒸熟。桂圆肉用温水洗净，泡 5 分钟滗去水。鲜菠萝去皮，切小丁。青豆洗净用沸水氽透。（2）锅置火上，加水，放入冰糖烧沸，至冰糖溶化，离火滤去糖渣，将糖水倒回锅内，加青豆、樱桃、桂圆肉、菠萝，上火煮开。（3）将蒸熟的莲子盛入大碗，倒入配料及冰糖水，即可。功能清心降火，养心安神。可辅助治疗心烦、失眠、多梦、口舌生疮等症。（果品的药用和美食制作）。

【三仁饼】面粉200克，核桃仁（研细）、花生（去皮，研细）各20克，松子仁5克，茯苓粉100克。发酵粉适量。先将面粉、茯苓粉和匀，加水调成糊状，再入发酵粉，拌匀后将核桃仁、松子仁、花生仁撒于面团内，制成饼，入烤箱烤熟。功能安神养心，清热祛暑。可辅助治疗心悸失眠、虚烦等症。（果品的药用和美食制作）。

7. 开胃消食类

【二丑消积饼】黑、白丑各60克，白面500克。二丑炒香脆，研细末，过罗，与面粉调合，入白糖适量。焙制成3克重的饼干食用。每服1~2枚，日3次。功能消食导滞。适用于小儿食积，吐乳，腹泻，大便臭腐，夹有不化食物，烦躁蹄哭，两腮红赤等症。见《百病饮食自疗》。

【二根麦萝茶】铁扫帚根，胡颓子根（共用蜜制）各500克，麦芽，枯萝卜（结子后地下的老根部分）各10克。共捣为粗末，水煎数沸。代茶徐饮。功能消积导滞。适用于小儿疳积。见《全国中草药汇编》。

【二藤健脾糕】旋花根150克，鸡矢藤60克，粳米250克，白糖250克。将前3者共研细末，混匀后加白糖，用水适量揉成面团，切块或搓揉成小团块，蒸熟。分顿随量食。功能健脾消食。适用于小儿疳积，消瘦食少等症。见《食疗本草学》。

【八宝豆腐】豆腐、桂花、蘑菇、香草、花生仁、瓜子仁、胡桃仁、芝麻油、酱油、葱、盐各适量。将豆腐油煎；蘑菇摘洗净；三仁入油中炸透备用。把豆腐倒入沙锅内，加蘑菇、香草、三仁，调入酱油、精盐、葱花煮沸，最后撒上桂花、浇上芝麻油。功能开胃，助消化。适用于老年人及消化功能不良者常食。见《食用菌饮食疗法》。

【九龙根茶】干九龙藤根10克，人字草6克，开水浸泡。代茶饮。功能消积健脾。适用于小儿疳积。见《广西中草药》。

【三消饮】炒麦芽、炒谷芽、焦山楂各10克，白糖30克。前3味水煎15分钟取汁，用纱布过滤，调入白糖。趁热服。日2~3次。功能消食化滞。适用于食积停滞之脘腹痞满，嗳气吞酸，腹胀时痛等症。见《中国药膳学》。

【大山楂丸】山楂960克，麦芽、神曲各140克，白糖840克，蜂蜜适量。将前3者共研为细末，加白糖，混合均匀，炼蜜为丸，每丸重9克。每服1丸，温开水送下。功能消食化积。适用于消化不良，食积不化等症。见《食疗本草学》。

【大麦秸茶】大麦秸（陈）适量，水煎取浓汁。代茶频饮。适用于小便不通。见《简便单方》。

【大米胡萝卜粥】胡萝卜约250克，粳米50克。将胡萝卜洗净切片，与大米同煮粥。空腹食。功能宽中下气，消积导滞。适用于小儿积滞，消化不良。见《寿世青编》。

【山楂汁】山楂片、白糖各适量。山楂片洗净，置茶壶中，开水冲泡，加盖，静置冷却，加白糖，稍搅。功能提神醒脑，增进食欲，软化血管，降低血压。作饮料常服，酸甜沁脾。胃酸过多者不宜。见《家庭饮食疗法》。

【山楂粥】①山楂10~15克，粳米50克，白糖适量。先将山楂炒至棕黄色，加温水浸泡片刻，煎取浓汁约150毫升，再加水400毫升左右，入粳米、白糖，煮至米花汤稠为度。早晚2次，温热服食。功能消食导滞，活血化瘀。适用于食积停滞，油腻肉积，胃脘痞满，消化不良所致的腹痛，便泻，血瘀经痛，产后瘀血痛等症。若用于消食须炒用；止痢、化瘀须炒炭用。见《常见病食疗食补大全》。②山楂（去核轧细末）30克，桂皮末3克，糯米50克。同煮粥，调蜜服食。功能消食积，化宿滞，活血通脉。适用于鱼肉积滞，腹胀痞满，消痰，消瘀。见《济公新编》。

【山楂煎】焦山楂10克（或鲜山楂10个），红糖30克。水煎顿服。功能消食化积，活血散瘀。适用于消化不良者。胃酸过多者不宜多服、久用。见《中国药膳学》。

【山楂元宵】江米面1150克，面粉100克，鲜山楂500克（或山楂糕300克），核桃仁、红丝各150克，芝麻100克，桂花卤20克，糖粉500克，植物油、香油各25克，玫瑰香精适量。山楂洗净，煮或蒸烂，晾凉后去皮、核，捣成泥（山楂糕可直接用），与糖粉、面粉混合，加入擀碎的核桃仁及其他配料，再加油拌匀，装入木模框中压平、压实。脱模后切成18毫米见方的块，为馅。取平底容器，倒入江米面，用漏勺盛馅蘸水，倒入江米面中滚动，反复多次成元宵后煮熟。功能开胃消食，降低血脂。适用于消化不良，食欲不振等症。可作为冠心病患者的保健食品。老幼皆宜。见《滋补保健药膳食谱》。

【山楂肉干】山楂100克，精猪肉1000克，植物油250克，调料适量。猪肉去皮、筋、洗净。山楂拍破，取一半放锅内，加2000克水，用武火烧沸后，放入猪肉同煮至肉六成熟时捞出。切成约3厘米长的粗条，加酱油、葱段、姜片、黄酒、花椒面拌匀，腌1小时后，沥水。油烧至八成热，倾入肉条，炸至以微黄，捞出沥油。锅内留油少许，把另一半山楂倒入略炸后，再入肉条，反复翻炒，少淋麻油，加盐、白糖拌匀，用文火收干汤汁，调入味精。随意服食。功能消食化积，降低血脂。适用于食积，高血压，高血脂等。见《中国药膳》。

【山楂鱼块】鲜鲤鱼肉300克，山楂片25克，鸡蛋1个，调料适量。鲤鱼斜刀切成瓦片块，加黄酒、盐腌15分钟后，放入用鸡蛋与淀粉搅匀的蛋糊中浸透，再粘上干淀粉，入爆过姜片的温油中氽熟捞起。山楂片加少量水溶化，加白醋、辣酱油、白糖；淀粉制成芡汁，倒入有余油的锅中煮沸，倾入炸好的鱼块，用中火急炒，待汁水紧裹鱼块，撒上葱花。功能开胃消食，利水止泻。适用于食欲不振，冠心病，高血脂症等。也可作孕妇日常膳食。见《膳食保健》。

【山楂蛋糕】山楂糕625克，冻粉22克，鸡蛋清180克，白糖750克。将冻粉放在盆内，用清水浸泡2小时，洗净除去水分，放锅内，加清水740克烧开，待冻粉溶化后，加白糖，白糖溶化后离火、过滤，再倒入锅内保持烧开的温度备用。山楂糕切成长条。把鸡蛋清放入干净的蛋糕桶内，抽打成泡沫状，再慢慢倒入冻粉糖液，边倒边搅，搅匀后分成2份，一份要保持五六成的热度，另一份稍凉后倒入消毒干净的长方盘内摊平，摆上山楂糕条（距离约3厘米宽），再把另一份倒入摊平，待完全凉后先切成条，再把每条斜刀切成块。随时服用，夏秋季尤宜。功能消食化积，健脾散瘀。适用于消化不良症。健康人食用能增进食欲，并能预防冠心病。见《家庭药膳手册》。

【山楂蜜膏】山楂、蜂蜜各500克。将山楂洗净、去核、切成薄片，加水适量煮烂成糊，再加蜂蜜炼成膏。每服半匙，日3次。功能健脾消食。适用于小儿疳积，不思饮食，消瘦等。见《家庭药膳手册》。

【山楂糖水】山楂、糖各适量。山楂切片晒干。每次用50克，洗净，水煎取汁，少加糖。代茶饮。功能消食积，散瘀血，行结气，降血压，减血脂。适用于高血压，高血脂，肉食不消，湿热瘀积，寒瘀痛经，产后恶露不尽等。高血脂、冠心病患者，加荷叶适量，或金银花50克，煎水代茶更佳。胃酸过多者不宜用。见《家庭食疗手册》。

【山药扁豆粥】山药、扁豆、粳米各适量。煮粥。随量服食。功能消积导滞。适用于小儿疳积。见《常见病食疗食补大全》。

【山药蜂蜜煎】山药30克，鸡内金9克，蜂蜜15克。前2味水煎取汁，调入蜂蜜，搅匀。日1剂，分2次温服。功能健脾消食。适用于脾胃虚弱，食欲不振，消化不良等症。脾虚泄泻及湿阻中焦的脘腹胀满，苔厚腻者不宜用。见《中国药膳学》。

【山药瓤苹果】鲜苹果4个，太子参25克，粳米60克，怀山药25克，瓜条150克，蜜樱桃150克，冰糖250克，苡仁20克，花粉15克。将苹果去皮，从蒂部揭盖挖去核。太子参、花粉、山药去净灰渣，加工烘制成粉末。苡仁、糯米蒸熟。樱桃、瓜条切成小粒共拌匀，瓤入苹果中，入笼蒸熟透取出。将冰糖加水熬化，淋于苹果上。功能健脾理气，滋阴益胃，消食开胃。适用于脾胃虚弱或胃阴不足所引起的食欲不振，消化不良，腹泻等症。见《养生食疗菜谱》。

【山楂云卷糕】山楂糕1000克，鸡蛋1000克，白糖500克，熟面粉500克。把鸡蛋打开，将鸡蛋清、黄分放两个盆内。将蛋清抽打糊状，再把蛋黄打散。将白糖倒入黄内搅匀，再加在蛋清糊内搅匀。然后把熟面粉放入糊内搅匀。将搅匀的蛋糊倒入蒸糕木格中，上蒸笼蒸20分钟左右，待熟取下，将糕倒出，把山楂糕切成薄片，放在上面，随即卷起，用洁白无菌纱布把糕卷紧。待冷后把布解开，切成圆形，使似云卷形状。功能健脾开胃。适用于食欲不振，消化不良等症。见《滋补中药保健菜谱》。

【山楂白糖粉】山楂粉3克，白糖适量。混匀，1次服完，日3服，10天为1疗程。功能消食化积，活血散瘀。适用于病毒性肝炎。胃酸过多者不宜。见《中国药膳学》。

【山楂冰糖煎】山楂6克，冰糖适量。水煎，1次服完，日2～3次。功能消食化积，活血散瘀。适用于食积，高血压等。胃酸过多者不宜。见《中国药膳学》。

【山楂导滞糕】生山楂1000克，莱菔子30克，神曲20克，琼脂、白糖各适量。前3味水煎，待山楂烂熟后碾碎，再煮15分钟，用洁净纱布滤出汁液。把琼脂和白糖加入汁液中煎煮，待黏稠后置凉、凝结成山楂糕状，切块。分顿食用。功能消食化积导滞。适用于食滞肠胃而致之儿童厌食症。见《疾病的食疗与验方》。

【山楂麦芽饮】山楂、炒麦芽各10克。山楂洗净，切薄片，与炒麦芽同置杯中，倒入开水，加盖，泡30分钟。随意饮用。功能健胃消食导滞。适用于宿食停滞，消化不良，小儿乳积及脾胃虚弱，食欲不振等。见《中国药膳》。

【山楂神曲汤】山楂、神曲各15克。水煎取汁。日1剂，分2次服。功能消食导滞。适用于饮食积滞，脘腹胀满疼痛，恶食，嗳腐吞酸，或呕，或泻，或便秘等症。《百病饮食自疗》。

【山楂神曲粥】山楂30克，神曲15克，粳米100克，红糖6克。将山楂、神曲去灰渣后捣碎，入沙锅煎取药汁，取汁去渣。将粳米淘洗干净，入沙锅加清水煮开后，再倒入药汁煮成稀粥，加红糖，趁温热食用。功能健脾胃，消食积，散瘀血。适用于脾胃虚弱所引起的消化不良，腹痛，腹泻等症。见《养生食疗菜谱》。

【山楂银花汤】山楂片50克，银花10克，白糖100克。山楂片、银花置勺内，文火炒5～6分钟，加白糖，武火炒成糖饯。开水冲泡，作饮料常服。功能消食积，散瘀血，止痢疾。适用于食积，湿热痢疾等。见《家庭饮食疗法》。

【山楂橘皮茶】山楂20克，橘皮5克。先将山楂置锅内，用文火炒至外面呈淡黄色，取出放凉；将橘皮切丝，共放入茶杯中，沸水冲泡。代茶饮。功能消积导滞。适用于纳呆，纳差，内积食滞等症。见《经验方》。

【山楂胡颓子汤】山楂10克，鲜胡颓子15克。水煎服。功能消食止泻。适用于饮食积滞，消化不良，少食腹泻，或肠炎、痢疾之轻症。见《食疗本草学》。

【山药山楂七味粥】山药、山楂、莲肉、芡实、神曲、麦芽、扁豆各适量，粳米少许。同煮粥。随意服食。功能消积导滞。适用于小儿伤食所致的疳积。见《常见病食疗食补大全》。

【小麦曲粥】小麦曲（炒黄）15克，粳米100克。煮粥。空腹食用。功能消食导滞。适用于脾胃气虚，饮食停滞而致消化不良者。见《圣济总录》。

【小米怀山药粥】怀山药45克（鲜者约100克），小米50克，白糖适量。将山药洗净捣碎或切片，与小米煮粥，熟后加白糖适量调匀。空腹食。功能健脾止泄，消食导滞。适用于小儿脾胃素虚，消化不良，不思乳食，大便稀溏等。（验方）。

【小儿七星茶冲剂】薏米、谷芽各6250克，山楂3125克，淡竹叶4688克，钩藤2344克，蝉蜕、甘草各781克，蔗糖适量。将上药制成深色的颗粒，装瓶，每瓶7克。每服半瓶～1瓶，开水冲，代茶温饮。功能消积导滞，安神。适用于小儿消化不良，不思饮食，小便短赤，夜睡不宁。见《全国医药产品大全》。

【马蹄煲猪肚】马蹄（荸荠）15克，猪肚200克。荸荠洗净、去皮、切片；猪肚洗净，切成小块；同煮熟。淡食或低盐服食。功能健脾化积，益气消肿。适用于食积腹满，肝病腹水，肾病水肿等。见《本草经疏》。

【马兰莱菔子汤】鲜马兰（全草）60克，莱菔子15克，焦米（粳米炒焦）10克。将鲜马兰洗净，与莱菔子、焦米水煎。饮汤。功能消食、除胀、止泻。适用于饮食过度，消化不良，胀满腹泻等。见《食疗本草学》。

【天竺叶茶】天竺叶3～6克。水煎。代茶饮。功能消积导滞。适用于小儿疳积。见《本草纲目拾遗》。

【无花果粥】无花果粉20克，南粳米50克。秋季采收无花果果实，放开水中略烫后，取出晒干，研成细粉；南粳米加水煮作稀粥，待粥将成时，调入无花果粉，改用文火稍煮片刻。每日早晚温热服食，5～7天为1疗程。适用于消化不良，久泻不止，慢性肠炎，痢疾，咽喉肿痛，痔疮肿痛出血等症。若平素有脾胃湿热、胸闷、苔厚者不宜服食，外感发热者应停食。见《常见病食疗食补大全》。

【木鳖榧子夜明砂散】鸡肝4具，榧子、木鳖各3克，夜明砂6克。将榧子、木鳖、夜明砂炒枯至黑褐色为度，研成细末，分成4份，与不沾水之4具鸡肝（雄鸡经阉割的鸡肝）分别同蒸，熟后食用。每服鸡肝1具。功能消疳化积，养肝明目。适用于小儿疳积，不思乳食，虚弱羸瘦，面黄发枯，目暗等症。服后忌喝茶或吃糖果。见《疾病的食疗与验方》。

【五香散】炒芡实、炒扁豆、炒玉米、炒黄豆各等份。焙鸡内金1/4份。共研极细末，和匀，置干燥处贮藏备用。每服15～30克，温开水送服，日3次。可连服1～2个月。功能消食导滞。适用于小儿乳食积滞，吐乳泄泻，大便臭腐，烦躁啼哭等症。见《百病饮食自疗》。

【五香槟榔】槟榔200克，陈皮20克，丁香、豆蔻、砂仁各10克，盐100克。诸味同置锅内，加水适量，文火煎熬至液干涸，停火待冷，将槟榔用刀剁成黄豆大小的碎块。饭后口含少许。功能健脾行滞，宽胸顺气。适用于消化不良，胃脘停食之腹痛呕酸，膨闷胀饱等症。见《六科准绳》。

【瓦楞子蒸鸡肝】煅瓦楞子10克，鸡肝1副，调料适量。瓦楞子研成细粉，鸡肝切片，二者与葱、姜、盐、黄酒，同置碗内拌匀，上笼蒸至鸡肝熟，加味精。功能化痰消积，补肝养血。适用于肺痨及小儿疳积等症。现亦用于淋巴腺结核。见《家庭食疗手册》。

【止疟果】鲜马蹄（荸荠）、白酒各适量。将马蹄洗净，连皮浸泡于好酒（高粱酒、米酒、薯酒均可）中30天。食时，取出马蹄去皮，细嚼慢咽，每服3～7枚，日1次，连服3～5天。功能开胃下食，导滞消积。适用于食欲不振，大便干硬等症（原治疟疾不思饮食，食则胀满不下者）。不饮酒者少食。见《串雅外编》。

【内金散】鸡内金、乳汁各适量。鸡内金研末。和乳汁饮服。每服6～9克。功能开胃下食，导滞消积。适用于食积腹满，胀痛拒按，纳呆厌食，大便溏薄等症。见《中国药膳学》。

【内金粉粥】鸡内金6个，干橘皮3克，砂仁2克，粳米50克。前3味研末备用；粳米加水适量煮粥；粥成入药粉，加白糖适量服食。日2次。功能消食化滞，理气和胃。适用于食积不消，脘腹胀满，不思饮食，恶心呕吐，完谷不化等症。脾胃虚弱者不宜服用。见《中医营养学》。

【内金鳝鱼】黄鳝1条，鸡内金6克，调料适量，将鳝鱼剖腹去内脏，洗净，切成长2厘米的节，鸡内金洗净；将鳝鱼和鸡内金放入蒸盆内，加生姜、葱、酱油、食盐、绍酒各适量，置蒸笼内至熟透，放入味精。随意服食。功能消痞化积。适用于小儿饮食不节，食积久滞，肚腹胀大，面黄发枯等症。见《中国药膳大全》。

【内金煮黄鳝】黄鳝1条，鸡内金10克。黄鳝去肠脏后切段，同鸡内金加水共煮，熟时加酱油调味服食。功能补虚消积。适用于小儿疳积，纳食甚少，面色萎黄，形体消瘦，肚胀腹大，精神不振等症。见《食物与治病》。

【牛肝君子汤】牛肝100克，使君子仁适量（按小儿年龄计算，每岁1枚）。二味同捣烂，加水及油盐少许，煮熟食用。空腹服用，日1次。连服2～3日。功能杀虫消疳，补虚扶正。适用于蛔虫等引起的虫积腹痛，小儿疳积等症。见《中国药膳学》。

【玉蜀黍饭】玉蜀黍（玉米）适量，淘净后放入搪瓷盆内，加清水适量，上笼蒸40～50分钟。作早晚餐。日2次。功能调中开胃。适用于胃中积热，厌食等症。见《饮食辨录》。

【玉米刺梨汤】玉米30克，刺梨15克。水煎。顿服或代茶频饮。功能健胃消食，清解暑热。适用于脾胃不健，消化不良，饮食减少或泄泻等症。兼有暑热者尤为适宜。见《食疗本草学》。

【玉米石榴皮粉】玉米500克，石榴皮125克。二味共炒黄，研成细末。每服5～10克，日3次。功能健脾消食止泻。适用于小儿消化不良性腹泻等症。见《家庭药膳手册》。

【平胃茶】竹茹10克，化橘红、半夏各6克，香附、建曲各10克。水煎。代茶饮。功能开胃消食，化湿健脾，理气解郁。适用于痰湿积滞，阻于中焦，两胁胀痛，食欲不振等症。见《光绪皇帝代茶饮方》。

【生地麦芽饮】生地、麦芽各15克，冰糖适量。将生地、麦芽加水煎煮后，去渣取汁，入冰糖，调匀后饮服。功能消食开胃，生津止渴。适用于小儿积滞，胃纳减退，恶心呕吐，腹胀而硬，口干等症。见《疾病的食疗与验方》。

【白鲞粥】白鲞（干黄花鱼）1尾（去内脏洗净），粳米50克。先煮白鲞，吃肉，其汤合粳米煮作粥，入姜、豉少许。空腹食用。功能开胃悦脾，消食行水。适用于食积，胃纳不香，亦止暴痢腹胀。见《遵生八笺》。

【白萝卜籽散】白萝卜籽适量。炒焦存性，研末。每服3～6克，日3次，饭后水送服。功能消食导滞。适用于小儿食积，吐乳腹泻，大便臭腐，烦躁啼哭等症。见《百病饮食自疗》。

【白蔻姜糖水】白豆蔻3克，竹茹10克，大枣3枚，生姜3克，红糖适量。白豆蔻捣碎，与竹茹、大枣、生姜一同水煎，取汁约300毫升，红糖调服。功能消食和胃，降逆止呕。适用于妊娠呕吐。见《中国药膳学》。

【白糖米醋蛋】鸡蛋1个，白糖30克，米醋60毫升。米醋煮沸，入白糖调溶，打入鸡蛋，煮至半熟，全部服食。日2次。功能健胃消食，和胃止呕。适用于肝胃不和，妊娠恶阻，呕吐剧烈，吐物色黄酸苦，脘闷心烦等症。见《家庭饮食疗法》。

【加味三仙茶】焦三仙18克，鲜橘红3克。水煎半小时取汁。代茶徐饮。功能消积化滞，理气止咳。适用于消化不良，嗳气吞酸，食积，酒伤，风寒咳嗽等症。见《滋补保健药食谱》。

【消积导滞老人小孩健脾良方】小山楂去核，大麦粉去皮炒熟，白高粱米炒熟各500克，混合均匀。每服30克，加入白糖适量。开水调服。功能消食化积，开胃和中。适用于食积不化，脘腹胀满，消化不良，不思饮食。见《集验良方》。

【西洋药酒】红豆蔻（去壳）、煨肉豆蔻（面裹煨，用粗纸包压去油），白豆蔻（去壳），高良姜（切片，焙），甜肉桂（去桂皮）、公丁香各20克，研净细末，戥准5分，白糖霜120克，鸡子清2个，烧酒500克。白糖霜加水1碗，入铜锅内煎化，再入鸡子清，煎10余沸，入于烧酒，离火置稳便处，将药末入锅内打匀，以火点着烧酒片刻，即盖锅，火灭，滤去渣，入瓷瓶内，用冷水冰去火气。适量饮用。功能暖脾温胃，理气消积。适用于脾胃虚寒，气滞脘满，进食不化，呕吐恶心，腹泻作痛等症。见《冯氏锦囊秘录》。

【曲米粥】神曲10～15克，粳米60克。将神曲捣碎，煎汁去渣，煮粳米为粥。每日1～2次。2～3天为1疗程。功能健脾胃，助消化。适用于消化不良，食积，嗳腐吞酸，脘闷腹胀，大便泄泻等症。见《多能鄙事》。

【羊肉萝卜汤】羊肉1000克，草果5克，豌豆100克，萝卜300克，调料适量。羊肉洗净，切成2厘米见方的块；豌豆淘洗净；萝卜切成3厘米见方的块；将羊肉、草果、豌豆、姜放于锅内，加清水适量，用武火煮沸后，转用文火煮 1 小时；再放萝卜块煮熟，加香菜、盐。功能补中益气，行滞消食。适用于食积不消，呃逆胀满等症。见《饮膳正要》。

【冰糖话梅】乌梅 250 克，冰糖 250 克，白糖适量。先将乌梅洗净，放铝锅内，加水适量浸泡发透，加热煮至五成熟，捞出，去核，把果肉切成丁，再放入原液中，加入冰糖继续煎煮至七成熟，收汁。待冷，外面则撒上一层白糖，装瓶备用。每次 1 ~ 2 汤匙，开水冲化服用。功能开胃，生津，安蛔，止痢。适用于食欲不振，消化不良，蛔虫性腹痛，泄泻，痢疾等。可经常食用。见《随息居饮食谱》。

【红薯粉】红薯 1 小块。将红薯放在余火中烧透烤熟，研成细末。开水冲服。日 1 次。功能健脾胃，消积。适用于小儿疳积。见《家庭药膳手册》。

【红豆麦片糊】大麦片 100 克，赤小豆 50 克，白糖适量。大麦片用水浸透后，加清水煮半小时，再入赤小豆，用文火煮至稠烂，食时加糖。功能健脾和胃，消胀散满，利水退肿。适用于脾胃不和，食积胀满，水肿等症。见《膳食保健》。

【红枣益脾糕】红枣 30 克，白术 10 克，干姜 1 克，鸡内金 10 克，面粉 500 克，白糖 300 克，发面、碱水适量。红枣、白术、干姜、鸡内金放入锅内，用武火煮沸后，转用文火煮 20 分钟，取汁，再将面粉、发面、白糖放盆内，加药汁、清水适量，揉成面团，待面发酵后，加碱水适度，做成糕坯，上屉蒸 15 ~ 20 分钟。作早晚餐。日 1 ~ 2 次。功能健脾益胃消食。适用于脾胃气虚，食欲不振，食后胀满或痛，消化不良，泄泻等症。见《中国药膳学》。

【麦芽山楂饮】炒麦芽 10 克，炒山楂片 3 克。水煎取汁，调入红糖。功能消食化滞，和胃止呕。适用于饮食停滞，呕吐酸腐，脘腹胀满，嗳气厌食，或腹痛拒按等症。见《百病饮食自疗》。

【麦芽山楂茶】炒麦芽 10 克，炒山楂片 3 克，红糖适量。水煎，取汁。代茶饮。适用于伤食呕吐，脘腹胀满，嗳腐吞酸，食后即吐，吐出下化宿食，其味酸臭，舌苔白腻，脉滑。见《北京卫生职工学院资料》。

【麦芽内金散】大麦芽、鸡内金各 30 克。炒后共研细末。每服 3 克，日 3 次。功能消食化积。适用于小儿疳积，消化不良等症。见《家庭药膳手册》。

【麦芽消食粉】麦芽、鸡内金各 30 克。分别炒黄，研粉，混匀。1 岁左右每服 2 ~ 3 克，白糖调味，开水送服，日 3 次。3 ~ 5 岁者量酌增。功能健脾消食。适用于小儿消化不良，食积不化，脘腹胀满，泄泻等症。见《中国药膳学》。

【赤小豆内金粥】赤小豆 30 克，鸡内金 10 克。鸡内金烘干研为细末；赤小豆洗净，放入锅内，加水，文火煮至八成熟，下鸡内金搅匀，继续煮至熟烂。作早餐食用。功能清利湿热，健脾消积。适用于小肠湿热，尿频，尿急，尿痛，小腹胀满，食积不化等症。见《中国药膳》。

【芜菁芥菜汤】大头菜 1 个（重 120 克），芥菜 100 克。大头菜切片，芥菜切段，水煎调味服食。功能健胃，下气，宽中。适用于食积不化，脘闷腹胀，饮食减少等症。见《食疗本草学》。

【杞叶茶】枸杞嫩叶洗净晒干，文火炒香。每取 10 克，沸水泡饮。功能促进消化液分泌和胃肠蠕动。适用于胃肠消化功能不良等症。见《中医药信息报》。

【豆蔻馒头】白豆蔻 30 克，面粉 1000 克，酵母 50 克。豆蔻研为细末；面粉与酵面用温水和成面团，捂盖约 2 小时，待面酵后，加碱适量，撒入豆蔻末，揉匀，制成馒头坯，上笼用武火蒸约15分钟至熟。随意食。功能开胃健脾，理气消胀。适用于食欲不振，胸腹胀满等症。见《中国药膳》。

【怀山药糕】怀山药500克，京糕（年糕、）、白糖、豆沙馅各150克，面粉90克，香精、食用色素各少许。白糖分成2份，每份分别用红、绿色素拌成粉红色糖粉和浅绿色糖粉，拌糖粉时分别加入少许香精；山药洗净后上笼蒸烂，晾冷，剥去外皮，捣成泥状，加入面粉，搓成面团，并将面团分成2块，分别擀成13厘米见方的厚饼，取其中1张，把豆沙馅平摊在上面。京糕切3毫米厚的片，铺在豆沙馅上面，再将另一张山药面团饼铺在京糕上面。然后切成两半，一半撒粉红色糖粉；一半撒上浅绿色糖粉，将二者拼好，切成4条，再把每条切成5块，上笼蒸熟食。功能补脾胃，助消化。适用于食欲不振，消化不良等症。见《滋补中药保健菜谱》。

【怀山内金粥】怀山药15～20克，鸡内金9克，小米或大米150克。山药、内金研为细末，与米共煮粥，熟后加白糖调味食。功能补脾胃，助消化。适用于脾虚泄泻，食少体倦，尤其对小儿消化不良最宜。见《补品补药与补益良方》。

【谷芽茶】谷芽适量。蒸露。代茶饮。功能消食，健脾，开胃，和中，生津液，益元气。适用于病后脾土不健。见《中国医学大辞典》。

【谷芽饼】谷芽120克，姜汁适量，食盐少许。谷芽研为细末，加入姜汁、食盐，和匀作饼。每服5克，日3次。功能醒脾开胃，宽中止呕。适用于消化不良，脘闷腹胀，呕恶，食欲不振等症。见《中国药膳学》。

【沙司鹌鹑丁】鹌鹑肉150克，蛋清1个，青椒1个，番茄沙司50克，水生粉、猪油、黄酒、调料各适量。青椒洗净，切丁、鹌鹑肉切丁，加黄酒、盐、蛋清、水生粉拌匀。锅内猪油烧至六成热，爆入肉丁，以旺火边翻炒，边投入青椒、番茄沙司，加水少许，调味煮沸。随意食。功能补五脏，健脾胃。适用于小儿疳积，营养不良等症。见《膳食保健》。

【诃黎勒茶】诃黎勒30克，去核。以水500毫升，烧二三沸，下诃黎勒，再煎三五沸，入盐少许。代茶饮。功能下气消食，止泻。适用于饮食不消，久泻不止等症。见《食医心鉴》。

【陈仓米柿饼霜茶】陈仓米60克，柿饼霜30克。先把陈仓米或粳米放入锅内，小火微炒，以香黄为度，加水煮沸，倾入碗内，放入柿饼霜，调和化开，澄清。随意饮，也可同时食焦米。功能补脾胃，消积滞。适用于脾胃不和，消化不良，虚痞虚胀等症。本方滋补而不偏胜，开胃提神，颇有佳效。见《气功药饵疗法与救治偏差手术》。

【鸡肝散】鲜鸡肝1个，牡蛎粉0.2克，辰砂少许。鸡肝用竹刀切片；牡蛎粉、辰砂用水搅拌，取水飞末，掺入肝片上。将肝片置于米饭上蒸熟。连服10剂。功能补肝肾，消疳积。适用于小儿疳积食滞，虫气上攻，夜盲，目生翳障等症。见《良朋汇集》。

【鸡内金方】鸡内金、白糖各适量。鸡内金焙干研末，白糖调服。日3次，每次1～2克。功能消食健脾。适用于食积不化，脘腹胀满，小儿疳积等症。见《百病饮食自疗》。

【鸡内金散】鸡内金适量。焙干研粉，每次2～3克，温开水送服。功能消食积，止遗尿。适用于食积不化，脘腹胀满，小儿疳积，小便频数，遗尿等症。见《常见病的饮食疗法》。

【鸡内金粥】 鸡内金5～6克，粳米100克，白糖适量。将鸡内金用火炒至黄褐色，研为细粉；用粳米、白糖入沙锅内，加水煮至米开汤未稠时，将鸡内金粉调入粥内，再煮1沸，视粥稠停火。早晚温热服食。适用于饮食停滞，脘腹饱胀，消化不良，小儿疳积，遗尿，小便频数，胆道结石，泌尿系统结石等症。见《常见病食疗食补大全》。

【鸡橘粉粥】 鸡内金6克，干橘皮3克，砂仁1.5克，粳米30克，白糖少许。前3味共研细末，与粳米同煮粥，临熟入白糖。温服。早晚各服1碗。功能健脾消积。适用于食积不化，脘腹胀满，以及小儿消化不良，面黄肌瘦，呕恶便溏等症。见《中国药膳》。

【鸡肚双芽粥】 鸡内金10克，牛肚100克，谷芽、麦芽各30克，大米50克，盐、味精少许。先将鸡内金、双芽同装纱布袋内待用；将牛肚用沸水焯透刮净，切成小丁；将大米、布袋、牛肚丁一起放入锅内加水，煮至烂熟。适量加调料服食。功能健脾开胃，消积导滞。适用于疳积及消化不良。（验方）。

【鸡肝牡蛎瓦楞子汤】 鸡肝1～2具，生牡蛎15～24克，瓦楞子12～15克。将鸡肝洗净切开；牡蛎、瓦楞子打碎，先煎60分钟后下鸡肝，熟后饮汤。功能滋补肝肾，消积化痰。适用于慢性咳嗽发热，疳积，肺结核，淋巴结核等症。见《补品补药补益良方》。

【鸡矢藤根煲猪小肚】 鸡矢藤根15克，猪小肚150克。猪肚切块，加水同煲汤，入食盐调味。饮汤食肚。功能健脾除湿，消食导滞。适用于小儿疳积，食积腹胀，食欲不振，消化不良等症。见《饮食疗法》。

【苹果山药散】 苹果30克，山药30克。苹果干后，与山药共为细末。每次服10～20克，加白糖适量。温开水送服。功能健脾胃，助消化，止泄泻。适用于消化不良，食少泄泻，或久泻而脾阴不足者。见《食疗本草学》。

【苓术酒】 白术1000克，白茯苓500克，曲、米适量。将上药捣碎，以常流水10千克渍30日取汁露1夜，浸曲、米酿酒；或用白术500克，白茯苓750克，黄酒2.5千克浸泡10余日，去渣备用。每次空腹饮1～2杯，日3次。适用于食少腹胀，消化不良，泄泻，痰饮咳嗽，水肿，小便不利等症。（验方）。

【枣糕】 大麦面（或小米面）1000克，红枣250克。加水和面，蒸糕食用。功能补脾消食。适用于小儿疳积。见《疾病的食疗与验方》。

【佩香茶】 佩兰6克，藿香3克，薄荷4.5克，白蔻仁1.5克。上药共为粗末，沸水冲泡，盖焖10分钟。代茶饮。功能消积导滞。适用于过食肥腻，消化不良，纳呆食减，口中粘腻无味，或口臭，醒后口中酸臭难闻者。见《瀚海颐生十二茶》。

【金橘茶】 金橘3枚，压扁，放入茶杯中，沸水泡。代茶饮。功能消积止呕。适用于食滞纳呆，恶心呕吐等症。见《中医大辞典》。

【炙黄鸡】 母鸡1只，调料适量。鸡宰杀后，去毛及内脏，洗净。盐、醋、茴香、小椒末、酱等放碗中搅匀，涂遍鸡身。鸡用炭火烤炙。边烤边转，至呈酱黄色，熟透。功能健脾和胃，消食化积。适用于因过食肥甘肉类而致厌食，胀满等。见《饮膳正要》。

【夜开花茶】 夜开花、半椿子树根各30克，麦芽、窖萝卜兜各6克。前2味用蜂蜜拌炙，再与后2味同入沙锅内以中等火力煎汤。代茶饮。功能消积导滞。适用于小儿疳积。见《民间验方》。

【育麟糕】太子参、茯苓、山药、粳米粉、蜂蜜、白糖各适量。共粉碎，做成糕点。功能健脾强胃，消食化积。适用于小儿消化不良，食积，佝偻病，小儿脾虚泄泻及虫积等。见《食用菌饮食疗法》。

【炖苹果泥】苹果1个。洗净削去皮，切成薄片，放碗内加盖，隔水炖熟，用汤匙捣泥状，喂婴儿服食。功能和胃生津，涩肠止泻。适用于幼儿单纯性消化不良引起的腹泻、口渴等症。见《食医心镜》。

【炒蚕蛹】①蚕蛹、蜂蜜各适量。将蚕蛹炒熟，调蜂蜜食。用于小儿疳积。见《中国药膳学》。②新鲜蚕蛹50克。蚕蛹洗净，加盐炒熟食。适用于小儿疳积，消瘦，脾胃虚弱而有蛔虫者。见《饮食疗法》。

【炒米泡粥】大米50克，炒米适量。大米煮粥，于碗中酌加炒米搅拌。不加糖，佐以酱菜，晨起服食。功能醒脾开胃，除烦渴，利小便。适用于热病后口渴喜饮，胃口不开等症。见《中国烹饪》。

【炒萝卜缨】鲜萝卜缨300克。洗净切断，用油、盐调味炒熟。佐餐。功能下气，消食。适用于饮食积滞，胸腹胀满，呃逆，嗳气等症。见《饮食疗法》。

【炒扁豆怀山粥】炒扁豆60克，怀山药60克，大米50克。将扁豆、怀山药洗净，大米淘洗干净，加水适量共煮粥。功能健脾益胃，消食开胃。适用于食欲不振，食少久泻，食积痞块和小儿疳积等。见《饮食疗法·续》。

【油菜粥】鲜油菜100克，粳米100克。先煮粳米粥，后入油菜，慢火煮熟。任意食用。功能调中下气。适用于脾胃不和，食滞不下及胃气上逆的嗳气，呃逆。见《本草纲目》。

【油炸山楂糕】山楂糕500克，鸡蛋3个，猪油500克，白糖、面粉及淀粉适量。山楂糕切成3厘米长、1.5厘米宽的条；鸡蛋打入碗内，放入面粉和淀粉，调匀成稠糊。山楂条放蛋糊内滚满蛋糊，炸成焦黄，捞出装盘，撒上少许白糖。作点心食用。功能消食化积。适用于消化不良，尤宜小儿食积，又有降血脂和活血化瘀等作用。见《滋补保健药膳食谱》。

【泡洋葱】洋葱适量。将洋葱剥去外皮，去须根，剖成2～6瓣，放泡菜坛中，淹浸2～4日（天热1～2日即可）。待其味酸甜而略辛辣时食用。功能健胃。适用于饮食减少，消化不良，或胃酸不足的病人。见《食疗本草学》。

【泡银耳】银耳适量。将银耳用凉开水洗净，放玻璃瓶内，再倒入凉开水，密封浸泡1天后饮用。功能健胃益气，止痒。适用于食欲不振，消化不良，腹胀，小儿惊风，中暑，粪石性肠梗阻。外用可治神经性皮炎，稻田皮炎，接触性皮炎，各种皮癣，疥疮，湿疹，外阴瘙痒。见《食用菌饮食疗法》。

【茯苓粉】茯苓适量。研粉备用。每服15克，开水冲服。功能健脾补中，渗湿止泻。适用于小儿疳证，长期食欲不振，时有腹泻，面色黄白无泽，形体羸瘦等症。见《疾病的食疗与验方》。

【茶叶酿鲫鱼】鲫鱼1条（约150～200克），绿茶10～15克。鲫鱼去肠脏及鱼鳃（留鱼鳞），以绿茶塞入鱼腹中，用竹签缝好切口，装盘，加油、盐少许调味，蒸熟后去茶叶。食鱼。功能健脾利湿，消食导滞，除烦止渴。适用于饮食积滞之证，亦治糖尿病口渴多饮。见《活人心统》。

【茶叶潮州柑】潮州柑1个，绿茶10克。将潮州柑挖一小洞，塞入茶叶，放于阳光下晒干备用。成人每服1个，小儿每服半个或1/3个，水煎代茶饮。或加白糖调味。功能开胃消食，清暑利尿。适用于饮食积滞，消化不良；暑热烦渴，小便黄短等症。见《饮食疗法》。

【茗粥】茶叶30克，粳米50克。浓煎茶叶汁，入粳米粥内。空腹食用。功能化痰消食。适用于食积痰滞。见《养生随笔》。

【茭米麦芽汤】茭米15克，大麦芽15克。炒焦后水煎。日分2~3次服用。功能健脾消食，涩肠止泻。适用于小儿消化不良，少食腹泻等症。见《食疗本草学》。

【胡萝卜汁】胡萝卜250克。切片，加盐少许（或改加糖少许）、水适量，煮烂后去渣取汁服用。日3次。功能健脾消食。适用于小儿消化不良，食欲不振，腹部胀满等症。见《食疗本草学》。

【胡萝卜粥】胡萝卜500克，糯米100克，红糖适量。胡萝卜切成小块，同糯米加水煮粥，调入红糖温服。功能消胀化滞。适用于脘胀食滞。（验方）。

【胡萝卜粥】新鲜胡萝卜适量，粳米根据个人饭量大小而定。将鲜胡萝卜洗净，切碎，与粳米同煮作稠粥。早晚温热服食。适用于消化不良，久痢，病后产后消化力弱，慢性痢疾，夜盲症，小儿软骨病，营养不良等症。糖尿病患者忌服。见《常见病食疗食补大全》。

【胡萝卜红糖水】胡萝卜、红糖各适量。水煎食用。功能健脾化滞。适用于脾胃虚弱，食积不消，脘腹胀满，纳呆厌食等症。见《中国药膳学》。

【胡萝卜棒楂粥】玉米楂100克，胡萝卜3~5根。先将玉米楂煮1小时，后将胡萝卜洗净切片放入再煮至萝卜熟。空腹食。功能消食化滞，健脾止痢。适用于小儿消化不良，食积腹痛，久泄久痢。（验方）。

【胡萝卜怀山内金汤】胡萝卜250克，怀山药20~30克，内金10~15克，红糖少许。将胡萝卜、山药洗净切块后，与内金加水同煮，30分钟后，加红糖调溶饮服。功能健脾消食。适用于慢性胃炎属脾胃气虚之纳差，消化不良等症。见《疾病的食疗与验方》。

【南天竹叶茶】南天竹叶适量。水煎取汁。代茶徐饮。功能消积导滞。适用于小儿疳积。见《纲目拾遗》。

【枳椇橘皮竹茹汤】枳椇子30~60克，橘皮、竹茹各15克。水煎取汁。徐徐饮服。功能解酒除烦，和胃止呕。适用于饮酒过度，心烦口渴，呕逆不食等症。见《食疗本草学》。

【咸金橘糖茶】金橘500克。将成熟金橘采下，放瓷器内，加少许盐，埋渍半年。服时将咸金橘用清水冲洗去食盐。每次取4个捣碎，放碗内加糖适量，用沸水冲泡。代茶饮。功能健脾理气，化瘀导滞。适用于脾胃气滞，脘腹胀满，消化不良，食欲不振，恶心呕吐，咳嗽痰多等症。亦可用于治疗小儿百日咳。见《家庭食疗手册》。

【神曲末粥】神曲末10克，青粱米50克。煮粥。任意食用。功能健脾消食导滞。适用于老人脾虚气弱，食不消化，胃脘胀满等症。见《养老奉亲书》。

【砂仁酒】砂仁30克，白酒100克。砂仁捣碎，纱布包，浸酒内7日。饭后酌饮。功能消食和中，下气止痛。适用于食积不消，脘腹胀痛等症。见《中国药膳学》。

【砂仁萝卜饮】砂仁6克，萝卜500克。砂仁捣碎，萝卜切小片，同煎汤。日3次。食后半小时热服。功能消积化痰，下气宽中。适用于痰气膈胀，脘腹满闷等症。见《中国药膳学》。

【砂仁蒸鲫鱼】鲜鲫鱼1条（约250克），砂仁末5克，调料适量。油、盐、砂仁末拌匀，待鱼治净后，纳于其腹内，以豆粉封其腹部刀口，置器内，封盖后隔水蒸熟食用。日1次，连服3～4日。功能醒脾开胃，利湿止呕，安胎。适用于妊娠呕吐，水肿等症。见《家庭食疗手册》。

【韭菜牛乳饮】韭菜汁100毫升，牛乳200毫升，生姜汁25毫升。三汁和匀，温服。功能益气补虚，温中和胃。适用于脾胃虚寒之反胃，食后脘腹胀痛，朝食暮吐，暮食朝吐，吐物不化，神疲乏力等症。见《中国药膳学》。

【韭菜糯米羹】韭菜、糯米各适量。加水煮羹，随意服食。功能益气健脾，温中和气。适用于脾胃气虚，不能化谷消食之水谷痢，腹微痛，粪便夹杂食物残渣与脓血，食少纳呆，四肢困倦等症。见《中国药膳学》。

【韭蜜竹沥茶】韭菜汁10克，蜂蜜20克，竹沥水20克，羊乳250克。同入锅内搅匀，加热。代茶温饮。适用于噎膈初起，吞食困难，或上逆而呃，食与痰俱出者。（验方）。

【胃乐茶】制香附300克，焦建曲、制金柑各180克，老木香、陈皮各90克，甘草30克。将老木香、陈皮、甘草共打粗粉，把制香附、焦建曲、制金柑加水浸渍，煎煮2次，每次1小时，药液合并，静置6小时过滤，加热浓缩至稠膏状180克，加入上述粗粉，充分搅拌，混合均匀烘或晒干（温度不超过50度），再过1号筛、分装，每袋12克。每服1袋，日2次，白开水冲浸，代茶饮。功能理气消积。适用于胸闷脘痛，消化不良等症。见《中草药制剂方法》。

【香砂糖】砂仁12克，香橼粉10克，白糖500克，植物油适量。糖置锅内，加水煎熬至糖液稠厚时，放入香橼粉、砂仁粉搅匀，继续煎至挑起糖汁呈丝状时停火；倒入涂油之搪瓷盘内，摊平，稍凉，划成小块。每服3块，早晚各1次。功能开胃健脾。适用于脾虚气滞，食后腹胀，食欲不振等症。见《本经逢原》。

【香菇粥】小米50克，香菇50克。先煮小米粥，取其汤液，与香菇同煮。日食3次，持续服用有效。功能大益胃气。适用于气虚食少，有开胃助食作用。（验方）。

【香橼茶】陈香橼1个。切成粗末，水煎取汁。代茶饮。功能理气消积。适用于胃脘胀痛，呕逆食少，消化不良，痰饮咳嗽气壅等症。见《常见病验方研究参考资料》。

【香砂炒面】木香2克，砂仁2克，白面50克，鸡蛋1个。将木香、砂仁研末，与白面混匀，打入鸡蛋，加水和面，制成面条，作炒面服食。功能益气健脾，开胃消食。适用于儿童厌食症属脾胃虚弱者，不欲饮食，形体瘦弱，面色无华，神倦乏力，大便溏泻等症。见《疾病的食疗与验方》。

【香酥鹌鹑】鹌鹑8只，白蔻仁5克，生姜、葱各10克，精盐、花椒各3克，八角10克，白糖5克。官桂3克，湿豆粉150克，菜油750毫升（实耗100毫升），味精1克。姜切片，葱切段，白蔻仁、八角、官桂打成粗颗粒，鹌鹑宰杀治净，去头、爪，放入大碗内，用料酒、精盐、花椒、八角、官桂、白蔻、生姜、葱腌2～3小时，上笼武火蒸20分钟取出，凉后切块，滚一层湿淀粉，待锅中菜油烧至八成热时，下锅内炸透后装盘；将蒸鹌鹑的原汁倒入锅内，入味精调味，水豆粉勾芡，淋在鹌鹑块上。功能补益脾胃，行气消食。适用于脾胃虚弱，不欲饮食；气滞胸闷，吐逆反胃等症。见《家庭药膳》。

【香菇烧菜花】小香菇15克，菜花25克，鸡汤200毫升，调料适量。将菜花洗净，掰成小块，用开水焯透；小香菇洗净；将花生油烧热后放葱、姜，煸出香味，入盐、鸡汤、味精，烧开后去葱、姜，再将菜花、香菇分别码入锅内，用微火稍烤入味后，淋入淀粉、鸡油，翻匀。功能益胃助食，并降血脂。适用于高血压，动脉硬化及糖尿病等症。见《食用菌饮食疗法》。

【香菇蒸带鱼】香菇（干）10～20克，带鱼50～100克，调料适量。将带鱼洗净，切块装盆；香菇泡发洗净，切条，加入带鱼盆中，加姜片、葱、盐、味精等，上笼蒸透。佐餐或单食。功能开胃，护肝，降血压。适用于肝脏病，消化不良，高血压等症。见《食用菌饮食疗法》。

【食盐炒蚕蛹】蚕蛹50～100克。加油、盐炒熟服食。功能健脾和胃，消疳化积。适用于小儿疳积，消瘦，脾胃虚弱等症。见《饮食疗法》。

【独脚金猪肝汤】独脚金15克，猪肝100克。将猪肝切片后，与独脚金加水2碗，煎至1碗，食盐少许调味。饮汤食猪肝。功能养肝明目，健脾消食。适用于小儿消化不良，食欲不振，疳积，夜盲等症。见《饮食疗法》。

【独脚金煲猪瘦肉】独脚金15克，瘦猪肉100克。将肉切块，和清水3碗煎至1碗，食盐少许调味。饮汤食肉。功能清肝健脾，消食除疳。适用于小儿疳积，脾虚肝热，食欲不振及小儿夏季热等症。见《饮食疗法》。

【独脚金炖猴子肉】独脚金15克，新鲜猴子肉约150克。将独脚金洗净。切断后放于炖盅底层，猴肉洗净切片放于其上，加水少许，隔水炖熟后服用。每隔4～6天服1次。连服3～5次。功能清肝健脾，消积化滞。适用于脾虚肝热，烦躁易怒，夜不安睡，不思饮食，或常有低热，腹泻，消瘦等症。见《饮食疗法》。

【姜露】生姜500克。切碎，加水浸泡2小时，入蒸馏器内蒸2次，收集蒸馏液。每服9克，隔水炖温服，日2次。功能散寒止呕，消食化痰。适用于感冒风寒，脘腹胀满，呕吐呃逆，不思饮食及咳嗽痰多等症。见《本草纲目拾遗》。

【神曲粥】神曲10～15克，粳米100克。将神曲捣碎，加水煎汤，去渣后入粳米，再加水同煮作稀粥。每日早晚温热顿服。本粥不宜久煮。功能消积止泻。适用于消化不良，食积难消，嗳腐吞酸，脘闷腹胀，大便泄泻等症。见《常见病食疗食补大全》。

【神仙药酒丸】木香9克，丁香、檀香各6克，茜草60克，砂仁5克，红曲30克，白酒500克。将上药共研为细末，炼蜜为丸，备用。每次将1丸泡入500克白酒中，适量饮用。功能开胃健脾，顺气消食，快膈宽胸。适用于消化不良，胸闷不舒。阴虚火旺者忌用。见《清太医院配方》。

【神曲丁香茶】神曲15克，丁香1.5克。同入药杯中，沸水冲泡。代茶饮。功能暖胃，消积，止呕。适用于胃寒食滞，消化不良，呕吐，呃逆等症。见《简易中医疗法》。

【除噎药酒】贝母、砂仁、广木香、广陈皮各6克，好陈酒500克，白糖300克。将上药切制，与酒、糖同入瓷瓶内浸泡，瓶口封固，隔水加热半小时左右，取出瓷瓶放凉。每日清晨饮用1杯。适用于吞咽时如有物梗而不畅，食欲不振，脘满，舌苔白腻等症。如有燥热之象者不可使用此酒。见《种福堂公选良方》。

【蚕豆糕】蚕豆250克，红糖50克。蚕豆泡发去皮，煮至熟烂，加红糖，捣成泥，放入搪瓷盆内，待稍凉切成5厘米长、3厘米宽的小块。早餐食用。功能、适应症同“蚕豆粉红糖糊”。见《指南方》。

【蚕蛹散】蚕蛹90克，烘焙干燥，研细末。每次30克，用米饮或温开水送服。功能益脾补虚。适用于小儿疳积；或久患肺痨，肌肉消瘦，亦可将蚕蛹炒熟食。见《食疗本草学》。

【蚕蛹蜜】蚕蛹、蜂蜜各适量。将蚕蛹炒熟，与蜂蜜拌匀。每服3～5粒，日3次。功能和脾胃，消疳积，除蛔虫。适用于小儿疳积，消瘦，脾胃虚弱，发育不良等。见《家庭药膳手册》。

【蚕豆粉红糖糊】蚕豆粉15克，红糖适量。蚕豆粉用冷开水调成糊状，加热，搅匀半熟，调入红糖。1次服完，日2次。功能健脾利湿，消食和胃。适用于食积，水肿等。过敏体质者不宜用。见《中国药膳学》。

【盐腌黄皮果】新鲜黄皮果、盐各适量。将黄皮果洗净晾干，加盐腌制。每次取腌黄皮果15～30克，加清水1碗半煎至1碗。去渣饮用。可加适量白糖调味。随意取腌黄皮果作凉果食亦可。功能化痰止咳，消积顺气。适用于食积胀满，咳嗽痰多，或妊娠呕吐等症。见《饮食疗法》。

【荸荠煮海蜇】荸荠、海蜇各适量。加水同煮。去海蜇，食荸荠。功能消积清热。适用于食积内停，痞积胀满，大便燥结；温病目赤，咽喉肿痛等。小儿食积者宜常服。脾胃虚寒者不宜用。见《中国药膳学》。

【莱菔子散】莱菔子6克。将莱菔子干燥、研末。用温开水调服。功能消食理气宽中。适用于小儿食积证，见胃纳减退，恶心呕吐，腹胀而硬，大便酸臭等症。见《疾病的食疗与验方》。

【莱菔子粥】莱菔子30克，粳米50克。先煎莱菔子，去渣，取汁，入粳米煮作粥。空腹食用。功能下气定喘，消食化痰。适用于咳嗽痰喘，食积气滞，胸闷腹胀，下痢后重。见《寿世青编》。

【莱菔山楂粥】莱菔子15克，山楂20克，生姜3片，红糖15克，大米250克。先将莱菔子、山楂、姜片同煮40分钟，去渣取汁，入米煮作粥，临熟时调入红糖。分3次服食，可连服5天。适用于饮食不节所致的急性腹泻症。（验方）。

【莱菔子内金粥】莱菔子9克，鸡内金6克，怀山药、白糖各适量。将怀山药研成粉末。放进莱菔子、鸡内金的煎液中，煮沸成粥，调入白糖服食。周岁以内小儿每日用10克，分2～3次服食；周岁以上的小儿酌情加量。连服3～5天。适用于伤食所致的小儿腹泻。见《常见病食疗食补大全》。

【莲子饭焦粥】莲肉50克，饭焦（锅巴）、白糖各适量。莲肉、饭焦加水，用文火煮粥，待莲子肉烂熟，调入白糖。早晚餐温热、服食。功能健脾涩肠，益气消食。适用于脾胃虚弱，食欲不振，消化不良，大便溏泄等症。见《医学从众录》。

【桂花山药】桂花酱50克，山药750克，白糖200克。将山药去皮洗净，切成长5毫米、厚1毫米的斜刀片，一片压一片地摆在盘中，上笼蒸80分钟左右，滤去水。把白糖和桂花酱拌在一起，撒在山药上。功能补脾胃，助消化。适用于脾胃虚弱，食少难消者服食。见《华夏药膳保健顾问》。

【鸭儿芹果茶】鸭儿芹果6～10克，地骷髅（结籽后的萝卜枯根）1000克。水煎取汁。代茶饮。功能消积导滞。适用于食积。见《陕西中草药》。

【健脾饮】橘皮10克，荷叶半张，炒山楂3克，生麦芽15克，白糖少许。水煎30分钟取汁，调入白糖。代茶饮。功能健脾导滞，升清化浊。适用于脾失健运、饮食不消之脘腹胀满，饱满嘈杂，厌食等症。尤宜于小儿疳积。见《中国药膳》。

【健脾茶】桔皮10克，荷叶15克，炒山楂3克，生麦芽15克。桔皮、荷叶切丝后，与山楂、麦芽一起加水煎半小时取汁。代茶饮。功能健脾祛湿，消积化滞。适用于脾失健运所致之湿浊内蕴，食滞不化，厌食脘胀，倒饱嘈杂，小儿疳疾等症。见《滋补保健药膳食谱》。

【健脾莲花糕】党参、白术、麦芽、六曲各15克，陈皮12克，枳壳20克，山楂10克，鸡蛋500克，面粉350克，白糖450克，熟猪油50克，红色素2克，熟芝麻2克。党参、白术、陈皮、六曲、枳壳、山楂去净灰渣，加工研制成末。鸡蛋去壳打入缸内，加白糖，用斑竹扫帚顺一个方向搫约35分钟，呈乳白色时筛入面粉、中药末，加食红轻搅，变至淡红色。将模型莲花蛋糕盒洗净，每个盒内抹上熟猪油，舀入糕浆料，放入笼内，用旺火蒸熟，趁热撒上芝麻，取出蛋盒，翻入盘内。功能健脾消食，行气消胀。适用于脾胃虚弱所致消化不良，胸闷饱胀，不思饮食等症。见《养生食疗菜谱》。

【健脾脆皮鱼】赤鲤鱼1尾700克，党参、黄芪、白茯苓、白术各15克，菜油1800克（耗200克），泡辣椒2根，葱50克，姜末、蒜末各10克，酱油25克，白糖、醋各30克，绍酒、麻油各15克，精盐5克，味精1克，湿淀粉250克。将鲤鱼去鳞、腮、内脏洗净，擦干水分，鱼身两面均立刀进0.80厘米，再平刀进2.40厘米，两边各剞六、七刀、距离相等，鱼头直刀砍破。四味中药去净灰渣，加工烘干研成末，加入精盐、绍酒、酱油调匀，抹在鱼身内外，码10分钟后待用。葱洗净，一半切成葱花，一半切成丝，泡辣椒切成丝。炒锅置旺火上，下菜油烧至八成热，湿淀粉均匀涂在鱼身上，提起鱼尾，用沸油淋几瓢油，鱼投入油中炸成深黄色入盘，滗去炸油，锅内留油约100克，加入姜、蒜末、葱花炒出香味，即用酱油、湿淀粉、绍酒、白糖、醋、盐、味精、麻油兑成滋汁，加适量鲜汤，烹入锅中搅匀成浓汁并起小泡时，用手拍松鱼身，将滋汁淋于上面，撒上葱丝、辣椒丝。功能开胃健脾，利小便，消水肿。适用于脾胃虚弱所致消化不良，大便溏薄，泄泻，精神疲乏，小便不利，水肿等症。见《养生食疗菜谱》。

【健脾益胃散】莲子肉、芡实、扁豆、薏苡仁、山药、白术、茯苓各120克，人参15克（或党参60克）。共炒研末。每次15～30克，开水冲调服。可加适量白糖。功能滋养补虚，健运脾胃。适用于脾虚少食，腹泻，小儿疳积消瘦，肺结核病人肺脾两虚，咳嗽少气等。见《食疗本草学》。

【健脾消食糕】锅焦（炒黄）150克，神曲（炒）、山楂（蒸）、莲肉（去心蒸）各12克，砂仁（炒）6克，鸡内金（炒）3克，粳米（炒熟至香）适量，白糖500克。除白糖外诸味共为细面。白糖加水熬浓汁，与上面和匀，用模具压榨，切成方块。随意服食。功能补中运脾，消食止泻。供儿童健脾消食用。见《中国药膳学》。

【健脾营养抄手】健曲6克，甘草、泽泻、白豆蔻、桔梗各3克，黄连2克，陈皮、茯苓各9克，山药、党参、莲米、苡仁、芡实、扁豆、麦芽各15克，山楂12克，藿香5克，光鸡2～5只，墨鱼150克，面粉1000克，猪瘦肉1000克，猪皮、杂骨、调料各适量（200份）。诸药配齐装纱布袋内、扎口，与洗净之猪皮、杂骨、墨鱼、鸡肉同放锅内，加水炖至肉烂，为原汤。捞出药袋、鸡肉、墨鱼，待冷剔下鸡肉、墨鱼肉，切成细丝，加味精、胡椒粉、盐调好备用。瘦猪肉剁成茸，加适量水、盐、胡椒粉搅成馅，以水肉不分离为度。面粉和成面团，擀成薄片，切成10张/50

克的小方块，制成抄手皮，包上馅，做成抄手，下入沸水中煮至抄手浮起约2分钟。另用碗放入味精、胡椒粉、盐，掺入熬好的药汁原汤，每碗装10个抄手，并把鸡肉、墨鱼丝撒在上面。早晚餐温热服食。功能健脾胃，助消化，补虚损。适用于脾胃虚弱，消化不良，食滞泄泻等。见《中国药膳学》。

【高粱米羊肉粥】羊肉与高粱米各适量。共煮粥。可加葱、姜等调料。功能消积导滞。适用于消化不良。（验方）。

【消化散】山楂30克，苍术10克，木香5克，粳米或山药适量。共为细末。每次6～10克，以粳米或山药煮汁送服，日3次。功能消积化滞，健脾除湿。适用于食积气滞，脘腹胀满，嗳气吞酸，大便溏泻等症。见《常见病的饮食疗法》。

【消食散】谷芽、山楂、槟榔、枳壳各等份。共为细末。每服3～5克，日3次。功能理气消食，健脾开胃。适用于食积气滞，消化不良，脘腹胀满，腹泻便溏等症。见《中医儿科学》。

【消滞茶】山楂、麦芽各1000克，红梅叶、布渣叶各1500克。先取山楂与麦芽磨成粗粉备用。将布渣叶与红梅叶加水浸过药面。煎煮2次，第1次煮沸1小时，第2次煮沸半小时，合并2次煎液，过滤，浓缩滤液约1000毫升，加入上备用粗粉混匀，烘干，分袋装，每袋20克。每次1包，日2次。小儿减半，用白开水泡饮。功能消积导滞，健脾开胃。适用于消化不良，腹泻便溏，小儿秋季腹泻，食欲不振，食滞腹痛等。见《农村中草药制剂技术》。

【消食茶膏糖】红茶50克，白糖500克。红茶水煮，每20分钟滗出1次茶汁，再加水煮，共煎取茶汁4次。合并煎液，用文火熬浓，加白糖搅匀，再熬至用筷子挑起呈丝状时停火。将其倒入涂有植物油的搪瓷盘内，待稍凉，切成小块。每餐后服3块，日3次。功能健脾胃，助消化。适用于饮食不消，膨闷胀饱，胃脘不舒等症。见《中国药膳》。

【海参肠散】海参肠不拘多少，黄酒适量。将海参肠焙干，压成细面。每次取适量用黄酒冲服，服后见微汗为度。功能消积滞，止胃痛。适用于饮食不消，胃脘疼痛等症。见《疾病的食疗与验方》。

【海蜇煮荸荠】海蜇60克，荸荠100克。将海蜇切碎；荸荠去皮，同入锅内，加水煮熟，并待水将干为好。除去海蜇，将荸荠分数次服食。功能消食化积。适用于小儿一切积滞。见《食疗本草学》。

【益脾饼】①枣肉250克，鸡内金、干姜粉各60克，生白术120克。白术、内金用文火焙干，共为细末，加入干姜粉，混匀，与枣肉同捣如泥，制成小饼，放烤炉中烘干。空心当点心食。功能温中健脾，消食。适用于脾胃虚寒，饮食减少，长期泄泻，完谷不化等。见《医学衷中参西录》。②白术30克，干姜6克，红枣250克，鸡内金15克，面粉500克。将白术、干姜用纱布包扎与红枣共煮1小时，去掉药包，除去枣核，继续以小火煎煮，并把枣肉压拌成枣泥，待冷。鸡内金研细粉，与面粉、枣泥混匀，加水适量和成面团，再擀成薄饼，以小火烙成饼。蒸熟食用。功能健脾益胃，消食。适用于食欲不振，食后胃痛，消化不良，泄泻等症。见《药膳食谱集锦》。

【萝卜饼】白萝卜、面粉各250克，精猪肉100克，调料适量。萝卜洗净切细丝，放入油锅内煸炒至五成熟时盛起，猪肉剁茸，与萝卜丝加葱末、姜末、精盐调成馅心。面粉加水和匀，分成1两1个的面团，擀成薄片，放上馅心制成夹心小饼。放植物油少许，烙熟。随意食用。功能健胃消食，理气化痰。适用于老年体弱，食欲不振，消化不良，食后腹胀，以及久咳痰喘等症。见《清宫食谱》。

【萝卜丝饼】白萝卜、肉末、菜油、调料、面粉各适量。将萝卜洗净，用擦刮刀刮成丝，用菜油煸炒至五成熟，与肉末、调料调成馅；面粉合成稍软面团，夹馅包成馅饼，烙熟食用。功能健胃理气，消食，化痰。适用于食欲不振，消化不良，食后腹胀，及咳喘多痰等症。见《药膳食谱集锦》。

【萝卜炖冰糖】萝卜汁100～200克，冰糖适量。同入容器内，隔水炖化。睡前1次服完，连服3～5天。功能消食顺气，化痰止咳。适用于食积腹胀，咳嗽痰多等症。见《中国药膳学》。

【萝卜清酒煎】鲜萝卜150克，洗净，捣烂绞取汁液约2汤匙，加入米酒少许，煎汤1次服。或先将酒煎沸，再加萝卜汁煎服。功能下气消食。适用于食滞内停及鼻衄。见《食疗本草学》。

【萝卜酸梅汤】新鲜萝卜250克，酸梅2枚。萝卜洗净后切薄片，与酸梅加水3碗煎至1.5碗，食盐调味，去渣饮用。功能宽中行气，消滞化痰，下气生津。适用于饮食积滞，进食过饱引起的胸闷、腹胀、烧心、胁痛、烦躁、气逆，以及反胃噎膈等症。见《饮食疗法》。

【萝卜汁煮麦芽糖】麦芽糖30～50克，萝卜适量。将萝卜捣烂绞取汁1碗。加入麦芽糖，置蒸锅内隔水炖熟。每日分数次温服。功能宽中消积，化痰肃肺。适用于风热咳嗽，咳痰不爽，失音，以及食积胀满等症。见《百病饮食自疗》。

【甜酒曲】甜酒曲1枚。置火上微炒。每服半枚，日2次。老少皆宜。功能消食化滞。适用于食积症。见《百病饮食自疗》。

【猪血散】纯猪血适量。漉去水，晒干为末。温酒送服。功能消食除胀。适用于中满腹胀，胃中嘈杂，饮食不消等症。见《怪证奇方》。

【琴鱼茶】琴鱼10克，绿茶3克。将琴鱼去鳞和内杂，用水洗净，晾干、微炒，不要炒焦，晒干，用瓷瓶收贮。每次用白开水冲泡。代茶饮，日1次。功能开胃和中。适用于消化不良。见《大众医学》。

【琼花露】灵芝、芍药、丁香、枸杞，新鲜蜂王浆各适量。用扬州五泉酒厂的高粱曲酒为溶剂，将上药加入酒中，密封浸泡半年以上。适量饮用。功能和胃，消食，理气，安神，滋补强壮。适用于老年体弱者，经常饮用，有明显的强身作用。见《食用菌饮食疗法》。

【煮白糖栗子】栗子250～300克，白糖50克。栗子去壳，与白糖同水煮至栗子熬烂。食栗子饮汤。功能补脾胃，助消化。适用于脾胃虚弱，消化不良，腹泻等。见《补品补药与补益良方》。

【粟米丸子】粟米粉250克，以水和作丸子如梧桐子大，煮熟后，加盐少许。空腹和汁吞服。适用于脾胃虚弱，食不消化，呕逆反胃等。见《中国药膳学》。

【粟米山药糊】粟米、山药等份。共研细末，煮糊。加白糖适量服食。适用于小儿消化不良，脾虚泄泻。见《中国药膳学》。

【紫苏姜橘茶】苏梗9克，生姜6克，大枣10枚，陈皮6克，红糖15克。共煎取汁。代茶饮。功能消积导滞。适用于孕后2～3月，脘腹胀闷，呕恶不食，或食入即吐，浑身无力，倦怠思睡，舌淡苔白，脉缓滑无力等。见《百病饮食自疗》。

【焦米粥】白粳米100克。炒焦，煮粥。任意食用。功能益脾胃，止泄泻。适用于脾虚泄泻消化不良，水泻或稀便日数次，不思饮食者。见《粥谱》。

【番木瓜散】 干番木瓜（未成熟果实）适量。研细末。每次9克，早晨空腹温开水送下。功能补脾，消食，驱虫。适用于脾胃虚弱，食积不消，绦虫、蛔虫、鞭虫等寄生虫病。见《食疗本草学》。

【番石榴蜜糖水】 番石榴2~3个，蜂蜜少许。番石榴去外壳，取果肉，加水1碗半，煎至大半碗，去渣，加蜜糖少许调味。1天内分2~3次饮用。功能调理胃肠，收敛止泻。适用于小儿消化不良，泄泻，见《饮食疗法》。

【猴头汤】 猴头菇60克。温水浸软后，切成薄片，加水煎汤，稍加黄酒服。功能补脾胃，助消化。适用于脾胃虚弱，消化不良等。见《食疗本草学》。

【猴头菇汽水】 猴头菇干品50克，柠檬酸16克，小苏打11克，白糖适量，水1500毫升。将猴头菇入沸水中煮片刻捞起，漂挤几次，以去苦味。锅内加水1000毫升。沸后放入猴头菇，煮至烂，捞出猴头菇，用四层纱布将水过滤两次，再加水500毫升煮沸，加白糖溶解，离火冷却。将冷却后的水加入柠檬酸、小苏打，装瓶后封严，冰镇饮用。功能利五脏，助消化，滋补抗癌。适用于消化不良，胃溃疡等。见《食用菌饮食疗法》。

【普洱茶】 普洱茶6克。水煎服。随意饮用。功能清肠胃湿热，消肉食积滞。适用于胃肠湿热，痰食肉积等症。见《饮食疗法》。

【隔山消白糖饮】 隔山消30克，白糖适量。隔山消加水煎煮，加白糖，取汁。代茶饮。日3~5次。功能健脾消积。适用于小儿食积痞块。见《中国药膳学》。

【蒸肝汤】 猪肝或鸡肝适量，铁扫帚粉1~2克。同煎汤至肝熟。食肝饮汤。日2次，久服有效。功能消疳化积。适用于疳积萎黄症。见《中国药膳学》。

【楂曲内金散】 炒山楂、炒麦芽、炒谷芽、鸡内金、神曲各30克，橘皮15克。诸药干燥，共为细末。每服6~10克，米汤送下，日3次。功能消食导滞，理气健胃。适用于食积气滞，脘腹胀痛，呕恶嗳气，大便不调，不食、厌食等症。见《常见病的饮食疗法》。

【鹌鹑大米粥】 鹌鹑1只，大米适量。鹌鹑治净切小块，与大米同煮粥，调味。空腹温热服食。日2~3次。功能益气补脾，调胃祛湿。适用于小儿疳积，肚满腹胀，食欲不振等症。见《家庭食疗手册》。

【煅荔枝散】 荔枝7个。连皮核烧存性，研末。每服1剂，开水送服。功能降逆止呃。适用于呃逆不止症。见《中国药膳学》。

【粳米粥】 ①小米100克，神曲30克。煮粥。功能消积导滞。适用于饮食停滞，胸腹胀满，呕吐泻痢及小儿疳疾，小儿无辜痢。见《寿亲养老新书》。②粳米100克，神曲30克。煮粥。功能健脾和胃，消食调中。适用于饮食停滞，胸腹胀满，呕吐泻利。又可用于小儿疳疾，小儿无辜痢。见《普济方》。③粳米100克，薤白10克，枳壳10克，陈橘皮15克，豉10克，大枣8枚，生姜汁适量。先将薤白、枳壳、陈橘皮煎汤取汁，去渣。再加入粳米、大枣、豉煮粥，侍粥熟调入生姜汁。空腹温服。功能行气宽中，通阳散结，宣郁除烦，温中止呕。适用于胸痹气滞，胸闷肋痛，痰饮咳喘，呕吐，呃逆，食积冷泄，虚烦不眠，食欲不振，断奶乳胀。见《普济方》。

【蔓菁粥】 蔓菁子（即芜菁子）15克，粳米100克。先将蔓菁子研碎，后入水绞出清汁，入米煮粥。空腹食。功能开胃下气，利湿解毒。适用于食积不化，以及热毒风肿，疔疮乳痈等症。见《遵生八笺》。

【槟榔饮】①槟榔、莱菔子各10克，橘皮1块，白糖少许。槟榔捣碎；橘皮洗净，与莱菔子同水煎30分钟取汁，调入白糖。代茶饮。功能消食导滞。适用于饮食停滞，脘腹胀满，厌食等症。见《中国药膳》。②槟榔、莱菔子各10克，生姜3片，白糖少许。槟榔打碎；莱菔子微炒，同入沙锅内水煎，沸后入生姜，再煎15分钟取汁，调入白糖。代茶饮。功能消食化滞，和胃降逆。适用于饮食停滞，呕吐酸腐，脘腹胀满，嗳气厌食等症。见《百病饮食自疗》。

【槟榔茶】槟榔、炒莱菔子各10克，橘皮1块，白糖适量。将整槟榔打碎，同莱菔子、橘皮煎汤取汁，入白糖。代茶温饮。功能消积导滞。适用于饮食积滞，脘腹疼痛，厌食，噫气食臭等症。见《北京卫生职工学院资料》。

【槟榔粥】①槟榔片1～15克，粳米50克。将槟榔片加水煎汤取汁，入粳米再加水煮成稀粥。每日上下午温热服食。适用于食积气滞，腹胀满，大便不畅，泻痢后重及多种肠寄生虫病。此粥亦宜久服。对体质虚弱，脾胃虚弱者不宜用。用于驱虫，药量可用至30～60克。见《常见病食疗食补大全》。②槟榔10克，粳米100克，蜂蜜及姜汁各适量。将槟榔水磨取汁；煮米令熟，次下蜂蜜及槟榔汁，姜汁，同煮作粥。空腹服食。功能消积导滞，利水消肿。适用于脘腹胀闷，大便不爽，脚气，水肿等症。(验方)。③槟榔15克，酸石榴根皮30克，粟米100克。先将前2味粗捣筛，水煎去渣取汁，入粟米煮作粥。平旦乘机顿食，以大便微泄为度。功能杀虫破积，下气行水。适用于虫积腹痛。见《圣济总录》。

【酸角膏】酸角250克，白糖适量。酸角煎汤取汁，浓缩，加入等量白糖混匀，煎沸待冷备用。每次1汤匙，沸水化服。功能益胃生津，助消化。适用于饮酒过度，心烦口渴，恶心少食等。见《食疗本草学》。

【酸辣猪血羹】猪血250克，猪瘦肉100克，蒜2瓣，调料适量。猪血切丁，漂净浸入水中；猪肉切末加黄酒、酱油拌匀。油烧热，爆香蒜茸、姜末，加入猪肉末翻炒划散，推入猪血，加水、黄酒、酱油、醋煮沸着芡，撒上胡椒粉和葱花，调入味精。佐餐食用。功能除满消胀，补血护肝。适用于血虚眩晕，中满腹胀，贫血等。尤宜于肝病患者。见《膳食保健》。

【鲚鱼豆豉汤】鲚鱼500克，生姜3片，胡椒粉1.5克，豆豉6克。鲚鱼治净。豆豉煮沸后，入鱼及姜、胡椒粉，煮至鱼熟。食肉喝汤。日2次。功能补气温中。适用于脾胃虚寒，食欲不振，消化不良等症。有湿热疮及素体阳盛者不宜用。不可久服。见《中国药膳学》。

【鲜桃饮】鲜桃、白糖各适量。鲜桃去皮切片，用白糖淹渍。饮汁食桃肉。饭后食用。功能健脾胃，助消化。男女老幼皆宜。见《中国药膳学》。

【鲜炒油鸭】油鸭1只，调料适量。净油鸭取肉切小块。炒锅内放食油，待烧热，迅速倾入油鸭肉和生姜、花椒煸炒，再加酱油、盐、酒炒至肉熟透。功能补脾开胃益气。适用于脾胃虚弱，食少体倦等。见《食疗本草学》。

【鲜萝卜片】鲜萝卜60克。切片嚼食。功能消食，清胃热。适用于食积化热，反胃冒酸等症。见《食疗本草学》。

【蜜饯山楂】生山楂500克，蜂蜜250克。将山楂洗净，去果柄、果核，入铝锅内，加适量水煎煮至七成熟、水将耗干时，加入蜂蜜，再以小火煎煮至熟透、收汁，待冷，装瓶罐中。随意服食。功能开胃消食，止泻止痢，活血化瘀。适用于食欲不佳，肉食不消，泻痢，及冠心病，心区不适等症。饭前食用可增进食欲，饭后食用能消磨肉食，大量食用可治疗泻痢。见《药膳食谱集锦》。

【蜜饯萝卜】鲜白萝卜500克，蜂蜜150克。将萝卜洗净切丁，放入沸水锅内煮沸即捞出，把水控干，晾晒半日，再放入铝锅内，加蜂蜜，以小火煮沸、调匀，待冷装瓶。随意服食。饭后食用尤佳。功能宽中消食，理气化痰。适用于饮食不消，腹胀，反胃，呕吐等症。见《药膳食谱集锦》。

【缩砂酒】砂仁（炒研）适量。将砂仁袋盛，浸酒。煮饮。功能消食和中，下气，止心腹痛。适用于消化不良，气郁腹痛。见《本草纲目》。

【醋浸生姜饮】生姜、醋、红糖各适量。生姜洗净切片，用醋浸腌24小时。用时取3片姜，加红糖适量，以沸水冲泡片刻。代茶饮。功能和胃止呕。适用于食欲不振，恶心呕吐，胃痛等症。见《食医心鉴》。

【醋浸生姜茶】鲜姜60克，醋、红糖各适量。先将生姜洗净切片，醋泡1昼夜。用时取3片，加红糖，开水冲泡。代茶饮。功能消积化滞，健脾暖胃。适用于食欲不振，翻胃呕吐及胃寒引起的胃痛症。（验方）。

【番茄汁】番茄汁若干。每次1杯，日3次。连服月余。功能生津止渴，健胃消食。适用于身体过瘦。见《疾病的食疗与验方》。

【鲫鱼萝卜丝汤】鲜鲫鱼1尾，白萝卜丝150克，猪骨头汤1碗，猪油60克，调料适量。鲫鱼去鳞、鳃及内脏，洗净；锅内放猪油烧热，下生姜5片，炸焦捞出，再放入鲫焦，炸至尾翘起，翻过去再炸片刻，随即倾入猪骨头汤、萝卜丝、胡椒末、生姜末、食盐，烧沸后，煮30分钟，出锅，撒上葱花。佐餐食用。功能健脾利湿，消食化痰，下气宽胸。适用于脾胃虚弱，水湿内停，食少胀满，泄泻，水肿，小便不利等症。见《气功药饵疗法与救治偏差手术》。

【橙子茶】橙子1个，蜂蜜50克。先将橙子用水浸泡去酸味，然后带皮切开与蜜加水同煮成汁。频饮。功能开胃消积。适用于胃中停滞而引起的嗳腐呕恶，心下堵闷，不思饮食等症。见《北京卫生职工学院资料》。

【橙子蜂蜜饮】橙子1个，蜂蜜50克。橙子用水浸泡去酸味，然后带皮切成四瓣，加清水适量。放入蜂蜜，同煮20～25分钟，捞出橙子留汁。代茶饮。功能消食下气。适用于食积气滞，脘中痞闷，不思饮食等症。见《中国药膳学》。

【橙皮蒸瘦肉】橙子1个，猪瘦肉200克。将橙子切掉帽顶，挖去肉心；猪肉剁碎，做成肉丸。将肉丸放入橙子中，并加适量清水，盖回帽顶，用竹签插紧，封闭好，放碗中，隔水文火蒸2小时，至肉丸烂熟，取出肉丸，拌酱油或糖食用。功能健脾暖胃，行气止痛。适用于脾胃虚寒而致之胃痛，腹胀，泄泻，食少等症。见《四季药膳》。

【橘皮汤】橘皮适量。微炒，为细末。每次3～10克，开水浸泡，或略煮。代茶饮。功能理气，化痰，消食。适用于食后胀满，吞吐酸水等症。见《中国药膳学》。

【橘皮粥】橘皮3～5克，粳米50克。将橘皮晒干，碾炒细末（不研，煎取浓汁煮粥亦可），用粳米加水入沙锅内，煮作稀粥，入橘皮末稍煮片刻，待粥稠停火。每日早晚餐温热服食，5天为1疗程。功能理气解郁，消积导滞。适用于脾胃气滞，脘腹胀满，消化不良，食欲不振，恶心呕吐，咳嗽痰多，胸膈满闷等症。见《常见病食疗食补大全》。

【橘红糖】 橘红细粉 100 克，白糖 500 克。白糖加清水适量，用文火熬至稠时，加橘红粉调匀，继续熬至用筷子挑糖液呈丝状时停火。将糖倒入涂有植物油的盘中，摊平，切成小块。每次 10～20 克，日 3 次。功能健脾开胃，化痰止咳。适用于食欲不振，消化不良，咳嗽痰多等症。见《中国药膳》。

【橘红茶】 橘花、红茶末各 3 克。晒干。白开水冲泡。代茶饮，日 1 剂。功能开胃消食。适用于胃脘痛，咳嗽痰多，嗳气呕吐，食积不化或伤食生冷瓜果等。见《云林堂饮食制度集》。

【橘枣饮】 大红枣 10 枚，鲜橘皮 10 克（或干橘皮 3 克）。将大红枣用锅炒焦，与橘皮一起放保温杯内，以沸水冲泡 10 分钟。饭前代茶频饮。功能开胃，消食。适用于食欲不振，消化不良等症。见《华夏药膳保健顾问》。

【橘饼汁茶】 橘饼适量。切碎，开水冲泡 15 分钟。代茶饮。功能消食导滞。适用于食滞中焦之胃纳减退，脘腹胀满，吞酸嗳腐，舌苔厚腻，脉沉滑有力者。见《饮食辩录》。

【藿香煎】 藿香 6 克，山楂 15 克，谷、麦芽各 10 克。后 3 味水煎，沸后入藿香，取汁。日 1 剂。代茶饮。功能消食化滞，和胃降逆。适用于饮食停滞之呕吐酸腐，脘腹胀满，嗳气厌食等症。见《百病饮食自疗》。

【藿香黄鳝】 鲜嫩藿香叶、黄鳝各适量。将黄鳝治净，做成菜肴。藿香叶洗净，切碎，放入黄鳝菜肴中调匀。佐餐服食。功能化湿和中。适用于脾胃不健，食后腹胀等症。见《中国药膳学》。

【藿香炒嫩豆】 鲜嫩藿香叶、嫩胡豆各适量。将胡豆炒好。藿香叶洗净、切碎，放入胡豆中拌匀。佐餐食用。功能化湿和中，开胃。适用于脾胃不健，食后腹胀等症。见《中国药膳学》。

【蘑菇健康饮料】 蘑菇、糖、果味有机酸各适量。将蘑菇粉碎，热水浸透，过滤去渣。把滤液放在不超过 10 度的低温中，添加糖和果味有机酸调匀。随意饮用。功能提高抵抗力，开胃助消化。适用于老年人、消化功能不良者、肿瘤病人常饮。见《常用菌饮食疗法》。

【杨梅丸子】 去皮猪腿肉 400 克，杨梅 400 克，鸡蛋 1 只，面包屑 25 克，醋、精盐、料酒、淀粉、熟猪油适量。（1）将猪腿肉剁斩成肉茸放碗内，磕入鸡蛋，加精盐、料酒、水搅拌上浆，再加入面包屑拌匀成馅。（2）把鲜杨梅洗净沥干，放入净布袋内挤压，取汁水 100 克待用。（3）净锅置中火上，放入熟猪油烧至五成热，将肉馅用手挤成象杨梅大小的丸子，下油锅炸至浮起，呈金黄色时捞出，滗去余油。（4）原锅中放水 100 克，加白糖、醋、杨梅汁在中火上熬成卤汁，用水淀粉勾薄芡，随即倒入炸好的丸子，翻推几下，淋上 50 克熟猪油出锅装碟即成。功能健脾开胃，生津止渴。有治脾胃虚弱、食欲不振等症作用。（果品的药用和美食制作）。

【山楂鱼球】 鳜鱼 1500 克，山楂 150 克，胡萝卜 150 克，菠萝 50 克，青椒 150 克，冬菇 100 克，白糖、醋精、淀粉、番茄酱、精盐、大蒜、花生油、玉米粉、料酒、胡椒面、葱、姜适量。（1）将山楂加清水上笼蒸软。将鳜鱼刮鳞。去内脏，洗净，剁去头尾，一劈两开，剔去大骨及腹枣，先用坡刀再用立刀法交叉剞出均匀的刀口（不要将鱼皮剞透），再加工成 4 厘米宽的菱形块，用精盐、料酒、胡椒面、葱、姜腌好。将鱼头尾修整后备用。将冬菇、胡萝卜、菠萝、青椒切小丁，淖水待用（菠萝可不淖水）。（2）用番茄酱、精盐、白糖水、醋精、大蒜对汁。（3）将加工好的鱼块和头尾，用淀粉裹匀后再用干玉米粉裹匀（刀口之间不要粘连），下锅炸透捞出，将鱼块刀口朝上整齐地摆在盘中，并放好头尾。（4）锅上火注入油，下入兑好的汁及山楂，再下入配料丁，待开后用淀粉勾芡，冲入沸油，用手勺推匀，浇在鱼上即成。功能消食积，散瘀血。是高血压高血脂的食疗食品。（果品的药用和美食制作）。

【山楂梨丝】 梨500克，山楂200克，白糖150克。（1）将梨洗净，削去皮，挖去梨核，切成3厘米长的细丝，放入盘中。（2）将山楂用开水浸泡一下，用薄铁皮卷成小圆筒，捅去红果籽，并保持其外形完整。（3）锅上火，放入白糖，加适量清水，将白糖熬化至粘稠时，放进山楂。（4）待山楂吸透糖汁后，捞出，摆在梨丝四周即成。功能清肺热，开脾胃，增饮食。常食能润肤养颜，延年益寿。（果品的药用和美食制作）。

【糖拌山楂藕丝】 山楂糕50克，嫩藕250克，白糖30克，醋适量。（1）将藕洗净，去皮，切成丝。山楂糕切成丝。取盘把藕丝放入，山楂糕丝堆在藕丝上。（2）白糖、醋加少许水调成汁，浇在盘中即可。功能消食健胃，润肤养颜，延缓衰老。（果品的药用和美食制作）。

8. 温里散寒类

【丁香糖】 白糖500克，公丁香3克，姜汁10克。后2味加水煮沸30分钟，取汁。加白糖，文火熬至用筷子挑起糖液呈丝状时，倒入涂有植物油的搪瓷盘内，摊平，稍冷后，用刀划成约80块。每服3小块，日3次。功能温胃降逆止呕。适用于胃寒之呕吐、胃痛等症。见《中国药膳》。

【丁香姜糖】 丁香粉5克，生姜粉30克，糖250克。糖加水，文火熬至稠时，加丁香粉及生姜粉，调匀，继续熬至筷子挑起糖液呈丝状时，倒入涂有植物油的搪瓷盘内，稍摊平，稍冷用刀划成50块。每服1～3块，日2～3次。功用同“丁香糖”。参见该条。见《摘元方》。

【丁香鸭子】 净鸭1只（约1500克），丁香6克，白菜心250克，西红柿150克，调料适量。净鸭用料酒、酱油、白糖、盐、胡椒粉、丁香、葱、姜、味精腌渍入味，约2小时后取出，用钩子挂在阴凉通风处晾干。盆内的调料留用。鸭子晾干后，把腌鸭的调料放入鸭子腹中。武火蒸烂取出，拣去葱、姜、丁香。洗净白菜小切丝，放上白糖、醋、香油拌匀围在盘子边上；西红柿洗净后切厚片，围在盘中外围。把植物油（750克）烧热，将鸭炸透至皮酥，捞出，剁成块，放在盘中央，摆成鸭状。佐餐用。功能温肾健脾，滋养补虚。适用于食欲不振，疲乏无力，胃寒呃逆，腰膝酸软等症。见《滋补保健药膳食谱》。

【丁香煮酒】 黄酒50毫升，丁香2粒。黄酒放在瓷杯中，加丁香，把瓷杯放在有水的蒸锅中加热蒸炖10分钟，趁热饮酒。适用于感寒腹疼，吐泻等症。（验方）。

【丁香煨梨】 梨1个（个大的），丁香15粒。梨洗净，挖去核，放入丁香，外用菜叶或湿草纸包裹，于火灰中煨熟食（或将放入丁香的梨封固，蒸熟食）。功能益胃养阴，温中止呕。适用于胃气虚弱或胃寒所致的反胃吐食，药物不下等。见《食疗本草学》。

【丁香莲子粥】公丁香37粒，煨姜1片，糯米250克，白莲子（去心）37粒。丁香、莲子煮烂后去渣，加入糯米、煨姜煮粥。随量食。功能温中散寒。适用于呃逆，呕吐等症。见《常见病食疗食补大全》。

【丁香蜜米饮】丁香2克，陈皮3克，蜂蜜、米饮各适量。温水浸泡丁香、陈皮，以浸透为度。武火煮沸，文火煮15分钟，取汁，调入蜂蜜、米饮。每服5～10毫升，日4～5次。功能暖脾胃，补气虚。适用于小儿吐泻等症。见《中国药膳学》。

【丁香山楂煮酒】黄酒50毫升，丁香2粒，山楂6克。黄酒放在瓷杯中，加丁香，把瓷杯放在有水的蒸锅中加热蒸炖10分钟，趁热饮酒。功能温中散寒。适用于感寒腹痛，腹胀，吐泻等症。（验方）。

【丁香肉桂红糖煎】丁香1.5克，肉桂1克，红糖适量。丁香、肉桂用温水浸透，武火煮沸，文火煮20分钟，取汁，调入红糖。每服5～10毫升，日3次。功能温胃散寒止呕。适用于胃寒疼痛，呕吐清水等症。见《中国药膳学》。

【丁香陈皮人乳煎】丁香10枚，陈皮3克，人乳1杯。温水浸泡透丁香、陈皮，武火煮开后转用文火煮至剩少许药汁，取药汁兑入人乳，再煮沸。日数次，缓缓少量喂饮。功能温暖脾胃。适用于婴儿吐乳，粪便色青等症。见《中国药膳学》。

【刀豆粥】①刀豆30克，粳米50克。煮粥，随意食。功能温中下气，益肾补元。适用于虚寒呃逆，呕吐，腹胀，肾虚腰痛，痰喘。见《粥谱》。②刀豆15克，南粳米50克，生姜2片。刀豆捣碎（或炒研末），粳米、姜同入沙锅内，加水400毫升煮粥。早晚温热食。适用于虚寒性胃痛，呃逆，呕吐等症。用于呃逆，可加大剂量；用于其他要长期服食。见《常见病食疗食补大全》。

【三神膏】红糖500克，老生姜（带皮）500克。共捣如泥成膏，入瓷罐内封固，入干燥净黄土内埋17日取出。每日用滚汤酌量冲服。功能温中和胃，温肺化饮。适用于脾胃寒痛，脘腹冷痛，痰饮，食膈。见《集验良方》。

【土豆姜橘汁】土豆100克，生姜10克，橘子1个。土豆、生姜洗净，去皮及芽眼，切碎；橘子去皮、核，共捣取汁。每餐前服1汤匙。功能健脾和胃，降逆止呕。适用于胃肠神经官能症之呕恶，食欲不振等症。见《中国药膳学》。

【大麦汤】草果5个，羊肉1500克，大麦仁500克，食盐适量。淘净的大麦仁放铝锅内，加水煮粥，倒出备用。再将洗净的羊肉、草果放锅内，加水熬煮至肉熟。捞出羊肉、草果，倒入麦仁锅，合匀，文火炖熬至沸，加入切成小块的羊肉、调入食盐。温热食。功能温中下气，暖胃除胀。适用于脾胃虚寒之腹胀、腹痛等症。见《饮膳正要》。

【大麦粥】羊肉150克（细切），草果10克，大麦100克。先煎草果，去渣取汁，入羊肉、大麦，慢火煮粥。空腹食。功能温中下气。适用于脾胃积滞，冷气腹胀腰痛等症。见《饮膳正要》。

【干姜饮】干姜3克，米汤适量。干姜研细粉，入米汤内，温热顿服。功能温中逐寒。适用于虚寒胃痛，呕吐，泄泻等。阴虚火旺者及孕妇不宜用。见《中国药膳学》。

【干姜茶】茶叶60克，干姜30克。上药研和，每服3克。日2～4次，开水冲泡，代茶徐饮。功能温中散寒止泻。适用于胃痛，腹泻。见《日常食物药用》。

【干姜酒】干姜末20克，清酒600毫升。酒温热，姜末投酒中。频服，立愈。

功能温中散寒。适用于治疗老人冷气逆心痛结，举动不得等症。见《食治养老方》。

【干姜粥】①干姜3～6克，粳米100克。干姜研末，与粳米同入沙锅内，加水1000毫升，煮稀粥。早晨起床后空腹食。功能温中散寒。适用于胃寒呕吐，脾寒泄泻（如，慢性胃炎、慢性结肠炎等），肺寒咳嗽（如：慢性支气管炎）等症。胃热呕吐及胃溃疡出血者不宜食。见《常见病食疗食补大全》。②干姜、高良姜各3克，粳米50～100克，水煎干姜、高良姜，取汁去渣，加入粳米同煮成粥，乘温热服。宜于天冷时服。功能温中散寒，缓急止痛，降逆止呕。适用于脾胃虚寒，脘腹疼痛，呃逆呕吐，纳呆便溏，喜温喜按之症。见《寿世青编》。

【干姜糖丸】干姜30克，蜂蜜适量。干姜研细粉，炼蜜成丸，每丸3克重。每服1丸，日2次，米汤送服。功能温中补虚。适用于脾虚食少，怕凉，乏力，消瘦等症。阴虚火旺者及孕妇不宜用。见《中国药膳学》。

【干橘皮散】干橘皮30克，白糖适量。橘皮炒后研末。每次6克，加白糖，温开水调匀，空腹服。功能理气温胃。适用于胃气虚寒之胃脘冷痛，痛势绵绵，嗳气胀满，或有恶心呕吐等症。见《疾病的食疗与验方》。

【干煸刀豆】刀豆250克，猪瘦肉100克，调料适量。刀豆撕去侧茎，切成段；猪肉切丝加适量黄酒、酱油渍15分钟。油烧热，下刀豆，翻炒至皮皱，加入肉丝，中火煸炒至肉丝紧缩发枣红色，加适量精盐、白糖、味精调味，文火焖5分钟至汁干。早晚餐温热食。功能温中下气，益肾补元。适用于虚寒呃逆，呕吐，腹胀；肾虚腰痛，咳嗽等。见《膳食保健》。

【干姜车前饮】干姜3克，炒车前子10克。共为细末，加红糖1匙，滚开水冲调，温服。（若用煎剂，则干姜6克，炒车前子30克）。功能温中散寒，利尿止泻。适用于寒温伤损脾胃之肠鸣腹痛，大便溏泄，或暴注下迫，清稀无臭等症。见《验方汇编》。

【大米干姜粉】大米100克，干姜粉3～6克。煮粥，晨起空腹食。功能温中散寒，止痛止呕。适用于胃气虚寒之胃脘隐痛，嗳气胀满，或呕吐恶心等症。见《疾病的食疗与验方》。

【大葱糯米粥】糯米适量，大葱连须数根。糯米淘净煮粥，将熟时，入葱，再沸。日1剂，分2～3次温热服。功能散寒通阳，安胎止血。适用于伤风鼻塞及妊娠胎动不安，产后血晕等症。见《家庭食疗手册》。

【大蒜炒肚片】猪肚200克，大蒜200克，调料适量。猪肚洗净，加黄酒、姜片、清水用文火煮至七成烂，再斜劈成片。大蒜切段，放入六七成热的油中煸透，下肚片，调入精盐、白糖，炒约5分钟，加味精。温热食。功能祛寒健胃，消食止泻。适用于脾胃虚寒，水泻。见《膳食保健》。

【大蒜姜糖煎】大蒜15克，生姜1片，红糖6克。水煎取汁。日1剂，分3～4次饮服。功能温胃散寒，解毒。适用于小儿百日咳。见《贵州中医验方》。

【大艾生姜煨鸡蛋】艾叶15克，生姜25克，鸡蛋2个。同水煮，待蛋熟，剥去皮，再入原汁中煨片刻。每服1剂。趁热饮汁食蛋，日2次。功能温经散寒除湿，止血安胎。适用于月经不调，腰酸，闭经，痛经，胎动不安等。见《家庭食疗手册》。

【山药酒】生山药300克。刮去皮，切碎，研令细烂。于锅中煮酒，酒沸下山药，不得搅，待熟着盐、葱白，更添白酒。酌量饮。功能温中散寒。适用于下焦虚冷，小便频数，瘦损无力。见《寿亲养老新书》。

【山药三七粥】 山药粉100克，桂圆肉10克，炮姜炭6克，三七粉10克，红糖适量。桂圆、炮姜先煎30分钟，去姜渣，入山药粉、三七粉，文火共煮粥，调入红糖。日1剂，分2~3次温服。功能温中健脾止血。适用于脾胃虚寒之大便下血。便血因热或湿热者不宜用。见《常见病的饮食疗法》。

【山药地黄粥】 山药30~60克。熟地10~15克，砂仁6克，粳米100克。前两者水煎取浓汁，分两份与粳米50克同煮，沸后加入砂仁细末煮粥，调入白糖适量。日1剂，2次温热食。功能补脾益肾，温中行气。适用于肾虚失藏之遗精，滑精，精神萎靡，头晕目眩，耳鸣腰酸或食欲不振，大便稀溏，畏寒肢冷等症。见《百病饮食自疗》。

【川椒酒】 川椒96克（去目并合口者），无灰酒5000毫升。川椒以生绢袋盛装，浸入酒中3日。随个人酒量饮。功能温中补气。适用于虚冷短气之症。见《邵真人经验方》。

【川椒散】 川椒10克。川椒干燥为末。空腹时用温开水送服。适用于痔漏，脱肛。见《疾病的食疗与验方》。

【小建中汤】 白芍12克，桂枝6克，甘草3克，生姜10克，大枣4枚，饴糖30克。前5味水煎取汁。入饴糖，文火溶匀。日2~3次温服。功能温健中气，调和阴阳。适用于虚寒腹痛，心悸，面色无华，阳虚发热等。见《伤寒论》。

【小茴香丸】 小茴香、胡椒各15克。共为细面，酒糊为丸。每服3~6克，温酒送下。功能散寒理气止痛。适用于疝气，小腹冷痛、胀满等。见《食疗本草学》。

【小茴香酒】 小茴香（炒黄、为粗末）20克。用黄酒300克烧滚冲，停一刻，去渣。酌量饮。适用于白浊，俗名“骟白”，又名“下淋”，精道受风寒，汤药全不效。见《医林改错》。

【小茴香红烧蛋】 鸭蛋10个，小茴香10克，调料适量。鸭蛋煮熟。冷却后剥去壳，加酱油、小茴香烧至入味，调入味精。每服鸭蛋2~3个，日2~3次，温热食。功能温里散寒理气。适用于小儿疝气痛及睾丸、膀胱痛等。见《膳食保健》。

【马思达吉汤】 草果5个，官桂10克，羊肉1500克，胡豆、粳米各500克，马思达吉（香料）5克，食盐、芫荽各适量。草果、官桂、胡豆（捣碎，去皮）同装入纱布袋内，扎口，与羊肉同放铝锅内，加水，烧沸后，文火煮至肉熟。取出羊肉、纱布袋，下粳米、马思达吉、食盐调匀，文火煮成粥，放入芫荽叶。把羊肉切小块分装碗中，盛上粥。3餐温热食。功能补脾温中顺气。适用于胃中虚冷，脘腹疼痛，呕吐等症。见《饮膳正要》。

【五香酒】 甘草、菊花、甘松、官桂、白芷、藿香、三奈、青皮、薄荷、檀香、砂仁、丁香、大茴香各120克，细辛、红曲、木香各18克，干姜12克，小茴香15克，烧酒9000毫升。上药用绢袋盛，浸入多年陈存的烧酒中，密封10天。早晚各1~2盅。适用于脾胃气滞，虚寒脘痛，食欲不振，寒凝气滞的小肠疝气及暑月感受风寒等症。见《清太医院配方》。

【五香肚粥】 猪肚（狗肚更佳）1具，粳米100~150克，丁香、肉桂、茴香、姜、葱、盐、酒、酱适量，文火共炖至极烂；粳米煮粥兑入。空腹服，日3次。功能健脾温中，和胃降逆。适用于胃寒反胃，呕吐食物或清水，脘腹冷痛等症。见《中国药膳学》。

【牛肉脯】 牛肉2500克，胡椒、荜茇各25克，橘红、草果、缩砂、良姜各10克，生姜汁300毫升，葱汁60毫升，盐200克。牛肉去脂膜，洗净后切作大片；胡椒、荜茇、橘红、草果、缩砂、良姜同为末，与姜汁、葱汁、盐、肉片拌匀，淹制2日取出，焙干作脯。随意食。功能温中散寒，补益脾胃。适用于脾胃虚寒，脘腹隐痛，喜温喜按，不思饮食等症。见《饮膳正要》。

【双香鸭子】光老鸭1只，丁香、沉香各9克，调料适量。丁香、沉香加少许盐，文火炒香；鸭子用黄酒、酱油、姜片、葱段腌1小时后，将双香及调料同放入鸭膛内，上屉蒸2.5小时。佐餐或单食。功能温中补虚，行气止呕。适用于脾胃盛弱，食少倦怠，及胃寒呕吐等症。见《膳食保健》。

【艾叶汤】艾叶15克，红糖适量。艾叶煎汤，加红糖调溶。温服，日2次。功能温经散寒止痛。适用于虚寒痛经，腹中冷痛，月经不调等症。阴虚血热，月经先期者不宜服用。见《常见病中医临床手册》。

【艾叶茶】艾叶适量。春季采集幼苗晒干，研粗末，沸水冲泡。代茶频饮。每次3克，日3～4次。功能温中，散寒，止痛。适用于胃寒疼痛。见《常见病验方研究参考资料》。

【艾叶蛋】鲜鸡蛋2个，艾叶数片。用艾叶将鸡蛋包好，放灶火内烧熟，去壳食蛋。功能温中散寒，补虚扶正。适用于因寒泄泻腹痛之症。见《中国药膳学》。

【艾叶粥】鲜艾叶（干品15克）30克，南粳米50克，红糖适量。艾叶煎汤，去渣后入南粳米、红糖煮稠粥。月经过后3天开始至月经来前3天停用，日2次，早晚温热食。功能温中散寒，调经止痛。适用于虚寒性痛经，小腹冷痛，月经不调，崩漏下血，胎动不安，妊娠下血及宫冷不孕等症。凡阴虚血热者不宜服用。（验方）。

【艾煨白果】白果10克，陈艾5克。白果煨熟，去壳取仁，陈艾捣绒，同适量米饭混合作团，将白果捏合其中，外用菜叶包裹，放火炭中煨香。取白果食，日2次。功能温肺益气，平喘止咳。适用于肺部虚寒，喘咳上气，及慢性支气管炎等症。见《食疗本草学》。

【艾叶生姜煎】艾叶、生姜各适量。水煎取浓汁服。功能温经止血，散寒止痛。适用于虚寒远血，便后下血，腹痛隐隐，喜温喜按等症。见《中国药膳学》。

【艾叶鸡蛋汤】艾叶50克，鸡蛋2个，白糖适量。艾叶加水适量煮汤，去渣，打入鸡蛋煮熟，放白糖搅匀溶化。晚睡前食。功能温肾安胎。适用于习惯性流产。见《家庭药膳手册》。

【艾叶胡椒煎】炒艾叶10克，胡椒30粒，红糖适量。胡椒捣碎，与艾叶同煎，加红糖调服。功能温经散寒，理气止痛。适用于虚寒性脘腹冷痛，小腹冷痛，痛经等症。见《中国药膳学》。

【艾叶煮鸡蛋】艾叶15克，鸡蛋2个。艾叶煎汁去渣，放鸡蛋煮熟，食蛋饮汤。功能温经散寒，补虚扶正。适用于妇女带量多，清稀色白，小腹冷痛，及崩漏下血，习惯性流产等症。连服5日。若治滑胎，则于孕后第1个月中，日服1次，连服5～8天；孕后第2个月，每10日服1次；第3个月，每15日服1次；第4个月后，每月服1次，至妊娠足月。艾叶用量不宜过多，否则易产生呕吐，恶心等副作用。见《家庭食疗手册》。

【艾叶生姜煨鸡蛋】艾叶15克，生姜25克，鸡蛋2个。加水适量同煮，蛋熟去壳，复入原汤中煨片刻。饮汤食蛋，日2次。功能温经散寒，止血安胎。适用于崩漏及胎动不安，习惯性流产等症。见《家庭药膳手册》。

【田七炖鸡】母鸡肉500～1000克，田七10～15克，调料适量。田七碾细末，鸡肉洗净；锅置武火上，加水，入鸡肉，沸后去血沫，加葱（挽成结）适量，文火炖至鸡肉熟软，再加田七粉、精盐、味精。酌量佐餐食。功能健脾温中，养血止血。适用于脾胃虚寒，便血紫暗，甚则色黑如柏油，腹部隐痛，喜热饮等症。见《百病饮食自疗》。

【四逆羊肉汤】羊腿肉500克，熟附片30～45克，干姜10克，炙甘草10克，调料适量。羊肉入沸水氽煮，于清水中漂后，切条块；沙锅置旺火上，加水，下羊肉，沸后去血泡，加入装有附片、干姜、炙草及葱、生姜、花椒各适量之纱布袋，并加绍酒20毫升，中火煮30分钟，小火炖至肉熟，去药包，入精盐、味精调味。功能温阳祛寒，引火归源。适用于阳虚发热，自觉肌肤发热，时作时休，纳少便溏，四肢不温，渴喜热饮等症。见《百病饮食自疗》。

【生姜刀豆饮】柿蒂5个，刀豆子20克，生姜9克，红糖适量。刀豆子切碎，与柿蒂、生姜加水同煮，去渣，加红糖调服。日2～3次。功能温中下气，降逆止呃。适用于胃寒呃逆，呕吐等症。见《常见病的饮食疗法》。

【生姜陈皮汤】生姜片、陈皮各9克，红糖适量。水煎服。功能温中止呕，理气和胃。适用于胃寒气逆或脾胃气滞之恶心呕吐等症。见《中国药膳学》。

【生姜煨红枣】生姜、红枣各适量。生姜切开，挖孔，嵌入红枣1枚，放炭火上炙烤，待姜皮焦黑，取枣细细嚼食。每服5～6枚，日2次。功能补脾温中，和胃止呕。适用于脾胃虚寒，呕吐腹痛，食入即吐，吐物清稀，神疲纳差，脘腹冷痛，喜温喜按等症。胃热呕吐不宜服用。见《饮食疗法》。

【生姜胡椒红糖水】生姜10克，胡椒10粒，红糖适量。生姜切片，胡椒捣碎，与红糖一同，水煎饮服。功能温中散寒，暖中止痛。适用于感受寒邪，胃痛，腹痛，痛经等症。见《中国药膳学》。

【白蔻抄手】抄手皮1000克，白豆蔻10克，猪肥瘦肉600克，生姜汁70克，熟猪油500克，冷汤200克，鸡蛋2个，清汤1500克，麻油20克，胡椒面3克，精盐40克，味精2克。白蔻去灰渣和壳洗净，烘干研细粉。猪肥瘦肉用刀背捶茸，切细，入盆加精盐10克、鸡蛋汁、白蔻粉末、味精1克、胡椒1克、姜汁，搅匀，冷汤分3次加入肉茸中，每加一次冷汤，用刀掸转，使肉、白蔻粉末吸收汤汁溶为一体。用抄手皮加馅包成"菱角形"。再将精盐、胡椒、味精、熟猪油、麻油、葱花混合均匀后分成20碗。清汤和白蔻粉末混合，小火焖一下，注入碗中，旺火煮抄手，宽水，开水下抄手，煮至皮起皱纹、发亮，捞入碗内。功能芳香行气，温中化湿，开胃。适用于由脾胃虚寒所引起的消化不良，腹部胀痛等症。见《养生食疗菜谱》。

【半夏棋子粥】制半夏10克，炮姜10克，鸡子白1枚，白面100克。先煎前2味，去渣取汁，白面用水调匀，作棋子状，入药汁中煮，后下鸡子1枚，几沸。空腹食。功能温中降逆止呕。适用于脾胃虚寒不下饮食，呕吐等症。见《普济方》。

【地羊补阳汤】地羊肉（狗肉）500克。洗净切块，红辣椒、生姜、橘皮、花椒、食盐、水适量。文火炖熟。佐餐用，食肉饮汤。功能温中和胃，补肾助阳。适用于脾肾阳虚，少食体倦，胃部发凉，四肢欠温，夜多小便等。见《食疗本草学》。

【百合粥】①百合30克（干百合研扮20克），糯米50克，冰糖适量。百合剥皮去须，洗净切碎；选好糯米加水，同百合共入沙锅内，煮至米烂汤稠，加冰糖令溶。早晚温热食，20天为1疗程。适用于肺燥咳嗽，痰中带血，神志恍惚，心神不定，慢性支气管炎，肺气肿，肺结核，癔病等症。凡脾胃虚寒所致的脘腹冷痛、泄泻及风寒外感咳嗽等症忌服。见《常见病食疗食补大全》。②百合60克，糯米100克，红糖适量。共煮粥，熟时加入红糖。日1次，10天为1疗程。适用于胃痛，心下痛，烦躁不寐等症。（验方）。

【当归牛肉胶】当归250克，牛肉2000克。当归洗净，牛肉洗净切块，同放入大沙锅中，加清水浸没，武火烧开，加黄酒4匙，文火炖5小时至肉烂，捞出当归不用，牛肉捣碎散于汤中，文火煨1小时，至肉汁变浓成胶。冷却装瓶，每隔3~4日蒸1次。日2~3次，每次1~2匙，饭后冲服，2个月为1疗程。功能健脾暖胃，补血活血，温中止痛。适用于脾胃虚寒，脘腹冷痛，妇女虚寒腹痛，月经不调，产后血虚腹部冷痛等症。见《疾病的食疗与验方》。

【当归肉桂酒】当归32克，肉桂6克，甜酒500克。将归、桂浸入酒内6~7日服。每服50~100毫升，日1~3次。适用于月经错后。见《陕甘宁青中草药选》。

【当归生姜羊肉汤】当归30克，生姜30克，羊肉500克。羊肉去骨，剔去筋膜，入沸水锅内焯去血水，捞出晾凉，切成5厘米长、2厘米宽、1厘米厚的条；沙锅内放清水，下入羊肉，放当归、生姜，武火烧沸，去浮沫，文火炖1.5小时至羊肉熟烂。食肉饮汤。日2~3次，功能补虚温中散寒。适用于产后血虚有寒而见腹中冷痛，或虚寒痛经。见《金匮要略》。

【曲末酒】好曲末5000克。微熬令香，温清醇酒令至熟，和曲末1000毫升。空腹适量服，日3服。若至食时，捣蒜1000克令至熟，下姜、椒末调和如常食之法，惟须稠。勿加盐，以水和面2000克作淳饼，极烂煮之，干漉，热内蒸蒜，韭臼中相和，顿食。适用于冷痢不纯白者，由积卧冷处，经久病发，遂令脾胃俱冷，日夜五六十行，大小腹痛不可忍，凡白痢属冷，赤痢属热。见《普济方》。

【肉桂鸡肝】肉桂5克，雄鸡肝1具，调料适量。鸡肝洗净，切4片；肉桂洗净，捣碎。共放入碗内，加葱、姜、盐、黄酒、清水适量。隔水炖熟后，加味精。功能温肾散寒。适用于肾虚腰冷，夜多小便，小儿遗尿等症。见《医学实在易》。

【肉桂甘草牛肉】净黄牛肉2500克，肉桂10克，甘草10克。牛内切块，沸水煮至三成熟，捞起待凉，切成肉条。铁锅置小火上，加入肉汤，放入牛肉条（淹没牛肉为度）、肉桂、甘草、适量盐、八角、姜片、精糟汁、白糖、熟植物油，煮6小时（随时翻动，以免粘锅），至肉汤快干时，便不断翻炒至锅中发出油爆溅的响声时捞起，沥干油，晾凉，拣去姜片、八角、肉桂、甘草。冬季佐餐食。功能补益脾胃，温中散寒。适用于营养不良性浮肿，体虚，消瘦，脾胃虚寒，脘胀痛。冬季食，能防病保健强身。阴虚火旺者忌服。见《家庭药膳手册》。

【肉桂益智猪脬汤】肉桂末3克，益智仁30克，猪脬1具。肉桂、益智捣细，共炖至猪脬熟烂。食脬饮汤。功能补阳散寒，缩尿。适用于肾阳不足或下体受凉而致小便频数，遗尿，小便失禁，尿色清白者。见《百病饮食自疗》。

【羊肉姜桂汤】黄羊肉500克，生姜、肉桂、小茴香适量。黄羊肉切块，与诸药同煮熟食。功能温补脾胃。适用于脾胃虚寒，恶心呕吐，腹部冷痛等症。见《中国药膳学》。

【红糖酒】 黄酒250克，煮沸后加红糖适量。再煮2～3分钟。顿服，或分2次服。适用于产后单纯性腹泻，或因腹部受寒所至的疼痛与腹泻。见《中国药膳学》。

【红糖醴】 黄酒50毫升，红糖10克。黄酒、红糖同置小铝锅中，小火煮沸，待糖溶化后停火。趁热顿服。适用于寒性腹痛，腹泻患者服之有效。(验方)。

【红茅药酒】 公丁香、白豆蔻各6克，砂仁10克，良姜、零陵香、红豆各6克，白芷10克，当归30克，木香2克，肉豆蔻6克，陈皮20克，枸杞10克，檀香2克，草豆蔻6克，佛手10克，桂枝6克，沉香4克，肉桂20克，山药6克，红曲162克，烧酒5200克，蜂蜜1560克，冰糖4162克。上药装入布袋，浸酒中，加热煮数沸兑入蜂蜜、冰糖，溶化。适量热饮。适用于寒湿中阻，脾胃气滞的脘满痞寒，腹胀腹痛，不思饮食，消化不良等症。见《全国中药成药处方集》。

【红枣生姜茶】 红枣（炒焦）10个，生姜（炒）30克。水煎。代茶饮。功能温中止泻。适用于泄泻。见《日常食物药用》。

【红糖乌梅汤】 红糖120克，乌梅12克。加水适量，煎浓汤。时时服。功能补脾缓急，收敛止泻。适用于泻痢日久，腹部隐痛，不思饮食。见《食疗本草学》。

【红糖胡椒茶】 红糖15克，胡椒1.5克，茶叶3克。红糖炒焦，胡椒研末，与茶叶共用沸水冲泡。随意饮。功能温中，散寒止痛。适用于产后下痢腹痛。见《常见病验方研究参考资料》。

【赤石脂面】 赤石脂、云母粉各15克，面粉150克。赤石脂研极细末，与云母粉、面粉加水和匀，作成面条，酌加盐、醋、椒、葱调味。分2次煮熟食。功能温中散寒，涩肠止泻。适用于冷痢不止，久痢脱肛，虚寒泄泻等症。见《普济方》。

【赤石脂干姜粥】 赤石脂（打碎）30克，干姜10克，粳米60克。前2味加水煎汤，去渣，取汁，粳米另煮粥，粥成兑入药汁。顿服，日2次。适用于虚寒所致的痢疾。湿热型痢疾禁用。见《常见病食疗食补大全》。

【花椒粥】 ①蜀椒3～5克，米60～100克。蜀椒捣末；米淘净，与蜀椒加水煮粥。温服。功能温中散寒。适用于胸腹胀满，冷痢刺痛，蛔虫上膈，烦躁吐涎等症。见《饮食辨录》。②蜀椒3～5克，面粉60～100克。蜀椒研极细末；面粉炒后，与蜀椒和匀，调入水中煮粥。温服。功能温中暖肾，除湿止痛。适用于脾胃虚寒，脘腹冷痛，呕吐泄泻，寒湿带下等症。见《老老恒言》。

【花生煲大蒜】 花生米100～150克，大蒜肉50～100克。同入沙锅内煲熟食。如胃纳尚佳，隔天服1次，连服2～4次显效。功能开胃健脾，祛寒除湿，消肿解毒。适用于脾虚寒湿，下肢浮肿，脚气，紫癜，慢性牙龈出血，鼻衄等。见《饮食疗法》。

【花椒火腿汤】 火腿肉100～150克，花椒3克。火腿切片，与花椒加水同煮汤，撇去浮油，调味食。功能温中止痛，健脾开胃。适用于脾胃虚寒，腹中冷痛，呃逆呕吐等症。见《本草纲目拾遗》。

【花椒姜糖水】 花椒2克，老姜6克，红糖适量。水煎温服。功能温中散寒，止痛。适用于胃寒疼痛，呕吐清水等症。见《中国药膳学》。

【花椒绿豆汤】 花椒6克，绿豆50克。水煎温服。功能温中止呕。适用于胃气上逆，反胃呕吐等症。见《中国药膳学》。

【芪甲鸡】 母鸡1只，生黄芪40克，炒穿山甲15克，皂角刺、干姜各10克，肉桂5克，调料适量。母鸡宰杀后，去毛桩、内脏，洗净，诸药纳入鸡腹中，用线捆好，入锅煮至将熟时放盐、味精、黄酒，熟烂后，去药渣。吃肉喝汤。功能温阳散寒，益气托疮。适用于痤疮经久不愈，粉刺之间相互沟通，形成许多瘘管脓肿，内含有粘稠液体，并伴形寒肢冷，喜暖卧，面色不华，大便稀溏等症。见《疾病的食疗与验方》。

【豆蔻粥】 肉豆蔻1枚（去壳，研末），粳米100克。粳米煮粥，熟后下肉豆蔻末，搅匀顿服。功能温中，理气止痛。适用于脾胃虚寒，脘腹冷痛，大便溏泻，呕逆不下食。见《圣济总录》。

【豆蔻拨刀】 草豆蔻仁2枚，高良姜9～15克，生姜汁30～50毫升，羊肉100～120克，面粉120～150克，黄牛乳、鲜藕各适量。草豆蔻仁煨后捣碎；高良姜切末；羊肉细切，炒作臛。3味与面粉、生姜汁、牛乳共同调成糊状，灌入藕中，逐窍填满，于甑中（或笼内）蒸熟。每于饭后或睡前少食。功能益气补虚，温中止呕。适用于脾胃虚寒，恶心呕吐，食少羸瘦，或脘腹冷痛，胀满等症。见《普济方》。

【豆腐皮包辣椒】 辣椒粉1克，晨起用热豆腐皮包裹，空腹吞服。功能温中散寒，开胃消食。适用于寒滞腹痛，呕吐泻痢等症。见《中国药膳学》。

【吴茱萸粥】 ①吴茱萸10克，糯米100克，生姜3片。吴茱萸用纱布包，先下锅，再入糯米、生姜煮稀粥，成粥后去吴茱萸、生姜。分2～3次食。适用于胃脘痛，苔黄口臭。伴有实热者不宜食。见《常见病食疗食补大全》。②吴茱萸2克，南粳米50克，生姜2片，红糖适量。吴茱萸研末，与南粳米、生姜、红糖同入沙锅，加文火煮至沸腾，数滚后为米花粥稠，停火盖紧焖5分钟。日2次，温热食。适用于脘腹冷痛，疝痛，脚气疼痛，头痛及虚寒久泻，胃寒所致的呕吐吞酸等症。凡阴虚有火及孕妇忌服。见《常见病食疗食补大全》。③吴茱萸15克（炒为末），粳米100克。煮粥。空腹食。功能温肝，散寒，止痛。适用于心腹冷痛连及胁肋疼痛。见《饮膳正要》。

【吴茱萸浸酒】 吴茱萸120克，清酒3000毫升。清酒渍吴茱萸1宿，煮如蚁鼻沸，减得2000毫升许，中分。顿服适量，日再，间日再服。适用于产后虚羸，盗汗，啬啬恶寒，产后腹中疼痛。见《普济方》。

【灶心土茶】 灶心土100克。煎水澄取其清液，加红糖适量。代茶饮。适用于腹痛腹泻，崩漏，带下，妊娠恶阻。见《常见病中医临床手册》。

【沙田柚花煲猪肚】 沙田柚花3～5克，猪肚200克。猪肚洗净，切块，与沙田柚花加水煲汤，加盐调味。饮汤食猪肚。功能健脾暖胃，行气。适用于虚寒性胃痛，口淡，多涎，脾虚食欲不振，瘦弱等症。见《饮食疗法》。

【良姜酒】 良姜（火炙令焦香打破）120克。上药以酒1000毫升，煮3～4沸。顿服适量。适用于急霍乱，吐痢不止，腹痛气恶。见《普济方》。

【良姜粥】 高良姜15克，粳米100克。以水750毫升先煎高良姜至500毫升，去渣入粳米，文火煮粥。早晚服。功能散寒止痛，健脾和胃。适用于脾胃虚寒，脘腹冷痛，呕恶，积聚停饮等症。见《饮膳正要》。

【良姜陈皮粥】 高良姜25克，陈皮5克，大米100克。良姜切片，与陈皮、大米煮粥。趁热食。功能温中散寒。适用于风寒腹痛。见《养生康复粥谱》。

【良姜炖鸡块】 公鸡1只，良姜、草果、陈皮、胡椒各 3 克，调料适量。诸药装入纱布袋内，扎口；鸡去毛及内脏，洗净，切块，入锅内，加水、药袋和葱、姜、酱油、盐、醋少许。小火煨炖熟烂。随意食。功能温中益气补虚。用于体虚瘦弱，腹部冷气串痛等症。见《饮膳正要》。

【诃黎勒皮粥】 诃黎勒皮 15 克，生姜适量，粳米 100 克。诃黎勒皮煎汤去渣，入粳米煮粥，候熟加生姜，沸即可。功能温中祛湿，畅达气机。适用于霍乱吐泻不止，心胸烦闷。见《普济方》。

【补髓蜜膏】 牛骨髓、生山药、蜂蜜各 250 克，冬虫夏草、胎盘粉各 30 克。诸药入瓷罐内，捣匀，隔水炖 2 小时。每服 2 汤匙，日 2 次。功能温补脾肾，养血益气。适用于脾肾阳虚，面色苍白，肢冷畏寒，腰腿酸软，食少便溏，轻度浮肿等症。外感期间不宜服。见《中医学》。

【补骨脂蒸核桃肉】 核桃肉、白糖各 500 克，补骨脂 50 克，甜杏仁 30 克，生姜 3 片。核桃肉用温水浸泡 15 分钟，滤干，微火烘半小时或太阳晒 2 小时；铁锅内倒入精盐，炒热，倒入核桃肉，炒香（10 分钟），至核桃变黄，即离火，再翻炒 3 分钟，筛出核桃肉，大块者切成小块，吹去已脱下的部分核桃衣；补骨脂、甜杏仁快速洗净，与核桃肉、白糖拌匀，一起打碎，使其一部分成泥，一部分成碎粒，装入瓷盆，放上生姜，覆盖一层白糖，盆上不加盖，旺火隔水蒸 3 小时，冷却之后装瓶，盖紧。每次 1 ~ 2 匙，细嚼成糊，温开水送服，日 2 次。功能温补肺肾，顺气化痰。适用于年老阳衰、受寒即作的哮喘、咳嗽。见《常见慢性病食物疗养法》。

【阿胶棋子】 阿胶 50 克，干姜 20 克，薤白 15 克，面粉 150 克。阿胶捣末，干姜切细研末；薤白煮烂捣如泥，3 味与面粉以水和匀，揉成面团，切成如棋子大，煮熟。空腹温服。功能温中通阳，下气，补血。适用于虚寒泄痢，里急后重等症。见《普济方》。

【陈皮酒】 陈皮 50 克，白酒 500 克。陈皮浸白酒内 7 天。每饮 1 小杯，日 2 ~ 3 次。功能行气健脾，散寒。适用于脾胃虚寒，脾虚气滞，脘腹胀满，纳呆食少，腹冷呕逆，消化不良等症。见《中国药膳学》。

【陈橘皮粥】 陈橘皮 25 克，苎麻根 25 ~ 30 克，高良姜 9 克，粳米 10 ~ 100 克。前 3 味共为末，每取 15 克水煎取汁与粳米煮粥，入食盐少许调味。早晚空腹温服。功能温中散寒，理气止痛。适用于腹冷气痛，恶心呕吐，脘腹胀满，妊娠小腹冷痛下血等症。见《圣济总录》。

【陈皮白鲦鱼】 白鲦 1 条，干姜 3 片，胡椒 1.5 克，陈皮 6 克。白鲦去鳞及内脏，洗净，与后 3 味加水煮至鱼熟。食鱼喝汤。功能益气暖胃，止冷泻。适用于脾胃虚寒所致的脘腹冷痛，恶心呕吐，泄泻等症。见《中国药膳学》。

【陈皮红枣茶】 橘子皮 1 块，红枣 3 个（去核）。水煎汤。代茶饮。功能温中，散寒，止痛。适用于面白肢冷，呕吐时作，口不渴，遇寒加重等症。（验方）。

【附子粥】 炮附子 10 克，炮姜 15 克，粳米 100 克。2 药捣细，箩末，每取 10 克，与米同煮粥。空腹食。功能温中散寒止痛。适用于寒湿痢疾，下利白冻，里急后重，腹中绞痛，喜按喜暖者。见《太平圣惠方》。

【附片煨肘】 制附片 30 克，猪肘 1000 克，鸡骨架 500 克，雪豆（豌豆）200 克，醪糟汁、姜片、葱段各 30 克，花椒 15 粒，胡椒粉 1 克，精盐 12 克，味精 1 克。附片装入纱布袋，扎口；猪肘刮洗干净；雪豆洗净用水泡胀；鸡骨架洗净，剁成块。锅内加水适量，放入猪肘、雪豆、鸡骨、附片烧沸后，撇去浮沫，加姜、葱、花椒、醪糟汁，中火煮1小时，加入胡椒、精盐，小火煨至猪肘软烂，汁浓，拣去姜、葱、花椒、附片、鸡骨，调入味精。将雪豆及汤盛入碗中，猪肘放在雪豆上面。随意食。功能益气健脾，温中补虚。适用于脾阳虚，食少倦怠，形寒肢冷，或肠鸣腹痛，大便溏泄，或妇女白带清稀，体质虚弱等症。见《百病饮食自疗》。

【附子干姜粥】 制附片10克，干姜、红糖各5克，葱白2茎，粳米100克。前2味加水同煮1小时取汁，下粳米，加水适量，煮稀粥，临熟入葱末，调入红糖。日2~3次，温服。功能温肺化痰，散寒。适用于肺寒咳嗽，反复发作，痰涎清稀，甚则畏寒肢冷，脾胃虚寒，脘腹冷痛，呕吐泄泻等症。见《百病饮食自疗》。

【附子地羊肉】 地羊肉（狗肉）1000克，制附片、熟地各30克，陈皮10克，生姜块、葱节各30克，调料适量。制附片、熟地、陈皮、花椒粒装入纱布袋，扎口；姜洗净切片；地羊肉顺筋切2~3块，放入清水中捶打洗净血水，入沸水中焯10分钟，捞入清水中洗净。沙锅置火上加入适量开水，用几节排骨垫底，放入地羊肉、姜、葱、药袋，烧沸后撇去浮沫，转用文火炖至肉烂，拣去姜、葱、药袋，捞出地羊肉切成条块，放回沙锅内，加入胡椒粉、味精、葱花。随意食肉饮汤。功能温肾助阳，益气补血。适用于脾肾阳虚，气血不足，畏寒肢冷，脘腹胀满，下痢清谷，五更泄泻，腰膝酸软，遗精阳痿，多尿等症。见《百病饮食自疗》。

【附片羊肉汤】 附片30克，羊肉2000克，生姜、葱段各50克，胡椒6克，食盐10克。附片装入纱布袋，扎口；羊肉洗净，入沸水锅内，加姜、葱各25克，焯至断红色，捞出，剔去骨，将肉切成2.5厘米见方的块，再入清水中漂去血水，骨头拍破；余姜洗净拍破；葱洗净捆缠成束。另将沙锅注入清水，置于火上，下姜、葱、胡椒、羊肉、羊骨、附片，烧沸30分钟后，文火炖至羊肉熟烂（约2~3小时），取出附片，分盛碗内，再分别盛入羊肉，倾入汤。佐餐食。功能温肾壮阳，补中益气。适用于脾胃阳虚，畏寒肢冷，脘腹冷痛，大便溏泄，或妇女白带清稀，尿频腰痛等症。见《中国药膳学》。

【附片炖狗肉】 附片15克，狗肉250克，菟丝子10克，调料适量。附片、菟丝子装入纱布袋内，扎口；狗肉洗净，整块放入开水锅内氽透，捞入凉水内洗净血沫，切成4厘米长的方块，放入锅内，与姜片煸炒，加入料酒，将狗肉、姜片一起倒入沙锅内，加入药袋、食盐、葱、清汤适量，武火烧沸，文火煨炖熟烂。食时去药袋，加味精。吃肉喝汤。功能温阳，益气，补肾。适用于阳气虚衰，精神不振，腰膝酸软，脚气水肿，风寒湿痹等症。见《滋补中药保健菜谱》。

【附片狗肉汤】 附片15~30克，生姜30克，狗肉500~1000克。狗肉洗净，切块，与生姜、附片加水同炖熟烂。食肉饮汤。功能温肾助阳，散寒止痛。适用于畏寒肢冷，喜生冻疮之人。见《中国药膳学》。

【附片茯苓粥】 制附片6克，茯苓20克，粳米60克。将制附片、茯苓用布包，煎汤取汁。入粳米煮粥。早晚餐食，连服10~15天为1疗程。适用于脾阳困阻所致的慢性肾炎。见《常见病食疗食补大全》。

【附片蒸牛鞭】 黄牛鞭2根（约2公斤），制附片、怀山药、党参、枸杞各15克，荔枝、桂圆肉、红枣各10个，鸡汤、猪油及调料适量。荔枝、桂圆去壳取肉；

红枣蒸熟去皮、核；葱、姜洗净拍破；牛鞭用湿水洗净后放入锅中煮2小时，捞出剖开，刮去尿道中白膜、杂质，切成5厘米长的段，再切成1.5厘米宽的条，用5克盐、25克醋揉搓，用清水洗净后，放入冷水锅中煮至水沸，取出，洗去臊味，放绿釉钵内，加料酒、葱、姜、鸡汤、盐、冰糖，上笼蒸至八成烂时取出，去掉葱、姜，加入制附片等药，配以大油，上笼蒸至酥烂，调入胡椒粉少许。佐餐食。功能补阳温肾，强身壮骨。适用于肾阳虚所致的心悸、畏寒、手足温、腰膝酸软、小便清长、性机能减退等。见《滋补中药保健菜谱》。

【附片蒸羊肉】鲜羊腿肉500克，制附片10克，料酒15克，葱段6克，葱花3克，姜片6克，清汤150克，猪油30克，调料适量。附片洗净；羊肉洗净下锅加水煮熟，捞出稍凉，切成2.5厘米的方块，放入大瓷碗内，肉上面铺附片、葱段、姜片、猪油，再倒上料酒及清汤，上屉蒸约2小时。食用时拣去葱段、姜片、附片，撒上葱花、味精、胡椒粉。佐餐食。功能温补脾肾。适用于肾阳不足，畏寒肢冷，腰膝酸软，阳痿尿频，脾阳不振，脘腹冷痛，大便溏泄等症。见《滋补保健药膳食谱》。

【附片薏米粥】制附片10克，苡仁20克，生姜15克，粳米100克。生姜洗净切片；粳米、苡仁淘净；附片水煎1小时后，下生姜，再煎半小时取汁，与粳米、苡仁煮稀粥食。功能辛温通阳，散寒止浊。适用于寒邪壅盛，胸痛彻背，遇寒痛甚，心悸不宁，胸闷气短，面色苍白，四肢逆冷，苔白腻等症。见《百病饮食自疗》。

【附片当归生姜羊肉汤】附片15～30克，生姜30克，当归头15～30克，羊肉1000～1500克。诸药装入纱布袋，扎口；羊肉洗净，切块，与药加水同煮，入盐少许，煮2小时，至口尝肉汤无麻味，去药袋。取汤温服。每服1小碗，宜冬季服。功能温肾助阳，散寒止痛。适用于寒湿痹痛，心腹冷痛，产后寒凝腹痛，畏寒肢冷等症。可暖身御寒，减少冻疮的发生。《中国药膳学》。

【青鱼党参汤】青鱼500克，党参9克，草果1克，陈皮1.5克，桂皮1.5克，干姜3克，胡椒5粒。青鱼去鳞、内脏，洗净，与各药同煮，再加葱、姜等调味。食肉饮汤。功能益气补中，温阳散寒。适于脾胃阳气虚弱，食少，脘腹冷痛，呕恶，胀满便溏等症。见《中国药膳学》。

【制大蒜】大蒜适量。去外皮，用醋浸泡。每次10克，嚼服，温水送。功能温中健胃，理气消食。适用于脘腹冷痛，或少食胀满等。见《食疗本草学》。

【狗肉汤】狗肉1500克，调料适量。狗肉洗净，切成小块，加人大料、小茴、桂皮、陈皮、草果、生姜、盐等，加清水适量，同煮熟。饮汤食肉。功能温补肺脾肾。适用于脾肾虚寒，脘腹胀满，腰膝冷痛，小便清长或频数，性功能低下，肺肾两虚，久咳虚喘等。见《中国药膳学》。

【狗肉粥】新鲜狗肉100～150克，粳米100克，葱3段，生姜3片，细盐少许。狗肉洗净切成肉丁与葱、姜、盐、粳米放入沙锅内，加水煮至肉烂米开粥稠为度。早晚空腹，温热食。适用于脾虚腹胀，肠中冷痛，浮肿足冷，老年性肾虚体弱，腰膝软弱等症。暑热天勿食，秋冬季节相宜；外感发热咳嗽者忌食。见《常见病食疗食补大全》。

【狗肝粥】狗肝1具（洗净细切），粳米100克，蒜、葱、姜、盐、酱适量。狗肝与米煮粥，合蒜吃，椒、姜、盐、酱任意下之。空腹食。功能温中止痛。适用于慢性虚寒下痢痛。见《食医心镜》。

【狗宝鸡蛋散】狗宝9克，硫黄、水银各3克，鸡蛋1个，烧酒适量。硫黄、水银同炒成金黄色，入狗宝为末；鸡蛋打破一头，将清与黄倒出，蛋黄与上药末装入蛋壳，纸封泥固，糠火中煨半天，取出为末。每服1.5克，烧酒冲服。日3次，10～15天为1疗程。功能和胃散结。适用于胃癌而见脾胃虚寒证者。见《疾病的食疗与验方》。

【炖狗肉】狗肉500～1000克。洗净切块，加入八角、小茴、桂皮、草果、生姜、盐，炖熟。食肉。功能补肾阳，温脾胃。适用于脾肾阳虚所致的脘腹胀，腰冷痛，小便多，阳痿等症。见《补品补药与补益良方》。

【炒面粥】炒面15克，粳米30克。先煮粳米粥，入炒面，搅匀。空腹食。功能温中止痢。适用于寒湿下痢，腹部冷痛，兼强气力，补五脏。见《粥谱》。

【治冷虫心痛酒】川椒150克。炒出汗，酒1碗淋之。酌量饮。适用于冷虫心痛。见《本草纲目》。

【带鱼豆豉汤】带鱼500克，豆豉6克，生姜3片，陈皮3克，胡椒1.5克。鱼治净切块；先煮豆豉，沸后入生姜、陈皮、胡椒，并入带鱼煮熟。佐餐食。功能补益五脏，温中开胃。适用于脾胃虚寒，纳呆食少等症。见《中国药膳学》。

【荜茇粥】①荜茇2～3克，糯米50克，白糖适量，胡椒1～2克。荜茇研细末；糯米、白糖加水煮粥，取荜茇末、胡椒调入粥中，文火煮5～7分钟。不可久煮。早晚餐温热食，5天为1疗程，停3天再服。适用于胃寒冷痛，呕吐清水，肠鸣水泻，虚寒冷痢等症。凡一切实热证及阴虚有火者忌食。见《常见病食疗食补大全》。②荜茇10克，胡椒10克，肉桂3克，粳米100克，葱、豆豉适量。荜茇、胡椒、肉桂捣罗为末，每用3克，先煎葱、豉，去渣取汁，次下米煮粥，将熟，入前药末3克，同煮片刻。空腹食。功能温中散寒止痛。适用于心腹积冷结痛，腹胀便溏，不能食及胃塞呕吐者。见《饮膳正要》。

【荜茇头蹄】荜茇30克，羊头1个，羊蹄4个，干姜30克，胡椒10克，葱白50克，食盐、豆豉各适量。羊头、羊蹄去毛洗净，置锅内，加水适量，炖至五成熟时，入荜茇、干姜、葱白、豆豉、食盐，文火炖至熟烂。食肉饮汤，佐餐分顿食。功能温补脾胃。适用于久病体弱，脾胃虚寒，食少纳呆，腹胀腹痛等症。见《千金方》。

【荜澄茄粥】荜澄茄1～2克，南粳米（或粳米）50克，红糖适量。荜澄茄研为细末，再将南粳米、红糖同入沙锅内，加水煮至米开时，调入荜澄茄末，文火煮稠停火。日2次，温热食，3天为1疗程。适用于中焦虚寒，胃脘冷痛，呃逆呕吐，寒疝腹痛，小便不利或小便频数等症。荜澄茄含有挥发油，入粥后不可久煮；阴虚火旺及发热期忌食。见《常见病食疗食补大全》。

【草果酒】草果仁10克，白酒250克。草果仁浸酒中，泡7天。适量饮。功能温中散寒，化积消食。适用于食积不消，脘腹胀痛，嗳腐厌食等症。见《中国药膳学》。

【草果煲牛肉】草果6克，牛肉150～200克。牛肉切成小块，与草果同加水煲汤，食盐少许调味。饮汤食肉。功能温胃祛寒，消食止痛。适用于虚寒性胃痛，胃寒饮食停滞，脘腹胀满，脾虚食欲不振，手足不温等症。见《饮食疗法》。

【草蔻羊肉刀削面】草蔻仁2枚，高良姜1.5克，生姜汁10～20毫升，面粉适量。草豆蔻、高良姜水煎取汁，兑入姜汁后和面，作刀削面；用羊肉煮取浓汁为汤，下面，食盐调味。功能健脾益胃，温中止呕。适用于脾胃虚弱，呕逆不思饮食等症。见《中国药膳学》。

【草果豆蔻煲乌骨鸡】乌骨母鸡1只（约500克），草果、草豆蔻各5克。鸡治净，草果、草豆蔻入其腹内，以竹签缝好切口，加水煮熟。调味食。功能温中健胃，补脾燥湿，行气止痛。适用于脾胃虚寒，大便溏泻，食欲不振，胃脘疼痛等症。见《本草纲目》。

【茵陈干姜茶】茵陈15克，干姜6克，红糖适量。茵陈、干姜煎汤、去渣，溶入红糖。代茶饮。适用于阴黄，身不热，口不渴，身目发黄，其色晦暗，四肢发凉，泻下清冷者。（验方）。

【茴香粥】①小茴香15克，粳米100克。先煎小茴香，去渣，后入粳米煮粥。空腹服。功能散寒行气止痛。适用于寒疝冷痛，腹股沟斜疝，睾丸肿胀偏坠，鞘膜积液，嵌顿性疝等。见《寿世青编》。②小茴香30克，食盐3～5克，粳米50克，红糖适量。小茴香炒至焦黄，研细末，作为1疗程用量。用粳米加水煮稀粥，入小茴香粉、红糖，文火稍煮片刻，待粥稠为度。食盐调味。日1次，晚睡前温热食，连服5天为1疗程。适用于小肠疝气，脘腹胀气，睾丸肿胀偏坠；胃寒呕吐，食欲减退，鞘膜积液、慢性胃炎等症。阴虚火旺及实热症者忌食。见《常见病食疗食补大全》。

【茴香喜蛋】喜蛋（经孵化小鸡未出壳的完整蛋）1枚，小茴香3克，黄酒20毫升。将喜蛋火上焙焦后同小茴香研末。以黄酒冲服，服后取汗。功能温肾散寒，行气止痛。适用于寒疝坚硬如石，痛引睾丸等症。见《饮食与长寿》。

【茴香小雀酒】舶上茴香120克，麻雀3只，胡椒4克，缩砂仁、辣桂各8克。上为末，以生雀燎毛去肠，拭净，入药于其腹中，麻绳系定，湿纸数重，裹煨香熟。空心嚼食，温酒送下。适用于肾冷疝气，坠偏急痛。见《普济方》。

【茴香红糖水】小茴香10克，红糖适量。茴香煎水取汁，加红糖适量。湿服。功能行气止痛，温中祛寒。适用于疝气痛，胃冷痛等症。见《中国药膳学》。

【茴香葱白茶】茴香5克，葱白4茎。同捣烂，水煎去渣。代茶饮。适用于尿频不畅，点滴不下，面色黄暗，口不渴，手足发凉，腰腿酸软者。（验方）。

【茱萸酒】吴茱萸1000克，酒3000毫升。上药共煮，取1000毫升。空腹适量服。适用于心腹内外痛。见《妇人大全良方》。

【茯苓鸡肉抄手】茯苓30克，鸡肉60克，面粉适量。茯苓、鸡肉加适量调味品制成馅；用面粉皮做馄饨，煮熟食。功能温中益气，健脾和胃。适用于脾胃虚弱，反胃，呃逆，老年体弱，吞咽无力等症。见《中国药膳学》。

【荠菜花椒红枣汤】荠菜600克，花椒9克，红枣20枚。荠菜焙黄研末。每服6克，以红枣、花椒煮汤后送服，日2次，连服7～10天。功能温补下元，涩肠固脱。适用于细菌性痢疾属虚寒型者，下痢稀薄或夹有黏液脓血，时发时止，日久难愈，腹痛绵绵，腰酸畏冷等症。见《疾病的食疗与验方》。

【荔枝饮】荔枝肉（干）30克，大枣10枚，冰糖130克。荔枝洗净，大枣洗净去核，二者同放锅内，加水适量，武火烧沸后文火煨熬30分钟；冰糖砸碎，加水溶化后倒入荔枝汤中搅匀，装入容器内。食荔枝、大枣，喝汤。功能生津润燥，健脾理气。适用于烦渴，呃逆，胃脘寒痛等症。

见《天府药膳》。

【荔枝粥】荔枝核30克，粳米50克。先煎荔枝核，取汁，合粳米煮粥。任意食。功能温中，理气，止痛。适用于寒疝气痛，少腹冷痛，妇女血气刺痛等症。见《粥谱》。

【荔橄茶】荔枝核10克，橄榄（即青果核）10克。共打碎，沸水浸泡。代茶饮。适用于寒疝。见《经验方》。

【荔枝核茶】荔枝核15克，橘核10克，红糖适量。煎水取汁，去渣。代茶饮。适用于感寒腹痛，其痛绵绵，喜热喜按，面色黄白，口不渴者。（验方）。

【荔枝核散】荔枝核、香附各等份，黄酒适量。荔枝、香附共研末。每服6克，黄酒调服，日2次。功能理气散寒止痛。适用于经前腹痛等症。见《疾病的食疗与验方》。

【荔枝大枣粥】荔枝5～7枚，大枣5枚，粳米50克。荔枝去壳带核，与大枣、粳米加水入沙锅内煎煮。以汤稠表面有粥油为度。日2～3次，温热空腹食。适用于烦渴，虚咳，喘，头晕，气短，心悸怔忡，胃脘寒痛，久泻，五更泻及牙疼，口臭等症。温热病者忌服。平素有低血糖休克者不宜多食。见《常见病食疗食补大全》。

【荔枝鸡肠汤】干荔枝肉15枚，雄鸡肠1具。鸡肠洗净，煮熟，入荔枝干、老生姜、葱白继续煮至鸡肠熟。吃鸡肠喝汤。日3次。功能暖脾固肾，缩尿止遗。适用于小儿遗尿。见《实用食疗方精选》。

【胡椒鸡蛋】鸡蛋1枚，胡椒7粒，烧酒适量。鸡蛋打1小孔，胡椒为末，放入蛋中，湿纸封口后，壳外用湿白面团包裹3～5毫米厚，木炭火中煨熟，去面、壳。每服1枚，空腹烧酒送服，日3次。功能温中止泻，适用于寒泻等症。见《饮食与长寿》。

【胡椒猪肚】猪肚（或羊肚）1个，白胡椒1.5～2.5克。猪肚翻转里外洗净，纳入白胡椒，头尾用线扎紧，加水文火煮3小时。饮汤食肉，连食数次。功能健脾和胃，温中止痛。适用于胃寒反胃，呕吐食物或清水，脘腹冷痛，脾胃虚寒，脘腹隐痛，喜温喜按，便溏肢冷，胃下垂，慢性胃炎属虚寒者。吐血患者不宜服用。见《强身食制》。

【胡椒乌枣散】乌梅1个，大枣3个，白胡椒7粒。乌梅与白胡椒共为末，再将枣去核，共捣一处。日2～3次，饭后以醋送服；或男子以酒送服，女子以醋送服。功能制酸止痛。适用于胃痛吞酸，胃酸过多型胃、十二指肠溃疡等症。见《疾病的食疗与验方》。

【胡椒生姜汤】胡椒粉3克，生姜30克。煎汤服用。功能温中散寒，降逆止呕。适用于虚寒反胃，呕秽吐食数日不止等症。见《太平圣惠方》。

【胡椒红枣汤】白胡椒7粒，大枣7枚。煎汤服。功能温中散寒，益气健脾。适用于脘腹冷痛，畏寒喜温，食少便溏等症。见《百草镜》。

【胡椒酿红枣】红枣5个，白胡椒10粒。红枣去核，逐个放入白胡椒2粒，煮饭时置于饭面蒸熟食。功能温中补虚，散寒止痛。适用于虚寒性胃痛，嗳气反胃，口淡，痰涎清稀等症。见《饮食疗法》。

【胡椒糯米粥】胡椒3～5克，糯米50克，葱白3根，红枣2枚。胡椒研细末；糯米、红枣、葱白加水共煮稀粥，调入胡椒粉，改用文火，至锅内微滚即停火，盖紧焖5分钟。早晚温服。适用于中焦虚寒，胃痛腹痛，呕吐清水，大便溏薄，食欲不振等症。凡阴虚火旺及实热证忌食。胡椒含有挥发油，入锅后不宜久煮。见《常见病食疗食补大全》。

【胡萝卜狗肉汤】胡萝卜、狗肉各适量。煮汤食。功能健脾化滞，温肾助阳。适用于脾胃虚寒，食积不消，畏寒喜暖，腹部隐痛，食少纳呆，肾虚阳痿等症。见《中国药膳学》。

【胡椒乌梅茶叶散】胡椒10粒，乌梅5个，茶叶5克。3味共研末，开水冲服。日1～2次，连服5～6天。功能温补下元，涩肠固脱。适用于细菌性痢疾属虚寒型者，下痢稀薄，常夹黏液脓血，时发时止，日久难愈，腹痛绵绵，喜温喜按等症。见《疾病的食疗与验方》。

【砂仁粥】①砂仁6克（为末），粳米50克。先煮粳米粥，临熟入砂仁末，搅匀。空腹食。功能行气调中，和胃醒脾。适用于呕吐不食，腹中虚痛，腹胀食滞。见《拾便良方》。②砂仁、生姜汁各适量。砂仁煮粥，每小碗加生姜汁10毫升。酌量食。适用于脾胃弱，食少呕逆。见《常见病食疗食补大全》。③砂仁3～5克，南粳米50～100克，砂糖适量。砂仁研细末；粳米加水煮至米开汤未稠时，将砂仁末调入粥中，文火稍煮数沸，待粥稠即停火，入白糖令溶。温热食。适用于脾胃虚寒所致的腹痛泻痢，消化不良，脘腹胀满，食欲不振，胎动不安，妊娠恶阻，气逆呕吐等症。阴虚和实热患者不宜食用。见《常见病食疗食补大全》。

【砂仁牛肉】牛肉1500克，砂仁、陈皮各5克，生姜25克，桂皮、胡椒、葱、盐各适量。加水同煮，待牛肉熟后取出切片。食牛肉。功能温中补虚。适用于脾胃虚寒，肢体倦怠，不思饮食，腹痛吐泻，四肢不温等症。见《中国药膳学》。

【砂仁猪腰】砂仁末适量，猪腰1个。猪腰切厚块，剖开搽砂仁末煮熟，食盐调味。单食或佐餐。功能补肾温脾。用于小儿脱肛之症。见《中国药膳学》。

【沙锅羊头】羊头1个，生黄芪40克，当归20克，桂枝10克，细辛3克，何首乌20克，牛奶半杯，调料适量。将羊头洗净，入开水锅，加葱、姜、花椒、大料等，煮熟捞出，凉后劈开，去骨、筋及杂物，撕碎装碗，并加入压碎装袋之药材及葱、姜、料酒，上屉蒸烂取出；另取沙锅，加鸡汤、油、料酒、姜末各适量，上火熬至乳白色时，倒入羊头，文火煨至软烂，入盐、味精、牛奶，淋入蒜末。功能补气温中，祛寒通络。适用于肢端动脉痉挛（雷诺氏症）属血虚络阻者，四肢末端发绀，指尖变细，皮色青紫，面色苍白等症，为本病冬季滋补佳品。见《疾病的食疗与验方》。

【砂仁扁豆汁】砂仁15克，白扁豆30克。砂仁研粉备用；白扁豆加水300毫升，煎煮取汁150毫升。每服砂仁粉3克，用扁豆汤30毫升送服，日3次。功能健脾温中，和胃止呕，理气安胎。适用于妊娠胃虚呕吐，食入即吐，吐物清稀，脘腹胀闷等症。胃热呕吐者不宜服用。见《中医营养学》。

【砂仁荷叶饼】砂仁20克，发酵面3000克，白糖1100克，熟猪油1000克，苏打20克。砂仁去壳，洗净烘干研末。白糖、砂仁末、苏打粉放入发面中反复揉匀后放几分钟，再进行揉匀，搓成长圆条，切成80个面剂，立放于案板上依次排好，刷熟猪油做成荷叶形，入笼旺火开水锅内蒸10分钟。功能健脾开胃，温中化湿，消胀满，止呕泻。适用于脾胃虚寒，湿阴气滞所致脘闷腹胀，胃呆纳少，呕吐泄泻等症。见《养生食疗菜谱》。

【砂仁黄芪猪肚】砂仁6克，黄芪20克，猪肚1个。猪肚洗净，砂仁、黄芪装入肚内，加水炖熟，去药，食盐调味。饮汤食肉。功能益气健脾，消食开胃。适用于脾胃虚弱，胃脘疼痛，喜温喜按，食少纳呆，胃下垂。见《中国药膳学》。

【韭籽散】韭菜籽60克，蜂蜜120克。韭菜籽捣烂，加蜂蜜后以开水冲服。日1～2次。功能益气温中。适用于胃下垂，胃脘不适，食欲不振等症。见《疾病的食疗与验方》。

【韭菜粥】鲜韭菜150克，粳米50克。鲜韭菜洗净细切，入粳米粥内，几沸。任意食。功能温中，行气，解毒，散血。适用于阳虚不能摄血引起的各种血证，如吐血、衄血、尿血及胸痹，消渴，痔漏，泄泻等。见《食医心镜》。

【韭菜汁姜汁炖牛奶】鲜韭菜、生姜各适量，鲜牛奶250毫升。鲜韭菜挤汁2汤匙，生姜挤汁1茶匙，与鲜牛奶一同，隔水炖熟，饭前食。功能温中下气，和胃止呕。适用于脾胃虚寒，噎膈反胃，进食即呕等症。见《饮食疗法》。

【香姜牛奶】丁香2粒，姜汁1茶匙，牛奶250毫升，白糖少许。丁香、姜汁、牛奶同置锅内煮沸，去丁香，加白糖溶。温饮。功能补虚温中，降逆止呕。适用于疳积瘦弱，食入即吐等症。见《饮食与长寿》。

【香花菜蛋花汤】鲜香花菜30～60克，鸡蛋1个。香花菜加清水2碗，煎至1碗，去渣，将打散之鸡蛋加入汤中煮熟。调味服。功能温中益胃，理气止痛。适用于虚寒性胃痛、月经痛及神经性头痛等症。见《饮食疗法》。

【炮猪肝方】猪肝200克，芜荑末20克，面适量。猪肝洗净后，顺其肝叶切成薄片，掺芜荑末于肝叶中；将面加水和后，裹于肝之表面，其外再裹以湿纸，置于塘灰中炮熟；去纸及面。空腹服。功能补血温中，杀虫止痢。适用于产后赤白痢，腰及脐腹绞痛，不下食等症。见《食医心鉴》。

【姜粥】干姜5克，粳米30克。加水，煮糜粥。分数次服。功能温中散寒。适用于小儿脾寒夜啼，啼声低弱，哭啼时喜四肢踡屈，乳食不振等症。见《百病饮食自疗》。

【姜醋】生姜100克，米醋250毫升。生姜洗净，切细丝，浸泡在米醋中，密闭贮存备用。每日空腹服10毫升。功能温胃散寒，安蛔止痛。适用于慢性萎缩性胃炎胃痛，感寒性腹痛，蛔虫症腹痛，过食水果所致腹痛等症。以此醋调食鱼、虾、蟹肉，可防止中毒。见《日华子本草》。

【姜附酒】干姜60克，制附子40克，黄酒500毫升。共碎细，同酒置于净瓶中，浸渍，封口，7日后饮。食前温饮1～2杯，日3次。适用于心腹冷痛，呃逆呕吐，泄泻，痢疾，完谷不化，寒饮喘咳，痰白而清稀，肢冷汗出等症。阴虚内热腹痛及孕妇不宜用。（验方）。

【姜枣饮】①生姜5～10克，红枣5枚，姜半夏6克。水煎服。功能温中和胃，降逆止呕。适用于脾胃虚寒，脘腹隐痛，喜暖喜按，恶心呕吐等症。有咯血、吐血病史者忌用。见《中医营养学》。②干姜5～10克，红枣10枚，饴糖30克。干姜、红枣共煎取汁，调入饴糖稍煮。日分2次服。功能温中散寒，益气补虚。适用于腹痛绵绵，喜温喜按，饥饿或劳累后加重，神疲便溏等症。见《百病饮食自疗》。

【姜枣茶】生姜3片，法半夏6克，红枣2枚。煎汤取汁，去渣。代茶饮。适用于面白肢冷，脘痛绵绵，喜按喜暖者。（验方）。

【姜枣散】老姜250克，红枣500克，炙甘草50克，盐50克。红枣去核后烘干，盐炒熟，老姜切片；四者分别为末，拌匀后贮器备用。每服6～9克，开水冲服，日2次。功能益中和胃。适用于脾胃虚弱，不欲饮食等症。见《饮膳正要》。

【姜茶饮】 干姜末3克，绿茶3～6克。沸水冲泡，加盖浸10～15分钟。代茶频饮。功能温中止泻，和胃止呕，利尿解毒。适用于寒湿入侵，脾胃受伤，泄泻清稀，肠鸣腹痛，呕吐频作，急性胃肠炎。见《圣济总录》。

【姜糖羹】 鲜生姜500克，红糖500克。将姜捣泥，入红糖，蒸1小时后，晒3日，如此反复，于三伏天，每伏各蒸晒3次方可。于经期开始服用。日3次，连服1月。功能温肾暖胞。适用于宫冷不孕，小腹寒冷，形寒肢冷，经行后期等症。服药期间忌房事。见《疾病的食疗与验方》。

【姜汁牛奶】 鲜牛奶200毫升，生姜汁10毫升，白糖20克。3味相合煮沸温服。日2次。功能健脾益胃，散寒止呕。适用于噎膈反胃，脘痛呕吐，妊娠呕吐，不能进食等症。胃热呕吐不宜服。见《饮食疗法》。

【姜桂麂肉】 麂肉500克，生姜、桂皮、小茴香各少许。麂肉切块后，加入生姜、桂皮、小茴香及盐煮熟。单食或佐餐。功能补气暖胃。适用于脾胃虚寒，不思饮食，腹部隐痛等症。见《中国药膳学》。

【姜橘椒羹】 鲫鱼250克，生姜30克，橘皮10克，胡椒3克。鲫鱼去鳞、鳃、内脏，洗净；生姜洗净、切片，与橘皮、胡椒同包扎在纱布袋中，填入鱼肚，置锅内，加水适量，小火煨熟，加盐少许。空腹饮汤食鱼，日2次。功能健脾温胃。适用于脾胃虚寒，腹痛，食欲不振，消化不良，虚弱乏力等症。见《家庭药膳手册》。

【姜艾红糖饮】 生姜6克，艾叶6克，红糖15克。干姜切片，大枣去核，加红糖煎汁饮服。功能温经散寒。适用于感寒月经后期，色暗红，量少，小腹冷痛，得热稍减等症。见《百病饮食自疗》。

【姜艾红糖茶】 生姜、艾叶各6克，红糖15克。生姜、艾叶洗净，与红糖同煮；或开水泡15～20分钟。代茶饮。适用于经期延后，色暗红，量少，小腹冷痛，得热稍减，肢冷恶寒，面色青白，苔薄白，脉沉迟而紧。见《百病饮食自疗》。

【姜汁甘蔗露】 生姜汁10～15毫升，甘蔗汁200～250毫升。炖热温服。功能温化痰饮，和胃降逆。适用于痰饮内停，呕吐痰涎或清水，脘闷厌食，头晕心悸，妊娠呕吐，饮食难下等症。见《饮食疗法》。

【姜汁砂仁粥】 砂仁3～5克，粳米50～100克，生姜汁10毫升。粳米煮粥，待粥将成时，调入研成细末之砂仁和姜汁，再煮1～2沸。功能温中健脾，和胃止呕。适用于脾胃虚寒，气逆呕吐，不思饮食等症。见《老老恒言》。

【姜汁鸭蛋汤】 鸭蛋1个，姜汁（老姜榨汁更好）5～10毫升。清水约350毫升煮沸，将鸭蛋去壳加姜汁搅匀后倒入，煮成蛋花汤，加盐调味食。功能祛寒，止泻，养阴。适用于妇女产前产后，脾胃虚寒之大便稀溏或泄泻等症。见《济阴纲目》。

【姜汁炖砂仁】 砂仁5克，生姜汁1汤匙。加清水半碗，隔水炖30分钟，去渣。缓缓饮服。功能温胃散寒，调中止呕。适用于胃寒呕吐，妊娠呕吐等症。见《饮食疗法》。

【姜枣红糖汤】 干姜、大枣、红糖各30克。干姜切片，大枣去核，加糖煎汤服。功能散寒调经。适用于血寒经行后期，色暗红而量少，小腹冷痛，肢凉畏寒等症。见《中国药膳学》。

【姜枣花椒汤】 生姜24克，大枣30克，花椒90克。姜、枣洗净，姜切片，二者同花椒加水文火煎煮，取汁约400毫升。日2次，热饮。功能温中止痛。适用于寒性痛经，下腹冷痛，热熨则痛减，经行不畅色暗等症。见《家庭药膳手册》。

【**姜韭牛奶羹**】韭菜250克，姜25克，牛奶250克。韭菜、姜分别切碎，同捣烂后绞汗；再与牛奶同放锅内，烧沸。日1次，热服。功能温中养胃，和胃止呕。适用于脾胃虚寒，噎膈反胃，胃寒型胃溃疡，慢性胃炎，胃区疼痛，呕恶等症。见《丹溪心法》。

【**姜椒煨鸡块**】乌雄鸡1只，陈皮3克，胡椒3克，高良姜6克，草果6克。鸡治净切块，与陈皮、胡椒、良姜同置锅内，加水适量，以盐、酱油、醋少许调味，小火煨炖至烂熟。空腹食。功能补脾温中，散寒止痛。适用于脾胃虚寒，心腹冷痛，食欲不振等症。见《饮膳正要》。

【**扁豆花馄饨**】白扁豆花、小猪肉、面、调料各适量。摘取正开之白扁豆花（勿洗），以滚水烫过，与猪肉、葱（1根）同剁为泥；用胡椒（7粒）炸油拌入，并加酱油汁适量，搅匀为馅；再用烫豆花汁和面，包作小馄饨，煮熟食。功能温中暖胃，除湿止泻。适用于暑湿泻痢之症。见《家庭食疗手册》。

【**桂心酒**】①桂心120克。以酒1800毫升，煮取1200毫升，去滓。随个人酒量服，日3次。适用于产后腹痛，卒心腹痛。见《备急千金要方》。②桂心、牡丹、芍药、牛膝、干漆、土瓜根、牡蒙各160克，吴茱萸1000克，大黄80克，黄芩、干姜各80克，虻虫200枚，䗪虫、蛴螬、水蛭各70枚，乱发灰、细辛各40克，僵蚕50枚，大麻子、灶突灰各1200克，干地黄240克，虎杖根、鳖甲各200克，庵蔺子120克。上㕮咀，以酒4000毫升，分2瓮浸7日。并1瓮盛，搅调还分2瓮。随个人酒量适量服。适用于寒凝血瘀，骨节疼痛。见《普济方》。③桂心、牡丹、芍药、牛膝、干漆、土瓜根、牡蒙各160克，吴茱萸600克，大黄120克，黄芩、干姜各80克，虻虫200枚，䗪虫、蛴螬、水蛭各70枚，乱发灰、细辛各40克，僵蚕50枚，大麻仁、灶突墨各1800克，干地黄240克，虎杖根、鳖甲各200克，庵蔺子1200克，上㕮咀，以酒24000毫升分2瓮，浸7日合并1瓮盛，搅令调，还分2瓮。初服120毫升，日2次，加至180～240毫升。适用于月经不调，结成癥瘕。见《备急千金要方》。④桂心末30克，清酒600毫升。温酒令热，下桂心末调。频服适量。功能助阳散寒。适用于老人冷气心痛，缴结气闷等症。见《食治养老方》。

【**桂枝酒**】①桂枝、芎䓖、独活、牛膝、薯蓣、甘草各120克，附子80克，防风、茯苓、天雄、茵芋、杜仲、白术、蒴藋根各160克，干姜200克，大枣40克，踯躅、猪椒叶根皮各600克。上㕮咀，以酒2400毫升渍7日。随个人酒量饮。适用于肝虚寒，卒然瘖哑不声，踞坐不得，面目青黑，四肢缓弱，遗矢便利，厉风所损。见《备急千金要方》。②辣桂适量。为末每服8克，温酒调下。适用于跌扑伤坠，瘀血涸闷，身体疼痛。见《永乐大典》。③桂枝40克，川芎、独活、炙甘草、牛膝、薯蓣、制附子各30克，防风35克，云苓40克，茵芋20克，杜仲、陆英根、炮姜各30克，白术35克，踯躅花30克，清酒2500毫升。上药共碎细，酒浸于净器中，7日后开封，去渣备用。临睡前空心温服适量。适用于四肢抽搐，肌肉疼痛，体虚乏力，关节不利，口噤，口眼歪斜，言语不清等症。见《太平圣惠方》。④桂枝6克，酒适量。桂枝研碎，浸泡于酒中3天。适用于打扑伤坠，瘀血疼痛之症。见《食鉴本草》。⑤桂枝60克，好酒1000克。桂枝放酒中共煎至500克。随个人酒量温服。适用于脱阳症。见《普济方》。

【桂浆粥】肉桂3克，粳米50～100克，红糖适量。先煎肉桂，取汁，去渣，再用粳米煮粥，待粥煮沸后，调入桂汁及红糖煮粥。或用肉桂末1～2克调入粥内同煮食。功能补阳气，暖脾胃，散寒止痛。适用于肾阳不足，畏寒怕冷，四肢发凉，阳痿，小便清长，脾阳不振，脘腹冷痛，大便稀溏，寒湿腰痛，风寒湿痹，妇女虚寒性痛经。热症、阴虚火旺者忌食。见《粥谱》。

【桂心酒粥】桂心15克（为末），好酒50毫升，粳米100克。粳米煮粥，候熟，入酒及桂心末，调匀。空腹食。功能温阳散寒止痛。适用于肾虚寒痛，腰膝疼痛不可忍，遇冷加重，得暖稍减。见《太平圣惠方》。

【桂皮山楂饮】桂皮6克，山楂肉10克，红糖30克。桂皮捣碎，与山楂水煎30分钟取汁，调入红糖。日1剂，分2次温服。功能温经散寒，活血化瘀，消食导滞。适用于寒瘀凝滞之月经后期，痛经；食积停滞之胃脘胀痛，嗳气呕恶，厌食，大便不调等。见《食物与治病》。

【桂皮红糖汤】桂皮6～9克，红糖适量。水煎服。功能温经活血，温养脾胃。适用于妇女产后血瘀腹痛，胃寒少食症。见《食疗本草学》。

【桂姜红糖饮】桂枝、生姜各10克，红糖15克。2药洗净，与红糖水煎取汁。日1剂，分2次温服。功能温经散寒通脉。适用于因寒而致的月经后期，量少腹痛等症。见《百病饮食自疗》。

【桂花糖酱核桃肉】核桃肉200克，白糖150克，干糖桂花10克，酱油少许。核桃肉于温油中炸至松脆，盛起沥油。余油中加糖及半匙酱油、半匙水，文火熬至能拉成丝时，倒入核桃肉，撒上糖桂花，离火快炒。早晚空腹食。功能补肾散寒，通润血脉。适用于因寒而致的月经不调。见《膳食保健》。

【桂枝山楂红糖汤】桂枝5克，山楂肉15克，红糖30克。将前2味加水2碗，文火煎成1碗，加红糖再煎片刻。日2次，趁热饮。功能温经通脉，化瘀止痛。适用于因寒而致之痛经。见《家庭药膳手册》。

【核桃姜汤】核桃肉10～20克，生姜适量。核桃肉捣烂，用姜汤送服。功能温胃止呕。适用于脾胃虚寒，呕恶吞酸症。见《中国药膳学》。

【栗子烧鸡块】净嫩公鸡（去头、颈、爪）500克，栗子肉150克，鸡蛋1个，水淀粉30克，葱、姜各5克，酱油35克，清汤750克，植物油500克（实耗100克），糖色少许，调料适量。鸡连骨剁成小核桃块，放入用鸡蛋、水淀粉、糖色搅成的糊中浆匀。栗子肉大的切成2半，小的整用，放入烧至五成热的植物油中炸黄捞出；再入鸡块炸成老红色捞出。沙锅内放清汤，入鸡块，加葱、姜、盐、料酒、酱油，炖至七成熟时，下栗子，再炖至烂汁浓，调入味精。佐餐用。功能温中健脾，补肾强筋。适用于脾胃虚寒之泄泻，下痢；肾气不足之腰腿软弱，消渴，水肿；病后、产后体弱；老年气虚体弱等。见《滋补保健药膳食谱》。

【真武膏】熟附子、白术各40克，桂枝、白芍、生姜各30克，党参50克，茯苓粉100克，甘草20克，蜂蜜适量。生姜榨汁。除茯苓粉外的6药加水1500毫升煎取汁1000毫升，加入生姜汁、茯苓粉、蜂蜜（以甜为度），调匀煮沸，待凉装瓶。每次温服30毫升，日3次。功能温阳利水。适用于脾肾阳虚，水湿肿满，小便不利等症。见《常见病的饮食疗法》。

【党参陈皮鸡】净公鸡1只，党参18克，草果1克，陈皮、桂皮各3克，干姜6

克，胡椒10粒，调料适量。诸药放鸡腹内，加葱、姜、酱油、盐共煮至肉烂，弃药。佐餐食。功能益气温胃。适用于脾胃阳虚或气虚受寒而致之食少，脘腹隐痛等症。见《中国药膳学》。

【党参黄米茶】党参15~30克，炒米30克。将上2味入锅内，加水4碗煎至1碗半。代茶饮，隔日服1次。适用于脾阳虚，食少倦怠，形寒肢冷，大便溏泄，或完谷不化，肠鸣腹痛，妇女白带清稀，舌淡苔白，脉虚弱或沉迟者。见《饮食疗法》。

【秤锤酒】铁秤锤1个，酒40~50毫升。铁秤锤烧红，入酒中。顿服。功能温中散寒理气。适用于妊娠期间感寒而致之胀满腹痛等症。见《食医心鉴》。

【健胃茶】①徐长卿4.5克，北沙参3克，花橘红3克，白芍3克，生甘草2克，玫瑰花1.5克，红茶1.5克。共为粗末，沸水冲泡。代茶频饮，日1剂，连服3个月为1个疗程。适用于虚寒型浅表性胃炎。症见胃脘隐痛。见《新中医》。②徐长卿4克，麦冬、青橘叶、白芍各3克，生甘草2克，玫瑰花1.5克，绿茶1.5克。共为粗末，沸水冲泡。代茶饮。日1剂，连服3个月为1疗程。适用于虚热型浅表性胃炎。症见胃脘灼痛，嘈杂似饥，饥而不欲食，便干等症。见《新中医》。③徐长卿、北沙参、当归各3克，黄芪4.5克，乌梅肉、生甘草、红茶各1.5克。共为粗末，沸水冲泡。代茶频饮，日1剂，连服3个月为1疗程。适用于虚寒型萎缩性胃炎。见《新中医》。④徐长卿、麦冬、丹参各3克，黄芪4.5克，乌梅、生甘草、绿茶各1.5克。共为粗末，沸水冲泡。代茶饮，日1剂，连服3个月为1疗程。适用于虚热型萎缩性胃炎。见《新中医》。

【健步酒方】生羊肠（洗净晾干）1具，龙眼肉、沙苑蒺藜（隔纸微焙）、生苡仁（淘净晾干）、仙灵脾（以钢刀去边毛）、真仙茅各130克，醇酒1万毫升。酒浸诸药7日。频频饮。适用于下部虚寒症。见《随息居饮食谱》。

【胶艾汤】阿胶、陈艾各15克。陈艾洗净，水煎取汁，烊化阿胶。趁热1次服完。功能养血温经散寒。适用于因寒之月经后期，小腹冷痛症。见《妇人良方》。

【胶艾炖鸡】阿胶、杜仲各15克，陈艾10克，净子鸡1只（约500克），生姜6克。杜仲、陈艾与鸡入沙锅内同炖。将熟时加入生姜，炖20分钟，加盐调味。每次用热汤烊化阿胶5克，日3次，饮汤食肉。功能温经散寒，暖宫安胎。适用于因寒之妊娠腹痛及痛经等症。见《百病饮食自疗》。

【高良姜酒】高良姜适量。火炙令焦香，每用200克打破，以酒600毫升，煮3~4沸。顿服适量。适用于霍乱吐痢，霍乱腹痛气恶。见《外台秘要》。

【高良姜粥】①高良姜15克、粳米50克。先煎良姜，去渣取汁，后下米煮粥。空腹食。功能温中散寒。适用于胃寒作痛，霍乱，吐泻交作，腹中疼痛。见《饮膳正要》。②高良姜适量，南粳米50克，红枣2枚，红糖适量，葱白2根。高良姜晒干研粉；南粳米、红枣、红糖、葱白放入沙锅内，加水煮米粥，取高良姜粉5克，调入粥中，再煮片刻，视粥稠为度。早晚温热服食，5天为1疗程。适用于脾胃中寒，脘腹冷痛，胃寒气逆，呕吐清水等症。肝胃火郁之胃痛呕吐者忌服。见《常见病食疗食补大全》。

【浆水粥】浆水、葱白各适量，白米50克。浆水（即粟米酿而成之水）煮米做稀粥，临熟时下葱白，和匀。日2~3次空腹温热食。功能通阳散寒止痛，调中化滞。

适用于小儿夜啼，小便不通，腹痛等症。见《食医心鉴》。

【凉拌子姜】子姜30～60克，调料适量。子姜洗净，切细丝，加醋，盐拌食。亦可再加适量的白糖，麻油。功能开胃和中止呕。适用于胃气不和而偏寒的呕逆少食等。见《食疗本草学》。

【酒煮葱白】连须葱白15克，米酒1茶杯。葱白洗净，切细，与米酒同煮开。分3次服。神志不清者，可灌服。另用葱白炒热，布包熨脐下。功能温通阳气，疏通经络。适用于阴寒腹痛，拘急，四肢厥冷，口唇青紫，阴囊内缩等症。见《食疗本草学》。

【益智仁粥】益智仁5克，食盐少许，糯米50克。益智仁研细末；糯米加水煮稀粥，调入益智仁末，加食盐少许，稍煮片刻，待粥稠停火。早晚温热食。适用于脾寒泄泻，腹中冷痛，遗精，阳痿，早泄，尿频，夜多小便和多唾流涎等症。属温热者或阴虚血热者忌服。见《常见病食疗食补大全》。

【通草糯米粥】通草10克，生芦根15克，橘皮10克，糯米50～100克。前3味水煎取汁，与糯米煮粥。随意食。功能调中和胃。适用于伤寒后呕哕症。见《中国药膳学》。

【菱角粳米粥】菱角60克，熟附子、干姜各9克，砂仁6克，粳米60克。将前4味同煎汤，去渣后入粳米煮粥。日1剂，常食。适用于脾胃虚寒所致的胃癌。见《常见病食疗食补大全》。

【黄芪健中汤加减】炙黄芪18～24克，桂枝6～9克，杭白芍12克，炙甘草6克，瓦楞子15克，饴糖2～3匙。先水煎瓦楞子，后入余药，煎好取汁，放入饴糖溶化服。日1剂。功能温中补气，缓急止酸。适用于脾胃虚寒，胃脘疼痛，属虚寒性胃及十二指肠溃疡等。见《疾病的食疗与验方》。

【甜蒜五味露】独头蒜或紫皮蒜500克，北五味子250克，红糖100克。大蒜剥去皮；五味子用冷水快速洗净，放入瓦罐内，水浸2小时，小火煎1小时，取汁大半碗，加水再煎，取汁大半碗，2次药汁及大蒜同入大口瓶内，将红糖倒在上面，使糖慢慢溶化，密封，置阴凉处半月。佐膳食。每次2瓣至半头，日2～3次。饭后饮甜蒜五味露1匙，温开水送服。功能开胃消食，温中补脾，收敛肺气，消瘀解毒。适用于久痨体虚，食少畏寒等症。见《常见慢性病食物疗养法》。

【猪子饼】猪子肝1叶，芜荑仁、胡椒各3克，炮姜15克，面粉适量。猪子肝洗净，去筋膜切薄片；3味药共为末，与猪肝拌匀；面粉用水和匀，擀饼，将肝片包裹好，外面再用湿棉纸裹好，置于灰火中煨熟，去面。空腹食肝。功能温补脾胃，止痢消积。适用于脾胃气虚，脘腹冷痛，下痢不止，体虚瘦弱等症。见《圣济总录》。

【猪肚羹】①猪肚1个，人参、生姜各15～30克，陈皮3克，芦根10～15克。猪肚用盐洗干净；诸药洗净，切碎，人参、生姜、陈皮装入猪肚内，用线缝舍。以水2700毫升煮芦根至2500毫升去渣，用汁煮猪肚至烂熟，取出，除去猪肚里的药渣。将猪肚细切作羹。随意食。功能健脾益胃，止呕。适用于脾胃虚寒，恶心呕吐，食不下，体虚形瘦，少气无力等症。见《普济方》。②猪肚1个，黄芪15克，人参3克，粳米50～100克，莲实30克，小麦适量。猪肚用盐搓洗干净，与小麦同煮至半熟，取出猪肚细切；诸药切碎，装入纱布袋，扎口；与猪肚加水同煮至猪肚熟烂，去药袋及猪肚，再下米煮粥，临熟入葱调味。随意喝粥吃猪肚。功能益气补虚。适用于产后气虚劳伤，形体干瘦，倦怠少气，自汗食少，或能食形瘦等症。见《普济方》。③猪肚1个，人参15克，干姜、花椒各6克，葱白7茎，糯米50克，食盐适量。人参、干姜、葱洗净切碎；糯米淘净；猪肚用盐搓洗干净，将人参、干姜、花椒、葱末、糯米纳入猪肚内，用线缝合，放入锅内，加水煮至烂熟。入盐调味食。功能同上。见《寿亲养老新书》。

【猪肝饆饠】猪肝1具，干姜、芜荑、陈皮各15~30克，诃黎勒、缩砂仁各6~10克，面粉适量。猪肝勿着水，去筋膜，切作柳叶片；干姜炮制；芜荑微炒；陈皮烫去白，炒为淡黄色；诃黎勒炮去核。诸药共为末，与猪肝片掺拌均匀，以和好的面色作饆饠，外面再裹三层湿纸，置灰火中煨熟，剥去纸。空腹饱食。功能健脾和胃，温中止痢。适用于脾胃虚寒，久泻久痢，脘腹冷痛，食少呕恶，体虚羸瘦等症。见《太平圣惠方》。

【猪脾馄饨】胡椒、吴茱萸、高良姜各6克，猪脾1具。前3味烘干为末；猪脾洗净切碎，炒熟，一半滚药末，另一半作馅包馄饨。滚药者吞服，馄饨嚼食。功能温中散寒。适用于寒疟时发，寒多热少，或但寒不热等症。见《中国药膳学》。

【猪肚姜桂汤】猪肚150克，生姜15克，肉桂3克。猪肚洗净，加生姜片、肉桂、盐及水，隔水炖至肚熟。分2次饮汤食肚。功能温中健脾养胃。适用于脾胃阳虚，胃脘隐痛，吐清水等。见《补品补药补益良方》。

【猪肚煨胡椒】猪肚1具，白胡椒9~15克。猪肚洗净；胡椒打碎放入猪肚内，扎口，文火煨炖至猪肚熟，加调味品。饮汤食肚。2~3日食1次。功能补脾益胃，温中去寒。适用于脾胃虚寒所致的胃脘冷痛，或胃及十二指肠溃疡。见《补品补药补益良方》。

【猪脊瘦肉粥】猪脊瘦肉、粳米各100克，细盐、川椒粉少许。猪脊瘦肉洗净，切碎或切成薄片，用香油烹炒一下成半熟，加入粳米和水，煮粥，待粥将成时，入细盐、川椒粉，煮1~2沸。早晚随意服。适用于体质虚弱羸瘦，营养不良，脾胃虚寒等气血不足之症。凡素体肥胖或患有痰湿之病者不宜服。见《常见病食疗食补大全》。

【鹿蹄肉羹】鹿蹄1具。去毛桩，洗净煮熟，撕下肉，入另一锅内，加水煮羹，调味。空腹食。功能散寒，祛风湿。适用于风寒湿痹，腰膝酸痛，脚骨疼痛，不能践地等症。见《太平圣惠方》。

【清蒸姜片鲢鱼】鲢鱼1尾（或500克），生姜或干姜6克。鲢鱼去鳃、鳞、内脏，洗净，生姜，食盐少许，蒸熟食。功能补脾健胃温中。适用于脾胃虚寒，食少纳呆，胃脘有冷感，以及营养不良，脾虚气弱等症。见《食疗本草学》。

【淡菜炖狗肉】淡菜、狗肉各适量。酌加调料，共炖至狗肉熟烂。吃肉喝汤，功能补中益气，温肾壮阳。适用于脏寒腹痛，阳痿阴冷，腰膝冷痛等症。见《中国药膳学》。

【葱白茶】葱白带根1段，生姜1片，苏叶1.5克。水煎取汁。代茶饮。每次半杯。功能温中止痛。适用于虚寒呕吐，食久不化，口不渴，遇寒加重等症。（验方）。

【葱白酒】葱白（连须）5根，好酒2000毫升。葱白在沙盆内研细，放酒中共煮到1000毫升。随个人酒量饮。功能益气回阳。适用于脱阳。见《普济方》。

【葱白粥】①葱白30~50克，粳米60~90克。连须葱白洗净切段，粳米洗净，煮粥。粥半熟时，加入葱白，煮至粥熟。受寒重者，加淡豆豉10~15克共煮。温热食。以微微汗出为度。病解停服。功能解表散寒，温中止痛。适用于感冒风寒，恶寒发热，头痛身疼，鼻塞流涕而无汗，因寒腹胀腹痛，赤白痢疾等。见《济生秘览》。②葱白20~30克，粳米60克，生姜5克，米醋5毫升。糯米与生姜煮粥，半熟时加入葱白，粥成加米醋，微微取汁。趁热食。功用同前方。见《饮食辨录》。

【葱椒饮】葱1段（约10厘米长），胡椒粉少许，姜3片。同放杯中，冲入开水加盖3分钟。趁热1次服。功能散寒止痛。适用于脘腹冷痛，恶心呕吐等症。见《中国药膳》。

【葱糖泥】大葱头4个（约120~200克），红糖125克。葱头洗净，捣烂如泥，加红糖拌匀，置容器中蒸熟。每服9克，日3次。功能和胃止痛。适用于虚寒胃痛，胃酸过多，消化不良等症。见《中国药膳学》。

【椒面粥】①蜀椒3克（炒出油，水浸1宿焙干为末），白面100克，豆豉6克。煎豆豉取汁，将椒末于面内拌匀，再于豆汁中煮令热。空腹食。功能温中散寒。适用于久患冷气，心腹结痛，呕吐不能下食。见《圣济总录》。②蜀椒（花椒）3~5克，白面粉100~150克，生姜3片。蜀椒研细末，同面粉和匀，加水煮粥，后下生姜稍煮。功能暖胃散寒，温中止痛。适用于脾胃虚寒，心腹冷痛，受寒引起的呃逆，肠鸣腹泻等症。见《普济方》。

【椒面羹】川椒9克，白面120克，豆豉适量，盐少许。川椒炒为末，入白面内，加盐少许和匀，加豆豉作成面条。煮熟食。功能温中暖胃，定痛止呕。适用于脾胃虚弱，久患冷气，心腹结痛，呕吐，食不下等症。见《饮膳正要》。

【椒盐火腿】精火腿50克，调料适量。火腿切薄片，与葱花、姜末放碗中加清水适量，放笼上蒸，撒上椒盐末（花椒粉与精盐炒热后压细）。佐餐用。功能温胃理气。适用于胃寒呃逆，气滞腹痛等症。见《本草纲目拾遗》。

【紫苏陈皮葱饮】紫苏叶9克，陈皮15克，葱15克。水煎服。功能温散寒邪，和胃。适用于外感风寒兼胃气不和，胀满，恶心等症。见《疾病的食疗与验方》。

【温脾酒】干姜、甘草、大黄各30克，人参、制附子各20克，黄酒500克。上药共捣细，酒浸净瓶中，5日后开取，去渣备用。每次饮10~20毫升，早晚各1次。适用于脘腹冷痛、大便秘结或久痢等症。见《杂病广要》。

【温中开胃牛肉脯】牛肉500克，胡椒2克，砂仁3克，荜拨6克，橘皮6克，草果6克，高良姜6克，生姜6克，姜汁、葱汁、食盐适量。牛肉洗净切大块，胡椒等7药干燥后研细末，与姜汁，葱汁，食盐和适量水，一同将肉拌匀，腌2日，煮熟收汁，取出牛肉切片食，或切片后烘干食。功能温中开胃。适用于脾胃虚寒，脘腹痛有冷感，不思饮食等。见《饮膳正要》。

【蒜泥羊肉】瘦羊肉1500克，大蒜100克，葱、姜各100克，精盐、白糖各5克，料酒15毫升，酱油10毫升，面酱15克，味精3克，芝麻20克，核桃3个，香油25克，菜油1500克（实耗75克），奶汤适量。羊肉洗净，切2~3个整齐的块；葱洗净切段、姜切块；芝麻炒熟；大蒜去皮捣成泥。核桃打破取仁下锅烧开，放入姜、葱、羊肉焯透起锅晾凉，再加盐、料酒腌1小时，上笼旺火蒸熟，取出晾凉，切成长4厘米、宽2厘米的长条。锅内加菜油烧沸，入羊肉条炸干水分捞出。锅内留油少许，下葱、姜，煸出香味，倒入酱油、料酒、白糖、奶汤、蒜泥，并将面酱澥成汁放入，倾入羊肉，文火收汁，拣去葱、姜不用，入味精，撒上芝麻、香油，翻匀。佐餐食。功能补脾益气，温中暖下。适用于脾胃虚寒，反胃呕吐等症。因能抵御寒冷，防受潮湿，为冬季抗寒及水湿行业人员的佳品。见《家庭药膳》。

【蒸鲢鱼】鲜鲢鱼1条（约250克），干姜、盐少许。鲢鱼治净，同姜、盐同蒸至熟。佐餐食。功能温补脾胃。适用于脾胃虚寒，食少纳呆，腹胀便溏，手足不温等症。见《良药佳馐》。

【楝脂二香脬】猪脬1个，大茴香、小茴香、补骨脂、川楝子各等份，盐少许，白酒适量。猪脬洗净，诸药放入脬内填满、扎口，加少许盐，酒煮。熟后，将药取出，焙干为末。每服3~6克，温酒送下，日2~3次。食脬肉。功能温里散寒，理气止痛。适用于疝气坠痛症。见《中国药膳学》。

【槐酒】槐东南枝（细锉）1000克，槐东南根（细锉）2000克，槐白皮（锉）1000克，槐子1000克。以水16000毫升，煮取5000毫升，澄取渍，更煎，取1400毫升，炊2000毫升黍米，上曲1200毫升酿，搅令调，封泥7日。酒熟取清饮，日3~4次，适寒温量性，常令小醉。适用于五痔50年不瘥。见《外台秘要》。

【蜀椒粥】蜀椒10克，炒面30克，粳米50克。先煎椒。去渣取汁，和粳米作粥，入炒面，搅匀。空腹食3~5匙。功能温中止痛，燥湿杀虫。适用于虫积腹痛，胃腹冷痛，久患口疮溃疡。蜀椒，辛温、有毒，不可过量。见《食疗本草》。

【蜀椒面方】蜀椒（口开者）25克，面粉1500克。蜀椒用醋浸，经宿沥出，以面拌匀，加少量水煮。早晚空腹食。功能温中下气，散结止痛。适用于久积冷气，心腹结痛，呕吐不下食等症。见《食医心鉴》。

【鲈鱼健脾汤】鲈鱼50克，白术10克，陈皮5克，胡椒0.5克。鲈鱼治净，与诸药同煎汤至肉熟。饮汤食肉。功能益脾健骨，温中理气。适用于脾胃虚弱，消化不良，少食腹泻，胃脘隐隐作痛或冷痛者。见《食疗本草学》。

【粳米羊肉枸杞粥】枸杞、羊肉、粳米适量。煮粥，俟粥熟加葱、豆豉、酱油及盐少许，沸后食。功能温中散寒。适用于腹中冷痛。（验方）。

【蔻姜乳】白豆蔻、生姜各3克，乳汁100毫升。前2药水煎取汁30毫升，兑入乳汁和匀。每服20~30毫升。日3次。功能温中散寒补虚。适用于婴幼儿脾胃虚寒，夜啼，啼声低弱，四肢喜踡曲，乳食不振，大便有乳块或不消化食物，手足不温等症。见《百病饮食自疗》。

【蓼酒】蓼、曲、糯米适量。蓼暴燥捆60把，入水6000毫升煮取1000毫升，去渣，入曲、米如常法酿酒。随个人量饮。适用于胃脘冷不能饮食，耳目不聪明，冬卧脚冷等症。见《备急千金要方》。

【榛子粥】榛子（水沉去皮，不拘多少，水磨滤取汁），粳米50克，蜂蜜少许。榛浆汁合粳米煮粥。调蜜食，久服尤佳。功能益气力，宽肠胃。适用于脾胃气弱，温中止泻。见《济众新编》。

【酸石榴蜂蜜汁】酸石榴2个，蜂蜜30克。石榴捣烂取汁，与蜂蜜调匀。温水冲服。功能温补下元，坚涩固脱。适用于虚寒痢疾，日久不愈，腹痛绵绵，喜温喜按，食少神疲，甚至脱肛等症。见《疾病的食疗与验方》。

【磁石酒】①磁石、石斛、泽泻、防风各200克，杜仲、桂心各160克，桑寄生、天雄、黄芪、天门冬各120克，石南80克，狗脊320克。上㕮咀，酒24000毫升浸。每服适量。日2次。适用于丈夫虚劳，骨中疼痛，阳气不足阴下疥（一作痛）热等症。见《备急千金要方》。②磁石（捣碎绵裹）20克，木通、菖蒲（米泔浸1~2日切焙）各300克。上㕮咀，以绢囊盛，酒7000毫升浸，冬7日，夏3日。每饮适量。日再。适用于耳鸣，常如风水声。见《圣济总录》。

【鹘突羹】 鲫鱼250克，豉汁、胡椒、干姜、莳萝、橘皮各适量。鲫鱼去鳞、鳃及肠杂，洗净，切细，置烧沸豉汁内，加诸药同煮作羹。空腹温服。功能健脾开胃，散寒行气。适用于脾胃虚寒，腹中冷痛，不能下食，体虚无力等症。见《食医心鉴》。

【辣椒叶鸡蛋汤】 新鲜辣椒叶60~90克，鸡蛋2个。鸡蛋去壳用花生油煎黄，加清水1碗半，放入辣椒叶同煮汤，食盐调味。佐膳。功能驱寒止痛养血。适用于虚寒性胃痛，不时嗳气，口淡，涎沫多而清稀等。见《饮食疗法》。

【蜜膏酒】 蜜、饴糖各250克，生姜汁、生百部汁各125毫升，枣肉（捣泥）、杏仁（捣泥）各75克，橘皮末60克。杏仁加水1000毫升，煮取减半，去渣，将其余各味入内，文火熬，取1000毫升。每次用温酒调服2勺，细细咽，日3次。适用于肺气虚寒，语声嘶塞，咳嗽上气，喘嗽及寒郁热邪，喑哑。见《备急千金要方》。

【豌豆炖羊肉】 豌豆150克，羊肉250克。洗净，入锅内加水炖煮，食盐调味。佐膳。功能益气补虚，温中暖脾。适用于脾胃虚寒，口淡不欲食，中气虚弱，疲倦乏力等症。见《古方饮食疗法》。

【鲢鱼锅蒸】 鲢鱼1条。去鳞、鳃及内脏，洗净，放于碗内，加干姜片6片、盐少许，上笼蒸熟。食鱼。功能温中益气。适用于脾胃虚寒，食少腹痛，呕吐清水等症。见《中国药膳学》。

【鲢鱼姜椒汤】 鲢鱼1条，干姜6~9克，胡椒0.6克。鲢鱼去鳃、鳞、内脏，切块，与干姜片、胡椒共煮，加少量盐调味。饮汤食鱼。功能益气温中散寒。适用于脾胃阳虚所致的纳少，饮少，畏寒等症的调补。见《补品补药与补益良方》。

【鲥鱼健脾汤】 鲥鱼1条，党参、白术各15克，山药30克。鲥鱼去鳞及内脏，洗净；3味中药同煎去渣取汁，与鲥鱼同煮熟。食鱼饮汤。功能健脾益气，开胃暖中。适用于脾胃虚寒，中气不足，食少消瘦，食后腹胀，倦怠少气，便溏泄泻等症。见《中国药膳学》。

【鲫鱼脍】 ①鲫鱼、蒜各适量。鱼去鳞、鳃及内脏，洗净，切脍煮熟，蒜末调。随意食。功能健脾止痢。适用于脾虚久痢不止，泄泻等症。见《食医心鉴》。②鲫鱼1000克，莳萝、橘皮、芜荑、干姜、胡椒各1克。鱼治净，细切；余药共为末。先以豉汁煮鱼，临熟入药末，搅匀，调味。空腹食。功能温中散寒，健脾行气。适用于产后下痢赤白，腹中冷痛，痞满食不下等症。见《食医心鉴》。

【鲫鱼粥】 ①鲫鱼肉300克（切脍），粳米100克，盐、椒、葱适量。米和鱼脍作粥，候熟，入盐、椒、葱。随意食。功能温中散寒止痢。适用于脘腹虚冷作痛，下痢赤白。见《太平圣惠方》。②青粱米、橘皮末与鲫鱼肉煮粥。适用于脘腹虚冷作痛，下痢赤白等症。见《养老奉亲书》。

【鲫鱼熟脍】 鲜鲫鱼500克，羊肉汁、胡椒、干姜、莳萝子、荜拨、橘皮、酱、醋各适量。鱼去鳞、鳃、内杂，洗净，细切，放入羊肉汁内，加诸药及调料煮熟。空腹温服。功能温中散寒，健脾开胃。适用于脾胃虚寒，心腹冷痛，呕吐吞酸，痞满不下，虚弱无力等症。见《太平圣惠方》。

【鲫鱼莼菜汤】 活鲜鲫鱼、莼菜各500克，植物油、精盐、黄酒适量。鲫鱼去鳞、鳃，剖腹去内脏，留肝、鳔及鱼子，洗净，滤干；莼菜去杂质，洗净，滤干切碎。起锅放植物油4匙，中火烧热后，将鱼两面煎黄，加黄酒2匙，烧出香味，随即加精盐1匙，冷水2大碗，烧沸1刻钟，下莼菜，再烧沸10分钟。佐膳食。功能和胃调中，补虚利水，消炎解毒。适用于慢性呕吐反胃，慢性胃炎和溃疡病癌变。见《常见慢性病食物疗养法》。

【鲫鱼温中羹】 大鲫鱼1尾，草豆蔻、生姜、陈皮各6克，胡椒0.5克。鲫鱼去鳃、鳞、内脏，洗净；草豆蔻研末，撒放鱼腹内，用线扎定，加生姜、陈皮、胡椒，水煮熟食。酌加适量食盐调味。功能补脾温中，健胃进食。适用于脾胃虚寒，食欲不振，饮食不化，虚弱无力等症。见《食疗本草学》。

【瘪桃煎】 瘪桃干（在树上经霜不落的毛桃干）5～7枚，水煎服。功能敛汗止血，止痛。适用于自汗，盗汗，吐血，妊娠下血，胃脘疼痛，疝痛等症。见《中国药膳学》。

【橘核药酒】 橘核、荔枝核、川楝子（盐炒）各9克，小茴香、牡蛎粉各15克，葫芦巴9克，肉桂6克，青皮9克，高粱酒600毫升。上药粉碎，装瓶内，酒浸泡3～4个月，过滤去渣。日2次，每次适量饮。小儿禁用。适用于肝肾阴虚，疝气偏坠，阴囊肿大，起消无常，痛引脐腹，因劳累或受冷即发等症。见《中医验方汇选》。

【橘皮姜枣汤】 橘皮、生姜各12克，红枣（去核）7枚。水煎。日2次服。功能理气温中，止痛止呕。适用于胃气虚寒的胃脘冷痛，痛势绵绵，喜温喜按，泛吐清水或酸水，常嗳气，进食后痛减，病程较长等。见《疾病的食疗与验方》。

【糖豆浆】 豆浆、糖各适量。豆浆将糖冲化。温热饮。功能温补中焦。适用于溃疡病。见《疾病的食疗与验方》。

【糖蜜红茶饮】 红茶5克，蜂蜜、红糖各适量。红茶放保温杯中，沸水冲开，盖盖浸泡10分钟，调入蜂蜜与红糖。趁热频饮。日3剂，饭前用。功能温中养胃。适用于胃及十二指肠溃疡。见《药膳食谱集锦》。

【鰕虎砂仁汤】 鰕虎鱼100克，砂仁10克，生姜3克，胡椒0.5克，食盐少许。鰕虎鱼治净，与砂仁、生姜、胡椒同加水煎汤至肉熟，入食盐调味。饮汤食肉。功能补中益气，温中健胃。适用于脾胃虚寒，脘胀冷痛，消化不良，倦怠少食等。见《食疗本草学》。

【鳙鱼豆豉汤】 鳙鱼500克，豆豉6克，生姜3片，陈皮3克，胡椒1.5克。鳙鱼去鳞、鳃及内脏，洗净。先煮豆豉，汤沸后入鱼，再调入诸味，煮至肉熟。食肉喝汤。功能补虚理气暖胃。适用于脾胃气虚或阳虚之食欲不振，消化不良等症。见《中国药膳学》。

【鳙鱼党参健胃汤】 鳙鱼1000克，党参15克，草果1.5克，陈皮、桂皮各3克，干姜6克，胡椒10粒，调料适量。鳙鱼去鳞、鳃及内脏，洗净；诸药装纱布袋中，扎口，共煮汤，加葱、酱油、盐，至肉熟，弃药袋。食肉喝汤。功能补虚暖胃。用于脾胃虚寒之干呕食少，脘腹隐痛等症。见《中国药膳学》。

【糯米山药散】 糯米500克，山药500克，红糖（或白糖）适量，胡椒少许。糯米水浸1宿，沥干，小火慢慢炒熟，与山药共研细末。每晨取15～30克，加入红糖（或白糖）、胡椒粉，沸水调食。功能补益脾气，温中健胃。适用于脾胃虚弱，久泻，便溏，食少等症。见《食疗本草学》。

【糯米红枣粥】糯米、红枣适量。煮粥。任意食。功能养胃补虚。适用于脾胃气虚所致的胃脘隐痛，喜温喜按者。（验方）。

【糯米固肠粥】糯米30克（略炒），山药粉15克，白糖适量，胡椒粉少许。糯米洗净，煮粥。待粥熟时，调入山药粉．煮至熟。加入白糖、胡椒粉，调匀。早晚温热食。功能健脾暖胃，温中止泻。适用于脾胃虚寒泄泻。见《本草纲目》。

9. 理气止痛类

【二核汤】芒果核、黄皮核各20克。加水武火煮沸后改用文火煮半小时。日3次，1日服完。功能理气化痰，消肿止痛。适用于睾丸肿大症。见《中国药膳学》。

【二花参麦茶】厚朴花、佛手花、红茶各3克，党参、炒麦芽各6克。捣成粗末，沸水冲泡。代茶饮。功能理气止痛。适用于气郁不舒，脘闷腹胀，痰积食滞之梅核气。见《江西中医药杂志》。

【二花桔萸茶】月季花、玫瑰花、绿茶各3克。桔梗、山萸肉各6克。捣为粗末，开水冲泡。代茶频饮。功能理气活血。适用于气滞血瘀，咽喉郁阻型梅核气。见《江西中草药杂志》。

【二绿女贞茶】绿萼梅、绿茶、橘络各3克，女贞子6克。开水冲泡。代茶饮。20天为一疗程。功能理气，清热，化瘀。适用于气郁化热或痰热郁结型梅核气。见《江西中医药杂志》。

【二绿合欢茶】绿萼梅、绿茶、合欢花各3克，枸杞子5克。开水冲泡。代茶饮。功能解郁疏胸理气。适用于梅核气，气郁不舒之胸闷胁胀等症。见《江西中医药杂志》。

【丁香梨】大雪梨1个，公丁香15克，冰糖20克。梨去皮，用竹签均匀扎15个小孔，每孔内放一粗丁香，再把梨放入大小合适的盅内，用纸封严盅口，蒸30分钟。把冰糖加少许水溶化，熬成糖汁。将梨从盅中取出，抠去丁香。浇上冰糖汁。日服1剂。功能理气化痰，益胃降逆。适用于痰气交阻或胃阴亏虚之噎膈，反胃，呕吐等症。可供胃癌、食道癌患者食用。见《圣济总录》。

【三香酒】南木香、小茴香、八角茴香、川楝肉各9克。上药为1服，同入锅内炒，入葱白（连须）5根，水1碗，淬入锅，将碗罩住，候煎至半碗，取出去渣，加陈酒半碗，合和入炒盐1茶匙。空心热服，神效。适用于治疗偏坠气。（秘方）。

【大佛酒】大砂仁、大佛手、大山楂各30克，黄酒（或米酒）500克。将上药洗净，置酒瓶中，浸泡3~6天，即可饮用。每次饮15~30克，早晚各1次。功能理气止痛，解郁。适用于治疗经期延后，量少色暗有块，小腹及胸胁乳房胀闷不舒，时有叹息，精神忧虑，脉弦涩。不善酒者可以醋代泡，服时加冰糖适量减酸。见《百病饮食自疗》。

【大蒜醋泥】大蒜数瓣，醋1小杯。蒜捣烂如泥，入醋中浸渍。每服10克，日2次，缓缓服食。功能温胃行气，解毒杀虫。适用于痢疾。见《中国药膳学》。

【大枣木香汤】大枣10枚，木香6克。大枣水煎数沸，入木香煎片刻取汁。分2~3次温饮。功能补脾温中行气。适用于脾虚气滞之泄泻。见《中国药膳学》。

【大麻子浸酒】大麻子300克，庵蕳子2000克，桃仁1000克，灶屋炱煤160克，土瓜根、射干各240克，牛膝320克，桂心160克。上㕮咀，以清酒3万毫升，绢袋盛药，浸5宿。每温服1盏，日2次。适用于治疗月经不通，百疗不瘥，脏腑宿冷，恶血凝结。见《普济方》。

【大血藤炖河蟹】大血藤30克，河蟹2只（约250克），米酒50克。大血藤、河蟹洗净，放入陶瓷罐中，加水1碗半，用文火炖熟后，加米酒再炖片刻。日1剂，趁热吃河蟹饮汤。功能行气开郁。适用于情志不舒，肝气郁结，经期错后，经色正常而量少，小腹胀痛，精神郁闷，胸痞不舒等症。忌与柿同服。见《中国药膳学》。

【山甲通乳汤】穿山甲珠30克，瓜络15克，猪蹄筋200克，佛手10克。3药装纱布袋内，扎口，与猪蹄筋同置沙锅或高压锅内炖至熟，弃药袋，调入适量盐、姜汁。饮汤食肉，日数次，连用至乳多为止。功能疏肝理气，通乳补虚。适用于产后乳汁不足，或乳汁不通症。见《百病饮食自疗》。

【山楂荞麦饼】荞麦面1000克，鲜山楂500克，橘皮、青皮、砂仁、枳壳、石榴皮、乌梅各10克，白糖适量。将橘皮等5味药与白糖加水1000毫升煎煮，30分钟后滤渣取汁；鲜山楂煮熟去核碾成泥状。荞麦面用药汁和成面团，把山楂泥揉入面团中，做成点心形状，以小火烙成饼，或入烤箱烤熟。每服1块，日2次。功能理气疏肝，扶脾止泻。适用于脾虚肝郁之腹痛作胀，泄泻便溏，矢气频多，胸胁胀满疼痛，精神抑郁或性情急躁，食少纳呆等症。见《疾病的食疗与验方》。

【山楂绿豆汤】山楂、扁豆各10克，绿豆30克，厚朴花6克，调料适量。绿豆用温水泡胀，与洗净的扁豆、山楂同煮汤，沸后入厚朴花，文火缓熬至熟，调入精盐、葱花、味精。随意饮服。功能行气醒胃，清涤余邪。适用于湿温病后期，身热已退，脘中微闷，知饥不食等症。见《百病饮食自疗》。

【小茴香粥】炒小茴香20克，粳米100克。小茴香放入纱布袋内，扎口，水煎半小时，再入洗净的粳米同煮为粥。作早晚餐，服时酌加精盐、味精调味。功能健脾暖胃，行气止痛。适用于阴寒腹痛，小肠疝气，睾丸偏坠肿胀及肝腹冷痛，呕吐食少，慢性胃炎等。实热症及阴虚火旺者不宜用。见《寿世青编》。

【小茴枳壳散】小茴香30克，枳壳15克。将两者微炒研末。每服6克，温开水送下。功能散寒理气止痛。适用于肝胃气滞，脘腹胁下胀痛者。见《食疗本草学》。

【牛乳汤】荜拨10克，牛乳800毫升。同煎至400毫升。空腹服用。功能下气止痛，温中补虚。适用于气痢（痢疾因于气滞者），痢如蟹沫，腹痛里急等症。见《世医得效方》。

【双核茶】荔枝核、橘核各10～15克。水煎，去渣，取汁。饮用时可加入红糖适量。代茶温饮。功能理气温胃。适用于寒滞肝脉，疝气作痛。见《北京卫生职工学院资料》。

【玉叶金花茶】玉叶金花藤，牡荆叶各等量。共为粗末，加少许薄荷。每次60克，日1次，水冲泡代茶饮。功能解表理气，清热解毒。适用于中暑，感冒，支气管炎，扁桃体炎，咽炎，肠炎等。见《全国中草药汇编》。

【甘松茶】甘松18克，广陈皮4克。将上2味切碎，加水500毫升，浸于沸水内3小时，每半小时内煮沸1次。分12次服，日6次，代茶饮。适用于癔病，神经衰弱，肠胃痉挛，神经性胃痛。气虚血热者忌服。（验方）。

【甘松粥】甘松6克，粳米50～100

克。先煎甘松取汁，去渣，再用粳米煮作粥，待粥将成时，加入甘松药汁，稍煮1～2沸即可。随意食用。功能行气止痛，补脾健胃。适用于气闷胸痛，脘腹胀疼，食欲不振，胃寒呕吐。或3～5天为1疗程，日2次，空腹温食。由于甘松含有挥发油，故不宜久煎。发热病人不宜服用。见《饮食辨录》。

【甘露茶】橘皮120克，乌药、炒山楂、姜炙川朴、麸炒枳壳各24克，炒谷芽30克，麸炒六神曲45克，茶叶90克。先将橘皮用盐水浸润、炒干，合他药碾为粗末，和匀过筛，分袋装，每袋9克。每次1袋，加鲜姜1片，开水泡，代茶饮。功能理气消积。适用于食积停滞引起的脘腹胀闷，不思饮食及水土不服等症。忌生冷、油腻之物。见《古今医方集成》。

【甘松羌活汤】羌活60克，甘松15克，白酒适量。以白酒浸泡二物，数日后饮服。每服10毫升。功能行气解郁止痛。适用于肝胃不和，心腹或胁肋胀痛等症。见《食疗本草学》。

【仙人掌炖肉】仙人掌30～60克，精肉适量。仙人掌去外面针刺，切细，牛肉切块，二者加水同炖至肉烂服用（亦可同时用仙人掌捣烂．和甜酒炒热，外用包敷患处）。功能行气活血。适用于气滞血瘀，痞块腹痛等证。见《贵阳市秘方验方》。

【仙人掌炒牛肉】鲜仙人掌30克，牛肉60～90克。仙人掌洗净，去外面针刺，切细，牛肉切片，调味同炒服食。功能行气活血，健脾清热。适用于气滞血瘀或胃有积热之胃脘疼痛等症。见《贵州草药》。

【仙人掌猪肚汤】仙人掌30～60克，猪肚1个。仙人掌装入猪肚内，文火炖至烂熟。饮饧食肉。功能行气活血，健脾益胃。适用于气滞血瘀，胃痛年久等症。见《闽东本草》。

【仙人掌烤黄牛脾】黄牛脾90克，仙人掌90克。将仙人掌纵切成2片（不切断），夹入牛脾，以木炭火烤熟，弃去仙人掌，服食熟牛脾。日1次。功能行气活血，健脾消积。适用于肝硬化，见脘腹闷胀，食欲不振，消瘦等症。见《疾病的食疗与验方》。

【白蔻散】白豆蔻适量。为末。每服3克，黄酒进服。功能温中行气，降逆止呕。适用于胃寒疼痛，呕吐等症。见《中国药膳学》。

【白木耳粥】白木耳30克，薤白10克，粳米100克。将白木耳及薤白洗净细切，与米相和煮作粥。空腹食用。功能滋阴润燥，理气止痛。适用于痢久伤阴，腹痛下重者。见《食医心鉴》。

【白萝卜汁】白萝卜、冰糖各适量。白萝卜洗净，榨汁，加冰糖适量调溶。每服100毫升，日3次。功能宽中下气，引血下行。适用于血热妄行，血衄不止，及食积胀满等症。血液病及身体虚弱者患鼻衄不宜服用。见《食医心鉴》。

【白术猪肚粥】白术30克，槟榔10克，生姜10克，猪肚1枚，粳米100克，葱白3茎（切细），盐少许。将前3味药粗捣筛，猪肚洗净去涎滑，纳药于猪肚中缝口，以水煮猪肚令熟，取汁，将粳米及葱白并入汁中煮粥，并入食盐。空腹服食。功能健脾疏肝理气。适用于妇人肝郁气滞，月经不调，四肢烦热，以及脾虚气滞，脘腹胀满等症。见《圣济总录》。

【白豆蔻馄饨】白豆蔻粉20克，猪瘦肉5000克，面粉5000克，生姜150克，胡椒粉60克，胡椒20克，猪棒子骨5000克，鸡1只。取白豆蔻粉10克，胡椒粉50克，加食盐拌成椒盐；将棒子骨洗净，拍破，鸡治净，姜100克与胡椒分别拍破，几料同放锅内，加清水适量，武火烧沸，文火烧约1.5小时成汤；猪瘦肉绞成茸，姜50克捣取汁，与胡椒粉、白豆蔻末各10克，食盐适量，同置容器中，加水适量，搅拌成馅；面粉加水揉成面团，制成馄饨皮，逐个加馅包成坯，待水沸后，下入煮熟；另分别取碗，放入胡椒盐少许，冲入原汤，每碗装10个馄饨。每服1碗。功能行气宽中，养脾益肾。适用于胸腔胀满，食欲不振等症。见《中国药膳大全》。

【白背叶根猪骨汤】鲜白背叶根90克（干品30克），猪骨（脊骨较好）200克。将猪骨剁成小块，与白背叶根加清水5碗，煎至1碗，加食盐少许调味。日内分2次服完。功能疏肝解郁，养阴活血。适用于慢性肝炎，肝区钝痛等症。见《饮食疗法》。

【白花蛇舌草炖乌龟】乌龟1只，柴胡9克，桃仁9克，白术15克，白花蛇舌草30克。将乌龟治净，待药物煎汤去渣后放入，炖至熟。食龟喝汤，2～3天1剂，常服。功能疏肝散瘀，解毒化痰。适用于鼻咽癌属肝郁痰凝型，多见一侧颈部肿块日渐增大，硬实不痛，根深黏连难移，并渐有同侧头痛，流血涕，精神抑郁等症。见《疾病的食疗与验方》。

【瓜蒌薤白白酒汤】瓜蒌、薤白各12克，白酒适量。三味慢火同煎服。功能通阳散结，行气祛痰。适用于胸阳不振，痰浊中阻之胸痹，胸痛彻背，咳唾短气等症。见《金匮要略》。

【玄胡甲珠散】玄胡（醋炒）15克，甲珠10克，米酒30克。玄胡、甲珠研末，入沙锅内文火炒，边炒边入酒少许，炒至酒尽止。每服5克，开水冲服。功能理气活血止痛。适用于气滞血瘀痛经，经前或经期小腹疼痛，月经淋漓不断，血色紫黑有块，胸胁作胀等症。服本方时，耐酒者稍饮更佳。有肝病者，不宜久服。见《百病饮食自疗》。

【玄胡益母草煮鸡蛋】鸡蛋2个，玄胡20克，益母草50克。加水同煮，蛋熟后去壳，再煮片刻。食蛋饮汤，于月经前开始，日服1次，连服5～7天。功能通经止痛，益气补虚。适用于痛经等症。见《家庭药膳手册》。

【老萝卜方】老萝卜（已开花结实）1枚，红糖少许。老萝卜洗净，烧存性，研为细末，加红糖拌匀。每次饭后服1.5～3克。功能理气消食。适用于饮食积滞，痞积等症。见《百病饮食自疗》。

【全葫芦虫笋汤】全葫芦9克，虫笋9克。水煎服。服5剂。若有效，连服1个月，日1剂。功能行气消胀。适用于肺气肿胀。（虫笋即制笋干而被虫蛀枯萎者；全葫芦即束腰葫芦）。见《疾病的食疗与验方》。

【米糠饼】米糠50克，红糖适量。上味调匀，煎成饼。每日1次，经常食用，直至病愈。功能开胃下气。适用于脚气病。见《家庭药膳手册》。

【米汤香附】香附粉适量。每服3克，米汤调服。日2次。功能理气止血。适用于咳血症。见《中国药膳学》。

【米酒冲鱼鳞胶】鲤鱼或鲫鱼鳞、米酒各适量。将鱼鳞加水，文火熬成胶。每次30克，温米酒兑水冲服。日1剂，连服10～15剂。功能疏肝理气，解郁。适用于白带过多而有肝郁者。见《疾病的食疗验方》。

【麦芽青皮茶】生麦芽30克，青皮10克。上药同煎，取汁，去渣。代茶饮。功能理气疏肝。适用于肝气郁结，横逆反胃引起的两胁胀痛，饮食无味等症。（验方）。

【苏子粥】①苏子30克，粳米50克。水煎苏子，去渣取汁，入米煮作粥。空腹食用。功能降气平喘止咳。适用于上气咳嗽，气逆喘促。见《简便方》。②苏子20克，粳米100克，冰糖适量。将苏子捣烂如泥，加水煎成浓汁，去渣后入粳米、冰糖，煮作稀粥。趁热服食，早晚各1次。适用于呃逆。凡大便稀薄者、老年人忌服。见《常见病食疗食补大全》。③苏子30克，麻子仁10克，粳米50克。将苏子、麻子仁煎汤，去渣后入粳米，煮作粥。空腹食用。功能消痰润肠。适用于咳嗽，气逆喘促等症。见《济生方》。

【苏杏粥】苏子15克，炒白芥子10克，杏仁10克，粳米50克，蜂蜜20毫升。前3味细磨，煎汤去渣，入粳米煮作粥，调蜜任意食用。功能调中下气，利大小便，润心肺，消痰气，益五脏。适用于上气喘逆，咳嗽，霍乱反胃。见《济众新编》。

【苏蜜粥】紫苏叶60克，白蜜、姜汁各400克。将白蜜、姜汁和匀，连同紫苏叶放沙锅内，微火煎成膏。每日半匙，空腹服食。细咽。适用于呃逆呕吐。见《常见病食疗食补大全》。

【苏子龙肝粥】苏子6克，伏龙肝12克，大米面30克。水煎苏子、伏龙肝，去渣取汁，下米面熬成稀粥。少量频食。功能降气和胃止呕。适用于胃中虚寒，呕吐涎水，胸脘痞闷等症。见《养生康复粥谱》。

【苏叶生姜茶】紫苏叶4.5克，生姜汁数滴。将苏叶揉碎，与姜汁用沸水冲泡。代茶频饮。适用于妊娠恶阻症轻者。见《常见病验方研究参考资料》。

【苏梗砂仁莲子汤】苏梗9克，砂仁5克，莲子60克。莲子去皮、芯，放入陶瓷罐里加水500毫升，用文火隔水炖至九成熟倒入沙锅里，加入苏梗、砂仁、水250毫升，用文火煮沸至莲子熟透。日1～2次，连服5～7次有效。功能行气安胎，滋补肝肾。适用于胎动不安。见《家庭药膳手册》。

【豆蔻生姜肉片】白豆蔻3克，生姜6克，猪瘦肉60克。豆蔻为末；生姜洗净切丝；猪肉洗净切片。炒锅内放食油少许，武火烧热肉丝，放食盐少许，临熟时放入豆蔻末、生姜丝，炒匀入盘。连续服食。功能健脾和胃，降逆。适用于妊娠恶阻，呕吐不食，脘腹胀闷，倦怠思睡等症。见《百病饮食自疗》。

【牡荆酒】牡荆子（微炒）250克，酒500毫升。将上药捣碎，用酒浸之，夏3日，冬7日后开口备用。适量饮。功能理气疏肝。适用于气滞性耳聋。（验方）。

【佛手茶】鲜佛手25克（干品10克）。开水冲泡。代茶饮。功能理气止痛。适用于肝胃气痛，两胁作胀，胃神经痛。（验方）。

【佛手酒】①佛手片、干荸荠、莲子肉、红枣、柿饼、橄榄、桂圆、薏苡仁各300克，大麦烧酒2500克。将上药用酒浸于净瓶中，7日后去渣备用。每次空腹温饮1～2杯，每日3次。适用于治疗翻胃噎膈。见《验方新编》。②佛手30克，白酒1000毫升。上药洗净，用清水润透后切片，再切成3分正方形块，待风吹略收水气后，放入坛或瓶内，然后注入白酒，封口浸泡，隔5天，将坛搅拌或摇动1次，10天后开坛去渣取用。每日酌量饮3～5毫升。适用于胃脘胀满，脘痛如攻撑，连及胁痛，嗳气吐酸，大便不畅，常因情志不舒而作痛，嗳气或矢气后疼痛稍减，苔多薄白，脉弦等症。见《验方新编》。

【佛手粥】佛手、苏梗各15克，粳米30～60克。前2味水煎取汁；粳米淘净，加水煮粥，待粥将熟时兑入药汁共煮至熟，入白糖调味温服。功能理气解郁。适用于妊娠小腹胀痛，胸腹痞满等症。见《百病饮食自疗》。

【佛手露】佛手120克，五加皮30克，木瓜、青皮各12克，栀子、陈皮各15克，良姜、砂仁、肉桂各9克，木香、公丁香各6克，当归18克，白酒1000克，冰糖250克。前12味共切细末，装入绢布袋内，扎口，浸入酒中，以文火煮之，去药袋，入冰糖溶化。每服50毫升，日3次。功能疏肝理脾，宽胸解郁。适用于肝气郁结，脾胃气滞，胸胁胀痛，痞闷不舒，嗳气泛恶，纳谷不香，消化不良，及脘腹冷痛等症。孕妇忌服。见《全国中草药处方集》。

【佛手柑粥】佛手柑15克，粳米50克。水煎佛手柑，去渣取汁，入米煮粥。空腹食用。功能理气，化痰。适用于胃脘气痛，以胀痛为主，甚至连及两胁胀痛。见《宦游日札》。

【佛手姜汤】佛手10克，生姜2片，白糖适量。前2味水煎取汁，调入白糖。温服。功能疏肝理气，和中止呕。适用于肝气郁结，脾胃气滞，胸腹痞满，胁肋胀满，或食欲不振，呕恶等症。见《食物与治疗》。

【佛手露酒】佛手120克，五加皮30克，木瓜12克，山栀15克，良姜、砂仁各9克，木香、公丁香各6克，当归8克，广皮15克，青皮12克，肉桂9克，白酒1000毫升，冰糖1500克。将上药装入生绢袋内，浸入酒中，用文火加热30分钟后，过滤，加冰糖溶化，以瓷坛或玻璃瓶贮存。每日早午各温饮2~3小盅，孕妇忌服。功能疏肝理气。适用于肝郁气滞，脾胃不和，胸胁满闷心烦，气逆欲呕，食欲不振，胃脘胀痛等症。见《全国中药成药处方集》。

【佛手姜汤茶】佛手10克，生姜6克，白糖适量。将佛手、生姜同煮，去渣，加入白糖令溶。不拘时饮。功能理气止痛。适用于肝胃不和而引起的胸脘堵闷，疼痛胁胀，呕恶时作，善长叹息，纳食不香等症。见《食物与治病》。

【状元红酒】当归15克，红曲、砂仁各30克，广皮、青皮各15克，丁香、白蔻、山栀、麦芽、枳壳各6克，藿香9克，厚朴6克，木香3克，白酒15000毫升，冰糖1000克。将上药装入布袋内，浸于酒中，文火加热30分钟，加入冰糖，取出放凉。早晚各1次。每次2~3小杯。功能疏肝解郁。适用于肝气郁滞，脾胃失和等。见《食物与治病》

【陈皮粥】陈皮10克，苎麻根30克，高良姜10克，粳米50~100克，细盐少许。前3味药捣罗为末。每用10克，水煎，去渣取汁，入粳米煮粥，临熟，入盐少许。早晚分2次服。功能理气，温中，安胎。适用于寒凝气滞，冲任虚寒所致妊娠下血，胎动不安，并有腹中疼痛，喜暖喜按，大便溏薄，四肢清冷等。本粥以温中理气为主，过用则耗气伤胎，脾胃气虚血弱者尤应慎用。见《圣济总录》。

【陈草蜜膏】陈皮、甘草各100克，蜂蜜适量。前二味洗净，加水浸泡发透，煎20分钟取汁，共取3次，合并药液，以小火煎熬浓缩成稠膏时，加蜂蜜1倍，至沸停火，待冷装瓶服用。每次1汤匙，日2次。功能补中益气，行气健脾。适用于胃、十二指肠溃疡。见《家庭药膳手册》。

【陈皮木香肉】陈皮、木香各3克，猪瘦肉200克。前2味焙干研末；猪肉洗净切片；炒锅内放食油少许，烧热后放入肉片煸炒，加清水适量，欲熟时下陈皮、木香末、食盐拌匀。佐餐食。功能理气解郁补虚。适用于妊娠少腹胀痛，连及两胁，嗳气稍舒，或情绪不安等症。见《百病饮食自疗》。

【陈皮油烫鸡】嫩公鸡1只（约1500克），陈皮15克，葱、生姜各10克，盐5克，花椒2克，冰糖25克，植物油1000克（实耗75克），味精2克，麻油3克，卤汁适量。陈皮洗净切成5毫米宽的粗丝；鸡宰杀后去毛及内脏，洗净；葱、姜洗净拍破。锅内注入清水，放入姜、葱、花椒、食盐，置中火上烧沸，下鸡和一半陈皮丝，煮沸20分钟后，将鸡捞出晾凉，去汤。锅中倒入卤汁，置中火上烧沸后，将鸡下锅，文火卤熟捞出。另用炒锅加少许卤汁，放入冰糖，收缩成汁，入食盐，味精调味，抹在鸡的皮面上。炒锅刷净，置中火上，倒入植物油，炼至油泡散尽冒青烟时，离火，待油温略降将余下的陈皮撒入锅内炸酥，捞出；鸡用油反复淋烫两遍，使其色变红亮。将鸡表面抹层麻油，斩块装盘，上面撒入陈皮丝。功能健脾和胃，行气补虚。适用于脾胃虚弱，食少脘痞及胃肠气滞，脘腹胀满，恶心嗳气，不思饮食等症。本方可作为病后体虚，食欲不振，消化不良，慢性胃炎，胃肠功能紊乱及慢性支气管炎患者的膳食。见《中国药膳》。

【陈皮瘦肉粥】陈皮9克，墨鱼骨12克，瘦肉50克，白米适量。瘦肉洗净，切片；白米淘净，与陈皮、墨鱼骨同煮为粥，熟后去陈皮、墨鱼骨，加入瘦肉片再煮至肉熟，食盐调味温服。功能健脾行气，补虚。适用于脾胃气滞，胃脘胀痛，嗳气泛酸，食少体虚等症。见《中国药膳学》。

【玫瑰糕】玫瑰酱100克（或干玫瑰花25克），大米粉、糯米粉各250克，白糖100克。大米粉与糯米粉拌匀；糖用水化开，调入玫瑰酱（或干玫瑰花揉碎拌入）。糖水徐徐拌入粉内，两手迅速搅拌。使粉均匀受潮，并泛出半透明色、成糕粉。糕粉的湿度为：手捏一把成团，放开一揉则散开。糕粉筛过后放入糕模内，用武火蒸12～15分钟。功能理气活血开郁。适用于肝气郁结，情志不舒，胸中郁闷，胀满，腹痛等症。见《膳食保健》。

【玫瑰花茶】玫瑰花阴干，用开水冲泡。代茶饮。功能理气止痛。适用于肝胃气痛，两胁胀满。见《纲目拾遗》。

【玫瑰花露】玫瑰花700克，白酒3000毫升，冰糖400克。将玫瑰花与冰糖同浸酒中月余。每服50毫升，日2次。功能悦脾进食，和血活血。适用于肝脾不和，胸胁胀痛，精神抑郁，性情急躁，腹部胀痛，肠鸣便溏，月经不调，乳房胀痛等症。见《全国中药成药处方集》。

【玫瑰锅炸】干淀粉500克，白糖500克，糖玫瑰50克，熟芝麻100克，江米汁适量。干淀粉放容器中加冷水250毫升搅成厚糊，放入冷水250毫升搅拌均匀。锅放入500毫升水加热至沸滚，加入糖玫瑰，白糖375克及江米汁，用勺搅至糖溶化，将湿淀粉逐步淋入，边用勺搅拌（二人配合进行），拌至浓厚，端置中火用力急拌至变色起劲，倒入涂有冷猪油的瓷盘中，淀粉浆冷却后扣出，用力划成5厘米边长的梭形块。将梭形块放入干淀粉中，粘上淀粉并轻轻拍牢。锅加食油1500克，烧至8成热，推入淀粉块，炸至结皮时，翻炸至脆皮，捞出装盘，撒上熟芝麻、白糖。功能理气疏郁，补血活血。适用于肝郁气滞，血虚血瘀证。见《华夏药膳保健顾问》。

【玫瑰露酒】鲜玫瑰花3500克，白酒15000毫升，冰糖2000克。将玫瑰花浸入酒中，同时放入冰糖，浸月余，用瓷坛或玻璃瓶贮存，不可加热。每饮1～2盅。功能理气止痛。适用于肝胃不和所致胃脘胀痛或刺痛，连及两胁，嗳气频繁，食欲不振等症。见《全国中药成药处方集》。

【玫瑰龙眼肉】鲜玫瑰花、龙眼肉等量。共捣成膏。每服1匙，日2次。功能理气疏郁，缓急止痛。适用于胃脘痛。见《疾病的食疗与验方》。

【玫瑰银丝粉】鲜玫瑰花2朵，细粉丝100克，白糖、花生油、芝麻各适量。将干粉丝剪成3厘米的段，玫瑰花洗净切成粗丝。芝麻洗净炒熟。将花生油烧至6成热时，放入粉丝，炸至金黄色，捞出。勺内留底油加热、放入白糖，用勺不住搅动，糖色微黄时，锅离火并将锅转动，使糖液在锅内滚匀，待糖深黄时，立即放入炸好的粉丝，颠翻几下，使糖均匀贴住粉丝，盛入抹好油的平盘内，撒上玫瑰花丝和芝麻仁，晾凉。功能理气疏郁。适用于肝郁气滞。见《华夏药膳保健顾问》。

【玫瑰花灯心茶】玫瑰花瓣6~10克，灯心草2~3克。煎灯心草取汁，去渣，趁热冲泡玫瑰花，加盖盖片刻。代茶饮。功能疏肝理气。适用于肝郁气滞小便涩滞，小腹满痛，舌质偏红，脉弦；中气不足小腹坠胀疼痛，尿意窘迫，排尿余沥，面色皖白，舌质偏淡，脉细无力等症。见《百病饮食自疗》。

【玫瑰橘酪汤圆】鲜玫瑰花1朵，江米粉500克，橘子200克，炒熟的豆沙馅100克，白糖适量。将江米粉用水和匀揉软，分成60个小剂，每个剂内包1份豆沙馅，搓成桂圆大的汤圆，码在盘内，用湿布盖好。橘子去皮，再去橘子瓣的薄皮，切成小丁，放在大碗内，把鲜玫瑰花洗净，取大花瓣放入橘络碗内。清水烧沸，下入汤圆，待汤圆全浮在水面上时，加进白糖，水沸后，盛入放橘络、玫瑰的大碗。功能理气解郁，生津润肺。适用于阴虚症。见《华夏药膳保健顾问》。

【青皮麦芽饮】青皮30克，麦芽10克，2味洗净，加水先用武火烧开，转用文火煮5分钟，取汁。1次1杯温饮，日3次。功能理气疏肝。适用于肝气郁结，两肋疼痛胀满，纳食不甘等症。见《中国药膳学》。

【茉莉花茶】茉莉花，石菖蒲各6克，青茶10克。上药去杂质，共研粗末，沸开水冲泡。随意饮。日1剂。功能理气止痛。适用于神经官能症，慢性胃炎，脘腹胀痛，纳谷不香，心悸健忘，失眠多梦等症。见《四川中药志》。

【茉莉花粥】茉莉花3~5克，粳米60克，白糖适量。将茉莉花经水煮开后捞出，入粳米煮作粥，加白糖调食。酌情食用5~7天。功能疏肝理气。适用于脾虚肝郁所致的溃疡病。见《常见病食疗食补大全》。

【茉莉花糖水】茉莉花5克，白糖10克。沸水浸泡代茶饮。功能疏肝解郁，理气止痛。适用于肝气郁结之胸胁胀痛。见《常见病的饮食疗法》。

【苦瓜散】苦瓜煅为末，每次3~5克，开水送服。可用于胃气痛。见《中国药膳学》。

【金橘根煲猪肚】金橘根30克，猪肚100~150克。猪肚洗净切成小块，与金橘根一起加水4碗煲至1碗半，盐少许调味。饮汤食肚。功能健脾开胃，行气止痛。适用于脾胃气滞，胀满疼痛等症。现多用于慢性胃炎，胃溃疡，十二指肠球部溃疡等。见《饮食疗法》。

【乳煎荜拨】牛乳250克，荜拨15克。将荜拨放乳中煎煮，约剩一半时，倒出乳汁。空腹饮，日1次。适用于“气痢”病。见《疾病的食疗与验方》。

【治噎膈酒】荸荠120克，厚朴、陈皮、白蔻仁各30克，白糖120克，橘饼30克，冰糖120克，蜜60克，白酒浆1500克，烧酒15000毫升。将荸荠、厚朴、陈皮、白蔻仁、冰糖、白酒浆、烧酒同入酒坛内浸泡10余日，兑入白糖、蜜。适量饮用。适用于噎膈轻者，症见吞咽之时梗塞不畅。见《梅氏验方新编》。

【治呃逆药茶】代赭石24克，木香、公丁香各10克，柿蒂15克，灶心土150克。前4味煎汤，灶心土烧红放入汤内，待澄清后备用。代茶饮。功能理气降逆。适用于呃逆。见《陕甘宁青中草药选》。

【治呕呃不止酒】白油麻100克，清酒500毫升，煎取300毫升。去麻顿服。适用于呕呃不止。见《本草纲目》。

【治男女气痛酒】威灵仙200克，生韭根10克，乌药2克。好酒1盏，鸡蛋1个，灰火煨1宿，视鸡子壳软为度。去滓温服，以干物压之，侧睡向块边，渣再煎，次日服，觉块刺痛，是其验也。功能理气止痛。适用于男女气痛，不拘久近。见《本草纲目》。

【治脾元气痛酒】茱萸40克，桃仁40克。和炒茱萸焦，去茱萸，取桃仁去皮尖研细，葱白2茎，煨熟，酒浸。温服。适用于脾元气痛，发作不可忍。见《本草纲目》。

【治噎食膈气酒】马蹄香160克，为末，好酒3000毫升，熬膏。每服2匙，好酒调下，日3服。功能理气消食。适用于噎食膈气。见《本草纲目》。

【茴香汤】茴香500克，川楝子、陈皮、食盐各250克，甘草200克。将陈皮去白，与其他4味均研成末，拌匀，装瓶备用。每服1汤匙，白开水冲服，日2次。功能暖肝散寒，行气止痛。适用于肝经寒凝气滞之脐腹冷痛和疝气疼痛等症。见《中国药膳大全》。

【茴香茶】小茴香9～15克。用纱布包，放茶杯中，沸水冲泡。代茶频饮。功能理气止痛。如嵌顿较久，有坏死，穿孔可能，则不宜轻易使用本品。适用于嵌顿疝。发病时间愈短，效果愈好。见《安徽卫生》。

【茴香酒】①破故纸（炒香）、茴香（炒）、辣椒等份。上为末。每服8克。热酒调，食前进。故纸主腰痛，主行血。适用于打坠凝瘀，腰疼。见《普济方》。②茴香。灯笼草根浑酒，茴香炒碾。用上酒调下茴香末。治膀胱偏坠，久不愈者。见《类编朱氏集验医方》。③茴香（舶茴尤妙）。上药浸酒。煮饮之。适用于治卒肾气痛，偏坠牵引，及心腹痛。见《本草纲目》。

【茴香蛋】小茴香15克，鸡蛋2个，食盐4.5克。茴香、食盐同炒焦研细，打入鸡蛋煎饼。日1次，睡前以米酒送服，连服4日。功能益肾祛寒，行气止痛。适用于鞘膜积液。见《中国药膳学》。

【茴桂酒】小茴香30克，桂枝15克，白酒250克。将上药用酒浸泡3～6天，即可饮用。每次饮15～20克，日2次。适用于经期延后，色暗红，量少，小腹冷痛，得热稍减，恶寒，面色青白，苔薄白，脉沉迟而紧。见《百病饮食自疗》。

【茴香无花果】无花果2个，小茴香9克。水煎服。功能行气祛寒止痛。适用于疝气之症。见《中国药膳学》。

【茴香青皮酒】小茴香、青皮各15克，黄酒250克。将上药洗净，入酒内浸泡3天饮用。每饮15～30克，日2次。适用于治疗经期或前后，无块，色质正常，行而不畅，乳房及小腹胀痛，连及两胁，精神闷苦不乐，常以长叹一声为快，舌脉正常，或脉弦。如不耐酒者，可以醋代之。见《百病饮食自疗》。

【荞麦糊】荞麦研细末，炒香，每取10克，加水煮稀糊服食。功能降气宽肠。适用于夏季肠胃不和，急发腹痛等症。见《食疗本草学》。

【柚皮粥】鲜柚皮1个，粳米60克，葱、盐、油适量。将柚皮放炭火上烧去棕黄色的表层并刮净，放清水中浸泡1天，切块加开水煮开，入粳米同煮作稀粥，加葱（碎）、盐、油调味服食。每两天吃柚皮1个，连食4～5个。功能疏肝理气。适用于脾虚肝郁所致的溃疡病。见《常见病食疗食补大全》。

【枳壳茶】枳壳（麸炒）64克。将枳壳炒后为末，煎汤代茶饮。功能疏肝解郁。适用于因气郁引起的目昏暗等症。见《医部全录》。

【枳壳砂仁炖猪肚】猪肚1个，炒枳壳12克，砂仁3克。枳壳、砂仁装入洗净之猪肚内，扎好后加水炖。食肉饮汤。功能健脾补中，行气开胃。适用于脾胃气虚，脘腹胀满，疲乏无力，气短消瘦等症。亦用于胃下垂。见《中国药膳学》。

【砂仁肚条】砂仁末10克，猪肚1000克，调料适量。猪肚洗净，入沸水汆透捞出，刮去内膜；锅内加骨头汤、葱、姜、花椒各适量，放入猪肚，沸后以文火煮至猪肚熟，撇去血泡浮沫，捞出猪肚晾凉切片；再以原汤500克烧沸后，放肚片、砂仁末及胡椒粉、猪油、味精各适量，沸后用湿淀粉勾芡。功能补益脾胃，理气和中。适用于脾胃虚弱，食欲不振，脾胃气滞，食少腹胀及妊娠恶阻等症。亦用于慢性胃炎，胃及十二指肠溃疡。见《中国药膳学》。

【砂仁肘子】猪肘子1000克，砂仁10克，调料适量。砂仁捣细面，另取硝3克研粉待用；猪肘子开水烫后，泡水中刮洗干净，控水后于皮面扎些眼（便于进味）；锅内放花椒适量炒热，再入大盐10克和硝同炒至滚热时，盛出晾温（不烫手为准），撒在肘子上，用手搓匀，放入瓷盆，腌24小时；将腌好的猪肘再行刮洗，控水后撒上砂仁面，用布裹成筒形，线绳扎紧，置盆内，加葱段、姜块、料酒，上屉武火蒸1.5小时，取下晾凉，解开线绳和布，再重新卷裹好，上屉蒸1小时，取出晾凉，解开绳、布，抹上香油（防干燥）。食用时破开肘子，横刀切成薄片。功能益气健脾，化湿行滞。适用于脾胃虚弱，食少纳呆，体倦乏力，或脾虚湿滞，食少便溏，脘闷呕恶等症。见《滋补保健药膳食谱》。

【砂仁藕粉】砂仁1.5克，木香1克，藕粉30克，白糖适量。砂仁、木香研为细末，与藕粉拌匀，同置碗内，加开水调匀。日1次，作早餐食用。功能醒脾和胃，理气止痛。适用于脾胃气滞，脘闷作痛，呕吐厌食等症。见《中国药膳》。

【韭白粥】韭白30克，粳米100克。同放锅内，加清水适量，沸后文火煮至米烂粥熟。作早晚餐食用。功能宽胸，行气，止痛。适用于寒凝气滞，心腹诸痛。现多用于冠心病，肠炎等。见《食医心鉴》。

【香附茶】①香附（一半生，一半炒）12克。水煎，代茶饮。适用于妇女血崩。（验方）。②生香附子、炒香附子各6克，红糖适量。将上2味共碾成碎粒，加入红糖，煎水，取汁。代茶频饮。功能行气活血。适用于气滞或气虚血滞之经闭。见《常见病验方研究参考资料》。

【香橼饮】鲜香橼1个，麦芽糖适量。香橼洗净，切片，与麦芽糖同放碗内，加盖后隔水炖3~4小时，至香橼熟烂。每服10~20毫升，日2次。功能理气宽胸，养心宁神。适用于心气不足，胸中窒塞，时而作痛等症。见《食物与治病》。

【香橼醴】鲜香橼100克，蜂蜜50毫升，60度白酒200毫升。将香橼洗净切碎，置锅内，加水200毫升，煮烂后加蜂蜜、白酒，沸后停火，同入细口瓶中，密闭贮存，1月后饮用。每服10毫升，日2次。功能理气消痰，补中润燥。适用于久咳不止等症。见《养疴漫笔》。

【香橼露】香橼500克，加水浸泡2小时，入蒸馏器内蒸2次，收集芳香馏液。每服30毫升，炖温服，日2次。功能疏肝理脾，和中化痰。适用于肝脾不和，心烦易怒，胁肋胀痛，呕吐嗳气，及痰饮咳嗽，痰多清稀等症。见《本草纲目拾遗》。

【香附子酒】 制香附子30克，白酒500克。香附子浸酒中7天。每服20毫升，日3～4次。功能疏肝理气，温经止痛。适用于肝郁胁痛，小腹痛等症。见《中国药膳学》。

【香附根酒】 香附根60克。将香附根洗净切碎，用水、白酒各250克，浸泡3～5日，去渣。频频饮之，不拘时候。功能行气止痛。适用于胸胁肋痛，脘腹疼痛，食欲不振，月经不调，乳房胀痛，心中郁闷等症。见《中国医学大辞典》。

【香附川芎茶】 香附子、川芎、茶叶各3克。上药共为粗末，沸水冲泡。代茶频饮。功能疏肝解郁。适用于肝气郁滞所致的慢性头痛。见《中国药膳学》。

【香附当归泡酒】 香附30克，当归15克，白酒（或黄酒）250克。2味切碎，泡酒中3天。每服15～30毫升，日2次。功能疏肝解郁，理气调经。适用于肝郁月经先后无定期，无块，色质正常，行而不畅，乳房及小腹胀痛等症。见《百病饮食自疗》。

【香附煮猴头蕈】 香附子9克，猴头蕈30克，食盐少许。将香附子煎汤，去渣后加入猴头蕈煮熟，以食盐调味服食。日1剂，常食。功能疏肝和胃。适用于肝癌见肝胃不和证者，胸胁胃脘疼痛，口苦心烦，呃逆嗳气等症。见《疾病的食疗与验方》。

【独蒜炖鸭】 活鸭1只（约1250克），独蒜60克，生姜25克，葱15克，调料适量。将鸭宰杀、治净，去脚爪，入沸水汆去血水，独蒜去皮装入鸭腹；沙锅置火上，加入清水2500毫升，放鸭、姜、葱、料酒、胡椒粉，武火烧沸后去浮沫，改小火慢炖至烂下味精调味。随意服食。功能行气消积，利水消肿。适用于饮食积滞，水肿胀满，及慢性肾炎等症。肥胖人食用，可减肥。见《家庭药膳》。

【姜橘饮】 生姜60克，陈皮30克。煎汤。空腹服用。功能健脾理气。适用于胸脘满闷，饮食不下等症。见《家庭食疗手册》。

【姜橘土豆汁】 鲜土豆100克，生姜10克，鲜橘汁30毫升。鲜土豆、生姜榨汁；兑入鲜橘汁调匀，烫温服用，日1次。功能温中健脾，理气止痛。适用于胃寒或气滞，胃脘疼痛，恶心呕吐等症。现多用于胃肠神经官能症见上述症状者。见《常见病的饮食疗法》。

【莱菔酒】 莱菔汁100毫升，酒50毫升。将酒煎百沸至20毫升。同莱菔汁和合，再煎1～2沸。候凉。滤去滓顿服。适用于治疗口、鼻、耳皆出血不止。（验方）。

【莎根酒】 莎根（切）500克。上药熬香，袋盛浸酒。早晚各1小杯。常令酒气相接。适用于心中客热膀胱，胁下气郁，常忧不乐。见《本草纲目》。

【栝楼酒】 栝楼（黄大者捣碎）1枚，好酒5杯。将上药，熟捣令烂，用酒煎去3杯，剩2杯，去渣。每温服1杯，不拘时候。适用于乳汁不下。见《圣济总录》。

【核桃枝梢南瓜蒂汤】 核桃枝梢60克，南瓜蒂2个，益母草9克，黄酒适量。将前3味水煎取汁，黄酒送服，日1剂，宜常服。功能疏肝理气，调理冲任，散结解毒。适用于冲任失调之乳腺癌患者。见《疾病的食疗与验方》。

【夏枯草瓜络饮】 夏枯草10克，丝瓜络5～10克，冰糖适量。前2药水煎汁约1碗。另将冰糖熬化，再入药汁，煮片刻。日1剂，分2次服。功能清热解郁。适用于气郁发热，自觉身热心烦，常随情绪变化而作，急躁易怒，胸胁闷胀，口苦等。见《百病饮食自疗》。

【柴胡粥】柴胡9克，郁金15克，佛手9克，海藻15克，粳米60克，红糖适量。将前4味煎汤，去渣后入粳米、红糖共煮作粥。日1剂，连续服10~15剂。功能疏肝解郁。适用于甲状腺机能亢进见肝郁气滞者。见《常见病食疗食补大全》。

【柴胡薏米粥】柴胡、白芍各9克，木瓜12克，白术18克，薏米30克，调料适量。将前4味共煎汤，去渣后入薏米、调料共煮作粥。随量服食。适用于肝胃不和所致的胃癌。见《常见病食疗食补大全》。

【高粱叶茶】高粱叶3~5片。洗净，切碎，水煎，取汁。代茶饮。功能理气止痛。适用于胃痛，呕吐。见《常见病验方研究参考资料》。

【高粱根煎】高粱根3个。将高粱根水煎取汁。日2次。功能止胃疼。适用于慢性胃疼。见《疾病的食疗与验方》。

【凉拌胡荽】鲜胡荽120克，调料适量。将胡荽洗净、切段。用熟食油（或熟辣椒油）、酱油、食盐、醋拌匀。佐餐食用。功能健胃理气，增进食欲。适用于胃气不和，呕恶食少，食欲不振等症。见《食疗本草学》。

【酒糟蛋】鸡蛋8个，酒糟30克，川芎5克，香附、桃仁各10克，精盐10克。将鸡蛋煮熟后剥壳；酒糟与3药同装入布袋中。锅中另换开水1000毫升，放入鸡蛋及布袋，加盐及八角茴香若干，用文火煮60分钟。每日早晚各服鸡蛋1个，饮少量汤，连用3天。功能行气开郁，活血止痛，滋阴润燥。适用于妇女气滞血瘀之痛经。见《疾病的食疗与验方》。

【酒蒸鸭血】黄酒20毫升，鸭血（1只鸭的血），盐适量。鸭血加适量水及盐，隔水蒸熟，入黄酒，再蒸片刻。日1剂，饭后服，连服5次为1疗程。功能补血虚，通经脉。适用于缺铁性贫血及胸胁瘀血作痛等。见《饮食疗法》。

【海藻昆布丸】海藻、海带各等份，青皮取海带量的1/3，蜂蜜适量。将前3者焙黄研末，和蜜为丸如杏核。晚饭后服1~2丸，宜常服。功能理气解郁消瘿。适用于肝郁气滞之瘿瘤（甲状腺肿大）；以及心情不畅，胁痛腹胀，经期前乳房、小腹胀痛等症。见《疾病的食疗与验方》。

【海藻郁金丹参汤】海藻、丹参各15克，郁金9克，红糖适量。将前3味煎汤取汁，调入红糖。日1剂，连服2~4周。功能理气化痰软坚。适用于痰气郁结之甲状腺明显肿大，形成结节，胸闷气短等症。见《疾病的食疗与验方》。

【流气饮子茶】紫苏叶、青皮（去白）、当归、芍药、半夏（汤洗）、乌药、茯苓、桔梗、川芎、黄芪、枳实（麸炒）各5克，木香、防风（去芦）、槟榔、陈皮（去白）、炙甘草、大腹皮（连皮）、枳壳（麸炒）各2.5克，生姜3片，红枣1枚。将上药共加水煎汤，取汁。不拘时，代茶饮。适用于五脏不和，三焦气壅，耳闭不闻。见《医部全录》。

【调经酒】当归、川芎、吴茱萸各120克，炒白芍、白茯苓、陈皮、元胡、丹皮各90克，熟地、醋香附各180克，小茴香、砂仁各60克，烧酒1500克，黄酒10000克。将上药用绢袋盛之，浸入酒中，容器封固，隔水加热1.5小时后，放凉，浸数日。适量饮用，每天2次。适用于气滞血涩、夹有寒郁所致的经行腹胀疼痛，经血量少，色黯有块，以及月经不调等症。（验方）。

【调经草炖肉】肥瘦猪肉60克，调经草60克，熟豆油、盐、糖、料酒各少许，葱、姜、八角、茴香各5克。将猪肉切小块；调经草及八角、茴香装入料袋。炒锅内加熟豆油10克，入肉块煸炒，加高汤

1000毫升，放入盐、糖、料酒、葱、姜及药袋。待汤开后用文火炖煮90分钟，去药袋。饮汤食肉。功能理气化瘀止痛。适用于气滞血瘀之痛经。见《疾病的食疗与验方》。

【菱角薏米汤】 薏米30克，菱角60克。浓煎内服。日1剂，连服25～30天为一疗程。功能疏肝解郁。适用于宫颈癌肝郁气滞，症见心情忧郁，胸胁或小腹胀痛，心烦易怒，渴不欲饮等。见《疾病的食疗与验方》。

【萝卜海带汤】 海带50克，陈皮、海蛤壳各10克，生牡蛎30克，萝卜250克，鸡汤或肉汤、盐、味精适量。前4味水煎40分钟，滤取药液，捡出海带切丝；萝卜洗净，切块，与海带同入药液中，加少量鸡汤、盐、味精，煮至萝卜熟。吃菜喝汤。功能理气软坚，消瘿。可抑制甲亢新陈代谢，减轻症状。适用于甲亢手术前准备阶段。见《疾病的食疗与验方》。

【梅花蛋】 鸡蛋1个，绿萼梅7朵。鸡蛋一端穿孔，放入绿萼梅，封口，置饭上蒸熟。去梅花食蛋。日1个，连服7日。功能疏肝理气以散结。用于瘰疬不消。见《食疗本草学》。

【梅花粥】 绿萼梅6克，粳米50～100克。将梅花洗净，与粳米同煮粥。空腹食。功能疏肝理气，清热解毒。适用于郁证而见梅核气，自觉喉中如有物梗塞其间，吐之不出，咽之不下，而食饮并无阻碍，兼见情绪抑郁，胸胁满闷等。亦治诸疮毒，如治疮毒，以用雪水煎煮为好。见《采珍集》。

【梅花银耳羹】 梅花10朵，银耳50克（干），陈皮5克，白糖50克。将梅花洗净；银耳发透去蒂洗净；陈皮用清水泡软，切细丝。锅中加清水500毫升，放入银耳、陈皮、白糖熬煮30分钟，加入梅花煮沸片刻。功能疏肝解郁，益胃生津。适用于肝胃气痛，食欲不振，气郁引起的头晕等症。见《华夏药膳保健顾问》。

【甜橘汁】 橘子3个，去皮，顶刀切成2厘米厚的大圆片，摆于盘内；橘皮切细丝，入沸水内略烫，放入焖罐内，加入白糖25克，清水适量。将罐置于旺火上，烧开后离火，去橘皮丝，待汁液晾凉，浇在橘片上。功能理气健脾，燥湿化痰。适用于脾胃气滞，脘腹满，恶心呕吐，咳嗽痰多，胸膈满闷等症。见《家庭饮食疗法》。

【猕猴桃金柑根汤】 猕猴桃50克，金柑根15克，烧酒100克。前2味洗净，加水同煎，去渣取汁，兑入烧酒。分2次服。功能行气止痛。适用于睾丸偏坠疼痛。见《闽东本草》。

【旋覆花粥】 旋覆花、莱菔子各9克，薏米30克，沙参15克。将旋复花、莱菔子、沙参用纱布包，煎汤，去渣后与薏米煮作粥。日1剂，15～20剂为1疗程。功能理气止痛。适用于痰气所致的食道癌。见《常见病食疗食补大全》。

【清蒸砂仁鲈鱼】 鲈鱼250克，砂仁、生姜各10克。鲈鱼去鳞、肠杂，洗净；砂仁捣碎；生姜洗净，切成细粒。后2味装入鱼腹，放碗中，加水和食盐少许，蒸熟。食肉饮汤。功能理气和胃，止呕，安胎。适用于脾虚气滞，脘闷呕逆，胎动不安等症。见《食疗本草学》。

【绿梅茶】 绿茶、绿萼梅各6克。共用沸水冲泡。代茶频饮。功能理气止痛。适用于肝胃气痛，两胁胀满，郁闷不舒，食纳减少等症。见《常见病验方研究参考资料》。

【葱煮柚皮】 新鲜柚皮1个，葱2棵。将柚皮放炭火上烧焦，放清水中浸泡1天，析出苦味，切块加水煮，将熟时加入切碎之葱，用油、盐调味。佐餐。功能疏肝理气解郁，行气化痰。适用于暴怒伤肝，胸胁胀闷，走窜攻痛，食欲不振等症。见《饮食疗法》。

【紫苏子酒】①紫苏子（微炒）1000毫升，清酒10000毫升。将紫苏子捣碎，以生绢袋盛之。纳于酒中，浸3宿，少少饮之。治风，顺气，利膈，有神效。见《太平圣惠方》。②紫苏子（微炒）1000毫升，清酒30000毫升。将紫苏子捣碎，以生绢袋盛，纳于酒中，浸3宿，取汁备用。每少少饮之。有调中，益五脏，下气，补虚，肥健人，润心肺，消痰气之效。见《寿亲养老新书》。

【紫菜蛋卷】紫菜20克，鸡蛋3个，象贝粉3克，牡蛎粉3克，鲜橘皮5克，猪肉馅100克，姜、葱、盐、味精等适量。将鸡蛋摊成蛋皮；肉馅、象贝粉、牡蛎粉拌匀成黏稠状，加入橘皮末、姜末、葱末、盐、味精和成馅。摊好蛋皮，铺上一层发好的紫菜，放上馅，卷成卷，装盘，上笼蒸20分钟。功能疏肝理气，消痰散结。适用于甲亢属于气郁痰凝者。见《疾病的食疗与验方》。

【紫菜萝卜汤】紫菜50克，萝卜500克，陈皮5克。陈皮洗净，萝卜切线与紫菜共煮汤。佐餐用。日2~3次。功能软坚散结，行气开郁。适用于甲状腺肿大。见《中国药膳学》。

【黑豆红糖汤】黑豆100克，大蒜、红糖各30克。黑豆洗净，大蒜切片。沙锅置武火上，加水500毫升，煮沸后加黑豆、大蒜、红糖，转用文火煮至黑豆熟透。分5~7次服。功能温阳化气行水。适用于妊娠肿胀，面浮肢肿，心悸气短，下肢发凉，腰酸无力，舌淡苔白而润，脉沉迟者。见《中国药膳学》。

【蜈蚣山甲海马散】蜈蚣6克，海马、炙山甲各10克，黄酒适量。将前3味干燥，共研细末。每服3克，日3次，黄酒冲服，连用15~20剂为1疗程。功能疏肝解郁散结。适用于肝郁气滞之乳腺癌患者。见《疾病的食疗与验方》。

【槟榔汤】槟榔15~30克。水煎取汁。日2次。连服数天。当以轻泻为度，否则稍加份量。功能和肝理脾。适用于肝郁脾虚之眼胀，头痛目眩，视力减退，食欲不振等症。见《疾病的食疗与验方》。

【鲜蘑桃仁】鲜蘑菇500克，鲜桃仁200克，精盐、料酒各10克，白酒7.5克，淀粉15克，鸡汤250克，鸡油50克。鲜蘑摘洗净，用沸水烫过，冲凉；鲜桃仁去皮、洗净，冷水泡后，上屉蒸熟。把鸡汤、鸡油和清料烧沸，入鲜蘑和桃仁，待沸，勾芡。佐餐服食。功能理气开胃润肠。适用于脾胃虚弱，脘腹胀满及老年体虚便秘等。见《滋补保健药膳食谱》。

【鲜橙汁冲米酒】鲜橙汁半碗，米酒1~2汤匙。将米酒冲入鲜橙汁内。日服2次。功能行气止痛。适用于妇女急性乳腺炎的早期；妇女哺乳期乳汁排出不畅，乳房红肿，结硬疼痛等症。见《家庭药膳手册》。

【蜜饯金橘】金橘500克，鲜橘皮50克，连翘、夏枯草、槟榔各20克，蜂蜜50克。将金橘洗净，去核；槟榔碾成面；鲜橘皮切细丝。连翘、夏枯草加水1500毫升煎煮30分钟，去渣取汁。用药液再煮金橘、橘皮、槟榔面，煮至金橘烂熟（药液不足可适当加水），汁液将干时，入蜂蜜，再煎煮20分钟，收汁即停火，待冷，贮于瓶罐中。每服10~15克，日3次。功能疏肝理气，清解热毒。适用于气郁之痤疮患者。见《疾病的食疗与验方》。

【醋泡海带】海带120克，米醋1000克，香橼皮9克。海带、香橼浸泡于米醋中，7天后服食。每天吃海带6~9克，连服10～15天。功能理气解郁，消瘿。适用于单纯性甲状腺肿所致肝郁气滞，心情不畅，胁痛腹胀，或月经前乳房、小腹胀痛等症。见《疾病的食疗与验方》。

【醋煮海带】海带250克，醋100克。海带洗净，切丝，与醋同煮汤服食。隔日1次，可常服。功能疏肝解郁，活血软坚。适用于颈淋巴结核结节型者。见《疾病的食疗与验方》。

【稻灰粥】赤稻细梢若干，丁香1枚，白豆蔻半枚，粳米50克。将稻细梢烧灰，绢包，用开水浸泡取汁，入丁香、豆蔻、米煮作粥。空腹食用。功能行气利膈。适用于噎食不下，胸中撑胀。见《本草纲目》。

【鲫鱼煮茴香】鲫鱼1条，小茴香6克。鲫鱼去鳞、鳃及内脏，洗净，与茴香加水煮熟。顿服。功能健脾利湿，行气止痛。适用于脾虚水停，小便不利，小肠疝气疼痛，以及小腹冷痛，胃寒胀痛，纳少乏力等症。见《生生编》。

【鲫鱼紫蔻汤】大鲫鱼1条，紫蔻3粒，胡椒、陈皮、生姜各适量。鲫鱼去鳞、鳃及内脏，洗净；紫蔻研为末，纳入鱼腹内，下锅，加水、胡椒、陈皮、生姜煮熟。食鱼饮汤。功能健脾和胃，行气宽中。适用于脾胃虚弱，不思饮食，纳少乏力，或湿阻脾胃，脘腹胀满，恶心呕吐等症。见《吉林中草药》。

【薤白粥】①薤白7茎（切），生姜6克，新鲜羊肾1只，粳米100克。将羊肾洗净，剖开，去内膜，细切。先煮米作粥，候欲熟，下羊肾、生姜、薤白，并入少许食盐，搅和令匀。空腹食用。功能宽胸理气，通阳散结。适用于胸痹，肺气喘急，胸闷气促，兼能散瘀止痛。见《圣济总录》。②薤白7茎，葱白4茎，粳米100克，椒、姜适量。先煎薤白去渣取汁，入粳米煮粥，候熟，下葱白、椒、姜，搅匀，三两沸，粥熟。空腹温食。功能宣痹通阳。适用于胸痹气闷，或胸痛彻背。兼治虚寒下利，腹痛下重。见《普济方》。③薤白（鲜者30克）10～15克，粳米100克。将薤白与粳米同入沙锅内，加水煮作稀粥。日2次。温热服食，7天为1疗程。功能宽胸理气。适用于老年人慢性肠炎、菌痢等。亦治冠心病胸闷不舒或心绞痛。此粥不宜多服久服。见《常见病食疗食补大全》。

【薤根汁】鲜薤白100克。洗净，捣烂，绞汁顿服。若无鲜者，亦可用薤白50克，捣烂，冲沸水，浸取汁液服。功能行气开胸。适用于胸痹心痛，脘腹胀痛等。见《肘后方》。

【薯蓣半夏粥】山药30克，半夏30克，白糖适量。半夏用温水淘洗数次以去矾味；山药压成细末，半夏加清水煮沸5分钟，取汁2杯，倒入山药末中拌匀，加适量清水煮3～5分钟。1日3餐，加白糖调服。功能健脾和中，降逆止呕。适用于胃气上逆，呕吐不止，以及闻药气则呕吐益甚，诸药不愈者。见《医学衷中参西录》。

【橙子煎】橙子1个。将橙子剖开，用水泡去酸味，加蜜煎汤频服。功能理气消导。适用于小儿食积，消化不良。见《疾病的食疗与验方》。

【橘朴茶】橘络、厚朴、红茶各3克，党参6克。上药共为粗末，放入茶杯中，沸水冲泡。代茶频饮。功能行气散瘀。适用于气滞湿痰型梅核气。见《江西中医药》。

【橘皮饮】橘皮10克，杏仁10克，老丝瓜10克，白糖适量。杏仁温水泡后去皮尖，橘皮、丝瓜洗净，加水同煮20分钟，去渣留汁，加糖搅化。代茶饮。功能理气去痰。适用于痰湿咳嗽。见《中国药膳学》。

【橘皮茶】陈皮6克，茶叶少许。将陈皮洗净，加水煎取滚沸汤液，趁热沏茶。随意饮之。功能行气宽胸。适用于痰浊头痛，头痛昏蒙，平素多痰，胸脘满闷，时有恶心或呕吐痰涎，舌苔白腻，脉滑或脉弦。见《百病饮食自疗》。

【橘红茶】橘红10克，白茯苓15克，生姜5片。共煎取汁，去渣。代茶饮。功能宽胸，理气，消积。适用于咳嗽多痰，痰色白稠，声重浊，胸闷脘痞，或食少纳呆等症。见《百病饮食自疗》。

【橘红糕】橘红粉10克，白糖200克，米粉500克。橘红粉与糖拌匀，作馅；米粉润湿后，上笼蒸10～20分钟，取出冷却，摊在洁布上，压平，撒上馅，上面撒一层米粉糕，压实，切成小块。早晚餐食用。功能理气消食，止咳化痰。适用于食欲不振，消化不良，咳嗽痰多等症。见《中国药膳》。

【橘茹饮】橘皮30克，竹茹30克，柿饼30克，生姜3克，白糖适量。将橘皮与柿饼切细。诸味同煮2次，合并药汁。每服200～300毫升。功能理气降逆。适用于妊娠呕吐，幽门不全梗阻，腹部手术后呕吐，呃逆等症。对痢疾、百日咳也有一定疗效。见《医宗金鉴》。

【橘饼汁】橘饼适量，橘汁或梨汁适量。橘饼泡汤，调入橘汁或梨汁。酌量饮用。功能和胃，养阴，降逆。适用于胃阴不足，胃气上逆，呃逆连声，口渴喜饮，尿赤便结等症。见《饮食辨录》。

【橘叶苏梗茶】鲜橘叶20克，苏梗10克，红糖15克。同放入保温杯中，加盖，开水泡15分钟。代茶饮。功能行气，止痛，宽胸。适用于经期或先或后，无块，色质正常，行而不畅，乳房及小腹胀痛，连及两胁，精神闷苦不乐，常以长叹一声为快，舌脉正常或脉弦。见《百病饮食自疗》。

【橘皮竹茹茶】橘皮5克，竹茹10克。橘皮撕碎，竹茹切碎，沸水冲泡。代茶频饮。功能理气降逆。适用于妊娠反应，胃气上逆之呕吐。见《常见病验方研究参考资料》。

【橘叶青皮猪蹄汤】橘叶、青皮各10克，净猪蹄500克。同炖煮至猪蹄烂熟。饮汤食肉。功能行气通乳。适用于妇女产后肝气郁滞，气血运行不畅之缺乳症。见《疾病的食疗与验方》。

【鲮鱼逐水汤】鲮鱼1条，党参18克，茯苓、薏苡、山药各15克。鲮鱼去鳞及内脏，洗净。将诸药装纱布袋内，熟后去药袋，加调料调味。食鱼饮汤。功能行气，活血，利水。适用于腹水。见《中国药膳学》。

【糖渍金橘】金橘500克，白糖500克。将金橘洗净，放铝锅中，用勺将每个金橘压扁，去核。加白糖250克腌渍1日，待金橘浸透糖，以文火煨熬至汁液耗干，停火待冷，再拌入白糖250克，放盘中风干数日，装瓶备用。功能理气，解郁，化痰，醒酒。适用于胸脘痞闷，食欲不振，消化不良，及伤酒等。见《本草纲目拾遗》。

【糖渍橘皮】橘皮、白糖各适量。把鲜橘皮或泡软的干橘皮，洗净，切成丝，放铝锅中，加大约橘皮重量一半的白糖，添水没过橘皮，加热煮沸后，再入文火煮至余液将干时，将橘皮取出放盘内，待冷，再撒入大约橘皮重量一半的白糖，拌匀。功能开胃理气，化痰止咳。适用于食欲不振，消化不良，腹胀，咳嗽多痰等。见《简便单方》。

【糖醋海带丝】水发海带300克，糖、醋、黄酒及调料适量。海带水发1天以上，反复漂洗干净，切成丝；植物油烧热后，放入葱、姜丝，爆香后倒入海带，加入黄酒、酱油、糖、盐等，并加适量水，文火炖15分钟，浇上醋。单食或佐餐。功能消食理气，软坚散结。适用于痰气郁结，瘰疬瘿瘤，老年疝气下坠，甲状腺肿大等症。见《膳食保健》。

【藕橘饮】陈皮5～10克，藕粉、白糖各适量。将陈皮水煎取汁，调入藕粉和白糖，搅匀。每服1剂，日2次。连用数日。功能开郁润燥化痰。适用于痰气交阻而致之吞咽梗阻，胸膈痞满或疼痛等症。见《百病饮食自疗》。

【鳖甲粥】鳖甲15克，薏米30克，佛手9克，桃树枝30克，蜂蜜适量。将鳖甲、佛手、桃树枝加水煎汤，去渣入薏米煮作粥，用蜂蜜调食。每天或隔天1剂，连续服食20～30剂。适用于肝郁痰瘀所致的鼻咽癌。见《常见病食疗食补大全》。

【糯米粥】①糯米30克，杏仁10克，阿胶15克，马兜铃10克，冰糖适量。用水煎杏仁、马兜铃，去渣取汁，同糯米煮作粥，阿胶烊化为汁，兑入糯米粥，加冰糖令溶。随意服食。适用于慢性支气管炎。对喘咳痰中带血者亦宜。见《常见病食疗食补大全》。②糯米100克，槟榔（炮捣末）15克，郁李仁（去皮、研为膏）15克，火麻仁15克。以水研火麻仁滤取汁，入糯米煮作粥，将熟，入槟榔、郁李仁搅匀。空腹食用。功能理气，润肠，通便。适用于胸膈满闷，大便秘结。见《圣济总录》。③糯米300克，薏仁米50克，赤小豆30克，大红枣20枚，莲子、芡实米各20克，生山药、白扁豆各30克。先将薏仁米、赤小豆、芡实米、白扁豆同入沙锅内煮烂，再入糯米、大枣、莲子、生山药等诸药同煮作粥。每日早晚当点心服食。功能健脾胃，生气血。适用于贫血所致的小儿血虚。见《常见病食疗食补大全》。④薏苡仁30克，糯米100克，红枣数枚，白糖适量。依常法共煮作粥。调白糖服食。适用于脾虚食少，便溏泄泻，尿少浮肿，肢体沉重等症。（验方）。

10. 活血化瘀类

【三七酒】三七10～30克，白酒500～1000克。三七浸入白酒中泡7天。每服5～10毫升，日2次。功能止血活血，消肿止痛。适用于跌打损伤，瘀阻疾痛等症。见《中国药膳学》。

【三角枫酒】三角枫60克，白酒250毫升。浸泡7～10天。日3次，每次服10～20毫升。适用于骨折，跌打损伤和外伤出血等症。见《陕甘宁青中草药选》。

【三七炖鸡蛋】生三七3克，丹参10克，鸡蛋2个。加水同煮，蛋熟后去壳再煮至药性尽出。日1剂，服蛋饮汤。功能活血行滞。适用于血瘀月经过少，紫黑有块，小腹胀痛拒按，舌边紫暗等症。见《百病饮食自疗》。

【三七藕蛋羹】三七粉5克，鲜藕汁1杯，鸡蛋1个。鲜藕汁加水煮沸；鸡蛋打散，放入三七粉调匀，入沸汤中，稍加盐。日2次，佐餐温服。功能凉血化瘀止血。适用于胃出血。见《同寿录》。

【大力酒】川芎、海风藤、巴戟天、附子、生地、威灵仙、续断、秦艽各60克，荆芥、白芍、草乌（制）、白芷（酒炒）、黄芩、当归各5克，破故纸、玄参、菟丝子、桂枝、独活、肉桂、防风、苍术（去皮）、川乌（制）各30克，花皂枝、桃仁各240克，五加皮90克，刘寄奴12克，松节72克，黑豆1400克，川木瓜6克，羌活、牛膝、鹿筋（酒炒）、肉苁蓉（酒炒）、黄芪、熟地（酒炒）各120克，杜仲（姜汁炒）150克，黑芝麻400克。上药用酒湿透蒸，冷后入瓶，以烧酒5000毫升浸1月。每饮1～5杯，随个人酒量增减。功能舒筋活血，散瘀止痛，补气养血。见《中国帝王媚药补酒》。

【大蒜鸭蛋汤】大蒜150克，鸭蛋2个。大蒜去皮；鸭蛋煮熟去壳。同煮。温热食。连用数日。功能杀菌解毒散结。适用于瘰疬（颈淋巴结结核）初起。见《家庭食疗手册》。

【大蓟胡桃枝茶】鲜大蓟、鲜胡桃枝各50～100克，冰糖适量。水煎，取汁入冰糖令溶。代茶频饮。适用于瘰疬。见《新疆中草药单方验方选编》。

【大叶紫珠煮鸡蛋】紫珠菜200克（干品减半），鸡蛋4个。紫珠菜洗净，与鸡蛋同放入瓦锅内加水煮，待蛋熟，去皮，再煮几小时，使蛋色发黑。每服鸡蛋1个，日2次，连用100个为1疗程。功能益气养阴，活血散瘀，消炎止血。适用于早期肝硬化。见《家庭食疗手册》。

【大蒜海带鸭蛋汤】大蒜（去皮）、海带（水发泡）各60克，鸭蛋2个。加水适量同煮，鸭蛋熟后去壳再煮3分钟。饮汤吃鸭蛋海带。每服1剂，日1～2次，亦可佐膳。功能滋阴，解毒，散结。适用于瘰疬初起（颈淋巴结核）。春季食用尤佳。见《四季药膳》。

【万年青饮】万年青20～30克，红糖适量。万年青加水150毫升煎至50毫升滤出；再加水120毫升煎至40毫升滤出，混合2次药液，调入红糖。日1剂，分3次服，7天为1疗程。功能理气行滞，活血化瘀。适用于气滞血瘀的面色晦暗，唇色紫绀，胸闷，气喘，咳嗽，痰中带血；胁下有痞块，肢体浮肿；舌质紫暗，或有瘀点，脉细数或结代等。见《疾病的食疗与验方》。

【万病无忧酒】当归、川芎、白芷、荆芥穗、地骨皮、牛膝、木瓜、大茴香、乌药、自然铜（火煅）、木香、乳香、没药、炙甘草各30克，白芍、破故纸、威灵仙、钩藤各60克，防风45克，羌活、雄黑豆各120克，杜仲（炒）、五加皮、紫金皮各90克，无灰酒1大罐，诸药和匀，以绢袋盛，浸入酒中，春秋5日，夏3日，冬10日。随意温服，不拘量。功能活血祛瘀，养神理气，补虚延寿。见《增补寿世保元》。

【山楂酒】干山楂片500克，60度白酒300毫升。干山楂片洗净、去核，放入500克装的细口瓶内的半瓶，再添加白酒至瓶满，密封瓶口，每日振摇1次，1周后饮用。每次10～20毫升，边用边添加白酒（约200毫升）。功能活血，舒筋。适用于劳动过力身痛疲倦和妇女痛经等症。（验方）。

【山楂散】向日葵15克，干山楂30克，红糖60克。前两者烤焦研末，加红糖冲服或煎服。日2次服完，经前1～2日服。每次月经周期服2剂，连用1～2个月经周期。功能活血调经。适用于痛经。见《疾病的食疗与验方》。

【山楂肉丁】猪后腿肉250克，鲜山楂10个，调料适量。肉切成小方丁，刀背轻拍，拌黄酒、精盐、湿淀粉，拍上干淀粉。油烧至六成热，先爆香姜末，再将肉逐块炸一下，捞起沥油；油再烧热，再次略炸捞起；待油温八成热时，再炸至脆。山楂去核，加少许水煮烂，压泥，倒入余油翻炒，加少许酱油、白糖、熬成稠厚卤汁，倾入肉丁，翻炒均匀。功能散瘀活血，消积化滞，降胆固醇。适用于高血压，冠心病，动脉粥样硬化，产后儿枕痛，食积等。

见《膳食保健》。

【山楂内金散】 生山楂 60 克，生鸡内金 30 克，刘寄奴 15 克，红糖适量。山楂去核、干燥、研粉；内金拣净、干燥研粉。2 粉混匀。刘寄奴水煎取汁，加红糖调匀。每次冲服药粉 15 克，日 3 次。功能活血化瘀通经。适用于各种闭经。见《常见病的饮食疗法》。

【山楂决明汤】 山楂 30 克，决明子 60 克。水煎服。代茶饮。功能降低血压，降胆固醇。适用于高血压和高血脂症。见《食疗本草学》。

【山楂红糖饮】 山楂片 50 克，红糖 30 克。山楂水煎取汁，冲红糖温服。功能活血化瘀。适用于月经后期，小腹冷痛（寒瘀），量少紫暗，或有血块等症。见《常见病的饮食疗法》。

【山楂荷叶茶】 山楂 15 克，荷叶 12 克。共研粗末，水煎 3 次，取浓汁。日 1 剂，代茶徐饮。适用于初期高血压，血脂过高及单纯性肥胖症等。见《营养世界》。

【山楂消脂饮】 鲜山楂 30 克，生槐花 5 克，嫩荷叶 15 克，草决明 10 克，白糖适量。前 4 者同放锅内煎煮，待山楂将烂时，碾碎，再煮 10 分钟，去渣取汁，调入白糖。频频饮。功能降压降脂。适用于高血压，动脉硬化，高血脂等。见《疾病的食疗与验方》。

【山楂益母膏】 生山楂、益母草各 50 克，红糖 100 克。山楂去核，切片，加水 500 毫升，与益母草同煎，煎取 400 毫升，入红糖，搅匀，浓缩收膏。每服 20 毫升，日 2 次。功能活血化瘀。适用于产后恶露不绝，腹痛。见《常见病的饮食疗法》。

【山楂银菊茶】 山楂、银花、菊花各 10 克。山楂拍碎，共加水煎汤，取汁。代茶饮。适用于肥胖症，高血脂症，高血压病。见《上海中医药杂志》。

【川芎酒】 川芎 30 克，白酒 500 克。川芎洗净，浸入白酒泡 7 天。每服 10～20 毫升，日 2～3 次。功能活血行气，祛风止痛。适用于跌打损伤，偏头风痛，阴虚火旺或肝阳上亢所引起的头痛。月经过多及出血性疾病不宜用。见《中国药膳学》。

【川芎当归炖穿山甲】 川芎 6～9 克，当归 9 克，穿山甲 50 克，猪瘦肉 500 克。猪肉切块；药用布包好，同入炖盆内，隔水炖 2～3 小时。饮汁吃肉。连服 5～6 天。功能活血化瘀。适用于瘀血内阻之头痛经久不愈，痛处固定不移，痛如锥刺，多有头部撞伤史，舌有瘀斑，脉细涩等症。见《疾病的食疗与验方》。

【小蓟饮】 小蓟（全草）、益母草各 60 克。同加水煎汤，去渣再煎至浓稠服。功能祛瘀止血。适用于胎堕后或产后瘀血不尽，出血不止。见《食疗本草学》。

【小蓟茶】 小蓟全草（去根）50～100 克。煎水，取汁。代茶频饮。适用于高血压病。用量为 200 克以上有一定的副作用，如头昏目眩等症。故治疗高血压病时要掌握适当剂量。见《上海常用中草药》。

【小麦煮昆布】 昆布 100 克，小麦 50 克。加水同煎，候小麦烂熟时，滤取汁液，留昆布。每次 2 汤匙，时时服；同时拣取昆布嚼食咽津。功能散结，消痰，益脾。适用于脾中气噎，不下食，喉中如有肉块等症。见《食疗本草学》。

【马鞭草炖猪蹄】 马鞭草、黄酒、生油各 30 克，猪蹄 2 只。马鞭草、猪蹄洗净，猪蹄每只切为 4 块。炒锅置旺火上，注入生油烧热，煸炒马鞭草，再加黄酒稍炒一下，起锅装入陶罐内，加猪蹄和冷水 1 碗半，隔水文火炖至猪蹄熟透。每日分 2 次，温热食。功能活血散瘀通经。适用于气滞血瘀或寒湿凝滞所致的痛经，血滞经闭。见《家庭药膳手册》。

【马鞭草蒸猪肝】 鲜马鞭草60克，新鲜猪肝100克。马鞭草洗净、切碎；猪肝切片同置瓷盘中，隔水蒸熟。日1剂。功能清热解毒，活血化瘀。适用于妇女白带过多、色黄、味臭，阴痒，闭经，月经量少等。见《食物疗法》。

【天香炉煲猪瘦肉】 天香炉30克，猪瘦肉100克。加清水适量煮汤后，食盐少许调味。饮汤食肉。功能祛风化湿，活血止痛。适用于风火牙痛，妇女经闭，风湿痹痛，软组织扭挫伤等症。见《饮食疗法》。

【木耳散】 木耳60克，血余炭10克，木耳炒至见烟为度，与血余炭共研细末。每次服6～10克，温开水或淡醋送服。功能化瘀止血。适用于妇女崩中漏下，或有瘀块等症。见《食疗本草学》。

【木耳柿饼汤】 黑木耳6克，柿饼50克，红糖50克。同置器中，加水适量，煮汤食。日1剂，连服5～6日。功能活血祛瘀。适用于痔疮，痔核初发，黏膜郁血，肛门搔痒不适，伴有异物感，或轻微出血，疼痛等症。见《疾病的食疗与验方》。

【见肿消酒】 见肿消65克，白酒500克。浸泡5至7天饮服。日3次，每次10毫升。适用于跌打损伤内有瘀血、外有出血者以及风湿腰腿痛。见《陕甘宁青中草药选》。

【牛筋祛瘀汤】 牛蹄筋100克，当归尾15克，丹参20克，雪莲花10克，鸡冠花10克，香菇10克，火腿15克，调料适量。牛筋用温水洗净，待5000克清水煮沸时，放入碱15克，倒入牛筋，加盖焖2分钟，捞出以热水洗去油污，如此反复洗焖多次，至牛筋胀发，切成段，放入蒸碗，当归、丹参入纱布袋，放于周边，雪莲花、鸡冠花点缀四周，香菇、火腿摆于其上，并放入姜、葱、汾酒、味精、盐等调料，入笼蒸3小时，待牛筋熟烂后出笼，去药袋。佐餐或单食。功能调气活血，通络止痛。适用于血栓闭塞性脉管炎属瘀血阻滞者，患肢黯红或青紫，下垂尤甚，抬高则苍白，持续疼痛等症。见《疾病的食疗与验方》。

【牛膝炖猪蹄】 牛膝20克，猪蹄250克。猪蹄治净，剁开，与牛膝同置锅内，加水适量炖熟（加米酒50克更佳）。趁热食。功能逐瘀通经。适用于妇女瘀血停滞，月经过少或经闭，癥瘕等症。脾虚泄泻、梦遗滑精、孕妇不宜服用。见《中国药膳学》。

【牛膝参归酒】 牛膝30克，党参、当归、香附各10克，红花、肉桂各9克，白酒500克。上药切碎，浸入酒中，容器密封7天。早晚各服1次，早5～10毫升，晚10～20毫升，服至月经来潮为止。如果身体强壮，能够耐受，可适度增饮20～30毫升，有利于缩短疗程。功能活血化瘀。适用于妇女闭经。孕妇及心脏病、支气管哮喘、白带过多者不宜服用此酒。见《四川中草药通讯》。

【毛鸡酒】 干毛鸡（除去毛、内脏）500克，当归150克，防风25克，炮姜75克，羌活75克，益母草100克，红花25克，钩藤50克，白酒10000毫升，白糖适量。同浸数日。每服9～15毫升，日2次。功能祛风活血，祛瘀生新。适用于妇女产后体虚，足手麻痹等症。见《新编中成药》。

【毛鸡药酒】 干毛鸡280克或鲜毛鸡320克（除去毛、内脏），当归、红花各160克，赤芍、桃仁各15克，白芷160克，茯苓20克，川芎、千年健各160克，白酒16960毫升，干毛鸡（鲜毛鸡不蒸）蒸15分钟，放凉，用适量白酒浸泡25天后，再将其余各药同置容器内，加剩余白酒密封45～55天，滤过。每饮15～30毫升，日3

次。适用于妇女产后血晕，或肢体疼痛，及痛经、闭经等症。感冒发烧、喉痛目赤禁用。见《药典》。

【毛冬青炖猪爪】毛冬青150克，猪蹄1只，调料适量。毛冬青洗净，猪蹄去毛洗净；同放锅内，放葱、姜、盐、黄酒、清水适量，沸后文火炖熬4小时，加味精少许。食肉饮汤。日内分3次服完，20天为1疗程，每疗程间隔5～7天。功能活血通脉，解毒托疮。适用于血栓闭塞性脉管炎。见《家庭食疗手册》。

【化瘀止痛酒】生地黄汁250毫升，酒500克，丹皮、肉桂（去粗皮）、桃仁（去皮尖炒）各30克。桃仁、丹皮、肉桂捣为细末，与生地黄汁同酒煎数10沸，取下候冷，去渣，收贮备用。每饮1～2小杯，日3次。适用于伤损瘀血在腹。（验方）。

【月季花茶】鲜月季花15克。夏秋采取半开放的花朵，以紫红色、半开放的花蕾，不散瓣，气味清香为佳。日1次，开水冲泡，代茶徐饮。功能活血化瘀。适用于月经不调，经来腹痛，跌打损伤，筋骨疼痛，血瘀肿痛。见《泉州本草》。

【月季花酒】月季花12朵，黄酒适量。月季花烧存性。黄酒送服。适用于经来量少，紫黑有块，小腹胀痛、拒按，血块排出后疼痛减轻，舌边可见紫黯瘀点，脉沉涩。（验方）。

【丹参饮】丹参15克，白糖适量。丹参加水150毫升，煮取100毫升，去渣，加白糖。温服，日2次。功能活血祛瘀。适用于气滞血瘀，月经后期量少色黯，小腹疼痛，或闭经等症。忌与藜芦同食。见《常见病的饮食疗法》。

【丹参茶】丹参6克。切片，开水冲泡。代茶饮，日1～2次。功能活血化瘀。适用于冠心病。见《中国药膳学》。

【丹参粥】丹参30克，糯米50克，红枣3枚，红糖少许。丹参加水煎汤，去渣后入糯米、红枣、红糖煮粥。温热食，日2次，10天为1疗程，隔3天再服。适用于血滞闭经，月经不调，产后恶露不尽，瘀滞腹痛，宫外孕，胸肋疼痛及温病热入营血等症。用于冠心病，高血压病等症要长期服食。见《常见病食疗食补大全》。

【丹参膏】丹参100克，白蜜100毫升。丹参加水500毫升，煮取400毫升，加白蜜收膏。每服20毫升，日2次。功能活血祛瘀。适用于气滞血瘀，月经后期量少色黯，小腹疼痛，或闭经等症。忌与藜芦同食。见《常见病的饮食疗法》。

【丹参鸡蛋】丹参30克，鸡蛋2枚。共煮2小时。食蛋饮汤。日1次，连服数日。功能活血化瘀，理气行滞。适用于气滞血瘀，月经数月不行，甚至经年不至，精神抑郁，烦躁易怒，胸胁胀满不舒，小腹胀痛拒按等症。见《百病饮食自疗》。

【丹参蜜饮】丹参15克，檀香9克，炙甘草3克，蜂蜜30克。丹参、檀香、炙草加水煎煮后，去渣取汁，调入蜂蜜，再煎几沸。顿饮。功能补益脾胃，行气活血。适用于胃及十二指肠溃疡，胃脘隐痛，饥饿、劳倦则痛，食后缓解等症。见《疾病的食疗与验方》。

【丹参黄豆汁】丹参500克，黄豆10000克，蜂蜜250克，冰糖30克，黄酒1匙。黄豆洗净，去杂质，冷水浸泡1小时，捞出，倒锅内，加水5～6碗，旺火烧开，加黄酒1匙，小火煮3小时，至黄豆烧烂，剩下浓汁一碗半时离火，豆汁滤出；丹参洗净，倒瓦罐内，冷水浸泡1小时，水量以浸没为度，中火烧开，小火煎半小时，剩下药液一大碗时，滤出头汁，再加水2碗，煎半小时，剩下半碗药液时，滤出。2次煎汁混合，将黄豆汁、丹参汁一起倒入磁盆内，加蜂蜜、冰糖，加盖，隔水蒸2

小时，离火，冷却，装瓶，盖紧。日2次，每次一匙。饭后1小时服。功能补心血，缓肝气，健脾胃，通血脉，破瘀血，利大肠，消水肿。适用于动脉粥样硬化和慢性肝炎等症。见《常见慢性病食物疗养法》。

【乌豆酒】①乌豆（选择令净）5000克，清酒15000毫升。炒豆令烟向绕，投入酒中，看酒赤紫色，去豆。如中风口噤，加鸡屎白2000克，和熬投酒中。量性服，日3盏。功能破血祛风，除气防热，产后3日，尤宜服。原书方名“紫汤”。见《普济方》。②乌豆1000克。加水5000毫升，煮取3000毫升汁，去滓，加酒5000毫升，煮取3000毫升。分若干次服，不瘥，再服。适用于身肿。见《普济方》。

【乌鸡鸭脚菜汤】鸭脚茶（刘寄奴）60克，乌鸡1只。鸡去毛及内脏，同鸭脚菜加水适量，炖汤，油、盐调味。2日内分次食完。功能破血通经。适用于妇女月经不调，不能受孕等症。见《家庭药膳手册》。

【乌豆圆肉大枣汤】乌豆50克，桂圆肉15克，红枣50克。共煎取汁。饮服。功能活血通脉，养心安神。适用于心血瘀阻，心悸不安，胸闷不舒等症。见《白病饮食自疗》。

【双红茶】红糖、红枣各60克，老姜15克，马兰头根1把。水煎。代茶饮。饮至经来为止。功能活血化瘀。适用于闭经。见《验方》。

【水蛭散】生水蛭30克，生山药250克。水蛭晒干研粉，山药轧细末。每次用山药末20克，冷水调匀，煮稀糊，加红糖适量调溶，送水蛭粉1~2克，日2次。功能破血逐瘀。适用于气滞血瘀，经闭腹痛，胸胁胀闷，烦躁易怒，舌质紫黯等症。血虚经闭忌用。见《医学衷中参西录》。

【玉楂冲剂】玉竹、山楂各500克，糖粉、白糊精各适量。山楂水煎2次，每次15分钟；玉竹水煎2次，每次30分钟；合并2液，沉淀，取上清液，浓缩成清膏；入3倍量的糖水，1倍量的糊精，搅匀，制颗粒，干燥，过筛。每服22克，开水冲服，日3次。功能滋阴活血通脉。适用于冠心病心绞痛，高脂血症。见《上海市药品标准》。

【北芪炖南蛇肉】黄芪60克，南蛇肉200克，生姜3片。蛇肉洗净，与黄芪、生姜共炖汤，加油、盐调味。饮汤食肉。功能益气通络。适用于气虚血瘀，脉络闭阻，口眼歪斜，口角流涎，语言不利，半身不遂，肢体麻木等症。见《饮食疗法》。

【田七丹参茶】田七100克，丹参150克，白糖适量。加工成棕黄色颗粒，每袋20克。开水冲服，每次1袋，日3~5次。代茶缓饮。功能活血化瘀。适用于冠心病心绞痛。见《全国医药产品大全》。

【生地酒】生地黄汁500毫升，酒500毫升，桃仁（去皮尖，另研膏）30克。将地黄汁并酒煎令沸，下桃仁膏再煎数沸，去渣，收贮备用。每温服1杯，不拘时候。孕妇忌服。适用于倒仆跌损筋脉。见《圣济总录》。

【生牛膝酒】生牛膝200克。以酒3000毫升，煮取120毫升，去滓。若用干牛膝根，酒渍宿后煮。随个人酒量分次服。适用于产后腹中苦痛。见《备急千金要方》。

【生化蜜膏】当归、益母草各30克，川芎、桃仁、甘草、丹皮各10克，炮姜5克，白蜜50毫升。前7味加水500毫升，煮取300毫升，去渣，加白蜜收膏。每服30毫升，日3次。功能活血化瘀，温经止痛。适用于产后血虚受寒，恶露不下或量少色暗，小腹冷痛拒按，舌紫并有瘀点等症。阴虚血热者忌服。见《常见病的饮食疗法》。

【白花丹参酒】 白花丹参、白酒（55度）各适量。上药切碎或制粗末，浸于酒中泡15天，制成5% ~10%的药酒。每饮20~30毫升，日3次。功能活血化瘀。适用于气血瘀滞型血栓闭塞性脉管炎。症见患肢紫红或青紫，足背动脉搏动消失等。见《山东中医学院学报》。

【玄胡酒】 玄胡10克，白酒300毫升。将玄胡入酒中浸泡3天。每饮15~30毫升。功能活血化瘀。适用于产后小腹疼痛，拒按，恶露量少滞涩，有紫黑瘀血块，面色青紫，舌有紫点，或瘀斑，脉弦涩。有肝病史者忌服。见《百病饮食自疗》。

【闪挫止痛酒】 当归6克，川芎3克，红花1.8克，茜草、威灵仙各1.5克，白酒适量。上药加适量白酒煎服。以不醉为度，药渣外用敷伤处。有明显出血现象者，不宜使用此方。适用于闪挫伤，包括皮下组织、肌肉、肌腱、筋膜、关节囊、韧带（腱鞘、滑膜囊、椎间盘纤维环、关节软骨盘）、血管，周围神经等组织受伤后发生肿胀、疼痛、功能活动障碍等现象。见《疑难急症简方》。

【兰花粥】 泽兰30克，粳米50克。先煎泽兰，去渣取汁，入米煮粥。空腹食。功能活血，行水，解郁。适用于妇女经闭，产后瘀滞腹痛，身面浮肿，小便不利。见《粥谱》。

【加味鳖甲饮】 草河车30克，白花蛇舌草30克，鳖甲30克，桃仁9克，红花6克，蔗糖适量。前5药煎汤去渣，加蔗糖调味。代茶饮。日1剂，常服。功能活血祛瘀，疏肝行气。适用于肝癌属瘀热蕴结，肝区肿块，疼痛难忍，黄疸等症。见《疾病的食疗与验方》。

【地笋汁】 鲜地笋（泽兰的根茎）30~60克。地笋洗净捣烂，绞取汁液。日2次。功能活血，止血。适用于衄血，吐血等。见《食疗本草学》。

【地黄酒方】 ①生地黄300克，酒2升，共煎至沸腾数次，去渣滓。温热每服1小杯，不拘时候。适用于倒仆损伤筋脉。见《圣济总录》。②生地黄汁7升，酒7升，桃仁（去皮尖，研膏）40克。先将地黄汁与酒混合煎熬至沸腾，加入桃仁膏，再煎熬至沸腾数次。每服1小杯，不拘时候。适用于倒仆损伤筋脉，见《圣济总录》。③生地黄汁0.35升，酒0.7升，桃仁（去皮尖双仁炒）、牡丹（去心）、桂（去粗皮）各40克。桃仁、牡丹和桂捣碎、研细，与地黄汁、酒混合煎熬，去渣取汁。温热每服1小杯，不拘时间。适用于伤损瘀血在腹之症。见《圣济总录》。

【地黄煮酒】 生地黄6克，益母草10克，黄酒200毫升。黄酒倒入瓷瓶（或杯）中，加生地、益母草，隔水蒸炖20分钟。每饮50毫升，日2次。功能活血止血。适用于瘀血性产后出血症。见《圣惠方》。

【地龙桃花饼】 干地龙30克，红花、赤芍、桃仁各20克，当归50克，黄芪100克，川芎10克，玉米面400克，面粉100克，白糖适量。干地龙以酒浸去其腥味，烘干研粉。红花、赤芍、当归、黄芪、川芎水煎2次，取汁；玉米粉、面粉、地龙粉、白糖混匀，用药汁调，制饼20个；桃仁去皮尖，打碎，略炒，匀放于饼上，入笼蒸熟（或烘箱烤熟）。功能益气活血，化瘀血络。适用于中风后遗症，气虚通瘀，脉络瘀阻而见偏枯不用，肢体痿软无力，舌质紫暗，或有瘀斑，脉细而涩等症。见《常见病的饮食疗法》。

【地黄桃仁酒】 生地黄汁700毫升，酒700毫升，桃仁（去皮尖另研膏）40克。先将地黄汁并酒，煎令沸，下桃仁膏，再煎数沸。每温服1盏，不拘时候。适用于倒仆蹴损筋脉。见《圣济总录》。

【地黄益母汤】生地6克，益母草10克，黄酒200毫升。前2药放黄酒中，隔水蒸20分钟。每服50毫升，日2次，温服。功能活血化瘀。适用于产后瘀血腹痛。见《中国药膳学》。

【地黄桃仁牡丹桂酒】生地黄汁350毫升，酒700毫升，桃仁（去皮尖双仁炒）、牡丹（去心）、桂（去粗皮）各40克。后3味捣罗为细末，与前2味煎熟，去滓。温饮1盏，不拘时。功能活血化瘀。适用于伤损瘀血在腹。见《圣济总录》。

【芋粥】鲜芋头100克，粳米50克，白糖少许。芋头洗净，刮皮，切细片，与米同煮粥，粥熟后，入白糖少许调匀食。功能消疬散结兼宽肠胃。适用于瘰疬肿毒，气虚食少等症。见《食物本草会纂》。

【芋艿丸】芋艿（大者）适量。切片晒干，研细末。海蜇、荸荠煎汤，拌和芋粉，做小丸。每服9克，日2次。功能软坚散结，消痰。适用于瘰疬已溃或未溃。见《中国医学大辞典》。

【芋艿糕】糯米粉350克，粳米粉150克，芋艿500克，熟猪肉、白糖适量。糯米粉与粳米粉混和，加糖、水搅成厚糊；芋艿煮熟去皮切丁，拌入糊内；盛器内涂上一层猪油，将芋艿糊放入，上屉蒸20～25分钟。功能软坚散结。为癌症患者的膳食。见《膳食保健》。

【百灵藤酒】百灵藤6000克，水70000毫升，糯米2000克。将药和水煎汁取20000毫升，入糯米作饭候冷，拌炒神曲末360克，同入瓮中，如常酿酒，待熟澄清。每温饮1小盏，服后浑身汗出为效。适用于头风脑痛之症。见《太平圣惠方》。

【当归酒】①当归、细辛（去苗叶）、防风（去叉）各60克，麻黄（去根节煎掠去沫焙）100克，独活（去芦头）120克，附子（炮裂去皮脐）4枚。上药锉如麻豆，以酒2000毫升，煮取1400毫升去渣。食前每温服1盏。适用于中风，身如角弓反张。见《圣济总录》。②当归（切焙粗捣）0.4克，猪肉40克（薄切小片）。上用清酒1碗，煮至七分，去渣。每服取半小匙许，令儿咽。日3夜1。量儿大小加减。适用于小儿15日以来，胎寒腹痛微热，聚唾弄舌，躯啼上视。见《普济方》。③辣桂（去粗皮）20克，当归16克，木香、白芷各108克。细锉，每服14克，以醇酒1盏，慢火煎七分，入乳香末2克。适用于痈疽阴证，头平向内，沉黯不痛，患处不热。见《普济方》。④当归30克，好酒1000克。当归研碎后与酒共煎取600克。随个人酒量饮。适用于血虚夹瘀所致的头痛，其痛如细筋牵引或针刺，痛连眼角，午后尤甚，兼双目发涩，心悸怔忡，面色萎黄，眩晕，舌质色淡可有瘀点等症。见《景岳全书》。⑤当归适量。煎汁，或酿或浸，并如常法。适量饮。功能和血脉，坚筋骨，止诸痛，调经水。见《本草纲目》。⑥当归1000克，曲适量。将当归入沙锅内加水5000毫升煎煮，待煎至3500毫升，锅待冷；再将曲压成细末，放入汁内搅匀，注入坛内密封，保温，令发酵，10日后服。每服20毫升，日2次。可据酒量酌饮。适用于筋痿，各种疼痛，月经不调。见《本草纲目》。⑦当归150克，白酒1500毫升。将当归入酒内浸泡10日。每服10～20毫升，日2次。适用于筋骨痿弱，疼痛，月经不调。见《本草纲目》。

【当归元胡酒】当归、元胡、制没药、红花各15克，白酒1000毫升。上药共捣碎，白夏布包，用酒浸泡于净器中，1周后取用。早晚各空心温饮1杯。适用于月经欲来，腹中胀痛。见《懦门事亲》。

【当归米酒饮】当归60克，米酒1000克。当归片浸于米酒内7日。酌量饮。功能活血通络。适用于手臂久痛，痛处固定不移，胸腹部瘀血作痛等症。见《中国药膳学》。

【当归松叶酒】新松叶（切碎洗净漉干）1000克，当归150克，清酒2500毫升。上药入净器中，酒浸14天。随量饮。功能活血化瘀。适用于关节疼痛，肢体不遂。(验方)。

【朱砂根炖猪心】猪心1个，朱砂根10克，活血莲（橐吾）10克，皂角刺5个，川芎9克，白胡椒7粒。共炖至猪心烂熟。吃猪心，饮汤。日1剂。功能理气行滞，活血化瘀。适用于风湿性心脏病，心悸胸闷，气喘咳嗽痰中带血，面色暗晦，唇色紫绀，舌质紫暗，或有瘀点，脉细数或结代。见《疾病的食疗与验方》。

【竹沥酒】高粱酒500毫升，选活南竹一根（生在地上者，不伐下来），在第4、5、6节的上端，各钻2个孔。用弯嘴漏斗将酒分别灌于竹内；每节灌满2/3，将用松木削成之圆钉钉入竹孔内，将竹孔塞紧，用煅石膏粉调分敷在周围，严密封固，经40天，以竹叶渐黄，枯萎为度。将竹子从根部砍倒，用1根长铁条，从根部向上穿通，逐节打穿，取酒。春分至夏至间制取。将此酒注于烫杯中，隔水烫热饮。功能通经络，化痰热。为高血压、动脉硬化的饮料。见《气功药饵疗法与救治偏差手术》。

【伤科药酒】参三七、红花、生地黄、川芎、当归身、乌药、落得打、乳香、五加皮、防风、川牛膝、干姜、牡丹皮、肉桂、延胡素、姜黄、海桐皮各15克，好酒2500毫升。将上药适当粉碎，盛绢袋，浸于酒中，容器封固，隔水加热，煮1.5小时，取出放凉，再浸泡数日。适量饮。日2次。适用于跌打损伤，气滞血瘀，筋骨疼痛，活动受限等症。见《伤科补要》。

【向日葵花托红枣汤】向日葵花托1个，红枣20个。加水3碗，煮至1碗。饮汤食枣。功能降血压。适用于高血压头痛。见《饮食疗法》。

【合骨散】大蟹1只。焙干研末。每服9～12克，温酒送服。功能活血化瘀，补肝益肾，接骨续筋。适用于跌打损伤，筋断骨折及产后儿枕痛等症。孕妇不宜服。见《泉州本草》。

【刘寄奴酒】刘寄奴、甘草各等份。共碎细，每用20克，先以水2小杯，入药煎至1小杯，再入酒1小杯，再煎至1小杯，去渣。1次温服。功能活血化瘀。适用于女子产后瘀阻血滞。(验方)。

【羊乳饮】羊奶250克，竹沥水15克，蜂蜜20克，韭菜汁10克。羊奶煮沸后，加竹沥水、蜂蜜、韭菜汁，再煮沸。代茶饮。功能豁痰涎，化瘀血。适用于中风痰壅，瘀血所致之噎膈，反胃。见《中国药膳学》。

【羊乳茶】羊乳250克，竹沥水、蜂蜜各20克，韭菜汁10克。先煮羊乳，放入竹沥水、蜂蜜及韭菜汁调匀，待温。不拘时，频频饮。功能活血化瘀。适用于老年阳气不充，痰血凝结而引起的噎膈反胃症。见《北京卫生职工学院资料》。

【羊胫骨酒】羊胫骨适量，酒适量。将羊胫骨用酒浸。随量饮。功能活血化瘀。适用于筋骨挛痛。见《肘后备急方》。

【羊肉山药羹】羊肉60克，山药150克，小茴香10克，附子5克，桂枝10克，白芍10克，当归10克，生姜20克。羊肉洗净切片；小茴、附子、桂枝、白芍、当归等装入纱布包内。同放沙锅中，加水2000毫升，放入生姜，煮沸后去浮沫，文火煨2小时，去药包，加入去皮的鲜山药，炖烂后入盐少许。分食。功能健脾胃，益气血，散寒邪，通血脉。适用于经前或经期小腹疼痛，乳房作胀，腹部发凉，经血少等症。见《疾病的食疗与验方》。

【米酒蒸螃蟹】 螃蟹数只。洗净，盛碗内，隔水蒸，将熟时加入米酒1～2汤匙，再蒸片刻。饮汤，食蟹肉（可蘸熟植物油、酱油、味精等调味品）。功能化瘀活血，滋肾养阴。适用于产后恶露不畅，瘀血腹痛，跌打损伤，瘀血肿痛。见《日华子本草》。

【米醋煮羊血】 羊血200克（已凝固者），米醋适量。羊血切小块，加入米醋一碗煮熟，以少许食盐调味。食羊血。功能化瘀止血。适用于内痔出血，大便下血。见《饮食疗法》。

【壮养酒】 香附、砂仁、当归、元胡、金樱根、虎骨各18克，桃仁、白芷各9克，生地、丁香、红花、木瓜各12克，沉香3.5克，木香6克，牛膝24克，续断24克，酒1500毫升。上药酒浸24小时，将酒瓶放沸水中煮1小时。日饮1～3杯。功能舒筋活血，壮腰健肾，补虚强壮。见《中国帝王媚药补酒》。

【防治冻伤酒】 红花、干姜各19克，附子13克，徐长卿16克，肉桂9克，白酒1000毫升。浸泡6日。每服8毫升，日2～4次。适用于预防冻伤。见《陕甘宁青中草药选》。

【红花酒】 ①红花40克，为末，分2服。每服酒2盏、童子小便2盏，煮取盏半，候冷，留滓再煎。适用于血晕，绝不识人，烦闷，言语错乱，恶血不尽，腹中绞痛，胎死腹中。见《妇人大全良方》。②红花100克，60度白酒400毫升。把洁净的红花放入细口瓶内，加白酒浸泡1周，每日振摇一次。每服10毫升，也可兑凉白开水10毫升或加红糖适量。功能温通经脉，活血。适用于妇女冲脉虚寒，血瘀性痛经症。（验方）。

【红糖茶】 红糖适量。和茶饮，日3次，不超过10天。适用于产后恶露不净。见《陕西中医》。

【红花糖水】 红花3克，益母草15克，红糖20克。煎红花、益母草，去渣取汁50毫升，加入红糖温服。功能活血化瘀。适用于产后恶露不尽之腹痛，血瘀痛经。见《中国药膳学》。

【红蓝花酒】 红蓝花30克，酒200毫升。将药入酒内，煎至减半。顿服一半，未止再服。功能活血化瘀。适用于一切风邪，如妇女经后或产后，风邪易于侵入腹中，扰乱腹内气血，使气滞血瘀，发生腹中刺痛。饮用此酒期间，婴儿应暂停哺乳。见《金匮要略》。

【红花山楂酒】 红花15克，山楂30克，白酒250毫升。上药酒浸1周。每饮15～30毫升，每日2次，视酒量大小，不醉为度。功能活血化瘀。适用于经来量少，紫黑有块，小腹胀痛，拒按，血块排出后疼痛减轻，舌边可见紫黯瘀点，脉沉涩。见《百病饮食自疗》。

【红糖大枣生姜汤】 红糖60克，大枣60克，生姜20克。枣、姜洗净，枣掰开，姜切片，与红糖共煮汤。代茶饮。功能益气活血调经。适用于经闭，连续服用至经来。见《中国药膳学》。

【赤豆茶】 赤豆50～100克，红糖适量。上药煮汤，入红糖令溶。代茶饮。功能活血化瘀。适用于产后恶露不尽。见《常见病验方研究参考资料》。

【芸苔蜂蜜液】 油菜苔120克，蜂蜜适量。油菜苔洗净，切碎略捣，绞取汁液，兑入蜂蜜，调匀。每次服2～4汤匙。功能活血散血，止血。适用于痢疾腹痛，便血。见《食疗本草学》。

【苁蓉蛇床酒】 肉苁蓉120克，蛇床子、菟丝子各60克，酒1000毫升，蜜480克。上药切碎，与酒一起装入大口瓶内，密封；置阴凉处1个月后饮服。每饮1杯，日3次。功能填精，强壮，活血，利尿。适用于性欲减低，性神经衰弱等症。见《中国帝王媚药补酒》。

【芦桃茶】 鲜芦根汁适量，桃仁9枚。桃仁研细，放鲜芦根汁内搅匀。代茶饮，缓缓下咽。适用于噎膈初起，饮食之时下咽困难，渐至每食必噎，胸脘痞闷者。（验方）。

【苏木行瘀酒】 苏木70克，捣碎致细，用水、酒各500毫升，煎取500毫升。每服适量。早午晚，临睡空心各服1服。孕妇忌服。功能活血化瘀。适用于跌打损伤，肿痛。（验方）。

【苏木煲鸭蛋】 苏木6～12克，青壳鸭蛋1～2个。鸭蛋洗净，煮熟，去壳，入锅，加苏木同煮30分钟。饮汤食蛋。功能活血祛瘀，消肿止痛。适用于产后流血过多或产后血瘀腹痛，恶露淋沥不尽，血瘀经闭腹痛等症。见《饮食疗法》。

【杏枝酒】 杏枝1握。以水1000毫升煮500毫升，加酒300毫升。煎汁数沸去滓。随个人酒量分次服。适用于坠伤及坠马损疼，瘀血在内烦闷。见《普济方》。

【牡丹粥】 牡丹叶、漏芦（去芦头）、决明子各10克，雄猪肝100克，粳米50～100克。肝洗净切块，先煎前3味药，去渣取汁，后入肝、米，煮粥。空腹食。功能活血消积。适用于小儿癥瘕，症见两胁下出现结块，时痛时止，或平时寻摸不见，痛时才能触及。见《圣济总录》。

【牡丹花粥】 牡丹花（阴干者）6克（鲜者10～20克），粳米50克，白糖少许。先以米煮粥，1～2沸后，加入牡丹花再煮，粥熟后入白糖调匀。空腹服。功能养血调经。适用于妇女月经不调，经行腹痛。见《粥谱》。

【饮醋方】 好醋1杯。煎沸令温服。功能散瘀止血。适用于吐血，衄血，大便下血等症。见《普济方》。

【没药酒】 没药20克，酒3盏。没药研末入酒。每服1盏，煎沸温服。适用于产后血晕，腹痛。见《圣济总录》。

【没药鸡子酒】 没药（研末）20克，生鸡子3枚，细酒700毫升。鸡子开破，取白去黄，盛碗内，入没药，以酒暖令热，投于碗中令匀。不计时候温服。功能活血化瘀。适用于坠落车马，筋骨疼痛不止。见《太平圣惠方》。

【补伤酒】 阿胶、秦艽、肉苁蓉、茯神、龟板、鳖甲、炙草、干姜各8克，熟地、当归、巴戟各9克，一条根、白菊、六汗、远志、骨碎补、三七、牛膝、苍术、川芎、桃仁、炮格、莪术、小茴香、金樱子、牡蛎、附子各7克，柿茸、泽兰、肉桂各6克，桂枝12克，大枣12克。上药打碎，加冰糖24克，酒6000毫升，浸20天。每温服1杯。功能活血祛瘀，舒筋活络，补虚壮骨。见《中国帝王媚药补酒》。

【灵脂酒】 五灵脂（去砂石，炒）、玄胡索、没药（炒）各等份。各为细末。每服8克，温酒调下。功能活血化瘀。适用于热气乘心作痛。见《奇效良方》。

【灵芝三七饮】 灵芝30克，三七粉4克。灵芝水煎2次取汁，送服三七粉。早晚分服，日1剂。功能养心活血，通脉止痛。适用于冠心病和心绞痛，心虚血瘀，心悸气短，乏力，胸痛固定，时有刺痛，舌质有瘀斑等，见《疾病的食疗与验方》。

【鸡血藤糖浆】 鸡血藤2000克，白糖800克。鸡血藤切片，水煎取汁2次，合并药液，浓缩至50毫升，乘热加白糖，烧沸溶解后，乘热过滤，将所得汁液加蒸馏水至1000毫升。每服15毫升，日3次。功能补血行血，通经活络。适用于血虚经闭，月经不调，痛经，肢体麻木，以及再生障碍性贫血，营养不良性贫血，失血性贫血，放射性反应引起的白细胞减少等症。见《全国中草药汇编》。

【鸡血藤炖猪蹄】鸡血藤30克，猪蹄1只。猪蹄去毛桩，洗净，与鸡血藤加水共炖熟。后吃肉喝汤。功能通经下乳。适用于产后乳汁不通。见《中国药膳学》。

【驴头羹】乌驴头1个，胡椒、草果各6克。驴头熏至熟烂，取出再放入豉汁内煮，调味作羹。空腹食。功能滋养补虚，活络祛风。适用于中风头眩，语言蹇涩，手足无力，筋骨烦痛，或消渴等症。见《饮膳正要》。

【玫瑰红花汤】玫瑰花9克，全当归3克，红花3克。水煎取汁。白酒少量兑服。日1~2次。功能活血散瘀，消肿止痛。适用于外伤血瘀肿痛，痹证经络不通，疼痛或肿痛。见《百草镜》。

【苦酒赤豆散】赤小豆100克，苦酒（醋）1茶盅。醋煮赤豆至熟，取出晒干，入适量米酒中浸渍至酒尽，干燥后研细末。每次3~6克，日3次，米酒送服。功能散血，消肿，止血。适用于痔疮瘀肿疼痛，大便带血。见《肘后方》。

【松树皮茶】油松树树皮20~30克。切碎，煎水，取汁。代茶饮。功能活血化瘀。适用于血瘀经闭。见《本草纲目拾遗》。

【刺五加酒】刺五加65克，白酒500毫升。刺五加入酒内浸泡10天。每服20毫升，日2~3次。功能祛风除湿，活血化瘀。适用于肠风痔血，跌打损伤，风湿骨痛等症。见《本草纲目》。

【昆布苡仁蛋汤】昆布、苡仁30克，鸡蛋3只，盐、猪油、味精及胡椒粉适量。海带洗净，切条状，苡仁洗净，加水，共放入高压锅内将海带、苡仁炖至极烂，连汤备用。将锅置旺火上，放猪油适量，将打匀的鸡蛋炒熟，随即将海带、苡仁连汤倒入，加盐、胡椒粉适量，临起锅时加味精。功能强心，利湿，活血，软坚。适用于高血压，风湿性心脏病等。见《滋补中药保健菜谱》。

【鱼鳞胶】鲤鱼鳞200克。洗净，加水适量，文火熬成胶冻状。每次60克，黄酒冲化。温服，日2次。功能养血止血，祛瘀生新。适用于产后瘀血腹痛，崩漏下血等症。见《常见病的饮食疗法》。

【炒豆紫酒】黑豆500克，白酒1000毫升。黑豆炒至烟色，投酒中，待酒紫赤色，去豆。适量饮。功能活血祛风。产后2日服之尤宜。见《中国药膳学》。

【油菜苔汤】油菜苔（油菜的嫩茎叶）250克。洗净切段，加水适量煮汤，加猪油、盐、酱油等调味。佐餐食。功能活血散瘀。适用于产后腹痛（辅助治疗）。见《食疗本草学》。

【泽兰酒】泽兰30克，米酒300毫升。水煎泽兰，饮时再加少量米酒。视酒量大小，以不醉为度。功能活血化瘀。适用于产后小腹疼痛，拒按，恶露量少滞涩，有紫黑瘀血块，面色青紫，舌有紫点或瘀斑，脉弦涩。见《百病饮食自疗》。

【治跌打酒】铁600克，酒3000毫升。铁放入酒中，共煮取1000毫升，或将铁烧红投入酒中。酌量服。功能活血化瘀。适用于跌打损伤所致之瘀血在骨节及胁下不去等症。见《普济方》。

【治痃癖不能食酒】紫苏、牛膝、丹参、紫菀、橘皮各120克，生姜240克，生地黄（切）160克，香豉（熬）3000毫升，防风160克，大麻仁（熬）1500毫升。上药细切绢袋盛，以清酒25000毫升，浸3宿。每温1盏，用下桃仁丸，酒尽更添。忌芜荑。适用于痃癖不能食。见《普济方》。

【降压茶】萝布麻叶6克，山楂15克，五味子 5 克，冰糖适量。开水冲泡，代茶频饮。功能降低血脂。适用于冠心病。肥胖病人不放糖。见《饮食与长寿》。

【参果茶】 丹参、红果片（山楂片）各 10 克，麦冬 5 克。沸水浸泡，焖 30 分钟，代茶频饮。功能活血化瘀，软化血管。适用于防治冠心病及高血压病。见《防治心血管病的饮食》。

【枳树皮酒】 枳树皮 1000 克。以酒 1000 克渍 1 宿。适量服之，酒尽更作。适用于身直不得屈伸反复者。见《肘急备急方》。

【柿叶山楂茶】 柿叶 10 克，山楂 12 克，茶叶 3 克。开水浸泡，时时饮。功能活血化瘀，养心。适用于冠心病，高血脂症和高血压等心血管疾病。见《食疗本草学》。

【韭菜汁】 生韭菜（或根）500 克，捣汁温服。每服 50 毫升，日 2 次。功能散血行气。适用于瘀血胁痛，刺痛不移，入夜尤甚等。食道癌、胃癌患者服用可减轻症状。见《常见病的饮食疗法》。

【韭汁地黄丸】 韭菜 500 克，干地黄 200 克。韭菜绞取液汁，地黄浸于韭汁中，日晒或以小火煮至汁干；将地黄捣烂为丸，每丸约 3 克。每服 2 丸，日 2 次，温开水送服。功能散瘀止血。适用于吐血，咳血，衄血，尿血，或血淋等症。见《方脉正宗》。

【韭菜根鸡蛋】 韭菜根 120 克，白糖 30 克，鸡蛋 1 枚。韭菜根与鸡蛋加水同煮至蛋熟，去渣及蛋壳，调入白糖。顿服，日 1 次。功能散瘀止血。适用于鼻衄等症。见《家用便方》。

【骨碎补酒】 骨碎补 60 克，白酒 500 毫升。骨碎补置于酒中浸泡 7 天。每服20～30 毫升，日 2 次。功能补肾接骨，活血生发。适用于跌打疼痛，筋伤骨折之症。外搽可治斑秃症。见《中国药膳学》。

【复方黄芪粥】 ①黄芪、生苡仁、糯米各 30 克，赤小豆 15 克，鸡内金 9 克，金橘饼 2 枚。黄芪加水 600 毫升，煮 20 分钟，去渣，入苡仁、赤小豆煮 30 分钟，再入鸡内金末、糯米，煮粥。日 1 剂，分 2 次，温热服。功能补气利水消肿。适用于阳气虚衰的慢性肾炎及水肿，小便不利等。见《长寿药粥谱》。②黄芪、生姜各 15 克，炒白芍、桂枝各 10 克，粳米 15 克，大枣 4 枚。前 4 味煎取汁，与粳米、大枣煮粥。日 1 剂，1 次服完。功能调和营卫，益气活血。适用于血痹，肢体局部麻木不仁，不知痛痒，中风后遗症等。见《金匮要略》。

【姜汁酒】 生姜汁（作 3 服）6 分盏，鸡子黄（作 3 服）3 枚。上 2 味，先用酒 3 分盏，醋 2 分盏，同煎沸，入姜汁 2 分盏，又煎令沸倾出，用鸡子黄 1 枚，乘热打转。稍热服，须臾未下，尽此 3 服。功能活血化瘀。适用于子死腹中，气血凝冷难下。见《圣济总录》。

【姜黄鸡蛋】 姜黄 21 克，鸡蛋 2 个，甜酒 300 毫升。鸡蛋水煮后去壳，与姜黄共煮，取鸡蛋与甜酒同服。于行经期服 2～3 次。功能理气活血止痛。适用于气滞血瘀，经前或经期小腹疼痛，月经淋漓不断，血色紫黑挟块，胸胁作胀等症。见《常见病验方研究参考资料》。

【活血药酒】 当归 600 克，老鹳草 500 克，续断 500 克，川芎 300 克，地龙 300 克，赤芍 200 克，牛膝 300 克，苍术（炒）250 克，红花 250 克，陈皮 250 克，桂枝 250 克，狗脊（烫）250 克，独活 200 克，羌活 200 克，乌梢蛇 200 克，海风藤 200 克，松节 200 克，川乌（制）150 克，甘草 150 克，骨碎补（烫）150 克，附子（制）150 克，荆芥 150 克，桃仁（炒）150 克，麻黄 150 克，木香 100 克，马钱子

（制）100克，杜仲（炒）100克，白糖5000克，50度白酒10000毫升。诸药浸酒中7日。1次10～15毫升。日2～3次，温服。功能活血止痛，祛寒散风。适用于腰膝疼痛，肢体麻木，风寒湿痹。孕妇忌服。见《新编中成药》。

【穿山甲炖猪蹄方】穿山甲30克，王不留行15克，净猪蹄1对。前两者洗净装纱布袋，扎口，与猪蹄同炖至烂熟，弃药袋，入姜、葱、盐适量。日2次，食肉饮汤。功能通乳补虚。适用于产后气血虚弱，少乳或全无，乳汁清稀，乳房不胀不痛，神疲乏力等症。见《百病饮食自疗》。

【神曲酒】陈久神曲1块。烧通红，淬老酒，去神曲。服后仰卧片时，效，再服。适用于挫闪腰痛，不能转侧。见《普济方》。

【神效酒】人参、没药（别研）、当归尾各30克，甘草15克，栝蒌（全者半生半炒）1枚，黄酒3碗。将上药用酒煎取2碗，分4份。细细饮，每日服1份。功能活血化瘀，软坚散结。适用于疮痈。见《景岳全书》。

【神验酒煎散】人参、没药、当归各10克，甘草0.4克，栝蒌（半生半炒）4克。上㕮咀，以酒5000毫升，煮至2000毫升，净瓷瓶贮之。温饮适量。功能活血化瘀，理气止痛。适用于痈疽发背诸疖毒，定痛，顺气活血。见《普济方》。

【莲花茶】莲花6克，绿茶3克。每年7月间取含苞未放的大花蕾或开放的花，阴干，和茶叶共为细末。白开水冲泡。代茶饮。日1次。功能活血化瘀。适用于瘀血腹痛，月经过多，呕血，吐血，跌打损伤等。夏天作清暑饮料。见《云林堂饮食制度集》。

【莲蓬茶】莲蓬壳20克，红糖适量。将莲蓬壳置锅内，上覆一口径稍小的锅，上贴白纸，两锅交接处用黄泥封严，煅至白纸呈焦黄色，停火，待凉取出。制粗末，用纱布包装，与红糖共放茶杯中，沸冲泡。代茶频饮。适用于血崩，月经过多等症。见《常见病验方研究参考资料》。

【莴笋汁】莴笋250克，米酒适量。莴笋治净、切碎、捣烂、绞取汁液。1日分2次用米酒送服。功能行血脉，通乳汁。适用于产后乳汁不下等。见《食疗本草学》。

【桃红水酒】桃仁10克，红花3克，丹皮6克，黄酒、红糖各适量。桃仁去皮尖。研细，与红花、丹皮同水煎取汁，兑入黄酒、红糖搅匀。日1剂，分2次温服。功能活血通经。适用于气血瘀滞之月经后期，经行腹痛等症。见《常见病的饮食疗法》。

【桃仁山楂粥】桃仁、山楂、贝母各9克，荷叶半张，粳米60克。前4味煎汤，去渣后入粳米煮粥。日1剂，共服30剂。适用于痰瘀凝结所致的寻常痤疮。见《常见病食疗食补大全》。

【桃仁牛血羹】桃仁12克，新鲜牛血（已凝固者）200克，盐少许。桃仁去皮、尖，研细，与牛血加500毫升水同煲汤，调入食盐。佐餐食。功能活血通络，补血润肠。适用于血瘀经闭及血燥便秘。见《饮食疗法》。

【桃仁朱砂酒】桃仁（汤浸去皮尖，麸炒微黄细碎）100克，朱砂（细研）10克，醇酒150毫升。将桃仁用酒浸于净器中，封口，煮沸，取下候冷，再放入朱砂细末，搅动令匀。每次温饮1～2小杯，不拘时候。勿食羊血，孕妇不宜用。功能活血化瘀。适用于筋脉挛急疼痛，面色不华，血滞胸痹，心悸怔忡等症。见《太平圣惠方》。

【桃仁地黄酒】生地黄汁1000毫升，酒1000毫升，桃仁（去皮尖别研）40克。

地黄汁酒煎沸，下桃仁再煎数沸。每服1盏，温服，不拘时候。功能活血化瘀。适用于倒仆蹴损筋脉。见《普济方》。

【桃仁莲藕汤】桃仁10克，白藕50克，食盐（或红糖）适量。桃仁去皮尖，研细；藕去节、洗净切片，2味加水500毫升煮汤，调入盐或糖。吃藕饮汤。日1次。功能凉血活血化瘀。适用于产后血瘀发热。见《饮食疗法》。

【桃仁朱砂煎酒】桃仁（汤浸，去皮尖，麸炒微黄，细锉）2000克，朱砂（细研）80克。上药以无灰好清酒800毫升，取瓷瓶3支盛酒，逐斗分桃仁朱砂入瓶内，封头，一依煮酒法度。不计时候，温饮1小盏。忌羊血。适用于肝风，筋脉挛急疼痛，益血长肌肉，除瘦弱，悦颜色。见《太平圣惠方》。

【桃仁决明蜜茶】桃仁10克，决明子12克，白蜜适量。桃仁去皮尖，研细：决明子捣碎。两者水煎取汁，调入白蜜。代茶饮。功能清肝热，化瘀。适用于脑血栓形成者。脑出血患者不宜用。见《家庭饮食疗法》。

【桃树根猪瘦肉汤】桃树根60～90克，猪瘦肉90～120克。桃树根洗净。猪瘦肉切块，同入锅内，加清水适量煲汤。饮汤食肉。宜于晚上睡前服。功能行血破血，消散癥瘕，适用于妇女癥瘕疾患（生殖系统肿瘤之类）。桃树根破血之力甚强，孕妇忌服。见《饮食疗法》。

【桃树根煮猪精肉】桃树根100克，猪精肉150克，调料适量。肉洗净，切成2厘米长，1厘米宽的块，与洗净的桃树根同放沙锅内，加适量水及葱、姜、盐、酱油，烧沸后转用文火炖至熟。晚睡前温服1次。功能行气破瘀。适用于妇女癥瘕，盆腔内肿瘤等。孕妇忌用。见《家庭食疗手册》。

【烧盐酒】白盐100克。新布数重包裹，炭火烧存性，研细。温酒调下（新布即青麻，也能逐瘀血）。功能活血化瘀。适用于血闭腹痛，产后瘀血腹痛。见《永乐大典》。

【酒浸生蟹】鲜河蟹250克，黄酒适量。河蟹洗净、捣烂，以黄酒煨热，温浸20分钟，取汁。分多次饮，并用其渣敷患处。功能续筋活血，通行血脉。适用于“骨节离脱”（脱臼）患者。见《食疗本草学》。

【酒蘸红薯】红薯250克，黄酒30克，老姜25克，红糖50克。红糖老姜末同煎成糖姜茶。把红薯洗净，再用微火烤熟。剥皮蘸黄酒食，同时饮服糖姜茶。每食红薯1～2个，日2～3次。功能补虚壮力，健脾强肾，活血祛寒。适用于妇女血虚痛经及产后腹痛症。见《膳食保健》。

【海带炝木耳】水发黑木耳200克，水发海带100克，蒜1瓣，调料适量。海带、黑木耳洗净，各切丝。菜油烧热，爆香蒜茸、葱花，倒入海带、木耳丝，急速翻炒，加入酱油、精盐、白糖、味精，淋上麻油。功能安神降压，活血化瘀。适用于高血压，紫癜等。见《膳食保健》。

【涌泉酒】王不留行、天花粉各10克，当归7克，穿山甲（炙黄）5克，甘草10克。共为细末，每取7克，同黄酒2杯，煎取1杯，候温备用。温饮，日2次。功能活血通乳。适用于产后乳汁不通。见《验方新编》。

【益肝汤】黄芪、葛根各30克，枸杞子、桔梗各12克，瓜蒌、丹参各20克，白芍、山楂各15克，蒲黄、灵脂各10克，三七面1.5克，水牛角粉2克。将前10味同水煎取汁，冲服三七面、水牛角粉。日1剂。功能益肝理脾，疏经通络。适用于慢性活动性肝炎，早期肝硬化，防止肝炎向肝硬化和肝癌转化。见《疾病的食疗与验方》。

【益母草饮】益母草30克。益母草洗净，加水、酒各半煎取汁。日1剂，分2次服。功能活血调经。适用于妇女经闭及瘀血作痛诸症。孕妇忌用。见《中国药膳学》。

【益母草粥】①新鲜益母草叶（或童子益母草）120克（干品60克），粳米50克，红糖适量。益母草叶洗净切碎，煎浓汁，去渣后入粳米、红糖，加水煮稀粥。日2次，温热食。适用于妇女月经不调，痛经，胎漏难产，崩漏，产后血晕，瘀血腹痛等症。有活血祛瘀之功效，孕妇慎用。（验方）。②益母草15克，生地15克，藕汁约50毫升，生姜6克，小米50～100克，蜂蜜适量。先煎益母草、生地、生姜，去渣，入米煮粥，将熟，加入藕汁及蜜，稍煮。每日分3次服。功能补虚调血。适用于产后虚劳，血气不调，症见腹中绞痛，头晕烦躁，口渴食少。亦治妇女月经不调，瘀血内阻等症。见《太平圣惠方》。

【益母草煎】益母草、黑豆、红糖各30克，酒30毫升。4味加水同煮取汁。日1剂，分3次服，连用1周。功能活血调经。适用于妇女经闭症。孕妇忌服。见《中国药膳学》。

【益母糖茶】益母草6克，红糖15克，茶叶3克。开水泡15分钟。代茶饮。功能活血化瘀。适用于产后小腹隐隐作痛，喜按，恶露少色淡，头晕目鸣，面色㿠白，舌质淡红，苔薄，脉虚细。见《百病饮食自疗》。

【益母草汁粥】益母草汁10毫升，生地黄汁、藕汁各40毫升，生姜汁2毫升，蜂蜜10毫升，粳米100克。粳米煮粥，加入诸汁及蜂蜜，至沸。日2次温热服食。功能滋阴养血，化瘀调经，解渴除烦。适用于阴虚发热，热病后口渴，消渴病，各种血证（吐、衄、便、崩）及产后血晕，恶露不净，瘀血腹痛等。病愈即止。不宜久服。忌用铁器煎煮。脾虚便溏者不宜用。忌食葱白、薤白、韭白。见《太平圣惠方》。

【益母草红糖茶】益母草60克，红糖50克。益母草加水煎汤取200毫升，再加入红糖令溶。顿服，服后以热水袋暖腹。功能活血化瘀。适用于瘀血，经少。见《常见病中医临床手册》。

【益母草炒荠菜】鲜益母草、鲜荠菜、生油各30克。鲜益母草、鲜荠菜洗净切断。铁锅置旺火上，注入生油，待油烧熟后下鲜益母草、鲜荠菜炒熟。日分2次食。功能活血破血，调经解毒。适用于因血热或瘀血而致的崩漏。见《家庭药膳手册》。

【益母草煮鸡蛋】益母草50克，鸡蛋2个。益母草洗净与鸡蛋同煮，待蛋熟去壳，复煮片刻。日1剂，分2次吃蛋饮汤。功能活血调经，利水消肿。适用于气瘀滞之月经不调，产后恶露不尽，功能性子宫出血，慢性肾炎水肿等。见《家庭食疗手册》。

【益母草乌豆糖水】益母草30克，乌豆60克，红糖适量，米酒1～2汤匙。前两者同入锅内，加清水3碗煎至1碗，调入红糖，并加入米酒。每天1次饮用，连服7天为1疗程。功能活血祛瘀调经。适用于妇女闭经。见《饮食疗法》。

【调经糖浆】当归300克，党参、益母草各200克，川芎、醋制香附、泽兰各75克，大红袍120克，苯甲酸1.5克，尼泊金、食用橙皮油各1克，蔗糖650克。当归、川芎、香附研成粗粉，加水适量润湿，静止1小时，通蒸气，收集馏液；把药液滤过，药渣与益母草、党参、大红袍、泽兰加水煎煮2次。合并煎液、馏液，浓缩，加乙醇，静置，过滤，回收乙醇，加苯甲酸、尼泊金、蔗糖，溶解、过滤，加食用橙皮油，和匀，再加冷开水至1000毫升，分装。每服10毫升，日3次。功能活血调经止痛。适用于月经不调，经期腹痛等。见《云南省药品标准》。

【通脉管药酒】走马胎、七叶一枝花、归尾、桑寄生、威灵仙各30克，牛膝、桂枝、红花、桃仁、皂角刺各15克，乳香、没药各9克，黄芪、党参各15克，桂林三花酒2500～3000毫升。将药浸入酒中3周后饮用。每次20～100毫升，以不醉为度。1月为1个疗程，每服1疗程，停服3～5天，再继续服用。功能活血化瘀。适用于血栓闭塞性脉管炎。见《广西卫生》。

【桑耳粥】桑耳3克，粳米50克。先煎桑耳，去渣取汁，和米煮粥。空腹服用。功能祛风活血。适用于肠风痔血。见《养老奉亲书》。

【黄茄散】老黄茄大者，切厚片，焙干研末。每次2～3克，温酒调服。功能活血散血。适用于跌打损伤，青紫肿痛等症。见《食疗本草学》。

【黄鱼鳔田七散】黄花鱼鳔、黄酒适量，田七末3克。鱼鳔用香油炸脆，研末，每次5克，与田七末同用黄酒冲服。每天1剂，15～20天为1疗程。功能滋阴养血，散结行瘀。适用于食管癌血瘀内结，证见胸骨后痛，进食即吐，饮水难下，大便秘结，皮肤枯燥，肌体消瘦等。见《疾病的食疗与验方》。

【菊决茶】菊花3克，生山楂片、草决明各15克。开水浸泡，焖30分钟。代茶频饮。适用于防治冠心病，有降压，软化血管之功。见《防治心血管病的饮食》。

【银耳山楂羹】白木耳20克，山楂糕或山楂片40克，白糖1匙。木耳冲洗后，冷水浸泡1天，全部发透，摘洗干净，放入沙锅内，并倒入木耳浸液；山楂糕切小方块，与白糖同加入木耳锅内，炖半小时，至木耳烂，汁糊成羹离火。当点心吃，或临睡前食。每次1小碗，日1～2次，2天食完。功能滋阴养胃，强心补血，润肺降压，降血脂。适用于心血管病和高血压患者。见《常见慢性病食物疗养法》。

【脚板苕炖乌鸡】脚板苕100克，胡豆（回回豆）300克，益智仁20克，乌骨鸡1只。脚板苕洗净，切片；胡豆、益智仁洗净；鸡宰杀后去毛桩及内脏，洗净，把胡豆、益智仁纳入鸡腹内，与脚板苕同入沙锅内加水共炖熟烂。吃时加盐调味（勿先放盐）。功能温阳健脾，益肾止带。适用于脾肾阳虚，带下清冷量多，面色暗，小便清长，腰膝酸痛等症。见《百病饮食自疗》。

【脯鸡糁】黄雄鸡1只，蜀椒3克，柴胡6克，干姜末1.5克，葱3茎，粳米60～100克，小麦30～60克。鸡宰杀后去毛、内脏、头足，洗净，与小麦加水同煮，至鸡半熟取出，去骨待用。沙锅内加水、蜀椒、柴胡、干姜，煎煮取汁，下粳米、鸡肉，煮至烂熟，入葱末、五味调味。温服。功能温中益气，养血补虚。适用于产后气血不足，惊悸，遍身疼痛等症。见《普济方》。

【斛苓沙参猪骨汤】石斛、茯苓、南沙参各12克，猪脊骨500克，菠菜100克，生姜5克，葱花3克，盐、味精适量。诸药装入纱布袋扎口；菠菜洗净；猪脊骨放入锅内加水4大碗，入生姜，烧开后去浮油，煮30分钟，加入布袋，再煮20分钟，约成2大碗，去药袋，放入菠菜煮沸，加盐、味精后倒入葱花碗中。功能补髓养阴。适用于糖尿病，肺结核，高血压，肝肾阴虚内热者。见《食用菌饮食疗法》。

【猪心羹】①猪心1个。洗净，加水煮熟，取出切片，汤内加葱、盐、胡椒末调作羹。吃肉喝汤。功能益心气，安心神。适用于产后受惊，心神不安，忧恚悖逆，惊恐恍惚等症。见《食医心鉴》。②猪心1个，枸杞叶150克。猪心洗净，切成小块，与枸杞叶加水同煮，熟后加食盐、葱花调味。食肉饮汤。功能养心安神，除烦益智。适用于癫痫，癔病，神经衰弱，精神分裂症等。见《太平圣惠方》。③猪心1个，葱白3茎，粳米15~30克，豉汁、盐、胡椒各适量。猪心洗净切小块；粳米淘净；葱白洗净切碎。诸味同入锅内煮作羹。空腹温服。功用参见①方。见《太平圣惠方》。

【猪脬散】①猪脬1个洗净，烘干为末。白开水冲服。功能补肾缩尿。适用于遗尿，疝气坠痛，阴囊湿痒等症。见《中国药膳学》。②桑螵蛸、白茯苓、补骨脂、益智仁各30克，猪膀胱1个。膀胱洗净，诸药纳入膀胱内，置于瓦上焙干研末。每服10克，日3次，以芡实粉煮汁加白糖调服。功能补肾壮阳，缩小便。适用于下元虚冷，尿频遗尿，阳痿早泄及先天不足的小儿遗尿等症。见《中医儿科学》。

【猪蹄炖牛膝】猪蹄250克，牛膝20克，米酒20~50毫升。猪蹄除去毛桩，洗净，与牛膝同入沙锅中，加水炖至猪蹄熟烂，趁热倾入米酒，调匀。食猪蹄饮汤。功能通经行滞，活血。适用于血瘀引起的月经过少，紫黑有块，小腹胀痛拒按，血块排出后疼痛减轻，舌边有瘀斑等症。见《百病饮食自疗》。

【麻根汁酒】大麻根、叶适量。捣取汁，取汁温酒。酌量饮。适用于腕折骨损，痛不可忍，兼打扑跌损，或坠堕瘀血，腹满短气者。见《普济方》。

【焖地笋】地笋30~60克。洗净，斜切成块。炒锅放植物油烧热，放少许食盐后，入地笋煸炒，加水适量，小火焖熟。1日分作2次食。功能活血化瘀止痛。适用于产后瘀血不尽，心腹疼痛，衄血，吐血等症。见《食疗本草学》。

【清蒸黄鳝】黄鳝250克。去肠脏洗净，加油、盐调味，隔水蒸熟。佐餐顿服。功能通血脉，补虚损，祛风湿。适用于痔疮及痔疮出血的辅助治疗。见《古方饮食疗法》。

【清蒸热拌茄子】新鲜茄子4个，调料适量。茄子洗净，每只切4条，置碗内，旺火隔水蒸20分钟，取出，趁热加入精盐、酱油、麻油、味精、生姜米、葱花，拌匀。佐膳食。功能散瘀血，消水肿，止血利尿。适用于毛细血管出血，其他组织微量出血，动脉硬化眼底有出血。见《常见慢性病食物疗养法》。

【清蒸蒜头甲鱼】甲鱼2只（约500克），独头蒜或紫皮蒜100克，生姜、黄酒、盐少许。甲鱼活杀去包膜洗净留蛋、肝；蒜去皮，放入甲鱼腹内，加黄酒2匙，姜4片，盐少许。甲鱼放入瓷盆内，隔水旺火蒸30~40分钟。吃肉喝汤。日2次，饭前食，每次1只。功能滋养肝肾，破瘀消食，利水解毒。常食可防止肝硬化发生，使肝病好转。见《疾病的食疗与验方》。

【续筋接骨酒】透骨草、大黄、当归、芍药各10克，丹皮6克，生地15克，土狗（捶碎）10个，土虱30个，红花10克，自然铜（末）3克，好酒350毫升。除自然铜外，其余粗碎，用酒煎取1半，去渣，候温，分作3份。每日用1份药酒，送服自然铜末1克。功能活血化瘀。适用于跌打损伤。（验方）。

【煮蛤蜊汤】蛤蜊肉200克。加水适量，文火煮熟，稍加食盐调味。饮汤食肉。功能软坚散结，生津止渴。适用于口干口渴，消浊，瘿瘤，瘰疬等。见《嘉祐本草》。

【葱涎液】葱120克，红糖适量。葱洗净，捣烂取汁，加适量红糖，开水溶化，调匀。功能通气活血，解毒。适用于乳痈初起。见《千金要方》。

【葱汁香油】葱白30克，香油（或豆油）30克。葱白洗净，捣烂取汁，用香油调和。每日2次。服后见轻微恶心或呕吐，大便变稀。功能散结缓急止痛。适用于蛔虫急性腹痛，小儿蛔虫性肠梗阻等。见《瑞竹堂经验方》。

【葱白琥珀饮】葱白100克，琥珀末1～1.5克。葱白洗净，切细煎汤，冲服琥珀末。日2次。功能化瘀消石通淋。适用于泌尿系结石。见《百病饮食自疗》。

【酥炸月季花】鲜月季花瓣100克，面粉400克，鸡蛋3个，牛奶200克，白糖100克，精盐1撮，沙拉油50克，发酵粉适量。鸡蛋清、黄分开。蛋黄中加入糖、牛奶，搅匀后拌入面粉、油、盐及发酵粉，轻搅成面浆；蛋白用筷子搅打至泡后兑入面浆。花瓣加糖渍半小时，和入面浆。汤勺舀浆于五成热的油中炸酥。做早晚餐或点心食。功能疏肝解郁，活血调经。适用于肝气郁结，气滞血瘀之月经不调。见《膳食保健》。

【紫菜煎】紫菜9克。水煎服，日2次。或作汤，佐餐用。功能软坚散结。适用于瘰疬，瘿瘤，淋巴腺结核，甲状腺肿等病。见《中国药膳学》。

【紫菜猪瘦肉汤】紫菜15克，猪瘦肉60克。猪肉洗净切片，加水与紫菜同煮汤。加盐、味精等。佐餐食。功能化痰软坚散结。适用于甲状腺肿大，颈淋巴腺结核，脚气等。见《家庭食疗手册》。

【跌打万应药酒】田七、羌活、独活、续断、三棱、莪术、红花、归尾、生地、五加皮各6克，木瓜4.5克，桂枝6克，苏木4.5克，香附、沉香各6克，木香、乳香各4.5克，骨碎补6克，没药4.5克，牛膝、杜仲、破故纸、青皮、枳壳、首乌各6克，白茯苓、熟地、炙黄芪、酒白芍各9克，白术4.5克，枸杞子6克，川芎4.5克，虎骨、鹿筋各15克，远志、乌枣各6克，乌豆500克，龙眼肉120克，白酒5000毫升，黄酒适量。将上药用黄酒拌、闷润，将酒吸尽后，蒸透，浸于白酒中1个月。取澄清酒液适量饮。如果平素体质尚好，受伤后正气损伤不重，虚象不显著的，饮量宜少；阴虚火旺者应慎服。功能活血化瘀。适用于跌打损伤，肿胀疼痛。(验方)。

【跌打损伤药酒】当归、生地、五加皮各30克，破故纸、紫荆皮、十大功劳、猴姜、薏苡仁、广木香、羌活、莪术、桃仁、川芎、杜仲各24克，虎骨（酥炙）36克，好酒10000毫升。将上药浸于酒中，容器封固，隔水加热约1.5小时，取出后静置数日，压榨过滤。每服20～50毫升。功能活血化瘀。适用于跌打损伤，包括打扑、殴打、闪压、运动损伤，风湿性筋骨疼痛等症。见《伤科汇集》。

【黑豆粥】①黑豆100克，盐少许。黑豆加水久煮至烂熟，并加盐少许，调匀。随意食。功能活血，利水，祛风，解毒。适用于全身水肿，风毒脚气，腹胀尿少，风痹筋挛，产后风痉，痈肿疮毒，并能解药毒。见《粥谱》。②黑豆30克，桑枝30克，楮根白皮15克，粳米100克。先煎桑枝、楮根白皮去渣，再入豆、米煮粥，空腹食。功能活血利水，祛风解毒。适用于水肿胀满，风毒脚气，黄疸浮肿，风痹筋挛，痈肿疮毒等。见《太平圣惠方》。

【黑豆羹】黑豆30克，益母草15克，砂仁5克。洗净，同煮汁，加红糖适量。日内分3次服完。功能化瘀调经。适用于气血瘀滞，月经闭止，小腹胀痛拒按，舌质瘀暗等症。见《百病饮食自疗》。

【黑桂酒】黑豆（炒熟去皮）、肉桂、当归、芍药、炮姜、生地各30克，炙甘草20克，蒲黄（纸上炒）30克，酒1500毫升。共碎细，用酒浸于净瓶中，7宿后开封。每饮15～20毫升，日3次。功能活血祛瘀。适用于产后气血瘀滞，身体肿满，或泻痢寒热。见《圣济总录》。

【黑木耳羹】黑木耳6克，白糖适量。黑木耳泡发洗净，煮沸后，文火煨烂，调入白糖服食。功能活血化瘀。适用于血脉瘀滞，心胸刺痛，舌质暗紫，或有瘀点；妇女血瘀腹痛，月经不调等症。见《百病饮食自疗》。

【黑木耳柿饼】黑木耳15克，柿饼30克。洗净，煮烂食。日1～2次。功能滋养益气，化瘀止血。适用于痔疮出血。见《家庭药膳手册》。

【黑豆川断酒】大黑豆30克，川断（碎细）20克，黄酒1大杯。将黑豆炒香熟，同川断，黄酒共煮取7分，去渣备用。空腹顿服。不愈，如法再制。适用于妊娠腰痛。见《本草纲目》。

【黑豆红花汤】黑豆50克，红花5克，红糖适量。前2味加水适量，炖至黑豆熟透，放入红糖溶化。饮汤食豆。日2次，功能滋补脾肾，活血通经。适用于气虚血瘀之经闭。见《家庭药膳手册》。

【黑豆红花饮】黑豆30克，红花6克，红糖30克。黑豆洗净，与红花同煮至豆熟烂。去渣留汁，加红糖搅匀。每温服1杯，日2次。功能活血通经。适用于经闭，小腹冷痛胀满等症。见《食物与治病》。

【黑豆苏木汤】黑豆100克，苏木10克，红糖适量。黑豆、苏木加适量水，炖至黑豆熟透，去苏木，加红糖溶化。饮汤食豆，日内分2次服完。功能补肾活血。适用于月经后期，经血量少。见《家庭药膳手册》。

【黑豆苏木汤】黑豆50克，苏木12克，红糖少许。黑豆洗净为细末，苏木劈细，同置锅中煮至豆熟，去渣留汁，加红糖。日1～2次。功能活血化瘀。适用于妇女月经不调，血瘀腹痛等症。见《中国药膳学》。

【黑木耳红枣汤】黑木耳30克，红枣20枚。黑木耳洗净，红枣去核，加水适量煮1小时，如蜂蜜少许调味。早晚各1次。功能健脾补气，活血行瘀。适用于面部黑斑患者。见《补养篇》。

【猪脑天麻汤】猪脑髓、天麻、响铃草、枸煎。代茶频饮。适用于高血压病及肝阳头痛。见《实用中药学》。

【集验疗瘿酒】柳根9000克。以水1斛，煮得3000毫升，同米20000克酿酒。服食适量，日3次。适用于疗瘿。见《外台秘要》。

【舒筋活血药酒】老鹳草1250克，红花500克，桂枝750克，牛膝750克，当归500克，赤芍500克，白糖25000克。上药入50度白酒50000毫升浸。每次10～15毫升，日2～3次温服。功能舒筋活血，通经活血，强健筋骨。适用于跌打损伤，风湿痹病，腰膝腿病，寒湿麻木等症。见《新编中成药》。

【富贵狗肉】狗肉2000克，炮附子10克，油肉桂10克，姜10克，怀牛膝30克，郁金10克，桃仁10克。狗肉洗净切块，焯去血水，将诸药放纱布袋中扎紧。取沙锅，垫几片瓷片，放入狗肉及药袋，加入适量清水及调料；武火烧沸，撇去浮沫，中火炖2小时至肉烂，去药袋。佐餐食。功能温阳散寒，活血通络。适用于脱疽（血栓闭塞性脉管炎），表现为下肢寒凉，沉重、麻木、酸痛，行走时疼痛加重，呈间歇性跛行，患肢皮肤苍白，全身喜暖畏寒，面色暗淡。见《疾病的食疗与验方》。

【蒲蒻粥】蒲蒻 15 克，粳米 100 克。先煎蒲蒻，去渣取汁，入米煮粥。空腹食。功能和血，行血，止血。适用于各种出血症以及产后瘀血腹痛等。见《粥谱》。

【楂香散】山楂、小茴香各等份。共研细末。每次 3 ~ 6 克，以少许盐、酒调合，温开水送服。功能活血行气，消瘀散滞。适用于疝气，睾丸肿痛等。见《食疗本草学》。

【蜂蜡鸡蛋】新鲜鸡蛋 5 个，阿胶珠粉 10 克，蜂蜡 30 克。蜂蜡溶化，打入鸡蛋，加入阿胶珠粉，搅匀。日 1 剂，分 2 次食。功能活血软坚。适用于慢性白血病之肝脾肿大者。见《膳食保健》。

【鲜韭汁】韭菜 500 克，红糖适量。韭菜洗净，捣碎，绞取汁液。红糖调味。每服 50 ~ 100 毫升，日 3 次。功能散瘀止痛。适用于胸痹，噎膈，胃脘作痛等症。见《食疗本草学》。

【鲜鹅血】鲜鹅血 5 ~ 10 毫升，米酒适量。鲜鹅血趁热用米酒冲服。日 1 次，宜连续服用。功能补气健脾，散结行瘀。适用于脾胃气虚的食管癌患者。见《疾病的食疗与验方》。

【鲜藕百合虫草炖胎盘】冬虫夏草 10 ~ 15 克，百合 15 克，鲜藕 50 克，鲜胎盘半个。共隔水炖至胎盘熟。隔天服 1 次，连用 10 ~ 15 次为 1 疗程。功能益气生津，祛瘀散结。适用于气虚津伤的咳嗽少痰或有稀痰，气短，轻度胸闷或胸痛，劳动后感气短、自汗、乏力等症。见《疾病的食疗与验方》。

【蜜饯红娘】山楂糕 300 克，淀粉、精白面粉各 50 克，白糖 150 克，蜂蜜 30 克，植物油 500 克（实耗 50 克）。淀粉、面粉加水调成糊。山楂糕切成手指粗条放入糊中抓均，将其逐个下入烧至六七成热的植物油中（不能黏连）炸至呈金黄色时捞出。另锅内加少许水，入白糖、蜂蜜，文火蒸至水尽将成丝时，把山楂条倒入，翻炒匀。待冷装瓶。日服 2 ~ 3 次。功能消食化积，活血散瘀，降低血脂。适用于消化不良，食积，产后枕痛，瘀血腹痛，高血脂等症。男女老弱皆宜，尤宜于小儿食积者。见《滋补保健药膳食谱》。

【墨鱼当归汤】干墨鱼 100 克，当归 30 克，调料适量。墨鱼开水发软，洗净，切块，与当归同煮至墨鱼熟透，去当归，加猪油、食盐、姜片调味。饮汤吃肉。功能补血调经。适用于血虚经闭，或月经量少等。见《食疗本草学》。

【墨鱼桃仁汤】墨鱼 1 个，桃仁 10 枚。墨鱼去皮膜、脊骨，洗净，与桃仁加水煮熟。食肉饮汤。功能养血通经。适用于血虚或血瘀之经闭。见《中国药膳学》。

【鲢鱼小米粥】活鲢鱼 1 条，丝瓜仁 10 克，小米 100 克。先煮小米，待水沸时将鱼及丝瓜仁放入锅内再煮至熟。空腹喝粥吃鱼。功能通经下乳。适用于产后乳少。（验方）。

【鲫鱼当归散】活鲫鱼 1 尾（约 200 克），当归身 10 克，血竭、乳香各 3 克，黄酒适量。鲫鱼去内脏，留鳞，诸药纳入鱼腹内，外面用黄泥包裹，入柴火中烧至干黄，去泥研粉。温黄酒送服。每次 3 克。功能祛瘀生新，补血止血。适用于子宫出血，各种跌打损伤出血等症。见《本草纲目》。

【薏米菱角粥】薏米 30 克，菱角 15 克，诃子 9 克，红花 3 克，玉竹 15 克。后 4 味煎汤，去渣后入薏米煮粥。日 1 剂，常食。适用于气滞血瘀所致的胃癌。见《常见病食疗食补大全》。

【橘子酒】橘子（炒去皮）研细；或用猪腰子 1 只，去筋膜，破开，入药，同葱白、茴香、盐、湿纸裹。煨熟。每服 2

克，酒调服；或细嚼煨熟猪腰子，温酒下。适用于打扑腰痛，恶血蓄瘀，痛不可忍。见《三因极一病证方论》。

【螃蟹山楂散】螃蟹30克，山楂30克。焙干，共研细末。每次15～20克，白酒送服。功能活血化瘀。适用于产后瘀血腹痛。见《食疗本草学》。

【糖渍海带】水发海带500克，白糖250克。海带水浸1昼夜，反复用水洗净，漂净盐分，切小块放锅中，加水适量煮熟，捞出，放在汤盆中，拌入白糖，腌渍1日。每次50克，日2次。功能软坚散结。适用于慢性咽炎，甲状腺肿等。见《药膳食谱集锦》。

【糖酒核桃仁】核桃仁5个，白糖50克，黄酒50克。白酒、核桃仁捣成泥，入锅倒入黄酒，小火煮10分钟。每天2次，连服3～5天。功能补肾健脑，活血化瘀。适用于瘀阻经络而致的头痛，症见头痛日久，痛处固定不移，痛如锥刺，舌有瘀斑，多有头部撞击病史。见《疾病的食疗与验方》。

【糖醋大蒜头】大蒜头500克，糖250克，醋500克，精盐20克，大蒜洗净，置阴凉干燥处风干，加盐渍1天；醋加糖调成糖醋汁后，将淹渍过的蒜头浸入10天。佐餐食。功能祛瘀血，助消化。适用于癌症。见《膳食保健》。

【糖醋益母草羹】红糖30克，米醋15克，益母草15克，砂仁10克。水煎取汁。分2次服。功能活血化瘀止痛。适用于产后瘀血腹痛，痛经，瘀血停滞，胸胁胀痛。见《百病饮食自疗》。

【穞豆酒】穞豆（炒令黑及热）适量。投酒中。渐渐饮。功能活血化瘀。适用于妇人产后瘀血。见《普济方》。

【藕柏饮】生藕节500克，生侧柏叶100克。同捣烂绞汁，加温开水服。分3～4次，1日服完。功能凉血，化瘀，止血。适用于因热吐血、衄血、咳血、尿血等症。因虚寒失血者不宜用。见《经验方》。

【鳙鱼干姜汤】鳙鱼500克，干姜8克，桃仁10克，胡椒10粒，肉桂5克，调料适量。鱼去鳞及内脏，洗净，入热油中煎至两面微黄，入诸药，加高汤1000毫升，中火煎煮20分钟，加少量盐、味精、香菜，出锅。饮汤食鱼肉。功能温肾补虚，散寒通脉。适用于寒凝胞宫之痛经。见《疾病的食疗与验方》。

【鳖甲炖白鸽】甲鱼（鳖）50克，白鸽1只，调料适量。白鸽用水憋死，除去毛桩、内脏。甲鱼洗净，捶成碎块，放入白鸽腹内，再装入搪瓷碗中，加姜、葱、黄酒、清水，隔水炖熟。佐餐食。功能滋肾益气，散结通经。适用于妇女体虚经闭。见《家庭食疗手册》。

【蘘荷通经汤】蘘荷30～60克，米酒适量。蘘荷煎汤取汁，兑入米酒。酌量饮。功能活血通经。适用于妇女血滞经闭，跌打损伤，瘀肿疼痛。见《食疗本草学》。

【糯米内金粥】鸡内金15克，生山药45克，糯米50克。文火煎鸡内金1小时，加糯米及山药再煮。每日分2次服。功能活血通经，健胃消食。适用于气滞血瘀所滞的闭经，食积不化，脘腹胀痛和小儿疳积等症。（验方）。

【罐焖仔鸡】雄仔鸡1只（750克左右），当归、鸡血藤各25克，桃仁、桂枝各10克，生麻黄4克，生姜、葱白各10克，绍酒、面酱各25克，花椒3克，盐、糖、味精少许。鸡治净，入清水泡2小时，捞出切块，经油炸后入罐中。诸药装入纱布袋内扎口，投入罐中，加入调料，兑入老汤及适量水，上屉蒸1小时，取出翻扣于盘中，捞出药袋不用。余汁倒入勺内，大火烧沸，兑入少量淀粉勾芡，反复推匀，浇在鸡上面。功能温阳散寒，活血通络。适用于阳虚寒凝之脱疽（血栓闭塞性脉管炎）。若患者能饮酒，可在进食药膳时，饮少量白酒，以驱寒通络，助药膳之力。倘自配脱疽酒饮用，效果更佳。脱疽酒的配制：当归、枸杞子各10克，赤芍15克，白花蛇干品5克，同浸泡在500毫升白酒中，1周后饮用。见《疾病的食疗与验方》。

【蠲痛饮】荔枝核（烧存性）15克，香附子30克。共为细面。每服6克。盐酒送服，日2次。功能理气活血止痛。适用于妇女经期或经前小腹疼痛，月经淋漓不断，血色紫黑夹块，胸胁作痛，或舌紫暗，脉沉弦或沉涩等症。见《妇人良方》。

11. 平肝息风类

【二花茶】荠菜花、蚕豆花各12克。开水冲泡。代茶饮。适用于血压高，头晕目眩等症。见《常见病验方研究参考资料》。

【丁香茉莉花茶】丁香、茉莉花、绿茶各适量。冲泡频饮。适用于头晕目眩，神疲体倦，胃热口臭，糖尿病，高血压，冠心病，肥胖症。（黑龙江省铁力市参花茶厂生产黑龙江中医学院监制）。

【三子茶】荠菜子、青葙子、决明子各6克。共研末，纱布包，沸水冲泡。代茶频饮，日1剂。适用于各种高血压，头痛，眩晕等症。见《实用中药学》。

【三红汤】红苋菜、赤小豆、大蒜各30克，红糖100克。大蒜拍碎，与另3味水煎。日1剂，分2～3次。汤、药同服，连用1周。功能健脾行水，平肝潜阳。适用于脾虚肝旺之妊娠后期水肿，血压升高等症。见《百病饮食自疗》。

【三宝茶】普洱茶、菊花、罗汉果各等份。共研粗末，用纱布袋分装，每袋20克。沸水冲泡。代茶频饮。每次1袋。适用于防治高血压、高血脂及肝阳头眩、头痛等症。见《家用中成药》。

【三七花茶】三七花30克。晒干，切细，瓷瓶收贮。每次3克，开水冲泡。代茶饮。适用于高血压病，头昏目眩，耳鸣，急性咽喉炎等。见《云南中草药选》。

【干烧冬笋】冬笋300克，枸杞子、麦冬各10克，鲜菊花5克，生栀子2克，调料及清汤适量。冬笋洗净，切成菱形，入油锅中低温炸金黄色，捞出控油，放入另锅内，加清汤、料酒、酱油、白糖及4药，旺火烧开后移至小火，熬至卤汁干，调入味精装盘。佐膳，中药亦能食。功能清肝泻火，消痰育阴。适用于肝阳上亢之性情急躁易怒，目赤咽干，畏热多汗，多食易饥，面颧赤红，夜寐不安，大便干燥，小便短赤等症。见《疾病的食疗与验方》。

【干菊花粥】干菊花10克，陈粳米（或北粳米）50克，冰糖少许。干菊花去蒂择净，磨成菊花末，先以陈粳米、冰糖加水500毫升，煮至米开汤未稠，调入菊花末，文火稍煮片刻，待粥稠停火，盖紧焖5分钟。日2次，稍温服食。适用于外感风热，头痛目赤，眩晕眼痛，浓漏眼，肝经风热所致的目赤肿痛，高血压等症。此粥夏令食用最佳，春秋亦可，冬令不宜服食。见《常见病食疗食补大全》。

【大蒜粥】紫皮蒜30克，粳米（或糯米）100克。大蒜去皮，切段，沸水煮1分钟，捞出。捞净的粳米放入煮蒜水内煮粥，待粥将熟时，再把蒜重新放入粥内（如用于结核，另加白芨粉5克），煮至蒜熟。早晚温热服。功能抗痨，治痢，降血压。适用于肺结核，急、慢性痢疾，高血压，动脉硬化。慢性胃炎，胃及二十指肠溃疡者不宜用。见《食物疗法》。

【山楂茶】焦山楂9克，草决明12克，白菊花9克。开水冲泡。代茶温饮。适用于高血压病。见《日常食物药用》。

【山楂花茶】山楂花（或山楂树叶）10克。开水冲泡。代茶饮。适用于高血压病。（验方）。

【山楂决明子茶】山楂、决明子各10克。研为粗末，沸水冲泡。代茶饮。适用于高血压病。见《实用中药学》。

【天麻蛋】鸡蛋1个，天麻粉2克。鸡蛋去壳，调入天麻粉，搅匀蒸熟食。日1~2次。功能平肝息风，养心安神。适用于肝风眩晕，或心神失养，失眠健忘等症。现多用于神经衰弱等。见《中国药膳学》。

【天蓼粥】天蓼木30克（细研），粳米适量。先将天蓼煎汤，去渣取汁，后入粳米煮粥，候熟食。功能祛风止痉。适用于中风，半身不遂，腰背反张。天蓼木有小毒，用量不宜过大。见《圣济总录》。

【天麻鱼头】天麻25克，川芎、茯苓各10克，鲜鲤鱼1250克（每条重500克以上），调料适量。鱼去鳞、内脏，从背部宰开，并砍成3~4节，每节剞3~5刀，分8份盛于碗内；将川芎、茯苓切成大片，与天麻同放入米泔水中约4~6小时，捞出天麻，放在米饭上蒸透，趁热切成薄片，与川芎、茯苓同分8等份，分别夹入各份鱼块中，并分别放入绍酒、姜、葱，兑上清汤，上笼蒸30分钟后取出，拣去葱、姜，翻扣碗中；再将原汤倒入勺内，调入白糖、食盐、味精、胡椒粉、麻油、湿淀粉、清汤各适量，烧沸，打去浮沫，浇在各份鱼上。每服1份。功能平肝息风，滋养安神。适用于肝风眩晕头痛，顽固性偏正头痛，肢体麻木及神经衰弱，高血压病，头昏，头痛，失眠等症。见《中国药膳学》。

【天麻炖鸡】鸡1只（500克），天麻10克，调料适量。鸡宰杀后去毛及内脏、洗净；天麻洗净，切片后置鸡腹内；鸡入锅，加水清炖至熟烂，加调料入味后食用。功能息风，行气，活血。适用于身体虚弱，产后血虚头昏等症。见《食用菌饮食疗法》。

【天麻鸭子】天麻15克，生地30克，麻鸭1只（约500克）。鸭宰杀，去毛及内脏，与洗净、切片之天麻、生地共炖至鸭烂熟，或加食盐、味精等调味。食肉饮汤。功能滋阴潜阳，平肝息风。适用于阴虚阳亢，妊娠先兆子痫，于妊娠晚期出现头目眩晕、耳鸣头痛、口苦咽干等症。见《百病饮食自疗》。

【天麻浸酒】天麻、骨碎补各20克，松节（锉）、败龟（醋炙）各40克，龙骨、虎骨（酒炙）、乌蛇（酒浸去皮骨炙）、白花蛇（酒浸去皮骨炙）、恶实根（切焙）各20克，附子（炮裂去皮脐）一枚，羌活（去芦头）、独活（去芦头）、牛膝（酒浸切焙）各20克，当归（切焙）、芎䓖各40克，大麻仁80克，干熟地黄（焙）20克，茄子根（切焙）80克，原蚕沙（炒）80克。上药碎如麻豆，用酒14000毫升浸。春夏3日，秋冬7日。每服1盏，不拘时温服。适用于瘫缓风，不计深浅，久在床枕等。见《圣济总录》。

【天麻鲤鱼】天麻25克，川芎10克，茯苓10克，鲜鲤鱼1尾（1500克），调料各适量。鱼去鳞、鳃和内脏，洗净，装入盆内；川芎、茯苓切成大片，用第2次米泔水泡上，再将天麻放入泡过川芎、茯苓的米泔水中浸泡4~6小时，捞出，置米饭上蒸透，切片，放入鱼头和鱼腹内；将鱼置盆内，入葱、姜、清水适量，上笼蒸30分钟，去葱、姜，另用清汤加白糖、食盐、味精、胡椒粉、香油各适量，烧开，水豆粉勾芡，浇在天麻鱼上。佐餐或单食。功能平肝息风，定惊止痛，行气活血。适用于虚火头痛，眼黑肢麻，及神经衰弱，高血压头昏等症。见《食用菌饮食疗法》。

【天麻石斛酒】石斛、天麻、川芎、仙灵脾、五加皮、牛膝、萆薢、桂心、当归、牛蒡子、杜仲、制附子各20克，虎胫骨（涂酥炙黄）32克，乌蛇肉（微炒）、茵芋、狗脊、丹参各20克，川椒（去目闭口者微炒出汗）25克，好酒1500毫升。上药共捣碎细，酒浸瓮中密封7宿酌量饮。日1小杯，不计时候温饮，常令有酒力相续。适用于中风手足不遂，骨节疼痛，肌肉顽麻，腰膝酸痛，不能仰俯，腿脚肿胀。见《太平圣惠方》。

【天麻肉片汤】天麻、猪肉各适量。天麻浸软，切薄片待用；肉切片做汤，加入天麻片3～6克共煮。吃药喝汤。功能滋阴潜阳，平肝息风。适用于肝阳上亢或风痰上扰眩晕，头痛等症。现多用于高血压，耳源性眩晕等。见《中国药膳学》。

【天麻灵脾酒】仙灵脾、明天麻、独活、制附子、牛膝、桂心、当归、五加皮、川芎、石斛、茵芋、萆薢、狗脊、海桐皮各30克，虎胫骨60克，牛蒡子、苍耳子、川椒（炒出汗）各30克，好酒2000毫升。药共为粗末，以生白布袋盛，酒浸，密封7日。每日温饮1～2杯，不拘时候。常令酒气相续，酒尽再添，以药味薄即止。适用于治疗中风半身不遂，肢节疼痛无力。见《太平圣惠方》。

【天麻炖甲鱼】甲鱼（鳖）1只（约450克），天麻片15克，调料适量。甲鱼宰杀，沸水稍烫后刮去泥膜，挖净体内黄油，用甲鱼胆在壳背上涂1周，腹盖向上置器中，天麻片、葱、姜覆盖其上，加黄酒适量，加盖后隔水炖1.5～2小时。食时蘸麻油或随喜好调制蒜泥等调味汁水。功能滋养肝肾，平肝潜阳，活血散瘀。适用于高血压，肝炎等症。见《膳食保健》。

【天麻炖猪脑】天麻10克，猪脑1个。天麻浸软切片，同猪脑加水共煮1小时，食盐调味。肉、汤、药俱食（或置器内，加水适量，隔水炖熟服食）。功能祛风止痛，滋养通脉。适用于头风疼痛之症。现多用于神经性偏正头痛，肝阴虚型高血压，动脉硬化，美尼尔氏综合症及脑血管意外所致半身不遂等症。见《家庭食疗手册》。

【天麻烧牛尾】天麻10克，牛尾2克，母鸡、肘子、干贝、调料各适量。母鸡、肘子煮汤，天麻洗净，放入罐内，加清水小笼蒸透切片；牛尾接骨节缝剁开，放入锅内，加清水、葱、姜、白酒，煮开，去异味；锅内放入煮好的母鸡、肘子及汤，再放入牛尾、火腿、干贝，调色味，文火煨2小时，待熟后将牛尾捞出，骨留肉整齐地码入盘中，再将天麻镶上，把原汁内的母鸡、肘子等料挑出，用淀粉勾芡，淋香油，浇入盘中。功能祛风湿，止痛，行气活血。适用于头晕，头痛，风湿痛等症。见《食用菌饮食疗法》。

【天麻猪脑粥】天麻10克，猪脑1个，粳米250克。猪脑洗净，同天麻共入沙锅内，取粳米加清水煮粥，以猪脑熟为度。每日晨起，温服1次。适用于高血压，动脉硬化，美尼尔氏病及头风所致的头痛等症。见《常见病食疗食补大全》。

【天麻焖鸡块】母鸡1只（约重1500克），天麻15克，水发冬菇50克，鸡汤500克，调料适量。天麻洗净，切薄片，放碗内，上屉蒸10分钟取出；鸡去骨，切成3厘米见方块，用油氽一下，捞出；葱、姜用油煸出香味，加入鸡汤和调料，倒入鸡块，文火焖40分钟；入天麻片，熥5分钟，淀粉勾芡，淋上鸡油。功能平肝息风，养血安神。适用于肝阳上亢之眩晕头痛，风湿痹着之肢体麻木、酸疼，中风瘫痪，神经性偏正头痛，及神经衰弱之头昏、头痛、失眠等症。见《滋补保健药膳食谱》。

【天蓼木浸酒】①天蓼木（细锉）以水70000毫升，煎至35000毫升，用此水造酒须及35000毫升，熟后浸后药6000克，石斛（去根）300克，防风（去芦头）20克，地骨皮300克，桑根白皮300克，生地黄20克，远志（去心）、牛膝（去菌）、菟丝子、槐子各300克，白蒺藜（微炒去刺）350克，乌蛇（酒浸炙令黄）一条，乌鸡烘（炒黄）350克。上诸药，细锉，以一绢袋盛，入天蓼木酒中密封。冬月21日，春夏24日。量性饮之，令常有酒容，如觉热，即减。适用于中风，偏枯不遂，失音数年等症。见《太平圣惠方》。②天蓼木（去皮）细锉600克。上药以生绢袋盛，以好酒14000毫升浸，春天7日，秋冬14日。每日空心，日中初夜，各温饮1小盏。老小临时加减，若长服，每朝1盏。适用于风疾。见《太平圣惠方》。

【天麻沙锅鱼头】鳙鱼（胖头鱼）头1个（带一段鱼肉，重约500克），天麻6克，肥肉50克，净冬笋、熟火腿、水发口蘑各30克，净油菜心3棵，奶汤1500克，香菜段10克，调料适量。天麻刷净，切薄片，白酒20毫升浸泡而得天麻酒，天麻片仍留待用；肥肉、冬笋、火腿切片；鱼头去鳃洗净，放入七成热之油中稍炸后，捞出滤油；锅中放葱姜油30克，烧热入姜稍炸，放入肥肉片煸炒，烹入料酒、米醋，再入奶汤、精盐、味精、胡椒面，调好味后烧开，倒入沙锅；把鱼头（口朝上）、冬笋片、火腿片、口蘑片放入汤内，汤开去浮沫，入天麻酒液，加盖，文火炖30分钟；入油菜心、天麻片，去姜，烤5分钟停火，撒上葱丝和香菜段。佐餐或单食。功能平肝息风，滋养安神。适用于眩晕头痛，肢体麻木，及高血压病、神经衰弱所致的头昏、失眠等症。见《滋补保健药膳食谱》。

【天麻陈皮炖猪脑】天麻10克，陈皮10克，猪脑1个。共置器内，加清水适量，隔水炖熟服食。功能化痰降逆，平肝潜阳。适用于痰浊中阻，眩晕头重，头痛昏蒙，时呕吐涎，脘闷食少，因倦多寐，或肝阳上亢，眩晕耳鸣，头胀且痛，急躁易怒，少寐多梦等症。见《饮食疗法》。

【天麻钩藤白蜜饮】天麻20克，钩藤30克，全蝎10克，白蜜适量。天麻、全蝎加水500毫升，煎取300毫升后，入钩藤煮10分钟，去渣，加白蜜混匀。每服10毫升，日3次。功能息风止痉，通络止痛。适用于风中经络，半身麻木不遂，口眼歪斜，舌强语謇，头痛目眩等症。见《常见病的饮食疗法》。

【天麻石决明猪脑汤】猪脑1个，天麻10克，石决明15克。同放锅中，加水适量，文火炖1小时，成厚羹汤，去天麻、石决明分2～3次，食脑喝汤。常服。功能平肝潜阳。适用于肝阳头痛、头晕胀痛，心烦易怒，睡眠不宁等症。见《疾病的食疗与验方》。

【天麻钩藤汤冲藕粉】天麻9克，钩藤12克，石决明15克，藕粉20克，白糖适量。天麻、钩藤、石决明布包煎水去渣，趁热冲熟藕粉，白糖调味。顿服，日1剂，连服4～5剂。功能平肝潜阳，滋肾养肝。适用于美尼尔氏综合症属肝风眩晕者。见《疾病的食疗与验方》。

【车前子玉米粉粥】车前子（布包）15克，玉米粉适量，粳米60克。车前子水煎，去渣后入粳米煮粥，玉米粉用冷水溶和后，调入粥内，继续煮熟。日1剂，常食。适用于脾虚肝旺所致的高血压病。见

《常见病的食疗食补大全》。

【双枯茶】金银花10克，夏枯草30克。开水冲浸代茶频频饮。适用于冠心病，动脉硬化症，尤其是对高血压患者效果更佳。见《防治心血管病的饮食》。

【玉兰花茶】玉兰花3～6克。开水冲泡。代茶饮。也可稍加白糖。适用于高血压，血管痉挛性头痛。见《防治心血管病的饮食》。

【玉米西瓜香蕉汤】玉米须、西瓜皮、香蕉各适量。水煎服。功能滋阴平肝，清热除烦。现多用于原发性高血压。见《中国药膳学》。

【甘橘鲜芽粥】甘橘新鲜嫩芽或其幼苗15～30克，粳米60克，冰糖适量。甘橘嫩芽或其幼苗洗净切碎，与粳米、冰糖煮粥。早晚餐服食，连服7～8天。适用于肝阳上亢所致的高血压病。见《常见病食疗食补大全》。

【世传白花蛇酒】白花蛇一条（温水洗净头尾各去10厘米，酒浸去骨刺，取净肉40克），全蝎（炒）、当归、防风、羌活各4克，独活、白芷、天麻、赤芍药、甘草、升麻各20克。上锉碎，以绢袋盛贮，用糯米20000克蒸熟，如常造酒，以袋置缸中，待成，取酒同袋密封，煮熟，置阴地7日出毒。每温饮适量，常令相续。适用于治疗诸风无新久，手足缓弱，口眼歪斜，语言蹇涩，或筋脉挛急，肌肉顽痹，皮肤瘙痒，骨节疼痛，或生恶疮、疥癞等疾。见《本草纲目》。

【西瓜皮茶】风干西瓜皮30克，草决明15克。水煎取汁。代茶饮。适用于高血压病。（验方）。

【灰条菜茶】藜15～18克。阴干，水煎。代茶饮。适用于因高血压引起的中风。见《防治心血管病的饮食》。

【全蝎酒】白附子、僵蚕、全蝎各30克，醇酒250毫升。上药碎细、酒浸瓶中3宿。每饮10毫升，不拘时候，常令有酒力。适用于中风，口眼歪斜，口眴目动等症。见《杨氏家藏方》。

【决明子茶】①决明子15克。炒黄，水煎。代茶饮。适用于高血压病。见《江西草药》。②决明子15克，夏枯草9克。决明子炒至稍鼓起，微有香味，放凉，打碎或碾碎；夏枯草切碎，同用开水冲泡。代茶饮，日1剂。适用于高血压，头痛，急性眼结膜炎，角膜溃疡，青光眼，大便秘结。见《全国中草药汇编》。

【决明子粥】炒决明子12克，白菊花9克，粳米100克，冰糖少许。先煎炒决明和白菊花，去渣取汁。再入粳米煮粥，加冰糖少许。功能清肝降火，平肝潜阳。适用于肝火上炎，目赤肿痛，肝阳上扰之头晕、头痛，高血压病，高血脂症及便秘。见《粥谱》。

【决明烧茄子】草决明30克，茄子500克，豆油250克。决明子捣碎加水适量，煎30分钟，去渣缩浓汁至2汤匙待用。茄子洗净切斜片，放热油中炸至两面焦黄，捞出控油。将锅内余油留下3克放火上，用蒜片炝锅后把炸好的茄片入锅，把姜、葱等和用草决明汁调匀的淀粉倒入锅内翻炒，点几滴明油，颠翻。日2次，佐餐食。功能清肝降逆，润肠通便。适用于高血压病，高血脂症，冠心病及妇女更年期综合症等。见《家庭药膳手册》。

【决明菊花茶】草决明30克，野菊花12克。决明研细，与菊花共入茶杯中，沸水冲泡。代茶饮。适用于血压高，头痛等症。见《实用中药学》。

【决明罗布麻茶】决明子12克，罗布麻10克。决明子炒至微香，与罗布麻同放杯中，沸水浸泡。当茶饮。功能清热平肝。适用于高血压病，头晕目眩，烦躁不安，属于肝热或肝阳上亢者。见《食疗本草学》。

【阴地蕨茶】阴地蕨10～15克。水煎取汁。代茶常饮。适用于羊痫风。见《福建中草药》。

【防风酒】①防风、独活各600克，瓜蒌、桂心各80克，茵芋40克，石斛200克。上药㕮咀，以酒12000毫升渍3宿。初服60毫升，稍加至200毫升，日3次。适用于产后中风。见《备急千金要方》。②防风（去叉）80克，白术60克，山茱萸（并子用）60克，山芋（干者）60克，附子（炮裂去皮脐）60克，天雄（炮裂去皮脐）60克，细辛（去须叶轻炒）60克，独活（去芦头）60克，秦艽（去土）60克，茵芋（去粗茎）60克，杏仁（汤浸退去皮尖双仁炒）60克，紫巴戟（去心）80克，桂（去粗皮）80克，麻黄（去节先煎去沫焙干用）80克，生姜（切焙）80克，磁石（生捶碎如大豆粒浸去赤汁）300克，薏苡仁（炒）120克，生地黄（净洗细切焙）100克。上药锉如麻豆，生绢囊盛，以无灰清酒20000毫升，浸6～7日。空心温饮250毫升至300毫升，以知为度。适用于荣虚卫实，肌肉不仁，病名肉苛。见《圣济总录》。③防风30克，白酒250毫升。将防风放入白酒内浸泡20日。随量饮。预防温疫。见《肘后备急方》。

【防风浸酒】防风、秦艽、白茯苓、羌活、牛膝、人参各60克，夏蚕沙（明净者）40克，鳖甲（炙）、西枸杞各140克，苍耳、当归、松节各40克，茄根4根（约150克）（饭甑上蒸熟）。上㕮咀作1服，用生绢袋盛药，以好酒2大瓶浸，14日后开瓶。早午晚各饮1盏。酒尽。以其药渣晒干，再碾为末，酒糊为丸如梧桐子大。每服50丸，酒下，不拘时。适用于诸风。见《普济方》。

【红蓖麻根煮鸡蛋】红蓖麻根60克，黑醋10毫升，鸡蛋2～4个。蓖麻根洗净，加水煮，取汁200毫升，趁汤沸打入荷包鸡蛋，加黑醋。日1次，10天为1疗程。功能息风止痉。适用于痫症，体壮痰多，发作频繁，舌红，苔白，脉象弦数者。见《常见病中医临床手册》。

【芹枣粥】芹菜连根60克，粳米100克。芹菜洗净切碎，同粳米煮粥。温热服食。功能清肝热，降血压。适用于高血压病，肝火痛，眩晕目赤等症。见《本草纲目》。

【芹菜汁】鲜芹菜500克。捣取汁。开水冲服，日1剂。功能清肝明目，利尿降压。适用于高血压病头晕眩晕，面红耳赤，以及血淋等。见《中国药膳学》。

【芹菜茶】鲜芹菜500克。连叶洗净切碎投入5倍的水中，煮沸后10分钟。代茶饮。适用于高血压病初期。（验方）。

【芹菜肉丝】芹菜带叶、猪瘦肉各100克。洗净，芹菜切段，猪肉切丝。炒锅内放食油少许，武火烧热，先炒肉丝，将熟时，入芹菜，起锅前放入盐、酱油、味精。连续服食。功能平肝降压。适用于肝阳上亢，头晕目眩，及高血压病等。见《百病饮食自疗》。

【芹菜红枣汤】芹菜250克，大枣10枚。芹菜洗净，切段，与大枣煮汤服。功能平肝清热。适用于肝阳上亢，头痛眩晕，或高血压病等。见《家庭食疗手册》。

【芹菜红枣茶】芹菜250克，红枣10枚。水煎。代茶饮。适用于早期高血压病。见《饮食疗法100例》。

【芹菜枣仁汤】鲜芹菜90克，酸枣仁9克。芹菜洗净切段，同酸枣仁煮汤饮。功能平肝清热，养心安神。适用于虚烦不眠，心悸怔忡，或神经衰弱，失眠健忘，或高血压头晕目眩等。见《中国药膳学》。

【芹菜炒香菇】芹菜400克，水发香菇50克，干淀粉、菜油、调料适量。芹菜择去叶、根，洗净切段，盐渍10分钟，清水漂洗，沥干；香菇切片；淀粉、醋、味精加水50毫升兑成芡汁待用。炒锅内菜油烧至冒烟无泡沫，放入芹菜煸炒2~3分钟，投入香菇片，迅速炒匀，加酱油，炒1分钟，淋入芡汁速炒起锅。功能清热平肝，益气和血。适用于肝阳上亢，头痛眩晕，或高血压，动脉硬化，高血脂症及神经衰弱等。见《民间食谱》。

【芭蕉汁】芭蕉汁100毫升，兑入冰糖15克。溶化服食。日2次，连服7日为一疗程。功能滋阴潜阳。适用于妊娠晚期，头目眩晕，耳鸣头痛，口苦咽干，面色潮红，血压持续增高等。见《百病饮食自疗》。

【杜仲茶】杜仲15克，棕榈叶30克，夏枯草5克。杜仲放盐水中拌透吸收，置锅内，文火炒至微有焦斑，取出晾干，与其余2味共为粗末。代茶泡饮。适用于防治高血压病，肝肾亏虚头眩头痛。见《常见病验方研究参考资料》。

【杜仲腰花】猪腰子250克，炙杜仲12克，黄酒25克，调料适量。猪肾剖为两半，割去臊腺筋膜，切成腰花。杜仲水熬浓汁（约50毫升）。将腰花放碗中，加白糖、杜仲汁、黄酒、干淀粉、盐搅匀。武火将锅烧热，加猪油、植物油，放入花椒、腰花、葱、姜、蒜，快速炒散。再加醋、酱油、白糖、味精，翻炒。功能补肝肾，强筋骨，降血压。适用于肝肾不足，筋骨萎弱，腰膝酸软，步履不健，头晕耳鸣，高血压等症。见《中国药膳学》。

【旱芹车前茶】鲜旱芹菜、鲜车前草各100克。上药洗净，切碎，煎汤取汁。代茶频饮。适用于高血压头昏目眩，时有浮肿者。见《上海常用中草药》。

【牡蛎知母莲子汤】生牡蛎20克，知母6克，莲子30克，白糖1匙。前2味水煎半小时，取汁；莲子洗净，用热水半碗浸泡1小时，连同浸液一起倒入沙锅内，加牡蛎药汁，小火慢炖1小时，加白糖，再炖1小时，至莲子酥烂。当点心吃。功能健脾安神，潜阳固精。适用于相火旺的梦遗，血压偏高者。见《常见慢性病食物疗养法》。

【肝肺陈皮汤】猪肝、猪肺各1具，陈皮125克，食盐适量。诸味洗净，水煮熟。吃肉喝汤。连服7天。功能养血息风。适用于美尼尔氏综合症眩晕呕吐，耳鸣耳聋，面色萎黄，心悸怔忡，疲倦乏力，失眠健忘，食少乏味等。见《疾病的食疗与验方》。

【陈皮淡菜】淡菜150克，陈皮50克，调料适量。前2味洗净切丝；淡菜加酒、姜片浸发后，拌入陈皮，精盐、味精上屉蒸1~2小时。功能滋阴潜阳。适用于中老年更年期血压增高，心烦易怒，头晕耳鸣等症。见《膳食保健》。

【玫瑰蚕豆花茶】玫瑰花4~5朵，蚕豆花9~12克。开水同泡。代茶频饮。适用于肝风头痛。见《泉州本草》。

【青松叶浸酒】青松叶（细锉如大豆）600克。捣令汁出，用生绢囊贮，以清酒7000毫升浸2宿，近火煨1宿。初服300毫升，渐加至600毫升。头面汗出即止。适用于中风口面㖞斜。见《圣济总录》。

【青葙子速溶饮】青葙子300克，白糖400克。青葙子冷水泡透，加水适量，煎煮20分钟取药液，再加水煎，共煎3次，合并药液。文火浓缩药液到稍稠黏将要干锅时，停火，待冷后，拌入白糖粉，把药液吸净，混匀，晒干，压碎，装瓶。每次10克，沸水冲饮，日3次。功能清肝明目。适用于偏头痛，高血压，目赤肿痛等症。

见《福建中草药》。

【松花淡菜粥】松花蛋1个，淡菜、大米各50克。松花蛋去皮；淡菜浸泡，洗净，同大米煮粥，加少许食盐。每早空腹食蛋菜饮粥。适用于高血压，耳鸣，眩晕，牙齿肿痛等症。见《验方》。

【松榈大豆汤】松叶、棕榈叶、大豆各适量。水煎服。适用于脑卒中。见《疾病的食疗与验方》。

【刺菜茶】大、小蓟草各10克。水煎。代茶饮。10日为1疗程。持续使用，中间需及时复测出血压变化，安全使用。适用于高血压病。见《防治心血管病的饮食》。

【昆布草决明煎】昆布50~150克，草决明30克。昆布浸泡1天，漂洗干净，与草决明（捣碎）同煮汤。吃昆布饮汤。适用于高血压。见《中国药膳学》。

【昆布海藻煮黄豆】昆布、海藻各30克，黄豆150~200克，白糖适量。昆布、海藻浸泡1天，漂洗干净，切碎，与黄豆文火煮汤。待豆熟，加白糖调味。日服2次。功能滋阴清热降压。适用于高血压属阴虚有热者，及单纯性甲状腺肿，慢性颈淋巴腺炎等。胃寒畏冷者不宜服用。见《家庭食疗手册》。

【明目延龄茶】霜桑叶、菊花各10克。水煎半小时，过滤，去渣，取汁。代茶饮。适用于肝阳上亢所致之头晕目昏的高血压，外感风热之头痛目赤等症。见《滋补保健药膳食谱》。

【罗布麻饮】罗布麻叶10~50克，白糖适量。罗布麻叶放瓷杯中，加开水200~400毫升，盖严，浸30分钟，加适量白糖。代茶饮。功能清火降压，利水强心。适用于高血压，心脏病，神经官能症，肾炎水肿等。见《滋补保健药膳食谱》。

【罗布麻茶】罗布麻10克。开水冲泡。代茶饮。适用于高血压，神经衰弱，眩晕，脑震荡后遗症，心悸，失眠，水肿。见《陕甘宁青中草药选》。

【侧柏叶茶】侧柏叶15克。切碎，水煎，取汁。代茶饮，至血压正常。适用于高血压病。见《江苏省中草药新医疗法展览资料选编》。

【炒葱头】洋葱120克。剥去外皮，切细丝。食油适量，旺火烧热，放入洋葱翻炒，加盐、酱油、醋、糖等拌炒均。佐餐食。功能理气健胃，降血压，降血脂。适用于高血压病，高血脂症，及防治胃肠病等。见《食疗本草学》。

【治风三十六味浸酒】白茯苓200克，菊花80克，生于地黄80克，防风80克，瓜蒌80克，人参40克，续断200克，天麻200克，菟丝子（淘拣净）120克，牡丹皮80克，白术40克，黄芪80克，肉苁蓉（去粗皮）120克，石斛2克，菖蒲80克，紫菀（去苗）20克，牡蛎（烧取粉）120克，柏子仁1000克，杜仲（去粗皮）1.5克，芍药1.2克，麻子仁（炒）1.2克，桔梗（去芦）20克，牛膝120克，川萆薢80克，附子（炮裂去皮脐）40克，苍耳子（取仁）80克，牛蒡子（炒）1.2克，金毛狗脊（去苗）40克，羌活20克，枸杞子300克，晚蚕沙（炒）40克，牛蒡根（细切）300克，山茱萸40克。上并杵锉令细，入1生绢袋盛，以无灰酒30000毫升，置于于瓷瓮内盛浸，以纸封头，满27日可开。每日平旦晚食前暖1盏服，常令酒气在，只不得过于昏醉。久患经年服1月愈，稍浅者入口见效。酒尽将袋内药渣阴干，捣罗为末，炼蜜和为丸，如梧桐子大，每日空心温酒下30丸。适用于骨节酸疼，行步脚弱，言语謇涩，口眼㖞斜，及中风半身不遂。见《普济方》。

【珍珠牡蛎粥】珍珠母、生牡蛎各50克，粳米100克。前2味煮汤，入粳米煮粥。日2次服食。适用于脑血管意外，凡虚寒证不宜服用。见《常见病食疗食补大全》。

【茺蔚子粥】 茺蔚子（益母草子）10克，枸杞子15克，粳米100克。茺蔚子、枸杞子煎汁，粳米同煮粥。功能平肝潜阳，清火息风。适用于肝阳上亢，眩晕耳鸣，头胀而痛，心烦口苦，急躁易怒等症。见《百病饮食自疗》。

【胡桐叶茶】 胡桐叶10克。洗净，切碎，晒干，沸水冲泡。代茶饮。适用于高血压病。见《全国中草药汇编》。

【胡萝卜粳米粥】 鲜胡萝卜适量，粳米60克。胡萝卜洗净切块，同粳米煮粥。日1剂，常食。适用于脾虚肝旺所致的高血压病。见《常见病食疗食补大全》。

【柿汁】 青柿子（不是番茄）捣汁。每服200～250毫升，日3次（或用柿饼10个，煎服）。适用于高血压病。中气虚寒，痰湿内盛者不宜。忌与蟹同食。见《中国药膳学》。

【钩藤茶】 钩藤500克。拣去老梗及杂质，洗净，晒干备用。每次30克，日2次，沸水冲泡。代茶饮。适用于早期高血压病。见《常用中草药手册》。

【香蕉茶】 ①香蕉梗适量。水煎取汁。代茶频饮。适用于早期高血压病。见《饮食疗法100例》。②香蕉50克，蜂蜜少许。香蕉去皮研碎，加入等量的茶水中，入蜜调匀。代茶频饮。适用于冠心病，高血压，动脉硬化等症。（验方）。

【香菜萝卜】 香菜100克，白萝卜200克，调料少许。香菜洗净，切成3.3厘米段；萝卜洗净，去皮，切块，植物油热时下入炒透，加食盐，文火烧至烂熟，加香菜略烧，入味精。佐餐或单食。适用于高血压病，脑血管病，冠心病，坏血病等。见《饮食与长寿》。

【香蕉根茶】 香蕉根30～60克。切片。煎汤，取汁。代茶频饮。适用于高血压病。见《常见病验方研究参考资料》。

【保肾酒】 干地黄120克，山茱萸、山药、泽泻、茯苓、牡丹皮各60克，桂枝30克，干姜240克，米酒或高粱酒3000毫升。上药切碎，和酒同装入大口瓶中密封3个月。每日睡前饮1小杯。适用于高血压，糖尿病，胆结石，蛋白尿，动脉硬化，阳痿和早泄。见《中国帝王媚药补酒》。

【首乌大枣粥】 何首乌60克，粳米100克，大枣3枚，冰糖适量。何首乌入沙锅煎浓汁，入粳米、大枣、冰糖共煮粥。早晚服食。久服奏效。适用于阴虚阳亢型高血压病。见《常见病食疗食补大全》。

【首乌山楂汤】 何首乌15克，山楂12克，糖少许。首乌、山楂加水共煎50分钟，取汁加糖调服。功能补益肝肾，平肝潜阳。适用于高血压，动脉硬化，高血脂属肾阳虚者。见《疾病的食疗与验方》。

【夏枯草茶】 ①夏枯草30克。研粗末，放茶杯中，沸水冲泡，闷15分钟。代茶饮。适用于早期高血压病和血压高头痛、眩晕等症。见《常见病验方研究参考资料》。②夏枯草、银花、紫花地丁各30克，冰糖适量。共为粗末，煎水，取汁，加入冰糖令溶。代茶频饮。适用于颈淋巴结核。见《常见病验方研究参考资料》。③夏枯草9克。泡开水。代茶饮。适用于夜盲症。（验方）。

【夏枯草露】 夏枯草500克。水浸2小时，洗净，放入蒸馏器中，蒸馏得芳香蒸馏液。每服30毫升，日3次。功能清肝明目，化痰散结。适用于肝阳上亢，头目眩晕，目赤肿痛，早期高血压，菌痢，急性黄疸型传染性肝炎等。见《本草纲目拾遗》。

【夏枯草荷叶茶】 夏枯草10克，荷叶

12克（或新鲜荷叶半张）。共煎汤，取汁。代茶饮。适用于肝肾阴虚风火上亢，平素常头痛目眩，或头晕耳鸣，突然发生口眼歪斜，舌强言謇，手足重滞，半身不遂，舌质红，苔黄，脉弦滑数。见《百病饮食自疗》。

【夏枯草煲猪肉】夏枯草20克，猪瘦肉50克。猪肉切薄片；夏枯草装纱布袋中、扎口，同放锅内，加水，文火炖至肉熟烂，弃药袋，调味。食肉饮汤。日1剂，分2次。功能清肝热，散郁结。适用于肝经有热或肝阳上亢之头痛眩晕，瘰疬，结核等。见《食物疗法》。

【蚝豉元鱼汤】蚝豉100克，元鱼肉50克，柏子仁、昆布、酸枣仁、白芍各25克，大枣10枚（去核），昆布漂洗干净，酸枣仁捣碎，与另5味共煎汤。饮汤食肉。日1剂，分3～4次服。功能滋阴潜阳，敛汗镇静。适用于甲状腺机能亢进，心悸失眠，手颤等症。见《家庭食疗手册》。

【凉拌芹菜】①芹菜梗200克，水发海带100克，水发黑木耳50克，调料适量。海带、木耳切丝，沸水焯熟；嫩芹菜梗切3厘米段，入沸水中煮3分钟捞起。3者相合，调入适量的酱油、醋、麻油、盐、白糖、味精拌匀。功能降低血压，软化血管。为中老年人及患心血管系统疾病者之膳食。暑热季节尤宜。见《膳食保健》。②芹菜500克，水发海蜇皮150克，小海米3克，调料适量。芹菜去叶洗净切3厘米的段，入开水中烫一下沥水；海米泡好；海蜇皮发好洗净切细丝。3者混合，加醋、盐、味精拌匀。佐餐食。功能平肝清热，祛风利湿。适用于头痛眩晕，小便淋痛，咳嗽痰多，牙痛目赤等下。尤宜于高血压、冠心病患者服食。见《滋补保健药膳食谱》。

【海带决明汤】海带丝1小碗，草决明15克。煎煮。吃海带喝汤。功能清肝明目降压。适用于高血压者常服。见《疾病的食疗与验方》。

【海带决明煎剂】海带20克，决明子15克。海带水浸24小时后洗净、切丝；决明子捣碎。2味同煎汤。吃海带饮汤。日1剂。功能平肝潜阳，降低血脂。适用于肝阳上亢，血脂偏高之高血压患者。见《常见病的饮食疗法》。

【家常菊花鱼】鲜白菊花数朵（约50克），鲜鲤鱼1尾（750～1000克），豌豆苗50克，调料适量。鲜菊花用水略洗，沥干掰瓣；鲜鱼剖腹，去鳞及内脏后洗净，鱼身两面每隔2厘米划1刀，抹上盐；姜、蒜剁末；葱切成细花；泡红辣椒去蒂去籽切3毫米节。锅内加油，烧至六成热，入盆，待两面煎呈黄色后取出。锅内余油烧热，下姜、蒜及泡红辣椒，煸出香味，依次下酱油、原汤和煎好的鱼，小火加热，汤沸后将鱼翻过继续烧5分钟，待鱼入味，水淀粉收汁，同时放入醋、葱花，撒入菊花，装盘。功能清肝明目。适用于肝阳上亢而致之眩晕、头晕、视物不清等症。见《华夏药膳保健顾问》。

【桑叶茶】①炙桑叶500克。去杂质，搓碎，簸去梗，筛去泥屑，取净桑叶加炼熟的蜂蜜和少许开水，拌匀，稍闷，置锅内文火炒至不粘手为度，取出，放凉（每100克桑叶，用炼熟蜂蜜20到25克）。白开水冲泡，温饮，每次10克。适用于盗汗，明目，洗眼去风泪，常服能使人聪明。见《食疗本草》。②桑叶、菊花、枸杞子各10克，决明子6克。水煎，取汁。代茶饮。适用于头目眩晕。见《山东中草药手册》。

【桑竹茶】嫩桑叶、白菊花各5克，苦竹叶20克。将上药放入茶壶，开水浸泡2分针。代茶饮。适用于耳鸣，喉痛，高血压等症。见《防治心血管病的饮食》。

【桑椹茶】鲜桑椹果1000克（干品

500克），蜂蜜300克。桑椹果洗净，水煎，每隔半小时取汁次，再加水煎煮，共2次，合并煎液，小火熬浓，至稠黏时加入蜂蜜，至沸停火，待冷，装瓶。沸水冲饮，每次1汤匙，日3次。适用于青年人或高血压所引起的耳鸣，头晕，目暗，健忘，烦渴，便秘等症。（验方）。

【桑椹酒】①桑椹1000克，曲200克，糯米5000克。桑椹捣汁，煎过，同曲、米如常法酿酒。徐徐饮，不拘时候。脾胃虚寒作泻者忌用。适用于眩晕，失眠，耳鸣目暗，须发早白，便秘烦渴等症。见《中国医学大辞典》。②桑椹5000克，大米3000克，酒曲适量。桑椹捣汁煮过，将米煮半熟沥干，与桑椹汁拌匀，蒸煮后下适量酒曲搅匀，装瓦坛内，把瓦坛置箱内，周围用棉茶或稻草保温，待发酵，味甜可口服用。每服30～40毫升，用开水冲服或置锅上加水适量煮热服。适用于肝肾不足所致之耳鸣耳聋，视物昏花及早衰等症。有健身却病，益寿延年之效。见《大众药膳》。③桑椹（捣汁煎过）适量。同曲、米如常法酿酒。适量饮用。功能补五脏，明耳目，治水肿。见《本草纲目》。

【桑树根茶】桑树根9克，制为粗末，水煎，取汁。代茶饮。适用于高血压病。见《野外工作人员卫生防病手册》。

【桑菊芝茶】杭菊花、冬桑叶、黑芝麻各30克。将上药用纱布包好，水煎，取汁。代茶饮，日1剂，分次饮用。适用于头痛，眩晕，耳鸣等症。（验方）。

【桑寄生茶】桑寄生。水煎，取汁，去渣。代茶饮。适用于肝肾不足，阴虚阳亢之头痛、眩晕、耳鸣、心悸。（验方）。

【桑菊枸杞饮】桑叶、菊花、枸杞子各9克，决明子6克。水煎取汁，代茶饮。功能清头明目。适用于眩晕症。见《中国药膳学》。

【桑麻葵子丸】桑叶、黑芝麻、葵花子仁各100克。桑叶干燥、研末。黑芝麻、葵花子仁一同研磨，与桑叶末拌匀，炼蜜为丸。早晚各服10克。功能平肝潜阳，降低血脂。适用于高血压病、动脉硬化而见阴虚阳亢，眩晕失眠，耳鸣眼花等。见《食疗本草学》。

【桑麻生地石决明汤】生石决明18克，生地15克，桑叶、黑芝麻各9克，白糖适量。前4者水煎，调入白糖。日1剂，分2次服，连服6～7剂。功能清热明目，平肝潜阳。适用于肝阳上亢之头痛眩晕，善怒目胀，或有眼压、血压升高等症。见《疾病的食疗与验方》。

【黄精茶】黄精10克，罗布麻叶5克。水煎，取汁。代茶饮。适用于高血压病。见《防治心血管病的饮食》。

【黄瓜藤茶】黄瓜藤100克。洗净，切碎，煎水，取汁。代茶饮。适用于高血压病。见《宁夏科技普及》。

【萝芙木根茶】萝芙木根50克，白糖适量。洗净，切碎，晒干，煎水，取汁，加糖令溶。代茶频饮。适用于早期高血压病。能改善心跳、头痛、失眠等症。见《常见病验方研究参考资料》。

【菊花醪】甘菊花10克，糯米适量。洁净的甘菊花剪碎，与糯米酒酿适量放在小铝锅内拌匀，煮沸。顿食，日2次。适用于肝热型高血压，眩晕等症。（验方）。

【菊藤茶】菊花、夏枯草、钩藤各10克。共为粗末，煎水，取汁。代茶饮，日1剂。适用于高血压，头眩。见《民间饮食疗法》。

【菊花末粥】菊花末15克，粳米100克。粳米煮粥，入菊花末稍煮。早晚服。适用于（中经络）脑血管意外。脾虚便溏的老人忌服。见《常见病食疗食补大全》。

【菊花肉片】鲜菊花50克，猪瘦肉300

克，鸡蛋清1个，骨头汤、水豆粉及调料适量，猪油130克。猪肉切薄片；菊花去蒂，撕成花瓣，洗净，凉水泡起；姜切片；葱切小片。肉片用蛋清、盐、料酒、味精、胡椒面、豆粉调匀；骨头汤、盐、白糖、胡椒面、味精、水豆粉、香油兑成汁待用。炒锅烧热，放入猪油100克，待五成热时，投入肉片，滑透起锅，倒入漏勺控油。锅置火上，放30克猪油，待五成热时，下入姜、葱、稍煸，随即倒入肉片，烹入料酒，把兑好的汁搅匀倒入锅内，翻炒几下，倒入菊花，炒匀起锅。功能补养五脏，祛风明目。适用于高血压，动脉硬化，头晕等。见《天府药膳》。

【菊花鱼圆】草鱼肉250克，鲜菊花瓣50克，生姜、葱各10克，料酒20克，精盐、香油各5克，胡椒粉、味精各2克，鸡蛋5个，肉汤1000克。菊花、生姜、葱分别洗净，剁成末；鸡蛋去黄留清；鱼肉去刺捶茸，与菊花末拌成菊花鱼泥；蛋清中加入适量清水，放入味精、盐、米酒、香油、葱末、姜末拌匀。将菊花鱼泥做成圆子，放入配有佐料的蛋清中裹匀入沸水锅内氽熟，马上捞出，装入大汤碗内。将肉汤烧开，倒入汤碗内，淋入香油。功能滋阴泻火。适用于阴虚火旺，口干舌燥，咽喉疼痛，头晕头痛等症。是高血压患者常用食品。见《家庭药膳》。

【菊花兔卷】兔肉300克，菊花瓣50克，生姜、葱各10克，料酒15克，鸡蛋3个，花椒2克，精盐3克，菜油500克（实耗75克），干面粉适量。菊花洗净，切3厘米段；姜洗净切片；葱洗净切长段；兔肉洗净，片9厘米长，3厘米宽的薄片，用料酒、盐、姜、葱、花椒腌20分钟；鸡蛋打入碗中，放入适量干面粉，兑水少许，调成糊状。兔肉片平摆在案板上，再放上菊花段，把兔肉片连同菊花卷成小卷，入鸡蛋糊中蘸匀，放到烧六成热的菜油锅内炸至微黄捞出，依次码放盘中。功能补益脾胃，清热平肝。适用于肝虚火旺，头昏头痛，目眩，吐血，便血等症。为高血压、糖尿病、冠心病、动脉硬化者的常用药膳。见《家庭药膳》。

【菊花草鱼】草鱼1尾（约750克），鲜菊花瓣30克，宁夏枸杞、生姜、葱白各15克，冬笋、火腿各40克，精盐6克，胡椒粉3克，料酒30毫升，味精2克，猪网油1张。姜洗净切薄片；葱洗净切长段；枸杞用温水洗净；菊花用盐水洗净；冬笋、火腿切片；草鱼去鳞、鳃、内脏洗净，鱼体两面各剞五刀，再用姜片、葱段、料酒、精盐腌30分钟。将网油铺案板上，鱼摆在网油一端，火腿、冬笋、枸杞子、菊花（用一半）摆在鱼体两边，用网油将鱼包好，放蒸盘内，上笼蒸30分钟取出，揭去网油，鱼装入盘内，撒上菊花。功能滋肾，平肝，祛风。适用于虚劳体弱，虚风头痛，眼花，夜盲等症。见《家庭药膳》。

【菊花甘草汤】菊花120克，甘草12克。水煎顿服。余渣再煎服。功能清热解毒，平肝明目。适用于疔疮肿毒，目赤肿痛，肝阳上亢之头晕、目眩等症。见《中国药膳学》。

【菊花龙井茶】菊花10克，龙井茶3克。去杂质，共放入茶杯内，冲入开水，加盖泡10分钟。代茶饮，日1剂。适用于早期高血压病，肝火头痛，眼结膜炎等症。见《饮食疗法》。

【菊花爆里脊】白菊花2朵（约100克），白芍5克，猪里脊肉250克，豌豆苗50克，鸡蛋2个，鸡油、白胡椒面等调料适量。菊花瓣、豌豆苗洗净控干水分；鸡蛋取清去黄；猪肉切成粗丝，放入碗内，加蛋清、盐、味精、淀粉拌匀；白芍切成细末；葱、姜切丝。另用一碗将味精、料酒、胡椒面、淀粉、白芍末、鸡汤搅拌成汁；炒勺注入鸡油，烧至6成热时，将肉丝入勺滑透，倒入漏勺。炒勺留底油加热，先入葱姜煸出香味，再将菊花、豌豆苗、肉丝一并入勺，倒入汤汁，翻炒几下，淋入少许鸡油。功能清肝明目。适用于高血压，肝阳上亢之头痛、头晕等症。见《华夏药膳保健顾问》。

【菊花爆鸡丝】鸡脯肉300克，菊花30克，豌豆、火腿丝各25克，鸡蛋清2个，水淀粉40克，调料适量，清汤100克，植物油750克。鸡肉去掉白筋，切丝，加入蛋清、水淀粉抓匀；菊花中挑选外形整齐的花瓣10克，开水稍泡捞出；其余菊花水煎取汁2次，合并药液，加热浓缩至20毫升。锅内植物油稍热时，下鸡丝，用筷子搅开，炸至黄白色捞出；姜末、火腿丝、豌豆、料酒、清汤及菊花药液放入另锅中，烧沸后下鸡丝及菊花瓣，调入味精，起锅盛入盘内。佐餐食。功能平肝明目。适用于肝阳上亢引起的头晕目眩、头胀痛，及肝血不足，视物不清等症。见《滋补保健药膳食谱》。

【菊苗锅塌盒】菊苗叶50克，猪瘦肉150克，鸡蛋2个，面粉、料酒等调料适量。菊苗叶洗净开水烫；猪肉剁末，加葱姜末、味精、盐、酱油、香油调成馅；鸡蛋打在碗里搅匀；菊苗平放在案板上，倒上肉馅摊平，上面逐个盖上1张菊叶，修成正方块。净勺放入少许猪油，烧热后把油倒出，再放少许植物油加热，把修好的菊叶块裹上一层鸡蛋糊下勺，煎至金黄色时翻个儿，两面都呈金黄色时，加点鸡油及味精、盐、料酒，用盘扣上，移至小火烤透，大火收汁。功能清肝明目。适用于高血压，肝阳上亢之头痛、头晕等症。见《华夏药膳保健顾问》。

【菊楂决明饮】菊花3克，山楂、草决明各15克。水煎，代茶饮。功能清肝明目，化瘀降压。适用于肝火上扰之目赤肿痛，羞明多泪，或高血压、冠心病等。见《中国药膳学》。

【菊槐绿茶饮】菊花、槐花、绿茶各3克。沸水冲泡。代茶饮。每日数次。功能平肝潜阳。适用于高血压头晕、头痛等症。见《中国药膳学》。

【菊花紫蟹涮鱼锅】白菊花200克，雌紫蟹5个（约500克），鳜鱼肉、猪里脊肉、鸡脯肉、对虾肉、炸柳叶各100克，白菜头、菠菜心各250克，炸粉丝50克，天麻15克（炮制好的），毛姜水、香油、米醋等各适量。菊花摘瓣洗净；菠菜心、白菜头洗净撕碎，连同炸粉丝、炸柳叶分放4个盘内；紫蟹去脐，揭盖，去毛腮，剁两半，再平片一刀，顺腿切成3块，带黄的盖放在盘中摆成圆形，腿肉放入另一盘中；猪肉、鳜鱼肉、鸡脯肉、对虾肉分别片薄片，码在8个盘里，各加料酒。米醋、姜末、香油、酱油对成汁，按人数分别盛入碟内；天麻切碎末。酒精锅内加清汤烧热，入天麻、盐、料酒、毛姜水、味精，烧沸先下紫蟹，涮完再加4种肉片及菊花菠菜等。蘸汁食。功能清肝明目。适用于高血压，肝阳上亢，头晕眼花等症。见《华夏药膳保健顾问》。

【菠菜拌海蜇】菠菜、海蜇皮、调料各适量。菠菜入沸水烫2～3分钟，捞出切段；海蜇皮切丝，入沸水中烫后与菠菜加姜丝、葱丝、精盐、味精、麻油拌匀。凉食。功能滋养肝肾。适用于阴虚阳亢型高血压，头晕头痛。见《中国药膳学》。

【梧桐茶】梧桐嫩叶30克。水煎，取汁。代茶饮。适用于高血压病。见《防治心血管病的饮食》。

【雪红汤】荸荠300克，山楂糕60克，白糖适量，甜青梅脯丁、糖腌桂花少许。

山楂糕切成颗粒；荸荠洗净，去衣，剥皮，切成颗粒，放入沙锅，加水1大碗，中火烧开，加白糖1匙，小火烧10分钟，倒入山楂糕，立即离火，加甜青梅丁、糖桂花，拌匀。当点心吃，每次1小碗，日1～2次。功能开胃消食，强食降压，舒张血管，清肝化滞。适用于肝火旺的高血压病，动脉硬化和冠心病患者。脾胃虚寒及溃疡病患者不宜食用。见《常见慢性病食物疗养法》。

【蚯蚓炒鸡蛋】活蚯蚓3～5条，鸡蛋2～3个。蚯蚓放盆内2～3天，排出体内污泥，剖开洗净，切断；鸡蛋去壳，与蚯蚓同炒熟，油、盐调味服食。隔天1次。功能平肝，息风，宁神，降压。适用于高血压，高热惊风抽搐，中风半身不遂等症。见《饮食疗法》。

【蛇床子茶】蛇床子100克。碾碎，煎水。代茶频饮。适用于高血压病。见《常用中草药》。

【猪毛菜茶】猪毛菜15克。洗净，切碎，水煎。代茶频饮。适用于高血压病及肝阳头痛。见《实用中药学》。

【猪脑天麻汤】猪脑髓、天麻、响铃草、枸杞各15克。后3药洗净，天麻切片。诸味同放容器内，隔水蒸汤服食。功能补虚益肾，平肝。适用于老人肝肾不足，头晕目眩，耳鸣耳聋，腰膝酸痛等症。见《四川药志》。

【猪腰煮杜仲】猪腰1个，杜仲15～25克。猪腰对剖，去脂膜臊腺，洗净，与杜仲加水同煮。食肉喝汤。功用参见“杜仲腰花”。见《家庭食疗手册》。

【猪脑蒸天麻】猪脑、天麻各15克。天麻洗净切片，与猪脑同入容器内，隔水蒸汤服食。功能平肝散风。适用于头风头痛，耳鸣耳眩等症。见《四川中药志》。

【猪脑天麻炖枸杞】猪脑1个，天麻9克，枸杞15克。诸味洗净，天麻切片，同放入容器内，隔水炖熟服食。功能补肝肾，止眩晕。适用于肝肾阴虚，头晕目眩，或脑震荡后遗症之头晕头痛等症。见《中国药膳学》。

【清脑羹】银耳、炙杜仲各10克，冰糖50克。银耳温水浸30分钟，去蒂，杂质，撕成小片，洗净；冰糖放锅内，加水少许，文火熬至呈微黄色，滤去渣待用；杜仲水煮20分钟，滗出药汁，再加水煮，如此反复3次，共取药汁约1000克，倒入锅内，加银耳、清水适量，烧沸，文火熬3～4小时，至银耳熟烂，兑入冰糖汁，起锅时加少许猪油。功能滋补肝肾。适用于肝肾阴虚型高血压病的头晕头痛、耳鸣、失眠、腰膝酸痛等症。见《中国药膳学》。

【淡菜拌芹菜】淡菜10克，芹菜30克。淡菜用开水发软，洗净，煮熟；芹菜洗净，切段，与淡菜调以油、盐、醋拌食。功能补肝肾，平肝降压。适用于肝肾阴虚，肝阳上亢而致血压偏高，眩晕头痛者。

【葛粉羹】葛粉250克，荆芥穗50克，豆豉150克。葛粉作面条；荆芥穗、豆豉共煮沸，去渣留汁，葛粉面条放药汁中煮熟。空腹食，功能滋肝息风开窍。适用于中风，言语謇涩，神昏，手足不遂，及老年人脑血管硬化，预防中风。见《饮膳正要》。

【葛根茶】葛根30克。洗净，切薄片，煎水，取汁。代茶饮，日1剂。适用于高血压，头痛。见《长寿之道》。

【葛根粉粥】葛根粉30克，粳米100克。煮粥。做早晚餐或点心服食。功能清热生津，止渴，降血压。适用于高血压，冠心病，心绞痛，老年性糖尿病，脾虚泄泻，或发热期间口干烦渴，以及感冒初起，发热头痛，小儿麻疹初起未透。（验方）。

【葛根槐花茶】葛根30克，槐花、茺蔚子各15克。共为粗末，沸水冲泡。代茶饮，日1剂。适用于各期高血压病。见《湖北中医杂志》。

【葡萄芹菜汁】葡萄、芹菜各适量。洗净，捣烂绞汁。温开水送服。每天2～3次，连服5～6天。功能滋阴潜阳。适用于眩晕耳鸣，口苦咽干，烦躁易怒，舌红，脉弦细略数，美尼尔氏综合症而见肝风证者。见《疾病的食疗与验方》。

【棕榈叶茶】鲜棕榈叶30克，槐花10克。泡汤。代茶饮，日1剂。适用于高血压病，预防中风。见《现代实用中药》。

【棕榈槐花茶】鲜棕榈叶30克，槐花10克。共为粗末，煎水，取汁。代茶饮。适用于高血压，头痛。见《实用中药学》。

【紫皮大蒜白芨粉粥】紫皮大蒜30克，白芨粉10克，粳米100克。大蒜去皮，沸水煮2分钟捞出，粳米淘净，放入大蒜水中，煮粥，米开时，把大蒜放入粥中，再煮至粥稠；用于肺结核，粥中调入白芨粉。早晚各1次，空腹热食，10～15天为1疗程，间隔3～5天再行第2疗程。适用于中老年人肺结核，慢性痢疾，高血压，动脉硬化，及预防感冒。凡有胃溃疡或慢性胃炎及十二指肠溃疡患者不宜服食。见《常见病食疗食补大全》。

【黑鱼羹】大黑鱼1条，苍耳子适量。黑鱼去肠杂洗净，鱼腹内装满苍耳子，扎紧。锅中放苍耳叶，鱼埋于叶中，加水煮熟，不用醋、盐等调味。去鱼饮汤。适用于癫狂。3～4次可效。见《家庭食疗手册》。

【番茄煮牛肉】鲜番茄250克，牛肉100克。番茄洗净切块，牛肉切薄片，加少许油、盐、糖同煮熟。佐餐。功能养肝补脾。适用于高血压，慢性肝炎等疾患。见《饮食疗法》。

【遂心丹】猪心1个，甘遂末3克，朱砂末3克。猪心切开一个口，放入甘遂末，用线缚紧，外用湿纸裹好，慢火煨熟。取甘遂研末与朱砂和匀，作4丸（或分4包），每服1丸，猪心煎汤送下。过半日，大便当泻下污物。功能涤痰利窍。适用于痰浊阻闭之癫狂痫症。见《济生方》。

【槐米饮】槐花米10克，蜂蜜或白糖适量。开水沏泡2次。日饮2次。功能清肝降火。适用于肝火偏旺，头痛目赤，血压升高等症。为冠心病、高血压患者的保健饮料。见《滋补保健药膳食谱》。

【槐花茶】①槐花12克。开水浸泡。代茶饮。适用于咯血，鼻衄，子宫出血，便血。见《陕甘宁青中草药选》。②槐花、山楂各10克。水煎，取汁。代茶饮。适用于高血压病，高血脂，血管硬化。见《防治心血管病的饮食》。

【榆树木耳】鲜榆树木耳、蜂蜜各适量。新采集的榆树木耳洗净，蘸蜂蜜生吃。每次吃3～4口。功能降压润肠。适用于高血压病人。吃1次就有显效，不可多服。见《疾病的食疗与验方》。

【鲜藕汁】鲜藕适量。去节、洗净，捣烂如泥，纱布绞取汁，加蜂蜜调匀。随意饮服。功能养胃生津。适用于津伤口渴，消渴，高血压等。见《气功药饵疗法与救治偏差手术》。

【鲜芹菜汁】鲜芹菜250克。摘洗净，沸水烫2分钟，切碎绞汁。每服1小杯，日2次。功能平肝清热。适用于肝阳上亢之头痛眩晕，面红，口苦，烦躁，易怒等症。见《常见病的饮食疗法》。

【熟军苦丁茶】熟军3克，苦丁茶、茜草各10克。共为粗末，沸水冲泡。代茶饮，日1剂。适用于高血压病，便秘，头痛。见《常见病验方研究参考资料》。

【爵禄明虾】明虾（对虾）4只，番茄酱75克，调料适量。明虾剪开后背中间壳，洗净泥沙，切3段。油烧热，爆香葱末，放入虾段烧至发红，加番茄酱、少许水、精盐、白糖煮20分钟，调入味精。功能降压养肝。适用于高血压及肝病患者。见《膳食保健》。

12. 解表散邪类

【二葛汤】 沙葛（豆薯、凉瓜）、葛根各250克。洗净切块，加水适量煎服。日1次，连服2～3天。功能解表清热，生津止渴。适用于外感风热的感冒发热，微恶风塞，咳嗽咽痛，口渴等症。见《疾病的食疗与验方》。

【九节茶】 九节茶18克，兰花参15克，牡荆9克，苍耳子9克，陈皮3克，白糖适量。文火煎20分钟，去渣取汁。代茶饮。功能解表散邪。适用于感冒发热，头痛，全身酸痛，鼻塞，咽痛等症。（验方）。

【刀豆茶】 刀豆根30克，红茶3克，黄酒适量。水煎数沸。代茶饮。适用于头痛连项背，恶风畏寒，遇风痛加，呈发作性，口不渴，舌淡红，苔薄白，脉浮。见《食物与治病》。

【三根饮】 ①大白菜根3个，大葱根7个，芦根1.5克。水煎服。日1次，连服2～3天。功能疏风散表。适用于外感风热之感冒。见《疾病的食疗与验方》。②老茶树根、余甘根各30克，茜草根15克。水煎。日1剂，分2～3次温服。每周服药6天，连用4周为1疗程。功能活血通络。适用于冠心病。见《疾病的食疗与验方》。

【三稔煲荠菜】 三稔4～5枚，荠菜300克。将三稔切开，荠菜洗净，同煎汤，不加油盐，加食盐少许调味。1次饮服。功能清热止渴除烦，利小便。适用于风热感冒见头痛发热，咳嗽痰黄稠，口干舌燥，口鼻气热，大便秘结，小便短黄等症。日常体力劳动或体育活动后肌肉酸痛，服之可透汗解肌，祛除疲劳，恢复精力。民间亦用以解酒。见《饮食疗法》。

【干葛粥】 葛根15克，粳米50克。先将葛根煎汤，去渣后入米作粥。随意食。功能祛风，定惊。适用于风热感冒，挟痰挟惊，症见发热头痛，呕吐，惊啼不安等。见《食医心鉴》。

【大头陈茶】 大头陈15克。煎汤，去渣。代茶频饮。适用于预防流行性感冒。见《全国中草药汇编》。

【大青叶茶】 大青叶15克。将上药切碎，沸水冲泡。代茶饮，连用3～5天。功能清热解表。适用于感冒，温病热盛烦渴等症。见《中药临床手册》。

【大青根茶】 大青根32克，淡竹叶15克，桑叶6克，栀子15克。水煎，取汁，去渣。代茶饮。适用于麻疹以后之烦乱，咳嗽痰多。见《中医药研究资料汇编》。

【大米冬笋粥】 冬笋50克，粳米50克。将冬笋洗净切片，与粳米煮为稀粥。功能宣散透疹。适用于小儿麻疹，疹出不畅。见《寿世青编》。

【大青忍冬茶】 大青叶、忍冬藤各30克。共研粗末，煎水，取汁。代茶饮。功能清热解表。适用于病毒性感冒所致之咽喉肿痛。亦可配合其它药物用于各种炎症。见《经验方》。

【大蒜姜糖水】 大蒜、生姜各15克，红糖适量。前2味水煎，加入红糖。日1剂，分3次饮服。功能解表散寒，温胃解毒。适用于感冒，流感等。见《中国药膳学》。

【万应茶饼】 大黄、木香、豆蔻、陈皮、檀香、厚朴、藿香、紫苏叶、香薷、薄荷、木瓜、枳壳、羌活、前胡、泽泻、白术、明党参、肉桂、丁香、山楂、肉豆蔻，小茴香、茯苓、砂仁、槟榔、甘草、白扁豆、桔梗、猪苓、香附、白芷、姜半夏、苍术、茶叶。每服12克，开水浸泡或煎煮取汁，去渣，日1次，小儿酌减。代茶饮。功能疏风解表。适用于外感风寒，感冒发热，暑湿痢疾，呕吐泻泄，胸满腹胀。见《实用中成药手册》。

【万应甘和茶】藿香、紫苏、厚朴、苍术、白术、陈皮、茯苓、泽泻、木瓜、甘草、砂仁、苦杏仁、半夏、白扁豆、茶叶各等份每服9克，日1次。代茶饮。功能清热解表。适用于感冒发热，腹痛吐泻，暑湿泄泻。如果感冒发烧，另加生姜、葱、紫苏叶少许同煎服。见《实用中成药手册》。

【山腊梅茶】亮叶腊梅叶（山腊梅叶）6克。开水浸泡或煎沸待温备用。市场有成药出售。代茶温饮，不拘时。适用于感冒及流行性感冒。对慢性气管炎和高血压病均有一定疗效。见《实用中成药手册》。

【千金茶】香薷50克，甘草100克，香附50克，苍术、茶叶各100克，石菖蒲30克，厚朴（制）80克，羌活、陈皮（制）、贯众、柴胡、紫苏、半夏（制）、川芎各50克，薄荷30克，枳壳50克，玉叶金花100克，桔梗、荆芥、广藿香各50克。将上药研成黄褐色粗粉，每包12克。每次1包，水煎数沸，日1～2次，儿童减半，代茶饮。功能清热解毒。适用于四季伤风感冒，中暑发热，腹痛身酸痛，呕吐泄泻。见《全国医药产品大全》。

【川芎芥穗露】川芎100克，荆芥穗200克。共研粗末，加水共煮，蒸馏，收集饱和芳香水1000毫升。每服20毫升，日3次。功能解表散风。适用于外感风寒，偏正头痛等症。见《中药制剂汇编》。

【川芎煮鸡蛋】川芎6～9克，鸡蛋2个，大葱5根。同入沙锅中水煮，鸡蛋熟后剥壳，再煮片刻。吃蛋饮汤。日1次，连用数日。功能疏风散寒止痛。适用于外感风寒之头痛，痛连项背，恶寒，常喜裹头等症。见《疾病的食疗与验方》。

【天中茶】①制厚朴90克，泽泻60克，秦艽30克，羌活60克，青皮60克，茯苓皮120克，桔梗60克，白芥子、柴胡各60克，姜半夏90克，甘葛60克，广陈皮90克，木通、猪苓各60克，生甘草30克，紫苏60克，杏仁90克，腹皮60克，草果30克，薄荷60克，楂炭120克，车前、荆芥、白芷、炒苏子、土炒白术、香薷、藿香各60克，炒莱服子90克，川芎30克，炒麦芽120克，炒神曲120克，防风、苍术、独活、前胡、枳实、槟榔、藁本各60克，生姜90克，武彝茶叶3000克。上药合一处捣为粗末，河水煎，去渣，取汁。每服10克，小儿酌减，代茶饮，功能清热解表，理气消导。适用于风寒头痛，发热，停滞食积，胸闷，臌胀，腹痛，霍乱吐泻，暑伏成疟，赤白下痢等症。见《本草纲目》。②制川朴、制半夏、杏仁（去皮）、炒莱菔子、陈皮各90克，荆芥、槟榔、香薷、干姜、炒车前子、羌活、薄荷、炒枳实、柴胡、大腹皮、炒青皮、炒白芥子、猪苓、防风、前胡、炒白芍、独活、炒黑苏子、土藿香、桔梗、藁本、木通、紫苏、泽泻、炒茅术、炒白术各60克，炒麦芽、炒六神曲、炒山楂、茯苓各120克，白芷、甘草、炒草果仁、秦艽、川芎各30克，红茶叶300克。除大腹皮外，其余各种药共研粗粉，将大腹皮煎汁，过滤去渣，取汁拌入药粉内，晒或烘干，用纸袋盛装，每袋9克。每服9克，日2次，用布袋包煎或白开水泡汤代茶饮。适用于四时感冒，寒热头痛，胸闷呕恶，咳嗽鼻塞，腹痛腹泻等症。见《上海市中药成药制剂规范》。

【五合茶】生姜（大块捣烂）、葱白（连须）、红糖、胡桃（捣烂）、霍山茶同放入碗内，用滚水冲。乘热代茶饮，取微汗适量。功能发散风寒。适用于感受风寒，头疼鼻塞，身体困痛。见《费氏食养三种》。

【五防茶】杜鹃叶、檵木、薄荷、车前草、白茅根、甘草。市场有成药出售，每块重3克。泡服或煎服。每服3克，日2～3次，代茶饮。适用于防治流感、痢疾、中暑，亦可预防肝炎、流脑。见《实用中成药手册》。

【五果茶】胡桃10个，银杏15个，大枣17个，生栗（留外皮）7个，生姜（切丝）5克。放瓷杯内，开水浸泡10分。代茶饮。功能解表止咳。适用于外感咳嗽，老年气虚外感。或加银杏，或加胡桃9个，和蜜或白糖尤好。见《济众新编》。

【五神汤】荆芥、苏叶、生姜各6～10克，茶叶6克，冰糖（或红糖）25克。姜切薄片，与荆芥、苏叶、茶叶加水煎煮2次（每次烧沸5分钟），取汁500毫升；再用50毫升水，烧沸后下入冰糖溶化，纳入药液内。3次服完，温热服。功能发散风寒。适用于外感风寒，恶寒发热，头痛鼻塞，呕吐，咳嗽等症。见《惠直堂经验方》。

【五防茶饼】同“五防茶”。详该条。药房有售，每块重5克；泡服或煎服。每服10克，日服2～3次，小儿酌减，代茶饮。《实用中成药手册》。

【牛蒡子茶】牛蒡子200克。拣去杂质，置锅内，用小火炒至微鼓起，外面呈微黄色并略有香气，取出放凉，研成细末。每服10克，用开水冲泡。代茶饮。功能清热解表。适用于外感风热，发热偏重，微恶风寒，咽红肿痛，咳嗽痰少，色黄黏稠，鼻塞头痛之热毒不太重者。见《食疗本草》。

【牛蒡子粥】牛蒡子15克，粳米50克，冰糖适量。牛蒡子加水煎汤，去渣后入粳米、冰糖，再加水煮至米花粥稠。日2次，温热服食。功能清热解表。适用于外感风热，感冒咳嗽，咳痰不爽，咽喉肿痛，麻疹透发不畅等症。凡胃寒、气虚、便溏者慎用。见《常见病食疗食补大全》。

【六曲茶】又名“神曲茶”。藿香、香附、陈皮、槟榔、砂仁、苍术、山楂、六曲、厚朴、白芷、桔梗、甘草、法半夏、紫苏、蔻壳、麦芽、茯苓。药店有成药出售。每次1包，沸水浸泡或用生姜1～2片同煎。小儿酌减。代茶饮。功能解表散寒，止呕，止泻。适用于伤风感冒，头痛，咳嗽，伤食腹痛，呕吐泻泄。见《实用中成药手册》。

【双花饮】①银花、菊花、山楂各500克，精制蜜5000克。前3味置锅内注入清水（约3000毫升），用文火烧沸半小时，起锅，滤出煎液待用；取蜂蜜置锅内，文火加热保持微沸，炼至微黄，粘手成丝时，将其缓缓倒入前煎液内，搅拌均匀，待蜂蜜全部溶化后，用2层纱布滤去渣，冷却。水冲服。功能清热解毒，祛风润燥，活血通脉。适用于暑热烦渴，头目眩晕，火毒目赤，咽痛，疮疖，及高血压，高血脂症，冠心病，痢疾，化脓性感染等。亦可用作夏季清凉饮料。见《中国药膳学》。②银花30克，山楂10克，蜂蜜250克。银花、山楂置锅内，加水烧沸后煮30分钟，滤出汁，如上法复取汁后，合并2次药液，入蜂蜜搅匀。代茶饮。功能辛凉解表。适用于风热感冒，发热头痛，口渴等症。见《大众药膳》。③银花4克，山楂6克，甘草2克（若恶其味，可改用白糖适量）。3

味放入茶具，用开水浸闷15分钟，凉后饮用。为夏季预防中暑之清凉饮料。见《家庭饮食疗法》。

【双花茶】①金银花、白菊花各10克。将上药共捣为粗末，日1剂，用白开水冲泡。代茶频饮。适用于流行性感冒，急性菌痢，急性胃肠炎等。（验方）。②银花15克，菊花15克，山楂15克，精制蜂蜜150克。上3味煎汁，过滤去渣，调入蜂蜜搅匀，烧至微沸即可。代茶饮。适用于伤暑身热，烦渴，眩晕，咽痛。是高血压，冠心病，高血脂症，化脓性疾病患者的保健饮料，也是暑热季节的清凉饮料。见《滋补保健药膳食谱》。

【双虎万应茶】木香、茯苓、藿香、大腹皮、半夏、苍术、陈皮、泽泻、枳壳、羌活、紫苏、厚朴、香附、香薷、白扁豆、槟榔、木瓜、白术、薄荷、白芷、茶叶。药店有成药出售，每袋重6克，每服6克，日1~2次。代茶饮。功能清热解表。适用于四时感冒，暑热泻泄，胸闷膈满，呕恶食滞。见《实用中成药手册》。

【水翁花茶】水翁花5~10克。沸水冲泡。代茶频饮。功能散寒解表，消积导滞。适用于夏季感冒，恶寒发热头痛，食滞不化等。见《全国中草药汇编》。

【甘和茶】①紫苏、苍术、厚朴、薄荷、青蒿、前胡、铁苋菜、荆芥、桔梗、羌活、甘草、泽泻、陈皮、枳壳、桑叶、半夏、藿香、柴胡、香薷、佩兰、白芷、黄芩、山楂、仙鹤草、茶叶各适量。开水泡服或煎服。代茶饮。每服6克，日2次。功能解表散寒。适用于风寒感冒，头痛，胸闷，中暑，腹痛泄泻。见《实用中成药手册》。②广藿香、荷叶、布渣叶288克，甘草240克，防风、黄芩、前胡、栀子、槐花、葛根、淡竹叶、青蒿、紫苏梗、香薷各192克，萆薢、桑叶、苍术、茵陈、乌药、旋覆花各144克，木通96克，苦丁茶、水翁花各72克，槟榔、厚朴、威灵仙、连翘、薄荷各96克，紫苏叶192克，胆草、山楂、陈皮各48克。制成黑棕色皱缩卷曲的药茶叶。开水冲服，每服6克。代茶饮。功能清热解表，消积导滞。适用于感冒发热，头痛胃痛，食滞饱胀，腹痛吐泻。见《全国医药产品大全》。③黄芩、苍术、赤芍、甘草各75克，高良姜50克，防风、青皮、紫苏法、荆芥、柴胡、青蒿各56克，苦丁茶、药曲（炒）、桔梗各38克，救必应300克，山楂（炒）、麦芽（炒）各30克，水翁花、金樱根、岗梅根各1500克，茶叶6000克。制成黑褐色药茶，每服6克，开水冲泡。代茶饮。功能清热解表。适用于感冒发热，中暑口渴，预防感冒。见《全国医药产品大全》。

【石香薷茶】荠苧（石香薷之别名）、薄荷、陈皮各6克，金银花茎叶12克，葱白3个。水煎。代茶饮。适用于防治感冒。见《江西草药》。

【石岐外感凉茶】岗梅、铁包金各10克，茶剂，每包6克。水煎液黄棕色至红棕色。加白米3克煎服，每服1~2包。代茶饮。功能清热解表。适用于外感引起的发热，头痛，咳嗽，骨痛，食滞饱胀，喉干舌燥；预防流行性感冒。见《全国医药产品大全》。

【龙眼叶茶】龙眼叶10~15克。水煎，滤渣，取汁。代茶饮。适用于防治流感，感冒。见《常用中草药手册》。

【叶天士药茶方】羌活、独活、荆芥、防风、柴胡、前胡、藿香、香薷、紫苏、葛根、苍术、白术（炒焦）、枳实、槟榔、藁本、滁菊、青皮、桔梗、甘草、半夏（制）、白芥子、大腹皮、通木、莱菔子（研）、杜苏子、车前子、泽泻、猪苓、薄荷、生姜各60克，川芎、白芷、秦艽、草果各30克，陈曲（即神曲）、南楂炭、茯苓皮、麦芽各120克，杏仁、厚朴、广陈皮各90克。上药共煎浓汁，以陈松萝茶叶3000克收汁晒干。每服3～6克，小儿减半。水煎，代茶饮。适用于伤风伤寒，头痛发热，停食肚腹膨胀，霍乱吐泻，伏暑，赤白痢疾等症。见《百试百验神效奇方》。

【四时甘和茶】稻芽、陈皮、山楂、藿香、厚朴、紫苏叶、柴胡、薄荷叶、乌药、防风、荆芥穗、茶叶各适量。沸水冲泡或煎煮。每次6～12克，日1～2次。代茶饮。适用于感冒，中暑，食滞饱胀，呕吐，泄泻，醉酒。见《实用中成药手册》。

【四时感冒茶】野牡丹、鬼针草、仙鹤草、香薷、野花生、陈皮、截叶铁扫帚、南五味子藤、牡荆叶、薄荷、防己、青蒿、玉叶金花、铁苋菜、茶叶、高粱酒、马鞭草各适量。以水煎煮。每次15克，日1～2次；吐泻者加陈皮9克；赤痢加冰糖15克。适用于感冒，中暑，吐泻，痢疾，脘腹胀满。见《实用中成药手册》。

【生姜粥】①鲜生姜6克，糯米50～100克。生姜切薄片；或将生姜15克捣汁。若用于温中养胃，虚寒呕逆，宜用糯米同煮作粥；若用于风寒感冒，宜用南粳米50克煮粥。粥成后加生姜（或姜汁）及葱白2根，再煮片刻，成稀薄粥。温热顿服。用于感冒，临睡前服，服后即睡。适用于风寒感冒，怕冷发热头痛，肺寒咳嗽，胃虚中寒性隐痛，呕吐清水，呕逆，反胃等症。不宜多食，以免口干喉疼。见《常见病食疗食补大全》。②生姜（去皮细切）10克，炙枇杷叶6克（为末），粳米100克。先煎生姜、杷叶滤汁，入粳米煮粥，候熟，少入盐、酱等佐料，空腹温食。功能理气和胃止呕。适用于呕吐反胃，不下食。见《圣济总录》。

【生茂午时茶】广藿香240克，青蒿300克，白芷180克，甘草120克，川芎、山楂、独活各180克，紫苏叶300克，茶叶末3600克，砂仁65克，大腹皮240克，厚朴180克，黄芩240克，枳壳120克，麦芽180克，陈皮240克，扁豆180克，虫屎茶570克，前胡240克，荷叶150克，石菖蒲180克，干姜、防风各90克，羌活180克，香薷150克，葛根240克，法半夏180克，茯苓240克，苍术105克，桔梗180克，岗梅300克，柴胡90克。将上药制成深棕色长方形茶块，每块重11.3克，密闭保存。每次1～2块，水煎，代茶饮。适用于感冒发热，腹痛呕吐，头痛头晕，湿热积滞。见《全国医药产品大全》。

【生茂甘和茶】广藿香115克，岗梅230克，荷叶114克，枳壳43克，柴胡86克，救必应144克，荆芥86克，茶叶12000克，香薷172克，前胡43克，苍术58克，布渣叶72克，青蒿172克，黄芩130克，紫苏叶259克，茶饼144克，槟榔72克，山芝麻144克，羌活86克，薄荷173克，甘草115克，厚朴58克，水翁花230克。制成黑色药茶，每包6克。每服1～3包，代茶饮。适用于感冒发热，骨痛头眩，积滞中暑。见《全国医药产品大全》。

【生姜红糖茶】生姜3片，红糖适量。先煎生姜，溶入红糖，调匀。代茶饮。适用于发热恶寒，头痛身疼，鼻流清涕，舌苔薄白，舌淡红，脉浮紧者。（验方）。

【生姜芥菜汤】鲜芥菜500克，生姜10克。芥菜洗净切段，生姜切片，同加清水4碗，煎至2碗，食盐少许调味。日内分2次饮，同食芥菜。功能宣肺祛痰，发表散寒。适用于感冒或感冒风寒，头痛咳嗽，痰白难出，筋骨疼痛等症。见《饮食疗法》。

【白杨树皮茶】白杨树皮20克。水煎，取汁。代茶饮。适用于预防流行性感冒。见《常见病验方研究资料》。

【白菜姜葱汤】白菜120克，生姜10克，葱白10克。白菜连根茎洗净，切碎，与生姜、葱白同加水煎煮，去渣饮。适用于预防感冒或感冒初起，发热咳嗽等症。见《食疗本草学》。

【白菜绿豆茶】白菜根茎头1个，绿豆芽30克。白菜根茎头洗净切片，同绿豆芽同煎去渣取汁。代茶温饮。适用于外感温热之邪引起的发热，头痛，鼻塞，口干，无汗等症。饮此茶取微汗。（验方）。

【加味菊花茶】菊花5克，蝉蜕3克。沸水冲泡菊花，另煎蝉蜕，去渣取少量药汁，兑入菊花茶。代茶饮。适用于风热，发声不扬，其声重浊，咳痰黄稠，口燥喉干或痛，舌红苔黄腻，脉滑数。见《百病饮食自疗》。

【加减香薷茶】香薷6克，银茶、滑石各10克，苡仁15克，扁豆花、丝瓜花各6克。先煎香薷、滑石、苡仁，后下银花、扁豆花、丝瓜花，取汁，去渣。代茶徐饮。适用于头痛，全身酸痛，无汗，恶寒发热，心烦口渴，小便短赤等症。见《百病饮食自疗》。

【发汗豉粥】豆豉10克，荆芥10克，麻黄10克，葛根15克，栀子10克，生石膏30克，葱白7茎（切），生姜10克（切），粳米100克。先煎诸药，去渣取汁，后入米煮稀粥。空腹食。服后卧床温复，得微汗出为度。功能祛风清热。适用于外感寒邪，内有蕴热，而见恶寒，壮热，头痛，身痛，无汗，口渴，喜饮，舌红苔黄，脉浮数等症。见《太平圣惠方》。

【对生耳蕨茶】对生耳蕨15克。水煎数沸，去渣，取汁。代茶频饮。适用于预防感冒。见《中药大辞典》。

【地椒茶】地椒10克。开水冲泡。代茶饮。适用于感冒及预防中暑。见《陕甘宁青中草药选》。

【地瓜葛根煎】鲜地瓜100克，葛根（干品）50克。地瓜洗净切片，和葛根一起，加适量水煎煮，去渣。日1剂，1次服完。功能发表解肌，散热生津。适用于流行性感冒。见《家庭药膳食谱》。

【芝麻秆糯米粥】芝麻秆12根，糯米200克。芝麻秆切碎入沙锅内，加水煎至剩一半，纱布过滤，取其清汁煮糯米粥。分2次服食。适用于疹出不匀或隐疹不透。（验方）。

【西河柳饮】西河柳10克，银花10克。水煎。代茶饮。功能解表透疹。适用于麻疹初起，疹出不透者。见《百病饮食自疗》。

【肉桂酒】肉桂6克，酒适量。肉桂研细末，酒浸3日。温服。适用于感寒身疼痛。见《费氏食养三种》。

【米醋萝卜菜】生萝卜250克，米醋适量。萝卜洗净切薄片，加适量米醋浸数小时。当菜下饭，或分数次服。日1剂。功能辛凉解表，消食解毒。适用于流行性感冒。见《家庭药膳手册》。

【防风粥】①连根葱白2根，和米粥煮，入醋少许，热食取汁即解。适用于时疾头痛发热者。见《济生秘览》。②防风10～15克，葱白2根，粳米100克。防风、葱白煎煮取汁，去渣；粳米按常法煮粥，待粥将熟时加入药汁，煮稀粥食。功能祛风解表，散寒止痛。适用于外感风寒，发热，畏冷，恶风，自汗，头痛，身痛等症。见《千金月令》。

【防风甘草茶】防风6克，甘草3克。共为粗末，沸水冲泡。代茶频饮，日1剂。适用于四时感冒轻症，预防感冒。见《常见病验方研究参考资料》。

【红萝卜茶】红萝卜、芫荽、马蹄各适量。煎汤，去渣。代茶温饮。适用于麻疹初热期发热咳嗽，打嚏流涕，眼红多泪，畏光羞明，烦躁不安，疹子未出或微见数点，舌苔薄黄，舌质略红，脉象浮数。见《食物与治病》。

【赤柽柳茶】赤柽柳45克。切碎，晒干，水煎，取汁。代茶饮。适用于麻疹隐约不透。见《本草汇言》。

【芫荽汤】鲜芫荽30克。煎汤。代茶饮。日数次。另取白酒100克，加水300毫升，煮沸，放入芫荽200克，再煎1～2沸，以蒸气熏手足，药液擦洗胸腹，使之微汗出。功能发表透疹。适用于麻疹初起，透发不快，发热无汗等症。麻疹已透者不宜用。见《常见病的饮食疗法》。

【芫荽茶】芫荽草10克，薄荷6克，生姜4.5克。芫荽草切碎，同其他各味共入茶杯中，沸水冲泡。代茶饮。适用于感冒风寒轻症。见《上海常用中草药》。

【芫荽马蹄水】芫荽15～30克，马蹄（荸荠）250～500克。水煎。代茶饮。功能透发解毒，消食下气。适用于麻疹不透，食欲不振等症。见《饮食疗法》。

【苋子汤】紫苋菜子9克。水煎服。日2次。功能透疹解毒。适用于麻疹未透。见《中国药膳学》。

【芥菜汤】芥菜200克，生姜10克，红糖30克。前2味洗净，切碎，水煎取汁，加红糖。温服。功能发散风寒，温胃止呕。适用于风寒感冒而有胃寒呕逆者。见《食疗本草学》。

【苍术贯众茶】苍术、贯众各等份。共为粗末，布包。每包30克，沸水冲泡。代茶频饮。适用于预防流行性感冒。见《常见病验方研究参考资料》。

【苍耳川芎茶】苍耳子（去刺杵碎）、川芎各10克。水煎，取汁。代茶饮。适用于风寒头痛。见《经验方》。

【芦笋粥】芦笋（即芦苇的嫩苗）30克，粳米50克。先煎芦笋，去渣，后入米煮稀粥。空腹服。功能辛凉解表。适用于小儿疹出不畅，症见发热，烦躁，喘咳，呕吐等。见《粥谱》。

【芦菊茶】芦根60克，野菊花10克。芦根切碎，与菊花共加水煎汤，取汁。代茶饮。适用于水痘。见《常见病中医临床手册》。

【苏叶茶】苏叶3克，茶叶（炒）6克，炒盐6克。苏叶、茶叶共煮开，放炒盐搅溶，去渣。慢慢呷汤。适用于感冒引起的声音嘶哑。见《日常食物药用》。

【苏叶粥】苏叶15克，粳米50克。先煮粳米粥，候熟，入苏叶，再几沸，出香味为度。空腹食。功能疏风散寒解表。适用于风寒外感。适用于恶寒发热，头痛无汗等症。见《慈山参人》。

【苏杏汤】杏仁、紫苏、生姜、红糖各10克。杏仁去皮尖捣泥，与紫苏、生姜片水煎取汁，调入红糖，煮片刻温服。日2～3次。功能疏风散寒，宣肺止咳。适用于风寒咳嗽，咳吐稀痰，鼻塞流清涕，头痛恶寒，发热无汗，舌质正常，苔薄白等症。见《百病饮食自疗》。

【苏羌茶】紫苏叶、羌活、茶叶各9克。共为粗末，沸水冲泡。代茶频饮。日1剂。适用于感冒风寒，恶寒发热，无汗，肢体酸痛。见《常见病验方研究参考资料》。

【苏藿茶】紫苏叶、藿香、薄荷、荆芥各4.5克，茶叶3克。共为粗末，沸水冲泡。代茶频频饮。适用于预防感冒。见《常见病验方研究参考资料》。

【苏藿薄荷茶】紫苏叶、薄荷、佩兰叶、藿香各1千克，淀粉200克，糖精适量。将上药共研碎，过60目筛；用温开水100毫升，将糖精溶化，和入淀粉；再用冷开水200毫升，将淀粉搅拌成浆状，再冲入开水2000毫升，快速搅拌成糊状，加药粉拌匀，用模压成茶块，晒干或烘干。每块重10克，沸水冲泡。代茶饮。每次1～2块，日2～3次。适用于感冒、中暑。见《中草药制剂选编》。

【杏仁茶】苦杏仁、上白粳米各6克。杏仁用沸水泡片刻，剥去皮尖，与粳米加水磨成浆，加白糖适量，煮熟。代茶饮，日1次。适用于伤风感冒引起的咳嗽气喘痰，老年人或产后血燥津亏大便秘结。见《醒园录》。

【杏菊饮】杏仁、菊花各6克。杏仁去皮尖，打碎；菊花洗净。2味加水，文火烧沸3～5分钟，取汁。代茶饮。功能疏风散热，清头明目。适用于风热头痛，目赤肿痛，高血压引起的头晕目眩等症。见《中国药膳》。

【豆豉粥】淡豆豉20克，荆芥6克，麻黄1～2克，葛根20～30克，山栀3克，生石膏末60～90克，生姜3片，葱白2茎，粳米100克。诸药同入沙锅水煎沸5～10分钟，去渣取汁，入米煮稀薄粥，服食。功能发汗，清热。适用于感冒引起的高热不退，肺热喘急，头痛无汗，咽干口渴，烦躁，病毒性感染所引起的高热无汗者。服后汗出热退即停服。见《养生康复粥谱》。

【连翘茶】①连翘15克。捣碎，水煎。代茶频饮。适用于时行感冒，症见发热口渴咽痛等。见《中药临床手册》。②连翘瓣30克，蜂蜜或白糖适量。沸水冲泡，入蜂蜜或白糖令溶。代茶频饮，日1剂。适用于实热痰湿壅结的便秘。见《山东中医杂志》。

【卤地菊茶】卤地菊适量。加水煎汤取汁，去渣。代茶饮。适用于麻疹初起。见《民间实用草药》。

【辛夷花茶】辛夷花2克，苏叶6克。春季采剪未开放的辛夷花蕾，晒至半干，堆起，待内部发热后再晒至全干；苏叶切碎，拌匀；白开水冲泡。日1剂，代茶饮。适用于感冒头痛，鼻塞流涕，急慢性鼻窦炎，过敏性鼻炎等症。见《全国中草药汇编》。

【陈皮姜糖水】陈皮10克，生姜3克，红糖适量。前2味水煎取汁，入红糖调味。温服。功能解表散寒，温中止呕，化痰。适用于风寒感冒，咳嗽痰多，胃寒呕吐等症。见《中国药膳学》。

【忍冬藤茶】忍冬藤（带叶或花，干者）30克（鲜者90克）。煎汤。代茶频饮。适用于四时外感，发热口渴，或兼肢体酸痛者。见《泉州本草》。

【鸡眼草茶】鸡眼草（全草）30克。煎汤。代茶饮。适用于流感。见《陕甘宁青中草药选》。

【青梅感冒冲茶】青蒿1500克，五指柑2000克，狗肝菜1500克，香薷1000克，岗梅2000，崩大碗、甘草各1000克。加工成咖啡色粉末，每瓶重2克，冲服。1次1瓶，日1～2次。适用于感冒，头痛，咳嗽，鼻塞。见《全国医药产品大全》。

【杭菊糖浆】杭菊花30克。沸水浸泡，加白糖适量。代茶饮。功能宣散风热。适用于风热感冒初起，头痛发热。见《常见病的饮食疗法》。

【金花苏叶茶】茶叶、金银花各9克，苏叶、薄荷各6克。开水冲泡。代茶饮。适用于感冒，咽痛。见《日常食物药用》。

【盲肠草茶】盲肠草30克。水煎，取汁。代茶饮。适用于流行性感冒。见《中药临床手册》。

【贯众茶】贯众10克。水煎15分钟，去渣，取汁。代茶饮。适用于预防感冒及麻疹。见《陕甘宁青中草药选》。

【贯众板蓝根茶】贯众24克，板蓝根15克。共为粗末，煎水，取汁。代茶频饮，连用3～5天。适用于预防流行性脑膜炎。见《中药临床手册》。

【荆芥粥】荆芥穗10克，薄荷6克，豆豉10克，白粟米100克。前3味药煎汤，去渣取汁，入米煮粥。空腹食。功能祛风解表。适用于外感风寒，恶寒发热无汗，及中风言语謇涩，精神昏愦，口眼㖞斜。见《饮膳正要》。

【荆芥豉酒】豆豉250克，荆芥10克，好酒750克，荆芥、豆豉洗净弄干，酒煎5～7沸，去渣取汁，收贮备用。随个人量温饮。适用于外感风寒，发热无汗之症。(验方)。

【胡萝卜茶】①胡萝卜100克，香菜50克。水煎，去渣，取汁。代茶频饮。适用于水痘。见《日常食物药用》。②胡萝卜120克，香菜（芫荽）100克，荸荠60克。洗净，煎汤。代茶饮，连饮10数次有效。适用于使麻疹从速发透，减轻患儿痛苦。(验方)。

【胡萝卜芫荽茶】胡萝卜100克，芫荽60克。切碎，煎水，取汁。代茶频饮。适用于水痘初起邪毒欲透不出者。见《常见病中医临床手册》。

【胡萝卜胡荽汤】胡萝卜60克（切片），荸荠60克，胡荽30克。胡萝卜切片，与荸荠同煎至熟，再下胡荽煎煮10分钟。去渣饮服。功能透疹解毒。适用于小儿麻疹，发热，疹出不畅等症。见《食物本草学》。

【胡荽紫苏葱白汤】胡荽6克，紫苏、葱白各10克，红糖少许。前3味加水煎汤，红糖调味饮服。功能辛散透疹。适用于风寒外束，麻疹透发不畅，发热恶寒，疹出不畅，疹色紫暗等症。见《食疗本草学》。

【咸橄榄芦根茶】干芦根30克（鲜品90克），咸橄榄4枚。芦根切碎，橄榄去核，水煎去渣。日1次。代茶频饮。适用于感冒，流行性感冒，咽喉炎，肺热咳嗽，胃热牙痛等症。见《饮食疗法》。

【香菜粥】①鲜香菜50克，粳米50克，红糖适量。鲜香菜洗净切碎；粳米、红糖加水煮稀粥，入香菜，再煮1沸停火。温热服食。香菜入锅后不宜久煮。适用于小儿麻疹初期，麻疹透发不畅，麻疹期腹胀不思食等症。见《常见病食疗食补大全》。②香菜30克，黄豆30克，大米50克。香菜洗净切碎，与黄豆、大米煮粥。日2次。功能透疹解表。适用于麻疹透发不快。(验方)。

【复方贯众茶】贯众500克，金银花240克，甘草120克，黄芩500克。上药共为粗末，用纱布袋分装，每袋20克，沸水冲泡。代茶频饮。每次1袋。适用于时行感冒流行期。见《常见病验方研究参考资料》。

【复方四季清茶】四季青叶、大青叶各50克，防风、紫苏叶、荆芥各25克。上药共为粗末，用纱布分装，每袋10～15克，沸水冲泡。代茶饮，每次1袋。适用于四时感冒风寒、风热。见《家用中成药》。

【食盐甘草冷饮】食盐、甘草各15克。同置器内，用沸水1000毫升冲泡1小时饮。为夏季预防中暑之清凉饮料。见《家庭饮食疗法》。

【姜茶】生姜、草茶各等份。切碎。如粟米大，加茶煎。每服6克。代茶饮。适用于感冒风寒或雨淋水浸之后引起的畏寒发热，腹部冷痛；血管硬化，高血脂等症。见《世医得效方》。

【姜茶散】生姜、绿茶各10克，冰糖30克。共加水适量，煮沸5～10分钟。趁热饮服，盖被取汗。功能发散风寒，化痰止咳。适用于外感风寒初起，鼻塞头痛，咳嗽痰白等症。见《惠直堂经验方》。

【姜糖饮】①生姜10克，红糖15克。姜洗净，切丝，开水闷泡15分钟，文火熬2～3分钟，加红糖调溶。趁热顿饮，服后盖被取微汗。功能发汗解表，祛风散寒。适用于外感风寒初起，发热恶寒，头痛身痛，无汗等症。见《民间验方》。②鲜姜30克，红糖50克。姜洗净，切薄片，用刚沸的开水泡沏，加盖10分钟后，入红糖搅匀热服（或煮1～2沸后饮）。功能温中散寒止痛。适用于寒气凝滞，脘腹冷痛，妇女痛经等症。见《滋补保健药膳食谱》。

【姜葱糖水】生姜片10～15克，葱白3～5根，红糖2克。葱、姜加水500毫升，煮沸后加入红糖。趁热1次服，服后盖被取微汗。功能发汗解表，通阳散寒。适用于感冒风寒，发热头痛，鼻塞流涕，身痛无汗等症。见《中国药膳学》。

【姜葱梨鸡蛋】梨120克，生姜、葱白各15克，鸡蛋2枚。鸡蛋打入碗中搅散；梨、生姜、葱白煎汤，冲入蛋碗。趁熟顿服，覆被取汗。功能辛散风寒，宣肺润燥。适用于风寒束表，肺气失宣，恶寒发热，咳嗽等症。见《中医验方汇集》。

【姜糖苏叶饮】老姜、苏叶各3克，红糖15克。姜切丝，与苏叶同置杯内，开水冲泡，封盖5～10分钟后，加红糖搅溶。趁热顿服。功能解表散寒，和胃宽中。适用于风寒感冒，头痛发热，恶心呕吐，腹痛腹胀等症。见《本草汇言》。

【姜糖苏叶茶】生姜15克，苏叶、红糖各10克。将生姜洗净，切丝；苏叶洗净，合并装入茶杯内，开水冲泡，盖上盖，浸泡10分钟，调入红糖搅匀。代茶热饮。适用于风寒，喘急气逆，咳痰稀薄多白沫，胸胁满闷，初起多恶寒，头痛，身痛，无汗，口不渴等症。见《本草汇言》。

【姜葱苏叶橄榄汤】新鲜橄榄（连核）60克，葱头15克，生姜、苏叶各10克。同置锅内，加水两碗半，煎至1碗，加食盐少许调味，去渣饮汤。功能解表散寒，健脾和中。适用于风寒感冒，发热头痛，鼻流清涕，咽痒，频作喷嚏，胸腹胀满，呕吐等症。见《饮食疗法》。

【神曲茶】前胡、甘草、大黄、使君子、高良姜、百合、苍术、栀子、莪术（醋制）、薄荷、防风、羌活、姜黄、陈皮、山楂、蒲黄、柴胡、麦芽、厚朴、白扁豆、紫苏叶、苦杏仁、葛根、车前草、槟榔、泽兰、薏苡仁、独活、荆芥、木香、麻黄、益母草、青皮、乌药、桔梗、诃子、大腹皮、香附、猪苓、三棱（醋制）、茯苓、广藿香、枳壳、草果、赤小豆、半夏（制）、花椒、山药各180克，草豆蔻280克，木通180克，黄芩280克，枳实180克，黄柏280克，泽泻180克，青蒿粗粉3000克，香薷180克，凤尾草粗粉1500克，石菖蒲180克，辣蓼粗粉3750克，木瓜180克，苍耳草粗粉2250克。加工成黄褐色的长方形块状物，每块30克。清水煎服，1次1块。代茶频饮。适用于感冒发热，食滞，呕吐，泄泻。见《全国医药产品大全》。

【神农茶】金银花、布渣叶、地胆草、白花茶各7500克，岗梅15000克，木蝴蝶375克，淡竹叶、金沙藤、桑枝、广金钱草、狗肝菜、鸭脚皮各7500克。上药混合为药茶，每包重90克。水煎，每服1～2包。代茶饮。适用于伤风感冒。见《全国医药产品大全》。

【神农茶粉】忍冬藤、布渣叶各3125克，水翁花6250克，狗肝菜、地胆草、金钱草各3125克，岗梅15625克，金沙藤、淡竹叶、扭肚藤、桑枝各3125克，鸭脚木皮6250克。加工成黄色粗粉，每包56克。水煎取汁，每次1～2包。代茶饮。适用于伤风感冒，产妇勿服。见《全国医药产品大全》。

【莲花蜂茶丸】藿香、丁香、豆蔻、陈皮、桔梗、半夏、甘草、白扁豆、车前子、蓬来草、鬼针草、爵床、肉桂草、麦芽、稻芽、茶叶。上药研末制丸剂，每丸3克。代茶饮，每次2~3丸，开水冲泡。适用于四时感冒，伤暑中暑，心烦口渴，晕车醉酒，脘腹胀痛，呕吐泻泄，痰多咳嗽，饮食无味。见《实用中成药手册》。

【荷花蒸鸭】净水盆鸭1只，猪瘦肉100克，鲜荷花1朵，姜片12克，葱段15克，精盐4克，绍酒15克，清汤800克。鸭切开背，剁去嘴、臊，敲断四柱骨，沸水汆一下，洗净污垢；荷花洗净，掰下花瓣叠好，入沸水内略烫一下捞起；猪肉切小块。鸭、猪肉、葱、姜、盐、酒依次放入蒸盆内，加开水500克，用湿棉纸封口，上笼蒸2小时至肉熟软，弃葱、姜，除去汤面油沫，加清汤、荷花再蒸20分钟。佐餐食。功能疏表散寒，祛暑化湿。适用于暑湿兼寒之发热恶寒，头痛无汗，心烦不安，胸脘痞满等症。见《百病饮食自疗》。

【夏菊茶】夏枯草、野菊花各15克。共为粗末，煎水，取汁。代茶饮。连服3~5天。适用于流行感冒。见《中药临床手册》。

【柴芦茶】柴胡6克，芦根15克。共为粗末，沸水冲泡。代茶频饮。适用于麻疹流行性期的预防。见《常见病验方研究参考资料》。

【柴甘茅根茶】柴胡50克，甘草10克，白茅根50克。上药共为粗末，水煎，取汁。代茶频饮。适用于黄疸病兼有表症者。见《本草纲目》。

【凉粉草粉葛汤】凉粉草60克，粉葛120克。洗净，同入沙锅内，加清水6碗煎至1碗半，去渣饮。亦可加白糖少许调味。功能清凉解毒，除烦止渴。适用于感冒发热，咽干疼痛，胃火牙痛，颈、背肌肉疼痛，小儿痰火等。见《饮食疗法》。

【浮萍茶】浮萍6克。水煎。代茶饮。适用于麻疹隐隐不出，或疹出不畅，发热而无汗。(验方)。

【粉葛煲鲮鱼】粉葛250~500克，鲮鱼1~2条。鲮鱼洗净，去鳞及内脏；粉葛去皮切片，同放锅中，加水明火煲2~4小时。饮汤食鱼。功能解肌发表，强健筋骨，活血行气，逐水。适用于周身骨痛，颈项活动不便，冠状动脉硬化性心脏病，高血压伴有颈项强硬疼痛，肌肉酸痛等症。见《饮食疗法》。

【桑叶露】霜桑叶500克。桑叶洗净、切碎，加水煮，蒸馏，收集饱和芳香水。每服30毫升，日2次。功能祛风清热，凉血明目。适用于风热感冒，头痛目赤，肺热，肺燥，干咳少痰，痰中带血等。见《本草纲目拾遗》。

【桑杏茶】桑叶10克，杏仁、沙参各5克，象贝3克，梨皮15克，冰糖3克。上药加水煎汤，取汁，去渣。代茶饮。适用于秋燥于肺卫之发热头痛，微恶风寒，口鼻干燥，咳嗽无痰，咽痛而干，脉数大者。见《实用中医营养学》。

【桑菊酒】桑叶、菊花各30克，薄荷10克，连翘30克，芦根35克，杏仁30克，桔梗20克，甘草10克，江米酒1000克。上药捣碎，浸泡酒中，密封，5天后去渣取汁，备用。每次15毫升，早晚各1次。适用于风温初起，邪客上焦，发热不重，微恶风寒，咳嗽鼻塞较重，口微渴。见《经验方》。

【桑叶枇杷茶】野菊花、桑叶、枇杷叶各10克。共为粗末，水煎，取汁。代茶频饮。连服3~5天。适用于流行性感冒，咳嗽，咳吐黄痰等症。见《中药临床手册》。

【桑叶菊花饮】 桑叶、菊花、薄荷、甘草各10克。开水冲泡。代茶饮。功能辛凉解表。适用于外感风热，头痛发热，咽红肿痛，咳嗽少痰，口干微渴等症。见《常见病饮食疗法》。

【桑杏豆豉饮】 桑叶、杏仁、淡豆豉各10克。水煎取汁。日1剂，分2~3次饮服。连用数日。功能清热宣肺润燥。适用于风热咳嗽或燥热咳嗽，干咳无痰或痰少黏稠，不易咯出，鼻燥咽干等症。见《百病饮食自疗》。

【桑菊豆豉饮】 桑叶、菊花各10克，豆豉6克。水煎取汁。代茶饮。功能辛凉解表，宣肺清热。适用于风热感冒，身热微恶风，头痛，咳嗽，咽痛，口干等症。见《百病饮食自疗》。

【桑菊竹叶茶】 桑叶、菊花各5克，苦竹叶、白茅根各30克，薄荷3克，白糖20克。开水浸泡10分钟，或煎煮5分钟，入糖。频饮。适用于恶寒发热，头痛身疼，或鼻塞流涕，腮部肿胀不甚，局部不红，舌苔薄白，脉浮数。见《百病饮食自疗》。

【桑菊杏仁饮】 桑叶、菊花、杏仁各10克，白糖适量。前3味水煎取汁，调入白糖，代茶饮。功能疏风清热，宣肺化痰。适用于风热咳嗽，音哑咽痛，口渴，或头痛，身热，恶风等症。见《百病饮食自疗》。

【桑菊豆豉茶】 桑叶、菊花各10克，豆豉6克。水煎，去渣，取汁。代茶饮。适用于风热感冒。（验方）。

【桑菊香豉饮】 桑叶、菊花、香豉、梨皮各6克。水煎取汁，代茶饮。功能辛凉甘润，轻透肺卫。适用于温燥初起发热，微恶风寒，头痛少汗，咳嗽少痰，咽干鼻燥，口渴等症。见《百病饮食自疗》。

【桑菊香豉茶】 桑叶、菊花、香豉、梨皮各6克。水煎，取汁。代茶饮。适用于发热，微恶风寒，头痛，少汗，咳嗽少痰，咽干鼻燥，口渴，舌红苔白，脉数。见《百病饮食自疗》。

【桑菊薄竹饮】 桑叶、菊花各5克，苦竹叶、白茅根各30克，薄荷3克。开水浸泡10分钟，或煎煮5分钟。代茶频饮。功能辛凉解表，清热散结。适用于风热感冒，发热头痛，目赤咽痛；小儿痄腮恶寒身热，头身疼痛，腮部肿胀等症。小儿用可调入白糖适量。见《大众药膳》。

【桑菊薄竹茶】 桑叶、菊花各5克，薄荷3克，苦竹叶30克。将上药洗净，放入茶壶内，开水冲泡1分钟。随时趁热饮。适用于风热感冒，发热，头痛，目赤，喉痛，舌红苔黄等症。饮后避风、寒。（验方）

【桑薄花蜜饮】 桑叶、杭菊花各5克，薄荷3克，丝瓜花10克，蜂蜜15克。桑叶、菊花、丝瓜花水煎半小时，入薄荷，再煎片刻，取汁1碗，兑入蜂蜜，和匀。代茶饮。功能疏风清热。适用于风温初起发热，微恶风寒，头痛，咳嗽，口微渴等症。见《百病饮食自疗》。

【桑叶菊花杏仁粥】 桑叶9克，菊花6克，甜杏仁9克，粳米60克。前2味煎汤，去渣后入杏仁、粳米煮粥。日1剂，连服数剂。适用于风热所致的慢性鼻炎。见《常见病食疗食补大全》。

【黄豆芫荽汤】 黄豆1把，芫荽3克，或葱白3茎，白萝卜3块。淘洗干净，水煎服。功能解表，健脾补虚。适用于风寒感冒轻症，预防感冒。见《中国药膳学》。

【黄豆芫荽煎】 黄豆10克，芫荽（香菜）30克。洗净，黄豆加水先煎15分钟后入芫荽，再煎15分钟，去渣。顿服。日1剂。功能辛温解表，健脾胃。适用于流行性感冒。见《家庭药膳手册》。

【黄瓜叶速溶饮】 鲜黄瓜叶1000克，

白糖500克。黄瓜叶洗净，水煎1小时，去渣取汁，小火煎煮浓缩，至将要干锅时，停火，待冷，拌入白糖把煎液吸净，混匀，晒干，压碎，装瓶。每次10克，沸水冲化。顿服，日3次。功能清热止泻。适用于小儿胃肠型感冒，发热，腹痛，腹泻等症。见《重庆草药》。

【萝卜姜汁饮】 鲜萝卜适量，生姜汁少许。萝卜洗净，去皮，切碎，捣汁，与姜汁和匀，加红糖调味。酌量饮。功能宣肺化痰，散寒。适用于风热感冒，发热，痰嗽失音，头痛鼻塞等症。见《百病饮食自疗》。

【萝卜姜汁茶】 萝卜、姜汁各适量。萝卜捣汁后加入姜汁搅匀。代茶饮。适用于风寒客肺之咳嗽音哑，面白形寒，口不渴，舌苔薄白，舌质淡红，脉浮紧者。(验方)。

【菜根红糖饮茶】 白菜茎根1块，生姜3片，红糖60克。菜根洗净，与姜、糖同煮。代茶热饮。饮后避风寒。适用于因外感风寒引起的恶寒、发热、头痛、无汗、欲呕等症。见《食物与治病》。

【菊花茶】 菊花5克。开水冲泡。代茶饮。适用于风热感冒。(验方)。

【菊膏散】 菊花、石膏、川芎各9克。共为粗末，每服4.5克，茶水调服。功能疏风清热，平肝明目。适用于风热感冒，头痛目赤等症。见《中国药膳学》。

【菊花冷饮】 白菊花10克，白糖适量。菊花洗净，与白糖同放入容器内，沸水1000克冲泡。代茶饮。功能疏散风热，平肝明目。适用于外感风热轻症，目赤肿痛，眼目昏花，高血压等症。见《家庭饮食疗法》。

【菊花延龄饮】 鲜菊花30克，开水冲泡，兑入少量蜂蜜。代茶饮。功能疏风清热明目。适用于风热感冒，肝阳上亢，头痛目赤，及高血压病等。见《滋补保健药膳食谱》。

【豉汤】 豆豉30～60克，葱白3茎，生姜10～15克。葱、姜分别洗净，拍破，与豆豉加水1大碗同煮至多半碗，去渣。分2次温服。功能解表散寒。适用于妊娠外感风寒，头身疼痛，恶寒发热之轻症。见《普济方》。

【银花饮】 银花30克，山楂10克，蜂蜜250克。前2味加清水烧沸3分钟取汁，如此方法再取汁1次，合并2次药汁放入锅内烧沸，兑入蜂蜜，搅匀。代茶饮。功能辛凉解表。适用于风热感冒，发热头痛，口微渴等症。见《中国药膳学》。

【银花薄荷饮】 银花30克，鲜芦根60克，薄荷10克。前2味加水500毫升煎15分钟，入薄荷再煮沸3分钟，滤去渣，加白糖调味温服。功能疏风散热。适用于风热感冒初起，发热重，恶寒轻，口微渴，尿黄等症。见《常见病的饮食疗法》。

【银草蓝僵茶】 银花10克，甘草3克，板蓝根30克，僵蚕10克。水煎，去渣，取汁。代茶饮。适用于风热感冒。见《中医结合治疗手册》。

【银花淡豉粥】 银花、淡豆豉各9克，芦根15克，桑叶9克，粳米60克，白糖适量。前4味布包，煎汤去渣，入粳米、白糖煮粥。日1剂，连服3～5剂。适用于风热表证。(验方)

【猪肺止咳汤】 猪肺、麻黄各适量。猪肺切片，与麻黄加水共炖汤服食。功能解表散寒，止咳。适用于外感风寒，久咳不愈。见《四川中药志》。

【麻黄醇酒】 麻黄120克。以醇酒5000毫升，煮取1500毫升。尽服，温覆汗出，即愈，冬月寒时用清酒，春月宜用水。适用于伤寒热出表发黄疸。见《普济方》。

【清喉茶】 苏叶（炒）3克，茶叶（炒）6克，盐6克。水煮沸，去渣，取汁。慢慢吞咽。适用于感冒引起的声音嘶哑。见《日常食品药用》。

【清汤鸽蛋】鸽蛋10个，芦笋10条，熟火腿6片，水发香菇26克，味精5克，精盐7.5克，清汤1000克。鸽蛋洗净放入碗内，加入冷水，上屉蒸熟取出，剥去壳，放入汤碗内，加入清汤50克；芦笋洗净，切4厘米长的段，整齐摆排另一碗内；香菇去蒂洗净，入沸水略氽，捞出，沥水。临食时，将鸽蛋、芦笋同时上屉蒸熟取出，滗去鸽蛋碗中汤汁，芦笋相拼到鸽蛋碗中，将香菇面向上覆在汤碗的四周，火腿片覆盖在鸽蛋、芦笋碗的中央，加入味精、精盐、倾入烧沸的清汤。随意食。功能补益肾气，解疮毒、痘毒。适用于肾气不足，腰膝酸软，神疲乏力，头晕耳鸣等症。麻疹流行期，每日食鸽蛋2个，连服5日，有预防作用。见《滋补保健药膳食谱》。

【清热止嗽茶】甘菊花、炙枇杷叶（包）、霜桑叶各6克，广皮、酒芩各3克，生地、焦枳壳各4.5克，鲜芦根2支。芦根切碎，上药共为粗末，水煎，取汁。代茶温饮。日1剂。适用于外感风热，肺热咳嗽，恶心痰多，口渴咽干，大便干结等症。见《慈禧光绪医方选议》。

【淡豉葱白煲豆腐】淡豆豉12克，葱白15克，豆腐2～4块。豆腐加水1.5碗，略煮，入豆豉，煎取大半，再入葱白，滚开即出锅。乘热服（豆豉可不吃）。随后盖被微汗。功能发散风寒。适用于外感风寒，伤风鼻塞，鼻流清涕，不时打喷嚏，咽痒咳嗽等症。见《饮食疗法》。

【葫芦茶冰糖饮】葫芦茶30～50克，冰糖适量。上药加水3碗，煎成1碗。代茶饮。功能疏风宣肺止咳。适用于外感风寒，咳嗽痰稀，鼻塞流涕等症。见《饮食疗法》。

【葛粉汤圆】葛粉300克，百果馅200克，白糖300克，水600克。葛粉置盘中；百果馅作成1厘米直径的丸子放葛粉盘中，滚动丸子沾上葛粉，放入温水中浸一下，再沾葛粉，如此反复，至葛粉沾完。糖放水中煮沸，倒入碗中。汤圆煮熟，捞入糖碗中。早晚餐食。功能解肌退热，生津止渴。适用于热病口渴，消渴，高血压，冠心病，心绞痛等症。见《滋补保健药膳食谱》。

【葱粥】①葱白数根，粳米100克。先煮粳米作粥，粥熟后入葱白，再煮片刻。空腹食，微汗出效佳。适用于外感风寒，鼻塞不通等症。见《圣济总录》。②葱白7茎（切），牛乳适量，粳米100克。先以乳炒葱白令熟，后入水米煮粥。随意食。功能利尿通淋。适用于劳淋小便赤涩，脐下急痛，口渴喜饮。见《太平圣惠方》。

【葱姜汤】葱白（连须）30～50克，生姜3片。葱白洗净与姜片共煮汁，去渣，加红糖适量。温服。服后，宜盖被取微汗。功能解表散寒。适用于外感风寒，无汗身痛，头痛鼻塞等症。见《中国药膳学》。

【葱豉汤】葱白30克，淡豆豉、生姜各5克，黄酒30毫升。葱白、生姜洗净切片，与淡豆豉同放入500毫升水内煎煮，数沸后，加黄酒，稍煮片刻。服后盖被取汗。功能发汗散寒。适用于风寒感冒，发热恶寒，无汗，心烦者。见《孟诜方》。

【葱豉茶】葱白3根，淡豆豉15克，荆芥0.3克，薄荷3克，栀子4.5克，生石膏30克，紫笋茶末10克。葱白去须，石膏捣碎，水煎，去渣，取汁，下茶末，煎5分钟。分2次温服，日1剂。适用于外感风寒，高热头痛，肢节酸痛等症。见《太平圣惠方》。

【葱豉酒】①葱（切）1握，豉（绵裹）500毫升。以水3盏，煎至2盏。去滓分3服，热饮。早午晚各1次。适用于乳岩，心痛胀满，饮热酒不解。见《圣济总录》。②葱根、豆豉适量。洗净浸酒中。煮饮。功能除烦热，补虚劳。适用于伤寒头痛寒热，冷痢肠痛，解肌发汗。见《本草纲目》。

【葱豉粥】①粳米50克，葱白3寸段，豆豉10克。粳米淘洗净，煮粥，熟前加葱白、豆豉煮沸。趁热服食得汗。功能解表发汗。适用于外感风寒，表证无汗者。见《本草纲目》。②葱白若干，淡豆豉10克，粳米50克。先煎淡豆豉，去渣取汁，入粳米煮粥，临熟下葱白。空腹温食。功能疏风散寒，发汗解肌。适用于风寒外感，有恶寒，鼻塞，无汗等症。见《食物本草会纂》。

【葱醋粥】连须葱白30～60克，粳米30～60克，醋少许。先煮粳米，半熟时，加切细之葱白，再煮数分钟，待粥熟，加醋少许。温服。功能解表散寒。适用于风寒感冒，痢疾。(验方)。

【葱豉黄酒】葱30克，淡豆豉15克，黄酒50克。豆豉放沙锅内，加水1小碗，煎煮10分钟，再把洗净切断的葱（带须）放入，继续煎煮5分钟，加黄酒，立即出锅。趁热顿服。适用于风寒感冒，发热，头痛，虚烦，无汗，并有呕吐，泻泄等症。避风寒。见《偏方大全》。

【葱白香菜汤】葱白15克，香菜15克。水煎服。功能解表散寒。适用于风寒外感。见《疾病的食疗与验方》。

【葱白生姜甘草豆豉汤】葱白3根，豆豉15克，生姜9克，甘草9克。水煎服。日1次，连服2～3天。功能解表散寒。适用于风寒感冒。见《疾病的食疗与验方》。

【紫陈酒】紫苏叶10克，陈皮10克，白酒适量。苏叶、陈皮洗净，以水酒各半煎汤，去渣留汁。分2～3次温服。功能解表散寒，行气和胃。适用于风寒感冒，胃寒呕吐等症。见《中国药膳学》。

【紫苏叶茶】紫苏叶16克，红糖适量。上药晒干揉碎成粗末，沸水冲泡，入糖令溶代茶频饮。适用于感冒风寒初期。见《上海常用中草药》。

【紫草根茶】紫草根15克，红糖适量。上药为粗末，沸水冲泡片刻，入红糖令溶。代茶频饮。适用于预防麻疹及麻疹热毒较甚见有便秘者。见《常见病验方研究参考资料》。

【紫苏生姜汤】紫苏叶30克，生姜9克。加水适量，煎汤服。功能解表散寒。适用于风寒外感的轻证。加红糖，作用更佳。见《食疗本草学》。

【榄葱茶】橄榄249.8克，葱头、生姜各388.5克，紫苏叶444.1克。上药共研细末，和匀，晒干，每7.5克装1包。开水泡服，加盐少许。每次1包，日2次。适用于外感风寒，恶寒发热，头痛身疼，呕吐恶心等。见《中药成药学》。

【感冒饮】桑叶、菊花各6克，淡竹叶、白茅根各30克，薄荷3克。沸水冲泡10分钟。频频饮，或放冷作饮料大量饮。连服2～3天。功能疏散风热，辛凉解表。适用于外感风热之感冒。见《疾病的食疗与验方》。

【感冒茶】①狗肝菜20克，香薷15克，五指柑叶20克，青蒿15克，岗梅叶20克，甘草15克，崩大碗15克。洗净晒干（宜用当年新药，隔年药效较差），粉碎，混匀，分装于纸袋中，每袋6克。成人每次1包，日2～3次，开水泡饮，小儿酌减。预防用可每包冲开水500毫升。代茶饮。适用于感冒，可使病者退热快，出汗少，头痛减轻。见《中药制剂汇编》。②黄皮叶粉、芒果叶粉、紫苏粉、薄荷粉、大叶龙胆草、岗梅根、桑叶粉、地胆头粉各500克，甘草、茅根、菊花、如意花根各250克。将大叶龙胆草、甘草、茅根、菊花煮水2次，浓缩至适量，其余药研粉，加入无根藤胶质（或米粉）作黏合剂，混合压成小块（每块9克），晒干。白开水泡饮，每次1块，日2次。适用于外感风热，发热较重，微恶风寒，咽红肿痛，咳痰黄稠，舌苔薄黄，脉象浮数等。见《医药科技动态》。

【蝉衣粥】 蝉衣6克，粳米30克。蝉衣去头足，水煎取汁，与粳米煮粥。日1剂，分2次服，连用2～3天。功能辛凉透表。适用于麻疹初期，发热咳嗽流涕，目赤怕光，泪水汪汪，口腔颊部见白色疹点等症。见《百病饮食疗法》。

【鲜菇汤】 鲜蘑菇18克（或香蕈9克）。洗净，水煎去渣，或加鲜鲫鱼1条，清炖。日3次温饮。功能解毒透疹。适用于小儿麻疹透发不快。见《中国药膳学》。

【辣椒汤】 辣椒3个，花椒10粒，生姜1片，食盐适量。诸味共水煎，日1剂，分2～3次温服。服后盖被，使微微汗出为佳。功能辛温散寒发表。适用于风寒感冒。见《中国药膳学》。

【醇酒蘘荷汁】 蘘荷60克，黄酒适量。蘘荷洗净，刮去粗皮，捣烂绞汁，兑入黄酒，和匀，少少服。功能祛风散寒，开声音。适用于外感风寒，卒然失音，咽喉不利等症。见《食疗本草学》。

【鲫鱼笋汤】 鲫鱼1条（约250克），鲜蘑菇、竹笋各25克，调料适量。鲫鱼去鳞、鳃及肠杂，洗净，用黄酒、盐腌10分钟；蘑菇、竹笋洗净，均切片。炒锅加植物油烧热，爆香姜片，下笋片，蘑菇片，加水适量，烧沸，入鲫鱼、黄酒、盐、卤、味精，焖煮30分钟，撒上葱末。单食或佐餐。功能透疹。适用于麻疹未透。见《膳食保健》。

【薄荷茶】 薄荷叶30片，生姜2片，人参5克，生石膏30克，麻黄2克。上药共为粗末，水煎，滤汁。代茶饮。适用于体虚或年老者风热感冒，症见发热头痛，咽喉肿痛，咳嗽不爽等。见《普济方》。

【薄荷粥】 ①薄荷5克，粳米50克。煮粳米粥，候熟，入薄荷，几沸，出香气。空腹食。功能疏散风热。适用于风热外感，而见发热恶风，头目不清，咽痛口渴者。见《医余录》。②新鲜薄荷（干薄荷10克）30克，晚粳米30克，冰糖少许。将新鲜薄荷或干薄荷煎取浓汁；另取晚粳米加井水，共煮稀粥，兑入薄荷汁一半量，再煮1沸，加入冰糖令溶。早晚各1次，温热食。忌用糯米。适用于外感风热，头痛发热，目赤，咽喉肿痛，麻疹初起透发不畅，夏季风热感冒等。见《常见病食疗食补大全》。

【薄荷糖】 白糖500克，薄荷30克，植物油少许。白糖加水少许，文火煎稠，加薄荷粉调匀，继续熬至用筷子挑起糖液呈丝状时（以不粘手为度），停火。倒入涂有植物油的盘内，稍凉，切小块。放在口中含化，徐咽。功能干凉解表，清利咽喉。适用于风热感冒，咽喉肿痛等症。见《简便单方》。

【薄荷芦根茶】 芦根30克，薄荷3～5克。先煎芦根，取汁放入薄荷再煎片刻。代茶频饮。适用于邪袭肺卫，发热，微恶风寒，头痛，无汗或少汗，咳嗽，口微渴，舌边尖红，脉浮数。见《百病饮食自疗》。

【薄荷白糖饮】 薄荷、白糖适量。薄荷用沸水浸泡，加白糖。功能解表利咽，清头明目。适用于外感风热，头痛目赤，咽喉红肿疼痛，气滞脘腹胀满等症。见《中国药膳学》。

【藿香饮】 ①藿香叶20克，白糖适量。藿香水煎取汁，加糖调匀。日1剂，分3次饮。功能清暑辟秽，理气和中。适用于暑湿感冒，头痛寒热，胸闷脘痞，上吐下泻，消化不良等症。见《实用中医营养学》。②藿香5～10克，白蔻3克，生姜3片。水煎20分钟取汁。日1剂，分2～3次饮。功能解表散寒，芳香化浊。适用于感受寒湿或是之泻下清稀如水，肠鸣腹痛，脘闷食少，或恶寒发热等症。见《百病饮食自疗》。

【藿香姜糖水】藿香10克，生姜5克，红糖适量。前2味水煎取汁，调入红糖。日1剂，分2～3次饮。功能化湿和中，解表散寒。适用于外感风寒头痛，鼻塞，胸满，恶心，呕吐等症。见《中国药膳学》。

【糯米葱粥】糯米100克，葱白数茎。先煮糯米粥，临熟，加葱白。空腹食，微汗出效佳。功能散寒解表，通窍。适用于外感风寒，鼻塞不通者。见《寿世青编》。

【糯米葱白粥】葱白头5令，糯米100克，生姜15克。糯米煮粥，再将葱、姜捣烂入粥内煨熟。随量食，出汗即愈。适用于外感初起周身疼痛，恶寒等症。(验方)。

13. 祛痰止咳类

【二红煎】红萝卜200克，红枣12克。加水3碗，煮取1碗。日1剂，随意饮用。功能理肺脾之气而止咳。适用于百日咳。见《中国药膳学》。

【二冬膏】天冬、麦冬各25克，川贝母粉60克，蜂蜜适量。二冬水煎取汁，加川贝母粉，炼蜜收膏。每服10毫升，日3次。功能滋润肺肾，清热止咳。适用于肺肾阴虚或有热，干咳少痰，咽喉疼痛，声哑失音，虚劳咳嗽，咯血，骨蒸潮红等症。外感及非阴虚咳嗽不宜用。见《慈禧光绪医方选议》。

【二冬嫩蛋】鲜鸡蛋5个，二冬膏150克，熟猪油150克，精盐3克，湿淀粉2克，味精1克，鲜汤约400克。将鸡蛋去壳，打入大碗内搅散，加入精盐、二冬膏、湿淀粉、味精、鲜汤搅匀。炒锅置中火上，下熟猪油烧至七成热时，将鸡蛋倒入锅内，用炒勺推动炒熟起锅，即可食用。功能润肺止咳，通便，安神。适用于肺虚久咳，干咳无痰，虚热口燥，心烦意乱，便秘等症。见《养生食疗菜谱》。

【二子猪肺汤】诃子6克，五味子20粒，猪（牛）肺1个。将猪（牛）肺洗净，放砂锅内，入2药，水煮至肺烂熟，调味。食肺饮汤。日1次，连服7～10天。功能敛阴纳气喘。适用于肾阴不足之支气管哮喘，见喘息痰鸣，口燥咽干，咯痰白黏，面红足冷，舌质红，脉细数等症。见《疾病的食疗与验方》。

【二冬二母膏】天冬、麦冬各150克，知母100克，贝母50克，冰糖200克。前4味水煎3次，取汁2000毫升，入冰糖，文火收膏，加防腐剂。每服15～20克，日3次。功能滋阴、清肺、凉血。适用于肺阴虚之干咳，经期及经前有规律的吐血、衄血，血红量多，头晕耳鸣，烦躁易怒，两胁胀痛等症。见《脉因证治》。

【人参双花茶】党参、金银花、五味子各10克。水煎数沸。代茶徐饮。功能清肺养阴。适用于肺热阴虚咳嗽。见《中医护理》。

【刀豆饮】刀豆子25克，甘草3克，冰糖或蜂蜜适量。2药水煎取汁，加冰糖或蜂蜜调匀。代茶饮。功能温中下气，益肾补元。适用于小儿百日咳及老年咳喘症。胃热甚者慎用。见《中国药膳学》。

【三仁汤】甜杏仁15克，胡桃仁6克，菠菜籽5克。煮汤。日1次，连服15～20天。功能补肾纳气，平喘止咳。适用于肾气不足喘息痰鸣，咯痰白黏等症。见《疾病的食疗与验方》。

【三仁膏】松子仁、胡桃仁、南杏仁各等份，白蜜适量。三仁共捣如泥，加白蜜调为膏。每服6克，饭后半小时开水调下，日2~3次。功能润肺止咳，滋阴滑肠。适用于久咳痰少，动则气喘，便秘等。便溏、滑精、湿痰者不宜用。见《中国药膳学》。

【三分茶】荞麦面120克，茶叶6克，蜂蜜60克。茶叶研细末，沸水冲泡。代茶饮，每次20克。功能止咳，平喘。适用于各种咳嗽，咳喘症。见《儒门事亲》。

【三白茶】桑白皮、百部、白芍各15克，绿茶10克，冰糖15克。前4味煎水、去渣、入冰糖溶化。日1剂，连服5日为1疗程。适用于阵咳，多见口中干渴，舌苔干燥，脉象浮数，剧烈咳嗽时，甚或并见衄血或痰中带血，面色发青，手足抽搐等。见《百病饮食自疗》。

【三子养亲茶】紫苏子、白芥子、萝卜子各3克。洗净，微炒；击碎，生绢小袋盛，煮汤。代茶饮。适用于年老咳嗽，气逆痰痞。见《韩氏医通》。

【大海甘草茶】胖大海5枚，甘草3克，适量冰糖。沸水冲泡，入冰糖令溶。代茶频饮。功能润肺止咳。适用于咽喉干燥，疼痛，干咳，失音及牙龈肿痛。见《中国药膳学》。

【大蒜冰糖茶】蒜头2个，冰糖适量。大蒜捣烂，加入冰糖，沸水冲泡，滤汁。代茶频饮。功能润肺止咳。适用于百日咳。见《常见病验方研究参考资料》。

【大蒜糖溶液】大蒜15~30克，白糖适量。大蒜去皮、洗净、捣烂，开水浸泡4~5小时，或加水1碗煮1~2沸，滤取其汁，调入白糖。分2~3次服用。功能镇咳祛痰。适用于百日咳，感冒咳嗽，急慢性支气管炎等。见《食疗本草学》。

【万寿菊糖水】万寿菊15克，红糖适量。万寿菊洗净，清水2碗煎至1碗，取汁，加红糖调味。1次饮服。功能清热化痰止咳。适用于感冒咳嗽，支气管炎，小儿百日咳等。见《饮食疗法》。

【山矾花茶】山矾花10克，陈皮6克，菊花3克。水煎数沸。代茶频饮。功能润肺止咳。适用于咳嗽，胸闷。见《中药大辞典》。

【山药蔗汁糊】鲜山药60克，甘蔗汁半碗。山药洗净、切碎、捣烂，加甘蔗汁和匀，置火上炖熟。1次服完，日2次。功能润肺化痰。适用于久病咳喘，痰少或无痰，咽干口燥等。见《食疗本草学》。

【川贝梨】雪梨2个，川贝4克，冰糖70克，湿豆粉10克。将梨洗净、削皮、去核，切成12瓣；贝母洗净。梨块装入蒸碗内，入贝母、冰糖，加开水50毫升，用湿绵纸封严碗口，上笼蒸2小时取出。梨块摆入盘内；原汁倒入锅中，加清水少许，用湿豆粉勾芡，淋在梨上。随意服食。功能润肺止咳，清热化痰。适用于虚劳久咳、干咳，或痰中带血；肺热咳喘，痰黄稠等。见《家庭药膳》。

【川贝鸡蛋】川贝5个，鸡蛋1个。川贝研细末。鸡蛋敲一如一分硬币大小的孔，川贝粉掺入鸡蛋内，湿纸将孔封闭，蒸熟。每服1个，早晚各1次，连用数日。功能止咳化痰，清金养肺。适用于咳嗽日久不愈，顿咳等。见《百病饮食自疗》。

【川贝酿梨】雪梨8个，川贝12克，糯米、蜜饯冬瓜条各100克，冰糖180克，白矾适量。川贝打碎，白矾10克加水溶化约2000毫升；糯米淘净蒸成饭，冬瓜条切成颗粒。梨削去皮，从蒂把处切下1段（以能伸进小勺为度），用小勺挖去核，浸没在白矾水内，以防变色。将梨入沸水中烫一下捞出，用冷水冲凉，沥水。把糯米饭、冬瓜条颗粒与打碎的1半冰糖合匀，分装入梨内，再把川贝均分8份分装，盖上梨把，盛入盘内，上笼蒸约40分钟至梨熟烂，取出。烧开水约200毫升，将另1半冰糖溶化上浓汁，浇在梨上面。每服1个，日2～3次。功能清热止痰，润肺止咳，生津止渴。适用于肺结核，百日咳，及急慢性支气管炎见干咳，久咳，痰中带血，肺热咳喘，胸闷，吐痰黄稠等。见《中国药膳学》。

【川椒煨梨】川椒50粒，大雪梨1个，冰糖30克，面粉50克。梨削去皮，用尖筷子在表面均匀地戳50个小孔，把川椒逐个按入。面粉揉成面团，擀成圆皮，包在梨子表面，放入烘箱内烘熟，或放在柴草灰内煨熟，取出，剥去面皮，挑出花椒不用，将梨装入盘内。冰糖放在锅内加少许水炼成汁，浇在梨子表面。每服1个，日2次。功能温肺化痰止咳。适用于感受外邪，卒然咳嗽，急慢性气管炎等。见《孟诜方》。

【川贝江米梨】鸭梨2个（约300～400克），川贝母6克，江米100克，熟猪油10克，白糖150克，桂花卤3克，湿淀粉少许。川贝研细末，装入削去皮、挖去核的梨内，放入碗中。江米淘净放另碗中，加水上屉蒸烂，取出加白糖、桂花卤、猪油拌匀，倒入盛梨的碗内，用油纸封住碗口，上屉蒸1小时，取出，扣入盘中。锅内放水，加糖100克，沸后湿淀粉勾稀流芡，浇在江米梨上。日1剂，分2次服。功能清热化痰，润肺止咳。适用于虚劳咳嗽，肺热咳嗽，百日咳，急慢性气管炎，老年性喘咳等。见《滋补保健药膳食谱》。

【川贝冰糖柑】川贝粉2克，冰糖20克，广柑1个。广柑去皮，在碗内压绒去核，与川贝粉、冰糖混匀，上笼蒸10分钟。1次服完，日2次。功能润肺止咳。适用于肺虚久咳。脾胃虚寒及湿痰者不宜用。见《中国药膳学》。

【川贝杏仁饮】川贝母6克，杏仁3克，冰糖或蜂蜜少许。洗净的川贝、杏仁同置锅内，加水浇沸后，放入冰糖或蜂蜜，转用文火煮30分钟。每日临睡前服5～10毫升。功能化痰止咳。适用于小儿咳嗽，痰鸣等症。见《中国药膳学》。

【川贝炖冰糖】川贝粉3克，冰糖适量。加开水适量同炖。1次服完，日2～3次。功能润肺化痰止咳。适用于肺燥及阴虚咳嗽。脾胃虚寒与湿痰者不宜用。见《中国药膳学》。

【川贝炖蜂蜜】川贝10～25克，蜂蜜20克。贝母打碎，与蜂蜜同置碗中，隔水炖20分钟。分数次于1日内饮服。小儿酌量减。功能清热润肺，消痰止咳。适用于肺燥咳嗽及小儿痰咳。见《良药佳馐》。

【川贝莱菔茶】川贝母，莱菔子各15克。共研粗末，加水煎汤，取汁。代茶饮。功能祛痰，止咳。适用于慢性支气管炎，咳嗽痰多等症。见《长寿之道》。

【川贝蒸雪梨】大雪梨1个，川贝粉2克，冰糖20克。梨削去皮、挖去核，川贝粉放入梨内，撒上冰糖末，上笼蒸10分钟。每服1个，日2次。功能润肺化痰止咳。适用于肺虚久咳。脾胃虚寒及湿痰者不宜用。见《中国药膳学》。

【川贝母炖蜜糖】川贝母6～12克（如用川贝末，则用3～6克），蜜糖约15～30克。川贝母打碎，与蜜糖同放炖盅内，隔水炖服。1次服完。功能润肺清热止咳。适用于肺燥咳嗽和小儿痰咳等。见《饮食疗法》。

【川贝冰糖米汤饮】川贝母15克，冰糖50克，米汤500克。贝母研细粉，与冰糖同入米汤内，隔水炖15分钟。日1剂，分数次饮服。5岁以下小儿酌减。功能润肺祛痰止咳。适用于小儿百日咳。见《家庭食疗手册》。

【川贝雪梨炖猪肺】 川贝母15克，雪梨2个，猪肺40克，冰糖少许。梨切成1厘米见方的丁；猪肺洗净，挤去泡沫，切成2厘米长、1厘米宽的块；贝母洗净。3味同置砂锅内，加适量水及冰糖，烧沸后，转用文火炖3小时。日1剂，分2～3次服。功能化痰润肺镇咳。适用于肺结核咳嗽，咯血；老年人无痰干咳，燥热等症。见《家庭食疗手册》。

【川贝雪梨煲猪肺】 川贝母10克，雪梨2个，猪肺约250克。雪梨削去外皮，切块；猪肺切片，挤去泡沫，与川贝母一起放入砂锅。加冰糖少许，清水适量，慢火熬煮3小时。功能除痰，润肺，补肺，益肺。适用于肺结核所致咽干、咳嗽、咯血等症。见《饮食疗法·续三》。

【门冬粥】 麦冬适量。煎汁加米煮粥。适用于咳嗽反胃，妊娠呕吐等症。见《寿世青编》。

【小芥子酒】 小芥子（捣碎）600克。绢袋盛，好酒1400毫升浸7日。空腹温服适量，日2服，渐渐加，以知为度。酒尽旋旋添，无所忌。适用于气喘之症。见《外台秘要》。

【小凤尾草茶】 地柏枝（小凤尾草异名）15～32克，金背枇杷叶6～10克。水煎数沸。代茶频饮。功能润肺止咳。适用于咳嗽。见《中药大辞典》。

【小叶杜鹃酒】 小叶杜鹃（干品）64克。以酒500毫升浸，7日后去渣。每服10毫升，日2次。适用于慢性气管炎，哮喘等症。见《陕甘宁中草药选》。

【马勃糖】 马勃粉200克，白糖500克。白糖放锅内，加少许水，文火煎熬至稠，倒入马勃粉，拌匀停火。倒入涂有植物油的搪瓷盘内，摊平。待稍凉，刀切成小块。每次1小块。含服，日3次。功能清肺平喘。适用于肺热咳嗽，咽喉肿痛，咯血，鼻齿出血等症。见《袖珍方》。

【王不留行炖猪蹄】 ①王不留行30克，茜草、红牛膝各15克，猪蹄250克。共炖，至猪蹄烂熟。饮汤食肉，日2次，5日为1疗程。功能活血化瘀，理气行滞。适用于气滞血瘀型闭经，月经数月不行，甚至经年不至，并见精神抑郁，烦躁易怒，胸胁胀满不舒，小腹胀痛拒按等症。见《百病饮食自疗》。②王不留行30克，猪蹄500克。加水共炖，至猪蹄烂熟。饮汤食肉。功能温经化瘀，通经下乳。适用于寒湿凝滞型痛经，经前或经期小腹冷痛，得热痛减，经行量少，色暗有块，恶寒肢冷，及产后乳汁不通等症。见《百病饮食自疗》。

【木莲果茶】 木莲果12～15克。煎数沸，去渣，取汁。代茶徐饮。功能润肺止咳。适用于老人干咳。见《浙江天目山药植志》。

【五味子鸡蛋】 北五味子250克，新鲜红皮鸡蛋10个。五味子煮汁，待冷后鸡蛋浸泡6～7天。服时加白糖适量，晨起沸水或热黄酒冲服。功能温补肺肾，止咳平喘。适用于虚寒型咳嗽。现多用于慢性支气管炎。热天服本方，预防复发效佳。痰黄有热者不宜。见《常见病中医临床手册》。

【五味子炖蜜糖】 五味子3克，蜜糖25克。加水少许，放盅内，隔水炖1小时，再以开水稀释服用。功能敛肺止咳。适用于久咳不愈的肺痨咳嗽，及老年人慢性支气管炎咳嗽等症。见《本草衍义》。

【车前根茶】 鲜车前草根50克，冰糖适量。车前草根切碎，煎水或冲泡，加入冰糖令溶。代茶饮。功能润肺止咳。适用于百日咳。见《常见病验方研究参考资料》。

【止咳茶】 满山红花，暴马子叶各等份。共捣粗末，和匀。每服30克，开水冲浸。代茶饮。适用于慢性支气管炎，痰多咳嗽。见《防止慢性气管炎资料选编》。

【止咳梨膏糖】雪梨1000克，百部50克，白糖500克，前胡、杏仁、州贝母、制半夏、茯苓、橘红粉各30克，款冬花20克，生甘草、香橼粉各10克，植物油少许。梨切碎，与百部、前胡、杏仁、贝母、制半夏、茯苓、款冬花、生甘草同放锅内，加清水适量，煎熬20分钟后取汁，如此反复取汁4次；合并药汁，武火烧沸后，转文火煎熬至较稠时，加白糖调匀；继续熬至稠黏，入橘红粉、香橼粉搅匀；文火熬至以筷子挑起药糖汁成丝状时，停火；倒入涂有植物油的搪瓷盘内，稍晾，压平并划成100块。每服1块，日3次。功能祛痰利肺，止咳平喘。适用于各类咳嗽。见《民间验方》。

【贝母粥】①贝母粉6克，粳米50克。先煮粳米粥，入贝母粉，搅匀，再几沸。空腹食用。功能清热化痰，润肺止咳，开郁散结。适用于痰热咳嗽，胸膈满闷，肺痿肺痈，兼治喉痹。见《资生录》。②贝母10克，北粳米、冰糖适量。先用北粳米、冰糖加水煮作粥，米花汤未稠时，调入贝母粉，改用文火稍煮片刻，视粥稠即停火。每日早晚温服。功能润肺止咳，补虚散瘀。适用于肺虚久咳，痰少咽燥，或痰热咳嗽，咯痰稠黄，咽喉肿痛，瘰疬疮痈肿毒及乳痈、肺痈等症。凡寒痰咳嗽者不宜服食。切不可与乌头同煮。见《常见病食疗食补大全》。

【牛胎盘】牛胎衣（蓄牛）1只，三蒸酒350毫升。煎煮，酒剩约150毫升时停火。每服30～50毫升，日2～3次。功能平喘。适用于虚寒性哮喘，喘息痰鸣，面青肢冷，形瘦神疲等症。见《疾病的食疗与验方》。

【牛蒡地骷髅汤】牛蒡根60克，地骷髅（老萝卜头）60克。切碎，煎汤饮服。功能清肺化痰，行气利水。适用于肺热咳嗽，面目浮肿等症。见《食疗本草学》。

【毛山茶】毛山茶9～18克。沸水冲泡。代茶饮。功能清热止咳。适用于风热咳嗽。见《中医大辞典》。

【月季雪梨银耳羹】月季花3朵，贝母5克，雪梨2个，银耳50克，冰糖100克。月季花洗净，贝母用醋浸，雪梨切片，银耳泡软后去掉硬根；锅内加水，放入梨、银耳、贝母、冰糖，煮半小时，加入月季花稍煮片刻。随意饮食。功能益气滋阴止咳。适用于肺虚咳嗽，短气干咳等症。见《华夏药膳保健顾问》。

【风栗壳糖冬瓜饮】风栗壳50克，糖冬瓜100克。煎水。代茶饮用。日内服完，连服至愈。功能清肺祛痰，散结消瘰。适用于小儿燥热咳嗽，及颈淋巴腺炎，淋巴结核，老人慢性支气管炎等。见《家庭食疗手册》。

【双果汤】苹果1个，梨1个，白糖50克，橘皮少许。苹果和梨分别去核，切成橘瓣块，与橘皮、白糖同置锅内，加清水适量，煮熟。功能润肺止咳，利尿通便。适用于肺燥咳嗽，肠燥便秘，及高血压等症。见《家庭饮食疗法》。

【双仁冲剂】甜杏仁15克，胡桃仁15克，蜜或白糖适量。将二仁微炒，共捣碎研细，加蜜或糖，分2～3次，开水冲服。功能润肺止咳，润肠通便。适用于久患喘咳，肺肾两虚，干咳无痰，少气乏力；阴血虚亏，肠燥便秘，或老人大肠传送无力，大便秘结等症。见《食疗本草学》。

【双仁蜜饯】炒杏仁、核桃仁各250克，蜂蜜500克。杏仁加水煎煮1小时，入桃仁继续煎煮，待汁将干时，加入蜂蜜，拌匀熬至沸。随意服食。功能补肾益肺，润燥止咳。适用于肺肾两虚，久咳短气，咳声低弱，干咳少痰，形瘦神疲等症。见《中国药膳学》。

【**水晶桃**】核桃仁、霜柿饼各500克。核桃仁上屉蒸熟取出，放瓷器内，入霜柿饼上屉蒸透，使之融为一体。随意服用。功能益肺补肾，清热化痰。适用于肺肾不足，虚喘久嗽，动则喘甚，痰稠而黄，腰膝酸痛，四肢乏力等症。见《医学衷中参西录》。

【**甘草醋茶**】甘草6克，蜂蜜30克，醋10克。沸水冲泡。代茶饮，早晚各1次。功能化痰止咳平喘。适用于慢性支气管炎。见《常见病验方研究参考资料》。

【**石耳蒸猪肉**】石耳15克，猪瘦肉90克。石耳温水浸软，猪肉切片，共加水适量和盐少许，蒸熟。顿服，日2次，第1次只饮汤，第2次全部服食。功能化痰止咳，滋养补虚。适用于老年性慢性支气管炎，咳嗽痰多，气短等症。少数病人服后有轻度头昏，胃肠不适，乏力等反应，2～3天内自行消失。见《食疗本草学》。

【**北杏炖雪梨**】北杏10克，雪梨1个，白糖30～50克。雪梨切块，与北杏、砂糖同放炖盅内，加水适量，隔水炖1小时。食雪梨饮汤。功能化痰止咳，清热润肺。适用于秋冬燥咳，慢性支气管炎干咳，口干咽痛，肠燥便秘等症。见《饮食疗法》。

【**北杏猪肺汤**】猪肺250克，北杏10克，姜汁1～2汤匙。猪肺切块洗净，与北杏加清水适量煲汤，汤将好时冲入姜汁，食盐调味。饮汤食猪肺，日2次，随量服食。功能止咳化痰，补肺润燥。适用于慢性支气管炎，肠燥便秘等症。见《家庭药膳手册》。

【**生姜夹柿饼**】生姜3～6克，柿饼1个。柿饼横切两半后，生姜切碎夹在其内，以文火焙熟，去姜，食柿饼，亦可二者均食。功能化痰，敛肺，止咳。适用于慢性咳嗽，久咳不愈，小儿百日咳等症。见《饮食疗法》。

【**生姜饴糖煎**】生姜10克，饴糖5克。水煎服。功能散寒止咳。适用于寒痰咳嗽，痰白清稀，舌苔白润等症。见《中国药膳学》。

【**生姜大蒜炖红糖**】大蒜、红糖各10克，生姜2片。加水半碗，隔水炖熟，去渣。日内分2～3次服完。功能祛痰止咳。适用于百日咳，阵发性、痉挛性顿咳，日久不愈等症。见《家庭药膳手册》。

【**白果全鸭**】白果200克，猪油500克，水盆鸭1只，胡椒粉、料酒、鸡油、清汤、生姜、葱、食盐、味精及花椒适量。白果去壳，沸水煮沸，捞出去皮膜、两头、心；沸水汆去苦水，在猪油锅内炸一下，捞出待用。水盆鸭洗净，剁去头、爪，用食盐、胡椒粉、料酒将鸭身内外抹匀后放入盆内，加生姜、葱、花椒，上笼蒸1小时取出。拣去生姜、葱、花椒，用刀从鸭背脊处切开，去净全身骨头，铺在碗内，齐碗口修圆，修下来的鸭肉切成白果大小的颗粒，与白果混匀放在鸭脯上，将原汗倒入，加汤上笼蒸30分钟，至鸭肉烂烂，翻入盘中。向锅内掺入清汤，加入余下的料酒、食盐、味精、胡椒面，用水豆粉少许勾芡，放猪油少许，将白汁蘸在鸭肉上。功能益肺补肾，消咳止喘。适用于骨蒸痨热，咳嗽水肿，哮喘痰咳等症。见《滋补中药保健菜谱》。

【**白萝卜干**】白萝卜适量。竹刀切片，挂于屋檐下吹晒干。每服适量，水煎代茶饮。功能降气化痰。适用于老年性哮喘，喘息痰鸣，动则气急等症。见《疾病的食疗与验方》。

【**白萝卜茶**】白萝卜、生姜、梨各适量。切片，水煮数沸，取汁。代茶频饮。适用于咳嗽痰多，怕冷，胸闷。见《日常食物药用》。

【白萝卜粥】新鲜白萝卜适量，北粳米100克。白萝卜洗净，切薄片，捣汁，每取汁100毫升（或用鲜萝卜适量），与北粳米同加水煮作稀粥。早晚温热服食。适用于咳嗽多痰，消化不良，胃酸过多，胸闷气喘等症。凡脾胃虚寒者不宜多食。见《常见病食疗食补大全》。

【白果小排汤】小排骨500克，白果30克，调料适量。小排骨洗净，加黄酒、姜片、水适量，文火焖煮1.5小时；白果去壳及红衣，加于汤内，加盐调味再煮15分钟，加味精调匀，并撒上青葱末。功能止咳平喘。适用于咳嗽痰多气喘等症。见《膳食保健》。

【白芨冰糖燕窝】白芨15克，燕窝10克，冰糖少许。燕窝去毛，白芨洗净，切成薄片，冰糖敲碎；白芨、燕窝同放糖瓷碗内，武火隔水炖熟，去白芨，留药汁、燕窝；冰糖置锅内，加清水适量，文火熬化后，兑入燕窝药汁内。食燕窝饮汤，日1~2次。功能补肺养阴，宁嗽止血。适用于肺结核咳血，老年慢性支气管炎，肺气肿，哮喘等症。见《家庭食疗手册》。

【白萝卜饴糖饮】白萝卜500克，饴糖100克。白萝卜榨汁，入饴糖，加温至溶。每服10毫升，日3次。功能润肺化痰，健脾补虚。适用于百日咳后期，脾胃虚弱，干咳不止，气短乏力，潮热多汗，不思饮食等症。见《常见病的饮食疗法》。

【白蜜银耳椰子盅】大椰子1个，水发银耳80克，白蜂蜜120克，生姜150克，开水400克。椰子剥衣，刮洗干净，在蒂部横锯下1/5，留下作盖，倒出椰子汁；生姜洗净，切成大片，捶茸入锅内，加开水500克煎汁，沥去姜渣，取姜汁水；银耳洗净，入沸水锅中煮去异味。将椰子盅放入大碗里，倒入姜汁水、白蜂蜜、银耳，蒸2小时。功能补肺润肺，化痰止咳。适用于肺虚或肺虚所致的干咳少痰，喉干痒，痰中带血等症。见《养生食疗菜谱》。

【白菜干腐皮红枣汤】白菜干100克，腐皮50克，红枣10个。加水适量煮汤，油、盐调味。佐膳服食。功能清肺润燥，滋阴养胃。适用于老人慢性支气管炎干咳，秋冬肺燥咳嗽，及胃热肠燥，大便干结等症。见《饮食疗法》。

【瓜蒌茶】全瓜蒌30克。洗净，蒸熟，压扁晒干，切丝，煎水。代茶饮。功能化痰止咳。适用于支气管炎，肺炎，肺痈等引起的肺热咳嗽，咯吐黄痰等症。见《常见病验方研究资料》。

【瓜蒌饼】瓜蒌瓤250克，白糖100克，面粉800克。瓜蒌瓤去籽，与白糖加水一同煨熬，糖、瓤拌匀，压成馅备用；另将面粉制成发酵的面团，加馅包制成面饼，烙熟或蒸熟食用。功能清热化痰，宽胸散结，润肺滑肠。适用于肺热咳嗽，痰少黄稠，胸痛，便秘等症。见《中国药膳学》。

【冬苋菜粥】冬苋菜、粳米各适量。将冬苋菜、粳米加水煮作粥。随意服食。适用于小儿哮喘（发作期）。见《常见病食疗食补大全》。

【冬瓜子麦冬汤】冬瓜子、麦冬各30克。水煎服，日2次。功能养阴润肺，消痰止嗽。适用于慢性支气管炎属肺阴不足者，见干咳少痰，手足心热等症。见《疾病的食疗与验方》。

【兰花银粉全鸡】鲜兰花20朵，肥母鸡1只（约1500克），熟火腿、粉丝、鲜豌豆苗各50克，鸡蛋1个，贝母5克，鸡汤、调料各适量。兰花瓣洗净切细丝；贝母温水浸泡20分钟；鲜豌豆苗洗净；熟火腿切丝；细粉丝用猪油炸酥；鸡蛋打散，待炒勺内少许猪油烧至四成热时，摊成薄饼，取出切丝；将宰杀治净之母鸡，入沸水锅内烫后捞出，洗净置盆内，用精盐、料酒、白胡椒面将鸡的腹背搓匀，并将贝母及浸泡液倒入腹中，纱布包好之花椒及葱、姜，同放于鸡上，加盖绵纸后上笼蒸熟，去葱、姜、花椒，将鸡背下腹上置盘内；待炒勺内猪油五六成热时，投入葱、姜煸炒出香味，注入鸡汤，去葱、姜，入粉丝，煮至发软时，入精盐、味精、料酒、白胡椒面，以湿淀粉勾芡，再倒入火腿丝、蛋皮丝、豌豆苗、兰花丝，搅匀，浇在鸡上。单食或佐餐。功能补气益肺，止咳消痰。适用于老年慢性支气管炎，肺气肿咳泡沫痰等症。见《华夏药膳保健顾问》。

【半夏曲】生半夏5000克，麦粉1250～1650克。半夏研细粉，用麦粉打糊搅和，压制成块。每服9克，布袋包煎，日2次。功能化痰止咳，降逆止呕。适用于咳嗽痰多，胸闷胀满，恶心呕吐等症。见《上海市中药成药制剂规范》。

【半夏香油丸】半夏、香油各适量。半夏用香油炒后研末，制成丸，如梧桐子大。每服30～50丸，姜汤送服。功能燥湿化痰，消痞散结，温中和胃。适用于湿痰喘急，痰多而黏，胸中窒闷，恶心纳呆，及胃寒疼痛，反胃呕恶等症。见《中国药膳学》。

【宁嗽粥】粳米80克，百部15克，麻黄9克，生紫菀10克，甘草7克，杏仁10克，冰糖40克。百部、麻黄、紫菀、甘草、杏仁去灰渣，煎汁，滤药渣，除沉淀；粳米淘洗干净，加药汁，中火烧开，20分钟后加入冰糖，小火煮稀粥。趁温热食。功能平喘止咳。适用于急、慢性支气管炎。见《养生食疗菜谱》。

【宁嗽定喘饮】生怀山药50克，甘蔗自然汁30克，酸石榴自然汁18克，生鸡蛋黄4个。山药煎煮取汁1大碗，再将二汁及生鸡蛋黄调入（不可过热，否则蛋黄熟则效减）。日分3次温服。功能生津润燥。适用于津液重伤之肺燥干咳不止，缠绵不愈，渐至喘咳并发，口干舌燥等症。见《饮食与长寿》。

【加味竹沥梨膏】黄梨100个，鲜竹叶100片，鲜芦根30支（长6厘米），老树橘红30克，荸荠50个，竹沥30毫升。黄梨、荸荠、芦根分别煎煮取汁；待竹叶、橘红加水煎汁后兑入，并入竹沥；文火浓缩至稀流膏状。每服10～20毫升，日2～3次。功能清热化痰，润肺止咳。适用于阴虚劳嗽，痰多色黄或痰中带血，咽干口渴，音哑，潮热等症。大便溏泻者不宜服用。见《光绪帝医方选议》。

【丝瓜藤汤】丝瓜藤（干）90～240克，糖适量。丝瓜藤切碎浸泡，煮1小时以上，滤渣，加水再煎，2次煎液浓缩至100～150毫升，加糖调匀。每服50～100毫升，日2～3次，10天为1疗程。功能祛痰止咳。适用于慢性支气管炎，长期反复发作咳嗽，咯白色黏液性或稀薄泡沫状痰，或伴有喘息等症。见《疾病的食疗与验方》。

【地龙膏】鲜地龙100克，白糖50克。地龙水煎去渣，加糖收膏。功能清热，平喘，止咳。适用于肺热咳嗽，喘促，小儿百日咳等。风寒咳嗽不宜用。见《常见病的饮食疗法》。

【地栗拌海蜇丝】海蜇头250克，荸荠（地栗）100克，葱白5茎，调料适量。蜇头冷水泡发，撕成小片，洗净泥砂，切丝，浸于冷开水中20分钟，捞起沥干；荸荠去皮切丝，与海蜇丝拌和。将油加热，爆香葱白末，加酱油、精盐、味精等调成汁，作蘸料。功能清肺化痰。适用于痰热咳嗽，棉尘肺等。见《膳食保健》。

【西洋菜蜜枣煎】鲜西洋菜500克，蜜枣6枚。同煮，去渣取汁饮。功能清热润肺止咳。适用于肺燥咳嗽，咽干口燥，肠燥便秘等症。见《家庭食疗手册》。

【百部酒】百部根（切炒）、酒适量。百部根用布袋盛，浸泡酒中7日。酌量饮。适用于一切久近咳嗽。见《本草纲目》。

【百合梨汤】大雪梨1个，百合10克，麦冬10克，胖大海5枚。梨洗净切小块与后3味同煎，待梨八成熟时，放入适量冰糖（亦可不用）。食时饮汤吃梨，余药不吃。功能养阴生津润肺。适用于肺阴亏虚，咽喉干燥，干咳少痰，鼻腔干燥，声音嘶哑等症。见《疾病的食疗与验方》。

【百合蜂蜜】百合10克，蜂蜜25克。百合洗净，放瓷碗内，加入蜂蜜，上屉蒸1小时。温服。功能润肺止咳。适用于肺虚久咳，咯脓痰，低热烦闷等症。见《滋补保健药膳食谱》。

【百合糖水】百合90克，糖适量。煎汤饮服。功能宁心安神，润肺止咳。适用于心悸，心烦失眠，肺痿，痰火咳血等症。见《家庭食疗手册》。

【百药煎茶】五倍子500克，绿茶末30克，酵糟120克。五倍子捣碎，研末过筛，加茶末、酵糟，同置容器中拌匀捣烂，摊平，切成3厘米块，待发酵至表面长出白霜时取出，晒干，贮藏于干燥处。白开水冲泡。代茶饮。或泡汤含漱，每次10克。适用于久咳痰多，咽痛便血，久痢脱肛，口疮牙疳等。也可用于盛夏季节消暑止渴。见《本草蒙筌》。

【百莲酿藕】百合15克，莲米15克，鲜藕500克，橘红15克，薏苡仁15克，芡实15克，糯米125克，蜜樱桃30克，瓜片15克，白糖500克，猪网油60克。鲜藕粗壮部分，削去一头，内外洗净，用竹筷透通孔眼，将淘洗过的糯米，由孔装入抖紧，用刀背敲拍孔口，使之封闭不漏，放锅中煮熟，捞入清水中漂起，削去外面粗皮，切成6毫米厚的圆片。将去皮、心的莲米，同薏苡、百合、芡实装碗中，冲洗净，加清水适量，上笼蒸熟烂。瓜片、橘红切成丁，蜜樱桃对剖。猪网油修成一方形，铺于碗内，蜜樱桃随意摆成花纹图案，相继放入瓜片、橘红丁和薏苡、百合、芡实、莲米等；藕片摆成图案，撒入白糖，上笼蒸至极烂，翻于圆盘内，揭去猪网油。将其余白糖收成糖汁挂上。功能清热润肺，养心安神。适用于肺虚久咳，热病烦渴，水肿，遗精等症。见《中国药膳大全》。

【百部根酒】百部根140克，酒7000毫升。百部根以酒浸1日。每服温饮半盏，日3次。适用于暴嗽之症。见《圣济总录》。

【百部蜜膏】百部30克，蜂蜜60克。百部煎汤取汁，浓缩，加入蜂蜜，文火煎沸成膏，待冷后备用。每次1汤匙，开水化服。日2次。功能润肺止咳。适用于肺虚久咳，干咳少痰，咽喉干燥，肺痨咳嗽等。见《食疗本草学》。

【百合芦笋汤】鲜百合100克，清水芦笋1瓶，精盐、味精适量。百合掰成瓣，撕去内膜，用盐捏后洗净，加水煮七分熟，加入切段之芦笋，调味。功能清心安神，润肺止咳。适用于心烦不寐，惊悸，咳嗽，咽干等症。见《膳食保健》。

【百合炖鳗鱼】鳗鱼肉250克，鲜百合100克，调料适量。鲜百合撕去内膜，用盐捏过，洗净，盛于碗内；鳗鱼肉用少许盐、黄酒渍10分钟，放于百合上，撒上青葱、味精，上屉蒸。功能养阴补虚，润肺止咳。适用于虚劳体弱，咳嗽，肺结核，淋巴结核等。见《膳食保健》。

【百合煲雪梨】百合15克，雪梨1个。百合洗净，用半碗清水浸泡1夜；次日将百合连水倾入砂锅，加半碗水，以文火煮

1.5小时；雪梨去皮切成小块，加入适量冰糖，同百合一起煮半小时。早晚服用。功能滋阴润肺，宁心止嗽。适用于肺阴不足，咳嗽，口渴，阴虚发热，心烦不宁，夜不能寐等症。风寒咳嗽，痰湿咳嗽不宜。见《强身食制》。

【百果玫瑰球】核桃仁、红枣（去皮核）、青梅末、橘饼、莲米末各15克；南瓜子仁末6克，猪板油30克，白糖45克，干淀粉45克，鸡蛋清4只，玫瑰酱适量。将核桃仁末、红枣、青梅末、橘饼、南瓜子仁末、莲米末同猪板油末、白糖30克及玫瑰酱拌匀，撒干淀粉10克，搓成丸形（10~12只），为“百果丸”。蛋清入浅汤盆中，用筷子打至起细浓泡沫，加入干淀粉30克，拌匀，再放入红米汁拌成红色。锅中放植物油1500克，在旺火上烧至三成热。将百果丸放入蛋清糊中滚满，投入油中，用筷子拨动，待百果丸结壳，肥大，捞出。待油烧至六成热，将所有的百果丸一起投入，用漏勺翻炒至淡黄色，捞出装盆，撒白糖。功能补脾和胃，止咳定喘。适用于哮喘，慢性支气管炎，肺结核等。健康人经常食用以防病延年。见《家庭药膳手册》。

【百部炖团鱼】团鱼600克，百部18克，地骨皮12克，生地20克，知母9克，姜块8克，葱结25克，绍酒20克，精盐10克，味精1克，猪骨400克。团鱼头宰下，放尽血，投入80度热水中，当裙边与甲壳分离时捞出。刮去粗皮，破除内脏，洗净，宰块。中药去灰渣，加工成薄片，放入双层纱布袋中封口。姜、葱洗净。猪骨、药包、团鱼肉于旺火上烧开，撇净血泡，加姜、葱、绍酒，小火炖软，拣去姜、葱、猪骨，加精盐、味精调味。功能滋阴清热，润肺止咳。适用于肺结核，肺虚咳血，阴虚内热等症。见《养生食疗菜谱》。

【百部蜜糖茶】百部10克，煎汤20毫升，加蜂蜜2匙，顿服。日2次。功能润肺降气止咳。适用于百日咳。见《常见病的饮食疗法》。

【百日咳腰片冻】猪腰4个，番茄2个，琼脂10克，白糖400克，天冬9克，百部9克，桑叶8克，前胡8克，甘草8克，紫菀8克，冬花8克，枳壳8克，知母7克，杏仁8克，桔梗6克，鲜苇根20克，竹茹12克，葱结15克，姜块4克。鲜猪腰洗净，对剖开，去腰臊和白筋，切薄片；红番茄用开水烫一下撕去外膜，切薄片；琼脂洗净；中药淘净杂质，入沙罐清水煎取药汁，沥去沉淀。炒锅置中火上，倒入药汁，加姜、葱，下腰片煮熟，捞入方瓷盘，放入番茄片铺平。另将琼脂投入药汁中，小火溶化，放白糖溶化，淋入腰片面上。待晾凉，放入冰箱凝结成冻。划成三角形。功能清肺润燥，化痰清热，降逆止咳。适用于小儿百日咳。见《养生食疗菜谱》。

【百合枇杷藕茶】百合（鲜良者）30克，枇杷（去核）30克，鲜藕（洗净，切片）30克。百合、枇杷和藕片合煮汁，调入适量白糖，若冰糖益佳。代茶饮。功能清热化痰，润肺止咳。适用于燥热伤肺，虚热扰胸干咳不止，甚或咳唾带血，口干舌燥，面颊及唇红赤，舌苔薄干，脉细数无力等症。（验方）。

【百合子参银耳汤】百合15克，太子参15克，白木耳12克。共水煮，日1剂。功能养阴益气。适用于肺胃气阴两虚所至的咳嗽，少气，乏力，口干，食少，舌红少津等症。见《疾病的食疗与验方》。

【百合杏仁赤豆粥】百合10克，杏仁6克，赤小豆60克，白糖少许。赤小豆洗净，加水武火煮沸，文火煮至半熟，加百合、杏仁、白糖，同煮至熟。早晚服食。

功能润肺止咳，除痰利湿。适用于肺燥咳嗽，喘促，小便不利等症。见《中国药膳学》。

【虫草鹌鹑】鹌鹑8只，虫草8克，鸡汤300克，葱、姜等调料适量。虫草择洗净；鹌鹑宰杀后，沥净血，用75℃热水烫透，去净毛，由背部剖开去内脏，洗净沥水，放入沸水中汆1分钟，捞出晾凉；虫草分装于8只鹌鹑中，用线缠紧放于坛子内；加葱、姜、鸡汤、盐、胡椒粉，用湿棉纸封坛口，上笼蒸40分钟；取出坛子，揭去棉纸食用。功能滋肾润肺，止咳平喘。适用于劳热骨蒸，肺虚咳血，久嗽虚喘等症。见《中国药膳学》。

【虫草汽锅鸡】鸡肉150克，虫草2.5克，调料适量。鸡肉洗净，切成约2厘米见方的块；锅内放清水，入葱、姜、胡椒粉；武火烧沸，鸡肉入锅汆去血，待肉变色后捞出，沥去水后放入蒸锅内；虫草漂洗净，分散摆在鸡肉上面，加葱、姜少许，添适量清水，盖严汽锅盖，上屉蒸1.5小时取出。将锅内原汁滗入另一锅中，加盐、胡椒粉，烧沸后倒入汽锅内。功能同“虫草鹌鹑”。见《中国药膳学》。

【虫草银耳汤】冬虫夏草10克，白木耳15克，冰糖或白糖30克。虫草洗净，滤干，用干净白纱布一块，将虫草包好，白线扎牢，备用。白木耳洗净，除杂质，冷水浸泡2小时，至发胖加鲜品，连同浸液倒入小砂锅内。将虫草包和冰糖一起放入，小火慢炖2～3小时，离火，弃虫草包。早晚空腹食，食后漱口。功能保肺益肾，补虚益脑，和血化瘀。适用于肺结核虚劳咳嗽。见《常见慢性病食物疗养法》。

【虫草炖紫河车】冬虫夏草15克、鲜紫河车半个或一个。洗净放容器中，隔水炖熟。分2次服。功能益肺肾，补元气，理血伤，止劳嗽。适用于体虚，气血不足，盗汗，肺结核，阳痿，遗精，支气管哮喘，老年及病后体虚，咳嗽。见《家庭药膳手册》。

【虫草炖鲜胎盘】鲜胎盘1具，白果仁45克，虫草10克，麻黄、生姜各9克。新鲜胎盘割开血管，洗净；虫草洗净；银杏去壳，放入锅内，沸水煮熟，捞出，去皮膜，切去两头，去心，焯去苦水；麻黄洗净，切碎，纱囊装好；生姜洗净，去皮、拍破。共放砂锅内，加水适量，炖至胎盘熟烂，取出盛麻黄纱袋，加入适量食盐。功能补益肺肾，定喘消痰，兼可温散寒邪，开宣肺气之壅郁。适用于喘咳日久，痰多胸闷，呼多吸少，动则气喘尤甚，汗出，腰酸肢冷，小便频多等症。见《实用食疗方精选》。

【虫草白芨核桃萝卜汤】冬虫夏草15克，胡桃仁20克，白芨15克，鲜萝卜500克。煎汤，喝汤吃萝卜、核桃仁。每日或隔日1剂，连服20～30天为1疗程。功能益气敛肺，下气止咳定喘。适用于久咳、喘息，少痰或痰稀，气短，胸闷，自汗，乏力等，也可用于矽肺的治疗。见《疾病的食疗与验方》。

【伊拉克蜜枣甘草汤】伊拉克蜜枣6～8枚，生甘草6克。清水2碗，煎至1碗，去渣饮。功能润肺解毒，化痰止咳。适用于慢性支气管炎咳嗽，咽干喉痛，肺结核咳嗽等。见《饮食疗法》。

【米汤冰糖慈菇糊】慈菇4～5个，米汤半碗，冰糖适量。慈菇去皮捣烂，加入米汤、冰糖，隔水蒸熟成糊状。日1次，连服数日。功能化痰止咳。适用于百日咳，肺虚咯血。见《家庭药膳手册》。

【冰草根茶】冰草根适量。煎汤，加冰糖溶化。代茶饮。功能平喘止咳。适用于哮喘，痰中带血。见《中药大辞典》。

【冰糖杏仁】冰糖30克，杏仁15克。

水煎服。功能降气平喘。适用于小儿哮喘。见《疾病的食疗与验方》。

【冰糖麻雀】 麻雀1只，冰糖25克。麻雀去毛及内脏；冰糖敲成碎屑，同放碗中，隔水炖熟。功能益气润肺。适用于百日咳，慢性支气管炎，哮喘等。见《家庭食疗手册》。

【冰糖百合粥】 百合50克，小米100克，冰糖少许。百合小米煮粥，加冰糖溶化。日2次。功能润肺止咳，养心安神。适用于肺燥干咳，口干寐差。（验方）。

【冰糖杏仁糊】 南杏仁15克，北杏仁3克，大米50克，冰糖适量。二仁清水泡软去皮，大米泡软，共捣烂，加清水及冰糖煮成稠糊状。早晚温服。功能润肺止咳，祛痰平喘，下气润肠。适用于慢性支气管炎之干咳，老人肠燥便秘等。见《家庭药膳手册》。

【冰糖鸭蛋羹】 冰糖50克，鸭蛋2个。冰糖加热水适量搅拌溶化，待冷，打入鸭蛋，调匀，放蒸锅内蒸熟。一顿或分顿食，日1次。功能润肺止咳。适用于百日咳。见《药膳食谱集锦》。

【冰糖黄精汤】 冰糖50克，黄精30克。黄精洗净，冷水泡发，置铝锅内，放入冰糖，加水适量，武火煮沸，文火熬至黄精熟烂。日2次，吃黄精饮汤。功能补虚止咳，润肺平喘。适用于脾肺阴虚，咳嗽少痰或干咳无痰，咯血，食少等症。见《闽东本草》。

【冰糖蒸广柑】 广柑1个，冰糖15克。广柑切下1小块，装冰糖入内，盖上，用竹签插上固定，置碗内蒸熟。适用于肺燥咳嗽，干咳少痰。见《中国药膳学》。

【冰糖蒸柿饼】 柿饼3个，冰糖少量。柿饼洗净，加少量清水入冰糖，放碗、碟中，隔水蒸至柿饼软绵。日2次。功能润肺，消痰，止血。适用于慢性支气管炎，高血压，痔疮出血等。见《家庭药膳手册》。

【冰糖木蝴蝶饮】 木蝴蝶（云故纸）3克。剪碎，加冰糖适量，开水冲泡10分钟。代茶频饮。功能宣肺利咽。适用于慢性咽炎，喉炎。见《中国药膳学》。

【红葵酒】 天天果4500克，千日红花2000克，白酒（60度）3000克。天天果浸入15000克酒，放一容器，千日红花浸入1500克酒，放另一容器，1个月后，压榨，过滤，取上两种浸酒的澄清液合并在一起，加10～15%的单糖浆，装瓶密封。每次10～20毫升，日3次，或每晚1次。不习惯饮酒者，开水稀释后使用。服药后10～20分钟，喉胸有热感，以后气喘渐平稳，痰容易咳出，渐有舒适感。寒喘型的支气管哮喘，在易发作季节来临之前，服用此酒，有防止或减轻发作的作用。见《新医药学杂志》。

【红颜酒】 胡桃肉120克，红枣120克，杏仁30克，白蜜100克，酥油70克。杏仁泡去皮尖，煮沸4～5次，晒干，与胡桃肉、红枣一起捣碎。好白酒1000克，蜜、油溶开入酒内，放入杏仁、红枣、核桃仁，浸7日。早晚各1次，每次2～3小杯。功能补肺肾，定喘咳。适用于肾虚腰痛，足膝酸软无力，便秘及肺肾两虚咳嗽、喘息。见《疾病的食疗与验方》。

【红花蕺菜汤】 红花（紫云英）30克，蕺菜30克。洗净，煎汤。日服2次。功能清肺解毒。适用于肺热咳嗽，咽喉肿痛等。见《食疗本草学》。

【红萝卜红枣汤】 红萝卜（胡萝卜）200克，红枣10～12个。红萝卜洗净切片，红枣共加水3碗煮至1碗，1天内分2～3次饮。加冰糖少许调味。功能健脾，生津，润肺，止咳。可作为小儿百日咳的辅助疗法。见《饮食疗法》。

【红丝线猪瘦肉汤】 鲜红丝线（山蓝）60克（干品用30克），猪瘦肉200克。煮汤，盐少许调味。饮汤食肉。功能清肺止咳。适用于肺热咳嗽，肺结核咳嗽，痰中带血等。见《饮食疗法》。

【红枣红糖煮南瓜】 鲜南瓜（削去皮）500克，红枣（去核）15～20克，红糖适量。煮烂服食。功能补脾胃，敛肺气。适用于支气管哮喘，老人慢性支气管炎等症。见《饮食疗法》。

【红糖豆腐生姜汤】 红糖60克，豆腐250克，生姜6克。共煮。临睡前吃豆腐饮汤。连服1周。治慢性气管炎。见《中国药膳学》。

【麦冬黑芝麻糖】 麦冬100克，黑芝麻300克，蜂蜜、冰糖或白糖各500克。黑芝麻淘洗干净，沥去水，旺火炒至噼啪响声，即离火，仍翻炒几下，倒出冷却，研碎；麦冬去心洗净，加水半碗，浸1小时，切碎，复浸入水中，将麦冬及浸液、芝麻、蜂蜜、冰糖同倒入瓷盆内，加盖，旺火隔水蒸3小时，离火。每星期蒸热1次。每次1匙，日2次，慢嚼极细，食后饮开水半杯。功能润肺宁咳，养阴清热，补脾益肾，润肠除燥。适用于阴虚肺燥，干咳少痰，便秘等症。见《常见慢性病食物疗养法》。

【麦芽糖生姜水】 生姜50克，麦芽糖100克。生姜洗净去皮，切片，与麦芽糖同煮30分钟。乘热服。1日内分2次服完。功能祛寒化痰，温肺止咳。适用于风寒咳嗽，咳吐稀痰。见《本草汇言》。

【麦芽糖煲红枣】 麦芽糖60克，红枣15～20枚。红枣洗净，与麦芽糖煮熟服。功能补虚，健脾，润肺。适用于脾虚咳嗽，面色苍白，贫血等症。见《饮食疗法》。

【芙蓉猪肺汤】 木芙蓉花60克，猪心肺1具，鹿衔草30克，红糖60克。猪心肺洗净，加水适量。纳入锅煮沸，打去泡沫，下鹿衔草共炖，至猪心肺熟透，下木芙蓉花，炖20～30分钟，捞起猪心肺，切片。蘸红糖服，饮汤。功能补虚损，清肺热，止咳止血。适用于肺热咳嗽，咯血等症。见《重庆草药》。

【芙蓉鹌鹑肉】 鹌鹑肉200克，鸡蛋清2个，胡萝卜、冬笋肉各25克，调料适量。鸡蛋清打匀；鹌鹑肉切丁，放入精盐、黄酒、水淀粉、鸡蛋清，和匀；胡萝卜、冬笋分别蒸，切丁。锅内菜油烧热，爆香姜片，投入鹌鹑肉，翻炒至肉泛色，加入胡萝卜、冬笋丁，调入白糖、精盐、味精，临熟，撒上葱末。功能补肺宁嗽。适用于肺虚咳嗽日久，气短乏力等症。见《膳食保健》。

【苋菜子煲猪肺】 苋菜子15克，猪肺250克。苋菜子用3层纱布包好扎紧；猪肺洗净切块，与苋菜子加水煲汤，食盐调味。饮汤食猪肺。功能除虚热，补肺止咳。适用于肺结核咳嗽，肺燥干咳，慢性支气管炎干咳等症。见《古方饮食疗法》。

【花生糖】 花生米250克，冰糖200克。花生米炒熟，擀成颗粒状；冰糖捣成碎屑，放入锅内，加少许水，文火熬至挑起糖液呈丝状，离火，随即倒入花生，拌匀，倒入涂有植物油的搪瓷盘内，摊平，用刀划成小方块。功能润肺化痰，止咳。适用于燥热咳嗽，小儿百日咳等症。见《吉林医学》。

【花生蘸】 花生米250克，冰糖50克。花生米炒熟；冰糖加少许水熬至成丝状，离火趁热倾入花生米，调匀，倒入涂有植物油的搪瓷盘内，压平。随意食用。功能见“花生糖”。见《中国药膳学》。

【花生甜杏泥】 花生、甜杏仁各15克，蜂蜜适量。前2味共捣烂成泥状。每取10克，加蜂蜜，开水冲服。功能润肺止咳。

适用于久咳气短，干咳少痰等症。见《食疗本草学》。

【花生煲冰糖】 花生米 100～150 克，冰糖适量。同煮。食花生米饮汤。功能润肺补肾。适用于慢性支气管炎干咳痰少，秋冬燥咳，小儿百日咳等症。见《饮食疗法》。

【花生红枣蛋糊粥】 花生米 50 克，红枣 5 只，糯米 100 克，鸡蛋 2 个，蜂蜜 100 克。鸡蛋打入碗内，搅匀；花生米去衣，与红枣、糯米煮成稀粥，加蜂蜜，随即打入蛋液。功能醒脾和胃，润肺止咳。适用于胃及十二指肠溃疡，慢性支气管炎，久咳，燥咳，肺痨，尤宜纺织工人食用。见《养生康复粥谱》。

【芥菜粥】 鲜芥菜 200 克，粳米 50 克。鲜芥菜洗净切碎，和米煮粥。空腹食。功能宣肺豁痰，温中利气。适用于寒饮内盛，咳嗽，痰多稀白，胸膈满闷。见《本草纲目》。

【芥菜生姜饴糖液】 芥菜 250 克，生姜 10 克，饴糖 50 毫升。前 2 味洗净，切碎，捣烂绞取汁，加饴糖，混匀。开水冲服，日 2～3 次。功能温肺利气，化痰止咳。适用于肺寒咳嗽，痰多胸闷等症。见《食疗本草学》。

【苏子酒】 苏子 60 克，酒 500 克。苏子炒香研末，以纱布袋盛，浸好酒中，3 日后取汁饮。每次喝 1 盅。功能消痰下气，润肺止咳。适用于治疗慢性气管炎，咳嗽，咳痰，胸满短气等症。（验方）。

【苡仁茯苓粥】 苡仁米 60 克，茯苓粉 15 克。煮粥。随意服食。适用于慢性支气管炎。凡老年脾虚湿盛者最宜食用。见《常见病食疗食补大全》。

【苡米杏仁粥】 苡米 50 克，杏仁（去皮心）10 克，白糖适量。苡米洗净，加水煮半熟入杏仁，粥成加糖。作早餐食。功能健脾祛湿，除痰通痹。适用于脾不健运，湿邪阻遏，以致生痰阻痹而引起的咳嗽痰多，肢体沉重疼痛着。见《华夏药膳保健顾问》。

【杏子粥】 成熟杏 5～10 枚，粳米 100 克，冰糖适量。杏洗净煮烂去核；冰糖加水煮粥，粥将熟，加入杏肉，微煮数沸。早晚温服。功能润肺定喘，生津止渴。适用于肺燥气喘，咳嗽无痰，口干烦渴等症。见《山家清供》。

【杏仁糖】 带皮苦杏仁、冰糖各适量。研碎，混匀，制成杏仁糖。早晚各服 9 克，10 天为 1 疗程。功能祛痰止咳。适用于慢性支气管炎咳嗽痰喘等症。大便溏薄者不宜服食。见《中国药膳学》。

【杏仁粥】 ①党参 30 克，杏仁 10 克，桑白皮 10 克，生姜 6 克，大枣 7 枚，牛乳 200 毫升，粳米 100 克。杏仁浸去皮尖，细研，后入牛乳搅和滤取汁，另煎党参，桑白皮、姜、枣，去渣澄清，后下米煮粥，将熟时下杏仁汁，搅合匀。空腹任意食用。功能益气，止咳，平喘。适用于肺虚喘促，喘嗽，胸满痰多。见《圣济总录》。②杏仁 10 克，粳米 100 克，冰糖适量。杏仁去皮尖，捣碎，加水研，滤取汁，入米煮粥，临熟，加冰糖少许。空腹食。功能止咳平喘，调气理血。适用于喘咳及痔疮下血。见《养身随笔》。

【杏桃粥】 杏仁 15 克，胡桃肉 15 克，粳米 50 克。先捣杏仁，水磨滤汁，取汁和胡桃肉、粳米同煮粥。任食。功能补肾敛肺，止咳平喘。适用于肺肾不足的咳嗽气喘。亦通经脉，润血脉，令人肥健，聪明耳目。见《济众新编》。

【杏梨饮】 杏仁 10 克，鸭梨 1 个，冰糖适量。杏仁去皮尖，打碎；鸭梨洗净，去核，切片，与杏仁加水同煮，待梨熟加冰糖调味。随意食梨饮汁。功能润肺化痰止咳。适用于肺燥咳嗽，干咳少痰，口干等症。见《实用中医营养学》。

【杏仁奶茶】杏仁200克，白糖200克，牛奶250毫升，清水适量。杏仁去皮尖，磨细过滤，加白糖，清水，煮沸后入牛奶。代茶饮。功能补肺止咳，润肠通便。适用于肺虚咳嗽，老年或产后津亏血燥便秘。见《患者保健食谱》。

【杏仁饧粥】稀饧（糖）250～500克，杏仁50～100克。杏仁用热水浸泡，去皮尖，水研极细熬膏，与稀饧混匀。每取1汤匙，搅于粥内。随意服食。功能润肺止咳。适用于肺虚咳嗽气喘，习惯性便秘等症。见《太平圣惠方》。

【杏仁蜜膏】杏仁30克，生蜜120克，甘草10克。甘草为细末；杏仁去皮尖，加水200毫升，研取汁，与生蜜、甘草同放入砂锅内，文火熬至稀膏。每服10毫升，日2次，饭后服。功能润肺止咳，平喘。适用于肺热，肺燥咳喘，及津枯便秘等症。见《卫生易简方》。

【杏仁蒸肉】猪五花肉（带皮）500克，甜杏仁20克，冰糖30克，酱油40克，料酒30克，葱、姜各6克，熟猪油15克，调料适量。猪肉洗净，切成2.5厘米见方的缺；杏仁用开水泡透，去皮尖，装入纱布袋扎口。锅中猪油烧热，加冰糖15克，炒成深红色，放入肉块翻炒，至肉块呈红色下葱段、姜块、酱油、料酒、杏仁，加清水（浸没过肉块），烧沸，入砂锅中，文火炖，随时翻动，勿使糊底。待肉块炖至六七成烂时，加入剩余的冰糖，炖到九成烂时，取出杏仁，去掉布袋，将杏仁平铺在碗底，把炖好的肉块皮朝下摆在杏仁上，倒入适量原汤，上屉蒸至十成烂，取出扣入盘里。剩余的原汤烧沸，用湿淀粉勾成黏汁，浇在肉上。功能补肺润肠，止咳定喘。适用于肺结核，慢性支气管炎，以及老年习惯性的便秘等症。见《滋补保健药膳食谱》。

【杏仁蒸鸡】母鸡1只（1250克）．鸡清汤1500克，甜杏仁45克，调料适量。鸡去掉头颈，从背脊开膛，去内脏，洗净或切成块；葱切成段；姜切成片；杏仁用开水稍泡片刻，剥去红衣。诸味同放汤钵（或砂锅）内，加鸡清汤、料酒、盐、白糖、胡椒面，隔水煮1～2小时，至鸡烂，拣去姜、葱，撇去浮油，调咸淡。功能滋养补虚，润肠定喘。适用于慢性支气管炎，肺结核，便秘等症。为癌症患者营养滋补剂。见《滋补中药保健菜谱》。

【杏柿羊肺】羊肺1具，杏仁（净研）、柿霜、真酥、真粉（绿豆粉）各50克，白蜜100克，羊肺冲洗干净，沥去水；余药入水搅黏，由气管灌入肺内，白水煮熟食用。功能补肺止咳。适用于肺虚久咳，肺痿咳嗽等症。见《中国药膳学》。

【杏梨饮茶】苦杏仁10克，鸭梨1个，冰糖少许。杏仁去皮尖，打碎，鸭梨去核，切块，加适量水同煮，待熟入冰糖令溶。代茶饮，不拘时。功能清热润肺，止咳。适用于燥热型急性支气管炎，咳嗽。见《实用中医营养学》。

【杏仁白米粥】杏仁15克，白米50克，杏仁去皮尖，水研滤汁，同白米一起煮粥。随意服食。适用于急性支气管炎。凡阴虚咳嗽，大便溏泻者忌服。见《常见病食疗食补大全》。

【杏仁蒸银耳】水发银耳400克，甜杏仁10克，桂圆肉30克，荸荠100克，姜片5克，葱节6克，精盐10克，味精8克，白糖1克，素汤250克，花生油25克，玫瑰露酒20克。荸荠削皮洗净切两半。入砂锅掺清水2500克，中火煮2小时，洁布滤过渣汁；杏仁去外皮，入开水锅加碱水10克，煮10分钟，清水漂去碱味，放入碗中，加清水100克；桂圆肉洗净与杏仁同入笼蒸50分钟取出；银耳加水500克煮半分钟捞出，加油25克，放姜、葱，烹入玫瑰露酒5克，加素汤、精盐1克，中火再煮2～3分钟捞出。将荸荠汁、银耳放入蒸碗内，加精盐、玫瑰露酒、白糖入笼蒸50分钟，加入桂圆肉、杏仁，再蒸15分钟，去其汤面浮沫，加味精。随意食。功能滋阴润肺，益气养血，润肠止咳。适用于肺虚劳咳，肺燥干咳，痰中带血，便秘下血，老年性支气管炎等症。见《养生食疗菜谱》。

【杏仁蜜奶霜】鲜牛奶500克，白蜂蜜200克，杏仁霜30克，湿淀粉50克。杏仁霜加水800毫升中火煮开。倒入鲜牛奶，继续烧开，下湿淀粉勾芡，加蜂蜜搅匀，起锅入瓷盆。随意食。功能润肺止咳，润肠通便。适用于肺燥干咳，肺虚久咳或体虚肠燥便秘等症。见《养生食疗菜谱》。

【杏仁桂圆炖银耳】泡发银耳240克，甜杏仁、桂圆肉、花生油各15克，荸荠750克，姜片、葱条各3克，普通汤150克，食用碱水6克，盐、白糖各少许，味精、料酒各适量。荸荠削皮洗净，切两半，放入砂锅，加清水2500克，中火熬2小时，待水浓缩至1500克时，去荸荠渣，纱布过滤汤液；杏仁去衣，入沸水锅，加入碱水，中火煮15分钟，捞起，冲洗去净碱味，放入碗内，注入清水60克浸泡；桂圆肉洗净后加入碗里，清水90克浸泡。将杏仁、桂圆肉（连碗）同入蒸笼蒸45分钟取出。砂锅中放清水500克，烧至微沸，放入银耳煮半分钟，倒入漏勺沥尽水。砂锅洗净，中火烧热，放入花生油，加姜、葱、料酒，再入普通汤、盐、银耳，煨3分钟，倒入漏勺，去葱、姜。荸荠水、银耳放入钵内，如盐、料酒，蒸45分钟，放入桂圆肉、甜杏仁，再蒸15分钟，取出，撇去浮沫，加白糖、味精。功能滋阴润肺，补血止咳。适用于咳嗽，咯血，潮热，盗汗，贫血等症。健康人食之可防病强身。见《滋补中药保健菜谱》。

【杏仁萝卜猪肺汤】猪肺1具，白萝卜1个，杏仁9克。前2味分别洗净，切块；杏仁去皮尖。共炖烂熟。功能补肺止咳，宽胸化痰。适用于久咳气喘，面足浮肿，或肺结核，咳痰带血，咯血等症。见《中国药膳学》。

【豆浆饴糖饮】豆浆1碗，饴糖100克。豆浆煮沸后加饴糖煮化。早晚温服。功能益气和中，补虚润燥。适用于肺虚哮喘。见《家庭药膳手册》。

【怀山百合猪胰汤】怀山药50克，百合20克，猪胰脏100～150克。猪胰切块、洗净，与2药同煮40分钟，加盐调味。饮汤。功能益气健脾，滋阴润肺。适用于肺燥咳嗽少痰，食纳减少，消渴等。见《补品补药与补益良方》。

【皂荚芽茶】嫩皂荚芽500克。杀青，炒揉，焙干，如同制茶叶的方法，碾细末。白开水冲泡。代茶饮。每次3克。适用于慢性支气管炎，咳嗽痰多，黏稠难咯，胸闷气喘，肠风便血等症。本品有毒性，过量服用能致呼吸中枢麻痹死亡。用量不宜过大。见《太平圣惠方》。

【饭汤冰糖慈菇糊】鲜慈菇4～5个，饭汤半碗，冰糖适量。鲜慈菇洗净去皮捣烂，与饭汤、冰糖隔水蒸熟成糊状服食。日1次，连服数日。功能止咳化痰，益气养阴。适用于小儿百日咳，肺虚咳血等症。见《饮食疗法》。

【冷拌茼蒿菜】茼蒿菜（蓬蒿菜）250克，黑芝麻10克，调料适量。黑芝麻炒香捣碎；茼蒿菜洗净切段，入沸水中焯熟沥干，拌入芝麻末，调入酱油、精盐、味精。冷食。功能清痰润肺，止咳。适用于肺燥咳嗽，干咳无痰，或咳嗽痰稠等症。见《膳食保健》。

【沙参梨皮饮】沙参10克，梨皮30克。水煎取汁，日分2~3次服。功能养阴润肺。适用于肺燥津伤，干咳少痰，口干鼻燥等症。见《百病饮食自疗》。

【灵芝粥】粳米100克，灵芝、核桃仁各20克，精盐2克。将灵芝洗净切成3块；米洗净；核桃仁用开水泡10分钟，剥去种衣。砂锅置火上，注入清水1000毫升，下米、灵芝、核桃仁，烧开后小火煮至米烂汤稠，表面浮有粥油时，放入精盐调味。功能补肺肾，止咳喘。适用于肺肾虚咳喘，动则咳喘加重，气短乏力，以及慢性支气管哮喘等症。见《家庭药膳》。

【鸡蛋萝卜】鸡蛋、旱萝卜各1个。于冬至前后，取粉红色大萝卜，用刀垂直切开，挖成半凹小坑，鸡蛋大头朝上，置坑内，合上萝卜，用绳捆紧但不挤破鸡蛋。再将萝卜栽入花盆内，适当浇水，保暖，日照，使萝卜成活，长出新叶。待数九过后（81天后），取出萝卜，洗净，切开取蛋，萝卜切片，入水煮熟，再将鸡蛋打入汤中（鸡蛋已散解，但不臭），待熟，不加盐。分顿食。可依上法多栽几个萝卜，多吃无妨。功能润肺化痰平喘。适用于过敏性哮喘。见《饮食与长寿》。

【茅草茶】茅草茶60克。煎水。代茶饮。功能补中益气，润肺止咳。适用于虚弱咳嗽。见《贵州民间药物》。

【枇杷叶粥】①枇杷叶15克，粳米50克。煎枇杷叶，去渣取汁，入米煮粥。空腹食用。功能清肺和胃，降气化痰。适用于肺热咳嗽，胃热呕哕兼疗口渴。见《杞中记》。②枇杷叶10~15克，粳米100克，冰糖少许。将枇杷叶用纱布包扎入砂锅内，加水煎汤（或将鲜枇杷叶25克洗净叶背面的绒毛，切细后煎汤去渣），去渣后入粳米、冰糖煮成稀薄粥。每日早晚温热服食，3~5天为1疗程。适用于肺热咳嗽，咳吐黄色脓性痰或咳血，衄血及胃热呕吐，呃逆等症。因寒凉引起的咳嗽呕吐者不宜服食。见《常见病食疗食补大全》。

【枇杷叶蜜】枇杷叶2片，蜜30克。枇杷叶洗净，火稍烤，抹去绒毛，水煎取汁，调入蜜，服食。功能滋阴降逆。适用于肺胃阴虚，气机上逆，咳痰，呕吐，妊娠恶阻等症。见《百病饮食自疗》。

【枇杷叶糖浆】枇杷叶90克，茄梗150克，单糖浆240毫升。枇杷叶、茄梗洗净，加水3000毫升，煎至2000毫升，加入单糖浆。每服10毫升，日3次，20天为1疗程。功能止咳祛痰。适用于单纯性支气管炎。见《疾病的食疗与验方》。

【枇杷竹叶茶】鲜枇杷叶、鲜竹叶、鲜芦根各18克。洗净，切成粗末，水煎10分钟，去渣滤清，趁热放入适量白糖和少许食盐搅匀。代茶饮，日1次。功能清肺化痰，止咳生津。适用于肺有热邪，发热咳嗽，咳痰稠黏，口渴津少等。也为清暑佳品。（验方）。

【板栗烧猪肉】板栗250克，精猪肉500克，调料适量。猪肉洗净，切成3厘米长、1.5厘米厚的块；板栗去皮，一切两片。烧热锅，放入植物油烧开，下葱花爆香，再放入猪肉，板栗，加盐、豆豉、姜、清水适量，武火烧沸，文火炖熟。分数次佐餐。功能润肺和胃，化痰。适用于肺燥干咳，久咳，少痰等症。见《草药手册》。

【松塔豆腐】松树塔3个，豆腐1块。水煮。空心服汤1碗。适用于咳嗽痰喘。见《疾病的食疗与验方》。

【拌海蜇头】海蜇头150克，水泡海米5克，白菜心100克，香菜茎少许。海蜇头泡发，洗净泥砂，用沸水烫一下捞出，冷水洗，片成片，冷水再洗1遍，冷水换水浸数次；白菜心切丝；香菜烫后切段。白菜丝装盘，海蜇沥干，盖在白菜上面，撒上海米、香菜段，浇上辣椒油。佐餐食。功能清热化痰，润肺滑肠。适用于肺热燥咳，痰壅喘满，咳嗽痰多，大便燥结等症。见《滋补保健药膳食谱》。

【罗汉果饮】罗汉果20克。放杯中，加水500毫升，盖严，浸泡30分钟。温服。功能止咳化痰，清热凉血，润肺滑肠。适用于伤风感冒，咳嗽痰多，肠燥便秘，慢性支气管炎等症。见《滋补保健药膳食谱》。

【罗汉果柿饼汤】罗汉果半个，柿饼2~3个。加清水2碗半，煎至1碗，去渣取汁，加糖少许调味。分3次，1日内服完。功能清肺润肠。适用于痰热咳嗽，喘急，痰稠等症。见《饮食疗法》。

【罗汉果煲猪肺】罗汉果1个，猪肺25克。猪肺洗净，切成小块，挤出泡沫，与罗汉果同煮熟后，加盐少许调味服食。功能清肺化痰，润肺止咳。适用于肺燥咳嗽，口燥咽干，百日咳，小儿颈淋巴腺炎等症。见《家庭食疗手册》。

【侧柏叶红枣茶】侧柏叶、红枣各适量。煎浓汤，取汁。代茶饮。功能清热润肺，化痰止咳。适用于肺热咳嗽，干咳或痰稠不易咳出者。(验方)。

【金瓜膏滋】桃南瓜（金瓜）1个(500克)，生姜汁100克，饴糖500克。将金瓜洗净，切碎，加水适量。煮至极烂，滤去渣，取汁，加入生姜汁、饴糖，共煮至浓稠。每次1汤匙，日2~3次，开水冲服。功能润肺化痰，下气平喘。适用于支气管哮喘，老年慢性支气管炎，喘咳多痰者。见《食疗本草学》。

【肺露】孩儿参、天冬、麦冬、阿胶珠、丝瓜络、川贝母、百合各6克，北沙参、冬瓜子、黛蛤散、生玉竹、生茯苓各9克，炙冬花、地骨皮、炙桑白皮、知母、丹皮各4.5克，炙马兜铃、炙葶苈子各3克，炙枇杷叶120克，芦根60克，雄猪肺1具。猪肺漂洗净。诸药为粗末，一半灌入肺内，一半撒在肺上，蒸露。每服60克，隔水炖温服。日2次。功能润肺化痰，养阴清热。适用于吐血，衄血，干咳无痰，久咳肺痿等症。外感未解者不宜服用。见《全国中药成药处集》。

【肺痨草鸭蛋黄】肺痨草叶5片，绿壳鸭蛋1枚，白糖适量。肺痨草洗净，放锅内，加水250毫升，煎煮后去渣取汁。趁其滚沸时冲入打散鸭蛋之碗内，搅拌成蛋花羹，再入白糖和匀。当点心服食。功能滋阴清肺。适用于肺燥咳嗽，痰中带血，口燥鼻干或肺痈胸痛，咳痰腥臭等症。见《气功药饵疗法与救治偏差手术》。

【鱼腥草猪肚汤】鱼腥草60克，猪肚1个。鱼腥草置猪肚内炖熟。饮汤。日1剂，连服3剂。适用于肺结核咳嗽、盗汗。见《中国药膳学》。

【鱼腥草绿豆羹】鱼腥草（鲜品）60克，绿豆120克，冰糖30克。上药煎汤取汁，入冰糖稍煮使溶。日1剂，连服3~4剂。功能宣肺清热止咳。适用于百日咳初起。见《百病饮食自疗》。

【鱼腥草煲猪肺】鲜鱼腥草60克（干者用20克），猪肺200克。猪肺洗净切块，除泡沫，与鱼腥草同煮汤，盐少许调味。饮汤食猪肺。功能清热解毒，止咳。适用于肺热咳嗽，痰血脓臭，痔疮疼痛等症。见《饮食疗法》。

【饴糖豆浆】豆浆1碗，饴糖15克。饴糖放豆浆中煮沸。空腹服。适用于痰火喘咳。见《中国药膳学》。

【饴糖拌萝卜】红皮萝卜1个，饴糖适量。萝卜洗净切片，拌饴糖，放置过夜，溶成糖水饮服。适用于咽喉肿痛，咳嗽等症。见《中国药膳学》。

【饴糖萝卜汁】 萝卜汁1碗，饴糖15克。萝卜洗净切片，拌饴糖，放置过夜，溶成糖水饮服。适用于咽喉肿痛，咳嗽等症。见《中国药膳学》。

【炖蜜川贝】 蜂蜜10～20克，川贝9克。隔水炖至川贝熟烂。功能滋阴润肺止咳。适用于肺阴虚之久咳，痰少或黏稠，咽喉干燥等症。见《补品补药与补益良方》。

【炖雪梨川贝】 雪梨1个，川贝母3～6克。雪梨挖去核，川贝放于梨中，盖好所挖的孔，用白线扎好，或用消毒竹签扦定，放碗中隔水炖熟烂（约1小时）。饮汤食梨。日1次，连服3～5日。功能滋阴润肺化痰。适用于感冒发热，或素有阴虚痰热，咳嗽痰少而黏，或干咳无痰，咽干之症。见《补品补药与补益良方》。

【法夏川芎扁豆猪瘦肉汤】 法夏9克，炒扁豆15克，川芎9克，猪瘦肉60克，调料适量。前3药加水煎汤去渣取药汁，于药汁内加入猪瘦肉煮熟，调味服食。每天1剂，连服4～5天。功能化痰降浊。适用于痰浊中阻，头痛且胀，恶心，吐涎沫，胸脘满闷，苔白腻，脉滑等。见《痰病的食疗与验方》。

【河车白部丸】 紫河车4份，百部2份，白芨2份。河车漂洗干净，烘干，研细末；百部、白芨研成细末。上药末混匀，炼蜜为丸，每丸10克。日3次，每次1～2丸，温开水送下。功能补肺益气，化痰止血。适用于肺结核而体弱消瘦，咳嗽，咯血者。见《补品补药与补益良方》。

【油浸白果】 鲜白果适量。将半青带黄表面无丝毫损伤的大粒新鲜白果摘下，不水洗，不去柄，浸入生菜油中，满100天服食。早午晚各服1粒（小儿酌减），饭前服，连用1～3个月有效。功能化痰，止咳，定喘。适用于肺结核病人。见《饮食疗法》。

【油炸蚱蜢方】 蚱蜢、食油各适量。蚱蜢用食油炸黄。每次1只，日3次。适用于百日咳阵咳期。见《百病饮食自疗》。

【治久咳嗽上气十年二十年诸药治不瘥酒】 猪胰3具，枣百枚，酒600毫升。上药酒浸渍数日。初服50毫升，逐渐加到80～100毫升。适用于久咳嗽上气10年20年诸药治不瘥者。见《肘后备急方》。

【宝铎草酒】 宝铎128克，白酒500克。宝铎以酒浸泡7日。每服5～10毫升，日2次。适用于虚痨咳喘，慢性气管炎，肺气肿等症。见《陕甘宁青中草药选》。

【定嗽定喘饮】 山药50克，甘蔗汁30克，酸石榴汁18克，鸡子黄4枚。山药煎煮20～30分钟取汁，与甘蔗汁、酸石榴汁一起放于容器内，加鸡子黄调匀。分3次温服。功能润肺止咳，敛肺定喘。适用于肺肾不足，久咳虚喘等症。见《医学衷中参西录》。

【贯叶蓼茶】 贯叶蓼10克。炒，加糖适量。煎汤取汁。代茶饮。功能润肺止咳。适用于百日咳。（验方）。

【茼蒿蜂蜜液】 茼蒿菜120克，蜂蜜30克。茼蒿菜切碎，煎汤取汁。入蜂蜜调溶。日2～3次饮服。功能滋养润肺，化痰止咳。适用于痰热咳嗽或肺燥咳嗽，咳痰浓稠等症。见《食疗本草学》。

【茼蒿菜鸡蛋白汤】 鲜茼蒿菜250克，鸡蛋3个。茼蒿菜加水适量煮汤，鸡蛋白加入煮片刻，油、盐调味。佐膳服食。功能清心润肺，化痰消食。适用于高血压头昏脑胀，热咳痰稠，睡眠不安，饮食积滞等症。见《饮食疗法》。

【茶叶煲鸡蛋】 绿茶15克，鸡蛋2个。同煮，蛋熟后去壳再煮，至水煮干时取蛋服食。功能止咳平喘。适用于支气管炎咳嗽，支气管哮喘等。见《饮食疗法》。

【胡颓子汤】 鲜胡颓子30克，胡颓叶15克。共加水浓煎后饮服。功能滋阴润燥，敛肺止咳。适用于阴虚肺燥，久咳气喘等症。见《食疗本草学》。

【胡桃人参汤】 胡桃肉20克（不去皮），人参6克（或党参20克），生姜3片。加水同煎，煮取200毫升；去姜，加冰糖少许调味服食。日1次，睡前温服。功能补肺益肾，敛肺定喘。适用于肺肾不足，肾不纳气，虚喘日久，动则喘甚，气短心悸等症。痰热实喘，阴虚有热，痰中带血者不宜服。见《卫生易简方》。

【胡萝卜红枣茶】 胡萝卜120克，红枣10个。煎汤取汁。随意饮，连吃10数次有效。功能化痰止咳。适用于小儿百日咳。见《日常食物药用》。

【南瓜牛肉汤】 南瓜500克，牛肉250克。南瓜去表皮，切成3厘米见方的块；牛肉剔去筋膜，切成2厘米见方的块，在沸水内略焯一下捞出，置锅内，加水煮至六成熟时，再入南瓜，共炖至牛肉熟烂。1次服食。功能化痰利肺，消痈排脓。适用于肺痈胸痛，咳吐脓痰等症。现多用作肺脓疡患者之膳食。连服数次后，宜服六味地黄汤5～6剂，效果更佳。忌食肥腻。见《岭南草药志》。

【南杏煲羊肺】 南杏30克，羊肺250克。羊肺切片，挤洗，除泡沫，再与南杏放瓦煲内，加清水适量煮汤。调味服食。功能润肺止咳。适用于干咳日久不愈，咽干口燥，及肺结核等症。

【南沙参冰糖煎】 南沙参25克，冰糖15克。水煎服。功能养阴清肺，祛痰止咳。适用于肺热咳嗽，痰黄黏稠，烦热口渴等症。见《中国药膳学》。

【南杏桑白炖猪肺】 南杏仁15～20克，桑白皮15克，猪肺250克。猪肺切片，挤洗干净后，与南杏、桑白皮同入锅内，加水炖煮，熟后去南杏、桑白皮，调味。饮汤食猪肺。功能清热润燥养阴。适用于燥热伤肺，干咳无痰，气逆而喘，喉干鼻燥，身热口渴；肺燥肠闭，咳痰不爽，胸腹胀满，大便秘结；风热伤肺，咽痒咳嗽，痰中带血等症。见《百病饮食自疗》。

【柚子肉炖鸡】 柚子1个去皮，雄鸡1只。鸡去毛和肠脏，洗净，将柚子肉放入鸡肚内，加水适量隔水炖熟。饮汤吃鸡。功能健胃，下气，化痰，止咳。适用于慢性支气管炎，支气管哮喘，慢性咳嗽，痰多气喘等症。见《饮食疗法》。

【柚皮炖牛胎盘】 牛胎盘1/2～1个，干柚皮15～30克。牛胎盘洗净，切成小块，与柚皮同加清水熬汤。饮汤食肉。功能温肺散寒，化痰利窍。适用于冷哮，呼吸急促，喉间痰鸣，咳痰清稀，呈泡沫状，膈满如窒，面青肢冷等症。见《饮食疗法》。

【柚肉煮猪肉汤】 柚肉4瓣，北芪9克，猪肉适量。共煮，熟后服食。功能滋阴润肺，化痰止咳。适用于肺燥咳嗽，干咳无痰或痰少黏稠难出，鼻燥咽干等症。见《中国药膳学》。

【枳椇蔗梨浆】 枳椇子120克，梨120克，甘蔗250克。分别绞取汁液后，混匀。时时饮用，或每服半茶杯。功能养阴润肺，止咳化痰。适用于阴虚肺燥，咳嗽痰少，咽喉干燥等症。见《食疗本草学》。

【柿蒂茶】 柿蒂3～5枚，冰糖适量。同入茶杯，沸水冲泡。代茶饮。功能平喘止咳。适用于慢性支气管炎，咳嗽，气逆。见《陕西中医》。

【柿霜糖】 白糖500克，柿霜50克，植物油适量。柿霜、白糖同放锅中，加清水适量，烧沸后文火煮熬至挑起糖液呈丝状时，倒入涂有植物油的搪瓷盘内，摊平，稍冷后划成糖块大小。每服3块，日3次。功能清热润燥，化痰止咳。适用于肺热燥咳，咽干喉痛，及口舌生疮，消渴等症。见《随息居饮食谱》。

【柠檬汁煨鸡】 仔鸡1只，柠檬汁及调料适量。鸡宰杀治净，剁成小块，待油九成热时下入，煎至呈金黄色，加柠檬汁及清水、白糖、麻油、盐，文火煨30分钟。功能润肌美容，化气下痰。适用于面黄瘦弱，痰多咳嗽等症。见《家庭食疗手册》。

【柠檬叶猪肺汤】 柠檬叶15克，猪肺150～200克。将猪肺切片后挤洗干净，加水适量，与柠檬叶同煮汤，食盐少许调味。饮汤食猪肺。功能化痰止咳，祛风理气。适用于慢性支气管炎，久咳不止，喉痒痰稀，及久咳所致之肋痛腹胀而满等症。见《饮食疗法》。

【厚朴花茶】 厚朴花10克。焙干，沸水冲泡。代茶频饮。功能平喘，下气，止咳。适用于梅核气。见《常见病验方研究参考资料》。

【骨碎补茶】 蜜炙骨碎补30～50克。研为粗末，水煎，取汁。代茶饮。功能润肺止咳。适用于慢性支气管炎，咳嗽，痰多。见《常见病验方研究参考资料》。

【秋梨膏】 秋梨3200克，麦冬32克，款冬花24克，百合、贝母各32克，冰糖640克。梨切碎，榨取汁，梨渣加清水再煎煮1次，过滤取汁，二汁合并备用；麦冬、冬花、百合、贝母加10倍量的水煮沸1小时，滤出药液，再加6倍量的水煮沸30分钟，滤出药汁，二液混合，并兑入梨汁，文火浓缩至稀流膏时，加入捣碎之冰糖末，搅拌令溶，再煮片刻。每服10～15毫升，日2次，温开水冲服。功能润肺止咳，利咽生津。适用于阴虚肺热，咳嗽无痰，或痰少黏稠，甚则胸闷喘促，口干咽燥，心烦音哑等症。见《医学从众录》。

【秋梨燕窝】 秋白梨2个，燕窝5克，冰糖5克。秋白梨切掉柄端（备作盖用），挖出核心，并将燕窝、冰糖同放梨中，用柄端盖好后，以竹签插定，略加水，蒸熟服食。日1次，清晨服下。功能滋阴润肺。适用于肺虚燥热，咳嗽痰喘等症。见《文堂集验方》。

【剑花茶】 剑花2个。煮汤，去渣，取汁，代茶饮。适用于咳喘，痰多等症。（验方）。

【食盐炆猪心】 新鲜猪心1具，洗净，待水稍干，放铁锅内，加少量水，以食盐覆盖，文火炆1小时，抖去食盐，取熟猪心服食。日1次，服1～2天。功能降逆止咳。适用于风寒感冒咳嗽，支气管炎咳嗽等症。本品无副作用，孕妇亦可服用。见《饮食疗法》。

【姜汁糖】 白糖300克，老姜50克，植物油少许。姜洗净，剁碎，绞汁；白糖放入锅内，加清水适量，文火煎熬至浓稠时，加姜汁搅匀，继续煎熬至挑起糖液呈丝状，停火；倒入涂有植物油的搪瓷盘内，稍凉刀划成小块。每服3块，早晚空腹服。功能健脾和胃，温肺化痰。适用于肺寒咳嗽，或胃寒，食少纳呆等症。见《本草纲目》。

【姜蜜梨】 雪梨3个，生姜汁10克，白蜂蜜75克，白糖70克，山楂15克，白矾7克。白矾溶化清水2000毫升；梨去皮、核，切成象牙块后，漂入矾水中；山楂洗净，砂锅熬2次，每次10分钟，共取汁30毫升；锅置火上，放一半白矾水，沸后下梨块，煮熟捞出，冲净后装入蒸碗，放白糖，用湿棉纸封口，上笼蒸20分钟取出，梨拣盘内，汁倾锅中；并于梨汁锅中加入山楂汁、姜汁煎熬，待收汁（约40毫升）时离火，放入蜂蜜拌匀，淋在梨块上。随意服食。功能生津润燥，清热化痰。适用于津伤口渴，肺燥咳嗽，咳痰黄稠等症。见《家庭药膳》。

【姜蜜膏】生姜汁200克，蜂蜜200克。煎煮，至稠黏如膏时停火，待冷装瓶。每服30毫升，沸水冲化饮服，日2次。功能温肺润燥，止咳消痰。适用于肺寒或肺燥型久咳不愈等症。见《药膳食谱集锦》。

【姜汁米汤】生姜汁10～15毫升，米汤适量。姜汁调入米汤内，频服。功能温化痰饮，和胃降逆。适用于痰饮内停，呕吐痰涎或清水，脘闷厌食，头晕心悸等症。见《百病饮食自疗》。

【姜豉饴糖】干姜30克，淡豆豉15克，饴糖250克，植物油少许。干姜、淡豆豉同放锅内，加水适量，文火煎煮，每30分钟取汁1次，取2次后合并，文火煎煮至浓，加饴糖调匀，继续煎煮至挑起糖液成丝时停火；倒入涂有植物油之搪瓷盘内，摊平，稍凉后划成小块。每服3块，日3次。功能温肺化痰。适用于外感风寒或肺寒咳喘，多白黏沫痰，发热胸闷等症。见《中国药膳学》。

【姜蜜梨汁】梨、生姜、白蜜各适量。梨、姜分别取汁后混合，加白蜜调服。功能润肺清热，化痰止咳。适用于肺燥咳嗽，干咳无痰，或痰稠难咯，口鼻干燥等症。见《中国药膳学》。

【姜汁米汤茶】生姜汁3～5滴。入米汤内搅匀。功能化痰止呕。适用于痰饮呕吐，吐物多痰涎，头眩心悸者。（验方）。

【姜汁牛肺糯米饭】牛肺150～200克，生姜汁10～15毫升，糯米适量。牛肺切块，与糯米文火焖熟，起锅时加生姜汁拌匀，调味服食。功能补肺暖中，祛痰止咳。适用于老人寒嗽日久之症。现多用于慢性支气管炎。见《家庭食疗手册》。

【姜汁北杏猪肺汤】猪肺250克，北杏10克，姜汁1～2汤匙。将猪肺切块，挤洗干净，加北杏及清水煲汤，汤将好时冲入姜汁，食盐少许调味。饮汤食猪肺。功能化痰止咳，补肺润燥。适用于老年人慢性支气管炎咳嗽，久咳不愈，及肠燥便秘等症。见《饮食疗法》。

【扁柏叶茶】扁柏叶10克，红枣7枚。扁柏叶制粗末，与红枣共煎汤，取汁。代茶饮。适用于慢性支气管炎。见《常见验方研究参考资料》。

【荸荠萝卜汁】鲜荸荠10个，鲜萝卜、白糖各适量。荸荠洗净去皮；鲜萝卜榨汁约500毫升。两者加白糖煮沸，频频温饮。功能清热解毒，理气化痰。适用于疹后伤阴咳嗽症。见《常见病的饮食疗法》。

【荸荠萝卜汁茶】鲜荸荠10个，鲜萝卜汁500毫升，白糖适量。荸荠洗净，削皮，加鲜萝卜汁和白糖煮开。代茶温饮。适用于疹后伤阳咳嗽。（验方）。

【桂心粥】桂心6克，赤茯苓30克，桑根白皮15克，粳米100克。先煎桂心、赤茯苓、桑根白皮，去渣后入粳米煮粥。空腹食用。功能通阳健脾，利湿化痰，清肺平喘。适用于胸膈痰气壅结，饮食不下如鲠噎状，以及咳喘痰多。见《普济方》。

【桂花粥】桂花（阴干者）3克，粳米50克，红糖少许。桂花与米煮粥，调入红糖食。功能醒脾悦神，化痰散瘀。适用于脾湿有痰，痰饮喘咳，胃口不开，肠风血痢，或牙痛，口臭等症。见《粥谱》。

【栝蒌饼】栝蒌瓤（去籽）250克，白糖100克，面粉750克。栝蒌瓤放锅内，加水及白糖，小火煨熬，拌压成馅备用。面粉加水适量，和成软面团，经发酵、加碱，再擀片，填夹馅料、制成面包，烙熟或蒸熟。连续随量服食。功能润肺，散结，化痰，滑肠。适用于肺燥咳嗽，少痰，胸痛，便秘等。见《药膳食谱集锦》。

【桃仁粥】①桃仁15克（研汁），青粱米50克。煮青粱米作粥，后入桃仁汁搅匀空腹食用。功能止咳平喘下气。适用于咳嗽上气，胸膈痞满，气喘。孕妇忌用。青粱米可用粳米。见《饮膳正要》。②桃仁10～15克，粳米75克。桃仁捣烂如泥，加水研汁去渣，同粳米煮为稀粥。空腹服食。功能活血通经，祛瘀止痛。适用于妇女瘀血停滞而引起的闭经和痛经，以及产后瘀血腹痛，跌打损伤，瘀血停积诸症。桃仁用量不宜过大，孕妇及便溏病人不宜服食。见《食医心鉴》。③桃仁10克（去尖皮），生地30克，桂心10克（为末），生姜6克，粳米100克，黄酒适量。地黄、桃仁、生姜以黄酒研后取汁，水煮米作粥，次下桃仁等汁，候熟，调入桂心末。空腹食用。功能养血活血，调营止痛。适用于瘀血腹痛，疼痛如刺，固定不移。见《太平圣惠方》。

【桃酥豆泥】①核桃仁15克，黑芝麻10克，扁豆150克，猪油125克，白糖（或蜂蜜）120克。扁豆洗净，水煮30分钟，挤去皮，豆仁放碗中，加水，上笼蒸2小时，滗去水，捣泥；黑芝麻炒香研细。猪油烧至六成热时，放入豆泥翻炒，待水分将尽时，加白糖、猪油、芝麻、核桃仁，炒匀至糖溶化，诸料混合。作点心用。功能健脾胃，补肝肾，润肠燥。适用于脾胃虚弱，食少便秘，须发早白，及妇女带下过多等症。见《中国药膳》。②蜜饯樱桃代替核桃仁。余同上。夏季食用尤宜。见《民间食谱》。

【凉拌石花】石花菜60克，生姜10克，调料适量。石花菜开水泡软，微切碎；生姜切细粒，加适量醋、盐、熟油拌食。功能清热，化痰，止咳，开胃。适用于热痰或燥痰咳嗽。见《食疗本草学》。

【凉拌鲜笋】鲜嫩竹笋60克，调料适量。竹笋削净，煮熟切片，用生姜（切细粒）、脂麻油或熟食油、醋、食盐拌食。功能清热化痰，下气止咳。适用于热痰咳嗽，胸膈不利等。见《食疗本草学》。

【凉拌海蜇头】海蜇头、酱油、芝麻油各适量。海蜇头温水发开，洗净沙土切细，加酱油、芝麻油拌匀。每服50～100克。佐餐食，如佐山药粥服食更佳。功能清热化痰，消肿散结，降低血压。适用于热痰咳嗽，口燥咽干，阴虚发热，淋巴结核，高血压，矽肺等。见《气功药饵疗法及救治偏差手术》。

【润肺止咳茶】玄参、麦冬各60克，乌梅24克，桔梗30克，甘草15克。上药拣去杂质，干燥后共研碎，混匀，分装，每袋18克。开水冲泡。代茶饮。每服1袋，日2次。功能清肺化痰，理气止咳。适用于阴虚内热，津黏口渴，燥咳痰少，黏稠难咯，咽喉不利，声音嘶哑或咯血，气逆等症。见《中草药制剂方法》。

【润肺化痰汤】鹿角菜15克，沙参、麦门冬各12克，知母、百部各10克。水煎服。功能清热润肺，化痰止咳。适用于阴虚肺燥，咳嗽痰稠等。见《食疗本草学》。

【润燥补精丸】大枣（去核）、芝麻、白糖各等份。共捣研为丸。每日饭后含咽6～9克。功能润肺燥，补精血。适用于肺燥之久咳喉干，皮肤干燥；或肝肾精血不足之眩晕耳鸣，须发早白等。见《食疗本草学》。

【桑根白皮酒】①桑白皮250克，吴茱萸根皮150克，黄酒1500毫升。上药细切，酒煮至500毫升，去渣，收贮。分3服。每日空腹时饮1服。适用于肺热咳喘，痰多而黄，身热口渴，甚者吐血等症。（验方）。②桑根白皮700克，狼牙（去连苗处，净刷去土）、吴茱萸根皮各（净刷去土）180克。细锉，用酒10000毫升，煮至

1400毫升，去滓分5服。每日空腹1服。适用于肺劳热生虫，在肺为病。见《圣济总录》。

【桑菊杏仁茶】桑叶、菊花、杏仁各10克，白糖适量。前3味共煎取汁，调白糖。代茶饮。适用于风热咳嗽，咳嗽频剧，气粗或咳声沙哑，喉燥咽痛，咯痰不爽，痰黏稠或稠黄，咳时汗出，常伴有鼻流黄涕，口渴，头痛，肢楚，恶风，身热等症。见《百病饮食自疗》。

【黄芪阿胶粥】黄芪、阿胶各适量。黄芪水煎去渣，下粳米煮粥；另将阿胶烊化，兑入粥内同食。功能益气养阴。适用于百日咳恢复期，咳嗽次数和持续时间逐渐缩短，咳声无力，痰稀而少，气短声低，唇色淡白，舌淡无苔，指纹青淡等症。见《百病饮食自疗》。

【萝卜蜜膏】红皮白心萝卜1000克，蜂蜜100克，明矾10克。萝卜洗净，刮刀擦刮成细丝，以洁净纱布绞汁。汁入锅内烧沸，文火煎熬至稠黏时，加入用水溶化的明矾，调匀后加蜂蜜，至沸停火，待冷装瓶。每次1汤匙，日3次，空腹食用。功能润肺化痰。适用于肺结核咯血症。见《药膳食谱集锦》。

【萝卜丝蛋汤】白萝卜250克，鸡蛋2个，蒜3瓣，麻油及调料适量。萝卜切丝；鸡蛋打入碗内，搅匀；蒜拍破，剁成茸。植物油烧热，爆香蒜茸，入萝卜丝略炒，加水煮沸5分钟，再入蛋液，调入精盐、味精，勾薄芡，淋入麻油，撒上葱末食用。功能降气化痰，润肺补虚。适用于肺虚咳嗽，急慢性支气管炎等。见《膳食保健》。

【萝卜羊肉汤】萝卜1000克，羊肉500克。萝卜切块；羊肉去筋膜切块，先入沸水内焯约2分钟，捞出沥水后放入另一锅内，加水烧沸，文火煮30分钟，放入萝卜同煮至羊肉熟烂。功能清热化痰，止血补虚。适用于肺痿咳嗽，咯血等症。可作为肺结核咯血、支气管扩张患者之膳食。见《本草纲目》。

【萝卜杏贝露】白萝卜300克，海浮石20克，甜杏仁15克，川贝母5克，蜂蜜4匙，黄酒1匙。萝卜洗净，切丁粒；海浮石、甜杏仁、川贝洗净，打碎，加黄酒湿润，与萝卜粒同倒入磁盘内，加入蜂蜜，旺火隔水蒸2小时，离火，冷却后，纱布过滤、绞取汤液。将汤液再蒸半小时，冷却，装瓶，密封。早晚各1次。每次1匙，开水送服。功能清热化痰，宣通肺气。适用于咳嗽黄稠，肺火重的慢性支气管炎。见《常见慢性病食物疗法》。

【萝卜饴糖饮】红皮白萝卜适量，饴糖2~3汤匙。萝卜带皮切碎，放入碗内，上面倾入饴糖，置12小时。频频饮。功能化痰止咳。适用于急慢性支气管炎。见《中国药膳学》。

【萝卜炖羊肉】萝卜1000克，羊肉500克，陈皮10克，调味品适量。前2味洗净，分别切成长方块。羊肉与陈皮入铝锅内，加水烧沸后，文火煮半小时，加入萝卜、葱段、姜末、料酒、盐，炖至萝卜熟透停火，加味精装碗。佐餐食或单食。功能消痰止咳，温中益气。适用于痰喘咳嗽，食欲不振，身体虚弱，虚寒腹痛等症。见《天府药膳》。

【萝卜健运膏】萝卜1000克，半夏、茯苓、陈皮、白术各10克，白糖适量。萝卜洗净，刮细丝，与4药同入锅中，加水煎煮半小时，滤出汤汁，另置小火煎熬至稠时入白糖，待成膏状时停火置冷。每次1~2匙，日3次，沸水冲服。功能理气化痰，健脾宽中。适用于中焦痰湿，脘痞痰多，食少等症。见《疾病的食疗与验方》。

【萝卜蒸饴糖】萝卜500克，饴糖15~30克。萝卜洗净，捣烂，绞取汁液，盛碗中，加饴糖，蒸化。乘热徐徐服。功能清热化痰，润肺止咳。适用于痰热咳嗽，或小儿顿咳，口渴等症。见《食疗本草学》。

【萝卜杏仁煮牛肺】萝卜500克，苦杏仁15克，牛肺250克，调料适量。萝卜洗净切块；杏仁去皮尖；牛肺开水烫，以姜汁、料酒旺火炒透，复入砂锅内，加水适量，放入牛肺、萝卜、杏仁煮熟。吃肉喝汤。每周2～3次。功能补肺，清肺，降气除痰。适用于肺虚体弱，慢性支气管炎。尤宜冬、春季节选用。见《家庭药膳手册》。

【萝卜海带羊排汤】羊排骨、白萝卜各250克，水发海带50克，调料适量。萝卜、海带切丝；羊排骨加水煮沸，撇去浮沫，加入黄酒、姜丝用小火煮1.5小时，入萝卜丝，再煮5～10分钟，加盐，下海带丝、味精，煮沸。功能化痰润肺，补虚强身，消积滞，散瘿瘤瘰疬等症。预防贫血、软骨病和甲状腺肿大等症。见《家庭药膳手册》。

【菜油浸白果】鲜白果1000克，菜油约500克。取黄色或青黄色连柄的新鲜白果，装瓶，倒入生菜油，将白果全部浸没，加盖，包上纸布，用线扎紧，密封，放置阴凉处，浸半年，春季食用。每次取出白果后，仍将瓶口盖紧。成人日3次，每次1只。10岁以上儿童，日2次，每次1只。每次食用时，取出白果，去柄，放入口中，用舌舐菜油，轻轻嚼烂皮肉，徐徐咽下，吐出白果仁，去壳后，再将白果入回口中，嚼烂。咀嚼时，可放少许白糖一起慢嚼，徐徐咽下，或用温水送服。功能润肺祛痰，敛肺止咳。适用于肺结核。白果有毒，切勿过量。见《常见慢性病食物疗养法》。

【雪梨膏】鸭梨20个。去核，榨取汁，去渣，兑入炼蜜适量，收膏。每服20毫升，日2次。功能清热润燥。适用于肺燥干咳久咳，失音气促，痰中带血，口干等症。见《慈禧医方选议》。

【雪耳炖冰糖】雪耳10～12克，冰糖适量。银耳（银耳）发透去杂质，洗净，与冰糖入碗内，加冷开水适量，隔水炖2～3小时。食雪耳饮汁。功能滋阴润肺，生津止咳。适用于秋冬燥咳，干咳无痰，咽干口燥，肺结核咳嗽痰中带血，虚热口疮等症；或作体虚滋补之用。见《饮食疗法》。

【雪梨耳贝煎】雪梨1个，银耳6克，川贝3克。洗净，水煎服。功能养阴润肺，化痰止咳。适用于阴虚有热，久咳不止，咳痰不爽或干咳少痰等症。见《中国药膳学》。

【雪梨菠菜根汤】雪梨1个，菠菜根30克，百合30克，百部12克。雪梨洗净切块；菠菜洗净切段。水煎40分钟。取汤饮。功能清肺润燥止咳。适用于肺结核。见《疾病的食疗与验方》。

【雪梨百合冰糖饮】大雪梨1个，百合10～15克，冰糖适量。梨洗净，切块，百合洗净。同煮1小时，取汤饮。功能滋润心肺，止咳安神。适用于心肺阴虚所致的干咳，痰少，心烦不眠等症。见《补品补药与补益良方》。

【野葡萄根蘑菇汤】野葡萄根60克，蘑菇30克，蜂蜜适量。前2味水煎取汤，入蜜调味服食。日1剂，常服。功能清肺解毒，肃痰化浊。适用于肺癌肺热痰阻，咳嗽有痰，痰液黏稠，胸闷胸痛，口干舌燥，大便秘结等。见《疾病的食疗与验方》。

【银耳糖浆】银耳适量。制成糖浆剂服用。功能润肺祛痰。适用于慢性支气管炎，慢性肺源性心脏病。见《食疗本草学》。

【银杏鸡丁】嫩鸡肉500克，银杏200克，鸡蛋清2个，黄酒3克，生粉10克，麻油3克，猪油500克，鲜汤50克。鸡肉切成 1.5 厘米见方的丁，放入碗内，加蛋清、盐、生粉拌匀；白果剥去硬壳，下热油锅内爆至六成熟时捞出，剥去薄衣，洗净待用。炒锅放猪油烧至六成热时，下鸡丁炸散，再放白果，至鸡丁熟后，捞出沥油。原锅内留猪油 25 克，投入葱段煸炒，随即烹入绍酒、鲜汤、食盐、味精，倒入鸡丁、白果翻炒几下，水生粉勾芡，推匀后淋上麻油，再翻炒几下，起锅装盘。功能定痰喘，止带浊。适用于老年咳嗽痰多，气喘，以及小便频数，白带白浊等症。见《中国药膳学》。

【银杏蒸鸭】银杏 200 克，白鸭 1 只（1000 克），胡椒 2 克，绍酒 60 克，鸡油 15 克，清汤 180 克，熟猪油 500 克，调料适量。银杏去硬壳，开水煮熟，撕去皮膜，去两头、去心，沸水焯去苦味，沥干，投入猪油锅内炸至微黄捞出。鸭宰杀后，去毛、内脏、头、足，洗净，用食盐、胡椒粉、绍酒将鸭身内外抹匀，放入盆内，加姜片、葱节、花椒，腌 1 小时取出，用刀从脊背处切开，去净骨头，铺入碗内，齐碗口修圆，修下鸭肉切成银杏大小的丁，同银杏合匀，放鸭脯上，注入清汤，上笼蒸 2 小时，至鸭肉熟烂，取出翻扣盘内。另将碗内汤汁滗入炒勺内，烧沸，加余下的绍酒、食盐、味精、胡椒粉，用湿淀粉勾薄芡，放猪油适量，调匀，浇于鸭肉上。功能定痰喘，止带浊，消水肿，补体虚。适用于肺虚咳嗽，痰多气喘，带下，小便频数，体虚乏力，及营养不良水肿等症。见《中国药膳学》。

【银耳百合沙参汤】银耳 12 克，百合 12～16 克，北沙参 12 克，冰糖适量。银耳发透，去蒂洗净，与诸味入砂锅同煎 1 小时。饮汤食银耳、百合。功能养阴润肺止咳。适用于肺阴虚的干咳，痰中带血，口干，便秘等症。见《补品补药与补益良方》。

【甜杏仁膏】甜杏仁 100 粒，核桃肉、猪板油、饴糖、蜂蜜、生姜汁各 120 克，鲜梨汁 250 克。前 2 味共研细末；猪板油切块，下锅炸油，去渣留油，下杏仁，入饴糖、蜂蜜，炒至水气未全尽、起糖泡、香气四溢。每服 1 汤匙，日 1 次，白开水调下温服。功能润肺止咳。适用于肺虚久咳，肾虚咳喘，心烦不寐等症。见《气功药饵疗法与救治偏差手术》。

【梨膏】好黄梨适量。去核，捣汁，与适量饴糖合匀熬膏。每服 2 汤匙，日 3 次。功能滋阴润肺，止咳祛痰。适用于肺燥咳嗽，气喘，咽干口渴等症。见《家庭食疗手册》。

【梨皮茶】梨皮 30 克。切丝，加糖，沸水冲泡。代茶频饮。适用于麻疹咳嗽，音哑，咽痛等症。见《常见病饮食研究参考资料》。

【梨豆饼】大鲜梨、小黑豆各适量。梨洗净，近蒂处切开，剜去核；小黑豆洗净，填入梨内，令满，把切下的梨蒂盖合原处，用竹签固定，以荷叶或湿棉纸包裹好，埋入糠火中煨熟，取出，剥去包叶或包纸，捣如泥作餐。随意食用。功能清热化痰。适用于肺热痰喘气急，咳嗽等症。见《中国药膳学》。

【梨膏糖】①百部 50 克，前胡、杏仁、川贝、制半夏、茯苓各 30 克，款冬花 20 克，生甘草 10 克，白糖 500 克，香橼粉 10 克，橘红粉 30 克，鸭梨（或其他梨）1000 克。诸味加水煎 20 分钟，滗出药汁，加水再煎 20 分钟取汁，如此反复取汁 4 次，合并药汁，放入锅内熬至稠厚时，加入白糖，继续熬至筷子挑起糖液呈丝状时，离火。把糖液倒入涂过植物油的搪瓷盘内，稍凉，划成小块，装盒。早晚各服 3 块。功能清热润肺，止咳平喘，化痰。适用于肺热咳嗽，气喘，痰黄黏稠等症。见《中国药膳》。②川贝母60克，百部50克，杏仁、苇茎、冬瓜仁、苡仁各30克，黑木耳（或银耳）10克，雪梨1000克，冰糖300克，橘红30克。川贝母、橘红分别烘干，研为极细末；黑木耳温水发透，去杂质洗净；雪梨洗净去皮切碎，与杏仁、百部、苇茎、冬瓜仁、苡仁、木耳同放入砂锅内，加水煎熬取汁3次，合并药汁，倒入铝锅内，烧沸后，转用文火浓缩，至药汁浓稠时，加冰糖令其溶化，直至黏稠时，入川贝母末、橘红末，搅匀，继续用文火熬至汁液挑起成丝状时，离火。将药糖汁倒入涂有熟油的搪瓷盘内，稍冷，将其压平，划成小块。每食1块，日3次。功能清热解毒，排脓。适用于肺痈，身热面赤，烦渴，咳吐脓血，或如米粥，腥臭异常，胸中烦满而痛，甚则喘不能卧等症。见《百病饮食自疗》。

【梨渴粥方】梨1个，粳米30克。梨洗净，切成小块，以水3碗煎取2碗，去渣，下粳米煮粥服食。功能清热化痰，养阴润燥。适用于肺燥咳嗽，或热病津伤口渴，干咳少痰等症。见《太平圣惠方》。

【梨甑白芨】大鲜梨1个，鲜白芨10枚，冰糖少许。梨洗净，近蒂处切开，剜去核。将捣烂的白芨、冰糖填塞于内，将切下的梨盖合还原，用竹签固定，放入碗内，置于米饭上同蒸，以饭熟为度。功能滋阴润肺，止血。适用于阴虚肺燥，咳嗽气喘，痰中带血，低热颧赤，或肺结核久不钙化等症。见《气功药饵疗法与救治偏差手术》。

【梨丝拌萝卜丝】白萝卜250克，梨100克，麻油及调料适量。萝卜洗净切丝，入沸水中焯2分钟捞出；梨洗净切丝；生姜切丝。三丝和匀，调入麻油、精盐、味精冷食。功能润肺化痰。适用于肺燥咳嗽，口渴咽干，或痰嗽声哑等症。见《膳食保健》。

【猪肺粥】①新鲜猪肺1具，粳米100克。猪肺灌洗极净，煮熟，每用100克，细切后与米同煮为粥。空腹食。功能补肺止嗽。适用于肺虚气短，咳嗽无力，或咯血等症。见《随息居饮食谱》。②猪肺500克，薏苡仁50克，大米100克，葱、姜、五味调料适量。猪肺洗净，加水至七成熟，捞出改刀，切丁备用。薏米、大米、猪肺丁和猪肺汤煮作粥，入葱、姜、五味。经常食用。适用于肺虚久咳，多痰，咯血等症。见《证治要诀》。

【猪胰枣酒】猪胰（细切）2具，大枣（去皮核）30枚。以无灰酒2000毫升同浸，秋冬7日，春夏1日，布滤去滓。随性温饮。适用于咳嗽等症。见《圣济总录》。

【猪睾丸汤】猪睾丸煮熟，连汤同服。成人每次2个；2岁以内1/3个；2~5岁1/2个；6~10岁1个，日2次。功能降逆平喘。适用于支气管哮喘。见《疾病的食疗与验方》。

【猪肉润肺汤】猪瘦肉适量，北沙参15克，百合12克，杏仁9克。猪肉洗净，切块；杏仁去皮尖，与沙参、百合同装入纱布袋内，扎口，同猪肉加水共煮汤，熟后去药袋。饮汤食肉。功能润肺止咳。适用于肺燥咳嗽少痰，咽干口渴等症。见《中国药膳学》。

【猪肺萝杏汤】猪肺、白萝卜各1块，杏仁9克。前2味洗净，切小块，与杏仁加水共炖熟烂服食。功能补肺止咳化痰。适用于肺虚久咳，痰喘等症。见《中国药膳学》。

【猪肺敛肺汤】猪肺250~300克，北沙参10~15克，五味子10克，诃子6~9克。猪肺切块洗净，与诸药同煎，水沸1

小时。饮汤食肺。功能补肺敛肺。用于肺气阴虚所致的久咳、痰少、气短等症。见《补品补药与补益良方》。

【猪肺萝卜杏仁汤】 猪肺1具，杏仁15克，白萝卜适量。白萝卜去皮，切小块。猪肺煮沸，去浮沫，加杏仁、白萝卜，炖至烂熟。食肺饮汤。功能补肺虚，润肺燥，清肺热，止咳嗽。适用于肺虚有燥热，久咳不愈之症。见《实用食疗方精选》。

【猪肺猪肚鸭子汤】 猪肺1具，猪肚1个，肥公鸭1只，北沙参、白术、冬虫草各30克，肉桂3克，生姜60克。猪肺、猪肚冲洗干净；公鸭子去毛及内脏，洗净；诸药调匀，分别塞入猪肚、猪肺管和鸭腹内。三物同时下锅，加水，烧沸，文火炖4小时，至熟烂将三物分别盛入碗内，慢慢食用。功能补肺止咳，健脾益胃。适用于肺虚久咳，及脾虚泻泄，脘腹冷痛等症。见《气功药饵疗法与救治偏差手术》。

【麻子粥】 ①大麻子仁10克（生研），粳米100克。煮粥食，日3服。功能止咳平喘。适用于暴咳胸闷，气逆咳喘。见《圣济总录》。②大麻仁30克（研烂），生薄荷6克，荆芥10克，白粱米100克。先煎前3味药，去渣取汁，后下米煮粥。空腹食用。功能祛风润肠。适用于中风，五脏壅热，言语謇涩，精神昏愦，大便不通。见《饮膳正要》。

【麻油炒肺片】 猪肺1具，麻油适量。猪肺冲洗干净，切片。锅内放麻油烧至七成热，推入猪肺，炒熟加盐调味出锅。佐粥食。功能补肺止咳。适用于肺虚久咳。见《中国药膳学》。

【鹿衔草炖猪肺】 鹿衔草30克，猪肺1具。猪肺洗净，加水适量，武火煮沸，去泡沫，放入鹿衔草，炖至猪肺熟透。吃肺喝汤。功能补肺，止咳，止血。适用于肺痨咳嗽，咳血等症。见《四川中药志》。

【清明茶粥】 清明茶15克，粳米50克。煎清明茶去渣，入粳米煮粥。空腹食。功能化痰止咳，祛风散寒，除肺中冷。适用于久咳痰多，喘息气逆，劳嗽肺痿等。（验方）。

【清蒸鸽子】 鸽子10只，母鸡肉、猪肘各500克，熟火腿100克，罐头冬笋125克，水发冬菇10个，调料适量。火腿、冬笋切成骨牌片，冬笋氽水；冬菇洗净；鸽子宰杀后去毛、内脏、头、爪，与鸡肉、猪肘同入沸水氽后洗净，入另锅煮至八成熟时取出，鸡肉、猪肘另作别用，鸽子分装10个小陶瓷罐内，每罐置1片冬笋、1片冬菇、1片火腿。原汤过箩后，加精盐、味精、胡椒粉调味，分别倒入鸽肉罐中，加盖，上笼小火蒸1小时，待汤清肉烂，出锅。功能强筋骨，填精髓。适用于年老体弱，及小儿食用，也适用于老年咳嗽气短、头昏头痛等症。见《滋补中药保健菜谱》。

【清汤燕窝】 燕窝75克，鸡汤1000克，精盐5克，味精适量。燕窝用5℃温水浸泡至松软，用镊子摘去绒毛、杂质、洗净，沥水后放入炖盅内，倾入沸水，待其胀发，放入汤碗内，加鸡汤、精盐、味精，上屉蒸1小时。功能养阴清热，补益脾胃。适用于肺痨干咳少痰，潮热盗汗，以及胃阴虚所致的噎膈反胃，气虚自汗等症。见《滋补保健药膳食谱》。

【绿豆酒】 绿豆、山药各60克，黄柏、牛膝、元参、沙参、白芍、山栀、天门冬、麦门冬、天花粉、蜂蜜各45克，当归36克，甘草9克，酒适量。除蜂蜜外，余药粉碎，绢袋装，浸酒内数日，兑入蜂蜜。适量饮。适用于肺津不足，燥热而咳，干咳少痰，口干易烦等症。如有动血，如咳血、衄血等现象则应慎用。见《寿世青编》。

【琼玉膏烘蛋】 鸡蛋5个，琼玉膏30克，熟猪油130克，湿淀粉15克，味精1克，白糖100克。鸡蛋去壳倒入大碗内，加湿淀粉、白糖、清水10克和匀，用竹筷子在碗内搅打1分钟，加味精、琼玉膏继续搅匀。熟猪油中火烧至六成热，移至小火上，用汤瓢舀起锅内热油25克，将搅好的蛋浆打入锅中，并将舀起的油冲入鸡蛋浆中间，用木盖盖好，烘10分钟，用竹筷插入鸡蛋，不粘竹筷，即烘好；将蛋翻面再烘3分钟，滗去锅内油，划条入盘。功能清热养阴，润肺止咳，补血安神。适用于肺虚久咳，气短乏力，干咳无痰，口渴，声音嘶哑等症。见《养生食疗菜谱》。

【款冬茶】 款冬花9克，冰糖15克。放茶壶内，泡汤。代茶饮，日1剂。适用于急慢性气管炎，肺结核及上呼吸感染的咳喘等症。见《种福堂方选良方》。

【款冬花汤】 款冬花9克，冰糖10克。水煎服。功能润肺止咳。适用于久咳不止。见《疾病的食疗与验方》。

【款冬花百合糖水】 款冬花15克，百合15克，白糖或蜂蜜适量。款冬花装纱布袋中，扎口；百合洗净，同放水中，加糖，文火熬至百合熟烂，去款冬花。食百合饮水。功能润肺，化痰，止咳。适用于肺阴不足，久咳不足，痰中带血等症。见《不居集》。

【期颐饼】 芡实180克，鸡内金90克，白面250克，白糖适量。芡实淘去浮皮，晒干，磨成细粉；内金洗净，晒干，研细粉，放入盆中，沸水泡4小时，加芡实粉，白面、白糖，拌匀，做成小薄饼，烙呈金黄色。随意食。功能益气消痰。适用于气虚痰盛，痰气郁结，胸部满闷，胁下作痛，痰嗽不止者。见《医学衷中参西录》。

【葳蕤粥】 葳蕤（干者15克）、北粳米各50克。葳蕤洗净，去须切细，煎汤取汁，入粳米煮稀粥。日2次，温热服食，5~7天为1疗程。适用于肺阴受伤，干咳无痰，或胃火炽盛，津伤口渴多饮，消谷易饥，或高热病后口干舌燥等症。若胃有痰湿气滞，如胃部饱满，口腻多痰，消化不良等症者忌服。见《常见病食疗食补大全》。

【葱白生姜粥】 葱白5段，糯米60克，生姜5片，米醋5毫升。生姜捣烂，与糯米一起加葱白和米醋共煮粥。趁热饮。适用于小儿风寒咳嗽。见《常见病食疗食补大全》。

【葶苈大枣汤】 葶苈子10克，大枣20枚。葶苈子炒黄，研末；大枣洗净，掰开，加水500毫升，煎至200毫升，加葶苈子末，煎10分钟，连汤取下，枣另食。功能祛痰平喘，下气行水。适用痰浊壅肺，喘不得卧者。见《卫生易简方》。

【落花生茶】 ①落花生（去壳皮）15克，红花1.5克，西瓜子（打碎）15克，冰糖30克。水煎。代茶饮。花生和西瓜子都可吃。适用于小儿百日咳。（验方）。

【落花生粥】 落花生45克（不去红衣），怀山药30克，粳米100克，冰糖适量。花生、山药捣碎后与粳米相和煮粥。候熟，入冰糖调匀。功能益气养血，健脾润肺，通乳。适用于气虚，血虚诸证，或肺燥干咳，产后乳汁不足。肺虚干咳者，加百合15克同煮。见《粥谱》。②落花生30克，粳米100克。煮粥。空腹食。功能润肺止嗽。适用于燥咳，干咳少痰，口干喜饮者。见《粥谱》。

【黑芝麻茶】 黑芝麻15克，冰糖适量。黑芝麻炒，研，沸水冲泡。代茶饮。适用于干燥咳。见《简易中医疗法》。

【黑豆酿梨】 大雪梨1个，黑豆50克，冰糖30克。梨削皮，于梨柄处切开，留作梨盖，去梨核；黑豆洗净，晒干，装入梨孔内，以满为度，盖上梨盖，用竹签插牢，放在盅内，加冰糖，盖盅盖，隔水蒸炖40分钟。日1次。功能清肺化痰，止咳平喘。适用于肺热咳嗽，痰多，气喘等症。见《摘元方》。

【寒食粥】 杏仁10克，旋覆花10克，款冬花10克，粳米50克。前3味煎水去渣取汁，入米煮粥。空腹食。功能止咳平喘。适用于咳嗽喘促，痰涎清稀。见《本草纲目》。

【寒凉咳嗽酒】 全苏120克，杏仁、栝楼、浙贝母、半夏各30克，陈皮60克，茯苓、干姜各30克，细辛、五味子各15克，枳壳、百部、白前、桔梗各30克，蔻仁15克，桑皮、枇杷叶各30克，粉草15克，白酒5000毫升。上药入酒内封泡10天。每次30～60克，日1次。适用于寒凉咳嗽。见《全国中药成药处方集》。

【榆皮车前茶】 榆树皮、车前子各10克。共为粗末，煎汤，取汁。代茶饮。适用于肺热咳嗽。见《常见病验方研究参考资料》。

【鹌鹑宁嗽汤】 鹌鹑1只，红糖、黄酒各适量。鹌鹑治净，加红糖、黄酒同煮至肉熟。早晚空腹温热服食。功能补五脏，止咳嗽。适用于咳嗽日久，气短乏力等症。见《中国药膳学》。

【蜂蜜蒸梨】 白梨1个，蜂蜜30克。梨挖去核，注入蜂蜜，置碗中，上笼蒸熟。每服1个，日2次，连用数日。功能滋阴润燥。适用于阴虚肺燥之干咳，久咳痰少，咽干口燥，手脚心热等症。见《中国药膳学》。

【蜂蜜羊胆汁】 鲜羊胆汁120克，蜂蜜250克。混匀蒸2小时，待冷，装瓶。每服15～20克，早晚各1次。功能清肺化痰止咳。适用于痰热犯肺之呼吸急促，喉中痰鸣，痰黏难出等症。见《疾病的食疗与验方》。

【蜂蜜炖川贝】 川贝母（碾碎）6～12克，蜂蜜15～30克。将两者同加水炖服即成。每日1次，连服20～30天。功能清肺化痰定喘。适用于痰热犯肺的呼吸急促，喉中痰鸣，痰黏难幽，口苦咽干，常欲饮冷等症。见《疾病的食疗与验方》。

【蜂蜜蒸萝卜】 白萝卜1个，蜂蜜30～50克。萝卜洗净，切下小半，把大半萝卜挖空中心，灌入蜂蜜，合上两半萝卜，蒸熟。每日1个，连汁服。常用效佳。功能润肺化痰止咳。适用于急慢性支气管炎咳嗽；肺结核咽干久咳，痰中带血等症。见《中国药膳学》。

【蜂蜜萝卜汤冲蛤粉】 蛤蚧数只，蜂蜜30克，鲜萝卜适量。蛤蚧焙干研末，每次取蛤蚧粉6克，用蜂蜜、萝卜煎水冲服。日1次，常服。功能养阴清肺，祛瘀散结。适用于火燥伤阴的干咳，咯少量黏痰或痰中带血，气短；或咳嗽气促，胸部闷痛，盗汗，咽干口渴，溺赤便燥，舌质光红少苔，脉弦数或细数等症。见《疾病的食疗与验方》。

【简化补肺阿胶汤】 糯米30克，阿胶15克，杏仁（捣）、马兜铃各10克，冰糖适量。杏仁、马兜铃水煎取汁，与糯米同煮粥；阿胶热水烊化为汁，兑入已熟的粥内，调入冰糖。日1剂，分3次服食。功能补肺阴，清肺热，止咳喘。适用于肺阴虚火盛，咳嗽喘促，痰中带血等症。见《小儿药证直诀》。

【简化清燥救肺汤】 桑叶、生石膏（捣碎）各20克，沙参、麦冬、杏仁（去皮尖、捣碎）各15克，甘草10克，白糖或鲜梨汁适量。石膏加水500毫升煮30分钟，再入余药同煎取汁，调入白糖或梨汁。代茶饮。功能养阴润肺，清热止咳。适用于燥热伤肺，发热烦燥，咽干口渴，干咳无痰，或有痰稠黏，难于咯出，大便干燥，小便短赤等症。风寒咳嗽及痰湿内盛咳嗽不宜用。见《常见病的饮食疗法》。

【酱汁核桃肉】核桃肉500克，姜末0.5克，白糖120克，熟植物油1000克（实耗100克），甜面酱100克，碱2.5克。核桃肉用碱水浸泡半小时后，冷水漂净，捞出沥干，置入烧至七成热的油锅内不断炒动，至金黄色，浮出油面时捞出。锅底留油25克，加白糖70克，至溶化后，加入甜面酱、姜末翻炒，加水200克拌匀，倒入核桃肉，略炒离火，不断翻炒至冷却，入熟油翻炒，使汁浓缩、裹住核桃肉。佐餐服食，或作点心用。功能补肾纳气，养血润肺，滑肠止带。适用于久喘咳嗽，腰膝酸软，便秘，带下过多等。见《良药佳馐》。

【蕹菜生姜汤】蕹菜60克（鲜品90克），生姜10克。蕹菜洗净，切碎，与生姜同水煎取汁。温服。日3次。功能温肺化痰止咳。适用于外感风寒或肺寒之咳嗽。见《食疗本草学》。

【蕹菜萝卜汁】鲜蕹菜、鲜萝卜汁各60克。洗净，捣烂、绞取汁液。1次服用。功能清肺化痰。适用于肺热咳嗽见咳痰黄稠，口干等症。见《食疗本草学》。

【鲜姜大枣粥】鲜生姜9克，大枣2枚，粳米150克。鲜姜切成姜末，与大枣、粳米共煮粥。随意食用。适合老年人服食。适用于慢性支气管炎。见《常见病食疗食补大全》。

【鲜姜核桃仁】核桃仁1个，鲜姜2片。两者同嚼食。早晚各1次。若服3次有效，继续服1个月。功能补虚止咳。适用于支气管炎咳嗽。见《疾病的食疗与验方》。

【鲜莲银耳汤】干银耳10克，鲜莲子30克，鸡清汤1500克。银耳发好、洗净，放盆内，加清汤150克蒸1小时取出。鲜莲子剥去青皮和一层嫩白皮，切去两头，捅去心，水氽，再用开水浸泡备用（鲜莲子要略带脆性，不要煮的很烂）。烧开鸡清汤，加入料酒、盐、白糖、味精少许调味。把银耳、莲子装入碗内，注入清汤。日2次，佐餐食。功能滋阴润肺，健脾安神。适用于阴虚而致的心烦失眠，干咳少痰，口干咽干，食少乏力等症。健康人食用能消除疲劳，增进食欲，强壮体质。见《家庭药膳手册》。

【腐竹白果粥】白果（去壳皮）15～20克，腐竹20～30克，粳米100克。白果打碎；腐竹泡开；粳米淘净，煮粥。日1剂，分2次温热服食。功能温肺益气，养胃消痰，止咳平喘，固肾止带。适用于肺虚喘咳，肾虚遗尿，小便频数，寒湿带下，色白清稀，量多无臭，腰部酸痛及四肢不温，倦怠乏力，下肢浮肿，纳少便溏等症。见《饮食疗法》。

【蜜饯双仁】甜杏仁、核桃仁各250克，蜂蜜500克。双仁切碎放锅内，加适量水，烧开后文火熬1小时待用。蜂蜜放另锅内，文火熬开，倾入双仁，搅匀，烧沸。待冷装瓶。每服3～5克，日2次。功能补肾润肺，止咳平喘。适用于中老年人肺肾两虚，久咳久喘，便秘等症。见《杨氏家藏方》。

【蜜饯百合】干百合100克，蜂蜜150克。百合洗净，放入大搪瓷碗内，注入蜂蜜，上笼蒸1小时取出，趁热调匀，待冷装瓶。每服1汤匙，日2次。功能润肺止咳。适用于肺痨久咳，咯稠痰，低热烦闷等症。见《太平圣惠方》。

【蜜饯油甘子】新鲜油甘子10～15枚，蜂蜜适量。新鲜油甘子洗净晾干，放入蜂蜜中浸渍1周。每食10～15枚，日2次。功能生津利咽，消痰止咳。适用于咽喉炎，咽干疼痛等。见《家庭药膳手册》。

【蜜桃银杏脯】银杏脯150克，水蜜桃700克，红樱桃10粒，冰糖150克，湿淀粉25克。银杏肉开水煮10分钟取出洗净；水蜜桃切两半，去皮，挖出核，放碗中，加冰糖80克，盖上圆盘，旺火蒸10分钟取出。樱桃放在蜜桃中间。银杏旺火烧熟，起锅。原锅中加冰糖，用湿淀粉调稀勾薄芡，去浮沫。白果摆在蜜桃四周，淋上芡汁。功能补肺敛肺，生津化痰，止咳平喘。适用于肺气不敛所致喘咳气逆，痰多口渴，以及肾虚遗精、遗尿等症。见《养生食疗菜谱》。

【蜜糖蒸金瓜】桃南瓜1个（250～500克），冰糖、生蜂蜜各50克。将桃南瓜洗净，切下瓜柄（留作盖用），装入冰糖、蜂蜜，用原瓜柄盖好，置大碗内，入笼蒸熟。趁热服食瓜瓤和种仁。开始（4～5天）每晚睡前1次服，以后5～6天可分作2～3次服。10天为1疗程。功能润肺平喘下气。适用于支气管哮喘或老年性慢性支气管阴虚肺燥者。见《食疗本草学》。

【橄榄炖冰糖】生橄榄20颗。打碎，与冰糖50克同炖。分3次服。功能清肺利咽。适用于百日咳或咳嗽。见《中国药膳学》。

【橄榄煲萝卜】橄榄250克，萝卜500～1000克。洗净煎汤。代茶饮。功能清肺利咽，消食化痰。适用于急性咽喉炎，扁桃体炎，支气管炎，流行性感冒，一般感冒，肝气郁滞两胁作痛，以及饮食积滞等症。见《饮食疗法》。

【鲤鱼脍】鲤鱼1条，姜、醋适量。鲤鱼去鳞、鳃、及内杂，洗净切脍，煮熟，以姜、醋拌匀，或以蒜齑调和食。功能降气止咳。适用于咳嗽气喘，胸膈痞满等症。见《食医心鉴》。

【薯蓣粥】生怀山药25～30克（轧细过箩）。和凉水调入锅内，置炉上，不停搅拌，2～3沸成粥。随意食。若小儿食，可加少许白糖。功能健脾益肺。适用于劳咳嗽喘，脾虚泄泻，及一切羸弱虚损之症。见《医学衷中参西录》。

【薏米杏仁粥】薏苡仁30克，杏仁10克，冰糖少许。薏苡仁煮粥，待半熟时，加入杏仁，文火煮至熟，加冰糖屑。早晚食用。功能健脾利湿，祛痰止咳。适用于脾胃湿盛，肌体沉重，咳嗽痰多等症。见《中国药膳学》。

【薏米冬瓜子粥】薏米50克，山药100克，冬瓜子30克，粳米100克。煮粥。随意服食。适用于痰湿所致的小儿咳嗽。见《常见病食疗食补大全》。

【燕窝川贝糖梨】燕窝3克，川贝3～6克，冰糖3克，雪梨1～2个。燕窝水泡洗净，雪梨去核，将燕窝、冰糖、川贝放梨中，盖上梨孔，隔水炖至梨熟。功能补益肺肾，化痰止咳。适用于肺肾两虚之咳嗽，痰黏难出，气短、乏力等症。见《补品补药与补益良方》。

【燕窝冰糖炖雪梨】雪梨1个，燕窝3克，冰糖10克。燕窝用温水发好，去净毛；梨切开，挖去核，放入燕窝、冰糖，用竹签把梨插合，隔水炖熟。功能养阴润燥，益气补虚，化痰止咳。适用于虚劳咳嗽，痰中带血，老人肺燥咳嗽等。见《文堂集验方》。

【橘红酒】橘红30～50克，白酒500克。橘红洗净，碎小块，装纱布袋内，放酒中，封口，浸泡7日。每晚睡前饮1小盅。功能化痰止咳。适用于咳嗽痰多，哮喘等症。见《饮食辨录》。

【糖橘饼】广柑500克，白糖500克。广柑去皮核，放小锅中，加白糖250克，腌渍1日，至广柑肉浸透糖，加清水适量，文火熬至汁稠，停火。将每瓣广柑肉压成饼，加白糖250克，拌匀倒盘内，通风阴干，装瓶。每服5~8瓣，日3次。功能理气燥湿化痰。适用于咳嗽痰多，痰涎清稀，食后腹胀，舌苔白腻等症。见《本草纲目拾遗》。

【糖水银杏】银杏（去壳）10克，白糖或蜂蜜适量。银杏和水煮熟，兑入白糖或蜂蜜，连汤服。功能敛肺，止咳，定喘。适用于久咳虚喘，肺结核咳嗽。见《中国药膳学》。

【糖渍萝卜】大萝卜250克，白糖或饴糖适量。萝卜洗净切片，加糖2~3汤匙，搁置1夜，浸渍成萝卜糖水。频频饮服。也可用萝卜绞汁加糖服。功能化痰止咳，润肺利咽。适用于急慢性支气管炎，百日咳，咳嗽痰稠，肺胃有热，咽痛等。见《食疗本草学》。

【糖溜白果】水发白果150克，白糖100克，生粉25克。白果砸去外壳，放锅内加清水、碱适量，浇沸后，用竹帚刷去皮，挖去白果心，再放入碗内，加清水，上笼蒸熟，取出；锅内放白糖、白果、清水250克，武火烧沸，去浮沫，水生粉勾芡，倒入盘中。单食或佐餐。功能敛肺气，定喘咳，止带浊，缩小便。适用于哮喘，痰咳，白带，白浊，遗精，小便频数等症。见《中国药膳》。

【蘘荷紫苏橘皮汤】蘘荷15克，橘皮、紫苏各10克。煎汤服。功能祛痰止咳，平喘散寒。适用于外感风寒所引起的咳嗽气喘，微恶风寒等。见《食疗本草学》。

【嚼食胡桃生姜方】胡桃仁15克，生姜3克。细嚼慢咽。若病人气虚者，可用人参10克煎汤送服。早晚各1次。功能补肺定喘，温肺化痰。适用于虚寒喘咳，短气乏力等。见《食疗本草学》。

【糯米饭】糯米100克，冰糖少许。洗净糯米焖饭，或上笼蒸熟。另将冰糖熬汁，浇在饭上。每日午餐温热服食，不可过量。功能益肺固表。适用于肺气虚弱之咳嗽少痰，喘急，肺痿，肺痈，肺结核恢复期的身热多汗，以及消渴溲多等。见《饮食辨录》。

【糯稻根茶】陈年糯稻根100克，冰糖适量。水煎、去渣，入冰糖令溶。代茶饮。适用于小儿百日咳。(验方)。

【糯米鲤鱼粥】糯米200克，鲤鱼1尾。糯米洗净，鲤鱼去鳞，纸裹炮熟，去刺，研末，同米下锅煮粥。空腹食。适用于咳嗽气喘等症。(验方)。

【糯米鲫鱼粥】鲫鱼1~2尾，糯米50克。鲫鱼去鳞、内脏、洗净，同米煮粥。早晚常食。适用于脾胃虚寒所致的慢性胃炎。见《常见病食疗食补大全》。

【金橘酸甜肉】猪腿肉300克，鲜金橘200克。鸡蛋清35克，火腿30克，金针菜25克，网油250克。盐、味精、白糖、面粉，熟猪油。（1）将猪肉、金橘、火腿分别剁成细末，加入盐、味精、白糖拌匀，做成馅心，分成12份，然后将网油铺平，切成12份。(2) 将鸡蛋清和面粉调匀成蛋糊，均匀地抹在12份网油上，铺上金橘馅心，用网油包成圆形，上面用金针菜扎紧，成一个个金橘形。（3）锅上火，倒入熟猪油，烧至七成热，放入包好的金橘肉，待炸至呈金黄色时捞出，装入盘中即成。有滋阴润燥，化痰止咳等作用。(果品的药用和美食制作)。

【柚子烧肉】柚子1个，瘦肉500克。老姜少许，糖、盐、料酒、酱油各少许。（1）将柚子洗净，去外皮及核，只留柚肉。（2）猪肉切片备用。（3）炒锅内放少许油，先爆香姜片，然后放入猪肉煸炒，加入清水及适量的糖、精盐、料酒、酱油，用小火焖熟后加入柚子搅拌至均，即起锅盛盘。功能润肺止咳，开胃下气，滋阴补血。主治支气管哮喘，慢性支气管炎，咳嗽痰多等症。(果品的药用和美食制作)。

【枇杷豆腐】 枇杷 10 粒，豆腐 1 块。猪肉茸 150 克，鸡蛋 2 个。葱、姜末、盐、糖、酒、太白粉。(1) 枇杷去皮、籽，用淡盐水泡 5 分钟去涩备用。(2) 将豆腐、猪肉茸及 2 个蛋黄一起拌匀，并加入适量盐、糖、酒调味。(3) 纵剖枇杷，将拌好的豆腐绞肉镶入枇杷中间，镶好后放蒸锅中蒸 5 分钟，至肉熟即取出。(4) 将锅内放半碗水，水沸时将 1 个鸡蛋打散倒入成蛋花，再放调水的太白粉勾芡，加入葱花，起锅倒在枇杷上即成。功能止咳润肺，除痰止咳。对感冒咳嗽者有辅助治疗作用。(果品的药用和美食制作)。

【白果鸡丁】 无骨嫩鸡肉 500 克，白果 100 克。猪油、淀粉、料酒、盐各适量，鸡蛋清 2 个。(1) 将白果剥皮入锅中汆 3 ~ 5 分，除膜质内种皮。(2) 将鸡肉切成 1.2 厘米见方肉丁，入蛋清、盐、淀粉拌合上浆。(3) 锅热后入猪油至六成热时，下鸡丁划散，入白果炒匀，热后入漏勺。锅加猪油入葱段煸炒，入料酒、汤、盐、味精。入鸡丁、白果颠翻几下，用淀粉着薄芡，推匀后淋入芝麻油，再颠翻几下，起锅即成。对虚寒引起的肺气虚弱咳嗽有补益定喘的功用。(果品的药用和美食制作)。

【杏仁熘鸡丁】 鸡脯肉 400 克，杏仁 100 克。豆苗 250 克，蘑菇 50 克，鸡蛋清 25 克。盐、料酒、味精、鸡汤、胡椒粉、淀粉、葱、芝麻油。(1) 将鸡脯肉剔净筋膜，切成 1.5 厘米见方的丁，用蛋清、适量的盐、料酒和淀粉拌匀，并淋入芝麻油待用。(2) 杏仁用开水浸泡，撕去皮，用少许盐腌一下，蘑菇切成同鸡丁一样大小的丁，豆苗择洗干净。(3) 用鸡汤、味精、胡椒粉、淀粉、芝麻油和葱段，调成芡汁。(4) 锅置火上，放入猪油，烧开，放入杏仁，炸酥捞出。另用锅倒入猪油，烧热至五成，放入鸡丁，滑散变白，捞出，沥净油，再将鸡丁倒入锅中，烹入芡汁，把杏仁炒几下，起锅，装入盘中即成。补中益气，润肺止咳。是慢性支气管炎、肺结核、便秘患者的食疗食品。(果品的药用和美食制作)。

【柚子肉炖鸡】 雄鸡 1 只，柚子 1 个。料酒、生姜葱、味精、盐。鸡净好后将去皮柚肉填入鸡肚，加水适量隔水炖熟，加调料调味饮汤吃肉。适用于慢性支气管炎，支气管炎性哮喘，慢性咳嗽、咳痰、气喘，抗肿瘤。(果品的药用和美食制作)。

【银杏酥泥】 银杏仁 150 克，芝麻 10 克，核桃仁 5 克，白糖 120 克，猪油 125 克。(1) 将银杏仁上笼蒸 30 分钟，去内种皮及绿色胚芽，放入碗中，加水上笼蒸 1 小时左右，待熟烂，取出沥干水，捣成泥状。(2) 将芝麻炒香，研细。(3) 取干净锅，烧热放猪油，倒入银杏泥翻炒，至水分将尽，放入白糖、芝麻、核桃仁炒至溶化混为一体即成。功能温肺益气，止咳平喘。可辅助治疗咳嗽、痰多等症。(果品的药用和美食制作)。

【白果炖金桔】 金桔 500 克，白果 50 克，蜂蜜 200 毫升。(1) 将金桔洗净，外皮用刀绕一周，纵向划 5 刀，然后用刀背稍压。(2) 将金桔和白果放入锅中，添加蜂蜜并加水炖熬。功能生津止咳，化痰解热。味佳，可长期用水冲服用。(果品的药用和美食制作)。

【枇杷银耳】 干银耳 10 克，新鲜枇杷 150 克。白砂糖 150 克，淀粉。(1) 先将银耳放入温水中浸发，拣去杂质后洗净，放入碗中，加适量清水，上笼用旺火蒸 60 分钟左右，使银耳糯滑涨发，新鲜枇杷（用白沙枇杷为佳），剥皮去核，切成指甲片待用。(2) 锅洗净，下入清水 500 克，加适量白糖，烧开后放入银耳，枇杷片略烧，即用淀粉勾成薄芡即成。功能滋阴润肺生津。适宜咳嗽引起的咳血症。（果品的药用和美食制作）。

【冰糖玫瑰枇杷】鲜枇杷750克，红樱桃50克，青豆35克，桂圆肉25克，玫瑰酱10克，冰糖250克。（1）将枇杷洗净，剥去外皮，挖去果核，放入开水锅中氽一下，捞出，用凉水浸冷，沥干水分。（2）锅置火上，倒入清水，放入冰糖，煮沸，至冰糖溶化，加入红樱桃、青豆、桂圆肉及玫瑰糖，最后放入枇杷，略煮沸一下，离火，倒入大汤碗中即可。有清肺止咳、生津利咽的作用。（果品的药用和美食制作）。

【川贝梨】梨1个，川贝母粉5克。白糖少许。将梨洗净，去核，加入川贝母粉、白糖少许，然后用挖下的部分作盖，盖好，隔水炖熟。功能滋阴润肺，止咳，养喉。是支气管炎患者的食疗佳品。（果品的药用和美食制作）。

【雪梨鱼片】雪梨50克。水发香菇25克，豌豆苗10克。绿豆粉75克，花生油，淀粉、芝麻油、精盐、味精，熟菜油。（1）锅中放清水250克，烧沸；绿豆粉用冷水调匀，加入花生油、精盐、味精搅匀，徐徐倒入锅中，边倒边搅动，待其浓稠明亮时，倒在深汤盆中，冷却后，切成长6厘米、宽3厘米、厚0.4厘米的“鱼片”，撒上淀粉拌匀。（2）锅中放熟菜油，烧至六成热时，撒入“鱼片”，轻轻滑散后，倒入漏勺，控净油。（3）锅中留底油30克，放入梨片、香菇、豌豆苗，煸炒一下，放入沸水100克，加精盐、味精调味，用淀粉勾薄芡，倒入“鱼片”，翻锅装盘。此菜“鱼片”滑润，雪梨脆嫩，味美清口。有清热解毒、止咳化痰、和中下气等作用，常食可强身。（果品的药用和美食制作）。

【脆三丝】梨2个，嫩黄瓜500克，胡萝卜150克。醋，精盐，芝麻油。（1）将鸭梨洗净，去皮切成细丝放淡盐水中腌一会儿，捞出，沥干。（2）将黄瓜洗净，消毒，切成与梨丝大小相等的细丝，撒上精盐，腌10分钟。（3）将胡萝卜洗净，放开水烫透，捞出，切成细丝。（4）将黄瓜丝中的盐水挤掉，将梨和胡萝卜放在黄瓜丝上，加入精盐、醋，拌匀，淋入芝麻油即可。梨有百果之宗的美誉。有清热解毒、滋阴润燥、止咳化痰的保健功效。（果品的药用和美食制作）。

【双银汤】银杏仁50克，银耳50克。青红丝25克，鸡蛋1个。味精、精盐、猪油各适量，白糖100克，淀粉100克。（1）将银杏仁入沸水中氽一下，捞出剥去内种皮。（2）把银杏仁煮熟，捞出压扁，然后在三成热的油中过油炸起花为止。（3）将浸泡洗净的银耳分成片状，放入洁净的铝锅内，加水适量，旺火烧开，移中小火煎熬，至银耳熟烂为止。（4）白糖放入另一铝锅内，中火熬浆。将鸡蛋打破取蛋清，对入清水少许搅匀，倒入锅内搅拌，撇去浮沫，加入炸起花的银杏仁，旺火烧沸。（5）将熟烂的银耳倒入银杏锅内，加味精、精盐，勾芡，撒青红丝，淋猪油起锅。功能平喘，排脓，消痛，清热。适用于肺癌喘息不宁，咳嗽，兼脾虚泄泻，小便淋痛，水肿等症。（果品的药用和美食制作）。

14. 清热解毒类

【一醉膏】甘草（为粗末）20克，没药（研）0.4克，栝楼（去皮）1个。上用无灰酒3000毫升，熬至1000毫升。连服数次服尽。先用托里药，使毒气皆出。

凡初觉发背痈疽等，即多服用大黄、甘草等药，极疏转以行结毒，次用此药。功能清热解毒。适用于发背痈疽，一切恶疮。见《普济方》。

【一枝黄花冲剂】 一枝黄花500克。切碎，水煎2次，每次2小时，过滤取汁，浓缩成浸膏，加适量糊精，喷入糖精钠水溶液，拌匀，干燥，磨成细粉。取细粉加水制颗粒，干燥。每次6克，开水冲服，日2次。功能疏风清热，解毒消肿。适用于外感风热咳嗽，多痰，咽喉肿痛，疮疡乳痈，跌打损伤等。见《全国中草药汇编》。

【二汁饮】 鲜藕、白梨等量。洗净，分别榨汁，混合。每服1盅，日2～3次。功能清热凉血，生津止渴。适用于上焦痰热，热病烦渴等症。见《中国药膳学》。

【二冬粥】 天冬、麦冬各10克，粳米100克。前2药水煎取汁，与粳米煮粥食。功能养阴清热，保津益胃。适用于消渴，多食易饥，形体消瘦，便秘烦渴，小便频数等症。见《百病饮食自疗》。

【二皮汤】 西瓜皮、冬瓜皮各15克，天花粉12克。水煮沸5分钟，取汁。代茶频饮。功能清热，止渴，利尿。适用于暑热烦渴，消渴，尿浊等症。见《中国药膳学》。

【二鲜汤】 鲜橄榄7个，鲜萝卜250克。萝卜切片，水煎3～5分钟。日内服完。功能清肺生津，利咽解毒。适用于咽喉肿痛症。见《中国药膳学》。

【二鲜饮】 鲜藕、鲜茅根各120克。鲜藕切成片，茅根切碎。武火煮沸，文火煮30分钟，取汁饮。功能养阴清热，止血化瘀。适用于虚劳咳嗽，痰中带血及血淋而见小便灼热，艰涩刺痛，尿血等症。见《医学衷中参西录》。

【二鲜茶】 鲜芦根60克，鲜茅根30克。洗净，阴干，切碎，水煎数沸。代茶频饮。适用于吐血，衄血，尿血，便血，肺热喘满，口渴，发热，胸痛等症。见《医学衷中参西录》。

【二冬阿胶粥】 天冬、麦冬各30克，阿胶15克，糯米30克。二冬水熬取汁，糯米熬粥，八成熟时兑入药汁煮至熟，趁热入捣碎之阿胶，烊化。日1剂，连服5日。功能养阴清热，润肺止咳，补血止血。适用于肺阴虚之干咳、咯血及小儿顿咳等症。见《百病饮食自疗》。

【二冬枣仁粥】 天冬、麦冬（连心）、枣仁各10克，粳米100克，白蜜适量。枣仁微炒，同二冬水煎取汁，与粳米煮粥，熟后调入白蜜再稍煮。分2次1日内服完，可连服数天。功能滋阴清热，养心安神。适用于阴虚火旺之心悸不宁，头晕目眩，烦热少寐，多梦耳鸣，手足心热等症。见《百病饮食自疗》。

【二绿玉冰茶】 绿茶、绿萼梅、玉蝴蝶各3克，冰糖适量。开水冲泡。代茶频饮。适用于喉炎，音哑。见《新中医杂志》。

【二鲜三花饮】 鲜竹心30根，鲜荷梗30克，扁豆花、丝瓜花各20朵，南瓜花5朵，泡参、绿豆各30克。各味洗净。煎煮泡参及绿豆，至绿豆开花，加入各味煮30分钟，取汁代茶饮。功能清热解暑，益气生津。适用于暑天身热息高，心烦尿黄，口渴多汗，肢倦神疲，脉虚无力等症。见《百病饮食自疗》。

【二仁炖猪瘦肉】 白果（去芯）、玉竹、沙参各15克，甜杏仁、麦冬各9克，猪瘦肉60克。玉竹、麦冬、沙参水煎去渣，入白果、甜杏仁、猪瘦肉块炖熟，调味。饮汤食肉。2～3天1剂，常食。功能养阴清热解毒。适用于肺肾阴虚之鼻咽癌患者。见《疾病的食疗与验方》。

【二叶豆豉翠衣汤】 大青叶、鲜荷叶、淡豆豉各9克，西瓜翠衣15克，白糖适量。前4味共煎汤取汁，调入白糖。日1剂，连服4~5天。功能辛凉透表解毒。适用于“乙脑”轻证，发热，微恶寒，头痛，精神不佳，微有呕吐，口渴不甚，舌苔薄白，脉浮数等症。见《疾病的食疗与验方》。

【丁香酸梅汤】 乌梅500克，山楂20克，陈皮10克，桂皮1克，丁香5克，白糖500克。乌梅、山楂逐个拍破，与陈皮、桂皮、丁香同装纱布袋中，扎口，放锅内，加水2500克，武火烧沸，文火熬30分钟。去药袋，锅离火静置沉淀15分钟，滗出药汁，加白糖，日饮数次。功能生津止渴，宁心除烦。适用于暑热烦渴，食欲不振，口燥舌干等症。为防暑清凉饮料，对肠炎、痢疾患者有益。见《中国药膳》。

【七鲜茶】 鲜藿香、鲜佩兰、鲜荷叶、鲜竹叶、鲜薄荷、鲜芦根、鲜石斛各10克。共切碎或捣为粗末，稍加水煎，去渣，取汁，代茶频饮。功能清热生津。适用于小儿夏季热，口渴思饮。见《中医儿科临症浅解》。

【七品蒸鸭】 白鸭1只（2000克左右），连翘、丹皮各15克，金银花、白茅根各30克，赤芍20克，元参、延胡索各10克，调料适量。鸭治净，沸水焯透，冷水洗净，沥干。把药物全部纳入鸭腹，入沙锅中，兑入清汤，加黄酒、胡椒粉、生姜、葱、盐等调料，盖上锅盖，用湿棉纸封好沙锅口，大火蒸3小时。功能清热育阴，活血止痛。适用于热毒蕴结之脱疽。见《疾病的食疗与验方》。

【七星剑花煲猪肺】 七星剑花（霸王花、剑花）干品25~30克（或鲜剑花200~250克），猪肺250~300克。洗净，同加水放瓦煲内煎煮1~2小时。饮汤食猪肺。功能清热痰，除积热，补肺气。适用于肺燥干咳，咽干口燥，小儿瘰核，颈部淋巴腺炎，胃肠积滞，大便秘结，口气臭秽等。见《饮食疗法》。

【三叶茶】 鲜荷叶、丝瓜叶、苦瓜叶各等分。水煎，取汁。代茶频饮。功能清解暑热。适用于夏季长期发热不退，口渴多饮，多尿等症。见《中医儿科学》。

【三汁饮】 ①麦门冬10克，生地15克，藕200克。洗净，后2味切片。麦冬、生地置一锅内，藕放另锅内，分别加水，烧沸，文火煎。前者煎20分钟，后者煎30分钟，取汁混合，酌加白糖。代茶饮，不拘次数。功能生津润燥。适用于咽干口燥，咽食艰难，反胃呕逆等症。脾虚便溏者不宜用。见《中国药膳》。②鸭梨1个，荸荠7个，藕1小节，白糖少许。梨洗净、去核、切碎；荸荠去皮；藕切片。前2味同煮滚开；藕另煮成浓汁，2汁相合，调入白糖。频频饮。功能清肺利喉。适用于邪热伤肺之咳嗽声哑，发烧，咽喉疼痛，口渴心烦，舌红苔黄，脉浮数等症。见《疾病的食疗与验方》。

【三汁茶】 麦门冬10克，生地15克，藕1小支。麦门冬、生地煎浓汁、去渣，再煎藕作汁，两汁相合。代茶频饮。功能清热生津。适用于津伤液燥而引起的咽干，食物难咽，反胃呕逆等症。见《北京卫生职工学院资料》。

【三豆茶】 赤小豆、黑豆、绿豆各32克，甘草10克。水煎煮烂，取汁。代茶饮，食豆。适用于疹痘。见《世医得效方》。

【三金茶】 金钱草、海金砂各10克，鸡内金15克。海金沙用布包，与他药同煎，去渣，取汁。代茶频饮。功能清热通淋。适用于石淋，尿中有时挟有沙石，尿色黄赤混浊，小便艰涩灼痛，时或突然阻塞，尿意窘迫，尿道刺痛，或觉腹痛腰痛难忍，甚或尿中带血，舌质偏红，苔薄黄，脉略数。见《百病饮食自疗》。

【三宝粥】生山药（轧细）30 克，三七（轧细）6 克，鸦胆子（去皮）50 粒。先用水调和山药末，煮粥，1 ~ 2 沸即熟。用其粥送服三七末、鸦胆子。功能清热解毒，固摄气化。适用于久痢，休息痢，脓血腥臭，肠中欲腐，兼下焦虚备，气虚滑脱者。见《医学衷中参西录》。

【三鲜汁】①鲜甘蔗、鲜荸荠、鲜芦根各适量。共捣取汁。代茶饮。功能清热养阴。适用于各种热性病后期，余热未清，津伤口渴等症。见《百病饮食自疗》。②鲜藕、鲜白萝卜、鲜旱莲草各 500 克。洗净，共捣熟烂，用净纱布包裹取汁，调入冰糖适量。频饮。功能清热凉血，止血固经。适用于血热崩漏。见《百病饮食自疗》。

【三鲜饮】鲜茅根、鲜藕各 120 克，鲜小蓟根 60 克。切碎、水煎取汁。代茶饮。功能滋阴清热，化瘀止血。适用于虚劳咳嗽，痰中带血；血热妄行之咳血、咯血、吐血、尿血等。见《医学衷中参西录》。

【三鲜茶】①鲜荷叶、鲜藿香、鲜佩兰各 10 克。洗净，去杂质、切碎，共为粗末。日 1 次，开水浸泡或稍加煎煮。代茶徐饮。功能清解暑热。适用于感受暑热引起的发热头痛，胸闷口臭，呕吐恶心，消化不良，口甜而腻等症。（验方）。②鲜藿香、鲜佩兰各 30 克，鲜薄荷 60 克。共研粗末，沸水冲泡。代茶饮。适用于预防夏秋季流行性感冒。见《常见病验方研究参考资料》。③鲜藿香 30 克，鲜荷叶 50 克，鲜芦根 100 克。共碎为末，煎水，取汁。代茶频饮。为夏季清凉饮料。功能清解暑热。适用于发热长期不退，口渴，不思饮食，或厌食症。见《中医儿科临症浅解》。

【三颗针茶】①三颗针及茎 32 ~ 64 克。水煎取汁，去渣。代茶饮。适用于急性胃肠炎。见《常用中草药手册》。②三颗针茎叶 64 克。水煎取汁，去渣。代茶饮。适用于急性肠胃炎，口腔咽喉炎，眼结膜炎。见《草药手册》。

【三鲜银芽】绿豆芽 150 克，熟猪瘦肉、熟鸡肉各 75 克，熟火腿丝 50 克，调料适量。绿豆芽洗净，用热油快速煸炒数下盛起，加入肉丝、鸡丝、火腿丝，调入盐、糖、味精，淋上麻油。佐餐服食。功能利尿消肿，清热解毒，滋养补虚。适用于妊娠水肿及营养不良性水肿等。见《膳食保健》。

【三草止崩汤】仙鹤草、血见愁、旱莲草各 30 克。水煎取汁。日 1 剂，分 3 次饮服。功能清热凉血，止血固经。适用于血热崩漏，血色深红，口干喜饮，烦躁不安等症。见《百病饮食自疗》。

【干茶】干茶叶 100 克，水 100 毫升。水煮茶叶，煎浓汁。每服 5 至 10 毫升，日服 3 ~ 4 次。适用于各种急慢性痢疾。见《日常食品药用》。

【干冬菜粥】干冬菜 30 ~ 50 克，粳米 100 克。煮粥，调入少许植物油。日 1 剂，连服数日。功能清肺润燥。适用于肺燥津伤之音哑，喉燥，干咳无痰等症。见《饮食疗法》。

【土牛膝茶】土牛膝 30 克，冰糖适量。研为粗末，煎汤，取汁，入冰糖令溶。代茶频饮。适用于白喉，急慢性咽炎。见《常见病验方研究参考资料》。

【土白敛茶】鲜土白敛适量。清水煎，每次 32 ~ 96 克。代茶频饮。功能清解暑热。适用于暑热。见《泉州本草》。

【土茯苓糖水】土茯苓 30 ~ 50 克，白糖（或红糖）适量。土茯苓与糖加水 2 碗半，煎至 1 碗。日 1 剂，饮服。功能清热除湿。适用于妇女湿热内蕴，白带过多症。见《滇南本草》。

【大海茶】胖大海5枚，甘草3克。炖茶饮。老幼患者加冰糖少许。功能清热润肺，利咽解毒。适用于外感干咳失音，咽喉燥痛，牙龈肿痛等症。见《中国药膳学》。

【大力子粥】大力子15克，绿豆30克。大力子水煎取汁，与绿豆煮粥。日1剂，分2~3次服，连服2~3天。功能清热解毒透疹。适用于麻疹出疹期。见《百病饮食自疗》。

【大小蓟饮】鲜大、小蓟根茎各30~60克。洗净，捣取汁。分2次服用。功能清热凉血止血。适用于因热之吐血、尿血、便血等。见《百病饮食自疗》。

【大蒜烧茄】大蒜25克，茄子500克，食盐2克，白糖5克，酱油10克，味精1克，生姜5克，葱白10克，干淀粉10克，菜油50克，清汤200克。茄子撕去蒂把，洗净，切成2半，在每半的表面上划1厘米宽的十字花刀，切成4厘米长、2厘米宽的长方块（深切不断为度）。每瓣蒜切成2半。菜油锅烧热，炼至油泡散尽，冒青烟时离火，待油稍降温后，把茄子逐个放入锅内翻炒，下入姜末、酱油、盐、蒜及清汤，烧沸，文火焖10分钟，翻匀，撒入葱花，用白糖与淀粉加水调成的芡汁勾芡，调入味精。随意或佐餐服食。功能清血热，行气滞，利水湿，解邪毒。适用于化脓性感染，便血，高血压，动脉硬化，咯血，紫斑等。见《民间食谱》。

【大蒜浸液】大蒜10克，白糖适量。大蒜去皮，捣烂，加开水50毫升，澄清，入白糖搅匀。每服5~10毫升，日2~3次。功能解毒杀虫。适用于流感，泄泻，痢疾等。见《常见病的饮食疗法》。

【大米白菜粥】粳米100克，白菜若干。煮粥。任意食。功能通肠胃，除烦热。适用于热病后烦热口渴，大便不通。兼能解酒毒。见《寿世青编》。

【大豆乌蛇酒】大豆2000克，麻子仁（研碎）2000克，乌蛇（去头尾皮骨重四两捶碎）1条。相和令匀，就甑内蒸，临熟去甑底汤，将好酒10000毫升就甑中淋，候酒热又淋，凡7~8遍，入瓷瓶内密封。候冷量性饮，常带酒气佳。功能清热解毒。适用于热毒风肿成疽，日夜热痛。见《圣济总录》。

【大枣茵陈汤】大枣250克，茵陈60克。水煎取汁。食枣肉饮汤。日1剂，分2~3次温服。功能补益脾胃，利湿退黄。适用于黄疸。见《中国药膳学》。

【大金钱草粥】新鲜大金钱草（干者30克）60克，北粳米50克，冰糖适量。大金钱草洗净，切碎，加水200毫升，煎至100毫升，去渣取汁，放入北粳米、冰糖，加水400毫升，煮稀粥。日2次，稍温服食。适用于黄疸，胁痛，石淋，沙淋，包括膀胱结石，输尿管结石，肾结石，胆道结石和急性黄疸性肝炎等症。长期服用，可奏效。见《常见病食疗食补大全》。

【大海瓜子茶】胖大海3枚，生冬瓜子10克。水煎，取汁。代茶饮。功能清热解毒。适用于急、慢性咽喉炎，声带及喉头水肿所致的声音嘶哑。见《常见病验方研究参考资料》。

【大（小）蓟速溶饮】鲜大蓟（或小蓟）2500克，白糖500克。大蓟（或小蓟）洗净、切碎，中火水煮1小时，去渣取汁，文火浓缩成浸膏。待温，加入白糖，吸取药液，冷却晾干，轧粉装瓶。每次10克，滚开水冲开。温服，日3~4次。功能清热凉血止血。适用于血热妄行之吐血、衄血、便血、尿血、崩漏等。失血非因热者不宜用。见《圣济总录》。

【大叶三七叶茶】大叶三七叶6~10克开水浸泡。代茶饮。功能清解暑热。适用于中暑烦热，咽喉干痛。见《陕甘宁青中草药选》。

【大青叶柴胡粥】大青叶、柴胡各15克，粳米30克，白糖适量。大青叶、柴胡加水3碗煎至2碗，再把粳米、白糖加入煮稀粥。日1剂，连续服食6～7剂。适用于心肝风火所致的带状疱疹。见《常见病食疗食补大全》。

【大飞扬草豆腐汤】大飞扬草15～30克（鲜者30～60克），豆腐2～3块。同入锅内，加水2碗半煎至1碗，少许食盐调味。饮汤食豆腐。功能清热解毒通乳。适用于产妇排乳不畅，乳房胀痛，早期急性化脓性乳腺炎等。见《饮食疗法》。

【万寿果粥】万寿果15～20克，粳米50克。万寿果加水200毫升，煎至100毫升，去渣入粳米，加水400毫升，煮稀粥。每日2次温食或空腹顿服。适用于热病所致的烦渴，醉酒及酒精中毒等症。见《常见病食疗食补大全》。

【口蘑烧茭白】茭白1500克，干口蘑10克，精盐、料酒、葱、姜、鸡油各5克，猪油500克（实耗75克），水淀粉10克，鸡清汤200克，白糖、味精适量。茭白剥去叶子，用刀削去根皮，洗净，切3厘米长的段，劈成2半，切成均匀的条；干口蘑温水泡软，洗净切片；葱切段、姜切片。猪油烧至五成热时下茭白条，滑透倒入漏勺中沥油。锅内留少许油爆香葱、姜，烹入鸡清汤，加诸料，沸后，撇净浮沫，捞出葱、姜，下入口蘑片、茭白条，勾芡，淋鸡油，调入味精。佐餐用。功能清热除烦解毒。适用于热病烦躁口渴，目赤，黄疸，痢疾等。脾胃虚寒，滑精，泄泻者不宜用。见《滋补保健药膳食谱》。

【山栀粥】山栀30克，鸡骨草30克，田基黄30克，粳米50克。先煎前3味药，去渣取汁，和粳米煮粥。任意食。功能清热利湿退黄。适用于湿热黄疸，发热，身目俱黄，色泽鲜艳，小便不利，不思饮食者。（验方）。

【山楂汤】山楂片100克，酸梅50克，白菊花10克，白糖100克。前2味加水3500毫升煮烂，放入菊花，烧沸，去渣取汁，加入白糖搅匀，待凉。功能清热解暑开胃。作清凉饮料。见《家庭饮食疗法》。

【山蒟茶】鲜山蒟15～32克，水煎数沸。代茶频饮。功能清热解暑。适用于预防中暑。见《浙江民间常用草药》。

【山楂马蹄糕】马蹄粉300克，面粉200克，山楂酱，冰糖各150克，鸡蛋2个，发酵粉15克。马蹄粉与面粉混合，加发酵粉、蛋液、冰糖（化成糖水）合匀，在35～40℃温度下待发。盛器四周涂上熟猪油，倒入发酵粉糊，约为容器1/3量，上笼用武火蒸15分钟；取出铺上山楂酱，再倒1/3糊，蒸15分钟。作点心任意食。功能利湿清热，开胃凉血。适用于湿疹，荨麻疹，寻常疣，痤疮等。见《膳食保健》。

【山枝根煲猪瘦肉】山枝根15～20克，猪瘦肉60克。山枝根洗净；猪瘦肉切块，同加清水适量煲汤，调味。饮汤食肉，日1次，连用3～4天。功能清热泻火，活血止痛。适用于治疗牙痛。见《饮食疗法》。

【千里光茶】千里光500克。千里光全草（干燥），切成细末。每次15克，白开水冲泡。代茶徐饮。适用于上呼吸道感染，急性扁桃体炎，急性肠炎，丹毒等。见《福建中草药》。

【川贝炖猪瘦肉】川贝9克，天花粉15克，紫草根30克，猪瘦肉60克。前3味水煎去渣，加猪瘦肉块炖熟，入盐调味。饮汤食肉。1～2天服1剂，连用20～30天。功能养阴清热解毒。适用于肺肾阴虚之鼻咽癌患者。见《疾病的食疗与验方》。

【门冬膏】天门冬500克（去皮去须根）。天门冬捣碎，用洁净白细布绞取汁，纱布过滤。滤液放瓷罐内，文火熬成较黏稠的膏。每晚睡前用温酒调服1汤匙。功能养阴清热，润燥生津。适用于阴虚津亏，口干口渴，虚热盗汗等症。脾胃虚弱泄泻者不宜用。见《饮膳正要》。

【小麦粥】①小麦100克。慢火煮小麦粥。任意食。功能清热止渴。适用于热病后口干喜饮，及消渴、口干。见《饮膳正要》。②小麦100克，粳米30克煮粥。空腹食。功能养心益肾，除热止渴。适用于热病后心烦口渴。见《本草纲目》。

【小蓟根汁】鲜小蓟根150克。小蓟根洗净、捣烂、绞取汁液服，或沸水冲服。功能凉血止血。适用于血热而致的衄血、吐血、便血或血热所致的月经先期，月经过多等。见《食疗本草学》。

【小蓟根茶】小蓟根30～60克。研粗末，煎水取汁。代茶频饮。适用于吐血，咳血，尿血等症。见《医学衷中参西录》。

【小麦通草汤】小麦30克，通草10克。水煎服。功能清热利尿。适用于老年人小便淋漓，滞涩不通，烦热不安等症。见《食疗本草学》。

【小蓟锅巴茶】小蓟炭30克，糯米锅巴50克。水煎，取汁。代茶饮。日1剂。适用于功能性子宫出血。见《经验方》。

【马兰汤】鲜马兰（嫩茎叶）60～120克。鲜马兰洗净，水煎，取汁服。功能清热解毒，止血。适用于痔疮肿痛，便血等。见《食疗本草学》。

【马兰茶】马兰根20克，红枣10克。马兰根洗净，切碎，与红枣煎水，取汁。代茶饮。功能清热利湿。适用于妇人湿热带下。见《常见病验方研究参考资料》。

【马齿粥】马齿菜50克，红米100克及调料适量。马齿菜洗净，切碎，水煎取汁，与红米同煮粥，调入适量盐、酱等。早晚餐温热服食。功能清热解毒治痢，调气行血散结。适用于产后气血不调之积聚及赤白痢疾等。见《食医心鉴》。

【马齿苋汁】鲜马齿苋120克。马齿苋洗净，捣碎取汁。分2次，1日内服完，温开水送服。功能清热解毒，化湿止血。适用于湿热蕴蒸之热痢，便血，热毒疮疡等。中病即止。脾虚便溏者不宜用。见《百病饮食自疗》。

【马鞭草茶】马鞭草30克，白糖适量。研粗末，用白纱布包装，加白糖，沸水冲泡。代茶频饮。适用于黄疸型肝炎。见《常见病验方研究参考资料》。

【马兰莲子汤】鲜马兰头、鲜白茅根各120克，莲子（去心）、红枣各12克。前2味同入锅内，水煎半小时，去渣，入莲子、红枣，调整水量，煎1小时。1次或分次饮汤吃莲子和红枣。功能止血。适用于吐血症。见《药膳食谱集锦》。

【马苋蛋白羹】马齿苋250克，鸡蛋2个。马齿苋洗净，捣烂绞汁，与鸡蛋清搅匀，冲入沸水。日分2次服用。功能清热解毒利湿。适用于赤白带下等。见《食疗本草学》。

【马苋鲜藕汁】马齿苋、鲜藕各适量。洗净，分别绞取汁液，等量混匀。每服2汤匙，日2～3次。功能清热止血。适用于尿血，血淋，便血等。见《食疗本草学》。

【马尾松针汤】鲜马尾松针60克，鲜茅根、藕节各30克，仙鹤草15克。水煎2次取汁。日1剂，分3次服，连服至症状消失1周以上停。功能凉血止血。适用于血小板减少性紫癜。见《疾病的食疗与验方》。

【马武车前汤】车前草150克，蜂蜜30克。将车前草洗净，放铝锅内，加适量水，反复煎熬3次取汁。合并煎液，加入蜂蜜搅拌，装入茶壶内。代茶饮。功能利水，清热，明目，祛痰。适用于小便不利，淋浊，带下，尿血，黄疸，水肿，热痢，泄泻，鼻衄，目赤肿痛，喉痹乳蛾，痰多咳嗽等。见《天府药膳》。

【马齿鸡子白】生马齿苋适量，鸡蛋1个。马齿苋适量，捣绞汁200毫升。鸡蛋取白，加少量水搅匀，蒸熟，入马齿苋汁，搅匀。微温顿饮，日2次。功能清热解毒止带。适用于赤白带下。脾胃虚寒，肠滑作泻及脾虚带下者不宜用。见《中国药膳学》。

【马钱子鸡蛋】马钱子12克，鸡蛋7个。马钱子砸碎入锅内，开水浸1小时，放入鸡蛋，文火煮1小时，把鸡蛋捞出，置冷水内浸泡片刻，放回药液中泡1小时（煮鸡蛋时，谨防鸡蛋弄破，若破则弃去，绝对不能食，因马钱子有毒）。每早空腹食1个鸡蛋，7天为1疗程。间隔7天，再继续下1个疗程。功能解毒散结。适用于肺结核患者，尤宜于用抗痨药物效果不显者。见《疾病的食疗与验方》。

【马蹄糖水茶】马蹄（荸荠）250克，白糖适量。马蹄洗净，去皮捣烂，加水调匀，入白糖煮熟去渣，晾凉。代茶饮。功能清热泄火。适用于小儿肝胃积热，胶痰在喉，小便赤黄，口渴便秘等症。（验方）。

【马蹄蕹菜汤】鲜蕹菜400克，马蹄10枚。蕹菜洗净；马蹄去皮。水煮取汁。日1剂，分2~3次服，连用7天。功能清热凉血，通便消积。适用于肠热便秘，小儿口渴尿赤等。见《家庭食疗手册》。

【马齿苋车前汤】鲜马齿苋60~120克，车前草30克。洗净，同煎取汁。日分2~3次饮服。功能清热解毒，止血通淋。适用于血淋，小便灼热、艰涩刺痛，尿血紫红，少腹疼痛等症。见《百病饮食自疗》。

【马齿苋白糖汁】生马齿苋1把，白糖适量。马齿苋洗净，绞汁30毫升，加冷开水100毫升，调入白糖，搅匀。每服100毫升，日3次。功能清热解毒，散瘀消肿。适用于肠痈（阑尾炎）。脾胃虚寒，肠滑作泻者不宜用。见《中国药膳学》。

【马齿苋阿胶汤】马齿苋60克，阿胶10克。马齿苋洗净，水煎取汁，阿胶烊化兑入。每服20毫升，日2~3次。功能清热解毒，滋养补虚。适用于急慢性白血病有肠道感染，低热贫血者。见《肿瘤的诊断与防治白血病》。

【马齿苋鸡蛋汤】马齿苋60克，鸡蛋3个。马齿苋洗净，捣烂取汁，鸡蛋去壳，加水适量煮熟，兑入马齿苋汁。每日分2次服。功能清热解毒止血。适用于月经过多、色深、有块者。见《家庭药膳手册》。

【马齿苋金针汤】黄花菜、马齿苋各50克，红糖100克。前2味水煎，调入红糖。每天1~2次饮服，连用数天。功能清肠解毒。适用于疫毒痢疾，发病急促，高热腹痛，烦燥，可见稀便，也可为血水或脓血，甚则神志不清，反复惊厥等。见《疾病的食疗与验方》。

【马齿苋蛋清饮】鲜马齿苋100克，鸡蛋2个。马齿苋洗净、捣烂、绞汁。鸡蛋打破，取蛋清，加入马齿苋汁中，搅匀。加温顿服。日1~2次。功能清热解毒，治带止痒。适用于湿热下注之带下色黄、量多、味臭、阴痒等症。见《中国妇科学》。

【马齿苋绿豆汤】鲜马齿苋120~200克（或干品30~50克），绿豆50~100克。马齿苋洗净、切碎，与绿豆水煎至豆熟，取汁500毫升。分2次温服，日1剂。功能清热解毒治痢。适用于痢疾，肠炎，痈肿疮疡等。虚寒痢及脾虚泄泻者不宜用。见《饮食疗法》。

【马齿苋槟榔茶】马齿苋、槟榔各10

克。共煎，去渣，取汁。代茶温饮。功能清热利湿。适用于湿热痢腹痛，里急后重，下痢赤白，1日数次或十余次，肛门灼热，小便短赤，舌红，苔腻微黄，脉滑数者。见《百病饮食自疗》。

【马齿苋藕汁饮】鲜马齿苋、鲜藕各500克，白糖适量。洗净、捣烂、绞汁，调入白糖，搅匀。每服200毫升，日2~3次。功能清热解毒，凉血止痢。适用于热毒血痢。（验方）。

【马兰车前茵陈汤】马兰、车前草各60克，茵陈30克。水煎服。功能清热利湿退黄。适用于湿热发黄，小便短赤，急性黄疸型肝炎。见《食疗本草学》。

【天萝水】取丝瓜地上茎切断（夜里2点左右取汁浓淡适宜），将切口插入瓶中，放置一夜得丝瓜水。每服100~150毫升，日2次，重者3次。功能消痰泻火，清热解毒。适用于肺热消渴，烦渴多饮，口干舌燥，尿频量多；肺痈胸痛，身热咳嗽，咯吐脓痰等症。见《气功药饵疗法与救治偏差手术》。

【天花粉粥】天花粉30克，粳米100克。先煎天花粉，去渣，取汁，入米煮粥。任意食。功能清肺，生津止渴。适用于消渴及肺热咳嗽。见《千金月令》。

【天青地白茶】细叶鼠曲草（鲜，天青地白异名）32克。水煎。代茶饮。功能清热解暑。适用于预防中暑。见《福建中草药》。

【天麻竹沥粥】竹沥30克，天麻10克，粳米100克，白糖适量。天麻切薄片，与粳米加水煮粥，调入竹沥、白糖。日分2次服用。功能平肝息风，清热化痰。适用于肝风痰热的痫症（发作前常觉眩晕头痛，胸闷乏力，心烦易怒；发作时突然昏仆，神志不清，抽搐吐涎，移时渐苏，醒后一如常人）。见《百病饮食自疗》。

【天花粉山药粥】鲜天花粉15克（干品亦可），鲜山药60克（干品亦可，但不可炒）。天花粉切成骨牌片，同放锅内，加水适量，文火慢煮至烂熟。淡食为佳，亦可入少许酱油或食盐调味服食。功能生津止渴，固肾安中。适用于消渴之口干舌燥，尿频量多等症。见《气功药饵疗法与救治偏差手术》。

【无花果叶茶】无花果叶（干）10克，白糖适量。洗净，切碎，晒干，沸水冲泡，入白糖令溶。代茶频饮。适用于黄疸。见《常见病验方研究参考资料》。

【无花果冰糖水】无花果30克，冰糖适量。水煎服，日1次，连服3~5日。功能清肺化痰。适用于风热所致失音，发声不扬，其声重浊，咳痰黄稠，口燥咽干或痛等症。见《饮食疗法》。

【无患子根猪骨汤】无患子根30克，猪骨（脊骨为佳）200克。加清水3碗，煎至1碗，食盐少许调味。饮服。功能清热泻火解毒。适用于风火牙痛，胃热牙痛等症。见《饮食疗法》。

【云香绿豆糖水】臭草（云香全草）50克，绿豆100克，红糖适量。臭草、绿豆加水1500毫升，煎至600毫升，加红糖稍炖，候温。日内服完。功能清热解毒，清暑凉血。适用于感冒发热，鼻衄，牙痛，咽喉肿痛，痱疮，疖疮等症。见《家庭食疗手册》。

【木通粥】木通15克，生地黄30克，粳米100克。先煎前2味，去渣，入米煮粥。空腹食。功能清心利尿。适用于血淋，小便赤涩疼痛，亦可治心火口疮，烦热不寐，口舌干渴者。见《太平圣惠方》。

【木莲叶酒】木莲叶49克。揩毛，研细，酒解。温服适量。功能清热解毒。适用于痈疽肿毒。见《三因极一病证方论》。

【木蝴蝶茶】木蝴蝶5~10克，冰糖适量。剪碎，加糖，同放入杯中，沸水冲泡。代茶饮。适用于急慢性咽炎，音哑。见《中国药膳学》。

【木耳芝麻茶】黑木耳60克，黑芝麻15克。黑木耳30克放锅中炒至变黑带焦味出锅，将芝麻炒香，加清水1500毫升，同时下入生、熟木耳，中火煮沸30分钟出锅，用双层纱布过滤后，贮瓶。每饮100～120毫升，加白糖20～25克。日服2～3次。功能清热，凉血，止血。适用于血热便血，痔疮便血，肠风下血，痢疾下血等症。见《中国药膳学》。

【木耳红糖饮】黑木耳30克，红糖20克。黑木耳加水慢火煮，加红糖调服。日1剂，分2次服。功能凉血止血。适用于妇女功能性子宫出血，面赤口干，高血压等症。见《饮食与长寿》。

【木耳豆腐汤】黑木耳30克，豆腐250克。煮汤。调味服食。日1～2次，连服数天。功能清肠解毒，凉血止痢。适用于细菌性痢疾，发病急促，腹痛，腹泻前有高热，头痛，烦躁，口渴，便稀，或为脓血等症。见《疾病的食疗与验方》。

【木耳砂糖水】黑木耳30克，砂糖15克。木耳微火炒香，加水350毫升，煎煮后调白糖服。功能凉血止血。适用于血热月经过多，过期不止，血色深红，心烦口渴，小便黄少，或血热崩漏，血淋，肠风下血等症。见《中国药膳学》。

【木棉花糖水】木棉花30～50克，白糖适量。加清水两碗半，煎至1碗，去渣饮。功能利湿清热。适用于肠炎，尿道炎，湿疹，暑疖等症。见《饮食疗法》。

【木槿花速溶饮】木槿花500克，白糖500克。将木槿花（开败的）洗净，剪碎，加水适量，煎煮1小时，去渣；继续以文火煮至将要干锅时，停火，待冷，拌入干燥的白糖粉吸干煎液，混匀，晒干，压碎，装瓶。每服10克，沸水冲饮，日2次。功能清热解毒，凉血止血。适用于吐血，血痢，便血等症。见《药膳食谱集锦》。

【木香黄连炖大肠】木香10克，黄连5克，肥猪大肠35厘米。木香、黄连研末放入猪大肠内，两头扎紧，炖肠至烂时去药。饮汤食肠。功能凉血止血，行气通腑。适用于血热肠风下血，血色鲜红，血出便前，痢疾等症。见《中国药膳学》。

【五汁饮】①梨汁、荸荠汁、藕汁（或蔗汁）、麦冬汁、鲜苇根汁各适量。同置锅内，加清水适量，沸后文火熬煮30分钟。代茶饮。功能生津止渴，清热解毒。适用于热证伤津，烦热口渴，口吐白沫等症。见《温病条辨》。②梨汁、蔗汁、莱菔汁各适量，鲜石菖蒲汁10毫升，生姜汁2滴。五汁和匀，隔水炖。温服。功能下气消滞，清热化痰。适用于气郁挟痰阻塞胃脘之痰膈，饮食入胃便吐粘涎，膈塞不通，便秘等症。见《重订通俗伤寒论》。③雪花梨1个，鲜藕1节，甘蔗1段，荸荠15个，水萝卜1个。甘蔗、荸荠、萝卜均去皮，连同梨、藕各自切碎，捣汁后混合。冷饮。功能清泄胃火，滋养胃阴。适用于甲状腺机能亢进属胃中郁热者，多食善饥，渴喜冷饮，胃脘灼痛，口舌干燥，形体消瘦等症。见《疾病的食疗与验方》。

【五汁茶】梨汁、荸荠汁、藕汁（或蔗汁）、麦冬汁、鲜苇根汁各适量。搅匀，不拘时。凉饮。如不甚喜凉者，重汤煨。代茶温饮。功能清热生津。适用于发高烧灼伤津液而引起的口渴较甚或吐白沫黏滞不爽快者。见《温病条辨》。

【五味茶】银花15克，连翘、杭菊4.5克，霜桑叶、鲜橄榄各9克。水煎。代茶饮。适用于猩红热。服后忌食牛、羊肉，油腻及一切刺激性食物。（验方）。

【五加芽粥】五加芽（五加科落叶灌木

五加的嫩芽）10克，粳米100克。五加芽焙干，水煎、去渣取汁，入米煮粥。空腹食。功能明目止渴。适用于风热上攻之头昏眼花，视物不清，口渴咽干等。见《家宝方》。

【五叶芦根饮】 藿香叶、薄荷叶、荷叶各3克，枇杷叶、鲜芦根、佩兰叶各30克，冬瓜60克。枇杷叶、冬瓜共煎汤代水，再煎他药，剂成时加白糖适量调味。日1剂，分3次服。功能芳香化湿而醒胃。适用于湿热病后，余邪未尽，胃气未醒，脘中微闷，知饥不食等症。见《湿热病篇》。

【五花茶冲剂】 金银花480克，鸡蛋花、木棉花各2403克，槐花、葛花各1203克，甘草481克，蔗糖适量。加工成棕色颗粒，每瓶10克。开水冲泡。代茶饮。每服半瓶~1瓶。适用于湿热下血，下痢，湿疹。见《全国医药产品大全》。

【车螯酒】 ①车螯瞉1~2个（泥固脐火煅过为细末），灯心30茎，蜜1大匙，栝楼一个。上碎，剥栝楼，用酒1000毫升，煎3味微熟。调车螯末8克。功能清热解毒。适用于发背痈疽。见《普济方》。②车螯（紫色光厚者以黄泥固脐煅赤候冷为末）15克，腻粉6克，甘草末10克，栝楼（锉）1枚。前3味和匀，次将栝楼用酒2盏，煎至1盏，去滓。调下前药15克，取下恶物瘥。功能清热解毒。适用于发背作寒热。见《圣济总录》。

【车前子饮】 车前子30克，粳米米汤适量。车前子用纱布包好，加水500毫升，煎至300毫升，去药包，加米汤。分2次温服。功能清热利尿，渗湿止泻。适用于小便不利，淋沥涩痛或湿热泄泻，大便黄褐而臭，肛门灼热，小便短赤，尿道炎，膀胱炎，及支气管炎咳嗽多痰等症。见《卫生易简方》。

【车前子粥】 ①车前子30克，粳米100克。先煎车前子去渣取汁，入米煮粥。空腹任意食。功能清热利水通淋。适用于热淋，去暑湿，止泻痢，见《肘后方》。②炒车前子12克，韭菜籽6克，核桃仁3个，薏米30克。韭菜籽炒黄，与核桃仁、薏米、炒车前子加水煮粥。日1剂。待温饮服，连服食10~15剂。适用于湿热下注所致的遗精。见《常见病食疗食补大全》。

【车前叶羹】 车前叶500克，粳米50~100克，葱白数根，豆豉适量。车前叶切碎，葱白切段，二者与米及豆豉同加水煮羹。空腹服。功能清热利水，通淋止痛，祛痰止咳。适用于热淋，小便出血，茎中疼痛，及湿热泻痢，黄疸，目赤肿痛，痰多咳嗽等症。见《食医心鉴》。

【车前梧桐茶】 车前草7棵，梧桐树皮15克，冰糖200克。先煎前2味，去渣，取汁，入冰糖令溶。代茶频饮。适用于泌尿系感染，结石尿痛。（验方）。

【车前草煲猪小肚】 鲜车前草60~90克（干品20~30克），小肚200克。洗净，猪肚切成小块，水煮至猪肚熟，加食盐调味。酌量饮汤食肚。功能清热泻火，凉血止血。适用于下焦热盛，尿血鲜红，小便黄赤，灼热，心烦口渴等症。见《饮食疗法》。

【止痢茶】 ①鲜马齿苋750克。洗净，干蒸5分钟，捣烂取汁，加适量冷开水捣取汁液，合并三汁。代茶饮，日1次。功能清热止痢。适用于细菌性痢疾，急性胃肠炎，急性阑尾炎，功能性子宫出血等症。见《华夏药膳保健顾问》。②野麻草（干全草）、凤尾草（干全草）、四方草（干全草）、六角仙（干全草）各15克。六角仙、四方草干叶、茶叶各12克。药店有成药出售。日服3克，开水泡15分钟。首次药汁加服一见喜片4片，药渣继续泡开水待用，小儿减半。代茶饮。适用于急慢性细菌性痢疾，肠炎等症。见《中药制剂汇编》。

【内消浸酒】 仙人杖草并苗 600 克，羌活（去芦头）80 克，杏仁（去皮尖研炒）80 克。前 2 味细锉，入研杏仁，以醇酒 10000 毫升，于瓶内密封，7 日后取开。每日空心暖饮 1 盏，临睡再服。功能清热解毒。适用于风热毒气，结成瘰疬。见《圣济总录》。

【牛蒡粥】 牛蒡根 30 克，粳米 50 克。牛蒡根煎 15 分钟，去渣留汁；与粳米同煮至粥成加白糖适量，调味。日 2 次，早晚餐食。功能益肺清热，利咽散结。适用于胃肺虚热，复感外邪，咽喉肿痛，咳嗽，咯痰不爽，及麻疹未透等症。见《食医心鉴》。

【牛蒡子叶茶】 牛蒡子叶（鲜品）32 克（干品 10 克）。水煎数沸，去渣，取汁。代茶频饮。适用于急性乳腺炎。见《全展选编·外科》。

【牛膝地黄汤】 白茅根、川牛膝、生地黄各 30 克，白糖适量。茅根、生地、牛膝置锅中，加水 500 毫升，煎至 300 毫升，加白糖调匀，每服 100 毫升，日 3 次。功能凉血清热，引血下行。适用于倒经，经期或月经前后衄血、吐血，色红量多，心烦易怒，口苦耳鸣，及经闭或月经量少等症。月经过多者不宜用。见《常见病的饮食疗法》。

【化斑粥】 生石膏 30～60 克，玄参 10 克，犀角末 3～5 克（或水牛角 6～10 克），鲜荷叶半张，绿豆 30 克，白粳米 100 克。玄参、荷叶洗净，与石膏水煎取汁，再与粳米、绿豆煮粥，调入犀角末。日分 2～3 次温服，功能清热凉血解毒。适用于温病热在营血，高热口渴，烦燥不宁，肌肤发斑，甚或吐血、衄血等症。见《百病饮食自疗》。

【月季冬瓜汤】 月季花 2 朵，冬瓜 500 克，黄瓜 100 克，调料适量。月季花洗净，冬瓜、黄瓜切片；炒勺中放入底油，然后姜、葱爆锅，加入水、冬瓜，煮熟后放入黄瓜片、盐、味精、月季花，略煮。随意饮汤或食瓜。功能清热解毒，生津止渴。适用于暑热伤津，发热口渴，及糖尿病口渴喜饮等症。见《华夏药膳保健顾问》。

【丹参郁金蜜】 丹参 500 克，郁金 250 克，茵陈 100 克，蜂蜜 1000 克，黄酒适量。丹参、郁金、茵陈入锅，冷水浸 2 小时，中火烧开，加黄酒 1 匙，小火煎 1 小时，约剩药汁 1 大碗，滤出；再加水煎 1 次，约剩药汁大半碗：将 2 次药汁与蜂蜜同入盆，搅匀，加盖，旺火隔水蒸 2 小时，冷却装瓶。每服 1～2 匙，饭后开水冲服，日 2 次。3 个月为 1 疗程。功能疏肝利胆，清热除湿。适用于慢性胆囊炎，胆道阻塞，胆囊疼痛，大便燥结等症。见《疾病的食疗与验方》。

【凤尾草茶】 鲜凤尾草 100 克。捣烂绞汁，开水冲调。代茶频饮。适用于急性肝炎，急性胆囊炎。见《陕甘宁青中草药选》。

【凤衣冬蜜茶】 凤凰衣（即鸡蛋皮）3 克，天冬 3 克，蜂蜜 1 匙。置于碗中，加水适量，隔水炖。代茶饮。功能清热解毒。适用于慢性喉炎，声音嘶哑，喉咙干痛等。见《饮食疗法 100 例》。

【凤尾草米泔汤】 凤尾草 30 克（鲜 60 克），取第二次淘米水 3 碗加入，煎至 1 碗半，加少许食盐调味。饮服。功能清热凉血，利尿通淋。适用于泌尿系炎症，尿频尿急，尿痛，血尿等症。见《饮食疗法》。

【凤尾草海带汤】 凤尾草 30 克（鲜品用 60 克），海带 30 克。加清水 3 碗煎至 1 碗半，以食盐少许调味，去渣饮。功能清热解毒，凉血利尿。适用于尿道炎，膀胱炎，血热鼻衄等症。见《饮食疗法》。

【乌梅粥】 ①乌梅（槌碎）15克，粳米100克。水浸泡1宿，去乌梅，取汁煮粥。每日空腹食。功能清热生津，敛肺涩肠。适用于消渴及虚热烦渴，久咳久泻，或肠风下血，血色鲜红者。见《圣济总录》。②乌梅15～20克，粳米100克，红枣3枚，冰糖适量。乌梅水煎，去渣后入粳米、红枣、冰糖，再加水煮稠粥。早晚餐温热服，夏令稍温食。适用于久泻、久痢。见《常见病食疗食补大全》。

【乌鱼葛菜汤】 鲜乌鱼（墨鱼）1条，塘葛菜10克。鱼去鳞及内脏，洗净，加水与葛菜同煮1～2小时，熟后调味服。功能清热养阴，利水消肿。适用于肺炎，咽喉炎，及肾炎水肿，小便不利等症。见《家庭食疗手册》。

【乌梅白糖汤】 乌梅5～10枚，白糖50～100克。煎汤。代茶饮。功能生津止渴，养阴敛汗。适用于温病口渴，及夏季烦热，汗出，口渴等症。见《中国药膳学》。

【乌梅虎杖蜜】 乌梅250克，虎杖500克，蜂蜜1000克。乌梅、虎杖洗净，水浸1小时，再用瓦罐，加水适量，文火慢煎1小时，滤出头汁500毫升，加水再煎，滤出二汁300毫升；将药汁与蜂蜜同入锅中，文火煎5分钟，冷却装瓶。每服1汤匙，饭后开水冲服，日2次，3个月为1疗程。功能清热解毒，利胆止痛。适用于慢性胆囊炎，右上腹疼痛或不适等症。见《疾病的食疗与验方》。

【乌梅清暑饮】 乌梅15克，石斛10克，莲子心6克，竹叶卷心30根，西瓜翠衣30克，冰糖适量。石斛入沙锅先煎，后下诸药共煎取汁，去渣，调入冰糖令溶化。代茶频频饮。功能清热生津。适用于心热烦躁，消渴欲饮不已，舌红绛，苔黄燥。见《百病饮食自疗》。

【六味红枣粥】 大米60克，银柴胡10克，马齿苋25克，赤芍10克，延胡索10克，大枣10枚，山楂条10克，白糖10克。银柴胡、马齿苋、赤芍、延胡索加水10000毫升，武火烧开，文火煮30分钟，弃药留汁，以药汁煮大米、大枣至粥熟，加山楂条，白糖调匀。顿服。功能清热除湿，化瘀止痛。适用于湿热下注，阻滞气血之痛经，经前小腹疼痛，低热，面色黯红，质稠有块，带下黄稠等症。见《疾病的食疗与验方》。

【六一散冲腐浆】 六一散6克，豆腐浆500毫升。豆浆与六一散（滑石6份，甘草1分，研末制成）同煮沸，加白糖适量调味。顿服。功能清暑利尿。适用于暑热季节小便不畅，短赤而痛等症。见《本草纲目拾遗》。

【火炭母猪红汤】 鲜火炭母60克（小儿减半），猪红（猪血）150～200克。加清水适量煮汤，食盐少许调味。饮汤食猪血。功能清热解毒，消胀利肠。适用于小儿夏季热，肠炎，消化不良，饮食积滞等症。肠炎腹泻者，只饮汤，不食猪血。见《饮食疗法》。

【双衣茶】 绿豆衣、扁豆衣各适量。稍加煎煮，去渣，取汁。代茶频饮。功能清热解暑。用于预防中暑。见《日常食物药用》。

【双甘藿香茶】 茶叶9克，甘菊花15克，藿香、生甘草各10克。开水冲泡。代茶饮。适用于预防中暑及暑毒。见《日常食物药用》。

【双花双叶茶】 金银花、霜桑叶、白芷、车前草各6克。煎汤。代茶饮。适用于急性结膜炎。（验方）。

【双花杏蜜饮】 金银花、菊花、杏仁各10克，蜂蜜30克。银花、菊花、杏仁共煎取汁，贮瓶，分次兑入蜂蜜。代茶饮。功能疏风清热，解毒散邪。适用于肺痈初期，咳嗽胸隐痛，呼吸不利，痰涎粘滞浓浊，恶寒发热等症。见《百病饮食自疗》。

【双根西瓜盅】 西瓜1个（约2500克），鲜茅根60克，鲜芦根100克，糖荸荠、山楂糕条、糖莲子、鲜荔枝各50克，金山雪梨30克，白糖300克，罐头银耳适量。西瓜洗净皮，横切其1/6作盖，并将西瓜切开之盅口上下削成锯齿形状，挖出瓜瓤待用；瓜瓤、山楂条、荸荠分别切成小粒，莲子对剖开，雪梨切片，荔枝去核切成小块；鲜茅根、芦根洗净，水煎取汁300毫升，加白糖，溶后入莲子、瓜瓤、荸荠、雪梨煮沸，再入山楂丁，起锅，与银耳一并倾入西瓜盅内，加盖入冰箱放置1～2小时。随量服食。功能清热凉血解毒。适用于温病热在营血，高热口渴，躁扰不安，肌肤发斑，甚或吐血、衄血等症。见《百病饮食自疗》。

【水蛇粟饭丸】 水蛇1条，蜗牛15只，麝香0.5克，粟米150克，姜适量。水蛇剥皮，去内脏，文火炙黄，捣末；蜗牛水浸5日取涎，开水烫死，挑出肉烘干，擀成面粉；麝香研末；粟米煮成饭；将水蛇末、蜗牛粉、蜗牛涎水、麝香末、粟米饭拌匀，制成绿豆大小饭丸。每服10丸，姜汤送服，日2次。功能清热除烦，生津止渴。适用于消渴，四肢烦热，口渴心烦等症。见《太平圣惠方》。

【水牛角地龙汤】 水牛角50～100克，地龙9克。水牛角切片，放瓦锅内水煎2小时，再入地龙煎服。日1剂，分2次服用，连服7～10天。功能清营凉血，息风止痉。适用于流行性乙型脑炎，热入营分高热，午后或晚上较甚，头痛剧烈，抽搐，昏迷，颈项强直，角弓反张等症。见《疾病的食疗与验方》。

【玉露酒】 薄荷叶2500克，绿豆粉750克，白糖750克，天门冬（去心）32克，麦门冬（去心）32克，天花粉128克，白茯苓（去皮）128克，柿霜128克，硼砂16克。冰片16克，用新盆2个，将薄荷等药屑相间隔，著实盛於内，2盆合封固如法，不许透气，蒸5柱香，取出晒干，抖去群药，只用豆粉，复加白糖、柿霜、硼砂、冰片。随用此药，不用引子，诸物不忌。适用于诸疾痰饮，宿滞噎塞，气痞奔豚，膨胀上喘下坠，乍寒乍热，头目晕胀，咽喉肿痛。不拘老少，并皆治之。见《鲁府禁方》。

【玉露糕】 天花粉、葛根、桔梗各10克，绿豆粉500克，白糖250克。天花粉、葛根、桔梗切片，烘干打细末，与豆粉、白糖和匀，加清水调湿，置饭盒内，武火蒸30分钟，取糕，切成重约25克块。酌量食。功能清热生津，润肺止咳。适用于肺燥干咳，痰少，及胃热口渴喜饮等症。见《养心录》。

【玉米须煎】 玉米须30克，水牛角尖15克，红糖60克。玉米须水煎去渣取汁，水牛角尖磨水兑入，红糖调匀。分2次服用，日1剂。功能泄热平肝。适用于高血压病，头痛且胀，心烦易怒，夜眠不宁等症。见《疾病的食疗与验方》。

【玉米根叶茶】 玉米根、叶各30克。共研粗末，水煎，取汁。代茶饮。适用于小便淋沥，砂石疼痛。见《本草纲目》。

【玉竹薄荷饮】 玉竹3克，薄荷叶2片，生姜1片，白蜜适量。水煎取汁，临卧饮服。功能凉血止血，滋阴补虚。适用于劳伤吐血，及崩漏等症。见《中国药膳学》。

【玉米须肉汤】 玉米须、小蓟、五花肉各适量。肉切块，与装入纱布袋中之玉米须、小蓟加水同炖，熟烂后服用。功能凉血止血，滋阴补虚。适用于劳伤吐血，及崩漏等症。见《中国药膳学》。

【玉米须酒酿】玉米须15克，酒酿100克。玉米须放锅内，加水适量，煮20分钟捞出，加入发酵好的酒酿，煮沸食。功能清热透疹。适用于风疹块。见《药膳食谱集锦》。

【玉决菊荠茶】玉米须、决明子、菊花、荠菜各10～20克。共为粗末，煎汤。取汁。代茶频饮。适用于高血压病。见《常见草药的药理研究》。

【玉米须茵陈汤】玉米须30克（鲜品加倍），茵陈、车前草各30克，白糖适量。玉米须、茵陈、车前草加水500毫升，浓煎去渣，加白糖调服。每服200毫升，日3～5次。功能清热祛湿，利胆退黄。适用于湿热黄疸，身目俱黄，黄色鲜明，发热口渴，小便深黄，肝炎、胆囊炎等所致黄疸。急性期宜多服，每日2000毫升，分3～4次服。见《常见病的饮食疗法》。

【甘竹茶】甘草梢9克，竹叶5克。共为粗末，沸水冲泡。代茶频饮。适用于湿热蕴结膀胱所致的尿频，尿急，尿痛等症。见《中医护理》。

【甘草酒】①甘草（炙）、升麻、沉香（锉）、麝香（研）各20克，豉60克。除麝香外，粗捣筛，入麝香拌匀，酒煎去渣服。每服7.5克，酒1盏半。或煎至八分去渣，早晚食前各1服，其渣热敷肿上。甚者取豉350克，栀子仁14枚，葵菜80克，3味用水17500毫升，煎至1000毫升，滤去渣，空心温服适量，服尽为度。见《圣济总录》。②生甘草30克，生姜4片，栝楼（去子、置于碗内）1颗。生姜、甘草用酒2大杯，煎取6成，去渣，趁热放入栝楼碗中，绞取汁。不计时候，分2次温服。适用于发热，头痛，心烦。

【甘蔗茶】甘蔗120克。切片水煎，取汁。代茶饮。适用于麻疹出齐后，热盛津亏，久而不收之症。见《上海常用中草药》。

【甘蔗粥】甘蔗汁50～100毫升，粳米100克。甘蔗汁，兑水适量，同粳米煮粥。空腹食。功能清热生津，养阴润肺。适用于肺燥咳嗽及热病津伤，心烦口渴，大便燥结等症。并能解酒毒。见《养老奉亲书》。

【甘露饮】枇杷叶、熟地、生地、天门冬、麦门冬、石斛、茵陈、黄芩、枳壳、甘草各等分。上药为末。取15克，水10毫升，煎至7毫升，去滓。临卧温服。小儿减半。适用于胃中客热，牙宣口臭，齿龈肿烂，时出脓血；目睑垂肿，常欲合闭；或目赤肿痛，口舌生疮，咽喉肿痛等症。见《和剂局方》。

【甘草绿豆汤】生甘草15克，绿豆90克。水煎服。功能解百药毒。适用于乌头及多种药物中毒。见《上海常用中草药》。

【甘桔速溶饮】生甘草60克，桔梗30克，白糖200克。甘草、桔梗冷水泡透，加水适量煎煮，每20分钟取汁1次，加水再煎，共煎3次，合并药液，文火煎煮浓缩至稠黏时，停火待冷，拌干燥白糖粉，吸净药液，混匀、晒干、压碎，装瓶。每服10克，沸水冲化，日3次。功能解毒利咽。适用于急慢性咽炎，喉炎等症。见《药膳食谱集锦》。

【甘蔗马蹄饮】红皮甘蔗1段，马蹄（荸荠）7个。甘蔗去皮，压榨取汁300毫升；马蹄洗净，压榨取汁后兑入甘蔗汁内，搅匀。代茶饮。功能清热解毒，生津止渴。适用于邪热伤津，烦热，口渴欲饮等症。见《食物与治病》。

【甘蔗白藕汁】鲜甘蔗、白藕各500克。甘蔗洗净去皮，切碎绞汁；白藕去节洗净，切碎，以甘蔗汁浸半日后绞汁。日内3次服完。功能清热泻火，凉血散瘀。适用于小便赤热，吐衄，泄泻，泌尿系感染之尿急、尿频、尿血、尿痛等症。虚寒癃闭者不宜用。见《中国药膳学》。

【甘蔗莱菔汤】甘蔗120克，鲜萝卜120克。切碎，水煮至萝卜烂熟，去渣取汁。随量服。功能清热除烦，解酒化食，和胃下气。适用于酒食过度，烦热面赤，呕逆少食等症。见《食疗本草学》。

【甘菊苗拌肚丝】甘菊苗50克，熟猪肚250克，调料适量。甘菊苗洗净后切粗丝，开水烫一下捞出沥水；熟猪肚切丝，过沸水稍烫后捞出沥水，放盆内，甘菊苗丝放于其上；蒜捣泥，加酱油、醋、味精、香油调成汁，倒在二丝上。佐餐或单食。功能清胃泻火。适用于胃火上攻，口舌生疮，齿衄等症。见《华夏药膳保健顾问》。

【节节花茶】节节花（全草）64克。煎汤冲泡食盐或糖。代茶频饮。适用于小便疼痛。见《中药大辞典》。

【节瓜猪瘦肉汤】节瓜1个（约250克），猪瘦内100克。节瓜刮去表面瓜皮及粗毛，切成片状，猪瘦肉切片，二者加清水适量煲汤，食盐少许调味。饮汤食节瓜及猪瘦肉。功能解暑生津，健脾利水。适用于暑热烦渴，尿黄，及炎夏食欲不振等症。见《饮食疗法》。

【石韦茶】石韦、车前子各60克，栀子30克，甘草15克。上药去杂质，共捣粗末。日1剂，水煎。代茶频饮。适用于泌尿结石，肾盂肾炎，膀胱炎等。见《全国中草药汇编》。

【石耳粥】①石耳3克（研末），粳米50克。先煮粳米粥，将熟，入石耳末搅匀，空腹食。功能养阴，止血。适用于痢疾下血，痔漏出血。（验方）②石耳15克，粳米50～100克。石耳洗净，水煮1～2沸，入米煮粥。空腹食。功能益精明目，养阴止血。适用于老年性视物昏花，肾虚腰疼，劳咳吐血，肠风下血，痔漏，脱肛。见《粥谱》。

【石莼汤】石莼30～60克。加水煎汤服食。功能清热利尿。适用于热结膀胱，小便不利等症。见《食疗本草学》。

【石榴果皮】干燥石榴皮适量。加水煎煮30分钟（或重复煎煮1次），制得50～60%石榴果皮煎剂，加白糖适量调匀。每服20毫升，日3～4次，连服6～10天。功能解毒治痢。适用于细菌性痢疾或慢性阿米巴痢疾。见《疾病的食疗与验方》。

【石斛玉竹甘蔗饮】鲜石斛15～18克，玉竹12克，甘蔗汁200克。水煎，沸30分钟后取汁。代茶饮。功能清热滋阴。适用于热伤津液之口渴等症。为夏季清凉饮料。见《补品补药与补益良方》。

【龙葵酒】龙葵果128克，白酒250克。龙葵果浸于酒中，30天后饮。每次1茶匙，日3次。适用于气管炎，哮喘等症。见《陕甘宁青中草药选》。

【龙胆草粥】龙胆草、柴胡、泽泻、车前子、木通、栀子、黄芩各6克，甘草2克，粳米100克。前9味分别洗净，同装入消毒过的纱布袋中，水煎20分钟捞出药包，将洗净的粳米放入药汁，再加适量水，煮稀粥。趁热食，日2次，3～5天为1疗程。适用于生殖系统感染。见《常见病食疗食补大全》。

【龙鳞薜荔酒】龙鳞薜荔1握。细研，以酒解汁。温服。功能清热解毒。适用于痈疽肿毒，泻下恶物，去其根本。见《三因极一病证方论》。

【平肝清热茶】龙胆草、醋柴胡、川芎各1.8克，甘菊、细生地各3克。捣粗末。日1剂，水煎数沸。代茶徐饮。适用于肝炎，胆囊炎，急性眼结膜炎，慢性胃炎，早期高血压病。见《慈禧光绪医方选议》。

【东风千里汤】东风菜15克，千里光15克。水煎服。功能清肝明目。适用于肝热目赤，多泪或肿痛等症。见《食疗本草学》。

【田螺】田螺肉适量。晒干，炒焦。每取15克，水煎服，日3次。功能清肠止痢。适用于细菌性痢疾，腹痛便脓血，里急后重，肛门灼热等症。见《疾病的食疗与验方》。

【田螺汤】大田螺10～20个，黄酒50～100毫升。田螺养于清水中，漂去泥，取肉，入黄酒拌和，加火炖熟。食肉饮汤。日1次。功能清热利水。适用于湿热黄疸，小便不利，短少黄赤，及消渴等症。见《中国药膳学》。

【田螺茶】田螺适量。水浸1夜。取水煮沸，每日一换水。代茶饮。或煮田螺肉饮汁。适用于糖尿病。见《饮食疗法100例》。

【田螺坤草汤】田螺250克，鲜嫩坤草（益母草）125克，车前子30克，广木香10克。田螺漂洗干净，去尾尖，坤草切碎，车前子及广木香用布包好；诸物加水煎汤去药包。饮汤食田螺肉及坤草。功能清热利湿，行气通滞。适用于前列腺肥大属膀胱湿热者，小便频数，量少，短赤灼热，甚者小便不通等症。见《疾病的食疗与验方》。

【田基黄煮鸡蛋】鲜田基黄120克（或干品30～60克），鸡蛋2个，木香3～5克。田基黄与鸡蛋入锅，水煎，蛋熟后去壳，加木香末略煎。饮汤食蛋。功能疏肝利胆，清热利湿。适用于肝胆湿热，胁肋胀痛，或剧痛难忍，痛引肩背，寒热往来，口苦恶呕等症。见《饮食疗法》。

【田基黄煲鸡蛋】田基黄120克（干品30～60克），鸡蛋2个。水煮，蛋熟后去壳，再煎片时，煎成1碗。饮汤食蛋，日1次，连服5～7天。功能清热利湿，解毒消肿。适用于急性黄疸型肝炎，身目俱黄，色鲜明如橘，及慢性肝炎等症。见《饮食疗法》。

【田七末藕汁炖鸡蛋】鸡蛋1个，藕汁30毫升，田七末3克，冰糖（或白糖）少许。鸡蛋去壳，入碗中搅拌，并加藕汁（鲜藕榨取所得）、田七末、糖共拌匀，隔水炖熟服食。功能凉血止血。适用于胃中积热，吐血鲜红或紫暗，脘腹胀闷，甚则疼痛，或湿热蕴蒸，便血鲜红，大便不畅，口苦等症。见《百病饮食自疗》。

【四色粥】绿豆、赤小豆、麦片、黑芝麻等分，白糖或冰糖适量。煮粥，候熟，将白糖调入。空腹温服。功能清热生津，利尿解暑。适用于热病伤津，或暑热烦渴。夏日常服，有清热止渴，益胃养阴之效。（验方）。

【四花饮】银花、菊花、栀子花、白菜花各10克，雪梨1～2个。四花淘洗后共煎取汁，雪梨捣汁后兑入，混匀。日分2～3次服食。功能清热润肺止血。适用于风热伤肺，咽痒咳嗽，痰中带血，口鼻干燥等症。见《百病饮食自疗》。

【四味茶】藿香、佩兰叶、鲜竹叶、苡仁米各10克。苡仁米捣碎，余药切碎，煎汤，取汁。代茶频饮。功能清解暑热。适用于小儿夏季热。见《浙江中医杂志》。

【生地粥】生地、大青叶各6克，生石膏、花粉各9克，粳米30克，白糖适量。前4味煎汤，去渣后入粳米、白糖煮粥。日1剂，连续服食3～4剂。适用于虚火上炎所致的小儿疱疹性口腔炎。见《常见病食疗食补大全》。

【生鱼汤】①生鱼1条（约500克），冬瓜300克，葱白2条。炖汤食。日1次，连服3～7日。功能利水消肿。适用于水肿，小便不利，肾性水肿，心性水肿，营养不良性水肿，孕妇水肿，及脚气病浮肿等。见《食医心鉴》。②生鱼1条，苍耳子、苍耳叶各适量。鱼去肠脏，以苍耳叶塞满鱼腹，苍耳子置锅内，鱼放其上，加水，文火煮熟，去皮骨清服（不加盐酱）。功能清热解毒，祛湿杀虫。适用于疮癣疥癞之症。见《医林集要》。③生鱼1条（约250克），白芍20克。加水约800毫升，煎至300毫升。日1次，连服2~3次。功能泄火平肝。适用于肝火头痛，两侧太阳穴隐隐作痛等症。见《强身食制》。④生鱼、白菜（或西洋菜）各适量。洗净后，水煎服。功能清热解毒。适用于热毒疮疖，烦渴等症。见《强身食制》。⑤生鱼1条（约500克），赤小豆、大蒜各适量。鱼去肠脏，赤小豆、大蒜放入鱼腹，以厚纸包裹数层，绑实，火中煨熟，取出淡食。日内分数次服完，连用数日。功能补虚，利水。适用于慢性肾炎而水肿不消者。见《强身食制》。

【生地汁粥】生地汁240克，米160克，蜂蜜少许。生地捣汁，待米煮熟后，加入生地汁调匀，再入蜂蜜，煮开5分钟。空腹吃，日3次。适用于妇女妊娠期胎动流血。见《常见病食疗食补大全》。

【生地黄粥】①鲜生地50克，酸枣仁30克，粳米100克。鲜地黄、酸枣仁和水研汁，与粳米煮粥。随意服。功能滋阴养肾，清热安神。用于热病后阴液已伤，烦热而渴。或虚热骨蒸，手足心热，夜间尤甚，口干喜饮，大便干燥，心烦，失眠等症。见《饮膳正要》。②生地黄30克，生姜汁，蜜少许，粳米100克，淡竹沥20毫升。先煎地黄，去渣取汁，入粳米煮粥，待熟，入姜汁、蜜、竹沥搅匀。饭后2小时或临睡食。功能滋阴清热。适用于热病后伤阴烦渴，喜凉饮，心膈虚烦，小便赤涩，大便干燥等症。见《普济方》。③鲜生地30克（绞取汁），蜜30克，粳米100克，车前草30克。先煎车前草，去渣，入米煮粥，临熟，入生地草汁及蜜，搅匀。空腹食。功能清热凉血止血。适用于血淋及血尿，烦渴喜冷饮，内有蕴热者。见《太平圣惠方》。

【生芦根粥】生芦根30克，红米50克。先煎芦根，去渣取汁，入米煮粥。空腹食。功能清热止津，除烦止呕。适用于小儿热病伤津，症见发热，烦躁，口渴，呕吐等。见《食医心鉴》。

【生苦瓜汁】生苦瓜100克，红糖100克。将苦瓜捣烂，加糖搅匀，2小时后挤汁，1次冷饮。日1~2次，连服数天。功能清热解毒利湿。适用于菌痢属湿热者，起病急，畏寒发热，腹痛腹泻，里急后重，便次增多，初呈水样，继则便脓血，肛门灼热等症。见《疾病的食疗与验方》。

【生炒螺蛳】螺蛳500克，米酒25毫升，调料适量。螺蛳清水养半天，洗净沥干；油热爆香葱、姜，倒入螺蛳翻炒，边烹入米酒，并加酱油、精盐、味精调味，煮沸。功能清热利尿。适用于白浊，小便不利等症。见《膳食保健》。

【生绿豆粉】生绿豆50克。研末，每服9克，开水冲服。功能清热解毒。适用于热毒乳疮之症。见《中国药膳学》。

【生白萝卜汁】生白萝卜适量，捣烂取汁，尽量饮服。功能清肝凉血。适用于肝经郁火之经行吐衄，经前或经期吐衄，色红量多，头晕耳鸣，烦躁易怒，两胁胀痛等症。见《百病饮食自疗》。

【生地青果茶】生地30克，青果5枚。生地切碎，青果打碎，煎汤，取汁。代茶饮。适用于麻疹伴咽喉肿痛。见《百病中医自我疗养丛书》。

【生地肉桂乳】生地6克，肉桂1克，乳汁100毫升。二药水煎3次，取汁50毫升，加乳汁和匀。每服30～50毫升，日3次。功能滋阴降火，引火归源。适用于鹅口疮，舌面生白屑，速蔓于牙龈、两颊内侧，周围绕有红晕，形体怯弱，神色困乏，大便溏泻等症。见《百病饮食自疗》。

【生地黄汁方】生地黄汁、藕汁各150毫升，童子小便100毫升。三味相和，煎1～2沸。分2次服用。功能滋阴降火，活血祛瘀。适用于产后血晕，心烦心悸，昏愦口干，及因热失血等症。见《食医心鉴》。

【生地煲鸭蛋】生地30～50克，鸭蛋2个。加清水1碗半同煲，蛋熟后去壳再煎片刻，或加少许冰糖调味。饮汤食蛋。功能清热滋阴。适用于虚火牙痛，阴虚手足发热等症。见《饮食疗法》。

【生地螃蟹汤】生地30克，鲜蟹1只，加水适量，煎至约350毫升，去药除蟹壳。饮汤食肉。顿服，连服3日。功能清热凉血，散血消肿。适用于急性咽喉炎，咽喉肿痛等症。见《家庭食疗手册》。

【生鱼葛菜汤】鲜生鱼1条（约100～150克），塘葛菜约60克。生鱼去鳞及内脏，洗净，加水适量，与塘葛菜同煮1～2小时，调味服食。功能清热解毒，利水消肿。适用于肺炎，咽喉炎，肾炎水肿，小便不利等症。见《饮食疗法》。

【生津和胃饮】梨3个，藕1支，荷叶1片，橘络3克，甘草2.4克，生姜9克，莲子心10根，元参6克。梨、藕、姜分别去皮捣汁；荷叶切碎，元参切片，与橘络、甘草、莲子一起，水煮半小时滤过药汁，与梨、藕、姜汁混合。随意温服。功能清肺止咳，生津和胃。适用于肺燥咳嗽，胃燥咽干，反胃呕逆等症。见《滋补保健药膳食谱》。

【生津滋胃饮】绿豆10克，鲜青果20个，竹叶3克，橙子1个。鲜青果去核，橙子带皮切碎，与绿豆、竹叶同置锅内，加水750毫升，煎煮1小时，静置片刻，取上清汁。随意温服。功能生津止渴，清胃除烦。适用于口中干渴，食少气逆，或肺热咽喉肿痛，胸膈烦热等症。见《滋补保健药膳食谱》。

【生石膏荸荠汤】鲜荸荠250克，生石膏30克。荸荠洗净去皮，与石膏同量锅内，加水适量，或并加冰糖少许，煎煮30分钟。食荸荠饮汤，不拘时，不限量，日内服完。功能清热解毒。适用于预防流行性脑膜炎。脾胃虚寒者慎用。见《中国药膳学》。

【生地白萝卜汁】鲜生地60～90克，鲜白萝卜250克。洗净后共捣，纱布包裹，绞汁（亦可用于地黄煎水，与白萝卜汁调匀制得，效同）。每服50～100毫升，日3次。功能滋阴清热，凉血调经。适用于阴虚有热，月经先期，量少色红黏稠，两颧红赤，五心烦热等症。见《百病饮食自疗》。

【生地青葙子粥】生地15克，青葙子9克，陈皮6克，粳米60克。前3味水煎，去渣后入粳米煮粥。日1剂，连续服食7～8剂。适用于阴虚肝热所致的青光眼。见《常见病食疗食补大全》。

【仙人掌饮】仙人掌60克，白糖适量。鲜仙人掌捣烂取汁，开水冲溶，白糖调味饮服。未效再服。功能清热安神。适用于热扰神明，心悸，失眠等症。见《中国药膳学》。

【仙人掌茶】仙人掌64克，白糖适量。仙人掌捣绒取汁，加白糖，开水冲调。代茶缓饮。适用于心悸失眠。见《贵州草药》。

【仙人掌草酒】仙人掌草1000克。与甘草共浸酒饮。适用于肠风下血症。见《普济方》。

【白果仁】白果、生菜油各适量。将完整白果置生菜油内浸泡100天以上。每服1枚（去核），小儿酌减。饭前和睡前服，日3次。功能解毒杀虫，敛肺止咳。适用于肺结核，咳嗽，潮热，盗汗等症。本品有毒，不可过量；若服后身上出现红点，应暂停服用，待其退后再服。见《疾病的食疗与验方》。

【白头翁茶】白头翁30克。水煎15分钟，去渣，滤汁。代茶饮。适用于麻疹退后，身热不退，腹痛，里急后重，大便黏腻，脓血混杂等。见《百病饮食自疗》。

【白茅花茶】白茅花10克。煎汤，取汁。代茶饮。适用于鼻衄、尿血等出血症。见《常见验方研究资料》。

【白茅根茶】鲜茅根250克。加水2000毫升，煎成1200毫升，加糖适量。连服5~15天为1疗程，每日分3次服或代茶饮。功能清热解毒。适用于乳糜尿。见《江苏省中草药新医疗法展览资料选编》。

【白扁豆粥】①白扁豆30克，绿豆50克。煮粥。空腹任意食。功能清热，利湿，解毒。适用于霍乱吐泻兼解鱼毒及酒醉。见《寿世青编》。②白扁豆（干）20克，晚粳米（或北粳米）50克，红糖适量。白扁豆用温水浸泡1宿，与粳米、红糖煮粥。日2~3次，温服。适用于脾胃虚弱，慢性腹泻，妇女赤白带下及暑湿吐泻等症。凡外感寒邪及疟疾患者忌用。见《常见病食疗食补大全》。

【白荷花露】白荷花500克，阴干切碎，水浸2小时，于蒸馏器中蒸2小时，收集蒸馏液。每服60毫升。日2次。功能解暑清心，消痰止血。适用于感受暑热，烦热口渴，喘嗽痰血等症。为夏日消暑清凉饮料。见《本草纲目拾遗》。

【白糖豆汁】绿豆芽50克，白糖适量。绿豆芽捣烂绞汁，冲白糖调溶饮服。功能清热利尿。适用于湿热蕴结，小便频数短涩，滴沥刺痛等症。见《中国药膳学》。

【白糖番茄】番茄120克，白糖适量。番茄用沸水浸烫后，撕去外皮，捣烂，加白糖，拌匀服。功能益胃生津，清热除烦。适用于热病或胃热伤阴，烦渴口干等症。见《食疗本草学》。

【白芨豆腐汤】白芨50克，麦冬、甘草各15克，豆腐500克。前三味水煎取汁，再煮豆腐。调味服食。功能清热解毒，止血生肌。适用于热毒肺痈，咳吐脓血，胸痛烦渴等症。肺痈初期不宜用。见《中国药膳学》。

【白扁豆花粥】白扁豆花10~15克，北粳米100克。7~8月间，采摘未完全开放的白扁豆花晒干（鲜者剂量加至25克）；粳米煮稀粥，待粥熟时，放入扁豆花，文火煮至米花粥稠。日2次，早晚温热服。适用于夏季感受暑湿，发热，胸闷，吐泻及赤白带下等症。见《常见病食疗食补大全》。

【白菜红糖水】鲜白菜、生萝卜各3片，红糖适量。白菜、萝卜煎汤取汁，加红糖调溶，分2次服。功能解毒。适用于木薯中毒。见《中国药膳学》。

【白菜黄豆汤】黄豆60克，白菜干45克。水煎服，日1剂。功能利湿退黄，解毒宽肠。适用于急性黄疸肝炎，身目俱黄，食欲不振，胃肠胀气等症。见《疾病的食疗与验方》。

【白菜解毒汤】白菜适量，白矾15克，豆油100克。白菜绞汁，加白矾、豆油搅匀，多量频服。功能解毒。适用于石油中毒。见《中国药膳学》。

【白菊羊肝汤】羊肝60~90克，谷精草、白菊花各12~15克。水煎。饮汤或并食肝。日1剂，连服数剂。功能疏风清热，明目消翳。适用于青光眼属风热型者（多见于急性充血性青光眼），突然发病，头痛眼胀，巩膜充血，角膜混浊，瞳孔扩大，视物昏花等症。见《疾病的食疗与验方》。

【白糖蛋清羹】鸡蛋清2个，白糖50克。调匀，沸水冲熟。温服，日2次。功能滋阴清热。适用于小儿鼻燥出血等症。见《中国药膳学》。

【白糖绿豆汤】绿豆50克，白糖适量。绿豆煮汤，调入白糖。饮汤食豆。功能解暑清热。适用于夏季炎热，汗出口渴，尿黄短少等症。常服能预防中暑。见《中国药膳学》。

【白糖煮葛粉】葛粉30～50克，白糖适量。水煮成稠糊状温服。功能清热解酒，止渴除烦。适用于饮酒过度，胸中烦热，及胃火牙痛，口疮，咽痛，肠热便秘等症。见《饮食疗法》。

【白头翁解毒汤】白头翁50克，银花、木槿花、白糖各30克。前三味煎取浓汁200毫升，入白糖，溶后温服。日3次。功能清热解毒，凉血止痢。适用于湿热痢，痢下赤白，里急后重，肛门灼热；疫毒痢，起病急骤，痢下赤白或纯下血痢，壮热烦躁，急性菌痢及中毒型急性菌痢。中毒型急性菌痢待病情稳定后，作辅助治疗。虚寒痢疾忌服。见《常见病的饮食疗法》。

【白茅根炖猪皮】猪皮500克，白茅根60克，冰糖适量。白茅根布包水煎，取汁，再以汁代水，煎煮去毛洗净之猪皮，炖至汤汁稠黏时，入冰糖拌匀。日1剂，分4～5餐食，连服数剂。功能清热解毒，凉血止血。适用于血小板减少性紫癜属热毒郁营型者，皮肤出现紫斑，或有鼻衄、牙衄、尿血、便血，小便黄赤等症。见《疾病的食疗与验方》。

【白扁豆黄连散】生白扁豆100克，川黄连粉10克。生白扁豆晒干研粉，与黄连粉混合拌匀。每服10克，粳米煮汁送服，日2～3次。功能和胃止呕，清热泻火。适用于妊娠恶阻，呕吐剧烈，吐物色黄酸苦，脘闷心烦，胁痛嗳气等症。胃腑虚寒性呕吐不宜服用。见《家庭饮食疗法》。

【白菜绿豆芽饮】白菜根茎头1个，绿豆芽30克。白菜根茎头洗净，切片，绿豆芽洗净，同放锅内，加清水适量，武火烧沸后，文火煮15分钟，去渣。代茶饮。功能清热解毒。适用于发热，头痛，鼻塞，口干等症。见《中国药膳》。

【白蜜马齿苋汁】鲜马齿苋1000克，白蜜30毫升（或白糖适量）。马齿苋用温水洗净，榨汁，入白蜜调匀。1次服下，日2次。功能清热解毒，凉血治痢。适用于湿热或热毒痢疾，下痢赤白，里急后重，肛门灼热，小便短赤，急性菌痢等。虚寒滑泻者不宜服用。见《常见病的饮食疗法》。

【白糖煮菱角粉】菱角粉30～50克，白糖适量。水煮成稠糊服。功能解酒除烦，生津止渴。适用于饮酒过度，口苦烦渴，咽干咽痛等症。见《饮食疗法》。

【瓜叶饮】鲜黄瓜叶、白糖各适量。鲜黄瓜叶水煎1小时，去渣，加白糖调服。功能解毒清热，渗湿止泻。适用于小儿胃肠型感冒，发热，腹痛，腹泻，呕吐等症。见《中国药膳学》。

【瓜蒌赤豆散】瓜蒌、赤小豆各25克。瓜蒌烧成灰，与赤小豆共为末。每服2克。食前以酒调下。功能清热利湿，止血散血。适用于湿热毒邪壅遏肠中之肠风下血，便前出血，色多鲜红等症。见《中国药膳学》。

【瓜蒌薏米粥】全瓜蒌15克，鱼腥草30克，冬瓜子15克，草河车、薏米各30克，白糖适量。全瓜蒌、冬瓜子、草河车煎汤，去渣后加鱼腥草、薏米煮粥，入白糖调食。日1剂，常食。适用于肺热痰阻之肺癌。见《常见病食疗食补大全》。

【瓜蒌根冬瓜茶】瓜蒌根、冬瓜各适量。炖汤，取汁。代茶饮。功能清热解毒。适用于肺胃燥热，烦渴多饮，饮不解渴，饮水无度，善饥形瘦，口干舌燥，舌红脉数。(验方)。

【冬瓜蜜汁】冬瓜、蜜各适量。冬瓜绞汁，每服200毫升，调蜜饮服。功能清热利水。适用于孕妇热结，小便不利之症。见《中国药膳学》。

【冬瓜瓤汤】冬瓜瓤（去子曝晒至干）30克。加水适量，煎至半小时。代茶频饮。功能清热生津，利水消肿。适用于热病伤津，口渴，心烦，及水肿，小便不利等症。见《药膳食谱集锦》。

【冬苋菜汁】嫩冬苋菜适量绞汁，少量频服。功能清泄郁热。适用于热盛迫血之小儿发斑。见《中国药膳学》。

【冬葵肉汤】冬葵叶（冬苋菜）60克，天胡荽90克，紫花地丁60克，车前草30克，猪瘦肉90克。猪肉切块，余药入纱布袋，扎口，加水共炖至肉烂，除药袋。食肉饮汤，顿服。功能清热解毒，利湿退黄。适用于湿热黄疸，身目俱黄，其色鲜明，发热口渴，小便短赤等症。见《中国药膳学》。

【冬瓜赤豆粥】冬瓜500克，赤豆30克。煮汤、不加盐或低盐。食瓜、豆，饮汤，日2次。功能利水消肿，清热解毒。适用于水肿发热，小便短赤，急性肾炎浮肿少尿者。慢性肾炎脾肾虚寒者不宜服用。见《新中医》。

【冬瓜苡米汤】冬瓜200～400克，苡米30～60克。共水煎，加糖或盐少许调味。代茶饮，每日或隔日1次。功能清热解暑，健脾利水。适用于暑疖痱毒，及膀胱湿热，小便短黄腹水及子宫颈癌、舌癌等。见《家庭食疗手册》

【冬瓜莲叶粥】冬瓜10克，莲叶1张，粳米60克。煮粥。日1剂，连续服4～5剂。适用于中暑。(验方)。

【冬瓜煨草鱼】冬瓜500克，草鱼250克，调料适量。草鱼去鳞、内脏，冬瓜去皮后切长方形块；油烧至九成热时，煎鱼成金黄色，烹黄酒，加冬瓜块及盐、葱、醋、清水各适量，武火烧沸，文火炖至鱼熟，再入味精。食鱼、瓜，饮汤。功能平肝泄热。适用于肝阳上亢之头痛眼花，高血压等症。见《家庭食疗手册》。

【冬瓜鲩鱼汤】冬瓜250～500克，鲩鱼200～250克（以鱼尾较好）。油煎鱼尾至金黄色，与冬瓜同加水煲3～4小时，入盐少许，调味服食。功能平肝祛风，除热。适用于肝阳上亢之头痛眼花，及高血压等症。见《饮食疗法》。

【冬瓜薏米绿豆粥】冬瓜250克，苡仁30克，绿豆30～60克，鲜荷叶适量，藿香少许。藿香煎煮取汁适量；冬瓜切小块，与苡仁、绿豆煮稀粥，粥将成时入荷叶、藿香汁稍煮。佐餐或随意饮。功能清暑辟秽化浊。适用于夏季感受暑湿秽浊之气，猝然闷乱烦燥，头痛而胀，胸脘痞闷，呕恶等症。见《百病饮食自疗》。

【立效茶】瞿麦穗30克，甘草20克（共为末，每次取用20克）带须葱头7个，灯芯草50根，生姜5片。将上药以水2碗，煎至7成。代茶饮。适用于小肠热盛，小便短涩，尿色黄赤，甚或红色有血，心烦不寐等症。(验方)。

【玄藏茶】玄参10克，藏青果6克。开水冲浸。代茶饮。功能清热解毒。适用于急性扁桃体炎。见《实用中西医结合临床手册》。

【玄麦甘桔茶】玄参、麦冬15克，生甘草5克，桔梗、甘丁茶、桑白皮各10克。将上药水煎，或置温水瓶内以鲜开水泡30分钟，入冰糖少许调味。代茶饮。适用于麻疹后期声音嘶哑，伴有咳嗽，唇红舌燥，舌苔白滑或苔白少津。见《中药成药制剂手册》。②玄参15~30克，麦冬6~12克，甘草6~9克，桔梗6~12克。共研粗末，煎汤，取汁。代茶频饮。适用于急、慢性咽炎，扁桃腺炎。见《千家妙方》。③玄参、麦冬、桔梗、甘草各3克。水煎、滤汁，去渣。代茶饮。功能养阴清热。适用于肺阴不足所致之喉痒、咳嗽、无痰、口渴咽干等症。见《实用中成药手册》。

【玄参麦冬茶】玄参、麦冬、山豆根、茅根各5克，生地、银花、黄芩、沙参各9克，毛藤藕片、白花蛇舌草各30克。共研细末，加水煎，取汁，去渣。代茶温饮。适用于鼻咽癌放疗后出现热性反应之辅助治疗。见《抗癌中草药制剂》。

【玄参青果茶】玄参10克，青果4枚。玄参切片，青果捣碎，煎水。代茶频饮。适用于急、慢性喉炎，咽炎，扁桃腺炎。见《常见病验方研究资料》。

【兰花芙蓉鸡羹】鲜兰花6朵，鸡蛋1个，百合5克，调料适量。兰花洗净控干放在盘内，百合用温水泡软后切碎末：鸡蛋打入碗内，搅散后加百合末、精盐、料酒、味精，搅匀后，旺火蒸5分钟后转小火蒸取出；炒勺内注入清汤，烧沸后加入味精、精盐、料酒、白胡椒面，去浮沫，放入兰花，淋入香油，倒在蒸熟的芙蓉上面。顿服。功能滋阴润肺，清心安神。适用于热病后期，肺燥咳嗽，声音嘶哑，及伏热心烦等症。见《华夏药膳保健顾问》。

【半边钱茶】鲜半边钱64~96克（小儿减半）。水煎，取汁。代茶频饮。适用于小便不通。见《泉州本草》。

【半枝莲茶】半枝莲30克。水煎或开水冲泡。代茶饮。功能清肝解毒。适用于肝炎，肝肿大，肿硬化腹水等症。见《中药学》。

【奶油芦笋】芦笋（罐装）500克，鲜奶150毫升，熟火腿25克，调料适量。芦笋沥水，火腿切茸，植物油烧热后晾至中温，下芦笋泡透，取出排于盘中。锅内倒入鲜奶、淀粉、盐、料酒和胡椒粉，轻轻搅匀，煮沸离火，浇在芦笋上，撒上火腿茸及香菜茸适量食。功能滋阴生津，利水通淋。适用于热病口渴，及淋病，小便不利，高血压，心脏病，心动过速，膀胱炎等。见《滋补保健药膳食谱》。

【奶油冬瓜汤】冬瓜250克，黄油（或猪油50克），面粉30克，鸡汤500克，熟火腿肉25克，牛奶150毫升，调料适量。冬瓜切细条，加鸡汤煮熟；黄油烧融，入面粉炒匀，加牛奶成糊后，倒入已调味的沸汤中，撒上火腿末食。功能利尿解暑，补虚扶弱。适用于感受暑热，烦热口渴，或身体虚弱，羸瘦乏力等症。亦可用作幼儿生长发育之营养佳品。见《膳食保健》。

【加减三石茶】生石膏15~30克，杏仁10克，通草6克，银花10克，鲜扁豆花8~10朵，西瓜翠衣30克。煎生石膏15分钟，再下余药同煎数沸，去渣，取汁。代茶频饮。功能清热利湿。适用于暑湿弥漫三焦，身热面赤耳聋，胸闷脘痞，下利稀水，小便短赤，不甚渴饮等症。见《百病饮食自疗》。

【加减三花茶】丝瓜花、扁豆花各20朵，南瓜花5朵，莲子心10克，鲜竹叶卷心30根，鲜荷梗20克，乌梅10克，白糖适量。将上药共煎，沸后20分钟，取汁，去渣，调入白糖。代茶饮。功能清热解暑。适用于暑伤心肾，心热烦躁，消渴欲饮不已等症。见《百病饮食自疗》。

【加味山豆根散】牡蛎30克，黄柏、黄芩各6克，甘草3克，山豆根末3~6克，白糖适量。前4味煎汤去渣，冲山豆根末及白糖内服。日1剂，连服10~15天为1

疗程。功能清热解毒，活血祛瘀。适用于宫颈癌属湿热蕴毒型者，白带增多，状如米泔，恶臭等症。见《疾病的食疗与验方》。

【加减古方五汁茶】蜜柑10克，鲜藕12克，荸荠15克，青果10克，生姜1克。蜜柑（去皮、核），藕（去皮、节），荸荠（去皮），青果（去核），生姜（去皮）共捣如泥，用布包压榨挤汁。代茶徐饮。功能清热解毒。适用于咽肿，目赤，烦渴，咳嗽，纳呆，欲呕等症。见《滋补保健药膳食谱》。

【发菜红枣炖鸽肉】鸽1只，红枣15枚，发菜10克。鸽子杀后去毛及内脏，洗净，与红枣、发菜共炖熟。调味服食。功能清热疏风。适用于神经性皮炎早期，皮肤上出现皮疹或红斑，阵阵瘙痒，舌红，苔微黄或微腻。见《疾病的食疗与验方》。

【丝瓜汁】鲜丝瓜2条，红糖（或白糖）适量。将丝瓜切成3～4寸长，用竹笋叶或厚纸包裹，放红火灰里煨热，用纱布包好绞汁，加糖搅匀。分2次冲服，日1剂。功能清热解毒，凉血治痢。适用于细菌性痢疾，腹痛便脓血，里急后重，肛门灼热等症。见《疾病的食疗与验方》。

【丝瓜饮】老丝瓜1段，白糖少许。丝瓜洗净，放锅内，加清水适量，武火烧沸后，文火煮15分钟，去渣留汁，加糖搅匀。代茶饮。功能凉血止血。适用于热盛动血，尿血，便血，痔漏下血等症。见《中国药膳》。

【丝瓜茶】老丝瓜1段。丝瓜洗净熬水。代茶凉饮。功能清热解毒。适用于热伤阴络而引起的便血，尿血，痔漏下血等症。见《北京卫生职工学院资料》。

【丝瓜酒】丝瓜根5根。捣烂，用水1碗煎八分，去渣候温。用黄酒冲服。适用于治疗黄疸，眼睛、周身黄如金色。见《验方新编》。

【丝瓜散】丝瓜适量。烧存性，研末。每服6克，酒送服。功能清热，凉血，解毒。适用于肛门痔疮。见《中国药膳学》。

【丝瓜粥】丝瓜1条，粳米50克，白糖少许。丝爪去皮、瓤，切小块；粳米淘净；同放锅内，加清水适量，武火烧沸，文火煮至米烂成粥，加白糖。日2次，早晚餐食。功能清热解毒，活血通络。适用于疮疡痈疽，热盛末溃或已溃而毒热未清者。阴证疮疡不宜用。见《中国药膳》。

【丝瓜叶粥】丝瓜叶15克，粳米50克。先煎丝瓜叶去渣取汁，再入粳米煮粥。空腹食。功能清热，凉血。适用于热痢及血痢。见《慈山参入》。

【丝瓜花蜜饮】丝瓜花10克，蜂蜜15克。丝瓜花洗净，入杯内，加开水冲泡，加盖闷10分钟，倒入蜂蜜。服时去丝瓜花，趁热饮服，日3次。功能清肺平喘。适用于肺热喘咳，气急身热，心烦口渴，支气管炎而属肺热者。见《滇南本草》。

【丝瓜速溶饮】经霜老丝瓜1条，白糖500克。将丝瓜去子，切碎，加水适量，煎煮1小时，去渣；文火煎煮浓缩至较稠黏将要干锅时停火，待冷拌入干燥的白糖粉，吸净煎液，混匀，晒干，压碎，装瓶。每服10克，沸水冲化，代茶频饮。功能清热解毒。适用于急慢性咽炎，喉炎，扁桃腺炎等。见《药膳食谱集锦》。

【丝瓜猪瘦肉汤】丝瓜250克，猪瘦肉100克。丝瓜切块，猪瘦肉切片，加水适量熬汤，加盐调味。佐餐酌量服。功能清热滋阴。适用于伏暑，寒热似疟，口渴心烦，身热午后较重，入暮尤甚，天明得汗诸症稍减等症。见《百病饮食自疗》。

【丝瓜金针蚌肉汤】蚌肉30克，金针菜15克，丝瓜络10克，盐适量。煮汤，调味后服食。日1剂，连服10～12剂。功能清营凉血，消风止痒。适用于神经性皮炎属血热风盛型者，久病皮损泛及全身，呈大片浸润潮红斑块，奇痒不止，心烦热，口渴等症。见《疾病的食疗与验方》。

【丝瓜番茄豆腐羹】丝瓜150克，嫩豆腐400克，番茄100克，调料适量。丝瓜去皮，切成斜块，植物油烧熟略降温后，下姜丝爆香，放入丝瓜块煸炒透。加少许水，推入豆腐，边用勺划散，加精盐、白糖调味煮沸，下番茄片再煮2分钟，勾薄芡，加味精，淋上麻油食用。功能清热解毒。适用于咳嗽咽痛等症。见《膳食保健》。

【丝瓜藤煲猪瘦肉】丝瓜藤（近根部者佳）1~1.5米，猪瘦肉60克。丝瓜藤洗净，猪肉切块，同放锅内煮汤，至肉熟，加盐调味。饮汤食肉，日1次。5次为1疗程，连服1~3个疗程。功能清热解毒，通窍活血。适用于慢性鼻炎急性发作，及萎缩性鼻炎，鼻流脓涕，脑重头痛等症。见《疾病的食疗与验方》。

【地龙酒】地龙（去泥洗净）5条，荸荠20克。上药拌绞取汁，同适量酒和合，煎数沸，去渣候温。顿服。功能清热解毒。适用于出疹血热毒盛，黑陷不起。（验方）。

【地榆酒】地榆62克，甜酒适量。地榆研细末，甜酒煎服。每次6克。适用于月经过多，或过期不止，经色深红或紫红，质地黏稠有块，腰腹胀痛，心烦口渴，面红唇干，小便短赤，舌质红，苔黄，脉滑数。见《祖国医学采风录》。

【地瓜果茶】地瓜果10克。晒干，开水冲泡。代茶饮。适用于咽喉疼痛。见《贵州民间药物》。

【地骨皮茶】地骨皮20克。研粗末，沸水冲泡。代茶饮。适用于鼻衄，牙龈出血。见《常见病验方研究参考资料》。

【地骨皮粥】①地骨皮（鲜者50克）30克，北粳米50克，冰糖适量。地骨皮煎汤取浓汁，去渣后入北粳米，冰糖，水煮至米花汤稠。日2次，温热服食。功能清虚热。凡脾胃虚弱，中焦虚寒者不宜食用。见《常见病食疗食补大全》。②地骨皮30克，桑白皮15克，麦冬15克，面粉100克。先煎前3味药，去渣，取汁，与面粉煮稀粥。功能清肺，生津，止渴。适用于消渴，多饮，身体消瘦。见《食医心境》。

【地栗肝片】猪肝250克，鸡蛋1个，荸荠100克，调料适量。猪肝切薄片，拌酒、盐、蛋清、淀粉渍15分钟；荸荠去皮切丁，拌干淀粉；猪肝用油爆熟捞起，余油中加荸荠丁翻炒，加少许水煮沸，调味，再推入肝片，勾芡，撒上青葱。功能清利湿热，滋补养肝。为慢性肝炎，湿热黄疸病人的调补食品。见《膳食保健》。

【地黄花粥】地黄花适量，粟米100克。地黄花阴干，捣罗为末，每用3克。先以粟米煮粥，候熟将花末加入，搅匀，更煮令沸。任意食。功能滋肾，清热，除烦，止渴。适用于消渴及肾虚腰痛。见《圣济总录》。

【地榆叶茶】地榆叶10克。研粗末，开水冲泡。代茶饮。功能清解暑热。适用于暑热症。见《普济方》。

【地锦草茶】地锦草75克。洗净，晒干，用时煎水，取汁，加糖适量，装入保温瓶。代茶频饮。适用于菌痢。见《百病中医自我疗养丛书》。

【地耳地丁汤】地耳（葛仙米）15克，蒲公英15克，野菊花15克。水煎服。日2次。功能清肝明目。适用于肝热目赤肿痛，多眵。见《食疗本草学》。

【地黄豆瓣酱】豆瓣酱300克，干地黄粉100克。地黄洗净，干燥，粉碎为细粉，加入豆瓣酱中，调匀，放置7日（继续发酵），蒸熟。佐餐或调粥食。功能滋阴清热。适用于妊娠小便赤热或尿血症。见《海上方》。

【地丁败酱糖茶】紫花地丁、蒲公英、败酱草各30克，红糖适量。前3味加水500毫升，煎取400毫升，加红糖适量。每饮200毫升；日2次。功能清热解毒。适用于产后感染发热，痈肿疮疡等毒热症。见《常见病的饮食疗法》。

【地胆头猪瘦肉汤】地胆头30克（鲜地胆头90克），猪瘦肉150～200克。加清水4碗，煎至2碗，加食盐少许调味。1日内分2～3次，饮汤食肉。功能清湿热，利小便。适用于湿热淋痛，小便不利。见《饮食疗法》。

【芒果茶】芒果1只。碎块，加水适量，煎沸取汁。代茶饮。适用于晕舟船，小便不利，慢性咽喉炎。（验方）。

【芝麻叶茶】芝麻叶（干）15克。为粗末，沸水冲泡。代茶频饮。适用于中暑，头晕，身热，大汗，胸闷呕恶等。见《实用中药学》。

【芎䓖酒】①芎䓖、羌活（去芦头）、莽草、细辛（去苗叶）、甘草（炙锉）各40克，黑豆（炒）20克。粗捣筛，分8贴，每贴以酒1000毫升，煎取50毫升。热含漱，咽亦无妨。适用于热毒风攻，口面㖞斜，及偏风。见《圣济总录》。②芎䓖、辛夷、天雄、人参、磁石、石膏、茵芋、桂心、秦艽、天门冬、柏子仁、山茱萸、白头翁各120克，松萝、细辛、薯蓣、羚羊角、菖蒲、甘草各80克，云母（烧之令赤，末之为粉）40克，防风160克。上㕮咀，以酒20000毫升渍7日。初服20毫升，渐加至50毫升，日3次。适用于头重，项强，泪出，善欠，目欲眠睡，憎风。剧者耳鸣，落眉，眼疼，吐逆，眩倒不自禁，诸风乘虚经，五脏六腑皆为颠狂，诸邪病悉主之，见《备急千金要方》。

【西瓜汁】西瓜1个。去籽取瓤，用洁净纱布挤绞汁液。频饮。功能清热，生津，止渴。适用于高热，口渴，烦躁，尿短赤等症。为夏季清凉防暑饮料。见《本草纲目》。

【西瓜汁茶】新鲜西瓜1个。去子取瓤，用纱布绞汁。不拘量代茶饮。适用于烦渴，失液，咽干等症。见《本草汇言》。

【西洋参酒】西洋参30克，米酒500克。西洋参入净瓶内，酒浸7日。每次空腹饮1小杯，日2次。功能养阴清热。适用于阴虚火旺，喘咳痰血；热病气阴两伤，烦倦口渴，津液不足，口干舌燥。（验方）。

【西洋参粥】西洋参3克，麦冬10克，淡竹叶6克，粳米30克。麦冬、淡竹叶煎汤，去渣取汁，同粳米煮粥；粥将熟，加西洋参（切薄片），煮至粥熟。功能益气，养阴清热。适用于阴气不足而有虚热之烦渴，口干，气短，乏力等症。见《中国药膳学》。

【西瓜子仁粥】西瓜子50克，糯米30克。西瓜子和水捣烂，煎水去渣取汁，入米煮稀粥。随意食。功能清肺润肠，和中止渴。适用于热病后烦渴喜饮。见《粥谱》。

【西瓜番茄汁】西瓜1500克，番茄1000克。番茄洗净，西瓜取瓤，去籽；分别用洁净纱布挤绞汁液；2液合并。代茶饮。功能滋阴，清热而止渴。适用于高热，口渴心烦，小便短赤，因胃阴虚而有热之食少纳呆，消化不良等症。为夏季清凉防暑饮料。见《中国药膳学》。

【西瓜番茄茶】西瓜、番茄各适量。西瓜取瓤，去籽，纱布绞汁；番茄沸水烫，剥皮，去籽，用纱布绞汁，二汁合并。代茶饮。功能清解暑热。适用于夏季感冒，发热，口渴，烦躁，小便赤热，以及食欲不佳，消化不良等症。（验方）。

【西瓜翠衣汤】新鲜西瓜皮、白糖各适量。西瓜削去外层薄皮，切碎块，水煮30分钟，去渣取汁，加适量白糖搅拌。代茶饮，当日饮完。为清凉防暑饮料。见《家庭饮食疗法》。

【西红柿茎枝叶汤】西红柿茎、枝、叶500克。洗净，加水1000～2000毫升，煮3小时，纱布过滤，压出汁液。每次60～80毫升，日6～10次，日夜连服。功能清热解毒治痢。适用于菌痢。见《疾病的食疗与验方》。

【百解茶】百解60克。煎水。代茶饮。功能清解暑热。适用于预防中暑。见《简易中医疗法》。

【百两金茶】百两金根10克。研粗末，水煎或沸水冲泡。代茶频饮。适用于扁桃体炎。见《常用中草药》。

【灰马二苋汤】灰苋菜60克，马齿苋30克。洗净，加水适量，煎汤服。日2次，功能清热利湿解毒。适用于湿热痢疾或泄泻。见《食疗本草学》。

【灰苋交藤地肤汤】灰苋菜30克，夜交藤30克，地肤子30克。水煎。日服2～3次。功能清热除湿，祛风止痒。适用于疮疹瘙痒，或湿热小便不利。见《食疗本草学》。

【吐血除根茶】生西瓜子60～90克，冰糖适量。瓜子淘净泥灰，用沙锅浓煎，滤清，加冰糖。代茶饮。常服无间断，可以除根。适用于吐血。见《百试百验神效奇方》。

【团鱼汤】团鱼（鳖）1000克，羊肉500克，草果5克，姜、胡椒粉、盐、味精适量。团鱼放沸水内烫死，剁去爪、头，揭去硬壳，掏出内脏，洗净，切成1厘米见方丁；羊肉洗净，切成2厘米见方块。将团鱼肉、羊肉、草果、姜放入锅内，加清水适量，武火烧沸，文火炖至肉熟，加盐、胡椒粉、味精。功能滋阴和胃。适用于阴虚发热，骨蒸劳热，脚气病等。见《饮膳正要》。

【回阳急救酒】公丁香、肉桂、樟脑各30克，白酒500毫升。上药压碎，装入布袋中，浸酒中，宜用瓷坛做容器，密封1个月，将酒装入玻璃瓶中。每次用10～20滴，滴舌面，先含后咽，或以冷白开水冲服。因吐泻不止而转筋者，可用该酒外擦患处。适用于阴寒霍乱。如患者身热，泻下物臭秽难闻，口渴，心烦，腹中绞痛，舌苔黄腻，则属热霍乱，该酒不适用；有里急后重者，不用该酒。见《中医杂志》。

【竹叶茶】①淡竹叶10克，苦丁茶6克，甘草3克。水煎，加适量冰糖令溶。代茶饮。功能清热解毒。适用于牙龈破溃流脓，口中热臭，口舌溃疡，烦燥不安，五心烦热，小便短赤等症。见《百病饮食自疗》。②鲜竹叶芯30～60克，夏枯草15克，槐花10克。煎汤。代茶饮。适用于高血压，头痛，面赤，烦渴，夜不安眠者。见《防治心血管病的饮食》。

【竹叶酒】①淡竹叶250克，曲、米适量。淡竹叶煎汁，同曲、米如常法酿酒，酒熟压去糟渣。适用于小便赤涩，热痛，心烦口渴，呕秽，口舌生疮。（验方）。②淡竹叶适量，煎汁，如常法酿酒。适量饮。适用于诸风热病，清心畅意。见《本草纲目》。③淡竹叶30克，白酒500克。淡竹叶粉碎，入布袋内，浸酒中，封固3日。酌量饮。功能清热解毒。适用于诸风热，心烦，小便不利等症。见《本草纲目》。

【竹叶粥】①竹叶15克，栀子10克，粳米100克。先煎竹叶，栀子，去渣，取汁，入米煮粥，下盐。任意食。功能清心解暑。适用于夏秋月中暑口渴。见《运化玄枢》。②淡竹叶15克，生石膏30克，粳米100克，白糖30克。先煎竹叶、石膏，去渣取汁，后下米煮粥，候熟，入糖搅匀。空腹食。功能清热生津，解毒消肿。适用于热病，口渴及发背痈疽，诸热肿毒。见《圣济总录》。

【竹沥饮】竹沥60毫升，粳米100克。炒黄粳米，水浸研细，去渣取汁，与竹沥和匀。顿服。适用于霍乱闷乱，烦渴，吐泻无度。见《中国药膳学》。

【竹沥茶】竹沥适量。泡水。代茶饮。适用于乙脑、流脑高热，呕吐等症。见《中草药学》。

【竹沥粥】①竹沥250毫升，粳米100克。煮粳米粥，候熟入竹沥，搅匀。任意食。功能清热化痰。适用于风热痰火，肺热咳嗽痰多色黄等症。见《食疗本草》。②淡竹沥30克，小米50～100克。以小米煮粥，临熟，下竹沥，调匀。空腹食。功能清热除烦，豁痰定惊。适用于妊娠心烦，头晕心悸，胸脘满闷，恶心呕吐，苔黄而腻，脉滑数，痰热咳嗽，胸满喘闷，中风痰迷不语及惊痫癫狂。见《食医心鉴》。

【竹茅饮】淡竹叶、白茅根各10克。洽净，放保温瓶中盖严，沸水冲泡半小时。代茶饮。功能清热凉血止血。适用于尿血症。见《药膳食谱集锦》。

【竹茅茶】淡竹叶、白茅根各10克。研粗末，沸水冲泡。代茶频饮。适用于血尿。见《中国药膳学》。

【竹茹粥】①竹茹15克，南粳米50克，生姜2片。竹茹煎汤，去渣取汁，南粳米同生姜水煮稠粥，待粥将熟时兑入竹茹汁，再煮1沸。日2次，稍温服食。适用于肺热咳嗽，咯痰黄稠，胃热呕吐，胃虚呃逆，妊娠呕吐，产后虚烦及病后体弱，虚热烦渴等症。凡胃寒呕吐者忌服。见《常见病食疗食补大全》。②竹茹9克，地龙干6克，珍珠母20克，陈皮9克，薏米30克，红糖适量。前4味用布包，煎汤去渣，入薏米，红糖，煮粥。日1剂，连服食4～5剂。适用于痰湿所致的美尼尔氏综合症。见《常见病食疗食补大全》。

【竹根七酒】竹根七、长春七、牛砂莲各15克，牛膝、木瓜各9克，芋儿七、伸筋骨各6克，夏枯草32克，白酒500毫升。浸泡10日。服1盅，日1次。适用于骨蒸劳热等症。见《陕甘宁青中草药选》。

【竹笋米粥】鲜竹笋1个（脱皮切片），粳米100克。煮粥。日2次。功能清肺除热，兼能利湿。适用于消渴及久泻，久痢，脱肛等。(验方)

【竹叶车前茶】车前草100克，竹叶心、生甘草10克，白糖适量。煎汤。日1剂，代茶饮。不宜久服。功能清湿热。适用于湿热下注之膀胱炎、尿道炎、小便短赤涩痛者。(验方)。

【竹叶石膏茶】竹叶、生石膏各30克。同煎，取汁。代茶饮。适用于小便短赤，涩痛。(验方)。

【竹叶灯心乳】淡竹叶6克，灯心1.5克，人乳汁（或牛乳）100毫升。先煎竹叶、灯心，取汁50毫升，兑入乳汁中和匀。每日数次，不拘多少。功能清心火，利湿热。适用于小儿鹅口疮，口舌生疮，小便赤涩，小儿夜啼等症。见《百病饮贪自疗》。

【竹茹芦根茶】竹茹、芦根各30克，生姜3片。水煎，取汁。代茶饮。功能清胃热。适用于胃热呃逆，病后哕逆等症。见《千金要方》。

【竹笋鲫鱼汤】鲜竹笋、鲫鱼各适量。治净煮汤食。日3次，随量食。功能益气，清热。适用小儿麻疹，风疹，水痘初起。见《家庭药膳手册》。

【竹蔗马蹄汤】竹蔗1000克，马蹄500克，红萝卜250克。甘蔗洗净，切小段，马蹄洗净切碎，萝卜洗净切块，共加水煎1

小时。饮汤。功能清热解暑，润肺止咳。适用于夏季暑热所致的口渴尿黄，咳嗽痰少而粘等症。见《补品补药与补益良方》。

【合欢皮茶】合欢皮10克。开水冲泡，代茶饮。适用于咽喉肿痛。见《陕甘宁青中草药选》。

【凫葵粥】凫葵250克（细切），粟米100克。盐豉汁煮沸，下米再煮，再入凫葵（冬葵）作粥。空腹任意食。功能清热利湿。适用于热淋，小便不利涩痛。见《普济方》。

【刘寄奴茶】刘寄奴60克。水煎浓汁。代茶饮。每次1～2碗，服数次有效。适用于乳腺炎。（验方）。

【灯心草茶】①灯心草18克。煎汤。代茶常服。适用于失眠，心烦。见《现代实用中药》。②灯心草、淡竹叶各3克。洗净，开水冲泡。代茶饮。适用于失眠，心烦口渴。见《陕甘宁青中草药选》。

【灯心竹叶茶】灯心草5克，鲜竹叶30克。共为粗末，水煎，取汁。代茶饮。适用于虚热烦躁不眠。见《常见病验方研究参考资料》。

【灯心花苦瓜汤】灯心花（灯心）4～6根，鲜苦瓜150～200克（切开去瓤和核）。煎汤饮。功能清热降火，利尿通淋。适用于伤暑身热，暑日烦渴，小便短赤，风热目赤等症。见《饮食疗法》。

【灯心花鲫鱼粥】灯心花5～8根，鲫鱼1～2条，粳米50克。鲫鱼去鳞，内脏，洗净，与灯心花煮汤，汤煮粳米成粥。食粥吃鱼。功能清热降火，利水消肿。适用于营养不良性水肿，慢性肾炎，肠风下血，呕吐，小便赤涩等症。见《家庭食疗手册》。

【灯心草柿饼汤】灯心草6克，柿饼2个，白糖适量。灯心草、柿饼加水300毫升，煮取100毫升，加白糖适量。温服，吃柿饼，日2次。功能消热利湿。适用于热淋，血淋。见《本草纲目》。

【羊泉葎草茶】蜀羊泉30克，葎草15克。共为粗末，煎水，取汁。代茶频饮。适用于淋巴结核初起。《上海中草药手册》。

【米醋鸡蛋】鸡蛋1枚，米醋60毫升。鸡蛋连壳烧炭存性，研末，与米醋调匀。顿服，日1次。适用于黄疸。见《串雅外编》。

【米花桑皮煎】糯米爆米花50克，桑白皮50克。水煎取汁服。早晚2次。功能清热止渴。适用于消渴病（糖尿病、尿崩症），烦渴不止。见《中国药膳学》。

【米酒炒田螺】田螺适量。用清水养1～3天，勤换水，污泥尽去，斩去田螺顶少许以植物油炒；将熟时，加米酒适量炒匀；食时以针挑出田螺肉，并蘸酱油等调味品食。功能清湿热，利小便。适用于五淋，白浊。见《扶寿精方》。

【米醋蒸豆腐】豆腐150～200克，米醋50～80毫升，植物油、盐适量。豆腐用油煎香，加盐少许，倒入米醋，煮片刻。服食。功能解毒，收敛，止泻。适用于脾胃不和，腹泻反复不愈，消化不良，休息痢等症。见《普济方》。

【江蓠夏枯草汤】江蓠（龙须菜、发菜）15克，海带15克，夏枯草15克。洗净，加水适量，煎汤。日服1～2次。功能化痰软坚，清热散结。适用于痰火郁结，瘿瘤瘰疬。见《食疗本草学》。

【冰糖大海】胖大海、冰糖各适量。胖大海开水泡发，去核，加冰糖调服。功能清热利咽，止血。适用于因热声音嘶哑，大便出血等症。见《中国药膳学》。

【冰糖甲鱼】活甲鱼1只，冰糖150克，调料适量。甲鱼腹部向上置于木板上，待其伸头时，用刀快速向颈项斩下，不要斩断，用筷子拉出头颈控净血水，沸水泡5

分钟，刮去黑沙，挖净爪内黄油，胆汁涂于周身，加冰糖、黄油、姜、葱等；武火蒸熟。功能养阴清热。适用于肺病潮热，阴虚劳热等。见《膳食保健》。

【冰镇西瓜露】 西瓜2500克，冰糖30克，白糖90克，清水1250克。西瓜去皮、籽，瓜瓤切方丁，连汁一起倒入盆内，盖好冰镇；另取一锅加水、冰糖、白糖，加热溶化，去浮沫，倒入盆内冰镇，或放入冰箱内。食用时，将西瓜丁倒入冰镇冰水里。为夏季清凉防暑饮料。见《家庭饮食疗法》。

【冰糖乌梅汤】 冰糖15克，乌梅1个。浓煎取汁。频饮缓咽。适用于噤口痢，口渴。见《中国药膳学》。

【冰糖玉竹膏】 玉竹500克，冰糖500克。玉竹洗净切片，水煎2次，合并煎液，浓缩；冰糖捣碎，取部分玉竹浓缩汁溶化，过细罗（60~80目），除杂质；合并两液，文火加热，沸腾半小时，呈流膏样。每服20~30克，日2~3次。功能滋养肺胃，生津止渴。适用于肺胃阴虚燥热，干咳少痰，口干食少，阴虚劳热，咳嗽烦渴等。见《滋补保健药膳食谱》。

【冰糖瓜子汤】 向日葵子50克，冰糖少许。向日葵子开水炖1小时，加冰糖服。适用于血痢。见《中国药膳学》。

【冰糖梅苏茶】 冰糖75克，乌梅肉3克，葛根1克，紫苏1克，薄荷1克。紫苏、乌梅肉等，加500克水煎煮半小时，滤过药汁，再加500克水煮1次，合并2次药汁，加冰糖适量。代茶饮。功能清热解暑。适用于外感暑热，头目眩晕，口渴咽干等症。见《滋补保健药膳食谱》。

【冰糖冬瓜子汤】 冬瓜子30克，冰糖30克。冬瓜子洗净，碾细末，加冰糖冲开水1碗，放陶瓷罐内，文火隔水炖服。功能清热利湿。适用于湿热带下，色如米泔，或黄绿如脓，或挟血液，味臭，阴部瘙痒，小便短赤，口苦咽干，舌红苔黄，脉数等症。见《中国药膳学》。

【冰糖煮马蹄粉】 马蹄（荸荠）粉、冰糖各适量。马蹄粉凉水调糊状；冰糖加水煮开；将马蹄粉糊慢慢倒入，边倒边搅，成半透明状稠糊。功能清湿热，消积滞，化痰。适用于食积不消，肺胃湿热，声音不清等症。见《古方饮食疗法》。

【阳桃叶茶】 阳桃鲜叶30克。煎汤。代茶饮。功能清热解暑。适用于热渴，小便短涩。见《泉州本草》。

【防暑茶】 茶叶9克，甘菊花15克，藿香、生甘草各10克。开水冲泡。代茶饮。功能清热解暑。适用于中暑。见《日用食品药用》。

【防疫清咽茶】 金银花15克，杭菊花10克，板蓝根20克，麦冬10克，桔梗15克，甘草3克，茶叶6克，冰糖适量。共为细末，纱布袋分装成3包。每服1包，沸水冲泡，放入冰糖令溶。代茶频饮。功能清热解毒。适用于急慢性咽炎。见《北京中医》。

【如意酒】 如意草（新鲜肥大者）50克，酒70毫升。如意草捣烂，滚酒冲入，少顷挤汁。取汁温服，渣敷肿处，用纱布盖。功能清热解毒。适用于痈疽，疮毒。见《潘佩侯方》。

【红柿粥】 红柿适量，糯米50克，蜂蜜少许。红柿下筛取汁，和糯米煮粥，调和蜂蜜。随意食。功能清热润肺，止渴。适用于热病后烦渴，干咳咯血，口疮舌烂，兼治吐血。见《济众新编》。

【红柳元鱼】 元鱼1只（重400克），知母肉6克，地骨皮6克，水发香菇20克，冬笋20克，排骨100克，调料适量。知母片、地骨皮丝水煎2次，合并药液，浓缩至12克；元鱼宰杀后去壳及内脏洗净，开水氽一下，捞出，刮去外膜洗净，切成8～10块，沙锅中放排骨、葱、姜、元鱼，添清汤1500克及药液，上屉蒸酥烂；将元鱼置盘中，滗出清汤加味精、料酒、胡椒粉、精盐、调好口味，倒入沙锅中，煮沸片刻。功能滋阴清热。适用于骨蒸劳热，长期低热不退，潮热盗汗而属阴血亏虚者。见《滋补保健药膳食谱》。

【红烧龟肉】龟1只。取肉，加调料红烧。功能滋阴血，清虚热。适用于虚劳咯血，骨蒸劳热等症。见《中国药膳学》。

【红糖绿豆沙】绿豆60克，红糖适量。将绿豆淘洗干净，水煮烂糜，加红糖调味。随意服。功能清暑热，解烦渴，消肿毒。适用于小儿疮疡，中暑，暑季烦渴等症。为夏季清凉防暑饮料。见《家庭食疗手册》。

【红糖煮番薯】番薯500克，红糖60克。将番薯洗净，加水与红糖同煮至红薯熟烂。食薯喝汤。功能退黄。为黄疸病的辅助疗法。见《食疗本草学》。

【红萝卜马蹄粥】红萝卜、马蹄各250克，粳米60克，陈皮9克。红萝卜、马蹄洗净，煮熟，入粳米和陈皮煮粥服。日1剂。适用于脾虚湿热所致的溃疡病。见《常见病食疗食补大全》。

【红萝卜芫荽汤】红萝卜、芫荽各适量。煎汤。日2次，适量饮。功能清热透疹。适用于麻疹初起。见《家庭药膳手册》。

【红萝卜荸荠饮】红萝卜、荸荠各150～250克。洗净切片、煎汤。代茶饮。功能清热解毒，养阴生津。适用于小儿麻疹，暑热烦渴等症。见《家庭食疗手册》。

【红萝卜煲水马蹄】红萝卜、马蹄（荸荠）各150克～250克。洗净，切碎，煎水。代茶饮。功能清热毒，滋阴津。适用于麻疹收没期。见《饮食疗法》。

【驰脂酒】野驰脂（焯之）200克。温酒50毫升，下半匙以上脂，调令消。空心顿服，日2次。功能清热解毒。适用于老人风热烦毒，顽痹不仁，五缓六急。见《食治养老方》。

【麦苗饮】鲜麦苗1把，滑石粉15克。水煎去渣饮。功能清热利湿退黄。适用于黄疸身热口渴，胸脘痞闷，小便不利，色深黄，舌苔黄腻等。见《疾病的食疗与验方》。

【麦门冬粥】麦门冬（去心）10克，大枣2枚，冰糖适量，粳米50克。麦门冬温水浸泡片刻，与大枣、冰糖、白粳米入沙锅，水煮至麦门冬烂，米烂粥稠。日2次，温热服食。适用于肺胃阴伤所致的燥咳无痰或干咳痰稠，口干舌燥多饮，心烦不眠及热病后期津液亏乏症。凡脾胃虚弱泄泻，胃有痰饮湿浊及外感咳嗽患者忌服。见《常见病食疗食补大全》。

【麦苗叶茶】鲜大麦苗叶1把，白糖适量。洗净，切段，煎汤，取汁，入白糖令溶。代茶饮。功能清热解毒。适用于胆囊炎、胆管炎。见《医学衷中参西录》。

【麦仁牛肉粥】牛肉、麦仁（去皮后的小麦）各适量。牛肉洗净，切丁；麦仁洗净。煮粥。空腹温服。功能补脾胃，益气血，强筋骨。适用于病后体虚，气血不足，食欲不振，瘦弱无力等症。见《中国药膳学》。

【麦冬乌梅饮】麦冬20克，炒乌梅6克。水煎取汁。冰糖调味，分3次服。功能养阴生津。适用于消渴，口渴欲饮，饮不解渴等症。见《中国药膳学》。

【麦冬地黄茶】麦冬10克，生地黄15克，藕汁32克。共煎汤，取汁，去渣。代茶饮。适用于噎膈日久，形体消瘦，皮肤干燥，面色苍白者。（验方）。

【麦冬竹叶粥】麦门冬30克，炙甘草

10 克，淡竹叶 15 克，粳米 100 克，大枣 6 枚。麦门冬、炙甘草、淡竹叶、大枣煎水，去渣取汁，入粳米煮粥。随意食。功能甘淡清热，益气和胃。适用于胃热口渴，气短乏力，不思纳食等症。见《活人书》。

【麦冬梅枝茶】麦冬、梅枝各 10 克。水煎，取汁。代茶饮，日 1 剂。用于预防麻疹。见《绍兴中医验方单方集》。

【赤豆红枣汤】赤小豆 250 克，红枣、红糖适量。赤小豆洗净，水煮至“伸腰”时，加红枣，文火煮至赤小豆熟烂，停火，调入红糖，搅拌溶化。服食。功能清热解毒，利水消肿，补血益气。适用于水肿胀满，脚气浮肿，疮疡肿毒，脾胃虚弱，倦怠少气，血虚等症。见《家庭饮食疗法》。

【芜菁子粥】芜菁子 10 克。粳米 50 ~ 100 克。先煎芜菁子，去渣取汁，后入米煮粥，空腹食。功能清热明目。适用于青盲、目昏等症。见《圣济总录》。

【苇茎苡仁粥】苇茎 15 ~ 30 克，苡仁 30 克，粳米 100 克。苇茎洗净，水煎取汁，下苡仁、粳米同煮粥。早晚分服。功能清热涤痰。适用于痰热咳喘，痰黄稠或腥臭，或胸痛发热，舌红苔黄腻等症。见《百病饮食自疗》。

【姜豆粥】芸豆 30 克，粳米 100 克。先煎芸豆，后入粳米，慢火煮稀粥。任意食。功能益脾胃，清内热。适用于热病后烦渴及思虑过度，虚火上炎，口舌生疮，口渴喜饮，咽干等症。见《粥谱》。

【苋菜汤】紫苋菜 200 克。洗净，以水 4 碗煮至 1 碗。温服。功能清热利窍。适用于子宫癌。见《中国药膳学》。

【苋菜茶】铁苋菜 30 克。煎水。代茶饮。适用于麻疹后痢，身热不退，腹疼，里急后重，大便粘胶，脓血混杂等症。见《百病饮食自疗》。

【苋菜粥】鲜苋菜约 50 克，粳米 50 克。苋菜洗净，去根，切碎，与粳米同入沙锅，煮粥。早晚餐温热顿服。适用于老年人急性细菌性痢疾和肠炎等症。凡患有慢性痢疾、肠炎、肠鸣腹泻，脾胃虚寒者不宜服食。见《常见病食疗食补大全》。

【苋蕹利水汤】苋菜、蕹菜各 60 克。洗净，水煎服，或代茶饮。功能利尿除湿。适用于热淋，小便不利或湿热水肿等症。见《食疗本草学》。

【花粉茶】天花粉 125 克。制粗末，沸水冲泡。代茶频饮，每日 15 ~ 20 克。适用于消渴，身热，烦满，大热，肺燥咳血等症。见《新中医》。

【花果序茶】干花果序（水杨梅的花果序）15 克。开水冲头遍，续用沸水冲泡 15 分钟。代茶频饮。适用于急性菌痢及肠炎。见《简易中医疗法》。

【花粉冬瓜茶】天花粉 30 克，冬瓜适量。冬瓜去皮切薄片，与天花粉同煮汁。代茶饮。适用于因暑热积盛，灼伤津液而引起的发热，多汗，口渴思冷饮，小便短赤，消渴病。（验方）。

【花生红枣茅根汤】花生米、新鲜白茅根各 60 克，红枣 10 个，白糖 2 匙。花生、红枣用温开水浸泡 10 分钟，洗净，沥干；白茅根洗净，剪断，3 味加水 3 ~ 4 碗，小火煮 1 小时，加白糖，再煮 30 分钟，至花生酥软。每次 1 小碗，日 2 次，当天吃完。功能补养心脾，清热止血，利尿消肿。适用于血热型慢性肾炎，尿检常见红血球量多者。见《常见慢性病食物疗养法》。

【芹菜粥】鲜芹菜 100 克，粳米 100 克。先煮粳米粥，临熟下芹菜，再煮片刻。任意食。功能去伏热，利大小肠。适用于口干喜饮，小便不利，大便干燥，因感受风热引起的头痛，身热，烦渴，大小便不利及饮酒后身热，小儿热病，肝阳上亢之高血压等症。见《本草纲目》。

【芹汁蜜汁】鲜芹菜100～150克，蜂蜜适量。芹菜洗净捣烂绞取汁，与蜂蜜同炖温服。日1次。功能清热解毒，养肝。适用于肝炎。见《家庭药膳手册》。

【芹菜豆腐】芹菜20克，豆腐30克。芹菜洗净切碎与豆腐共煮熟，食盐调味。每天1剂，常服。功能清热祛风。适用于神经性皮炎早期，皮损以丘疹或红斑为主，局部瘙痒阵发，舌质红，苔微黄等症。见《疾病的食疗与验方》。

【芹菜车前汤】芹菜、大麦芽各15克，车前子10克。洗净，水煎。功能清热除烦，利尿。适用于小儿发热、内有湿热者。见《食疗本草学》。

【芹菜煲红枣】芹菜200～400克，红枣50～100克。洗净，共煲汤。分次服。功能利尿镇痉，理胃除烦。适用于高血压，急性黄疸型肝炎，膀胱炎等症。见《饮食疗法》。

【芹菜藕片汤】鲜芹菜、鲜藕片各120克，生油15克。芹菜洗净切段；锅内放油，烧至六成热，下芹菜。藕片翻炒，调入精盐、味精。佐餐服。日1剂，分2次服。功能清热凉血，调经。适用于血热所致月经先期，量多，色紫，心胸烦闷，舌苔薄黄，脉数有力等症。见《中国药膳学》。

【芥菜茶】①鲜芥菜适量。水煎，去渣，取汁。代茶饮。适用于头面浮肿，恶风无汗，咳嗽或喘者（验方）。②芥菜1000克，冬瓜皮50克。水煮汤。代茶频饮。适用于热淋。见《日常食物药用》。③芥菜1000克，荸荠500克。水煎汤。代茶多饮。适用于热淋。见《日常食物药用》。

【芡实散】芡实粉、金银花、干藕各500克。蒸熟晒干，共为细末，冬汤夏水调服。功能延年益寿，身轻不老，清热解毒，补脾去湿。适用于脾虚泻泄，泻痢及小便不禁等症。见《集验良方》。

【苎麻粥】①生苎麻根30克，陈皮（炒）10克，粳米、大麦仁各50克，细盐少许。先煎苎麻根，陈皮去渣取汁，后入粳米及大麦仁煮粥，临熟，放入盐少许。分作2服，空腹热食。功能凉血止血安胎。适用于血热崩漏，妊娠胎动下血，以及尿血、便血等症。见《圣济总录》。②鲜苎麻根100克，红枣10枚，糯米100克。苎麻根煎水，入糯米、红枣煮粥。日2次，随量服。适用于体虚而血热所致的妇女妊娠期胎动不安，阴道出血。（验方）。

【苎麻根饮】鲜苎麻根250克，红糖30克，苎麻根洗净捣绒绞取汁，兑入红糖，搅匀溶化服食。功能凉血止血。适用于血热崩漏，血色深红，口干喜饮，烦躁不安，舌红苔黄等症。见《祖国医学风采录》。

【苎麻根茶】苎麻根20克。研粗末，煎汤，取汁。代茶饮。适用于血淋、安胎。见《本草纲目》。

【苎麻根糯米粥】鲜苎麻根100克，红枣10枚，糯米100克。苎麻根加水1000毫升。煮取500毫升，加糯米、红枣煮粥。作早晚餐或点心服食。功能清热补气，止血安胎。适用于胎漏，胎动不安，阴道流血，体虚而有热者。见《常见病验方》。

【芦根茶】①芦根适量。水煎。代茶饮。适用于牙龈出血。见《湖南药物志》。②芦根50克，鲜萝卜200克，葱白7段，青橄榄7个。水煎服。适用于防治流行性感冒。（验方）。

【芦根粥】新鲜芦根100～150克，北粳米50克。新鲜芦根洗净，切断去节，入沙锅水煎，去渣后入北粳米煮稀稠粥。日2～3次，稍温服食。适用于热病津伤，烦热口渴，舌燥少津，胃热呕逆，肺热咳嗽和肺痈肺痿等症。凡胃寒呕吐，咳嗽者不宜服食。见《常见病食疗食补大全》。

【芦根竹茹汤】鲜芦根100克，竹茹30克，蜜糖适量。水煎取汁去渣，加蜜糖调匀服。功能和胃止呕。适用于胃热呕吐，呃逆等症。见《常见病的饮食疗法》。

【芦根茅根茶】芦根、茅根各适量。水煎、取汁、去渣。代茶频饮。用于防治小儿麻疹合并肺炎。(验方)。

【芦根萝卜茶】芦根50克，萝卜200克，葱白7段，青橄榄7个，水煎汤。代茶饮。适用于白喉。(验方)。

【芦根绿豆粥】绿豆100克，芦根100克，生姜10克，紫苏叶15克。先煎芦根、生姜、苏叶，去渣取汁，入绿豆，煮粥。任意食。功能和胃止呕，利尿解毒。适用于湿热呕吐及热病烦渴，小便赤涩，解河豚或其他鱼、蟹中毒。(验方)。

【芦根冬瓜子茶】鲜芦根100克，冬瓜子90克。水煮，取汁，去渣。代茶饮。适用于肺痈。(验方)。

【苏粥】土苏10克，青粱米50克，浆水若干。粱米、浆水煮粥，临熟下土苏，搅匀。空腹食。功能清热通淋。适用于老人五淋，小便秘涩疼痛。见《养老奉亲书》。

【苏连茶】紫苏叶3克，黄连1克。沸水冲泡。代茶喂饮。适用于小儿夜啼。(验方)。

【苏浆水粥】土苏20～30克，米60～100克，浆水500毫升。米淘净，浆水煮粥，临熟下土苏，煮至熟烂温服。功能通淋，利小便。适用于诸淋，小便不通等症。见《食医心鉴》。

【苡米酿藕】鲜藕750克，苡米、蜜樱桃各30克，白莲子、芡实、红橘各20克，百合15克，白糖300克，网猪油100克。取粗壮鲜藕，削去一头，内外洗净；百合、莲子、芡实分别择净淘洗；糯米、苡米淘净和匀，装入藕孔内抖紧，用刀背敲拍孔口，封闭不漏，置铝锅内煮熟，清水漂凉，刮去外面粗皮，切成6毫米厚圆片。网油铺入碗内，放入百合、芡实、莲子、藕片，成形定好，撒上150克白糖，上笼蒸至熟烂，出笼翻于圆盆内，揭去网油，将红橘瓣、蜜樱桃在藕片上摆成图案，余下白糖收浓汁浇上。功能清热润肺，养心安神。适用于肺虚久咳，热病烦渴，及水肿等症。见《家庭药膳》。

【苡仁土苓粥】苡仁50克，大米150克，土茯苓10克。淘洗干净，土茯苓装入纱布袋，扎口，水煮至米烂粥浓，去药袋。食粥。功能清热祛湿。适用于湿热内蕴，小便不利，水肿，泄泻，淋浊带下等症。见《中国药膳学》。

【苡仁竹叶茶】苡仁20克，鲜竹叶10～15片，厚朴花6克。先煎苡仁、竹叶，后入厚朴花，取汁，去渣。代茶饮。适用于恶寒少汗，头痛如裹，身重肢倦，胸满脘痞，身热不扬，恶心欲吐，大便溏泄，小便湿浊等症。见《百病饮食自疗》。

【苡仁赤豆汤】苡仁、赤小豆各30克，红枣5个，白糖1匙。前2味洗净入锅，加水2大碗，小火慢煮1小时加红枣白糖，煮30分钟，至豆烂离火。当点心吃。功能清热解毒，健脾利湿，养肝。可预防肝硬化癌变。见《疾病的食疗与验方》。

【苡仁萆薢粥】苡仁30克，萆薢6～10克，粳米100克，冰糖适量。苡仁、粳米淘洗，萆薢加水先取汁，入苡仁、粳米煮粥，调入冰糖，稍煮。空腹温服。功能清热利湿。适用于湿热内蕴，口苦心烦少寐，小便热赤，遗精，舌红苔黄腻等症。见《百病饮食自疗》。

【苡仁桃仁粥】苡仁30克，桃仁10～15克，粳米100克。粳米淘净；二药加水同煎取汁，下粳米煮粥。早晚温服。功能清肺祛痰，化瘀排脓。适用于肺热咳吐脓血，或痰涎壅盛黄稠等症。见《百病饮食自疗》。

【杏仁冻】北杏仁60克，南杏仁120克，绿豆粉40克，白糖6大匙。杏仁去皮尖，加水研磨成汁，纱布绞滤入锅内，去渣；绿豆粉水调成糊状，兑入杏仁汁中，加入白糖，边搅边煮，煮至翻滚时，倒入容器内，冷却后放入冰箱。食用时切成方块，浇上糖浆。功能清热利咽。适用于肺胃有热，口臭难闻。见《百病饮食自疗》。

【杏酪粥】①浓杏酪50克，牛乳250克，大麦仁100克。先用水煮麦仁及杏酪，候熟，下牛乳，搅匀。空腹食。功能清热解毒，托毒排脓。适用于痈疮肿毒，热毒内蕴，不论脓成未成。孕妇及哺乳期产妇忌用。见《圣济总录》。②浓杏酪50毫升，黄牛乳500毫升，大麦100克，白糖少量。煮粥，入白糖和之。任意服。功能益胃润燥。适用于消渴或心热气逆，不下食者。见《普济方》。

【杨梅酒】鲜杨梅500克，白糖80克。杨梅洗净，加白糖共装瓷罐捣烂，加盖(不密封，稍留空隙)，约7~10天，自然发酵成酒。纱布绞汁，成12度杨梅露酒，倒入锅内煮沸，待冷装瓶，密封保存，时间越久越佳。夏季可冰冻随个人酒量饮。适用于预防中暑。见《偏方大全》。

【杨梅醴】鲜杨梅500克，白糖50克。杨梅洗净，入瓷罐中，加白搪捣烂，加盖(需留空隙)，1周后自然发酵成酒，洁净纱布绞汁，成12度杨梅醴，甜度不足加适量白糖，置锅中煮沸，停火，待冷，装瓶，密闭保存，陈久为良。夏季佐餐随量饮用。功能消暑止泻。适用于预防中暑，腹泻等病。见《华夏药膳保健顾问》。

【杨桃蜜糖水】鲜杨桃3~5个，蜂蜜适量。杨桃洗净，切小块，加清水3碗煎至1.5碗，去渣，冲入蜂蜜（蜜糖）调味。功能清热解毒，利尿。适用于尿道炎、膀胱炎，膀胱结石等症。见《饮食疗法》。

【豆汁茶】新鲜绿豆芽1公斤，白糖100克。绿豆芽洗净，用清洁纱布挤汁，加入白糖。代茶饮。适用于高血压病及泌尿系感染，尿赤，尿频，尿浊等。见《防治心血管病的饮食》。

【豆麦粥】绿豆30克，糯米30克，小麦30克。炒熟研末拌匀，用时取30克，开水搅匀成粥食。功能和胃，清热，解毒。适用于霍乱转筋及疮疡肿毒初起。能解热药及酒食诸毒。见《寿世青编》。

【豆豉茶】净豆豉1撮。煎水。代茶饮。适用于血尿。见《常见病验方研究参考资料》。

【豆酱汤】豆瓣酱1杯。水洗，纱布过滤取渣，捣烂，白开水调服。功能清热解毒。适用于解百药、百虫之毒。见《中国药膳学》。

【豆浆六一散汤】滑石180克，甘草30克。共为细末。每服9克，豆浆冲服，日2~3次。功能清暑利湿。适用于夏季感受暑湿，身热烦渴，小便不利，或淋症等。见《本草纲目拾遗》。

【两地膏】牛地、地骨各30克，玄参、麦冬、白芍各15克，阿胶30克，白蜜40毫升。前5味水煎取浓汁300毫升，加用60毫升白开水将阿胶烊化，兑入药汁内，加白蜜，置文火上调，候凉，装瓶。每服20毫升，日3次。功能滋阴养血，清虚热。适用于阴虚血热，月经先期，量少，心烦口干，手足心热，或肺结核低热、咳血等症。见《常见病的饮食疗法》。

【还睛神明酒】黄连（去须）200克，石决明、草决明、生姜、石膏、黄硝石、蕤仁、秦皮、山茱萸、当归、黄芩（去黑心）、沙参、朴硝、甘草（炙）、芍药、泽泻、桂（去粗皮）、荠子、车前子、淡竹叶、柏子仁、防风（去叉）、乌头（去皮脐）、辛夷、人参、芎䓖、白芷、瞿麦穗、桃仁（去皮尖双仁炒）、细辛（去苗叶）、地肤子各120克，龙脑12克，丁香8克，珍珠（无孔者）25颗。上㕮咀，好酒35000毫升浸，冬秋14日，春夏10日。食后服30毫升。适用于眼昏暗，外障失明等。见《圣济总录》。

【抗痢冲剂】飞蓬1000克，蔗糖、白糊精各适量。飞蓬去杂质，洗净切碎，水煎2小时取汁，加水再煎1.5小时，去渣取汁，合并药汁，静止沉淀，过滤，浓缩成稠膏状，加蔗糖、白糊精，制颗粒，烘干，分装。每袋9克，每次1袋，日3次，白开水冲服。功能清热利湿。适用于肠炎，细菌性痢疾。见《常见慢性病食物疗养法》。

【连心茶】连翘10克，莲子心2克，麦冬10克。共研粗末，沸水冲泡。代茶频饮。适用于麻疹后心火炽盛，引起口疮症。见《百病中医自我疗养丛书》。

【岗梅根煲鸭蛋】岗梅根30～60克，青壳鸭蛋1个。洗净，加水2碗同煎，蛋熟去壳再煎15分钟。饮汤食蛋。功能清热解毒，活血生津。适用于妇女急性化脓性乳腺炎早期，急性扁桃体炎，咽喉炎等病。见《饮食疗法》。

【旱柳芽茶】旱柳芽10克。开水泡，酌加红糖。代茶饮。适用于黄胆型传染性肝炎及预防。见《中国沙漠地区药用植物》。

【旱莲草茶】旱莲草、车前草各20克，白糖适量。共为粗末，煎水，取汁，入白糖令溶。代茶饮。适用于血尿。（验方）。

【旱莲红糖煎】红旱莲、红糖各20克。红旱莲水煎取汁，调入红糖温服。功能凉血止痛。适用于赤痢。见《中国药膳学》。

【旱莲炖黄鱼鳔】黄花鱼鳔200克，旱莲草60克。旱莲草装入布袋，扎口；鱼鳔洗净。2味加水慢火炖1天，时时搅拌，防止烧焦，鱼鳔全部炖化，去渣。分4次服，每天2次。连服数剂。功能清热解毒，凉血止血。适用于血小板减少性紫癜，伴有烦躁不安，小便黄赤，大便干结，尿血，便血等。见《疾病的食疗与验方》。

【旱莲茅根炖肉】红旱莲、白茅根各30克，瘦肉少许。3味加水3碗炖至1.5碗。吃肉喝汤，分3次服用。功能清热凉血，止血。适用于各种血热出血症。见《中国药膳学》。

【怀山药粥】鲜山药适量，糯米50克，马口铁1块。山药洗净，切片；糯米淘净，马口铁先煮30分钟。下糯米煮至米烂，再下山药，煮至山药烂熟。功能清热除烦，益脾肾。适用于头胀目眩，口干心烦，能食易饥，小便短赤，小儿痫症等，见《气功药饵疗法与救治偏差手术》。

【怀山百合鳗鱼】鳗鱼500克，怀山药、百合各30克。鳗鱼去鳞、鳃及肠杂，洗净切段，与山药、百合同入瓦锅内加水炖熟，调味食。功能润肺补虚。适用于肺结核低热，五心烦热，食欲不振，形瘦神衰等症。见《家庭食疗手册》。

【怀山药炖猪胰】怀山药60克，猪胰150克。洗净切片，加水共炖汤，入盐调味。酌量服。功能滋阴解渴。适用于消渴，小便频数、量多、混浊如脂膏，口干舌燥，舌红少津等症。见《家庭饮食疗法》。

【怀山百合炖白鳝】白鳝1～2条（约250克），怀山药、百合各30克。白鳝去肠杂洗净，与山药、百合同放瓦盅内，加水适量，隔水炖煎。调味服。功能健脾补肺。适用于肺结核经久不愈，身体虚弱，或肺结核低热，烦躁，食欲不振，神经衰弱等症。见《饮食疗法》。

【牡荆叶茶】牡荆干嫩叶6～10克。水煎。代茶饮。适用于中暑。见《福建中草药》。

【牡蛎发菜粥】牡蛎肉50克，发菜（龙须菜）25克，猪瘦肉50克，大米适量。前2味水发洗净；猪肉洗净剁成泥，制成丸；大米淘净。沙锅内加水烧沸，入大米、牡蛎肉、发菜共煮至米开花，放肉丸煮熟，加调料调味。早晚分服。功能清热软坚，强身美容，延年益寿。适用于瘿瘤癌肿，慢性咳喘，羸瘦体弱，心血管疾病，动脉硬化，老年习惯性便秘，预防癌症。见《良药佳馐》。

【牡丹皮乌龟汤】牡丹皮30克，乌龟2只（重约500克），精盐、黄酒适量。牡丹皮（干品）冷水快速冲洗灰尘，沥去水分；乌龟宰杀后从侧面剖开，去内脏，洗净，用烫水除去薄膜，与丹皮同入沙锅内，冷水浸，中火烧开，加黄酒2匙，精盐半匙，小火慢煨2~3小时，至龟肉酥烂，龟板易于脱落。吃龟肉喝汤。每次1小碗，日2次。功能滋阴补肾，清热降火，补心凉血。适用于肾阴亏损，血尿反复发作，久治不愈者。见《常见慢性病食物疗养法》。

【利咽茶】元参25克，山豆根、苦栀、麦冬、僵蚕（炒）各10克，青果（压扁）6枚。水煎，取汁。代茶饮。适用于咽干少津，咽喉肿痛之症。见《光绪皇帝代茶饮方》。

【秃菜根粥】秃菜根30克，粳米100克。先煎秃菜根，去渣取汁，后入米煮粥。空腹食。功能清热解毒。适用于热毒疮疡及疖肿。见《全生集》。

【佛耳草茶】佛耳草30克。为粗末，煎汤，取汁。代茶饮。适用于泌尿系结石。见《验方集锦》。

【谷皮藤茶】谷皮藤250克，绿豆60克。共为粗末，煎汤，取汁。代茶频饮。适用于泌尿系结石，肺热咳嗽。见《常见中草药汇编》。

【谷精草煲羊肝】谷精草30克，羊肝100~150克。羊肝切片，加谷精草，加水煲汤。调味服。功能祛风散热，益血补肝，明目退翳。适用于夜盲症，视力减退，小儿角膜软化症，风热赤眼等症。见《古方饮食疗法》。

【角茴香茶】角茴香、菊花各10克。水煎或开水冲泡。代茶饮。适用于急性结膜炎。见《青海常用中草药手册》。

【灶心土竹叶茶】灶心土、竹叶等量。灶心土煎水澄清，清液煎竹叶，取汁。代茶饮。适用于心脾阴液不足，虚火妄动、上炎口舌的口腔溃烂（口腔溃疡，口腔炎）。见《常见病的中医临床手册》。

【沙司三丁】土豆300克，胡萝卜、黄瓜各100克，鸡蛋1个，牛奶25克，番茄沙司50克，沙拉油100克，调料适量。前2味煮熟去皮切丁；黄瓜洗净，切丁，盐渍20分钟，沥干盐水；鸡蛋分蛋清、蛋黄，蛋清蒸熟切丁，蛋黄用筷子打匀，一面打，一面慢慢滴入沙拉油，至成为奶油浆。诸丁放奶油浆中，加熟牛奶、精盐、味精，拌匀，浇上番茄沙司。功能清热解毒，明目。适用于烦渴，咽喉肿痛，火眼，夜盲等症。见《膳食保健》。

【沙壳米粥】沙壳米适量。淘净，锅内水烧沸后下米，一滚即起锅（以免成糊）。功能止痢。适用于下痢不止。见《遵生八笺》。

【沙参藕粉】藕粉2匙，冰糖5克，沙参、麦冬、桑叶各10克，生地5克。诸药煮30分钟，取药液150毫升，冷后放入冰箱底层，充分沉淀，数小时后取出，澄清液倒入锅中，加冰糖，烧沸糖溶时，用沸液冲藕粉成糊状食。功能养阴生津，益胃清热。适用于干燥综合症咽喉干燥，口渴，唾液减少，舌面光滑无苔，舌红干燥，口角皲裂疼痛，脱落皮屑等。见《疾病的食疗与验方》。

【沙参三味饮】 沙参、玉竹各30克，黄精15克，猪瘦肉100克。前3味洗净，装入纱布袋，扎口，猪肉洗净切片，与药同炖熟烂，食肉饮汤。功能益气养阴，补虚除热。适用于热病后期，气阴两伤，或麻疹后期低热不退，手足心热，消瘦，皮肤干燥，盗汗或自汗，倦怠少气，食欲不振等症。见《百病饮食自疗》。

【沙参山药粥】 沙参、山药、粳米各适量。煮粥。功能养阴扶正。适用于麻疹后期，热退身凉，精神爽快，咳嗽大减，胃纳渐增，唯舌红少津、口干等症。（验方）。

【沙参玉竹粥】 沙参、玉竹各15克，粳米60克。前2味用布包，同粳米煮粥。日1次，连续服食数日。适用于阴虚火旺所致的神经衰弱。见《常见病食疗食补大全》。

【沙参麦冬饮】 ①沙参、麦冬、扁豆各10克，梨汁、冰糖适量。前4味水煎取汁，调入梨汁和冰糖。日3服。功能滋阴养液。适用于热病后期，肺胃阴伤，身热未净，干咳少痰，口舌干燥，不思饮食，大便干结，干呕等症。见《百病饮食自疗》。②沙参、麦冬、生扁豆、花粉各10克，梨汁、冰糖适量。前4味水煎取汁，加入梨汁、冰糖，调匀。1日内服完。功能来源同①方。

【沙参麦冬蜜】 北沙参、麦冬各100克，五味子50克，蜂蜜500克。前3味洗净，倒入沙锅内，加水3～4大碗，浸泡1小时，小火煎1小时，取汁大半碗，再加冷水1大碗半，煎取药液半碗。将药液与蜂蜜同倒入瓷盆内，加盖，旺火蒸2小时，冷却，装瓶。每次1匙。饭后开水送服，日2次。功能养阴润肺，生津止咳，收敛肺气。适用于阴虚火旺，浸润型肺结核或纤维空洞肺结核患者。见《百病饮食自疗》。

【沙参炖龟肉】 沙参60克，冬虫夏草10克，乌龟1～2只。前2味洗净；乌龟去内脏，连龟甲与沙参、虫草加水煲汤，油、盐调味。饮汤食龟肉。功能滋阴养血，补肺益肾。适用于阴虚潮热，盗汗，肾虚遗精等症。见《食物与性保健》。

【沙参煲鸡蛋】 沙参30克，鸡蛋2个。鸡蛋洗净，与沙参加水2碗同煮，蛋熟去壳再煮半小时，加白糖或冰糖调味。饮汤食蛋。功能滋阴降火，清肺养心。适用于肺结核咳嗽中带血，虚火牙痛，咽痛，久咳肺痿等症。见《饮食疗法》。

【沙参糖蛋汤】 北沙参20克，鸡蛋1～2个，冰糖适量。水煮，蛋熟后取出去壳再煮30分钟。取汤温服。功能滋阴润燥。用于肺胃阴虚，咳嗽，咯血，咽痛，口渴，及肺结核等。见《补品补药与补益良方》。

【沙参百合鸭汤】 北沙参、百合各30克，肥鸭肉150克。洗净煮汤，熟后饮汤食肉。功能滋阴清热，润肺止咳。用于肺阴虚咳嗽，咯血及肺结核病等。见《补品补药与补益良方》。

【沙参虫草炖龟肉】 沙参60克，冬虫草10克，乌龟1～2只。乌龟去肠杂，洗净，连龟甲与沙参、冬虫草加水炖汤，调入适量油、盐、葱、味精。随意饮汤食龟肉。功能滋阴降火，养肺益肾。适用于肺肾阴虚，骨蒸潮热，久咳咯血，头晕耳鸣，腰膝酸软，或遗精，或月经不调，舌红少津等症。见《百病饮食自疗》。

【沙参薏米山药粥】 沙参、薏苡仁、山药各30克。山药洗净，切块；沙参水煎，取汁，入薏苡仁、山药煮粥。温服。功能润肺生津，养阴。适用于热病后，突然出现肢体痿弱无力，心烦口渴，咽干呛咳，小便短赤，大便干燥等症。见《百病饮食自疗》。

【沙参冬虫草炖龟肉】沙参60克，冬虫草10克，乌龟1～2只。乌龟去肠脏，连龟甲一起与沙参、冬虫草加水煲汤，油、盐调味。饮汤食龟肉。功能滋阴养血，补肺益肾。适用于肺结核吐血，咳嗽痰中带血，阴虚潮热，盗汗，肾虚遗精等症。见《饮食疗法·续三》。

【沙参夏枯草猪瘦肉汤】猪瘦肉50克，沙参、夏枯草各15克。猪肉洗净，与2药共煮汤。调味服食。每天1次，7天为1疗程。功能养阴清肺，祛瘀散结。适用于矽肺干咳少痰，痰中带血，气短；或咳嗽气促，胸闷盗汗，咽干口渴，尿赤便燥，舌质光红少苔等。见《疾病的食疗与验方》。

【沃雪茶】生山药45克，牛蒡子（炒捣）12克，柿霜饼18克。山药、牛蒡子煮汤，去渣，再入柿霜饼泡溶。不拘时饮。适用于肺脾气阴不足而引起的虚热，肺劳咳嗽，喘逆，饮食懒进，虚劳喘嗽。见《医学衷中参西录》。

【诃玉茶】诃子、玉竹、桔梗各10克，木蝴蝶6克。共为粗末，沸水冲泡。代茶频饮。适用于慢性喉炎，音哑而干燥者。见《常见病验方研究参考资料》。

【诃子麦冬茶】诃子3克，麦冬6克，木蝴蝶2克，胖大海2枚。开水冲泡。代茶饮。适用于肺热阴虚所致的失音。（验方）。

【诃竹桔蝶茶】诃子、玉竹、桔梗各9克，木蝴蝶6克。开水泡透。代茶频饮。适用于失音。（验方）。

【补肺阿胶粥】糯米30克，阿胶15克，杏仁、马兜铃各10克。水煎杏仁、马兜铃，去渣取汁，入米煮粥；阿胶烊化为汁，兑入粥内，加冰糖调服。功能养阴润燥，止咳平喘。适用于肺虚火盛咳嗽气喘。见《养生康复粥谱》。

【尿感茶】海金沙草、葎草、连钱草、凤尾草各16克。取40%的连钱草，粉碎为细粉备用；其余诸药合煎2次，合并静置过滤，滤液浓缩成稠膏状，加入连钱草细粉，均匀混合制成颗粒，干燥，分装成100包。每次半包，日3次。白开水泡服。适用于急慢性肾盂肾炎，急性肾炎，泌尿道结石症等。见《浙江中草药制剂技术》。

【尿利清茶】五月艾（根茎）45克，凤尾草、白茅根各15克，蜂蜜10克。共为粗末，煎取药汁，加入蜂蜜。饭前代茶饮，日2次。适用于肾盂肾炎，尿路感染，膀胱炎等症。见《江西中医药》。

【陈茗粥】陈茗（陈茶叶）5～10克，粳米50～100克。茶叶先煎取汁，与粳米煮稀粥。分2次温服。功能消食化痰，清热止痢，除烦止渴，提神。适用于食积不消，过食油腻，饮酒过量，口干烦渴，嗜睡不醒，赤白痢疾等症。临睡前不宜服食。见《食疗本草》。

【陈谷子粥】陈谷子（即陈久的小米）50～100克。煮稀粥。任意食。功能清心止渴。适用于消渴，口渴喜饮。（验方）。

【忍冬夏枯草茶】忍冬藤、夏枯草各30克，蒲公英、玄参各15克。共为粗末，水煎，取汁。代茶饮。适用于防治流行性腮腺炎。见《常见病验有研究参考资料》。

【鸡子汤】鸡子1枚，炙甘草0.6克，甘遂0.3克，大黄、黄芩各0.6克。以300毫升水煮取100毫升，去滓，打入鸡子，搅匀。熟后顿服。功能清热泄火，养阴。适用于肺热咳嗽，吐脓血。不宜与海藻、菘菜同食。见《憎深集方》。

【鸡骨草茶】鸡骨草30克。研为粗末，煎水，取汁。代茶饮。用于预防中暑。见《全国中草药汇编》。

【鸡冠花饮】白鸡冠花、向日葵各9克，冰糖50克。前2味洗净，加水共煎取汁，入冰糖调味。顿服。功能凉血，散风。适用于风疹。（验方）。

【鸡冠花茶】鸡冠花 30 克。切碎。煎水。代茶频饮。适用于赤、白带下；对阴道滴虫有杀灭作用。见《常见病验方研究参考资料》。

【鸡冠花酒】白鸡冠花 15 克，酒适量，鸡冠花洗净，酒煎。温服。功能清热凉血，收敛固涩。适用于产后血瘀腹痛（儿枕痛），或久痢等症。见《怪证奇方》。

【鸡蛋花茶】鸡蛋花 3～9 克。沸水冲泡。代茶饮。用于预防中暑。见《中医大辞典》。

【鸡腿根汤】翻白草根、马齿苋各 30 克。翻白草根洗净略捣，与马齿苋加黄酒煎汁服。功能清热止血。适用于妇女血热，月经先期，量多，崩漏失血，以及痢疾便脓血等症。见《食疗本草学》。

【鸡矢藤米糊】鲜鸡矢藤叶 60 克，大米 30 克。洗净，大米用清水泡软，同放入砂盆内捣烂，加水、红糖煮糊状服食。功能解暑除湿，祛风解毒，健脾导滞。适用于肠炎，眼结膜炎，小儿食滞，痱子过多，暑疖等症。见《饮食疗法》。

【鸡冠花蛋汤】白鸡冠花 30 克．鸡蛋 1 个，白糖适量。鸡冠花加水 500 毫升，煎至 300 毫升去渣，打入鸡蛋，煮成荷包蛋，调入白糖服食。日 1 次。连服 5～6 次。功能凉血止血，养血滋阴。适用于大便下血、血色鲜红等症。见《常见病的饮食疗法》。

【鸡蛋田基黄】鲜田基黄 120 克（干品 60 克），鸡蛋 2 个。鸡蛋洗净，与鲜田基黄同煮至鸡蛋熟，取出去壳。复入锅内再煮片刻。饮汤食蛋。日 1 次。连服 5～7 天。功能清热解毒，利湿养肝。适用于急慢性肝炎，早期肝硬化，阑尾炎，蛇咬伤等。见《家庭食疗手册》。

【鸡蛋地耳草】鲜地耳草 200 克（干品 100 克），鸡蛋 2 个。洗净同煮，蛋熟后去壳入锅再煮片刻，汤成 1 碗。饮汤食蛋。日 1 次，连服 5～7 天。功能清热解毒，利湿退黄，活血消肿，补阴护肝。适用于早期肝硬化，急慢性肝炎，阑尾炎等病。见《家庭药膳手册》。

【鸡蛋花糖水】鸡蛋花（夹竹桃科植物鸡蛋花的花朵）30 克，白糖适量。鸡蛋花泡胀，洗净，加清水 2.5 碗煎至 1 碗，去渣，加糖饮。功能清热解毒，利湿止泻，消滞止咳。适用于风热咳嗽，咽喉炎，饮食积滞，胃肠湿热，肠炎腹泻等症。见《饮食疗法》。

【鸡骨草田螺汤】鸡骨草 30～60 克，田螺 500 克。田螺在清水盆内养 24～48 小时，时时换水，除去污泥，将壳斩掉少许，与鸡骨草同炖汤饮。功能清热利湿，疏肝散瘀。适用于黄疸型肝炎，急慢性肝炎，早期肝硬化，脚气水肿，及膀胱湿热之小便刺痛等症。见《家庭食疗手册》。

【鸡骨草煲红枣】鸡骨草 60 克，红枣 10 枚。加水 3 碗，煎至 1 碗，去渣饮。功能清利湿热，消炎解毒，养肝补血。适用于黄疸型或无黄疸型肝炎，胆囊炎，胆结石等。见《饮食疗法》。

【鸡冠花鸡蛋汤】鸡冠花 15～30 克，鸡蛋 2 个。加水 2 碗同煮，鸡蛋熟取出去壳，放回锅再煮至汤液 1 碗。吃蛋喝汤。日 1 次，连服 3～4 次。功能凉血止血。适用于鼻衄，痔疮出血，咳血，月经过多等诸出血疾患。见《饮食疗法》。

【鸡蛋鸡骨草汤】鸡蛋 2 个，鸡骨草 30 克，山栀根 30 克，猪瘦肉 50 克。鸡骨草、山栀根装入纱布袋，扎口，与蛋、肉同煮，蛋熟取出去壳，入锅再煮 1 小时。饮汤食肉、蛋。功能养肝阴，清肝热。适用于慢性肝炎肝区痛，烦热，疲倦，尿黄者。见《补品补药与补益良方》。

【鸡肝草决明蛋汤】 草决明9克，鸡肝30克，鸡蛋1个。鸡肝洗净切片；草决明先煎去渣，入鸡肝，煮至临熟时，打入鸡蛋，熟后食。功能养肝明目。适用于目赤肿痛，夜盲症等。见《中国药膳学》。

【鸡蛋银耳糖豆浆】 鸡蛋1个，银耳3个，白糖适量。豆浆500毫升。豆浆与银耳同煮，几沸后，打入搅匀的鸡蛋，蛋熟后加糖。饮豆浆蛋花食银耳。功能滋阴润肺，化痰止咳，清咽。用于肺阴虚咳嗽少痰，或肺结核阴虚有热者。见《补品补药与补益良方》。

【鸡子黄生地百合汤】 鸡子黄2枚，生地10～20克，百合12克，真珠母18克，白芍10克，川连5克。先水煎真珠母，后入诸药，去渣取汁，调入鸡子黄，熟后服。2次分服，日1剂。功能滋阴清热安神。适用于阴虚内热的心烦失眠，咽干，手足心热等症。见《补品补药与补益良方》。

【鸡冠花藕汁速溶饮】 鲜白鸡冠花500克，鲜藕汁500毫升，白糖500克。鸡冠花煎20分钟取汁，加水再煎，如此取汁3次，合并汁液，置火上浓缩，加藕汁再煎至稠黏时，待温，拌入白糖，把药汁吸净，拌匀晾干，压碎装瓶。每次20克，白开水冲服，日3次。功能清热止带，凉血散瘀。适用于湿热带下，黏稠有味，或妇女阴道滴虫，阴道炎，阴痒等症。久服方效。糖尿病患者不宜服食。见《药膳食谱集锦》。

【玫瑰花饮】 玫瑰花（含苞未放者）20朵，大黄3克。玫瑰花去萼蒂，与大黄同煎服。分3次1日内服完。功能清热解毒。适用于急慢性肠炎，腹痛，泄下黏液，排便不畅者。见《疾病的食疗与验方》。

【青果酒】 干青果50克，青黛5克，白酒1000克。青果洗净，晾干，拍碎，与青黛同放酒中，用力摇匀，封日，浸15日。隔5日摇1次。早晚各1盅。功能清热利咽，凉血解毒。适用于咽喉肿痛，口渴，烦热等症。见《中国药膳学》。

【青蒿醪】 鲜青蒿1000克，糯米500克。鲜青蒿洗净，捣汁（或以干品200克煎汤去渣），药汁与糯米共煮，做糯米干饭，待冷，加酒曲适量，拌匀，发酵为酒酿。每日适量佐餐食。为夏季清凉食品。功能解暑，辟秽。（验方）。

【青小豆方】 青小豆、粳米各25克，冬麻子50克，生姜5克。冬麻子研细，加水搅，滤取汁，放入青小豆、粳米、姜等，煮粥。空腹服。功能利水通淋，淋沥作痛等症。见《食医心鉴》。

【青小豆粥】 青小豆50克，通草10克，小麦100克，白糖少许。先煎通草，去渣取汁，煮麦、豆作粥。空腹食。功能清热利尿通淋。适用于下焦膀胱湿热，用于热淋，小便灼热，淋漓涩痛。见《食医心鉴》。

【青荷鸭蛋】 鸭蛋10个，鲜百合30克，鲜荷叶3张，水发木耳30克，虾仁20克，火腿30克，精盐2克。百合、虾仁、木耳洗净剁碎，火腿切丁，荷叶洗净。鸡蛋一端打一圆孔，倒出蛋清蛋黄。蛋清蛋黄同百合、虾仁、木耳、火腿、精盐调匀，倒入鸡蛋壳内，装至8、9分，用1小片荷叶封口，外再包上1层荷叶。将蛋口朝上放蒸锅的箅上，蒸熟。功能清热解暑，养阴润燥。适用于热病烦闷，燥咳声哑，目赤咽痛，暑热泄泻，头昏等症。见《家庭药膳》。

【青荷蒸鸭】 鸭（约1500克）1只，荷叶2张，炒米粉150克，猪五花肉150克，肉汤100毫升，葱、姜等调料适量。鸭宰杀后去毛，剖腹去内脏，翅不用，剔骨，切长6厘米、宽3厘米，厚1厘米的片；葱姜剁成细末；猪五花肉洗净入沸水中氽透，切成3厘米见方，厚0.5厘米的片。鸭片放入米粉、姜、葱、酱油、料酒，精盐、白糖、味精、肉汤拌匀；荷叶洗净，入沸水烫软，捞出沥干水，切一张为六块。将每片鸭片折转夹一块五花肉，用荷叶包好，口向下放入蒸碗内，大火蒸 50 分钟，食时去荷叶。功能滋阴养胃，清热解暑。适用于虚热咳嗽，浮肿，暑湿泄泻等。见《家庭药膳》。

【青龙白虎汤】鲜橄榄 15 克，鲜萝卜 250 克。萝卜洗净切碎或切片，与橄榄一起加适量水，煮汤。功能清热泻火，解毒利咽。适用于肺胃热毒壅盛，咽喉肿痛。见《食疗本草学》。

【青果芦根茶】青果 30 克，芦根 60 克。青果捣碎，芦根切碎，煎水，取汁。代茶饮。适用于水痘初起，发热，咽红疼痛等症。见《常见病中医临床手册》。

【青蒿丹皮茶】青蒿、丹皮各 6 克，茶叶 3 克，冰糖 15 克。洗净，置茶杯中，鲜开水浸泡 15～20 分钟，入冰糖令溶。代茶饮。适用于月经先期，或 1 月 2 次，量多色紫，质地黏稠，或心胸烦热，小便黄赤，白带腥臭，舌质红，苔厚黄，脉数有力。见《百病饮食自疗》。

【青蒿茵芦茶】青蒿 60 克，茵陈 30 克，芦根 45 克。同煎，去渣，取汁。代茶饮。适用于急性传染性黄疸型肝炎。（验方）。

【茉莉瓜】茉莉花 35 朵，黄瓜 750 克，白糖 50 克，醋、料酒、盐、蜂蜜适量。茉莉花用清水洗净。黄瓜去子，切成 4.5 厘米长，1 厘米粗的条，撒上盐少许，搅拌均匀。勺中加入底油烧开，放入瓜条，烹入料酒、醋，翻炒半分钟，加精盐少许和白糖、蜂蜜，烧开后放入茉莉花。功能清热，利水，止泄。适用于湿热泻泄。见《华夏药膳保健顾问》。

【苦瓜汁】苦瓜 1 个。去瓤，切碎，捣烂绞汁。每次半杯，开水冲服。功能清热燥湿解毒。适用于湿热泄泻，痢疾。见《食疗本草学》。

【苦瓜泥】苦瓜 1 条，芡实粉 10～15 克，冰糖 30 克。苦瓜洗净，捣烂如泥与芡实粉、冰糖捣匀。1 次或分 2 次服。功能清心固肾。适用于心火亢盛，肾精不固，心烦多梦，梦中遗精，口苦尿赤，舌红等症。见《百病饮食自疗》。

【苦瓜茶】①鲜苦瓜 1 个，茶叶适量。瓜截断去瓤，纳入茶叶，再接合，悬挂通风处阴干。水煎或开水冲泡。代茶饮，每次 6～10 克。适用于暑热。见《福建中草药》。②生苦瓜 1 条，白糖 60 克。苦瓜切片煮，滤渣，取汁，加入白糖或冰糖令溶。代茶饮。适用于湿热上扰而引起的耳聋或聤耳出脓，伴有头疼牙痛，耳部肿痛而鸣，舌红苔黄，小便黄赤等症。（验方）。

【苦酒煎】鸡蛋 1 个，半夏 6 克，醋（苦酒）适量。鸡蛋敲破一端，去蛋黄，留蛋清。醋倒入蛋壳内，放入半夏，烤沸 3～5 分钟，除去半夏，趁热下蛋清，搅匀，少少含咽。功能散结消肿，解毒利咽。适用于咽中伤、生疮，不能言语，声音难出。见《食疗本草学》。

【苦竹叶粥】苦竹叶 12 克，生石膏 30 克，粳米 100 克，白糖适量。先煎苦竹叶、生石膏，去渣，下米煮粥，临熟，调入白糖 1～2 匙。分 2 次服。功能疏风清热明目。适用于肝胃火炽而上攻于目，症见目赤刺痛，怕热羞明，视物不清，兼见口干，便秘，苔黄脉数等。见《圣济总录》。

【苦刺花茶】苦刺花 5 克。沸水冲泡。代茶饮。适用于防治暑热症。见《全国中草药汇编》。

【苦菜姜汁】苦菜、生姜各适量，黄酒 10 毫升。苦菜与生姜洗净。分别切碎、捣烂，洁净纱布绞取汁液，取 2 汁等量合并，混匀。每取30毫升，兑黄酒10毫升，冲水饮服。日3次。功能清热解毒消肿。适用于痈肿恶疮。见《唐瑶经验方》。

【苦瓜豆腐汤】苦瓜150克，猪瘦肉100克，豆腐400克，调料适量。瘦猪肉剁末，加酒、酱油、麻油、淀粉腌10分钟。油熟，略降温，下肉末划散，加入苦瓜片翻炒数下，倒入沸水，推入豆腐块，用勺划散，调味煮沸，勾薄芡，淋上麻油。佐餐服。功能清热解毒。适用于中暑疖，痱子等症。见《膳食保健》。

【苦瓜炒肉片】苦瓜250克，猪瘦肉150克，调料适量。苦瓜、猪肉分别切薄片。肉片加酒、盐、淀粉拌和；苦瓜片用盐捏后洗净。在热油中爆香姜片，加入肉片翻炒至泛色，倒入苦瓜，煮沸调味。佐餐服。功能清热明目。适用于目赤肿痛。见《膳食保健》。

【苦瓜清热汤】苦瓜150克。剖开去瓤，切片，煎汤。日1~2次。功能除烦止渴，清热解暑。适用于暑热烦渴或热病烦渴。见《食疗本草学》。

【苦参桔梗酒】苦参0.3克，桔梗0.1克，酒2杯。上药捣碎末，以酒煎取1杯，去渣。候酒不冷不热，不计时候饮。服后当闻苦参气，即吐毒如羊胆汁便愈。适用于热毒在腰膈之症。见《普济方》。

【苦瓜猪瘦肉汤】鲜苦瓜200克，猪瘦肉100克。鲜苦瓜洗净去核切块；猪瘦肉切片，加清水适量煮汤。入盐少许调味。随意服。功能清热除烦。适用于邪在少阳，寒热以疟，口渴心烦等症。见《百病饮食自疗》。

【苦竹叶速溶饮】鲜苦竹叶500克（或干竹叶250克），白糖250克。竹叶剪碎，加水煎煮1小时，取汁，文火浓缩到较稠黏将要干锅时，停火，待凉，拌入白糖，把药液吸净，混匀，晒干，压碎，装瓶。每次10克，沸水冲化，日2次。功能清热止渴。适用于热病口渴，烦躁，失眠等症。见《圣济总录》。

【苹果茶】鲜苹果或苹果干粉适量。鲜苹果捣泥，开水冲服；干苹果粉水煎。代茶饮。适用于热泻，泻下如注，大便黄绿臭浊，泄泻频繁，肛门灼热，小便短赤，甚或发热，舌苔黄腻，脉细数者。（验方）。

【苜蓿玉米糕】苜蓿250克，玉米粉500克，蒜3头。苜蓿洗净切碎，与玉米粉、蒜茸一起拌和，揉搓面团，上屉蒸糕。功能通淋利尿。适用于尿急，尿频，尿痛，尿赤，尿路结石等症。见《膳食保健》。

【苜蓿子蛋黄羹】苜蓿子10克，鸡蛋2个。苜蓿子捣碎煎汤，去渣取汁，打入鸡蛋，煮荷包蛋。吃蛋饮汤。功能滋阴养血，清热解毒。适用于血热而胎漏者。见《家庭食疗手册》。

【茄粉】经霜茄子适量连蒂烧存性研末。日空腹服6克。适用于肠风下血。见《中国药膳学》。

【茄酒】①茄子3枚。用湿绵纸裹，微火煨熟，取出装瓷坛内，乘热加酒750克浸泡，封口，3日后，去茄子。温酒空腹服。适用于久患肠风下血。见《中国药膳学》。②茄子种1枚。湿纸裹，塘火内，以蜡纸封闭，经3宿去茄子。暖酒空腹分服，如是更作，不过3度差。适用于治疗久患肠风泻血。见《圣济总录》。

【茄粥】紫茄子500~200克。煮粥食。连服数日。治黄疸型肝炎。见《中国药膳学》。

【茅根车前饮】白茅根、车前子各50克，白糖25克。水煎，取汁。日内分3次服。功能清热利尿而止血。适用于尿血症。见《中国药膳学》。

【茅根竹蔗饮】茅根90克，竹蔗250克。水煎。代茶饮。功能清热凉血，生津，利尿。适用于急性肾炎水肿，肝炎，尿路感染，高血压，衄血，尿血及小儿痘疹烦渴。见《家庭食疗手册》。

【茅根猪肉羹】鲜茅根150克（干品100克），猪瘦肉250克。茅根洗净，切段，装纱布袋内，扎口；猪肉洗净，切丝。加水适量煮至肉熟。去药袋，加食盐、调料调味。食肉喝汤。功能清热利湿，适用于黄疸、酒疸、女劳疸、黄汗等症。见《补缺肘后方》。

【茅根墨鱼羹】白茅根30克，丹皮15克，牛膝3克，墨鱼200克。前3味洗净，装入纱布袋内，扎口，与墨鱼同炖至熟，去药袋，入盐少许调味。食鱼饮汤。功能凉血止血。适用于血热上逆，阳络损伤，吐血，衄血等症。见《百病饮食自疗》。

【枇杷茶】枇杷叶10～15克，鲜芦根10克。枇杷叶去毛，烤干，与鲜芦根同煮，去渣，取汁。放白糖少许；或用滚开水沏。代茶温饮。适用于胃中燥热，失其和降而气逆作呕者。见《北京卫生职工学院资料》。

【板蓝根茶】板蓝根18克。研粗末，水煎。代茶饮。适用于乙型脑炎，流感，流脑，猩红热等疾病之防治。见《中药临床手册》。

【板蓝银花茶】板蓝根30克，银花10克，薄荷5克。共为粗末，煎水，取汁。代茶饮。适用于腮腺炎发热，疼痛者。见《经验方》。

【刺儿菜汁】鲜小蓟苗150克。小蓟苗洗净，切段，捣烂，绞汁服。或煎汤作菜服。功能清热除烦。适用于夏季烦热口渴，小便不利。见《食疗本草》。

【刺梨蜜膏】刺梨适量。洗净，水煎，浓缩成膏，或加等量蜂蜜。每次1～2汤匙，开水冲服。功能清热养阴。适用于胃阴不足或热伤津液，口干口渴等。见《本草纲目拾遗》。

【刺蒺藜茶】刺蒺藜、菊花、木贼、青葙子、决明子各适量。开水冲泡。代茶饮。适用于风火眼红，肿痛多泪。（验方）。

【软炸甘菊苗】甘菊苗150克，鸡蛋1个，花生油1000克（实耗50克），面粉、淀粉各50克，盐、味素、花椒各适量。甘菊苗洗净控干，撒一点盐和味素腌入味，滚1层干淀粉。鸡蛋打入碗内，加盐、味精、面粉、淀粉并加少量水搅成芡糊，甘菊苗逐个裹上芡糊。下油内炸至金黄色时用漏勺捞出放入盘内，撒上花椒盐。功能清肝泻火，清火明目。适用于肝火头痛、眩晕，目赤等症。见《华夏药膳保健顾问》。

【罗汉果茶】罗汉果1个。切碎，泡水代茶饮。适用于肺热喉痛，有保护发声器官之效。（验方）。

【罗汉果速溶饮】罗汉果250克，白糖500克。罗汉果洗净，打碎，水煎3次，每次30分钟，合并煎液，文火浓缩到稍稠黏将要干锅时，停火，待冷，拌入白糖粉，混匀，晒干，压碎，装瓶。每次10克，沸水冲化饮，次数不限。功能清利咽喉。适用于急性咽炎，喉炎等。见《广西中药志》。

【佩兰茶】佩兰鲜叶适量。开水冲泡。代茶饮。适用于暑湿胸闷，食减，口甜腻。（验方）。

【金鸡饮】金钱草30克，鸡内金10克，红花3克。煮汤，去渣取汁。分2～3次，日内服完。功能清热利湿，化瘀软坚。适用于泌尿系结石，肝胆结石，瘀血内停，胸胁刺痛，癥瘕等。见《百病饮食自疗》。

【金星酒】金星草（和根洗净慢火焙干）160克，甘草4克。捣罗为末，分4贴，每贴用酒1000毫升，煎120克沸后用。更以冷酒2000毫升相和，入瓶器中封却。时取饮适量。适用于五毒发背。见《圣济总录》。

【金锁茶】开金锁、马兰根各30克。共为粗末，煎水，取汁。代茶频饮。适用于扁桃体肿痛发热者。见《上海中草药手册》。

【金钱草乳】金钱草6克，人乳（或牛乳）100毫升。金钱草煎煮2~3次，取汁50毫升，兑入乳汁中混匀。每服30~50毫升，日内服完。功能清热利湿退黄。适用于小儿湿热黄疸。见《百病饮食自疗》。

【金银花汤】金银花、白糖各18克。金银花、白糖开水浸泡。代茶饮。为清凉防暑饮料。适用于咽痛。见《家庭饮食疗法》。

【金银花酒】金银花50克，甘草10克。用水2碗，煎取半碗，再入酒半碗，略煎分3份。早午晚各服1份，重者1天2剂。功能清热解毒。适用于疮肿，肺痈，肠痈。见《医方集解》。

【金银花粥】金银花12克，柴胡9克，鳖甲15克，薏米18克，红糖适量。前3味煎汤，去渣后入薏米、红糖煮粥。日1剂，连服食4~5剂。适用于肝胆郁热所致的中耳炎。见《常见病食疗食补大全》。

【金花牡荆茶】玉叶金花藤、牡荆叶各20~30克，薄荷少许。共为粗末，沸水冲泡。代茶饮。功能清热解暑。适用于预防中暑。见《全国中草药汇编》。

【金针白茅饮】黄花菜100克，白茅根50克。水煮。分2~3次服。功能凉血止血。适用于血热之吐血、衄血、咳血、尿血等症。黄花菜宜用加工后的干品。有皮肤过敏者不宜服用。见《常见病的饮食疗法》。

【金针豆腐羹】金针菜、豆腐各适量。金针菜洗净，水煮熟，调入豆腐，少加调味品。佐餐服。功能开胃进食。适用于急性肝炎，发黄，肝功能有变化者。见《疾病的食疗与验方》。

【金针菜糖水】金针菜60克，红糖适量。水煮，去渣取汁。每早空腹服，连服数天。功能清利湿热，止血。适用于痔疮疼痛，出血。见《家庭食疗手册》。

【金鸡脚草茶】金鸡脚草10克。为粗末，沸水冲泡。代茶饮。功能清热解暑。适用于防治暑热症。见《常用中草药》。

【金钱败酱茵陈茶】金钱草5克，败酱、茵陈各30克，白糖适量。前3味加水7200毫升，煎取1000毫升，去渣取汁。加白糖调匀，温服。代茶饮。功能清热利湿排石。适用于胆结石，慢性胆囊炎，泌尿系统结石等症。宜常服。见《常见病的饮食疗法》。

【金钱银花炖瘦肉】金钱草80克（鲜者200克），金银花60克（鲜品150克），猪瘦肉1000克，黄酒2匙。金钱草与金银花用纱布包好，同猪肉块一同加水浸没，武火烧开加黄酒，文火炖2小时，取出药包，挤干。饮汤食肉。每次1小碗，日2次。过夜煮沸，3日服完。功能清热解毒，消石。适用于胆囊与胆管炎，预防胆石症。见《疾病的食疗与验方》。

【鱼腥草饮】鱼腥草20~50克。水煎取汁，加白糖适量调服。功能清热利湿解毒。适用于热淋，白浊，白带，痰热壅肺，胸痛喘咳，痰黄稠黏等症。见《中国药膳学》。

【鱼腥草茶】鱼腥草32克，冰糖适量。鱼腥草煎汤后溶入冰糖令溶。代茶饮。功能清热解毒。适用于热毒壅肺（脓未成）之高热不退，烦躁不安，口渴喜饮，或有胸闷，腹痛，舌苔黄腻，脉数者。（验方）。

【鱼香莴笋丝】莴笋500克，调料适量。莴笋去皮洗净，切丝用盐拌匀。姜、蒜、泡辣椒、葱放热油中，炒出香味后，放入莴笋丝，炒至断生，加清汤，烧沸，勾水淀粉拌匀。佐餐食。功能清热化痰，利气宽胸。适用于胸膈烦热，咳嗽痰多，二便不利，乳汁不通，尿血等症。见《滋补保健药膳食谱》。

【鱼腥草山楂煎】 鱼腥草 18 克，山楂炭 6 克。水煎取汁，蜂蜜调服。功能清热解毒。适用于痢疾。见《中国药膳学》。

【鱼腥草拌莴笋】 鲜鱼腥草 100 克，莴笋 500 克，调料适量。鱼腥草摘洗干净，沸水略焯后捞出，加盐少许拌合腌渍待用。鲜莴笋摘去叶子，剥去皮，洗净，切成 3～4 公分长的小段，纵切成粗丝，盐少许腌渍，沥水待用。将鱼腥草、莴笋丝放盘内，加入酱油、味精、香油、醋、姜、葱、蒜合匀食。功能清热解毒，利湿排脓。适用于肺痈胸痛，脓痰腥臭；肺热咳嗽，痰黄黏稠；带下量多，质黏味臭；膀胱湿热，小便短赤热痛等症。见《中国药膳学》。

【狗肝菜煲冰糖】 狗肝菜 30～60 克，冰糖适量。煎水。代茶饮。功能清热凉血，解毒。适用于外感发热，咽痛咽干，血热之鼻衄、尿血、发斑等症。见《饮食疗法》。

【炖田螺】 大田螺 10～20 个，黄酒半小杯，田螺清水中漂去泥，取出螺肉，加黄酒拌和，再放入清水中炖熟。饮汤。日 1 次。功能清热利水，消肿退黄。适用于湿热黄疸。见《疾病的食疗与验方》。

【炖蚌肉】 鲜蚌肉 50～100 克。捣烂，炖熟，日温食 2～3 次。功能除烦止渴，明目解毒。适用于因热灼津而引起的烦渴不止，或火热上冲以致目赤肿痛等症。见《食物与治病》。

【炒苋菜】 苋菜 500 克。将苋菜洗净，切段，食油煸炒，调以盐、醋、大蒜（拍碎或切细）。佐餐食。功能健胃进食，解毒治痢。适用于痢疾，湿热泻泄。见《食疗本草学》。

【炒米粉面】 米粉 250 克，面粉 250 克，白糖适量。米粉与面粉拌匀，放锅内拌炒至熟。取适量，加白糖少许，开水冲调。随意食。功能清热，解渴，止泻。适用于热病烦渴，消渴，泻泄等症。见《唐本草》。

【炒绿豆芽】 绿豆芽 250 克，调料适量。绿豆芽拣去杂质，洗净，放热油中，加葱、姜、盐翻炒去生。佐餐用。功能解热毒，利三焦。适用于热毒疮疡，小便赤涩不利等症。见《本草纲目》。

【泥鳅炖豆腐】 泥鳅鱼 500 克，豆腐 250 克，调料适量。泥鳅去内脏洗净，与豆腐同放入锅中，加入姜、葱、黄酒、盐等，放适量水，武火烧沸，文火炖煮，至鱼半熟时，加水淀粉凋匀，再炖至鱼熟，加味精。功能利湿清热。适用于湿热黄疸，小便不利，水肿等症。见《泉州本草》。

【治五种黄疸酒】 秦艽 40 克。锉作 2 帖，每帖用酒 500 毫升浸，绞取汁。空腹服适量，或利便止。适用于黄疸。凡黄有数种，伤酒发黄，误食鼠粪亦作黄。因劳有黄，多痰涕，目有赤脉，益憔悴，或面赤恶心者是也。见《本草纲目》。

【治赤白下痢酒】 鸡冠花适量。煎酒服。适用于赤白下痢（赤用红色花，白用白色花）。见《本草纲目》。

【治湿热黄疸酒】 灯草根 160 克。酒、水各半，入瓶内煮半日，露 1 夜。温服。适用于湿热黄疸。见《本草纲目》。

【珍珠草猪肝汤】 鲜珍珠草 60 克（或干品 30 克），猪肝 60～100 克。珍珠草洗净，煎汤去渣，再下猪肝煮汤，调味食。功能清热化湿，解毒凉血。适用于热毒发黄，起病急骤，身目皆黄，其色迅速加深，高热烦渴，胸腹满胀，或身发斑疹等症。宜配合急救药应用。见《百病饮食自疗》。

【草决明茶】草决明子10克。煮水，去渣，取汁。代茶饮。适用于暴发火眼，眼球充血，眼睑红肿，眼干痛，怕光流泪，头痛等症。（验方）。

【草决明海带汤】海带20克，草决明10克。加清水2碗，煎至1碗。去渣饮汤。功能清肝明目。适用于肝火头痛，及高血压，眼结膜炎等症。见《饮食疗法》。

【茵陈粥】绵茵陈45克，粳米50克，白糖适量。先水煎绵茵陈，去渣取汁，再入粳米煮粥，加白糖。功能清热利湿，退黄。适用于传染性肝炎之小便不利、短赤，食欲不振，身目发黄。作为肝炎恢复期停药后的日常饮食，以巩固疗效。见《粥谱》。

【茵陈干姜饮】茵陈15克，干姜6克，大枣4个，红糖适量。共水煎。饮汤吃枣。功能利湿退黄，健脾温中。适用于脾湿困黄疸，面色晦暗，身目发黄，四肢不温，食欲不振，慢性肝炎所致之黄疸等症。见《中医营养学》。

【茵陈大枣汤】茵陈、大枣各30克。水煎服，日2次。功能利湿退黄，健脾补中。适用于脾虚体弱之人而患黄疸之症。常服。溶血性黄疸不宜服用。见《常见病验方研究参考资料》。

【茵陈车前饮】茵陈100克，车前草100克（或车前子20克），白糖80克。茵陈、车前加水1000毫升，煮取800毫升，入白糖。每服200毫升，日3～4次。功能清热除湿，利胆退黄。适用于湿热黄疸，颜色鲜明，心烦发热，小便深黄，急性黄疸型肝炎等。见《常见病的饮食疗法》。

【茵陈公英汤】茵陈100克，蒲公英50克，白糖30克。茵陈、公英加水500毫升，煎取400毫升，入白糖。分2次服，日2～4次。功能清热解毒，利胆退黄。适用于湿热黄疸，黄色鲜明，发热口渴，小便深黄，急性胆道感染，急性黄疸型肝炎等症。慢性肝炎，证非湿热者不宜服用。见《常见病的饮食疗法》。

【茵陈白茅煎】茵陈30克，鲜白茅根60克。加水500毫升，浓煎去渣，加冰糖调服。日3～5次。功能清热利湿退黄。适用于湿热黄疸，颜色鲜明，发热口渴，小便深黄，大便干燥，急性黄疸型肝炎等。以小便多为好。见《常见病验方研究资料》。

【茵陈红糖茶】茵陈15克，红糖60克。水煎茵陈15分钟，滤汁，去渣，调入红糖。代茶饮。适用于寒湿发黄，黄色晦暗，纳少，脘闷或腹胀，大便不实，神疲畏寒，舌质淡，苔腻，脉沉迟者。见《百病饮食自疗》。

【茵陈赤豆乳】茵陈3克，赤小豆10克，乳汁100毫升。茵陈、赤小豆水煎3次，取汁50毫升，兑入乳汁中和匀。每服20～30毫升，日3～4次。功能清热利湿退黄。适用于湿热胎黄，婴儿出生后2～5天，面目及全身发黄，色鲜明如橘，小便黄赤染衣，烦躁不安，不吮乳食等症。见《百病饮食自疗》。

【茵陈苍术乳】茵陈、苍术各3克，乳汁100毫升。茵陈、苍术水煎3次，取汁50毫升、兑入乳汁中和匀。每服20～30毫升，日3～4次。功能健脾燥湿，利胆退黄。适用于脾虚胎黄，婴儿出生后2～5天，面目皮肤发黄，色淡晦暗，面色不华，精神困倦，不思乳食等症。见《百病饮食自疗》。

【茵陈郁金乳】茵陈、郁金（打碎）各3克，乳汁100毫升。茵陈、郁金水煎3次，取汁50毫升，兑入乳汁和匀。每服20～30毫升，日3～4次。功能清热利湿退黄。适用于湿热胎黄，婴儿出后2～5天，面部及全身发黄，色鲜明如橘，小便黄赤染衣，烦躁不安，不吮乳食等症。见《百病饮食自疗》。

【茵陈香芦茶】茵陈、香薷各30克，芦根45克。共为粗末，煎水，取汁。代茶饮，适用于黄疸型肝炎。见《常见病验方研究资料》。

【茵陈桃花汤】茵陈30克，桃花3克，粳米适量。粳米煮粥，茵陈、桃花煎汤后兑入粥内，日服2次。功能利湿退黄，泻下通便。适用于黄疸，身目俱黄，大便秘结等症。可常服。溶血性黄疸不宜服用。见《常见病验方研究参考资料》。

【茵陈党参乳】茵陈、党参各3克，乳汁100毫升。茵陈、党参水煎3次，取汁50毫升，兑入乳汁中和匀。每服20～30毫升，日3～4次。功能健脾燥湿，利胆退黄。适用于脾虚胎黄，婴儿出生后3～5天，面目皮肤发黄，色淡晦暗，面色不华，精神困倦，不思乳食等症。见《百病饮食自疗》。

【茵陈蚬肉汤】茵陈30克，蚬肉100～150克。水煎服。功能清热解毒利湿。适用于急性黄疸型肝炎，身目俱黄，色如橘子等症。见《饮食疗法》。

【茵陈理中乳】茵陈、白术各3克，干姜2克，乳汁100毫升。前3味水煎3次，取汁100毫升，兑入乳汁中和匀。每服20～30毫升，日3～4次。功能健脾燥湿，利胆退黄。适用于脾虚胎黄，婴儿出生后3～5天，面目皮肤发黄，色淡晦暗，面色不华，精神困倦，不思乳食等症。见《百病饮食自疗》。

【茵陈橘皮茶】茵陈、橘皮各10克。煎汤取汁，去渣。代茶频饮。适用于湿温留恋气分所致之发热不退，脘痞腹胀，恶心呕吐，便溏，小便混浊，或发白痦，舌苔白腻，脉濡缓。（验方）。

【荞麦济生丹】荞麦适量。炒至微焦，研细末，水泛为丸。每服6克，温开水或荠菜煎汤送服。功能健脾除湿。适用于脾虚而湿热下注，小便浑浊色白，或便溏，妇女白带等症。见《食疗本草学》。

【茯苓鳖枣汤】连皮茯苓30克，鳖甲10克，红枣10个，蜂蜜1匙，茯苓洗后以冷水两大碗浸1小时，连同浸液与鳖甲入锅，文火煮30分钟，加入泡发洗净之红枣，同煮至红枣酥烂，加蜂蜜煮沸。分2次，饮汤服枣。功能利水清热，疏肝散结。适用于年老心衰之肝硬化腹水，腹胀不适，右上腹胀痛明显，食欲不振等症。见《疾病的食疗与验方》。

【茯苓赤豆薏米粥】白茯苓粉20克，赤小豆50克，薏仁米100克。赤小豆浸半日，与薏仁米共煮粥，待豆煮烂后，入茯苓粉煮至粥成，加白糖少许。随意服。功能利湿退黄，清热解毒。适用于湿热黄疸，面目俱黄，不甚鲜明，脘胁胀满，头晕身重，腹胀便溏等症。煮粥宜稀不宜稠。见《常见病的饮食疗法》。

【茯苓穿山甲汤】土茯苓30克，穿山甲60克，盐适量。土茯苓、穿山甲加水煎汤，加盐调味饮服。日1剂，连服8～10剂。功能清热解毒，活血消风。适用于神经性皮炎属血热风盛者，久病皮损泛及全身，呈大片浸润潮红斑块，奇痒不止，心烦等症。见《疾病的食疗验方》。

【茶树根茶】茶树根30克。水煎，取汁。代茶饮。适用于口腔溃疡。见《救生苦海》。

【茶叶乌梅汤】茶叶6克，乌梅12克，蜂蜜适量。茶叶与乌梅煎汤取汁，加蜂蜜调服。功能涩肠止泻，解毒治痢。适用于痢疾，腹泻不止等症。见《食疗本草学》。

【荠菜茶】荠菜240克，白茅根120克。去杂质，洗净，共切碎，煎汤。日1剂。代茶饮。连续1日。适用于乳糜尿。

见《福建民间草药》。

【荠菜粥】新鲜荠菜250克，北粳米50～100克。荠菜洗净切碎，入北粳米煮稀稠粥。早晚餐温热服食。适用于年老体弱，水肿，乳糜尿，肺胃出血，便血，尿血，眼底出血及血友病，老年浮肿，慢性肾炎等症。荠菜质软易烂，不可久煮。见《常见病食疗食补大全》。

【荠菜马苋汤】荠菜花（或荠菜）60克，马齿苋60克。水煎服。功能凉血止血。适用于血热妄行，崩漏，月经过多，及产后恶露不绝等症。见《食疗本草学》。

【荠菜车前汤】荠菜、车前草各50克。水煎服。功能清热利水。适用于阳证水肿，小便赤涩，腹胀便秘等症。见《广西中草药》。

【荠菜拌豆腐】荠菜250克，豆腐100克，调料适量。豆腐切小方丁，开水烫后，捞出盛在盘内；荠菜用开水焯一下，凉后切细末，撒在豆腐上，加精盐、味精各适量拌匀，淋上香油。功能凉肝止血，利水通淋。适用于内伤吐血、咯血，月经过多，便血，尿血，及高血压，乳糜尿，肾炎，结膜炎，夜盲症等。见《滋补保健药膳食谱》。

【荠菜炒肉丝】猪后腿肉100克，荠菜250克，调料各适量。荠菜去根洗净，切段；肉切成细丝；锅置火上，加植物油50毫升，油热时下肉丝、荠菜，并加葱、姜各适量，用勺趟开，加水少许及盐、味精，翻炒片刻。功能凉血止血，利水通淋。适用于血热妄行，吐血，咯血，便血，尿血，及水肿，小便不利等症。见《滋补保健药膳食谱》。

【荠菜蜂蜜汤】荠菜叶、蜂蜜各适量。荠菜叶烧存性，蜜汤调服。功能补中和脾，解毒止血。适用于赤白痢疾。见《日用本草》。

【荠菜蜜枣藕节汤】鲜荠菜60克，鲜藕节20克，蜜枣5枚。加水500毫升，煮至250毫升。食枣饮汤，日2次。功能补脾益气，凉血止血。适用于血虚有热，鼻衄、齿衄，血色鲜红，口渴引饮等症。见《常见病的饮食疗法》。

【茭白白菜汤】茭白250克，白菜250克。切碎，加水适量煮汤，煮至菜刚熟，加芝麻油、盐、酱油等调味。饮汤吃菜。功能清热除烦，止渴，利尿。适用于热病烦渴，小便不利等症。见《食疗本草学》。

【荔枝炖海带】干荔枝7枚，海藻、海带各15克，黄酒适量，葱、姜、大料、桂皮、酱油各适量。干荔枝剥去外皮，海藻、海带洗去泥沙切碎，同放锅内，加调料及清水烧开，煮至海带酥烂。功能软坚散结，利水泄热，祛脂降压。适用于瘰疬，瘘疮等症。见《民间方》。

【荔枝草蜜糖水】荔枝草、车前草各50克，白蜜10毫升。加水500毫升煎汁，入白蜜调服。日3次。功能清热解毒，利尿消肿，凉血止血。适用于急性肾炎，发热浮肿，尿少黄褐，尿中有红白细胞者。见《常见病的饮食疗法》。

【药汁冲藕粉】紫草根、天门冬、生地、龙葵各10克，卷柏、沙参各6克，藕粉30克，白糖适量。前6味煎汤去渣，趁热冲熟藕粉，白糖调味服。日1剂，常服。功能清肺解毒，肃痰化浊。适用于肺癌属肺热痰阻者，咳嗽有痰，痰液黏稠，胸闷胸痛，口干便秘等症。见《疾病的食疗与验方》。

【胡麻酒】麻子2000克，生姜40克，生龙脑叶1撮。渍麻子，煎熟略炒，加生姜、生龙脑叶，同入炒，细研，投以煮酝5000克，滤渣去水，浸之。盛夏，正午饮1盏，清风飒然，绝无暑气，有解暑热之功效。见《山家清供》。

【胡桃枝茶】鲜胡桃树嫩枝、鲜大蓟等分。水煎，去渣，取汁。代茶饮，另煮马齿苋当菜吃。适用于淋巴结核。见《新疆中草药单方验方选编》。

【胡椒丝瓜炖猪肾】猪肾（腰子）1对，胡椒20粒，老丝瓜1/2条。猪肾去臊腺洗净，丝瓜切小块，二者与胡椒不加油、盐清炖。食肉饮汤。功能清热化痰，补肾益肺。长期服用可治肺脓肿。见《中国药膳学》。

【南沙参煮蛋】南沙参15～60克，鸡蛋2个。南沙参水煎后，打入鸡蛋共煮。饮汤食蛋。功能养阴清热。适用于虚火牙痛，烦热干渴等症。见《中国药膳学》。

【柚皮散】柚皮2个。烧炭研末。每服5～10克，饭后米汤送服，日3次。功能下气利湿，消食快膈。适用于湿热黄疸，身目俱黄，胸脘痞满，不欲食，腹胀便溏等症。见《疾病的食疗与验方》。

【枳椇粥】枳椇子30克，粳米100克，先煎枳椇子，去渣取汁，后入米煮粥。空腹食。功能清热除烦，解酒毒。适用于热病后烦热口渴，二便不利，以及酒醉呕逆。见《慈山参人》。

【柏叶茶】柏叶适量。煎煮数沸，去渣，取汁。代茶饮。适用于小儿痢疾。（验方）。

【柏叶粥】柏叶30克，粳米100克。先煎柏叶去渣取汁，入粳米煮粥。功能清热凉血。适用于血热妄行导致的吐血、便血等症。见《遵生八笺》。

【柏叶猪鼻汤】猪鼻肉60克，生柏叶30克，金钗石斛6克，柴胡10克，蜂蜜60克，30度米酒30克。鼻肉刮洗干净，与生柏叶、石斛、柴胡同放锅内，加清水4碗，煎取1碗，取汁后冲入蜂蜜、米酒，和匀饮服。日1剂，2～4剂为1疗程，连服3～4疗程。功能清热通窍，养阴扶正。适用于鼻渊，脑漏，鼻流臭涕等症。见《疾病的食疗与验方》。

【栀子酒】栀子、茵陈各1束。以无灰酒2碗，煎至8分，三更时分服。忌油腻湿面豆腐生冷等物。功能清热利湿。适用于黄疸。见《普济方》。

【栀子仁粥】栀子仁6克（研为粗末），粳米100克。先将粳米煮稀粥，临熟，调入栀子末稍煮。空腹食。功能清热解毒。适用于痈疮热毒内攻，症见高热，烦渴，神昏，谵语等。亦治目赤肿痛。见《养生食鉴》。

【栀子香豉粥】栀子仁5～10克，香豉15克，花粉15克，粳米50～100克。香豉、花粉同煎，沸后10分钟取汁，再入粳米同煮；另将栀子仁研末，待粥将成时调入，稍煮。日分2次服。功能清泄膈热。适用于温病热在胸膈，身热不已，心烦不安，胸膈灼热如焚等症。见《百病饮食自疗》。

【栀仁莲子粥】栀子仁3～5克，莲子心10克，粳米50～100克。粳米煮粥；栀子研粉，与莲子心调入，稍煮，或加白糖调服。功能清热化湿，固肾止遗。适用于湿热内蕴，遗精频繁，排尿或见精液混下，心烦少寐，小便热赤或不畅等症。见《百病饮食自疗》。

【枸杞叶猪肝汤】鲜枸杞叶200克，猪肝200～400克。水煮，调味服。功能清热解毒，养肝明目。适用于风热目赤，双眼涩痛流泪，视力减退，及夜盲等症。见《家庭食疗手册》。

【柳叶茶】柳叶适量。清明采，煎汤。代茶频饮，以愈为度。适用于膏淋。见《濒湖集验方》。

【柳芽茶】柳芽10克。开水沏泡。代茶饮。适用于防治轻症的传染性黄疸型肝炎。见《河北中药手册》。

【柿饼粥】①柿饼1～2个（细切），粳米50克。先煮粳米，粥欲熟，入柿饼，2～3沸。空腹食。功能清热润肺，涩肠，止血。适用于肺痿咳嗽咯血以及吐血，衄血，血淋，肠风下血等症。见《食疗本草》。②柿饼2～3枚，粳米100克。煮粥。夏秋季早餐服或作点心用。功能涩肠，润肺，和胃，止血。适用于老人吐血，干咳带血，久痢便血，小便血淋，痔疮下血等。见《随息居饮食谱》。

【柿叶侧柏叶散】柿叶9克，侧柏叶9克，黄芩9克。干燥，共为细末。每次3克，温开水送服。功能凉血止血。适用于血热所致的各种出血。见《食疗本草学》。

【柠檬甘蔗汁】柠檬60克，甘蔗200克。切碎略捣，绞取汁液。徐徐服。功能益胃生津，降逆止呕。适用于饮酒过度，积热伤津，心烦口渴，呕秽少食等症。见《食疗本草学》。

【柠檬速溶饮】鲜柠檬肉、白糖粉各适量。柠檬肉切碎，以净纱布绞汁，武火烧沸，文火煎煮至膏状，停火，待冷，加白糖粉，吸净汁膏，混匀，晒干；压碎，装瓶。每服10克，沸水冲化饮服。日2次。功能生津，祛暑，安胎。适用于热病津伤口渴，中暑呕恶，以及先兆流产，腹痛，漏血等症。见《食物考》。

【咸柠檬茶】柠檬1个。煮熟去皮，趁天晴时，用竹篮盛着晒干，放入瓷盅内加适量食盐腌制。贮藏日久者更佳。每次用1个，冲入开水1碗，加盖泡15分钟，去渣。代茶饮。适用于急性胃肠炎，腹泻呕吐，食滞呃逆等。为盛暑季节之消暑饮料。见《饮食疗法》。

【威灵仙茶】鲜威灵仙60克（或干品30克）。煎汤取汁。代茶饮。适用于急性扁桃体炎。（验方）。

【砂陈乳】砂仁、陈皮各3克，乳汁100毫升。二药水煎3次，取汁50毫升，兑入乳汁中。每服20～30毫升，日3～4次。功能健脾燥湿，利胆退黄。适用于脾虚胎黄，婴儿出生后3～5天内，面部皮肤发黄，色淡晦暗，面色不华，不思乳食等症。见《百病饮食自疗》。

【砂母二草茶】海金砂藤、火炭母草、龙胆草、甘草各20克。上药共为粗末，煎汤，取汁。代茶饮。适用于防治暑热。见《全国中草药汇编》。

【韭菜羹】韭菜（韭苗）适量。作羹或炒后服食。日服150～250克，连服20～30日。功能生津止渴。适用于消渴，引饮无度等症。不加盐服用效佳。见《疾病的食疗与验方》。

【韭菜甘草煎】韭菜、甘草各15克。水煎服。功能解毒散血。适用于瘾疹（荨麻疹）。见《中国药膳学》。

【点地梅茶】点地梅适量。水煎，去渣，取汁。代茶饮。适用于咽喉肿痛。（验方）。

【虾皮菜】鲜虾之壳或小虾全体适量。与韭菜炒食或与紫菜等作汤服食。适用于预防小儿佝偻病。不宜与大萝菜、厚皮菜、苋菜、圆叶菠菜同食。阴虚火旺及患疮肿等皮肤疾患不宜用。见《中国药膳学》。

【咽痛茶】茶叶、金银花各9克，苏叶、薄荷各6克。开水冲泡。代茶饮。适用于感冒、咽痛。见《日常食品药用》。

【咽喉草茶】咽喉草3～10克。水煎取汁或开水冲泡。代茶饮。适用于目赤红肿。见《河南中草药手册》。

【香瓜藤】香瓜藤5000克，黄糖500克。香瓜藤去枝叶，洗净切段，加水10000毫升，煎至淡咖啡色为度。取汁后再加水5000毫升，急火煎上色，两煎混合，加黄糖，浓缩成400毫升，贮瓶。5～15岁每服30～50毫升，成人每服50～100毫升，日2

次，连服3～4日。功能解毒治痢。适用于细菌性痢疾，腹痛便脓血，里急后重等症。见《疾病的食疗与验方》。

【香椿鱼】 鲜香椿叶250克，植物油500克，面粉及调料适量。香椿叶洗净切碎，与面粉、盐、葱末、姜末一同，加水调成面糊；锅中油烧至六成热时，将糊料用勺徐徐倒入油锅内，成条索状，形似小鱼，炸熟服食。功能清热祛湿，利尿解毒。适用于泌尿系感染，肠炎腹泻，疮疡疖肿等症。见《陆川本草》。

【香薷茶】 香薷10克，厚朴、白扁豆各5克。将各药洗净，用剪刀将厚朴剪碎，白扁豆炒黄捣碎，同放入保温杯中，以沸水冲泡，盖严温浸1小时后。代茶频饮。适用于发热恶寒，无汗或微汗，身重倦怠头胀如裹，心烦，口渴，小便短黄，舌红苔腻或黄腻，脉像濡数。见《太平惠民和剂局方》。

【香附子粥】 香附子9克，益母草12克，芡实18克，大米60克。前3味用纱布袋包好，煎汤去渣，入大米煮粥。日1剂，连续服食3～5剂。适用于肝经郁热所致的乳汁自出。见《常见病食疗食补大全》。

【香稻叶粥】 糯稻叶若干，粳米100克。先煎香稻叶，去渣取汤，入粳米煮粥。空腹食。功能芳香开胃，清热利湿。适用于妇女带下及湿热滞脾，不思饮食。见《慈山参入》。

【复方夏枯草膏】 夏枯草100克，沙参、麦冬、生地、玄参各30克，海藻50克，白糖100克。白糖留出备用，余药水煎2次，共取汁500毫升，加白糖收膏。每服20毫升，日3次。功能泻肝疏郁，软坚散结。适用于甲状腺肿（气瘿），颈部弥漫性肿大，肿势渐增，边缘不清，皮色如常，无痛，按之皮宽而软等症。见《疾病的食疗与验方》。

【复方蔓荆子酒】 蔓荆子120克，菊花60克，川芎40克，防风、薄荷各60克，黄酒1000毫升。上药捣碎，浸黄酒中，密封7日，去渣取汁。每饮15毫升，渐加至20毫升，日3次。适用于风热头痛，头昏，偏头痛等症。（验方）。

【食盐冬瓜汤】 鲜冬瓜500克，食盐少许。冬瓜削皮，凉开水洗净，捣烂取汁，在汁液中加入食盐调溶。饮服。为夏季预防中暑清凉饮料。见《家庭饮食疗法》。

【胆黑豆】 黑豆、牛胆各适量。将黑豆放入牛胆中浸渍，以满为度，悬挂阴干。取豆吞服。每服5～10克，温开水送服。功能补肾益阳，清热降火。适用于消渴，阴虚火盛，烦渴多饮，大便干结，或肝虚目暗，迎风下泪等症。见《食疗本草学》。

【胖大海茶】 胖大海2～3枚，白糖适量。用滚开水泡沏胖大海，饮时澄汁，加入白糖。代茶饮。一日量，不隔夜。功能清热利咽。适用于喉干肿痛，声音嘶哑，咳嗽不爽，大便干燥等症。见《北京卫生职工学院资料》。

【胖大海冰糖茶】 胖大海4～6枚，冰糖适量。胖大海洗净，与冰糖同置杯内，冲入沸水，加盖浸泡30分钟（天冷可用保温杯）。代茶饮。功能清肺化痰。适用于风热失音，发声不扬，其声重浊，咳痰黄稠，口燥咽干或痛等症。见《饮食疗法》。

【胖大海蜂蜜饮】 胖大海2枚，蜂蜜（或白糖）适量。胖大海洗净，与蜂蜜（或白糖）同放杯内，开水闷泡3～5分钟。代茶饮。功能清利咽喉。适用于喉干肿痛，声音嘶哑，咳嗽不爽，大便干燥等症。见《中国药膳》。

【独脚金鲫鱼粥】 独脚金25克，鲫鱼1条，米适量。鲫鱼治净，与独脚金、米煮粥（幼儿食用，将鱼用纱袋包煎）。调味服。功能清热消疳，健脾和胃。适用于小儿肝热脾虚，脘腹胀满，纳呆厌食，烦躁低热，日渐消瘦等症。见《家庭食疗手册》。

【炮木槿花方】木槿花500克。加少许豉汁、花椒、盐、葱白一同炮制。空腹服。功能凉血止血。适用于五痔，下血不止等症。见《食医心鉴》。

【炮牛蒡叶方】牛蒡叶（肥嫩者佳）500克，土苏25克。牛蒡叶细切，加水煮三五沸后捞出，放调料重新炮制后，点入土苏。功能除五脏恶气，消痈肿疮毒。适用于中风毒，心烦口干，手足不遂，及皮肤热疮等症。见《食医心鉴》。

【养胃茶】北沙参、麦冬、生地各15克，玉竹5克，冰糖适量。上药共为粗末，煎水，取汁，入糖令溶。代茶饮。功能清热解毒。适用于上消症及热病伤阴烦渴等症。见《中国药膳学》。

【姜连散】生姜120克，黄连30克。生姜榨汁；黄连锉末，文火烘炒，并加姜汁搅拌，以干为度。每服6克，绿茶水送下，日3次。功能清热解毒，燥湿止泻，和胃止呕。适用于湿热泄泻，大便色黄褐而臭，恶心呕吐，肛门灼热等症。脾胃虚寒泄泻不宜服用。见《卫生易简方》。

【姜茶煎】陈茶叶9克，生姜5克，煨姜5克，酒药了（炒黄）24克。水煎服。日1剂，分2次服。功能解毒治痢。适用于慢性结肠炎，反复发作腹痛腹泻，便含脓血及黏液，里急后重，便后缓解等症。见《疾病的食疗与验方》。

【姜藕饮】藕90克，生姜10克。二者分别捣烂，绞取液汁，混匀。日分3次服。功能清热生津，和胃止呕。适用于胃热而胃气不和，恶心呕吐，口渴口干等症。见《圣济总录》。

【姜茶乌梅饮】生姜10克，乌梅肉30克，绿茶5克，红糖适量。生姜洗净，切丝，乌梅肉剪碎，与绿茶共放保温杯中，以沸水冲泡，加盖温浸30分钟，红糖调溶。趁热顿服，日3次。功能解毒止痢。适用于细菌性痢疾和阿米巴痢疾等。见《药膳食谱集锦》。

【姜茶速溶饮】红茶200克，鲜生姜汁200克，白糖500克。红茶水煎取汁3次，每次煎20分钟，合并煎汁，文火煎煮浓缩，待要干锅时，入生姜汁，再加热至稠黏时，停火待温，拌入干燥的白糖，吸净煎液，混匀，晒干，压碎，装瓶。每服10克，沸水冲化顿服，日3次。功能解毒治痢。适用于肠炎腹泻，细菌性痢疾，腹泻腹痛等症。见《药膳食谱集锦》。

【洋参粳米粥】西洋参3克，粳米50克，麦冬10克，淡竹叶10克。西洋参研末，水煎麦冬、淡竹叶，去渣取汁，再入洋参末、粳米，慢火煮稀粥。任意食。功能益气，清热，生津。适用于热病后气阴不足所致的口干，烦渴，气短，乏力。（验方）。

【浓茶红糖饮】茶叶、红糖各适量。煮浓茶1碗，去渣，放红糖调溶服。日2次。功能清热调经。适用于月经先期，量多等症。见《家庭药膳手册》。

【冠花藕汁饮】鲜鸡冠花50克，鲜藕（去节）500克。鸡冠花煎水取汁后，煮藕片，加白糖或冰糖调味服食。日1～2次。功能解毒杀虫，健脾止带。适用于滴虫性阴道瘙痒，白带增多之症。见《中国药膳学》。

【扁豆汁】扁豆50克，食盐2.5克。扁豆加水500毫升，煮至300毫升，加食盐调匀服。为夏季预防中暑之清凉饮料。见《家庭饮食疗法》。

【扁豆茶】扁豆适量。水煎，去渣，取汁。代茶饮。功能清热利湿。适用于湿泻之泄泻频作，大便清稀如水，不甚臭秽，脘腹胀满，头晕纳呆，面黄沉困，苔白腻。脉濡缓者。（验方）。

【扁荷粥】白扁豆75克，鲜荷叶1张，大米、片糖各适量。米用水浸泡，扁豆加水1500毫升煎煮，沸后下米，煮至扁豆熟软，入荷叶，20分钟后下片糖。分2次服。功能清暑解热，和胃厚肠。适用于感受暑热，头昏脑胀，咽干口渴，四肢疲倦，纳呆食少等症。见《强身食制》。

【扁豆荷叶粥】白扁豆50克，冰糖30克，鲜荷叶1张，大米50克。大米洗净，浸泡待用；水煮扁豆至沸，放入浸泡好的大米，文火煎煮，待扁豆黏软后，入冰糖及洗净的鲜荷叶，再煮20分钟成粥。随意食。暑热天常食有益健康。适用于中暑所致的发热，烦渴，泄泻。（验方）。

【扁豆清暑汤】扁豆15克，香薷6克，鲜荷叶半张，白糖适量。扁豆、香薷、荷叶同煮至扁豆熟，去渣取汁，加白糖调服。功能解暑清热，化湿和中。适用于伤暑头痛吐泻等症。为夏季家庭常备消暑饮料。见《中国药膳学》。

【扁豆薏米粥】扁豆60克，薏米60克。煮粥，日2次食。功能健脾清暑利湿。适用于预防中暑。见《补身》。

【祛烦养胃茶】鲜石斛15克，熟石膏12克，天花粉10克，南沙参12克，麦冬6克，玉竹12克，山药、茯苓各10克，广皮3克，半夏5克，甘蔗100克。水煎，去渣，取汁。代茶频饮。适用于中消。见《医学脞义》。

【祛暑清心茶】鲜竹叶心、麦冬心、莲心、鲜佩兰各6克。水煎取汁。代茶饮。功能清热解暑。适用于预防和治疗暑热所致的胸闷汗多，心烦口干，疲倦纳差等症。见《卫生科普》。

【素白菜汤】白菜250克，调料适量。白菜洗净、切碎，投入沸水中，煮沸去生味，调以香油、食盐、味精。功能清热除烦利尿。适用于烦热口渴，小便不利等症。见《食疗本草学》。

【素烩面筋】水面筋500克，调料适量。水面筋洗净、切薄片，放入烧热的植物油内煸炒，至面筋呈黄色，加清水1大碗及适量的葱、姜、盐，中火煮至面筋熟透，湿淀粉勾芡，至汤汁明透，调入味精。功能解热除烦止渴。适用于热病患者服食。见《本草纲目》。

【素炒绿豆芽】绿豆芽500克，植物油、细盐、香葱各适量。绿豆芽摘去根，洗净，滤干。油锅中放植物油2匙，旺火烧热，倒入绿豆芽，迅速翻炒3分钟，加细盐、香葱少许，再炒3分钟。佐膳食。功能清暑热，调五脏，通经脉，解诸毒。适用于高血压和冠心病患者夏季食用。见《常见慢性病食物疗养法》。

【蚕蛹汤】蚕蛹60克，米酒（或白酒）适量。蚕蛹洗净，用水和米酒 < 或白酒）煎汤取汁服。功能除烦止渴。适用于消渴口干、烦热，或心经有热，心神烦乱等。若带蚕茧煎汤服更好。见《食疗本草学》。

【蚕豆花饮】蚕豆花50克。洗净，开水泡。代茶饮。日1剂，久服始效。功能降压，适用于高血压患者。见《疾病的食疗与验方》。

【蚕豆花露】蚕豆花500克。洗净、切碎，用蒸馏法制露（干品制露2000克，鲜者制露1000克），或调入冰糖，搅匀，贮瓶备用。每次120克，温服。功能清热止血。适用于咳血，衄血，血痢，带下色黄赤、味臭，早期高血压等。见《中药成药配本》。

【盐菠萝汁】菠萝1个，细盐少许，白糖适量。菠萝洗净去皮、挖“眼”、切碎、捣烂、挤汁，去渣。在汁内加盐、糖搅匀，再兑入适量冷开水。功能清凉解暑益阴。

适用于暑热天饮服。见《家庭饮食疗法》。

【盐茶酸角汤】绿茶6克，酸角15克，精盐5克，白糖适量。前2者水煎取汁，加盐、白糖、煎溶，待冷服。功能清暑热，生津液。适用于暑热天或高温环境见烦热大汗，或脱水，口渴喜饮者。见《食疗本草学》。

【荸荠汁】鲜荸荠适量。荸荠洗净、去皮、切碎，用洁净纱布绞取汁。不定量冷饮。酌加冰糖。功能清利咽喉。适用于急慢性咽炎、喉炎。见《药膳食谱集锦》。

【荸荠茶】荸荠120克。打碎，煎汤，取汁。代茶饮。功能清热利湿。适用于黄疸湿热，小便不利。见《泉州本草》。

【荸荠粥】荸荠适量，粳米100克。荸荠去皮洗净，捣碎或切片，与粳米煮稀粥。早晚餐温热服。适用于胸中烦热口渴，宿食停滞，食欲减退，不思饮食等症。凡脾肾虚寒及血虚者慎用。见《常见病食疗食补大全》。

【荸荠酿酒】鲜荸荠10个，糯米酿酒100克。荸荠洗净，去皮，切片，与糯米酿酒煮粥。日2次，温服。功能清热解毒。适用于小儿外感风热，麻疹，水痘等。见《良方辑要》。

【荸荠内金茶】荸荠120克，鸡内金15克。煎汤，取汁。代茶饮。适用于石淋，尿中有时挟有砂石，尿色黄赤混浊，小便艰涩灼痛，时或突然阻塞，尿意窘迫，尿道刺痛，或觉腹痛腰痛难忍，甚或尿中带血等症。见《百病饮食自疗》。

【荸荠甘蔗汁】荸荠、甘蔗各适量。剔去浮根、洗净、榨汁、混匀。频饮。功能清热养阴化痰。适用于高血压，大便秘结，小便黄赤，口常干苦，四肢不遂，胸腹痞满等。见《气功药饵疗法与救治偏差手术》。

【荸荠石膏茶】鲜荸荠不拘量，生石膏适量。水煎，取汁。代茶饮。适用于预防流行性脑炎。（验方）。

【荸荠苋菜汤】鲜荸荠250克，苋菜50克，冰糖适量。荸荠洗净去皮；苋菜洗净，同入锅内，加冰糖及适量水，煎煮30分钟。食荸荠喝汤。不拘时，少量频服。功能清营凉血解毒。适用于“乙脑”见高热（午后或晚上较甚），头痛剧烈，抽搐，昏迷，颈项强直，角弓反张，口渴唇焦，喉中痰鸣，舌质绛红，苔黄腻或黄干，脉数有力等症（营分型）。见《疾病的食疗与验方》。

【荸荠茅根茶】荸荠、白茅根各100克。切碎，共煎汤，取汁。代茶饮。功能清热解毒透疹。适用于麻疹热毒较甚。见《常用中草药》。

【荸荠柳叶茶】荸荠500克，柳树叶6克。荸荠洗净，加柳树叶煮汤。代茶饮，并食荸荠。功能清热利胆退黄。适用于急性黄疸型肝炎，巩膜、皮肤黄染，发热口渴，小便短赤，大便秘结，腹胀，纳减，厌油腻，脉弦数，舌苔黄腻等。（验方）。

【荸荠鸭蛋汤】荸荠30克，绿壳鸭蛋1个，枫树球7个，大枣10枚，天丁6克，红、白糖适量。前五者同水煎，调入糖。日1剂，分3次服。功能清肝养肝降压。适用于高血压患者。见《疾病的食疗与验方》。

【荸荠海蜇汤】荸荠200克，海蜇皮100克。洗净，加水炖煮。饮汤食荸荠、海蜇。日1剂，分2～3次服。功能清热化痰，消肿散结，生津止渴，疏肝除烦。适用于肺热咳嗽，咯痰黄稠，热病阴伤，口干作渴，大便不通，瘰疬，痞块肿瘤，高血压等。脾胃虚寒者不宜用。见《中国药膳学》。

【荸藕茅根饮】荸荠、鲜藕、鲜茅根各250克。荸荠、藕去皮。3味同煎20分钟取汁。代茶频饮。功能清热凉血解毒。适用于热病发热面赤，口渴舌红，痄腮，小儿热毒等。见《中国药膳学》。

【荸荠炒蘑菇片】鲜蘑菇250克，荸荠100克，蒜1瓣，调料适量。荸荠洗净、去皮，与蘑菇分别切片。菜油烧熟，待油温降至六成热时，爆香蒜茸、姜末，下蘑菇片翻炒10多下，入荸荠片，加少许水，煮沸，调入精盐、味精，着薄芡，淋上麻油。功能解毒抗癌，增强机体免疫力、抵抗力。适用于胃癌、子宫癌患者服食。见《膳食保健》。

【荸荠麦冬莱菔汤】鲜荸荠120克，鲜萝卜250克，麦门冬15克。鲜荸荠、鲜萝卜去皮、洗净、捣烂、绞取汁液，加麦门冬，煎汤服。功能养阴润肺，清热化痰。适用于阴虚肺热，咳嗽痰多等。见《食疗本草学》。

【莲心茶】莲子心30克，绿茶15克。混匀，分10等分，每次用一份，开水冲泡；加盖闷5~10分钟。日1次。代茶饮。适用于心火亢盛的高血压病、冠心病等。(验方)。

【莲花粥】莲花6克，粳米50~100克。将干燥莲花研末，先以米煮粥，候熟，入花末调匀。空腹食。功能清心除烦，凉血解毒。适用于热病神昏，烦渴喜饮或小儿惊痫，或心火亢盛，烦躁不寐。见《粥谱》。

【莲实粥】莲实（去果皮）15克，粳米50~100克。莲实先煮，后下米煮粥。空腹食。功能明目，补中，强志，健脾止泻。适用于目赤痛视昏，脾虚泄泻，老年性记忆力减退。见《圣济总录》。

【莲子心茶】莲子心2克，生甘草3克。开水冲泡。代茶饮。适用于心火内积所致的烦躁不眠。(验方)。

【莲子六一汤】莲子（去心）60克，生甘草10克，冰糖适量。前两者加水1大碗，小火煮至莲子软熟，调入冰糖。饮汤吃莲子。功能清热利尿。适用于泌尿系感染见尿急、尿频、小便赤浊，或有虚烦、低热等症。见《药膳食谱集锦》。

【莲子孩儿饼】油面200克，水面300克，莲子和猪肉各150克，香菇25克，韭菜、食盐、味精等各适量。猪肉切细丝，莲子煮至八成熟，拌在一起，加韭菜末、香菇末、味精、食盐、食油等拌馅备用。分别和好油面团和水面团，擀面片。水面片在下，铺上馅料，上覆油面片，对折后切去两头，再切为若干10厘米长、4厘米宽块，入热油锅中炸熟。佐餐食。功能清心祛火。常食健身。见《食用菌饮食疗法》。

【莲花茶叶茶】金莲花、茶叶各6克。沸水冲泡。代茶饮。适用于慢性咽喉炎、扁桃腺炎。见《百病中医自我疗养丛书》。

【莲子百合麦冬汤】莲子（带心）、百合各30克，麦门冬12克。水煎服。功能清心宁神。适用于热病后余热未尽，心阴不足，心烦口干，心悸不眠等症。见《食疗本草学》。

【莲子百合煨瘦肉】莲子、百合各50克，猪瘦肉250克，调料适量。莲子去心，与百合同洗净；猪肉切成长3厘米、宽1.5厘米的块，3者同放锅内，加适量水及葱、姜、盐、料酒，烧沸，文火煨炖1小时。早晚餐温热服。功能补脾养心，润肺止咳。适用于心脾两虚之心悸失眠及肺阴虚之低热干咳，形体消瘦，食欲不振等症。见《大众药膳》。

【莱菔决明茶】莱菔子、决明子各10克。煎汤，取汁。代茶饮。适用于高血压病。为老年人保健饮料。(验方)。

【恶实菜】恶实菜叶（即牛蒡叶），肥嫩者1500~2500克，酥油适量。恶实菜叶洗净，水煮后取出，清水漂过，布绞取汁，调味，点入酥油。分2～3次服用。功能疏散风热，散肿通络。适用于外感化热之燥热口干，皮肤热疮，一般皮肤病或过敏性皮疹。见《千金食治》。

【荷叶饮】①鲜荷叶2张，红糖30克。荷叶洗净切细，与红糖水煎30分钟取汁。代茶温饮。功能止血安胎。适用于胎漏，下血症。见《食物与治病》。②鲜荷叶半张（或干品15克），竹茹10克，鲜茅根30～60克（干品15克），绿豆30克。先煮绿豆至烂熟，再入另3味，煮数沸取汁。日1剂，分2～3次饮服。功能清胃泻火，止血化瘀。适用于胃中积热，脘腹胀闷或疼痛，吐血鲜红或紫暗或夹食物残渣，大便色黑或便秘等症。见《百病饮食自疗》。

【荷叶粥】鲜荷叶1张，北粳米50克，冰糖适量。荷叶洗净切细，煎浓汁，入北粳米、冰糖，煮稀稠粥；或先用粳米、冰糖煮粥，至米开汤未稠时，调入干荷叶末20克，文火煮数沸。日2次，稍温服食。夏令尤宜。适用于暑热，头晕胸闷，暑湿泄泻及吐血、衄血、崩漏、便血等一切出血症。荷叶质轻气香，易挥发，入锅后不宜久煮。（验方）。

【荷叶包鸭】净填鸭1只（约2000克），鲜荷叶5张，粳米100克，料酒20克，精盐3克，酱油5克，甜面酱30克，葱、姜各200克，鸡汤200克，香油15克，调料适量。净鸭剃去骨头，切成20块，加料酒、酱油、白糖、精盐、甜面酱、拍破的葱、姜拌匀，腌1小时。粳米淘净沥水，与大料、桂皮同炒成黄色，磨成粗米粉，放入鸭肉内，加鸡汤拌匀，上屉蒸熟。荷叶去梗，用布擦去茸毛，开水中烫一下捞出，切成20块，正面朝外，分包鸭块成长方形的包，竖立着放入碗中，上屉蒸10分钟取出，在每个荷叶包上刷一层香油。佐餐食。功能滋阴养胃，利水消肿，清热解暑，升运脾阳。适用于体虚脾弱及暑湿所伤之食欲不振，腹胀，泄泻，劳热骨蒸，咳嗽，水肿等。尤宜于暑热季节食用。见《滋补保健药膳食谱》。

【荷叶冬瓜汤】嫩荷叶1张，鲜冬瓜500克，食盐少许。荷叶洗净、煎碎；冬瓜洗净切片，加水1000毫升同煮汤。弃荷叶，加盐调味。日1剂，分2次吃瓜饮汤。功能清热解暑，生津止渴，利水消肿。适用于小儿夏季热，口渴心烦，水肿，高血脂等。见《饮食疗法》。

【荷叶茅根粥】鲜荷叶50克，白茅根30克，粳米30克，白糖适量。白茅根用清水淘洗后放锅内，兑水煎煮30分钟，滗出汁液，去掉茅根药渣，取汁液煮粳米粥，粳米熟至烂熟时，放入洗净的鲜荷叶，略煮。食用时放白糖。适用于痱子。见《常见病食疗食补大全》。

【荷叶绿豆粥】绿豆30克，鲜荷叶1/4～1/2张，粳米100克。共煮稀粥。日1剂，分2～3次服，连用3～5天。功能清气化湿。适用于暑湿困阻中焦之高热烦渴，汗多溺短，胃脘痞满，身重如裹等症。见《百病饮食自疗》。

【荷叶藕节茶】鲜荷叶1张，藕节（或藕节炭）15克。荷叶切丝洗净与藕节同煮成汁，去渣。不拘时，频频饮。适用于火热内扰，迫血妄行而引起的衄血，咳血，吐血以及大小便下血等诸失血症。气虚不能摄血之失血症忌服。见《食物与治病》。

【荷花荔枝鸭】水鸭1只1200克，荔枝200克，猪瘦肉100克，鲜荷花1朵，熟火腿25克，姜片12克，葱头、绍酒各15克，精盐4克，清汤800克。鸭洗净，切开背，宰去嘴、臊，敲断四柱骨，开水氽一下，拈去绒毛，冲洗干净。荷花洗净。掰下花瓣叠好，煎齐两端，开水氽一下捞起。荔枝洗净，切两半，去掉壳和核。火腿切成丁块，猪肉切成小块，取蒸盆1个，先放入火腿、猪肉、葱、鸭、姜、盐、绍酒，加开水500克。用湿棉纸封口，入蒸笼内蒸2小时至烂，去掉姜、葱、火腿、猪肉，撇去汤面油泡沫。将鸭、荔枝、荷花，加清汤蒸20分钟。功能滋阴养血，健脾。适用于阴虚所致骨蒸潮热，咳嗽少痰，咽干口苦，气短声嘶及贫血等症。见《养生食疗菜谱》。

【莸茶】莸15～30克。水煎，取汁。代茶饮。适用于中暑。见《中药大辞典》。

【莙荙菜粥】莙荙菜鲜者400克，粳米50克。夏季取莙荙菜鲜者与粳米煮粥。任意食用。功能清热解毒，行瘀止血。适用于肠毒痢疾，暑热口渴等症。见《唐本草》。

【桂浆】官桂末30～50克，白蜜2碗。官桂末炼熟，取1半与蜜1半，加水10000克煎至5000克。候冷，入坛中，再入另1半桂、蜜，搅数遍，用油纸1层，外加棉纸数层包裹，以绳扎紧。每日去纸1层，7日开启。每服1杯，日2次。功能解暑热，去烦渴，御百病，益气消痰，健身防病。适用于暑热烦渴，脾虚痰多等。见《家庭食疗手册》。

【桂花核桃冻】洋菜（石花）15克，核桃仁250克，糖、桂花少许，菠萝蜜适量，奶油1000克。核桃仁加水磨成浆。锅内放洋菜、230克水、糖，中火烧至糖溶化，加入核桃仁浆拌匀，再加奶油搅匀，文火煮沸，倒入铝盆内。待凉，放入冰箱内，冻结后取出，切成菱形状装盘，撒上桂花，淋上菠萝蜜，再浇上冷甜汤或汽水。每服3～5块，日3次。功能养血益肾，清热解毒，生津润肠。适用于痰热喘咳，肾虚腰痛，肠燥便秘等。见《民间食谱》。

【桂圆炖团鱼】团鱼（甲鱼）1只，桂圆肉适量。团鱼洗净、煮熟、去壳，与桂圆肉同炖至团鱼肉烂熟。佐膳食。日2～3次。功能滋阴清热，养血安神。适用于阴虚低热，心烦不寐，肺结核，肝脾肿大，慢性肝炎，遗精等。夏秋季食用更为适宜。见《四季药膳》。

【桔梗甘草茶】桔梗、甘草各100克。共为粗末，和匀过筛，分包，每包10克，用时沸水冲泡。代茶饮。每次1包。适用于支气管炎咳嗽。见《常见病验方研究参考资料》。

【桔梗鱼腥草汤】桔梗15克，冬瓜仁12克，鱼腥草30克，甘草6克。水煎服。功能祛痰排脓，清热解毒。适用于肺痈咳唾脓痰，大叶性肺炎。见《食疗本草学》。

【栝楼醴】全栝楼30克，黄酒100毫升。栝楼捣碎，与黄酒100毫升，同放瓷杯中，再将瓷杯放在有水的蒸锅中以小火蒸炖20分钟。每次温饮20毫升，日2次。适用于乳腺炎初起红肿痛热者。（验方）。

【核桃树叶】核桃树叶（霜前茂盛期的）适量。干燥，制成粉末，内服每次3～6克，日3次；或制成蜜丸，每丸6克重，每服2丸，日3次；或水煎2次，合并煎液，日服3次。功能清热解毒治痢。适用于急慢性菌痢。少数患者服药有轻度的腹胀。见《疾病的食疗与验方》。

【根头菜汤】委陵菜根60～120克。洗净，水煎服。功能清热解毒疗疮。适用疗疮痈肿初起，疼痛灼热者。见《食疗本草学》。

【真君粥】杏子5～10克，粳米50克，冰糖适量。杏子煮烂去核。粳米煮粥。待粥熟，入杏子肉、冰糖共煮。任意服。功能润肺止咳，生津止渴。适用于肺热咳喘，痰稠，口干舌燥，烦渴等症。见《山家清供》。

【真酥粥】①真酥、蜂蜜各30克，粳米100克。粳米煮粥，取真酥、蜂蜜调入粥中，文火煮片刻，视粥稠为度。早晚各1次，温热服食，3天为1疗程。适用于体弱羸瘦，虚劳低热，肺痿肺燥，咳嗽吐血，皮肤枯槁粗糙，大便干结等症。真酥即酥油。凡平素肥胖或痰湿内盛、大便溏薄者不宜多服。见《常见病食疗食补大全》。②真酥50克，粟米50克，淡浆水若干。淡浆水煮米作粥，将熟，下酥，至熟。空腹任意食。功能清热通淋。适用于热淋小便不利，短赤涩痛。见《普济方》。

【夏令茶】茶叶10克，食盐5克。将茶、盐放入1000毫升的开水内浸泡。代茶饮。适用于夏季头晕。见《日用食品药用》。

【柴胡菊花粥】柴胡9克，白糖30克，粳米60克，菊花9克。柴胡、菊花水煎，取汁入红糖、粳米煮粥。日1剂，连续服食数剂。适用于翼状胬肉（胬肉色白如珠）。见《常见病食疗食补大全》。

【鸭汁粥】青头鸭1只（常法制，洗净），五味调料适量，粳米100克。先水煎鸭子1小时，捞出鸭子，入粳米煮粥，临熟下五味调料，空腹食。功能清热，利水。适用于全身水肿，尿少色黄者。见《食医心镜》。

【鸭舌草茶】鸭舌草适量。晒干，开水冲泡。代茶饮，连续服用3～4日。适用于赤白痢疾。见《江苏药材志》。

【鸭跖草茶】鸭跖草30克，蚕豆花10克。水煎，取汁。代茶饮。适用于高血压病。见《江西草药》。

【鸭跖薄荷汁】鸭跖草120克，鲜薄荷60克。洗净、捣烂、绞汁。每服1酒杯，凉开水适量兑匀，频频含咽。功能清热解毒，利咽喉。适用于咽喉肿痛，梗塞不利属热证者。见《食疗本草学》。

【鸭跖车前蜜汁】鸭跖草、车前草各60克，蜂蜜适量。前两者洗净、捣烂、绞取汁液，加蜂蜜调服。功能清热利尿通淋。适用于湿热小便不利，或热淋小便短赤。见《食疗本草学》。

【鸭蛋银耳糖豆浆】鸭蛋1只，银耳3只，白糖适量，豆浆500毫升。鸭蛋打入碗内搅匀；银耳泡发、摘洗净。煮豆浆时放入银耳，待煮好时，放入鸭蛋，调入白糖。饮浆食银耳蛋花。功能滋润肺胃，止咳清咽，化痰止渴。适用于肺阳虚之咳嗽，咽干，口渴，肺结核属阴虚有热者。见《疾病的食疗与验方》。

【蚌肉冬瓜汤】河蚌肉250克，冬瓜500克，调料适量。蚌肉加少许姜汁浸泡；冬瓜去皮、瓤后切片。取出冬瓜仁（籽）水煮20分钟，去仁留汁，下入冬瓜片，煮5～10分钟，入蚌肉，烹黄酒，再沸3分钟，调入精盐、味精、葱花，淋上麻油。佐餐服。功能清热祛温利尿。适用于血热之月经不调，湿热白带等。见《膳食保健》。

【蚌肉明目汤】蚌肉60克，夏枯草、决明子各15克。蚌肉洗净，与2药同煎。功能养肝明目清热。适用于肝阴不足，目昏眼干或多眵。见《食疗本草学》。

【蚌花猪瘦肉汤】蚌花30克，猪瘦肉150克。猪瘦肉洗净、切块，与蚌花同入锅内，加清水适量煎汤，用少许食盐调味。饮汤食肉。功能清肺化痰，润燥止咳，凉血止血。适用于肺热燥咳，肺结核咳嗽、痰中带血，颈淋巴腺炎，痔疮出血等。见《饮食疗法》。

【秫米饭】秫米（高粱米）150克。秫米淘净，焖煮30～40分钟（或放盆中上笼蒸熟）。功能调中畅胃气。适用于胃热消渴，痢疾等。脾胃虚弱者少食。见《饮食辨录》。

【秫米粥】①秫米50克。煮粥。空腹食。功能润肺清热。适用于肺阴不足，肺痿，烦热渴汗等症。中寒者禁忌。见《调疾饮食辨》。②秫米 30 克，制半夏 10 克。先煎半夏去渣，入米煮粥。空腹食。功能和胃安眠。适用于食滞不化，胃中不适而引起失眠者。见《内经》。

【积雪草茶】 积雪草 30 克。制粗末，水煎，取汁。代茶饮。功能清热解暑。适用于防治中暑。见《简易中医疗法》。

【笋丝枸杞头】 枸杞头 250 克，竹笋肉 50 克，调料适量。枸杞头洗净切段；笋肉切丝。菜油烧热，放入笋丝煸炒透，下枸杞头翻炒至溢出水，加精盐、白糖煮沸，调入味精，淋上麻油。佐餐食。功能清肝胃热，消痰利水，解除油腻。适用于肝胃有热，胃脘不适，恶心，厌油腻，痰多，皮肤病等。见《膳食保健》。

【笋煸枸杞叶】 冬笋、水发冬菇各 50 克，鲜枸杞叶 250 克，白糖 6 克，食盐 3 克，味精 0.5 克，猪油 75 克。冬笋切细丝；冬菇切丝；枸杞叶择洗干净。炒锅烧热，放入猪油，待油七成热时，把冬笋丝和冬菇丝放入锅内略炒，随即倒入枸杞叶，煸炒颠翻几下，加入诸调料，略翻几下。佐餐服。功能补肾益精，祛风明目。适用于虚劳发热，目赤昏痛，热痤疮肿等症。见《中国药膳大全》。

【皋芦叶茶】 皋芦叶 1 把。洗净，切碎，水煎，取汁。代茶饮。功能清热解暑。适用于消渴，头痛烦热等。见《普济方》。

【臭草绿豆糖水】 鲜臭草 30 克，绿豆 30～50 克，红糖适量。鲜臭草洗净，与绿豆同入锅内，加清水 5 碗煎成 2 碗，调入红糖再煎片刻。饮汤食绿豆。功能清热解毒，凉血散瘀，消暑利水。适用于感冒发热，鼻衄，牙痛，咽喉炎，痱子过多，疖疮等。为夏季常用清凉饮料。见《饮食疗法》。

【脏连丸】 ①黄连末 240 克，猪大肠 40 厘米。黄连末灌入猪大肠内，两端扎紧，以酒 1250 克煮干，再捣烂为丸，如梧桐子大。每服 70 丸。空腹温酒送下。日 2 次。功能清热燥湿，止血止痛。适用于湿热下注之痔疮便血，肛门坠痛等症。见《外科正宗》。②黄连 120 克，黄芩 720 克，赤芍、当归、阿胶珠、荆芥穗各 240 克，炒槐花、地榆炭、地黄各 360 克，槐角（蜜炙）480 克，猪大肠 280 厘米。诸药及肠干燥，共为细面，炼蜜为丸。每服 9 克，温开水或黄酒送服，日 2 次。功能清热解毒，消肿止痛，行血止血。适用于脏毒下血，日久不止，肛门坠痛，痔疮焮肿等。见《中药制剂手册》。③黄连 6 克，猪直肠 1 段（约 30 厘米）。黄连研细粉，装入净直肠内，两端扎紧，加水炖至熟，取出，刮去黄连。饮汤食肉。日 1 剂。功能清热燥湿，泻火解毒。适用于湿热下注之脱肛，痔疮出血等。气虚下陷之脱肛不宜用。见《中国药膳学》。

【烧肉蚝豉汤】 蚝豉 50 克，瘦猪肉 100 克。肉切块，与蚝豉同入锅内，加清水适量煲汤，用少许食盐调味。佐膳。功能滋阴养血润燥。适用于阴虚而致的虚烦失眠，虚火牙痛，口舌黏膜糜烂等。见《饮食疗法》。

【凉盐茶】 茶叶 1 克，食盐 4 克，开水 3000 毫升。茶叶、盐同开水冲泡。代茶饮。适用于暑热。见《家庭饮食疗法》。

【凉拌江蓠】 龙须菜 30 克，调料适量。龙须菜用开水发胀，洗净，用醋浸透，加盐、芝麻油少许调味。随量食。功能消痰散结，清热除烦。适用于项下瘿疾，烦热不安；甲状腺肿，甲状腺机能亢进等。见《食疗本草学》。

【凉拌蚶子】 活蚶子 30 个，酱油 1 汤匙，麻油、生姜末少许。蚶子洗净，用滚开水烫死，去贝壳，加麻油、酱油、姜末拌匀。佐餐服。功能清热解毒，利湿退黄。适用于疔疮肿毒，湿热黄疸，小便不利等。见《气功药饵疗法与救治偏差手术》。

【凉拌菠菜】菠菜250克，调料适量。菠菜洗净，置沸水中焯过，捞起切段，以芝麻油、酱油、醋、盐调味拌匀。作菜食。功能养肝清热。适用于肝虚有热之头昏目眩，面赤烦热等症。见《食疗本草学》。

【凉血五花膏】金银花、生槐花、鸡冠花、月季花、玫瑰花各10克，生石膏30克，红糖、蜂蜜各适量。石膏水煎30分钟，去渣取汁。将诸花放入药液中，加红糖，大火煮沸，小火熬成膏状，放蜂蜜，熬开停火，置凉装瓶。每服1匙，沸水冲饮，日2～3次。功能清热凉血。适用于血热之痤疮患者。见《疾病的食疗与验方》。

【凉冻绿豆肘】猪肘子（去骨）1000克，姜块3克，绿豆500克，盐6克，葱段3克，猪肘子刮洗干净。绿豆用水淘净，沙锅内倒入清水1000克，放入绿豆和猪肘子，微火慢煮，待猪肘子煮到八成烂时（用筷子一扎即透）取出，皮朝下放在碗内，上面放上葱段、姜块和盐，倒入原汤，旺火蒸到极烂后，取出，放凉，连汤放进冰箱内，待凝结成凉后取出，切薄片，摆在盘内。功能清热解暑，滋补生津。适用于口渴心烦，焦燥不安，高温坏境工作或体力劳动者。见《滋补中药保健菜谱》。

【消炎茶】蒲公英、金银花各400克，薄荷200克，甘草100克，胖大海50克，淀粉30克。先取薄荷、甘草、胖大海及蒲公英200克，金银花200克，磨成细粉，过筛备用；将剩下的蒲公英、金银花加水煮2次，合并煎液，过滤，浓缩至糖浆状，与淀粉浆混合在一起，经煮沸成糊状；再与上述备用药粉混匀，成软块，过20目筛制粒，烘干。沸水冲泡10分钟，喝上面的清液。每次10克，日3次。适用于急性咽喉炎，扁桃体炎等。见《吉林省中草药栽培与制剂》。

【消黄茶】车前草、半边莲、茵陈各15克，糖适量。水煎，取汁，入糖令溶，保温。代茶频饮。功能清热利胆退黄。适用于黄疸型肝炎。见《常见病验方研究参考资料》。

【消渴茶】麦门冬、玉竹各15克，黄芪、通草各100克，茯苓、干姜、葛根、桑白皮各50克，牛蒡根150克，干地黄、枸杞、银花藤、薏苡仁各30克，菝葜24克。共研粗末，水搅令匀，另外取黄白楮皮白皮根切细，煮取浓汁，和入上药末，捻成饼子，每个15克，中心穿孔，暴晒干，挂通风处。每次取1个，放炭火上炙令香熟勿焦，捣碎末。水煎。代茶饮，放少量食盐。适用于烦渴多饮，消谷善饥，形体消瘦，口干舌燥，小便多等。见《外台秘要》。

【消暑盐茶】茶叶60克，食盐30克。加水1000克浸泡。代茶饮。功能清热解暑。适用于消暑。见《日常食物药用》。

【消炎利胆茶】玉米须、蒲公英、茵陈各30克，白糖适量。前3药加水1000毫升，水煎取汁，调入白糖。每服250克，日3次，温服。功能清热而利胆。适用于胆囊炎、胆结石发热疼痛者。见《常见病的饮食疗法》。

【消暑扁豆粥】扁豆15克，赤小豆30克，怀山药15克，木棉花15克，薏苡仁30克，鲜荷叶半张，灯心草少许。慢火煮粥，以豆熟透为度。功能清暑祛湿。适用于作夏季常用之清暑饮料。（验方）。

【海螺汤】鲜海螺肉60克。海螺肉洗净，加水适量煎汤。嚼食海螺肉。煎液过滤后点眼。功能清热明目。适用于肝热目赤，疼痛多泪。见《食疗本草学》。

【海金沙散】海金沙30克，茶叶15克，生姜、甘草各3克。共研细末。每次6～9克，用生姜、甘草煎汤送服。功能利尿通淋。适用于热结小肠，小便不通，脐下满闷等。见《食疗本草学》。

【海金沙草茶】海金沙全草60～90克。上药加冰糖，水煎，取汁。代茶常饮。适用于小便不利。见《福建民间草药》。

【海参冰糖羹】海参20～30克，冰糖适量。海参发好、洗净，加水煮烂，调入冰糖，再煮片刻。日1剂，1次服完。功能补肾益精，滋阴润燥。适用于肝肾阴虚所致的头晕，腰酸，咽干，心烦，高血压，动脉硬化。见《疾病的食疗与验方》。

【海带拌三丝】水发海带、绿豆芽各150克，香干3块，水发绿豆线粉50克，调料适量。海带和香干各用沸水淋冲后，切丝沥干；线粉切成段，与绿豆芽同用咸沸水焯1分钟后沥干。4味相合，调入适量酱油、米醋、芝麻酱、精盐、白糖、味精拌匀。如嗜辣加辣椒油。功能清热消痰利水。适用于甲状腺肿大者。见《膳食保健》。

【海蜇马蹄茶】海蜇头、生马蹄（即荸荠）各60克。海蜇头漂洗去咸味，再与马蹄同煮，取汁。不拘时饮，或将海蛰头、马蹄取出蘸酱油食。适用于火热内扰而引起的耳窍不利症。见《食物与治病》。

【海棠花爆猪肚】海棠花20朵，香菜50克，熟白猪肚250克，调料适量。鲜海棠花取下花瓣洗净；香菜摘去根洗净切成段；煮熟的猪白肚切成菱角块，入沸水锅中汆透捞出控去水；用鸡汤、精盐、味精、料酒、白胡椒面和少许湿淀粉放碗内兑成芡汁。炒勺烧热，注入花生油，烧至八成热时，倒入猪肚块过油，捞出控油。炒勺内留花生油50克，烧热后投入葱、姜、蒜片炒出香味，倒入肚块、香菜段和兑好的芡汁，翻炒均匀，淋入香油装盘，撒上鲜海棠花。功能滋补胃阴，清香泻火。适用于胃有虚火之口干舌燥，牙痛，或口舌生疮等症。见《华夏药膳保健顾问》。

【海蜇皮炖荸荠】海蜇皮90克，荸荠150克。海蜇皮清水泡3天；荸荠去皮，同入锅内炖煮。饮汤食海蜇、荸荠。分2次服完。连用数10剂。功能清热解毒软坚。适用于颈淋巴结核患者。见《疾病的食疗与验方》。

【海带紫菜瓜片汤】冬瓜250克，水发海带100克，紫菜15克，调料适量。冬瓜去皮，切片，用瓜皮、瓜片同煮汤，弃瓜皮，加入海带丝，煮沸2分钟，调入黄酒、酱油、精盐、味精后，倒入盛放紫菜的汤碗里，淋上麻油。佐餐食。功能清热护肤，祛湿止痒。适用于湿疹，荨麻疹等。见《膳食保健》。

【粉葛鲮鱼汤】鲮鱼1条，粉葛250克。绦鱼治净，与粉葛文火熬3小时至汤变微红色，去药。早晚食肉喝汤。功能清热祛湿止痛。适用于湿热流注，全峰骨痛症。阴虚喘咳者忌用。见《中国药膳学》。

【益胃汤】北沙参、麦冬、生地各15克，玉竹5克，冰糖3克。诸药水煎取汁，调入冰糖。日1剂，分2次服或代茶饮。功能益胃生津润肺。适用于热病伤阴，口渴症。脾胃虚者不宜用。见《温病条辨》。

【益宫散】山豆根、板蓝根、坎炁各30克，白花草60克。制浸膏，干燥、研末、过筛，装入胶囊，每囊0.3克。每服3粒，日3次。功能散结解毒。适用于宫颈癌患者。见《疾病的食疗与验方》。

【通草酿酒】通草250克，灯芯30克，曲、糯米适量。煎汁，同曲、糯米如常法酿酒。不拘时饮，以愈为度。适用于水肿，淋病，胸热心烦，小便短少，乳汁不通等症。孕妇忌服，气虚无湿热者不宜用。见

《本草纲目》。

【桑杏饮】①桑叶10克，杏仁、沙参各5克，象贝母3克，梨皮15克，冰糖10克。水煎取汁，调入冰糖，搅匀。代茶饮。功能滋阴润肺。适用于燥热伤肺，或热病后期，肺阴伤损，干咳无痰等症。见《常见病的饮食疗法》。②桑叶、杏仁各10克，白茅根30克，鲜藕60～100克，梨皮20～30克。各味洗净，鲜藕切片，水煎取汁。或用鲜藕、雪梨榨取汁，兑入其他药煎取的汁中。日1剂，分2～3次饮服。功能清热润肺，宁嗽止血。适用于风热伤肺，咽痒咳嗽，痰中带血，口鼻干燥等症。见《百病饮食自疗》。

【桑芽粥】桑芽（春天初生细芽含苞未展者）30克，粳米100克。桑芽焙干，水煎去渣取汁，入米煮粥。空腹食。功能清肝明目。适用于肝火上攻之目昏，症见头痛而胀，胁痛易怒，目昏眼花。见《山居清供》。

【桑枝茶】①嫩桑枝20克。切薄片，放入茶杯，沸水冲泡。代茶饮，连服2～3日。适用于肥胖症。久服令人瘦。见《医部全录》。②桑树芽枝30克。为粗末，水煎，取汁。代茶饮。适用于虚热盗汗。见《常见病验方研究参考资料》。

【桑菊茶】冬桑叶、菊花、老茶叶各3克。开水泡浸15分钟。代茶饮。适用于妊娠晚期呕呃，头目眩晕，耳鸣头痛，口苦咽干，面色潮红，舌质红，苔薄黄，脉弦劲有力。见《经验方》。

【桑银茶】霜桑叶、银花、车前叶各6克。共为粗末，沸水冲泡。代茶饮，日1剂。适用于急性结膜炎。见《常见病验方研究参考资料》。

【桑蜜茶】桑叶10克，生蜜适量。生蜜逐叶敷过，再将线系叶蒂上绷，阴干，细切，沸水冲泡。代茶饮。适用于小儿夏季热口渴较甚者。见《本草纲目》。

【桑叶苦丁茶】冬桑叶、苦丁茶各15克，冰糖适量。煎水，去渣，入冰糖。代茶饮。适用于经前或经期有规律性的吐衄血，色红，量较多，头晕耳鸣，烦躁易怒，两胁胀痛，口苦，舌红苔黄，或有月经周期提前，甚或逐渐闭经。见《百病饮食自疗》。

【桑叶猪肝汤】桑叶15克，猪肝100克，食盐少许。猪肝切片状，与洗净的桑叶同入锅内，加清水适量煲汤，调入食盐。饮汤食猪肝。日2次。功能疏风清热，养肝明目。适用于眼结膜炎，夜盲症等。见《家庭药膳手册》。

【桑耳糯米粥】桑耳60克，糯米100～150克。桑耳绞取汁，与糯米煮粥。日2次，空腹服。功能清热止血补虚。适用于五痔下血，烦热羸瘦等症。见《家庭食疗手册》。

【桑寄生芦根煲黄鳝】桑寄生60克，芦根30克，黄鳝2～3条。黄鳝去肠杂，与另2味同加清水适量煲汤，以油、盐少许调味。饮汤食黄鳝。功能清热利湿，补气益阴。适用于慢性肝炎。见《饮食疗法》。

【菱角粉粥】菱角粉20～30克，白糖适量。将粉用凉开水搅糊，倒入沸水中熬熟，调入白糖。顿服，日2次。功能解暑清热，益气健脾，补五脏。适用于暑热伤津，身热心烦，口干，以及食少，体倦神疲，或饮酒过量而损伤胃津者。见《本草纲目》。

【黄瓜粥】大米100克，鲜嫩黄瓜300克，生姜10克，精盐2克。黄瓜去皮去瓤，洗净切薄片；大米洗净；姜洗净拍破。沙锅加清水约1000毫升，下大米、姜，大火烧开，小火慢煮至米烂时下瓜片，再煮至汤稠，表面浮有粥油时入盐调味。功能健脾养胃，清热除烦。适用于暑热吐泻，小便不畅，口燥烦渴，咽喉肿痛等症。肥胖者食之可减肥。见《家庭药膳》。

【黄芩茶】黄芩15克。为粗末，沸水冲泡。代茶饮。功能清热泄火。适用于上焦肺火盛或郁热导致的急性结膜炎。见《中医保健杂谈》。

【黄柏酒】黄柏90克，黄连15克，栀子30克，江米酒500毫升。上药酒煎数百沸，去渣，候凉。每空心饮20毫升，不拘时，以愈为止。适用于口舌生疮，龈出血。见《景岳全书》。

【黄瓜皮煎】黄瓜皮适量。水煎。代茶饮。功能清热解毒，利湿退黄。适用于黄疸证见身热口渴，胸脘痞闷，双目眼白和遍身发黄、黄如橘皮，小便不利，尿色深黄，舌苔黄腻等。见《疾病的食疗与验方》。

【黄瓜根茶】黄瓜根适量。黄瓜根捣烂，取汁。代茶饮。功能清热利湿。适用于阳黄初起之身热不渴，面目与全身发黄，头汗出，小便不利者。(验方)。

【黄花菜汤】鲜黄花50克（干品20克)。洗净水煮，食盐调味。吃菜喝汤，日1次。功能清热，利尿消肿，养血平肝。适用于流行性腮腺炎。见《家庭药膳手册》。

【黄花菜饮】①鲜黄花菜根30克。水煎20分钟。温服。功能清热利尿。适用于黄疸，小便涩赤，砂淋，石淋等症。见《食物与治病》。②黄花菜、鲜藕各60克，茅根15克。诸药洗净，鲜藕切片，水煎取汁。日2~3次分服。功能清热止血润肺。适用于肺热咳嗽，痰中带血，发热，口干鼻燥等症。见《百病饮食自疗》。

【黄花菜茶】黄花菜鲜根30克。洗净，水煎，取汁。代茶饮。功能清热利湿。适用于热蕴夹湿，阻遏中焦而引起的黄疸，身目皆黄，小便下利，甚至小便赤痛，尿沙石淋等症。见《食物与治病》。

【黄瓜蘸蜜糖】嫩黄瓜、蜜糖各适量。黄瓜洗净蘸蜜糖食。功能清热利水，止痛。适用于湿热下利。见《中国药膳学》。

【黄芪大枣粥】生黄芪、党参各30克，甘草15克，粳米100克，大枣10枚。前3味加水浓煎取汁；粳米、大枣洗净加水煮粥，粥成兑入药汁调匀。早晚分服。功能补气除热。适用于气虚发热。见《常见病的饮食疗法》。

【黄连莲子汤】黄连10克，莲子肉30克，党参15克。水煎温服。功能清热燥湿，止痢。适用于肠热下利或湿热下痢，痢下稀水，恶臭异常，肛门灼热，或下痢脓血，里急后重等症。见《中国药膳学》。

【黄连猪肚丸】①黄连90克，人参、赤茯苓、黄芪、柴胡各30克，木香、地骨皮各15克，鳖甲、桃仁各45克，猪肚1个。人参去芦；鳖甲用醋涂，炙黄；桃仁用热水烫浸去皮尖，以麸炒微黄；诸药共为末；猪肚用食盐揉搓，洗净，把药末纳入猪肚内，以线缝合，上笼蒸熟烂，捣泥，丸如梧桐子大。每服30丸，饭前用米汤送下。功能益气养阴，清热补虚。适用于妇人虚劳发热羸瘦，乏力，或骨蒸发热，闭经等症。见《太平圣惠方》。②黄连、粱米、天花粉、茯神各120克，知母、麦冬各60克，猪肚1个。猪肚洗净；诸药共为末，纳入猪肚内，用线缝合，煮至极烂，捞出，去缝合线，药末另放，猪肚研为膏，干则加蜜少许，与药末相和为丸，如梧桐子大。每服50丸，日3次。功能养阴清热，健脾胃，补虚损。适用于强中消渴。见《三因极一病证方论》。③猪肚1具，黄连30克，黄粉、知母、麦冬各90克，乌梅15克。猪肚洗净；诸药共为末，纳入猪肚内，用线缝合，上笼蒸烂，取出，捣丸如梧桐子大。每服30丸，米汤送下。功能健脾益胃，清热生津。适用于脾胃燥热的中消证，多食善饥，形体消瘦，小便频多，大便坚硬等症。见《中国药膳学》。

【黄瓜炒青鱼片】青鱼肉250克，黄瓜150克，调料适量。青鱼洗净连皮切片，加黄酒、盐腌15分钟；黄瓜对剖去籽切片。锅内加油烧热，待降温至五成热，爆香姜片、蒜茸，随即下鱼片，泛白色时烹入黄酒，下瓜片，翻炒均匀，调入精盐、味精，勾薄芡；淋上麻油。佐餐食。功能清热解毒，祛湿。适用于痤疮，脂溢性皮炎病等。见《膳食保健》。

【黄花菜炒黄瓜】黄花菜15克，黄瓜150克，生油12克。黄花菜泡透洗净；黄瓜洗净切块。炒锅置旺火上烧热，倒入生油，烧至九成热，速倒黄花菜、黄瓜，炒至熟透食。日2次。功能清热解毒，利水消肿，养血平肝。适用于烦渴，咽喉肿痛，头晕耳鸣，水肿等。见《家庭药膳手册》。

【黄花菜马齿苋茶】黄花菜、马齿苋各30克。水煎，去渣，取汁。代茶饮。功能清热利湿。适用于热郁生湿，湿热毒火上攻而引起的暴发火眼，两目红赤肿痛等症。见《食物与治病》。

【萝卜茶】萝卜、甘蔗各500克，金银花10克，竹叶5克。前2味切块，与其余各味加水500毫升，煎熟后加入适量白糖。代茶频饮。适用于冬温之发热，咽喉疼痛及鼻干症状。见《饮食疗法100例》。

【萝卜粥】大萝卜5个，粳米50克。萝卜熟煮，绞汁，与粳米煮粥。任意食。功能清热下气止渴。适用于消渴，症见舌焦口干，小便数及腹胀痞满。见《饮膳正要》。

【萝卜膏】萝卜1000克，明矾10克，蜂蜜100克。萝卜洗净切碎，以水300毫升煎熬半小时，去渣浓缩至100毫升；明矾以水溶化，与蜂蜜、萝卜汁混匀，共煮沸，待冷。早晚空腹服，每次50毫升。功能凉血止血。适用于肺结核咯血或肺热咳血。见《食疗本草学》。

【萝卜叶茶】①萝卜缨（阴干）30克，冰糖适量。煎水，加糖令溶。代茶频饮。适用于预防流行性白喉。见《常见病验方研究参考资料》。②干萝卜叶30～60克。煎水，入保温瓶。代茶频饮。适用于伤食积滞之泄泻。见《常见病验方研究参考资料》。

【萝卜菜汤】萝卜连叶500克（干者250克）。煎汤频服，或每日3～4次。功能解毒治痢止泻。适用于痢疾，热泻，腹泻作痛。见《食疗本草学》。

【萝卜青果茶】鲜白萝卜1个，青果10个，白糖少许。水煎，取汁。代茶饮。功能清热解毒。适用于扁桃体红肿发炎。（验方）。

【萝卜紫菜汤】紫菜30克、白萝卜250克，陈皮3克。诸味洗净，萝卜切片，水煮服食。隔天1次，常服。功能益阴清热，解毒软坚。适用于颈淋巴结核脓肿型，症见结节增大，互相黏连，表面皮肤紫红光亮，伴有疼痛，按之有波动感或轻微发热，多有全身发热，颧红，乏力，盗汗，纳呆，消瘦等。见《疾病的食疗与验方》。

【萝卜缨马齿苋粥】萝卜缨、马齿苋、薏米各30克。洗净，煮粥。日1次。随意服。1个月为1疗程。适用于脂溢性皮炎。见《常见病食疗食补大全》。

【菟丝草茶】菟丝草20～30克，白糖适量。切碎，沸水冲泡，放糖。代茶饮。功能清热利疸退黄。适用于黄疸型肝炎。（验方）。

【菊芋汁】菊芋30～60克。洗净，捣烂，绞取汁液，加适量蜂蜜或白糖调味。顿服。功能清热凉血。适用于肠热便血。见《食疗本草学》。

【菊花粥】 菊花10克，粳米50克。先煎菊花，去渣取汁，后入米煮粥。空腹食。功能疏风清热，明目解毒。适用于风热或肝热上攻，症见头痛，眩晕，目赤，心胸烦热；亦治疔疮，肿毒。见《慈山参入》。

【菊苗粥】 甘菊新鲜嫩芽或幼苗50克，北粳米50克，冰糖适量。甘菊新鲜嫩芽或幼苗洗净切细，煎汤去渣，入北粳米、冰糖，水煮稀薄粥。日2次，稍温服。适用于肝火目赤，头晕目眩，风热头痛及高血压，高血脂等症。脾胃虚寒，慢性腹泻者不宜服用。见《常见病食疗食补大全》。

【菊花根茶】 白菊花根3枚。洗净，切碎，放入茶杯中，沸水冲泡。代茶频饮。功能清热解毒。适用于产后气血亏虚，感受湿热毒邪所致的少腹疼痛。见《常见病验方研究参考资料》。

【菊蚌怀珠】 净蚌肉10个，猪肉馅100克，鸡蛋清1个，黄酒15克，鲜菊花10克，鲜竹叶数片，浙贝粉3克，肉清汤、调料适量。蚌肉边用木槌捶松，放入锅内用小火煮烂，捞出凉置，切两半；肉馅与浙贝粉、葱末、姜末、盐、蛋清等搅匀，制成20个小丸子，入沸水中汆熟，捞出，分别用蚌肉夹好；大碗中铺垫竹叶数片，将蚌肉怀珠放在竹叶上，加黄酒，上笼蒸5～10分钟，另用一锅倒入肉汤，烧沸，加盐、味精、鲜菊花，再烧沸，取出浇在蚌肉上，配1碟胡椒粉食用。功能清肝泻热，散结除瘿。适用于甲状腺机能亢进所致性情急躁、暴怒，目赤咽干，畏热多汗，多食易饥，面颧红赤，大便干结，小便短赤等症。见《疾病的食疗与验方》。

【菊花狗肝菜饮】 菊花30克，狗肝菜30～60克，冰糖适量。诸味煎水。代茶饮，连服数天。功能清营泄热。适用于流行性乙型脑炎，高热夜甚，头痛剧烈，心烦不寐，甚或时有谵语，舌质红绛者的辅助治疗。见《疾病的食疗与验方》。

【菠萝汁】 菠萝1个。捣烂绞取汁液。每次半茶杯，凉开水冲服。功能清热除烦，生津止渴。适用于伤暑或热病烦渴等症。见《食疗本草学》。

【梅花露】 白梅花500克，阴干，水浸2小时，放入蒸馏器反复蒸2次，收集蒸馏液。每服15毫升，日2次。功能清热涤暑，除烦止渴。适用于夏季预防中暑，及小儿胎毒等。见《本草纲目拾遗》。

【梅苏糖】 乌梅肉200克，苏叶细粉50克，白糖500克。乌梅肉捣为末；白糖放入锅内，加水适量，文火熬至浓稠时，加入乌梅末、苏叶粉调匀，继续熬至挑起糖液呈丝状时，停火，倒入涂有植物油的大搪瓷盘内，稍冷，划小方块，装盒。每服10～15克，温开水冲服。功能生津止渴，行气宽中。适用于中暑发热口渴，呕恶，腹痛泄泻等症。见《中国药膳》。

【豉粥】 ①豆豉15克，葱白3茎（切），薄荷6克，生姜6克（切片），羊髓100克，白米100克，细盐少许。先煎葱、姜及豉，后下薄荷，稍煎后去渣取汁，入米，再煮，候粥熟，下羊髓及盐，搅匀。空腹食。功能祛风，清热，解毒。适用于疮疡初起，局部红、肿、热、痛，脓尚未成。见《圣济总录》。②豆豉10克，荆芥6克，薄荷6克，葱白4茎，生姜10克，盐花少许，羊髓50克，粳米100克。先煎荆芥、豆豉、葱白、生姜，后下薄荷，去渣取汁，入米并羊髓煮粥，候熟，加盐花调和。空腹食。功能祛风通络。适用于感冒，恶寒发热，鼻塞头痛，身痛无汗，或中风手足不遂，口眼㖞斜，言语謇涩，精神昏闷者。见《太平圣惠方》。

【雪茶】 雪茶适量。开水冲泡。代茶饮。功能清热解暑。适用于预防中暑和治疗中暑之轻症。见《全国中草药汇编》。

【雪梨饮】 雪梨200克，冰糖少许。梨洗净去皮，核，切成薄片，放入冰镇的凉开水内，加冰糖搅匀，加盖，浸泡4小时后服食。功能清热生津，止渴。适用于外感热病，热盛津伤之口渴。见《温病条辨》。

【雪梨浆】 甜水梨1枚。洗净，切薄片，置冷开水内浸5~6小时，捞出，捣取汁。频饮。功用参见"雪梨饮"。见《温病条辨》。

【雪梨羹】 大雪梨1个，菊花、麦冬各25克，白糖适量。前3味洗净，梨切块，水煮沸10分钟，离火，入白糖搅匀。随意食。功能滋阴润燥，消暑。适用于肺胃津伤，口干咽燥，或干咳少痰，舌红少津。为清凉防暑饮料。见《百病饮食自疗》。

【雪梨罗汉果汤】 雪梨1个，罗汉果半个。将雪梨洗净，切碎块；罗汉果洗净与梨同煎30分钟。功能滋阴润喉清热。适用于咽干，咽痛，急慢性咽炎。见《补品补药与补益良方》。

【雪梨荸荠瘦猪肉汤】 雪梨2个，荸荠、猪瘦肉各100克。雪梨、荸荠洗净去皮切片，与肉加水煮汤，食盐调味。饮汤食肉。为急性肝火的辅助治疗。见《疾病的食疗与验方》。

【野苋汤】 鲜野苋草全草500克。洗净，切碎，水煎取汁，加白糖调味。每服200毫升，日3次。功能清热解毒，凉血止痢。适用于细菌性痢疾，便下脓血，里急后重等症。见《常见病的饮食疗法》。

【野菊花茶】 野菊花15克。沸水冲泡。代茶频饮。功能清热解毒。适用于乳痈初起红肿较明显者。《百病中医自我疗养丛书》。

【野蔷薇露】 野蔷薇花瓣500克。用蒸气蒸馏法，制成露液1500克。每次120毫升，隔水加热温服，小儿酌减。功能清热解暑，和胃止血。适用于暑热吐血，泄泻下痢，口疮糜烂，刀伤出血等症。为防暑饮料。见《中药成方配本》。

【野马蹄草茶】 野马蹄120克，冰糖60克。煎汤，取汁，放入冰糖令溶。代茶饮。功能清热解毒。适用于麻痘热毒。见《广西中草药》。

【野苋车前汤】 红色野苋菜（连根）、鲜车前草各50克，白糖适量。前2药洗净，加水500毫升同煎取汁，加白糖调味。代茶饮，日数次，连服数日。功能清热利尿，止血消炎。适用于尿道炎之血尿、尿频、尿急、尿痛等症。见《常见病的饮食疗法》。

【野猪肉槐花汤】 野猪肉适量，槐花15克。野猪肉切片，与槐花水煮，熟后食肉饮汤。忌与巴豆同食。功能凉血止血。适用于肠风下血，痔疮便血等症。见《中国药膳学》。

【银白粥】 银花10克，白头翁6克，粳米100克，红糖适量。前2药加水煎，去渣取汁，下粳米煮粥，临熟调入红糖。早晚分服。功能清热解毒，凉血止痢。适用于热毒痢，下痢赤白，日数次，肛门灼热，或发热等症。见《百病饮食自疗》。

【银花茶】 金银花15克，冰糖适量。金银花煎水，调入冰糖令溶。代茶饮或鼻饲。功能清热解暑。适用于暑温热在营血之高热不退，神昏谵语，四肢抽搐，甚则角弓反张，苔黄，舌红绛，脉弦数者。（验方）。

【银花粥】 ①银花、北粳米各30克。银花煎取浓汁，去渣后入粳米，煮稀薄粥。早晚各1次，温服。夏令服食尤为适宜。功能清热解毒。适用于各种热毒初起，热毒疮疡，咽喉肿痛，风热感冒，肺炎，呼吸道感染，急性痢疾等症及夏令防暑。见《常见食疗食补大全》。②银花9克，牛蒡子15克，扁豆18克，淡豆豉9克，粳米60克。前2味水煎汤，去渣入扁豆、淡豆豉、粳米煮粥。日1剂，连服数剂。适用于流行性乙型脑炎。见《常见病食疗食补大全》。③银花9克，知母15克，生石膏30克，粳米60克。前3味共煎汤，再同粳米煮粥。日1次，7天为1疗程。功能清热解毒。适用于热毒炽盛所致的酒渣鼻。见《常见病食疗食补大全》。

【银黄乳】银花6克，黄连3克，乳汁（牛乳或人乳）100毫升。前2药水煎取汁3次，约50～100毫升。兑入乳汁中和匀。日3次，每次30～50毫升。功能清热解毒。适用于小儿鹅口疮，伴轻微发热，烦躁啼哭，唇面红赤，小便短黄，或大便干燥等症。见《百病饮食自疗》。

【银菊茶】①银花、菊花各3克。沸水冲泡。代茶饮。功能清热解暑。适用于暑热伤阴，口渴，心烦。见《中国药膳学》。②银花、菊花各20～30克。头晕明显者加桑叶15克；动脉硬化、血脂高者加山楂10～20克。制粗末，分4次用沸水冲泡。代茶饮。功能清肝泻火。适用于肝火旺之高血压病，症见头痛，眩晕。不可煎熬，易破坏有效成分。见《新医药杂志》。

【银蝉茶】银花6克，蝉衣1.5克，前胡3克，冰糖15克。水煎，入冰糖令溶，取汁。代茶饮。功能清热，解表，透疹。适用于麻疹出期，症见壮热，烦渴，咳嗽，溏泻等。见《百病饮食自疗》。

【银花露茶】金银花500克。加水1000毫升，浸泡2小时，放入蒸馏锅，同时加适量水进行蒸馏，收集初蒸馏液1600毫升，再蒸馏1次，收集800毫升，进行过滤分装，灭菌，代茶饮。每次50毫升，日2次。适用于暑疖。见《本草纲目拾遗》。

【银麦甘桔茶】银花、麦冬各5克，桔梗、甘草各6克。共为粗末，沸水冲泡。代茶频饮。适用于咽喉疼痛，口干，口渴。见《中国药膳学》。

【银花甘草茶】银花30克，甘草3克。甘草制粗末，同银花共放入茶杯中，沸水冲泡。代茶饮。适用于乙脑，流脑。见《中药临床手册》。

【银花地丁茶】银花、紫花地丁各30克。紫花地丁制粗末，共煎汤，取汁。代茶饮。功能清热解毒。适用于乳痈初起热毒较甚者。见《百病中医自我疗养丛书》。

【银花红糖茶】银花10克，红糖适量。开水冲泡，去渣。代茶饮。功能清热利湿。适用于湿热夹滞之下痢脓血，里急后重，发热或不发热，舌苔黄腻，舌红，脉滑数者。（验方）。

【银花苡米粥】银花15克，苡米30克。银花水煎3次取汁去渣；苡米淘净，煮粥，待粥七、八成熟时，兑入药汁共煮至粥熟，入冰糖调味。早晚分服，连服3天。功能疏风清热除湿。适用于水痘初起，发热，头痛，鼻塞流涕，咳嗽，喷嚏，皮疹如豆，痘粒稀疏，疮浆清亮等症。见《百病饮食自疗》。

【银花柿霜茶】银花、柿霜各10克。银花煎汤，取汁后兑入柿霜。代茶频饮。适用于牙龈破溃流脓，口中热臭，口舌溃疡，烦躁不安，五心烦热，小便短赤。见《百病饮食自疗》。

【银花莲子粥】银花15克，莲实30克，白糖少许。莲实用温水浸泡后，用竹帚刷去皮，去芯待用；银花水煎5分钟，去渣留汁，入莲实，烧沸，文火煮至莲实熟，加白糖调味温服。日1次。功能清热解毒，健脾止泻。适用于脾虚久泻，热毒壅盛，下利脓血，肛门灼热，发热心烦等症。见《习用方》。

【银花绿豆茶】银花30克，甘草3克，绿豆15克。水煎，取汁。代茶饮。适用于暑疖。见《常见病验方选编》。

【银花葛根粥】银花、杭菊花各30克，葛根15克，粳米30克。前3味洗净水煎取汁，下粳米煮粥，粥熟入冰糖适量调味。随意服。功能清热解毒透疹。适用于麻疹初期，壮热烦渴，咳嗽，皮疹渐次出透者。见《百病饮食自疗》。

【银花薄黄饮】银花15克，薄荷6克，黄芩3克，冰糖15克。前3味水煎取汁，入冰糖溶化服。功能辛凉解表，清热解毒。适用于痄腮初起，发热恶寒，头身疼痛，腮部肿胀等症。见《百病饮食自疗》。

【银花赤小豆羹】银花10克，赤小豆30克。银花装入纱布袋，扎口；赤小豆淘净，加水先煮至熟烂，入银花袋，再煮3～15分钟，去药袋，食豆饮汤。功能辛凉解表，清热散结。适用于痄腮初起，发热恶寒，头身疼痛，或鼻塞流涕等症。见《百病饮食自疗》。

【银叶红枣绿豆汤】银杏树叶鲜品30克或干品10克，红枣10个，绿豆60克，白糖适量。红枣用温水浸泡片刻，洗净；绿豆去杂质洗净；银杏树叶洗净，切碎，放入沙锅内，加水2大碗，小火烧开20分钟，捞出树叶，留汤，加红枣、绿豆、白糖1匙，继续煮1小时，至绿豆熟烂。如水不足，中间加水。当点心吃。每次1小碗，日2次。功能养心气，补心血，降血压，解暑热。适用于防治高血压和冠心病发作。见《常见慢性病食物疗养法》。

【甜菜桑叶汤】鲜枸杞苗、鲜车前草各30克，鲜桑叶60克。水煎服。功能清肝明目。适用于肝经有热，目赤涩痛，多眵等症。见《食疗本草学》。

【猪肉煎】猪瘦肉200克，丹参、茵陈各10克，白芍、滑石各12克，龙胆草、栀子、木通各9克。猪肉洗净，切大块，放碗内，肉上铺一层纱布，将药放在纱布上，加水，水面要淹没全部药渣，上笼蒸3小时，出笼后，将纱布提起稍拧，去渣。吃肉喝汤。日1剂，连服15剂。功能清热疏肝，补虚。适用于肝炎及肝功能恢复。对降低转氨酶有卓效。见《疾病的食疗与验方》。

【猪胆酒】猪胆1个，白酒1杯。将猪胆汁冲入白酒内。每次空腹温饮1～2口，日3次。每日1个猪胆，5日1个疗程。适用于黄疸。见《验方新编》。

【猪脏丸】①猪大肠1条，槐花适量。大肠翻转用食盐搓洗干净，除去肠内污物及黏液，翻回原状洗净；槐花炒末，填满肠内，两头扎紧，放入沙锅内煮烂，取出，捣丸如梧桐子大。每服50丸，饭前以当归酒或温酒送下。功能清热润肠，凉血止血。适用于内痔便血，或肛裂排便时出血。见《证治准绳》。②猪大肠约60厘米长，黄连适量。同①方法将猪肠洗净；黄连锉碎塞满猪肠，两头扎紧，于沙锅内煮熟烂，取出捣泥，糕糊为丸如梧桐子大。每服30～50丸，饭前米汤送下。功能清热凉血止血。适用于大便下血，胃热多食善饥等症。见《仁斋直指方》。③猪大肠1条，槐实30克，皂角2克，黄连120克，糯米250～500克。同①方法将肠洗净；诸药共为末；糯米淘净，与药末同纳入猪肠内，两头扎紧，于沙锅内煮烂，捣为泥，做丸如梧桐子大。每服30～50丸。米汤送下。功能清热凉血止血。适用于内痔流血不止。见《杂病源流犀烛》。

【猪皮冻胶】猪皮1000克，黄酒、白糖各250克。猪皮去毛、肥膘，洗净，切碎，加水文火炖至汁液稠黏，加入黄酒、白糖调匀，冷却。每服20克，开水冲化温服。功能清热养阴，止血。适用于月经过多，崩漏等症。见《药膳食谱集锦》。

【猪血龙脑】猪尾血1匙，龙脑（冰

片）少许。用猪尾血调龙脑，凉开水送服。功能清热解毒，杀虫。适用于痘疮。见《本草纲目》。

【猪肠芫荽】猪大肠1条，芫荽适量。猪大肠内外翻转，用盐搓洗干净；芫荽洗净，装入肠内，煮熟食。功能祛肠风，止血。适用于肠风脏毒，大便出血等症。见《救急方》。

【猪肉地苓汤】生地50克，土茯苓100克，猪瘦肉100～200克。前2味装入纱布袋内，扎口；猪肉洗净，切块，与药同煮至肉熟，去药袋。吃肉喝汤。功能清热利湿，解毒凉血。适用于疮毒，脓肿等症。见《中国药膳学》。

【猪肉茯苓汤】牛膝、蛤粉、当归、苍耳子、皂角刺、红花、金银花、甘草各6克，蝉蜕20个，穿山甲21片，土茯苓120克，大黄15～30克，精猪肉120克，生白酒适量。猪肉洗净，切块，与诸药同用生白酒煎煮。吃肉喝汤。服后若大便3～4次以上者，以粥补养。功能清热解毒，散瘀补虚。适用于杨梅疮毒，下身先见，遂及遍身骨节酸痛，二便涩滞等症。见《医宗说约》。

【猪肉槐花汤】猪瘦肉100克，槐花50克。猪肉切片，与槐花水煎服。功能滋阴润燥，凉血止血。适用于痔疮下血，便血，便秘等症。见《中国药膳学》。

【猪胆炖蛤蟆】猪肚1个，癞蛤蟆5只，大蒜49瓣。将癞蛤蟆去头及肠杂，与蒜同放入猪肚内炖熟。分多次服食。适用于肝硬化腹水。癞蛤蟆有毒，易从小剂量开始服。见《疾病的食疗与验方》。

【猪肚黄连丸】猪肚1个，黄连末1500克。猪肚用盐搓洗干净，黄连末纳入猪肚内，上笼蒸熟烂，捣泥，做丸如梧桐子大。始服30丸，逐渐加量，以愈为度。功能清热，健脾胃。适用于胃热，小便频数。见《肘后方》。

【猪肾生地粥】猪肾（去脂膜）2只（细切），生地黄15克（水研取汁），豆豉10克，粳米100克。先煮猪肾及豆豉，去渣，下米及生地黄汁煮粥，少加调料。随意食。功能补肾，养阴，清热，除烦。适用于肾虚劳热，四肢烦疼，口干舌红。见《圣济总录》。

【猪肾荠花汤】猪肾1具，大豆500克，荠花、石膏各100克，人参、茯苓、磁石、知母、葛根、黄芩、天花粉、甘草各60克。猪肾对剖，去脂膜臊腺，洗净，与大豆先煎取汁；余药共为粗末，以猪肾大豆汁煎汤服。功能养阴清热，补肾。适用于强中消渴。见《备急千金要方》。

【猪肺绿白汤】猪肺250克，绿豆200克，白果10克。猪肺洗净，切小块；绿豆淘净；白果捣破去壳，加水共煮服。功能清肺热，定痰喘。适用于肺脓肿，或肺热咳吐脓血等症。见《中国药膳学》。

【猪油炒苦瓜】苦瓜250克，猪油及调料适量。苦瓜洗净去瓤，切丝。锅内加猪油，烧至九成热时，下苦瓜丝，加葱花、姜丝、盐，爆炒至熟。佐餐食。功能清心明目，补虚。适用于目赤肿痛，热病心烦口渴，体虚乏力等症。见《随息居饮食谱》。

【猪胆双豆粉】猪胆4个，绿豆、赤小豆各300克。猪胆汁倒入瓷盆，二豆洗净，冷水浸泡半小时，滤干，倒入胆汁盆内，浸泡3天，每天拌动2次。盆加盖，旺火隔水蒸3小时，至豆熟。若胆汁液多，用小火慢煨至快干，胆汁全部渗入豆中，取出，将胆汁豆进一步烘干或晒干，磨成细粉，装瓶，加盖备用。每次10克，开水冲服，日2次，2个月为1疗程。功能清热解毒，利水。适用于慢性肝炎，肝硬化，体实偏热者。体虚偏寒者禁用。见《常见慢性病食物疗养法》。

【**猪胆绿豆粉**】猪胆汁500克，绿豆粉50克。猪胆汁放入沙锅慢火浓缩，加入绿豆粉搅匀，烘干研粉。每服0.5～1.0克，日3次。功能清热解毒，祛痰止咳。适用于百日咳痉咳期，或肺热咳嗽，痰喘等症。见《家庭饮食疗法》。

【**猪胰止渴汤**】猪胰1具，黄芪18克，山药粉30克，天花粉、葛根各12克。水煎服。功能生津止渴，补虚。适用于消渴证的口渴多饮，尿多，气短乏力等症。见《中国药膳学》。

【**猪蹄止血汤**】猪蹄1对，茜草30克，大枣10枚。猪蹄去毛洗净；茜草装入纱布袋内，扎口；大枣洗净。3味下锅同煮，熟后去药袋服。功能凉血止血，补血。适用于血热妄行所致之各种出血证。见《中国药膳学》。

【**猪肺蘸芨苡米**】猪肺1具，白芨、苡米各15克。将后2药共为细末；猪肺洗净煮烂，切片蘸药末吃。功能清肺止咳，补肺止血。适用于肺痨咳嗽，痰中带血，咯血等症。见《证治要诀》。

【**猪胰玉米须汤**】猪胰1具，玉米须30克。水煎服。日1剂，10天为1疗程。功能滋阴润燥止渴。适用于糖尿病。见《疾病的食疗与验方》。

【**猪胰玉米须煎**】猪胰1具，玉米须50克。猪胰洗净切条；玉米须装入纱布袋内，扎口，与猪胰水煎服。日1剂，10日为1疗程。功能润燥补虚。适用于糖尿病饮多、尿多、形瘦等症。见《中国药膳学》。

【**猪胰蚌肉煨汤**】猪胰200～300克，新鲜蚌肉500克，调料适量。猪胰洗净，滤干，切块；活蚌去壳取肉，洗净，滤干切块。炒锅放植物油2匙，中火烧热后，入蚌肉，翻炒5分钟，加黄酒1匙，烧焖5分钟，至散出香味时，盛入沙锅，加入猪胰，顷入冷水浸没，中火烧开后，加黄酒1匙，小火慢煨2小时，加精盐半匙（宜淡），继续慢煨1小时，至蚌肉软烂。若蚌肉不烂，加水再煨。饮汤或佐膳食。每次1小碗，日2次。功能清补五脏，除热解渴。适用于糖尿病的补养和治疗。见《常见慢性病食物疗养法》。

【**猫须草茶**】猫须草适量。泡水。代茶饮。适用于泌尿系结石，磷酸盐尿，胆结石，膀胱结石，足痛风，风湿及动脉硬化等。见《岳美中论医集》。

【**猕猴桃根茶**】猕猴桃根120克，红枣12枚。水煎，取汁。代茶饮。适用于急性肝炎。见《江西草药》。

【**麻酱马齿苋**】马齿苋250克，豆腐干3块，麻酱30克，麻油及调料适量。麻酱用水溜开；马齿苋洗净，入沸水中烫熟，切碎；豆腐干入沸水中烫5分钟剁碎，两药调入酱油、麻油、精盐、白糖、味精、麻酱。拌匀凉食。功能清热解毒，祛湿。适用于痈疮肿毒，湿疹等皮肤病。见《膳食保健》。

【**麻油拌菠菜芹菜**】鲜菠菜、鲜芹菜各250克，麻油适量。将芹菜洗净，去根叶；菠菜洗净。同入沸水中烫2分钟，捞出，分别切段，加麻油、精盐、味精。拌匀食。功能滋阴清热，平肝润肠。适用于高血压伴有头晕痛、面赤、便秘、心烦者。见《补品补药与补益良方》。

【**麻黄连翘赤小豆汤**】麻黄、杏仁、连翘、生姜、甘草各6克，大枣12克，梓白皮、赤小豆各18克。水煎温服。功能宣肺利气解表，清热利湿和中。适用于湿热郁蒸发黄，兼有恶寒发热等表证者。见《食疗本草学》。

【**旋鸡尾茶**】鲜江南星蕨（旋鸡尾）60～90克。水煎，取汁。代茶饮。适用于热痢口渴。见《福建中草药》。

【羚羊菊花茶】羚羊角 3 克，菊花 20 克，草决明 25 克，五味子 15 克。共为粗末，煎水，取汁。代茶频饮。适用于肝胆风火所致的单纯性青光眼，头痛目痛等症。见《千家妙方》。

【清肝膏】夏枯草 2000 克，茵陈、蒲公英各 2500 克，红枣、妙苍术各 500 克，陈皮 250 克，白糖 2000 克。诸药加水 10000 毫升共煎，去渣取汁，浓缩至 5000 毫升，加白糖慢火收膏，冷却装瓶。每服 20 毫升，日 3 ~ 4 次。功能清湿热，退黄疸，健脾理气，解毒保肝。适用于急性肝炎和慢性肝炎活动期的心烦发热，脘闷腹胀，恶心呕吐，食欲不振，或面目俱黄，黄色鲜明等症。见《常见病的饮食疗法》。

【清咽饮】乌梅肉、生甘草、沙参、麦冬、桔梗、玄参各等分。捣碎混匀。每用 15 克放入保温杯中，以沸水冲泡，盖严温浸 1 小时。代茶饮，日 3 次。功能生津润燥，利咽喉。适用于急慢性咽炎，喉炎。见《药膳食谱集锦》。

【清咽茶】银花、玄参、青果各 9 克。水煎，取汁。代茶频饮。适用于慢性咽炎。见《百病中医自我疗养丛书》。

【清热茶】鲜青果（去核）20 个，鲜芦根（切碎）4 枝。水煎，取汁。代茶饮。适用于肺胃热盛所致的咽喉肿痛，痰涎壅盛等症。见《慈禧太后医方选议》。

【清淋茶】野葡萄藤、竹园荽、淡竹叶、麦冬、灯芯草、乌梅、当归各 10 ~ 15 克，红枣 10 枚。共为粗末，煎水，取汁。代茶频饮，日 1 剂。适用于血淋。见《本草纲目》。

【清暑茶】①青蒿、薄荷叶、荷叶、藿香各 300 克，甘草 90 克。前 4 味切碎，文火微炒；甘草另打粗块，与上药混匀，过 1 ~ 2 号筛，分装，每袋 13 克。开水冲泡，每服 1 包，日 2 次。适用于夏季中暑。见《中草药制剂方》。②六一散（中成药）10 克，薄荷 3 克。沸水冲泡。代茶频饮，日 1 剂。适用于暑天湿热，心烦口渴，小便不利，小便淋痛等症。见《简易中医疗法》。③金银花、益元散（中成药）、绿豆衣各 9 克，薄荷 6 克。上药共加水，煎汤，取汁。代茶饮。适用于烈日下或高温环境中作业所致的胸中灼热，皮肤干燥，时起疙瘩，心悸烦闷，饮不解渴等症。为防暑降温饮料。见《瀚海颐生十二茶》。

【清心白菜】鲜白菜 300 克，虾 3 克，菜油、水豆粉等调料适量。白菜洗净，沸水焯一下，立即捞出，晾冷，切成 3 厘米长的段；虾洗净。炒勺置武火上烧热，加入菜油，油开后，下入虾炸黄，投入白菜、盐、葱丝，稍煮，加味精、水豆粉，煸炒几下，装盘。功能通利肠胃，除胸中烦，解毒醒酒。适用于胃热阴伤，口干食少，咳嗽痰多，心胸烦闷，酒毒等。见《天府药膳》。

【清汁芦笋】鲜芦笋（或清水芦笋罐头）、调料各适量。芦笋洗净切段，入沸水内煮熟，取出，调入麻油、精盐、味精。常食。功能清热解渴，抗癌。适用于淋巴癌，膀胱癌，肺癌的辅助治疗。见《膳食保健》。

【清汤元鱼】活元鱼 2 只（重约 1000 克），火腿 15 克，冬笋、水发香菇、葱、姜各 10 克，鸡脯肉 100 克，豌豆苗 50 克，精盐 7.5 克，料酒 25 克，鸡清汤 1000 克，味精、胡椒粉适量。元鱼宰杀后，控净血，开膛，除去内脏，洗净去壳，剁成两块，开水略烫；鸡肉去皮筋，剁成细泥，用鸡清汤 500 克搅匀：火腿、冬笋分别切成长 1.5 厘米、宽 0.5 厘米的片；冬笋与香菇均入沸水锅内略烫；葱切段；姜切片：豌豆苗摘去老根，留嫩尖，洗净。将烫好的元鱼放入盆内，加料酒 10 克、葱段 5 克，上屉蒸烂，取出，拆净骨头（保持鱼肉整齐），元鱼肉放蓝子内（元鱼裙边朝上），再放葱段、姜片5克，加料酒、精盐、胡椒粉，用绵纸封严，上屉蒸15分钟取出，打开绵纸，拣去葱、姜的汤滗入锅内，上火烧开，兑人鸡泥汤，用手勺推其旋转，待鸡泥浮起凝结时捞出。汤内加味精调味、烧开，撇去浮沫，把汤倒入元鱼蘁子内，上面撒入豌豆苗。佐餐服。功能滋阴血，清虚热。适用于虚劳咯血，骨蒸劳热等症。见《滋补保健药膳食谱》。

【清拌银芽】银芽（绿豆芽）400克，料酒5克，香油10克，调料适量。豆芽去根洗净，入沸水内烫熟后用凉开水过冷，沥水装盘；精盐、白糖、味精、料酒、香油相混调匀，浇在豆芽上。功能清热解毒，利水。适用于暑热烦渴，水肿，疮疡肿毒，小便热赤涩痛等症。见《滋补保健药膳食谱》。

【清炖乌龟】乌龟1～2只。放盆中，冲入热水，使其排尿，宰杀洗净，去内脏、头、爪，龟甲、龟肉放炖盅内，加清水，隔水炖熟，油、盐调味服。功能益阴补血。适用于肺结核咳血，阴虚盗汗，潮红等症的辅助治疗。见《古方饮食疗法》。

【清炖香蕉】香蕉2个。洗净，带皮炖熟。连皮食。功能滋阴润肠，清热解毒。适用于痔疮便血，热病烦渴，大便下血等症。见《中国药膳学》。

【清炖蚌肉】鲜蚌肉250克。洗净，加水适量，小火炖熟，加盐少许调味。饮汤食肉。功能滋养肝肾，清热止渴。适用于消渴引饮，肝肾阳虚，烦热消渴，眼目昏花，眩晕等症。见《食疗本草学》。

【清炖鳖参】鳖（团鱼）250克，红参5克。鳖入清水中养2～3日，取出，放入锅中煮至七成熟，去甲，入人参，共炖至烂熟，入食盐少许调味。吃肉饮汤。另将鳖甲炒脆，研为极细末，每服1.5克，日3次。功能益气养阴，清热。适用于小儿麻疹后期，潮红不退，手足心热，皮肤干燥，口干，形瘦，食欲不振等症。见《百病饮食自疗》。

【清炒竹笋】竹笋250克，调料适量。竹笋剥去皮，切片或丝；炒锅内放植物油，烧至九成热时，放葱花煸香，投入竹笋、姜、盐、酱油，翻炒至竹笋熟，加味精，炒匀起锅装盘。佐餐食。功能清热解毒，消痰。适用于小儿痰热惊风，发热头痛，妊娠眩晕等症。见《食物本草》。

【清胃兔冻】熟兔肉400克，雪梨汁200克，石膏30克，麦冬10克，琼脂8克，精盐2克，味精1克，酱油20克，麻油15克。兔肉切薄片；琼脂洗净，切短节；精盐、味精、酱油、麻油兑成汁；石膏、麦冬同煎取汁。锅置小火上，倾入药汁，加入兔肉，烧沸，捞起兔肉，装盘。将梨汁、琼脂倒入药汁锅内，待琼脂全部溶化，出锅，淋入兔肉片上，晾凉，放冰箱内冷凝成冻备用。食用时淋上酱油麻油汁。佐餐服。功能清热养阴，益胃健脾。适用于温病邪热未净，阴液已伤，发热口渴，心烦，舌红苔黄燥等症。见《百病饮食自疗》。

【清蒸茄子】茄子1～2个。洗净放碟内，加油、盐调味，隔水蒸熟服食。功能清热消肿止痛。适用于内痔发炎肿痛，初期内痔便血，高血压，痔疮便秘等症的辅助治疗。见《饮食疗法》。

【清肝利黄茶】排钱树根30克，茵陈、积雪草、车前草各10克，甘草6克。共为粗末，水煎，取汁。代茶饮。功能清热利疸退黄。适用于急慢性黄疸型传染性肝炎。见《全国中草药汇编》。

【清咽四味茶】石斛、玄参各9克，生甘草3克，银花9克。上药加水，煎汤，取汁。代茶频饮。适用于慢性咽炎，咽喉干燥等症。见《百病中医自我疗养丛书》。

【清凉绿豆汤】绿豆100克，干荷叶15克，薄荷叶、甘草各少许，白糖适量。薄荷、甘草同煎取汁；荷叶装入纱布袋，扎口，与绿豆加水同煮至豆烂，去药袋，兑入薄荷甘草汁，待凉食。功能清热解暑，祛湿。适用于皮肤瘙痒，皮炎，痱子，小疖肿等。见《膳食保健》。

【清热化湿茶】①鲜芦根90克，竹茹4.5克，焦楂、炒谷芽各9克，橘红2.4克，霜桑叶6克。将鲜芦根切碎，上药共为粗末，水煎。代茶饮，日1剂。功能清利头目，调和脾胃。适用于头晕目眩，食欲不振等症。见《慈禧光绪医方选议》。②甘菊10克，桑叶3克，酒芩4.5克，云茯苓10克，羚羊角1.5克，炒建曲6克，泽泻、炒枳壳各4.5克。水煎。代茶饮。功能清热解毒。适用于咽喉肿痛，肺热咳嗽，痰黄黏稠，脘腹满闷，小便色黄等症。见《慈禧太后医方选议》。③甘菊、霜桑叶各10克，酒芩4.5克，云茯苓12克，羚羊角1.2克，炒建曲10克，广皮4.5克，鲜芦根2枝（切碎）。煎汤，取汁。代茶饮。功能清热解毒。适用于咽喉肿痛，肺热咳嗽，痰黄黏稠，脘腹满闷等症。见《慈禧太后医方选议》。

【清热养阴茶】甘菊、霜桑叶、带心麦冬各9克，羚羊角1.5克，云苓12克，广皮、炒枳壳各4.5克，鲜芦根2支。将芦根切碎，上药共为粗末。水煎，取汁。代茶温饮，每服1剂，日1剂。适用于肝旺胃弱，头晕目眩，口苦咽干，目赤红肿，迎风流泪，嗳气吞酸，干呕恶心等。见《慈禧光绪医方选议》。

【清热理气茶】①甘菊、霜桑叶、炒谷芽各9克，橘红、炒枳壳各4.5克，鲜芦根90克，炒建曲6克，羚羊角1.5克。将鲜芦根切碎，上经共为粗末，水煎。代茶温饮，日1剂。适用于早期高血压病，头痛目眩，恶心呕吐等症。见《慈禧光绪医方选议》。②甘菊、霜桑叶各10克，羚羊角1.5克，带心麦冬10克，云苓12克，炒枳壳、泽泻各4.5克，炒谷芽10克。水煎，取汁。代茶饮。功能清热解毒。适用于咽喉肿痛，咳嗽痰黄，虚烦不眠，腹胀胁痛等症。见《慈禧太后医方选议》。

【清暑明目茶】白菊花、决明子、槐花各10克。水煎。代茶凉饮。适用于暑天头昏目眩，高血压病。见《卫生科普》。

【清暑银耳冻】鲜荷叶、鲜银花、鲜扁豆花、丝瓜皮、鲜竹叶各15克，银耳罐头1瓶，西瓜汁300克，琼脂10克，白糖200克。前5药洗净，水煎，去渣取汁；另起一锅，将洗净的琼脂放入锅中，加入白糖、银耳罐头、清水适量，置微火上熬化，与西瓜汁同兑入药汁内搅匀，盛入瓷盘内，放入冰箱中冷凝成冻，取出划块食。功能清热涤暑，益气生津。适用于暑伤津气，身热息高，心烦溺黄，口渴自汗，肢倦神疲，脉虚无力等症。为清凉解暑饮料。见《百病饮食自疗》。

【清暑解毒茶】银花、连翘、鲜荷叶、鲜竹叶各10克。水煎取汁。代茶凉饮。功能清热解毒。适用于小儿痱子，疔疮疖肿等症。见《卫生科普》。

【清蒸玉竹鸡】净母鸡1只（约1000克），玉竹、火腿片各25克，水发香菇、冬笋片各30克，料酒75克，清汤1000克，调料适量。玉竹洗净，切长斜片；鸡剁去爪，剖开脊背，抽去头颈骨（留皮），入沸水锅内汆一下取出，洗净血秽，鸡腹向上放入汤碗内，加入清汤、味精、精盐、料酒，鸡上面放上香菇、笋片、火腿片，上笼蒸至八成熟时，放入玉竹片，继续蒸至鸡熟烂。功能养阴润燥，生津止渴。适用于热病后期阴伤，咽干口渴，形体羸瘦，舌红少苔等症。见《滋补保健药膳食谱》。

【清蒸石首鱼】石首鱼（黄花鱼）1尾，猪网油及调料适量。石首鱼去鳞、鳃及内脏，洗净后用猪网油包裹好，放碗里，加食盐、生姜、胡椒、葱花、酱油，上笼蒸1小时，取出，剥去猪网油食。功能滋养胃阴，益气开胃。适用于胃阴不足，口干呕恶，食少乏力，体虚健忘等症。见《气功药饵疗法与救治偏差手术》。

【清燥润肺饮】①石膏15克，杏仁6克，枇杷叶2片（去毛蜜炙），雪梨1个，蜂蜜适量。雪梨洗净捣碎；石膏捣碎先煎15～20分钟后下杏仁、枇杷叶，数沸后入雪梨，再煮2～3沸，去渣取汁。分次兑入蜂蜜饮。功能清肺润燥养阴。适用于燥热伤肺，身热，干咳无痰，气逆而喘，咽干鼻燥，心烦口渴，胸满胁痛等症。见《百病饮食自疗》。②石膏、沙参各30克，麦冬20克，雪梨2～3个。前3味水煎取汁去渣；切梨洗净去皮捣烂绞取汁。2汁兑匀，分2次服。功能清肺润燥，养阴。适用于燥热伤肺，身热，干咳无痰，咽干鼻燥，心烦口渴；或热病后突然肢体萎弱无力，心烦口渴，呛咳喉干，大便干燥等症。见《百病饮食自疗》。

【清明柳叶速溶饮】清明时节嫩柳叶1000克，白糖粉500克。柳叶洗净，水煎1小时，去渣留汁，继续以小火浓缩到将要干锅时，停火，待凉，拌入糖粉把药汁吸净，混匀，晒干，压缩，装瓶备用。每次10克，沸水冲化，代茶频饮。功能清热利小便。适用于泌尿系感染，尿急，尿频，小便混浊等症。见《濒湖集简方》。

【渍吐铁】泥螺肉、酒、白糖各适量。泥螺肉盐渍后，以水洗净，米酒浸半日，待盐味出后，另用烧酒、白糖浸渍。每次嚼食10克。功能生津润燥。适用于咽喉干燥，舌枯欲裂，肝肾阴虚之症。见《食疗本草学》。

【淡兔汤】兔子1只（约2000克），黄酒2匙。兔子活杀，剥皮、去爪，剖腹去内脏，洗净，滤干，切大块，放入沙锅内，加冷水浸没，中火烧开，加黄酒，小火慢炖4小时，至骨肉分离。饮淡兔汤。每次1大碗，日3～4次。兔肉蘸少量酱油佐餐食。功能清补脾肺，养胃利肠，解热止渴。适用于糖尿病。见《常见慢性病食物疗养法》。

【淡竹叶饮】淡竹叶15克。切碎，加水400克，煎半小时去渣取汁，加白糖适量。代茶饮。功能清心除烦，利尿通淋。适用于心烦，口舌生疮，小便涩痛，尿赤等症。见《滋补保健药膳食谱》。

【淡竹叶粥】淡竹叶30克，北粳米50克，冰糖适量。淡竹叶加水煎汤，去渣后入粳米、冰糖，煮粥。早晚各1次，稍温顿服。适用于温热病心火炽盛，口渴多饮，心烦目赤，口舌生疮，牙龈肿痛，小便短赤，或淋痛等症。此粥宜稀薄，量宜多，以利小便。胃寒及无热症者忌食。见《常见病食疗食补大全》。

【淡竹沥粥】淡竹沥30毫升，生石膏30克，黄芩10克，粟米100克，蜜15克。先煎石青、黄芩，去渣取汁，下米煮粥，欲熟时，入竹沥及蜜，搅匀候熟。任意食。功能清热除烦。适用于外感热病，壮热烦渴，心胸烦闷，或小便赤涩，大便干燥。见《太平圣惠方》。

【淡菜拌海蜇】海蜇头250克，淡菜30克，蒜1瓣，调料适量。海蜇头撕小块，净水漂净，切细丝，浸于冷水中，捞起，沥去水分，盛入拼盘内；淡菜用黄酒、水少许、盐浸腌后，上屉蒸熟，剁成细末，亦盛入拼盘内；蒜头拍破，剁成茸与麻油、酱油、精盐、味精调匀，浇入海蜇淡菜上，拌匀。功能清热化痰，滋补肝肾。适用于痰热咳喘，肝肾阴虚，虚劳羸瘦，头晕耳鸣，妇女白带，高血压病等。见《膳食保健》。

【淡竹叶灯心茶】淡竹叶10克，灯心1撮，通草3克。共为粗末，沸水冲泡。代茶饮。适用于癃闭。见《常见病中医临床手册》。

【绿茶】绿茶30克，水400毫升。以水煎茶，每日2次饮完。适用于各种急慢性痢疾。（验方）。

【绿元酒】绿栀豆、怀山药各66克，黄柏、牛膝、元参、沙参、白芍、山栀、麦冬、天花粉、蜂蜜各25克，当归21克，黄连9克，甘草6克，白酒适量。将诸药浸于白酒内，蜜封，1个月后启用。每次15～20毫升。功能清热养阴祛痰。适用于阴虚痰火诸疾。见《华夏药膳保健顾问》。

【绿豆汁】①绿豆60～100克，大麻仁20～30克，炙羊肉干脯2片。绿豆洗净，加水500毫升煮烂，绞取汁200毫升，大麻仁捣烂，入水100毫升再研，绞取汁。2汁各取一半和匀温服。服时，先吃羊肉脯1片，慢慢咀碎，吐渣，只咽其津，随即将药汁顿服。须臾或吐或利，其虫自消，若未愈，再服另一半药汁及肉片。功能驱虫。适用于蛲虫症。见《圣济总录》。②绿豆600克，淘净，加水1000毫升，煮烂，捣细，澄滤取汁。早晚饭前各服1小杯。功能清热养阴，解暑。适用于胃热消渴，小便如常，或预防中暑。见《普济方》。

【绿豆汤】①绿豆100克，淘净，加水500毫升，武火煮10分钟（不可久煮）。冷后饮汤。功能解暑清热。适用于暑热烦渴。见《遵生八笺》。②绿豆150克，酸梅100克，白糖100克。前2味洗净，加水3000毫升煮至熟烂，取汁，入白糖搅匀，晾凉饮。功能清热解暑，止渴。适用于暑热烦渴，预防中暑。见《家庭饮食疗法》。

【绿豆饮】绿豆60克，白菜心2～3个。白菜心洗净，切段；绿豆淘净，先煮至临熟时，入白菜心，煮20分钟，取汁。顿服。功能清热解毒，散结消肿。适用于痄腮热毒炽盛期，症见发热，腮部热疼痛，肿胀较重，大便干结，小便短赤，舌红苔黄等。见《江西医学》。

【绿豆粥】绿豆50克。慢火煮粥。任意食。功能清暑、解毒、利湿。适用于中暑烦渴，食物中毒。（验方）。

【绿茶煎】绿茶10克，醋30毫升。绿茶煮取浓汁300毫升，每服100毫升，加醋10毫升。温服，日3次。功能清热解毒，杀菌止痢。适用于湿热下痢。见《常见病的饮食疗法》。

【绿豆衣饮】绿豆衣（或绿豆）适量。加水煮汁。随意饮。功能清热解毒。适用于痈肿热毒，发热尿闭等症。见《家庭药膳手册》。

【绿豆米粥】绿豆150克，江米100克，大米500克，白矾1.5克。将豆、米洗净；绿豆与矾用旺火先煮，至豆熟，加水，开锅下米，至粥熟。日1～2次。功能清热解暑。适用于夏季解暑。见《养生康复粥谱》。

【绿豆芽汁】绿豆芽500克，白糖适量。绿豆芽榨汁，调入白糖频饮，不拘量。功能清热解毒，利小便。适用于尿路感染，尿频，尿急，尿赤，尿痛等症。见《常见病的饮食疗法》。

【绿豆汤茶】绿豆适量。煎汤，取汁。代茶饮。适用于中暑烦渴，食物、药草及金石中毒，高血压病等。在服用其它草药期间，宜暂停饮用，以免减轻药效。见《防治心血管病的饮食》。

【绿豆炖藕】鲜藕1000克，绿豆150克，肉汤1500毫升，精盐5克，胡椒粉、味精各3克，生姜15克，白矾10克。绿豆洗净，清水泡2小时；藕去皮、节，洗净切成梳子背型的块；白矾兑入清水2000毫升，溶解后用；生姜洗净切片。铅锅置火上，注入白矾水烧沸，入藕块煮5分钟捞出，冷水漂洗2次。净沙锅内注入肉汤，烧开后下藕块、绿豆、生姜同炖，至绿豆熟烂时加入胡椒粉、盐、味精。功能清热解毒，健脾益胃。适用于实热烦渴，目赤肿痛，丹毒，痈肿等症。见《家庭药膳》。

【绿豆藕茶】绿豆、藕各适量。水煮。随意饮。适用于鼻衄，咳血，发热。见《日常食物药用》。

【绿茶蜜饮】绿茶5克，蜂蜜适量。茶放入杯中，沸水冲泡，盖盖温浸5分钟，调入蜂蜜。趁热顿服。日3~4次。功能清热止痢。适用于细菌性痢疾。见《药膳食谱集锦》。

【绿合海糖茶】绿茶、合欢花各3克，胖大海2枚，冰糖适量。沸水冲泡。代茶频饮。适用于喉炎，音哑。见《新中医》。

【绿豆甘草粥】绿豆100克，生甘草10克。加水慢火煮熟。任意食。功能清暑利湿解毒。适用于暑热及各种药物中毒。（验方）。

【绿豆红枣汤】绿豆、红枣各50克，红糖适量。前2味洗净，水煮至绿豆“开花”，加红糖调匀服。日1次，15天为1疗程。功能清热解毒，养血补脾。适用于贫血，面色苍白，倦怠乏力，头晕心悸，低热，过敏性紫癜，血小板减少性紫癜。见《家庭饮食疗法》。

【绿豆南瓜汤】绿豆50克，老南瓜500克，食盐少许。绿豆淘洗干净，趁水未干，加食盐拌匀，腌3分钟，清水冲洗干净；南瓜去皮、瓤，洗净，切成2厘米见方的块。锅内注入清水500毫升，武火烧沸，下绿豆煮2分钟，淋入少许凉水，再烧沸，下南瓜块，沸后，文火煮30分钟，至绿豆“开花”，食盐少许调味。功能清暑解毒，益气生津。适用于夏季伤暑而见身热心烦，口渴，尿赤，或头晕，乏力等症。为夏季防暑膳食。见《中国药膳学》。

【绿豆前仁汤】绿豆60克，车前子30克。绿豆洗净；车前子单包。2味水煎服。功能清热利尿除湿。适用于热淋尿涩，小便不利，湿热腹泻。见《食疗本草学》。

【绿豆粉凉汁】绿豆粉60克。装入碗内，冷开水冲开，搅匀，纱布滤水。顿服。功能清热解毒，涤暑。适用于鼻衄，预防中暑。见《中国药膳学》。

【绿豆海带汤】绿豆、海带、海藻、云香（臭草）各适量。水煎取汁，调入红糖服。功能清热祛湿。适用于湿疹，皮肤瘙痒等症。见《中国药膳学》。

【绿豆海带粥】①绿豆、海带各100克，大米适量。清水煮开，投入绿豆、海带（切碎）及大米（按患者食量而定用量）煮粥。长期当晚餐食。适用于原发性高血压病。见《常见病食疗食补大全》。②绿豆60克，海带、大米各30克，陈皮6克，红糖60克。海带泡软，洗净，切丝；锅内加水，入大米、绿豆、海带、陈皮，煮至绿豆开花为度。加红糖令溶调匀。随意服。适用于瘿瘤，青春期甲亢，缺碘性甲状腺肿大。（验方）。③绿豆30克，水发海带50克，糯米100克，红糖适量。海带切碎；绿豆和米洗净，煮至粥熟，入海带，再煮3分钟，加红糖起锅。功能清热，补血，助脾。适用于亚急性湿疹及皮肤瘙痒等症。见《养生康复粥谱》。

【绿豆菜心粥】绿豆100克，白菜心3个。煮绿豆至熟烂成粥，加入白菜，再煮20分钟。早晚分服。连服4日。功能清热解毒。适用于小儿腮腺炎。见《药膳食谱集锦》。

【绿豆银花汤】①绿豆100克，金银花30克。绿豆淘净，加水先煮，欲熟时下金银花，再煮3～5分钟服。功能清热解毒。为防暑饮料。见《中国药膳学》。②绿豆60克，银花15克。银花用纱布包好；绿豆洗净，加水煮至豆熟，放入银花煮沸，以汤色碧绿而不浑浊为佳，去银花。吃豆饮汤。功能清热除烦，解暑。适用于暑热烦渴，小便短赤，热病发热心烦，热痱，疮疹等。见《食疗本草学》。

【绿豆猪肝粥】绿豆、大米各50克，鲜猪肝100克。绿豆、大米洗净，煮粥，再加洗净、切碎的猪肝，继续煮至猪肝熟透为度。常食，不宜加盐。适用于浮肿，小便不利等症。(验方)。

【绿豆猪胆丸】绿豆500克，猪胆4个。绿豆为面，猪胆汁调绿豆面为丸，如绿豆大。每次6～9克，日3次。服完全剂止。功能清热解毒，利水消肿。适用于肝硬化腹水。见《家庭药膳手册》。

【绿豆葫芦粥】绿豆50克，葫芦壳50克，冬瓜皮50克，西瓜皮50克。先煮绿豆，再入后3味，煮稀粥。随时饮服。功能清热利水。适用于腹胀，小便不利，或有肢肿。(验方)。

【绿豆酸梅茶】绿豆100克，酸梅50克，白糖适量。共煎，取汁，入白糖令溶，待凉。代茶饮。功能清热解暑。适用于暑热，烦躁，燥热。是夏季解暑常用饮料。见《患者保健食谱》。

【绿豆薏米肠】绿豆50克，薏米30克，猪大肠250克。大肠洗净；绿豆、薏米浸泡洗净，装入肠内加水少量，两端扎紧，入瓦锅内加水煮熟烂服。日1剂，连服7～8天。功能清热利湿止血。适用于痔疮肛门坠胀灼痛，便血，大便干结或溏，小便赤，口干等症。见《疾病的食疗与验方》。

【绿豆糯米粥】绿豆15克，糯米50克，白糖适量。先煮绿豆裂开，再下糯米煮稀粥，白糖调味。早晚服。功能清热养阴。适用于阴虚发热，暑热伤津等症。为暑季膳食。见《良药佳馐》。

【绿豆灌大藕】绿豆约300克，新鲜连节大藕4节。绿豆洗净，浸泡半小时，滤干；鲜藕洗净，在每节的1/5处切断，绿豆灌入藕洞内，灌满后，将切下的藕节盖在原切口处，竹签固定，放入钢精锅内，冷水浸没，旺火烧开，小火煮2～3小时，至藕豆熟烂，切厚片。当点心吃，蘸白糖食。汤汁加糖配食。功能健脾开胃，疏肝胆之气，清肝胆之热，养心血，降血压。适用于肝胆病人和高血压患者的辅助治疗。见《常见慢性病食物疗养法》。

【绿豆花生米粥】绿豆50克，花生米50克。煮粥。任意食。功能清热明目。适用于暑热眩晕，头目不清，胸闷烦热等症。(验方)。

【绿豆酸枣仁灌藕】绿豆200克，酸枣仁50克，连节大藕4节。前2味用冷水浸泡半小时，洗净，拌匀，滤干；鲜藕洗净，在全节藕的1/5处切断，将绿豆、枣仁灌入藕洞内，灌满后，切下的藕节盖在原切口处，竹签固定，平放在钢精锅内，冷水浸没，旺火煮2～3小时，至藕熟烂，加白糖。当点心吃，或作早餐，藕汤加糖配食。功能健脾开胃，补肝安神，清热解毒。适用于迁延性肝炎睡眠不佳、多梦、易醒者。见《常见慢性病食物疗养法》。

【绿豆糯米酿猪肠】猪肠1段，绿豆2份，糯米1份。猪肠洗净；绿豆、糯米水浸后装肠内，注入少许水，令绿豆、糯米发开，扎紧两端，水煮2小时至熟服。功能补中益气，清热解毒，厚肠止痢。适用于济疮余毒未清，肌肤时觉瘙痒，湿热下痢，便血，痔疮初起，脱肛等症。见《饮食疗法》。

【越瓜汁】越瓜250克，蜂蜜适量。越瓜洗净，切碎，捣烂，绞汁。每次半杯，调以适量蜂蜜。功能清热生津，利尿。适用于烦热口渴，小便短赤不利。见《食疗本草学》。

【煮银耳】银耳、调料适量。银耳洗净，切细条，煮熟后加调料适量饮。功能生津利尿。适用于烦渴，声哑，便秘，脱水，尿潴留及各种浮肿。见《食见菌饮食疗法》。

【煮番薯】番薯适量煮熟食。适用于湿热黄疸，习惯性便秘。见《中国药膳》。

【煮豌豆】嫩豌豆250克。加水适量，煮熟。淡食并饮汤。功能和中生津，通乳消肿。适用于烦热口渴，或消渴口干，产后乳汁不下，乳房作胀等。见《食疗本草学》。

【葫芦汁】鲜葫芦1个。洗净，捣烂，绞取汁液。每次1小碗，加入适量蜂蜜调服。日2次。功能清热利尿，润肺。适用于水肿，小便不利，湿热黄疸，肺燥咳嗽等。见《食疗本草学》。

【葫芦茶】①葫芦茶。煎成日常饮料。随意饮。适用于暑季烦渴。见《岭南草药志》。②葫芦茶30~50克，冰糖适量。煎汤取汁，调入冰糖令溶。代茶饮。适用于风热咳嗽，咯痰不爽，痰黏稠或稠黄，咳时汗出，鼻流黄涕，口渴，头痛，肢楚恶风，身热等症。见《饮食疗法》。

【葫芦瓜糖水】葫芦瓜500克，冰糖适量。葫芦瓜（葫芦）洗净，连皮切块。加水适量煎汤，冰糖调味。饮汤。功能清热利尿，除烦止渴。适用于高血压，尿路结石，口疮，暑天烦热口渴等症。见《饮食疗法》。

【葫芦豆浆汤】陈葫芦壳12克，生豆浆1~2碗。煎服。功能利湿退黄。适用于黄疸性肝炎。见《疾病的食疗与验方》。

【葛粉粥】葛粉15克，粟米50克。水浸粟米1宿，次日滤出，与葛粉拌匀，煮粥。任意食。功能清心，除烦，止渴。适用于消渴，胸中烦热。见《圣济总录》。

【葛根粥】①葛根适量，粳米50克。葛根切片，水磨澄取淀粉，每取葛根粉30克，与粳米（浸泡1宿），同入沙锅内，文火煮至粥稠。稍温服食。适用于热病烦渴，斑疹不透，高血压病，冠心病，心绞痛，老年性糖尿病，慢性脾虚泻痢等症。脾胃虚寒者忌食。见《常见病食疗食补大全》。②鲜葛根适量，粳米60克，沙参、麦冬各20克。葛根洗净切片，与沙参、麦冬经水磨后澄取淀粉，晒干。每次取葛根、沙参、麦冬30克，与粳米煮粥。日1剂，常食。适用于阴阳两虚所致的高血压病。见《常见病食疗食补大全》。③葛根15克，粳米50克，生姜6克，蜂蜜少许。先煎葛根、生姜，去渣取汁，后入米作粥，候熟，入蜂蜜，调匀。随意食。功能祛风，定惊。适用于小儿风热感冒，挟痰挟惊，发热，头痛，呕吐，惊啼不安等。见《太平圣惠方》。

【葡萄膏】新鲜葡萄适量，洗净，捣烂，滤汁，浓缩成稠膏状，加蜂蜜少许收膏。开水冲饮。功能生津止渴。适用于热病口渴。见《中国药膳学》。

【葡萄姜汁】新鲜葡萄、生姜、绿茶各适量。葡萄、生姜洗净，分别捣烂，洁净纱布绞汁。沸水冲泡浓绿茶1杯，兑入葡萄汁、生姜汁各50毫升，蜂蜜适量。趁热饮。适用于细菌性痢疾。见《中国药膳学》。

【葡萄蜜膏】鲜葡萄500克。捣烂，绞取汁液，小火煎熬浓稠，加等量蜂蜜煎沸。每次1汤匙，沸水化服。功能益胃养阴，生津止渴。适用于胃阴不足，咽干口渴，或热病烦渴。见《居家必用》。

【葡萄姜蜜汁】生姜汁 50 毫升，葡萄汁 50 毫升，绿茶、蜂蜜适量。生姜洗净，捣碎，洁净纱布绞汁；沸水冲浸绿茶浓汁 1 杯，兑入姜汁、葡萄汁、蜂蜜。趁热顿服。功能解毒治痢。适用于赤白痢疾。见《饮食与长寿》。

【葡萄藕地饮】生藕汁、葡萄汁、生地汁、蜂蜜各适量。诸汁混合，每次用半杯。功能清热凉血，利尿通淋。适用于热淋、小便涩少，热痛或沥血。见《太平圣惠方》。

【葡萄藕蜜膏】生地 200 克，葡萄汁 250 毫升，鲜藕汁 250 毫升。生地洗净，水煎 3 次，每次 20 分钟，合并药液，文火浓缩至较浓时，加入葡萄汁、鲜藕汁，继续煎熬成膏状，加入一倍量的蜂蜜，沸后停火，待冷装瓶。每次 1 汤匙，沸水冲化饮。日 2 次。功能清热凉血利尿。适用于尿急，尿频，尿赤，热痛，尿血等。见《太平圣惠方》。

【葱薤粥】葱白 15 克，薤白 15 克，粳米 60 克。葱白、薤白洗净，切细，粳米淘洗干净。加水煮粥。空腹食。功能行气解毒。适用于痢疾或腹泻。见《食医心镜》。

【葱油海蜇】海蜇头 250 克，香葱 10 克，植物油少许。海蜇泡发洗净，撕小块，冷开水洗净挤干；香葱为末，浇上热植物油，拌入海蜇中，加盐、味精拌和。佐餐用。功能清热，平肝润肠。适用于高血压头晕，便秘等症。见《膳食保健》。

【葱白灯心丝瓜汤】鲜灯心草 50 克（干品 15 克），葱白 3 根，鲜丝瓜 150～250 克。丝瓜洗净，切小块，与灯心、葱一起，加水 1500 毫升，煎成 750 毫升。分 2～3 次，1 日内服完。功能利水通淋。适用于热淋，血淋，水肿等症。见《得配本草》。

【萱草茅根汤】黄花菜 30 克，鲜白茅根 30 克。加水适量，煎汤。代茶饮。功能凉血止血。适用于血热出血、衄血、咯血、吐血或便血，口渴心烦等。见《食疗本草学》。

【萹蓄茶】萹蓄 12 克，金银花 10 克。水煎，去渣，取汁。代茶饮。适用于小便短赤。见《陕甘宁青中草药选》。

【葵花茶】向日葵花瓣 10 克。沸水冲泡，代茶饮。适用于暑期疟疾。见《常见病验方研究参考资料》。

【葵菜羹】葵菜叶适量。择洗干净，煮羹，入调味品。服食。功能清利湿热。适用于小便癃闭不通，湿热发黄。见《千金食治》。

【椰汁银耳羹】银耳 30 克，椰汁 125 克，冰糖 300 克，水 750 克。银耳泡发，去蒂，洗净，放锅中，加椰汁、糖、水，煮沸。功能养阴生津止渴。为清凉防暑饮料。见《家庭饮食疗法》。

【棕榈花茶】棕榈花 30 克。沸水冲泡 15 分钟。代茶频饮，连用 3 天。适用于菌痢赤多白少者为主，亦用肠风出血，妇女功能性子宫出血。见《常见病验方研究参考资料》。

【酥粥】真酥 50 克，滑石 15 克，白茯苓 30 克，葱白 4 茎（细切），生姜 10 克，粟米 100 克。先煎滑石、茯苓、葱白、生姜，滤取汁，入粟米煮粥，临熟，加酥搅匀至熟。空腹任意食。功能清利通淋。适用于各种淋证，小便涩痛不利者。见《圣济总录》。

【硝磺茶】生大黄 10 克，元明粉 6 克，白糖适量。大黄制粗末，同元明粉用沸水冲泡，入糖令溶，滤液。代茶频饮。适用于黄疸病。见《江苏中医杂志》。

【雄花茶】雄花 60 克。水煎，取汁。代茶频饮。适用于黄疸型肝炎，胆囊炎。见（河北《中医验方汇选》）。

【紫苋粥】①紫苋叶30克，粳米50~100壳。水煎苋叶，去渣取汁，后入米煮粥。空腹食。功能调中凉血止痢。适用于妇人赤白下痢。见《圣济总录》。②新鲜紫苋、粳米各100克。新鲜紫苋洗净去根，切碎，同粳米煮粥。日2次，早晚服。适用于老年人急性菌痢、肠炎等症。脾胃虚寒滑泻者忌用。见《常见病食疗食补大全》。

【紫菜散】紫菜15克，蜂蜜适量。紫菜研细末，每次5克，加适量蜂蜜，开水冲服。功能清热化痰，润肺止咳。适用于肺脓疡，支气管扩张，咳嗽痰稠或腥。见《食疗本草学》。

【紫云英汁】紫云英60克。紫云英洗净，切细，捣烂，绞取汁液。日分2~3次服，凉开水送下。功能清热止血。适用于牙龈出血。见《现代实用中药》。

【紫草根粥】①紫草根10克，白芍、丹参各6克，大黄、甘草各5克，薏米30克，蔗糖适量。前5味煎汤去渣，入薏米煮粥。调入蔗糖服。日1剂，15~20天为1疗程。适用于瘀热蕴结所致的肝癌。见《常见病食疗食补大全》。②紫草根、菱角各15克，薏米30克，白果15克，蜂蜜适量。紫草根煎汤去渣，与菱角、薏米、白果煮粥，调入蜂蜜服。日1剂，常服。适用于热毒蕴结所致的乳腺癌。见《常见病食疗食补大全》。

【紫珠叶茶】鲜紫珠叶30克。洗净，加水2碗，煎至1碗或泡茶。随意常饮。适用于一切咽喉疼痛。见《闽南民间草药》。

【紫苏生姜饮】紫苏、生姜各30克。煎汤服。功能和胃解毒。适用于鱼蟹中毒引起的吐泻，腹痛等症。见《中国药膳学》。

【紫草茸糖水】紫草茸3~5克，白糖适量。加水2碗煮至1碗，去渣饮。功能清热凉血，透疹解毒。适用于麻疹，水痘，风疹，暑疖，痱子过多等症。见《饮食疗法》。

【紫菜黄药子酒】紫菜50~100克，黄药子50克，高粱酒500克。黄药子片洗净，与紫菜一起放酒内封口，浸泡10天。日2次，适量饮。功能软坚散结。适用于甲状腺肿。见《中国药膳学》。

【蛤蜊炒韭菜】蛤蜊肉、韭菜各适量。蛤蜊肉放沸水中焯后捞出，炒韭菜。功能滋阴退热。适用于肺结核潮红，阴虚盗汗，颧红等症。见《中国药膳学》。

【蛤肉百合玉竹汤】蛤蜊肉50克，百合30克，玉竹20克。共煮汤饮。功能滋阴润燥。适用于阴虚所致的心烦，失眠，口渴等症。见《疾病的食疗与验方》。

【蛤蜊百玉山药肉】蛤蜊肉、百合、玉竹、山药等分。煮粥、调味食。功能滋阴清热。适用于阴虚口渴，心烦，干咳，颧红，手足心热等症。见《中国药膳学》。

【黑白茶】墨旱莲、白茅根各30克，苦瓜根15克。洗净，切碎，水煎，入适量冰糖调味。代茶饮。适用于月经过多，或过期不止，经色深红或紫红，质地黏稠有块，腰腹胀痛，心烦口渴，面红唇干，小便短赤，舌质红，苔黄，脉滑数。见《百病饮食自疗》。

【黑木耳糖】黑木耳200克，红糖500克，植物油（已熬熟者）适量。黑木耳洗净焙干研细末；红糖放锅中，加适量清水，武火烧沸，文火熬至糖汁稠厚，加木耳粉搅匀，停火，倒入涂有植物油的盘中，摊平，稍凉，划成小块，装盒。每次15~20克，日3次。功能凉血化瘀止血。适用于肠风，血痢，血淋，崩漏，痔疮出血，妇女月经过多等症。见《中国药膳》。

【黑豆甘草汤】黑豆6克，甘草3克，灯心、竹叶各0.5克。水煮去渣取汁。分2～3次于1日内服完。功能清热解毒利水。适用于小儿胎热面赤目肿，尿赤便结，烦啼不安等症。见《中国药膳学》。

【黑槐子将军鸡蛋】黑槐子末2克，大黄末2克，鸡蛋2枚。黑槐子末与大黄末混匀；将鸡蛋一端破孔，放入上2味药末，搅匀，用白面糊口蒸熟。每饭2枚，日1次；服4日后，停2日，再服，以愈为度。服后多喝开水。功能凉血止血。适用于血淋。见《饮食与长寿》。

【黍米粥】①黍米60～90克，腊、羊脂各20克。煮黍米或粥后，入羊脂、腊，再煮2次至熟。空腹服。适用于诸痢久不愈。见《食医心鉴》。②黍米60～90克，鸡蛋1个，腊1克。煮黍米粥，临熟，打入鸡蛋及腊，搅匀，再煮沸2次至熟。空腹服。适用于小儿下痢，日夜数十度，困乏无力者。见《食医心鉴》。

【焦柿饼】柿饼3个。焙焦研末，冲开水服。功能清热润肺。适用于咳血、咯血。见《中国药膳学》。

【焦螺煎】田螺肉适量。晒干，炒焦，水煎服。每次9克，日3次。适用于菌痢。见《中国药膳学》。

【焦大麦茶】焦大麦10克。沸水冲泡或煎汤取汁。代茶饮。功能清热解暑。适用于热天伤暑，胸闷纳呆。见《上海常用中草药》。

【番茄甜汤】鲜番茄500克，白糖60克。番茄洗净切片，水煮20分钟，取汁，放入白糖搅匀放凉。为清凉防暑饮料。见《家庭饮食疗法》。

【番泻叶茶】①番泻叶3～10克。开水浸泡。代茶饮。适用于大便干结，口干口臭，面赤身热，小便短赤，心烦，腹部胀满或疼痛等症。见《百病饮食自疗》。②番泻叶、橘皮各3克，生大黄、丁香各1.8克，黄连1.5克。共为粗末，沸水温浸2小时，去渣过滤。代茶饮。适用于胃弱消化不良，便秘腹胀，胸闷不适等。见《现代实用中药》。

【番茄红枣汤】番茄（西红柿）100克，红枣150克，白糖150克，玉米粉300克，糖精少许。红枣洗净，番茄用开水烫过去皮，切方丁；锅内加1500毫升开水，加红枣煮开，文火煮20分钟；玉米粉调糊，倒入锅内，边倒边搅，加番茄丁，白糖，糖精搅匀，放在盆内，用冷水镇凉。为清凉防暑饮料。见《家庭饮食疗法》。

【滑石粥】①滑石30克研末，瞿麦穗50克，粳米50克，葱白4茎，盐少许。先煎瞿麦穗，去渣，再入米煮粥，加葱、盐，入滑石末。每日3次食。功能清热利湿。适用于热淋，产后小便不利，淋沥涩痛。见《普济方》。②滑石30克，粳米50克。先水煎滑石，滤出上清液，再入米煮粥。空腹食。亦可与丹皮同煎。功能清热渗湿利窍。适用于热淋，热病烦热口渴，水肿。见《太平圣惠方》。

【滑石红糖茶】滑石12克，红糖10克。将滑石用布包扎，煎汁，去渣，加红糖再煮片刻。功能清热利湿。适用于湿热发黄面目皮肤发黄，其色鲜明，发热口渴，小便短少深黄，右胁疼痛，或内有痞块，或恶心呕吐，脘腹胀满，大便秘结，舌红苔黄腻，脉弦数者。见《百病饮食自疗》。

【寒水石粥】寒水石30克，牛蒡根15克，粳米100克。先煎前2味，去渣取汁，后入米煮粥。空腹食。功能清热除烦。适用于热病口渴，心烦，甚则神志恍惚。见《普济方》。

【蒜泥马齿苋】蒜30克，鲜马齿苋500克，黑芝麻、白糖、酱油、葱白各10克，盐3克，花椒面、味精各1克，醋5克。马齿苋洗净，摘成5～6厘米长的段，沸水烫透，沥干；蒜捣成泥；芝麻炒香捣碎；葱白切成马耳形待用。把马齿苋抖散，加食盐、调料拌匀，撒上芝麻。佐餐食。功能清热解毒，消肿止血。适用于湿热泄泻，痢疾等。见《中国药膳学》。

【蒜梗炖蛏干】蛏干100克，蒜苔50克。两者洗净，加水适量，小火炖熟，除去蒜苔。饮汤食肉。功能利尿消肿除湿。适用于湿热水肿，小便不利等。见《食疗本草学》。

【蒜苗炒河蚌肉】蒜苗、河蚌肉各250克，蒜2瓣，调料适量。蒜苗摘洗净，切成2～3厘米长的段；河蚌肉洗净，用刀背拍松，入沸水略烫后切成片，加黄酒、盐拌匀。菜油烧熟，降温片刻爆香蒜茸、姜末，下蒜苗煸炒半熟，入蚌肉，调入精盐、白糖，沸煮4分钟，加味精。佐餐食。功能清热解毒，抗癌利尿。适用于一切恶性肿瘤、白血病的辅助治疗，防止复发和转移。见《膳食保健》。

【蓄蔺茶】萹蓄、马蔺根、黄芪、甘草各10～15克。上药共为粗末，煎汤，取汁。代茶饮。适用于慢性肾盂肾炎。见《中医杂志》。

【蒲桃煎】蒲桃叶、藕汁、生地黄汁、蜂蜜各等分。混合同煎成稀糖状。每服15～20毫升，日1次，食前服，隔日再服。功能清热止血通淋。适用于热淋，小便淋漓涩痛，尿血等症。脾虚便溏者不宜用。见《食医心鉴》。

【蒲公英汤】鲜蒲公英60～120克。蒲公英洗净，水煎取汁。功能清肝明目，解毒消痈。适用于目赤肿痛，胬肉遮眼，赤脉络目，胆囊炎见胁肋痛，呕吐，或有恶寒发热等症。除内服外，用药汁少许洗眼或点眼。见《食疗本草学》。

【蒲公英茶】①蒲公英60克。制为粗末，煎水。取汁。代茶饮。功能清热解毒。适用于温热蕴结所致的膀胱炎、泌尿系感染等症。见《全国中草药汇编》。②蒲公英20克。晒干，切碎，水煎。代茶饮，日1剂，连服3～5天。适用于流行性感冒，扁桃体炎，急性咽炎，支气管炎，流火等症。见《中药临床手册》。

【蒲公英酒】鲜蒲公英1握，酒1小茶杯。捣烂入酒，去渣。适量温饮，不拘时候。渣贴患处。功能清热解毒。适用于乳痈，乳房肿痛。见《景岳全书》。

【蒲公英粥】①蒲公英60克，金银花30克，粳米50～100克。先煎蒲公英、金银花，去渣取汁，再入粳米煮粥。任意食。功能清热解毒。适用于传染性肝炎，胆囊炎，乳腺炎，扁桃体炎，眼结膜炎及疮疡肿毒等。见《粥谱》。②蒲公英40～60克，粳米100克。公英煎汁，去渣，后入粳米煮粥。功能清热解毒，消肿散结。适用于乳痈（急性乳腺炎），乳蛾（急性扁桃体炎），各种疔疮热毒，局部红肿热痛，热淋尿涩痛，暴发火眼等症。见《粥谱》。③蒲公英（鲜品60～90克）40～60克，大乌梅10枚，大米50～100克，白糖适量。蒲公英洗净切碎，与乌梅同煎，去渣后入大米煮稀粥，加白糖调味服食。每日分2次服完，3～5天为1疗程。适用于胆道蛔虫病。见《常见病食疗食补大全》。

【蒲公英绿豆粥】蒲公英10克，绿豆30克，冰糖适量。蒲公英水煎取汁。绿豆煮糜粥，调入药汁、冰糖。日1剂，分3次服。功能清热解毒。适用于小儿鹅口疮。见《百病饮食自疗》。

【蒲公英玉米须汤】蒲公英、玉米须各60克。洗净，加水浓缩取汁。代茶饮。功能清热，利尿，利胆。适用于热淋见小便短赤，湿热黄疸等。见《食疗本草学》。

【蒸冬瓜汁】嫩冬瓜（未脱花蒂）1个，冰糖60克。冬瓜洗净，于一头切一盖子，填入冰糖，再以盖子封固，入笼蒸取汁液。1 日分 2 次饮服。功能清热，化痰，下气。适用于痰热喘咳或哮喘。见《食疗本草学》。

【蒸驴头方】乌驴头 1 个，调料适量。驴头灼烫去毛、洗净，调入盐、醋、胡椒粉、葱等蒸熟。早晚餐温热服。功能祛风清热，补虚壮力。适用于头晕目眩，心肺浮热，手足无力，筋骨烦痛，言语似涩等症。见《食医心鉴》。

【椿子茶】椿树子仁适量。开水浸泡，代茶饮。适用于小便短赤，痛如刀割。（验方）。

【椿叶粥】椿叶 50 克，粳米 100 克。先煎椿叶去渣取汁，入粳米煮粥。空腹食。功能清热解毒利水。适用于虚肥积年，气上如水，面肿，及痢疾，虫症。见《备预百要方》。

【椿皮粥】椿白皮（微炙锉切）30 克，粳米 100 克。先煎椿白皮，去渣取汁，后入米煮粥。空腹食。功能清热利湿。适用于湿热脚气而见足膝无力，肿胀，皮色发红者。见《圣济总录》。

【椿根白皮汤】鲜椿根白皮、白糖或蜂蜜各 30 克。椿根白皮洗净、切碎，加水 300 毫升，煎取汁 150 毫升，加白糖或蜂蜜，搅匀微煮。每服 30 毫升，日 2 ~ 3 次。功能清热燥湿，涩肠止泻。适用于湿热带下，淋证，痢疾，子宫内膜炎，宫颈炎引起的赤白带下，尿路感染，细菌性痢疾等。见《食物中药与便方》。

【榄海蜜茶】绿茶、橄榄各 3 克，胖大海 3 枚，蜂蜜 1 匙。橄榄放入清水中煎沸片刻，冲泡绿茶及胖大海，闷盖片刻，入蜂蜜调匀。徐徐饮汁。适用于慢性喉炎，声音嘶哑，喉咙痛。见《饮食疗法 100 例》。

【榅桲拌梨丝】罐头榅桲适量，梨 2 个，大白菜心、白糖各适量。梨切细丝；白菜心切丝，同拌盘内，浇上榅桲，加白糖。功能清肺热，养胃阴。适用于鼻腔干燥症，如干燥性鼻炎等。见《疾病的食疗与验方》。

【槐茶】嫩槐苗、茶叶对半。嫩槐苗用滚水沧，晒干，同茶叶煎汤，取汁。代茶饮，病愈则止。功能清热解毒。适用于老人肠风下血，亦治齿疼。（验方）。

【槐花饮】陈槐花 10 克，粳米 30 克，红糖适量。将陈槐花烘干，研细末。粳米淘洗干净放铝锅内，加水适量，置武火上烧沸，文火煮熬 40 分钟，滤去米饭留米汤，调入陈槐花末、红糖，搅匀。功能凉血止血。适用于热性便血症。见《中国药膳大全》。

【槐花酒】槐花 120 克，黄酒 500 毫升。将槐花微炒黄，乘热入酒，煎数 10 余沸，去渣。热服取汗，疮毒未成者 2 ~ 3 服，已成者 1 ~ 2 服。适用于疮毒已成未成，但焮痛者。见《证治准绳》。

【槐花粥】槐花 9 克，薏米 30 克，冬瓜仁 20 克，粳米 60 克。槐花、冬瓜仁加水煮汤，去渣后再入薏米、粳米煮粥。日 1 剂，连服 7 ~ 8 剂。适用于实热所致的慢性盆腔炎。见《常见病食疗食补大全》。

【槐花糕】鲜槐花 100 克，玄参 20 克，鲜茅根 30 克，玉米面 1000 克，白糖适量。玄参、茅根水煎，提取药液 2 次；槐花清水洗净。用药液调和玉米面，加槐花和白糖，拌匀后摊在蒸锅屉上，蒸成发糕。作主食用。功能补中健胃，凉血化斑。适用于血热蕴肤之皮肤发斑，色鲜红，自觉灼热，伴有咽喉疼痛，大便干结，小便色黄等症。见《疾病的食疗与验方》。

【槐菊茶】槐花、菊花、绿茶各 3 克。沸水冲泡。代茶频饮。适用于慢性中耳炎，听力减弱。见《百病中医自我疗养丛书》。

【槐花糯米粥】 槐花米50克，糯米50克，白糖少许。先煮槐米，去渣取汁，后入米煮粥，候熟，入白糖调匀。空腹食。功能凉血消瘰。适用于瘰疬，痔疮下血。（验方）。

【槐花米煲牛脾】 槐花米15克，牛脾约200～250克。牛脾切块，与槐花米同煲汤，不加盐。饮汤吃牛脾。功能清利湿热，凉血止血，健脾消积。适用于痔疮疼痛，痔疮出血等。见《饮食疗法》。

【槐花酿猪大肠】 猪大肠1段（约30厘米），槐花30克。猪大肠用食盐搓洗干净后装入槐花，两头扎紧，加水煮熟，调味。食肠饮汤。日2次。功能清热凉血，润肠止血。适用于内痔便血，及肛裂大便出血。孕妇不宜用。见《古方饮食疗法》。

【榆白皮索饼】 榆白皮100克，面粉200克，豆豉适量。榆白皮切碎，加水500毫升煎至100毫升，用此汁和面，做成面条，下入用豆豉煮的汤中令熟。早晚空腹温热服。服适量葱茶更妙。功能通淋止痛。适用于淋证，小腹结痛，小便不畅等。见《食医心鉴》。

【鹌鹑赤小豆汤】 鹌鹑1只，赤小豆30克，生姜数片。鹌鹑治净，与另2味同煮至熟。日2次，温热服食。功能补虚利湿，解毒治痢。适用于痢疾，泄泻等。见《中国药膳学》。

【鹌鹑赤小豆粥】 鹌鹑1只（去毛及内脏），赤小豆30克，生姜数片。煮粥。食肉豆，分2次。功能补五脏，止下痢。适用于赤白下痢。作滋补之用。（验方）。

【蜈蚣鸡蛋】 蜈蚣1条，鸡蛋1个。蜈蚣焙干研末，分3份。鸡蛋打入碗内，放蜈蚣面1份，蒸熟食。日2次，饭后服，连服3个月可愈。功能解毒散结。适用于颈、腋淋巴结核患者。见《疾病的食疗与验方》。

【蜗牛炖猪精肉】 蜗牛100克（干品50克），猪瘦肉150克，调料适量。蜗牛洗净，沸水烫死，挑出蜗牛肉洗净（如干品，则用温水泡发洗净）；猪肉切2厘米长、1厘米宽的块，同放沙锅内，加清水适量及葱、姜、盐、黄酒，烧沸，文火炖至猪肉烂熟，调入味精。随意服。功能养阴清热，消肿解毒。适用于淋巴结核及慢性淋巴炎。见《家庭食疗手册》。

【蜂糖藕羹】 鲜藕750克，蜂蜜75克，白糖100克，白矾10克，湿豆粉50克。将净锅置火上，注入1500毫升清水，入白矾溶化，烧开。鲜藕去皮、节，洗净切丁，放白矾水中煮沸，打起漂洗2次，去掉白矾水。沙锅置火上，加清水1000毫升烧沸，下藕丁煮5分钟，加白糖、蜂蜜，再煮5分钟，用湿豆粉清勾清芡，装碗。随意服。功能补心益脾，清热止血。适用于阴虚肝旺，内热津亏，吐血便血等。阴虚形瘦者常食，能润泽肌肤，清泄内火，清利咽喉。见《家庭药膳》。

【蜂房豆腐汤】 露蜂房（有仔者）10克，豆腐50克，白糖20克。蜂房加水100毫升煮30分钟，取汁，入豆腐、白糖，再煮10分钟。饮汤吃豆腐。每服1剂，日2次。功能清热生津，镇咳祛痰。适用于百日咳痉咳期偏热者。见《家庭饮食疗法》。

【蜂蜜蒸百合】 百合120克，蜂蜜30克。两者拌和均匀，蒸令熟软。时含数片，咽津、嚼食。功能补肺，润燥，清热。适用于肺热烦闷，或燥热咳嗽，咽喉干痛等症。见《食疗本草学》。

【蜂蜜马齿苋车前汤】 马齿苋、车前草、蜂蜜各30克。前两药水煎取汁，加蜂蜜，溶化服。功能清热解毒，利湿治痢。适用于湿热泻痢，少食腹痛，小便短少等。见《食疗本草学》。

【鼠曲净带汤】 鼠曲草、荠菜、车前草各15克。洗净，水煎服。功能清热，除湿，止带。适用于湿热所致之妇女带下量多、色黄，小便不利等症。见《食疗本草学》。

【解酒毒方】柑子皮（焙干）适量。捣细罗散，以水1中盏，煎3～5沸，入少盐花。代茶饮。功能清解酒毒。适用于解酒毒，或醉昏闷烦满。见《太平圣惠方》。

【解暑酱包兔】兔肉200克，佩兰叶5克，甜酱12克，黄酒、白糖各15克，鸡蛋500克，淀粉9克，味精1.2克，红酱油3克，麻油6克，盐1克，猪油、白汤各50克，葱、姜、苏打粉各少许。佩兰叶煮水待用。兔肉切成长2厘米、宽1厘米的片放入碗内，用盐、淀粉拌匀后，加入佩兰水，搅匀，加鸡蛋搅拌如稀浆（如过稀可撒些干淀粉），使浆均匀黏牢在兔肉片上，放苏打粉、猪油拌匀，下入烧至五成热的猪油锅内，用筷子迅速搅散，至肉片呈红色时取出沥油。把甜酱、葱、姜末放入烧至四成热的猪油锅内，炒至酱细腻无颗粒、起香时，加黄酒、味精、白糖、酱油、白汤炒拌成浆糊状，倾入兔肉片拌匀，沿锅淋少许猪油，翻炒至酱包牢兔肉，加麻油。佐餐服。功能补中益气，醒脾化湿，解暑辟浊。适用于暑热伤阴，纳呆气滞等症。见《中国药膳》。

【鲍鱼汤】鲍鱼60～120克，食盐少许。鲍鱼治净，加水适量煮汤，放食盐调味。1日分2次服。功能滋阴清热。适用于虚劳（或肺结核）潮热、盗汗、咳嗽等。见《食疗本草学》。

【煨鲤鱼】鲤鱼1条。去内脏，放火中煨热后去鳞。分次服食。功能利湿退黄。适用于黄疸患者。见《中国药膳学》。

【煅荷叶冲糖水】荷叶、蜜糖或白糖各适量。荷叶烧存性研末。每次6克。赤痢用蜜糖汤下；白痢用白糖汤下，日2次。功能解毒治痢。适用于下痢赤白症。见《中国药膳学》。

【满天星茶】满天星30克。制为粗末，沸水冲泡。代茶饮。适用于尿闭。见《祖国医学采风录》。

【满天星蒸公鸡】白公鸡（刚开叫）1只，满天星适量。鸡去皮及内脏（留肝）。满天星洗净，填入鸡腹，至满为止，封好蒸熟。先食新鲜鸡血，再吃鸡肉。忌盐。功能清热养肝。适用于慢性肝炎患者服食。见《疾病的食疗与验方》。

【粳酥粥】真酥100克，芜荑仁（微炒捣末）10克，白粳米100克。先以粳米煮粥，候熟，下酥并芜荑末搅匀。任意食。功能清热利湿。适用于热淋，下便不畅，涩痛。见《圣济总录》。

【粳米竹沥饮】粳米30克，竹沥2汤匙。粳米炒香，加水适量研磨，去滓取汁（2～4汤匙），与竹沥和匀顿服。功能益胃清热，止渴除烦。适用于胃热之口渴烦闷等。见《食疗本草学》。

【煎银芽】银芽（绿豆芽）400克，水香菇丝50克，瘦火腿丝、虾米末各25克，蛋清4个，精盐5克，水淀粉25克，猪油50克，白糖、味精适量。绿豆芽掐去两头、洗净后盛在盘内，放入火腿丝、香菇丝、虾米末、精盐、白糖、蛋清、水淀粉拌匀后，倾入烧热的猪油锅内，中火两面煎黄，调入味精。佐餐食。功能清热解毒，利水消肿。适用于暑热烦渴，水肿，小便短赤不利，疮疡肿毒等。见《滋补保健药膳食谱》。

【慈菇水】慈菇300克。慈菇水煎取汁。代茶饮。功能活血通淋，清热解毒。适用于淋浊症。见《中国药膳学》。

【慈禧西瓜盅】西瓜1个，鸡肉、火腿各150克，莲子（去心）、龙眼肉、胡桃肉、松子各50克，杏仁30克。西瓜洗净，沿西瓜蒂把一端在1/3处下刀切开，挖去中间瓜瓤，挑出瓜子；把鸡肉丁、火腿丁及诸药放入空西瓜中，把去瓜子之瓜瓤放在上面，再盖上西瓜盖，放于瓷罐中盖严，置锅中，先武火、后文火隔水熬炖3～4小时，至肉酥烂。饮汤食肉、西瓜。功能清热除烦，开胃助消化，利小便。适用于热病后伤津，心热烦躁，风火牙痛，高血压，食欲不振，心脏及肾脏病之水肿，小便不利等。见《天府药膳》。

【慈菇蜂蜜羹】生慈菇数枚，蜂蜜、米泔各适量。慈菇去皮捣烂，加蜂蜜、米泔拌匀。蒸熟。每服1～2匙，日2次。可外敷患处。功能清热解毒，消肿散结。适用于痈肿疮瘘，瘰疬结核，肺病咳血等。见《中国药膳学》。

【蔷薇根茶】鲜蔷薇根90克。水煎，取汁。代茶饮。适用于夏季热疖。见（江西《草药手册》）。

【蔓荆粥】蔓荆子10克，粳米100克。蔓荆子捣碎，加水研，滤取汁，再入米煮粥。空腹食。功能散风清热明目。适用于风邪所致目昏头痛，症见目赤流泪，头痛视昏，感冒头痛及头风头痛。见《养老奉亲书》。

【蔓荆子粥】蔓荆子30克，粳米50克。蔓荆子研碎，入水煮，绞清汁，入米煮粥。空腹食。功能清利头目，平肝止痛，适用于眩晕头痛，目睛内痛，风热感冒，头痛目赤等症。见《遵生八笺》。

【蔗浆粥】甘蔗500～1000克捣汁，粳米50克。先煮粳米作稠粥，再入蔗汁，搅匀。随意食。功能清热润燥，止渴生津。适用于肺热咳嗽，口干舌燥，兼助脾气，利大小肠，除烦热，解酒毒。见《粟珍集》。

【蔗菊饮】甘蔗500克，菊花50克。甘蔗切片，与菊花同煮取汁。代茶频饮。功能清热生津润燥。适用于夏季暑热伤阴之发热，口渴欲饮等症。见《中国药膳学》。

【蔗菊茶】甘蔗500克，菊花50克。甘蔗切片与菊花水煎，取汁。代茶饮。适用于暑热，伤阴口渴等症。见《中国药膳学》。

【蔗汁山药糊】怀山药60克，甘蔗汁半碗。山药洗净，捣烂，与蔗汁共置碗内，加少量水，放锅内隔水炖煮。日1剂，分2～3次服，连服数日。功能滋阴润肺健脾。适用于肺痨病，午后潮热，颧红盗汗，咳嗽咳血，或痰中带血，食欲不振，食后腹满，或有便溏等症。见《饮食疗法》。

【蔊菜玉米须汤】蔊菜、玉米须各60克。洗净，水煎取汁。分2～3次服或代茶饮。功能利胆，利尿。适用于湿热黄疸，小便不利者。见《食疗本草学》。

【榕树叶茶】榕树叶（干）10克，白糖适量。上药洗净，切丝，晒干，煎水，取汁，入糖调味。代茶饮。功能清热利疸。适用于黄疸。见《常见病验方研究参考资料》。

【酸浆茶】酸浆草6克。煎汤。代茶饮。功能清热解毒。适用于咽部红肿生疮。(验方)。

【酸梅汤】酸梅（亦称乌梅或白梅）、冰糖或白糖各适量。酸梅加水煮烂取汁，加糖搅匀，放凉。为清凉饮料。功能清热解暑，生津止渴。见《家庭饮食疗法》。

【酸梅茶】酸梅20个，冰糖适量。用沸水冲泡，入糖令溶。代茶饮。适用于夏季烦渴，燥热。为夏季清凉饮料。见《患者保健食谱》。

【酸梅藕】嫩藕500克，乌梅100克，白糖150克，清水500克。乌梅去核取肉，水煮取浓汁75毫升，趁热加入白糖搅匀呈浓稠糖浆状；藕洗净刮皮、切薄片，浸于冷开水中，捞起沥水，装盘；将冷酸梅汁分装2碟，同藕片一起上席。或将酸梅汁浇在藕片上。随意食。功能清热凉血，生津解暑。适用于热病烦渴，食欲不振，以及便血，尿血，崩漏下血，热淋等。见《滋补保健药膳食谱》。

【酸浆草茶】酸浆草6克，冰糖适量。上药研粗末，沸水冲泡，入糖令溶。代茶频饮。适用于急慢性咽喉炎，急性扁桃腺炎。见《常见病验方研究参考资料》。

【酸枣仁地黄粥】酸枣仁、生地黄各30克，粳米100克。酸枣仁加水研碎，取汁；生地黄取汁；粳米加水煮粥，粥成兑入枣仁、地黄汁。日1~2次，温服。适用于骨蒸劳热，心烦不眠，肺结核低热，痰中带血者。大便滑泻者不宜服食。见《常见病食疗食补大全》。

【蝉桔枇杷茶】蝉蜕6克，桔梗3克，枇杷叶9克。煎汤。代茶饮。适用于喉炎。前两味单煎亦可。(验方)。

【鲜李汁】鲜熟李子适量。洗净、去核、切碎，以洁净纱布绞取汁。每饮1汤匙，日3次。功能清热解渴。适用于消渴，骨蒸低热不除等。见《药膳食谱集锦》。

【鲜冬瓜汁】冬瓜1个。洗净、去皮及瓤，切块、捣汁。每服1茶杯，日2~3次。可煨熟取汁饮。功能清热生津止渴。适用于热病口渴，消渴及热痢口渴等。见《食疗本草学》。

【鲜地黄汁】鲜地黄500克，冰糖适量。地黄洗净、榨汁，加冰糖调匀。每服20毫升，日3次，中病即止，不可常服。功能养阴清热，凉血止血。适用于阴虚发热，血热失血，肺结核咯血等。见《卫生易简方》。

【鲜竹沥粥】鲜竹沥30克，干地龙粉1~2克，粳米100克。粳米煮粥熟时，加鲜竹沥水、地龙粉调和匀。早晚各服1次。功能凉肝息风，清热导痰。适用于肝风痰热之眩晕头痛，胸闷乏力，心烦失眠，口干苦，多痰涎，便秘等症。见《百病饮食疗法》。

【鲜芦根粥】芦根100克洗净，切碎，水煎取汁，入粳米加150克、适量水煮粥。早晚空腹服食，酌加白糖。功能清热除烦止呕。适用于热病后之口渴心烦，胃热呕吐。尤宜于小儿胃热呕吐。见《滋补保健药膳食谱》。

【鲜苜蓿汁】鲜南苜蓿90~150克，蜂蜜适量。鲜南苜蓿洗净、捣烂、绞取汁液，调入适量蜂蜜服。功能清热利尿通淋。适用于湿热下注之小便不利，或石淋尿涩，小便淋漓作痛等症。见《食疗本草学》。

【鲜茼蒿汁】茼蒿菜250克。洗净、切碎绞汁。每服2汤匙，日2次，温开水冲服，加白糖少许调味。功能清利头目。适用于肝热而致头昏目眩，心烦不安等症。见《食疗本草学》。

【鲜荷叶汁】鲜荷叶1大张，冰糖适量。荷叶洗净、榨汁，加冰糖调匀。每服150~200毫升，日3次。功能凉血止血，解暑清热。适用于血热吐血、咯血；感受暑热，头胀胸闷，口渴，小便短赤等。见《本草纲目》。

【鲜荷叶粥】鲜荷叶1大张，粳米100克，冰糖适量。荷叶洗净，煎汤去渣后入粳米、冰糖，煮粥。随意食。适用于高血压、高血脂患者，夏季感受暑热头晕脑胀，小便短赤等症。见《常见病食疗食补大全》。

【鲜荸荠汁】鲜荸荠150~250克。洗净、捣烂，用洁净纱布绞取汁。日服1次，连用3~5天。功能清热凉血。适用于实热月经先期，或1月2次，量多质黏色紫，小便黄赤，心胸烦热等症。见《食物疗法精萃》。

【鲜萝卜汁】鲜萝卜250克。洗净、切碎略捣，绞取汁液。每服2汤匙，日2~3次。冷服，可加适量蜂蜜或白糖调味。功能清热生津止渴。适用于热病口渴或消渴多饮，胆石症，防止胆石形成，煤气中毒等。见《食疗本草学》。

【鲜蕹菜汁】鲜蕹菜、蜂蜜各适量。蕹菜洗净，捣烂取汁，加蜂蜜调匀。每服2~3汤匙，日3次。功能止血，通便，解毒。适用于淋浊，尿血，便血等。见《中国药膳学》。

【鲜藕姜汁】鲜藕500克（去节），生姜50克。洗净、剁碎，以洁净纱布绞取汁。日内分数次服完。功能清热解渴，止呕止泻。适用于夏季胃肠型感冒或肠炎见发热，烦渴，呕吐，腹痛，泄泻等症。见《药膳食谱集锦》。

【鲜藕凉茶】鲜藕54克。切片，放入铝锅内（不要用铁锅），加水1碗半，慢火煮，待锅内水煮至原水量的2/3时，放入适量白糖搅匀。代茶饮，日1次。功能清热解毒。适用于热病烦渴，目赤热痛，呕血鼻衄，小便热痛，产后血瘀，酒毒。为清热解暑之品。（验方）。

【鲜蘑发菜】鲜蘑菇150克，发菜25克，鸡肉100克，调料适量。发菜水发、洗净沥干；鸡肉加盐腌后，水焯熟，撕丝。猪油烧热，爆香姜末，倒入蘑菇片煸炒，加鸡汤，下发菜，文火烩15分钟，再入鸡丝烩煮5分钟，调入精盐、味精，呈玻璃芡。佐餐食。功能清热润肤护颜。适用于神经末梢受损而致之皮肤功能失调疾病，如酒糟鼻、白化病、色斑、阴囊湿疹等。见《膳食保健》。

【鲜白茅根粥】新鲜白茅根250克，北粳米50克，冰糖适量。新鲜白茅根去须和节间小根，洗净切碎，入沙锅内加水煎汤，去渣后入粳米、冰糖，再加水煮至米粥稠。日2次，温服。适用于各种热病所致的日干烦渴，吐血，衄血和肺热咳嗽，水肿，热淋，小便不利，尿血等症。脾胃虚寒者不宜食。见《常见病食疗食补大全》。

【鲜生地汁茶】鲜生地适量。洗净，切碎，绞汁，煎水。代茶饮。适用于麻疹恢复期。见《百病饮食自疗》。

【鲜半枝莲茶】鲜半枝莲120克。水煎，取汁。代茶饮。适用于肝炎，肺脓肿，阑尾炎。见《陕甘宁青中草药选》。

【鲜胡萝卜汁】鲜胡萝卜适量。胡萝卜洗净、切块，水煎取汁。代茶饮。功能扶正养阴，清解余热。适用于麻疹恢复期。见《百病饮食自疗》。

【鲜姜萝卜汁】白萝卜100克，生姜50克。洗净、切碎，以洁净纱布绞取汁，混匀。不定量频频含咽。功能利咽止痛。适用于急性喉炎，失音，喉痛等症。见《药膳食谱集锦》。

【鲜荷叶包鸡】净鸡肉1斤，火腿30克，蘑菇60克，鲜荷叶4张，盐、白糖、麻油、料酒、鸡油、胡椒面、玉米粉、姜、葱适量。鸡肉、蘑菇切成2毫米的薄片，火腿切20片、姜、葱切薄片；荷叶洗净，水烫一下，去掉荷叶蒂、荷梗，撕成20片；蘑菇开水汆后捞出，凉水冲冷。把鸡肉、蘑菇一起放入盆内，加盐、白糖、麻油、料酒、鸡油、胡椒面、玉米粉、姜片、葱末，调匀搅拌，鸡肉、蘑菇片分在20片荷叶上，每包加一片火腿，包成长方形的荷叶包，码在盘内，上笼蒸熟。功能解暑，补益，强身。适用于夏日心烦口渴，饮食无味，体虚疲乏筹症。见《滋补中药保健菜谱》。

【鲜菇炒丝瓜】丝瓜250克，鲜香菇100克，调料适量。丝瓜刨皮、切片，加盐渍10分钟；香菇切薄片。油烧至六成热，爆入香菇煸透，加丝瓜，翻炒后加精盐、白糖，沸煮 5 分钟，调入味精。佐餐食。功能清热解毒，化痰止咳，预防感冒。适用于感受风热病毒而致之感冒，发烧，咳嗽，咽痛，口干等症。见《膳食保健》。

【鲜藕白蜜汁】 鲜藕 120 克，生蜜 60 克。藕洗净、捣烂、绞取汁液，加生蜜搅匀。不拘时服。功能益胃生津，清热除烦。适用于暑热或热病伤津见烦渴喜饮症。见《食疗本草学》。

【鲜藕柏叶汁】 鲜藕 200～250 克，生侧柏叶 60 克。鲜藕洗净，切薄片，放铝锅内，加火烧沸，文火煮 20 分钟取汁。再将生侧柏叶捣汁兑入藕汁中，搅匀，酌加白糖。代茶饮。功能凉血止血。适用于血热吐血、衄血、咳血等。见《食物与治病》。

【鲜蘑豆腐汤】 鲜蘑菇 150 克，豆腐 400 克，蒜 1 瓣，调料适量。鲜蘑菇切丁；豆腐用沸水烫后切薄片。油烧至六成热，爆香蒜、姜末，加入蘑菇丁煸炒，注清水，待沸，倒入豆腐片，调入精盐，再沸，勾薄芡，撒上葱花、胡椒粉、味精，淋上麻油。佐餐食。功能清热开胃，宽中益气，消胀利水。适用于脾胃虚弱，胃脘嘈杂，食欲不振，脘腹胀满，体虚浮肿等症。为痰火齁喘患者的辅助治疗。见《膳食保健》。

【鲜马齿苋凉菜】 鲜马齿苋 60 克，大蒜泥 10 克。马齿苋洗净，入沸水中煮熟，凉后调入大蒜泥、酱油、醋、味精拌匀。随意食。功能清热解毒，散结消肿。适用于痄腮，见发热、腮部焮热肿痛、大便干、小便短赤等症。见《百病饮食自疗》。

【鲜白萝卜汁茶】 鲜白萝卜适量。煎汤，取汁。代茶饮。适用于麻疹恢复期，清解余热。见《百病饮食自疗》。

【鲜包菜饴糖汁】 鲜包心菜、饴糖各适量。包心菜用冷开水洗净后捣烂，置消毒纱布中绞取汁。早晚饭前，取汁 1 杯加温后，加适量饴糖饮服。10 天为 1 疗程。功能清热止痛，促进溃疡愈合。适用于胃及十二指肠溃疡。早期疗效明显。见《家庭药膳手册》。

【鲜奶水晶香蕉】 香蕉 6 只，牛奶 150 克，山楂糕 50 克，琼脂 15 克，冰糖 250 克。香蕉去皮切片，加少许糖渍。琼脂加水浸软，加 1250 克水煮沸，入冰糖，文火熬煮 20 分钟，下牛奶、香蕉片，待沸离火。冷却后放冰箱冰冻 2 小时至凝结。食用时切成小块，加上冰水，放上切成丁的山楂糕。功能清热补虚，润肠消食。适用于炎热季节发烧、痱子、热疖及各型痤疮患者饭后冷饮食用。见《膳食保健》。

【鲜芦根冰糖茶】 鲜芦根 100～120 克，冰糖 30～50 克。加清水适量，放瓦盅内隔水炖，去渣，取汁。代茶饮。功能清热解毒。适用于身热，汗出，烦渴，咳嗽，或胸闷胸痛，痰黏不爽，或痰涎壅盛等症。见《饮食疗法》。

【鲜芦根苡仁粥】 鲜芦根 60～100 克，苡仁、粳米各 30 克，冬瓜仁 10 克，豆豉 15 克。芦根、冬瓜仁、豆豉水煎取汁。再入苡仁、粳米合为稀粥。日 1 剂，分 2 次食。功能清热利湿化浊。适用于湿热症见恶寒少汗，身热不扬，头重如裹，身重肢倦，胸闷脘痞，或大便溏泄，小便混浊，苔白腻等症。见《百病饮食自疗》。

【鲜芦根炖冰糖】 芦根 100～120 克，冰糖 30～50 克。放瓦盅内，加适量清水，隔水炖 30 分钟，取出去渣。代茶饮。功能清宣肺热。适用于风湿证，身热，汗出，烦渴，咳喘等症。见《饮食疗法》。

【鲜胡萝卜汁茶】 鲜胡萝卜适量。水煎，取汁。代茶饮。功能清热解毒。适用于麻疹恢复期，清解余热。见《百病饮食自疗》。

【鲜蘑白菜水饺】 鲜蘑菇 100 克，面粉、白菜各500克，调料适量。面粉与微量精盐、200克冷水相和，反复揉搓成光滑、柔软的面团，加盖醒15分钟。白菜洗净，入沸水中烫软，剁碎，与鲜蘑末拌合，加姜汁、葱花、黄酒、精盐、麻油、味精，调制成馅。把面团分60份，擀皮，包成饺子，入沸水中煮熟。随意食。功能解毒抗癌。适用于白血病，子宫癌，皮癌，肉瘤等。见《膳食保健》。

【鲜生地鲜地骨皮鲜桑椹露】鲜生地、鲜地骨皮各50克，鲜桑椹（紫黑者）500克，冰糖10克，黄酒5克。前3味摘洗干净，共捣如泥，用纱布挤汁，沉淀后取清汁，调入冰糖屑、黄酒。每服50～100毫升，日3次。功能滋阴清热。适用于阴精亏损，虚劳发热，口干作渴，五心烦热，头晕目眩等症。尤宜于阴虚阳亢高血压。见《气功药饵疗法与救治偏差手术》。

【腐浆粥】腐浆若干，粳米50克。煮粥。随意食。功能润肺胃，消胀满，下浊气，利小便。为暑天常用饮料。有清暑利湿之效。见《养身随笔》。

【蜜汁黄瓜】嫩黄瓜5条，蜜糖、白糖各50克，山楂片30克。山楂片洗净，用纱布包好，加清水200毫升煎煮，先后熬2次，共取药液80毫升。黄瓜去皮、心，削去两头，洗净切成条，入沸水中煮熟。净锅置火上，加入山楂液、白糖，小火慢熬，待糖化净时再加蜜糖收汁，倒入黄瓜条拌匀，装盘。随意食。功能清热解暑利水。适用于咽喉肿痛，疮癣热毒，小儿热痢等。常食有减肥作用。见《家庭药膳》。

【蜜饯黄瓜】黄瓜5条，蜂蜜100克。黄瓜洗净、去瓤、切成条，放铝锅内，加水少许，煮沸后掉多余的水，趁热加入蜂蜜调匀至沸。随量食，日数次。功能清热解毒。适用于小儿夏季发热泄泻等。见《药膳食谱集锦》。

【蜜饯雪梨】雪梨或鸭梨500克，蜂蜜100克。梨洗、去核、切片，放锅内，加适量水，煮至七成熟、水将干时，加入蜂蜜，文火煮熟收汁。待凉装瓶。随意食。功能润燥生津，清热止渴。适用于秋燥，口鼻干燥，咽干口渴，皮肤皲裂，便秘，小便短少等症。见《普济方》。

【蜜蘸黄瓜】嫩黄瓜2～4个（约120克），蜂蜜适量。黄瓜洗净，蘸蜂蜜食。日2～3次。功能清热解毒利湿。适用于湿热痢之轻者。见《食疗本草学》。

【蜜煮八月瓜】八月瓜6个，蜂蜜适量。八月瓜洗净、剥去果皮，加蜂蜜和水适量，煮熟食。功能清热利尿，益胃进食。适用于热痢，饮食少进，或湿热腹泻，小便短赤，饮食减少等。见《食疗本草学》。

【蜜糖银花茶】金银花15～30克，蜂蜜30克。先煎金银花取汁，晾凉后，分次与蜂蜜冲调。代茶饮。适用于身热面赤耳聋，胸闷脘痞，下利稀水，小便短赤，不甚渴饮等症。见《饮食疗法》。

【蜜糖银花露】金银花、蜜糖各50克。金银花加水500毫升煎煮取汁，冷却后调入蜂蜜，日1剂。分3～4次服。功能辛凉解表，清热解毒，滋阴润肺。适用于风热感冒，肺燥咳嗽，痰稠而黏，咽喉疼痛，身热口渴，或湿热泻痢，预防流感等。见《常见病的饮食疗法》。

【蜜糖蒸萝卜】白萝11个（约500克），蜂蜜（或冰糖、白糖）60克。萝卜洗净、削皮、挖空中心，装入蜂蜜（或将萝卜切片，加入蜂蜜），放入碗中，隔水蒸熟。每服适量，日3次。功能清热解毒，扶助正气，解渴润燥。适用于风热感冒，发热咳嗽，咽痛；肺结核咳嗽，痰中带血；矽肺咳嗽，痰稠；或急慢性气管炎引起的肺热咳嗽，痰稠，口渴等。春季食用最宜。见《四季药膳》。

【翠衣凉茶】鲜西瓜皮9克，炒栀子3.6克，赤芍6克，黄莲、甘草各1克，白糖10克。西瓜皮切小块，与其他药料一起放入铝锅内，加水1碗半，慢火煮20分钟，滤渣取汁，放入白糖后搅匀，待凉。代茶饮，日1剂。功能清热解暑热。适用于中暑发热，烦闷口渴，小便黄少等症。（验方）。

【翠皮爆鳝丝】鳝鱼1000克，西瓜皮200克，芹菜500克，泡辣椒、汤各50克，酱油、生粉各30克，盐6克，醋2克，味精、白糖、麻油、黄酒、胡椒粉各3克，猪油250克，鸡蛋3个，葱、姜、蒜适量。西瓜皮洗净切碎、榨取汁；鳝鱼治净，斜切成丝；芹菜切成2厘米长的段；泡辣椒切成斜口条；葱、姜、蒜均切丝。把酱油、黄酒、白糖、味精、胡椒粉、生粉、汤、西瓜皮汁调成芡汁。鳝鱼丝加生粉、盐、蛋清、西瓜汁调匀上浆后，放入烧至六成热的猪油锅内，划散捞出。锅内留少许油，将芹菜、泡辣椒、葱、姜、蒜一齐下锅煸炒，出香味时，把鳝鱼丝倒入炒勺，芡汁勾芡，加醋、麻油。随意食。热天食用尤佳。功能补虚损，解暑热，强筋骨。适用于风湿痹痛，腰膝酸软等症。见《中国药膳》。

【增液粥】鲜生地汁50毫升（或干生地60克煎汁），麦冬15～20克，粳米100克，生姜汁少许，蜂蜜30克。粳米淘净，麦冬先煎去渣取汁，下粳米煮沸后，兑入生地汁、生姜汁，煮稀粥。服时调入蜂蜜。功能生津养液，润燥通便。适用于热病，邪热基本解除，阴伤未复，津枯肠燥，大便秘结，口燥咽干，舌红而干，或习惯性便秘等症。见《百病饮食自疗》。

【增液肉糕】猪肥瘦肉500克，玄参10克，麦冬10克，生地15克，鸡蛋6个，干淀粉70克，姜15克，葱15克，花椒面0.5克，绍酒15克，精盐3克，熟猪油100克，味精1克，清汤300克。将中药去净灰渣，烘干，研粉末；猪肉洗净，剁成肉茸；鸡蛋去壳，蛋黄、蛋清分别搅散；葱、姜洗净研成末。将肉茸、盐、姜、葱、花椒、干淀粉、中药末、味精，与一个蛋清拌匀成馅。方瓷盘底抹上猪油，放上方木框架，倒入其余蛋清入笼内蒸3～4分钟，放馅料抹平，再倒入蛋黄抹平，蒸熟翻入盘内。炒锅置中火上，下油烧至五成热，倒入清汤，加盐、绍酒、味精、湿淀粉，勾成白汁，淋肉糕上。功能增液养阴，润肠通便，生津止渴。适用于热病后津液不足，大便秘结，口渴等症。见《养生食疗菜谱》。

【橄榄茶】橄榄5～6枚，冰糖适量。沸水冲泡，入糖令溶。代茶频饮。适用于慢性喉炎。见《患者保健食谱》。

【橄榄酸梅汤】鲜橄榄（连核）60克，酸梅10克。洗净，稍捣烂，加清水3碗煎成1碗，去渣加白糖调味饮。功能清热解毒，生津止渴。适用于急性咽炎，急性扁桃体炎，咳嗽痰稠，酒毒烦渴等症。见《饮食疗法》。

【醋黄瓜】嫩黄瓜5条，精盐5克，白糖、醋各10克，香油15克。黄瓜去皮及瓤，洗净切成梳子背形的片，沸水氽透，捞出拌上精盐浸20分钟，挤干水分，装入碗内，加白糖、醋、香油拌匀装盘。功能清热利水解毒，减肥。适用于肢体浮肿，肥胖症。见《家庭药膳》。

【蕨菜散】蕨菜，每服3～6克，米饮送下。功能清热解毒利湿。适用于湿热腹泻痢疾等。见《食疗本草学》。

【蕺菜山楂汤】鱼腥草60克，山楂6克。水煎服。功能清热解毒，止痢活血，健胃消食。适用于痢疾，食欲不振，消化不良等症。见《食疗本草学》。

【蕺菜宁肺汁】鲜蕺菜（鲜鱼腥草）250克。除须根，洗净，略捣，绞取汁液。日分3次服。功能清热解毒，排脓。适用于肺痈，肺热咳嗽，咳吐脓血，痰味腥臭。见《食疗本草学》。

【蕺菜炖猪肚】鱼腥草120克，猪肚1个。洗净，鱼腥草放猪肚中，缝定，小火炖汤食。功能清热解毒，补脾益肺。适用于肺痨咳嗽盗汗。见《食疗本草学》。

【蕉心水】蕉心水适量。每饮1茶杯，日2次。功能滋阴解渴。适用于消渴多饮。见《气功药饵疗法与救治偏差手术》。

【蕃薯粥】蕃薯50克，小米30克。蕃薯洗净，去皮，切小块，与小米煮粥。早餐食。功能补中和血生津。适用于消渴，症见脘部发热，渴欲饮水，形瘦乏力，腰膝酸软等。见《北京卫生职工学院资料》。

【蝶菊蜜茶】绿茶、菊花，玉蝴蝶（刀豆）各3克，蜂蜜1匙。玉蝴蝶水煎沸片刻，冲泡绿茶、菊花，闷盖，调入蜂蜜。徐徐饮汁。适用于慢性咽炎，症见声音嘶哑，喉咙干痛等。见《饮食疗法100例》。

【鲤鱼陈皮煲】鲤鱼1条，赤小豆120克，陈皮6克。鲤鱼制净。共煲汤。佐餐食。功能清热解毒，疏理肝气，利尿消肿。适用于黄疸型肝炎，肝硬化腹水，慢性胆囊炎和胰腺炎。见《家庭药膳手册》。

【鲤鱼冬瓜赤豆汤】鲤鱼250克，冬瓜50克，赤豆30克。水煎服。功能清热，利尿，消肿。适用于小儿肾炎急性期。见《家庭药膳手册》。

【鲫鱼冬瓜汤】鲫鱼250克，冬瓜500克。制净，水煎汤。吃鱼饮汤。日2次。功能清肺，利尿消肿。适用于小儿肾炎急性期。见《家庭药膳手册》。

【鲫鱼豆腐沥】鲫鱼1条（约250克），豆腐400克，调料适量。豆腐切5毫米薄片，入盐开水内烫5分钟，沥干；鲫鱼去鳞、腮及肠杂，抹上黄酒、盐渍10分钟。锅内加油烧至五成热，爆香姜片，将鱼两面煎黄后，加水适量，文火煮30分钟，投入豆腐，调入精盐、味精，勾薄芡，撒上葱花。功能生津润燥，清热解毒。适用于目赤，牙龈肿痛，唇干口渴，咽痛红肿等症。见《膳食保健》。

【鲫鱼茭白汤】鲫鱼、茭白各500克。鲫鱼去鳃、鳞、内脏，洗净，切块；茭白洗净，切片，与鲫鱼加水同煮至鱼熟烂，放少许食盐调味。取汤饮服。功能清热除烦，止渴，开胃，解酒。适用于饮酒过度，心烦发热，口渴，食欲不振等。见《食疗本草学》。

【薯粉蜜膏】干番薯片（地瓜片）100克，蜂蜜100克。干番薯研细末，以水调匀，文火煮熟变稠时，加蜂蜜，煮沸。功能清利湿热。适用于湿热痢疾。见《食疗本草学》。

【薇荠汤】薇菜（鲜大巢菜）、荠菜各30克。水煎服。功能凉血止血。适用于血热所致之鼻衄、咳血或吐血。见《食疗本草学》。

【薏苡根汁】鲜薏苡根30~60克。洗净捣烂绞汁半杯。冲入黄酒半杯。顿饮。日2次。功能清热利湿。适用于黄疸型肝炎。见《疾病的食疗与验方》。

【薏米绿豆百合粥】薏米50克，绿豆25克，鲜百合100克，白糖适量。百合掰成瓣，撕去内膜，用盐轻捏一下，洗净，去苦味。绿豆、薏米洗净。水煮至五成熟，加百合，文火焖至粥状。加糖食。功能润肺益气，利湿解毒。适用于湿疹，粉刺等症。见《膳食保健》。

【薏苡菱角半枝莲汤】薏苡仁30克，菱角30克，半枝莲30克。加水煎汤，分2次1日内服完。长期服。功能利湿解毒，对肿瘤有抑制作用。适用于胃癌，宫颈癌等。见《食疗本草学》。

【蕹菜汤】 蕹菜500克，冰糖（或蜂蜜）50克。蕹菜洗净，切碎，加水适量，煮烂，取汤继续浓煎至1碗，加冰糖或蜂蜜。晾温顿服。日2次。功能凉血止血。适用于鼻出血，尿血或便血。见《药膳食谱集锦》。

【蕹汁蜜膏】 蕹菜2000克，蜂蜜250克。蕹菜洗净，切碎，捣烂绞汁。菜汁放锅中，先武火，后文火煎煮至液汁较稠厚（约250克），加蜂蜜，煎至稠黏如蜜膏停火，待冷装瓶。每次1汤匙，沸水冲化饮。日2次。功能清热润肠。适用于外痔。见《华夏药膳保健顾问》。

【蕹菜车前汤】 蕹菜120克，鲜车前草60克。水煎服。功能清湿热，利小便，凉血止血。适用于湿热淋，小便黄赤不利，或血淋。见《食疗本草学》。

【蕹菜荸荠汤】 蕹菜250克，荸荠10个。蕹菜洗净，切碎；荸荠洗净去皮，放锅中，水煎煮半小时，出锅前加冰糖适量。1次或分次食，吃菜、荸荠，喝汤。功能清热。适用于热病口干咽痛，烦躁，胸闷等症。见《药膳食谱集锦》。

【蕹菜荸荠茶】 蕹菜（瓮菜、空心菜）500克，荸荠500克。水煮汤。代茶饮。功能清热，解暑，生津。适用于小儿夏季口渴口干，尿黄短涩等症。（验方）。

【蕹菜萝卜汁】 蕹菜、白萝卜、蜂蜜各适量。蕹菜、白萝卜洗净，捣烂，取汁1杯，加蜂蜜调服。功能清肺止咳，清热凉血。适用于肺热咳嗽，鼻出血。见《中国药膳学》。

【蕹菜木槿鸡蛋汤】 鸡蛋2个，连根蕹菜250克，鲜木槿花60克。蕹菜水煎煮熟，捞起，放入木槿花及用油煎好的蛋饼，煮沸。酌加食盐调味。功能清热化湿。适用于妇女白带多。见《食疗本草学》。

【蕹菜银花甘草汤】 蕹菜1000克，银花30克，甘草10克。蕹菜洗净，切碎、捣烂，绞取汁液，银花、甘草水煎，与蕹菜汁兑合。大量服（或灌服）。功能解毒。适用于野菌等食物中毒。见《食疗本草学》。

【燕窝参】 燕窝3克，西洋参3克。燕窝湿水泡发，择去毛，与参一起加滚开水，放于炖盅内加盖，隔水炖3小时。功能益肺阴，清虚热。适用于肺阴虚有热，干咳，咯血，潮热，盗汗等症。见《强身食制》。

【燕窝银耳汤】 燕窝6～9克，银耳10克，冰糖适量。燕窝、银耳泡发，去净杂质、根蒂，洗净。放沙锅中水煎1小时，放入冰糖，再煮片刻。饮汤食银耳、燕窝。功能滋阴润肺，清热止渴。适用于肺结核，阴虚有热，干咳，潮红，盗汗等。见《疾病的食疗与验方》。

【橙调酒汁】 甜橙1个，黄酒适量。甜橙去皮、核，以洁净纱布绞汁，加黄酒1汤匙，温开水适量。顿服，日2次。功能清痈散肿。适用于乳痈，红肿硬结，疼痛等。见《滇南本草》。

【螃蟹丸】 螃蟹500克。烧存性，研末，拌黄酒，作小丸。每次30克，温开水送服。日2次。功能清利湿热。适用于湿热黄疸。见《食疗本草学》。

【螃蟹饮】 鲜螃蟹2只。洗净，加清水适量。武火煮沸后，文火煮40～50分钟，捞出螃蟹留汁。每饮50毫升，日2～3次。功能清热解毒。适用于胸胃作痛，烦闷不食，漆疮，黄疸等症。见《中国药膳》。

【膨鱼腮玉竹粥】 膨鱼腮15克，玉竹9克，粳米50克。膨鱼腮洗净，与玉竹、粳米煮粥。随意食。适用于麻疹（退疹期）。见《常见病食疗食补大全》。

【糖盐茶】 食盐、菊花、白糖各适量。开水冲溶，代茶饮。适用于暑天燥热，口渴。为防暑饮料。见《中国药膳学》。

【糖渍西瓜肉】 西瓜肉适量。去子、切条，曝晒至半干，加白糖搅匀腌渍，曝晒至干，加白糖少许。功能清热泻火，生津止渴。经常食。适用于目赤，口疮，热病消渴等。见《随息居饮食谱》。

【糖醋海蜇皮】 海蜇皮50克。浸泡发开洗净，切碎，加糖，醋。凉拌食。功能清热化痰，软坚消积。适用于瘿瘤结气，单纯性甲状腺肿。见《家庭饮食疗法》。

【凝水石粥】 凝水石（即寒水石）30克，牛蒡茎干者5～6寸（切碎），粳米100克。先煎凝水石，次下牛蒡，再煎1～2沸，去渣，下米煮粥。空腹食。功能清热解毒。适用于痈疡肿毒，毒气内攻，发热恶寒，烦躁闷乱等。如脓成已溃或体质虚弱，发热不明显者忌用。见《圣济总录》。

【霜打荷花】 鲜荷花10朵，白糖150克，淀粉、精白面粉、桂花各少许，花生油500克（实耗50克）。白糖50克与桂花、淀粉、面粉调成稀糊。把初开的荷花稍微掰开一点，放入稀糊中黏上糊后，置入烧热的花生油中炸至稍呈金黄色，捞出摆盘，撒上白糖。随意食。功能清暑祛湿止血。适用于暑热烦渴，尿少，跌损，呕吐，天疱疮，湿疹等。见《滋补保健药膳食谱》。

【螵蛸散】 桑螵蛸12枚。桑螵蛸研细末。日1剂，分2次米饮送服。功能固肾缩尿。适用于妊娠小便频数不尽症。因湿热而小便频数、淋痛者不宜用。见《中国药膳学》。

【螺蛳汤】 螺蛳数百只。清水中漂去泥，换清水浸1夜。每日取螺蛳100～200克，用浸螺蛳的水煮熟，调以油盐。饮汤食肉。功能清热利尿除湿，止渴明目。适用于黄疸，酒疸，热病烦渴，消渴及目赤生翳等。见《食疗本草学》。

【螺汁菜烩面】 螺蛳250克，青菜100克，面条250克，调料适量。面条用沸水煮熟，冲冷，沥干。螺蛳用清水放养4小时，与姜片一起投入沸水中沸煮3～5分钟，沥出汁（螺肉别用），加黄酒煮沸，下入切碎的青菜，沸煮3分钟后，倒入面条，加精盐煮沸，淋上猪油，调入味精。早晚餐食。功能清热明目，利尿通便。适用于肝经热盛，视物不清，小便不利，大便干结等症。尤宜于青少年。见《膳食保健》。

【爵床红枣汤】 鲜爵床草（小青草）100克（干者减半），红枣30克。爵床草洗净切碎，同红枣一起加水1000毫升，煎至400毫升。饮药汁吃红枣。日2次分服。功能利水解毒。适用于慢性前列腺炎。见《家庭药膳手册》。

【糟田螺】 大田螺500克，香糟30克，调料适量。田螺用清水浸4小时后，刷去泥沙、洗净。油烧至六成热，爆香姜片，倒入田螺翻炒，烹入黄酒，加清盐、酱油、葱结、水煮沸，撇去浮沫，焖煮1小时，加白糖及纱布包裹的香糟，沸煮2分钟，调入味精。佐餐食。功能清热祛湿，利尿退黄。适用于湿热黄疸。见《膳食保健》。

【藕粥】 藕粉30克，粳米50克，白糖少许。米煮粥，临熟，入藕粉并糖。调匀食。功能养血，止血，调中，开胃。适用于虚损失血，泄泻食少。见《粥谱》。

【藕汁饮】 藕适量。将藕洗净、切片，放沙锅中水煮取汁，浓缩。每服20毫升，日3次，宜常服。功能清热凉血，散瘀止血。适用于阴虚火旺及诸失血症。忌用铁器煮。见《中国药膳学》。

【藕丝羹】 嫩鲜藕500克，鸡蛋3个，金糕、蜜枣、青梅各100克，白糖200克，水淀粉25克。鲜藕洗净、剥去皮、切成4.5厘米长的细丝，沸水氽一下捞出；金糕、蜜枣、青梅均切成与藕同样的细丝。

取蛋清放碗中，加相当于其一半的水打匀，倒入大盘内，上屉武火蒸5分钟成3厘米厚的白色固体蛋羹；把各丝分5条摆在蛋羹上（两端为藕丝，中间为金糕、蜜枣、青梅丝）。沙锅内放200克开水，加白糖，武火烧沸后加入湿淀粉，勾成白色甜汁，浇到菜上。随意食。功能健脾开胃，清热除烦。适用于热病后期，食欲不振，口渴心烦，或痰火咳嗽等症。见《滋补保健药膳食谱》。

【藕花饮】鲜藕200克，金银花15克，麦门冬、鲜生地各20克，雪梨2个。诸药入沙锅内加清水500毫升，煎煮5分钟取汁；再加水煎1次，2次取汁400毫升。每次服用前，将藕、梨榨取汁20～40毫升，兑入150毫升药液中。冷服为宜，日2～3次。疼痛剧烈者可用本饮冲服元胡面3克。功能清热育阴，活血止痛。适用于热毒蕴结，脱疽，患肢坏疽，剧痛难忍，烧灼感，局部肿胀，变黑紫色，伴发热、口干等热盛象。见《疾病的食疗与验方》。

【藕姜饮】生藕30克，生姜3克。藕洗净、切细，与生姜同绞取汁，分3次饮。功能清热降逆止呕。适用于呕吐不止，口渴症。见《中国药膳学》。

【藕蜜膏】藕汁、蜂蜜各100克，生地黄汁200克。和匀，微火熬膏。每服半汤匙，含化后徐徐咽下，日数次。功能滋阴清热，润肠通便。适用于虚热口渴，大便燥结，小便涩痛等症。脾胃虚弱，便溏者不宜用。忌用铁器熬。见《家庭食疗手册》。

【藕冬瓜茶】生藕节100克，白冬瓜1个。加水煎汤。代茶常饮。适用于血淋，小便有血，尿道刺痛。见《日常食物药用》。

【藕粉糖水】藕粉2汤匙，白糖适量。藕粉放入汤碗中，用少量水调开，加水大半碗搅溶，倒入沙锅内，加糖煮滚，边煮边搅，不可令结团。作夏日午点食。功能健脾开胃，补髓益血，消热解暑。适用于脾虚泻泄，暑热下痢，血虚体弱等。见《强身食制》。

【藕汁银花露】金银花15～30克，鲜藕200～300克。金银花水煎取汁，放凉。鲜藕洗净、捣汁，分次冲入银花汁中。频频饮。功能清热，润肺，止血。适用于风热伤肺，咳嗽咽痒，咳痰带血，口鼻干燥，或身热等症。见《百病饮食自疗》。

【藕汁蜜糖露】鲜藕、蜂蜜各适量。藕洗净，榨汁150毫升，加蜂蜜30克。调匀服。日2次，连用数日。功能清热凉血，散瘀止血。适用于血热出血症，尤宜于鼻衄。见《常见病的饮食疗法》。

【藕汁糖蜜膏】鲜藕1500克，红糖200克，蜂蜜适量。藕洗净，用擦刮刀擦丝，以洁净纱布绞取汁，放锅内，加红糖，先大火，后小火煎熬成膏，入蜂蜜1倍，至沸停火，待冷装瓶。每服1汤匙，以沸水冲化顿饮，日3次。功能解毒治痢。适用于细菌性痢疾。见《药膳食谱集锦》。

【藤黄煮酒】鹭鸶藤（茎叶干用花尤妙）80克，生地黄（干者）40克。上为粗末，4000毫升和入大瓶内，油纸竹叶牢封瓶口；悬釜内煮200～300沸，香熟后冷，就瓶纱滤出酒。每服1盏，日3夜1，温服。适用于痈疽肿疮，深附在骨，虽肿皮肤不热，颜色危恶，或瘘或疳，妇人乳疽，一切血气不和，留畜疙疽挛皮于筋骨，不能行步。见《普济方》。

【藤梨姜汁饮】猕猴桃180克，生姜30克。洗净，分别捣烂、绞取汁液，混匀。分3次服。功能清热和胃，降逆止呕。适用于热壅中焦，胃气不和之反胃呕吐。见《食疗本草学》。

【藤梨蜂蜜煎】猕猴桃60～120克，蜂蜜适量。猕猴桃除去外皮、捣烂，加蜂蜜，煎熟食或水煎服。功能清热生津，润燥止渴。适用于热伤胃阴，烦热口渴症。见《食疗本草学》。

【鹭鸶藤酒】 鹭鸶藤（嫩苗叶，不得犯铁器，用木槌捶碎）200克，甘草（锉粗末，生用）40克。同入瓦器内，用水2碗，文火缓缓煎至1碗。入好酒1大碗，煎10数沸，滤渣。分3服。微温连进，1日1夜噬尽。病热重者，连进数剂。无虑伤脾，服至大小肠通为度。功能清热解毒。适用于痈疽初起。见《备急炙法》。

【翻白疗疮煎】 翻白草根（或全草）30克，黄酒适量。翻白草根洗净，适量黄酒煎汁服。功能清热解毒疗疮。适用于痈肿疔毒，以未成脓者为宜。见《食疗本草学》。

【翻白草车前草汤】 翻白草（根或全草）、车前草各60克。洗净，水煎服。功能清热解毒利湿。适用于湿热腹泻和痢疾等。见《食疗本草学》。

【藿米茶】 藿香15克，糊米30克。水煎，澄清。代茶频饮。适用于夏季暑湿泄泻。见《常见病验方研究参考资料》。

【藿佩茶】 茶叶6克，藿香、佩兰各9克。冲泡。代茶饮。适用于夏季头晕，恶心。见《日常食物药用》。

【藿香粥】 ①鲜藿香30克，粳米30克。先煮粳米粥，临熟，入鲜藿香，搅匀，再煮片刻。空腹食。功能芳香辟秽，化湿理气。适用于暑天外感而见恶寒发热，恶心呕吐，不思饮食者。见《医余录》。②鲜藿香叶20克，粳米100克，白糖适量。用鲜藿香叶煎汤加白糖，或先用粳米煮粥，加藿香汁煮。日3～4次。中老年人暑季常服此粥保健。适用于暑湿型感冒。见《常见病食疗食补大全》。

【藿香夏枯草茶】 藿香、夏枯草各10克。共为粗末，沸水冲泡。代茶频饮。功能清解暑热。适用于暑热症。见《常见病中医临床手册》。

【蘑菇什锦】 鲜蘑、香菇各20克，荸荠、冬笋、腐竹各50克，胡萝卜、黄瓜各150克，木耳10克，盐、白糖、生姜各5克，淀粉25克，料酒10毫升，香油25毫升，鸡汤500克。腐竹烫泡后煮烂切寸段；黄瓜切成菱形片；荸荠切成圆片；冬笋、胡萝卜切片；香菇、木耳泡发好、摘洗净。把各种主配料分别入沸水中氽一下，捞出码盘成形。炒勺内加入鸡汤，将码好的主配料轻轻推入勺内，加调料，见开后去沫，文火煨入味后收汁、勾芡、翻勺，淋入香油入盘。功能补气益胃，清热生津，和中润肠，抗癌。适用于老年人及心血管病人常食。见《食用菌饮食疗法》。

【蘑菇豆腐】 鲜蘑菇100克，豆腐250克，笋少许，植物油25克，调料适量。蘑菇摘洗净；豆腐切长块，入开水锅内烫一下，捞出沥水；笋切片。油烧热，先爆葱花，放蘑菇、笋，加盐、酱油、清水适量，烩开后，下豆腐，再沸，文火慢烩10～20分钟。佐餐食。功能益气养胃，清热润燥。适用于脾胃虚弱，食欲不振，虚热，便秘等症。见《良药佳馐》。

【蘑菇豆腐角】 老豆腐500克，鲜蘑菇100克，胡萝卜、洋葱头各25克，调料适量。豆腐切1厘米薄片，沥干水，对角切开，放入烧热的菜油中炸黄捞起。取余油少许爆香洋葱丝，下蘑菇、胡萝卜片，加少量水煮沸，入豆腐角，调入黄酒、酱油、精盐、白糖焖煮5分钟，着芡，淋上麻油，加味精。佐餐食。功能解毒，防癌，抗癌。适用于癌症患者。见《膳食保健》。

【蘑菇烧豆腐】 嫩豆腐（又称面豆腐）250克，鲜蘑菇100克，香油30克，调料适量。豆腐洗净、切小块，鲜蘑摘洗净、切片，同放沙锅内，加盐和水（浸没豆腐），中火煮沸，小火炖 15 分钟，调入酱油、味精，淋上香油。随意食。功能补气益胃，化痰理气。适用于脾胃虚弱，食少痰多；热病中、后期体倦气弱；或肺虚有热，咳嗽痰多；糖尿病等。见《滋补保健药膳食谱》。

【鳗鲡汤】鳗鲡 500 克，调料适量。鱼去鳞及内脏，洗净，水煮熟，调入盐、醋。食肉喝汤。功能补虚止血。适用于骨蒸劳热，肠风下血等。见《中国药膳学》。

【鳖甲红枣汤】鳖甲 15 克，红枣 10 个，米醋 2 匙，白糖半匙。糖放醋中，融化；红枣洗净。锅烧热，小火炒鳖甲，5 分钟后，倒入糖醋，迅速翻炒，汁将干时盛起，倾入沙锅中，加大枣及冷水 1 大碗，小火煨 1 小时，待枣酥烂。喝汤吃枣。2 个月为 1 疗程。功能疏肝软坚，清热利湿。适用于肝硬化初期。见《疾病的食疗与验方》。

【鳖鱼炖大蒜】鳖鱼 500 克，大蒜 100 克，白糖、白酒各适量。鳖鱼、大蒜治净，加水，与糖、酒共炖至熟。早晚佐餐温热食。功能滋阴凉血解毒。适用于慢性肾炎。见《中国药膳学》。

【鳖鱼滋阴汤】鳖鱼 200 克，百部、地骨皮、知母各 9 克，生地 24 克。鳖鱼去肠脏及头；诸药装纱布袋内、扎口，同煮至肉熟。食肉饮汤。日 1 剂，分 2 ~ 3 次服。功能滋阴清热。适用于阴虚及肺结核之潮热、盗汗、手足心热等症。见《中国药膳学》。

【鳝鱼红糖散】黄鳝 1 条，红糖（炒）9 克。鳝鱼去肠，以新瓦焙干，与糖同研末。每服 10 ~ 15 克，日 3 次，温开水送服。功能补虚损，止下痢。适用于久痢体虚，便脓血等。外感发热及腹部胀满者忌用。见《中国药膳学》。

【鳢鱼脍方】鳢鱼、蒜各适量。鱼去腮及内脏，洗净，切细；蒜切成蒜末，生拌均匀。或与盐、豉、葱、姜同煮。佐餐食。功能解毒，止血，止痛。适用于痔疮下血不止，疼痛等症。见《食医心鉴》。

【西瓜翠衣炒肉丝】西瓜皮 300 克，瘦猪肉 150 克。花生油，芝麻油、盐、料酒、葱姜末，味精。（1）将西瓜皮削去外皮，洗净，切成丝，用盐拌匀，稍腌一下，挤出盐水，猪肉洗净，切成丝，待用。（2）锅置火上，注入花生油，烧热，下入肉丝。煸炒断生，加入葱、姜和西瓜翠衣，同炒几下，加入料酒、盐、味精调均匀，淋入芝麻油，出锅即成。功能消火润燥。是一切热症的食疗食品。（果品的药用和美食制作）。

【八宝豆腐】嫩豆腐 300 克。熟核桃仁、熟松仁、熟瓜子仁、水发冬菇各 3 克，熟火腿末，熟鸡肉，开水发海参末各 15 克，虾米末 5 克。蛋清 3 个，炼乳、味精、精盐、淀粉。（1）将豆腐捣碎，加入精盐和蛋清拌匀，再加入冻熟猪油、湿淀粉、炼乳、味精搅匀。（2）锅置火上，注油烧热，下入鸡汤、豆腐泥，并不断搅拌，下入熟核桃仁、熟松仁、熟瓜子仁、水发冬菇、熟火腿末、熟鸡肉末、水发海参末（火腿留一小部分），搅匀，装入碗内，再将所剩下的火腿末撇在菜上，淋上明油即可。功能清热解毒，生津润燥，补益，抗衰老。（果品的药用和美食制作）。

15. 祛风除湿类

【二宝粥】生山药 60 克，三七面 6 克。山药捣碎，煮粥糊，用稀粥送服三七面，分 2 次服光。功能温阳健脾，化湿逐瘀。

适用于寒湿痢，下痢不爽，赤白黏液，白多赤少，腹痛，里急后重，厌食，头身困重等症。见《百病饮食自疗》。

【十七味药酒】牛膝90克，白石英、磁石各120克，石斛、制附子各90克，萆薢、丹参、防风、山萸肉、黄芪、羌活、羚羊角、酸枣仁各30克，生地、肉桂、云苓各60克，杜仲45克，酒35毫升。将上药共碎为细末，白布袋盛，悬于瓷瓶中，酒浸10日。每次空心温饮1小杯。早晚各1次。旋饮旋添酒，味薄止。功能祛风除湿。适用于风湿痹痛，筋脉挛急，腰脚软弱无力，视听不明等症。见《柳森可用方》。

【丁香风干鸡】母鸡1只（1500克），盐6克，丁香2克，葱节、姜片各60克，三萘、白芷各3克，料酒12克。从鸡的肛门上部破一横口，挖去内脏，将膛洗净，用盐6克将鸡里外抹匀。丁香、三萘、白芷及葱节30克、姜片30克塞进膛内，料酒6克撒在鸡身上，放冰箱内一昼夜，挂在通风处晾2天，冷水洗净，把膛内的丁香、三萘、白芷、姜、葱等拣去不要。下葱、姜各30克，加料酒6克，隔水蒸烂。拣去葱、姜，趁热将鸡骨剔净，净肉放原汤内（蒸时出的汤）浸泡，存入冰箱，吃时取出，皮朝上切块。功能祛风散寒，提神醒脑。适用于食欲不振，恶心呕吐，慢性腹泻等症。见《滋补中药保健菜谱》。

【丁公藤风湿药酒】丁公藤1000克，桂枝30克，麻王37.5克，羌活、当归、川芎、白芷、补骨脂、乳香、猪牙皂各3克，陈皮13克，苍术、厚朴、香附、木香各3克，枳壳20克，白术3克，山药3克，黄精8克，菟丝子、小茴香、苦杏仁、泽泻、五灵脂各3克，蚕砂6.5克，白酒4250毫升。酒浸诸药数日。每次10～15毫升，日2～3次。功能祛风除湿，消肿止痛。适用于风寒湿痹，手足麻木等症。孕妇忌服。见《新编中成药》。

【七叶芦根饮】藿香叶、佩兰叶、冬桑叶各5克，大青叶9克，薄荷叶3克，鲜竹叶30克，青箬叶（辽叶）30克，鲜芦根60克。青箬叶、鲜芦根煎汤代水，再入它药，武火烧沸3分钟，调入白糖。日1剂，分3次服。功能祛暑化湿，解表清热。适用于秋后伏暑因新感引发，见恶寒发热，身痛无汗，口渴心烦等症。见《中国药膳学》。

【入地金牛煲鸡蛋】入地金牛根15克，鸡蛋1个。入地金牛根洗净，与鸡蛋同入锅内，加清水2碗煎煮，蛋熟后去壳再煮片刻，煮剩1碗。饮汤食鸡蛋。功能祛风通络，消肿止痛。适用于风湿骨痛，胃痛，牙痛，软组织扭挫伤疼痛等。见《饮食疗法》。

【九藤酒】青藤、钓钩藤、红藤（即理省藤）、丁公藤（又名风藤）、桑络藤、菟丝藤（即无根藤）、天仙藤（即青木香）、阴地蕨（名地茶，取根）各160克，忍冬藤、五味子藤（俗名红内消）各80克。上细切，以无灰老酒1000毫升，用瓷罐1个盛酒，其药用真绵包裹，酒浸，密封罐口，不可泄气。春秋7日，冬10日，夏5日。每服1盏，日3服。病在上食后及卧后服，病在下空心食前服。功能祛风除痛。适用于远年痛风，中风左瘫右痪，筋脉拘急，日夜作痛，叫呼不已等证。见《医学正传》。

【九制豨莶草药酒】豨莶草（九制）712克，防己110克，海风藤、苍术、千年健、陈皮、油松节、威灵仙、杜仲、伸筋草、当归、川牛膝、桑寄生、续断、熟地黄、防风、茜草、白术、秦艽、狗脊、木瓜各130克，地枫皮80克，玉竹130克，独活80克，乳香（醋制）80克，川芎80

克，没药（醋制）80克，麻黄20克，红花80克，肉桂60克，白酒适量。酒浸诸药。每服：30～60毫升，日2次温服。功能活血补肾，祛风除湿。适用于肝肾不足，骨痛膝软，四肢麻痹，腰酸腿痛，手足无力，口眼歪斜，语言謇涩等。见《新编中成药》。

【三仁酒】杏仁、滑石（另包）各50克，白通草、竹叶、厚朴各30克，生薏苡仁50克，半夏30克，白蔻仁20克，江米酒1500毫升。上药共捣碎细，酒浸于净瓶中，7宿后开封，去渣备用。每饮20毫升，日3次。适用于温湿初起，暑热挟湿，头痛身重，胸闷，食欲不振等症。避风，孕妇忌服。(验方)。

【三蛇酒】乌梢蛇1500克，大白花蛇200克，腹蛇100克，生地黄500克，冰糖500克，白酒10万毫升。将三种蛇去头，用酒洗润切成短节干燥，生地洗净切碎备用；冰糖置锅中，加入适量的水置火上加热溶化，待糖汁至黄色时，趁热用一层纱布过滤去渣备用；将白酒装入坛内，三蛇、生地放入酒中，加盖密封，每天搅拌一次，10～15天开坛过滤，加入冰糖汁充分拌匀，再过滤1次服。每服10～20毫升，日服2～3次。功能祛风除湿。适用于风寒湿痹之筋骨疼痛，肢体麻木，屈伸不利，半身不遂，跌打损伤之瘀肿疼痛及风寒入络之抽搐，惊厥，骨结核，中风后遗症患者。见《中国药膳学》。

【三七药酒】三七30克，莪术40克，全蝎10克，土鳖虫30克，补骨脂50克，淫羊藿50克，四块瓦60克，叶下花80克，当归60克，牛膝50克，五加皮60克，川乌（制）20克，苏木40克，大血藤60克，川芎30克，血竭10克，红花20克，乳香30克，没药30克，元胡40克，香附40克，白酒400毫升。酒浸诸药。每服10～15毫升，日2次。功能舒筋活络，散瘀镇痛，祛风除湿，强筋壮骨。适用于跌打损伤，风湿骨痛，四肢麻木。孕妇忌服。见《新编中成药》。

【三丝蛇羹】毒蛇3条，冬笋100克，鸡脯肉150克，鸡蛋清少许，熟火腿100克，料酒、精盐、味精、玉米粉、奶汤、鸡油、葱、姜、香油、胡椒粉及白兰地酒适量。将蛇剖好，去内脏，清水煮熟，冷水浸凉，撕成丝；鸡脯肉切细丝、用精盐、料酒、味精腌入味，加少许鸡蛋清，玉米粉拌匀，沸水汆熟；冬笋切细丝，出水；熟火腿切细丝。汤锅置火上，加煮蛇的原汤和适量奶汤，沸后下蛇丝、鸡丝、冬笋丝、火腿丝，并用精盐、味精、白兰地酒、胡椒粉调味，玉米粉勾薄芡，淋些香油，撒上葱丝、姜丝。功能补益肝肾，驱风除湿。适用于风湿性关节炎，类风湿性关节炎，风湿性心脏病等。见《滋补中药保健菜谱》。

【三鲜鹿掌】干鹿掌6对，净冬笋45克，净母鸡肉500克，味精0.6克，猪肘500克，姜30克，猪排骨500克，葱节30克，冰糖18克，湿淀粉18克，料酒165克，肉汤4000克，盐7.5克，麻油15克，熟火腿30克，熟鸡油15克，水发蘑菇5克，熟猪油90克。鹿掌以温水泡透，洗净杂质，入沸水锅内煮2小时，将要脱骨时捞起，放在清水内去净毛与脚底茧巴，洗净，出骨（保持形状完整）放沸水锅内汆3次（每次加黄酒15克）；铁锅置中火上，加猪油15克，烧至五成熟，放入葱段30克及姜10克，炒一下，加肉汤3斤，料酒30克，煮沸，煨5分钟，再用同样原料和方法煨一次，取出、放冷，用纱布包好；鸡肉、猪肘、排骨洗净，斩成大块；冬笋、熟火腿切片；水发蘑菇剖成两片。置铁锅于旺火上，下猪油30克，烧至五成熟，放姜12克，鸡肉、猪肘、排骨、炒匀，加肉汤1000克，烧开，撇尽浮沫，放冰糖、盐、料酒（60克），舀入沙锅，鹿掌放中间，小火煨2小时至烂。将铁锅置中火上，下猪油30克烧至五成熟，加火腿、冬笋、蘑菇，沥入煨鹿掌的原汁，烧3分钟，盛入盘内垫底。从沙锅内取出布包（其余原料不用），解开，将鹿掌掌心向上放在火腿、冬笋、蘑菇上，沙锅内的汤汁用湿淀粉勾薄芡，加味精、熟鸡油推匀，浇在鹿掌上。功能驱风湿，强筋骨。适用于周身虚弱，四肢乏力，风湿性关节炎等症。见《滋补中药保健菜谱》。

【干姜茯苓粥】干姜5～6克，茯苓10～15克，粳米100克，红枣5枚，红糖适量。干姜、伏苓、红枣水煎取汁，与粳米煮粥，调入红糖。日1剂，分2次温服，连服数日。功能祛寒除湿，温经通络。适用于寒热腰痛，冷痛重着，遇阴雨天加剧。见《百病饮食自疗》。

【土茯苓龟】土茯苓400克，乌龟2只，调料适量。乌龟放入盆中，加热水，使其排尽尿水，开水烫死，去头、爪、内脏，洗净。土茯苓洗净，水煎1小时，再将龟连甲一并放入，加适量盐、葱、姜、黄酒，煎3小时，调入味精。早晚餐食肉饮汤。功能养血补血，祛风湿，强筋骨。适用于筋骨挛痛，恶疮痈肿，慢性湿疹，牛皮癣等。见《家庭食疗手册》。

【大力药酒】紫丹参30克，当归尾10克，红花20克，白芷20克，川乌（制）20克，没药30克，乳香30克，大黄30克，白芍（炒）30克，骨碎补（砂炒）30克，脆蛇30克，青皮（炒）20克，续断（炒）40克，三棱40克，莪术40克，生地黄60克，三七60克，五加皮60克，牛膝60克，自然铜（煅）40克，土鳖虫120克，茜草120克。浸泡成4400毫升酒。口服，新伤、轻伤1次5～10毫升；旧伤、重伤1次10～20毫升，日3次。功能舒筋活血，祛风除湿，止痛。适用于跌打损伤，风寒湿痹。孕妇忌用，身体虚弱者慎用。见《新编中成药》。

【大风引酒】大豆100克，制附子16克，枳实、泽泻、陈皮、茯苓、防风各20克，米酒100毫升。后6味共碎细，绢袋盛，与米酒共置净器中，再加水1000克煮大豆，取1000克浸器中，煮取750克，分3份。每服1份，日2次。功能祛风除湿。适用于风湿痹，遍身胀满等症。见《柳森可用方》。

【大豆妙方】大豆50克，土苏250克。大豆碾为细末，与土苏合匀，加水煮熟。每服50克，日1次。功能祛风，舒筋，润肠。适用于诸风湿痹，筋挛膝痛，及积热口疮，烦闷，大便秘结等。见《食医心鉴》。

【大豆浸酒】黑豆1000克。淘净，用酒5000毫升，同入瓶中密封，用灰火煨，常令热，约至酒减半，去豆取酒。空心及临卧时，每饮20～30毫升。功能祛风除湿。适用于中风，手足不遂等症。见《普济方》。

【大金牙酒】金牙600克，侧子、附子、天雄、人参、苁蓉、茯苓、当归、防风、黄芪、薯蓣、细辛、桂心、萆薢、葳蕤、白芷、桔梗、黄芩、远志、牡荆子、芎䓖、地骨皮、五加皮、杜仲、厚朴、枳实、白术各120克，独活300克，茵芋、石南、狗脊各80克，牛膝、丹参各120克，磁石400克，薏苡仁、麦门冬各80克，生石斛500克，蒴藋60克，生地黄（切）1800克。上㕮咀，以酒渍7日，石药细研，别绢袋盛，共药同渍。温服20毫升，日4～5次，夜1次。适用于瘴疠毒气中人，风冷湿痹，口㖞面戾，半身不遂，手足拘挛，历节肿痛。见《备急千金要方》。

【大黄芪酒】黄芪、桂心、巴戟天、石斛、泽泻、茯苓、柏子仁、干姜、蜀椒各120克，防风、独活、人参各80克，天雄、芍药、附子、乌头、茵芋、半夏、细辛、白术、黄芩、栝蒌根、山茱萸各40克。上㕮咀，绢袋贮，以清酒1200毫升渍，秋冬7日，春夏3日。初服20毫升，渐渐加，微痹为度，日再。功能祛风除湿。适用于肉极虚寒为脾风，阴动伤寒，体重怠堕，四肢不欲举，关节疼痛，不嗜饮食。见《备急千金要方》。

【大豆蚕沙酒】大豆250克，云苓、蚕沙各126克，黄酒1500克。云苓、蚕沙研碎，浸泡黄酒中；另炒大豆，令声断，急投入酒中，密封，7日后开封，去渣取汁备用。每温饮1～2小杯，日5～7次。微出汗则佳。适用于头痛烦热，肌酸体重，身痒，背强口噤及女子产后中风等症。（验方）。

【千斤拔煲猪脚】千金拔60克，猪脚1只。猪脚切块，与千金拔同入锅内，加水适量煲汤，食盐调味，饮汤食猪脚。功能祛风湿，舒筋络，健腰脚。适用于风湿关节痹痛，慢性腰痛，四肢陈旧性跌打损伤等。见《饮食疗法》。

【千斤拔狗脊炖猪尾】千斤拔、狗脊各30克，猪尾1条。前2味洗净，用纱布包好；猪尾去毛洗净，同置锅内，加水煮至熟，弃药包，调味。饮汤食肉，日2次，连服数日。功能祛风散寒利湿。适用于寒湿痹，肢体关节疼痛重着，痛有定处。见《百病饮食自疗》。

【川乌茶】川乌头末适量。烧烟熏碗内。温茶泡。代茶徐饮。适用于头风痛，如斧劈难忍。见《集简方》。

【川芎茶】川芎3克，茶叶6克。研细末，和匀。日1次，开水冲泡。代茶频饮。功能祛风除湿。适用于诸风上攻，头目昏重，偏正头痛，鼻塞身重，肢体烦痛，肌肉瞤动等。见《简便单方》。

【川乌酒】川芎、羌活（去芦头）各20克，莽草20克，细辛、甘草（炙）各30克，黑豆（炒）60克，酒100毫升。上药粗捣碎，分8份，每份用酒煎取50毫升。热含嗽，每日4～5次，咽亦无妨。适用于热毒风邪致口面㖞斜及偏风。见《普济方》。

【川芎糖茶】川芎、茶叶各6克，红糖适量。水煎川芎，取滚沸药汁沏茶，并调入红糖。代茶频饮。适用于头痛头晕，心悸气短，神疲乏力，遇劳加重，食欲不振，面色㿠白，脉细涩。见《饮食疗法》。

【川乌杜仲酒】杜仲（微炒令黄）、羌活各40克，炮姜20克，制附子、萆薢各40克，地骨皮30克，川椒（微炒出汗）15克，肉桂、川芎各30克，五加皮、续断各40克，炙甘草、栝蒌根各20克，秦艽、石斛、制乌头、桔梗各30克，细辛5克，防风40克，酒2000毫升。将上药共捣碎，浸入酒中，5日后饮。每次饭前温饮1中杯。功能祛风除湿。适用于肾虚腰痛，风寒腰痛，久坐湿地的腰痛，坠伤腰痛。见《太平圣惠方》。

【川芎白芷炖鱼头】川芎3～6克，白芷6～9克，花鲢鱼头或鳙鱼头1个，调料适量。鱼头去鳃洗净，药洗净，装纱布袋中，扎口，同置锅内，加适量水及葱、姜、盐、黄酒，烧沸后转用文火炖至熟，调入味精。早晚餐温热服食。功能祛风止痛，行气活血。适用于男女头风，头痛，四肢拘挛，痹痛等症。阴虚火旺及肝阳上亢者不宜用。见《家庭食疗手册》。

【川芎薏米屈头鸡】屈头鸡（孵化不出，已长毛，留在鸡蛋壳内的鸡胚胎）2～

5只，川芎6克，薏米9克。屈头鸡去毛、壳、内脏，洗净略切；两药用布包好，同入锅内煮汤，调味。饮汤食屈头鸡。日1次，连用3～5天。功能祛风胜湿。适用于外感风湿而致的头痛如裹，肢体倦重，胸闷纳呆，小便不利，大便溏薄，舌苔白腻，脉濡等症。见《疾病的食疗与验方》。

【卫矛酒】卫矛根15克，牛膝2.5克，白酒1000毫升。浸泡1周饮服。每日早晚各服20～30毫升。功能祛风除湿。适用于关节炎。见（陕甘宁青中草药选）。

【女贞皮酒】女贞皮30克，白酒500毫升。女贞皮切片，浸泡于酒内，7日后服。每热服10～20毫升。日服2～3次。功能祛风除湿。适用于风湿，腰膝无力等症。见《本草纲目》。

【小金牙酒】金牙、细辛、地肤子、莽草、干地黄、防风、葫芦根、附子、茵芋、续断、蜀椒、独活各160克。上药以金牙先捣末，别盛绛囊，余皆薄切，并金牙共纳大绛囊，以清酒40000毫升渍，密封器口，4宿。取酒温服20毫升，3日渐增。适用于风痒百病，虚劳湿冷，肌缓不仁，不能行步等症。见《普济方》。

【马灌酒】①天雄（去皮）、茵芋、白敛各120克，蜀椒（去目闭口者汗）、踯躅各600克，乌头（去皮）、附子（去皮）、干姜各80克。上8味切，以酒18000毫升渍，春夏5日，秋冬7日，去滓。滓暴为散。初服3毫升为始，稍加至18毫升。散，每服1克，日3次，以知为度。适用于除风气通血脉，益精气，定六腑，明耳目，悦泽颜色，头白更黑等。见《千金翼方》。②天雄80克（生用），商陆根、踯躅各40克，乌头1枚大者，附子5枚，桂心、白敛、茵芋、干姜各20克。上㕮咀，以绢袋盛，酒渍，春夏5日，秋冬7日，去滓，忌生冷、鸡、猪肉、豆豉。初服5毫升。捣滓为散，酒服2.7克，日3次，以知为度。适用于除风气，通血脉，益精华，定六腑，聪明耳目，悦泽颜色，头白更黑等。见《普济方》。

【天麻酒】天麻（切）80克，牛膝80克，附子80克，杜仲80克。上药细锉以生绢袋盛，好酒15000毫升，浸经7日。每服温饮下1小盏。功能除风除湿。适用于妇人风痹，手足不遂等症。见《普济方》。

【天雄酒】天雄（酒浸去骨炙微黄）80克，杜仲（去粗皮炙微黄）40克，牛膝（去苗）12克，仙灵脾12克，乌蛇（酒浸去骨炙微黄）120克，石斛（去根）12克，侧子（炮裂去皮脐）12克，川椒（去目及闭口者微炒去汗）12克，白术12克，五加皮12克，酸枣仁（微炒）40克。上诸药，细锉，以生绢袋盛，用酒700毫升浸，密封，经7日后开。每于食前，温1小盏服。适用于腰痛牵引，流入腿膊，元气衰虚，风冷所侵，腰脊拘急，俯仰不得。见《圣济总录》。

【天雄浸酒】①天雄（炮裂去皮脐）120克，蜀椒（去目并闭口炒汗出）60克，乌头（炮裂去皮脐）80克，茵芋（去粗茎）120克，干姜（炮）40克，附子（炮裂去皮脐）80克，防风（去叉）60克，羊踯躅（炒）60克。上8味，锉如麻豆，用生绢囊贮，以酒8000毫升浸，春夏5日，秋冬7日。开取每服6毫升，渐加至10毫升，空心临卧各1服。酒尽将渣暴令干，捣细罗为散，每服2克，渐加至4克，服时候如前。适用于肾风筋急，两膝不得屈伸，手不为用，起居增剧，恶风寒，通身流肿生疮。凡风冷疾病在腰膝，挛急缓纵，悉理之。见《圣济总录》。②天雄（炮裂去皮脐）、跗子（炮裂去皮脐）各40克，防风（去叉）、独活（去芦头）、当归（切焙)、白术各80克，五加皮、芎䓖、桂(去粗皮)、干姜(炮)各60克。上味，锉如麻豆。以夹绢囊盛，用无灰清酒6000毫升浸，春夏5日，秋冬7日。每温1盏，任性加减，以知为度。功能祛风除湿。适用于寒湿着痹，皮肉不仁，甚至骨髓疼痛者。见《圣济总录》。③天雄(炮裂去皮脐)、川椒(去目)、肉桂(去皱皮)、牛膝(去苗)、踯躅花(微炒)各120克，干姜(炮裂)、茵芋、附子(炮裂去皮脐)、川乌头(炮裂去皮脐)各80克，白敛20克，好酒12000毫升。将上药细锉，用生绢袋盛，酒浸，春夏5日，秋冬7日。每服1小盏，后渐渐增。其药滓曝干，捣细罗为散，每服，以酒调下8克，空心及晚食前服，忌生冷猪鸡肉豆豉。有充壮血脉，益精气，明耳目，黑髯发，悦颜色，除久风湿痹，祛筋挛急，强腰膝，倍气力之效。见《太平圣惠方》。

【天蓼木酒】天蓼木(锉)，细曲(捣碎)各6000克，秫米60000克，黑豆12000克。上以水180000毫升，先煮天蓼木取汁60000毫升，去滓，其秫米黑豆一处净淘，蒸熟放冷，以药汁都拌和令匀，入不津瓮中密封，21日开。每温饮1盏，日2次。功能补五劳，祛风益气。适用于膝痛。见《太平圣惠方》。

【云苓赤豆粥】云苓15克，赤小豆18克，粳米60克。煮粥。日1剂，连服数剂。适用于痰湿所致的美尼尔氏综合症。见《常见病食疗食补大全》。

【云苓赤小豆粥】云苓15克，赤小豆18克，粳米60克。洗净后同置锅内，加水煮至赤豆烂熟。顿服。日1剂，连服数剂。功能化湿祛痰。适用于美尼尔氏综合症属痰湿型者，见眩晕耳鸣，恶心欲吐，胸闷不适，心悸多寐等症。见《疾病的食疗与验方》。

【木瓜汤】①羊肉1000克，草果5克，豌豆300克，木瓜1000克，粳米500克，白糖200克，调料适量。羊肉洗净，切成约2厘米见方的块，木瓜取汁，二者与草果、豌豆、粳米同放锅中，加清水适量。武火烧沸后，文火炖至豌豆、肉熟烂，放入白糖、盐、味精、胡椒粉。功能舒筋活络，补中祛湿。适用于腰膝疼痛，脚气不仁等症。见《饮膳正要》。②木瓜1个，蜜150毫升，生姜适量。木瓜去皮后切块，生姜切片，同置锅内，加水1000毫升，煎取500毫升，入蜜调匀。功能祛湿舒筋。适用于脚气病，脚膝肿胀，麻木酸痛等症。见《食医心鉴》。

【木瓜茶】木瓜2片，桑叶7片，大枣3枚。大枣去核，与其余药物切细末，放保温杯中，开水冲泡15分钟。日1剂，代茶饮。适用于呕吐，腹泻，腓肠肌痉挛作痛，风湿疼痛，腰膝酸痛，脚气浮肿等症。(孟诜方)。

【木瓜粥】木瓜15克，粳米100克，姜汁、蜂蜜各少许。木瓜研碎末，同粳米入锅内煮粥，临熟时调入姜汁、蜂蜜。任意服。适用于霍乱转筋，足膝无力及湿痹脚气等症。(验方)。

【木瓜羹】木瓜4个，白蜜500克。木瓜蒸熟去皮，研为泥，与白蜜和匀，贮器。每服10～15毫升，沸水冲调。空腹服，日1次。功能祛风通络，散寒除湿。适用于行痹，肢体关节疼痛，游走不定，屈伸不利等症。见《饮膳正要》。

【木果粥】木果(研末)15克，粳米100克。木果末与粳米煮粥，临熟调入姜汁，清蜜少许。任意食。功能平肝和胃，祛湿舒筋。适用于霍乱转筋，足筋无力，湿痹脚气等症。见《济众新编》。

【木防己酒】木防己5.6克，铅丹、防风、桂心、龙齿各3.2克，丹砂、甘草

（炙）各2.4克，独活0.8克，细辛、当归、干姜各2克，莽草0.4克。上切，入绢袋中，酒5000毫升浸5日，初服10毫升，日3服。适用于小儿风痫发动，手足不仁等症。见《普济方》。

【木瓜酒速溶剂】木瓜18750克，桑枝25000克，川芎6250克，桑寄生16250克，天麻6250克，当归、川断各12500克，甘松6250克，红花12500克，怀牛膝18750克，生玉竹1250克，制狗脊18750克，50%乙醇适量，蔗糖适量。上药除红花外，均打成粗粉，过直径1厘米筛，加入红花充分混匀，用适量乙醇湿润，按常规渗漉，收渗漉液，减压回收乙醇，至乙醇全部蒸尽，得浸膏，加适量糖精，充分搅匀，制成颗粒，干燥，包装，每袋50克。每袋加烧酒500克溶解，酌量饮。适用于风寒湿气侵入筋骨肌肉，关节四肢疼痛，筋脉拘急者。见《科技简报》。

【五加酒】五加根茎（细锉）50000克，曲末30000克，黍米100000克。以水50000毫升煎五加取汁，用此汁淘米，浸曲，如常法酿酒。每服1盏，暖饮。渐加勿醉。适用于关节肿痛。见《普济方》。

【五枝酒】夜合枝、花桑枝、槐枝、柏枝、石榴枝（以上并取东南嫩者锉）各300克，防风（去芦头）、羌活各400克，糯米50000克，小麦曲（末）3000克，黑豆（择紧小者）20000克。上5枝用水70000毫升，煎取30000毫升，去滓，澄滤浸米及豆，2宿，滤出蒸熟，后更于药汁内入曲，并防风羌活等末，同搅和入瓮，如法盖覆。候酒熟时，饮1盏，常令醺醺，甚有大效。适用于中风，手足不遂，筋骨挛急等症。见《太平圣惠方》。

【五加皮酒】① 五加皮120克，薏苡仁200克，羚羊角120克，生干地黄300克，防风120克（去芦），独活20克，牛蒡根300克（去皮），桂心40克，牛膝200克（去苗），黑豆300克（炒熟），海桐皮40克，大麻仁20克。上锉，用生绢袋盛，以酒30000毫升，浸6～7日。每于食前，随性暖服。适用于脚气发动，烦热疼痛，筋脉拘急，行履不得。见《普济方》。②当归、玫瑰、栀子、白蔻各6克，五加皮、红花各7.5克，佛手、黄柏、甘草、白芷、菊花、知母、木瓜、官桂、陈皮、丁香各3克，玉竹150克，木香2.4克，酒酿2000克，蜜300克，白糖500克，用烧酒1坛，加酒酿、蜜、白糖及上述各药，密封浸泡10天，适量饮。适用于慢性风湿，筋骨无力，肝胃不和，食少脘痞，两胁胀痛及小便不利等症。见《清太医院配方》。③五加皮200克，枳刺80克，猪椒根皮（去土）、丹参各120克，桂（去粗皮）、当归（切焙）、甘草（炙）各40克，天雄（炮裂去皮脐）12克，秦椒（去目及闭口者炒出汗）、白鲜皮、木通各40克，川芎、干姜（炮）各12克，薏苡仁20克，大麻仁120克。上15味细锉，以生绢袋贮，以酒600毫升浸，春夏4宿，秋冬6宿。空腹温服半盏，渐加至1盏，以瘥为度。适用于筋虚极善悲，颜色苍白，手足拘挛、举动缩急，腹中转痛。见《圣济总录》。④五加皮、枸杞皮各1200克，干地黄、丹参320克，杜仲、石膏（一方作石床）各600克，干姜120克，附子120克。上㕮咀，以清酒12000毫升渍3宿，每服40毫升，日再。适用于肉虚坐不安席，好动，主脾病，寒气所伤。见《备急千金要方》。⑤五加皮600克，以好酒一金华坛煮滚，入五加皮。不拘时饮。可胜湿益人。见《扶寿精方》。⑥穿山龙、白鲜皮、五加皮各25克，酒适量。浸泡24小时，每天服10毫升，日1次。适用于风湿性关节炎，关节拘挛疼痛。见《陕甘宁青中草药选》。⑦五加皮30克，薏苡仁50克，羚羊角屑20克，防风30克，生地60克，独活30克，牛蒡根（去皮）60克，肉桂（去粗皮）10克，牛膝50克，黑豆（炒熟）60克，海桐皮20克，大麻仁60克，醇酒2000毫升。上药共捣细，生夏白布袋盛，酒浸净器中，密封口，7宿后开封取用。每次饭前，空心随量饮。适用于烦热疼痛，筋脉拘急，关节不利，步履痛难。见《太平圣惠方》。⑧五加皮32克，曲50克，大米100克，当归、牛膝、地榆各20克，白酒1000毫升。五加皮、当归、牛膝、地榆入锅加水煎汁，纱布过滤备用，大米煮半熟沥干，和药汁混匀蒸熟，再拌以酒曲，入瓷瓶内，周围保温，待发醇后，酒甜可口服。亦可将群药切碎浸泡酒内10天后服后。每服20~30毫升，日2次。适用于一切风湿痿痹。有壮筋骨，填精髓之功。见《本草纲目》。⑨五加皮600克，枳刺1200克，大麻仁1800克，猪椒根皮、丹参各320克，桂心、当归、甘草各120克，天雄、秦椒、白鲜、通草各160克，干姜、芎䓖各200克，薏苡仁300克。上㕮咀，以绢袋盛，清酒24000毫升渍，春夏4日，秋冬6~7日。每服10~30毫升。适用于筋虚极，筋痹，好悲思，颜色苍白，四肢虚极，脚手拘挛，伸动缩急，腹中转痛等症。见《备急千金要方》。

【五加皮醪】南五加皮50克，糯米500克。南五加皮洗净，加水适量泡透煎煮，每30分钟取煎液1次，共取2次，再将煎液与糯米共同烧煮，做成糯米干饭待冷，加酒曲适量，拌匀，发酵成为酒酿。每日适量佐餐食。功能祛风湿，强筋骨。适用于风湿性关节炎。（验方）。

【五粒松酒】黄芪、独活、秦艽、芎䓖、防风各80克，五粒松叶（大叶）4200克，麻黄（去节）280克，牛膝160克，生地黄600克，以无灰清酒24000毫升渍，春7日，冬20日，夏5日。每饮半盏，日2~3度服。适用于一切风疾。见《外台秘要》。

【五加皮药酒】玉竹、党参、姜黄、五加皮、陈皮、菊花、红花、怀牛膝、白术、当归、青风藤、川芎、威灵仙、木瓜、海风藤、檀香、肉豆蔻、豆蔻仁、独活、制川乌、制草乌、砂仁、木香、丁香、肉桂、栀子、白酒、冰糖各适量。制成药酒。每服25毫升，日3次。适用于风湿痿痹，手足拘挛，四肢麻木，腰肢疼痛，阴囊湿冷等症。见《简明中医辞典》。

【五加皮浸酒】①五加皮、干姜、丹参、蛇床子、熟地黄、杜仲（制）各120克，钟乳粉200克，天门冬40克，地骨皮80克。上细锉，以生绢袋盛，用酒15000毫升，渍2宿。每服温1中盏，空心早、晚食前各1服。适用于妇人癖瘦阴冷。见《妇人大全良方》。②五加皮、枳壳（麸炒微黄去瓤）各100克，独活、乌喙（炮裂去皮脐）、干姜、石南各60克，丹参、防风（去芦头）、白术、地骨皮、芎䓖、猪椒根、枸杞子、秦艽各80克，熟干地黄、牛膝各120克。上药细锉，用生绢袋盛，以清酒14000毫升渍之，密封7日开。每于食前，暖服1中盏。适用于肾脏风湿气腰疼，痛连胫中，及骨髓疼痛。见《太平圣惠方》。③五加皮150克，当归100克，地榆30克，川牛膝60克，曲200克，糯米5500克。五加皮煎汁，和曲、米如常法酿成酒，再把当归、川牛膝、地榆浸酒中煮数百沸，去渣，贮存。每次15~20毫升，日3次。适用于湿邪偏胜，下肢痿弱，脚气浮肿，腰膝酸痛，骨节拘挛，阳痿精寒，皮水肿满，小便不利。见《本草纲目》。

【五加皮丹参酒】五加皮150克，枳刺60克，丹参90克，桂皮、当归（炒）、炙甘草各30克，制附子10克，川椒（去目及闭口者并炒出汗）、白鲜皮各31克，薏苡仁15克，大麻仁60克，木通31克，川芎、干姜（炮）各10克，白酒1750克。上药用酒浸泡，春夏4日，秋冬6日后开取，去渣备用。每空腹温饮10～20毫升，渐加至20～30毫升，以愈为度。适用于关节冷痛，颜色苍白，手足拘挛，腹中转痛。见《圣济总录》。

【五粒松叶浸酒】五粒松叶（十月初采）1800克，麻黄（去根节）、防风（去芦头）、独活、肉桂（去皱皮）各120克，天雄（炮裂去皮脐）40克，秦艽（去苗）80克，牛膝（去苗）160克，生地黄1200克。上药细锉和匀，以生绢袋盛，用好酒28000毫升浸，春秋7日，冬27日，夏5日。每服温1小盏，日3服。忌毒滑动风物。适用于风疾。见《太平圣惠方》。

【巨胜酒】巨胜、苡仁各200克，干地黄250克，无灰酒4000克。将上药入绢袋中，用酒浸泡，密封，勿使泄气，一周后饮。每次。10～20毫升，日1～2次。适用于筋脉拘急，风湿痹症。见《寿亲养老新书》。

【巨胜子酒】巨胜子（炒）250克，薏苡仁（炒）125克，生干地黄30克，酒1000克。上药捣为粗末，生白布袋盛，酒浸、封口。春夏3～5日，秋冬6～7日后开封，去渣。每日临卧空心温饮1～2小杯。适用于风湿痹痛，脚膝无力，筋挛急痛等症。见《本草纲目》。

【巨胜浸酒】巨胜（炒）1000克，薏苡仁（炒）500克，生姜40克，地黄40克。锉令匀细，生绢袋贮，以酒2000毫升浸，春夏3～5日，秋冬各6～7日。每服50毫升，空心临卧温服。适用于风湿痹，脚膝无力，筋挛急痛等症。见《普济方》。

【牛蒡酒】牛蒡子、生干地黄、枸杞子各120克，牛膝200克（去苗）。上药细锉，用生绢袋盛，以好酒20000毫升，于瓷器内浸，密封，春夏7日，秋冬14日。每日空心温服1小盏，晚食后再服，常令醺醺妙。适用于柔风，久不瘥，四肢缓弱等症。见《普济方》。

【牛膝酒】①牛膝（去苗）、鹿胫骨（酥炙黄）各适量。上锉如麻豆大，用酒5000毫升，瓶中密封，重汤煮3时辰，取出放冷。旋温服1盏，不拘时，常令酒力相续。适用于风冷伤腰，筋骨疼痛，不可屈伸。见《普济方》。②牛膝（去苗）60克。以酒一盏半，煎至一盏，去滓。不计时候，分3次温服。适用于产后恶血疼痛极甚。见《普济方》。③牛膝茎叶1把。切细，以酒3000毫升渍1宿。服，令微有酒气。适用于疟疾。见《普济方》。④牛膝、川芎、羌活、地骨皮、五加皮、薏苡仁各140克，甘草、生地黄各20克，海桐皮80克。上锉散，帛裹，入无灰酒20000毫升浸，冬14日，夏7日，数服旋浸3～5宿。每服1杯，日3～4杯，常令酒气不绝为佳。适用于腰膝痛。见《普济方》。⑤牛膝（去苗）、羚羊角（镑屑）、枳壳（去瓤麸炒）各40克。上4味，锉如麻豆大，用酒3500毫升，内瓶中密封，重汤煮3时辰，取出放冷，旋温服1盏，不拘时，常令酒力相续。适用于风冷伤腰，筋骨疼痛，不可屈伸。见《圣济总录》。⑥牛膝（切）40克。上以清酒2盏，煎至七分。去滓分温3服，日2次，以瘥为度。适用于小儿口疮。见《圣济总录》。⑦牛膝（去苗锉）、薏苡仁各300克，酸枣仁（微炒），赤芍药、附子（断裂去皮脐）、干姜（炮）、柏子仁、石斛（去根）各120克，甘草（微炙）80克。上细锉和匀，生绢袋盛，以好酒14000毫升浸7日。不拘时温饮1盏，旋添酒渍药，至味薄止。适用于肝风筋脉抽掣疼痛。见《圣济总录》。⑧牛膝（去苗）100 克，秦艽（去土）100 克，天门冬（去心）100 克，薏苡仁（炒）1.2 克，独活（去芦头）120 克，细辛（去苗叶炒）10 克，附子（炮裂去皮脐）40 克，巴戟天（去心）40 克，五加皮（去粗皮）80 克，桂（去粗皮）80 克，杜仲（去粗皮炙，锉）40 克，石南叶（酒醋微炙）40 克。锉如麻豆，生绢囊贮，以酒 20000 毫升浸。冬10 日，春7 日，秋5 日，夏3 日。每服14 毫升，渐加至28 毫升，日3 服，夜1 服。适用于脾中风，手臂不收，行步脚弱，屈伸挛急，痿躄疼痛，痛痹不仁。见《圣济总录》。⑨牛膝、山芋、川芎各 120 克，附子（炮裂去皮脐）、巴戟天（去心）、五味子、黄芪、山茱萸、人参各 80 克，五加皮、肉苁蓉（酒洗）、生姜、防风（去叉）各 100 克，桂（去粗皮）、茵芋、生地黄各 40 克，蜀椒（去目并合口炒出汗）20 克，磁石（醋煅淬）40 克。上㕮咀，生绢袋贮，用无灰酒 20000 毫升浸，秋冬7 日，春夏3 日。每服半盏，不拘时频温饮。常令有酒气。适用于虚劳腰脚疼痛，下元冷惫，阳气衰弱等症。见《圣济总录》。⑩牛膝（切炒）、侧子（炮裂去皮脐）、丹参、山茱萸（炒）、蒴藋、杜仲（去粗皮）、石斛（去根）各 80 克，防风（去叉）、蜀椒（去目并合口炒出汁）、细辛（去苗叶）、独活（去芦头）、秦艽（去苗土）、桂（去粗皮）、薏苡仁（捣碎）、芎䓖、当归（切焙）、白术、茵芋（炙）各 60 克，五加皮（炙）100 克，干姜（炮）40 克。上㕮咀，如麻豆大，以绢袋盛，入净瓮中，清酒 20000 毫升浸，寒7 日，暑3 日。初服半盏，稍加以知为度。适用于脚气湿痹不仁，脚弱不能行走。见《太平圣惠方》。⑪牛膝、石南、乌头（去皮）、天雄（去皮）、茵芋各 80 克，细辛 10 克。上6 味切，以酒7200 毫升渍之，春秋5 日，夏3 日，冬7 日。初服3 毫升，风癫宿澼服之即吐下，强壮者日 3 次，老少日 1 次，不知稍加，惟禁房室及猪肉等。适用于风着人头，面肿痒，眉发陨落，手脚拘急不得行步，或心烦恐怖，百脉自惊，转加羸瘦等。见《千金翼方》。⑫牛膝、川芎、羌活、地骨皮、五加皮、薏苡仁各 40 克，甘草、生地黄各 30 克，海桐皮 80 克。上锉散，帛裹，入无灰酒 20000 毫升浸，冬 14 日。夏月分数服，旋浸 3～5 宿，每服1 杯，日 3～4 杯，长令酒气不绝为佳。适用于腰痛。见《三因极一病证方论》。⑬牛膝1000 克，米 500 克，曲适量。牛膝入沙锅内加水 5000 毫升煎熬，待汁煎至 3500 毫升停火，将汁取出备用；米煮半熟沥干；曲压成细末。3 味合在一起搅匀，装瓷瓶内，密封瓶口，周围保温，令发酵。10 日后启封即可服用。每服 20～30 毫升，日 2～3 次。适用于痿痹，虚损，久疟等症。见《本草纲目》。⑭牛膝、秦艽、川芎、白茯苓、防己、官桂、独活各 80 克，五加皮160 克，丹参、薏苡仁、火麻仁（炒）、麦冬、石斛、杜仲（炒）各 40 克，附子（制）、地骨皮、干姜、（炮）各 20 克。上㕮咀，生绢袋盛，好酒 10000 毫升浸。春秋5 日，夏 3 日，冬 10 日。每服半盏，空心食前服。日 2 次。适用于肾痹虚冷，复感寒湿为痹。见《医门法律》。⑮牛膝、秦艽（去苗土）、芎䓖、防风（去叉）、桂（去粗皮）、独活（去芦头）、丹参、白茯苓（去黑皮）各 80 克，杜仲（去粗皮锉炒）、附子（炮裂去皮脐）、石斛（去根）、干姜（炮）、麦门冬（去心）、地骨皮各 60 克，五加皮 200 克，薏苡仁 40 克，大麻子（炒）120 克。上锉切如麻豆，生绢袋盛，酒 10000 毫升浸。春夏3 日，秋冬5 日。每服半盏，空心温服，日再。适用于肾气虚冷，复感寒湿为痹。见《奇效良方》。

【牛膝粥】①牛膝叶（切）30克，豆豉10克，粟米100克，姜、葱适量。先煎豆豉，去渣取汁，后入牛膝叶及粟米，煮粥，并少加姜、葱等佐料。空腹食。功能祛风湿，强腰膝，利关节。适用于风湿下注，腰膝无力，膝盖疼痛。见《圣济总录》。②牛膝苗叶、龙葵叶、生地黄（切焙）各10克，粳米100克。前3味煎汤，去渣后入粳米煮粥。空腹食。适用于热病后期，虚劳羸瘦，四肢烦疼，口干壮热。（验方）。

【牛蒡浸酒】牛蒡子（微炒）120克，茵芋12克，白茯苓60克，杜若40克，石斛（微炒）、枸杞子、牛膝（去苗）、侧子（炮裂去皮脐）各80克，干姜（炮裂）60克，大豆（炒熟）14克，川椒（去目及闭口微炒去汁）60克，大麻子7克。上细锉，以生绢袋盛，纳瓷瓶中，以好酒14000毫升浸，密封7日后开。每于食前，暖1小盏服。适用于风湿气，着于腰间疼痛，坐卧不安。见《太平圣惠方》。

【牛膝浸酒】①牛膝40克，秦艽40克，天门冬（去心）60克，薏苡仁40克，独活40克，细辛20克，附子（炮裂去皮脐）40克，五加皮40克，桂心40克，丹参40克，杜仲（去粗皮）40克，枣仁40克，仙灵脾40克，晚蚕沙（微炒）80克。上细锉，以生绢袋盛，好酒15000毫升，浸经7日。每日不计时候温饮1小盏，常令有酒气为佳。适用于妇人中风偏枯，一边手足不收，顽麻不仁，筋脉拘急，不能运动等症。见《普济方》。②牛膝（去苗）、茄子根各320克，防风（去芦头）、鼠黏子（微炒）各120克，萆薢、枸杞子、羌活、海桐皮、苍耳子（捣碎）、附子（炮裂去皮脐）、五加皮、虎胫骨（涂酥炙黄）各80克，牛蒡子160克，大麻子（捣碎）、晚蚕沙、黑豆（炒热捣碎）各30克，秦艽（去苗）40克。上细锉，生绢袋盛，用好酒3000毫升，密封头，浸经7日。每日空心午时及夜临卧、温饮1小盏，其酒旋添，味淡即换药。忌猪肉鸡毒鱼黏滑物。适用于风及偏枯，腰膝疼痛等。见《普济方》。③牛膝1200克。上药以酒2000毫升渍，密封热火灰中温，令味出，服50毫升至100毫升，量力服。适用于卒暴症腹中有如刺，昼夜啼之症。见《普济方》。④牛膝（去苗）120克，萆薢120克，桂心80克，羌活80克，附子（炮裂去皮脐）80克，当归80克，防风（去芦头）80克。上细锉，生绢袋盛，以酒14000毫升，于瓷瓶中浸，密封，经7日开，每于食前，温1小盏服。适用于腰脚疼痛，不任行立。见《太平圣惠方》。⑤牛膝（去苗）、菖蒲、酸枣仁（微炒）、芎䓖、石斛（去根）、仙灵脾、赤箭、桂心、附子（炮裂去皮脐）、萆薢各120克。上药细锉，生绢袋盛，用好酒14000毫升，于瓷瓶中浸、密封，经7日后开取。每温饮1盏，常令醺醺，不得大醉，酒尽更添，以药味薄即换。忌生冷毒滑物。适用于诸风，腰脚疼痛，及皮肤不仁，筋脉挛急。见《太平圣惠方》。⑥牛膝（去苗）、茄子根各320克，鼠黏子（微炒）120克，防风（去芦头）、萆薢、枸杞子、羌活、海桐皮、苍耳子（捣碎）、附子（炮裂去皮脐）各80克，牛蒡根160克，大麻子（捣碎）、晚蚕沙各20克，黑豆（炒熟捣碎）15克。上药细锉，生绢袋盛。用好酒2000毫升，密封瓮头，浸经7日。每日空心午时及夜临卧温饮1小盏，其酒旋添，味淡换药，忌猪鸡毒鱼黏滑物。适用于风及偏枯，腰膝疼痛。见《太平圣惠方》。

【牛蒡子浸酒】牛蒡子、牛膝（去苗）、生地黄、枸杞子、干桑椹、大麻子各300克，上药细锉，用生绢袋盛，以无灰酒

30000毫升浸，春夏7日，秋冬21日开。每饮1小盏，常以酒气相继，日3～5度饮。忌生冷、毒滑动风物。适用于一切风。见《普济方》。

【牛膝丹参酒】 牛膝、丹参、薏苡仁（炒）、生干地黄各300克，五加皮、白术各200克，侧子（炮裂去皮脐）、萆薢、赤茯苓、防风各160克，独活、石斛（去根）各240克，茵芋（用叶）、桂、天雄（炮去皮脐）、人参、芎䓖，石南叶（炙）各120克，细辛（去苗叶）、升麻各80克，磁石（煅酒淬7遍）600克，生姜200克。锉如小豆大，绢袋盛，以无灰酒3500毫升，浸17日，密封勿令通气。空心取半盏或1盏，温饮，日5服，不饭酒者，频频少服，以知为度。适用于脚气入冬即苦脚痹弱，或筋骨疼不能屈伸，皮肤麻痹不仁，手脚指节肿满闷，或四肢肿腰胫直。见《圣济总录》。

【牛膝玉米酒】 牛膝、薏苡仁、酸枣仁、赤芍药、制附子、炮姜、石斛、柏子仁各30克，炙甘草20克，好酒1500毫升。将上药共捣细和匀，置瓶中，酒浸，封口，7日后取用。每温饮15～20毫升，不拘时，旋添酒渍药，味薄即止。适用于手臂麻木不仁，腰膝冷痛，筋脉抽挛，肢节不利，大便溏，精神萎靡等症。见《圣济总录》。

【牛膝石斛酒】 石斛（去根）85克，牛膝（酒浸切焙）15克，杜仲（炒断丝去粗皮）120克，丹参90克，熟地黄（焙）150克，肉桂（去粗皮）60克，酒20000毫升。将上药共为粗末，用酒浸于瓷瓶内，密封口，以开水煮沸百回，取出令冷，开封，去渣备用。每温饮1～2杯，不拘时，常令如微醉。初服15毫升，渐加，有感觉为度。对目昏头眩者极佳，长期服。适用于风寒湿气痹阻腰脚，软弱无力，麻木不仁等症。见《圣济总录》。

【牛膝白术酒】 牛膝、制附子、丹参、山萸肉、陆英、杜仲、石斛各15克，防风、椒、细辛、独活、秦艽、肉桂、薏苡仁、川芎各12克，当归、白术各20克，茵芋15克，五加皮20克，炮姜10克，清酒1500毫升。上药共捣细，用酒浸于净瓶中，封口，夏3日，冬7日后开取，饮用。适用于腰膝酸痛，行步脚弱，关节不利，目昏头眩，四肢不温。见《圣济总录》。

【牛膝加皮酒】 五加皮、枳壳、独活、制首乌（炮裂去皮脐）各30克，炮姜20克，石楠30克，丹参50克，防风30克，白术、地骨皮各50克，川芎30克，熟地、牛膝各40克，枸杞子30克，秦艽40克，醇酒2000毫升。上药共研细，置于净器中，酒渍，密封口，8日后开取，去渣备用。每于饭前温饮1～2小杯，日3次。适用于肾阳虚损，风湿腰痛，足胫痿弱，骨节疼痛等症。见《太平圣惠方》。

【牛膝地黄酒】 生牛膝、生地黄各300克（洗净，控干，暴2日）。上捣如泥，作团，以纸裹，外更以黄泥固济，微火炙令泥有裂处，待干，即于地炉中灰火养半日，次以灰火渐渐烧之，取出候冷，去泥纸罗为散。每服20克，酒1盏半，以瓷器煎七分，和滓，食前顿服。老小以意加减服。适用于脚气极冷，着厚棉衣盖覆不觉暖者。见《普济方》。

【牛膝肉桂酒】 牛膝、秦艽、川芎、防风、肉桂、独活、丹参、云苓各30克，杜仲、制附子、石斛、干姜、麦冬、地骨皮各25克，五加皮40克，薏苡仁15克，大麻仁10克，清酒1500毫升。将上药共捣细，酒浸于净瓶中，春夏3日，秋冬7日后开取，去渣备用。每服15毫升，空心温服，日3次。适用于腰膝酸痛，阳痿滑泄，大便溏，腿脚虚肿，关节疼痛，四肢不温，腹部冷痛。见《圣济总录》。

【牛膝附子酒】牛膝、秦艽、天冬各15克，薏苡仁、独活、细辛（炙）、制附子、巴戟天各10克，五加皮15克，肉桂10克，杜仲15克，石楠叶10克，清酒1000毫升。将上药共捣细，酒浸于瓶中，冬10日，春7日，秋5日，夏3日后，去渣备用。每服15毫升，渐加至25毫升，早中晚各1次。适用于手臂麻木不仁，腰膝酸痛，行步脚弱，屈伸挛急，四肢不温，及阳痿，便溏，肌肉酸痛等症。见《圣济总录》。

【牛膝茎叶粥】牛膝茎叶适量，粳米100克。牛膝茎叶晒干，每次取20克，加水煎汤，去渣后入粳米煮稀粥。早晚温热顿服，10天为1疗程。适用于风寒湿痹，腰膝酸疼，关节不利及风湿性关节痛，风湿性腰腿疼痛等症。若牛膝茎叶苦味大，入少量甘草矫味。见《常见病食疗食补大全》。

【牛膝蚕沙酒】牛膝70克，牛蒡子（微炒）36克，防风30克，牛蒡根40克，萆薢30克，大麻子、晚蚕沙各40克，枸杞子、羌活、海桐皮各30克，秦艽20克，黑豆、苍耳、制附子各30克，五加皮、茄子根各60克，虎胫骨（涂酥炙微黄）30克，好酒2250毫升。将上药共捣细，以纱袋盛，置于坛内，酒浸、密封口，7天后取用。每次空心温饮1~2杯，午晚各服2次，随饮随添新酒，味淡即换药。勿食猪、鸡、毒鱼、黏滑物。适用于半身不遂，腰膝疼痛。四肢麻木，血气凝滞，少腹冷痛等症。见《普济方》。

【牛膝大豆浸酒】牛膝（酒浸切焙）600克，大豆（紧小者炒熟）600克，地黄（洗切）600克。上3味，拌匀，绢囊贮，以酒20000毫升浸经宿。每服20~30毫升，空心日午夜卧温服。适用于久患风湿痹，筋挛膝痛，胃气结聚，止毒热，黑痣面䵟，润皮毛。见《圣济总录》。

【长松酒】①松根（切片）1000克，酒1000毫升。松根9蒸9晒，酒浸瓶中，封口，7日后开封取用。每于食前温饮1~2杯。适用于风寒湿痹，腰痛，膝弱，阳痿等症。见《普济方》。②长松60克，熟地黄32克，生地黄、黄芪（蜜炙）、陈皮各28克，当归、厚朴、黄柏各20克，白芍药（煨）、人参、枳壳各20克，苍术（米泔制）、半夏（制）、天门冬、麦门冬、砂仁、黄连各12克，木香、蜀椒、胡桃仁各8克，红枣肉8个，老米1撮，灯心120根。上1料分10剂，绢袋盛之，如常法酿酒，适量饮。适用于滋补一切风虚。见《本草纲目》。

【长宁风湿酒】当归120克，土茯苓90克，生地120克，防风60克，威灵仙90克，防已、红花各60克，木瓜30克，高粱酒（60克）1500毫升。上药浸酒中，3周后取出滤液；药渣再加水煎煮，过滤去渣，取药汁，另用蝮蛇、眼镜蛇、赤炼蛇（均用活蛇）各半公斤，分别浸酒1公斤，3周后滤取酒液，等量混合成为“三蛇酒”，将药酒、药汁、三蛇酒3者等量混合即为长宁风湿酒。每次10~15毫升，日1次。适用于类风湿性关节炎及其他关节炎。见《新医药学杂志》。

【仓公当归酒】当归、防风各12克，独活60克，麻黄（去节）40克，细辛（去苗）20克，附子24克（炮去皮脐）。锉细散，水酒各半盏，同煎去滓。每服24克。适用于贼风，口噤，角弓反张者。见《三因极一病证方论》。

【丹参酒】①丹参、前胡、细辛、卷柏、天雄（去皮）、秦艽、茵芋、干姜、牛膝、芫花、白术，附子（去皮）、代赭、续断、防风、桔梗、蔄菇、矾石（烧汁尽）、半夏（洗）、白石脂、石南、狼毒、桂心、菟丝子、芍药、龙胆、石苇、常山、黄连、黄芩、玄参、矾石（烧）、远志（去心）、紫菀、山茱萸、干地黄、苏、甘草（炙）、白芷各40克，石膏80克，杏仁（去皮尖双仁）20枚，麻黄（去节）、大黄各2克，菖蒲60克，蜈蚣（赤头者、炙）2枚。上切，以酒28000毫升渍5宿。每服30毫升，日2次，以瘥为度。适用于恶风疼痹不仁，恶疮不瘥，须眉秃落。见《千金翼方》。②丹参30克，60度白酒500毫升。丹参洗净，煎碎，装入细口瓶中，加白酒约500毫升，封紧瓶口，每日振摇1次，浸泡半月后开始饮。每次20毫升，日3次，饭前服。常饮有益于栓闭塞性脉管炎的治疗和康复。（验方）。③丹参、鬼箭羽各60克，秦艽（去苗土）、知母（冬月不用）各40克，猪苓（去黑皮）12克，白术60克，海藻（洗去成炙）12克，赤茯苓（去黑皮）40克，桂（去粗皮）、独活（去芦头）各12克。以酒6300毫升，浸5日，急需者，置热灰上1日便可就。随个人酒量饮。适用于久患大腹病。见《圣济总录》。④丹参200克，米酒（50度）1000毫升。将上药碎为粗粉，加入米酒，密闭浸渍14天，过滤，压榨药渣合并酒液，再过滤至澄清。每饮20毫升，日2次。适用于癫痫，神经衰弱，脑震荡后遗症，头痛失眠等多种神经系统疾病。见《太平圣惠方》。⑤丹参3000克，清酒35000毫升。丹参洗净，晾干、寸切、以绢袋盛，浸泡于酒中3日。随个人酒量饮。功能通九窍，发五脏。见《太平圣惠方》。

【丹参石斛酒】 石斛（去根）60克，丹参、川芎、杜仲（去粗皮）、防风（去芦）、白术、党参（去芦）、桂心、五味子、白茯苓、陈橘皮（汤浸出白炒）、黄芪各30克，干姜（炮）45克，炙甘草15克，山药30克，牛膝45克，当归30克，清酒2000毫升。上药共为粗末，用生白布袋盛，置净器中，酒浸，封口，7日后开取，去渣备用。饭前温饮1～2杯，渐加至2～3杯，日2次。适用于脚气痹弱，筋骨疼痛。见《圣济总录》。

【丹参杜仲酒】 杜仲、丹参各30克，川芎20克，江米酒750毫升。上药共碎细，米酒渍，5宿后去渣备用。随意温饮，不拘时候。适用于腰腿酸痛。见《普济方》。

【风湿酒】 狗脊250克，威灵仙150克，忍冬藤250克，紫花前胡150克，当归100克，白酒6500毫升，白糖1500克。酒浸诸药。口服1次15～30毫升，日3次。功能祛风湿，止痹痛。适用于风湿痹痛，腰膝酸痛，四肢麻木，关节炎等症。高血压及心脏病患者忌用。见《新编中成药》。

【风湿药酒】 ①鸡血藤1000克，首乌（制）500克，稀莶草1000克，苍术（炒）500克，红藤1000克，菝葜500克，老鹳草1000克，红花250克，乌梢蛇500克，五加皮250克，桂枝500克，蚕砂250克，白鲜皮500克，石菖蒲250克，苦参500克，杜衡250克，寻骨风500克，高良姜250克，桑枝500克，白芷250克，地黄500克，苍耳子500克，川芎250克，白酒适量。将群药碎成粗粉，置回流锅内，加白酒86000毫升分2次做溶媒，热回流提取2次，每次2小时，回收药渣内余酒，合并酒液，静止滤过，分装。每次15～25毫升，日2次。功能祛风活血，利湿通络。适用于风湿性四肢麻木酸痛。见《新编中成药》。②黄芪（蜜制）600克，当归、槲寄生、老鹳草、续断、麻黄、防己、防风各500克，薏苡仁（炒）、牛膝、地龙、红花各400克，羌活、草乌（制）、茯苓、白术（炒）、独活、川乌（制）、附子（制）、苍术（炒）、高良姜、川芎、鸡血藤、胆南星、白芷、骨碎补（盐制）、肉桂各300克，马钱子（制）、杜仲（炭）、细辛、甘草各200克，白糖5000克。50度白酒26万毫升。酒浸诸药。每次10～15毫升，日2～3次温服。功能散风祛湿，活血止痛。适用于腰腿疼痛，肢体麻木，关节疼痛等症。孕妇忌服。见《新编中成药》。

【风湿骨痛药酒】威灵仙、槲寄生、穿山龙、防己、独活、茜草、羌活各500克，马钱子（制）100克，麻黄100克，白糖1000克，50度白酒25000毫升。酒浸诸药。口服1次10～15毫升，日2～3次温服。功能散风，祛湿。适用于腰腿酸痛，肢体麻木，手足拘挛，关节疼痛等症。孕妇忌服。见《新编中成药》。

【乌豆粥】乌豆20克，粳米100克，红糖适量。每年秋季将乌豆收集存用。每次取乌豆用温水浸泡1宿，加水先烧开，再入粳米、红糖，煮至豆烂米花粥稠为度。每日早餐时温热顿服。适用于水肿胀满，风湿痹痛，关节不利及痈肿疮毒等症。须长期服食。见《常见病食疗食补大全》。

【乌蛇汤】乌梢蛇1条。切片煮汤，加猪脂、盐、姜少许调味。饮汤吃肉。功能祛风除湿解毒。适用于风湿痹痛，荨麻疹，湿疹，脓疮等症。见《食疗本草学》。

【乌蛇酒】①乌梢蛇1条，曲、糯米各适量。乌梢蛇装入纱布袋内，与曲同置缸底；糯米制成饭后盖于其上，封口后酿制数日，取酒饮服。功能祛风湿，通经络。适用于诸风顽痹，恶疮，疥癞等症。见《食物本草会纂》。②乌梢蛇1条，白酒500毫升。乌梢蛇置白酒内浸泡7天。每服20～30毫升，日2次。功能祛风，通络。适用于风湿痹痛，肢节屈伸不利及中风半身不遂等症。见《中国药膳学》。

【乌麻酒】乌麻400克，人参、防风、茯苓、细辛、秦椒（炒出汗）、黄芪、当归、牛膝、桔梗各60克，干地黄、丹参、薯蓣、矾石（煅）各120克，山茱萸、川芎各80克，麻黄（去节）、白术各100克，五加皮、生干姜各200克，大枣、钟乳粉（另以小袋子盛）各120克。上药锉散，用清酒18000毫升，同浸5宿。温服50毫升，日再服。适用于筋虚极，好悲思，脚手拘挛，伸动缩急，腹内转痛，十指甲痛，数转筋，甚则舌卷，卵缩，唇青，面色苍白，不得饮食。见《三因极一病证方论》。

【乌鸡酿酒】乌鸡一双（其鸡先以笼养，用大麻子5000克与鸡吃，吃尽即使将鸡去毛及肠胃净洗拭干，将其肉碎锉，毛即烧灰亦同酿酒），羌活80克，桂心80克，牛膝80克（去苗），芎䓖80克（去芦头），附子120克（炮裂去皮脐），萆薢120克，熟干地黄160克，乌蛇240克，海桐皮200克，丹参160克，白胶香120克，地骨皮400克，五加皮400克，百灵藤400克，松节400克。上药都细锉和匀，以水100000毫升煎取50000毫升，与曲末如常法同酿酒。日饮3～4盏。忌生冷、毒滑动风物。适用于风疾。见《普济方》。

【乌金浸酒】黑豆（炒熟捣碎）1400克，防风（去芦头）、桂心、附子（炮裂去皮脐）、羌活各80克，熟干地黄120克，乌鸡粪（雄者以大麻子喂7日后取粪）40克。上药细锉，和匀，入生绢袋中，用好酒14000毫升，于瓷瓮中，重汤缓火煮，候药瓮子内有香气。日3度，温饮1小盏。适用于风疾。见《太平圣惠方》。

【乌梢蛇酒】乌梢蛇1条，好酒500毫升。乌梢蛇酒浸3～4日。或用乌蛇肉，袋盛，同曲置于缸底，糯饭盖之。3～7日酒熟，去渣贮酒。每服1～2杯，日3次。适用于风湿痹痛，肌肤麻木，骨关节结核，小儿麻痹症，麻风，皮疹瘙痒，疥癣，破伤风等。见《本草纲目》。

【巴戟酒】 ①巴戟天（去心）80克，羌活（去芦头）80克，当归（切焙）120克，牛膝80克，蜀椒（去目及闭口者炒出汗）20克，石斛（去根）80克，生姜（洗）120克。上各细锉，用酒3500毫升，瓷瓶内浸密封，以重汤煮2~4小时，取出候冷开封。每服1盏，常令如醉。适用于风冷或寒湿伤着腰脚冷痹，或疼痛等症。见《圣济总录》。②生巴戟天（去心）、生牛膝（去苗）、生石斛（去根）各80克，蜀椒、生姜、羌活（去芦头）、当归各120克。上㕮咀，如麻豆大，以生绢袋盛，用酒10000毫升浸，日3度暖服，随性多少旋添，候药味薄。适用于风痹脚弱急痛，行履不能等症。见《圣济总录》。

【巴戟天浸酒】 巴戟、羌活、石斛（去根）各80克，当归120克，牛膝（去苗）40克，川椒20克（去目及闭口者微炒去汗），生姜80克。上细锉，生绢袋盛，以酒10000毫升浸，密封7日开。每于食前，暖1小盏服。适用于筋骨疼痛。见《太平圣惠方》。

【石斛酒】 ①石斛（去根）160克，丹参、芎䓖、杜仲（去粗皮）、防风（去芦头）、白术、人参（去芦头）、桂心、五味子、白茯苓、陈橘皮（汤浸去白焙）、黄芪、薯蓣、当归各80克，干姜（炮裂）、牛膝（去苗）各120克，甘草（炙微赤锉）40克。上细锉，生绢袋盛，清酒35000毫升，于瓮中渍7日开。初温服10毫升，日再服。适用于脚气痹弱，筋骨疼痛。见《圣济总录》。②石斛（去根锉）960克，黄芪60克，丹参（去苗）、牛膝（去苗锉）各80克，人参60克，杜仲（去粗皮锉炒）、五味子、白茯苓（去黑皮）各80克，枸杞子60克，山茱萸、山芋、萆薢各80克，防风（去叉）40克，天门冬（去心）120克，细辛（去苗叶）40克，生姜（切）120克，薏苡仁40克。上锉如麻豆，生绢囊盛，以酒35000毫升，于净瓷器中浸7宿。初温服20毫升，日3次夜1次。常令有酒力佳。适用于腰痛强直，不可俯仰。见《圣济总录》。③石斛160克，黄芪（去芦）、人参（去芦）、防风（去芦）各60克，朱砂（水飞）、杜仲（炒，去丝）、牛膝（酒浸）、五味子、白茯苓（去皮）、山茱萸、山药、萆薢各80克，细辛（去苗）40克，天门冬（去心）、生姜各120克，薏苡仁、枸杞子各500克，酒50000毫升。上药㕮咀，并入朱砂末，稀绢袋装，入酒内浸3天3夜。温熟酒，随量饮。不可断绝。适用于心脏中风，下注腰脚，除头面游风，兼补损。见《奇效良方》。④石斛、丹参、五加皮各200克，侧子、秦艽、杜仲、山茱萸、牛膝各160克，桂心、干姜、羌活、芎䓖、橘皮、黄芪、白前、蜀椒、茵芋、当归各120克，薏苡仁600克，防风80克，钟乳（捣碎，别绢袋盛，入大药袋内）320克。上㕮咀，以清酒24000毫升渍3日。初服20毫升，日再稍稍加，以知为度。适用于风虚气满，脚疼痹挛，弱不能行等症。见《备急千金要方》。⑤石斛（去根）400克，牛膝（去苗）300克，杜仲（削去粗皮）、丹参各160克，生地黄（切暴令水气干）700克。上细锉，生绢袋盛，用清酒35000毫升于瓮子中密封。浸7日开。每服1中盏，日2~3服。适用于风痹脚弱，腰膀冷疼等症，有利关节，坚筋骨，令人强健悦泽之效。见《太平圣惠方》。⑥石斛（去根）160克，黄芪、丹参、杜仲（去粗皮）、牛膝（去苗）、人参（去芦头）、五味子、白茯苓、山茱萸、薯蓣、萆薢、防风（去芦头）、生姜各80克，枸杞子、天门冬（去心）、细辛、薏苡仁各120克。上细锉，生绢袋盛，用酒35000毫升，于瓷瓮中浸7日开。初温服20毫升，日再服，有补虚劳，益气力，除腰脚痹弱，利关节，坚筋骨，及头面游风之效。见《太平圣惠方》。⑦石斛（去根）160克，丹参、芎䓖、杜仲（去粗皮）、防风（去芦头）、白术、人参（去芦头）、桂心、五味子、白茯苓、陈橘皮（汤浸去白瓤焙）、黄芪、薯蓣、当归、干姜（炮裂）各80克，甘草（炙微赤）40克，牛膝（去苗）120克。上细锉，生绢袋盛，用清酒35000毫升，于瓮中渍7日。初温服，30～50毫升，日再服，渐加至1盏为度。适用于风虚劳，腹内冷，不多食等症。见《太平圣惠方》。

【石楠酒】石楠叶（去粗茎生用）120克。捣罗为末。每服0.5克至1克。用酒200毫升，煎1沸，空心温服。适用于风瘾疹，经旬不解。见《圣济总录》。

【石斛浸酒】①石斛（去根）80克，附子（炮裂去皮脐）、牛膝（去苗）、茵芋、桂心、芎䓖、羌活、当归（锉微炒）、熟干地黄各40克。上细锉，生绢袋盛，以清酒7000毫升，浸3日。每暖服1小盏。适用于产后中风，四肢缓弱，举体不仁者。见《太平圣惠方》。②石斛（去根）、牛膝（去苗）各20克，五加皮、羌活、防风（去芦头）、海桐皮、木香、桂心、芎䓖、甘菊花、川椒（去目及闭口者）各80克，附子（炮裂去皮脐）、大麻各120克，上细锉，生绢袋盛，用好酒20000毫升，以瓮子盛，密封头，浸经7日后开取。每日3度，温饮1小盏。每服1盏，即添1盏，候药味稍薄，更换。适用于风冷气攻腰脚行立无力。见《太平圣惠方》。③石斛（去根）960克，黄芪（炙）60克，丹参（微炒）40克，牛膝（去苗）120克，生姜120克，人参60克，杜仲（去粗皮锉炒）、五味子各80克，白茯苓（去黑皮）80克，山茱萸80克，山芋80克，萆薢（微炒）80克，枸杞子（微炒）1000克，防风（去叉）60克，细辛（去黄叶炒）40克，薏苡仁（炒）500克，天门冬（去心焙）120克。上细锉如麻豆，生绢囊盛，以酒50000毫升，于净瓷器中浸1宿。初温服30毫升，日3次夜1次，常有酒气，不至大醉。适用于肾中风，下注腰脚痹弱，利关节，坚筋骨，除头面游风，补虚劳，益气力。见《普济方》。④石斛（去根）200克，牛膝（酒浸切焙）40克，杜仲（去粗皮炙）300克，丹参240克，熟干地黄（焙）400克，桂（去粗皮）160克。细锉，用酒7000毫升，瓷瓶内浸密封，以重汤煮2～3时辰，取出候冷开封。每温1盏服，不拘时，常令如醉。适用于风湿寒冷伤著腰脚冷痹，痛麻不仁等症。见《圣济总录》。⑤石斛（去根）960克，黄芪（炙）60克，丹参（微炙）80克，牛膝（去苗）80克，人参60克，杜仲（去粗皮锉炒）80克，五味子80克，白茯苓（去粗皮）80克，枸杞子（微炒）1000克，山茱萸80克，山芋80克，细萆薢（微炒）80克，防风（去叉）60克，天门冬（去心焙）120克，细辛（去苗叶轻炒）40克，生姜120克，薏苡仁（炒）350克。上细锉如麻豆，生绢囊盛，以酒35000毫升于净瓷器中浸7宿。初温服20毫升，日3次夜1次，令常有酒气，不至大醉。适用于肾中风下注，腰脚痹弱等症。有利关节，肾筋骨，除头面游风，补虚风，益气力之效。见《圣济总录》。⑥石斛（去根）40克，天麻40克，芎䓖40克，仙灵脾40克，五加皮40克，牛膝（去苗）、萆薢各40克，桂心60克，当归40克，鼠黏子40克，杜仲（去粗皮）40克，附子（炮裂去皮脐）40克，虎胫骨（涂酥炙令黄）80克，乌蛇肉（微炒）40克，茵芋40克，狗脊40克，丹参40克，川椒（去目及闭口者微炒去汗）60克。上诸药，细锉，生绢袋盛，用好酒

140000毫升，于瓷瓮中浸，密封，经7日后服。日服旋取1小盏，不计时候温饮。常令酒气相续。酒取1盏，入1盏，药味薄止。适用于中风，手足不遂，骨节疼痛，肌肉顽麻。见《太平圣惠方》。⑦石斛（捶碎）300克，牛膝（去苗）600克，杜仲（去粗皮炙微黄）300克，丹参300克，生干地黄300克。上细锉，生绢袋盛，以好酒20000毫升，瓷瓶中盛，密封，浸7日开。温饮1小盏，日3服。适用于风湿腰痛，可通利关节，坚筋骨，令强健悦泽。见《太平圣惠方》。⑧石斛（去根）100克，丹参100克，侧子（炮裂去皮脐）80克，桂心60克，芎䓖60克，干姜（炮裂）40克，五加皮100克，独活60克，牛膝（去苗）80克，杜仲（削去皱皮微炙令黄）40克，秦艽（去苗）80克，薏苡仁35克，山茱萸80克，陈橘皮（汤浸去白瓤焙）40克，黄芪60克，白前60克，茵芋100克，当归60克，钟乳粉160克，川椒（去目及闭口者微炒去汗）60克。上细锉，生绢袋盛，用清酒20000毫升，于瓷瓶中渍3宿。暖取1小盏。适用于脚气痹挛及风虚肿满，不能行走。见《太平圣惠方》。

【石楠芽茶】嫩石楠芽200克。蒸熟，火焙，炒至叶干香透。每次3克，开水冲浸，代茶饮。适用于因风湿引起的关节疼痛，腰背酸痛，神经性偏头痛及肾阳虚衰，阳痿滑精，女子腰冷不孕，月经不调等症。见《太平圣惠方》。

【石斛牛膝酒】　石斛（去根）、牛膝（去苗）各6克，五加皮、羌活、防风（去芦头）、海桐皮、木香、桂心、芎䓖、甘菊花、川椒（去目及闭口者）各24克，附子（炮裂去皮脐）、天麻各36克。上捣碎，生绢袋盛，用好酒1500毫升，以瓷瓶盛，密封口，浸7日后开取。日3次，每温饮1小杯。每取用1杯，即添酒1杯，候药味稍薄，更换。适用于风冷气攻腰脚，行立无力。（验方）。

【石楠肤子酒】石楠叶（去粗茎）、地肤子、当归、独活各50克。捣罗为末，收贮备用。每次用末5～6克，用酒1杯（约15毫升）相煎数沸，候温，连末空心饮，每日依法3次。适用于风毒瘾疹。（验方）。

【石榴浸酒方】酸石榴、甜石榴各7枚（和皮捣烂）、人参（去芦头）、苦参（锉）、沙参（去芦头）、丹参、苍耳子、羌活各80克。将上药细锉，绵裹，以无灰酒10000毫升，于瓷瓶中浸之密封头，春夏7日，秋冬14日，即成。食前暖服1中盏，旋饮旋添酒，味薄再合。适用于大风，头面热毒，皮肤生疮，面上生结，如眉落者。见《普济方》。

【归圆酒】菊花、当归各500克，枸杞子1000克，圆眼肉300克，烧酒30000毫升，南酒20000毫升。将药入酒浸21日，酌量饮。功能补脾养胃，祛风明目。见《寿世编》。

【史国公酒】白术、当归、萆薢、牛膝、羌活、防风、秦艽、松节、鳖甲、虎胫骨、明蚕砂各120克，杜仲180克，枸杞子300克，苍耳子240克，干茄根480克，酒17500毫升。上药打碎装布袋内，入酒中浸渍，密封置锅内煮6小时，取起埋地下3日，出火毒。早、午各温服3～5杯。适用于中风不语，手足拘挛，诸风痹痛及鹤膝风等症。见《中国帝王媚药补酒》。

【史国公药酒】①苍耳子160克，当归、牛膝、羌活、防风、川萆薢、松节、秦艽、干菇根、晚蚕砂、虎胫骨、鳖甲各80克，甘枸杞40克。上锉片，生绢袋盛，无灰酒1坛浸，固泥坛口，27日启坛。早暮服2～3杯，渣晒干为末，酒糊丸，梧桐子大，空心30～50丸，酒下。适用于手足拘挛，屈伸不利。见《扶寿精方》。②藿香、虎胫骨、茄根各60克，羌活、秦艽、鳖甲、红曲各30克，当归、桂枝、红花、檀香各90克，生姜120克，红枣1120克（煎汁5000克），白蜜1500克，烧酒15000毫升。上药浸入酒中，采用冷浸法制酒。酌量饮。适用于风湿痹痛而兼有脾胃不和，胸膈不利等症。见《扶寿精方》。③玉竹18克，神曲36克，牛膝、白术各18克，桑寄生15克，蚕砂、防风、川芎各12克，木瓜、红花各9克，甘草、羌活、独活、续断各6克，鹿角胶、鳖甲胶各3克。上药各为粗末，与二胶稀释液混匀，加白酒5625毫升，冰糖1000克，搅匀过滤，制药酒。每服9～15克，日2～3次。适用于四肢麻木，骨节疼痛，风寒湿痹等症。见《简明中医辞典》。④当归、虎胫骨（酥酒炙）、川羌活、川萆薢、防风各80克，秦艽160克，鳖甲（醋炙）40克，川牛膝（酒浸）、松节、晚蚕砂（炒）各80克，枸杞子200克，干茄根（饭上蒸熟）320克，苍耳子（炒，捶碎）160克。上药用无灰酒1大坛，绢袋盛药，悬酒内，密封固。候14日，开坛取酒，取时不可面对坛口，恐药气冲人面目。每饮1盏，勿令药力断绝。饮尽病痊，药渣晒为末，米糊丸，梧桐子大。每服80丸，空心温酒下，忌食动风辛热之物，常服。适用于诸风五痹，左瘫右痪，口眼㖞斜，四肢疼痛。七十二般风，二十四般气，其效不可尽述。见《医门法律》。

【仙酒】①川牛膝（洗净）600克，秦艽（洗净切）40克，枸杞子（洗净）80克，蚕砂（洗净）80克，牛蒡子（炒）1000克，桔梗（洗）80克，苍术（去皮蒸烂用）1200克，地黄80克，当归（洗净用）80克，天麻（洗净）200克。上用无灰糯酒20000毫升，以前药于净瓷缸内浸，白纸密封7日。每饮1盏，日3服。适用于大风，手足拘挛，半身不遂。见《普济方》。②牛蒡根、牛膝各60克，秦艽、鼠黏子各80克，枸杞子（炒）10000克，苍术（蒸烂）1200克，防风、蚕砂各80克，大麻子（炒，研去壳）1000克，桔梗、羌活各80克。锉散，无灰酒20000毫升，净瓮器内浸密封，7日开，开时不得对瓶口。日3服，每服大盏，温服，常令面有酒色。甚者不过10000毫升，忌面食并鱼肉动风物。适用于大风及偏风一切风疾，可延年益寿。见《三因极一病证方论》。

【仙酒方】①牛膝（洗净细切）、秦艽（去裂文）、桔梗（去芦）、防风（去芦）、羌活（去芦细切）、晚蚕砂（洗净炒）各80克，牛蒡根（去粗皮细切）600克，枸杞子2000克，牛蒡子500克，大麻子（洗净）1000克，苍术（洗去粗皮瓷器内蒸熟用）1000克。上为末，糯米酒20000毫升，于瓷器内浸药，封口，第7日开封，勿令面近瓶口，恐药气出犯人眼目。每服1盏，日3服，忌湿面、鱼3个月。适用于诸风疾并大风偏风。见《卫生家宝》。②天麻300克，当归120克，枳壳80克，枸杞2000克，牛蒡子300克，牛蒡根600克，天麻子100克，牛膝、秦艽、苍术（去皮、米泔浸，瓦器蒸熟）、羌活、防风、桔梗、明蚕砂各80克。上为粗末，无灰酒20000毫升～30000毫升，瓦坛浸7日，勿令面近酒，恐气触目有伤，每日空心午夜，各温进1杯，忌鱼面3个月。适用于手足拘挛，半身不遂。见《扶寿精方》。

【仙灵桂心酒】仙灵脾9克，桂心、防风（去芦头）、虎胫骨（涂酥炙微黄）、羌活、萆薢、芎䓖、生干地黄、海桐皮、牛膝（去苗）、骨碎补（去毛）、附子（炮裂去皮脐）各6克。上细锉，生绢袋盛，以清酒750毫升，于瓷瓶中浸，密封经5日后用。随性饮，酒少旋添，候药味薄，再合，以瘥为度。忌生冷鱼肉。适用于因风所致之腰膝疼痛。（验方）。

【仙灵脾浸酒】①仙灵脾 120 克，桂心、防风（去芦头）、羌活、萆薢、芎䓖、生干地黄、海桐皮、牛膝（去苗）、骨碎补（去毛）、附子（炮裂去皮脐）各 80 克。上药细锉，生绢袋盛，以清酒 14000 毫升，于瓷瓶中浸，密封经 5 日。随性饮，酒少旋添，候药味薄，再合，以瘥为度。忌生冷毒滑鱼肉。适用于腰膝疼痛。见《太平圣惠方》。②仙灵脾 80 克，牛膝（去苗）80 克，附子（炮裂去皮脐）80 克，石楠叶 40 克，杜仲（去粗皮微炙）80 克。上药细锉，生绢袋盛，用好酒 10000 毫升，浸 7 日。每温饮 1 小盏。适用于妇人风痹，手足不随等症。见《太平圣惠方》。③仙灵脾 40 克，天麻 40 克，独活 40 克，天雄（炮裂去皮脐）40 克，牛膝（去苗）40 克，桂心 60 克，当归 40 克，五加皮 40 克，芎䓖 40 克，石斛（去根）60 克，茵芋 40 克，萆薢 40 克，狗脊 40 克，海桐皮 40 克，鼠黏子 40 克，苍耳子 40 克，川椒（去目及闭口微炒去汗）40 克。上诸药，细锉，生绢袋盛，用好酒 14000 毫升浸，密封，经 7 日后用。每日不计时候，温服 1 小盏，常令酒气相续。其酒出一盏入一盏，药味薄止。适用于中风半身不遂，肢节疼痛无力。见《太平圣惠方》。④仙灵脾（好者）600 克，上细锉，生绢袋盛，用无灰酒 14000 毫升浸，以厚纸重重密封，不得通气，春夏 3 日，秋冬 5 日，后旋开取。每日随性暖饮，常令醺醺，不得大醉，若酒尽，再合服。适用于偏风，手足不遂，皮肤不仁。见《太平圣惠方》。

【仙茅加皮酒】仙茅（用米泔水浸，去赤水尽，晒干）90 克，淫羊藿（洗净）120 克，五加皮（酒洗）90 克，醇酒 1 小坛。上药碎细，包贮，悬于酒坛中，封口，浸 7 日饮。每日早、晚各饮 1～2 杯，甚效。适用于腰膝筋脉拘急，肌肤麻木，关节不利，阳痿，子宫寒冷不孕。见《万病回春》。

【白头翁酒】白头翁草 1 握。烂研，以醇酒浸，顿服。适用于诸风痛攻四肢百节。见《圣济总录》。

【白花蛇酒】白花蛇 1 条，曲、糯适量。白花蛇肉袋盛，同曲置于缸底，糯饭盖，3～7 日酒成，滤过，瓶贮，或将白花蛇肉用好酒 500 克，浸泡数日。早、晚各饮 1～2 杯。适用于风湿疥癞，骨节疼痛，半身不遂，口眼歪斜，语言謇涩，肌肉麻痹，破伤风，小儿惊风。见《本草纲目》。

【白扁豆散】白扁豆 60 克，藿香叶 60 克。白扁豆略炒后研粉，藿香叶晒干为末，混合为散。每服 10 克，姜汤送服，4～5 次。功能化湿止泻。适用于夏秋季急性胃肠炎，腹痛腹泻，呕吐不止等症。湿热泄泻者不宜用。见《常见病的饮食疗法》。

【白菊花酒】白菊软苗适量。春末夏初，收白菊软苗，阴干捣末，和无灰酒服。先灸两风池各 27 壮。空腹取白菊末 1 克，和无灰酒服，日再服，渐加 3 克，若不饮酒者，和羹粥汁服。适用于丈夫妇人久患头风眩闷，头发干落，胸中痰壅，每发即头旋眼昏，不觉欲倒者。见《本草纲目》。

【白蛇浸酒】白花蛇 1 条（约 250 克），当归、川芎各 60 克，附子、桂心、熟地黄、山茱萸、萆薢、石斛、细辛、黄芪、天麻各 80 克，独活 120 克，枳壳 40 克，肉苁蓉 100 克。上细锉，生绢袋盛，好酒 30000 毫升于瓷瓮子内密封浸 7 日后开。随性暖饮，常令醺醺，勿令大醉。其酒旋添，酒味薄换药。适用于风痹，骨髓及腰脚疼痛，行步稍难，兼风毒攻注，皮肤痒痛等症。见《永乐大典》。

【白术独活酒】白术、独活各40克。上诸药，捣粗罗为散，以酒2大盏，煎至1大盏。去渣，分2次温服，拗开口灌。适用于妊娠中风痉，通身强直，口噤不开。见《太平圣惠方》。

【白芷菊花茶】白芷、菊花各9克，开水冲泡，代茶饮。适用于头痛，三叉神经痛。（验方）。

【白花蛇造酒】白花蛇1条。蒸米10000克。缸底先用酒曲，次将蛇用绢袋盛，顿于曲上，用纸封缸口，候3~7日，开缸取酒，将蛇去皮骨为末。每温服1盏，蛇末少许，或将酒脚并糟作饼食，尤佳。适用于大风。见《普济方》。

【白花蛇浸酒】白花蛇（去皮骨炙黄）1条重300克，当归、芎䓖各60克，附子（炮裂去皮脐）、桂心、熟干地黄、防风（去芦头）、山茱萸、萆薢、石斛（去根）、牛膝（去苗）、细辛（去苗土）、天麻、黄芪各80克，独活120克，枳壳（麸炒微黄色去瓤）80克，肉苁蓉（酒浸一宿刮去皱皮用）100克一匕药细锉，生绢袋盛，以好酒20000毫升，于瓷瓮子内密封。浸7日后，随性暖饮，常令醺醺，勿令大醉，其酒旋添，酒味稍薄即换药，忌生冷黏滑动风物。适用于诸风。骨髓及腰脚疼痛，行步稍难，兼风毒攻注，皮肤痒痛不知。见《太平圣惠方》。

【白果蒸鸡蛋】白果2枚，鸡蛋1个。鸡蛋于一端开孔，白果去壳后，从孔纳入，用纸黏封小孔，口朝上置器中，隔水蒸熟。日服1次。功能化湿止带，益气安中。适用于妇女白带过多，小儿虚寒腹泻等症。见《家庭食疗手册》。

【白蒺藜药酒】蒺藜（去皮刺）1500克，青稞500克。白疾藜1000克，与青稞混合，加水约4000毫升，煎煮，取出放至室温，下曲发酵。再取白蒺藜500克，加水1万毫升，煎煮汤液，慢慢兑入上述发醇液中，置热处，密封贮存6~8天，每饮50~100毫升，日2次，早晚热服。功能祛风除湿，通经活络。适用于风湿性关节炎，关节肿痛，头晕，耳鸣及慢性盆腔炎，肾炎，妇女月经不调，月经过多等症。如病人患有心脏病，服时取肉豆蔻25克，羊头骨或小腿骨25克煮汁，兑酒内服。见《新编中成药》。

【白术独活豆酒】白术60克，独活40克，黑豆（炒）10克。上细锉，以酒3000毫升，煎取1500毫升，去渣。每服饮适量。口噤者，拗口灌，得汗即愈。适用于妊娠中风，口噤语言不得。见《妇人大全良方》。

【冬瓜苡仁粥】冬瓜仁20~30克，苡仁15~20克，粳米100克。冬瓜仁水煎取汁，再与粳米苡仁同煮稀粥。日2~3次。功能健脾燥湿化痰。适用于湿痰咳嗽，痰多色白，咳声重浊，胸闷脘痞等症。见《百病饮食自疗》。

【冯了性药酒】丁公藤19200克，白芷1600克，香加皮1200克，麻黄3200克，青蒿1600克，当归1000克，桂枝1600克，小茴香120克，川芎1000克，威灵仙1600克，防己1200克，栀子1000克，羌活1200克，独活1200克，白酒（50度）19.2万毫升。酒浸诸药每次15毫升，日3次。功能祛风通络，散寒止痛，适用于风寒湿痹，四肢麻木，筋骨酸痛，腰膝无力，老伤复发等症。服后可能出汗，多涎，胸闷，皮肤红痒等反应，并无妨碍，切勿恃量多饮。孕妇忌服。见《新编中成药》。

【冯了性风湿跌打药酒】丁公藤、白术、泽泻、牡丹皮、补骨脂、川芎、小茴香、五灵脂、羌活、杏仁、没药、麻黄、蚕砂、枳壳、香附、菟丝子、乳香、白芷、当归、厚朴、木香、苍术、皂角、陈皮、黄精、桂枝、白酒。制成药酒。内服或外擦。适用于风湿骨痛，手足麻木，腰腿疼痛，跌打损伤。见《简明中医辞典》。

【奶汤鹿筋】水发鹿筋250克，口蘑10克，火腿15克，白油75克，奶汤500克，清汤150克，料酒、姜汁、盐水及菜心各少许。鹿筋用开水氽过，切长5分、直径1分的圆段，用清汤150克，清水（250克）、盐水少许、料酒（5克）“度”过，捞出控净水。炒勺放火上，加白油，烧至六成热，放料酒烹，加奶汤、鹿筋，旺火烧开，放火腿薄片，加氽过的口蘑薄片及灵芝块状的菜心，姜汁，搅匀食。功能祛风湿，强筋骨。适用于风湿疼痛，肢体软弱。见《滋补中药保健菜谱》。

【加味风湿酒】三叶青藤100克，九层风150克，红鱼眼150克，大风艾100克，土杜仲500克，两面针30克，白酒4800毫升。酒浸诸药。每饮15～25毫升，日3次。功能祛风活血，通络止痛。适用于风湿性关节炎。见《新编中成药》。

【芍药黄芪酒】白芍药、黄芪、生地黄各100克，艾叶（炒）30克，酒1000毫升。上药粗捣碎，如麻豆大，夏白布袋盛，酒浸净器中，封口，经宿可用。每食前随时温饮。适用于妇女月经过多，兼赤白带下。（验方）。

【芍药黄芪浸酒】芍药、黄芪、生地黄各120克，艾叶40克，㕮咀，如麻豆大，绢袋盛，浸酒7000毫升，经宿后用。每食前随量温饮。适用于妇人血伤兼赤白带下。见《圣济总录》。

【芎脑芷汤】羊脑1个，川芎6克，白芷10克。羊脑热水烫硬，挑净筋血，入沙锅与川芎、白芷同煮，1小时后去渣。饮汤吃脑。日1剂，服2～3剂为宜。功能祛风止痛。适用于顽固性头痛。见《疾病的食疗与验方》。

【百灵藤酿酒】百灵藤6000克，以水70000毫升煎取20000毫升，神曲（微炒黄色，捣末）360克，糯米20000克，炊饭。上候饭冷，即揉曲末入饭中，并药汁，同入瓮中，即熟澄清。每温饮1小盏，服后，觉浑身出汗为效。适用于风疾。见《太平圣惠方》。

【当归独活酒】独活（去芦头）60克，大豆500克，当归10克，酒1000毫升。独活、当归碎细，酒浸1宿，大豆炒，令青烟出，投酒中封闭，候冷去渣。每温饮1杯，日3次。适用于产后血虚，中风口噤。（验方）。

【竹节菜粥】竹节菜（干品30克）50克，粳米100克。竹节菜加水煎汤，去渣后入粳米，再加水煮稀稠粥。每日早晚各1次，温热顿服。适用于湿热下注，小便淋沥涩痛，虫积腹痛，皮肤湿疹，阴部瘙痒等症。见《常见病食疗食补大全》。

【延年生石斛酒】生石斛（槌碎）1800克，牛膝600克，杜仲、丹参各320克，生地黄（切，暴令干）200克，上切，绢袋盛，以上清酒14000毫升，入器中渍7日。每食前温服20毫升，日3次夜1次。忌芜荑。适用于风痹脚弱，腰胯疼冷等症。可利关节，坚筋骨，令强健悦泽。见《外台秘要》。

【伤湿止痛药酒】红毛五加皮4克，袍木皮22克，三角风54克，稀莶草48克，海风藤32克，当归48克，大血藤48克，伸筋草48克，老鹳草32克，骨碎补（烫）48克，川牛膝38克，秦艽32克，重楼32克，羌活32克，独活32克，首乌藤48克，黄精（剁）96克，南沙参96克，白酒8000毫升。酒浸诸药。每服15～20毫升，日2次。功能舒筋活络，祛风除湿，强筋壮骨。适用于风湿麻木，筋骨腰膝关节疼痛，跌打损伤等症。孕妇忌服。见《新编中成药》。

【羊头烩】羊头1个，调料适量。羊头去毛洗净，放入盆中，上屉武火蒸至烂熟，取出晾凉，切2厘米长，1.5厘米宽的块，放锅内，加适量清水，葱、姜、盐、味精、黄酒等，武火炼至入味。吃肉喝汤。功能补虚羸，治风眩。适用于虚风内动之眩晕症。见《饮膳正要》。

【羊肚粥】羊肚1具（洗净），粳米100克，姜、豉、葱、椒、蒜五味适量。羊肚与米煮粥，候熟，下五味，空腹食。功能补虚，通阳，祛风。适用于中风不遂，身体虚弱。见《本草纲目》。

【羊肚羹】羊肚1具，粳米300克，豆豉75克，川椒30粒，葱白数茎，姜8克，羊肚洗净，余味拌匀，入羊肚内，煮烂熟，五味调和，空腹食，适用于中风。见《千金·食治》。

【羊藿米酒】羊藿叶50克，米酒500克，羊藿放米酒中浸泡20日。每次2～3汤匙，日2～3次。功能补肾阳，祛风湿。适用于阳痿，尿频，神疲无力，风湿痹症，喘咳，高血压等。见《良药佳馐》。

【羊肉木瓜汤】羊肉300克，豌豆100克，粳米200克，木瓜汁100克，白糖12.5克，草果0.5枚。羊肉洗净切块，豌豆捣去皮，与草果同煮至肉熟，滤取汁，再放入粳米、熟豌豆40克，木瓜汁、白糖、盐少许调味，加入熟羊肉煮至米熟。功能补益祛湿。适用于腰膝疼痛，脚气病等。见《家庭食疗手册》。

【羊脂粳米粥】羊脂、粳米、调料适量。羊脂煮汤，沸后，加粳米、葱白、姜、椒、豉等煮粥。日服1剂，10日为1疗程。适用于半身不遂。见《家庭食疗手册》。

【羊踯躅根粥】羊踯躅根3克，糯米30克，黑豆15克。水煎羊踯躅根，去渣，取汁，入米、豆煮粥，任意食。功能驱风，除湿，消肿，止痛。适用于风寒湿痹，痛风走注。见《医学集成》。

【壮元酒】天雄（生去脐皮）、白蔹各180克，茵芋（去粗茎）60克，蜀椒（去目，炒出汗）、羊踯躅各125克，乌头（生去皮脐）、附子（生去皮脐）、干姜各120克。上药细切，以酒30000毫升渍，春夏5日，秋冬7日，去渣。每服20～30毫升。功能益精气，通血脉，除风湿，明耳目，悦颜色。见《圣济总录》。

【冲服凉茶】岗梅606克，山芝麻84克，五指柑114克，淡竹叶、布渣叶各36克，木蝴蝶6克，火炭母90克，金沙藤204克，广金钱草54克，金樱根210克。岗梅、山芝麻、五指柑、金樱根加水煎煮2次，第1次3.5小时，第2次1.5小时，其余6味，加水煎煮2次，第1次2小时，第2次1小时，合并煎液，过滤，滤液浓缩，喷雾干燥。每次3克，日2次，开水冲服。适用于暑湿感冒，湿热积滞，发热咽痛，口干尿黄，头晕恶心，舌苔黏腻等症。见《中华人民共和国药典》。

【冰糖薏仁米】薏仁100克，山楂糕50克，冰糖200克，桂花、精盐少许。薏仁捣净蒸熟；山楂糕切小丁，锅中加清水500毫升，加热并放冰糖、桂花、盐、糖化汁浓时，倒入薏仁、山楂丁，待其浮于汤面。功能健脾，祛湿，除痹。适用于湿热内停，水肿，小便不利，痹痛，带下，消渴，肺痈，肠痈，脾虚泄泻等症。阳虚而水湿内停者不宜。见《滋补保健药膳食谱》。

【寻骨风酒】寻骨风200克，酒750克。上药粗碎，酒浸7日后开口，去渣备用。每空腹温饮10～15毫升，日3次。适用于风湿痹痛，肢体麻木，筋脉拘挛等症。（验方）。

【防风松叶酒】松叶（10月初采）160克，麻黄、防风各30克，制附子15克，独活30克，秦艽、肉桂各20克，牛膝36克，生地30克，醇酒1500毫升。上药捣碎细，和匀，纱布包盛，酒浸净器中，封口，春秋7日，冬1日，夏5日，日满开取，去渣备用。每温饮1小杯（约10毫升），日3次。适用于因风湿侵聋的关节疼痛，四肢麻木，步履艰难。见《太平圣惠方》。

【红丝毛酒】红丝毛100克，白酒2000毫升。泡5～7天后服，每服5～10毫升，日2次。适用于腰扭伤，风湿性关节炎，跌打损伤。见《陕甘宁青中草药选》。

【红煨鹿筋】发好的鹿筋4根，干贝25克，鸡肉1000克，金钩25克，猪肘肉1000克，小白菜苞1500克，料酒、盐、酱酒、味精、胡椒粉、猪油、汤、葱、姜、香油及鸡油等。鹿筋洗净，切段，放冷水锅中烧开，冷水过凉，如此连续2次，降异味后冷水漂。鸡肉、猪肘肉、金钩、干贝煨浓汤备用。锅内加普通汤、料酒、葱、姜，将鹿筋在锅中煮过，除去腥味后捞出，放入垫有底菰的沙锅内，倒入煨好的浓汤，小火煨酥烂，加适量盐、酱油煨入味。锅内放猪油并烧至六成熟，下洗净的白菜苞，加盐炒入味，装在盘周围。在煨好的鹿筋中加入味精和胡椒粉，收浓汁，加香油调味，装入白菜苞中间，淋鸡油。功能强筋骨，祛风湿。适用于腰膝酸软，四肢无力，风湿疼痛，腓肠肌痉挛等症。见《滋补中药保健菜谱》。

【红枣花生赤豆汤】红枣50克，新花生仁30克，赤小豆30克，白糖适量。水煎服，日1剂。功能补脾利湿。适用于急性肝炎，发黄。见《疾病的食疗与验方》。

【赤杨茶】赤杨嫩枝。开水浸泡。代茶饮。适用于预防水泻。见《中草药土方土法战备专辑》。

【赤车使者酒】赤车使者、当归（切焙）、白茯苓（去黑皮）各20克，防风（去叉）、独活（去芦头）、细辛（去苗叶）、人参各40克，附子（炮裂去皮脐）15枚。上锉如麻豆，用水7000毫升，黍米7000克，曲800克，造酒，纳20000毫升，瓮中密封，以油袋盛瓮，勿令水入，沉井底3宿，药成置高燥处2日。平旦服半盏，日3次，渐增。适用于中风偏枯，缓纵不遂，五劳七伤，寒冷百病。见《圣济总录》。

【花蛇酒】白花蛇1条，取肉，袋盛，同曲置于缸底，糯饭盖，3～7日，取酒适量饮。适用于诸风，顽痹瘫缓，挛急疼痛，恶疮疥癞等症。见《本草纲目》。

【苍公酒】当归，防风各1.2克，独活60克，麻黄44克，细辛20克，附子1个。上为散，每服12克，水酒各半盏，煎，口不开者，抉开纳药。适用于贼风口噤，角弓反张。见《普济方》。

【苍耳茶】苍耳子、茶叶。苍耳子炒，为末，入菊同煎。代茶饮。适用于老人风痹，筋脉缓急。（验方）。

【苍耳酒】①苍耳、牛膝根（切）1000克，商陆根切（白木色者）10000克，鼠黏根（切）10000克，松叶（切）20000克。上，以水250000毫升，煮取60000毫升汁，取30000毫升汁，浸曲12000毫升，高量其曲，加于常法五分，为药力费曲故也，余30000毫升汁，留将拌馈料，糯米120000克，分作5酘，细切生地黄30000克，和米下之；第二酘，3日炊20000克米，取药汁7000毫升，拌馈熟，与杏仁1000克，去皮尖碎，和捣如泥下之；第三酘，5日炊2000克米，取药汁6500毫升，拌馈熟，取大麻子10000克，捣碎和下之；第四酘，7日炊20000克，取药汁3500毫升，拌馈熟，取胡麻10000克捣碎和下之；第五酘，9日炊1000克，取药汁3000毫升，拌馈下之，以上五酘法，须候米消尽，即炊如米少酒味薄，更炊10000克下之，使味足，然后去糟取清。依常法饮100毫升，不能者，可量性多少，常使有酒气逼人，夜饮最宜，补养益精神，令人先天健，大去风疾。适用于大风恶疾，及一切诸风，乃至骨髓中毒风，令人充悦方。见《普济方》。②苍耳（净拣）、防风（去叉）、恶实（炒）各120克，独活（去芦头）、木通各80克，生地黄（洗）120克，人参40克，薏苡仁80克，黄芪120克，桂（去粗皮）60克，白茯苓（去黑皮）100克。上细锉，以酒7000毫升，浸7日，空心饮。初1盏日再，量性加至3盏。适用于肾间风热，骨疼耳聋及肾中实邪。见《圣济总录》。

【苍术粥】苍术30克，粳米30～60克。苍术水煎取汁；粳米掏净煮粥，至八成熟时，兑入苍术汁，共煮熟温服。日1剂，可连续服。功能健脾燥湿。适用于脾湿经闭，伴胸胀满闷，神疲倦怠，白带增多，或呕恶痰多等症。见《百病饮食自疗》。

【苍耳粥】苍耳子15克，粳米100克，先煎苍耳子，去渣，后入米煮粥，空腹服。功能祛风消肿。适用于痔疮下血，风瘙瘾疹，鼻渊齿痛，老人目暗不明等症。见《寿世青编》。

【苍术豉酒】豉500克，苍术00克，清酒1000毫升。豉浸酒中，3宿后，苍术捣碎加入，4日后开取饮。随意徐徐饮。适用于风毒脚弱，麻木无力，腿脚肿胀，呕吐不食，腹痛下痢，头痛，发热。（验方）。

【苍耳子茶】苍耳子12克，辛夷、白芷各6克，薄荷4.5克，葱白3根，茶叶2克。上药共研细末，开水冲泡，代茶饮，日1剂。适用于过敏性鼻炎，慢性副鼻窦炎等。（验方）。

【苍耳子粥】苍耳子15克，粳米50克，苍耳子捣烂，加水适量绞取汁，入粳米煮粥，空腹食。功能祛风除湿。适用于风湿痹痛，鼻渊头痛，皮肤痒疹，目暗耳鸣等症。不宜与猪肉同食。见《太平圣惠方》。

【苍耳叶羹】①苍耳嫩叶100克，米60～100克，豉汁适量。苍耳叶洗净，细切，米掏净，与苍耳叶、豉汁同煮粥，入盐、椒、葱白调味，空腹食。适用于痔疮下血不止。见《食医心鉴》。②苍耳嫩苗叶250克，酥、豆豉各25克。苍耳叶洗净，入沸水内煮3～5沸，捞出，沥去水；另用2杯水煎豆豉取汁1.5杯，加苍耳叶及调料作羹，入酥食。功能祛风散热，除湿。适用于头风头痛，头晕，风湿痹痛，四肢拘挛作痛等症。见《圣惠方》。

【苍耳煮鳢鱼】鳢鱼1尾，苍耳叶适量。制净，苍耳叶填入鱼腹内，锅内再放苍耳叶60克，鱼置其上，加水慢火煨熟。去皮、骨淡食。勿入盐、酱。功能祛风解毒，补虚扶正。适用于疮疹，麻风，一切风疮，顽癣疥癞年久不愈者。功效甚大。见《食疗本草学》。

【苏唐豉洒】①大豆（新者）7000克。上9蒸9暴，以酒2000克渍3宿。随性多少饮，饮尽复作，常服甚佳。可利腰脚，祛湿气。见《外台秘要》。②香豉2000克，美酒香者7000毫升。先取香豉2000克，3蒸3暴干，7000毫升酒中渍3宿。随人多少饮，用渣敷脚。功能利腰脚。见《外台秘要》。③香豉2000克，犀角320克，用生绢袋贮，酒6300毫升渍5日，犀角末散著袋外。每服常搅，令犀角末入酒中，服20毫升，量性增减，日3服。夏月勿作。功能利腰脚。见《外台秘要》。

【苡仁粥】①薏苡仁150克，薄荷、荆芥、葱白各15克，豆豉50克。薏苡仁淘净；后4味洗净，下锅，加水1500毫升，烧沸后，文火煮10分钟，去渣，留汁，下薏苡仁煮到熟烂，加盐调味，空腹食。功能健脾利湿，祛风除痹。适用于风湿袭表阻络之周身尽痛、筋脉挛急、屈伸不利、五心烦热等症。见《神巧万全书》。②即“苡米煲粥”，见该方。见《中国药膳学》。

【苡米酒】苡米、红曲、粱米各适量。苡米碾细粉，同曲、米酿酒饮。亦可用苡米60克布包与白酒同煮，浸泡封固3天。每饮1小盅。功能祛风湿，强筋骨。适用于风湿痹痛。见《华夏药膳保健顾问》。

【苡米防风茶】生苡米30克，防风10克。上药入水同煎，去渣，取汁。代茶饮，或每日1～2次，连饮1周。功能祛风除湿。适用于风湿侵及经络而引起的肢节沉重作痛，甚至微肿发热者。见《北京卫生职工学院资料》。

【苡米莲子粥】苡米、莲子肉各30克，冰糖、桂花适量。莲子去皮、芯；苡米加水先煮，继入莲子肉，粥熟入冰糖、桂花。早餐食。功能利水健脾，止泻，安神。适用于饮食不佳，大便溏泄，女子带下过多，心悸，失眠等症。见《北京卫生职工学院资料》。

【杜仲酒】①萆薢、杜仲、枸杞根各600克。上㕮咀，好酒18000毫升渍，入罐中密封，铜器中煮1日。服之无节度取醉。适用于腰痛。见《备急千金要方》。②杜仲、干姜各160克，萆薢、羌活、天雄、蜀椒、桂心、芎䓖、防风、秦艽、乌头、细辛各120克，五加皮、石斛各200克，续断、栝蒌根、地骨皮、桔梗、甘草各40克，上㕮咀，以酒24000毫升渍4宿。初服30毫升，加至100毫升，日再。适用于肾脉逆小于寸口，膀胱虚寒，腰痛胸中动。见《备急千金要方》。③杜仲（去粗皮切炒）、干姜（炮）、萆薢、羌活（去芦头）、天雄（炮裂去皮脐）、蜀椒（去目及闭口者炒出汗）、桂（去粗皮）、川芎、防风（去叉）、秦艽（去苗土）、甘草（炙）各30克，细辛（去苗叶）、五加皮、石斛（去根）、续断、地骨皮（洗）各1.2克，桔梗60克，上细锉，用酒7000毫升，瓷瓶内浸密封，以重汤煮2时辰，取出候冷开封。每温1盏服，不拘时，常令醉。适用肾虚冷或感寒湿，腰脚冷痹，或为疼痛。见《圣济总录》。④杜仲（去粗皮）、丹参各320克，川芎200克。上细锉，用酒10000毫升，浸5日。随性多少温饮。见《圣济总录》。⑤杜仲（去粗皮炙锉）80克，独活（去芦头）20克，附子（炮裂去皮脐）40克，仙灵脾1.2克，牛膝（去苗）40克，上细锉，生绢袋盛，以酒5000克浸，密封头，经7日后开。每日取30毫升温服，日3服，未瘥再浸服。适用于伤寒后体虚，元脏挟风冷，腰膝疼痛，行履不得。见《圣济总录》。⑥杜仲（去皮）300克，酒2000毫升。浸7日。每日3度。适用于腰背痛。见《普济方》。⑦杜仲300克，丹参300克，芎䓖200克，桂心160克，细辛80克。上切，以酒10000毫升，浸5宿，随多少饮，忌生葱、生菜。适用于腰卒然痛，病源云，夫伤劳之人，肾气虚损，而肾主腰脚，其经贯肾络脊，里虚，风邪卒入肾经，故卒然而腰痛也。见《普济方》。⑧杜仲（去粗皮炙微黄锉）80克，桂心，丹参、当归、庵子、芎䓖、牛膝（去苗）、桑寄生、附子（炮裂去皮脐）、熟干地黄（锉）各40克，川椒（去微炒）20克，上细锉，生绢袋盛，用好酒10000毫升，瓷瓶中浸，经7日，密封后开取。每日空心及午食前，温饮1盏。适用于产后脏虚，腰间疼痛，肢节不利。见《普济方》。⑨杜仲（炙）、乳香各370克，当归、芎䓖、干姜、附子（去皮）、秦艽、石斛、桂心各

120壳，蜀椒（去目闭口者汗）、细辛、茵芋、天雄（去皮）各80克，独活、防风各200克。上切，以酒20000毫升渍5宿。每服20毫升，日3次。适用于腰痛，见《千金翼方》。⑩杜仲（炙）320克，干地黄160克，当归、乌头（去皮）、芎䓖各80克。上切，酒8400毫升渍。服15毫升，日再。适用于腕伤腰痛。见《千金翼方》。⑪杜仲、丹参各240克，川芎50克，白酒15000毫升。上药锉末，盛入绢袋，浸酒中，封固，5天后启用。视酒量饮，温服。适用于血瘀为主，兼有肾虚的腰痛，其特点是腰疼而酸，疼痛部位固定，夜间加重，或有外伤史，舌上可见瘀点等。见《经心录》。⑫杜仲（切、姜汁制炒，去丝断）600克。上用无灰酒3000毫升，浸10日。每服30毫升，日4～5服。适用于风冷伤肾，腰痛屈伸，并补肾虚。见《三因极一病证方论》。⑬杜仲（炙）320克，羌活160克，石南80克，大附子（去皮）3枚。上切，以酒7000毫升渍10宿，每服15毫升，日再。适用于腰脚疼痛不遂，风虚。见《千金翼方》。⑭杜仲50克，白酒或米酒500克。杜仲切碎，浸酒中，封严，10天后开封饮。每次1～2小杯，日2～3次。功能补肝肾，强腰膝。适用于肾阳虚的腰膝酸痛，乏力，头晕，夜尿多者。见《补品补药与补益良方》。

【杜仲浸酒】杜仲（去粗皮炙微黄）、蛇床子、当归、芎䓖、干姜（炮裂）、秦艽（去苗）、附子（炮裂去皮脐）、石斛（去根）、桂心、细辛、茵芋、天雄（炮裂去皮脐）、川椒（去目及闭目者微炒去汗）、防风（去芦头）、独活各80克。上药细锉，生绢袋盛，用好酒20000毫升，于瓷瓶中浸7日后开。每温饮1小盏，常令醺醺，不得大醉。酒尽，药渣焙干，捣细罗为散，每服以温酒调下8克。适用于风冷，腰脚疼痛，屈伸不得。见《太平圣惠方》。

【杏仁酒摩方】杏仁（碎研生用不去皮类）1800克。蒸令一馈久，研极细，入酒2000毫升，绞取汁，每服35毫升，日2次夜1次。汗出慎外风即愈，兼将杏仁酒汁摩疮上。适用于金疮中风，角弓反张，见《圣济总录》。

【杏陈薏米粥】杏仁5克，陈皮6克，薏苡仁30克，粳米100克。前2味水煎取汁，入薏苡仁、粳米煮稀粥，温服。功能健脾和胃，化痰祛湿。适用于痰浊中阻所致眩晕，恶心呕吐，胸闷食少，倦困多寐，舌苔白腻等症。见《百病饮食自疗》。

【豆淋酒】①大豆（炒去腥半熟勿使太熟）3500克。粗捣筛，蒸一馈顷，倾出盆中，以酒1000毫升淋，绞去渣。每温服35毫升至50毫升，日2次夜1次，衣复微汗出，研生杏仁膏，敷于疮上。适用于金刃伤破见骨，中风口噤。见《圣济总录》。②大豆（炒）3000克。上药炒令焦，以酒3000毫升，淋取汁。温服。适用于月水不断。见《普济方》。③黑豆适量。炒焦，酒淋适量温饮。适用于破血去风，治男子中风口㖞，阴毒腹痛及小便尿血，妇人产后一切中风诸病。见《本草纲目》。

【豆淋独活酒】黑豆300克（净），独活20克（切碎）。铁铫中炒黑豆令焦黑，候烟起，以无灰好酒2000毫升沃，安瓷器中，每用酒1盏，去豆入独活同煎，约至八分。适用于产后中风，形如角弓反张，口噤涎潮，烦热身重，呕吐直视，见《普济方》。

【两皮酒】海桐皮、五加皮、独活、玉米（炒）、防风、干蝎（炒）、杜仲、牛膝各30克，生地90克，好酒1250克。上药共碎细，夏白布袋盛，酒浸瓷瓶中密封，秋夏3日，春冬7日，开封去渣。每食前温服1～2杯。甚者不拘时候饮，常令酒气相续。适用热毒风结成疡肿，痛不得安。见《证治准绳》。

【两皮独活酒】海桐皮、五加皮、独活各30克，制附子10克，石斛（去根）、桂心、防风（去芦头）、当归、杜仲（炒断丝去粗皮）、仙灵脾、萆薢、牛膝（去苗）各30克，虎胫骨（酥炙令黄）45克，薏苡仁、生地黄各30克，白酒1500毫升。上药捣碎，生白布袋盛，浸酒中，春夏7日，秋冬14日后饮。每空腹温饮1～2杯，常令微醉，不得大醉，重者不过3剂，若酒尽，旋添，药味尽止。适用于脚膝软弱疼痛，四肢麻木，关节不利，不得屈伸。见《普济方》。

【还童酒】熟地90克，生地、全当归各120克，川萆薢60克，羌活、独活各30克，怀牛膝60克，秦艽90克，苍术、广皮、川断各60克，麦冬90克，枸杞60克，川桂皮15克，小茴香、乌药各30克，丹皮、宣木瓜各60克，五加皮120克，陈酒25000毫升。上药绢袋盛，浸加酒中，封固，隔水加热1.5小时，晾凉，再将酒坛埋入地下7天，每日早、晚各2小盅。适用于风湿筋骨不利，兼有面色不华等阴血不足现象者。见《回生集》。

【旱莲扁豆炖肉汤】旱莲草、扁豆各50克，鸡肉或猪肉适量。药洗净，肉切片，加水同炖至肉熟烂。食肉饮汤。功能健脾化湿。适用于妇女赤白带下，病后体虚，食少等症。见《中国药膳学》。

【伸筋草酒】伸筋草、制川乌、牛膝各16克，鸡尿藤9克，制草乌6克，白酒500克。浸泡24小时，每服1杯。日1次。适用于风湿腰腿痛，腰膝软弱，四肢麻木。见《陕甘宁青中草药选》。

【皂荚芽茶】嫩皂荚芽500克，杀青，炒柔，焙干，如制茶叶法，碾细末。每取3克，开水冲泡，代茶饮。功能祛痰除湿。适用于咳嗽痰多，黏稠难咯，胸闷气喘，肠风便血等症。有毒，不宜过量。见《太平圣惠方》。

【皂荚芽菹方】皂荚嫩芽、红粳米各适量。米淘净，作米饭，皂荚芽洗净，入沸水内焯，捞入清水，漂洗，绞去汁，放炒锅内炒熟，加调料佐红米饭食。功能祛风痰。适用于中风口眼㖞斜，半身不遂，喉有痰声等症。见《圣济总录》。

【饮蛇龟酒】饮蛇龟1枚，糯米（蒸作酿饭）5000克，好酒20000毫升。混匀，密封酒瓮中7天。每天3～5次。每次1小杯。见《普济方》。

【龟板杜仲酒】龟板、杜仲各适量。浸白酒中40天，适量饮。适用于由风湿性关节炎引起的疼痛症。见《偏方大全》。

【疗白癞酒】苦参3000克。酒30000毫升渍。饮勿绝，并取皮根末服。适用于白癞。见《肘后备急方》。

【羌活防风酒】羌活120克，防风120克，大乌豆（炒令拆）1000克。上以酒2000毫升，先渍2味，经宿，大豆乘热投中搅匀，密封2日，以汤煮瓶，良久，服80毫升，覆衣取汗，速以豆淋酒服。适用于产后中风，四肢麻痹不仁，或角弓反张，并口噤。见《普济方》。

【羌活防风豆酒】羌活60克，防风（去芦头）40克，黑豆每用70克。前2味捣粗罗为末，以好酒渍1宿。每服，用黑豆70克炒令烟出，投入药，酒1大盏，候沸住，去渣，拗开口，分2度灌。适用于妊娠中风痉，口噤，四肢强直，反张。见《太平圣惠方》。

【补肾地黄酒】①生地黄（切）1000克、大豆（熬之）2000克，生牛蒡根（切）1000克。绢袋盛，以酒2000毫升浸5～6日。任性空心温服2～3盏。适用于老人久风湿痹，筋挛骨痛，有润皮毛，增气力，补虚，除面皯之效，见《永乐大典》。②生地黄100克，大豆200克，生地蒡根100克，无灰酒2500克。上药绢袋盛，浸酒中密封，6日后饮。每饮2~3盅。适用于老年人肾水不足，风热湿邪壅滞经络，关节、筋骨挛痛，日久不已等症。见《寿亲养老新书》。

【补虚黄芪浸酒】黄芪（去芦头）80克，萆薢、防风（去叉）、川芎、牛膝（去苗）各60克，独活（去芦头）、山茱萸各40克，五味子40克。上细锉，生绢袋贮，以酒14000克浸，秋冬5日，春夏3日，每日空腹温服半盏。适用于虚劳手足逆冷，腰膝疼痛等症。见《圣济总录》。

【灵仙木瓜茶】威灵仙、木瓜各10克水煎，去渣。取汁。代茶饮，功能祛风除湿。适用于着痹，关节疼痛重着，四肢沉重，活动不便，甚则麻木不仁等症。（验方）。

【陈皮红枣饮】红枣10个，陈皮1块。红枣去核，与陈皮加水同煎，取汁饮。功能健脾和胃化湿。适用于寒湿发黄，身不热，口不渴，身目发黄，其色晦暗，四肢不温，腹泻清冷等。见《疾病的食疗与验方》。

【陈葫芦粳米粥】陈葫芦（越陈越好）适量，南粳米50克，冰糖适量。陈葫芦烧存性研末，将南粳米、冰糖同入沙锅内，加水煮至米开时，取陈葫芦末10~15克，调入粥中，再煮片刻，视粥稠为度。日2次，温热顿服。5~7天为1疗程。适用于面浮肿，大腹水肿，臌胀，小便不利，肾炎，心脏病水肿。晚期血吸虫病腹水及脚气水肿等症。凡鲜葫芦无用，采用越陈的越好。见《常见病食疗食补大全》。

【附子酒】①附子（炮裂去皮脐）、独活各200克。上锉，以酒3500毫升，渍5~6日后用。每于食前，随性暖服。适用于脚气，风毒湿痹，筋脉挛急疼痛。见《太平圣惠方》。②生附子（不去皮）40克，皂角刺21根。上细锉分2处，好酒2瓶，入上件药，慢火煨候干至半瓶，合作一处，密缚泥头，经2宿。每服1盏，温服，无时候，未效又服。适用于痛风，妇人血风，身上瘙痒。见《普济方》。③附子1个20克以上者，慢火炮去皮脐切作片子。无灰酒3500毫升浸附子，夏2日，春秋5日，冬7日服。每温饮1盏，常令酒气不断。有祛风除湿，温经络散寒邪之效。见《太平圣惠方》。④大附子（去皮脐切四片）1枚。用醇酒1000毫升，春浸5日，夏3日，秋冬7日。每服10毫升，日2~3服，以痹住为效，未知，再作。适用于中风，风冷痃癖胀满诸痹。见《三因极一病证方论》。⑤附子（炮裂去皮脐）、独活各50克，醇酒500毫升，共捣碎细，酒浸5日。每饭前温饮1小杯，日3次。适用于足胫肿胀，疼痛麻木，筋脉挛急等症。见《太平圣惠方》。

【附子浸酒】附子（大者炮裂去皮脐）300克。上细锉，生绢袋盛，用好酒7000毫升，瓷瓶中，密封浸7日。每温饮1小盏，日再服，以瘥为度。适用于风痪。见《太平圣惠方》。

【忍冬藤酒】忍冬藤、乌梅、川乌、甘草、大青盐各10克，白酒500克。浸泡21天。取酒饮服。每服5毫升，日3次。适用于风湿性关节炎。见《陕甘宁青中草药选》。

【鸡血藤酒】鸡血藤胶250克（或鸡血藤片400克），醇酒1000毫升。上药置净瓶中，酒浸7日。每空心温饮1~2杯，日2次。适用于筋骨不舒疼痛，腰膝冷痛，跌打损伤，风寒湿痹，转筋虚损，手足麻木，妇女经水不调。（验方）。

【鸡血藤膏】鸡血藤汁、糖各适量。于端午节砍鸡血藤取汁，以汁熬膏，加白糖。冷却后备用。每取2汤匙用温酒或白开水调服。功用参见“鸡血藤糖浆”条。见《良药佳馐》。

【鸡茸鲮鱼汤】 鲮鱼2条（约500克），母鸡肉100克，鸡蛋清1个，调料适量。鲮鱼去鳞、鳃及肠杂，拌入精盐、胡椒粉，黄酒渍10分钟；鸡肉剁成茸，加蛋清、黄酒、盐、水生粉搅至有黏性，塞入鱼腹内。锅水烧沸，放入姜片，继下鲮鱼，烹入黄酒，文火煮1小时，调入盐、味精、葱花。功能益气血，强筋骨，祛风湿。适用于风寒湿痹，筋骨疼痛，关节不利等症。见《膳食保健》。

【驴头酒】 乌驴头1个，酒曲适量。驴头熏洗干净，煮熟取汤与酒曲合，如家常酿酒法酿热，随意饮。功能疏筋活络。适用于中风眩晕，手足瘫软，或肢体动摇等症。见《食医心鉴》。

【玫瑰酒酿饼】 面粉500克，甜酒酿250克，干玫瑰花5克，白糖适量。面粉铺开，拌上酒酿，加温水少许，放白糖及揉碎的玫瑰花，快速揉和成面团，盖盖醒30分钟，揉好后做饼，烙黄酥。功能通经络，祛风湿。适用于风湿痹症，关节疼痛。见《膳食保健》。

【青头鸭羹】 青头鸭（老雄鸭）1只，萝卜、冬瓜、葱白各120克。鸭治净；萝卜、冬瓜、葱切块，与鸭同煮，加盐、味精等调味。食肉饮汤。适用于小便涩少，茎中疼痛等症。见《食医心鉴》。

【青囊药酒】 苍术、乌药、牛膝、杜仲各60克，陈皮、厚朴、当归、枳壳、独活、槟榔、木瓜、川芎、白芍、桔梗、白芷、茯苓、半夏、麻黄、肉桂、防己、甘草各30克，白酒300克。上药研粗末，装入布袋，悬于坛内，浸于酒中，密封，将酒坛置热水锅中，煮沸加热约2小时取出，酒坛静置3天，药袋取，酌情适量饮。适用于风湿关节疼痛。见《万病回春》。

【苦参酒】 ①苦参（去上皮心锉）1200克，露蜂房（锉）200克。用水20000毫升，煮取10000毫升，去渣浸法曲1800克。经3宿，炊黍米14000克，酝如常法。酒熟每食后，饮7毫升，日2次夜1次，加至20毫升，以瘥为度。适用于白癞。见《圣济总录》。②苦参2500克，露蜂房150克，刺猬皮1具，黍米30000克，细曲2500克。上药细锉为末，以水30000毫升煮取10000毫升去渣，浸细曲，蒸黍米，按常法酿酒，酒熟后，压榨去糟渣，取澄清酒液。每于饭前温饮1小杯。适用于乌癞，白癞（即现代医学的麻风病）。后期正气已虚，肝肾不足的不宜使用。见《医宗金鉴》。③苦参150克，露蜂房15克，刺猥皮（酥炙）1具，曲150克，黍米1500克。上药共研粗末，用水2500毫升，煎汤至500克，去渣，浸曲，米相拌，如常法酿酒，酒熟压去糟，收贮备用。每于食前温饮1小杯（约10毫升）。适用于疥疮，周身瘙痒，阴痒带下，身白癞疮。见《证治准绳》。

【苦参酝酒】 苦参3000克，露蜂房200克，猥皮1具。上诸药，细锉，以水20000毫升，煮取1000毫升，去渣，浸细面3000克，炊秫米2000克拌如常酝法，酒熟，压去渣糟。每于食前，暖饮1小盏。适用于周身白点，如脂如榆荚，搔之白屑落，或痒或痛，色白渐展，即白癞。见《太平圣惠方》。

【苦参天麻酒】 苦参500克，露蜂房75克，天麻80克，白鲜皮200克，曲750克，黍米5000克。上药用水7500克，煮取1半，去渣，浸曲，经3宿，炊火酿如常法，酒熟压去糟渣，贮存备用。饭后饮1小杯，日2次，夜1次。渐加至3小杯，以愈为度。适用于遍身白屑，搔之则痛。（验方）。

【茄子根酒】干茄子根（未遇霜者，碎细，饭上蒸）170克，苍耳子（微炒）、牛膝各80克，牛蒡子180克，大麻子（微炒）、牛蒡根（炒）各80克，防风、萆薢、晚蚕沙（微炒）、枸杞子、败龟（炙）、虎胫骨（涂酥炙微黄）各12克，桔梗10克，羌活、制附子、秦艽各12克，好酒2000毫升。上药共碎细，纳瓷瓶内酒浸，密封口，7日后开，开时勿面对瓶口。量力空心温饮1盅，日3次，疾重者1剂可愈，忌毒滑鱼肉等。适用于腰腿沉重，关节疼痛，肢体顽麻，筋脉挛缩。见《太平圣惠方》。

【松酒】松节7500克，蘑菇750克，红花500克，水50000毫升，酒5000毫升。诸药水煮沸，待水剩25000毫升，过滤，加白酒服。每服20毫升，日2次。适用于大骨节病。见《陕甘宁青中草药选》。

【松节酒】①松节12000克。酒50000毫升，渍27日。服10毫升，日5~6服。适用于历节风，四肢疼痛如解落。见《肘后备急方》。②松节18000克，猪椒叶18000克，煮汁澄清，合渍干曲3000克，候发以糯米250000克。拌柏子仁、萆薢各150克，防风300克，人参、茵芋各150克，独活400克，秦艽250克，磁石300克，入饭中炊之，如酿酒法，封四七日，押取清者饮之。适用于历节风，四肢疼痛犹如解落。见《备急千金要方》。③松节600克，生干地黄200克，桂心80克，秦艽（去苗）200克，防风（去芦）80克，牛蒡根（去皮）40克，丹参120克，萆薢120克，苍耳子120克，独活120克，大麻仁700克，牛膝（去苗）500克。上药锉，绢袋盛，以酒20000毫升，浸6~7日。每于食前，随心暖服。适用于脚气，筋挛拘急，四肢掣痛，或至软脚。见《太平圣惠方》。④松节（捶碎，以水100000毫升煮，取汁50000毫升，去滓）6000克，糯米（炊熟）50000克，细曲（捣碎）3000克。和入瓮，密封21日，开取酒。温饮1盏，日3次。适用于百节风虚，脚痹疼痛。见《永乐大典》。⑤松节适量。煮汁，同曲、米酿酒。松节煎汁亦可。适量饮。适用于冷风虚弱，筋骨挛痛，脚气缓痹等症。见《本草纲目》。

【松叶酒】①松叶36000克。以水240000毫升，煮取30000毫升，以酿30000克米。如常法，别煮松叶汁以渍米并馈饭，泥酿封头，7日发，澄饮，令醺醺然。适用于脚弱十二风，痹不能行，服更生散数剂，及众治不得力，服此一剂便能远行，不过两剂。见《备急千金要方》。②松叶6000克，独活、麻黄（去筋）各400克。上细锉，入生绢袋盛，以酒33000毫升，入瓷密封渍，春秋7日，冬10日，夏5日，候日足。每温饮1盏，日3次。适用于除一切风，挛跛，疼闷躄，手不上头，腰背强直，两脚酸疼，顽痹，不能久立，半身不遂，头风，耳聋目暗，见风泪出，鼻不闻香臭，唇口生疮，恶疰流转，如锥刀所刺，皆悉主之。见《太平圣惠方》。③青松叶600克，清酒1000毫升。上药细锉如豆，捣令汁出，生绢囊贮，以酒浸2宿，近火煨1宿。初服50毫升，渐加至100毫升，头面汗出即止。适用于中风口眼㖞斜，亦治3年中风不效者。见《奇效良方》。④松叶600克。细切，以酒7000毫升，煮取2000毫升。日夜服，处温室中，衣复出汗即瘥。适用于风瘙瘾疹，30年不瘥。见《圣济总录》。⑤青松叶、防风各250克，酒1500毫升。松叶捣令汁出，与防风用白布包，盛净器中酒浸2宿，近火煨1宿。初服20毫升。渐加至30毫升，不拘时候，以头面汗出为度。服药期间避风。适用于口眼歪斜，语声不出，关节不利等症。见

《圣济总录》。

【松叶粥】松叶30克（细切），粳米100克。先煎松叶，去渣取汁，后入粳米煮粥，空腹食。功能祛风燥湿。适用于风湿痿痹及湿疮浮肿等症。见《太平圣惠方》。

【松脂酒】松脂（炼成者捣罗为末）1800克，糯米14000克，曲末1800克。如常法酿酒。量性饮。功能祛风除湿。适用于大风。见《太平圣惠方》。

【松液酒】松液。于大松下掘坑，置瓮承取其津液，600毫升酿糯米50000克，取酒饮。功能祛风除湿。适用于一切风痹脚气之症。见《本草纲目》。

【松节浸酒】①肥松节600克，生干地黄120克，桂心40克，丹参80克，萆薢80克，大麻仁（别捣）700克，牛膝（去苗）120克，生牛蒡根（锉去皮土）120克。诸药细锉，生绢袋盛，用酒14000毫升，于瓷瓶中渍，密封，候5日后服。每于食前。暖服中盏。适用于风毒脚气，痹挛掣痛。见《太平圣惠方》。②当归、熟地黄各40克，松节40克，列节40克，牛膝40克。上为粗末，绢袋盛药，用无灰酒20盏，浸2日。适用于诸风。见《普济方》。

【松节酿酒】松节2500克，曲、米适量。松节煮汁。同曲、米如常法酿酒。不拘时，徐徐饮。功能祛风除湿。适用于风湿性关节疼痛，筋骨挛急，腿肿。见《外台秘要》。

【松叶汁酒】松叶汁600克，酒1800毫升。酒浸松叶汁7日，每服6毫升，日3服。功能祛风除湿。适用于历节风痛。见《备急千金要方》。

【松花浸酒】松花35000克。细切。生绢囊贮，以酒2000毫升浸5日。每空腹缓饮35毫升，晚食前再服。功能祛风除痹。适用于风头旋脑皮肿痹。见《太平圣惠方》。

【松叶浸酒】①新松叶（锉碎洗净滤干）12000克，清酒70000毫升。瓮中，密封77日，熟，量力饮。适用于脚气骨节疼痛。见《圣济总录》。②猪鬃松叶（切）600克，麻黄（去根节）200克。上细锉，生绢袋盛，以清酒14000毫升浸，秋冬7日，春夏5日，日满开取。每温饮1小盏，常令醺醺，以效为度。功能祛风除湿。适用于大风疾。见《太平圣惠方》。③松叶4200克，独活400克，麻黄（去根、节）400克。细锉，入生绢袋盛，以酒50000毫升。入瓮密封渍，春秋7日，冬10日，夏5日。候日足。每温饮1小盏，日3次。功能祛风除湿。适用于除一切风挛，跛躄疼闷，手不上头，腰背强直，两脚酸疼，顽痹不能久立，半身不遂，头风耳聋目暗，见风泪出，鼻不闻香臭，唇口生疮，恶症流转，如锥刀所刺等症。见《永乐大典》。

【松脂酝酒】松脂155000毫升，黍米155000毫升，细曲9300克，糯米35000克。如常法酿酒。每服50～100毫升，日4～5服。适用于大风癞，皮肤瘙痒。久服轻身延年。见《圣济总录》。

【枫荷梨茶】枫荷梨根、钩藤根各30克，牛膝根、桂枝各10克，红糖、米酒为引。水煎。代茶饮。连服3天，停药2天。功能祛风除湿。适用于风湿痹痛。见《江西草药》。

【虎杖酒】虎杖根250克，白酒750克。上药洗净切片，置酒中浸泡，密封，半月后饮。用时可加少量红糖使酒着色。成人每饮15克，日2次。亦可佐餐服。适用于风湿性关节炎，类风湿，腰椎肥大，骨关节炎症。对酒过敏或患有慢性肝病者禁用；妇女行经期停用。见《新医药学杂志》。

【国公酒】白酒1.6万克，红糖960克，蜂蜜960克，国公酒清膏110克，玉竹90克，陈皮80克，红曲80克，肉桂、丁香、砂仁、豆蔻、木香、檀香各5克。酒浸诸药。每饮10~15毫升，日2次。功能祛风除湿，养血活络。适用于四肢麻木，骨节疼痛，风寒湿痹等症。孕妇忌服。见《新编中成药》。

【固春酒】鲜嫩桑枝、大豆黄卷（或用大豆）、生苡仁、枢木子各160克，金银花、五加皮、木瓜、蚕沙各80克，川黄柏、松子仁各40克。绢袋盛缝，以好烧酒5000毫升、生白蜜160克，共装坛内，将口封固扎紧，水锅内蒸3炷香取起，放泥土上7日。每日饮1~2杯。适用于风寒湿袭入经络，四肢痹痛不舒，俗曰风气病，不论新久，历治辄效。见《随息居饮食谱》。

【侧子酒】①侧子（制）、牛膝、丹参、山茱萸、蒴藋根、杜仲、石斛各160克，防风、干姜、蜀椒、细辛、独活、秦艽、桂心、芎䓖、当归、白术、茵芋各120克，五加皮200克，薏苡仁1200克。上㕮咀，绢袋盛，清酒24000毫升渍6宿。初服20毫升稍加，以知为度。功能祛风除湿。适用于风湿痹不仁，脚弱不能行等症。见《备急千金要方》。②侧子（制）、干姜（生者良）各200克，丹参、牛膝各240克，金牙（碎，绵裹）、磁石（如上）、生石斛（干用320克）各600克，石南（炙）、独活（炙）240克、萆薢、生茱萸、生地黄（干者用320克）各400克，防风、茯苓各160克，五加皮、薏苡仁各40克，茵芋（炙）、椒（汗）各20克，桂心、天雄（生用）、人参、芎䓖、当归、白术、细辛各80克。上切，绢袋贮，清酒36000毫升~42000毫升，渍7日。每服1小盏，日2~3服，量性多少稍加，以痹为度，若妇人服，去石南。服此酒时，须随病内外灸2~3处以泄气。忌猪肉、冷水、醋物、生葱、桃、李、雀肉、生菜、芜荑等。主脚气，春夏发，入秋肿消气定，但苦脚弱，不能屈伸，足上不仁，手指胀闷，不得屈伸，四肢腰背皆废。见《外台秘要》。③侧子（炮）80克，干姜80克，石斛320克，丹参120克，牛膝40克，甘草（炙）80克，防风120克，干地黄160克，芎䓖80克，当归120克，桂心120克，五味子120克，白术80克，秦艽120克，防己80克，椒（汗）80克，黄芩80克，独活120克，山茱萸160克，细辛80克，黄芩80克，茯苓160克，附子（炮）40克。上切，绢袋贮，以酒10000毫升浸，秋冬7日，春夏5日。每服30毫升，日2次，细细加，以知为度。得食羊、鹿、獐肉，鸡亦得食。忌海藻、菘菜、猪肉、冷水、桃、李、雀肉、生葱、生菜、芜荑、酢物。适用于脚气瘥后，冬季用以巩固。见《外台秘要》。④侧子（制）、独活各80克，石斛（去根）、秦艽（去苗）、紫苏茎叶、当归、白术、威灵仙各40克，仙灵脾、防风（去芦头）、赤茯苓、黄芩、汉防己、桂心、丹参、芎䓖各1克，川椒（去目及闭口者微炒去汗）20克，细辛20克，薏苡仁35克，黑豆（炒熟）20克。上药细锉，以生绢袋盛，清酒14000毫升，浸6~7日。食前适量暖服。适用于脚气，缓弱无力疼痛，不遂行履。见《圣济总录》。⑤侧子（制）80克，金牙120克，牛膝、丹参、山茱萸、蒴藋、杜仲（去粗皮）、石斛各120克，防风（去叉）、干姜（炮锉）、椒（去目及闭口者炒出汗）、细辛（去苗）、独活（去芦头）、秦艽（去苗土）、桂（去粗皮）各40克，芎䓖、当归、白术、茵芋、五加皮、薏苡仁各80克。上锉如麻豆，绢袋盛，以酒20000毫升浸7宿。初服1盏，渐加盏数，不拘时候。适用于脚气风湿痹不仁，不能行。见《圣济总录》。⑥侧子（制）、独活

（去芦头）、丹参、五加皮（炙）、薏苡仁各120克，人参、蜀椒（去目并闭口炒出汗）、茵芋叶各40克，金牙（碎绵裹）320克，牛膝（切焙）、石斛（去根节）各160克，芎劳、干姜（炮）、天雄（炮裂去皮脐）、石膏（碎）、桂（去粗皮）、当归（切焙）各60克，白术、萆薢、防风（去叉）、熟干地黄、山茱萸（生用）、白茯苓（去黑皮）、细辛（去苗叶）各80克。上㕮咀，如麻豆大，生绢袋盛，入净器中，清酒50000毫升渍。秋冬7日，春夏5日。量人性饮，日5～6服，常令酒力相续，以唇痹为度。若丈夫素有冷者，加钟乳等，多用600克，少用120～200克；其人有虚热，去熟干地黄，加生地黄200克。服此酒须更灸三里穴、风市穴、伏兔穴，以泄毒气。适用于脚气春夏盛发，入秋肿消气定，但苦脚弱，不能屈伸，皮肤不仁。见《太平圣惠方》。⑦制附子40克，石斛20克，独活40克，紫苏20克，仙灵脾、防风、赤茯苓、黄芩、防己、肉桂、丹参、川椒（去目及闭口者炒出汗）、川芎各10克，细辛15克，当归、白术、威灵仙各20克，薏苡仁10克，黑豆（炒熟）300克，秦艽20克，好酒1500毫升。上药捣碎，绢袋盛，酒浸7日。每于饭前适量温饮。功能祛风除湿。适用于腿脚缓弱无力，疼痛难忍，四肢不遂，脐中冷痛。见《太平圣惠方》。⑧侧子（炮）80克，生石斛（碎）120克，磁石320克，独活120克，秦艽120克，甘草（炙）120克，紫苏茎1握，前胡80克，防风120克，茯苓120克，黄芩120克，五味子160克，防己120克，桂心120克，丹参120克，蜀椒（炒出汗）120克，山茱萸（碎）80克，芎劳80克，细辛80克，当归80克，白术160克，干姜120克，薏苡仁130克。上薄切，以绢袋盛，清酒4000毫升浸5日。每服40毫升，日再，温饮，忌生冷猪肉蒜面，忌海藻、菘菜、桃李、雀肉、生葱、生菜及酢物等。适用于脚气不随。见《普济方》。⑨侧子（制）200克，生姜240克，桑根白皮240克，桂心160克，五加皮240克，牛膝200克，丹参240克，续断200克，细辛240克。上药切，绢袋盛，用无灰酒5000毫升，浸5～6日。初服10毫升，日2服，稍稍加以知为度。忌猪肉、冷水、桃李、雀肉、生葱、生菜。适用于脚气。见《普济方》。⑩侧子（制）、牛膝、续断各200克，桑根白皮、白术、生姜各320克，五加白皮、丹参各240克，细辛、桂心各240克。上药锉碎，绢袋盛，无灰酒5000毫升，浸5～6日。初服10毫升，日2服，稍稍加，以知为度。适用于脚气。见《医部全录》。

【侧子浸酒】侧子（制）、牛膝（去苗）、丹参（去苗土）、山茱萸、杜仲（去粗皮）、石斛（去根）、蒴藋根各80克，防风（去叉）、蜀椒（去目及合口炒出汗）、细辛（去苗叶）、独活（去芦头）、秦艽（去苗土）、桂（去粗皮）、芎劳、当归（切焙）、白术、茵芋（去粗茎）各60克，干姜（炮）40克，五加皮100克，薏苡仁（炒）300克。上细锉如麻豆，以夹生绢囊盛贮，清酒1400毫升，春夏浸3日，秋冬5日。初温服半盏，日再，未和稍加服。适用于寒湿着痹，四肢皮肤不仁，以至脚弱不能行等症。见《圣济总录》。

【金牙酒】①金牙石（碎如米粒、用小绢袋盛）、细辛、地肤子（无子用茎、苏恭用蛇床子）、附子（制）、干地黄、防风、莽草、蒴藋根各160克，蜀椒25毫升，羌活（胡洽用独活）600克。上㕮咀，盛以绢袋，以酒24000毫升，瓷瓮中渍，密闭头，勿令泄气，春夏3～4宿，秋冬6～7宿，酒成去渣。服酒尽加诸药各120克。惟蜀椒200克，勿加金牙，冷后加干姜160克，日服6毫升，此酒无毒，及可小醉，常令酒气相接。适用于积年八风五疰，举身亸曳，不得转侧，行步跛躄，不能收摄，又暴口噤失音，言语不正，四肢皆脊筋急肿痛，流走不常，劳冷积聚少气，乍寒乍热，三焦不调，脾胃不磨，食澼结实，逆害饮食酢咽呕吐，食不生肌。见《备急千金要方》。②金牙石、细辛（去苗叶）、茵芋、防风（去叉）、附子（制）、干姜（炮）、地肤子、蒴藋、生干地黄（焙）、升麻、人参各80克，牛膝、石斛（去根）各120克，独活（去芦头）240克。上㕮咀，生绢袋盛，入净瓮中，以清酒20000毫升，浸封。春夏5日，秋冬7日。随量饮，常令酒力相续。适用于风毒脚气，上攻心脾，口不能语。见《圣济总录》。③金牙石、细辛（去苗叶）、地肤子、莽草、生干地黄（切焙）、蒴藋根、防风（去叉）、附子（制）、续断、蜀椒（去目并闭口炒出汗）各160克，独活（去芦头）600克。除金牙外，并细锉，盛以绢袋，清酒4000毫升渍之，密泥器口，夏3宿，冬5宿。酒成温服15毫升，日3，适用于风不仁，不能行步。见《圣济总录》。④金牙石600克，侧子（制）、附子（制）、天雄（炮裂去皮脐）各120克，人参100克，肉苁蓉（切焙）、白茯苓（去皮）各80克，独活（去芦头）320克，当归（切焙）、白术、防风（去叉）、黄芪、山芋、细辛（去苗叶）、桂（去粗皮）、茵芋（炙）、石楠（微炙）、芎䓖、地骨皮、五加皮（汤浸炙）各120克，磁石（煅醋淬七度别研）400克，丹参220克，杜仲（去粗皮炙）280克，萆薢120克，牛膝（去苗切）220克，狗脊（去毛）20克，葳蕤80克，薏苡仁700克，白芷120克，麦门冬（去心焙）200克，石斛（去根）320克，厚朴（去粗皮生姜汁炙）、枳壳（去瓤麸炒）、桔梗各120克，生地黄1400克，蒴藋160克，黄芩（去黑心）、远志（去心）、蔓荆实各120克。上细锉如麻豆大，每半料以绢袋盛，入瓷瓮中，用好酒56000毫升，浸，密封7日。每服7毫升，温服，渐加至15～20毫升。常令有酒气相续，以效为度。治瘴毒气中人，半身不遂，历节肿痛，甚者小腹不仁，名曰脚气。见《圣济总录》。⑤金牙石（捣碎）、牛膝（去苗）、石斛（去根）各120克，细辛、茵芋、干姜（炮裂）、防风（去芦头）、蛇床子各40克，生干地黄、附子（炮裂去皮脐）、莽草各80克。上药细锉，以生绢袋盛，用酒14000毫升，渍6～7日。每于食前，随性暖服。适用于脚气屈弱，言语蹇涩。见《圣济总录》。⑥金牙石（四川产者佳）20克，细辛25克，生地35克，防风25克，制附子30克，蛇床子25克，独活、牛膝各40克，莽草20克，茵芋、炮姜各25克，石斛40克，酒1500毫升。上药共捣碎，酒浸于净瓶中，封口，7日后开取，去渣。每于食前随量温饮。适用于风寒侵入肌体，腰膝冷痛，筋骨挛急，腿脚不遂。见《太平圣惠方》。⑦金牙石20克，地肤子30克（或蛇床子30克），熟地、陆英根各30克，川椒、羌活各120克，附子、防风、细辛各30克，莽草20克，白酒1000毫升。上药共粗碎，白布袋盛，以酒浸入瓷器中，封固，勿令泄气，春夏3～4宿，秋冬6～7宿，浸成去渣。每饮30毫升，常令酒气相接，勿醉。适用于中风不仁步履艰难，行动不利等症。见《普济方》。⑧金牙石、茵芋、细辛、干姜、干地黄、防风、附子（去皮）、地肤子、蒴藋、升麻各160克，人参80克，独活600克，牛膝200克，石斛200克。上切，以酒40000毫升，渍6～7日，每服20～30毫升。忌猪肉、冷水、生菜、芜荑。适用于脚气痿弱，五脏心下坚满，惊悸不宁。亦疗口不能语，见《普济方》。

【金牙浸酒】金牙（捣碎）、细辛、地肤子、干姜（炮裂锉）、熟干地黄、附子（炮裂去脐）、防风（去芦头）、茵芋、川椒（去目）、蒴藋根各160克，羌活600克。上细锉，以生绢袋盛，用清酒20000毫升，于瓷瓮中渍，密泥封，勿泄气，春夏3～4日，秋冬6～7日，开。每温服1小盏，常令醺醺然，此酒无毒，亦可小醉，不尽1剂，病无不愈，又令人肥健。适用于积年八风五疰，举身亸曳，不得转侧，行步跛躄，不能收摄，又暴中风，口噤失音，语不通利，四肢筋脉皆急，毒风起，流走无常处，宜服金牙浸酒。见《太平圣惠方》。

【金牙侧子酒】侧子（炮）、牛膝、丹参、山茱萸、蒴藋根、杜仲（去皮，炙）、石斛各16克，防风、干姜、椒（汗）、细辛、独活、秦艽、桂心、芎䓖、当归、白术、茵芋（炙）各12克，五加皮20克，薏苡仁（碎）700克。上20味并细切，绢袋盛，清酒2400毫升～2500毫升，渍5～6宿。初服20毫升，日再服，稍加，以知为度。忌猪肉、冷风、生葱、生菜、桃李、雀肉等。适用于风湿痹不仁，弱不能行。见《外台秘要》。

【鱼鳔末】鱼鳔。烧存性，为细末。临睡前以葱、酒送服9克。适用于头风。见《中国药膳学》。

【兔儿伞酒】兔儿伞根10克，白酒150毫升，浸泡7日。分3次服，日1次。功能祛风除湿。适用于风湿性关节炎，腰腿痛，四肢麻木。见《陕甘宁青中草药选》。

【狗骨酒】狗骨、白酒适量。狗骨浸酒15天。适量饮。适用于风湿痹症，腰腿痛，肌肉萎缩等症。见《偏方大全》。

【狗脊酒】①狗脊（去毛）、丹参、黄芪、萆薢、牛膝（去苗）、川芎、独活（去芦头）各80克，附子（炮裂去皮脐）1枚。上锉如麻豆大，用酒7000克浸，入瓶中密封，重汤煮3时辰，取出放冷。旋温服1盏，适用于腰痛强直，不能舒展。见《圣济总录》。②金毛狗脊150克，黄酒1500毫升，药浸于酒中，封固容器，置锅中，隔水加热煮1.5小时，取出埋土中7日退火毒。每饮1小盅，日3次。适用于关节筋骨疼痛，腰膝无力，活动不便等症。（验方）。

【狗脊浸酒】狗脊（去毛）80克，牛膝（去苗）200克，丹参120克，当归（锉微炒）40克，芎䓖40克，桂心40克，防风（去芦头）80克，萆薢80克，仙灵脾80克，天蓼木300克，川椒（去目及闭口者微炒去汗）40克。上药细锉，以生绢袋盛，用好酒15500毫升，浸7日。每温饮1小盏，常令有酒气。适用于妇人风痹，手足不遂，肢节急强等症。见《太平圣惠方》。

【夜合枝酿酒】夜合枝、桑枝、槐枝、柏枝、石榴枝各生用锉200克，羌活（去芦头别捣）80克，黑豆（紧小者生用）3500克，糯米3500克，细曲4500克，防风（去叉别捣）200克。先以水35000毫升，将5枝同煎，取17500毫升，去渣浸米黑豆2宿，蒸熟入曲，与防风、羌活2味拌和造酒。依常法酝封21日。压去糟渣。每取清酒20毫升至35毫升饮，常令有酒气，无令过醉，恐至吐，即悖乱正气。适用于中风手足不遂，挛缩屈伸艰难。见《圣济总录》。

【炒蛇片】乌蛇1条。蛇去皮及内脏，洗净，切薄片。置热油中翻炒至8成熟时，加黄酒、葱、姜、盐，继续翻炒至熟。功能祛风湿，通经络。适用于肌肉不仁，手足软弱，不能伸举等症。见《中国药膳》。

【治头痛药茶】藁本6克，天麻、制川乌各3克，当归6克，酸枣仁3克，甘草6克。煎汤。代茶饮，日1剂。适用于头痛。见《陕甘宁青中草药选》。

【治金疮浸酒】雀屎（炒研）5克。以酒70毫升，煮50毫升，滤去渣。温顿服，腹中转动当愈。若不能开口，灌。适用于金疮或击破等疮中风，口闭牙噤，身强欲死。见《普济方》。

【治中满鼓胀酒】3～5年陈葫芦瓢1个。以糯米10000克作酒，待热，以瓢于炭火上炙热，入酒浸，如此3～5次，瓢烧存性，研末。每服12克，酒下。适用于中满鼓胀。见《本草纲目》。

【治风毒膝挛酒】豉心5000克。九蒸九暴，以酒10000毫升浸经宿。空心随性温饮。适用于风毒膝挛，骨节痛。见《本草纲目》。

【治湿气腰痛酒】蛤蟆草连根七棵，葱白连须七擦，枣7枚。煮酒1瓶。常服。适用于湿气腰痛。见《本草纲目》。

【治腰脚诸痛酒】威灵仙600克。洗干，好酒浸7日，为末，面糊丸梧子大，以浸药酒。每服20丸。适用于腰脚诸痛。见《本草纲目》。

【治腰腿疼痛酒】甜瓜子120克。酒浸10日，为末。每服12克，空心酒下，日3次。适用于腰腿疼痛。见《本草纲目》。

【治鹤膝风挛酒】紫荆皮12克。酒煎，日服2次。适用于鹤膝风挛之症。见《本草纲目》。

【治霍乱转筋酒】生姜120克。捣，酒1000毫升煮2～3沸。温服适量，姜捣贴痛处。治用于霍乱转筋，入腹欲死等症。见《本草纲目》。

【治风无问新久及偏枯顽痹不仁肢节缓急酒】茵芋、狗脊、川乌头（炮裂去皮脐）、天麻、附子（炮裂去皮脐）各80克，独活80克，踯躅（炒黄）40克，天雄（炮裂去皮脐）80克，牛膝（去苗）120克，防风（去芦头）120克，桂心60克。上细锉和匀，以生绢袋盛，用好酒20000毫升，浸10日。每温饮1小盏，日3服，以效为度。忌生冷毒鱼鸡猪鹅鸭肉。适用于风无问新久，及偏枯顽痹不仁，肢节缓急。见《太平圣惠方》。

【定经草茶】鲜定经草90克。水煎。代茶饮；另以鲜全草捣汁搽患处。适用于风毒流注。见《泉州本草》。

【建曲茶】广藿香、苏叶、香附、苍术、广陈皮各120克，川朴、白芷、白蔻衣、法半夏、茯苓各60克，砂仁45克，桔梗、槟榔各90克，麦芽240克，山楂180克，甘草30克，陈曲3250克。上药干燥，混合碾细，加榆树叶粉425克，适量水调匀，成曲，以模型打成曲块，每块重30克。沸水冲泡，代茶饮，每次10～20克。适用于暑湿病，尤其是夏日远行者宜备用。见《本草纲目拾遗》。

【参蛇浸酒】丹参50克，白花蛇10～25克，白酒（62度）1250毫升。蛇剪碎，与丹参浸酒中，泡7天饮。睡前饮10～20毫升。适用于关节筋骨疼痛，往往有游走性表现者。见《新中医》。

【参茸木瓜药酒】麻黄、当归、防风、槲寄生、续断、老鹳草各500克，人参（去芦）、木瓜、地龙、狗脊（烫）、苍术（炒）、桂枝、独活、五加皮、牛膝、川乌（制）、草乌（制）、红花、羌活、威灵仙各400克，清风藤、桃仁、乌梢蛇、川芎、甘草、海风藤、白芷、秦艽、赤芍各300克，细辛200克，鹿茸（去毛）100克，白糖5000克，50度的酒26万毫升。酒浸诸药。每饮10～15毫升，日2～3次温服。功能散风祛寒，舒筋活血。适用于腰腿酸痛，肢体麻木，风湿性关节炎等。孕妇忌服。见《新编中成药》。

【荆芥豆淋酒】荆芥穗160克，大豆300克（炒令烟出，好酒1000毫升沃之，去豆不用）。用水3000毫升，并酒同煮至一半。去渣温服适量。适用于忽尔摇头口噤，背强直如发痫之状，此由风邪乘虚客于足太阳之经，诊其脉缓散而迟者，盖其人本虚，风邪留于经络，日久而发谓之风痉，其脉三部俱洪数者，由蕴热搏于诸阳之经，甚则日夜数十发。见《普济方》。

【草乌酒】制草乌20克，当归、白芍药、黑豆各70克，忍冬90克，酒1500毫升。黑豆炒半熟，入酒中，另4味药碎细入酒中，5日后开取。随量温饮。渣爆干为末，酒调服。适用于手足风湿性疼痛，妇女鸡爪风。见《永乐大典》。

【茜草酒】鲜茜草根40克，白酒1000毫升。茜草根洗净，浸白酒中，7日后服。日1次，空腹热服。第1次喝七、八成醉，盖被取汗。以后酌减。适用于关节疼痛。见《陕甘宁青中草药选》。

【茵芋酒】①茵芋、乌头（制）、石南、防风、蜀椒、女萎、附子（制）、细辛、独活、卷柏、桂心、天雄（制）、秦艽、防已各40克，踯躅80克。上㕮咀，清酒12000毫升，渍，冬7日，夏3日，春秋5日。每次服10～30毫升。适用于大风头眩重，目瞀无所见，或仆地气绝，半日乃苏，口㖞禁不开，半身偏死，拘急痹痛，不能动摇，历节肿痛，骨中酸疼，手不得上头，足不得屈伸，不能蹑履，行欲倾跛，皮中动淫淫如有虫啄，轸痒搔之生疮，甚者狂走。见《备急千金要方》。②茵芋、狗脊、乌头（制）、附子（制）各80克，踯躅、天雄（制）各40克。上切，以酒6000毫升渍8～9日。服30毫升，以知为度。适用于新久风，体不仁，或垂曳，或拘急肿，或枯焦施连等症。见《备急千金要方》。③茵芋（去粗茎）、附子（炮裂去皮脐）、天雄（炮裂去皮脐）、乌头（炮裂去皮脐）、秦艽、（去苗土）、女萎、防风（去叉）、羊踯躅、防已、石南、细辛（去苗叶）、桂（去粗皮）各40克。切如麻豆，夹绢囊盛贮，以清酒3500毫升，冬7日，夏3日，春秋5日。初服20毫升，日3次，渐增。适用于风血痹，肌体手足痿弱，四肢拘挛等症。见《圣济总录》。④茵芋20克，白芨、薏苡仁、赤芍、桂心、牛膝、酸枣仁（炒）各30克，炮姜15克，制附子30克，炙甘草15克，酒1000毫升。共捣碎细，和匀，酒浸净瓶中，封口，7宿后开取，去渣备用。随量温饮。适用于筋脉拘挛，不可屈伸。见《太平圣惠方》。⑤茵芋40克，乌头（炮裂去皮脐）40克，天雄（炮裂去皮脐）40克，附子（炮裂去皮脐）40克，川椒（去目及闭口者微炒去汗）40克，桂心40克，防风（去芦头）40克，石南叶40克，甘草（炙微赤锉）40克，莽草（炙微黄）40克。上细锉，生绢袋盛，以清酒1000毫升浸3～7日。每日空心及临卧时，暖1小盏服。适用于大风疾。见《太平圣惠方》。

【茵陈酒】茵陈蒿（炙黄）600克，秫米100000克，曲1800克。如常酿酒。适量饮。适用于风疾，筋骨挛急等症。见《本草纲目》。

【茵芋浸酒】①茵芋（去粗茎）、萆薢、蜀椒（去目并闭口炒出汗）、狗脊（去毛）、桂（去粗皮）、附子（炮裂去皮脐）各40克，牛膝（去苗酒浸切焙）、石斛（去根）、生姜各60克。上㕮咀，生绢袋贮，以酒7000毫升，浸3宿。每服1盏或2盏，服尽一半，更添新酒浸，药味淡，即再合。适用于风寒湿痹，皮肉不仁，骨髓疼痛，不可忍。见《圣济总录》。②茵芋60克、萆薢60克，狗脊60克，桂心60克，附子（炮裂去皮脐）60克，牛膝（去苗）120克，石斛（去根）120克，川椒（去目及闭口者微炒去汗）80克，生姜1.2克。上细锉生绢袋盛，以酒10000毫升浸，密封7日开。每于食前，温1中（小）盏服。适用于肾脏风湿腰痛，不得俯仰，皮肤不仁，骨髓疼痛。见《太平圣惠方》。③茵芋60克，细辛20克，天雄（炮裂去皮脐）40克，汉防己40克，川乌头（炮裂去皮脐）60克，石斛（去根）40克，踯躅（微炒）40克，山茱萸、柏子仁、甘草（炙微赤）、木通、桂心、秦艽（去苗）、黄芪、干姜（炮裂）、熟干地黄、莽草（炙微黄）、附子（炮裂去皮脐）、杜仲（去粗皮）、芎䓖、王孙、泽泻、石南、防风（去芦头）、远志（去心）、牛膝（去苗）各1.2克。上药细锉和匀，生绢袋盛，酒3000毫升浸10日。空心温服1小盏，晚食前再服，以瘥为度，忌生冷、油腻、动风物。适用于八风十二痹，五缓六急，半身不遂，四肢偏枯，筋脉拘挛，肩髀疼痛，腰脊不能俯仰，胸胁胀满，心烦目眩耳聋，咽喉不利，或贼风所中痛如锥刺，行入皮中无有常处，或四肢肌体偏有冷痹，状如风吹，见《普济方》。

【茵陈附子粥】茵陈、制附片、生姜各10～15克，甘草10克，红枣5～10枚，粳米100克，红糖适量。制附片、茵陈、甘草先煎约1.5小时，去渣取汁，入粳米、红枣（破开）、生姜（切片）煮粥，粥成调入红糖，稍煮。日分2次食。功能温化寒湿，健脾利胆。适用于寒湿黄疸，身目皆黄，黄色晦暗，食少纳呆，脘闷便溏等症。见《百病饮食自疗》。

【茯苓浸酒】山茱萸40克，栝楼根80克，防风（去叉）80克，赤茯苓（去黑皮）200克，牡丹皮（去心）80克，人参80克，白术4克，甘菊花（未开者良，微炒）80克，牡蛎（熬）20克，黄芪80克，紫苑（去土）12克，肉苁蓉（酒浸切焙）20克，天雄（炮裂去皮脐）、苍耳（炒）各40克，芍药120克，菖蒲（米泔浸刮去皮节）80克，菟丝子（酒浸别捣）、熟干地黄（切焙）、原蚕砂（炒）各120克，石斛（去根锉）40克，柏子仁（生用）300克，蛇床子（炒）12克，萆薢（炒）12克，杜仲（去粗皮锉炒）12克，远志（去心）、干姜（炮）各8克，狗脊（去毛）4克，恶实根（刮去皮锉）20克，羌活（去芦头）20克，桔梗（去芦炒）4克，枸杞子（炒）300克，牛膝（去苗浸酒切焙干）12克，续断200克，恶实（炒）12克，附子（炮裂去皮脐）40克。上锉如麻豆，以生绢袋盛，用无灰酒20000毫升，于瓷瓶中浸，头封蜡纸，并白纸10重封紧，至2～7日药成，开封，不得当瓶口，恐药气冲人。每日平旦、日中、晚后各1服，每服40毫升。适用于骨节酸疼肿痛，行履不得，四肢不收，脊背伛偻，言语蹇涩，口面㖞斜，中风不语，手足不遂，头旋眼暗，冷泪下流，清涕常出，四肢跳踯，筋脉牵抽，遍身瘙痒，毒风刺风，赤癜，白癜或手足冷痛，并脏腑疞痛，肠鸣呕逆痰水，夜常不睡，颜貌渐衰，小便失精，气力微细，累年心痛，丈夫风冷劳，女子血风劳，赤白带下，五种痔疾。见《普济方》。

【茯苓茄花汤】茯苓50克，白茄花15克，糖适量。茯苓、白茄花混合加水共煮后，加糖调味食。功能健脾渗湿止带。适用于妇女白带过多等症。见《食用菌饮食疗法》。

【茯苓菊花浸酒】白茯苓200克，甘菊花80克，山茱萸80克，当归80克，细辛40克，菟丝子（酒浸3日，干捣末）120克，白术40克，牡丹80克，人参（去芦头）40克，肉苁蓉（酒浸1宿刮去皱皮）80克，栝楼根80克，防风（去芦头）80

克，天雄（炮裂去皮脐）80 克，干熟地黄 80 克，牡蛎（烧为粉）40 克，黄芪 80 克，菖蒲 80 克，紫苑（洗去黄土）40 克，石斛（去根）80 克，柏子仁 100 克，蛇床子 40 克，杜仲（去粗皮炙微黄）80 克，远志（去心）80 克，干姜（炮裂）80 克，赤芍药 80 克，附子（炮裂去皮脐）80 克，苍耳子 80 克，狗脊 80 克，萆薢 80 克，牛膝（去苗）80 克，羌活 80 克，桔梗（去芦头）40 克，鼠黏子（微炒）40 克，牛蒡根 80 克，枸杞子 20 克，晚蚕砂 80 克，续断 80 克。上药细锉和匀，每 600 克药以生绢袋盛，用酒 20000 毫升，于瓷瓮中浸，封 14 日开封。每日平旦午时近晚各温饮 1 盏，常令有酒容，不可过度。忌生冷、油腻、猪、鸡、肉、黏滑物。适用于丈夫妇人骨节疼痛，行步艰难，肩背伛偻，言语蹇涩，口㖞斜，中风失音，半身不遂等疾。见《普济方》。

【茶树根】茶树根（十年以上老者）30～60 克，枫荷梨 30 克，万年青 6 克，糯米酒适量。茶树根洗净切片，与枫荷梨、万年青共放瓦罐内，加糯米酒及清水适量，文火煎熬至剂成。每晚睡前顿服。适用于风湿性心脏病。见《疾病的食疗与验方》。

【胡麻浸酒】胡麻（炒，捣粗罗）600 克。以生绢袋贮，酒 10000 毫升，浸 7 日。每服 200 毫升，以瘥为度。适用于中风口面㖞斜。见《圣济总录》。

【胡桃栗子糖羹】胡桃肉 30～50 克，栗子（妙熟）30～50 克，红糖适量。栗子炒去皮，与胡桃肉同捣如泥，入红糖拌匀。不拘时食。功能益肾通络。适用于中风属肾虚络阻者，卒中后舌短不语，足痿不行，或半身不遂等症。见《疾病的食疗与验方》。

【胡椒根炖蛇肉】胡椒树根 100 克，蛇肉 250 克，调料适量。胡椒根、蛇肉分别洗净切段，同放锅内，加葱、姜、盐、黄酒、清水各适量，沸后文火炖熬至蛇肉熟透。功能祛风湿，舒筋活络。适用于风湿性关节炎，类风湿病，中风后半身不遂等症。见《家庭食疗手册》。

【南藤酒】石楠藤 1000 克，曲 200 克，糯米 5000 克。石楠藤煎汁，同曲、米如常法酿酒。每服 1～2 杯，日 3 次。适用于风寒湿痹，腰膝无力，跌打瘀痛等症。见《本草纲目》。

【枳壳酒】枳壳（去瓤麸炒）、柏白皮各 300 克，五叶草 600 克。上细锉，生绢袋盛，以酒 7000 毫升浸 7 日。每温饮 1 盏，常令有酒力佳。适用于刺风游风。见《圣济总录》。

【枳茹酒】枳茹 3000 克。枳实上青刮取末，欲至心止，得茹 3000 克，微火炒去湿气，酒 6000 毫升渍，微火暖令得药味。随性饮。适用于口僻眼急，缓风急风。见《备急千金要方》。

【枳壳浸酒】①枳壳（去瓤麸炒）120 克，秦艽（去苗土）、独活（去芦头）、肉苁蓉各 160 克，丹参、蒴藋各 200 克，松叶（细切）14000 克。上锉如麻豆，用生绢袋贮，以清酒 14000 毫升，浸 6 宿。每服半盏，日 3 次，夜 1 次渐加至 1 盏。适用于风瘙瘾疹，皮肤生瘖癗，或如虫行。见《圣济总录》。②枳壳（刮去上面青末）1800 克。微火炒去湿气，以酒 14000 毫升浸，常令近火，微暖，令药味出，7 日后用。随性饮。适用于风，口偏眼急。见《太平圣惠方》。

【柏叶酒】①柏叶（捣碎以水 70000 毫升煮取汁 35000 毫升）12000 克，黍米（淘净）7000 克，细曲（捣碎）6000 克。上药以柏叶汁渍曲发动，即炊米熟，候冷拌合令匀，入瓮密封，17 日开，压取酒。日 3 度，量力饮，以瘥为度。适用于传尸骨蒸，瘦病等症。见《太平圣惠方》。②侧柏叶适量。煮汁，同曲、糯米同酿酒。适量饮。适用于风痹历节作痛。见《本草纲目》。

【柏子仁酒】柏子仁（生研）80克，鸡粪白（炒）80克，生姜（不去皮切）40克。上粗捣筛，共炒令焦色，乘热投酒4200毫升，候冷滤去渣。每服1盏，空心日午夜卧服。适用于中风失音不语。见《圣济总录》。

【枸杞浸酒】枸杞子、晚蚕砂（炒）各500克，恶实（炒）、苍耳子（炒）各1000克，防风（去叉）、天麻子（炒）各2000克，茄子根2000克（洗令净细切蒸一复时须是九月九日采），牛膝（酒浸细切）、恶实根（切炒）各600克，桔梗（锉炒）、羌活（去芦头锉）、秦艽（去苗土锉）、石菖蒲（九节者锉）各80克。上以夹绢袋盛，用酒30000毫升浸，密封闭，勿令通气，7日开，开时不得面对瓶口。每服1盏，空心食前临卧服，常令有酒容。适用于中风，身如角弓反张，妇人一切血风，上攻下注，久服悦泽颜色，滋润皮肤，退风益气强力。见《普济方》。

【枸杞菖蒲酒】枸杞根60000克，菖蒲3000克，上细锉，以水240000毫升，煮取96000毫升，去渣，酿120000克米。酒熟稍稍饮。适用于缓急风四肢不随，行步不正，口急及四体不得曲伸。见《备急千金要方》。

【牵正独活酒】独活50克，大豆（紧小者炒熟）200克，白附子10克，清酒1000毫升。上药粗碎，以酒煎数沸，去渣。每饮10毫升，日2次，夜1次。适用于口眼歪斜。（验方）。

【思仙酒】杜仲360克，米酒或高粱酒3000毫升。药切片与酒合装入大口瓶内，密封3个月。日服1~2小杯。功能补肾强精，除湿止痛。感冒，发热，消化不良者禁用。见《中国帝王媚药补酒》。

【骨痛药酒】草乌（制）、桑寄生、汉桃叶各1000克，威灵仙500克，虎杖750克，络石藤500克，菝葜500克，苍术（炒）250克，油松节750克，首乌（制）500克，红藤750克，丹参500克，接骨木1000克，伸筋草250克，木瓜500克，川芎250克，牛膝1000克，麻黄250克，五加皮1000克，红花250克，续断1000克，干姜125克，白酒适量，酒浸诸药。每饮15~25毫升，日2次。功能祛风定痛，舒筋活络。适用于筋骨酸痛，关节不利，四肢麻木等症。见《新编中成药》。

【钟乳酒方】钟乳320克，丹参240克，石斛、杜仲、天门冬各200克，牛膝、防风、黄芪、芎䓖、当归各160克，附子（制）、桂心、秦艽、干姜各120克，山茱萸、薏苡仁各600克。上㕮咀，以清酒18000毫升渍3日。初服20毫升，日再稍稍加，以知为度。适用于风虚劳损，脚疼冷痹，羸瘦挛弱不能行。见《备急千金要方》。

【香蕉花茶】香蕉花5克。水煎取汁，代茶常饮。适用于中风及脑溢血症。（验方）。

【复方白蛇酒】白花蛇1条，虎胫骨60克，当归、川芎各30克，制附子、肉桂、熟地、山萸肉、萆薢、石斛、细辛、黄芪、天麻各10克，独活60克，枳壳25克，肉苁蓉40克，醇酒3000毫升。上药碎细，白布袋盛，酒浸净瓮中，密封口，7日后取。随量温饮，常令微醉，旋饮旋添，味薄即止。适用于腰脚疼痛，行步艰难，皮肤痒痛不知。见《柳森可用方》。

【复方当归酒】红花55克，当归80克，制何首乌55克，小血藤80克，白酒1000毫升。上药粗末，入绢袋盛，浸酒中，封固10天。每次10毫升，日、晚各1次。

最大量不超过20毫升。适用于骨性关节炎（即增生性关节炎）。见《中药制剂汇编》。

【追风药酒】川乌（制）、草乌（制）、薄荷、干姜（炮）、当归、陈皮、甘草各3750克，白糖7.5万克，50度白酒38万毫升。酒浸诸药。每服10～15毫升，日2次。功能活血疏风，散寒健脾。适用于风寒湿痹引起的筋骨疼痛，四肢麻木，腰膝酸痛，风湿性关节痛。孕妇忌服。见《新编中成药》。

【追风活络酒】白酒8000毫升，白糖800克，当归、防风、麻黄各30克，秦艽、补骨脂（盐制）、独活、续断、红花、羌活、天麻、川芎、血竭、乳香、没药、红曲各20克，牛膝、木瓜、刘寄奴、杜仲（盐制）、土鳖虫、草乌（制）、白芷（制）各10克，紫草8克。酒浸诸药。每饮10～15毫升，日2次。功能追风散寒，舒筋活络。适用于风寒湿痹，四肢麻木，关节疼痛，伤筋动骨。孕妇忌服。见《新编中成药》。

【独活酒】①独活、附子（生用，切）各200克。以酒10000毫升渍3宿。服从10毫升始，以微痹为度。适用于风毒脚弱痹满上气。见《肘后备急方》。②独活600克，桂心120克，秦艽200克。上㕮咀，以酒9000毫升，渍3日。每饮30毫升。功能祛风除湿。适用于产后中风。见《备急千金要方》。③独活、石南各160克，防风120克，附子（制）、乌头（制）、天雄（制）、茵芋各80克。上㕮咀，以酒12000毫升渍7日。服30毫升，日3次，以知为度。适用于八风十二痹。见《备急千金要方》。④独活（去芦头）40克。锉。以清酒1400毫升，煎取700毫升，取大豆350克，熬令皮拆色炝绝，取前酒热投于豆中，搅匀密盖，经一食顷，去渣。温服40毫升，口噤灌之，日3次。适用于中风口噤不开。见《圣济总录》。⑤独活（去芦头）20克，杜仲（去粗皮切炒）40克，当归（切焙）20克，川芎20克，熟干地黄（焙）20克，丹参40克。上细锉，用酒3500毫升，瓷瓶内浸密封，以重汤煮1～2个时辰，取出候冷开封。每温服1盏，不拘时，常令如醉。不能饮酒者，量多少饮。适用于腰脚冷痹，不忍疼痛。见《圣济总录》。⑥独活（去芦头）600克，金牙石、细辛（去苗叶）、地肤子、莽草、熟干地黄（切焙）、蒴藋根、防风（去叉）、附子（炮裂去皮脐）、续断、蜀椒（去目并闭口炒出汗）各160克。除金牙外，并细锉，绢囊盛，清酒3500毫升渍，密泥器口，夏3宿，冬5宿酒成。金牙捣末，拣囊盛，入大囊中。温服5毫升，日3渐增。适用于肉苛，肌肉不仁，遍身㿏重。见《圣济总录》。⑦独活（去芦头）、山茱萸、天门冬（去心焙）黄芪、甘菊花、防风（去叉）、天雄（炮裂去皮脐）、侧子（炮裂去皮脐）、防己、白术、赤茯苓（去黑皮）、牛膝、枸杞子（焙）各120克，磁石（生捣研）360克，生姜（切）200克，贯众（锉挼去黄末）80克，生地黄280克。上㕮咀，如麻豆，生绢袋盛，以酒35000毫升。浸7日。开封初饮20～30毫升，渐加、常令酒力相接。适用于脚气痰壅，头痛喘闷，胸膈心背痛。见《圣济总录》。⑧独活（去芦头）、附子（炮裂去皮脐）各100克。锉如麻豆大，绢袋盛，入瓷瓶中，以醇酒3500毫升浸密封，3日后旋取。适量饮令体中酒气相接，未效再服，以瘥为度。适用于脚气久虚，脉沉细肢弱。见《太平圣惠方》。⑨独活（去芦）、石斛（去根）、生姜、白茯苓（去皮，赤者亦可）、白术各120克，牛膝、丹参、侧子（炮，去皮脐）、萆薢各80克，薏苡仁、防风（去叉）、桂心（去粗皮）、当归（切焙）、山茱萸、人参、天雄（炮，去皮脐）、秦艽（去土）、甘菊花、芎䓖各60克，生地黄（焙）160克，清酒20000毫升。上药细锉，绢袋盛，入净瓷瓮中，酒渍，密封，春夏5日，秋冬7日。量情饮，日5～6服，常令酒力不绝。如冷加蜀椒40克（去目并合口者，炒出汗）；脚弱痛甚者作散，每服12克，酒调入。适用于腰脚屈弱，兼头眩气满。见《奇效良方》。⑩独活（去芦）160克，好酒4大盏。酒煎药。分次热服。适用于中风，通身冷，口噤不知人者。见《奇效良方》。⑪独活、天麻、防风各40克，桂心、当归、荆芥、川芎、蔓荆子各20克，麻黄（去节）、附子（炮）、羚羊角（屑）、赤芍药各1.2克。上㕮咀，每服16克，水、酒各半盏，煎至六分，去渣。温服。适用于产后中风。睡卧不安，筋脉四肢挛急或强直。见《妇人大全良方》。

【独活豆酒】独活（去芦头）80克，大豆700克。用酒3500毫升，浸独活1宿，大豆炒令青烟出，投酒中封闭，候冷去渣。每温服1盏。适用于产后血气不足，中风口噤。见《圣济总录》。

【独活浸酒】①独活（去芦头）、生干地黄（焙）各120克，生黑豆皮700克，海桐皮80克，生恶实根600克，桂（去粗皮）40克，大麻子仁（炒）600克。上锉如黑豆粒大，以生绢袋盛，用无灰酒20000毫升同纳瓷瓮中浸之，冬7日，夏3日，春秋5日。不限早晚，适量饮，常令有酒气，酒尽更添，药无味再作。适用于岭南脚气发动，地气郁蒸，热毒风盛，脾肺常有虚热。见《圣济总录》。②独活40克，桂心40克，防风（去芦头）40克，附子（炮裂去皮脐）40克，大麻仁15克，牛膝40克，川椒（去目及闭口者微炒去汗）80克，天蓼木（锉）80克。上细锉，生绢袋盛，以酒70000毫升，密封，浸3日后开。每日食前及临卧时，暖酒1中盏饮，以药力尽为度。适用于中风，偏枯不遂，骨节冷痛等症。见《太平圣惠方》。③独活、石南各160克，防风（去芦头）120克，茵芋、附子（炮裂去皮脐）、川乌头（炮裂去皮脐）、天雄（炮裂去皮脐）、桂心、牛膝（去苗）各40克。上细锉，以生绢袋盛，用好酒14000毫升，渍7日。每日随性温饮1小盏，勿令大醉，以效为度。适用于八风十二痹。见《太平圣惠方》。

【独活人参酒】独活（去芦）45克，白鲜皮15克，羌活（去芦头）30克，人参20克。上药捣粗末，每用10克药末，同水7份，酒3份，煎至7份，去渣待温服，不拘时候。适用于产后中风，因乏多汗，体热头痛。见《太平圣惠方》。

【独活大豆酒】独活60克，大豆30克，酒1000毫升。独活酒渍，煎取500毫升，炒大豆热投酒中，2小时后去渣。每次饭前温服20毫升。适用于中风舌强不语。（验方）。

【独活牛膝酒】独活、肉桂、防风、制附子各30克，大麻仁（炒香）50克，牛膝30克，川椒（去目及闭口者炒出汗）50克，烟少许。上药捣细，用净器盛，酒渍，密封，3日后开取，去渣备用。每日饭前及临睡时，暖1中杯饮，以药力尽为度。适用于中风半身不遂，骨节疼痛。见《太平圣惠方》。

【独活乌豆汤】独活15～20克，乌豆100克，米酒适量。2药加水1000～1300毫升，煎至400毫升，取汁，加米酒温服。功能祛风止痛，通经活血。适用于中风瘫痪，肢体强直，失语等症。见《家庭食疗手册》。

【独活甘草酒】独活、甘草、木防己各1.6克，干姜、细辛各2克，鸱头1枚许，桂心80克，铁精40克，人参12克。上入绢袋中，酒4500毫升，浸5夜。每服30毫升，日2服。适用于小儿风痫，屡经发动。见《普济方》。

【独活石斛酒】独活40克，炮姜20克，石斛、牛膝、丹参、萆薢、制附子、赤茯苓各30克，防风20克，薏苡仁40克，山茱萸30克，肉桂、白术、川芎各20克，秦艽30克，当归、人参、甘菊花各20克，生地40克，酒2500毫升。上药捣碎，酒浸净器中，7日后开取去渣备用。每次饭前随量温饮。适用于感受风湿，腰脚酸痛，行走艰难，头晕目眩。见《太平圣惠方》。

【独活当归酒】独活、杜仲、当归、川芎、熟地、丹参各30克，好酒1000毫升。上药碎细，酒浸净瓶中，密封，近火煨，1日夜后候冷饮。随量温饮，常令有酒气。功能祛风除湿。适用于风湿性腰腿疼痛。见《圣济总录》。

【独活参附酒】独活、制附子各35克，党参20克，酒500毫升。上药共碎细，酒浸净瓶中，密封口，春夏5日，秋冬7日。量性饮，常令有酒气相续。适用于腰腿肿痛，四肢厥逆，小腹冷痛，身体虚弱。（验方）。

【独活寄生酒】独活30克，桑寄生20克，秦艽30克，防风20克，细辛12克，当归50克，白芍30克，川芎20克，生地、杜仲各50克，牛膝、党参各30克，茯苓40克，甘草、肉桂各15克，醇酒1500毫升。上药捣碎，酒浸净瓶中，密封口，14日后开封，去渣备用。随量饮。功能祛风除湿。适用于风寒湿痹，关节疼痛，屈伸不利，腰膝酸痛，肢体麻木，阴雨加重。（验方）。

【炮鹿蹄方】鹿蹄4只，加水煮至熟烂取肉，加调料重新炮制。空腹服。功能壮筋骨，祛风湿。适用于诸风脚膝疼痛，不能践地等症。见《食医心鉴》。

【炮苍耳菜方】苍耳嫩叶500克，土苏50克。苍耳叶加水适量，烧沸后略煮捞出，再放调料重新炮制后，点入土苏。功能祛风燥湿。适用于头风痛及风寒湿痹，四肢挛痛等症。见《食医心鉴》。

【养血愈风酒】杜仲（盐制）90克，枸杞子120克，防风、当归、秦艽、川牛膝、白术（炒）、苍耳子、蚕砂、川萆薢各60克，鳖甲（醋制）30克，白茄根120克，红花30克，蔗糖2400克，陈皮30克，白酒2.4万毫升，羌活30克。酒浸诸药。每饮15～30毫升，日1～2次。功能养血愈风。适用于感受风湿，四肢酸麻，筋骨疼痛等症。见《新编中成药》。

【姜酒】姜适量。浸酒，或用姜汁和曲造酒如常。暖服1碗。适用于偏风，中恶疰忤，心腹冷痛等症。见《本草纲目》。

【类叶牡丹酒】类叶牡丹3钱，白酒300毫升。浸泡7日。每服10毫升，日2次。适用于关节痛，跌打损伤。见《陕甘宁青中草药选》。

【扁豆香薷汤】扁豆30克，香薷15克。水煎，分2次服。功能化湿和中。适用于湿浊中阻，脾胃不和，呕吐泄泻，小便不利等症。见《食疗本草学》。

【祛风药酒】生地、当归、枸杞子、丹参各30克，熟地45克，茯神、地骨皮、丹皮、川芎、白芍、女贞子各15克，薏仁、杜仲、秦艽、续断各23克，牛膝12克，桂枝8克，圆眼肉120克，黄酒2000克。上药入绢袋中，以酒浸，封固7日。每日早、晚各1～2小杯，或视酒量略增加。适用于腰膝酸软，关节、筋骨酸痛或刺痛，兼头昏，心悸，睡眠不安，面色不华等。见《惠直堂经验方》。

【祛风独活酒】独活60克，白酒250毫升。上药酒浸泡瓶中，4、5日后饮。每次空腹温饮1杯，日3次。适用于腰膝酸困，腿脚沉重疼痛。（验方）。

【祛风胜湿酒】羌活75克，威灵仙75克，当归50克，独活、香加皮、防己、薏苡仁各75克，制成1万毫升酒。酒浸诸药。每饮25~50毫升，日2次。功能祛风胜湿，通络止痛，舒筋活血。适用于四肢、腰脊风湿疼痛，手足麻木等症。见《新编中成药》。

【祛风活血酒】红花250克，枸杞子31克，当归250克，桑寄生62.5克，独活125克，油松节125克，川芎62克，鸡血藤62克，官桂31克，乳香（醋制）31克，川牛膝250克，没药（醋制）31克，木瓜250克，红曲275克，玉竹1000克，续断62克，桑枝250克，白酒5万毫升，黄酒5万毫升。酒浸诸药。每饮15~60毫升，日2次。功能祛风活血，强筋健骨。适用于气血不和，风寒湿痹，筋骨疼痛，手足拘挛，孕妇忌服。见《新编中成药》。

【祛寒通络药酒】熟附子45克，细辛15克，红花、丹参各60克，土元、苏木、川芎各30克，大枣20枚，白酒1500克。上药浸酒中1周后使用。每饮30毫升，每天2次。适用于寒湿、血瘀所致的脉管炎，表现为患肢肢端疼痛，苍白或紫暗，触之发凉，受寒加剧。未发生溃疡者方可使用该酒。见《张八卦外科新编》。

【神应酒】茵芋（炙）、附子、天雄（并生用去皮脐）、丹参、蜀椒（去目并闭口炒出汗）、踯躅花、甘草（炙）、菖蒲、桂（去粗皮）、干姜（生用）、乌头（生用去皮脐）、独活（去芦头）、地骨皮、秦艽（去苗土）、防风（去叉）、芎䓖、人参、当归、白芷、藁本（去苗土）、生干地黄各80克，白鲜皮、栾荆（炙）各80克。上细锉，以酒4000毫升，密器中浸7日。每日空腹饮半盏，渐渐加饮。每饮后，以饭2、3匙压之，每饮1盏，即添1盏浸药，药味尽即止。忌热肉面鸡鱼牛肉油腻果子陈臭豉汁等物。适用于大风疾及诸风疾。见《圣济总录》。

【秦艽酒】①秦艽、牛膝、川芎、防风、杜仲、赤苓、丹参、独活、地骨皮、薏苡仁、大麻仁各30克，肉桂25克，石斛、干姜各20克，五加皮50克，制附子24克，麦冬25克，酒1500毫升。上药碎细，入夏白布袋，酒浸净瓶中，春夏5日，秋冬7日开封。每日空腹温饮10~20毫升，以愈为度。适用于小腹满，疼痛拒按，小便痛涩不利，大便不通，鼻流清涕等症。见《圣济总录》。②秦艽（去苗土）、柴胡（去苗）、甘草（炙）、鳖甲（去裙襕醋炙）各20克，常山、葱白各80克，豉0.4克。上锉如麻豆，用无灰酒2000毫升，浸1宿，于近火处安顿常令微温。每服1盏，未发时，不拘时服。既服又添酒1盏于药中，添至2000毫升即止。适用于劳疟。见《圣济总录》。③秦艽（去苗土）、牛膝（酒浸切焙）、芎䓖、防风（去叉）、桂（去粗皮）、独活（去芦头）、丹参、赤茯苓（去黑皮）各80克，杜仲（去粗皮锉炒炮）、侧子（炮裂去皮脐）、石斛（去根）、干姜、麦门冬（去心焙）、地骨皮各60克，五加皮200克，薏苡仁40克，大麻子仁（炒）7克。上细锉如麻豆，以生绢夹囊盛，用酒7000毫升浸7日。每日空腹温服半盏，日再。适用于胞痹。见《圣济总录》。④秦艽、天门冬、五加皮、牛膝、附子、桂心各120克，巴戟天、杜仲、石南、细辛各80克，独活200克，薏苡仁40克。上㕮咀，每服30克，酒1碗，浸1宿，滤去渣。分2服，不拘时候，温热服。适用于四肢风，手臂不收，髀脚疼弱，或有拘急挛缩，屈指偏枯，痿躄不仁，顽痹者悉主之。见《普济方》。⑤秦艽、牛膝、川芎、防风、桂、独活、茯苓各40克，杜仲、丹参各320克，侧子（炮裂去皮脐）、石斛（去梢黑者）、干姜（炮）、麦门冬（去心）、地骨皮各60克，五加皮200克，薏苡仁40克，大麻仁（炒）7克。上细锉，生绢袋盛，酒7000毫升浸，春秋7日、夏3日、冬10日。每空腹温服半盏，日2次。适用于肾劳虚冷干枯，忧患内伤，久坐湿地等。见《圣济总录》。

【秦艽桂苓酒】秦艽、牛膝、川芎、防风、肉桂、独活、茯苓各30克，杜仲、丹参各60克，制附子、石斛、炮姜、麦冬（去心）、地骨皮各30克，五加皮60克，薏苡仁30克，大麻仁（炒）15克，酒2000毫升。上药碎细，酒浸净瓶中，春秋7日，夏3日，冬10日去渣备用。每日空腹温饮1～2杯，日3次。适用于腰膝虚冷，久坐湿地，风湿痹痛等症。（验方）。

【蚕沙酒】①晚蚕沙（炒黄）60克，醇酒200毫升。上药酒浸瓶中，封口，5日后开封去渣。每次空腹温饮1小杯，日3次。适用于风湿痹痛，皮肤瘙痒，瘾疹头风头痛，腹痛转筋，吐泻等症。（验方）。②蚕砂120克，白酒约500毫升。上药浸入酒中，隔水加热1.5小时，取出静置待凉，数日后饮。每次1小盅。适用于风湿痹痛，及月经久闭（血瘀经闭者）。见《增补内经拾遗方论》。③原蚕沙（炒黄）适量。以袋盛浸酒。适量饮。适用于风缓顽痹，诸节不遂，腹内宿痛等症。见《本草纲目》。④蚕沙（微炒捣碎）3500克。用生绢囊贮，以酒10000毫升，浸7日。每饮10～30毫升，常有酒气，以瘥为度。适用于中风口面㖞僻，口角涎流。见《圣济总录》。

【莲子小米粥】莲子（去心）25克，小米（粟）50克，红糖适量。前两者加适量水，文火煮粥，调入红糖。日3餐食。功能健脾益胃，安神除湿。适用于脾胃虚弱，食少泄泻及皮肤病患者如湿疹，荨麻疹等。见《膳食保健》。

【恶实根酒】恶实根（洗去土，控干）、生蒴藋根（洗去土，控干）各600克。细锉以酒7000毫升浸7日。每温饮1盏，日3～4次。适用于刺风游风。见《圣济总录》。

【恶实根粥】恶实根（去黑皮）30克，生姜10克，陈皮10克，青粱米100克。前3味煎汤取汁，后入米煮粥，空腹食。功能豁痰，祛风。适用于中风不语。见《圣济总录》。

【桂枝粥】桂枝9克，杜仲18克，牛膝9克，薏米30克，白糖适量。前3味先煎，取汁后加薏米煮粥，入白糖调味食。日1剂，连食10～12剂。适用于风湿阻络所致的牛皮癣。见《常见病食疗食补大全》。

【桐皮薏仁酒】海桐皮、薏苡仁各60克，生地100克，川牛膝、川芎、羌活、地骨皮、五加皮各30克，甘草12克，白酒1500毫升。上药共为粗末，用夏白布袋盛，以酒浸泡，封口，夏7日，冬14日后开封。空腹饮10～20毫升，日3次，常令微醉。适用于腰膝湿热痛甚，血脉顽痹臂痛，腿脚不遂，疥癣等症。见《普济方》。

【夏英公酒浸饮子】防风（细锉）、萆薢、羌活、秦艽、牛膝、败龟、虎骨、桔梗、晚蚕沙（炒黄）各80克，苍耳5000克（去刺、捶碎、酥炙），干茄根（洗，锉，蒸）、枸杞子（炒）各200克。上药用好酒30000毫升浸，瓶盛封蔽，14日打开，不得向面，恐气冲头目。每日空心午时及早晨各服1盏，常令有酒气。适用于一切风毒湿痹瘫痪等症。见《普济方》。

【徐长卿酒】徐长卿、金果榄各5克，防已、杜仲各2.5克，黄酒500克。浸泡15天。每服10毫升，日3次。适用于风湿腰痛，关节痛。见《陕甘宁青中草药选》。

【脆蛇酒】脆蛇1条，白酒500毫升。脆蛇酒浸7天。每服1小杯，日2次。功能祛风湿，止痹痛。适用于风湿痹痛，跌打损伤及骨折等。见《中国药膳学》。

【烩蛇羹】过树榕蛇、饭铲头蛇、金脚带蛇各1条，水发香菇、黑木耳各20克，熟火腿丝25克，陈皮1块，芫荽3克，调料适量。蛇宰杀、剥皮、剖腹后切段，加黄酒、葱、姜、盐、陈皮丝上笼蒸熟，剔出蛇肉，撕成丝；猪油烧热，爆香葱、姜末，下香菇、木耳丝，烹上黄酒，翻炒，加蛇丝爆炒起锅备用。再加油，爆香葱、姜片，加水煮沸，蛇骨用纱布包好放入，文火焖炁2小时后，弃纱布包，入备用料，再焖煮20~30分钟，调入精盐、勾薄芡，淋上猪油，撒上火腿丝与芫荽末、胡椒粉、味精。佐餐食。功能滋阴补肾，驱风除湿。适用于肝肾不足，风湿内侵之筋骨关节疼痛肿胀，活动不利等症。见《膳食保健》。

【酒浸药仙】甘菊花、防风（去芦）、羌活、杜仲、牡蛎、栝楼根、牡丹皮、紫苑、菖蒲、人参、白蒺藜、牛蒡子、枸杞子各20克，白花远志（去心）、牛膝各8克，虎胫骨、牛蒡根、干姜、熟地黄、柏子仁、狗脊（去毛，焙）、天雄（炮，去皮）、萆薢、蛇床子、附子、肉苁蓉、菟丝子、续断、芍药（去皮）、石斛各12克，无灰酒20000毫升。为粗末，新绢袋盛，入小瓮内，浸入无灰酒，密封，春夏浸14日，秋冬浸21日。每日3服，每服1盏，不多服，不可乱开酒瓮。适用于四肢不举，不问男子、妇人、小儿，骨节疼痛，四肢浮肿，眼目昏暗，半身不遂，语言蹇涩，口眼喎斜，中风失音并治之。见《奇效良方》。

【酒蒸白糖芝麻】黑芝麻、绵白糖各250克，黄酒适量。黑芝麻文火略炒，趁热碾碎，拌白糖。每次取30克，加上等黄酒蒸20分钟，佐餐食。功能驱风止痒。适用于荨麻疹。见《膳食保健》。

【海桐酒】牛膝、海桐皮、五加皮、独活、防风、杜仲、枳壳各80克，生地黄100克，白术40克，薏苡仁40克。上㕮咀，用生绢袋2个，两停盛药，以好酒150000毫升。亦分两瓷器内浸，春夏7日，秋冬14日。每服1盏，日3次，夜1次，使酒力薰薰，百日步履如故。适用于湿痹，手足痿，筋脉挛，肢节疼痛无力，不能行走。见《普济方》。

【海桐皮酒】①海桐皮、牛膝（酒浸）、枳壳（麸炒、去瓤）、杜仲（去皮丝、锉、炒）、防风（去芦）、独活（去芦）、五加皮各80克，生地黄100克，白术（去芦）20克，薏苡仁40克。上㕮咀，以生绢袋2个两停盛药，以好酒150000毫升。亦分2瓷器内浸酒。每服1盏，日3次，夜2次，常使酒力醺醺，百日行履如故。适用湿痹，手足弱，筋脉挛，肢节疼痹无力，不能行履等症。见《永乐大典》。②海桐皮、五加皮、独活（去芦头）、防风（去叉）、枳壳（去瓤麸炒）、杜仲（去粗皮炙）各40克，牛膝（去苗）、薏苡仁各80克，生地黄300克。上细㕮，绵裹，以无灰酒1400毫升，春夏浸7日，秋冬14日。每日空腹温服1大盏，日3次，常令酒气不绝。重者不过2剂瘥。适用于风冷流于脚膝，行立不得。见《圣济总录》。

【海桐皮浸酒】①海桐皮、五加皮、独活、侧子（炮裂去皮脐）、天麻、桂心、防风（去芦头）、枳壳（麸炒微黄去瓤）、杜仲（炙微黄）各120克，牛膝300克（去苗），薏苡仁240克，生地黄300克。上细锉和匀，生绢袋盛，用清酒30000毫升浸，春夏7日，秋冬14日。每日随性饮1盏，常令有酒气，不得大醉。适用于风痰。见

《普济方》。②海桐皮、五加皮、独活、天雄（炮裂去皮脐）、石斛（去根）、桂心、防风（去芦头）、当归、杜仲（去粗皮炙微黄）、仙灵脾、萆薢、牛膝（去苗）、薏苡仁各80克，虎胫骨（涂酥炙令黄）120克，生干地黄80克。上细锉，以生绢袋盛，用清酒20000毫升，春夏浸7日，秋冬浸14日。每日时暖饮1小盏，常令醺醺，不得大醉，重者不过2剂，若酒尽，旋饮旋添，药味尽止。适用于风毒脚膝软弱，行立不得。见《太平圣惠方》。③海桐皮、五加皮、独活、防风（去芦头）、干蝎（生用）、杜仲（去皱皮炙微黄）、酸枣仁（微炒）、桂心、侧子（炮裂去皮脐）、薏苡仁各40克，生干地黄120克。上锉如豆大，用生绢袋盛，以好酒14000毫升，于瓷瓶中浸，密封，秋夏7日，春冬21日开取。每日不计时候，温饮1小盏。适用于风毒流入脚膝疼痛，行立不得。见《太平圣惠方》。④海桐皮（锉）、五加皮（锉）、独活（去芦头）、防风（去叉）、干蝎（炒）、杜仲（去粗皮切）、牛膝（去苗浸切焙）、薏苡仁（炒）各40克，生干地黄（焙）120克。上粗捣筛，生绢囊贮，以好酒10000毫升，浸瓷瓶中密封，秋夏3日，春冬7日开取。每饮10～30毫升，不拘时，甚者常令酒气相续。适用于热毒风结成疽，肿痛行履不得。见《圣济总录》。

【逡巡酒】桃花106克，马兰花175克，芝麻花211克，黄菊花317克，腊水10升，桃仁49枚（去皮尖），白面5000克，曲适量。前花和曲，纸包49日。用时，白水1瓶，曲1丸，面1块，如嫌味淡，可如服1丸。适用于一切风痹湿气，久服益寿延年，美容。见《本草纲目》。

【桑枝浸酒】花桑枝、垂柳枝、槐枝各600克，羌活、牛膝（去苗）、附子（炮裂去皮脐）、桂心、熟干地黄各120克，黑豆（炒熟）700克。上药细锉和匀。生绢袋盛，好酒35000毫升浸7日。每日食前后，任性暖饮1～2小盏，不得过度，常有酒气为妙。忌生冷毒鱼猪肉。适用于风疾。见《太平圣惠方》。

【桑寄生煲鸡蛋】桑寄生15～30克，鸡蛋1～2个。桑寄生、鸡蛋加水同煮。蛋熟后去壳取蛋再煮片刻。食蛋饮汤。功能补益肝肾，强壮筋骨，养血祛风，安胎催乳。适用于血虚风湿，腰膝神经痛，足酸背痛和四肢麻木等症。见《饮食疗法》。

【黄土酒】灶中黄土、干姜（炮）各等份。捣罗为散。以温酒调一指撮服。适用于产后风痉。见《圣济总录》。

【黄芪酒】①黄芪、桂（去粗皮）、巴戟天（去心）、石斛（去根）、泽泻、白茯苓（去黑皮）、柏子仁、干姜（炮）、蜀椒（去目并闭口炒出汗）各120克，防风（去叉）、独活（去芦头）、人参各80克，天雄（炮裂去皮脐）、芍药、附子（炮裂去皮脐）、乌头（炮裂去皮脐）、茵芋、半夏（汤洗7遍）、细辛（去苗叶）、白术、黄芩（去黑心）、栝楼根、山茱萸各40克。上㕮咀，绢袋盛，以清酒20000毫升渍，秋冬7日，春夏3日。初服20毫升，渐加，以微麻木为效，日再。适用于脾痹肉极虚寒，体重急惰，四肢不欲举动，关节疼痛，不嗜饮食。见《圣济总录》。②黄芪、独活（去芦头）、防风（去叉）、甘草（炙）、蜀椒（去目并闭口者炒出汗）、附子（炮裂去皮脐）、白术、牛膝、芎䓖、细辛（去苗叶）各120克，干姜（炮）140克，当归（切焙）、桂（去粗皮）各100克，葛根、秦艽（去苗土）、乌头（炮裂去皮脐）、山茱萸各80克，大黄40克。虚弱者加苁蓉80克；下利者加女萎120克；心下有水，加茯苓80克，一方加石斛、菖蒲各80克。上锉如麻豆，用夹绢囊盛贮，以清酒7000

克浸，春夏5日，秋冬7日。初服10毫升，日2次夜1次，渐增，以知为度。适用于血痹，诸痹甚者四肢不随等症。见《圣济总录》。③黄芪、蜀椒（去目并闭口者炒出汗）、白术、牛膝（去苗锉）、葛根各120克，防风160克，芎䓖、甘草（炙锉）、细辛（去苗叶）、山茱萸、附子（炮裂去皮脐）、秦艽（去苗土）、干姜（炮）、当归（切焙）、乌头（炮裂去皮脐）、人参各80克，独活（去芦头）、桂（去粗皮）各1.2克。上锉如麻豆，用生绢袋盛，于28000毫升醇酒内浸3日。每温服1盏，不拘时。适用于产后中风偏枯，半身不遂，言语不利，疼痛无力。见《圣济总录》。④黄芪、独活（去芦头）、桂（去粗皮）、蜀椒（去闭口并且炒出汗）、牛膝（去芦头）、白术、葜根各1.2克，防风（去叉）160克，芎䓖、甘草（炙锉）、细辛（去苗叶）、山茱萸、附子（炮裂去皮脐）、秦艽（去苗土）、干姜（炮）、当归（切焙）、乌头（炮裂去皮脐）、人参各120克。上锉如麻豆，用生绢袋盛于40000毫升醇酒内浸3日。每温服1盏，不拘时。适用于产后中风偏枯，半身不遂，言语不利，疼痛时作等症。见《普济方》。⑤黄芪、独活、山茱萸、桂心、蜀椒（去目闭口者汗）、白术、牛膝、葛根、防风、芎䓖、细辛、附子（去皮）、甘草（炙）各120克，大黄40克，干姜100克，秦艽、当归、乌头（去皮）各80克。上切，以酒20000毫升，渍10日。大虚加肉苁蓉80克，葳蕤80克，石斛80克；多忘加菖蒲80克，紫石英80克；心下水加茯苓80克，人参80克，薯蓣10克。酒服尽后，更以酒20000毫升，渍渣暴干作散。每服10毫升，日3次，夜2次，无所忌。散以酒服1克，日3次。适用于大风虚冷，淡澼偏枯，脚肿满百病。见《千金翼方》。⑥黄芪（去芦）、防风（去芦）、官桂（不见火）、天麻、萆薢、石斛（去根）、白芍药、当归（去芦）、云母粉、白术、茵芋叶、木香（不见火）、仙灵脾、甘草、川续断各40克。上锉如麻豆大，以生绢袋盛，以好酒10000毫升浸，春5日，夏3日，秋7日，冬10日。每温服1盏，不拘时候，常令酒气相续为佳。适用于风湿痹，身体顽麻，皮肤燥痒，筋脉挛急，言语蹇涩，手足不遂，时觉不仁。见《重订严氏济生方》。⑦黄芪、乌头、附子、干姜、秦艽、蜀椒、芎䓖、独活、白术、牛膝、苁蓉、细辛、甘草各120克，葛根、当归、菖蒲各100克，山茱萸、桂心、钟乳、柏子仁、天雄、石斛、防风各80克，大黄、石南各40克。上㕮咀，无所熬炼，清酒18000毫升渍。大虚加苁蓉，下痢加女萎，多忘加菖蒲各120克。先服6毫升，不自可至30毫升，日3次。适用于风虚脚疼，痿弱气闷，不知收摄，兼补。见《备急千金要方》。⑧黄芪45克，当归36克，独活、防风、细辛、牛膝、川芎、炙甘草、制附子、蜀椒各45克，制川乌、山萸肉、干葛根、秦艽各30克，官桂36克，生大黄、白术、干姜各15克，好酒2000毫升。上药碎如麻豆大，夏白布袋盛，置于净器中，酒浸，密封，春夏5日，秋冬7日，去渣待用。每饮10～30毫升，日1次。渐加，以愈为度，老弱人微热之，少壮人勿热。适用于四肢不遂，周身肿痛，恶寒，胸中疾满，饮食恶冷，寒疝腹痛，久坐湿地腰痛，卒起则头眩耳聋眼花，恍惚善忘等症。见《证治准绳》。

【黄牛脑髓酒】黄牛脑髓1个，白芷、川芎各15克，酒适量。白芷、川芎各为末，装纱布袋，扎口，与脑髓、酒共煮，待脑髓熟后乘热食之，同时尽量饮酒，醉后卧睡。功能祛风止痛。适用于偏正头痛。见《家庭食疗手册》。

【黄芪石斛酒】石斛120克，黄芪、党参、防风各45克，丹参、山萸、杜仲、牛膝各60克，细辛30克，天冬70克，生姜90克，薏米、杞果各150克，五味子、茯苓、山药、萆薢各60克，黄酒3000毫升。上药捣粗末，置净瓶中，酒浸5天，去渣备用。每服2~3杯，酒力要相继，不可间断。适用于正虚风侵，腰脚痹痛，颜面麻痹。见《圣济总录》。

【黄芪补益酒】黄芪、巴戟天（去心）、桂心、石斛、蜀椒（汗）、泽泻、茯苓、柏子仁、干姜各120克，防风、人参、独活、芍药、山茱萸、天雄（炮）、附子（炮）、乌头（炮）、茵芋、栝楼、半夏（洗）、细辛、白术、黄芩各40克。上㕮咀，绢澄贮，以清酒18000毫升渍，秋冬7日，春夏3日。初服20毫升，渐渐加，微痹为度，日再，忌猪羊肉、桃、李、雀肉、生菜、生葱、酢物。适用于肉极虚为脾风，阴动伤寒体重怠惰，四肢不欲举，关节疼痛，不嗜饮食，虚极所致之症。见《外台秘要》。

【黄芪炖蛇肉】黄芪60克，蛇肉1000克，续断、料酒各10克，生姜15克，胡椒粉0.2克，盐、熟猪油、葱段适量。蛇斩去头尾，剥皮去内脏，洗净，切3厘米长、1.5厘米宽的片；生姜切片；黄芪、续断用冷水洗净，清水浸泡1小时。炒勺烧热，倒入猪油30克，旺火烧至油开后，倒入蛇肉翻炒，烹入料酒，蛇肉倒入沙锅内，将浸泡黄芪、续断的水及药一齐倒入沙锅，加姜片、葱段、盐、烧沸后，小火炖1小时，加胡椒粉，拣去姜、葱。功能驱风除湿，活血通络。适用于风湿性关节炎，类风湿性关节炎，风湿性心脏病。见《滋补中药保健菜谱》。

【黄芪续断酒】黄芪、防风、肉桂、天麻、萆薢、白芍、当归、云母粉、白术各30克，茵芋叶20克，木香、仙灵脾、甘草、续断各30克，好酒2500毫升。上药共碎细，生绢袋盛，酒浸净瓶中，7日后开封去渣备用。每温饮1杯，不拘时候。适用于风湿痹痛，身体麻木，皮肤瘙痒，筋脉拘急，手足不遂，言语蹇涩等症。见《危亦林得效方》。

【黄豆疗痹汤】黄豆30~60克。水煎服。功能健脾除湿。适用于湿热痹痛，筋脉拘挛等症。见《食疗本草学》。

【菝葜酒】菝葜（锉碎以水50000毫升煮取7500毫升去渣澄清用）50000克，白糯米100000克，曲（捣碎将药汁减去2000~5000毫升浸曲2日沸起）6000克。糯米净淘，控干炊饭，候干倾出，如人体冷暖，入前药汁50000毫升，并曲末拌匀，瓮中盛，春夏5~7日，秋冬10余日，候熟。量人性饮，日5~6服，常令酒力相续，不过3~5剂，适用于脚气屈弱，积年腰脊挛痹，及腹内坚结者。见《普济方》。

【菖蒲生术酒】菖蒲（细锉蒸熟）、生术（细锉去皮）各7000克。上入绢袋盛，用清酒35000毫升，入瓮中盛，密封。春冬14日，秋夏7日取。每温饮1盏，日20毫升。适用于八风十二痹，通血脉，调荣卫。治骨立萎黄。见《太平圣惠方》。

【萆薢酒】①萆薢、牛膝（去苗）各120克，附子（炮裂去皮脐）120克，杜仲（去粗皮炙微黄）、狗脊、羌活、桂心、桑寄生各80克。上细锉，用生绢袋盛，以酒14000毫升浸，密封7日后开，每于食前，暖1中盏服。适用于五种腰痛连脚膝筋脉拘急酸疼。见《太平圣惠方》。②萆薢（炙）50克，地骨皮90克，杜仲（炙）50克，好酒1000毫升。上药捣细，酒浸净器，密封，煮1小时许，取出候冷，去渣收贮备用。不拘时饮，常令微醉。适用于风湿腰疼，妇女带下，小便频数，混浊。

见《圣济总录》。③萆薢、杜仲（去粗皮炙）各120克，枸杞根皮（洗）200克。上细锉，用好酒3500毫升，于净瓶内浸密封，重汤煮2时许，取出候冷。旋暖不拘时饮，常令微醉。适用于风湿腰痛，久湿痹不散。见《圣济总录》。④萆薢、防风（去叉）、菟丝子、杜仲（去粗皮锉炒）、黄芪、菊花、天雄（炮裂去皮脐）、石斛（去根）、生干地黄（焙）、地骨皮、续断、金牙（煅醋淬）、石南、肉苁蓉（酒浸切焙）、蜀椒（去目及闭口者炒出汗）各40克。上㕮咀，如麻豆，夹绢囊盛贮，以无灰酒3500毫升浸14日。每日任性服，候减500毫升，即旋添酒500毫升，药力薄别制。适用于血痹，及五脏六腑皮肤骨髓肌肉筋脉等疾，不问新久。见《圣济总录》。⑤萆薢30克，防风、菟丝子、杜仲（去粗皮炒）、黄芪、菊花、制附子（原方天雄）、石斛、生地、地骨皮、续断、金牙石、石楠、肉苁蓉（酒漫切焙）、蜀椒（去目并闭口者炒出汗）各15克，酒1000毫升。上药捣细如麻豆大，夏白布袋盛，酒浸净器中，14日后去渣备用。每空心饮1～2杯，日3次。候酒减500克即旋加500克，药力薄即再制。适用于风湿痹疼，阳痿遗尿。见《本草纲目》。

【萆薢浸酒】萆薢、牛膝（去苗）、石斛（去根）、熟干地黄各120克，防风（去芦头）、独活、川芎、山茱萸、当归、酸枣仁（微炒）、桂心各80克，大麻仁200克。上细锉，生绢袋盛，用好酒20000毫升，入于瓷瓶中浸，密封。7日后开取，每日3～5度，温饮1盏，常令醺醺，勿至大醉。适用于腰脚风毒，入注疼痛。见《普济方》。

【萆薢杜仲酒】杜仲、炮姜、萆薢、羌活、制附子、蜀椒（去目闭口者炒出汗）、肉桂、川芎、防风、秦艽、炙甘草各30克，细辛、五加皮、石斛、续断、地骨皮各15克，桔梗35克，酒1500毫升。上药共捣碎细，用酒浸于瓷瓶内，密封口，煮2时辰，取下候冷开封待用。每温饮1杯，随量，常令有酒气。适用于肾脏虚冷，或感受寒湿，腰脚冷痹，足胫疼痛。见《圣济总录》。

【菟丝子酒】菟丝子1000克，酒5000毫升，菟丝子酒渍2～3宿。每饮10～30毫升，日3服，不消再造。适用于身面卒肿症。见《本草纲目》。

【菊花酒】①菊花、五加皮、枸杞根、白术各320克，甘草、秦艽（去苗）各160克，生地黄（切）600克，上捣令碎，以水200000毫升，煮至70000毫升，以糟挤压取汁，用糯米70000克炊熟，细曲6000克，捣匀，拌和令碎，入于瓮中，密封3～7日。取饮任性，不得过醉。适用于八风十二痹，补虚损不足。见《太平圣惠方》。②甘菊花15克，杜仲120克，当归、石斛各60克，黄芪30克，肉苁蓉、桂心、防风、熟附子、萆薢、独活各60克，钟乳粉120克，白茯苓、山茱萸各60克，好酒20000毫升。上药粉碎，盛入绢袋，置于瓷瓶中，注入白酒密封，春、夏季浸7天，秋、冬季浸14天。每饮1小杯，日3次。适用于风湿侵袭，腰背疼痛，遇寒疼痛加重，食少瘦弱等症。见《太平圣惠方》。③甘菊花适量。暴干，作末，以米馈中蒸作酒。送服天雄散，日2次。适用于头目眩晕，屋转旋倒。见《备急千金要方》。④菊花、杜仲各600克，附子、黄芪、干姜（千金翼方中不用干姜）、桂心、当归、石斛各160克，紫石英、苁蓉各200克，萆薢、独活、钟乳各320克，茯苓120克，防风160克。上㕮咀，以酒42000克渍5日。每服12毫升，稍稍加至30毫升，日3次。适用于男女风虚寒冷腰背痛，食少羸瘦无色，嘘吸少气。去风冷，补不足。见《备急千金要方》。⑤家菊花、生地黄、地骨皮（去土洗净）各5000克捣碎。用水100000毫升，煎汁50000毫升，煮糯米50000克成饭，加细面曲拌匀入瓮内，密封21日，候熟，榨出清酒，另用小瓶盛。随各人酒量饮。有明目补髓，壮筋骨，延年耐老之效。见《集验良方》。⑥甘菊花500克，地黄、当归、枸杞各200克，米1000克，曲适量。菊花、地黄、当归、枸杞煎汁，滤渣；米煮半熟沥干；曲压成粉。再将米、曲入汁内搅匀，装坛内，周围保温，令发酵，7日后用。每服20～30毫升，日2次。适用于头风、耳鸣、耳聋、目眩、痿痹等症。有消百病之效。（验方）。⑦甘菊花250克（或加生地、当归各15克，杞果30克），曲、米适量。菊花煎汁，同曲、米如常法酿酒，酒熟压去糟。久服可用菊花加生地、当归、杞果，用白夏布袋盛，江米酒1000毫升浸于净瓶中，封口，5日后开封，去渣。徐徐服15～30毫升。适用于头目眩晕，目赤肿痛，痛肿疔疮。（验方）。

【菊花浸酒】甘菊花20克，杜仲（去粗皮炙微黄）、钟乳粉各160克，黄芪40克，当归、石斛（去根）、肉苁蓉（锉去皱皮）、桂心、防风（去芦头）、附子（炮裂去皮脐）、萆薢、独活、白茯苓、山茱萸各80克。上细锉，生绢袋盛，用好酒14000毫升，于瓷瓶中浸，密封，春夏7日，秋冬14日后开取。每日3～4次，温饮1小盏。适用于风虚久冷，腰脚疼痛，食少羸瘦，颜色萎瘁，行立无力。见《太平圣惠方》。

【菊花酿酒】甘菊花（开者）适量。曝干为末，以糯米饭中蒸熟，每7000克米用200克菊花末，拌如常酿法，多用细曲为良，候酒熟，压去渣。每暖服1小盏。适用于风头旋。见《太平圣惠方》。

【梅实仁粥】梅实仁30克（细研），粳米50克。粳米煮粥，半熟时入梅实仁相和搅匀，候熟，空腹食。功能利筋脉，去痹痛。适用于腰腿疼痛，不可转侧。兼治久嗽、泻痢。见《普济方》。

【豉心方】豉心60～100克，酒1000克。豉心九蒸九曝后，浸酒24小时。每取1小杯搅入粥内温服。功能祛风散寒。适用于风毒脚气，膝胫挛急，骨节疼痛等症。见《太平圣惠方》。

【雪莲酒】雪莲5钱，白酒或黄酒100毫升。浸泡7日。每服10毫升，日2次。适用于风湿性关节炎，妇女小腹冷痛，胎衣不下。见《陕甘宁青中草药选》。

【排风酒】①防风（去叉）、升麻、桂（去粗皮）、独活（去芦头）、天雄（炮裂去皮脐）、羌活（去芦头）各40克，仙人放杖草并根600克。上锉如麻豆大，以醇酒1800克浸5日。旋饮1盏，日再服。适用于风劳虚热，攻头顶急，言语错乱，心膈烦闷，四肢拘急，手足酸痛等症。见《圣济总录》。②羌活（去芦头）、防风（去叉）各40克，大豆（拭去土熬令皮拆声出）300克。以醇酒1800毫升，浸羌活防风1宿，炒大豆令有声，乘热投酒中，搅匀封盖，经半日，于铛中重汤文火煮1时。乘热尽量顿服，被衣覆盖，当有微汗。如不能饮，量性服，使令微似醉状。适用于产后中风，口噤四肢麻痹不仁，或角弓反张。见《圣济总录》。

【常春藤酒】三角风（常春藤）16克，白风藤16克，钩藤7个，白酒500克。各药浸酒中，10～20日后服；或蒸酒适量服。每服10～20毫升，日2次。适用于口眼㖞斜。见《贵阳民间草药》。

【晚蚕沙浸酒】晚蚕沙1000克，茄子根80克，牛膝（去苗）80克，大麻子500克，牛蒡子（微炒）80克，防风（去芦头）48克，羌活40克，秦艽40克，枸杞子40克，当归（锉微炒）40克，桂心40克，海桐皮40克，鼠黏子80克，上细锉，生绢袋盛，好酒20000毫升，浸7日。每日不计时候温饮1小盏，常令酒气相接为佳。适用于妇人中风偏枯，手足挛急，顽痹不遂等症。见《普济方》。

【蚺蛇酒】蚺蛇1条，羌活30克，曲适量。上药共捣碎，袋盛，同曲置于缸底，糯饭酌量盖，10日酒酿成。亦可用酒1000毫升，浸上药。徐徐饮，不拘时候。适用于诸风痛痹，瘴气瘷气，疥癣，恶疮。见《本草纲目》。

【崔氏苍耳酒】苍耳70000克，牛膝根7000克，商陆根1400克，鼠黏根14000克。细锉，加水175000毫升，煮取42000毫升汁。用该汁浸曲、米各8400克，如常法酿酒。每饮30毫升，不能饮者可量性多少，常令有酒气，夜饮最宜。功能补养精神，令人光悦。适用于风疾，骨髓中毒风。见《外台秘要》。

【崔氏侧子酒】侧子（炮）160克，生石斛（碎）320克，磁石320克，独活120克，秦艽120克，甘草（炙）120克，紫苏茎1握，前胡160克，防风120克，伏苓320克，黄芩120克，五味子160克，防已120克，桂心80克，丹参120克，蜀椒（出汗）80克，山茱萸160克，芎䓖80克，细辛80克，当归120克，白术160克，干姜120克，薏苡仁160克。上薄切，绢袋贮，以清酒28000毫升浸5日。每服30毫升，日再。细细加至50毫升，温饮。慎生冷，猪肉，蒜面，海藻，菘菜，桃李，雀肉，生葱，生菜，醋等。适用于脚气不遂。见《外台秘要》。

【银杏红枣汤】银杏仁3～6克，炒熟研粉，红枣适量煎汤送服。适用于头风眩晕。见《中国药膳学》。

【麻黄酒】麻黄、木鳖、杏仁、大黄适量，上等好酒10000毫升，煎1000毫升，频服。适用于诸风左瘫右痪，历节走注疼痛。见《普济方》。

【麻子仁酒】麻子仁（炒）35克，黑豆（紧小者炒）15克，鸽粪（炒）15克，垂柳枝2握（锉半寸长）。以酒2800毫升，煮柳枝至350毫升，炒鸽粪麻仁黑豆等令黄，乘热便投于柳枝酒内，须臾去渣令净。每温服15～20毫升，空心临卧各1服。适用于偏风手足不随，口面㖞斜。见《圣济总录》。

【麻油桂心酒】麻油30克，桂心60克，白酒500克。桂心为末，与麻油、白酒混匀，慢火熬稀糖状。每服1匙，日2次。功能散寒祛风，止痛。适用于风寒痹痛。见《本草纲目》。

【鹿蹄方】鹿蹄1具，牛膝叶100～150克，豉汁2000毫升，葱白2茎，椒、姜各3克。鹿蹄去毛桩洗净，锉碎，以豉汁煮熟，加牛膝叶、葱末、椒末、姜末同煮至500毫升。随意温服。功能祛风散寒，除湿止痛。适用于脚气，风寒湿痹，四肢拘急，脚痛不得践地等症。见《太平圣惠方》。

【鹿蹄汤】鹿蹄4只，陈皮、草果各6克。鹿蹄去毛桩，洗净，与2药同煮至肉烂，调味。空腹食肉饮汤。功能散寒，祛风湿。适用于腰脚疼痛，不能践地等症。见《饮膳正要》。

【鹿含草酒】鹿含草120克，黄酒1000克。鹿含草洗净，晾去水分，浸酒24小时，时而摇动随意饮。功能除湿补肾，益气提神。适用于风湿痹痛，肾虚腰痛，神疲乏力等症。见《气功药饵疗法与救治偏差手术》。

【清炖乌蛇】乌蛇1条，调料适量。乌蛇去皮、头、尾及内脏，洗净，切3厘米的节，放入沙锅内，加水、姜片、葱丝、绍酒、武火烧沸，文火炖至熟透，加盐、味精。功能祛风湿，通经络。适用于风湿顽痹，肌肤不仁，骨关节结核，风疹疥癣，麻风，小儿麻痹症等。见《中国药膳大全》。

【清蒸五蛇肉】广蛇、眼镜蛇、金环蛇、白花蛇、三索锦蛇各1条，调料适量。绳绺成活索套住蛇头下部（注意安全），抽紧后挂于钩上，拉直蛇身，剖腹去内脏（蛇胆留作别用），再于颈部四周割开皮，向下拉，剥去整张皮，肉切段，置锅内，加黄酒、葱、姜及少许精盐，加盖上笼旺火蒸1小时。撕肉食。功能驱风逐湿，通经活络。适用于风湿痹痛，半身不遂等症。见《膳食保健》。

【渔家鳝王粉】粗大鳝鱼4～6条（每条鱼250克以上）愈大愈好，皮色深黄者为佳，黄酒适量。于春夏之交，天气尚凉，捕捉或选购活粗壮黄鳝，入冷水中冲洗1遍，粗线或铁丝穿透鱼的尾部，每条分开穿好，挂在阴凉通风处，不要被雨淋湿，半月后，取下，剖腹，去内脏，用黄酒洗鳝鱼腹腔，烘干，切碎，研磨成细粉，装瓶，盖紧，备用。功能补虚祛风，通利血脉。适用于风寒湿痹，风重者。见《常见慢性病食物疗养法》。

【寄生黑豆酒】黑豆250克，桑寄生200克，酒1500毫升。桑寄生碎细，酒浸净器中，黑豆炒香，投入酒中，5日后，去渣备用。每温饮1小杯，不拘时候。适用于产后中风，腰背疼痛，口噤。（验方）。

【隐居效方腰背痛】杜仲（切）600克。以酒6000毫升渍。日服30毫升。适用于腰背痛。见《肘后备急方》。

【葱头薏苡仁粥】葱白4茎，薏苡仁30克，豆豉10克，牛蒡根（切）30克，薄荷6克。先煎前4味药，去渣取汁，后入薏苡仁煮粥，空腹食。功能祛风止痛。适用于中风，头痛心烦，筋骨疼痛，口面㖞斜，言语不利。见《太平圣惠方》。

【椒附酒】蜀椒（去目并闭口者）、附子（去皮脐）、生干地黄（焙）、当归、牛膝（去苗）、细辛（去苗叶）、薏苡仁、酸枣仁、麻黄（去根节）、杜仲（去粗皮）、萆薢、五加皮、原蚕砂、羌活（去芦头）各40克。㕮咀，用好酒14000毫升，浸5日。不拘时温饮1盏，常觉醺醺为妙。适用于妇人半身不遂，肌肉偏枯，或言语微涩，或口眼微，举动艰辛等症。见《圣济总录》。

【粟米麻子粥】冬麻子60克，白粟米750克，薄荷叶30克，荆芥穗30克。冬麻子炒熟去皮研细；沙锅内加清水约750克，煮薄荷叶、荆芥穗，去渣取汁，入冬麻子仁、粟米，加适量水煮粥。每日空腹服1次。功能祛风润燥。适用于中风，五脏风热，语言蹇涩，手足不遂，大肠滞涩等症。见《家庭食疗手册》。

【喇嘛酒】胡桃肉、龙眼肉各160克、杞子、首乌、熟地各40克，白术、当归、川芎、牛膝、杜仲、稀莶草、茯苓、丹皮各20克，砂仁、乌药各10克。绢袋盛，入瓷瓶内，浸醇酒2500毫升，隔水煎浓候冷，加滴花烧酒75000毫升，密封9日。适量饮。适用于半身不遂，风痹麻木。见《随息居饮食谱》。

【黑豆酒】①黑豆（小者打碎）1400克，酒2800毫升。黑豆慢火炒令香熟，投酒，取出以绢滤去豆，酒瓮器盛，每温服1盏，不拘时。适用于产后中风，腰背反折，筋急口噤。见《圣济总录》。②黑豆（炒）250克，白芷30克，薏苡仁60克，黄酒1500毫升。上药粗碎，酒浸瓶中，密封瓶口，3宿后开取，去渣备用。每日随量饮，常令酒力相续。适用于脚气痹弱，头目眩晕，筋急，小便不利。见《圣济总录》。③

黑豆（炒）1400克。以酒7000克浸，密封瓶口，经3宿。随性饮，常令酒力相续。适用于脚气痹弱，头目眩晕筋急。见《圣济总录》。④黑豆（拣紧小者淘净）250克，丹参150克，黄酒2000毫升。上药粗碎，同酒入瓶密封，灰火煨，常令热，至酒减半，去渣取酒。每早、午、晚及临卧时各饮1～2杯。适用于中风手足不遂。见《普济方》。⑤大黑豆200毫升。炒令香熟，以酒1大盏，煮取七分，去豆。空心顿服。适用于妊娠腰痛如折。见《妇人大全良方》。

【黑豆浸酒】①黑豆（拣紧小者淘净）700克。用酒3500毫升，入瓶中密封，灰火煨，常令热。至酒减半，去豆取酒。每空心及临卧，各饮15～30毫升。适用于中风手足不遂。见《圣济总录》。②黑豆（炒令熟）50毫升，熟干地黄120克，杜仲（去粗皮炙微黄）80克，枸杞子、羌活各40克，牛膝（去苗）120克，仙灵脾12克，当归40克，石斛（去根）80克，侧子（炮裂去皮脐）80克，茵芋80克，白茯苓80克，防风（去芦头）40克，川椒（去目及闭口者微炒出汗）40克，桂心40克，川芎、白术各12克，五加皮40克，酸枣仁（炒）40克。细锉，生绢袋盛，以酒20000毫升浸，密封7日。食前暖服1中盏。适用于风湿腰痛，牵引流入腿肚，元气衰虚。见《普济方》。③黑豆1000克（炒黑），白花蛇（酒浸炙微黄）1条重200克，大麻仁2000克（蒸熟），五加皮（锉）200克，苍耳子（炒微黄）200克，牛蒡子（酥炒微黄）1000克。上捣碎，生绢袋盛，用好酒30000毫升，入瓷瓶中封头，浸7日开瓶。食前暖服1中斛。适用于风肿，无问冷热。见《普济方》。

【黑豆羌活酒】①净黑豆1000克，羌活40克，无灰酒5000毫升。净黑豆炒令甚热，以无灰酒淋之，入羌活同浸。时时饮，或用此酒下药。功能辟风邪，养血去恶露，行乳脉。见《普济方》。②羌活15克，防风10克，黑豆（去皮炒令熟）30克，黄（米）酒200毫升。上药共粗末，酒漫，置火上候沸即住，去渣，候温。分2次灌。适用于中风口噤，四肢强直，角弓反张。（验方）。

【筋骨疼痛酒】当归50克，木香40克，玉竹200克，黄芪75克，党参75克，重楼100克，虎杖96克，桂枝75克，枸杞子75克，秦艽50克，川乌（制）40克，草乌（制）40克，续断100克，肉桂50克，红花100克，白酒1.72万克，白糖适量。酒浸诸药。每饮10～15毫升。日3次。忌多服。功能祛风除湿，舒筋活血。适用于筋骨酸痛，四肢麻木，风湿性关节炎。高血压者及孕妇忌服。见《新编中成药》。

【舒筋活络酒】木瓜45克，桑寄生75克，玉竹240克，续断30克，川牛膝90克，当归45克，川芎60克，红花45克，独活30克，羌活30克，防风60克，白术90克，蚕砂60克，红曲180克，甘草30克，红糖555克，白酒1.11万克。酒浸诸药。每饮20～30毫升，日2次。功能祛风除湿，舒筋活络。适用于风寒湿痹，筋骨疼痛，四肢麻木。孕妇忌服。见《新编中成药》。

【鲁王酒】茵芋、制乌头、踯躅各30克，制天雄、防己、石斛各124克。细辛、柏子仁、牛膝、甘草、通草、桂心、山茱萸、秦艽、黄芩（胡洽作黄芪）、茵陈、制附子、瞿麦、杜仲、泽泻、王不留行、石南、防风、远志、干地黄各18克。上㕮咀，以酒24000毫升渍10日。每服6毫升，以知为度。适用于风眩心乱，耳聋目暗泪出，鼻不闻香臭，口烂生疮，风齿瘰疬，喉下生疮，烦热厥逆上气，胸胁肩髀痛，手不上头，不自带衣，腰脊不能俯仰，脚酸不仁，难以久立，八风十二痹，五缓六急，半身不遂，四肢偏枯，筋挛不可屈伸，贼风咽喉闭塞，哽哽不利，或如锥刀所刺，行入皮肤中，无不常处，久久不治，或入五脏，或在心下，或在膏肓，游走四肢，偏有冷处，如风所吹，久寒积聚，风湿，五劳七伤，虚损百病恶主之。见《备急千金要方》。

【鲁公酒】①细辛20克，茵芋、乌头（去皮）、踯躅各2克，木防己、天雄去皮、石斛各40克，柏子仁、牛膝、山茱萸、通草、秦艽、桂心、干姜、干地黄、黄芩、茵陈、附子（去皮）、瞿麦、土荪、杜仲（炙）、泽泻、石南、防风、远志（去心）各1.2克。上切，以酒30000毫升渍10日。每服6毫升，以知为度。适用于百病风眩心乱，耳聋目暗泪出，鼻不闻香臭，口烂生疮，风齿瘰疬，喉下生疮，烦热厥逆上气，胸胁肩髀痛，手不上头，不自带衣，腰脊不能俯仰，脚酸不仁，难以久立，八风十二痹，五缓六急，半身不遂，四肢偏枯、筋挛不可屈伸，贼风咽喉闭塞，哽哽不利，或如锥刀所刺，行入皮肤中无有常处，久久不治，或入五脏，或在心下，或在膏肓，游行四肢，偏有冷处如风所吹，久寒积聚，风湿，五劳七伤，虚损。见《千金翼方》。②山芋、踯躅花、乌头各2克，茵芋、天雄（生）、防己、石斛各1.6克，细辛、柏子仁、牛膝、山茱萸、甘草（炒）、通草、秦艽、黄芪、附子（生）、瞿麦、杜仲（炒、去丝）、天门冬（去心）、泽泻、石楠叶、防风（去叉）、远志（去心）、熟地黄、干姜（炮）、桂心各120克。上为粗末，酒50盏渍10日。每服1盏，加至4盏。适用于诸痹，诸风，风眩心乱，耳目聋暗，泪出，鼻不闻香臭，口烂生疮，风肿瘰疬，喉下生疮，烦热，厥逆上气胸胁肩膊痛，手酸不自带衣，腰脊不能俯仰，脚酸不仁难以久立，八风十二痹，五缓六急，半身不遂，四肢偏枯，筋挛不可屈伸，贼风咽喉闭塞，哽哽不利，或如锥刀所刺，行皮肢中无有常处，久久不治，或入五脏，或在心下，或在膏肓，游走四肢，偏有冷处如风所吹，或觉肌肤不仁，尻以代踵，脊以代头，名曰痹病，及一应久寒积聚，风湿，五劳七伤，虚损百疾。见《永乐大典》。

【鲁公酿酒】干姜、踯躅、桂心、甘草、芎䓖、续断、细辛、制附子、秦艽、天雄、石膏、紫苑各200克，葛根、石龙芮、石斛、通草、石南、柏子仁、防风、巴戟天、山茱萸各160克，牛膝、天门冬各320克，乌头20枚，蜀椒300克。上㕮咀，以水3000毫升渍3宿，法曲600克，合渍，秫米12000克，合酿，3宿去渣，炊糯米6000克，酿3宿。每服3毫升，日再。适用于风偏枯半死行劳得风，若鬼所击，四肢不遂，不能行步，不自带衣，挛躄五缓六急，妇人带下，产乳中风，五劳七伤。见《备急千金要方》。

【蛮夷酒】①矾石、桂心、白术、狼毒、半夏、石南、白石脂、龙胆、续断、芫花、白石英、代赭、蔄茹、石苇、玄参、天雄、防风、山茱萸、桔梗、藜芦、卷柏、细辛、寒水石、乌头、踯躅、蜀椒、白芷、秦艽、菖蒲各40克，附子、远志各80克，石膏100克，蜈蚣2枚。上㕮咀，以酒24000毫升渍4日。每服6毫升，日2次，10日后去渣，暴干捣筛为散，酒服2克，知为度。适用于八风十二痹，偏枯不遂，宿食久寒虚冷，五劳七伤，及妇人产后余疾，月水不调等症。见《备急千金要方》。②独活、丹参、矾石、干地黄各40克，制附子、麦门冬各80克，白芷、乌啄、乌头、人参、狼毒、蜀椒、防风、细辛、寒水石、牛膝、麻黄、芎䓖、当归、柴胡、芍药、牡蛎、桔梗、狗脊（千金翼方作枸杞）、制天雄各20克，苁蓉、茯神（千金翼方作茯苓）、金牙、薯蓣、白术、杜仲、石南、款冬各18克，干姜、芜荑、芫花、柏子仁各6克，山茱萸、牡荆各18克，石斛、桂心各六铢，甘遂80克，苏子40克，赤石脂100克。上㕮咀，以酒12000毫升渍，夏3日，春秋6日，冬9日。每服3毫升。适用于久风枯挛，30年着床，诸恶风眉毛堕落。见《备急千金要方》。③矾石、白术、狼毒、半夏、石楠、龙胆、续断、芫花、白石英、代赭、蔄茹、石苇、白石脂、玄参、天雄、防风、山茱萸、桔梗、藜芦、卷柏、寒水石、白芷、秦艽、菖蒲各40克，远志80克，石膏100克，蜈蚣1枚，芒硝、恒山、黄芩、黄连、大黄、麻黄、干地黄、前胡、生甘草、菟丝子、芍药、紫苑各40克，杏仁20枚。同捣筛，绢袋盛，用水30000毫升，曲1800克，黍米30000克作饭，依酿酒法，药袋置酿中，春秋7日，冬10日，夏3日酒成。每服3毫升，日3服，暴药为末，酒服1克，以身体暖为度。适用于八风十二痹，偏枯不遂，宿食久寒虚冷，五劳七伤，及妇人产后余疾，月水不调。见《普济方》。

【蒜豉酒】蒜（拍碎）400克，桃仁（去皮尖炒研）、豉（炒香）各250克，好酒2000毫升。上药用夏白布包贮，入净器中，酒浸，密封，春夏3日，秋冬7日后可开取。初服10毫升，渐加至20毫升，随量饮。日3~4次，常令有酒色。适用于初感腿脚软弱无力。（验方）。

【蓖麻酒】蓖麻子油700毫升，酒7000毫升。同于银石器中盛，搅令匀，重汤煮1日，不住搅，候熟。每服18毫升，空心、日午、夜卧各1服。适用于风展腿，肢体不收，失音不语等症。见《圣济总录》。

【槐芽茶】嫩槐芽。蒸过火焙，碾末，水煎，每饮1小盏。适用于肠风，兼疗诸风。见《普济方》。

【槐枝酒】①槐枝（切碎）1000克，曲350克，糯米6000克。槐枝煮汁，同曲、米如常法酿酒，酒成压去糟渣。随量徐徐温饮，不拘时候。适用于风痹，肢体疼痛，痿弱无力。（验方）。②槐枝叶（细研）14000克，槐子仁（捣碎）1400克。苍耳茎叶（细锉）7000克。上药入干釜中，以水70000毫升，煮取35000毫升，去渣澄清，入曲末3000克，糯米35000克，蒸令热，拌和，入瓮，盖覆，候酒熟。任性温服，常令似醉，久服神效。适用于痔疾，数年不瘥。见《太平圣惠方》。

【鼠曲草汤】鼠曲草60~120克。洗净，水酒各半（不宜过多），煎汤服。功能除风湿，止疼痛。适用于风湿而致的筋骨酸痛，跌打损伤等。见《食疗本草学》。

【鼠黏子酒】鼠黏子7000克。以水淘去浮者，曝干，捣碎，于净砂盆内，入无灰酒3500毫升，研令极烂，以绢罗滤取白汁，其渣以酒3500毫升研，候滤白汁尽为度，续入酒14000毫升，相和令匀，纳器中，密封，春秋14日，夏7日，冬21日。每温服1小盏后，封之，勿使气泄，良久方可饮食，晚间再服。适用于风疾。见《太平圣惠方》。

【愈风酒】陈海蛇360克，黑大豆、嫩桑枝、松针各120克，陈酒3500克。上药制粗末，绢袋盛，浸酒中，封固，隔水加热，煮1.5小时，取出晾凉，再浸数日。酌量饮。适用于关节、筋骨疼痛等症。见《随息居饮食谱》。

【蔓荆子茶】①蔓荆子6克。水煎、代茶常饮。适用于头风痛。（验方）。②蔓荆子6克，石楠叶9克。煎汤，代茶饮。适用于头风痛。(验方)。

【蔓荆子酒】蔓荆子200克，醇酒500克。蔓荆子捣碎，浸酒中，密封7日，去渣取汁。每次徐饮10～15毫升，日3次。适用于外感风热所致头昏，头痛及偏头痛之症。(验方)。

【酸枣仁浸酒】酸枣仁（微炒）、生干地黄、虎胫骨（酥涂炙微黄）各120克，羌活、牛膝（去苗）、山茱萸、桂心、天雄（炮裂去皮脐）、仙灵脾、萆薢、芎劳、天麻、肉苁蓉（刮去粗皮）各80克，甘菊花、桑寄生各60克。上锉细末，生绢袋盛，用好酒30000毫升，于净瓷瓶中浸，密封瓶口。5日后开取，每日3～5度温饮1盏，常令醺醺。瓶中酒少，旋更添之，候药无味，即更修合，以瘥为度。忌毒滑物。适用于风气，有暖脏腑，利脚膝，止疼痛之效。见《普济方》。

【豨莶根茶】豨莶根60～120克，合萱草、蒲公英、浙贝各适量。水煎，取汁。代茶频饮。适用于头风剧痛。见《泉州本草》。

【豨莶煨羊肉】羊肉700克，酒制豨莶草50克，白萝卜100克，花椒12粒，葱白25克，生姜15克，精盐8克，绍酒20克，味精，胡椒粉各1克。豨莶草入沙锅水煎取汁；羊肉洗净，入沸水煮几分钟，清水漂后，切小条块；萝卜洗净切块。沙锅加水，用几块羊骨垫底，入羊肉煮沸后去沫，加姜、葱、花椒、绍酒，转中火煮30分钟后改文火，加药汁、白萝卜煨至熟软，拣去姜、葱、花椒，放精盐、胡椒面，调入味精。佐餐食。功能祛风散寒，利湿补虚。适用于寒湿痹证。见《百病饮食自疗》。

【蜜酒】沙蜜120克，糯米饭120克，干曲150克，熟水1500毫升。沙蜜同糯米饭，曲、水共入瓶内，封7日成酒，去渣备用。每次食前，温服1杯，日3次。适用于风疹风癣。见《本草纲目》。

【蜜饯柚肉】鲜柚子肉500克，蜂蜜250克，白酒适量。柚子肉去核、切块，放入瓷罐内，加酒，盖上盖儿，封口，浸泡1夜。次日把柚子肉倒入锅内，文火熬至稠时，调入蜂蜜，烧沸。待凉装入瓷罐内。每服3～5克，日3次。功能燥湿化痰。适用于湿痰咳嗽，及食欲不振等。见《本草纲目》。

【翠皮鳝丝】大鳝鱼肉600克，西瓜皮150克，菜油250克，芹菜300克，泡辣椒40克，鸡蛋2个，青蒜20克，酱油30毫升，精盐、味精、胡椒粉、白糖各3克，醋3毫升，料酒50毫升，生姜10克，豆粉60克，肉汤40毫升。鳝鱼肉清水洗净，斜切成丝；西瓜皮洗净榨成汁，纱布过滤后，放入豆粉中，发成湿豆粉；芹菜择去叶和老茎，洗净后切成3厘米长的段；辣椒去籽、生姜洗净、蒜择洗净均切成细丝；鸡蛋去黄留清待用。把鳝鱼丝用湿豆粉、精盐、蛋清调匀；酱油、料酒、白糖、味精、胡椒粉、湿豆粉、肉汤兑成滋汁。净锅置火上，加菜油烧至七成热时，入鳝鱼丝翻炒，随即倒入芹菜、蒜丝、辣椒丝、姜丝，翻炒几下，再倒入兑好的滋汁，加醋、香油翻炒均匀，起锅装盘。佐餐食。功能补虚健骨，清暑除痹。适用于体虚消瘦乏力，腰腿酸软，风湿痹痛，关节屈伸不利，暑热烦渴、尿赤等。是高血压、营养不良、风湿性关节炎、水上作业人员的夏季食用佳品。见《家庭药膳》。

【增损茵芋酒】茵芋叶、川乌（炮，去皮尖）、石楠叶、防风、川椒（炒去汗）、女萎、附子（炮）、北细辛、独活、卷柏、肉桂、天雄（炮，去皮）、秦艽、防己各40克，踯躅花（炒）、当归、生干地黄各80克，芍药40克。上吹咀，酒20000毫升渍之，冬7日，夏3日，春、秋各5日，初服10毫升，渐增，以知为度，令酒气相续。适用于半身不遂，肌肉干燥，渐渐细瘦，或时酸痛，病名偏枯。见《普济方》。

【樱桃酒】鲜樱桃500克，米酒1000克，樱桃洗净，浸酒中，密封10天。每次30~60克，早、晚各1次。适用于风湿关节疼痛，风湿性瘫痪等。见《药用果品》。

【豌豆芫荽汤】豌豆120克，芫荽60克。洗净，水煎。1日分3次温服。功能益脾和胃，利湿。适用于湿浊阻滞，脾胃不和，吐泻转筋等症。见《食疗本草学》。

【豌豆香薷汤】豌豆200克，香薷90克。水煎，食豆饮汤，功能和中下气，祛湿。适用于霍乱吐泻，转筋，心胸烦闷等症。见《中国药膳学》。

【蕲蛇药酒】蕲蛇（去头）120克，红花90克，当归60克，秦艽60克，羌活60克，蔗糖960克，香加皮60克，白酒9600毫升，防风30克。酒浸诸药。每次15~30毫升，日2次。功能活血通络，祛风除湿。适用于关节疼痛，四肢麻木。见《新编中成药》。

【僵蚕豆淋酒】黑豆250克，僵蚕250克，酒1000毫升。黑豆炒焦，酒淋，绞去渣，贮净瓶内，加入僵蚕，5日后取用。每温饮20~50毫升，日2次，夜1次。适用于产后中风诸病。（验方）。

【熟地杜仲酒】杜仲（炙）、炮姜、熟地、萆薢、羌活、附子（炮裂去皮脐）、蜀椒（去月闭口者炒出汗）、肉桂、川芎、乌头（炮裂去皮脐）、秦艽、细辛各30克，五加皮、石斛各50克，续断30克，栝楼根、地骨皮、桔梗（炒）、炙甘草、防风各25克，酒2000毫升。上药碎细，白布袋盛，置于净器中，酒浸4宿开封，去渣备用。每饮1小杯，不拘时候，常令有酒气相续为妙。适用于腰部疼痛，沉重，不得俯仰。见《圣济总录》。

【熟附子煲猪肚】熟附子15克，猪肚250克。洗净，加水煲汤，煮2小时，食盐调味。饮汤食猪肚。功能温肾壮阳，祛寒止痛，通血脉，逐寒湿，补虚损。适用于肾虚腰痛，四肢寒湿痹痛，双膝冷痹，腰重坠转动不灵等症。见《古方饮食疗法》。

【薏米炖鸡】鸡腿肉（连骨）400克，薏米50克，香菇2个，芹菜1000克，调料适量。薏米洗净，热水中浸1宿；香菇洗净切块；芹菜切1厘米长的段。鸡肉切小块，加葱、姜及适量水，煮沸，去上沫，文火煮清汤，加薏米，煮至膨胀柔软时，放香菇、芹菜煮熟，加酱油、盐、酒、味精等调味。单食或佐餐。功能健脾利湿。适用于素体脾虚湿盛所致的各种症状。见《百病饮食自疗》。

【薏苡仁酒】①薏苡仁200克，羚羊角屑200克，川升麻80克，秦艽（去苗）120克，黄芩80克，地骨皮40克，羌活80克，枳壳40克（麸炒微黄去瓤），牛膝（去苗）200克，五加皮120克，独活80克，牛蒡子（微炒）80克，桂心80克，大麻仁50克，生干地黄200克，防风120克（去芦头）。上药锉碎，生绢袋盛，以酒30000毫升，浸6~7日。每于食前，随性暖服。适用于脚气风毒，发歇疼痛，四肢拘急，背项强直，言语蹇涩。见《普济方》。②薏苡仁（研粉）适量。同曲、米如常法酿酒。随量饮，或将粉以袋盛，煮酒饮。有去风湿，强筋骨，益肺肾，健脾胃之效。见《医部全录》。③薏苡仁、牛膝各80克，海桐皮、五加皮、独活、防风、枳壳（炒）、杜仲（姜汁炙）各40克，干生地黄100克，白术20克。上为粗末，入生绢袋内，用好酒5000毫升浸，春秋冬14日，夏月盛热，分作数贴，逐贴浸酒。每日空心温服1盏或半盏，日3~4服，常令酒气醺醺不绝。适用于脚痹。见《活人书》。④薏苡仁（炒）、白敛、芍药、酸枣仁、干姜（炮）、甘草（炙）各200克，附子（炮裂去皮脐）40克。锉如麻豆大，以酒3500毫升，渍1宿。微火煎沸去渣，瓷器贮。每服1小盏，常有酒气佳。适用于风寒湿气中脚，搏于筋脉，痹挛不可屈伸者。见《圣济总录》。

【薏米莲子粥】薏米30克，莲肉30克，冰糖、桂花少许。煮薏米至半熟时，加莲肉、桂花、冰糖、继续煮至熟透。早晚食、温服。功能健脾除湿，养心。适用于食欲不振，便溏等症。见《中国药膳》。

【薏苡仁浸酒】薏苡仁120克，防风（去芦头）80克，牛膝（去苗）120克，独活80克，生干地黄80克，黑豆（炒令熟）35克，当归（锉微炒）40克，酸枣仁（微炒）1.2克，芎䓖40克，丹参（去芦头）40克，桂心80克，附子（炮裂去皮脐）40克。上细锉，生绢袋盛，用清酒14000毫升，渍5～7宿后用。每于食前，暖服1小盏。适用于肾脏风毒流注，腰膝拘急疼痛。见《太平圣惠方》。

【薄黄豆酒】薄黄1000克，大豆1000克，小豆1000克。药以清酒10000毫升，煮取3000毫升，去渣豆。每服10～30毫升。适用于通身肿，风虚水气病者，暴肿。见《普济方》。

【橘杏丝瓜茶】干橘皮10克，杏仁10个，老丝瓜1段。上药同煮，去渣，取汁。代茶饮。适用于湿痰偏盛，上扰清窍而诱发之痫症，昏仆吐涎，抽搐不止者。见《北京卫生职工学院资料》。

【醍醐酒】醍醐（牛奶制成的食用脂肪）1盏。用酒1杯和匀，温饮。功能补虚益髓，壮骨祛风。适用于肾虚骨弱，风湿痹痛。见《饮膳正要》。

【濒湖白花蛇酒】白花蛇1条（取龙头虎口，黑质白花，尾有佛指甲，目光不陷者为真，以酒洗润透，去骨刺，取肉160克），真羌活、当归身、真天麻、真秦艽、五加皮各80克，防风40克。锉匀，以生绢袋盛，入金华酒坛内，悬起安置，入糯米生酒醅5壶浸袋，密封安坛于大锅内，水煮1日，取起，埋阴地7日取出。每饮1～2杯。切忌见风，犯欲，及鱼、羊、鹅、面、发风之物。适用于中风伤湿，半身不遂，口目㖞斜，肌肉𤸷痹，骨节疼痛，及年久疥癣恶疮，风癞诸证。见《本草纲目》。

【藿香茶】鲜藿香10克。煎汤，取汁。代茶饮。适用于头痛如裹，肢体倦重，胸闷食少，阴湿矢气尤甚，小溲不利，大便或溏，苔白腻，脉濡。见《百病饮食自疗》。

【藿香芦根饮】鲜藿香10克，鲜芦根60～120克。水煎取汁。代茶饮。功能芳香化浊，清热辟秽。适用于湿温，见身热不扬，头重如裹，身重困倦，呕恶，便溏等症。见《百病饮食自疗》。

【藿香芦根茶】鲜藿香10克，鲜芦根1尺。煎水。代茶饮。适用于湿温之邪困阻卫气所致的恶寒少汗，面色黄白，身热不扬，头重如裹，身重肢倦，脘痞不渴，舌苔白腻，脉缓者。见《经验方》。

【藿香苡仁饮】藿香、厚朴花各6克，苡仁、扁豆各15克，鲜荷叶、西瓜汁各适量。将苡仁、扁豆水煎，沸后入藿香、厚朴花、鲜荷叶，再煎几沸取汁，调入西瓜汁。代茶频饮。日1剂。功能芳香宣化，燥湿化浊。适用于湿温，见身热不扬，脘痞腹胀，恶心欲吐，口不渴或渴不多饮，大便溏泄，小便混浊等症。见《百病饮食自疗》。

【鳙鱼川芎白芷汤】鳙鱼1条，川芎、白芷各60克。将鳙鱼去鳞、鳃及内脏，洗净；2药装纱布袋中、扎口，同炖至肉熟，调味，弃药袋。食肉饮汤。功能祛风止痛。适用于头痛，头风眩晕等症。见《中国药膳学》。

【炖木瓜】木瓜1个，杏仁10克，冰糖100克。（1）选用成熟木瓜1个，用刀在颈部约5厘米处切断，出籽，将瓜竖放在盆内，把冰糖捣碎，杏仁用水浸二小时去衣后，与清水一起倒入木瓜内，（2）取小锅一只盛水2千克煮沸，将瓜盅放进小锅内，隔水慢火蒸炖一小时，取出。食用时，以汤匙掏出瓜液和瓤即可。功能平肝和胃，去湿舒筋，消食润肠。（果品的药用和美食制作）。

【羊肉木瓜饭】羊肉500克，木瓜1000克，粳米750克。姜、葱、花椒、精盐、油各适量。羊肉洗净切小丁，木瓜洗净榨汁用。粳米洗净。锅油烧热，放姜、葱、花椒出香味，放精盐，羊肉炒一会儿，倒入粳米，加上清水，焖至米肉熟烂。功能壮阳气，去风湿，舒筋骨。（果品的药用和美食制作）。

16. 利水退肿类

【二术膏】白术、苍术、茯苓各250克，生姜150克，大枣100枚。前3味洗净，烘干，研细过筛；大枣去核与生姜同煮熟，去姜渣压成姜枣泥。用姜枣泥调合药粉为膏，加防腐剂。早晚各30克，米酒送服。功能除湿祛痰，活血通经。适用于体肥痰多，胸胁满闷，神疲倦怠，白带量多，经闭，呕恶痰多，苔腻脉滑等症。见《百病饮食自疗》。

【二豆饮】白扁豆皮15克，秋豆角10克，红糖适量。前2味煎汤取汁，调入红糖。日1剂，分2次服。功能健脾行水，平肝潜阳。适用于脾虚肝旺之妊娠水肿，高血压等。见《百病饮食自疗》。

【二陈竹叶茶】陈皮、陈瓢各10克，鲜竹叶20片，白糖适量。煎煮数沸，加白糖。代茶饮。功能利水消肿。适用于肥胖症，高血脂，肾炎脾虚湿盛水肿。见《西安市中医验方汇编》。

【二味独活酒】独活（去芦头）、附子（炮裂去皮脐）各200克。细锉，用生绢袋盛，纳净瓷瓮中，以清酒20000毫升浸，密封头，春夏5日，秋冬7日。量性饮，常令酒力相续，以瘥为度。适用于脚气。见《圣济总录》。

【三豆饮】赤小豆、绿豆、黑豆各100克，白糖适量。3豆洗净，同入沙锅内水煎，煮烂，调入白糖。作饮料频饮。功能清热利水。适用于妇女妊娠期间水肿。健康人亦可饮用。夏季尤宜。见《疾病的食疗与验方》。

【三味苡仁羹】苡仁、山药、莲米各30克。莲米浸泡后去心，与另2药文火同煮，熬羹。日1剂，7天为1疗程。功能健脾除湿。适用于脾虚湿盛之水肿、泄泻、带下量多等。见《白病饮食自疗》。

【干贝珍珠笋】连棒嫩玉米500克，干贝40克，菱形嫩丝瓜、水发香菇各12片，熟火腿末5克，鸡清汤150克，姜片2.5克，葱1段，精盐、味精各1克，绍酒10克，熟猪油500克，湿淀粉5克。干贝去老肉洗净，放入碗内，加鸡清汤、葱、姜、绍酒上笼蒸透取出，拣去葱、姜。玉米去叶、蒂、须洗净，顺长剖成4片。炒锅烧热，放入熟猪油，投入丝瓜片，焐透捞起，再投入玉米棒焐透（注意油温不可高），连油倒入漏勺内。炒锅复上火，倒入原汁汤、干贝、玉米棒块、香菇，加熟猪油25克烧透，入盐、味精、丝瓜烧沸，湿淀粉勾芡，推匀离火。用筷子将丝瓜、香菇拣出圆边，玉米棒块、干贝倒在盘子的中央，撒上火腿末。佐膳。功能利尿消肿益气。适用于水肿，小儿夏季热，乳糜尿，产后虚汗等。见《食用菌饮食疗法》。

【干玉米须汤】 干玉米须60克。加水500毫升煎至250毫升，1次服完，早晚各1次；同时服用氯化钾1克，日3次。功能利水。适用于肾炎浮肿。见《疾病的食疗与验方》。

【大生地酒】 大生地120克，杉木节50克，牛蒡根（去皮）120克，丹参30克，牛膝50克，大麻仁60克，防风20克，独活、地骨皮各30克，好酒1500毫升，共捣碎细，布包，用酒浸于净器中，密封口，7日后开取，去渣贮存。饭前饮适量。功能利水消肿。适用于足胫虚肿，烦热疼痛，行步困难等症。见《太平圣惠方》。

【大麻子酒】 大麻子1000克，碎研，清酒3000毫升，渍3宿。每日温服10～20毫升。适用于脚气上冲，小腹痛。见《普济方》。

【大麻仁酒】 ①大麻仁1000克。研碎，酒3000毫升，渍3宿。温服适量。适用于脚气，腹痹。见《本草纲目》。②大麻仁3000克。淘净，候干，以酒浸1宿后，和酒研取白汁，以生绢滤过；入瓷瓶中，以重汤煮数沸。每取1小盏暖过。适用于大风疾。见《太平圣惠方》。

【大枣眉豆汤】 大枣30克，眉豆60克，云茯苓15克，大蒜15克。水煎服。功能健脾益气，利尿消肿。适用于脾虚水肿，营养不良性水肿。见《补品补药与补益良方》。

【大枣葶苈汤】 红枣10枚，葶苈子15克。水煎取汁。日1剂，分2次温服。功能泻肺行水。适用于胸腔积液。见《金匮要略》。

【大蒜西瓜汁】 大蒜100～150克，西瓜1个。西瓜洗净，挖1个三角形洞，放入去皮的大蒜，再用挖下的瓜盖盖好，放盆内，隔水炖熟。随意服。功能利水消肿解毒。适用于慢性肾炎，肝硬化腹水等。见《家庭食疗手册》。

【大蒜炖生鱼】 大蒜100～150克，乌鱼400克，调料适量。大蒜去皮；生鱼去肠杂，洗净，同放入搪瓷碗或沙锅内，加适量醋、盐、黄酒及水，武火隔水炖熟，调入味精。早晚餐温热食。功能健脾利水消肿。适用于营养不良性水肿，肝硬化腹水，慢性肾炎水肿等。连用效佳。治肾病不放盐。见《家庭食疗手册》。

【万年青根茶】 万年青根10克，茶叶6克。水煎，取汁，代茶饮。功能利水消肿。适用于心性水肿，慢性肾炎。见《常见病验方研究参考资料》。

【山楂根茶】 山楂根、茶树根、荠菜花、玉米须各10克。山楂根、茶树根研粗末；玉米须切碎。水煎取汁。代茶频饮。适用于肥胖症，高血脂症。见《上海中医药杂志》。

【山枣树根茶】 山枣树根（即酸枣）不拘量。水煎，代茶饮。功能利水消肿。适用于水肿。（验方）。

【山药薏米粥】 ①怀山药30克，大枣20枚，肉桂0.5克，薏米30克。煮粥。日1剂，连服4～5剂。适用于脾肾阳虚所致的妊娠水肿。见《常见病食疗食补大全》。②山药30克，薏米30克，莲肉（去心）15克，大枣10枚，小米50～100克，白糖少许。煮粥，加白糖少许。空腹食。功能健脾益气。适用于素体脾虚，食少纳呆，腹胀便溏，肢体无力等症。（验方）。

【山扁豆草茶】 山扁豆草10～15克，研粗末，水煎取汁。代茶饮。功能利水消肿。适用于肾炎，水肿。见《全国中草药汇编》。

【千金鲤鱼汤】白术、生姜、陈皮、白芍、当归各10克，茯苓15克，净青鲤鱼1条（约000克）。诸药用纱布包好，与鲤鱼同煮1小时，晨起吃鱼饮汤。功能健脾行水安胎。适用于脾虚水肿，妊娠水肿，营养不良性水肿等。见《备急千金要方》。

【小豆冬瓜粥】赤小豆100克，冬瓜500克。煮烂至豆成泥。日食2次。功能健脾利水，消肿解毒。适用于脾虚水肿，症见全身疲乏无力，四肢浮肿，尿少色黄等症。（验方）。

【小品桃皮酒】桃皮（去黑，取黄皮）1800克，女曲、秫米各600克。以水18千克，煮桃皮得600克汁，再以300克渍女曲，300克馈饭，酿酒。每饮60克，日3次。忌生冷。适用于水肿，且伴有体热者。见《外台秘要》。

【小白菜薏米粥】小白菜500克，薏米60克。薏米煮稀粥，加洗净切好的小白菜，煮2～3沸，待白菜熟，不可久煮。无盐或低盐食，日2次。适用于急性肾炎浮肿少尿者。见《常见病食疗食补大全》。

【飞帘茶】飞帘30克，白糖适量。水煎汤，取汁，入白糖。代茶频饮，连用3～7天。适用于乳糜尿，白带病。见《中国药茶》。

【马齿苋粥】①鲜马齿苋60克（或干品30克），粳米或大米100克。马齿苋洗净，切碎，与粳米（或大米）煮粥。或用马齿苋捣碎取汁，与粳米煮粥，早晚餐温热食。功能清热解毒。适用于湿热痢疾，热毒血痢，湿热泄泻及湿热脚气，头面水肿，心腹胀满，小便淋涩等。虚寒下痢者不宜用。见《食疗本草》。②马齿苋30克，山楂肉15克，粳米50克。前2药水煎3次取汁，与粳米煮粥。功能清热利湿，消积止痢。余同上。③马齿苋、薏米各50克。煮粥。日1～2次，连服数天。适用于细菌性痢疾。见《常见病食疗食补大全》。

【车前子茶】①车前子10克。拣去杂质，筛去空粒，以水淘洗去泥砂，晒干。开水冲泡15分钟。代茶频饮。日1次。适用于尿路结石，泌尿道感染，肾炎水肿，小便不利，支气管炎，急性眼结膜炎，更年期高血压病等。见《中药大辞典》。②车前子、生栀子、甘草适量。水煎取汁。代茶频饮。适用泌尿系结石，肺热咳嗽。（验方）。③车前子10克，杏仁3克，枇杷叶6克。共研粗末，水煎取汁。代茶饮。适用于麻疹咳嗽。见《百病中医自我疗养丛书》。

【车前草茶】车前草20克，研粗末，煎水或冲泡。代茶饮。功能利水消肿。适用于慢性肾盂肾炎，膀胱炎，癃闭，慢性肾炎水肿，高血压等病。见《中医杂志》。

【车前草粥】①新鲜车前草30～60克，葱白3～5根，粳米适量。前2味洗净切碎，加水煎汤，去渣后入粳米，加水煮稀粥。日2次，温热食，5～7天为1疗程。适用于小便不通，淋沥涩痛，尿血，水肿，肠炎泻痢，黄疸病及目赤肿痛，咳嗽痰多等症。凡患有遗精、遗尿的病人不宜服。见《常见病食疗食补大全》。②车前草15克，薏米30克，米醋100克，白糖适量。车前草加水煎汤，去渣后入薏米煮粥，后兑入米醋、白糖调味食。日2次，连服2～3天。适用于胆道蛔虫病。见《常见病食疗食补大全》。

【车前发菜汤】车前子10克，发菜10克，冰糖适量。车前子用纱布包扎后，与发菜同放锅内，加水适量，煎煮半小时，出锅前捞出纱布包，加入冰糖。食发菜，饮汤。功能利水消肿。适用于小便不利，浮肿等症。见《药膳食谱集锦》。

【牛肚薏米粥】牛肚1具，薏米50克。

牛肚剖洗干净，细切，每用100克，与薏米煮粥，空腹食。功能健脾利水。适用于脾虚有湿，脘腹胀满，食少纳呆，水肿尿少，筋骨重着等症。（验方）。

【乌药根酒】 土乌药（矮樟树根）适量。干布揩净，瓷片刮屑，收于瓷器内，以一次量酒浸1宿。温服，1次服完。可入麝香少许。适用于脚气。见《普济方》。

【乌豆苡米汤】 乌豆100～250克，苡米30克。2味洗净，放锅内，加清水煎煮，水沸50～60分钟。饮汤食豆。功能补肾利水消肿。适用于肾虚水肿，营养不良性水肿等症。见《补品补药与补益良方》。

【乌鱼冬瓜汤】 乌鱼（黑鱼）500克，冬瓜250克，调料适量。乌鱼去肠杂，切块后在爆香姜片的温油中略煎，烹上黄酒，加少许水焖煮20～30分钟，加冬瓜片，再煮5分钟，撒上葱花和味精。功能利水消肿。适用于肾脏病水肿等症。见《膳食保健》。

【文仲大麻子酒】 大麻子（碎研）700克。清酒3000毫升渍3宿。温服随性。适用于脚气，脚肿，小腹痹。见《外台秘要》。

【火腿冬瓜汤】 火腿肉50克，冬瓜250克，火腿皮100克，调料适量。冬瓜去皮切成5厘米厚的片；猪油烧至五成热，爆香葱花，加入火腿皮与水，沸后撇去浮沫，加上火腿肉片及盐、味精，沸煮3～5分钟。功能利水通经。适用于产妇小便不畅，小腹水胀，乳汁不下等症。见《饮食保健》。

【水牛肉羹】 水牛肉500克，冬瓜、葱白、豆豉各适量。牛肉、冬瓜分别洗净，切块，葱白切段，与豆豉同煮为羹，视口味加盐、醋等调味，空腹服。功能健脾利水。适用于水道不通，小便涩少，甚则尿闭腹胀等症。见《食医心鉴》。

【水蓼酿酒】 水蓼1000克，曲、米适量。水蓼煎汁，和曲、米如常法酿酒，酒成去糟渣。每饮1～2杯，日3次。适用于水肿，泄泻痢疾，月经过多等症。（验方）。

【水肿食治方】 葱白6根，冬瓜500克，鲤鱼1条（约500克）。冬瓜切块，鲤鱼洗净，去肠留鳞，二者与葱白同加水，文火炖熟，加油、盐调味。食鱼饮汤。功能健脾利水。适用于脚气病水肿，营养不良性水肿，心性水肿，肾性水肿等症。肾性水肿宜用低盐饮食。见《本草述钩元》。

【玉米须茶】 ①玉米须适量。晒干，切碎为粗末。每用60克，煎成浓汤，代茶频饮。适用于肾炎，水肿，黄胆型肝炎，高血压，无并发症的慢性胆囊炎，胆结石，糖尿病，吐血，衄血。见《贵阳市秘方验方》。②玉米须18克，草决明子10克，甘菊花6克。开水冲泡，代茶徐饮。适用于高血压病，心血管病。见《防治心血管病的饮食》。③玉米须、冬瓜皮、赤小豆各适量。煎汤取汁。代茶饮。适用于急性肾炎，浮肿，尿少症者。见《饮食疗法100例》。

【玉米扁豆粥】 玉米50克，白扁豆25克，大枣10枚，粳米50克。煮稀粥。随意食。功能健脾利水。适用于脾虚水肿，症见小腹胀，大便溏稀，全身乏力，虚弱少气等症。（验方）。

【玉兰花氽鲫鱼】 玉兰花2朵，鲜鲫鱼1条（约500克），豌豆苗50克，调料适量。玉兰花洗净，切丝待用；鲫鱼去鳞、鳃、内脏，洗净后，在鱼身两侧各剞直刀（刀距1.5厘米），放沸水内氽开捞出，放清水盆内，轻轻去掉鱼皮；炒勺上火烧热，入猪油，下葱、姜末，煸炒透，放入鲫鱼略煎，加入鸡汤、料酒、精盐、味精、白胡椒面各适量，沸后去葱、姜、浮沫，连汤带鱼倒入大碗内，撒上玉兰花，淋上鸡油。食鱼饮汤。功能健脾利湿。适用于脾胃虚弱，气少无力，水肿，小便不利等症。见《华夏药膳保健顾问》。

【玉米汁鲫鱼汤】 鲫鱼1条（约350克），玉米须、玉米芯各100克，调料适量。玉米须、芯加水煮沸20分钟，取汁；鲫鱼去鳞和肠杂，加酒渍片刻，余入汁水中，加黄酒、姜片烩30分钟，撒上葱花、味精。功能利水消肿。适用于水肿，尿少，尿频，尿急，尿道感染，灼热疼痛等症。见《膳食保健》。

【玉米须速溶饮】 鲜玉米须1000克，白糖500克。玉米须加水适量，煎煮1小时，滤出药汁，文火浓缩至100毫升，待冷后，拌入白糖，令吸尽药汁，晒干，装瓶备用。每服10克，开水冲服，日3次，功能利水消肿，清热平肝。适用于水肿，小便不利，肾炎水肿，肾结石腰痛、尿血等症。见《中国药膳学》。

【玉米须赤小豆饮】 玉米须30克（鲜者100克），赤小豆30克。玉米须洗净，用纱布包裹后，与赤小豆同煮至豆熟。食豆饮汤。日1次，连服7日。功能健脾利水。适用于脾虚肝旺，妊娠后期，头痛头晕，肢体浮肿，肿势较甚，持续不消等症。见《百病饮食自疗》。

【田鼠粥】 肥田鼠1只，粳米100克。田鼠治如食法，煮烂取肉，与粳米同煮粥，空腹食。功能利水消肿。适用于水鼓，石水，腹胀身肿者。见《心镜方》。

【生地黄酒】 生地黄600克，杉木节200克，牛蒡子（去皮）600克，丹参80克，牛膝（去苗）200克，大麻仁300克，防风（去叉）120克，独活、地骨皮各120克。上药锉，用生绢袋盛，以酒30千克浸6~7日。饭前随量饮。适用于脚气肿满，烦疼少力。见《普济方》。

【生姜桂枝粥】 鲜生姜9~12克，桂枝6克，大枣5~6枚，粳米60~90克。生姜洗净切碎，同大枣、桂枝、粳米煮粥。早晚餐食。适用于脾阳困阻所致的慢性肾炎。见《常见病食疗食补大全》。

【白鸡汤】 赤小豆60克，母鸡1只（约500克）。鸡去毛及肠脏，赤小豆放于鸡腹内，加水适量，文火炖熟，调味食。功能温中利气，利水消肿。适用于脚气病水肿，营养不良性水肿，心性水肿，肾性水肿，肝病水肿症等。见《圣济总录》。

【白茯苓粥】 白茯苓粉15~30克，粳米60~100克。加水适量煮粥，粥成加胡椒粉、盐、味精少许（或加白糖适量）调味食。功能健脾益胃，利水消肿。适用于脾虚泄泻，食欲不振，水肿，小便不利及老年性浮肿，肥胖等症。老年人脱肛和小便多不宜服用。见《仁斋直指方》。

【白果苡米水】 去壳白果种仁8~12粒，苡米100克，白糖（或冰糖）适量。白果与苡米加水适量，煮熟后入糖调服。功能健脾利湿，清热消肿。适用于脾虚泄泻，痰喘咳嗽，小便淋痛，水肿，青年扁平疣，糖尿病等症。见《家庭食疗手册》。

【白菜苡米粥】 小白菜500克，苡米60克。苡米煮稀粥，加洗净切好的小白菜，煮2~3沸（不宜久煮）。无或低盐食，日2次。功能健脾祛湿，清热利尿。适用于阳证水肿，小便不利，尿色黄褐，烦热口渴，急性肾炎之浮肿少尿者。见《常见病的饮食疗法》。

【瓜茄茶】 西瓜2500克，西红柿200克，白糖适量。西瓜剥皮，去籽，用清洁纱布滤汁，西红柿用开水洗烫，剥皮，去籽，用清洁纱布滤汁，2汁合并，加白糖。代茶随饮。功能增加饮食，利尿，降血压等。见《防治心血管病的饮食》。

【冬瓜汤】 冬瓜（连皮）适量，洗净切块，加水煮熟，入盐调味，饮汤食瓜。功能健脾行水。适用于脾虚妊娠水肿，面目肢体浮肿，肤色淡黄，皮薄光亮，少气懒言，食欲不振，大便溏薄等症。见《百病饮食自疗》。

【冬瓜粥】冬瓜（连皮）80～100克，粳米100～150克。新鲜连皮冬瓜洗净切块，同粳米加水煮至瓜烂米熟汤稠为度。每日上、下午，随意食（或用冬瓜子10～15克，煎汤，去渣后入米煮粥）。功能利水消肿，止咳平喘。适用于慢性肾炎，小便不利，水肿胀满，水肿，肝硬化腹水，脚气浮肿，肥胖症，肺热咳嗽，痰喘等症。经常食。煮粥时不宜放盐。见《常见病食疗食补大全》。

【冬麻子粥】①冬麻子30克，粳米100克，姜、葱、豉、椒适量。冬麻子熬研滤汁，入米煮粥，候熟，下姜、葱、豉、椒等，搅匀，空腹食。功能祛风利水消肿。适用于风水，症见浮肿以头面部为重，恶风发热，咳嗽脉浮，脚气喘闷水肿。见《圣济总录》。②冬麻子30克，粳米100克，鲤鱼肉100克，葱、姜、豉、椒等适量，前3味煮粥，粥熟后入葱、姜、豉、椒等搅匀。空腹食。功能利水消肿。适用于老人水气肿满，身体疼痛。见《养老奉亲书》。③冬麻子30克，葵子15克，粳米50克，葱白3茎。先将冬麻子、葵子水研滤汁，再和米煮粥，入葱白，空腹食。功能清热通淋。适用于五淋，小便频急，涩少疼痛，口渴喜饮。见《普济方》。④冬麻子30克，荆芥穗10克，薄荷叶6克，白粟米100克。荆芥穗、薄荷叶煎汤取汁，用此汁研冬麻子仁，滤过后下白粟米煮粥。空腹食。适用于中风偏枯，言语蹇涩，手足不遂，大便秘结等症。（验方）。

【冬瓜鲤鱼汤】冬瓜100克，鲤鱼1条。冬瓜切块，鲤鱼去鳞及肠脏，白水煮汤食。功能利水消肿。适用于慢性肾炎浮肿。见《中国药膳学》。

【冬瓜皮蚕豆汤】冬瓜皮30～60克，蚕豆60克。共煮汤，调味，饮汤食豆。功能健脾化湿，利水消肿。适用于脾虚水停，全身悉肿，按之深陷，小便不利，身体重倦，胸闷纳呆等症。见《百病饮食自疗》。

【地黄狗肉】狗肉1500克，熟地15克，枸杞15克，甘草3克，鸡汤1500毫升，柏树木一段（约250克），葱、姜等调料。熟地、甘草用清水冲洗，纱布包好；枸杞用温水洗净；生姜20克洗净拍破；葱20克洗净用整棵。狗肉放清水中浸泡，并用木棒在肉上轻轻地反复捶打，边捶边用清水洗，直捶至肉色变粉，血水滴尽为止，切成7厘米长，3厘米宽的条，清水浸泡待用。锅内注入清水烧沸，放入柏木、狗肉、姜10克、葱10克、料酒25毫升，待狗肉煮透后，捞起用凉水漂上。再用大蒸碗一只，放入狗肉、药包、料酒、胡椒粉、精盐、姜块、葱、鸡汤。用湿绵纸封严碗口，蒸3小时。取出蒸碗，揭去绵纸，拣出葱、姜及药包，放入味精、枸杞，上笼蒸5分钟。食狗肉、枸杞、饮汤。功能温补脾肾。适用于脾肾虚弱，腰膝酸软，体虚消瘦，食少，浮肿等症。冷库工作人员，水湿作业人员常食能御寒祛湿；男性常食可助肾阳。见《家庭药膳》。

【西瓜大蒜散】西瓜1个，大蒜适量。西瓜掏空，装满大蒜，盖好，用纸泥封固，于微火中煨干，研末。每次3～5克，温开水吞服。功能利水消肿。适用于肾性水肿，肝硬化腹水等症。见《中国药膳学》。

【西瓜白茅茶】西瓜皮60克，白茅根（鲜品）90克。同煎取汁，随量饮，日3次。功能利水消肿。适用于慢性肾炎，症见血尿，蛋白尿，管型尿，浮肿，高血压病，肾炎水肿。见《饮食疗法100例》。

【西瓜决明茶】干西瓜翠衣、草决明各9克。夏季西瓜翠衣可用新鲜的30克。研为粗末，沸水冲泡。代茶饮。功能平肝降压，利水消肿。适用于高血压病，头眩伴有水肿。见《中国药膳学》。

【西瓜翠衣茶】西瓜翠衣、草决明子各10克。同煎取汁。代茶饮。适用于高血压病。见《防治心血管病的饮食》。

【竹荪汤】竹荪1克，银耳10克，鸡蛋、盐、味精适量。竹荪放洗洁精中浸泡，再用清水冲洗至无洗洁精沫。银耳浸泡、洗净、去蒂。鸡蛋打碎搅匀。清水煮沸后，倒入鸡蛋糊，加竹荪、银耳，文火烧10分钟。加精盐、味精适量。功能消除腹壁脂肪。适用于肥胖症。见《食用菌饮食疗法》。

【竹叶陈皮茶】鲜竹叶15～20片，陈皮瓠子壳5～6片（约30克）。开水冲泡，代茶饮。适用于慢性肾炎。（验方）。

【向日葵花茶】向日葵花30克，麦秸30克。共为粗末，沸水冲泡。代茶饮。功能利水消肿。适用于肾炎，水肿。见《常见病验方研究参考资料》。

【向日葵茎茶】向日葵茎30克。上药去皮，切片，水煎，加适量白糖。代茶饮。适用于带下色白，质较黏稠，连绵不断，面色皖白，四肢不温，精神不振，食欲差，大便不实，或两足肿，舌质淡，苔白而腻，脉弱而缓。见《全国中草药汇编》。

【羊肉汆冬瓜】羊肉、冬瓜各适量。羊肉洗净，切片，冬瓜切片。按常法汆汤。功能补益气血，利水消肿。适用于体虚妊娠水肿。见《疾病的食疗与验方》。

【米麦糖团】糙米250克，糙麦250克，红糖150克。糙米、糙麦拌和磨粉，用清水与红糖揉成面团，蒸熟食。适用于孕妇浮肿，脾虚泄泻及妊娠带下。见《膳食保健》。

【米腊参酒】米腊参64克，白酒500克，浸泡7日。每服5～10毫升，日2次。适用于咳嗽，哮喘，风湿发性关节炎，骨折，跌打损伤，慢性肾盂肾炎，遗精等症。见《陕甘宁青中草药选》。

【米醋煮海带】鲜海带120克（干者60克），米醋适量。海带漂洗干净，切丝，加米醋煮吃。功能软坚散结。适用于淋巴腺结核，单纯性甲状腺肿，脚气病，水肿等。见《饮食疗法》。

【安胎鲤鱼茶】苧麻根10～15克，活鲤鱼1条（约500克），糯米30～60克。鲤鱼去鳞与内脏，洗净切块煎汤，再煮苧麻根取汁，入鲤鱼汤及糯米煮粥。随意服。功能安胎止血，利水消肿。适用于孕妇腰腿疼痛，胎动不安，胎漏下血，妊娠浮肿及各种水肿。见《太平圣惠方》。

【安胎鲤鱼粥】鲤鱼1尾重约500克，苧麻根15克，糯米50～100克，盐、葱、姜少许。鲤鱼去鳞及肠杂，洗净后切块煎汤，再煎苧麻根，去渣取汁，后入鲤鱼汤、糯米并盐葱姜等煮粥。空腹食。功能安胎，止血，消肿。适用于妊娠下血，胎动不安，或尿少浮肿等症。见《太平圣惠方》。

【阳桃速溶饮】鲜阳桃1000克，白糖粉500克。阳桃洗净，切碎。用洁净纱布绞取汁液，放入锅中，武火加热，文火煎煮，浓缩到浓稠如膏时，停火，待温，拌入白糖粉，药液吸干，混匀，晒干，压碎，装瓶备用。每用10克，开水冲化饮，日3次。功能软坚散结。适用于疟疾脾脏肿大症。见《福建民间草药》。

【红苋豆腐汤】红苋（红米苋）250克，豆腐400克，调量适量。热油爆香姜末、蒜茸，倒入切碎的苋菜翻炒，水煮沸后，投入豆腐小块，煮沸，淋上麻油。淡食。功能清热利湿。适用于小便不利，浮肿尿血等症。见《膳食保健》。

【麦芽赤豆粥】大麦芽60克，赤小豆30克。煮粥。日2次服食。适用于脾肾两虚所致的小儿水肿。见《常见病食疗食补大全》。

【麦麸拌红糖】 小麦麸50克，红糖、大枣各适量。小麦麸炒黄，加入红糖拌匀，大枣煮汤冲服。日2次。功能渗利水湿。适用于全身浮肿，小便不利等症。见《中国药膳学》。

【赤小豆汤】 赤小豆100克。洗净，煎煮。喝汤吃豆，早晚分服。功能利水消肿。适用于各种原因引起的浮肿，小便不利。见《疾病的食疗与验方》。

【赤小豆粥】 赤小豆50～100克。煮稀粥，随意食。功能清热解毒，活血排脓，利水消肿。适用于水肿胀满，痈肿疮毒，脚气浮肿，不下乳汁。见《寿世青编》。②赤小豆、粳米各50克。赤小豆温水浸泡2～3小时，放水煮赤小豆至烂，入粳米煮稀粥，早晚温热顿服。功能利水消肿。适用于老年肥胖症，手足浮肿，小便不利，脚湿气及大便稀薄等症。见《常见病食疗食补大全》。

【赤小豆羹】 ①赤小豆100克，桑白皮12克，白术10克，鲤鱼1条，调料适量。赤小豆淘净；桑白皮、白术装入纱布袋，扎口；鱼去鳞、鳃及肠杂，洗净，与赤小豆，药袋同入锅内加水煮至鱼熟，去药袋，取出鱼、赤小豆，留汁加入葱、姜、橘皮、醋调味作羹（勿加盐）。吃鱼、赤小豆，喝汤。功能利水消肿，健脾益胃。适用于慢性肾炎、营养不良性水肿，肝硬化腹水等症。见《太平圣惠方》。

【赤豆鲤鱼】 鲤鱼1条（约1000克），赤小豆100克，陈皮、花椒、草果各7.5克。鲤鱼去鳞、鳃及内脏；余4味淘洗干净，塞入鱼腹内。鱼放盆中，加适量葱、姜、胡椒粉、盐、鸡汤，上笼蒸1～1.5小时至熟出笼，把葱丝或略烫好的鲜绿叶菜撒于上面。功能利水消肿，行气健胃。适用于营养不良性水肿，黄疸，脚气，小便不利，脾虚食少，消化不良等症。见《饮膳正要》。

【赤小豆鱼粥】 鲤鱼或鲫鱼1尾，赤小豆50克。鱼去鳞腮及内杂，洗净水煮取汁，赤小豆洗净煮粥，临熟，入鱼汁调匀（不入作料）。早餐食。功能消肿利水。适用于水肿，湿邪下注之脚气病。见《华夏药膳保健顾问》。

【赤豆冬瓜茶】 赤豆、冬瓜各适量。同煮作汤。随量代茶饮。功能利水消肿。适用于肾炎，营养性水肿及脚气等症。见《日常食物药用》。

【赤豆炖鹌鹑】 鹌鹑10只，赤小豆50克，生姜、葱各10克，精盐5克，味精、胡椒粉各3克，料酒30克，清汤1500克。赤小豆洗净；姜洗净切厚片；葱洗净切长段；鹌鹑杀后去毛桩、内脏，剁去脚爪，入沸水锅内焯去血水，对砍成两块，清水洗净。锅置火上，注入清汤，放入赤小豆、葱、姜、胡椒粉、精盐，烧开后小火慢炖90分钟后放入鹌鹑再炖，至鹌鹑肉烂，入味精调味，拣去姜、葱不用。功能利水除湿，益气补虚。适用于脾虚血亏，食欲不振，水肿，泄痢肥胖等症。见《家庭药膳》。

【赤小豆山药粥】 赤小豆、山药各30克，白糖少许。山药去皮，洗净，切片；赤小豆淘净，先煮至半熟，入山药片，熟后加白糖调味食。功能健脾止泻，利水消肿。适用于脾虚或脾湿泄泻，水肿胀满，小便短少，倦怠等症。见《中国药膳》。

【赤小豆红枣粥】 赤小豆50克，红枣30枚，花生米60克。水煎汤代茶饮，并食花生米、赤小豆和枣，连服1周。功能健脾利水。适用于脾虚水肿，症见面色萎黄虚浮，全身乏力，四肢浮肿或仅下肢浮肿等症。（验方）。

【赤小豆炆鲤鱼】赤小豆90克，鲤鱼300～500克。赤小豆洗净；鲤鱼去鳞、腮、肠杂洗净。2味同入沙锅内炆烂食。功能健脾祛湿，消肿解毒。适用于孕妇水肿，产后乳汁不足，大腹水肿，脚气病等。见《饮食疗法》。

【赤小豆排骨汤】赤小豆、猪排骨适量。2味加水同炖，调味食。功能利水补虚。适用于糖尿病患者冬季食。体重超标者忌食。见《疾病的食疗与验方》。

【赤小豆煮鲤鱼】鲜鲤鱼500克，赤小豆30克。鲤鱼去鳞、鳃、肠杂，洗净；赤小豆洗净，水煮开后入鲤鱼煮熟，不加任何调料，每晨起1次吃完，喝汤吃鱼。功能利水消肿。适用于门脉性肝硬化腹水。见《疾病的食疗与验方》。

【赤小豆煨鲤鱼】赤小豆100克，鲤鱼1尾（250～500克）。鲤鱼去内脏，不去鳞，洗净；赤小豆淘净。文火同煨1小时，熟后食，不加盐。日1～2次。功能利水消肿，健脾补虚。适用于肾炎水肿，营养不良性水肿，小便不利，乳汁不足等症。见《常见病的饮食疗法》。

【赤小豆鲫鱼汤】赤小豆90克，鲫鱼250克。赤小豆淘洗净；鲫鱼去鳞及内杂，洗净。同放瓷罐里，加水500毫升，武火隔水炖烂食。功能健脾行水。适用于妊娠数月，面目四肢浮肿，食欲不振，大便溏薄等症。服5～7次显效。见《中国药膳学》。

【赤豆桑白皮汤】赤小豆60克，桑白皮15克。洗净，水煎，去桑白皮。饮汤食豆。功能健脾，利尿消肿。适用于脾虚水肿，脚气，小便不利等症。见《食疗本草学》。

【赤豆蒸乌骨鸡】黄毛乌骨母鸡1只（重约1500克），赤小豆300克，黄酒1匙，精盐、白糖适量。鸡宰杀后去毛，剖腹，洗净，沥干，切小块；赤小豆洗净。取大磁盆1个，先倒入一半赤豆垫底，铺上一层鸡块，倒入一半赤豆，铺土鸡块及内脏，淋上黄酒。喜甜食者，鸡块上面加白糖4匙；不喜甜食者，撒入小半匙食盐。旺火隔水蒸3小时。当点心或佐膳食，每次1小碗，日2次，分4～5天吃完。功能健脾补肾，利水消肿。适用于肾炎水肿轻症。见《常见慢性病食物疗养法》。

【赤小豆花生米粥】赤小豆50克，生花生米50克，大蒜15克，红枣15克。煮粥。任意食。功能宣壅逐湿。适用于脚气病，症见腿脚麻木，肿胀，酸痛，软弱无力。（验方）。

【赤小豆冬瓜炖黑鱼】鲜黑鱼（鳢鱼）1条（约250克），冬瓜连皮500克，赤小豆60克，葱白3茎。黑鱼去鳞、鳃及内杂洗净；冬瓜洗净切块；赤小豆淘净；葱白洗净切段。诸物加水共炖烂食，勿加盐。功能补脾，利水消肿。适用于慢性肾炎水肿，营养不良性水肿，妊娠水肿，肝硬化腹水等症。见《家庭食疗手册》。

【赤小豆粳米粥】赤小豆30～50克，粳米100克，白糖适量。前2味淘净，先煮赤小豆至熟，入粳米，同煮熟烂，加白糖调味。长期服。功能利水消肿，通乳。适用于急、慢性肾炎浮肿，肝硬化腹水，脚气水肿病，产妇乳汁不通等症。见《遵生八笺》。

【芫花叶茶】芫花叶30克，白糖15克。水煎，代茶饮，连服数日。功能利水消肿。适用于水肿。（验方）。

【花生红枣茶】花生米（连衣）、红枣各等份。煮汤，取汁。代茶饮。功能利湿消肿。适用于脾湿及心脏功能不足所导致的水肿病。见《常见病验方研究参考资料》。

【花生赤小豆汤】花生、赤小豆、大枣各60克。洗净，加水煮汤。日数次食。功能补益脾胃，利水消肿。适用于脚气病，脾虚浮肿，食少乏力，便溏腹泻，精神倦怠等症。见《食疗本草学》。

【苍术酒】 苍术15000克。洗净打碎，水15万毫升，浸20日，取汁，以汁浸面，如常酿酒法，酒热待饮。随意徐徐饮。具有燥湿健胃祛痰的功能。见《费氏食养三种》。

【苍术郁金乳】 苍术、郁金各3克，乳汁100毫升。郁金打碎，与苍术加水同煎3次，共取汁50毫升，兑入乳汁中和匀。每服20～30毫升，日3～4次。功能燥湿健脾，退黄。适用于新生儿生后3～5天，面目皮肤发黄，色淡晦暗，神倦嗜睡，不思乳食，腹胀便溏等症。见《百病饮食自疗》。

【芡实煮老鸭】 芡实200克，老鸭1只，调料适量。老鸭除去毛桩，洗净；芡实淘净，塞入鸭腹内，用线缝定，置于沙锅内，加葱、姜、盐、黄酒、清水适量，烧沸后，文火煮2小时，至鸭熟烂，调入味精。随意食。功能养胃滋阴，健脾利水。适用于脾虚水肿，泄泻，肾虚遗精，糖尿病等。见《家庭食疗手册》。

【苡米粥】 苡米30克，淀粉少许，白糖、桂花适量。先煮苡米作粥，熟后入淀粉糊，再入白糖、桂花。早餐成夜宵食。功能利水渗湿，除痹排脓。适用于水肿，小便短少，筋脉痹阻疼痛，肺痈，肠痈等症。见《饮食辨录》。

【苡米鸡汤】 鸡1只（约2000克），苡米500克，党参30克，生姜20克，葱15克，精盐6克，胡椒粉、味精各3克，料酒15毫升。将苡米、党参洗净；生姜洗净拍破；葱洗净用整棵；鸡宰杀后，去毛桩、内脏及脚爪，洗净，入沸水中焯去血水，洗净，入沙锅中，加水，放入诸药及调料，置大火上烧开，打去浮沫，小火炖2～3小时，至鸡熟烂，从锅内拣去姜、葱不用，放入味精。功能温补脾肾，化气行水，通痹。适用于脾肾虚寒，腰膝酸软，风湿痹痛及水肿等症。见《家庭药膳》。

【苡米鸭肉】 苡米40克，鸭肉、冬瓜各800克，猪瘦肉100克，姜15克，葱10克，料酒30克，精盐3克，胡椒粉1克，化猪油50克，肉汤1500毫升。鸭肉洗净入沸水中氽去血水，切长方块；猪肉洗净，切长方块；冬瓜去皮洗净切长方块；姜洗净拍破；葱洗净切长段；苡米洗净。锅置火上加猪油烧至六成热，下姜、葱煸出香味，注入肉汤、料酒，下苡米、鸭肉、猪肉、精盐、胡椒粉煮至肉七成熟时，下冬瓜至熟。功能益阴清热，健脾消肿。适用于暑热烦闷及泄泻，淋浊，脚气，水肿，白带多等症，体肥者常食可减肥，见《家庭药膳》。

【苡米煲粥】 苡米30克，大米30～60克。2味同煮稠粥，加盐或糖调味，顿服。日1次。功能健脾利湿，祛风止痛。适用于风湿痹痛，屈伸不利，脚气水肿，脾虚食少，腹泄便溏，白带过多等症。见《世医得效方》。

【苡仁炖猪蹄】 苡仁50克，猪蹄2个，洗净，加水同炖至猪蹄熟烂服食。功能健脾利湿，除痹缓急。适用于风湿痹痛，肢体痿重，筋脉拘挛，水肿脚气等症。见《中国药膳学》。

【皂荚酒】 皂荚（去皮，炙黄，锉）3升，酒10升。皂荚以酒渍透，煮沸。每服200毫升，日3服。适用于身满卒肿胀满之症。见《本草纲目》。

【饭豆陈皮】 花生仁、饭豆各150克。陈皮5克，红枣10枚。诸味洗净加水共煮熟。温热食，日1～2次。功能健脾益气，利湿解毒。适用于脚气病。见《家庭药膳手册》。

【补肾鸭】老鸭（3年以上）1只，蒜头4个，绿豆50克，调料适量。绿豆水浸；老鸭宰杀后去毛及肠杂，用黄酒遍身抹过，蒜、绿豆纳入鸭腹内，放容器内，加上姜片、葱节、味精、水少量，隔水炖至熟烂。功能补肾滋阴，利水消肿。适用于慢性肾炎水肿，腰痛。见《百病饮食自疗》

【补肾鲤鱼汤】杜仲、枸杞各30克，干姜10克，鲤鱼500克（1尾）。前3味洗净，装入纱布袋，扎口；鱼去鳞、鳃及内脏，洗净，与药同煮1小时，去药袋。饭前食鱼饮汤。功能温阳利水，补肾安胎。适用于肾虚水肿，腰膝酸痛，四肢欠温，小便不利，妊娠肾虚水肿，胎动不安等症。见《百病饮食自疗》。

【附片鲤鱼汤】制附片15克，鲤鱼1条（约500克）。鲤鱼去鳞、鳃及内杂，洗净；水煎制附片1~2小时，取汁，入鱼煮汤，熟后加姜末、葱花、盐、味精调味。温服。功能温阳利水消肿。适用于脾肾阳虚，水肿胀满，腰膝酸痛，畏寒或便溏，白带清冷等症。见《百病饮食自疗》。

【鸡臛】黄雌鸡1只，高良姜15~20克，桑白皮根30~45克，黄芪20~30克。鸡宰杀后，去毛及内脏洗净，剁去头足，放入沸水焯去腥味，捞出；3味药装入纱布袋内，扎口，与鸡同煮，至鸡熟去药袋，将鸡骨剔去，再放回汤锅内再煮，调味，待滋味入鸡内随意食肉饮汤。功能温中益气，平喘消肿。适用于妊娠虚肿，小便不利。胃脘冷痛，呕逆食不下等症。见《圣济总录》。

【青鸭羹】青头鸭（老雄鸭）1只，草果5个，赤小豆250克，盐、葱少许。鸭治净；赤小豆洗净，连同草果、葱、盐一起装入鸭腹中，煮熟，食肉饮汤。功能健脾补虚，利水消肿。适用于脾虚水肿。见《饮膳正要》。

【青头鸭粥】青头鸭1只（或白头鸭），粳米100克，葱、姜、椒、酱、蒜五味少许。青头鸭治如食法，和米并五味，煮烂成鸭粥，空腹食。功能益精利水凉血。适用于各种水肿病，颜面、下肢、甚至腰腹有水症。忌盐。见《本草纲目》。

【青鱼煮韭黄】青鱼500克，韭黄250克。青鱼去鳞、内脏，洗净，加入韭黄，煮熟食。功能除烦益气力。适用于脚气，脚弱。见《中国药膳学》。

【范汪豆酒】大豆700克，以水3000毫升，煮取1400毫升汁，去豆。纳美酒700毫升合煎，取700毫升任意饮，日3次，常令有酒气。功能利水消肿。适用于风虚水气肿。见《外台秘要》。

【范汪蒲黄酒】蒲黄60克，小豆、大豆各600克。上药以清酒6000毫升，煮取1800毫升，去豆取汁。分3服。适用于通身肿，皆是风虚水气，暴肿。见《外台秘要》。

【茅根鸭】鲜白茅根250克（或干品100克），鸭1只（约1500克），黄酒2匙。鲜白茅根（秋、冬挖出者佳）洗净，切碎；鸭子宰杀去毛及内脏，留肝切大块。同放沙锅中加水旺火烧开后加黄酒1匙。文火炖2~3小时。日2次，饮汤食鸭，不加盐，3日服完。功能养肝化瘀补水。适用于肝硬化腹水初起。见《疾病的食疗与验方》。

【茅根大米粥】鲜茅根200克（干品50克），大米150克。茅根加适量水煎煮，水沸半小时后捞出，再入大米煮粥。日分2次食。适用于水肿，小便不利。（验方）。

【茅根竹蔗茶】白茅根50~100克，竹蔗100~300克，共煎汤。代茶饮。适用于水肿，偏于风热者，多见咽喉红肿，舌质红，苔厚黄，脉浮数者。见《饮食疗法》。

【茅根赤豆粥】鲜茅根、赤小豆、粳米

各200克。鲜茅根加水煎汤，去渣后入粳米、赤小豆煮粥。日3～4次。适用于水肿。凡水肿患者和泌尿系统结石及尿中有红细胞者，用此粥尤为适宜。见《常见病食疗食补大全》。

【茅根菠萝速溶饮】鲜茅根250克，鲜菠萝汁500克，白糖500克，鲜茅根洗净，加水适量煎煮30分钟，去渣，文火浓缩至将要干锅时，加入菠萝汁，加热至稠黏时，停火，待温，拌入白糖粉把煎液吸尽，混匀，晒干，压碎，装瓶。每次10克，以沸水冲化，顿服，日3次。功能利尿消肿。适用于肾炎水肿，小便不利。见《药膳食谱集锦》。

【郁李仁粥】①郁李仁30克，薏苡仁50克，粳米50克。郁李仁捣烂，水研绞汁，合薏苡仁、粳米煮粥，空腹食。功能健脾，利湿，润肠。适用于水肿，心腹胀满，气息喘促，小便不利，大便秘结。见《本草纲目》。②郁李仁15克，南粳米50克，郁李仁捣烂水研，绞取药汁，或捣烂后煎汁去渣，与南粳米入沙锅内，加水煮稀粥。日2次，温热食。功能利水消肿，润肠通便。适用于大便干燥秘结，小便不利，水肿腹满，包括肝硬化腹水，四肢浮肿等症。怀孕妇女不宜服。见《常见病食疗食补大全》。③郁李仁10克，粳米100克，蜂蜜、生姜汁各适量。郁李仁浸泡退皮，研为膏；粳米淘净煮粥，待粥熟后下李仁膏、姜汁、蜂蜜等调匀。空腹食。功能理气，消肿，润肠。适用于大肠气滞所致的肠燥便秘或脚气浮肿，小便不利等症。（验方）。

【郁李薏苡仁饭】郁李仁60克，薏苡仁200克。郁李仁研碎，用水搅拌后，滤取药汁。用药汁将薏苡仁煮饭。日服2次。功能利水消肿。适用于小便不利，水肿胀满，喘息。见《独行方》。

【鱼肉粥】鲤鱼肉250克，大米100克。鲤鱼肉切丁，拌上酒，姜末；大米洗净，文火煮粥，拌入鱼肉再煮10分钟，撒上葱花。淡食。早晚餐食。功能利水消肿，催乳。适用于水肿，产后乳汁不足。见《膳食保健》。

【炖鲤鱼】鲤鱼1尾，韭菜30棵。鲤鱼去内脏及鳞，洗净，与洗净之韭菜一起炖熟，吃鱼饮汤。功能利水消肿。适用于水肿，胀满。见《疾病的食疗与验方》。

【泥鳅黄豆粥】泥鳅2条（去内脏洗净），黄豆50克。泥鳅切成寸段，与黄豆同煮，加盐，任意食。功能补中利湿。适用于脾虚水肿，症见便溏尿少，四肢浮肿，消渴，阳痿等症。（验方）。

【泽泻粥】泽泻（晒干研粉）10克，南粳米50克。南粳米加水煮粥，待米开花后，调入泽泻粉，文火稍煮数沸。日2次，温热食，3天为1疗程。功能利水渗湿，消肿。适用于水湿停滞，小便不利，水肿，下焦湿热带下，小便淋涩，高血压等症。不宜长服，采取间断服食的方法。见《常见病食疗食补大全》。

【治新久水肿酒】大豆、清水各10千克，煮取8千克，去豆；入薄酒8千克，再煎服。随量饮用。适用于新久水肿症。见《本草纲目》。

【茵地茶】茵陈、生地各30克，水煎，取汁。代茶饮。功能利水消肿。适用于膀胱炎。见《常见病验方研究参考资料》。

【茯苓饼】茯苓、米粉、绵白糖各等份。水调成糊，文火煎烙成薄饼。早晚作点心用。功能利水渗湿，健脾和胃，宁心安神。适用于水肿，心悸，失眠，神疲，食少，便溏等症。宜长服。见《民间食谱》。

【茯苓豆枣粥】茯苓25克，眉豆100克，大枣50克，蒜25克。煮粥。日1剂。

功能利水消肿。适用于营养不良性水肿。（验方）。

【胡豆炖牛肉】虫胡豆（蚕豆）50～400克，黄牛肉适量。同炖至豆烂肉熟服食。功能健脾利水。适用于脾虚水肿，腹胀食少，小便不利，四肢困重等症。见《中国药膳学》。

【南瓜子汤】南瓜子、薏苡仁各30克。水煎服。功能健脾利水。适用于脾虚水肿，小便短少等症。见《食疗本草学》。

【牵牛粥】黑白牵牛子各15克（共捣为末，每用10克），生姜10克（为末），粳米100克，粳米煮粥，次入牵牛子、生姜末，搅匀。空腹食。功能逐水通便。适用于一身尽肿，胸腹胀满，小便不利，大便秘结等属阳水实证者。体虚者慎用，孕妇忌用。见《圣济总录》。

【香豉酒】香豉1千克。酒3千克浸3日。可用橘皮，生姜调味。随意饮用。功能利水消肿。适用于脚气。见《外台秘要》。

【香菜炖鲶鱼】鲶鱼2尾，香菜15克，芫荽60克。香菜、芫荽塞入鱼腹，稍加香油，小火炖熟食。功能健脾利水。适用于脾虚水肿，小便不利等症。见《食疗本草学》。

【香菇蒸鲤鱼】鲤鱼1条（750克），水发香菇50克，鲜姜、冬笋各100克，冬瓜皮、火腿各50克，调料适量。鱼洗净，放盘中，冬笋、火腿切薄片，香菇切丁，姜、冬瓜皮切细丝，同放鱼腹中，并入适量料酒；留下部分火腿、冬笋、香菇调在鱼的四周。加盐、味精、上笼蒸熟食。功能消肿利水。适用于妊娠期水肿等症。见《食用菌饮食疗法》。

【炮姜粥】炮姜6克，白术15克，花椒、大料少许，糯米30克。前4味同装入纱布包，水煮20分钟，再下糯米煮粥。每日分3次服，连续1～2周。功能利水消肿。适用于因受寒湿所致的发作性腹泻，大便清稀如水，脘腹胀满，四肢无力等症。（验方）。

【姜桂茯苓饼】干姜、肉桂各3克，茯苓（去皮）30克，面粉、白糖各适量。干姜、肉桂、茯苓分别为末，和匀，加面粉、白糖，与水调和后做饼，入笼蒸熟食。每服15～20克。功能温阳利水。适用于肾虚妊娠水肿。面浮肢肿，腰以下为甚，四肢欠温，腰膝无力等症。见《百病饮食自疗》。

【扁豆茯苓散】炒扁豆30克，茯苓30克，红糖适量。扁豆、茯苓研为细末。每服3克，加红糖，沸水冲调饮服。功能健脾除湿。适用于脾虚水肿，小便不利等症。见《食疗本草学》。

【蚕豆壳茶】蚕豆壳30克。浸泡透，剥下豆壳，晒干，炒焦，白开水冲泡。代茶饮。日1次。功能利水消肿。适用于水肿，脚气，小便不利等症。见《国药的药理学》。

【蚕豆红糖汤】陈蚕豆120克，红糖适量。加水5茶杯，小火煮至1茶杯，温服。功能健脾利尿。适用于脾虚水肿及慢性肾炎水肿。可配入冬瓜皮。见《食疗本草学》。

【蚕豆炖牛肉】鲜蚕豆（或水发干蚕豆）250克，精牛肉500克，调料适量。牛肉洗净，切成3厘米长、2厘米厚的块，放沙锅内，加适量水、葱、姜、盐，烧沸后改用文火炖至肉六成熟时，加入蚕豆，共炖至烂熟。单食或佐餐，温热服食。功能健脾利湿。适用于脾虚湿盛水肿。见《民间常用草药汇编》。

【蚕豆冬瓜皮煎】蚕豆500克，冬瓜皮100克。水煎取汁。代茶饮。功能健脾利湿消肿。适用于水肿。见《中国药膳学》。

【蚕豆花生米粥】蚕豆100克，花生米50克。煮粥，微火煮，水呈棕红色，混浊时服，服时配加红糖。功能健脾利水。适用于脾虚水肿，症见全身乏力，下肢浮肿，两腿软弱等症。(验方)。

【都梁茶】白芷10克，白糖少许。白芷煎汤，调入白糖。代茶饮。适用于风湿头痛，头痛如裹，肢体倦重，胸闷食少，阴湿天气尤甚，小溲不利，或大便溏，苔白腻，脉濡。见《百病饮食自疗》。

【莲枣山药粥】莲子、大枣各50克，山药、大米各100克，白糖适量。莲子泡后去皮，心蒸烂；大枣洗净去核切丁；山药煮熟去皮压碎。大米煮粥，将熟时，加入以上各料，煮10分钟，调入白糖。功能益肾补脾。适用于脾肾两虚之水肿，泄泻，夜尿频多等症。尤宜于肾炎患者。见《膳食保健》。

【恶实酒】恶实根（细切）300克，枳壳（去瓤）160克，生地黄（切）700克，小黑豆300克。上药粗捣过筛，绢袋盛，14千克酒浸3日。每服适量。功能轻腹脚，通肠胃，去肺中热毒。适用于脚气肿满生疮，积年不瘥，或饮酒壅滞，散在腠理，及风痒疥癣，毒气下注等症。见《圣济总录》。

【桂花鲤鱼】鲜桂花50朵，鲤鱼1条（约500克），调料适量。桂花洗净放入盘中待用；鲤鱼治净，在鱼身两侧穿花刀，放入另盘中，加料酒、精盐、酱油少许腌10分钟取出，蘸少许干面，入油锅中煎熟待用；葱、姜、蒜洗净切细末；白糖、醋、料酒、酱油、精盐、味精、鸡汤、湿团粉共调成芡汁。炒勺中留底油少许，放入葱、姜、蒜末炒至金黄色时，倒入芡汁，烧开，加入明油、桂花调匀后，泼在鱼上。佐餐食。功能补肾，利水，消肿。适用于妇女妊娠水肿，产后乳汁不下等症。见《华夏药膳保健顾问》。

【桃仁方】桃仁200克，酒400克。桃仁去皮尖，熬令黑烟出，热研如脂膏。加酒搅匀。每服1盅，晚临睡时服。功能祛风消肿，活血止痛。适用于风劳肿痛，挛痛，或牵引少腹及腰痛，跌打损伤，瘀血肿痛等。见《食医心鉴》。

【桃皮酒】①桃皮1800克（削去上黑取黄皮），麦曲1000毫升，秫米1000克。以水3000毫升，煮桃皮令得1000毫升，以3000毫升汁渍麦曲3000克，汁渍饭酿如酒法，热漉去渣。服100毫升，日3次，耐酒者增之，以体中有热为候，小便多者，即是病去便愈，忌生冷一切有毒食物。适用于水肿。见《普济方》。②桃皮500克，秫米适量。桃皮煎汁同秫米酿酒，酒成去糟渣，贮瓶备用。每食前温饮2～3杯。适用于水肿、小便不利等症。见《本草纲目》。

【桃花溜黄菜】鲜桃花5朵，大海米10克，熟火腿10克，鸡蛋4个，调料适量。鲜桃花摘去花蕊，取下花瓣洗净控水切成丝；海米淘洗净加入料酒，上笼蒸透，切成碎末；火腿、鲜姜分别切成末；鸡蛋在碗内打散，加入鸡汤、味精、料酒、白胡椒面、精盐、湿淀粉搅拌均匀。炒勺置火上，烧热放入猪油，入鲜姜末煸炒出味捞出不用。下入调好的鸡蛋用手勺推炒熟，盛入盘内撒上鲜桃花丝、海米、火腿。功能补益脾胃，祛除水湿。适用于脾虚水肿，妊娠水肿，小便不利等症。见《华夏药膳保健顾问》。

【桃花鱼片蛋羹】鲜桃花10朵，鲜青鱼肉100克，鸡蛋2个，鲜豌豆苗及调料各适量。鲜桃花瓣洗净；鲜豌豆苗去根洗净；鲜青鱼去鳞、头、尾、骨、皮、内脏，洗净切薄片，放入碗内加精盐、味精、料酒、白胡椒面、葱丝、姜丝拌匀，浸渍入味。鸡蛋打入碗内，用筷子顺一个方向搅拌均匀，兑入鸡汤、精盐、味精、白胡椒面调好味，把浸好的鱼片逐片整齐地放在蛋液的平面上（注意轻放轻摆，勿使杂乱），放入蒸笼，先旺火后小火蒸5分钟，把蒸笼的盖揭开，放一下气，再将盖盖好，继续蒸10分针，熟后取出（如火太旺，鸡蛋蒸成了蜂窝形，则失掉菜的鲜嫩好色）。沙锅置火上，注鸡汤少许及味精、精盐、白胡椒面，烧沸后滗去浮沫，倒进桃花瓣、鲜碗豆苗，淋点油醋，盛入蒸好的蛋羹碗内。佐餐用。功能养肝益肾，补气化湿。适用于脾虚引起的腹胀水肿，小便不利等症。见《华夏药膳保健顾问》。

【鸭肉粥】鸭肉，大米各适量。鸭肉切薄片，与大米煮粥，调味。作早晚餐温热服食。功能益气阴，消水肿。适用于体虚水肿症。脾胃阳虚、便溏与外感初起者不宜用。见《中国药膳学》。

【鸭肉大米粥】雄鸭肉、大米各适量。洗净、煮粥。放入适量调味品。每日分2次食。适用于水肿。（验方）。

【海带绿豆糖水】海带100克，绿豆250克，红糖适量。海带干蒸至软洗净，切细，与绿豆同煮烂，调入红糖。日1剂，分2~3次，温饮。功能行水消痰，软坚散结。适用于高血压，脚气，水肿，颈淋巴结炎，单纯性甲状腺肿，小儿暑天痱毒，痰热咳嗽等。见《家庭食疗手册》。

【益母草汤】益母草30克，白茅根、车前草、木通、三棵针、叶下珠、旱莲草各15克，红糖少许。前7味水煎。日1剂，煎2次，调入红糖，分2次服。功能利水通淋。适用于急性肾炎患者。服用期间需服多种维生素，进无盐饮食。血尿明显者，加芥菜30克，倍用茅根。见《疾病的食疗与验方》。

【通草赤小豆粥】通草6克，赤小豆30克。先煎通草取汁，入赤小豆煮粥，空腹食。功能健脾利水。适用于脾虚水肿，症见腹胀尿少，下肢浮肿等症。见《备预百要方》。

【桑白皮粥】①桑白皮30克，青粱米100克。先煎桑白皮去渣取汁，后入米煮稀粥。空腹食。常服尤佳。功能泻肺利水消肿。适用于水气病，面目虚肿，足肢胀满，甚则喘促。见《必用全书》。②桑白皮（鲜者30克，刮去棕色外皮）15克，北粳米50克，冰糖适量。桑白皮加水煎汤，去渣后入北粳米、冰糖，再加水煮至米花汤稠为度。日2次，温热服食。功能利水消肿。适用于肺热咳，喘咳痰多或面目浮肿，小便不利的水肿实证。肺寒咳嗽，风寒感冒咳嗽者不宜服食。见《常见病食疗食补大全》。

【桑根白皮茶】桑根白皮30克，桑根白皮的表皮刮去，冲洗干净，切短节；用沙壶盛水煮沸，投入桑根白皮，再煮三五沸，离火，盖紧盖，闷几分钟。代茶饮。功能利水降压。适用于身体肥胖，素有痰饮，血压偏高，尿量较少，时有浮肿等症。见《肘后方》。

【桑椹苡仁粥】桑椹30克，生苡仁、葡萄干各20克，大米适量。将前3味同大米煮粥。每日分2次服食。功能利水消肿。适用于早期慢性肾炎。见《常见病食疗食补大全》。

【桑心皮桑椹酒】桑心皮（即桑白皮）、桑椹各适量，糯饭5升。将桑心皮切，以水20000毫升，煮汁10000毫升。入桑椹再煮，取5000毫升，以糯饭酿酒。适量饮。适用于肝肾不足、水热交阻的浮肿、兼有头弦耳鸣，小便不利等症。见《普济本事方》。

【黄雌鸡】黄雌鸡1只，草果6克，赤小豆30克，调料适量。鸡宰杀后去毛及内脏，洗净，与2味药同入沙锅内，加葱、姜、盐、清水适量。烧沸后，文火炖至鸡及赤小豆熟透。功能利水消肿，益气补虚。适用于慢性肾小球肾炎，脾肾阳虚之浮肿，腹水不消等症。见《饮膳正要》。

【黄芪三皮饮】冬瓜皮、茯苓皮、黄芪各30克，生姜皮10克，大枣5枚，白糖适量。上药加水500毫升同煎，煮取300毫升去渣，加白糖调味，分2次服。功能补气健脾，行水消肿。适用于妊娠水肿，慢性肾炎后期水肿不消等症。有外感发热者不宜服。见《常见病的饮食疗法》。

【黄芪白茅饮】生黄芪、白茅根各30克，肉苁蓉20克，西瓜皮60克。诸药加水同煎去渣取汁。服时加糖调味，日2～3次。功能益气补肾，利尿消肿。适用于慢性尿路感染，小便频数，神疲乏力，头晕耳鸣，食少便溏，下肢浮肿等症。见《实用中医学》。

【黄芪鲤鱼饮】生黄芪60克，鲜鲤鱼1尾（重250～500克），黄芪洗净，装入纱布袋内，扎口，鲤鱼去鳞及内杂、洗净。两味加水同煮，去药，食鱼饮汤。功能利水消肿，通阳化气。适用于老年或体虚小便不利，点滴不畅，水肿等症。见《常见病验方》。

【黄豆红枣茶】黄豆（炒半生半熟）、红枣各250克，大蒜200克，鸡肫皮3张（焙枯），冬瓜皮200克。分4次，水煎。代茶饮，食枣、豆。功能利水消肿。适用于体虚水肿。（验方）。

【黄泥煨冬瓜】冬瓜1个，以黄泥加水调成稠糊，在冬瓜面厚涂一层，用铁枝穿冬瓜置炉上旋转烧熟，剥去黄泥，去皮食冬瓜（个人酌量服食，亦可数人同食）。功能清热解毒，利水消肿。适用于肾脏病水肿，心脏病水肿，暑天烦热，小便不畅等症。见《古方饮食疗法》。

【黄豆芽蘑菇汤】黄豆芽250克，鲜蘑菇50克，调料适量。黄豆芽去根，洗净，加水煮20分钟，下蘑菇片，入精盐、味精，再煮3分钟。佐餐食。功能清热降压，健脾利水。适用于妊娠水肿，疮痈肿毒，妊娠高血压等。见《膳食保健》。

【黄土封煨七星鱼】七星鱼1条（1000克），大蒜250克，黄酒、米醋适量。鱼去内脏，留肝，洗净；蒜去皮放入鱼腹和口腔内，淋入黄酒、米醋各1匙，用线缝好鱼腹，扎紧鱼头，用三层湿纸糊住全鱼；黄泥加入头发1把，拌匀将鱼金部糊封，泥厚约0.5厘米，埋入柴草灰火中煨2～3小时，待鱼熟取出，去掉泥纸，晾凉。分4次，于饭前1小时食，2日服完，淡食。功能补脾益肝，除湿利水，消肿祛瘀，清热解毒。适用于肝硬化腹水。见《疾病的食疗与验方》。

【萝卜白毛茶】萝卜500克，玉米须100克，白毛茶100克。萝卜、玉米须共煎，下白毛茶，取汤。代茶常饮。功能利水消肿。适用于水肿。见《日常食物药用》。

【菊芋汤】菊芋60～90克，洗净，切片，加水煎汤服。功能利尿祛湿。适用于水湿停蓄，水肿，小便不利，糖尿病等。见《食疗本草学》。

【菊花火锅鱼片】鲜鲤鱼1500克，鲜白菊花300克，鸡汤3000克，味精、醋、姜、葱、盐、料酒各适量。菊花瓣放入温水内漂洗20分钟，捞出，放入溶有稀矾的温水内漂洗，再捞出沥水；鱼去鳞、内脏，切片；火锅内倒入鸡汤，点燃烧开，放入鱼片，加盖煮5分钟，再入调料，菊花瓣，同煮2～3分钟食。功能利尿消肿，清热解毒，止咳下气。适用于水肿胀满，小便不利，黄疸，气喘咳嗽等症。见《天府药膳》。

【菩提树根茶】菩提树根250克，白糖适量。上药制粗末，煎水取汁，入糖。代茶饮，每次30克。功能利水消肿。适用于劳伤失力，肾炎水肿。见《常见病验方研究参考资料》。

【菠菜鱼片汤】鲤鱼肉250克，菠菜100克，熟火腿25克，熟猪油、调料各适量。鲤鱼肉切成5毫米厚的片，用黄酒、盐渍半小时；菠菜洗净，切碎；火腿切末。锅中加入猪油烧至五成热，爆香姜片、葱段，下鱼片略煎，加水烧沸，小火焖煮半小时，投入菠菜，调入精盐，撒上火腿末、味精，煮沸。功能利水消肿，养血通乳。适用于妊娠水肿，胀满，营养不良性水肿，产后血虚，面色萎黄，心悸失眠，头晕乏力，乳汁不足等症。见《膳食保健》。

【豉酒】①豉（三蒸三晒）3000克。以生绢袋盛，入瓷瓶中以5000克酒浸，封固，春夏5日，秋冬7日。初服半盏，渐加至1盏，日3～4次。适用于脚气。②豉（三蒸三晒）1000克。以2000克酒于瓮中浸3宿。随意饮。适用于风毒脚弱，痹满上气。见《圣济总录》。③豉（三蒸三晒）1000克。以5000克酒于瓮中浸3宿。随意饮。适用于风痹脚弱，或两胫小，行步艰难。见《圣济总录》。④豉1000克。微炒，以3000克酒煎5～7沸。随量热饮。适用于伤寒毒气攻手足及身体虚肿。见《普济方》。

【豉心酒】豉心（九蒸九晒）3900克，酒5000克。同浸2日。空腹随量饮。适用于老人脚气，痹弱，烦躁不安。见《老老余编》。

【甜酸鲤鱼】鲤鱼1条（约500克），甜面酱50克，蒜1头，调料适量。鲤鱼去鳞、鳃、肠杂，洗净，由头部两侧切开口，分别抽去两条白色线状物，用盐、黄酒渍20分钟。锅置火上，倒入菜油，烧热，入鱼略煎即盛起。余油爆香蒜茸、姜丝，倒入甜面酱翻炒，放入鱼、白糖、醋及少量水，小火焖煮15分钟，武火收浓汤汁，浇上少许醋及葱末。佐餐食。功能健脾开胃，利水消肿。适用于脾胃虚弱，食少倦怠，水肿胀满，黄疸，脚气等症。见《膳食保健》。

【商陆粥】商陆去皮锉10克，细粟米100克。先煎商陆，去渣取汁，后入粟米煮粥，空腹食。功能逐水消肿。适用于疗水气病，症见水肿尿少，大便秘结等。见《圣济总录》。

【清水豆芽】黄豆芽适量、洗净，加水煮3～4小时，取汁温服。功能利水消肿。适用于预防或治疗妊娠高血压、水肿等症。见《中国药膳学》。

【清炖鲫鱼】鲫鱼1条（约250克），笋肉25克，水发香菇5只，调料适量。笋肉、香菇分别洗净，切片；鲫鱼去鳞、鳃、肠杂及颌下硬皮，用黄酒、盐、胡椒粉渍20分钟，取出，置碗内，鱼身中间摆放香菇片，两头平列笋片，加黄酒少许、葱段、姜片、味精，上屉蒸1.5～2个小时，至鱼熟烂，拣去葱姜。功能利水消肿，通乳补虚。适用于妊娠水肿胀满，小便不利，产后体虚，乳汁不足等症。见《膳食保健》。

【清蒸鲤鱼】鲤鱼1条（约600克），玉兰片、香菇、西红柿、菜心各50克，葱、姜、蒜各10克，鸡油50克，调料适量，植物油500克。鲤鱼去鳞、鳃及内脏，洗净，剞斜刀；葱切斜块；姜、蒜、玉兰片均切片；香菇水发洗净，去根蒂；菜心入沸水烫过。炒勺置火上烧热，倒入植物油，烧至六成热，下鱼，翻转个后，速捞装盘，并加入料酒、盐、味精、鸡油、玉兰片、香菇、葱块、姜片、蒜片、大料，放少许水，上屉旺火蒸20分钟，拣去葱、姜、蒜、大料，把鱼放入另一盘内。将原汤滗入另一炒勺内，置火上，加菜心、西红柿翻动几下，放鸡油少许，烧沸后出勺，浇入鲤鱼身上可食。功能利水消肿，安胎通乳。适用于脾肾阳虚，水肿胀满，泄泻，小便不利，黄疸，脚气，妊娠水肿，胎动不安，痰湿阻滞，气逆咳喘，产后乳汁不下等症。见《滋补保健药膳食谱》。

【清炖水牛蹄】水牛蹄1只，去毛洗净，放炖盅内，加清水适量，隔水炖4～5小时，食盐调味顿服。功能利水消肿。适用于营养不良性水肿，肝脏病水肿，肾脏病水肿等。见《古方饮食疗法》。

【清蒸鳢鱼豆】鳢鱼1条，赤小豆、大蒜瓣各适量。鳢鱼去肠杂留鳞，洗净，把赤小豆、大蒜填满鱼腹，不加盐，蒸熟蘸少许糖醋，分数次服。连服数天。功能健脾利水。适用于慢性肾炎水肿，尿少，便溏等症。见《中国药膳学》。

【清炖牛肉萝卜汤】肥瘦黄牛肉2000克，白萝卜100克，葱2节，精盐、黄酒、植物油适量。牛肉洗净，滤干，切成大块；萝卜洗净，刮皮，再洗净，切滚刀块。锅内放植物油2匙，旺火烧热，倒入牛肉，翻炒5分钟，加黄酒4匙，焖烧10分钟，至出香味时，盛入沙锅内，一次加足冷水将牛肉浸没，旺火烧开，加葱、黄酒1匙，小火慢炖约3小时，至牛肉熟透，加萝卜、精盐1匙（宜淡），慢炖1小时，至牛肉、萝卜均酥烂。撇去浮油，佐膳食，或饭前空腹食。功能补脾胃，利水湿。适用于肝硬化腹水初起，脾胃虚弱，腹部胀满等症。不宜与熟地、何首乌同食。见《常见慢性病食物疗养法》。

【葫芦粥】陈葫芦（越陈越好）10～15克，粳米50克，冰糖适量。将洗净之粳米、冰糖同入沙锅内，加水500毫升，煮至米开时，加陈葫芦粉，煮片刻，视粥稠为度。日2次，温热顿服，5～7天为1疗程。功能利水消肿。适用于肾炎及心脏性水肿，晚期血吸虫病腹水，脚气水肿等。见《家庭药膳手册》。

【葫芦双皮汤】葫芦壳50克，冬瓜皮、西瓜皮各30克，红枣10克。上各味加水400毫升，煎至约150毫升，去渣。服汤，日1剂，至浮肿消退为度。功能利水消肿。适用于慢性肾炎水肿。见《家庭药膳手册》。

【葫芦虫笋汤】葫芦60克，虫笋30克。葫芦切片，虫笋切段，加水煎汤服。功能渗湿利尿。适用于水肿、小便不利等。见《食疗本草学》。

【葱白鳢鱼】鲜鳢鱼1条（约500克），葱白50克，黄酒、姜片、酱油各适量。鳢鱼（黑鱼）去肠杂（不去鳞），加黄酒、葱段及少许水，武火蒸20分钟。食时蘸少许酱油。功能滋养补虚，利水消肿。适用于孕妇营养不良性水肿，胎动下血等症。见《膳食保健》。

【葶苈酒】葶苈1000克，酒5000毫升。葶苈以酒浸3日。每服半盏，日2服；小便利为度。适用于大腹水肿，小便不利。见《圣济总录》。

【萱草根茶】萱草根20克。上药除去残渣、杂质，洗净捞出，稍闷润切段，晒干制成粗末，煎水，取汁。代茶频饮，日1剂。功能利水消肿。适用于小便不通，浮肿等症。见《本草纲目》。

【楮皮枝叶酒】楮皮枝叶1大束。上切煮取汁，随多酿酒。但以饮醉为佳，过3～4日，肿少退，已后可常服。适用于男子女人新久肿。见《普济方》。

【椰子汁】取鲜椰子汁饮。适用于左心衰竭之水肿，消渴，姜片虫。见《中国药膳学》。

【紫苏粥】①紫苏叶10～15克，粳米100克。洗净紫苏叶、粳米；粳米加水煮粥，粥成加紫苏叶，稍煮。温服。功能散寒，行气宽中。适用于感冒风寒，兼见胸闷不舒，咳嗽者。风热感冒不宜用。见《饮食辨录》。②紫苏、大米。紫苏研末，入水取汁；大米煮粥，粥熟时加紫苏汁，搅匀食。适用于老人脚气。见《家庭食疗手册》。

【紫苏子粥】紫苏子15克，粳米100克，姜、葱、豉适量。先将紫苏子以水研取汁，去渣，入粳米煮粥，将熟时入姜、葱、豉各少量。空腹食。功能降气平喘，祛湿消肿。适用于咳嗽痰喘，气粗息高，或脚气浮肿，胀满者。便溏者慎用。见《圣济总录》。

【蛙蝼葫芦散】青蛙（干品）2只，蝼蛄7个，陈葫芦15克。干研细末（或作丸药）。每次6克，温酒送服，日3次。功能利水消肿。适用于肾炎水肿，肝硬化腹水。见《太平圣惠方》。

【蛤鱼馔】蛤鱼（青蛙）3个，胡黄连少许，猪肚1个。猪肚洗净；每只青蛙口中放少许胡黄连；将青蛙放入猪肚中，扎定，加水适量，文火炖猪肚熟烂。以酒送服。功能补益脾胃，利水消肿。适用于脾虚水肿，面色淡黄，食少无力等。见《食疗本草学》。

【蛤蚧人参粥】蛤蚧2克，人参粉3克，糯米50~100克。糯米洗净煮稀粥后，加入蛤蚧粉、人参粉，搅匀。温服。功能补肾敛肺。适用于肺肾两虚之久咳，虚喘，面浮肢肿等症。见《中国药膳学》。

【蛤蜊坤草汤】蛤蜊肉150~250克，坤草嫩苗500克，牛膝30克。煎汤调味食。功能滋阴软坚利尿。适用于前列腺肥大。见《疾病的食疗与验方》。

【蒜桃仁豉酒】蒜2000克，桃仁（去皮尖，炒研）700克，豉（炒香）700克。生绢袋盛，入瓮中以1万毫升酒浸密封，春夏3日，秋冬7日。初服半盏，渐加至1盏。随量饮，日3~4次，酒尽，再入酒5000毫升，加好椒50~100克。适用于初觉似有脚气。见《圣济总录》。

【蒴藋酒】蒴藋根适量，酒1盏。蒴藋根捣汁1盏，以酒和之，置暖处1宿。晨起空腹服。适用于水气通身黄肿。见《圣济总录》。

【榆皮粥】榆皮30克（捣屑），粳米50克。先煎榆皮去渣取汁，再入米煮粥。随意服。功能利水通淋兼以消肿。适用于身体暴肿满，小便不利。见《肘后备急方》。

【榆白皮粥】新鲜榆白皮（干品亦可）20克，粳米50克，冰糖少许。榆白皮加水煎汤，去渣后入粳米、冰糖，加水煮至米花粥稠为度。日2次，温热食。适用于面目浮肿，大腹水肿，小便不利，淋浊及肾炎浮肿等症。见《常见病食疗食补大全》。

【腹水草葱白姜皮汤】腹水草60克，葱白9克，生姜皮3克。水煎取汁。日1剂，分2次服，服时忌盐。功能软坚利水。适用于肝硬化腹水。见《疾病的食疗与验方》。

【酸枣仁酒】酸枣仁120克，干葡萄200克，黄芪120克，天门冬80克，赤茯苓120克，防风（去芦）80克，独活80克，大麻仁300克，桂心80克，羚羊角120克，五加皮120克，牛膝（去苗）200克。上药锉，生绢袋盛，以3万毫升酒浸6~7日。饭前随量温饮。功能光泽肌肤，润养五脏。适用于脚气疼痛。见《普济方》。

【鲜拌莴苣】莴苣250克，黄酒、盐、味精各适量。莴苣剥皮洗净，切或刮为细丝，加盐少许拌匀，稍腌片刻去汁，再加黄酒、味精拌匀。日1剂。分2次服。不可多食，多食昏人眼。功能健脾利水。适用用小便不利者。尤宜于中老年人。见《海上方》。

【醋煮黄瓜】黄瓜1个，破作两爿，醋煮1半，水煮1半，至烂熟，空腹俱食。功能利水消肿。适用于大腹水肿，小便不利等症。见《食疗本草学》。

【醋芪桂芍汤】食醋100克，黄芪30克，桂枝6克，白芍20克。水煎温取。日1剂，连服7日。功能调和营卫，散痰止汗。适用于黄汗病，浮肿，发热，汗出而渴，状如风水，汗沾衣色正黄如柏汁，脉沉等症。见《中国药膳学》。

【醇酒煮鲤鱼】鲤鱼1条，米酒1500克。鲤鱼去鳞、鳃及内脏，洗净，加米酒同煮至酒干。食鱼。勿加其他调料。功能利水消肿。适用于水肿及肝硬化腹水等症。见《中国药膳学》。

【鲤鱼散】乌鲤鱼1条（1000～1500克）。鱼去鳃、内脏，洗净，用黄泥裹严，置炭火中煅焙，俟出白烟时取出，待冷研末为散。每次2匙，开水冲服，日3次，服完为1料，忌盐。功能利水消肿。适用于急、慢性肾炎水肿。小便不利。见《疾病的食疗与验方》。

【鲤鱼粥】鲤鱼一尾约500克（去肠洗净），商陆10克，赤小豆50克，紫苏茎叶各15克，陈皮10克，生姜6克，葱白4茎，粳米50克，糖、醋少许。先以诸药与鲤鱼共煮，至烂，空腹食鱼及豆。其汁入米作粥，调以糖、醋。随意食。功能行气逐水消肿。适用于水肿，小便不利，甚至一身尽肿，并有胸腹积水。见《太平圣惠方》。

【鲤鱼汁粥】鲜鲤鱼1条，粳米100克。粳米淘净；鲤鱼去鳞、鳃及内杂，洗净，先煮取汁，下粳米煮粥。空腹食鱼喝粥。功能温阳健脾，利水消肿。适用于脾阳不振，水肿胀满，食少便溏，面色萎黄，神疲肢冷，小便频少等症。见《食物本草会纂》。

【鲤鱼赤豆汤】①鲤鱼1条，赤小豆30克。鲤鱼去鳞、首及内脏；赤小豆淘净。2味加水煮熟（勿加调料）。空腹温服。功能利水消肿。适用于脾肾阳虚，水肿，脚气水肿，肝硬化腹水等症。见《中国药膳学》。②鲤鱼1条（约500克），赤小豆120克，陈皮6克。鲤鱼去鳞、鳃及内杂，洗净；赤小豆、陈皮淘洗干净，与鲤鱼加水共煮至烂熟，加白糖调味。食肉饮汤。功能同①方。见《常见病的饮食疗法》。

【鲤鱼炖糯米】鲤鱼1条（约500克），糯米100克，黄酒、调料适量。鲤鱼去肠杂留鳞，洗净；糯米淘净，与鲤鱼同放入瓷盘内，加水适量，放入黄酒、葱、姜、精盐、味精，上屉蒸熟食。功能利水消肿，安胎。适用于妊娠水肿，胎动不安等症。见《膳食保健》。

【鲫鱼解毒汤】新鲜鲫鱼4条（重约500克），土茯苓100克，生姜3片。鲫鱼去鳞、鳃、肠杂，洗净，滤干；土茯苓快速洗净，与鲫鱼同入沙锅内，加水浸没，中火烧开后，下生姜3片，小火慢炖1小时，至汤呈奶黄色，离火。淡食，每次吃鱼1条，喝汤1小碗，日2次。功能利尿消肿，除湿消肿，开胃健脾。适用于肾炎腹水，排尿不畅，肾功能不全之慢性尿毒症等。见《常见慢性病食物疗养法》。

【鲫鱼糯米粥】鲫鱼1～2条，糯米50～75克。鱼去鳞、鳃及内杂，洗净；糯米淘净，与鱼加水煮粥，空腹温服。若小儿服食可将鱼装入纱布袋内与米同煮。功能健脾利水，补虚。适用于脾胃虚弱，食欲不振，消瘦乏力，浮肿，病后体虚等症。见《家庭食疗手册》。

【鲫鱼冬瓜皮汤】鲫鱼1尾，冬瓜皮60克，苡米30克。鲫鱼去腮、鳞、内脏，与冬瓜皮、苡米共煮汤，待瓜皮、苡米熟烂后，饮汤食鱼。功能利尿消肿。适用于慢性、急性水肿。见《补品补药与补益良方》。

【鲫鱼赤小豆汤】活鲫鱼1条，赤小豆15克，商陆9克（切碎）。鲫鱼去腮及内脏；赤小豆洗净，与商陆同装入鱼腹内，用线缚住开口，置锅内水煮，鱼熟烂后饮汤。间日1剂，连服3～4剂。功能补虚利尿消肿。适用于体虚水肿包括慢性肾炎水肿和营养不良性浮肿。见《补品补药与补益良方》。

【鲫鱼赤豆商陆饮】鲫鱼240克，赤小豆120克，商陆3克。赤小豆、商陆洗净；鲫鱼去鳞、内脏、腮洗净与赤小豆、商陆同煮，至豆熟鱼烂成浓汤。不拘时饮。功能行气利水消肿。适用于小便不利，四肢肿胀，大腹水肿胀满等。见《北京卫生职工学院资料》。

【鲫鱼赤豆商陆饮茶】鲫鱼240克，赤小豆120克，商陆3克。鲫鱼去鳞、肠肚等洗净，与赤小豆、商陆同煮，至豆熟鱼烂成浓汤，不拘时，代茶饮。功能行气利水。适用于因三焦气化不行，水液潴留而引起的大腹水肿，四肢肿胀，大小便不利等症。见《北京卫生职工学院资料》。

【薇菜水皂角汤】大巢菜（薇菜）30克，水皂角30克，水煎服。功能利水消肿。常食适用于水肿，小便不利，或湿热发黄。见《食疗本草学》。

【薏仁粉粥】薏仁粉30克，陈仓米（即陈粳米）50克。薏仁粉与陈仓米，同入沙锅内，加水煮稀粥。早晚餐顿服。10天为1疗程。适用于老年性浮肿，脾虚腹泻，脚气水肿，风湿痹痛，筋脉拘挛，白带过多，肺痈等症。见《常见病食疗食补大全》。

【薏苡仁粥】①薏苡仁30克，糯米30克。煮粥。空腹食。功能补脾益胃，利湿消肿。适用于脚气水肿，筋脉挛急，酸麻无力，淋浊，妇女白带。见《广济方》。②薏苡仁30克，冬麻子15克。水研冬麻子取汁，薏苡仁捣碎，入汁作粥。空腹食。功能祛风利湿，润肠通便。适用于中风，四肢拘挛，不得屈伸，言语蹇涩，大便秘结，筋骨疼痛。见《圣济总录》。③薏苡仁50克（捣碎），葱白4茎，婆诃10克，牛蒡根30克，淡豆豉10克。先煎葱白、婆诃、豆豉、牛蒡根，去渣取汁，后入薏苡仁煮粥。空腹食。功能祛风除湿，通络止痛。适用于外感风湿，头痛身重，关节肿痛，或中风头痛，心烦，手足无力，口眼㖞斜，言语不清。见《食医心鉴》。④薏苡仁、白米各等份，白糖适量。煮粥，入白糖。随意食。功能利水消肿。适用于浮肿。见《常见病食疗食补大全》。

【薏米防风饮】生薏米30克，防风10克。煎水当茶饮。功能散风利水。适用于水肿以头面为主，恶风无汗者。见《疾病的食疗与验方》。

【糠谷老茶】糠谷老30克。上药煎水，取汁。代茶饮。适用于尿道炎，小便不利，浮肿等症。见《实用中药学》。

【鳝鱼粥】鳝鱼250克，苡仁、山药各30克，生姜3克。鳝鱼去内脏，洗净切段，与后3味煮粥，调入少许盐或糖。随意食，连用数日。功能健脾利水。适用于脾虚水肿，营养不良性水肿，小儿疳症，形体消瘦，下肢浮肿，小便不利等症。见《百病饮食自疗》。

【鳢鱼汤】鳢鱼500克，泽泻、泽漆、桑白皮、紫苏、杏仁各10克。鳢鱼治净，水煎煮至鱼熟，取出，用鱼汤煎诸药。去渣取汁。每于食前温服1小碗。鱼可另蒸热食。功能利水消肿，泻肺平喘。适用于水肿见身面浮肿，小便不利，上气喘息，咳嗽痰鸣等症。见《食疗本草学》。

【鳢鱼冬瓜汤】大鳢鱼1条，冬瓜（量与鱼等同），调料适量。鱼去肠杂，不去鳞，洗净，与冬瓜同煮，加葱白、大蒜、不加盐，至肉熟。食鱼喝汤。连服3～7天。功能健脾利水。适用于脚气浮肿，孕妇水肿，肾脏病及心脏病水肿，营养不良性水肿等。见《中国药膳学》。

【樱桃肉丁】鲜樱桃150克，猪里脊100克。蛋清1个。料酒、精盐、酱油、白糖、味精、湿淀粉适量。（1）樱桃去柄，洗净沥干。猪肉切丁，用蛋清、湿淀粉、酒、精盐、白糖、味精拌匀上浆。（2）锅置火上，注油烧热，下入肉丁划散，捞出。（3）锅留底油，倒入肉丁，加酱油和汤，下入樱桃，拌匀，稍焖，颠翻均匀，即可。功能滋养肝肾，益脾养胃。适用身体虚弱，阴虚水肿患者食用。（果品的药用和美食制作）。

【双仁煎】花生仁、赤小豆各120克。水煎，煮至烂。每日一次，分两次食用，连续食用一周。适用于腹水，腿脚水肿。（果品的药用和美食制作）。

17. 润肠通便类

【二仁通幽茶】桃仁9粒，郁李仁8克，当归尾5克，小茴香1克，藏红花1.5克。水煎数沸。代茶徐饮。功能活血祛瘀，润下通便。适用于血脉瘀阻，阻隔大肠，以致腹部胀满，大小便不通等症。见《叶氏医案》。

【人乳粥】健康哺乳期妇女乳汁若干，粳米50克，酥油3克。先煮粳米粥，临熟去汤下乳，再煮片刻，加酥油调匀。任意食。功能补虚养血，润肺通肠。适用于虚人便秘，症见身体羸瘦，面色少华，大便干燥者。见《寿世青编》。

【三仁丸】①麻仁、杏仁、瓜蒌仁各等份。3味共为细末，白蜜炼为丸如枣大。日服2～3丸，温开水送下。功能清热润肠。适用于大便干结，口干口臭，面赤身热，小便短赤，心烦，腹部胀满或疼痛等症。见《百病饮食自疗》。②松子仁、柏子仁、胡桃仁各等份，蜂蜜适量。前3味共捣烂，调入蜂蜜为丸，每丸9克重。每服2～3丸，温开水送服。功能滋润通便，补肾养心。适用于阴虚肠燥便秘，或阴虚失眠症等。见《疾病的食疗与验方》。

【三仁粥】海松子（去皮）30克，桃仁（泡，去皮尖）30克，郁李仁（泡，去皮）10克，粳米30克。前3味捣烂和水滤取汁，入粳米煮粥。空腹食。功能润肠，通便，祛风，止痛。适用于风秘，症见老人忽然头痛腹痛，不思饮食，脘腹胀满，大便干结。见《济众新编》。

【大麻仁粥】大麻仁10克，粳米50克。麻仁捣烂水和滤汁，与粳米煮粥，任意食。功能润肠通淋，活血通脉。适用于产后血虚便秘，小便不通利，关节凝涩，风痹经闭等。见《食疗本草》。

【马铃薯汁】马铃薯不拘量。马铃薯洗净、压碎、挤汁，纱布过滤。每早空腹及午饭前各服半杯。功能通便。适用于各种原因引起的便秘。见《疾病的食疗与验方》。

【木耳海参煲猪大肠】木耳30克，海参20～30克，猪大肠150～200克。猪大肠洗净切小段，与海参、木耳加清水适量同煮，熟后以食盐、味精调味服食。功能滋阴补血，润燥滑肠。适用于老人血虚肠燥便秘，习惯性便秘等症。见《饮食疗法》。

【五仁粥】松子仁、胡桃仁、桃仁（去皮尖，炒）、甜杏仁、黑芝麻各9克，粳米200克，白糖适量。前5味共研碎，与粳米同煮粥，入白糖令溶。早晚服食。功能润下通便。适用于便秘。（验方）。

【石花胶冻】石花菜250克，白糖适量。石花菜切碎，加水浸煮待化，捞去渣，加白糖搅匀令溶。每服1汤匙，功能润肠通便，凉血止血。适用于燥热便结，痔疮出血等症。见《食疗本草学》。

【四仁通便饮】杏仁、火麻仁、柏子仁、松子仁各9克。共捣烂，开水500毫升冲泡，加盖片刻饮。功能润肠通便。适用于阴虚及年老津枯液少之便秘。见《滋补保健药膳食谱》。

【四仁通便茶】杏仁、松子仁、大麻子仁、柏子仁各9克。共捣烂，开水冲泡，加盖片刻，代茶频饮。功能补虚润下。适用于阴虚、老年津枯液少便秘者。见《滋补保健药膳食谱》。

【四仁橘皮粥】甜杏仁、松子仁、麻仁各10克，柏子仁6克，橘皮（蜜炙）3克，粳米100克，白糖适量。4仁与橘皮共煎，去渣取汁，再入粳米，煮稀粥，调入糖。日分2次食。功能肃肺化痰，润肠通便。适用于肺燥肠闭，咳嗽不爽而多痰，胸腹胀满，大便秘结等症。见《百病饮食自疗》。

【生军茶】生军4克，白糖适量。沸水冲泡。代茶频饮。功能润下导滞。适用于便秘。见《黑龙江中医杂志》。

【生地莱菔汁】鲜生地100毫升，鲜莱菔汁100毫升，冰糖适量。2汁和匀，加冰糖调溶。随时饮。功能养血通便。适用于产后血虚大便难，数日不解或解时痛涩难下，但腹无胀痛，饮食正常，面色萎黄等症。见《百病饮食自疗》。

【生地莱菔茶】鲜生地汁、鲜莱菔汁各100克，冰糖适量。2汁和匀，调入冰糖令溶化。代茶缓缓饮。功能润肠通便。适用于产后大便数日不解，或解时痛涩难下，但腹无胀痛，饮食正常，面色萎黄等症。见《百病饮食自疗》。

【奶蜜饮】黑芝麻25克，蜂蜜，牛奶各50毫升。黑芝麻捣烂，同蜂蜜、牛奶调和，早晨空腹冲服。功能养血滋阴，润燥滑肠。适用于产后血虚，肠燥便秘，面色萎黄，皮肤不润等症。见《中国药膳学》。

【芋头粥】芋头250克，大米50克，盐少许，芋头洗净，去皮，大米淘净，2味共煮粥，熟后加盐调味。随量食。功能润肠通便。适用于大便干燥，妇女产后恶露不出等症。（验方）。

【决明苁蓉茶】决明子、肉苁蓉各10克，蜂蜜适量。决明子炒熟，研细，同加沸水冲泡，滤液，加蜂蜜。代茶饮。功能润下通便。适用于习惯性便秘，老年性便秘。（验方）。

【冰糖炖香蕉】香蕉1～2个，冰糖适量。香蕉去皮，加冰糖适量。隔水炖服。日1～2次，连服数日。功能滋润滑肠通便。适用于津枯肠燥便秘。见《饮食疗法》。

【苏荏粥】苏子15克，真荏子15克，粳米30克。苏子水沉去掉浮者，真荏子洗净干炒，同捣烂和水滤汁，与粳米同煮粥，调姜汁、清蜜少许食。功能清肺润肠，顺气生津。适用于老人大便干燥，气虚咳嗽喘促。咳嗽宜加杏仁10克。见《济众新编》。

【苏麻粥】苏子10克，麻子10克，粳米100克。先炒苏、麻二子，研如泥，水滤取汁，后入米煮粥，空腹食。功能疏肝理气，润肠通便。适用于老人血虚肠燥便秘，胸闷不舒，恶心呕吐等症。大便溏泻者慎用。见《食鉴本草》。

【杏仁豆腐】①甜杏仁125克，琼脂50克，糖水樱桃5个，白糖550克。杏仁水泡5分钟，去皮尖，入凉水中浸泡，用小磨磨成浆，过罗滤成细浆；琼脂洗净，剪成3厘米长的段，放入碗中，加清水300克，上屉蒸化，取出用纱布过滤待用。铝锅内加清水2000克，放白糖250克，烧热将糖熬化，加入琼脂液，搅匀，将锅离火，待降温后，把杏仁浆倒入糖水中搅匀，分装10个汤碗中，置于阴凉处冷却，凝结成杏仁豆腐，在碗中切成斜方块。另用铝锅加水1000克，入白糖300克，熬成糖水，晾凉，浇入杏仁豆腐碗内，再把樱桃切两半，放在杏仁豆腐上。功能润肺止咳，润肠通便。适用于肺虚久咳，习惯性便秘等。见《滋补保健药膳食谱》。②甜杏仁90克，洋粉6克，大米15克，菠萝罐头1/4罐，白糖240克。锅内加清水650克、糖180克，烧开后，倒入盆内，晾冷后，放入冰箱备用；菠萝切小片；大米淘净；杏仁用开水略泡片刻，剥去外衣，剁碎，开水泡，与大米共磨成细浆，过滤去渣；洋粉（琼脂，是医学上用作培养基的一种海生植物淀粉，遇热便溶为液体，冷后则变成半透明的固体）用冷水洗净，加入60克清水蒸化，与杏仁浆同倒入干净的锅内，加糖60克，煮熟后，分别盛入10个碗内，放入凉爽的地方。服用时用小刀切成块，每碗放入3~5块菠萝，注入凉糖水。夏季早晚作点心食。功能清热解暑，润肠通便。适用于干咳少痰，口干舌燥，心烦不安等症。见《家庭药膳手册》。

【杏仁芝麻糖】甜杏仁60克，黑芝麻50克，白糖、蜂蜜各250克。杏仁洗净，沥干，捣成泥；芝麻淘洗干净，沥干，倒入铁锅内，小火炒至水气散尽，芝麻发出响声，立刻盛碗，不要炒焦，稍凉后，研碎。4味同倒入大磁盆内，拌匀，加盖，隔水蒸2小时。每次1匙，饭后开水送服，日2次。功能补肺益肾，润肠。适用于老人肺气虚弱，津液枯燥，大便无力而难解者。久服有预防直肠癌的作用。见《常见慢性病食物疗养法》。

【抗菌补肾核桃蜜】百部、夏枯草各150克，黑芝麻300克，核桃1000克，蜂蜜500克，冰糖100克。前2味快速洗净，倒入大沙锅内，加冷水浸泡半小时，中火烧开，小火慢煎半小对，取汁，加水再煎，2次煎取药汁1.5大碗；芝麻淘净，沥干，入铁锅炒散水气，至芝麻发出响声，离火盛碗；先将精盐入锅炒热，入核桃肉，翻炒至呈嫩黄色（约10分钟）离火，离火后仍要翻炒，以防烧焦，待稍凉后，用铁筛筛去细盐，再吹脱去一部分核桃衣。药汁、蜂蜜、冰糖同倒入大沙锅内，小火烧开，徐徐倒入黑芝麻、核桃肉，不断搅拌，以防焦底，烧沸10分钟，离火，冷却，装瓶盖紧。每次1匙，日2次。核桃、芝麻须细嚼成糊，用米汤或开水送服。2个月为1疗程。功能平补肝肾，降压和血，抑菌。适用于平素肝肾火旺，大便燥结，伴有高血压的肾结核患者。坚持服食1~2个疗程，疗效持久。见《常见慢性病食物疗养法》。

【吴茱萸根浸酒】吴茱萸根（粗者）1尺，麻子50克，陈皮70克，酒1000毫升。吴茱萸根切碎，捣陈皮、麻子为泥，拌入吴茱萸根，酒浸1宿，慢火微煎，去渣，贮瓶，分作5份，空心温服。功能补中益气，通便润肠。适用于产后虚弱，大便秘结，呕吐涎沫，头额冷痛，蛲虫瘙痒。见《圣济总录》。

【怀药芝麻糊】粳米60克，黑芝麻、冰糖各120克，怀山药15克，鲜牛奶200克，玫瑰糖6克。粳米淘净，水泡约1小时，沥干，文火炒香；山药洗净，切小粒；黑芝麻洗净，沥干，炒香。三物同入盆中，加牛奶、清水调匀，磨细，滤去细茸取浆液待用。另取锅加入清水、冰糖，烧沸溶化，用纱布滤净，糖汁放入锅内再次烧沸后，将粳米山药芝麻浆液慢慢倒入锅内，不断搅动，加玫瑰糖搅拌成糊状。熟后起锅。早晚各服1小碗。功能滋阴补肾。适用于肝肾不足，病后体虚，大便燥结，须发早白等症。长期服食，可强健身体，延年益寿。见《中国药膳》。

【何首乌粥】何首乌50克，粳米100克，大枣3枚，冰糖适量。何首乌放沙锅内，加水煎浓汁，去渣后入粳米、大枣、冰糖煮粥。随量食。适用于便秘及血虚所致的美尼尔氏综合症。凡大便稀薄者忌服。禁食葱、蒜、萝卜、猪羊肉类。（验方）。

【沙参玉竹煲老鸭】沙参、玉竹各50克，老雄鸭1只，调料适量。鸭去毛及内脏，洗净，与沙参、玉竹同入沙锅内，加葱、姜、水，烧沸，文火焖煮1小时，至鸭肉烂熟，入盐、味精。随意食。功能滋阴补肺。适用于肺虚久咳，胃阴亏损，肠燥便秘，糖尿病等。见《饮食疗法》。

【阿胶葱白煮蜜糖】阿胶6克，葱白3根，蜂蜜2匙。用水1碗煮葱白，沸后捞出，加入阿胶、蜂蜜炖化。饭前温服。功能滋阴补血。适用于产后阴血亏虚，便秘，老人血虚便秘等症。见《中国药膳学》。

【鸡蛋蘸芝麻末】鸡蛋（因人消化能力而异），芝麻适量。芝麻炒香，研末，调入少许精盐；鸡蛋煮熟去壳，蘸芝麻末食。功能补气养血生乳。适用于产后气血不足，乳少，便秘等。见《补品补药与补益良方》。

【玫瑰香蕉】鲜玫瑰花1朵，香蕉500克，鸡蛋、芝麻仁、白糖、面粉、花生油、淀粉等各适量。香蕉去皮切滚刀块。玫瑰花洗净，切丝。鸡蛋打入碗内，加面粉、湿淀粉拌匀调糊。芝麻仁洗净炒熟。花生油锅加热，到五成热时，将香蕉块粘一层面糊，逐块炸成金黄色时捞出。锅内留底油少许，放入白糖，待糖炒至黄色时下入炸好的香蕉块，翻炒几下，使白糖全部裹在香蕉上面，上面撒上熟芝麻仁，翻炒几下，盛入抹好油的平盘内，撒上玫瑰花丝。功能生津润肠。适用于肠燥便秘。见《华夏药膳保健顾问》。

【苹果汤】苹果2个，猪瘦肉125克。苹果去皮，切片；猪肉洗净，切薄片。用2碗清水先煮苹果片，水滚后，加猪肉，煮至肉烂，调味食。功能润肠健胃，生津止渴。适用于消化不良，便秘，口干作渴等症。见《强身食制》。

【苣萉粥】苣萉子（即黑芝麻）15克，粳米100克。将芝麻用布包裹，浸入水中，挼去皮，再研，水滤取汁，稍煎，后入米煮粥，空腹食。功能补肝肾，润五脏。适用于肝肾不足，虚风眩晕，大便燥结，病后虚羸，须发早白，妇人乳少等症。见《太平圣惠方》。

【松子粥】松子仁15～30克，粳米100克，松子仁研碎，同粳米煮粥。作早晚餐或点心服食。功能滋养补益，润肺滑肠。适用于体弱早衰，头晕目眩，肺燥咳嗽，肠燥便秘等症。便溏者不宜用。见《士材三书》。

【松仁粥】松仁15克，粳米30克。先煮粳米粥，后将松仁和水研末作膏，入粥内，2～3沸。空腹食。功能润肠通便。适用于老年气血不足或热病伤津引起大便秘结者。见《本草纲目》。

【松子仁鸡】雏母鸡1只（约重1000克），松子仁100克，干粉丝25克，鸡汤1000克，调料适量。鸡治净，剔去骨，切成长方块；干粉丝放热油内炸透，呈乳黄色，捞出备用；松子仁略炸一下捞出；炸鸡块成金黄色，捞出沥尽油。猪油烧热，投入葱、姜，炸至金黄色时烹入鸡汤，汤开后去沫，捞出姜、葱，加入料酒、精盐、味精、糖、酱油、桂皮，并下入鸡块。烧开后转用文火炖烂，再放松子仁，调好口味，水淀粉勾芡，起锅盛入盘内，再将炸好的粉丝围于盘边，分数次佐餐。功能温中益气，滋阴润肺滑肠。适用于燥咳，便秘，吐血，头眩等体虚患者。见《滋补保健药膳食谱》。

【松子仁粥】①松子仁10克，粳米50克，白糖适量。将松子仁捣烂，以水研滤取汁，与米同煮粥，熟后调入白糖少许。空腹食。功能润心肺，调大肠。适用于肺燥阴虚，干咳少痰，大便干燥等症。见《食物本草会纂》。②松子仁30克，糯米50克，蜂蜜适量。松子仁捣成泥状，同糯米加水，文火煮稀稠粥，冲入蜂蜜。早起空腹及晚间睡前分2次温食。适用于肺燥干咳无痰或少痰、咽干、皮肤干燥，及老年、产后、体弱者的习惯性便秘。脾胃虚弱之便溏腹泻，痰多胸满，胃脘胀满，呕吐的痰湿素盛者不宜服。见《常见病食疗食补大全》。

【松子仁糖】松子仁250克，白糖500克，植物油少许。先炒熟松子仁。白糖置锅内，加清水适量，文火熬煎，至用筷子挑起糖液呈丝状时，停火。松子仁倒入糖锅内，拌匀，倒入涂有植物油的搪瓷盘内，稍冷，划块。每次10～30克，日3次。功能滑肠润肺，宁咳止血。适用于肠燥便秘，肺燥咳嗽，老年慢性支气管炎咳喘，支气管扩张咯血等症。见《本草从新》。

【松子豆腐】豆腐500克，松子50克，白糖75克，鸡汤500克，香菜末50克，调料适量。豆腐切成2立方厘米的丁，放入开水中煮至浮起，沥水，用牙签扎出浆水。锅中放入葱、姜、油烧至六成，放入25克白糖，文火炒成枣红色，烹入料酒，加鸡汤、松子仁、精盐、白糖50克、味精、豆腐，文火炖。边炖边扎眼，使汤汁渗入豆腐丁。待汤收干，豆腐胀起后，迅速盛入盘内，撒上香菜末。功能润肺，滑肠，滋阴。适用于肺燥干咳，肠燥便秘等症。为老年性便秘者的保健膳食。见《滋补保健膳食谱》。

【松子滋阴煎】松子仁15克，火麻仁12克，瓜蒌仁15克，炒枳壳9克。水煎服。日1剂，分2～3次温服。功能滋阴润肠。适用于肠燥便秘。见《中国药膳学》。

【枣杏焖鸡】栗子200克，甜杏仁12克，红枣5枚，核桃仁20克，公鸡1只，调料适量。温水泡杏仁、核桃仁后，去皮，沥干水，放热油中不停地翻动炸至金黄色，捞在盘中摊开，待凉后压成末待用。栗子切成两瓣，放入沸水煮至壳与衣可以剥掉时捞出，剥去皮待用。鸡洗净，切成3厘米见方的块。锅内的猪油25克，武火将鸡块炒至黄色，随即加入绍酒、姜丝、白糖、酱油，煸至上色后，加白汤、核桃仁末、红枣烧沸，移至文火上加盖焖1小时，加栗子再焖15分钟，至鸡肉熟透。将锅移武火上，用漏勺捞出鸡块皮朝下摆在碗内，再捞出栗子盖在鸡块上面，覆上圆盘，翻扣在盘内。将锅中原汁在武火上烧沸，放入芝麻酱拌合，湿淀粉调成薄芡，加入热猪油50克，反复摊匀，浇在鸡面上，撒上杏仁末。分数次佐餐。功能补脾，益肺，壮肾，润肠。适用脾肾亏虚之食少，乏力，健忘，耳鸣；肺肾两虚之咳嗽，气喘，心悸；精血不足之便秘，消瘦等症。尤宜作老年体虚或病后患者之膳食。见《中国药膳学》。

【金钩挂银丝】绿豆芽300克，海米30克，青椒1个。青椒切丝，豆芽去壳，根洗净。一起用沸水焯熟沥干；海米加酒、水浸发后蒸熟，再拌入豆芽、青椒丝。加入姜丝、精盐、味精，淋上麻油。佐餐。常食有预防老年佝偻、便秘及动脉硬化之功效。见《膳食保健》。

【饴糖水】饴糖30克。开水冲服。功能滋养补虚，润肠通便。适用于身体虚弱，小儿营养不良，肠燥便秘等症。见《中国药膳学》。

【胡桃肉蜜糖糊】胡桃仁100~150克，蜂蜜100克。胡桃仁用食油炸酥，捣细，加蜂蜜调成糊状。分2~3天服。功能滋阴补血，强身壮体。适用于阴虚肠燥便秘等症。为老年补养之品。见《补品补药与补益良方》。

【柏子仁粥】柏子仁适量，粳米100克，蜂蜜适量。柏子仁去尽皮壳，每次取10~15克，捣烂，与粳米同入沙锅内，加水煮稀粥，待粥将熟时，兑入蜂蜜，稍煮1~2沸食用。不得久煮，防止有效成分挥发。功能润肠通便。适用于老年性便秘或习惯性便秘，心烦失眠，健忘等症。（验方）。

【姜汁菠菜】菠菜250克，生姜25克，调料适量。菠菜去须根留红头，洗净后切长段，置开水锅内略焯后捞出，沥水，装盘抖散晾凉，加入绞成之姜汁，及食盐、酱油、麻油、味精、醋、花椒油各适量。调拌入味。功能养血通便，开胃解酒。适用于肠燥便秘，老年便秘，习惯性便秘，痔疮，高血压，酒精中毒等。缺钙之人及小儿不宜多食。见《中国药膳学》。

【姜糖番薯】番薯500克，红糖适量，生姜2片。番薯削去外皮，切成小块，加水适量。煮至熟透时，入红糖、生姜继煮片刻。作点心食。功能益气生津，和血润肠。适用于老人肠燥便秘，妇女产后便秘等症。见《家庭食疗手册》。

【荸荠豆浆】豆浆250克，荸荠5个，白糖25克。荸荠洗净，入沸水中烫约1分钟，放在臼内捣茸，用洁净的纱布绞汁待用。生豆浆放铝锅内置中火上烧沸，兑入荸荠汁，再沸，离火，加白糖搅匀。日1剂。1次服完。豆浆、荸荠的用量可酌情加大至各500克。功能清润补虚，生津止渴。适用于肠燥便秘，肺热咳嗽，胃热口渴，赤痢，便血，血淋，高血压，体虚有热等。见《存之斋医治稿》。

【桃花粥】①鲜桃花瓣（干品2克）4克，粳米100克。分别洗净，共煮稀粥。隔日服食1次，疗程不限。功能清热润肠。适用于肠胃燥热便秘。（验方）。②人参10克（研末），炙甘草10克，赤石脂10克（研末），粳米30克。先煎炙甘草，去渣，人参、米煮粥，后下赤石脂末，顿服。功能补气涩肠。适用于脾虚气弱，泄泻不止，完谷不化者。见《温病条辨》。

【核桃芝麻散】核桃仁60克，黑芝麻30克。两者同研粉。每早服1匙，温开水送下。功能润肠通便。适用于常年便秘者。见《疾病的食疗与验方》。

【核桃芝麻糊】核桃肉、芝麻、淀粉、白糖各适量。核桃捶碎炒熟；芝麻炒熟研细末。2味混合，加少量水煮开，再加白糖、淀粉搅拌成糊。每晨空腹服2~3匙。功能补气血，益心脾，滋肝肾。适用于久咳虚喘，便秘，健忘失眠，腰酸膝软等症。见《良药佳馐》。

【核桃仁芝麻泥】核桃仁、黑芝麻各10克，桑叶60克，白糖少许。前3味共研成泥状，调入白糖。睡前服，分2~3次服。功能补肾益精，润肠通便。适用于肾虚失眠，大便干结等症。是催眠的效方。见《疾病的食疗与验方》。

【秘传三意酒】枸杞子、生地黄各500克，火麻子300克，白酒约3500毫升。上药制成饮片，以绢袋盛好，放入白酒中浸泡7天，过滤。每日随个人量饮。功能补血养阴，润下。适用于阴虚血少，头晕口干，大便偏干燥等症。见《松崖医径》。

【脊肉粥】猪脊瘦肉100克，粳米100克，茴香、食盐、香油、川椒粉各少许。先将脊肉切成小块，在香油中稍炒，后入粳米煮粥，将熟，入茴香、川椒、食盐等，再煮1~2沸，早晚空腹食。功能滋阴，润燥。适用于热病伤津，消渴羸瘦，燥咳，便秘。见《养生食鉴》。

【海参木耳羹】海参100克，木耳150克，猪大肠250克，海参切片；木耳用水发软、摘净；猪大肠洗净、切段，同入锅内，加水适量，小火煮至猪肠熟透，稍加食盐调味食。功能通肠润燥。适用于阴血虚损，大肠干燥，大便不通等。见《食疗本草学》。

【海参猪肠木耳汤】海参（水发）50克，猪大肠200克，木耳（水发）20克，调料适量。猪大肠用盐擦、去污、洗净、切段，与另两者共煮汤，加调料。饮汤食参、肠、耳。功能滋阴清热，润肠通便。适用于阴虚肠燥之便秘。见《疾病的食疗与验方》。

【海参木耳炖猪大肠】海参、木耳、猪大肠各适量。海参发好、木耳切碎，与猪大肠共炖至熟，调味。随意食。功能养血润燥补虚。适用于阴虚肠燥之大便困难。脾虚便溏及痰多者不宜用。见《中国药膳学》。

【益寿银耳汤】干银耳、枸杞子、龙眼肉各15克，冰糖150克。银耳温水泡胀洗净入沸水中氽一下，再用清水泡后，上屉蒸熟；枸杞子洗净，上屉蒸熟；龙眼肉切丁。将1500克水烧沸，入冰糖，待溶化后，下入上3味，煮沸片刻。日1剂，分2~3次食。功能补肾强身，养阴润肺。适用于肺阴不足之燥咳，干咳，虚劳久咳；热病后的津伤口渴，肠燥便秘，虚烦不眠等。为高血压、神经衰弱、年老体衰及病后、产后体虚者的滋补膳食。见《滋补保健药膳食谱》。

【桑椹膏】鲜桑椹1000克（干品500克），蜂蜜300克。桑椹洗净，加适量水，煎煮2次，每次30分钟，合并煎液（或将桑椹捣烂，用纱布滤取汁），文火熬至较黏稠时，调入蜂蜜，再沸，停火，待冷装瓶备用。每次1汤匙，温开水冲服，日2次。功能滋补肝肾，聪耳明目。适用于老年人肠燥便秘，头晕目眩，健忘失眠，耳鸣目暗，烦渴，须发早白等症。脾胃虚寒泄泻者不宜用。不加蜂蜜，只将桑椹液熬至成膏亦可。见《中国药膳学》。

【桑椹煎】鲜桑椹50~100克。洗净，水煎取汁，日1剂，分2次饮服。功能滋阴补肾，润肠通便。适用于心肾不足之心悸失眠及习惯性便秘等。脾胃虚寒泄泻者不宜用。见《中国药膳学》

【桑椹醪】①鲜桑椹1000克，糯米500克。鲜桑椹洗净捣汁（或以干品300克煎汁去渣），再将药汁与糯米500克共同烧煮，做成糯米干饭，待冷，加酒曲适量，拌匀发酵成为酒酿。每日适量佐餐食。功能补血益肾，聪耳明目。适用于肝肾阴亏患有消渴，便秘，耳鸣目暗等患者服。（验方）。②鲜桑椹1000克，糯米500克，酒曲适量。先将桑椹洗净，捣烂，以纱布绞汁，将汁与糯米按常法煮焖成干饭，待凉，加入酒曲，拌匀，发酵成酒酿。每日适量佐餐食。功能舒筋化瘀，润下通便。适用于瘰疬，关节不利，便秘等症。见《偏方大全》。

【桑椹饼干】桑椹50克，白糖200克，面粉300克。将桑椹洗净，放铝锅内，加适量水，用文火煮熬20分钟去渣取汁。把白糖与面粉混匀，用药汁揉和成面团，做成饼干，烘烤熟。功能补肝肾，润肠胃，养容颜。适用于肝肾阴虚，气血不足之头晕目眩，皮肤干燥，大便干结等症。见

《中国药膳大全》。

【桑椹蒸蛋】桑椹子膏25克，鸡蛋2个，核桃泥茸30克，味精1克，熟猪油15克，酱油2克。鸡蛋入碗内，加桑椹子膏、核桃泥茸、味精，用竹筷打散成蛋浆汁，放入蒸笼内，旺火开水蒸10分钟取出，加入熟猪油、酱油。功能养血润燥，补益肝肾。适用于肝肾不足所致头昏眼花，须发早白，老年人血虚津枯，大便秘结等症。见《养生食疗菜谱》。

【桑叶芝麻丸】桑叶、芝麻各等份，蜂蜜适量。前两者共为细末，调入蜂蜜为丸，每丸重3克。每服3丸，温开水送下。功能降肺润肺通便。适用于习惯性便秘者。见《疾病的食疗与验方》。

【桑椹芝麻糕】桑椹30克，黑芝麻60克，麻仁10克，糯米粉700克，白糖30克，粳米粉300克。黑芝麻用文火炒香；桑椹洗净，与麻仁同放锅内，水煎20分钟取汁，倒入盛糯米粉、粳米粉、白糖的盆内，揉成面团，做成糕。再在每块糕上撒上黑芝麻，上笼蒸20分钟。早晚餐温热食。功能补肝肾，健脾胃。适用于年老体虚，肠燥便秘，脾胃虚弱，食少乏力等症。见《中国药膳》。

【桑椹冰糖汤】鲜熟桑椹50～70克，冰糖适量。桑椹水煎，调入冰糖。饮汤食桑椹。功能滋养肝肾。适用于肝肾阴虚所致之头晕、失眠、健忘、便秘等症。尤宜于神经衰弱兼便秘者。见《疾病的食疗与验方》。

【桑椹苁蓉汤】桑椹30克，肉苁蓉15～30克，黑芝麻15克，炒枳壳9克。水煎1小时取汁服。功能滋阴润肠，理气通下。适用于阴虚血少之便秘症。见《补品补药与补益良方》。

【黄豆皮汤】黄豆皮200克，水煎服，日1剂。功能健脾宽中，润燥。适用于大便秘结，习惯性便秘等症。见《中国药膳学》。

【黄豆皮茶】黄豆皮120克。碾碎取皮，水煎，取汁。代茶频饮。功能滋肠通便。适用于大便秘结或习惯性便秘。见《常见病验方研究参考资料》。

【菜油消梗饮】菜油50～250克，根据年龄大小，分1次或2次服。功能润肠通便。适用于蛔虫性及食物性肠梗阻，肠燥津枯便秘等症。见《中国药膳学》。

【菠菜汤】菠菜或梨适量。洗净煮汤，加调料，以麻油最好，每早空腹服1碗。或每早空腹吃梨2个。连服半月。功能润燥通便。适用于肠胃燥热便秘。便通即停，不可久服。见《疾病的食疗与验方》。

【菠菜粥】菠菜250克，粳米50克。先煮粳米粥，将熟，入菠菜，几沸即熟，任意食。功能和中通便。适用于体弱、久病大便涩滞不通及痔漏下血，缺铁性贫血。血虚者尤宜常食之。虚寒滑泻者不宜用。见《本草纲目》。

【菠菜肫肝汤】菠菜200克，鸡肫、鸡肝各1只，猪油、精盐、黄酒、湿淀粉、味精各适量。菠菜洗净；鸡肫、鸡肝洗净切薄片，加盐、黄酒、湿淀粉拌匀。锅内放水1大锅，加盐、猪油，中火烧开，倒入肫、肝片，烧沸5分钟。倒入菠菜，继续烧开3分钟，加味精，盛碗。佐膳。功能健胃消食，补血明目，利肠通便。适用于胃下垂便秘。（验方）。

【菠菜猪血汤】鲜菠菜500克，猪血250克。菠菜切段；猪血煮凝，切条。锅内加水烧沸后下菠菜、猪血条，熟后入五味调，温服。每日1次或隔日1次。功能补血，润肠通便。适用于失血性贫血，大便秘结，痔疮便血，习惯性便秘，老人津枯便秘等。见《家庭食疗手册》。

【猪脂酒】猪脂如半鸡子大。切碎，以酒700毫升微煮沸，入猪脂，更煎1～2沸。饭前温服适量。功能润肠通便。适用于大小便不通。见《圣济总录》。

【猪油蜜膏】猪油、蜂蜜各100克。放搪瓷杯内，搅匀，文火烧沸，晾凉食。每次1汤匙，日2次。功能润燥补虚，通便。适用于体虚肺燥咳嗽，少痰，口干，失音，肠燥便秘等症。慢性腹泄之人不宜食。见《本草纲目》。

【猪血菠菜汤】猪血500克，新鲜菠菜500克。猪血切块；菠菜洗净切段。二者加水适量同煮汤，调味食，或佐膳。每日或隔日1次，连服2～3次。功能止血，养血，润燥，利大肠。适用于衄血，便血，坏血病，大便滞涩不爽。见《四季药膳》。

【麻桃蜜糕】黑芝麻100克，核桃仁150克，大米粉、糯米粉各500克，蜂蜜200克，白糖100克，糖金橘饼2个。前2味分别炒香研碎，与2米粉拌匀；蜂蜜加糖、水150克调成糖水，拌入粉内和匀，用粗筛筛出面粉团，搓碎再筛，将米粉轻轻盛入糕模内，上面撒入切碎的橘饼，上屉武火蒸20～25分钟。随意服。功能补中益气，滋养肝肾，润肠通便。适用于脾胃虚弱，食欲不振，倦怠乏力，自汗，消渴；病后体虚，腰膝酸软，眩晕耳鸣；妇女崩漏带下；神经衰弱，失眠多梦，健忘；习惯性便秘等症。见《膳食保健》。

【麻酱白肚】猪肚1个，麻酱50克，调料适量。猪肚里外用食盐揉搓后冲洗干净，再将正、反面分别置于热锅上贴熨半分钟，入沸水内煮1分钟，取出，用黄油、盐腌半小时，入锅加姜片、葱段、水，文火焖煮1小时，捞起切片装盘。另将芝麻酱加入麻油、白糖、酱油、味精调成麻酱汁，浇入肚片上。功能健脾补虚，润燥。适用于妇女脾虚白带过多及习惯性便秘等。见《膳食保健》。

【麻仁苏子粥】苏子、火麻仁各50克，粳米250克。前2味反复淘洗干净，烘干，为极细末，装入容器内，注入约300毫升的温水，用力搅匀，待静止至粗粒下沉后，滗出上层药汁留用。粳米淘洗干净，下锅，掺入药汁熬粥。分2次服。功能益胃气，养胃阴，润肠通便。适用于老年津亏便秘，大便不爽，产后便秘，习惯性便秘等症。见《成方切用》。

【麻仁栗子糕】栗子粉、玉米粉各30克，芝麻仁、火麻仁、红糖各适量。芝麻仁淘净，沥去水分，炒香；火麻仁研为末。2味放入盆内拌匀，再加入栗子粉、玉米粉、红糖，用水和匀，做成糕坯，上笼武火煮15～20分钟。日1次，早餐食。功能补肾润肠。适用于津枯血燥，大便秘结，肾虚眩晕乏力等症。见《中国药膳》。

【麻油拌菠菜】鲜菠菜250克，麻油适量。菠菜洗净；锅中水烧沸，加入适量食盐调味后，下菠菜烫约3分钟，取出，加麻油拌匀食。功能通血脉，下气调中，益血润肠。适用于高血压之便秘、头痛、面红、目眩等症。见《饮食疗法》。

【淡盐汤】食盐1～2克，温开水1杯，兑成淡盐汤。晨起空腹饮。功能解毒软坚，增液。适用于习惯性便秘，咽喉肿痛等症。见《中国药膳学》。

【葱白阿胶煮蜜糖】葱白5根，阿胶12克，蜂蜜2汤匙。葱白洗净，切段加水煮沸，去葱白，加入阿胶、蜂蜜，溶化，温服。功能润肠通便。适用于老人、虚人便秘。见《仁斋直指方》。

【葵菜粥】①葵菜100克（切），粳米100克。煮粥。任意食。功能润燥宽肠。适用于肠胃燥结，大便难解。见《食物本草会纂》。②葵菜200克，葱白4茎，粳米100克。先煮葵菜取汁，后入米及葱白煮粥，空腹食。功能清热利尿通淋。适用于热淋，小便短赤淋漓涩痛。见《食医心鉴》。

【紫苏麻仁粥】苏子10克，火麻仁15克，粳米50～100克。苏子、火麻仁捣烂，加水研，滤取汁，与粳米同煮粥，任意服。功能润肠通便。适用于老人、产妇、体虚肠燥、大便干结难解者。见《普济本事方》。

【黑芝麻粥】黑芝麻（捣碎）50克，大米（随食量而定）。大米淘净，与黑芝麻同放入锅内，加适量的水，小火煮粥。产期经常食。功能润肠通便。适用于产后血虚津亏之便燥症。见《食补与药膳》。

【黑芝麻杏仁粥】黑芝麻90克，杏仁60克，大米90克，当归9克，白糖适量。前3味水浸后磨糊状，煮熟后用当归、白糖煎汤调服。日1次，连服数日。功能润肠通便。适用于血虚便秘。见《常见病食疗食补大全》。

【锁阳粥】锁阳15克，粳米50～60克。洗净锁阳，切薄片，与粳米同煮粥，1次食。功能补肾壮阳，润肠通便。适用于肾虚阳痿、遗精、腰膝酸软；老年阴虚气弱之便秘。见《中国药膳学》。

【锁阳桑椹蜜糖水】锁阳15克，桑椹15克，蜂蜜30克。锁阳（切片）与桑椹水煎取汁，入蜂蜜搅匀。分2次服。功能同“锁阳粥”，参见该条。见《中国药膳学》。

【御米粥】御米3克，糯米30克。御米水研滤浆同糯米煮粥。任意食。功能润肠固精。适用于反胃，痃滞，泻痢。见《开宝本草》。

【番薯糖水】番薯300～500克，糖适量，姜2片。番薯去外皮，切小块，加水煮熟，加食糖、生姜再煮片时食。功能补中和血，益气生津，宽肠通便。适用于老年肠燥便秘和妇女产后便秘等症。见《饮食疗法》。

【蜂蜜饮】蜂蜜15克，青盐3克。开水冲调。每晨空腹饮。功能润燥滑肠。适用于习惯性便秘。见《中国药膳学》。

【蜂蜜蛋】蜂蜜50克，鸡蛋2只，黄酒适量。鸡蛋打成蛋液，倒入烧至五成热的30克猪油中翻炒，边加入蜂蜜，黄酒。每服2～3匙，日3次。功能敛肺定喘止咳。适用于小儿久咳不愈，哮喘等。见《膳食保健》。

【蜂蜜芝麻膏】蜂蜜180克，黑芝麻30克。黑芝麻研粉，调入蜂蜜，蒸熟。日2次当点心服。功能补虚润肠通便。适用于半身不遂患者大便秘结者。见《疾病的食疗与验方》。

【蜂蜜香油汤】蜂蜜50克，麻油25克，开水1000克。蜂蜜倒入碗内，用筷子不停搅拌至起泡浓密时，把麻油缓缓加入，搅匀，再徐徐倒入约60℃的温开水，搅至3者成均匀混合液。功能润肠通便，缓急解毒。适用于肠燥便秘。（验方）。

【蜂蜜麻油冲蛋花】蜂蜜30克，麻油15克，鸡蛋2个。水烧沸，打入鸡蛋呈蛋花汤。用此汤冲蜂蜜、麻油，搅匀。每服1剂，日2次。功能养血润燥通便。适用于阴血虚之大便秘结，面色无华，心悸头晕等症。见《百病饮食自疗》。

【蜜茶】精制绿茶5克，槐花或枣花蜜30克。将绿茶放入杯子里，用90℃开水冲泡，盖好盖，温浸几分钟，晾温，加入蜂蜜。热服治细菌性疾病；凉饮清心明目，防治便秘。青年人、高血压病患者宜用。适用于便秘。（验方）。

【蜜饯鲜桑椹】鲜桑椹500克，蜂蜜200克。桑椹洗净放铝锅内，加蜂蜜，小火煮沸，调匀，待冷装瓶。随意食。功能补益肝肾，润燥通便。适用于神经衰弱之失眠、健忘，习惯性便秘等。见《药膳食谱集锦》。

【蜜糖牛奶芝麻羹】蜜糖 30 克，牛奶 200 毫升，芝麻 15 ~20 克。芝麻炒熟研末。蜂蜜和牛奶煮沸，调入芝麻。早晨空腹服为佳。功能滋阴润肠通便。适用于阴虚肠燥的便秘和老人便秘。见《补品补药与补益良方》。

【蕨菜木耳肉片】蕨菜 15 克，木耳 6 克，猪瘦肉 100 克，调料适量。蕨菜水浸漂后切段；木耳水泡发胀，洗净；猪肉洗净切片，湿淀粉拌匀，待锅中食油烧熟后放入，炒至变色，入蕨菜、木耳及盐、酱油、醋、白糖、泡姜、泡辣椒，翻炒均匀。佐膳食。功能润肠通便。适用于老人、津血不足所致肠燥便秘，大便不利。见《食疗本草学》。

【薏米百合粥】薏苡仁 30 克，百合 6 克，白糖或蜂蜜适量。前 2 味加适量水，武火煮熟，文火煮 1 小时，加白糖或蜂蜜。日 1 剂，温服。功能健脾润肺，润肠通便，去湿除疣，美容。适用于皮肤扁平疣，雀斑，痤疮，湿疹等。(验方)。

【松仁肉卷】猪里脊肉 250 克，松子仁 120 颗，虾仁 75 克，鸡蛋清 1 个。盐、淀粉、味精、料酒、高汤、色拉油。(1) 将虾仁斩成蓉，放在碗内，加盐、料酒，鸡蛋清拌和上劲，分成 20 等份。(2) 将肉剔去筋膜，片成长约 8 厘米、宽约 5 厘米的薄片，共 20 片，然后将肉片逐片平铺在盘内，虾蓉逐片抹在肉片上，待涂抹均匀后，将松仁 6 颗摆成一字形横放在肉片一头卷成一个肉卷，封口粘牢淀粉，逐个卷起成松仁肉卷 20 个。(3) 锅置火上，放油，烧至四成热时，将肉卷拍上淀粉，逐个放在锅内滑油，并用手勺轻轻推动，待肉卷呈白色时，倒入漏勺沥油。(4) 锅重置火上，掺入肉高汤，加盐、味精、料酒烧沸，用淀粉勾芡，再将松仁肉卷倒入锅内，晃动炒锅，使其翻身，待入味，淋适量沸油，起锅装盘即成。功能补气力，润五脏，降血脂，抗衰老。(果品的药用和美食制作)。

【松仁里脊】松仁 50 克，里脊 200 克，面包 50 克，鸡蛋 1 个，精盐、酱油、味精、葱姜水、花椒盐、淀粉适量。(1) 里脊切片，拍松散，加酱油、味精、少许精盐，放入葱、姜水抓匀。(2) 把面包切渣。松仁用盐水煮开，去壳。(3) 将鸡蛋打开，蛋清打糊，加淀粉、面粉搅匀。蛋黄加淀粉搅匀。(4) 里脊沾面粉，拖蛋黄糊粘面包粉，再将松仁炒熟，切成碎烂，沾上里脊。(5) 锅置火上，注油烧热，下入沾好松仁的里脊，炸至呈金黄色时，捞出，带椒盐上桌。功能补虚损，润五脏，抗衰老。(果品的药用和美食制作)。

【芝麻柿子饼】干柿饼 6 个 (约 600 克)，芝麻 100 克，鸡蛋 2 个，淀粉 100 克，色拉油适量。(1) 干柿饼用刀从中间片开成两片 (共 12 片)，上笼蒸约 5 分钟取出，鸡蛋磕入碗中，加入淀粉调成全蛋糊。(2) 平底锅、炒锅分别入油上火，先将柿饼挂匀全蛋糊，入平底锅中煎至定形后 (煎时可在其表面撒上一层熟芝麻)，再倒入烧热的宽油锅中炸至色呈金黄时捞出，沥油装盘即成。功能润心肺，消痰。治血淋，便血，对面部皱斑有治疗作用。(果品的药用和美食制作)。

【鲜果金银带子】甜瓜、哈密瓜各 250 克，带子 500 克，鸡蛋 3 个，红萝卜花、色拉油、盐、淀粉、葱段、蒜蓉、姜片、面包粉适量，花生油 500 克。(1) 带子用盐、淀粉和油拌腌片刻，取其中 12 粒，沾已打好的鸡蛋液，扑上面包粉，放入花生油锅里，炸至金黄色，取出备用。(2) 甜瓜和哈密瓜用挖薯器挖成球形。(3) 余下的带子用开水烫一下，捞出沥干，色拉油备用。(4)锅置火上，放入色拉油，烧热，下葱段、蒜蓉、姜片、红萝卜花爆香，再下过油的带子炒合，最后放入一半甜瓜和全部哈密瓜，下入盐、糖，用淀粉勾芡，兜匀，倒入碟中央，旁边围上余下的甜瓜球。用鸡蛋液炸过的带子围放在碟边即可。功能通便润肤。对女性有瘦身美容的作用，是减肥食品。(果品的药用和美食制作)。

【夹沙香蕉】香蕉500克，豆沙100克，面粉150克，发粉25克，白糖适量，花生油750克。(1)将香蕉去皮，切成7厘米长的段，除去心中的硬肉，把豆沙嵌入蕉心。(2)把面粉、发粉加清水200克调成糊。(3)锅置火上，放油，烧至七成热，把香蕉段放入面糊内拖一拖，逐个下油锅，炸至浮出油面呈金黄色，捞出装盆，撒上白糖即成。香蕉性味甘寒，清热生津，润肠通便，降血压，降血糖。(果品的药用和美食制作)。

【酱炒三果】核桃仁、杏仁、榛子仁各100克，竹笋50克，花椒、八角、甜面酱、酱油、料酒适量。(1)核桃仁、杏仁水浸去皮，竹笋切小丁。(2)三仁用热油稍炸，捞出。(3)锅放油，烧至六成热，放花椒、八角稍炒出味捞出不用，下竹笋稍炒，下甜面酱稍炒，下酱油、料酒、水烧开，下三仁烧至汁收酱浓即可。核桃性味甘温，润肺益肾利肠。杏仁味甘温，祛痰止咳，平喘润肠。榛子性味甘平，补气开胃，长力厚肠。是体弱、虚损、病后康复者的滋补菜。(果品的药用和美食制作)。

【荸荠木耳】荸荠200克，水发木耳50克，高汤40克，酱油、白糖、醋、花生油、芝麻油、湿淀粉适量。(1)将木耳择洗干净，沥干水分，用刀切片。荸荠去皮洗净，用刀拍碎。(2)锅置火上，注油，烧至六成热，把木耳和荸荠放入煸炒，翻几下，下入高汤、酱油、白糖，烧开以后，勾芡，然后淋上芝麻油和醋，稍拌一下，即可。功能润肺益胃，润燥利肠。适宜高血压、便秘患者食用。(果品的药用和美食制作)。

18. 其他类

【二菱茶】菱茎叶、菱角壳各30～60克，苡仁米30克。煎汤，代茶频饮。适用于胃溃疡，痢疾，食道癌，胃癌。见《全国中草药汇编》。

【二藤酒】都淋藤、黄藤（细锉）各适量，酒3000毫升。均放入小瓷罐中密封，慢火围四边烧。令沸伺温服，常有酒色，无禁忌。见《普济方》。

【二味牛膝酒】生牛膝、生地黄（净洗，控干，切，暴2日）各300克。和捣如泥作团，以纸裹，外更以黄泥固济，微火炙，勿令泥有裂处，待干即于地炉中灰火养半日，次以炭火渐渐烧之，加炭至1800克，烧之，取出候冷，去泥纸，捣罗散。每服5克，酒1盏半，以瓷器煎至七分，和渣，食前顿服，老少以意加减。适用于脚气极冷，着厚棉衣盖覆不觉暖者。见《太平圣惠方》。

【十味侧子酒】①制附子30克，五加皮（炙）20克，丹参、续断、牛膝各30克，白术、生姜、桑白皮各50克，细辛、肉桂各25克，清酒1500毫升，上药捣如麻豆大，用布包，酒浸于净瓷瓶中，密封，春夏5日，秋冬7日后开封去渣。每次空腹温饮1小杯，日3次。适用于腰膝酸痛，脚痛冷痹。见《圣济总录》。②侧子（炮裂去皮脐）、五加皮（炙锉）、丹参、续断、牛膝（切焙）各200克，白生姜（切焙）、桑根白皮（炙锉）各300克，细辛（去苗叶)、桂（去粗皮）各160克。上㕮咀如麻豆大，以生绢袋盛，入净瓷瓮中，无灰酒浸密封，春夏5日，秋冬7日。量性空心饮，日3次。适用于脚气。见《太平圣惠方》。

【人字草茶】人字草60克。捣粗末，开水冲泡，代茶频饮。适用于血尿。见《简易中医疗法》。

【八珍醒酒汤】莲子、核桃仁、青梅各10克，白果、百合各5克，橘子瓣、山楂糕各50克，红枣20克，白糖、冰糖各10克，白醋5克，桂花汁、精盐少许。莲子用温水泡后去皮、心，掰成两半；白果切丁；百合掰成瓣；核桃仁用温水泡后去衣切丁；红枣去核；青梅、山楂糕切丁。把莲子、白果、百合、红枣分别置于小碗内上屉蒸熟。锅内放清水，烧开，加白糖、冰糖，待溶化后，加入上述诸料，待沸，再加白醋、桂花汁、精盐，勾薄芡食。功能解酒除烦。见《滋补保健药膳食谱》。

【刀豆散】老刀豆适量。文火焙干，研末。每服9克，日2次，黄酒送服。功能温肺下气。适用于肺气虚寒之鼻渊。见《中国药膳学》。

【三花减肥茶】玫瑰花、茉莉花、代代花、川芎、荷叶。开水冲泡代茶饮。适用于肥胖症，有健美、保健强身之效。见《中成药研究》。

【三味牛膝酒】生牛膝、生地黄（净洗，控干，切，暴2日)、虎骨各6克。和捣如泥作团，以纸裹，外更以黄泥固济，微火炙，勿令泥有裂处，待干即于地炉中灰火养半日，次日炭火渐渐烧之，加炭至1800克，烧，取出候冷，去泥纸，捣罗为散。每服5克，酒1盏半，以瓷器煎至七分，和滓，食前顿服，老小以意加减。适用于脚气极冷，着厚棉衣盖覆不觉暖者。(验方)。

【干柿粥】干柿3枚，豆豉10克，粳米100克。干柿细切，豆豉洗净，与米相和煮粥。空腹食。功能聪耳通窍。适用于耳聋鼻塞。见《本草纲目》。

【干柿去黑斑方】干柿子适量。日日食，久服有效。功能润心肺，去面皯。适用于面部黑斑、黑痣。见《普济方》。

【干烧酒酿鲫鱼】鲫鱼1条（约重300克)，糯米甜酒酿150克，调料适量。净鲫鱼加黄酒、盐渍10分钟，甜酒酿抹于腹内，放入爆香姜片的油中煎黄，加适量水煮沸，调入盐、白糖、花椒面、酱油，文火焖煮1.5小时，收干汤汁，加味精。单食或佐餐。功能通乳温中下气。适用于妇女产后乳汁不下。见《膳食保健》。

【土豆汁】鲜土豆适量。去皮及芽眼，洗净捣汁。每次2汤匙，饭后温服。功能和胃调中，健脾消炎。适用于胃及十二指肠溃汤疼痛，慢性胃痛，慢性胆囊炎之胁痛，习惯性便秘，皮肤湿疹等。见《常见病的饮食疗法》。

【土豆粥】新鲜土豆250克（不去皮)，蜂蜜少许。土豆切碎，水煮至土豆成粥状。服时加蜂蜜，每日清晨空腹食，连服半月。功能缓急止痛。适用于胃脘隐痛不适者。土豆发者不能食，有毒。(验方)。

【土鳖虫】鲜土鳖虫7个，白糖24克，甜酒水1杯。甜酒水送服土鳖虫，再服白糖。20天为1疗程。功能软坚散结。适用于肝硬化腹水。见《疾病的食疗与验方》。

【土瓜根酒】土瓜根40克。细锉，以酒1盏浸1宿，去滓，1次服。适用于蛊毒。见《圣济总录》。

【土豆蜜膏】鲜土豆500克，蜂蜜适量。土豆去皮及芽眼，洗净，捣烂绞汁。武火将土豆汁烧沸，文火煎熬至黏稠，加入约与其等量的蜂蜜，搅匀，熬至黏稠如蜜时停火，冷却装瓶。每服2汤匙，日3

次，饭前空腹服。功用、适应证同“土豆汁”。参该条。见《常见病的饮食疗法》。

【土茯苓茶】①土茯苓32～96克。水煎取汁，代茶频饮。适用于皮炎。见《江西草药》。②土茯苓、鱼腥草、夏枯草、海金砂、车前草、大青叶、贯众、马兰各9克。上药拣去杂质，共研粗末。加水煎数沸，过滤去渣。日1剂，代茶饮。适用于钩端螺旋体病，症见头痛身痛，球结膜充血，腓肠肌压痛，血痰等。见《全国中草药汇编》。

【大豆酒】①大豆（熬令黄黑）3500克。以酒3500毫升浸取汁。适用于口噤不开。见《肘后备急方》。②大豆2000克，炒令极熟，以清酒3500毫升熬煮，取1400毫升。旋饮旋温服，令少汗出身微润即瘥。适用于中风口噤，伤风湿，身体重痹。见《圣济总录》。③大豆1000克，投3000毫升酒中，密封。随性饮，适用于产后风虚，五缓六急，手足顽痹，头旋眼眩，血气不调。见《普济方》。④大豆1800克，清酒5400毫升。用瓶盛酒，趁豆热立即倾入酒中，密封7日。温服。适用于头风。见《备急千金要方》。

【大麦姜汁汤】大麦100克，生姜汁、蜂蜜各1匙。大麦水煎取汁，加生姜汁、蜂蜜搅匀。饭前分3次服。功能利尿解毒。适用于卒然小便淋涩疼痛，小便黄等症。见《食疗本草学》。

【大海生地饮】胖大海、生地各12克，冰糖30克。泡水代茶饮。适用于声音嘶哑。（验方）。

【大蒜炒腐竹】腐竹、大蒜各150克，虾皮25克，调料适量。腐竹用水浸发撕开，切丝；虾皮加适量黄酒，水浸发；大蒜切丝。油烧热，下大蒜丝，翻炒10多下，加腐竹、虾皮炒匀，加少许水煮沸3分钟，调入姜、精盐，再煮3分钟，加味精，淋上麻油。佐餐食。功能杀虫除湿，解毒消积，滋养补虚。适用于痢疾、泄泻等。尤宜于青少年患者。见《膳食保健》。

【大蒜鲫鱼汤】鲜鲫鱼500克，大蒜2头。鲫鱼去鳞及内脏后切块；大蒜去皮，同煮汤调味。饮汤食鱼肉。日1次，连用数天。功能清肠解毒治痢。适用于疫毒性痢疾。见《疾病的食疗与验方》。

【大蒜白芨煮鲤鱼】乌鲤鱼1条（约250克），大蒜3头，白芨15克。鱼治净，与蒜、白芨同煮汤至肉熟。饮汤食鱼。日1剂，连服数天。功能解毒消肿，止血生肌。适用于痤疮患者。见《疾病的食疗与验方》。

【山药饦】带骨羊肉5～7块，萝卜1个，葱白1根，草果5个，陈皮、良姜各5克，胡椒、缩砂各10克，山药、面粉各1000克。前8味同水煎去渣取汁，煮山药至热，研泥，调味，搜面作饦，烙熟或蒸熟。早晚空腹食。功能补诸虚，暖脾胃。适用于五劳七伤，心腹冷痛，骨髓伤败等症。见《千金食治》。

【山瘴疟酒】常山120克，鳖甲（炙）、升麻、乌贼鱼骨（去甲）、附子各40克。上并切，绢袋盛，以酒6000毫升渍1宿。每服20毫升。忌猪肉、生菜、生葱、苋菜。适用于乍寒乍热，乍有乍无，及劳疟发歇不定，久不瘥等症。见《普济方》。

【山甲猪蹄汤】山甲珠、王不留行各10克，漏芦、通草各6克，当归15克，黄芪30克，甘草5克，猪蹄2只。猪蹄洗净，煮汤，去浮油。以汤煮药取汁。每服100毫升，日2次。猪蹄佐餐用。功能通经络，下乳汁。适用产后乳汁不下症。见《家庭食疗手册》。

【山楂枸杞茶】生山楂、枸杞子各15克。开水冲泡30分钟，代茶徐饮。适用于继发性脑萎缩症。见《饮食疗法100种》。

【川贝粥】川贝、丹参各15克，薏米30克，冬瓜60克，昆布15克，红糖适量。前2味煎汤，去渣，入后4味煮粥。日1剂，连续服食15~20剂。适用于痰湿凝结所致甲状腺机能亢进。见《常见病食疗食补大全》。

【小黄芪酒】黄芪、附子、蜀椒、防风、牛膝、细辛、桂心、独活、白术、芎䓖、甘草各120克，秦艽、乌头、大黄、葛根、干姜、山茱萸各80克，当归100克。上㕮咀，以绢袋中盛，清酒12000毫升渍，春夏5日，秋冬7日。大虚加苁蓉80克，下痢加女萎120克，多忘加石斛、菖蒲、紫石各80克，心下多水者，加茯苓、人参各80克，薯蓣120克。酒尽，可更以酒1.2万毫升重渍滓。先食服10毫升，不知，可至30毫升，日3服，服后小热宜冷饮食。适用于风虚痰癖，四肢偏枯两脚弱，手不能上头，或小腹缩痛，胁下挛急，心下有伏水，胁下有积饮，夜喜梦，悲悉不乐，恍惚善忘，此由风虚五脏受邪所致，或久坐腰痛，耳聋卒起，眼眩头重，或举体流肿痛痹，饮食恶冷，濇濇恶寒，胸中痰满心下寒疝，药皆主之，及妇人产余疾，风虚积冷不除。见《备急千金要方》。

【小豆叶羹方】小豆叶500克，调料适量。小豆叶洗净，切碎，加水，调入五味，熬浓汤。日2~3次，温热食。功能缩尿止遗。适用于小便频数，遗尿等。见《食医心鉴》。

【小米柏子仁粥】小米适量，柏子仁10~15克。共煮粥。日2~3次。随量食。适用于继发性脑萎缩症。见《常见病食疗食补大全》。

【小品正朝屠苏酒】大黄、川椒各20克，桂肉12克，桔梗16克，乌头4克，菝葜8克。细切，以绢囊贮，置酒中。适量饮。有预防瘟疫之效。见《肘后备急方》。

【马兰糖饮】马兰30克，白糖15克。同放保温杯中，沸水冲泡，盖严温浸半小时。发病前顿服。功能和解治疟。适用于疟疾寒热症。见《药膳食谱集锦》。

【马齿苋酒】马齿苋（捣绞自然汁）12毫升。入酒8毫升。微暖服。功能催产。见《圣济总录》。

【王不留行散】王不留行子50克，焙干研粉。每服10克，温黄酒或猪蹄炖汤送下，日3次。功能通经下乳。适用于肝郁气滞，产后乳汁不行，乳房胀痛等症。气血亏虚之乳少不宜。见《中国营养学》。

【开洋扒冬瓜片】冬瓜250克，开洋（虾米）25克，番茄50克，调料适量。冬瓜切片，虾米用酒、水浸发；油热爆香姜末，虾米连汁倒入，煮沸下冬瓜片、酒适量，5分钟后加精盐、味精调味，并加入切丁之蕃茄，着薄芡，淋上麻油。功能解毒利尿。适用于尿道炎，肾盂肾炎，膀胱炎等症。见《膳食保健》。

【天门冬酒】①天门冬汁1万毫升，曲3000克，米2万克。天门冬汁渍曲令发，以米酿酒。酒熟取清服1盏，常令酒气接，勿至醉吐，慎生冷、酢滑、猪、鱼、蒜，特忌鲤鱼，亦忌油腻。适用于五脏六腑大风洞虚，五劳七伤，癥结滞气，冷热诸风，癫痫恶疾，耳聋头风，四肢拘挛，猥退历节风，万病皆主之，久服延年轻身，齿落更生，发白再黑。见《普济方》。②天门冬去心500克，米500克，曲适量。先将天门冬煮汁，米煮半熟沥干，入汁内，加曲搅匀，装瓷瓶内，密封瓶口，周围保温，令发酵。初熟微酸，久乃味佳。每服20毫升，日服2次。常令酒气相接，勿令大醉，忌生冷。10日当出风疹毒气，30日乃已，50日不知风吹也。久服可治五劳七伤，癫痫恶疾。见《本草纲目》。

【天雄白敛酒】天雄（去生皮脐）、白敛各120克，山芋（去紫茎）80克，蜀椒（去目合口者去汗炒）、羊踯躅各20克，乌头（去生皮脐，制）、附子（去生皮脐，制）、姜各80克。上药细锉，以酒3万毫升渍，春夏5日，秋冬7日，去滓，备用。每服50毫升，曝滓为散，服3克，早午晚3服，以知为度，夏日恐酒酸，以油单覆，下悬井中。功能益精神，通血脉，除风湿，明耳目，悦颜色。见《普济方》。

【木槿花茶】木槿花10～15克。沸水冲泡。代茶频饮。适用于肠风下血，痔疮出血。见《普济方》。

【木槿根茶】木槿根32～64克。水煎数沸，去渣，取汁。代茶常饮。适用于消渴。见《福建民间草药》。

【五味斋】青瓜2个，粉丝100克，豆腐干2块，金针菜40克，云耳10克，虾米3汤匙，姜少许。金针菜洗净，温水浸发；虾米、云耳热水浸发；粉丝切10厘米长段，煮软，青瓜剖开，切斜片；豆腐干用沸水焯一下，浸冷水，切丝。用油4汤匙，爆姜及虾米，加金针菜炒，顺次加云耳、豆腐干、粉丝炒一会，加青瓜片、盐、胡椒粉各少许，下麻油1汤匙。功能美肌肤，去雀斑。适用于皮肤粗糙老化、面部雀斑等症。见《抗衰老饮食法》。

【五汁安中饮】梨汁、藕汁、蔗汁、韭菜汁、芦根汁各等份。上药置碗中，放锅内隔水缓炖成膏状，频服。功能开郁，润燥，化痰，祛瘀。适用于痰气交阻之噎膈，吞咽梗阻，胸膈痞满或疼痛，口干咽燥，形体日渐消瘦等症。见《百病饮食自疗》。

【五味子糖粉】五味子粉、白糖各3克。开水冲服。日3次，30天为1疗程。适用于黄疸型肝炎转氨酶增高。见《中国药膳学》。

【五汁安中饮茶】韭汁、牛乳、生姜汁、梨汁、藕汁各适量。和匀，代茶饮。适用于噎膈，胸膈痞闷隐痛，吞咽梗阻，口干咽燥，大便艰涩，形体枯槁。（验方）。

【五加皮三骰酒】五加根茎、牛膝、丹参、枸杞根、金银花、松节、枳壳枝叶各1万克。上以水30万毫升，于釜中煮，取6万毫升，去渣取澄清水浸曲，用米5万克炊饭。如常法酿酒。时常饮，常令有酒气，男女可服，无所忌。有去风劳、冷气、身中积滞宿疾，令人肥健，行如奔马之效。见《饮馔服食笺》。

【五味子红枣炖冰糖】五味子10克，红枣10克，冰糖适量。水煎服。日1剂，分2次服。现多用于肝炎转氨酶增高。见《中国药膳学》。

【太白花茶】太白花32克。以童便加白糖浸泡，代茶饮。适用于衄血。见《陕西中草药》。

【车前红糖煎】车前子15克，红糖适量。水煎，取汁，入红糖令溶。代茶饮。适用于运动性血尿。见《中医杂志》。

【车前子蚕沙粥】车前子（布包）15克，薏米30克，蚕沙（布包）9克，白糖适量。车前子、蚕沙放入锅内加水适量。煎汤，取汁入薏米煮粥，加白糖调匀食。日1剂，7天为1疗程。适用于银屑病。见《常见病食疗食补大全》。

【中坚汤】白芍30克，甘草10克，半夏12克，茯苓14克，生姜3克，大枣3个。水煎煮，去渣饮汤。早晚各服1次，10天为1疗程。功能缓急止痛。适用于胰腺炎及胆道疾患，过食过饮，急慢性感染，精神刺激等原因引起的胰腺痛等症。见《疾病的食疗与验方》。

【牛筋草茶】鲜牛筋草64～128克，水煎数沸，代茶饮。适用于预防乙型脑炎。见《福建中草药》。

【牛蒡根粥】牛蒡根（或牛蒡子打碎20克）30克，粳米60克，白糖适量。牛蒡根煎汤，去渣取汁 100 毫升，梗米加水煮粥，入牛蒡根汁、白糖调匀，温食，日 2 次。适用于流行性腮腺炎。小儿气虚腹泻者慎用。见《常见病食疗食补大全》。

【牛腿骨汤】鲜牛腿骨 1 根，将其加水炖汤（不加油盐），煮至汤稠。饮汤，2 日内服完。功能止血。适用于血小板减少性紫癜，皮肤紫斑，出血等症。见《疾病的食疗与验方》。

【牛蒡子芦根茶】炒牛蒡子 10 克，鲜芦根 30 克，樱桃核 10 克。牛蒡子、樱桃核研细；芦根切碎，加水煎汤，取汁。代茶饮。适用于麻疹初起，疹发不透。见《百病中医自我疗养丛书》。

【牛奶韭菜粥】牛奶 250 毫升，糯米 50 克，韭菜鲜者 100 克。煮稀粥，日食 2 次。功能润燥利膈。适用于食则即吐，噎膈，反胃。（验方）。

【牛膝木瓜酒】牛膝、木瓜各 50 克，白酒 500 克。上药浸酒中，7 日后饮。每晚临睡前服 1 次。视个人酒量而定。适用于手术后肠黏连。见《新中医》。

【牛膝高粱米粥】高粱米 200 克，牛膝 6 克。煮粥。月经前，日 1 次，连续食 3 ~ 5 剂。适用于肝经郁火所致的倒经。见《常见病食疗食补大全》。

【毛桃干茶】毛桃干 10 克。水煎。代茶饮。适用于盗汗。见《常见病验方研究参考资料》。

【化瘿丹】海带、海藻、海蛤、昆布、泽泻、连翘各等份，猪靥（猪甲状腺）10 克，羊靥（羊甲状腺）10 枚。前 4 味皆焙干，泽泻炒过，猪靥、羊靥烘焙干燥，共研细末，炼蜜为丸，每丸 10 克。每服 1 ~ 2 丸，日 1 次，临卧时噙化。功能消痰软坚，清热散结。适用于颈下瘿疾或瘿瘤等症。见《食疗本草学》。

【月季鲫鱼汤】月季 5 克，沉香 10 克，芫花（炒）5 克，鲫鱼 1 条（250 克），调料适量。月季花、沉香、芫花搓碎后，装入鲫鱼腹中，用线缝合；炒勺加猪油，烧至七成热时，将鱼稍炸后放入开水中去掉油，汤勺中放入鸡汤、鲫鱼、葱、姜、白糖，黄酒各适量，炖煮 30 分钟左右。随意服食鱼肉。功能利水解毒。适用于瘰疬未破，皮色不变，按之坚硬等症。见《华夏药膳保健顾问》。

【丹砂酒】①丹砂（成块者）20 克，麝香（研）8 克。研细和匀，无灰酒 1400 毫升，于瓷瓶内浸，慢火煨，银筋搅令热。每饮适量。适用于心神不定，好登高临险，言语不避亲疏，时时自笑，高声叫呼，举止无常，大便秘，解衣露体，不能安处。见《圣济总录》。②丹砂（研）、桂（去粗皮）、绛矾各 4 克。捣研为末，以绵裹，好酒少许浸良久。含饮。适用于急喉痹。见《圣济总录》。

【丹参京菖茶】粉丹皮、川芎各 5 克，京菖茶叶各 3 克。沸水冲泡。代茶频饮。适用于卡他性、霉菌性慢性中耳炎。（验方）。

【乌梅饮】乌梅适量，烧过为末。每服 6 克，米饮送服。功能涩肠止泻。适用于久痢，便下脓血之症。有实邪者不宜用。见《中国药膳学》。

【乌贼骨散】乌贼骨 500 克，白糖 1000 克。乌贼骨焙干，研粉末，与白糖调匀。成人每服 15 ~ 24 克，小儿按年龄酌减，开水送服，日 3 次，连服半月。功能止喘。适用于慢性哮喘。忌食萝卜。见《疾病的食疗与验方》。

【乌梅蜜膏】乌梅 500 克，蜂蜜适量。乌梅以冷水泡发，去核，加水适量，武火烧沸后文火煎煮，每 20 分钟取煎液 1 次，加水重复煎煮，共取煎液 3 次，合并以文火继续煎熬成稠膏状时，兑入一倍量蜂蜜，至沸，停火，待冷后装瓶。每服1汤匙，沸水冲化饮，日2～3次。功能涩肠止泻。适用于肠炎，菌痢泄泻，月经过多等症。见《药膳食谱集锦》。

【乌蛇浸酒】乌蛇180克，防风、桂心、白蒺藜、五加皮各60克，熟地黄120克，天麻、牛膝、枳壳、羌活各90克，无灰酒20000毫升。上药研粗末，以生绢袋盛，悬于酒坛中，酒浸，坛口封固，7天后饮。每次1小盅，日3次。忌食毒性、黏滑食物及猪肉、鸡。适用于白癜风。见《奇效良方》。

【乌木梢煎酒】乌木梢适量。煎酒。饮服。适用于霍乱病重。见《普济方》。

【乌梅煮白鲞】白鲞30克，乌梅6克，盐适量。白鲞切碎，与乌梅加盐清煮后，食肉饮汤，顿服。功能开胃醒神，收敛止泻。适用于大肠癌伴大便溏泻等症。见《疾病的食疗与验方》。

【乌桕木根皮茶】乌桕木根皮适量。水煎取汁，去渣，代茶温饮。适用于小便不通。见《肘后方》。

【火腿汤】火腿、川椒各适量。水煮，撇去浮油，趁热饮汤。功能开胃下气，温中止痛。适用于噎膈，饮食不下或食入即吐，脘腹冷痛，数日不止等症。见《中国药膳学》。

【双荷汤】鲜荷叶（剪去边缘和叶蒂部分）100克，鲜藕节200克，蜂蜜50克。荷叶剪碎，藕节切碎，共放于蒜罐中，加蜂蜜后捣烂，再倒入锅内，加水适量，煎煮1小时。温饮，日2～3次。功能收敛止血。适用于消化道出血之吐血，大便潜血等症。见《药膳食谱集锦》。

【双瓜花粉茶】冬瓜皮、西瓜皮各15克，天花粉12克。稍加水煎，代茶饮。适用于糖尿病。见《饮食疗法100例》。

【双菇烩蛇羹】大乌梢蛇2条，香菇、口蘑各20克，陈皮3克，芫荽10克，调料适量。蛇宰杀后剥皮，切段，加黄酒、葱、姜、陈皮，隔水蒸1小时，取肉留汤；口蘑洗净，与香菇分别浸发后去蒂，切丝；猪油烧热，爆香葱、姜末，加清水煮沸，下蛇骨（用纱布袋包裹），文火煮30分钟，弃骨加入原汤；口蘑和香菇丝、蛇肉、陈皮，再用原汤文火烩煮20～30分钟，加黄酒、精盐、味精调味，着玻璃芡，撒上胡椒粉和芫荽末。随量食，煮食3～4次。功能解毒祛风。适用于皮肤湿疹反复发作，过敏性皮炎，皮肤化脓等症。见《膳食保健》。

【双叶荸荠梅花茶】枇杷叶、金橘叶各3克，荸荠皮6克，梅花3朵。开水冲泡，代茶饮。适用于声音嘶哑。（验方）。

【水蓼酒】水蓼不拘多少。捣取汁，与酒调匀。每服10～30毫升，日3次。适用于中水毒寒热。见《圣济总录》。

【水杨梅茶】水杨梅（全草）30克（或用花果序干品15克）。春、秋季采全草，10月前后采果晒干备用。日1剂，代茶频饮；果序煎沸或用开水泡15分钟，去渣，代茶饮。适用于菌痢及肠炎，主要用于急性病人；对慢性菌痢及急、慢性非特异性肠炎，也有效果。（验方）。

【水菖蒲酒】水菖蒲1500克，米、曲适量。水菖蒲加水3500毫升，煮取500毫升，去渣，入米、曲，如常法酿酒。随量饮。适用于癣疮。（验方）。

【水煮鸽蛋】鸽蛋2个，水煮食。功能补虚解毒。适用于预防麻疹。麻疹流行期间，日服2个，连用3～5天。见《中国药膳学》。

【水煮豌豆】青豌豆适量，水煮，淡食。功能和中生津。适用于消渴证。见《中国药膳学》。

【水蜈蚣茶】水蜈蚣30克。研粗末，发作前1～2小时水煎。代茶饮。继则20克，沸水泡茶频饮。适用于疟疾。见《常用中草药》。

【水蛇蟾蜍粥】水蛇1～2条，蟾蜍2～4只，粳米适量。剥去蟾蜍外皮，去掉头、爪、内脏，洗净后切小块；剥去水蛇皮，去掉内脏，放入开水中煮熟。拆肉去骨，再入蟾蜍肉一起放入锅内，加粳米（或糯米）、水煮粥。调味食。适用于湿疹。见《常见病食疗食补大全》。

【玉竹煎】玉竹15克，白糖适量。玉竹水煎取汁，加白糖调服。日1剂。功能强心。适用于风心病、冠心病、肺心病引起的心力衰竭。见《中国药膳学》。

【玉米花茶】玉米花10克。沸水冲泡。代茶饮。适用于鼻衄。见《常见病验方研究参考资料》。

【玉米芯茶】玉米芯30克，糖适量。上药切碎，水煎，取汁，加糖。代茶频饮。适用于产后虚汗、盗汗。见《食物疗法精萃》。

【玉米外衣茶】玉米外衣（即络子）1个，甘草3克，炒白术9克。水煎，代茶饮。半月1次。从妊娠三月起，服至分娩。适用习惯性流产。（验方）。

【玉米嫩衣茶】玉米嫩衣（即紧贴米粒嫩皮）。煎汤，自怀孕后每天代茶饮，直到上次流产期则加倍用量，服至分娩。适用于习惯性流产。（验方）。

【甘蓝汁饮】取甘蓝（洋白菜）适量，绞汁，每服半杯，日2次，5～7天为1疗程。适用于胃溃疡，上腹部节律性疼痛，嗳气反酸等症。见《疾病的食疗与验方》。

【艾叶酒】①干艾叶（浓煮取汁）200克。1万克米曲用浓汁拌浸，如常法酿酒。每饮适量，常令酒势相接醺醺然。适用于白癞。见《圣济总录》。②艾叶适量。以酒3000毫升，煮取2000毫升，去渣温服适量。适用于妊娠卒下血水不止，子淋，胎动不安，腰痛，忽胎转抢心，或下血不止。见《普济方》。

【艾蒿酒】①白艾蒿10束。煮取汁，以曲糯米一如酿酒法，候热，绢滤饮。适用于恶疾遍体，面目有疮者。见《普济方》。②艾蒿（切）1握。加水、酒各1盏，煎至八分，去渣。分2次温服。适用于诸鱼骨鲠在喉。见《圣济总录》。

【术酒】①白术（煎）1万毫升，好酒3万毫升。白术与酒相和，入瓷瓮中盛，泥封头，21个月开。初服1盏，后即任意，勿至醉为妙。可治诸病，气力10倍，行及奔马。忌桃李雀肉。见《太平圣惠方》。②白术1.8万克，米18000克，曲适量。术去皮捣，加水30万毫升，浸30日，取汁，浸曲、米酿成酒。每服20～30毫升，日服2～3次。适用于一切风湿筋骨诸病。有驻颜色，耐寒暑之功。见《本草纲目》。

【术酒方】①白术1.5万克，糯米7万克，细曲6000克。术水淘刷去黑皮，曝干粗捣，以水7.5万毫升，煮令极软，稍稍益水，少取汁看候黄色，乃压漉取汁，可及5万毫升，糯米炊熟，细曲捣碎，以术汁都拌和入瓮。密封21日开封。日3次，每次1小杯。久服延年。忌吃桃、李、雀肉等。见《太平圣惠方》。②白术（去黑皮）1.8万克，曲、糯米适量。白术洗净捣碎以水9万毫升，于不津器中浸，20日压漉去滓，以汁于瓮中盛，旋取汁以渍曲，如家酿法造酒，酒热。随个人酒量饮。可延年益寿。见《太平圣惠方》。

【术膏酒】生白术（洗净捣取汁3万毫升，煎煮取半）15万克，青竹（烧取沥3万毫升，煎取半），蔓荆子（烧取沥3万毫升，煎取半），生五加根皮（以水40万毫升煎，取汁7万毫升）2万克，生地黄根（捣汁3万毫升煎取半）5万克。上药共得汁13万毫升，加糯米15万克，小麦曲4800克，曝干为末，以药汁浸5日，如常法酿酒。每服10～30毫升。温酒不得过热，忌生冷、醋、滑、猪、鲤鱼、蒜、牛肉。适用于脚气弱风虚，五劳七伤。见《普济方》。

【石南酒】石南（一方用石韦）、细辛、天雄、茵芋各64克，防风、薯蓣、独活、蘼芜各128克，干姜、山茱萸各96克。上药㕮咀，用酒500毫升浸渍5天。初饮每次1小盅，日3次。后酌情加之。适用于妇人头痛目眩。见《普济方》。

【石花茶】①石花6～9克。沸水冲泡。代茶饮。适用于吐血，咳血。见《中医大辞典》。②石花30克。洗净沸水冲泡，或煎汤，取汁。代茶饮。适用于黄疸。见《中医大辞典》。

【石榴汁】鲜石榴（以酸石榴为好）1个，连皮切块，捣烂，绞取汁液，1次饮服。功能涩肠止泻。适用于痢疾便脓血，腹泻等症。无湿热者为宜。见《食疗本草学》。

【石韦根茶】石韦根适量。水煎，代茶频饮。适用于老人手颤作摇。见《滇南本草》。

【石菖蒲粥】石菖蒲5～6克，北粳米50克，冰糖适量。石菖蒲研末；粳米、冰糖同入沙锅内，加水煮至汤未稠时，调入石菖蒲末。或用鲜菖蒲根20克，洗净切碎，煎水取汁，与粳米、冰糖共煮为稠粥。日2次，温热食。适用于湿浊阻滞中焦所致胸脘闷胀，不思饮食及热入心包所致的神志昏乱或耳鸣，健忘，失眠之症。凡阴亏血虚及精滑多汗者不宜用。见《常见病食疗食补大全》。

【石榴叶茶】石榴树叶60克，生姜15克，食盐30克。同炒黑，煎汤，取汁。代茶饮。适用于急性胃肠炎寒泻症。见《常见病验方选编》。

【石榴皮茶】石榴皮。洗净，切片，煎汤或沸水冲泡。代茶频饮。每日15克，连用3～5天，以痢止为度。适用于慢性菌痢，阿米巴痢疾及慢性结肠炎。（验方）。

【石耳止血丸】石耳150克，枯矾30克，密陀僧30克。共研末为丸，如梧桐子大。每服20丸，食前米饮送服。功能涩肠止血。适用于便血不止或脱肛等症。见《食疗本草学》。

【石榴皮蜜膏】鲜石榴皮1000克（干品500克），蜂蜜300毫升。石榴皮洗净，加水煎煮2次，每次30分钟，合并2次煎液，文火浓缩至较稠时，加入蜂蜜，搅匀至沸停火，待冷，装瓶备用。每服10毫升，开水冲服，日2～3次。功能涩肠止泻，杀虫止血。适用于久泻，久痢，脱肛，消化不良性腹泻，肠炎，细菌性痢疾。慢性胃炎病人不宜服用。见《中国药膳学》。

【龙眼肉包鸭胆子粉】鸭胆子10粒，龙眼肉适量。鸭胆子去硬壳，以龙眼肉包裹吞服，日3次。功能杀虫治痢，凉血解毒。适用于阿米巴痢，泻痢时轻时重，脓血夹杂，呈果酱样，量多臭秽等症。宜饭后服，不宜久服。见《常见病的饮食疗法》。

【四味秦椒酒】秦椒（去目并闭口者，微炒出汗）、白芷、旋复花各60克，肉桂25克，醇酒1000毫升。上药共捣碎细，置于净瓶中，注入酒，封口，浸5日。每空心温饮1～2盅，日2次。适用于肾虚耳鸣，咳逆喘急，头目昏痛。（验方）。

【生姜酒】①生姜（切）200克。用无灰酒700毫升，煎取560毫升。顿服。适用于霍乱转筋入腹欲死。见《圣济总录》。②生姜6克，酒适量。生姜捣碎，浸酒中，密封3日。随个人酒量温服。适用于腹痛泄泻之症。见《费氏食养三种》。

【生南瓜】南瓜适量。切片。成人每服500克，儿童每服250克，嚼食，2小时后再服泻剂，连续2天。功能驱虫。适用于蛔虫病，腹痛，能食，消瘦等症。见《食疗本草学》。

【生柚肉】柚肉。生食，多少不限。功能芳香开胃，去除恶气。适用于孕妇食少口淡之症。见《日华子本草》。

【生鸡子酒】破生鸡子1枚。以酒和之。适量饮。适用于妊娠心痛，或八九月堕树，或牛马惊伤，得心痛者。见《普济方》。

【生炒鳝片】黄鳝2条（约500克），大葱（胡葱）100克，调料适量。鳝宰杀治净，取肉，用盐捏后，沸水淋冲，切片，加酒、姜汁、酱油各适量，渍20分钟；油热爆香蒜茸、姜片，入鳝片，炒透，加少许水焖煮5分钟，加盐、味精调味，淋上麻油，撒上葱花。可降血糖，适用于糖尿病。见《膳食保健》。

【生炆鲨鱼】鲨鱼肉750克，姜丝15克，蒜苗、调料各适量。鲨鱼肉切块，放沸水中氽一下；锅中油烧热，放入姜丝煸炒一下，再入鱼肉块，加清水、盐、味精、白糖各适量，盖锅炆熟，下蒜苗，湿淀粉勾芡，撒上胡椒粉。佐餐或单食。适用于抗癌，防癌，有去病延年，防患于未然之效。见《疾病的食疗与验方》。

【生薯药酒】生薯药（山药）250克，酒、花椒、葱白各适量。生山药刮去皮拍碎，下入微沸之酒中，不搅拌，待熟后入花椒、葱白及盐。酌量饮。功能温补下元，益肾缩泉。适用于下元虚冷，小便频数量多，腰膝无力等症。见《食医心鉴》。

【生牛蒡根酒】生地30克，独活15克，黑豆100克，海桐皮30克，生牛蒡根100克，肉桂15克，火麻仁100克，好酒1500毫升。上药捣碎，酒浸于净器中，密封口，3日后取。每饭前，随量温饮。适用于瘴气侵入人体形成的风盛热毒，心神烦闷，脚膝酸痛等症。见《太平圣惠方》。

【生姜乌梅饮】乌梅肉、生姜各10克，红糖适量。3味加水煎汁200毫升。每服100毫升，日2次。功能和胃止呕。适用于肝胃不和，妊娠恶阻，呕吐剧烈，吐物色黄酸苦，脘闷心烦等症。见《常见病的饮食疗法》。

【生姜蜂蜜煎】生姜10克，蜂蜜5克。共加水适量，浓煎服。日3次。功能温肺止咳，补虚润燥。适用于肺虚久咳之症。见《中国药膳学》。

【仙传药酒】茯神、陈皮、枳壳、青皮、牛膝、熟地、肉苁蓉、茯苓、当归、山药、吴茱萸、防风、人参、沉香、木香、丁香、乳香各30克，没药、缩砂、小茴香、大茴香、红豆、白术、草果、黄芩、杏仁、甘草、猪苓、黄芪、三棱、莪术、半夏、南星、丹皮、槟榔、青木香、肉桂、大腹皮、泽泻、天冬、栀子、红曲、白花蛇（砂土炒）各20克，荆芥穗、苍术、川乌（火炮）、白芍、桂皮、知母、细辛、贝母（去心）、麻黄、麦冬、草乌（火炮）各15克，藿香、山楂、白芷、白附子、石膏、羌活、薄荷、木瓜、木通、葛根、山茱萸、独活各18克，香附、破故纸（炒）、虎胫骨（酥炙）、天麻、枸杞子、川芎各28克，良姜12克，川椒10克，黄酒5千克。上药共捣碎、用绢或纱布包贮，同酒共装入1大坛内，竹叶封固，7日后下锅煮，经3柱香取出，土埋10日去火毒。每早饮1小杯，久服便有良效。40岁以下者不宜用。适用于左瘫右痪，口眼歪斜，手足顽麻，筋骨疼痛，痔漏，寒湿脚气，疝气，子宫虚冷，赤白带下，经水不调，气滞痞块等症。见《万病回春》。

【仙鹤草茶】①仙鹤草30克，红枣10

个。水煎，去渣，取汁。代茶徐徐饮。日1剂。适用于脱力劳伤，吐血咯血，尿血便血，月经过多，创伤出血等。见《现代实用中药》。②仙鹤草15～30克，红糖适量。仙鹤草研粗末，煎汤，取汁，入糖令溶。代茶频饮。适用于咳血，吐血，各种出血症。见《常见病验方研究资料》。

【仙人杖浸酒】仙人杖根（刮洗去土皮）760克，用生绢囊贮，以酒1.4万毫升浸7日。每日温饮1盏～2盏，酒欲尽，再入3500毫升，依前浸服。适用于柔风脚膝痿弱，久积风毒，上冲有膊胸背疼痛，妇人产后中风，兼治一切热毒风。见《圣济总录》。

【白芨肺】猪肺250克，白芨30克。猪肺挑去血筋活膜，洗净，同白芨入瓦罐，加酒少许煮熟。食肺饮汤；或稍加盐调味。佐餐用。或单煮猪肺，蘸白芨末食。功能补肺止血。适用于肺痨咳嗽，咯血，吐血等症。见《喉科心法》。

【白芨粥】白芨（粉）15克，糯米100克，大枣5枚，蜂蜜25克。白芨粉兑入由糯米、大枣、蜂蜜煮成的粥内，文火稍煮片刻，待粥稠汤黏。日2次，温热食，10天为1疗程。适用于肺胃出血症，包括肺结核、支气管扩张、胃及十二指肠溃疡等出血。忌与附子粥、乌头粥同食。见《常见病食疗食补大全》。

【白术酒】①白术（为细散）。用温酒调服8克。适用于产后风痉，偏身冷直，口噤，不识人，兼治中风。见《普济方》。②白术（捣碎）30克，黑豆（炒熟）30克。以酒400毫升，煎至200毫升，去渣，分4服。适用于妇人中风口噤，言语不得。见《太平圣惠方》。③白术40克，酒3盏。上件酒煎1盏。不拘时频服。适用于中湿骨节疼痛。见《医门法律》。④白术60克。为细末，每服6克，黄酒50毫升，同煎数沸，候温顿服。早、午、晚各1次。适用于妊娠脾虚气弱，胎气不安。见《备急千金要方》。

【白术粥】白术15克，怀山药18克，白扁豆20克，红糖适量。白术煎汤，去渣后入其他3味，煲烂粥。日1剂，连服食7～8剂。适用于脾虚所致的中耳炎。见《常见病食疗食补大全》。

【白果粥】①白果10克，粳米100克。先水煎白果去渣取汁，入米煮粥，日食2次。功能敛肺气，定喘咳，止带浊，缩小便。适用于久咳气喘，白带，遗精，小便频数。白果有毒，不可过量。见《粥谱》。②白果12克，腐竹50克，粳米100克。共煮稠粥。日1剂，随量食。适用于虚寒所致的白带过多。白果有小毒，不可多食。（验方）。

【白蜜酒】白蜜70毫升，酒140毫升。相和煎暖。食前服。适用于风瘾疹瘙痒不止。见《圣济总录》。

【白术酿酒】白术（生用，切）、地骨皮、荆实（生用）各3500克，菊花2000克。粗捣筛，以水20万毫升同煮取10万毫升，去渣澄清，取汁酿黍米14万克，用曲如常法酿。每服20～30毫升，续续饮。能饮者，常令半醉，勿至吐。凡心风虚寒者，服酒时炙心俞两边各1.5寸，并50壮。功能补心定气。适用于中风手足不遂，神识冒昧。见《圣济总录》。

【白杨皮酒】①白杨皮50克，白酒500毫升。白杨皮切片，浸泡于酒内，3日服。晨起每服20～30毫升。适用于风毒脚气，腹中痰癖如石者。见《本草纲目》。②白杨皮900克。勿令见风，去皮细锉，熬令黄赤，以清酒1万毫升，入不津器中渍，密封头，勿令泄气，冬月14日，春夏7日开取。饮量以入酒性量多少服，日5～6服，常令酒力相续取瘥为度。适用于风毒脚气，手足拘挛。见《普济方》。

【白鸽煮酒】 白鸽（去毛，去肠洗净）1只，血竭30克，好酒1000毫升。血竭纳入白鸽肚内，缝住，入酒中煮熟，取下候温。将鸽肉分2次食，酒徐徐饮完。患病1年者用血竭30克，2年用60克，3年用90克。适用于干血劳，证见面目暗黑，肌肤粗糙，肌体消瘦，骨蒸潮热，盗汗颧红以及月经涩少，甚则经闭等症。见《串雅内编》。

【白艾蒿酿酒】 白艾蒿10束，每束如斟。粗锉，以水70000毫升，煮取汁35000毫升，以曲9000克，糯米60000克酿酒，每暖服1中盏，日3服。适用于大风癞，身体面目有疮。见《太平圣惠方》。

【白果仁鸡蛋】 白果仁2枚，鸡蛋1个。白果仁研细粉，从鸡蛋打出的小孔装入其内，再把鸡蛋竖在烤架上，以微火烤熟。顿服。功能补虚收敛。适用于小儿消化不良性腹泻。见《药膳食谱集锦》。

【白果薏米粥】 白果8～12颗，薏米70克，冰糖（或白糖）适量。薏米洗净与白果共煮粥，入冰糖令溶。适用于扁平疣。见《常见病食疗食补大全》。

【白糖炖鱼胶】 鱼胶15～30克，白糖30～60克。二者加清水适量，放瓦盅内，隔水炖熟后食。日1次，连服数次。功能止血消肿。适用于痔疮，出血等症。见《饮食疗法》。

【白术地骨皮酒】 白术（切）、地骨皮、荆实各3000克，菊花1800克。以水18万毫升，煮取9万毫升，去渣，澄清取汁，酿米1.2万克，用曲如常法酿酒。随量饮，常取半醉，勿令至吐。适用于心虚寒气，性反常，心手不随，其疾源厉风损心等症。见《备急千金要方》。

【白杨皮秫米酒】 圆叶白杨皮400克，秫米3万毫升。白杨皮勿令见风，切，水5000毫升，煮取2000毫升，渍曲末200克，以米如常酿酒。每旦1盏，日再服。适用于瘿瘤。见《奇效良方》。

【白果冬瓜子饮】 白果10枚，冬瓜子30克，莲实15克，胡椒粉1.5克，白糖少许。白果去皮；冬瓜子洗净；莲实温水泡后，去皮、芯；三者同放锅内，加清水适量，武火烧沸后，文火煮30分钟，去渣，加白糖搅匀。日分3次服完。功能固肾摄精，分清泌浊。适用于尿中白浊，尿频急数，余沥水尽等症。见《食物与治病》。

【白果覆盆子煲猪小肚】 白果5枚，覆盆子10克，猪膀胱100～150克。白糖炒熟去壳，猪膀胱洗净，切小块，三者加水适量煮汤，饮汤食肉。功能补益肝肾，缩泉止遗。适用于小儿夜间尿多或遗尿等症。见《饮食疗法》。

【瓜子散】 ①南瓜子研末为散。每服10～25克，开水调服，日2次，连服5～6日。功能解毒杀虫。适用于蛲虫病。见《中国药膳学》。②葵瓜子25～50克，去壳捣碎，开水冲服。功能透发疹毒。适用于小儿麻疹透发不畅。见《中国药膳学》。

【冬瓜子茶】 ①冬瓜子32克，红糖适量。冬瓜子捣烂，煎汤，去渣，溶入红糖。代茶饮。适用于肺痈外溃之发热渐退，咳吐脓血，气味腥臭，或有胸痛，苔黄腻，脉细数者。（验方）。②冬瓜子、甜瓜子各120克。打碎，煮汤取汁。代茶徐饮。适用于肺水肿，渗出性胸膜炎。（验方）。

【冬瓜皮茶】 ①冬瓜皮不拘量。水煎，滤渣，取汁。代茶频饮。适用于荨麻疹。见《草医草药简便验方汇编》。②冬瓜皮、西瓜皮各15～30克。水煎，滤渣，取汁。代茶频饮。适用于暑热口渴，小便短赤。（验方）。

【包心菜粥】 包心菜500克，粳米50克。包心菜水煮半小时，捞出菜后，入米煮粥，日食2次。功能缓急止痛。适用于胃脘拘急疼痛。(验方)。

【半夏酒】半夏20枚。水煮，再水泡片刻，乘热用好酒1000毫升浸，密封良久。每取适量趁热含饮。适用于重舌满口。见《普济方》。

【半夏人参酒】半夏、黄芩各30克，干姜、人参、炙甘草各20克，黄连6克，大枣10克，酒750克。上药共捣碎，布包，酒浸于净器中，5日后，加冷白开水500克，和匀，去渣备用。每饮20毫升，早、晚各1次。适用于胃气不和，寒热互结，心下痞硬，呕恶上逆，肠鸣下利，不思饮食，体倦乏力等症。见《伤寒论》。

【宁杞杜仲酒】宁杞30~60克，杜仲30克，白酒250克。上药浸酒3~5天。每饮15~30克，日2次。适用于经来先后不定，量少色淡清稀，面色晦暗，头晕目眩耳鸣，腰膝酸软，小腹空痛，夜则尿多，大便不实，舌淡，脉沉而迟。见《百病饮食自疗》。

【必效酒】蒜瓣700克。以无灰酒2800毫升，煮蒜令极烂。每服10~30毫升，并渣顿服。适用于金疮中风。见《圣济总录》。

【加味甘麦大枣汤】浮小麦30克，生甘草10克，大枣5枚，黄芪20克，生牡蛎30克。5味加水1000毫升，煎取600毫升，日内3次服完。功能补气固表，育阴潜阳，收敛止汗。适用于肺痨阴虚，潮热盗汗，夜寐不安等症。常服效佳。见《常见病的饮食疗法》。

【丝瓜莲子散】丝瓜、莲子各适量。2味烘存性，研末为散。每服3~6克，米酒送服，覆被取汗。功能通经下乳。适用于产后乳汁不通，乳房胀痛等症。见《简便单方》。

【老竹根茶】老竹根1只。水煎，代茶饮。适用于子宫脱垂。(验方)。

【老蛇盘酒】老蛇盘100克，白酒500毫升。浸泡5日去渣。每服15毫升，日2次。适用于淋巴结结核，甲状腺肿大。见《陕甘宁青中草药选》。

【地黄汁酒】地黄汁10万毫升，酒2万毫升。上药与酒相搅，重煎。温服，日3次，每次10~20毫升。适用于骨髓中冷痛。见《备急千金要方》。

【地黄姜酒】生地黄汁1400毫升，清酒2100毫升，生姜汁140毫升。煮地黄四五沸，入姜、酒，更煎3沸。任性细细饮，冷多加桂末80克，热多加生藕汁140毫升。防百病。见《圣济总录》。

【地瓜拌白糖】生地瓜。去皮，切碎，加白糖拌浸后服。适用于慢性酒精中毒。见《中国药膳学》。

【地黄蒲黄酒】生地黄（切，炒）20克，蒲黄（炒）、生姜（切炒）各0.4克。以无灰酒3盏，同煎至2盏，去渣。分温3服，未下更服。适用于妊娠坠胎，胞衣不出。见《圣济总录》。

【地榆菖蒲酒】菖蒲20克，地榆50克，当归40克，黄酒500毫升。上药捣细末，同酒煎取1杯去渣。食前分3次温饮。适用于产后血崩。(验方)。

【地榆附子浸酒】干地榆1000克，附子40克。以酒1万毫升浸5宿。每饮10~30毫升，日3次，服尽更作，忌猪肉、冷水。适用于休息痢。见《普济方》。

【百部使君子粉】百部、使君子各等份，白糖适量。百部焙干，研粉；使君子去壳，研粉，混匀，加适量白糖矫味。按每岁每日2~2.4克计算，分3次服。连服3日为1疗程。功能杀虫。适用于蛲虫病。药粉不宜久放，现用现配。见《常见病的饮食疗法》。

【百部榧子蜜膏】百部30克，榧子30

克，蜂蜜适量。榧子去壳，研粉；百部加水300毫升，煎取150毫升，去渣加蜂蜜收膏，榧子粉放入膏内，加温调匀，装瓶。每次20毫升，空腹温服，日3次。功能杀虫。适用于蛲虫病。见《常见病的饮食疗法》。

【岁旦屠苏酒方】大黄、桔梗、蜀椒各6克，白术、桂心各7克，制乌头2克，菝葜5克。上㕮咀，绛袋盛，置酒中煎数沸。每饮适量。有辟疫气，令人不染瘟病及伤寒之效。见《备急千金要方》。

【回乳汤】焦麦芽60克。水煎取汁，当茶饮。功能回乳。适用于无儿食乳，或断奶时服。见《中国药膳学》。

【竹茹阿胶酒】青竹茹（碎断）60克，阿胶20克，好酒400毫升。上药同酒煎数10沸，待阿胶烊化，去渣候冷备用。分3服，早、午、晚各1服。适用于妊娠失坠，胎损腹痛，下血。见《妇人大全良方》。

【华佗辟疫酒】大黄、白术各15克，桂心18克，桔梗、蜀椒各15克，制川乌6克，菝葜12克，白酒400毫升。上药用夏白布袋盛贮，悬于井底，10日后取出，置白酒中，煎数沸。每日早晨服1小盅。适用于南方山瘴岚毒侵入人体，合家同病。见《华佗神方》。

【向日葵心茶】向日葵杆白心6克。煎汤。代茶饮。适用于胃癌。见《陕甘宁青中草药选》。

【羊粉】羊睾丸1对。洗净，放瓦片上焙干黄（不可焦黑），研细末，温开水或黄酒送下。每对分2次，日内服完，连用2～3天见效。功能通窍，温中，扶正祛邪。适用于慢性鼻窦炎。见《疾病的食疗与验方》。

【米炭散】粳米100克。水浸泡，用麻纸包5～6层，烧炭，研末，分2次早、晚服。1～3剂为1疗程。服药1周内以流食为主，忌食生冷油腻食物。适用于慢性胃炎。见《疾病的食疗与验方》。

【米醋猪骨汤】米醋1000毫升，鲜猪骨500克，红白糖各120克。共煮，不加水，沸后30分钟取出过滤。成人每服30～40毫升，5～10岁小儿每服10～15毫升。日3次，饭后服。1月为1疗程，慢性者可服2～3疗程。高热者不宜用。适用于急、慢性传染性肝炎。见《疾病的食疗与验方》。

【冰糖炖金樱子】金樱子15克，冰糖60～90克。上药加水放于容器内，隔水炖1小时，去渣饮汤。功能补肾固精。适用于遗精，早泄。见《疾病的食疗与验方》。

【红茶】红茶叶适量。开水冲泡，临产前3个月开始服。适用于羊水过多症。见《食物疗法精萃》。

【红糖豆腐】豆腐250克，红糖100克，米酒50克。先煮豆腐与红糖，糖溶化后，加米酒，1次服完。连服5天，适用于乳汁不足。见《中国药膳学》。

【麦冬茶】麦冬、党参、北沙参、玉竹、天花粉各9克，乌梅、知母、甘草各6克。上药共为粗末。当茶饮，每服1剂，日1次，白开水冲。适用于胃酸减少的萎缩性胃炎，症见形体消瘦，面色萎黄，身倦肢乏，纳谷不香，食后饱胀，心烦口干，舌质光红苔少，脉细者。（验方）。

【戒酒巴戟糖水】巴戟15克，酒制大黄30克，蜜糖适量。巴戟切片，用糯米炒至米焦，去米，与大黄共研粉，加蜜糖调服。每服3克，日1次。能戒酒。见《中国药膳学》。

【远志酒】远志（米泔浸洗，去土，去心）适量。上为细末。以酒1盏，调药末9克，饮。以渣敷病处。适用于一切痈疽，发背，疖毒，恶候，肿大有死血。见《类编朱氏集验医方》。

【赤豆内金粥】 赤豆50克，鸡内金20克，粳米50克，白糖适量，鸡内金研粉；赤豆、粳米加水煮粥，粥成后拌入鸡内金粉及白糖。日2次食。适用于泌尿系统结石。久服无害。虚寒症慎用。见《常见病食疗食补大全》。

【赤小豆冬瓜汤】 赤小豆、冬瓜各适量。赤小豆洗净，煮烂，放冬瓜煮熟，调味食。为暑天糖尿病患者汤菜。见《疾病的食疗与验方》。

【花椒红糖水】 花椒6克，红糖50克。花椒加水500毫升，煎至250毫升，入红糖溶化。于断奶当天趁热1次服，日1次，连用2~3天。功能固乳。见《中国药膳学》。

【花生米煲大蒜】 花生米、大蒜肉各100克。同炖食。功能解毒杀虫，养血止血。适用于由寄生虫、细菌引起的过敏性紫癜。见《常见病的饮食疗法》。

【芹菜根茶】 芹菜根适量，水泡，代茶饮。适用于丝虫病。（验方）。

【芹菜大戟煎】 干芹菜30克，大戟2克。2味加水2碗，煎1碗，温服。每于月经前4~5日服，4~5次即愈。适用于经前腹痛。见《疾病的食疗与验方》。

【芹菜拌胡萝卜】 嫩芹菜带叶200克，胡萝卜150克，调料适量。分别洗净，入沸水内焯熟后切丝。锅内麻油烧热，爆香蒜茸，调酱油、精盐、味精成汁。拌入二丝内食。功能补益强身，抗癌，有增强巨噬细胞吞食癌细胞的作用。减少胃癌、肠癌、鼻癌、皮肤癌的发病率。见《膳食保健》。

【芥子酒】 芥子（研末）3000克。绢袋盛，入3万毫升酒中浸7日。温服，日3次。适用于鬼疰劳气。见《本草纲目》。

【苍术牛肝汤】 牛肝150克，苍术9克。水煎服。功能养肝明目。适用于维生素缺乏所引起的夜盲症。见《中国药膳学》。

【芡实茶】 芡实、苡米、灯心草、莲子、独脚金各等量。上药加水同煎，取汁。代茶饮。适用于肝旺脾虚，有肝热表现和自汗者。（验方）。

【芡实粥】 ①芡实、糯米各适量。芡实煮烂，去壳，加糯米煮粥。随意食。适用于脾虚泄泻，遗精遗尿，湿热带下等症。见《汤液本草》。②芡实100克，胡桃肉20克，红枣20枚，白糖适量。芡实打碎；胡桃连皮研碎；红枣泡后去皮、去核，按常法共煮粥，加糖令溶。日2次，作点心食。适用于慢性支气管炎。凡老年虚喘最宜。见《常见病食疗食补大全》。

【芡实白果粥】 芡实30克，白果10枚，糯米30克。煮粥。日1次，10日为1疗程。间歇服2~4疗程。功能健脾补肾，固涩敛精。适用于肾虚遗精，小便失禁，白带久泄等症。见《食医心鉴》。

【芡实乌龟汤】 芡实60克，乌龟1000克，精盐、黄酒适量。芡实洗净，冷水浸泡片刻，沥干；乌龟宰杀后，从侧面剖开，去内脏，洗净。2味同入沙锅内，加冷水浸泡。旺火烧沸，加盐1匙，黄酒2匙，小火慢炖3~4小时，至龟甲散开，龟肉酥烂。每次1小碗，日2次。饭前空腹食和睡前食。芡实要细嚼成糊，慢慢咽下为佳。功能补脾益肾，滋阴固涩。适用于久痢下血，脱肛出血等症。见《常见慢性病食物疗养法》。

【芡实金樱粥】 粳米100克，芡实20克，金樱子15克，白糖20克。金樱子去内核，与芡实同入沙锅水煎，去渣取汁，入米煮粥，粥熟加白糖食。功能补肾固精，健脾止泻。适用于肾虚遗精，遗尿，白带过多，脾虚泄泻等症。见《养生康复粥谱》。

【芡实茯苓粥】 芡实15克，茯苓10克，大米适量。茯苓、芡实捣碎，加水煎至软烂时，加淘净的大米，继续煮烂成粥。日内分顿食，连吃数日。适用于肾虚气弱小便不利，尿液混浊等症。见《摘元方》。

【芡实莲子饭】 大米500克，莲子、芡实各50克。大米淘净；莲子温水泡发，去心、皮；芡实温水泡发。拌匀，置锅内，加水焖饭食。功能健脾固肾，涩精止遗。适用于遗精，泄泻等症。见《食物与性保健》。

【芡实莲子安神汤】 芡实10克，莲子40克，茯神20克，白糖1匙。莲子用热水浸泡1小时，去心；芡实、茯神快速洗净，用冷水2大碗浸泡半小时后，连同浸液倒入钢精锅内，小火慢炖1小时，加白糖后，继续炖1小时，若水不足，加水，至芡实、莲子酥烂。当点心吃。拣去茯神渣，芡实、莲子细嚼成糊，慢慢咽。功能宁心安神，益肾固精，健脾除湿。适用于夜卧不宁，梦遗等症。见《常见慢性病食物疗养法》。

【芡实莲子炖龙虱】 莲子肉、芡实各15克，龙虱（水鳖虫）10克。莲子去皮、芯发透；龙虱入锅内稍煮去尿、洗净。同放锅内，加水适量，盖严，隔水炖熟，调味饮汤。功能益肾固精，健脾止泻。适用于肾虚精关不固，梦遗早泄，小便失禁等症。见《疾病的食疗与验方》。

【芡实黄芪煲大肠】 猪大肠1付，芡实、北芪各30克。诸味洗净，煲汤佐膳。功能健脾益气，升阳固脱。适用于大便溏泄脱肛。见《疾病的食疗与验方》。

【芳香化浊茶】 藿香叶、佩兰叶、厚朴花各5克，鲜荷叶、西瓜汁各适量，扁豆花5克。上药共煎，取汁，调入西瓜汁。代茶饮。适用于夏季感受暑湿秽浊之气，猝然闷乱烦躁，俗名“发痧”，头痛而胀，胸脘痞闷，烦躁呕恶，肤热有汗，甚则神昏耳聋等症。见《百病饮食自疗》。

【芭蕉花汤】 芭蕉（香蕉）花2枚，白糖适量。芭蕉花洗净，加水500毫升，烧沸，文火煎煮10分钟，取汁，调入白糖搅匀，晾凉饮。功能化痰，平肝，和胃，解暑。适用于胸膈胀满，脘腹痞痛，反胃吞酸，呕吐痰涎，头晕目眩，心痛怔忡，暑热烦渴，预防中暑。见《家庭饮食疗法》。

【苏合香酒】 苏合香丸（有脑子者，炙去脑子）。用十分好醇酒，每夜将5丸浸1宿。次早温饮1杯。可除百病，辟四时寒邪不正之气，旧酒尤佳。见《永乐大典》。

【杏仁酿酒】 杏仁3万克，糯米10万克，麦曲1.2万克（焙令干捣末）。杏仁煎汤取汁，加曲、米如常法酿酒，每服10～30毫升，常令半醺，无至醉吐为妙，糟为末，和酒服。适用于风腲腿，四肢不收，失音不语等症。见《普济方》。

【杏仁海藻粥】 甜杏仁、海藻、昆布各9克，薏米30克。前3味加水煎汤，入薏米煮粥。日1剂，连续服食20～30剂。适用于痰郁凝结所致的寻常痤疮。见《常见病食疗食补大全》。

【极熟豉酒】 香豉500克，米酒2000毫升。上药酒浸3日。随个人酒量饮，每日不拘时候。适用于南方瘴气形成的腰脚酸痛、心神烦闷之症。见《太平圣惠方》。

【李冢宰药酒】 桃仁、杏仁（俱去皮尖）各6000克，芝麻（去皮炒熟）2000克，苍术（去皮）160克，白茯苓、艾（揉去筋）、薄荷、小茴香各12克，好铜钱5文，荆芥40克。上药研细末，炼蜜和作一块。高烧酒一大罐，入药煮1小时，厚纸封埋土中7日。每空腹饮10～30毫升。适用于虚寒咳嗽之症。有明目养血，除膈气，去风湿，驻颜，益寿之效。见《扶寿精方》。

【豆豉酒】醇酒2000毫升，豉500克。上同煮沸，热澄清。旋饮1盏。适用于乳石发动，诸药不治。见《普济方》。

【豆腐方】豆腐（未下冷水浸过者）2片。1片撒白糖，1片不撒，同蒸20分钟。撒糖者食，无糖者敷。适用于闭塞性脉管炎。见《疾病的食疗与验方》。

【豆芽猪血汤】黄豆芽、猪血各250克。豆芽洗净，与猪血加水同煮汤食。常食预防矽肺。见《中国药膳学》。

【豆腐猪肝汤】嫩豆腐2块，猪肝80克，调料适量。猪肝洗净，切薄片，用精盐、黄酒、淀粉芡拌匀。锅内放冷水1大碗，豆腐切厚片，先入锅，加盐小半匙，猪油少许，烧开后，倒入猪肝，煮沸5分钟，撒入香葱、味精。佐膳食。功能补肝清肝，和脾胃，消胀满。适用于肝病，防止肝炎癌变。见《常见慢性病食物疗养法》。

【还童茶】槐角1000克。秋季采摘饱满壮实之荚果为原料，洗净，常温晾干，烘烤至深黄色，上笼蒸，出锅后再烘干至棕红色，除尽水分，将槐角轧破，将其内黑色种子脱去，取干燥之果皮轧碎，过筛，分袋装，每袋10克。白开水冲泡饮，每次3克，日2次。连泡2次，颜色以棕红色至浅黄色为宜。适用于老年性血管硬化，冠心病，高血压病，神经衰弱，肝炎，肠炎，痔漏出血等症。见《中成药研究》。

【卤汁黄豆】黄豆500克，大茴香3粒，桂皮1小块，调料适量。黄豆炒香，入冷水中浸5分钟，豆粒胀大、皮起皱，捞起沥干。锅内放植物油，烧热，入黄豆翻炒，加桂皮、大茴香、水、酱油、白糖，小火慢煮0.5～1小时。旺火收汁，调入味精。尽量食。大量食用黄豆可使甲状腺素从粪便排出。适用于甲状腺机能亢进。见《膳食保健》。

【吴茱萸酒】吴茱萸（汤浸7遍焙干微炒）0.4克。以酒1盏，煎至六分，去渣，分温2服。适用于产后恶血疠痛极甚。见《普济方》。

【旱莲草粥】旱莲草、白茅根各9克，粳米60克。前2味加水煎汤，去渣后入粳米，共煮粥。月经期，日1剂，连续服食数日。适用于气虚所致的月经量过多。（验方）。

【牡荆根茶】牡荆根30克。水煎。第1煎于疟疾发作前2小时加冰糖30克冲服；第2煎当茶饮。适用于疟疾。见《江西民间草药》。

【何首乌酒】何首乌30克，当归身、穿山甲、生地、熟地、虾蟆各20克，侧柏叶15克，松针、五加皮各30克，制川草乌各3克，黄酒3000毫升。上药共碎细，布包，酒浸净瓶中，7日后开封，去渣备用。空心随量饮，不拘时候。适用于牛皮癣。见《中医临证备要》。

【皂荚乳香酒】皂荚刺（大者）1枚，乳香1块（如鸡头实大）。皂荚锉作10余片，用乳香银石器内炒令烟起，入皂荚刺同炒，候香缠在刺上，入醇酒1盏；同煎令沸，滤去渣。作1服，肿未成者便消，已成者则脓毒自破。适用于肿毒。见《圣济总录》。

【返老还童茶】乌龙茶3克，槐角18克，何首乌30克，冬瓜皮18克，山楂肉15克。槐角、何首乌、冬瓜皮、山楂肉等4味，共加清水煎汤，冲泡乌龙茶。代茶饮。适用于血中胆固醇增高而引起的动脉硬化，并能增强血管弹性和起到预防的作用。（验方）。

【谷白皮粥】谷白皮100克（勿取斑者，有毒），粳米50克。水煎谷白皮，去渣取汁，入米煮粥，常服。功能开胃下气，消积。适用于脚气常作者。见《千金要方》。

【谷皮糠粥】谷皮糠适量，粳米50克。粳米煮薄粥，粥将成时，取谷皮糠调入粥内。煮成稠粥。早晚温热食。适用于噎嗝，脚气。谷皮糠生斑及发霉者不宜食。见《常见病食疗食补大全》。

【饭蒸柿饼】柿饼2个，置饭上蒸熟食。功能健脾补胃，涩肠。适用于寒泻，水泻，反胃等症。见《中国药膳学》。

【饮酒令人不醉方】柏子仁、大麻子仁各15克。捣筛为散，以水1大盏，煎至六分，去渣，放温服。可饮酒令人不醉。见《太平圣惠方》。

【龟蛋粥】龟蛋1枚，粳米50克。粳米淘净先煮粥，待粥熟时打破龟蛋壳，同粥再煮至蛋熟。按食量服。适用于红白痢疾。(验方)。

【辛夷煮鸡蛋】辛夷花15克，鸡蛋2个。辛夷入沙锅内，加清水2碗，煎取1碗；鸡蛋煮熟去壳，刺小孔无数个，与药汁同煮片刻。饮汤食蛋，常服有效。功能通窍止涕，滋养扶正。适用于慢性鼻窦炎，流脓涕，体弱不任寒凉等。见《疾病的食疗与验方》。

【疗肠痔方】生地黄（切）600克，酒2万毫升，酒浸地黄3日。随意饮。适用于肠痔。见《普济方》。

【冷拌海蜇头】海蜇头250克，调料适量。海蜇头粗洗1遍，冷水浸泡4～6小时，捞出，洗净，冷水浸洗1遍，滤干，切小块，盛碗，加酱油、麻油、米醋、姜米、葱花、味精，充分拌匀。不喜食酸味者，可不加米醋。佐膳食。功能化痰利水，软坚散结，降压。适用于缺碘性甲状腺肿大及慢性淋巴结炎患者。是高血压病患者较好的疗养食品。见《常见慢性病食物疗养法》。

【羌活酒】①羌活（切）160克。以酒2000毫升，煮取1000毫升。每饮适量。适用于产后腹痛不止，恶血疗痛极甚。见《普济方》。②羌活240克，独活80克，五加皮120克，生地黄汁（煎10沸滤过）700毫升，黑豆汁（炒熟煮）700毫升。除2汁外，余3味锉如麻豆大，入清酒14000毫升中浸，并加2汁，煮数沸，取出去渣候冷。每饮适量，常令有酒力为妙。适用于腰痛强直，难以俯仰。见《圣济总录》。

【沃实酒】牛蒡根3000克，枳实320克（炙），毛磁石600克（绵裹），薏苡仁1000克，玄参240克，乌蛇脯240克，生地黄（切）2000克，乌豆1000克。上细切，绢袋盛，以无灰酒10000毫升浸3日。适量饮。适用于脚气，上生风毒疮。见《普济方》。

【诃黎勒粥】诃黎勒15克，生姜10克，粳米100克。先煎前2味，去渣取汁。入米煮粥，随意食。功能涩肠止泻，敛肺利咽。适用于久泻久痢不止，滑泄不固，或肺虚喘咳，久嗽失音诸症。见《太平圣惠方》。

【诃子甘草茶】诃子9克，甘草3克，白糖适量。同炖，取汁，代茶饮。适用于职业性声音嘶哑。(验方)。

【补肝酒】松脂（细锉）6000克。水浸1日后煮，取上膏，水竭添之，脂尽后继续水煮，停火，冷脂当下沉。取冷脂加10万克酿米，曲末2万克及水7万毫升共酿酒。细细饮。适用于肝虚寒，迎风流泪等杂症。见《备急千金要方》。

【补肝酒又方】枸杞子。捣碎，入绢袋中，率1万克枸杞子，2万毫升酒渍讫，密封泥瓮。勿泄暴干，天阴勿出，21日满。温服，任意饮。忌酢。可补肝，治肝虚寒，或迎风流泪等杂病。见《备急千金要方》。

【灵芝茶】灵芝草10克。切薄片，沸水冲泡。代茶饮。适用于肥胖症，防治高血脂症。久服，延年益寿。见《中国医药报》。

【灵芝甜酒】灵芝50克，粮食酒1000克，蜂蜜20克。灵芝切条，浸入酒中，兑入蜂蜜，密封，浸15～30天。每日15毫升。功能升高白细胞。适用于因化疗、放疗引起的白细胞减少症。见《食用菌饮食疗法》。

【灵芝大枣汤】灵芝15～20克，大枣50克，蜂蜜5克。灵芝、大枣入锅加水共煎，取煎液2次，合并后兑入蜂蜜煮沸。对肿瘤细胞有抑制作用。适用于肿瘤防治。见《食用菌饮食疗法》。

【灵芝女贞丹参汤】灵芝10～12克，女贞子15克，丹参、内金各9克。共水煎1小时取汁，再煎取汁1次。早晚温服，日1剂。功能补肝肾，和血，助消化。适用于肝肾不足，胁痛，疲劳，纳差，慢性肝炎胁肋隐痛，劳则痛甚，食少等症。见《疾病的食疗与验方》。

【陈皮梅茶】陈皮梅3～5枚。煎汤。代茶饮。适用于干呕欲吐，虚烦不眠，唇舌干涩，舌光无苔等症。(验方)。

【忍冬藤酒】忍冬藤1把，甘草40克。取忍冬藤叶入砂盆研烂，入酒少许调和，涂敷四周，中心留一口，又取80克用木槌捣碎，不犯铁器，甘草细锉。共入砂瓶内，加水2碗，文火煎至1碗，入好酒10碗，煎数沸，去渣，温饮适量。适用于病后，产后体虚，气短乏力，痈疽发背等。见《医部全录》。

【鸡粥】白雄鸡1只（去内脏洗净），粳米100克，五味佐料少许。先煮鸡，取汤，合粳米、五味煮粥，任意食。功能镇惊安神定志。适用于神志错乱，癫狂，行走不休。见《本草纲目》。

【鸡子酒】①鸡子5枚（取黄）。加酒1盏，同煎如稀汤。顿服。适用于妊娠血下不止。见《永乐大典》。②鸡子（去清）1枚。以苦酒半盏，投鸡子于酒中，饮之立产。适用于二三日不产。见《圣济总录》。

【鸡头粥】①芡实肉30克，莲肉30克，薏苡仁30克，干山药30克，白粱米50克，白糖适量。上药研末，以凉水调成糊状煮粥如糜，加白糖食。功能健脾止泻，固肾涩精。适用于脾虚泄泻，遗精淋浊，遗尿，崩漏，痹症，四肢屈伸不利。夏季芡实可用到100克。见《瑞竹堂方》。②芡实30克，粳米100克。芡实煮烂去壳研如泥，加水与粳米煮粥食。功能健脾祛湿，固肾涩精。适用于脾虚泄泻，遗精遗尿，湿热带下等症。见《饮膳正要》。

【鸡肝酒】鸡肝2个。以酒1000毫升，煮熟。共食。适用于妊娠下血不止。大效。见《普济方》。

【鸡肠饼】公鸡肠1具，面粉250克，植物油30克，调料适量。鸡肠洗净，焙干，压成细粉，与面粉混匀，加葱、姜、蒜末、食盐，用水和成面团，分别制成若干小薄饼，放入油锅烙至两面呈黄色。功能补肾缩尿。适用于小儿遗尿，中老年人尿频、多尿等症。见《中国药膳》。

【鸡肠酒】鸡肠1具。上洗如常法，锉碎炒作霍，以酒着椒葱五味食。适用于小便频数。见《老老余编》。

【鸡肠散】雄鸡肠1具，桑螵蛸适量。鸡肠用醋或盐洗净，焙干研细末。日1剂，用桑螵蛸煎水或黄酒送服。功能补肾固遗。适用于肾虚所致的小便频数量多。见《补品补药与补益良方》。

【鸡翎酒】鸡翎。烧灰末，温酒调服1克。适用于妊娠尿不知出时，胎漏故也。亦治妊娠下血，疼痛不止，小便不禁。见《普济方》。

【鸡头粉羹】鸡头实（芡实）适量，羊脊骨1具，生姜汁50毫升。鸡头实研粉；羊脊骨带肉煮取汁，加入鸡头粉、生姜汁同煮，调味。空腹食。功能补肾涩精，强筋壮骨。适用于肾虚，腰膝无力，筋骨挛痛，风寒湿痹，小便频数，遗精，耳聋等症。见《饮膳正要》。

【鸡肠菜羹】鸡肠1具，洗净，切1～2厘米长段，于豉汁内煮羹，调味食。功能止遗精，缩小便。适用于小便频数，遗尿，遗精等症。见《食医心鉴》。

【鸡蛋三七汤】鸡蛋1个，三七末3克，藕汁1小杯，陈酒半小杯。鸡蛋打入碗内，与诸味混匀，隔水炖熟食。功能和血止血。适用于吐血，衄血，便血等症。见《中国药膳学》。

【鸡蛋蜈蚣草】蜈蚣草30克，鸡蛋2个。洗净，加水500毫升同煎。吃蛋，汤代茶饮，不拘次数。服4天后，尿如茶褐色，表示已有效，可继续服。适用于肝硬化。见《疾病的食疗与验方》。

【鸡血藤首乌卤黑豆】鸡血藤（云南产者为佳）、制首乌各250克，黑豆500克，黄酒2匙。鸡血藤、制首乌快速洗净，水浸2小时，水量以浸没为度。黑豆去杂质，洗净，离水，滤干。鸡血藤、制首乌连同浸液一起倒入大瓦罐内，小火煎1小时，约剩下1大碗药液时，滤出头汁。再加冷水2、3大碗，煎2汁，1小时许，剩下1大碗药液时，滤出、弃渣。头汁、2汁与黑豆一同倒入大沙锅，加黄酒2匙，小火慢煮2小时，使药汁慢慢渗入豆内，至黑豆烧烂，药汁快干时离火冷却，将黑豆烘干或晒干，装瓶。日2次，每次30～50粒。细嚼慢咽，3个月为1个疗程。功能补养脾肾，活血通脉，祛风湿，止血痛，强壮神经。适用于动脉粥样硬化等症。见《常见慢性病食物疗养法》。

【驱钩虫茶】马齿苋2000克，食醋1000毫升。马齿苋研粉，过60目筛，加食醋和适量黏合剂拌匀，压制茶块，每块30克。临睡前开水冲泡，代茶饮，日1块，连服7天为1疗程。适用于钩虫病。见《中草药制剂选编》。

【驱蛲糖浆】槟榔、石榴皮、南瓜子各10克，白糖30克。诸药加水200毫升，煮取100毫升，加白糖，溶化为糖浆。每服20毫升，日3次，连服2～3次。功能杀虫。适用于小儿蛲虫病。脾胃虚弱，食少乏力者慎用。见《常见病的饮食疗法》。

【驴肉汤】乌驴肉、豆豉各适量。驴肉洗净，切块，与豆豉加水同煮，熟烂后调味。空腹食肉饮汤。功能益气养血，镇心除烦。适用于疯狂躁扰，心烦不寐，精神抑郁，多愁善感，及劳损不足之人。见《饮膳正要》。

【驴皮胶酒】驴皮胶（炙燥）1200克，清酒1万毫升。以酒煮胶令化。每服20～30毫升，空心细细服。适用于中风角弓反张。见《圣济总录》。

【玫瑰膏】鲜玫瑰花250克，白糖适量。水煎煮玫瑰花取汁，再煎至浓稠，加等量白糖，煎沸成膏，待冷备用。每次1～2汤匙，沸水冲服。功能和胃理血。适用于呕吐失血，咽干口燥。见《救生苦海》。

【玫瑰堂响鱼】鲜玫瑰花1朵，鲜鲤鱼1尾（约650克），天麻5克，各种调料适量。鲤鱼去鳞、腮、内脏，洗净后用干布擦去水，在鱼身两面各切斜片6～7刀（片至鱼刺为度），放盘内，加盐、料酒腌渍入味，湿淀粉涂匀鱼身。鲜玫瑰花洗净切丝，天麻切碎末。姜、葱、蒜切末，与天麻末一起放碗内，加白糖、醋、酱油、精盐、高汤、湿淀粉拌匀，调芡汁。炒勺烧热，加植物油，烧7、8成热时，手提鱼尾，鱼头入锅油炸，翻转，炸至两面金黄色时捞出，控净余油，背向上平放于盘内，撒上玫瑰花丝。新油烧至冒烟时，倒入兑好的糖醋芡汁，速搅匀，待起小泡呈黄色时，淋上少许热油，急速倒入碗内。鱼放桌上，将汁倒鱼身上，即发出响声。功能理气，活血，散瘀。适用于痹证的周身疼痛。见《华夏药膳保健顾问》。

【玫瑰番茄菜花】鲜玫瑰花1朵，鲜菜花500克，番茄酱、鸡蛋、鸡汤及各种调料。玫瑰花洗净切丝。菜花洗净，切小块，放碗内加盐、味精腌渍入味。姜、葱、蒜切末。把盐、料酒、味精、白糖、湿淀粉、鸡汤放碗内兑成芡汁。鸡蛋打开放碗内，加湿淀粉、面粉调成蛋糊。花生油烧至6成热时，把菜花逐块裹满菜糊，入油炸至浅黄色，捞出控油。锅内留底油烧热，下入番茄酱炒透，投入葱、姜、蒜末。炒出香味时入芡汁炒熟，略淋上香油，速倒入炸好的菜花，翻炒几下，待番茄汁全裹在菜花上，出锅，盛入盘内，速撒上玫瑰花丝。功能健脾消食，解毒。适用于乳痈，痈肿。见《华夏药膳保健顾问》。

【青果茶】藏青果6枚。洗净，捣碎，开水冲泡。代茶饮。日1次。适用于慢性咽喉炎，声音嘶哑，咽喉干燥。(验方)。

【青梅酒】青梅250克，白酒适量。青梅洗净，浸泡于酒中1个月。每饮1盅。功能和胃止呕止泻。适用于夏季胃肠不和，呕吐，泄泻。见《食疗本草学》。

【青蒿茶】青蒿50克，薄荷3克。青蒿拣去杂质，上药同为粗末，开水冲泡。代茶饮。日1次。适用于疟疾。对间日疟和恶性疟原虫有强大而快速的杀灭作用，对血吸虫有共灭作用。(验方)。

【青蒿酒】嫩鲜青蒿适量，米适量。上药捣汁煎过，和曲同酿酒。病发前饮。适用于疟疾寒热。见《本草纲目》。

【青刺尖茶】青刺尖嫩尖15克。沸水冲泡，代茶饮。适用于牙痛，牙周炎。见《全国中草药汇编》。

【青梅煮酒】青梅30克（无青梅用食品店出售的糖渍青丝代替，用量酌增），黄酒100毫升。青梅和黄酒放瓷杯中，瓷杯放在有水的蒸锅中加热蒸炖20分钟。每温饮30毫升。适用于食欲不振，蛔虫性腹痛，慢性消化不良性泄泻者。(验方)。

【青果石榴茶】青果、石榴皮各5～10克。青果切片；石榴皮撕碎，同放入茶杯中，沸水冲泡。代茶饮。适用于气卵。见《辽宁中医验方》。

【青果白金膏】鲜青果500克（打碎），郁金250克，白矾100克，蜂蜜适量。青果、郁金加水1000毫升，煮1小时，滤出。加水500毫升，煎1小时滤出。合并药液，浓缩至500毫升，加明矾、蜂蜜收膏。每服10毫升，白开水送下。早晚各1次。功能祛痰解郁。适用于癫狂痫症。见《食物中药与便方》。

【青果郁金膏】橄榄500克，郁金20克，白矾25克。橄榄、郁金水煎浓汁，放白矾细末，混匀再煎，得药液500毫升。早、晚服，1次20毫升，温开水送下。功能清心化痰开窍。适用于癫痫。见《本事方》。

【青粱子米粥】青粱米、葱白各50克，豉汁适量。青粱米、葱白洗净，放豉汁中煮粥。适用于小便涩痛，尿引茎中痛。见《食医心鉴》。

【青竹茹陈皮茶】青竹茹9克，陈皮3克。水煎，代茶饮。适用于妊娠恶阻。(验方)。

【苦丁茶】枸骨叶、茶叶各500克。晒干，共为粗末，混匀，加适量面粉糊作黏合剂，用模型压成方块状或饼状，烘干，每块重约4克。开水冲泡。代茶饮，每次1块，成人每日2～3次。适用于肺劳咳嗽，劳伤失血，腰膝痿弱，风湿痹痛，跌打损伤等。见《农村中草药制剂技术》。

【苦瓜根茶】鲜苦瓜根30克。切粗末，水煎。取汁。代茶饮，亦可加冰糖调饮。适用于夏季泄泻。见《常见病验方选编》。

【苦瓜糖汁】生苦瓜1个，糖100克。苦瓜捣烂如泥，加糖捣匀，2小时后将水滤出。治痢疾，1次冷服。治小儿鹅口疮，不拘时服。见《中国药膳学》。

【苦酒汤方】制半夏10克，鸡子（去黄留白入苦酒内）。半夏于苦酒内，以鸡子壳，置剪刀环中，安火上，煮2沸去渣。少少含咽。适用于伤寒少阴病，咽中生疮，语声不出。见《圣济总录》。

【苦楝皮粥】苦楝根皮10~15克（鲜者30~60克），粳米30~60克，冰糖适量。文火煎煮苦楝根皮，去渣取汁，入粳米、冰糖煮稀粥。空腹1次服完。隔5~7天再服1次。适用于蛔虫病。见《圣济总录》。

【苦楝根粥】苦楝根皮9克（细锉），粟米100克。慢火煎苦楝根皮，去渣取汁，入米煮粥。早晨空腹顿食，以虫下为度。功能清热，燥湿，杀虫。适用于虫积腹痛，兼治风疹，疥癣。见《圣济总录》。

【苦瓜炒肝片】苦瓜100克，猪肝250克，调料适量。猪肝切薄片，加酒、盐腌15分钟，沸水淋冲，沥干。菜油烧熟后略降温，爆香蒜茸，下苦瓜片，翻炒透后，加猪肝片，烹上黄酒，加水少许，待沸调味，着薄芡，淋上麻油。常服。适用于淋巴腺癌。见《膳食保健》。

【苜蓿汁水蒸蛋】苜蓿子3克，鸡蛋2个。苜蓿子捣烂，加水煮20分钟，取汁1碗，倒入打匀的蛋液中，隔水蒸至凝膏。日1~2剂。连服1周。功能理血安胎。适用于先兆流产。见《膳食保健》。

【苕菜醪糟】苕菜（小巢菜）30克。洗净切细，用醪糟煮熟，1次服。功能止血。适用于鼻衄而无热者。见《食疗本草学》。

【茅蔗饮】茅根50克，甘蔗500克，椰子1个。甘蔗捣烂，榨取汁，加白茅根、椰子水共煮取汁饮。能解曼陀罗中毒。见《中国药膳学》。

【茅根荠菜茶】白茅根、荠菜各50~100克。水煎，取汁。代茶饮，日1剂。适用于麻疹出不齐。见《常用中草药》。

【林檎汁】林檎半熟者10枚，切片，水煮取汁，和林檎一起空腹服。适用于水痢。见《中国药膳学》。

【林构二汁饮】林檎、构子适量。洗净，榨取汁液服食。适用于小儿痢。见《中国药膳学》。

【枇杷根茶】枇杷根100克。水煎，取汁。代茶饮。适用于糖尿病。见《饮食疗法100例》。

【枇杷根炖童鸡】鲜枇杷根120~180克，童雌鸡1只，猪瘦肉240~360克。枇杷根洗净切碎；鸡去毛与内脏；猪肉洗净切片。共加水煮1~2小时，取汤汁再加水煎1~2小时，取汤汁。2天服1剂，饮汤，吃鸡肉。适用于传染性肝炎。见《疾病的食疗与验方》。

【松叶生汁】嫩幼松叶适量。松叶用水洗净，捣碎，加水搅拌后，用布滤过，饮用生汁，日3次，空腹服。适用于心肌梗塞。见《疾病的食疗与验方》。

【刺梨酒】鲜刺梨适量。刺梨洗净，蒸熟后晒干，浸制成酒剂服。功能健胃消食。适用于饮酒之人食欲不振，消化不良等。见《滇黔纪游》。

【刺玫根茶】刺玫根30克。上药切碎，煎水，取汁。代茶饮。适用于功能性子宫出血。见《中国医药报》。

【枣树皮茶】枣树皮20克。切碎，煎水，取汁。代茶饮。连用3~5个月。适用于经闭症。见《广西中医验方秘方汇集》。

【郁李酒】郁李根、细辛、椒各20克，槐白皮、柳白皮各40克。上细锉，每用药40克，酒300毫升，煎3～5沸，去渣。热漱冷吐。适用于齿风肿痛，呼吸风冷，其痛愈甚，断腊肿赤。见《普济方》。

【昆布羹】昆布500克，米泔浸1宿。去咸味，洗净，水煮半熟，切小块，加葱白数根，再煮至昆布极烂，入盐、醋、豉，调和，作羹分服。适用于小腹胀满，小便不利。见《中国药膳学》。

【昆布小茴汤】昆布15克，海藻15克，山楂15克，小茴香10克。加水适量，煎汤。功能软坚散结，行气活血。适用于疝气肿痛，睾丸肿大。见《食疗本草学》。

【垂阴茶冲剂】垂盆草、阴行草各500克，矮地茶250克。加工成棕褐色颗粒，每袋重13克。开水冲服，每次1袋，日3次，代茶饮。适用于急性病毒性肝炎和慢性肝炎。见《全国医药产品大全》。

【使君子肉饼】使君子30克，猪瘦肉250克，面粉30克。使君子肉捣碎，猪肉洗净剁碎，同与面粉混合均匀，做饼10个，蒸熟。每服1个，日2次。功能补虚驱虫。适用于小儿身体虚热而有蛔虫者。见《常见病的饮食疗法》。

【使君子蒸猪瘦肉】使君子6～10克，猪瘦肉100克。使君子去壳取肉，与猪瘦肉捣烂和匀，隔水蒸熟或放饭上蒸熟，佐餐食。功能祛蛔。适用于蛔虫病。见《饮食疗法》。

【侧金盏酒】侧金盏花3克，白酒500克。浸泡7日后服。每服5～10毫升，日2次。适用于心悸，充血性心力衰竭，心脏性水肿等症。见《陕甘宁青中草药选》。

【侧柏叶粥】侧柏叶500克，粳米适量，红糖适量。侧柏叶洗净捣汁，拌入粳米粥，加入红糖矫味。乘温徐徐食。适用于吐血。见《常见病食疗食补大全》。

【金嗓羹】皮蛋2个，冰糖50克，皮蛋去皮切块，加冰糖同煮一大碗汤液。早晚各1次。功能润喉开音。适用于用声过度引起的声音嘶哑。见《百病饮食自疗》。

【金莲花茶】①金莲花3克。开水冲泡，代茶饮并含漱。如是急性，用量加倍，或再加鸭石草等量用。适用于慢性扁桃体炎。见《河北中药手册》。②金莲花1.5克，茶叶0.9克。同泡，代茶饮。适用于慢性咽炎。（验方）。

【金钱草茶】金钱草30克。煎汤，去渣，取汁。频频代茶饮。适用于尿路结石。见《实用中西医结合临床手册》。

【金樱子粥】①金樱子10～15克，粳米（或糯米）100克。金樱子加水煎汤，去渣后入粳米，再加水煮稀粥。早晚温热食，5～7天为1疗程。适用于男子滑精、遗精、遗尿、小便频数，脾虚久泻，妇女带下，子宫脱垂等症。本粥在感冒期间，或发热的病人不宜食。见《常见病食疗食补大全》。②芡实米50克，金樱子20克，白糖适量。金樱子煮汁，兑入芡实米粥内，调入白糖。日2次，温食。适用于肾气不足，下元虚冷所致的小儿遗尿，成人遗尿，老人小便失禁等症。见《常见病食疗食补大全》。③金樱子30克，五味子10克，茯苓粉30克，糯米500克，白糖适量。金樱子、五味子共煮，取浓汁；茯苓粉加糯米煮粥，粥成加药汁，拌匀煮开，入白糖。日2次，温食。适用于慢性肠胃炎。凡阴虚火旺，肝阳上亢者不宜用。（验方）

【金樱子膏】①金樱子（去毛核）1910克，切碎，水煎3次，分次过滤，去渣，滤液合并，文火煎熬，浓缩至膏状，每60克膏汁，兑炼蜜120克，成膏。每服18克，日2次。白开水冲服。功能补肾益精，理脾固肠。适用于精关不固，阳痿早泄。久服养元轻身。见《明医指掌》。②金樱子不拘量。去刺与种子，水煮浓缩，似稀汤。每次1匙，温酒送服。功能补益肝肾，收敛固涩。适用于肝肾两虚所致的头昏眼花，腰膝酸软，梦遗滑精，小便不禁，或脾虚泄泻等。见《千金方》。

【金蝉脱壳酒】醇酒2500毫升，大虾蟆（去内脏）1个，土茯苓150克。上药同酒贮于瓶中，瓶口封严，重汤煮40分钟，香气出时取出，去渣备用。次日酒凉饮，以醉为度，无论冬夏，盖暖出汗为效。余存之酒，次日随量饮，酒尽疮愈，忌房事。适用于杨梅疮，结毒筋骨疼痛。见《中国医学大辞典》。

【金蟾脱甲酒】好酒3000毫升，大虾蟆1个。大虾蟆浸酒封瓶口，煮香2枝，取起次日用。随量大小，以醉为度，冬夏盖暖出汗为效，存酒次日只服量之一半，服酒7日后，不许见风为要，忌口及房事。适用于杨梅疮不拘新久轻重，杨梅结毒、筋骨疼痛，诸药不效者更妙。见《外科正宗》。

【金不换鸡子黄羹】鲜金不换叶（又名大晕药，铁蒲扇）4片，鸡蛋1个，蜂蜜少许。金不换叶用文火煮15分钟。鸡蛋打开，取黄在碗内搅碎，把金不换叶之沸汤冲入搅匀成蛋花羹，调入蜂蜜，空腹食。适用于头晕目眩，动辄天眩地转，难以坐起者。见《气功药饵疗法与救治偏差手术》。

【鱼翅酥】鲨鱼翅不限量。鲨鱼翅用香油炸酥。每次3克，日3次。长期服，配合晨起饮银耳粥，晚服抗癌药。适用于胃癌。见《疾病的食疗与验方》。

【鱼鳔酥】鱼鳔（大黄鱼、小黄鱼、鲟鱼、鳇鱼等鱼的鳔）。油炸酥，压碎。每服6克，日3次。为治疗食道癌、胃癌的辅佐膳食。见《中国药膳学》。

【鱼脑石鸡茸粥】鸡脯肉150克，胡萝卜100克，大米100克，鱼脑石5克，调料适量。鱼脑石焙干研细；鸡脯剁成茸，加酒、盐、淀粉渍10分钟，热油炒熟，胡萝卜切小丁，待大米煮成粥后加入，再煮5分钟，调入鸡茸、鱼脑石粉，调味，煮沸，撒上葱花。分2次早晚服。功能化石利尿。适用于肾结石，膀胱结石及小便不通等症。见《膳食保健》。

【炙鳗鲡】鳗鲡1尾。鳗鲡洗净，切片，放油锅中炒至熟，蘸椒、盐食。功能补虚益损。适用于瘰疬溃烂，痔漏。见《食医心镜》。

【炒银杏】银杏适量。去壳，炒熟。5~10岁小儿，每次3~5枚，成人每次5~10枚，日2次。功能收摄缩尿。适用于遗尿，尿频等症。见《中国药膳学》。

【炒鲜菇】鲜蘑菇适量。择洗净，或炒，或炖，或作汤。常食。适用于传染性肝炎，白细胞减少症。见《中国药膳学》。

【炒使君子】使君子适量。略炒至香，按年龄每岁每日2粒（最多每天不得超过20粒），分3次嚼服。连服3日为1疗程。功能驱虫。适用于小儿蛔虫，蛲虫病。忌饮茶及热食。使君子干硬，发霉，变质者，勿食。出现呃逆时，以使君子壳煎水服，可解。见《常见病的饮食疗法》。

【炒麦芽糖水】炒麦芽60克，红糖适量。水煎汤，取汁代茶饮，连服数次。功能回乳。适用于小儿断乳，或无儿食乳，乳房胀痛等症。见《家庭食疗手册》。

【炖猪胰子】猪胰子1具。加水炖服，日1次。适用于糖尿病。见《疾病的食疗与验方》。

【卷柏茶】卷柏15克。开水冲泡，代茶饮。适用于产后宫缩不全。见《陕甘宁青中草药》。

【卷柏芹菜鸡蛋汤】鲜卷柏30克（干品15克），鲜芹菜30克，鸡蛋2个。鸡蛋煮熟去壳放瓦锅中，再放洗净的卷柏和洗净切段的芹菜，加水煮熟后，去药渣，饮汤食蛋。日1剂。连服2～3剂。功能调经止血。适用于妇女月经过多，崩漏等症。见《饮食疗法》。

【油炸鱼鳔】鱼鳔。用香油（芝麻油），炸酥后，压为末，每次服5～6克，日2次，温开水送下。有抗癌作用。适用于食道癌，胃癌等。见《补品补药与补益良方》。

【油焖金针竹笋】竹笋250克，金针菜25克，调料适量。竹笋切丝；金针菜水发后挤干水，中间切断。植物油烧热后，下笋丝炒透，加金针菜及少量清水，煮沸后，加糖、盐、味精等调味，文火焖煮5～10分钟。适用于妊娠眩晕。见《膳食保健》。

【泡酒方】鲜石菖蒲、鲜木瓜各20克，桑寄生30克，小茴香10克，九月菊20克，烧酒1500毫升。上药用纱袋盛，悬于净器中，注酒浸，7日后取用。早晨温饮1小杯。适用于眩晕，耳鸣，阳虚恶风，消化不良，行走无力等症。见《慈禧光绪医方选议》。

【泥鳅散】泥鳅适量。洗净，烘干，研粉，每服9克，日3次，饭后服，小儿酌减。功能利胆退黄。适用于急性、亚急性、迁延性肝炎。见《疾病的食疗与验方》。

【泽泻茶】泽泻15克。煎汤。代茶饮。适用于阴茎勃起不倒，胀艰难眠，昼伏夜起，相火亢盛，肾阴亏损之症。（验方）。

【治麻风酒】防风、当归、秦艽、羌活、苦参、牛膝、僵蚕、松节、鳖甲、苍术、枸杞子、白茅根各120克，蓖麻子仁40克，好酒10000毫升。药袋盛浸酒内，封坛口，煮香2枝取起，水内浸1伏时。取服数杯。适用于麻风。见《外科正宗》。

【治劳疟鳖甲酒】鳖甲（炙黄）、蜀漆、知母各80克，常山120克，乌贼鱼骨（炙）、附子、椒（汗）各40克。上切，以酒1800毫升，渍1宿。初服20毫升，稍加至30毫升，日3～4次。忌苋菜、生葱、生菜、猪肉。适用于劳疟。见《外台秘要》。

【治寒热诸疟酒】常山（锉）120克。以酒1800毫升浸2～3日。每服20～30毫升。适用于寒热诸疟。见《肘后备急方》。

【治噎食不下酒】凤仙花子适量。酒浸3宿，晒干为末，酒丸绿豆大。每服8粒，温酒下，不可多用。适用于噎食不下之症。见《本草纲目》。

【治老疟久不断酒】常山120克，鳖甲、炙升麻、附子、乌贼骨各40克。以酒3600毫升渍，小令近火1宿，成。服30毫升，比发可数作。适用于老疟久不断者。见《肘后备急方》。

【治噎食秘方药酒】活蝎虎（即壁虎，又名守宫）1只。入适量烧酒内，浸7天，将酒顿热，去掉蝎虎。每日饮酒适量。适用于噎膈。见《万病回春》。

【建兰茶】建兰叶3～4叶。切碎，沸水冲泡。代茶饮。适用于妊娠恶阻呕吐轻症。见《常见病验方研究参考资料》。

【建兰花茶】建兰花5克，沸水冲泡。代茶频饮。适用于青光眼。见《中医大辞典》。

【贯众丝瓜络茶】贯众10克，丝瓜络15克。共为粗末，水煎，取汁。代茶频饮。适用于麻疹。见《实用中药学》。

【茨梨根茶】茨梨根适量。入沙锅内，适当加水，煎浓汁。每日当茶饮，连服7日，可收良效。适用于慢性胃炎、胃痛。见《贵州民间草药》。

【胡桃膏】胡桃仁120克，白冰糖120克，香麻油120克。麻油放入锅内熬热，入胡桃肉炸酥，捞出与冰糖共研乳状剂；或并入油调成稀糊状。前者1剂成人服1～

2天，儿童服3～4天，日3～4次；后者每服1匙，日6次。功能利水通淋。适用于石淋（尿路结石），小便痛涩，或排尿时突然中断，尿道赤痛窘迫，或尿中挟有砂石等症。见《疾病的食疗与验方》。

【胡麻健美方】芝麻3千克，白蜜或枣膏适量。芝麻淘净甑蒸，上汽后取出晒干，淘去沫，再蒸，反复9次，以汤脱去皮，炒香研末，白蜜或枣膏为丸如弹子大。每次温酒1匙化下1丸，日3次。功能美容，轻身，黑发。适用于面容枯槁，身重体胖，头发早白等未老先衰之症。见《抱朴子内篇》。

【胡椒蒸鸡蛋】白胡椒7粒，鲜鸡蛋1个。鸡蛋钻一小孔，装胡椒于蛋内，面粉封口，外以湿纸包裹，蒸熟，食蛋和胡椒。成人每日2个，小儿每日1个，10日为1疗程，隔3日再服，服3个疗程。适用于肾炎。见《中药大辞典》。

【南瓜子泥】南瓜子仁15克，捣烂成泥状，冲入适量开水，或加少许白糖调味，顿服，早晚空腹各1次，连服3～5天。功能生乳。适用于产后缺乳等症。见《食疗本草学》。

【南瓜子茶】南瓜子60克。捣碎，煎水，取汁。代茶饮。适用于驱除蛔虫。见《湖北验方选集》。

【南瓜子散】南瓜子60～120克，炒熟，研为细末，用蜂蜜或白糖水1次送服。日2次。功能驱虫。适用于绦虫，蛔虫，急性血吸虫病等。见《食疗本草学》。

【南瓜须茶】南瓜须1把，食盐少许。南瓜须切碎，沸水冲泡，加食盐。代茶频饮。适用于乳头缩入疼痛。见《中医大辞典》。

【南瓜蒂茶】南瓜蒂3个。切片，煎汤。受孕月开始，每月服1次，连服5个月。适用于先兆流产。见《陕甘宁青中草药选》。

【南瓜子乳剂】鲜南瓜子60克。研粉，温水调成乳剂，加白糖适量调味，空腹服。功能杀虫，通乳。适用于绦虫病，时有腹痛，形体消瘦，便中可见虫体节片，产后乳汁不下。见《常见病的饮食疗法》。

【南瓜子槟榔汁】南瓜子（按每千克体重2克），槟榔片（按每千克体重2克），元明粉（按每千克体重0.3克）。南瓜子焙干研粉；槟榔片浸泡3小时，加水400毫升煎汤，煮取200毫升。早晨空腹将南瓜子粉1次吞服；1.5小时后，温服槟榔煎剂；再30分钟，开水冲服元明粉。功能驱绦，泻下。适用于绦虫病，时有腹痛，形体消瘦，便中可见虫体节片等症。气虚下陷，虚寒喘嗽，泄泻者忌服。见《中医自我疗养丛书——肠寄生虫》。

【柚子茶】柚子茶6～9克。成熟柚切去顶盖，挖掉果肉，装入绿茶，复以顶盖盖好，捆紧，阴干，开水冲泡。代茶饮。适用于痢疾，腹泻，腹胀。见《日常食物药用》。

【柚皮茶】柚皮15～20克。切碎，加水煎煮，去渣，取汁。代茶频饮。适用于妊娠呕吐。见《日常食用药物》。

【枸杞子乌蛇粥】枸杞子18克，玫瑰花3克，桃仁9克，乌蛇18克，粳米60克。前4味煎汤，去渣后入粳米煮粥。日1剂，连食10～15剂。适用于冲任失调所致的荨麻疹。见《常见病食疗食补大全》。

【柿叶饮】鲜柿叶3000克，白糖适量。柿叶洗净切碎，加水浓煎，去渣取汁1000毫升，慢火浓缩至稠黏，加白糖吸干药汁，轧粉装瓶。每服15克，开水冲服，日3次。适用于肾炎顽固性蛋白尿症。见《疾病的食疗与验方》。

【柿叶茶】柿叶不拘量。开水浸泡。代茶饮。防止多种疾病，治疗心血管疾病尤佳，有抗癌作用。见《日常食物药用》。

【柿汁茶】七成熟青柿子1000克，蜂蜜2000克。青柿子洗净去柄蒂，切碎捣烂，用消毒纱布绞汁，再将汁放入沙锅内，先用大火后改小火煎熬至浓稠时，加蜂蜜，再熬至黏稠，停火，冷却，装瓶。开水冲饮，每次1汤匙，日3次。适用于冠心病，动脉硬化，高血压病。见《防治心血管病的饮食》。

【柿叶速溶饮】鲜柿叶3000克，白糖适量。柿叶切碎，加水浓煎，去渣取汁1000毫升，文火浓缩至稠黏，加白糖吸干药汁，轧粉装瓶。每服15克，沸水冲服，日3次。功能收敛止血。适用于各种出血病，肾炎顽固性蛋白尿病。见《常见病的饮食疗法》。

【柿饼木耳羹】木耳6克，柿饼50克。煮羹，入糖调服。功能凉血止血。适用于大便出血，痔疮出血，高血压。见《中国药膳学》。

【星宿菜茶】星宿菜根15～22克。水酒各半煎。头煎于疟疾发生前2小时服下，第2煎当茶饮。适用于疟疾。见《江西民间草药》。

【虾米酒】虾米、黄酒各500克。净肉捣烂为膏，每用2勺，调黄酒1杯。日3次。适用于妇女乳腺不通。见《本草纲目》。

【胃溃疡茶】檵木30克，海螵蛸8克，延胡索、紫珠草、甘草各3克，乌药5克，陈皮4克，白芍2克。檵木、海螵蛸水煎1小时，加延胡索、白芍、甘草、乌药、紫珠草再煎1.5小时，放出头汁；药渣加水再煎1.5小时，放出二汁；2汁合并浓缩成稠膏状，拌入陈皮细粉，制颗粒，干燥，过12目筛。用聚乙稀薄膜袋分装，分20包。每次1包，日1次，白开水泡浸，代茶饮。适用于胃、十二指肠溃疡。见《浙江中草药制剂技术》。

【香菇汤】香菇（干）9～10克，调料适量。香菇泡发洗净后加水煮熟，加调料。饮汤服香菇。功能降血脂，胆固醇，护肝，抑制肿瘤。适用于高血脂症，肝病，肿瘤等。见《食用菌饮食疗法》。

【香菇豆酱】香菇、豆酱、大蒜各适量。香菇洗净，干燥后粉碎，加水煮烂，加大蒜等调味，加入豆酱内，入麻油拌匀。适用于佝偻病，肝病，肿瘤等症。见《食用菌饮食疗法》。

【香菇降脂汤】鲜香菇90克。用植物油和盐炒过，加水煮汤食。功能降低血脂。适用于动脉粥样硬化，高血压，糖尿病等症。见《食疗本草》。

【独蒜牛乳羹】牛乳250克，独大蒜25克。大蒜捣碎后与牛乳煮羹。温服。功能杀虫润肠。适用于蛲虫病，肛门作痒等症。见《华夏药膳保健顾问》。

【恒山酒】恒山、鳖甲（醋炙）各12克，豉（炒）0.2克，桃枝1握，柳枝1握，桃仁21枚（去皮尖双仁，炒），干枣3枚（去核），乌梅（炙）7枚。上药细锉，以酒1000毫升，浸1宿，入生姜5片，煎取500毫升，去滓。空腹分2次服。适用于疟疾。见《普济方》。

【首乌茶】何首乌6克。将上药切薄片，沸水冲泡。代茶饮，以味淡为度，日1～2次。适用于冠心病，高血脂症等。见《中国药膳学》。

【首乌芹菜粥】何首乌50克，芹菜100克，瘦猪肉末50克，粳米100克，盐、味精适量。首乌入沙锅内，煎浓汁，入粳米同煮，待粥将熟时，入瘦肉末及芹菜末，煮至米烂，加盐、味精调味。分早晚食。适用于黄色瘤。见《常见病食疗食补大全》。

【洋白菜粥】洋白菜500克，粳米50

克。洋白菜洗净，切碎，煮半小时捞出菜，用汁下米煮粥。日食 2 次。适用于胃脘拘急疼痛。（验方）。

【祛斑散】冬瓜仁 250 克，莲子粉 15 克，白芷粉 15 克。合研细粉。饭后开水冲服 1 汤匙。功能除雀斑，洁颜肤。适用于雀斑及色素沉着症。见《百病饮食自疗》。

【蚕子酒】蚕子适量。刮取 4 克，细研。暖酒 20～30 毫升调服。适用于跌打损伤，因疮中风。见《圣济总录》。

【蚕茧茶】蚕茧 50 克。剪开去蛾蛹，煎水，取汁。代茶饮，日 1 剂。适用于糖尿病口渴多饮，尿频量多，尿糖检验持续不降者。见《中医护理》。

【盐梅茶】乌梅 5 枚，食盐少许，糖适量。沸水冲泡。代茶频饮。适用于麻疹后期汗多。见《百病中医自我疗养丛书》。

【荸荠柽柳汤】荸荠 90 克，柽柳 15 克（鲜枝叶 30 克）。水煎取汁。每日分 2 次饮服。功能温中益气，消解风毒。适用于麻疹透发不快者。见《家庭药膳手册》。

【莲荷粥】莲子（去心）、芡实各 100 克，鲜荷叶 50 克，糯米 50 克，白糖适量。鲜荷叶切碎，与其他几味煮粥，熟后入白糖令溶。随量服。适用于妇女月经过多，体质虚弱，腰酸乏力等症。（验方）。

【莲子芡实粥】莲子肉 30 克，芡实米 60 克，白糖适量。莲子肉用温水浸泡 2 小时，同芡实米加水煮粥，调入白糖。早晚当点心用。四时皆宜，无所禁忌。适用于慢性肠胃炎。见《常见病食疗食补大全》。

【莲藕驻颜方】莲花 7 克，莲根（藕）8 克，莲子 9 克。阴干，为末，过筛。混匀，瓷瓶封存。早、晚空腹食 1 克，温酒送服，或开水冲服。功能驻颜轻身，葆青春。适用于肥胖而容颜将衰败者。见《太清草木方》。

【莲子芡实煲瘦肉】莲子肉、芡实各 50 克，猪瘦肉 200 克。猪瘦肉洗净、切块，与 2 药同入沙锅内，加适量水煲汤，调入食盐。佐膳。功能补肾固精。适用于肾虚精关不固的遗精、滑泄等症。见《疾病的食疗与验方》。

【莲子芡实糯米鸡】乌骨鸡 1 只，白莲子 15～20 克，芡实 15 克，糯米 150 克。乌骨鸡去毛和内脏；白莲子去芯。莲子、芡实、糯米洗净同放入鸡腹中，用线把腹部切口缝好，放入锅内水煮，待鸡肉烂熟后，取出药渣，饮汤食鸡肉。功能补益脾肾，固精止带。适用于脾肾两虚的白带、白浊、遗精等症。见《补品补药与补益良方》。

【莲子枸杞酿猪肠】莲子、枸杞各 30 克，猪小肠 2 小段，鸡蛋 2 个。小肠洗净；莲子浸后去皮，心；枸杞浸洗净。莲子、枸杞与打破的鸡蛋混匀，灌入猪肠内，两端扎紧，加清水 1000 克煮至肠熟，切片。佐餐温热食。连用 7～10 次。功能温肾止带。适用于肾虚带下，淋漓不止，腰酸如折，小腹冷痛，小便清长等症。见《中国药膳学》。

【莴苣泥】莴苣 3 根，如酒适量。莴苣研泥，用酒调开。每晚 1 次服完。不可多食，多食昏人眼。功能补五脏，通经络。适用于产后无乳症。见《中国药膳学》。

【荷叶茶】干荷叶 9 克（鲜者为 30 克切碎）。搓碎，煎水，取汁。代茶频饮，连服 2～3 月。适用于肥胖症。见《中医大辞典》。

【荷蒂汤】鲜荷蒂（即荷叶中心部分）去茎 5 个（或干品 2.5 个），冰糖适量。荷蒂洗净、煎碎，加水适量，煎煮 1 小时取汤，酌加冰糖。温饮，日 2～3 次。功能止血。适用于便血、尿血等症。见《药膳食谱集锦》。

【荷蒂粥】荷蒂 5～10 克。糯米 50～100 克。加水煮粥，空腹食。功能生举阳气，助脾胃，止血安胎。适用于清阳下陷之久泻脱肛，妇人妊娠胎动不安及崩漏带下等症。见《慈山参入》。

【桂花露】桂花500克。桂花水浸2小时，放入蒸馏器中蒸2次，收集蒸馏液。每次30毫升，炖温服，日2次。功能开胃消食，宽胸化痰。适用于龈肿牙痛，口燥咽干，纳谷不香，咳嗽多痰，消化不良等症。见《本草纲目拾遗》。

【桂枝浸酒】桂枝、芎藭、独活、甘草（炙微赤）、牛膝（去苗）、薯蓣、附子（炮裂去皮脐）、干姜（炮裂）、踯躅花各40克（醋拌炒令干），防风（去芦头）、天雄（炮裂去皮脐）、茵芋、杜仲（去皴皮炙微黄）、白术各60克，白茯苓、蒴藋根、猪椒根皮各80克。上细锉，用生绢袋贮，以清酒2万毫升，浸7日。每日空心及夜卧时，暖1小盏服。适用于大风疾。见《太平圣惠方》。

【桂圆壳茶】桂圆壳不拘量。水煎，去壳，取汁，代茶饮。适用于头痛。（验方）。

【桂花土豆粥】桂花、土豆、籼米、白糖各100克。土豆削皮洗净，切小块；籼米洗净，入锅内加水，烧沸后加入土豆，煮粥，调入桂花、白糖。随意食。适用于湿疹。见《常见病食疗食补大全》。

【桂花土茯苓粥】生桂花、土茯苓各30克，粳米60克，红糖适量。前2味加水煎汤，去渣后入粳米、红糖煮粥。日1剂，连续服食7～10剂，适用于牛皮癣。见《常见病食疗食补大全》。

【栝楼甘草酒】栝楼1枚，甘草2克。上药粗碎，用酒、水各1小杯，煎3、5沸，去渣。临睡前温服。适用于痈疔多日不消者。见《圣济总录》。

【桃仁酒】桃仁（汤浸去皮尖双仁）1200枚，清酒3万毫升。捣桃令碎，纳砂盆中细研，以少酒绞取汁，再研再绞，使桃仁尽，都纳入小瓷瓮中，置于釜内，以重汤煮，看色黄如稀饧，便出。每服1中盏，日2服，其味极美。女人服之更佳。可令人光悦。见《太平圣惠方》。

【桃花酒】桃花。酒渍，饮。可除百病，好容色。见《普济方》。

【桃茸豆糕】核桃仁25克，黄豆粉、标准粉各100克，发酵粉、白糖各适量。核桃仁碾碎，与诸料相合，加水100克，搅糊状。盆内涂1层猪油，把糊倒入，倒入量约占盆之1半，隔水蒸25分钟。功能益肾补虚。为婴幼儿及青少年之膳食。见《膳食保健》。

【桃花白芷酒】桃花250克，白芷30克，白酒1000毫升。农历3月3日或清明前后，采集东南方向枝条上花苞初放及开放不久的桃花，与白芷同浸于酒中，容器密封1个月。每日早晚或晚上饮酒1～2盅，同时倒入少许酒于掌中，双手对擦，待手发热后，来回擦面部患处，使用30～60天后，面部黑斑可消除，面色变红润光泽。适用于面色晦黯、黑斑或因妊娠产后面黯等症。见《浙江中医杂志》。

【桃树枝煮鸡蛋】桃树枝（当年新发的，叶柄不用）2～3尺（约250克），鸡蛋3个。桃树枝折成1寸长，放沙锅中与鸡蛋煮约3小时，至蛋皮变深褐色、蛋清呈茶黄色为止。早、午、晚各食1个鸡蛋，连用1～2个月为1疗程。适用于宫颈癌。桃树枝必需是当年的新枝，用手或瓷片折断，切忌用铁器煎煮。见《疾病的食疗与验方》。

【核桃茶】胡桃肉、白糖各90克。胡桃肉磨成粉，越细腻越好，放在容器中加入适量水调成浆状。铝锅内放水1大碗，加白糖，置火上烧至糖溶于水中，冲入胡桃肉浆拌匀，烧至微滚。代茶饮，日1次。

适用于尿路结石。连续服药至结石排出，症状消炎。见《菜肴烹制技术》。

【核桃糖】核桃仁、白糖各500克，植物油少许。核桃仁用麻油炸酥，白糖放锅内，加适量水，文火熬至糖液用筷子挑起呈丝状时，停火，倒入核桃仁，搅匀，再倒到涂有植物油的搪瓷盘内，摊平，待稍冷，切小块。每服5块，日2次。功能补肾通淋消石。适用于尿路结石，腰痛，尿血等。见《中国药膳》。

【核桃仁酒】青核桃3000克，白酒5000克。青核桃捣碎，浸泡20～30天服。每服10～10毫升，日3次。适用于各种胃痛。见《陕甘宁青中草药选》。

【核桃仁糖糊】核桃仁120～150克，白糖适量。核桃仁用食油炸酥，加白糖混合研磨，使成糊状。于1～2天内分次服完（儿童酌减），连服5～7天。功能补肾固精，治疗石淋。见《饮食疗法》。

【核桃树枝煮鸡蛋】①核桃树枝（约食指粗）1尺长，鸡蛋2个。核桃树枝截为8～9段，水煎去渣，用汁煮鸡蛋至蛋熟。每次吃1个，日2服，连用数日，直至病愈。吃鸡蛋后，如不吐，当是胃癌，可继续服用；如吐则无效，应停服。适用于胃癌。②核桃枝梢120克，鸡蛋4个。核桃枝梢剪碎，加水煎20分钟，放入鸡蛋煮熟，取出去壳，用竹签扎遍小孔，再煮1小时。早晨空腹1～2次完，连用1个月。停1周后再服第2个疗程。功能开郁润燥。适用于痰气交阻之食道癌患者。均见《疾病的食疗与验方》。

【逐血调中地黄酒】生地黄汁1000毫升，生姜汁1000毫升，清酒2000毫升。先煎地黄汁3～5沸，次入生姜汁，并酒再煎1～2沸。每温服1盏，日3次。适用于产后血晕，辟风除血。见《普济方》。

【蚝油海蜇】海蜇头350克，蚝油10克，调料适量。海蜇头漂洗干净，撕小块，冷开水浸半小时后捏干；植物油烧至五六成热时，爆香葱、姜末，稍冷，加上蚝油翻炒，拌入海蜇内，再调入米醋、精盐、白糖、味精。佐餐食。功能解毒散结消肿。适用于瘰疬、瘿瘤等。常食可治甲状腺肿大和淋巴结核。见《膳食保健》。

【蚝豉海带汤】蚝豉100克，海带25克，发菜15克。海带、发菜用清水漂洗干净，与蚝豉同煮汤。常食。功能软坚散结。适用于缺碘性和青春期甲状腺肿大。见《家庭食疗手册》。

【圆椒木耳】黑木耳、圆椒、糖、醋、味精、盐各适量。木耳水泡发，去蒂及杂质，切丝，入沸水锅内焯片刻，捞起沥去水分；圆椒洗净，切丝，亦入沸水锅中焯片刻，捞出沥水。把两者分别以食醋浸渍15分钟后，滤去醋，同加味精、盐、白糖调匀。佐餐食。功能防止脑血管意外，补充铁质和维生素C。适用于缺铁性贫血、动脉硬化、高血压等，可延缓衰老。见《食用菌饮食疗法》。

【笋菇肉丝】芦笋500克，香菇50克，瘦肉丝250克，鸡蛋2个，食油50克，盐3克，味精、香油少许，葱、姜适量。将芦笋、香菇洗净切丝。瘦肉丝放入打碎的鸡蛋中拌匀。锅置火上，放油，待烧热时，放拌匀的肉丝，划开捞出。余油内加入葱、姜略炒，迅速倾入笋、菇丝、肉丝，调精盐、味精翻炒，淋上香油，出锅。功能抗癌、防癌。见《疾病的食疗与验方》。

【造蜜林禽酒】糯米1000克，木香、檀香、沉香、藿香、白芷、砂仁、茴香各1.2克，蜂蜜300克。糯米煮米汤3～5碗，加烧酒3～5碗，加诸药，共煎煮1～2沸，入蜂蜜，澄清饮。功能去百病。见《鲁府禁方》。

【健儿增智晶】金针菇、糖各适量。金

针菇用热水提取法取得有效成分，与白糖混合制颗粒。取适量用开水冲服。功能促进儿童生长发育，增强儿童智力。是儿童益智保健的佳品。见《食用菌饮食疗法》。

【徐长卿茶】徐长卿15克。开水冲泡。代茶饮。适用于精神分裂症（啼哭、悲伤、恍惚）。见《吉林中草药》。

【狼尾巴蒿果茶】狼尾巴蒿果5枚。开水冲泡。代茶饮。适用于腹痛，腹胀。见《陕甘宁青中草药选》。

【脑清茶】炒决明子250克，甘菊、夏枯草、橘饼、首乌、五味子各30克，麦冬、枸杞、桂圆肉各60克，桑椹（黑者）120克。共为粗末，开水冲泡。代茶饮，每次15克，日2次。适用于神经衰弱症及高血压，动脉硬化，冠心病。见《山东中医杂志》。

【高粱苡仁车前汤】高粱30克，薏苡仁、车前草各15克。水煎服。功能益脾涩肠，利尿除湿。适用于脾虚湿盛，泻下稀水，小便短少等。见《食疗本草学》。

【烩蜗牛】蜗牛150克，猪瘦肉100克，竹笋肉50克，调料适量。蜗牛去壳及肠杂，用温水洗净切小丁；猪肉切末，各加黄酒、精盐、生粉拌匀。油烧热，爆香姜片，倒入笋丁翻炒透，加适量水煮10分钟，推入蜗牛丁、肉末，搅匀后，文火烩煮10，15分钟，调入精盐、味精、撒上葱花。佐餐食。功能补肾缩尿，理气和肝。适用于疝气，尿频，小儿夜尿等。见《膳食保健》。

【凉藕糕】藕50克，白糖适量。藕粉用凉开水调匀，加白糖，沸水冲调成稀糊状，待凉。为清凉饮料。见《家庭饮食疗法》。

【酒浸杨梅】鲜杨梅不限量，果酒（如葡萄酒）适量。杨梅洗净，浸泡在果酒中3日。每服3个，日2次。功能止痛止泻。适用于腹痛泄泻症。见《药膳食谱集锦》。

【消瘤散】老生姜、雌黄粉各20克。老生姜除掉叉枝，挖1洞，掏空，姜心内约留半厘米，装进雄黄粉末，用挖出的姜末封紧洞口，放在陈瓦上，炭火慢慢焙干。约7~8小时，姜成金黄色，脆而不焦，一捏就碎时，研粉，过80目筛成极细末。装瓶密封。每服0.3克，日3次。功能解毒。适用于脑瘤。见《疾病的食疗与验方》。

【海带茶】海带500克。自来水浸泡24小时，切细丝，铁锅炒干，沏茶。日1次，每次3克。适用于甲状腺机能障碍，高血压及动脉硬化，癌症。对大肠癌疗效明显。见《大众医学》。

【海带粥】①海带100克，浸洗切段，小米50克，白糖少许。海带与小米煮粥，熟后加白糖，早晚食1次，海带、米同吃，连服1周。功能软坚散结。适用于瘿瘤。（民间方）。②海带30~60克，粳米100克。海带与粳米煮粥，加入少量红糖，随意服。功能消痰，软坚，利水，散结。适用于痰火结核，瘿瘤（甲状腺肿大），瘰疬，疝气，水肿，肿瘤等。（验方）。

【海藻茶】海藻、海带、紫菜、昆布、龙须菜各20克。上药水煎，取汁。代茶饮。适用于甲状腺肿胀，淋巴结肿大，项颈瘰疬瘿瘤等症。（验方）。

【海藻酒】①海藻（洗去碱）80克。细锉，以清酒2800毫升浸2宿，漉去渣。每取半盏，细细含咽，日3次，不拘时，以瘥为度。适用于咽喉噎塞，冷气妨闷，结成瘿气。见《圣济总录》。②海藻、茯苓、防风、独活、附子、白术各120克，大黄、鬼箭、当归各80克。上㕮咀，以酒2万毫升，浸5日。初服20毫升，渐加，以知为度。适用于游风行走无定，肿或如核，或如瓯，或着腹背，或着臂，或着脚等症。见《普济方》。

【海藻散】海藻、海带各500克。2味漂洗干净，干燥，共为细末。每次10克，温开水送服，日1次。功能软坚散结。适用于瘰疬、瘿瘤，痰凝气滞之单纯性甲状腺肿及甲状腺机能亢进。忌服甘草。见《家庭饮食疗法》。

【海僵散】海藻、白僵蚕各30克，白梅15克。前两者同微炒，研细末。白梅用开水浸泡取汁，合药面作小丸。每服6克，米饮送下。功能软坚散结消瘰。适用于瘰疬多者。见《食疗本草学》。

【海藻浸酒】①海藻（洗去碱）、赤茯苓（去黑皮）、防风（去叉）、独活（去芦头）、附子（炮裂去皮脐）、白术各120克，鬼箭（去茎用羽）、当归（切焙）各80克，大黄（锉醋炒）160克。上锉如麻豆，生绢囊贮，以酒2万毫升浸，春夏3日，秋冬7日。初服20毫升，空心午时临卧各1服，以瘥为度。适用于气肿行走无定，或起如蚌，或大如瓯，或着腹背，或着背臂脚等症。见《圣济总录》。②海藻（洗去碱）600克，酒2000毫升。海藻入酒内浸1宿饮。每饮10～20毫升，酒尽将海藻曝干，捣末，酒调4克，日3即瘥，如浸用，将药末以绢袋盛了渍，春夏2日，秋冬3日，适用于颈下结核，渐大欲成瘿瘤。见《奇效良方》。③海藻600克。以酒2000毫升渍上药数日。稍稍饮。适用于颔下瘰疬如梅李。见《普济方》。

【海参珍珠蜜】海参、白糖各500克，蜜糖250克，珍珠粉50克。海参如法泡发，煮溶后，加蜜糖、白糖、珍珠粉熬匀，待冷装瓶。每服1茶匙，日3次。功能镇痛消炎，滋脏保肝。适用于肝炎患者。见《家庭食疗手册》。

【海带炖鸭肉】鸭1只，海带60克。鸭治净，取肉切块；海带泡软洗净，加水同炖熟，略加食盐调味食。功能补阴抑阳，降压降脂。适用于防治高血压，血管硬化。见《食疗本草学》。

【海带黄豆汤】海带、海藻各30克，黄豆150～200克，盐或糖适量。前3味共煮汤，加盐或糖调味。饮汤食海带、黄豆。日1次，宜常服。功能理气化痰软坚。适用于痰气郁结之甲状腺明显肿大，形成结节，胸闷气短，苔腻或黄腻，脉弦滑等症。见《疾病的食疗与验方》。

【海蜇莴笋丝】莴笋250克，海蜇皮150克，芝麻酱30克，调料适量。莴笋去皮，切细丝，盐渍20分钟，挤干水分；海蜇皮洗净切丝，用凉水淋冲沥水。2者相合，调入芝麻酱、麻油、白糖、精盐、味精拌匀。佐餐食。功能利尿通乳补虚。适用于妇女产后小便不利，乳汁不足等症。见《膳食保健》。

【海蜇猪骨汤】海蜇头100克，猪骨头汤500克，调料适量。海蜇洗净，撕小朵，拌上黄酒、精盐、干淀粉。猪骨头汤烧沸，投入海蜇头，加精盐、葱花，调入味精。佐餐食。功能清热化痰补虚。适用于高血压，动脉硬化，贫血头晕，便秘等。见《膳食保健》。

【海藻昆布酒】海藻、昆布各500克，酒5000毫升。上药切碎，酒浸7天。适量饮。适用于瘿瘤，单纯性甲状腺肿。见《肘后备急方》。

【海带苡仁蛋汤】海带、苡仁各30克，鸡蛋3个，调料适量。将海带洗净，切条状；苡仁洗净。两者放高压锅内，加水炖至极烂，连汤备用。铁锅置火上，放入菜油，把打匀的鸡蛋炒熟，倾入海带苡仁汤，加适量盐、胡椒粉炖煮片刻，调入味精。功能强心利尿，活血软坚。适用于高血压，冠心病，风湿性心脏病等。见《疾病的食疗与验方》。

【海蜇拌萝卜丝】海蜇皮、白萝卜各

150克，调料适量。海蜇皮表面红膜撕净，洗后切丝；白萝卜去皮切丝。2丝相合，加精盐、麻油、白糖、味精拌匀，亦可随口味加蒜泥汁或芫荽。凉食。功能软坚化痰解毒，抗癌。为肺癌、食管癌、胃肠道癌症患者之膳食。见《膳食保健》。

【海藻夏枯草猪肉汤】猪瘦肉150克，海藻、夏枯草各30克。猪瘦肉切丝；两药用纱布包好，同入沙锅内煮汤，调味。饮汤食肉。每天或隔天1次。常服。功能解毒软坚。适用于颈淋巴结核患者。见《疾病的食疗与验方》。

【浮麦麻根茶】浮小麦30克，麻黄根6克。共为粗末，水煎，取汁。代茶饮。适用于盗汗。见《常见病验方研究参考资料》。

【通草钟乳酒】通草（切）30克，石钟乳（研碎）60克，米酒400毫升。酒浸药于瓶中，近火煨3宿后开放。频饮。适用于乳汁不下。（验方）。

【桑螵蛸粥】高粱米50克，桑螵蛸10克。桑螵蛸入纱布袋内，放水中煮几分钟后，取出布袋，洗净的高粱米放入汁内，煮粥。日1次，持续食1～2个月，至病好。适用于小儿遗尿。见《常见病食疗食补大全》。

【桑螵蛸龙骨散】①炙桑螵蛸、白龙骨各等份。共为细末。每服6克，空腹盐汤送下，日2次。功能敛汗涩精。适用于肾阴虚之盗汗，失眠多梦，遗精，妇女白带过多等。见《中国药膳学》。②桑螵蛸、白龙骨粉各等份，芡实米50克。桑螵蛸焙干研细粉，与白龙骨粉混匀，过筛。每次10～15克，芡实煮粥送服，日2次。功用、适应证同①。见《卫生易简方》。

【菱实紫藤汤】菱实、紫藤瘤、诃子、薏苡仁各10克。诸味加水共煎服。功能抗肿瘤。适用于食管癌，胃癌。见《食疗本草学》。

【黄连酒】黄连（去须锉）40克，常山（细锉）40克。以酒1500毫升浸经宿。发前煎取1盏，分2服，临发更1服，有热当吐，有冷当下。适用于久疟。见《圣济总录》。

【黄酱汤】黄豆酱1块，温开水1碗调，灌下。功能解毒开窍。适用于卒中烟火毒，一氧化碳中毒等症。见《中国药膳学》。

【黄瓜花茶】黄瓜花（阴干）10克。沸水冲泡。代茶频饮。适用于产后血亏液损，筋脉失养易出现手指拘急抽搐等症。见《常见病验方研究参考资料》。

【黄芪苦酒】黄芪200克，芍药（醋炒）、桂（去皮）各120克。上锉如麻豆，每服20克，苦酒1盏半，煎至7分。去渣温服。适用于黄汗，身体肿，发热汗出而不渴，状如风水，汗水沾衣色黄如药汁，脉自沉。此由汗出入水中浴，小入汗孔，从外而得之。见《普济方》。

【黄豆皮炭】黄豆皮炒炭研末，每服3～9克，日2次，开水冲服。功能健脾利湿，止泻。适用于脾湿泄泻不止。见《中国药膳学》。

【黄鱼鳔酥】黄鱼鳔、香油不拘多少。鱼鳔用香油炸酥，日3次，每次5克。功能抗癌肿。适用于食道癌，胃癌。见《饮食与长寿》。

【黄花鱼头汤】鳙鱼（胖头鱼）头100克，大枣、白术各15克，黄花30克，苍耳子、白芷各10克，生姜3片。鱼头洗净，与诸味加水同煎。吃肉饮汤。佐膳食。功能扶正祛邪，补中通窍。适用于慢性萎缩性鼻炎，感冒频繁，鼻炎动辄发作。见《疾病的食疗与验方》。

【黄鱼炒笋丝】黄鱼肉、竹笋丝各适量。黄鱼肉切小块，入酱油浸1小时，沥干，入锅炒至两面变黄；竹笋丝炒熟，趁热拌入鱼肉。功能开胃益气。适用于消化道肿瘤，伴胃肠消化不好者。见《疾病的食疗与验方》。

【黄酒黑芝麻】黑芝麻、黄酒、白糖各适量。黑芝麻微炒，研细末备用。每次取黑芝麻、黄酒各3汤匙，调匀，放碗中隔水炖，水开15分钟后，加白糖。于早晨空腹服或饭后2小时服，日2次，轻者连服2～3天，重者连服3～4天可愈。功能补益肝肾，滋润胃肠。适用于荨麻疹。见《家庭药膳手册》。

【菝葜茶】菝葜叶30克。洗净，切细，煎水，取汁。代茶饮。适用于糖尿病。见《中医大辞典》。

【菖蒲粥】石菖蒲5～6克，北粳米50克，冰糖适量。石菖蒲研末；米与冰糖入沙锅内，加水450毫升，煮至米开汤未稠时，调入菖蒲末煮稠粥。日2次，温热食。功能芳香化湿，开窍宁神。适用于湿浊阻滞中焦所致的胸脘闷胀，不思饮食及湿浊蒙蔽清窍所致的神情呆钝，耳聋不聪等症。见《至济总录》。

【菖蒲浸酒】菖蒲1.2克，木通（锉）80克，磁石（捣碎水淘去赤汁）200克，防风（去芦头）、桂心各120克，牛膝（去苗）120克。上细锉，用生绢袋盛，以酒1瓶入药，浸7日。每日食前暖1小盏服。适用于虚劳耳聋。见《普济方》。

【萝藦茶】萝藦叶。夏采蒸熟，火焙干。每旋取碾末，代茶饮。适用于虚损劳伤，乳汁不通，带下，丹毒疮肿等症。见《太平圣惠方》。

【梅枣杏仁饼】乌梅1个，红枣2枚，杏仁7枚，面粉100克，白糖、植物油适量。前2味去核；杏仁去皮尖。3味同放入盆内捣碎，与面粉、糖用水和匀，制小饼，放涂油锅内烙至焦黄色。早晚分食。功能缓急止痛。适用于急性胃痉挛，骤然胃脘挛急作痛。见《中国药膳》。

【豉心粥】豆豉心10克，桃仁（去皮尖）30枚，柴胡10克，粳米100克。前3味捣研末，以豆豉、桃仁与米煮粥，临熟，入柴胡末，搅匀，空腹食。功能截疟。适用于各种疟疾，往来寒热。见《圣济总录》。

【豉螺汤】田螺肉、豆豉、葱各适量。洗净，水煮食。功能利水醒酒。适用于醉酒不醒。见《中国药膳学》。

【常山粥】常山30克，秫米100克。先煎常山，去渣取汁，入秫米煮粥，空腹分3次食。功能截疟。适用于疟疾，痰湿中阻，胸膈满闷。常山有毒，令人呕吐，体虚者用量宜从小至大，或先用甘草末拌，蒸数次后用药。见《肘后方》。

【野黄瓜茶】野黄瓜15～30克。煨水。代茶饮。适用消化不良。见《贵州草药》。

【野席草根茶】野席草根。洗净，煎汤，取汁。代茶饮。适用于齿牙疼痛，动摇欲落者。见《仁惠方》。

【蚯蚓胡椒豆】蚯蚓干60克，白胡椒30克，黄豆500克。加水2000毫升，炖至水干，取出黄豆晒干，瓶贮。每次食黄豆20～30粒，日2次。功能祛风，镇静，止痉。适用于癫痫病。见《饮食疗法》。

【银耳粥】银耳10克，大枣5枚，粳米100克，冰糖适量。银耳洗净，浸泡4小时；粳米、大枣煮粥，水沸后入银耳及冰糖同煮，粥成后分早、晚食。适用于咯血。（验方）。

【银苎酒】苎根（锉）80克，银200克，清酒1盏。上以水1大盏，煎至半盏，去渣。分2次温服。适用于妊娠胎动欲堕，腹痛不可忍。见《妇人大全良方》。

【银蹄汤】银柴胡30克，猪蹄1只。猪蹄洗净，与银柴胡同入锅内加水，文火炖熟。饮汤食肉。功能补血祛风。适用于麻疹，皮肤瘙痒等症。见《中国药膳学》。

【银杏叶茶】银杏叶5克。洗净，切碎，置保温杯内，沸水闷泡半小时。代茶饮，日1次。适用于冠状动脉粥样硬化性心脏病，心绞痛，血清胆固醇过高症，痢疾，肠炎等。见《健康与食物》。

【银杏豆浆】银杏7枚，热豆浆200克，白糖适量。银杏去壳及红衣，捣成泥，沸豆浆快速冲入，搅入白糖，每晨起饮1次，连服7天。儿童用量以1岁1枚，7枚为限。功能止白带，缩小便。适用于白带过多及小便频数，遗尿等症。见《膳食保健》。

【甜菜茶】甜菜叶100克。洗净，水煎，取汁。代茶频饮。适用于麻疹。见《常见病验方研究参考资料》。

【甜菜粥】新鲜甜菜200克，粳米100克。新鲜甜菜洗净切碎，或捣汁，同粳米共入沙锅，煮菜粥。日2次，温服。适用于小儿麻疹透发不畅，热毒下痢等症。脾虚腹泻者忌服；糖尿病患者不宜服用。见《常见病食疗食补大全》。

【甜咸小白菜汁】小白菜250克，食盐、白糖适量。白菜洗净，剁碎，食盐腌拌10分钟，用洁净纱布绞汁，加白糖。空腹饮，日3次。功能通胃肠，和中消食。适用于胃、十二指肠溃疡，出血等。见《饮食与长寿》。

【鸽肉猪肉粥】鸽肉、猪肉末、粳米各适量，葱、姜、味精、盐、麻油、胡椒末各适量。鸽子杀后，去毛及内脏，洗净，同猪肉末、葱、姜、料酒、盐上屉蒸熟，拆除骨刺；洗净粳米，加水烧沸，放入蒸熟的肉，煮粥，加各种调味。随意食。适用于疥疮。见《常见病食疗食补大全》。

【鸽蛋大米粥】鸽蛋2枚，粳米50克。米煮粥，将熟，入鸽蛋，调匀，煮成稀粥，空腹服。可连用5天，功能预防麻疹。（验方）。

【猪头脍】猪头1个，洗净，锅内加水煮熟，捞出晾凉，切脍，如调料食。功能安神定惊。适用于癫痫发作不定时。见《太平圣惠方》。

【猪肾酒】牵牛、猪肾。牵牛碾细去皮，取末0.4克入猪肾中，以绵扎青竹叶包，慢火煨热。空心温酒嚼下。适用于通行漏中恶水自大肠出。见《普济方》。

【猪肺汤】猪肺或羊肺1具，辛夷花、生姜、老君须各适量。肺冲洗干净；诸药切细混匀塞入肺管内，加水煮熟。吃肉喝汤。功能散风通窍。适用于鼻渊流涕，鼻塞，或鼻炎等症。见《中国药膳学》。

【猪胰酒】猪胰（细切）3具，大栗30个，酒3000毫升。上药以酒浸，秋冬3日，夏1日，春2日，密封，以布绞去渣。空腹温饮，忌咸热物。适用于老人上气喘急，坐卧不安等症。见《老老余编》。

【猪脾散】猪脾、野百合各等量。共烘干研粉，和匀装入胶囊，每粒0.25克。每服3粒，日3次。功能解毒抗癌，消痞块。适用于急、慢性白血病，肝脾肿大者。见《肿瘤的诊断与防治——白血病》。

【猪腰粥】猪肾1对，香豉10克，葱白3根，当归、白芍（分别酒炒）各15克，粳米50～100克，细盐少许。猪肾洗净，去脂膜后切细；当归、白芍煎汤取汁，后入猪肾等味煮粥。适用于产后寒热往来，头痛时作，状如疟疾；如兼气虚，可加人参5～10克，另煎汁兑入。见《不居集》。

【猪膏汤】猪膏（猪胎）、生姜汁各250～500克，青蒿汁、天门冬汁各125～250克。诸药置于银器内，文火熬膏，不拘时食。每服1匙，酒汤调下。功能润燥补虚，清虚热。适用于肝劳虚热，关格牢涩，闭塞不能，毛悴色夭等症。见《三因极一病证方论》。

【猪膏酒】猪膏70克，生姜汁100克，酒300毫升。上药慢火煎，候减半，入酒相和，滤渣，分为3份。早、午、晚食前各温服1分。适用于胁痛气急，面青肌瘦，大小便不通，筋脉拘急等症。见《普济方》。

【猪心拌朱砂】朱砂1克，猪心1个，猪心批片相连，水飞朱砂掺入，用线扎紧，白水煮熟服。功能镇心安神。适用于心火亢盛所致之心神不安，胸中烦热，惊悸不眠等症。见《唐瑶经验方》。

【猪肚糯米粥】猪肚半个，糯米适量。糯米用猪肚包严，用线缝紧，放锅内煮烂，吃猪肚喝汤，糯米晒干，研细粉。空腹时用糯米汤服。适用于小儿盗汗、自汗。（验方）。

【猪胰苡米粥】猪胰1个，苡米60克。猪胰煮汤，加苡米煮粥；猪胰加盐佐膳，食粥。适用于糖尿病。见《常见病食疗食补大全》。

【猪胆绿豆面丸】猪胆4个，绿豆面500克。混合为丸如绿豆大。每服6~9克，日3次，服完为止。适用于肝硬化。见《疾病的食疗与验方》。

【猕猴桃根酒】猕猴桃根250克，白酒适量。猕猴桃树根切成小段，洗净浸入酒中，1周后饮。日3次，每次15~30毫升，常服见效。适用于消化道癌瘤。见《偏方大全》。

【麻仁酒】大麻子中仁。炒香，袋盛浸酒。适量饮。适用于骨髓风毒痛，不能动者。见《本草纲目》。

【麻油蜜】麻油15克，蜂蜜30克。同煎数沸。温服。功能润燥补虚，适用于血枯干涩之漏胎难产。见《便产须知》。

【麻油粥】麻油35克，粳米100克，葱、姜、蒜、盐、味精各适量。粳米洗净，煮粥，调入葱、姜、蒜、盐、味精等佐料，入麻油调匀。随意食。适用于疥疮。见《常见病食疗食补大全》。

【麻油醋】麻油500克，醋2碗。麻油烧20沸，入醋，再烧沸搅匀，分5次温服，日服尽。功能解毒散瘀。适用于肠痈、发背初起。见《仁斋直指方》。

【麻油莴笋叶】嫩莴笋叶250克，麻酱30克，麻油、白糖、调料各适量。麻酱用水澥开；锅笋叶洗净，入沸水内煮2~3分钟，捞起沥干水分切碎，拌入麻油、麻酱、白糖、精盐、味精凉食。功能抗癌。适用于消化系统癌症的辅助治疗。见《膳食保健》。

【麻油泡使君子仁】使君子、麻油若干。使君子去壳取仁，入铁锅内文火炒至微有香气，取出放凉，入麻油内浸泡。每晚睡前服使君子仁3~5枚（成人量），7~10天为1疗程。使君子仁用量不宜过大。功能健脾润燥，消积杀虫。适用于面部痤疮，酒渣鼻等。见《饮食疗法》。

【鹿角胶粥】①鹿角胶、粳米各适量。煮粥。空腹食。适用于肝肾阳虚，畏寒肢冷，阳痿，遗精，腰脚酸软，阴疽疮疡，乳痈初起等症。见《本草纲目》。②鹿角胶15~20克，大米100克，生姜10克。大米煮粥，待沸后入鹿角胶、生姜煮稀粥。早晚餐食，连服15~20天。适用于肾气不固所致的遗精。见《常见病食疗食补大全》。

【减肥茶】①荷叶60克，生山楂、生米仁各10克，橘皮5克。鲜嫩洁净荷叶晒干，上药共切细末，混合，早上放热水瓶内用沸水冲泡后代茶饮，当天如喝完，加开水再泡。日1剂，连续服用100天。适用于单纯性肥胖，高血脂症等。见《祝您健康》。②陈葫芦15克，茶叶3克。共为粗末，沸水冲泡。代茶饮。适用于肥胖症，高血脂症。（验方）。

【清水黄豆芽】黄豆芽适量。加水煮熟。吃豆喝汤，连续3日作为主食。忌食油和其他粮食。适用于寻常疣。见《饮食与长寿》。

【清柿汁蜜膏】未成熟的青柿子1000克，蜂蜜适量。柿子洗净，去柄，切碎捣烂，以洁净纱布绞汁，放入锅中以武火烧沸，文火煎熬浓缩至稠黏，加入蜂蜜大于柿汁一倍量，煎至稠黏如膏时停火，待冷装瓶备用。每次1汤匙，以沸水冲化饮。日服2次。功能软坚消瘿。适用于地方性甲状腺肿大和甲状腺机能亢进等症。见《华夏药膳保健顾问》。

【清宫焕春酒】巴戟天、枸杞子、肉苁蓉及人参等。用传统工艺方法精制而成，属低度酒。午饭、晚饭后饮，每次20毫升，或佐餐用。适用于身体虚弱，神疲健忘，腰膝酸软，阳痿，遗精，性功能减退等诸虚损之症。《中国中医研究院西苑医院研制》。

【清炒刀豆子】鲜刀豆子300克，海米10克，食油30克，调料适量。海米泡开。锅烧热，倒入食油，油热后放入葱、姜略炒，入刀豆子、海米、盐，翻炒几下，加味精出锅。功能温中补气，益肾抗癌。适用于癌症，为放疗、化疗的辅助治疗。见《疾病的食疗与验方》。

【清蒸天门冬】鲜天门冬60克，洗净，放碗内隔水蒸熟，加糖调味。分3次服食。功能养阴散结。适用于乳房良性肿瘤。见《中国药膳学》。

【清宫减肥仙药茶】荷叶、山楂、乌龙茶、六安茶。上药共研粗粉，开水冲沏。代茶频饮。适用于肥胖症，血脂偏高。见《全国医药产品大全》。

【淡盐糖水】食盐、白糖适量，开水溶化温服，或代茶饮。功能清热，养阴，增液。适用于夏日汗出过多，咽干口渴，中虚脘痛等症。并能防止中暑。见《中国药膳学》。

【剪草浸酒】剪草。浸酒服。适用于瓥疮疥癣。见《普济方》。

【屠苏酒】①大黄、桔梗、蜀椒各150克，白术、桂心各180克，乌头6克，菝葜200克。上㕮咀，绛袋盛，置酒中煎数沸。可岁旦辟疫气，令人不染温病及伤寒。见《备急千金要方》。②麻黄、川椒、细辛、防风、苍术、干姜、肉桂、桔梗各等份，白酒适量。上药制粗末，装入绢袋，浸入适量白酒中，容器密封3日。适量饮。有祛风散寒，温中健脾，预防瘟疫之效。见《景岳全书》。③肉桂22克，防风30克，菝葜15克，蜀椒、桔梗、大黄各17克，乌头7克，赤小豆14枚。上药锉末，装入绢袋中。元旦前1日，将盛有药物的绢袋沉入井底，第2年正月初一早晨取药，浸入一瓶清酒中，煮沸数次后即可。适量饮。有预防瘟疫等传染病之效。见《小品方》。④厚朴、桔梗、防风、桂枝、茅术、贡术、制川乌、白芷各8克，川军、广皮各10克，檀香、紫豆蔻、川椒、藿香各6克，威灵仙、甘草各5克，冰糖520克，白酒5200克。上药浸入白酒中，加冰糖，加热数沸后静置，过滤，将入瓷坛或玻璃瓶内贮存。每日早、晚各服1次，每饮2～3盅。适用于风寒邪气侵犯胃肠，肠胃之气不能顺降，积滞内停所致腹痛而胀，进食不化，恶心呕吐等症。见《治疗与保健药酒》。

【绿豆衣茶】绿豆衣6克，桑叶、荷叶各30克。同煎，取汁，代茶频饮。适用于眩晕。（验方）。

【绿萼梅茶】绿萼梅5克，冰糖适量。沸水冲泡。代茶饮频。适用于梅核气。见《河北中药手册》。

【绿豆薏米粥】绿豆60克，薏米30

克，白糖适量。前2味洗净，煮粥，调入白糖食。日1剂。适用于接触性皮炎。见《常见病食疗食补大全》。

【绿豆甘草解毒汤】绿豆120克，甘草30克。绿豆洗净，与甘草加水煎汤，大量灌服。适用于乌头、附子、巴豆中毒，食菌中毒，铅中毒，误服农药中毒等。见《食疗本草学》。

【绿豆红糖煮海带】海带60克，绿豆150克，红糖50克。海带洗净切丝与绿豆同煮熟烂，调红糖食。常服。功能理气化痰，软坚。适用于单纯性甲状腺肿，证见胸闷气短，苔腻等。见《疾病的食疗与验方》。

【煮草菇猴头】鲜草菇60克，鲜猴头菇60克，洗净，切片，用食油炒，加盐少许，加适量水煮熟食。功能抑制肿瘤。适用于消化道肿瘤。见《食疗本草学》。

【葳蕤酒】葳蕤、升麻、荠苨、人参各120克，大黄（锉炒）、栀子仁、芒硝、甘草（炙锉）各80克，黄芩（去黑心）、葛根（锉）、紫草（去芦头）、犀角（镑）各160克，银屑1000克，猪脂（腊月者）120克，露蜂房200克，大豆（浸曝干炒去皮）1000克。猪脂银屑外，罗为细末，以酒2000毫升，密封浸1宿，次将猪脂用好酒1000毫升炼开，以银屑相和，研入前药酒内，更浸一宿。每服取酒1～2盏。适用于乳岩，诸药不效。见《普济方》。

【葛根酒】葛根汁（或枇杷叶汁）1盏，取上药汁。欲饮时先服上药，即倍能饮酒。见《太平圣惠方》。

【葛豆花酒】葛花20克，小豆花20克。捣细罗为散。每服9克，以温酒调服。可饮酒令人不醉。见《太平圣惠方》。

【葡萄酒】①葡萄适量。于灯焰上燎过，研细。热酒调服。适用于乳汁不下。见《圣济总录》。②干葡萄末600克，细曲末3000克，糯米3万克。炊糯米令熟，候稍冷，入曲并葡萄末，搅令匀，入瓮盖覆，候熟，即时饮一盏。可驻颜，暖腰肾。见《太平圣惠方》。③葡萄（取汁）1万毫升，曲160克。上搅匀入瓮内，封口自然成酒，更不异香。行功导引之时，饮1～2杯，百脉流畅，气运无滞。见《饮馔服食谱》。

【葵心饮】葵心（向日葵茎中的白心）4～6克。煎汤饮。日1次。适用于胃癌。见《疾病的食疗与验方》。

【葵髓茶】向日葵杆内髓芯30克。煎水，取汁。代茶频饮。适用于胃癌。见《常见病中医临床手册》。

【葵子驱蛲方】葵花子250克。去壳，临睡前空腹嚼服，十次服完。连服2～3次。功能驱杀蛲虫。适用于蛲虫病。见《食疗本草学》。

【椰子肉汁】椰子1个。先饮汁，后食肉。每次0.5～1个，早晨空腹服完，3小时后进食。适用于姜片虫，绦虫。见《中国药膳学》。

【椒柏酒】椒37粒，侧柏叶7枝，酒500克。酒浸净瓶中，7日后取。每日早晨空心温饮1杯。适用于瘴气，瘟疫等时气。见《中国医学大辞典》。

【椒梅茶】花椒50粒，乌梅10枚。花椒捣碎，与乌梅同用沸水冲泡。代茶饮。适用于蛔虫腹痛，胆道蛔虫症。见《常见病验方研究参考资料》。

【椒醋汤】花椒3克，醋60毫升。花椒放醋中，煮沸后，待温服。适用于胆道蛔虫症。见《中国药膳学》。

【棉壳茶】棉花壳30克。制粗末，煎水，取汁。代茶频饮。适用于食道痉挛引起的呃逆，恶心，呕吐等症。见《中医大辞典》。

【粟米粥】①粟米、白面各等份。米淘净，面调稀糊，煮粥。日3次，每次1碗。适用于呃逆呕吐。见《常见病食疗食补大全》。②粟米100克，黄酒50毫升，酥30克（无酥以熟油代），葱白7茎（细切）。先煮粟米，将熟，下酒、酥及葱，煮粥。空腹任意食。功能利尿通窍。适用于癃闭小便不通，膀胱胀满作痛。见《圣济总录》。

【黑木耳大枣粥】黑木耳30克，粳米100克，大枣5枚，冰糖适量。黑木耳用温水浸泡约1小时，粳米淘净，同大枣、木耳、冰糖煮粥。早晚分食。适用于便血。若风寒感冒咳嗽者忌服。见《常见病食疗食补大全》。

【黑木耳拌黄豆芽】黄豆芽500克，水发黑木耳50克。木耳发好，洗净，切丝；豆芽洗净，放沸水中煮熟后捞起（汤可饮用）。豆芽拌木耳丝，少加香油、精盐、味精调味。佐餐食。适用于寻常疣及皮肤白斑。见《膳食保健》。

【黑芝麻核桃仁粥】黑芝麻50克。核桃仁100克，大米适量。黑芝麻、核桃仁捣碎，大米（随食量而定）淘净，共加水煮粥。随意食。适用于继发性脑萎缩症。见《常见病食疗食补大全》。

【鹅血豆腐】鹅血200克，蘑菇适量，调料适量。蘑菇洗净，放锅中加水适量煮熟，加鹅血，调料，煮至鹅血成豆腐块状。功能抗癌。适用于胃癌，食管癌，肺癌，肝癌，乳房癌，淋巴肉瘤等。见《食用菌饮食疗法》。

【猴头白花蛇舌草汤】猴头菇60克，白花蛇舌草60克，藤梨根60克。水煎服。功能抑制肿瘤。适用于消化系统的肿瘤，如胃癌、食管癌、贲门癌、肝癌等。见《食疗本草学》。

【隔山撬茶】隔山撬30克，白糖适量。水煎，取汁，加白糖令溶。代茶饮。适用于小儿痞结。见《陕甘宁青中草药选》。

【隔山消炖猪肉】隔山消30克，鸡屎藤15克，猪肉适量。加水共炖熟。适用于慢性胃病。见《中国药膳学》。

【蒜姜酒】独头蒜1颗，生姜0.4克。研碎，以酒500毫升调去渣。未发时，旋旋服。适用于胃疟饥不能食。见《圣济总录》。

【蓟根酒】大小蓟根（切）各600克。以酒60000毫升渍5宿。随意服。适用于妇人崩中去血不止。见《千金翼方》。

【蒴藋根浸酒】蒴藋根1小束。洗沥去水，细擘，酒2000毫升渍3宿。暖温服，10～30毫升，日3。药尽复作服。适用于卒暴症，腹中有物，坚如石，痛欲死。见《普济方》。

【蒲黄槐子酒】蒲黄（炒）70克，槐子（为末）14枚。以酒3盏，煎至2盏，去渣。分温2服，未下更服。适用于妊娠堕胎。见《圣济总录》。

【楝皮槟榔糖浆】楝根白皮30克，槟榔20克，白糖适量。楝根白皮去净皮，与槟榔片同水煎取汁，浓缩，加白糖，制成60毫升糖浆。睡前空腹饮，连用2日。功能杀虫驱虫。适用于钩虫，蛔虫。见《常见病中医临床手册》。

【槐子酒】槐东南枝（细锉）6万克，槐东南根（锉）18万克，槐子1.2万克。上3味以大釜中加100万毫升水，煮取30万毫升澄取清，更煎取10毫升，炊两斛黍米，上曲1.2万克酿，搅令调，封泥7日。酒熟取清，饮适性，常令小醉。适用于五痔十年不瘥者。见《备急千金要方》。

【槐叶茶】嫩槐叶500克，晒干，碾细末，水煎，取汁。时时饮，每次30克。适用于一切大小便下血，或痔疮疼痛，脓血不止。见《食医心镜》。

【槐耳茶】槐耳10克。上为细末，水煎。代茶饮，日1剂。适用于痔疮出血，便血，脱肛，功能性子宫出血等。配合癌症六味汤（当归、杭菊、黄芪、甘草、广橘皮、桂元肉），水煎温服，对治疗子宫颈癌有一定疗效。见《中医杂志》。

【槐花茯苓粥】生槐花、土茯苓各30克，粳米60克，红糖适量。生槐花、土茯苓放入锅内，水煎汤，去渣后入粳米煮粥，加红糖调匀食。日1剂，7天为1疗程。适用于银屑病。见《常见病食疗食补大全》。

【蜗牛茶】大蜗牛（活者）12个，清水或矿泉水1000毫升。活蜗牛放入水中24小时后，取浸泡蜗牛的水，代茶饮。适用于糖尿病。见《本草纲目》。

【蜂房酿酒】露蜂房200克，苦参2400克。上诸药，细锉，用水2万，煮取8400毫升，去渣，用浸曲2700克，炊秫米2万，入曲药溶拌，如常酝法，酒熟，压去糟。每于食前暖一小盏服。适用于乌癞。见《太平圣惠方》。

【蜂房全蝎酒】露蜂房、全蝎各20克，山慈菇、白僵蚕各25克，蟾蜍皮15克，酒450毫升。上药捣碎，酒浸于净器中，7日后开取。每次空腹饮10～15毫升，日3次。适用于食道癌，胃癌。(验方)。

【鼠曲草茶】田艾（鼠曲草之异名）60克，车前草、凤尾草各30克，茵陈15克。上药加水1200毫升，煎至800毫升，加入白糖适量，令溶。代茶饮。适用于蚕豆病。见《广东医药科技资料选编》。

【鼠尾粟茶】老鼠尾（鼠尾粟之异名）90～150克。水煎，另用绿豆煎汤加盐少许。代茶饮。适用于预防流脑。见（厦门《新疗法与中草药选编》）。

【煅牡蛎散】煅牡蛎500克。牡蛎研极细粉。每服2克，米汤送下，日2次。功能制酸止痛。适用于胃痛吐酸者。脾胃虚寒者不宜用。见《常见病的饮食疗法》。

【蔓荆酒】蔓荆子（微炒）1000克。以酒2000毫升浸，寒7日，暑3日，去渣。任性饮之，虽久聋亦瘥。适用于耳聋。见《普济方》。

【蔓菁根酒】干蔓菁根21枚，上物3遍蒸，候干，捣罗为末。饮酒后，水调4克服。适用于饮酒令无酒气。见《太平圣惠方》。

【榧子茶】榧子30克，炒香，沸水冲泡。代茶频饮。适用于钩虫病，蛲虫病。见《经验方》。

【榧子鸡蛋】榧子30克，鸡蛋1个。榧子研细末，调入鸡蛋搅匀，入热油中煎熟。空腹1次服完。连用2～3天。功能驱蛔虫。适用于小儿蛔虫症。见《中国药膳学》。

【榧子蒜片汤】榧子、使君子仁、大蒜各50克。榧子切碎。使君子切细；大蒜切片，同水煎取汁。日3次，空腹服。小儿用量酌减。功能驱虫。适用于蛔虫、蛲虫症。尤宜于小儿。见《中国药膳学》。

【榨木皮酒】榨木皮1000克。上以酒1万毫升煮熟，去皮煎汁，令得2000毫升。服，有宿肉出愈。适用于鼠瘘。见《普济方》。

【酸浆酒】①酸浆草1握。研取自然汁，与醇酒相半。和服立通。适用于小便不通，气满闷。见《圣济总录》。②酸浆（捣自然汁）。每服半盏，暖酒半盏调。顿服立出。适用于难产。见《圣济总录》。

【鲜柿液】未成熟的鲜柿250克。洗净、切片、捣碎、绞取汁液，沸水分2次冲服。功能补充碘。适用于缺碘引起的甲状腺肿大。见《食疗本草学》。

【鲜花生叶汤】鲜花生叶15克，赤小豆30克，蜂蜜2汤匙。煎汤。睡前饮汤吃渣。适用于失眠症。见《疾病的食疗与验方》。

【蜜饯白果】白果100克，白糖50克，蜂蜜适量。白果砸去硬壳、洗净，沸水稍焯，捞出后撕去外膜，抠去心，漂洗后放入锅内，中火煮沸40分钟，捞出沥水。待凉，放入方盘内，撒上白糖合匀，装入洁净的小坛内，封口，蜜渍24小时。每服5～10克，日2次。不宜多食。功能补脾，定喘，收敛。适用于脾虚湿盛之腹泻，带下过多，痰多咳喘，小便频数或失禁，遗尿等。慢性气管炎、肺气肿患者皆宜。见《一寿春》。

【蜜饯无花果】蜜饯无花果适量。每日服7～8枚，常服。是治疗痔疮、痔核的验方。见《疾病的食疗与验方》。

【蜜糖炖雪耳】雪耳5朵，上汤、蜂蜜各适量，桂花酱少许。雪耳洗净，温水浸1夜。雪耳浸透，上汤和桂花酱注入蜂蜜中，分别倒入雪耳盘中，炖30分钟～1小时。功能润肌肤，泽容颜。适用于肌肤老化，雀斑等症。见《抗衰老饮食法》。

【漏通酒】漏芦、木通、川贝母各10克，甘草6克。上药用水、酒各1大杯，煎至1杯，去渣候温，分2份。晚饭后温饮1份。适用于乳疖初起。见《验方新编》。

【嫩肤饮】薏苡仁250克，蜂蜜适量。苡仁研细粉。装瓶待用。每次饭前半小时至1小时内取10克苡仁粉煎成茶，调入适量蜂蜜服。连用6个月，方能生效。功能嫩肌肤，防衰老。见《百病饮食自疗》。

【橄榄炭】咸橄榄核15克，烧存性研末。温开水冲服。适用于急性胃肠炎。见《中国药膳学》。

【橄榄糕】橄榄核仁500克，捣碎磨粉，掺入面粉做成糕饼，蒸熟或烙熟。小儿随意食。适用于预防麻疹。见《中国药膳学》。

【橄榄萝卜饮】生橄榄7枚，萝卜250克。水煎代茶饮。适用于预防流脑。见《中国药膳学》。

【橄榄萝卜茶】橄榄6枚，萝卜250克。洗净，水煎，取汁。代茶饮。适用于流行性脑膜炎。(验方)。

【醋煎桑螵蛸】醋、桑螵蛸各适量。醋煎煮桑螵蛸，呷之。适用于咽喉骨鲠。见《集验良方》。

【蝮蛇酒】蝮蛇1条，人参15克，白酒1000克。蝮蛇置于净器中，用酒醉死，加人参，7日后取。随量频饮。适用于牛皮癣。见《中医临证备要》。

【鲤鱼阿胶粥】鲤鱼（约500克）1尾，阿胶（炒）50克，糯米500克，水1000克，葱、姜、橘皮、盐各少许。鲤鱼洗净，去鳞及内脏，与其他配料煮粥。早晚食。适用于胎动不安，伤胎下血等症。(验方)。

【鲫鱼灯心粥】鲫鱼1～2条，灯心草7～8根，大米50克。鲫鱼去鳞及内脏，与灯心草水煮，取汁下米煮粥。随量食。适用于慢性肾炎，儿童营养性水肿，肠风下血等症。(验方)。

【鹤虱饮】鹤虱15克，研细末，米汤调服。日1次，连服3日。功能杀虫。适用于蛔虫、蛲虫，虫积腹痛，肛门奇痒，夜间尤甚，睡眠不宁等症。不宜与油腻食物同食。见《中国药膳学》。

【薏米饭】苡米、米各2杯，虾仁200克，瘦猪肉茸200克，炸豆腐2块，冬菇4支，胡萝卜1个，青豆、姜各适量，上汤4杯，生抽1汤匙，酒1汤匙，白糖2茶匙，姜汁酒、粟粉各少许。苡米洗几次，过清水，热水浸，待1晚，捞起，用水3杯略煮焓。用姜汁、酒少许淹过虾仁，拌少许粟粉，焯热。少许姜丝拌匀瘦肉末，用2汤匙油炒过。浸发冬菇，与胡萝卜同切丝。豆腐油炸。姜切丝，把苡米、米混合，加冬菇及浸水等料，注入上汤，下调味，混和煮。焖饭时加入虾仁，撒下焯过的青豆。功能美肌肤，泽容颜。常食用有助于美容与抗衰老。见《抗衰老饮食法》。

【薏米粥】①薏米30克，炒扁豆、山楂各15克，红糖适量。共煮粥。日1剂，每月连续服食7～8剂。适用于痰湿阻滞所致的闭经。见《常见病食疗食补大全》。②薏米30克，菱角15克，大枣10枚，黄鱼鳔5克。共煮粥。日1剂，常食。适用于肝肾阴虚所致的宫颈癌。见《常见病食疗食补大全》。③薏米30克，白芷9克，云苓20克，陈皮9克。3味煎汤去渣，入薏米煮粥。日1剂，连食数天。适用于痰浊所致的头痛。见《常见病食疗食补大全》。④薏苡米50克，白糖适量。米洗净，加水煮烂成粥，入白糖令溶。顿食，日1次，连食1月。适用于风湿性关节炎，痛风，四肢屈伸不利，水肿，皮肤扁平疣（俗称瘊子），青春疙瘩等症。见《本草纲目》。

【薏苡仁汤】薏苡仁60克。水煎，分2次于1日内服完。连服2～4周。功能去疣赘。适用于青年性扁平疣，寻常性赘疣等。见《食疗本草学》。

【薏米玉竹粥】薏米60克，玉竹20克，旱莲草15克，桃仁9克。后3味布包，煎水去渣，入薏米依常法煮粥。日1剂，连续服食20～30剂。适用于胃肠息肉。见《常见病食疗食补大全》。

【薏米冬瓜茶】薏米仁30克，冬瓜120克。煎汤，代茶常饮。适用于鼻生息肉。（验方）。

【薏米赤豆黄芪粥】生苡仁、赤小豆各50克，炙黄芪25～50克，大米适量。煮粥。随意食。（亦可水煎服）。适用于慢性肾炎。见《常见病食疗食补大全》。

【蕹菜糖水】鲜蕹菜数根，白糖适量。蕹菜洗净，加糖捣烂，沸水冲服。适用于鼻血不止。见《中国药膳学》。

【蕹菜玉米须茶】蕹菜梗100克，玉米须50克。水煎，去渣，取汁。代茶常服。适用于糖尿病。见《饮食疗法100例》。

【蕹菜玉米须煎】蕹菜根100克，玉米须30克。水煎服。适用于糖尿病。见《中国药膳学》。

【橘叶茶】橘叶适量。水煎，取汁。代茶饮。适用于乳腺炎。（验方）。

【橘红汤】毛橘红60克，蜂蜜250克，生姜30克。桔红、生姜用水2碗煎至1碗，取汁；加水1碗煎至半碗取汁。把2次煎液混合，浓煎至1碗，加蜂蜜加温溶化。每服2汤匙，日3次。3岁以下小儿酌减。适用于支气管炎患者。见《疾病的食疗与验方》。

【橘皮醒酒汤】橘红50克，橙皮500克，檀香20克，葛花250克，绿豆衣250克，人参100克，蔻仁100克，食盐300克。共研细末，拌匀，装瓷瓶中备用。酒醒时取1汤匙，白开水兑服。功能解酒醒神。

【橘味醒酒汤】橘子罐头半瓶，莲子罐头半瓶，青梅25克，红枣50克，白糖300克，白醋30克，桂花少许。红枣洗净去核，置小碗中加水蒸熟；青梅切丁；橘子、莲子罐头一起倒入锅中，加青梅、红枣、白糖、白醋、桂花、清水等，烧开。功能解酒。凉后饮。见《滋补保健药膳食谱》。

【擂茶】生米、生姜、生茶叶各适量。擂钵捣碎，沸水冲泡。代茶饮。功能防病，保健，延年抗衰老。见《健康报》。

【糖醋猪骨】米醋1000克，鲜猪骨500克，红糖，白糖各120克。共煮30分钟，滤取煎液。成人每服30～40毫升，小儿（5～10岁）10～15毫升。日3次，饭后服。1个月为1疗程，连用1～3个疗程。适用于急、慢性肝炎，见《中国药膳学》。

【壁虎酒】壁虎10条，白酒500克。浸泡7日后服。每服10毫升，日3～4次。

适用于食道癌、胃癌。见《陕甘宁青中草药选》。

【藕节茶】藕节10枚。水煎，取汁。代茶频饮。适用于各种出血症。(验方)。

【藕柏饮茶】生藕节500克，侧柏叶100克。捣烂，取汁，加温开水。代茶饮。适用于吐血，衄血，咳血，尿血等症。(验方)。

【藕节茅根茶】藕节9枚，桑叶、白茅根各15克。洗净，晒干，制粗末，煎汤，取汁。代茶频饮。适用于咳血、吐血等出血症。见《常见病验方研究参考资料》。

【藜芦酒】藜芦18克，白酒（60度）300毫升。切碎浸酒6天后过滤备用。每服0.6毫升加水10毫升，日2~3次。适用于先兆子痫。见《陕甘宁青中草药选》。

【麒麟菜】麒麟菜、白糖各30克。麒麟菜水煮取汁，加白糖调服。适用于外痔。见《本草纲目拾遗》。

【糯稻杆茶】糯稻杆10克。切碎炒焦，布包，沸水泡。代茶饮。适用于糖尿病口渴。(验方)。

【糯米芡实粥】鲜芡实（干品50克）100克，糯米适量。鲜芡实、糯米煮粥。日2~3次。夏季可加荷叶1小块。适用于继发性脑萎缩症。见《常见病食疗食补大全》。

【糯米莲花粥】莲花5朵，糯米100克，冰糖15克。摘下初开的莲花，清水漂净；洗净糯米，加适量水煮粥，待粥熟时加冰糖、莲花稍煮食。适用于湿疹。见《常见病食疗食补大全》。

词目笔画索引

一　画

二　画

三　画

四　画

五　画

六　画

七 画

八　画

九　画

十　画

十一画

十二画

十三画

十四画

十五画

十六画

十七画

十八画

十九画

二十画

二十一画

二十二画以上

《中国药膳大辞典》

2015 年版

支持单位；

世界养生保健联合会中华食疗药膳研究会

世界中医药学会联合会药膳食疗研究专业委员会

中国药膳研究会

参编单位：

树滋堂山东药膳研究中心

福建药膳研究会

吉林省烹饪协会

山东齐鲁肴馔餐饮工作室

湖南省郴州市养生保健协会

山东怡生慧健康管理咨询有限公司

吉林省养生保健协会

吉林省长吉图开发建设现代农业投资有限公司

湘南学院附属医院

湖南省郴州市中医医院